F. Unger (Hrsg.)

Herzerkrankungen und Interventionsmöglichkeiten

Springer

Berlin
Heidelberg
New York
Barcelona
Budapest
Hongkong
London
Mailand
Paris
Santa Clara
Singapur
Tokio

F. Unger (Hrsg.)

Herzerkrankungen und Interventions- möglichkeiten

Mit 262 überwiegend farbigen Abbildungen und 73 Tabellen

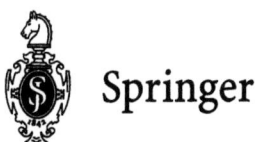 Springer

Prof. Dr. med. Dr. med. h. c. mult. Felix Unger, FESC, FACC
Vorstand der Herzchirurgie Salzburg
Müllner Hauptstraße 48, A-5020 Salzburg

Direktor des European Heart Institute
der Europäischen Akademie der Wissenschaften und Künste
Waagplatz 3, A-5020 Salzburg

ISBN-13:978-3-642-80405-2

Die Deutsche Bibliothek – CIP-Einheitsaufnahme
Herzerkrankungen und Interventionsmöglichkeiten / Hrsg.: Felix Unger. – Berlin ; Heidelberg ; New York ; Barcelona ; Budapest ; Hong Kong ; London ; Mailand ; Paris ; Santa Clara ; Singapur ; Tokio : Springer, 1998
 ISBN-13:978-3-642-80405-2   e-ISBN-13:978-3-642-80404-5
 DOI: 10.1007/978-3-642-80404-5

© Springer-Verlag Berlin Heidelberg 1998
Softcover reprint of the hardcover 1st edition 1998

Umschlaggestaltung: de'blik, Berlin
Zeichnungen: G. Hippmann, Nürnberg
Herstellung: PRO EDIT GmbH, Heidelberg

SPIN 10515196   9/3134-5 4 3 2 1 0 – Gedruckt auf säurefreiem Papier

Vorwort

In den letzten 50 Jahren konnten Erkrankungen am Herzen immer besser diagnostiziert und auch besser behandelt werden.

Herzkatheter, Koronarangiographie und Herzchirurgie haben immer mehr Möglichkeiten eröffnet, Herzkrankheiten bis hin zum Herzersatz zu beherrschen. Eine große Revolution ist in den letzten 10 Jahren durch die PTCA und das Stenting als geschlossenes Verfahren der Revaskularisation gelungen.

Aus dem Zusammenrücken der Herzkardiologen und der Herzchirurgen hat sich in der Medizin ein neues Fach entwickelt: die interventionelle Kardiologie, die sich mit allen Arten von Eingriffen befaßt, ob direkt am offenen Herzen oder mit Katheterverfahren perkutan und medikamentös. Diese Verfahren sind komplementär, sie bedingen ein immer tieferes gegenseitiges Verstehen. Alle Techniken zeigen bei exakter Indikation gute klinische Früh- und Spätresultate. Dieses neue Fach der Medizin ist nicht nur auf die Kardiologie und Herzchirurgie beschränkt, sondern schließt auch andere Disziplinen – u. a. Molekularbiologie, Röntgenologie, Nuklearmedizin, Pharmakologie und Anästhesiologie – mit ein.

Nach wie vor bedingt die Atherosklerose kardiovaskuläre Erkrankungen, die mit rund 50 % im deutschsprachigen Raum die häufigste Todesursache darstellen. Es ist also unabdingbar, bei Herzerkrankungen interventionell und präventiv einzugreifen. Hat eine Intervention stattgefunden, so ist auch eine Sekundärprävention angezeigt.

Das vorliegende Buch wendet sich als Übersichtswerk an alle Kardiologen, Herzchirurgen, Internisten und niedergelassenen Ärzte, die direkt oder indirekt mit Interventionen zu tun haben, sowie an Anästhesiologen, die Patienten mit kardialen Problemen bei Operationen zu betreuen haben.

Der Springer-Verlag publiziert verschiedene Werke zur Kardiologie: zur speziellen Grundlagenforschung in der Kardiologie wie auch für die praktizierenden Kardiologen. Das vorliegende Buch wendet sich nun an einen erweiterten Kreis, an Herzchirurgen, Anästhesisten, Internisten und niedergelassene Ärzte, die direkt mit Interventionen zu tun haben oder die betroffenen Patienten betreuen, und es wird auch von einem „Praktiker", einem Herzchirurgen herausgeben, um die relevante Problematik aus der täglichen Praxis aufzuzeigen.

Dieses Werk umfaßt 11 Kapitel, wobei der Leser im 1. Kapitel ganz bewußt darauf aufmerksam gemacht wird, daß das Herz zwar eine zentrale Bedeutung hat, aber nicht als ein isoliertes Organ zu betrachten ist. Das Hauptziel jeder ärztlichen Tätigkeit muß es sein, den Patienten rasch in sein gewohntes Leben zu reintegrieren. Diesem Grundgedanken, der philosophische und theologische Aspekte impliziert, ist das 1. Kapitel gewidmet.

In den weiteren 10 Kapiteln werden Grundlagen wie Anatomie und Physiologie besprochen, die diagnostischen Möglichkeiten, die konservative Therapie der Herzinsuffizienz, die chirurgischen Möglichkeiten und die Katheterinterventionen. Besonderen Stellenwert gewinnen bei den kongenitalen Vitien die geschlossenen Verfahren.

Die Interventionen am Herzen haben das Spektrum der Therapie am Herzen gewaltig verändert, in den letzten Jahren insbesondere die PTCA und das Stenting. Für die nächsten Jahre ist ein weiteres explosives Ansteigen des Stenting auf 60 % der PTCA-Fälle zu erwarten. Weiterhin ist zu beobachten, daß Lipid- und Endothelforschung intensivere Ansätze und den Weg für neue wirksame Therapien bieten.

Das Spektrum der Herzchirurgie hat sich insbesondere in der Koronarchirurgie deutlich verschoben; es werden immer häufiger komplexere Operationen beim älteren multimorbiden Patienten durchgeführt. Abzuwarten bleibt jedoch, ob die Zahl der Herzoperationen aufgrund der geschlossenen Verfahren und der medikamentösen Interventionen zurückgeht. Im deutschsprachigen Raum wurden so viele Herzzentren eingerichtet, daß sich die Wartelisten operationsbedürftiger Patienten, wie in anderen Fächern der Chirurgie, normalisiert hat.

Mit diesem Buch sollen den am Herzen interessierten und praktisch tätigen Ärzten, Pflegern und Studenten Informationen über den neuesten Stand der diagnostischen und therapeutischen Möglichkeiten gegeben werden, wobei schwerpunktmäßig die Erwachsenenkardiologie behandelt wird. Es ist auch an der Zeit, Reflexionen, die über den fachspezifischen Ansatz hinausgehen, in die medizinischen Überlegungen einzubeziehen. Unsere Tätigkeit ist aus dem Aspekt der umfassenden menschlichen Struktur zu sehen und zu verstehen, wie auch unsere Kultur global zu verstehen ist.

An dieser Stelle darf ich mich bei den Autoren für ihre fundierten Beiträge ganz herzlich bedanken, ebenso bei den Mitarbeitern des Springer-Verlags aus den Abteilungen Planung (Frau Schrimpf), Redaktion, Copy-Editing und Herstellung, die die Publikation in hoher Qualität ermöglicht haben.

Salzburg, im September 1997   *Felix Unger*

Inhaltsverzeichnis

5   **Das Herz in der Chirurgie und in der Anästhesie**

6   **Ischämische Herzerkrankungen**

Autorenverzeichnis

Adt, Monika, Prof. Dr. med.
Köchlinstr. 42 A, D-88131 Lindau

Aigner, Alfred,
Hofrat Univ.-Prof. Dr. med.
Institut für Sportmedizin
des Landes Salzburg,
Lindhofstr. 20, A-5020 Salzburg

Alber, Günter, Dr. med., Chefarzt
Abt. Kardiologie, Kreiskrankenhaus,
Cuno-Niggl-Str. 3,
D-83728 Traunstein

Bauernschmitt, R., Dr. med.
Abt. Herzchirurgie,
Universitätsklinik,
Im Neuenheimer Feld 110,
D-69120 Heidelberg

Baum, R. P., Prof. Dr. med.
Abt. für Nuklearmedizin,
Zentrum der Radiologie,
Theodor-Stern-Kai 7,
D-60590 Frankfurt am Main

Baumann, Gert, Prof. Dr. med.
Med. Klinik und Poliklinik,
Universitätsklinikum Charité,
Schumannstr. 20–21, D-10098 Berlin

Bonatti, J., Dr. med.
Univ.-Klinik für Chirurgie,
Anichstr. 35, A-6020 Innsbruck

Borges, Adrian, Dr. med.
Med. Klinik und Poliklinik,
Universitätsklinikum Charité,
Schumannstr. 20–21, D-10098 Berlin

Dapunt, Otto, Univ.-Prof. Dr. med.
Univ.-Klinik für Chirurgie/
Herzchirurgie,
Joseph-Stelzmann-Str. 3, 50937 Köln

Dieterich, H. A., Prof. Dr. med.
Parexel GmbH,
Klinikum Westend – Haus 18,
Spandauer Damm, D-14050 Berlin

Dietz, A., Prof. Dr. med.
Kreiskrankenhaus Burghausen,
D-84489 Burghausen

El-Banayosi, A., Dr. med.
Klinik für Herz- und Thoraxchirurgie,
Herzzentrum NRW,
Georgstr. 11, D-32545 Bad Oeynhausen

Erley, Christiane Martina Myrtle,
Priv.-Doz. Dr.
Abt. Innere Medizin III,
Med. Klinik und Poliklinik,
Otfried-Müller-Str. 10,
D-72076 Tübingen

Fritscha, Peter, Univ. Prof. Dr. med.
Allgemeine Poliklinik der Stadt Wien,
Medizinische Abt.,
Mariannengasse 10, A-1090 Wien

Friedrich, G., Dr. med.
Invasive-interventionelle Kardiologie,
Anichstr. 35, A-6020 Innsbruck

Gahl, K., Prof. Dr. med.
Städtisches Klinikum, Med. Klinik II,
Salzdahlumer Str. 90,
D-38126 Braunschweig

Haase, Jürgen, Dr. Dr. med.
Abt. Innere Medizin/Kardiologie,
Ambulantes Herzzentrum,
Pfingstweiderstr. 11,
D-60316 Frankfurt am Main

Hagl, S., Prof. Dr. med.
Abt. Herzchirurgie, Universitätsklinik,
Im Neuenheimer Feld 110,
D-69120 Heidelberg

Hahn, Susanne, Dr. med. Dr. theol.
Deutsches Hygiene-Museum,
Postfach 120 162, D-01002 Dresden

Harringer, W., Dr. med.
Klinik für Thorax-, Herz-
und Gefäß-Chirurgie,
Kontanty-Gutschow-Str. 6,
D-30625 Hannover

Haverich, A., Prof. Dr. med.
Abt. für Herz- und Gefäßchirurgie,
Christian-Albrechts-Universität,
Arnold-Heller-Str. 7, D-24105 Kiel

Hertel, A., Dr. med.
Abt. für Nulearmedizin,
Zentrum der Radiologie,
Theodor-Stern-Kai 7,
D-60590 Frankfurt am Main

Heun-Letsch, C., Dr. med.
Medizinische Klinik,
Diakonissenkrankenhaus,
Speyerer Straße 91–93,
D-68163 Mannheim

Hitzenberger, Gerhart,
Univ.-Prof. Dr. med.
Gesellschaft
für klinische Pharmakologie,
Kinderspitalgasse 10/16, A-1090 Wien

Hofmann, N., Dr. med.
Abt. Anästhesiologie, LKA Salzburg,
Müllner Hauptstr. 48, A-5020 Salzburg

Hör, Gustav, Prof. Dr. med.
Abt. für Nulearmedizin,
Zentrum der Radiologie,
Theodor-Stern-Kai 7,
D-60590 Frankfurt am Main

Kalkowski, H., Priv.-Doz. Dr. med.
Thorax-, Herz- und Gefäßchirurgie,
Univ.-Krankenhaus Eppendorf,
Martinistr. 52, D-20246 Hamburg

Kalmar, Peter, Prof. Dr. med.
Thorax-, Herz- und Gefäßchirurgie,
Univ.-Krankenhaus Eppendorf
Martinistr. 52, D-20251 Hamburg

Kaltenbach, Martin, Prof. Dr. med.
Herzzentrum Frankfurt AG,
Alfred-Brehm-Platz 7-9,
D-60316 Frankfurt am Main

Kappenberger, Lukas, Prof. Dr. med.
Dept. de médecine interne,
Division de cardiologie CHUV,
CH-1011 Lausanne

Kenner, T., Univ.-Prof. Dr. med.
Physiologisches Institut,
Harrachgasse 21/V, A-8010 Graz

Kleber, Franz X., Prof. Dr. med.
Univ.-Klinikum Charité,
Zentrum für innere Medizin,
Schumannstr. 20/21, D-10098 Berlin

Klein, Werner, Univ.-Prof. Dr. med.
Medizinische Universitätsklinik,
Auenbruggerplatz 15, A-8036 Graz

Körfer, Reiner, Prof. Dr. med.
Klinik für Herz- und Thoraxchirurgie,
Herzzentrum NRW,
Georgstr. 11,
D-32545 Bad Oeynhausen

Krawietz, Wolfgang, Prof. Dr. med.
Medizinische Klinik I,
Klinikum Rosenheim,
Pettenkoferstr. 10,
D-83022 Rosenheim

Kritz, H., Dr. med.
Univ.-Klinik für Nuklearmedizin,
Währinger Gürtel 18–20,
A-1090 Wien

Lüderitz, Berndt, Prof. Dr. med.
Abt. für Kardiologie,
Universität Bonn,
Sigmund-Freud-Str. 25, D-53105 Bonn

Lüscher, Thomas F., Prof. Dr.
Abt. Kardiologie, Inselspital,
CH-3010 Bern

Mastnak, Wolfgang,
Univ.-Prof. Dr. phil.
Hochschule für Musik,
Arcisstr. 12, D-80333 München

Mathes, P., Prof. Dr. med.
Klinik Höhenried, D-82347 Bernried

Meinertz, T., Prof. Dr. med.
Abt. Kardiologie,
Univ.-Krankenhaus Eppendorf,
Martinistr. 52, D-20251 Hamburg

Meyer, J., Prof. Dr. med.
Medizinische Klinik,
Universitätsklinikum,
Langenbeckstr. 1, D-55131 Mainz

Mitrovic, V., Priv.-Doz. Dr. med.
Kerkhoff-Klinik, Max-Planck-Institut,
Benekestr. 2–8,
D-61231 Bad Nauheim

Moosdorf, R., Prof. Dr.
Klinik für Herzchirurgie,
Univ. Marburg,
Baldingerstr., D-35043 Marburg

Morgenstern, M., Dr. med.
Medizinische Klinik I,
Klinikum Rosenheim,
Pettenkoferstr. 10, D-83022
Rosenheim

Mörl, Hubert, Prof. Dr. med.
Medizinische Klinik,
Diakonissenkrankenhaus,
Speyerer Straße 91–93, D-68163
Mannheim

Mühlberger, Volker, Univ.-Prof. Dr.
Invasive-interventionelle Kardiologie,
Anichstr. 35, A-6020 Innsbruck

Neuhaus, Karl Ludwig, Prof. Dr. med.
Med. Klinik II, Städtische Kliniken,
Mönchebergstr. 41/43,
D-34125 Kassel

Noll, G., Dr. med.
Abt. Kardiologie, Inselspital,
CH-3010 Bern

Nowak, B., Dr. med.
Medizinische Klinik,
Universitätsklinikum,
Langenbeckstr. 1, D-55131 Mainz

Pauser, G., HR Univ.-Prof. Dr.
Abt. Anästhesiologie, LKA Salzburg,
Müllner Hauptstr. 48,
A-5020 Salzburg

Peter, Klaus, Prof. Dr. med.
Institut für Anästhesiologie,
Klinikum Großhadern,
Marchioninistr. 15,
D-81377 München

Pfeiffer, D., Prof. Dr. med.
Medizinische Klinik und Poliklinik
Leipzig,
Johannisallee 43, D-04103 Leipzig

Pichler, Max, Univ.-Prof. Dr. med.
Rehabilitationszentrum Großgmain,
Salzburger Straße 520,
A-5084 Großgmain

Puschendorf, Bernhard, Prof. Dr. med.
Institut für med. Chemie und
Biochemie,
Fritz-Pregel-Str. 3/IV,
A-6020 Innsbruck

Reifart, Nikolaus, Prof. Dr. med.
Abt. Innere Medizin/Kardiologie,
Ambulantes Herzzentrum,
Pfingstweiderstr. 11,
D-60316 Frankfurt am Main

Reimann, Reinhold, Univ.-Prof. Dr.
Anatomisches Institut,
Harrachgasse 21, A-8010 Graz

Ritter, M. M., Dr. med.
Med. Klinik II, Klinikum Großhadern,
Marchioninistr. 15,
D-81377 München

Röthy, W., Dr. med.
Klin. Abt. für Herz-Thorax-Chirurgie,
Univ.-Klinik für Chirurgie,
Währinger Gürtel 18–20,
A-1090 Wien

Rupprecht, H.-J., Priv.-Doz. Dr. med.
II. Med. Klinik und Poliklinik,
Langenbeckstr. 1, D-55131 Mainz

Rutishauser, Wilhelm, Prof. Dr.
Hôpital Cantonal Universitaire,
Centre de Cardiologie,
CH-1211 Genève 11

Saborowski, F., Prof. Dr. med.
Innere Abt., Städtisches Krankenhaus,
Neufelderstr. 32, D-51067 Köln

Scherer, U. W., Dr. rer. nat.
Abt. für Nulearmedizin,
Zentrum der Radiologie,
Theodor-Stern-Kai 7,
D-60590 Frankfurt am Main

Schicha, H., Prof. Dr. med.
Klinische und exper. Nuklearmedizin,
Univ.-Kliniken Köln,
Joseph-Stelzmann-Str. 9,
D-50931 Köln

Schläpfer, J., Dr. med.
Dept. de médecine interne,
Division de cardiologie CHUV,
CH-1011 Lausanne

Schöchl, H., Dr. med.
Abt. Anästhesiologie, LKA Salzburg,
Müllner Hauptstr. 48, A-5020 Salzburg

Schwandt, Peter, Prof. Dr. med.
Med. Klinik II, Klinikum Großhadern,
Marchioninistr. 15, D-81377 München

Sebening, C., Dr. med.
Abt. für Herzchirurgie,
Chirurgische Klinik,
Im Neuenheimer Feld 110,
D-69120 Heidelberg

Sievert, H., Prof. Dr. med.
Am Lohrberg 2,
D-60389 Frankfurt am Main

Simon, H., Prof. Dr. med.
Medizinische Klinik I,
Krankenhaus Düren,
Roonstr. 7, D-52351 Düren

Sinzinger, Helmut Univ.-Prof. Dr.
Univ.-Klinik für Nuklearmedizin,
Währinger Gürtel 18–20, A-1090 Wien

Spieckermann, Paul G., Univ.-Prof. Dr.
Institut für medizinische Physiologie,
Schwarzspanierstr. 17, A-1090 Wien

Steinbach, Konrad, Univ.-Prof. Dr.
3. Medizinische Abt.,
Wilhelminenspital,
Montleartstr. 37, A-1160 Wien

Szabo, G., Dr. med.
Abt. Herzchirurgie, Universitätsklinik,
Im Neuenheimer Feld 110,
D-69120 Heidelberg

Theissen, P., Dr. med.
Klinik und Poliklinik
für Nuklearmedizin,
Joseph-Stelzmann-Str. 9, D-50924 Köln

Unger, Felix,
Univ.-Prof. Dr. med. Dr. med. h.c. mult.
Abt. Herzchirurgie, LKA Salzburg,
Müllner Hauptstr. 48, A-5020 Salzburg

Urban, P., Dr. med.
Hôpital Cantonal Universitaire,
Centre de Cardiologie,
CH-1211 Genève 11

Wallukat, Gerd, Dr. med.
Max-Delbrück-Centrum
für molekulare Medizin,
Robert-Rössle-Str. 10, D-13125 Berlin

Weis, M., Dr. med.
Institut für Anästhesiologie,
Klinikum Großhadern,
Marchioninistr. 15, D-81377 München

Wenzel, R. R., Dr. med.
Abt. für Nieren-
und Hochdruckkrankheiten,
Universitätsklinikum Essen,
Hufelandstr. 55, D-45122 Essen

Wolner, Ernst, Univ.-Prof. Dr. med.
Klin. Abt. für Herz-Thorax-Chirurgie,
Univ.-Klinik für Chirurgie,
Währinger Gürtel 18–20,
A-1090 Wien

Zeymer, Uwe, Dr. med.
Medizinische Klinik I,
Städtische Kliniken Kassel,
Mönchebergstr. 41-43,
D-34125 Kassel

Zweiker, R., Dr. med.
Medizinische Universitätsklinik,
Auenbruggerplatz 15, A-8036 Graz

Zwissler, B., Priv.-Doz. Dr. med.
Institut für Anästhesiologie,
Klinikum Großhadern,
Marchioninistr. 15, D-81377 München

„Unruhig ist unser Herz, bis es ruht, o Gott, in Dir! –
so ungefähr hat es Augustinus ausgedrückt, mehr oder
weniger heilig.
Zumindest den ersten Teil dieses Satzes kann ich
höchstpersönlich unterschreiben. Freilich haben manche
Untersuchungen durch Herzdoktoren jene Unruhe von
meinem Herzen genommen, wenn auch nur für eine halbe
Stunde. Aber immerhin!
Peter Handke

Einführung: Inzidenz von Interventionen

F. Unger

Das Europäische Herzinstitut der Europäischen Akademie der Wissenschaften und Künste führt seit 1990 europaweit, seit 1996 weltweit regelmäßige Erhebungen hinsichtlich der Versorgung von Herzpatienten durch. Mit einem speziellen Fragebogen wurden alle Herzzentren und die Regierungen der Länder, in denen sie tätig sind, angeschrieben und die Daten erfaßt. Dabei zeigt sich für 1995 folgendes Bild: 1995 wurden im europäischen Raum insgesamt 569 Operationen am offenen Herzen pro Mio. Einwohner durchgeführt; in Deutschland sind das 960, in Österreich 770 und in der Schweiz 895 Operationen pro Mio. Einwohner (Tabelle 1; [2]). Die Verteilung innerhalb der Herzchirurgie sieht folgendermaßen aus: die Koronarchirurgie zeigt mit 8 % europaweit und auch im deutschsprachigen Raum einen kontinuierlichen Anstieg – trotz massiv steigender Zahlen an PTCA (10 %) und von Stenteingriffen (30 %). Die Klappenchirurgie ist europaweit mit 141 Operationen pro Mio. Einwohner eher gleich geblieben, wie auch die Chirurgie bei kongenitalen Vitien (48 pro Mio.) und der Herzersatz (4 pro Mio.), nur die Aneurysmenchirurgie der Aorta (12 pro Mio.) ist in den letzten Jahren signifikant angestiegen [3]. Bei der Koronarversorgung in Europa zeigt sich, daß neben den 360 pro Mio. Einwohner durchgeführten Koronaroperationen (CABG) mehr PTCA- (486) und eine steigende Zahl von Stenteingriffen durchgeführt wurden. In Deutschland, Österreich und in der Schweiz sind 1995 718, 480 und 641 CABG pro Mio. Einwohner durchgeführt worden, wobei auch hier ein kontinuierlicher Anstieg – noch ohne Plateaubildung – zu sehen ist. Es ist festzuhalten, daß seit 1993 in Europa eine enorme Zunahme der Stentimplantationen mit 30–40 % zu verzeichnen ist, so daß man durchaus bei durchschnittlich 40–50 %

Tabelle 1. Anzahl der Herzoperationen in Europa, Deutschland (D), Österreich (A) und in der Schweiz (CH); k. A. keine Angabe

	Europa	D	A	CH
Offene Herzchirurgie		78 184 (+ 191 %)	6149 (+ 6,51 %)	6258 (+ 11,11 %)
– pro Mio.	569	960	770	895
– pro Zentrum	585	1 029	681	481
CABG	184 000	58 420	3841	4485
Klappen	60 000	12 084	1456	1735
Vitien	24 000	4 503	392	k. A.
HTX	2 000	476	125	44

Tabelle 2. Anzahl der Herzkatheteruntersuchungen, PTCA, Stents und CABG in Europa, Deutschland (*D*), Österreich (*A*) und in der Schweiz (*CH*)

	Europa	D	A	CH
Herzkatheter pro Mio.	1873	4647	3000	3312
PTCA pro Mio.	486	1352	738	960
Stents pro Mio.	160	400	197	268
CABG pro Mio.	360	718	480	641

der PTCA-Fälle mit einer Stentimplantation rechnen muß. Verfahren wie die Rotablation und die Lasertechnik haben nicht den früher erwarteten Stellenwert erreicht [1] und werden auch vom European Heart Institute nicht mehr so intensiv verfolgt. Die intravasale Ultrasound-Untersuchung (IVUS) spielt noch bedingt eine Rolle, ebenso die direkte Behandlung mit Atherektomie. Die Zahl der Herzkatheteruntersuchungen beträgt in Europa 1873 pro Mio. Einwohner, in Deutschland 4647, in Österreich 3000 und in der Schweiz 3312 (Tabelle 2). Hier ist in den letzten Jahren nur ein geringfügiger Anstieg zu vermerken (+2%). Weltweit wurden 1995 rund 1 Mio. Operationen am offenen Herzen durchgeführt, und es gab 800 000 PTCA-Interventionen und 1 400 000 Herzkatheteruntersuchungen. In den USA wurden 45% der Operationen durchgeführt, in Europa 30% und 25% im Rest der Welt. Es muß betont werden, daß die interventionelle Kardiologie ohne die entsprechenden finanziellen Ressourcen nicht möglich ist. Weltweite Untersuchungen zeigen: je höher das Bruttosozialprodukt, desto höher die Lebenserwartung und desto höher die Zahlen der Interventionen am Herzen [4]. Die kontinuierliche Erhebung dieser Zahlen ist absolut unerläßlich zur Beurteilung des Einflusses von konservativen medikamentösen Interventionen. Hier wird sich erst in Jahren zeigen, ob Lipidinterventionen oder die Gentherapie einen direkten Effekt auf die Inzidenz und den Verlauf von Herzerkrankungen haben.

Literatur

1. Bittl JA (1997) Advance in coronary angioplasty. N Engl J Med 335:1290–1291
2. Unger F (1996) Herzchirurgie in Österreich 1995. Herz 21:397–404
3. Unger F (1996) Cardiac interventions in Europe. Ann Acad Sci Art Eur 19:1–64
4. Unger F (1997) Worldwide survey on cardiac interventions. Ann Acad Sci Art Eur 21:1–84

Danksagung
Das European Heart Institute dankt der Medtronic Inc. Minneapolis USA für die Unterstützung.

1 Herz und Gesellschaft

Vorbemerkung

In diesem Kapitel wurde ganz bewußt versucht, nach einem Vorwort, in dem Peter Handke Augustinus zitiert, das Herz philosophisch und theologisch zu beleuchten. Mastnak beleuchtet die kulturanthropologische Facette des Herzens, das auch als Sitz der Persönlichkeit in der Geisteswelt gedeutet wird. So werden die Ansatzmöglichkeiten einer psychologischen und psychosomatischen Therapie des Herzens verständlich. Susanne Hahn beschreibt das Herz aus der Sicht der Theologie, da gerade das Herz intensiv in der theologischen Literatur der Menschheit als Metapher verwendet wird. Kaltenbach zeigt aus der Geschichte der Kardiologie die Katheterintervention, die die grundlegende Wende für alle interventionelle perkutane Verfahren gebracht hat. Es ist aber auch mit Erschütterung festzustellen, daß immer die ganz großen Pioniere wie Forssmann und Grünzig zu ihrer Zeit am Ort der Erfindung nicht in dem Maß geschätzt werden, wie sie in der Literatur unverzichtbar zitiert werden.

1.1 Das Herz als Zentrum des Lebens

Philosophische, psychologische und soziologische Perspektiven

W. Mastnak

1.1.1 Im Wort der Zeit

Philosophie, Psychologie und Soziologie waren am Beginn der Hochkulturen ein einziges: das geistdurchdringende Sichten der Welt, ihrer Gesetze und Seinsweisen. Was aus den Frühzeiten überliefert ist, muß damit ebenso adäquat zu interpretieren gesucht werden, wie heute statistische Korrelationen oder Regressionsanalysen die Kenntnis ihrer Theorie verlangen. Der Gehalt der Aussagen läßt sich nicht weiter „aussagen" als oft äußerst knapp dargestellt, fordert aber den hermeneutischen Schritt ihrer Gegenwärtigung, ähnlich wie ostasiatische Koans erst dann als entschlüsselt gelten, wenn sie der einzelne aus eigener Geistigkeit – jenseits plagiater Übernahmen – entschlüsselt hat. So ist auch folgendes zu verstehen: als zu durchdenkende Schlagschatten aus der Ideenwelt der Zeiten und Kulturen.

3000 vor Christus findet sich in der Weisheit des Ptathotep eine frühe Identifikation von Mensch und Herz: „Sei dein Herz, damit dein Gesicht dein Leben lang leuchte". Gleichsam die Inversion dessen nimmt im rationalen (vielleicht teils auch herzlosen) Rom bei Publilius Syrus Gestalt an, der den schlimmsten Feind des Menschen in seinem Herz ausmacht. Und G. C. Lichtenberg schlägt in seinen Aphorismen die Brücke zwischen beidem, wenn er nichts als so sacht und nichts als so hart ansieht wie das Herz.

Das Herz als Urgrund menschlichen Fühlens, ahnenden Schauens und mystischen Sehnens erscheint transkulturell als uferlos und tiefgründig beschrieben. Von chinesischen Weisheiten, die vom menschlichen Herz als einem Meer sprechen, dessen weitest entlegene Ufer man nicht sieht, oder von der Tiefe des Herzens, die weiter liegt als das Ende der Welt, oder davon, daß der menschliche Geist ein Leichtes hat, mehr Wege zu gehen als das Herz, da er nie so weit müsse, über den Bantu-Spruch, das Herz sei ein abgrundtiefes Wasser, das ungekannte Dinge birgt, bis zum spanischen Wort, daß das Herz einem Astrologen gleiche, der immer treffsicher die Wahrheit ausmacht (während bei La Rochefoucauld der Verstand als der vom Herzen Geprellte erscheint).

Immer wieder taucht das Herz als Sitz der Weisheit auf, der durch die Schranken des Rationalen durchzublicken vermag. Die großen Gedanken kommen aus dem Herzen, schreibt Vauvenargues in seinen Réflexions et Maximes, und nach J. Joubert kann die Vernunft uns zwar sagen, was wir meiden sollen, was aber zu tun wäre (wahrscheinlich im Sinne von „gut" zu tun) könne uns nur das Herz eröffnen. Und Al-Gazal bereitet im Islam des 12. Jahrhundert mit seinem „das

Herz erkennt, was das Auge nicht sieht" einem Satz die Bahn, der um die Welt ging: „… on ne voit bien qu'avec le cœur. L'essentiel est invisible pour les yeux" – man sieht nur mit dem Herzen gut, das Wesentliche ist für die Augen unsichtbar – das Geheimis des Fuchses aus Antoine de Saint-Exupérys „Der Kleine Prinz". Diese Lehre aber stellt ein anthropologisches Phänomen der Herzvergessenheit in ein bedenkliches Bild, dessen Ursprünge weit zurückliegen.

1.1.2 Im Diskurs der Ideen

Manche setzen die Krise der Menschheit, sich nach und nach vom ihrem Menschsein entfernt zu haben und sich noch weiter davon zu entfernen, um die Zeit der Philosophie Descartes' an, der nach absolut gewisser Erkenntnis trachtete und damit den Grundstein zum Rationalismus legte. In dieser Zeit, im 17. Jahrhundert, tritt Blaise Pascal auf die Bildfläche der Philosophie und hebt den Erkenntnisakt des Herzens über den des Verstands: „Wir erkennen die Wahrheit nicht bloß mit der Vernunft, sondern auch mit dem Herzen. Auf die letztere Art erkennen wir die obersten Prinzipien … die Prinzipien werden gefühlt, die Folgerungen erschlossen, beides mit Gewißheit, wenn auch auf verschiedenem Weg."

Was Pascal hier aufgreift, hat weit zurückreichende Wurzeln in einer Geistesgeschichte, die dem Phänomen „Herz" sehr ganzheitlich gegenübergestanden war und ihm gleichwohl seine biologische Substanz wie auch seinen spirituellen Charakter zuzumessen wußte. So war im alten Judentum und frühen Christentum das Herz als Sitz der Persönlichkeit verstanden worden, wie der alttestamentliche Joël den Kampf des Menschen mit den Zwangsstrukturen seines Ego, die ihn letztlich hindern, das Leben so zu leben, wie es dem Leben entspricht, im Bild des Herzens als Sitz des Innersten – im Gegensatz zur oberflächlichen Verhaltensebene – umschreibt: „Zerreißt Eure Herzen, nicht eure Kleider, und kehrt um …"

„Herz" steht in alten Kulturen weitab von Sentimentalität. Es meint den Kern des Menschen selbst. So in der Ethik des ersten Petrusbriefs „Nicht auf äußeren Schmuck sollt ihr Wert legen, auf Haartracht, Gold und prächtige Kleider, sondern was im Herzen verborgen ist, das sei euer unvergänglicher Schmuck …", so Augustinus, der die Geistesgeschichte des Abendlands wie kaum ein anderer mitbestimmt hat. Denn das Herz ist nach ihm nicht ein Ort der Willkür, des bloßen Relativismus oder eines Gefühls, dem kein objektiver Wahrheitscharakter zugemessen werden kann. Vielmehr ortet Augustinus im Herzen den Sitz der Gesetze des Guten, die dem menschlichen Willen sozusagen eingeboren sind. Der „natürliche Ort" des Herzens, wohin das Herz also drängt, ist – so Augustin – die Wahrheit des Ethischen selbst.

Diese Auffassungen erscheinen auch unter heutigem Gesichtspunkt nicht veraltet – freilich unter der Einschränkung, daß das Herz nicht als organischer Sitz des Willens oder des ethischen Prinzips zu mißdeuten ist. Es wird zum Symbol, das allerdings das, was es meint, auch körperlich miteinschließt: denn daß sich das Herz sehr wohl im Zusammenhang mit Akten ethischer Entscheidung, mit emotionaler Betroffenheit oder mit Belastungen des Gewissens „rührt", wissen Alltagserleben und Psychosomatik ebenso.

Anfang unseres Jahrhunderts, in einer Zeit, da Freuds Erkenntnisse des Unbewußten ihren Siegeslauf angetreten hatten, stellt Ludwig Klages zwei uralte Prinzipien des Menschen im Spiegel des Bewußten und des Unbewußten gegenüber: das apollinische und das dionysische Prinzip, das rationale und das emotionale, das intellektuelle und das instinkthafte: Hirn und Herz als Pole menschlichen Wesens. Hier stoßen wir auf Fragen des „homo sapiens" an sein Menschsein, die so alt scheinen wie das Menschengeschlecht selbst: Was ist der Mensch, was zeichnet ihn aus, was bestimmt ihn als Wesen, was gibt ihm seine eigentliche Substanz?

Der Schweizer Kulturanthropologe Jean Gebser (1978), der der Bedeutung der Organe in der Evolution der Geistigkeit des Menschen nachgeforscht hatte, war auf ein faszinierendes Ergebnis gestoßen. In der Urzeit war der Mensch instinkthaft veranlagt, triebbestimmt. Sein Bewußtsein konzentrierte sich auf seine Eingeweide und sein Ohr. Es war eindimensional ausgelegt und so zielgerichtet wie das determinierte Verhalten von Tieren in spezifischen Situationen. Auf höherer Entwicklungsstufe gewann das Polaritätsprinzip für den Menschen an Bedeutung, das dialogische Moment, im dem der jüdische Philosoph Martin Buber (1984) ein zentrales Moment menschlichen Seins verbürgt sieht und das auch die imaginative Integration des Gegensätzlichen miteinschließt. Diese Entwicklungsstufe nennt Gebser die mythische, die psychisch orientierte, der Herz und Mund als organische Entsprechungen zugeordnet sind. Beide gehören zusammen: davon spricht Moses ebenso wie das Idiom des Volksmunds „diese Worte sollst du dir zu Herzen nehmen", beides kennt das Matthäus-Evangelium ebenso wie das alltagspsychologische Verständnis: „Wes das Herz voll ist, des geht der Mund über". Die herzerleichternde Wirkung, über das, was das Herz belastet, sprechen zu können, ist im Erfahrungsbereich jedes einzelnen verankert. Die darauf folgende Etappe menschlicher Evolution nennt Gebser die mentale, die durch rationale Geistigkeit gekennzeichnet ist, die – legen wir Gebsers Theorie „kardiologisch" um – in ihrer kognitiven Dominanz das Herz nicht mehr integriert. Was ehedem emotionaler Sitz des Lebens war, wird nach außen projiziert, in das „machbare" Gefühl und in den außermenschlichen Gefühlsersatz einer meßbaren Wertewelt. Vielleicht ist hier eine der Ursachen dafür zu finden, daß, je „zivilisierter" eine Gesellschaft wird, um so mehr das „vergessene Herz" zu kranken beginnt, daß Kardiopathien zum Stigma der Zeit werden.

Herz und Seele sind im Spiegel der Erkenntnisse aus den Humanphilosophien der Zeiten und Völker essentiell aufeinander bezogen. Reich sind die Weisheiten der Religionen (nicht zuletzt als kulturelles Erscheinungsbild menschlicher Geistigkeit) über das spirituelle Wesen des Herzens, so etwa in den Mystiken des Islam (vgl. Schimmel 1992). Herz wird zum Symbol des Da-Seins (Mir Dard): „Herz ist der Name jenes Hauses, das ich erbaue"; und islamische Mystiker deuten – ähnlich wie Augustinus für das Christentum – die Suren als Aufruf an die Menschen aus, in ihr Herz zu blicken, um zu den Quellen der Weisheit vorzustoßen. Wenn die Denker des antiken Griechenland im delphischen „gnoti theauton" – im „Erkenne dich selbst" – den entscheidenden Punkt menschlicher

Weisheit ausmachten, dann stößt man in islamischer Mystik immer wieder auf die Aufforderung zur Reise in sein innerstes Herz, wo man den Berührpunkt zwischen Mensch und Gott aufzuspüren vermag, das heißt, das Wesen des Menschen selbst. Hier gelingt es uns, überzuspringen zu den „Herzpsychologien" der Gegenwart.

Das Phänomen „Herz" mit all seinen transorganischen Attributen taucht in der Kulturgeschichte der Menschheit so häufig, so differenziert und so essentiell auf, daß sich die Frage nach dem Urgrund dieses Umstands geradezu aufdrängt. Das Herz ist ein Symbol des Menschlichen selbst, ihm liegt ein amaterieller Seinszug inne, der zum Wesen des Menschen zählt. Ein Blick auf die Erkenntnisse C. G. Jungs erhellen die Sachlage: „Was wir erreichen konnten, war die Ablösung der mythologischen, kollekiv-psychischen Inhalte von den Objekten des Bewußtseins und ihre Konsolidierung als psychische Realitäten außerhalb der Individualpsychologie." Das verweist auf eine Symbolisationsgabe des menschlichen Geistes, die über das Individualerleben hinausgeht, ein – wie C. G. Jung (1990) es nennt – kollektives Unbewußtes. Umgelegt auf das Herz heißt das: die Idee von Herz als Sitz des Ethos wie der Intuition, als Ort des Empfindens wie des Spirituellen, ist dem menschlichen Geist geradezu eingeboren. Das war vielleicht auch der Grund, warum die erste erfolgreiche Herztransplantation, die 1967 Barnard in Kapstadt gelungen war, weltweit auf derart heftige Kritik gestoßen war: man identifizierte das Organ und seine kollektiv-symbolische Bedeutung, das biologische Objekt und seinen mythisch-kulturellen Gehalt. Daß der eigentliche Punkt der Kritik aber dort hätte ansetzen müssen, wo das Herz zum tiefenpsychischen Ort der Ich-Identität, zur körperlichen Repräsentanz des individuellen Seins-Rhythmus wird, verdeutlicht sich im Licht neuerer Psychotherapie.

Es scheint, daß diese zunächst äußerst klare Trennlinie zwischen Substanz und Symbol des Herzens nicht zu scharf gezogen werden darf. Denn die Beziehung von Herz und seiner spirituellen Bedeutung ist nicht willkürlich, sondern dürfte eine spezifische Brücke im Leib-Seele-Verhältnis des Menschen, das seit dem antiken Griechenland bis heute ein philosophisches Kardinalproblem darstellt, schlagen. Schon 1923 hatte Sigmund Freud in seiner bahnbrechenden, wenngleich auch heftig umstrittenen Schrift „Das Ich und das Es" dafür plädiert, das Ich (= die Persönlichkeit) primär und vor allem als ein körperliches Ich aufzufassen. Dem folgen zahlreiche psychoanalytische Forschungen, bis Hägglund und Piha 1980 die These vertreten, daß die Identität des Individuums im körperlichen Erleben begründet liegt, und Helmut Milz 1995 (vgl. auch Milz 1992) von „Wiederbeleibungsversuchen" spricht: „Unser eigener Lebensprozeß, unser Selbst, verwirklicht sich sowohl durch dionysisch-Es-hafte Bewegungen als auch durch appollonisch-Ich-haftes Tun. Wenn ein Anteil dauerhaft überhand nimmt oder verkümmert, können wir ihm verloren gehen oder laufen Gefahr, uns selbst zu zerstören."

Diese Feststellung aber hat entscheidende Auswirkungen auf die psychologische Frage nach dem „Herz". Denn wenn Herz kulturanthropologisch den Sitz der Persönlichkeit bedeutet, dann bedeutet Herzkrankheit ihre essentielle Bedrohung. Das meint zweierlei: zum einen, daß sich „Identitätskrisen" als fiktive, physiologisch nicht nachweisbare Herzprobleme äußern können. Zum anderen heißt das aber auch, daß physiologische Herzprobleme, meist koronare Erkrankungen, etwa zu massiven, das eigene Ich bedrohenden Angstzuständen führen. Darauf hat schon früh der Psychopathologe Karl Jaspers (1923) hingewiesen, das stellt aber auch später immer wieder einen Fokus der Forschung dar. Denn so schmerzhaft und beklemmend physische Herzprobleme sind, dem Herzpatienten werden sie meist noch um vieles quälender als beispielsweise entsprechende Intensitäten von skelettmuskulärem Wundschmerz. Der Grund liegt aus kulturanthropologischer wie psychologischer Perspektive nahe: Herzschmerzen gehen unmittelbar an den Lebensnerv, greifen direkt den Menschen als Ganzes an. Das stellt Psychologie, Psychopathologie und Psychotherapie vor die Aufgabe, den Herzkranken als Menschen ernstnehmen zu müssen, dessen physiologische Erkrankung massive psychische Auswirkungen haben kann, die einerseits unmittelbar Hilfe erfordern, deren mögliche psychopathologische Folgeerscheinungen andererseits hintangehalten werden müssen.

Die psychologischen Wissenschaften haben sich aber auch mit der Kehrseite dieses Mechanismus zu befassen. Denn die Erlebens- und Verhaltensseite des Menschen stellen kardiologische Risikofaktoren dar, deren sich besonders Verhaltenstherapie und Verhaltensmedizin angenommen haben.

Am Punkt hoher therapeutischer Technisierung greift der Mensch aber auf die nicht operationalisierbare symbolische „Substanz" des Herzens zurück. So methodisch exakt auch Biofeedback vorgeht: hier entdeckt der Patient wieder eine Form der Herzbewußtheit, die über das rein Technizistische hinausgeht. Hier stößt er auf nicht mehr physiologisch oder psychologisch-operationalisiert meßbare Bereiche der subjektiven Bedeutung von Herz, er erfährt, wie Gedanken an hilflose Einsamkeit zum Druck im Herz werden oder das Bewußtsein, ethisch falsch gehandelt zu haben, das Herz brennen und jagen läßt. An dieser Grenzbeschreitung treffen sich die Geisteshaltungen der Jahrhunderte zu einer Sicht, die letztendlich dem Herzen vielleicht doch wieder gerecht wird: als Sitz des Lebens selbst.

1.1.3 Im Phänomen der Gesellschaft

Vielleicht hat jede Zeit, jede Kultur, jede Gesellschaft ihre typischsten und ihre häufigsten Krankheiten. So wie die Pest einst der kollektive Sensenmann war und wie Freud ohne die damalige „Modekrankheit" Hysterie wohl kaum auf seine Theorie des Unbewußten gestoßen wäre, so zeigt sich in der heutigen Gesellschaft ein nahezu unzweifelhaftes Bild: die typischste Krankheit nannte der Berliner Soziologe Hans Peter Dreitzel 1991 auf einem Kongreß zur körperorientierten Psychotherapie die Bulimie (= Freß-Brech-Sucht) „Hineinfressen und Hinauskotzen", die häufigsten letalen Erkrankungen jedoch sind in den Bereichen Infarkt und Karzinom anzusiedeln. Beide aber zeichnen im Sinne tiefenpsychologischer Symbolisationstheorien, die psychische Probleme entsprechend im organischen Bereich repräsentiert sehen, ein bedenkliches Bild von unserer Lebenswelt: hier Freßzellen, die in uns eindringen und uns zerstören, dort Räume, die enger und enger werden und Leben abtöten.

Wenn koronare Erkrankung Verengung, Mangelversorgung und letztlich – im Infarktgeschehen – Abtötung bedeutet, dann stellt sich unter diesem Gesichtspunkt nicht nur die Frage nach der biologischen Genese des Geschehens, sondern auch nach seiner psychologisch-sozialen, die hier nicht faktisch-empirisch, sondern heuristisch-phänomenologisch beleuchtet werden soll, im Anspruch, hinter der meßbaren Tatsache die menschlichen Ursachen ahnbar zu machen.

Unsere Welt scheint koronare Erkrankungen in hohem Maße zu begünstigen. Streß, Überforderung, Angst und Hilflosigkeit sind Zeichen unserer Gesellschaft, die den Lebensraum in 3 fundamentale Dimensionen aufspannen:

- der Lebensraum des Menschen hat sich weitestgehend auf seinen *Arbeitsraum* eingeschränkt. Es geht nicht mehr um die individuelle Gestaltung und die erfüllende Erfahrung von Leben, sondern um den geforderten Vollzug der Mechanismen unserer Zivilisation;
- die Weltstruktur ist eine *Produktions- und Verwaltungsstruktur* geworden. Der Lebensrhythmus wird nicht mehr an menschlichen Rhythmen gemessen, sondern vom Schritt einer „gemachten", einer sozusagen a-organischen, künstlichen Welt bestimmt;
- als Lebenswerte werden dem Menschen vielfach die Werte einer technisierten, ökonomisierten und verwalteten Welt aufgezwungen: meßbare Leistung, Sozialstatus und Besitz, so wie Erich Fromm (1994) die Krise unserer Gesellschaft in der „Habens"struktur als Ersatz einer „Seins"struktur angesiedelt hat.

Die Einschränkung des Lebensraums auf den Arbeitsraum des Menschen bedeutet eine massive Beengung des Menschlichen selbst, die sich heuristisch durch 3 kardiopathogene Hauptfaktoren orten läßt. Zum einen erzeugt eine Arbeitswelt, die menschliche Motivations-, Belastungs- und Regenerationsrhythmen ignoriert, Streß. Dem Menschen wird nicht mehr der Spielraum zwischen Anforderung und Erfolg eingeräumt: Elisabeth Duffy publizierte bereits 1962 ihr Ergebnis, daß die besten Leistungen des Menschen dann erreicht werden, wenn eine Aufgabe die Fähigkeiten des einzelnen in ziemlich hohem Maße fordert, sie aber dennoch als schaffbar erkannt wird und tatsächlich geschafft werden kann. Darauf wird heute kaum mehr Rücksicht genommen: „Unterforderung" begünstigt den Abbau von Fähigkeiten und den Aufbau von Gefühlen der Sinnlosigkeit, „Überforderung" fördert Streß und Panikreaktionen sowie ein Selbsterleben der Hilflosigkeit und der eigenen Insuffizienz. Das aber heißt: Angst. Zusätzlich zu dieser Ignoranz seitens der Arbeitswelt gewinnen massive Inkompatibilitäten mit menschlichen Rhythmen Einfluß. Trotz eines hohen psychophysiologischen Anpassungsvermögens des Menschen wird der einzelne oft gezwungen, Phasen geringerer Aktivität zu überbrücken, sei es etwa durch gezielte Beeinflussung vermittels Hintergrundmusik, welche Aktivitätspotentiale hebt (bzw. heben soll), sei es durch innerbetrieblichen Druck, der zu Kompensationsversuchen mit Nikotin oder Aufputschmitteln (z. B. Koffeinkonzentrate, Amphetamindrinks etc.) bis hin zum Abusus führt. Das begünstigt – psychiatrisch bedenklich – letztlich auch Selbstversuche medikamentöser Streß- und Angstbekämpfung. Der hohe Konsum von Benzodiazepinpräparaten in unserer Gesellschaft legt davon Zeugnis ab. Regenerationszeiten wie der „Tag der Ruhe", der sich in praktisch allen Kulturen in irgendeiner Form wiederfindet, werden oft eingeschränkt, Schlafdefizite können zur koronaren Belastung werden.

Arbeitseinschränkungen führen zudem auch zu einer Verschiebung und Umgewichtung der Zeit, die für den Aufbau einzelner Lebensbereiche benötigt wird. Das trifft in vielen Fällen besonders das familiäre Leben, das – in verschiedenen Formen, aber doch meist als vertrauentragender und sinngebender intimer Lebens- und Beziehungsraum – wahrscheinlich anthropogen determiniert für das Individuum eine unverzichtbare Sozialstruktur darstellt, in der es Geborgenheit ebenso erlebt wie seine dialogische Ergänzung. Unter solchermaßen veränderten Zeitbedingungen wird Familie aber zum Mängelkonstrukt, das sich nicht angemessen entwickeln kann und dementsprechend oft zum Scheitern verurteilt ist. Das allerdings mündet vielfach in den Streß einer unlösbaren Konfliktsituation: zwischen Arbeits- und Familienanforderung nicht mehr gelingend vermitteln zu können. Gerade dieser Belastungsmodus scheint die Entwicklung von Koronarerkrankungen zu begünstigen.

Schließlich bedeuten enge Arbeitsstrukturen aber auch die Einbuße des menschlich Schöpferischen. Auf diesen fatalen Umstand hat der indische Philosoph Raimondo Panikkar hingewiesen: der Mensch ist nur mehr Arbeitender, nicht mehr aber Schöpfender. Es kommt zu einer Repression des kreativen Moments, das letztendlich jenen Druck erzeugt, der heute unter dem Schlagwort „Selbstverwirklichung" gelöst werden sollte. Daß „Selbstverwirklichung" letztlich aber oft einer defizienten Aberration unterliegt, findet seinen Grund nicht zuletzt darin, daß der Lebensraum für derarte Selbstverwirklichungen nicht gegeben ist und die psychische Tendenz, sein Ich zur vollen Gestalt zu bringen, damit vielfach zum Egozentrismus verfremdet.

Während diese 3 Aspekte – Inkompatibilität der Lebensrhythmen, Arbeitslastigkeit der Zeitwidmung und Repression der Kreativität – die Arbeitswelt unserer Gesellschaft (vermutlich) zu kardiopathogenen Bestimmungsstücken werden lassen, ist es im weiteren die Struktur unserer verwalteten Welt, die den Lebensraum pathogen enger werden läßt. Heutige Verwaltungsstrukturen sind so aufwendig und so komplex geworden, daß es für den einzelnen einerseits zur massiven Dauerbelastung wird, den ihm aufoktroyierten Bürokratismus zu bewältigen, andererseits es ihm aber unmöglich ist, die Strukturen, in die man ohne eigenes willentliches Zutun hineingezogen wird, vollständig zu durchschauen – und Fehlverhalten gegenüber der Verwaltung wird mit fatalen Konsequenzen geahndet. Die Gefahr, gegenüber diesem Apparat mit Angst und einem Gefühl der Hilflosigkeit zu reagieren, das sich bis zu panischen und paranoiden Störungen steigern kann, wird gerade gesundheitspolitisch vielfach unterschätzt. Nach zahlreichen Untersuchungen, wie z. B. den bereits von Cohen et al. (1982) geführten, kommt es unter analogen Bedingungen vermehrt zu Streß und streßassoziierten chronischen Erkrankungen. Copingstrategien können vielfach aus Arbeitszeitgründen nicht erworben werden. Die Belastung hält nicht nur an, sondern vermag sich noch bis zu deutlichen psychischen und physischen Folgeerscheinungen zu steigern, zu denen mit hoher Wahrscheinlichkeit auch kardiovaskuläre Erkrankungen zu zählen sind.

Der 3. fatale Faktor bestimmt die Wertkonstrukte unserer technoökonomischen Welt. Wenn nach neueren Untersuchungen, etwa jenen von David Shapiro, das primär verhaltensbestimmende Moment des Menschen von seinen Wert- und Sinnstrukturen geprägt ist, von dem, was er als das zentrale Anliegen seines Lebens erachtet, seinem Lebenskonzept also, dann machen sich Werte, die sich nahezu ausschließlich an Outcome, Umsatzsteigerung, ökonomischem Vorsprung etc. orientieren als hochgefährdend aus. Internalisiert der einzelne diese Werte, so kommt es – umgekehrt – zu einer Wertprojektion nach außen, d. h. der Ich-Wert wird am Wert der technoökonomischen Leistungsfähigkeit festgemacht, wird von innen – im Sinne von Augustinus vom „Herzen" weg – nach außen verlagert in die künstliche Struktur unserer Welt, in die Werte, die von materiellen Geistentwürfen des Menschen abgeleitet sind. Stellt sich der Mensch in diese neue Werthierarchie, dann werden vielfach eigentlich humane Lebensprinzipien zum Handlanger „zivilisierter" Werte verfremdet. So wird beispielsweise Sport nur mehr zum „Ausgleichssport" oder ästhetisches Erfahren zur bloßen pseudotherapeutischen Regeneration hinunternivelliert, zu Akzidenzien, die letztlich im Dienst außerhumaner Strukturen stehen. Damit verliert der Mensch jedoch einen Gutteil seiner eigentlichen Menschlichkeit und begibt sich immer mehr in das Abhängigkeitsverhältnis der ökonomisch-sozialen Welt. Diese Dependenz aber hat Einengung, Belastung und Streß zur Folge.

Die soziopolitische Ausblendung dieser Überlegungen zieht letztlich auch sozialökonomisch negative Konsequenzen nach sich. Die kardiopathogenen Faktoren unserer Gesellschaftsstruktur erhöhen die Krankheitsanfälligkeit, was sich in hohen Kosten durch Arbeitsausfall sowie Behandlung niederschlägt. An der Bereitstellung dieser Kosten darf freilich – schon aus humanethischen Gründen keinesfalls gerüttelt werden, anzunehmender Weise ließen sie sich aber vielfach durch eine Umorganisation unserer Gesellschaft erniedrigen: denn in weiten Teilen ist es eine dominant profitorientierte Lebenswelt, die krank macht, um im Therapiekonsum einen Gutteil des Profits wieder umzusetzen. Eine Gesellschaft, die krank macht und eigene Subkulturen Kranker aufbaut, die zum bloßen Wirtschaftsfaktor verfremden, scheint paradox – zumal Krankheit als solche aus dem Bewußtsein unserer Gesellschaft verdrängt wird.

Dieses Problem, das nicht nur Herzkranke betrifft, sondern alle massiven bzw. längerfristig einschränkenden Krankheiten, wirft darüber hinaus ein sehr denkwürdiges Bild auf. Krankheit ist weder mit der west-"zivilisierten" Leistungsideologie verträglich noch mit den Phantomen, die das Ideal des Menschen zeichnen. Ein kollektiv-verzerrtes Lebensbewußtsein zwischen Werbung, die allein junge und gesunde Menschen kennt, und der Verdrängung des Phänomens „Tod" hat wie ein Krebsgeschwür Wurzeln geschlagen. Der Herzkranke gelangt in eine fiktive Außenseiterposition. „Fiktiv", weil es sich bei Herzkranken schon lange um keine Minderheit mehr handelt, „fiktiv" in der Folge besonders auch deshalb, weil die Außenseiterposition lediglich durch die Gesundheitsideologie einer aktuellen Gesellschaft generiert scheint. Man spaltet alles Kranke ab, verleugnet jeden inneren Bezug mit Krankem, um dem Selbsttrugbild zu genügen, das die Werte von heute bestimmt.

Diese Sichtweise, welche die Existenz von Krankem abschiebt, erscheint in hohem Maße pathologisch. Es ist hoch an der Zeit, in unserer Gesellschaft an beiden Enden entscheidend zu korrigieren: zum einen unseren Lebensraum in einer Weise zu vermenschlichen, die ihn nicht mehr zum Herzrisikofaktor macht, zum anderen aber Krankheit und Tod in das Leben und Lebensbewußtsein zu reintegrieren. Der Lebensraum Herzkranker darf kein abgespaltener sein, er muß in der Pluralität der Lebensformen als Lebensform selbst zur Akzeptanz kommen, die keine Sonder- sprich „Minder"stellung zugewiesen bekommt.

Es stünde auch aus anthropologisch-soziologischer Sicht an, daß die „gesunde" Gesellschaft von der „kranken" lernt, die vielfach gerade jene Strukturen überwunden hat, die in unserer Zivilisation zutiefst unmenschlich sind, die – will man Gesundheit an einem organisch-stimmigen Gleichgewicht von Individuum und Umwelt festmachen – selbst zutiefst pathologisch sind.

Vielleicht scheint ein solchermaßen heuristischer Diskurs in einem kardiologischen Buch auf den ersten Blick nicht ganz recht am Platz zu sein. Vielleicht stellt sich die Kritik, daß zu wenig auf empirische Untersuchungen, operationalisierte Methoden und statistische Effektkontrolle zurückgegriffen werden kann. Anders betrachtet aber ist das Wirklichkeitsbekenntnis unserer Welt aus einem mystischen Fragen nach dem Urgrund des Seins herausgefallen und hat im Zuge eines neuen Wahrheitsbegriffs neben den Fortschritten der Wissenschaften auch das mitgeliefert, was Konrad Lorenz (1986) als ontologischen Reduktionismus bezeichnet, was Jean Gebser als „maßloses Zerdenken" der Ratio moniert, und was Wolfgang Roscher (vgl. Mastnak 1993, 1994) als Indiz zur Notwendigkeit integralen Denkens wahrnimmt. Es hat den Anschein, als würde es nicht eine einzige Form adäquaten menschlichen Welt-Erkennens geben, sondern sich ein ganzheitliches, nicht ideologisch verengtes Sich-der-Welt-Nähern als „via regia" herausstellen, als Weg, der beides einfordert: das exakte Experimentieren, Messen und Prüfen einerseits sowie ganzheitliches Wahrhaben und transzendentes Reflektieren andererseits – auch in der Kardiologie, der Wissenschaft und Praxis vom Organ Herz, gleichermaßen wie vom Menschen, dessen Wesen sich im Zeichen des Herzens verbürgt.

Literatur

Buber M (⁵1984) Das dialogische Prinzip, 5. Aufl. Lambert Schneider, Heidelberg
Cohen J, Cullen JW, Martin LR (Hrsg) (1982) Psychosocial aspects of cancer. Raven, New York
Duffy E (1962) Activation and behavior. Wiley, New York
Freud S (1923) Das Ich und das Es. (Gesammelte Werke, Bd 13; Fischer, Frankfurt am Main, 1966 ff.)
Fromm E (1994) Haben oder Sein. Die seelischen Grundlagen einer neuen Gesellschaft, 23. Aufl. München
Gebser J (1978) Ursprung und Gegenwart. Novalis, Schaffhausen
Hägglund TA-B, Piha H (1980) The inner space of the body image. Psychoanal Quant XLIV
Jaspers K (1923) Allgemeide Psychopathologie. Springer, Berlin
Jung CG (1990) Archetypen. dtv München
Lorenz K (⁴1986) Der Abbau des Menschlichen. Piper, München Zürich

Mastnak W (1993) Polyästhetische Therapie. Grundriss ihrer gesamtkünstlerischen Methodik. Schweizer musikpädagogische Blätter, 81. Jahrgang, Heft 4

Mastnak W (1994) Sinne – Künste – Lebenswelten. Polyästhetische Erziehung und Therapie durch mehr sinnliches Wahrnehmen und gesamtkünstlerisches Gestalten. Matúš, Prešov

Milz H, (1992) Der wiederentdeckte Körper. Vom schöpferischen Umgang mit sich selbst. Artemis & Winkler, München Zürich

Schimmel A (1992) Mystische Dimensionen des Islam. Die Geschichte des Sufismus, 2. Aufl., Diederichs, München

1.2 Das Herz in der Theologie

S. Hahn

Nenn's Glück! Herz! Liebe! Gott!

Seitdem Menschen denken und fühlen können, spüren sie ein Klopfen in der Brust, wenn sie lieben, wird es ihnen warm ums Herz, wenn sie sich freuen, und nagt es an ihrem Herzen, wenn sie Schuld auf sich geladen haben.

Diese sich mit der Menschwerdung entwickelnde ursprüngliche leibseelische Erfahrung, daß Gedanken und Gefühle nicht im Kopf, sondern im Zentrum des menschlichen Körpers, „links, wo das Herz ist" (Leonhard Frank), leiblich gespürt – „lebendig" – werden, mag der Ausgangspunkt dafür sein, daß in vielen Kulturkreisen, in Religionen und philosophischen Systemen das Herz eine solch eminente Bedeutung einnimmt. Wie kaum ein anderes Organ verweist es den Menschen nicht nur auf sich selbst, macht ihm eigene psychophysische Vorgänge erlebbar, sondern läßt ihn Transzendenz spüren, verleiht ihm eine Dimension, die ihn – weit über seine körperlichen Grenzen hinausgehend – Unendlichkeit des Raumes und Ewigkeit der Zeiten hoffen und ahnen läßt.

1.2.1 Das Herz – transzendent in Stoff, Raum und Zeit

Allen Materialitäten des Herzens ist Transzendenz immanent: Der Stoff, aus dem es gemacht ist, ist warm oder kalt, hart oder weich, besteht aus Gold, Stein oder Fett – „ihr Herz ist dick wie Schmer" (Spr 119, 70). Im altägyptischen Totengericht muß das Herz auf einer Balkenwaage mit der Feder – Zeichen der für die Weltordnung verantwortlichen Göttin Maat – ins Gleichgewicht kommen, damit der Tote Unsterblichkeit erlangen kann. „Der Herr wägt die Herzen" (Spr 21, 2); „gewogen und zu leicht befunden" (Dan 5, 27) oder zu schwer, kann der jüdisch-christliche Gott „das steinerne Herz wegnehmen aus eurem Leibe und euch ein fleischernes Herz geben" (Ex 11, 19). Im Märchen werden die Herzen des Feindes gegessen, um sich seine Kraft einzuverleiben. Heiße Herzen entflammen, glühen und brennen.

Die Räume des Herzens sind Höhlen der Finsternis: „Herzen haben keine Fenster", jammert ein Schlager. Der/die/das Liebste sind „beslozzen in mînem herzen"; Schuld und Gedanken werden im „Herzensschrein" versenkt.

Der Finsternis des Herzens wird das Licht entgegengesetzt. „Zwar ist solche Herzensstube wohl kein schöner Fürstensaal, sondern eine finstre Grube, doch sobald dein Gnadenstrahl in dieselbe nur wird blinken, wird sie voller Sonnen dünken," verspricht ein Choral im Weihnachtsoratorium von Johann Sebastian Bach. Ein in der evangelischen Kirche in Freudental befindliches barockes emblematisches Emporengemälde von Thomas Hopfer zeigt Jesum Christum – das „Licht der Welt" (Joh 8, 12), ein menschliches Herz sezierend. Ein vom Himmel kommender göttlicher Strahl ist auf die geöffneten Herzkammern gerichtet und erhellt die finstre Szene. „Nichts kann Gott verborgen sein, er schneit auf den hertzens Schrein", lautet die Bildunterschrift. Ist das Herz erleuchtet, wird es neuer Sinneswahrnehmungen fähig: „Selig sind, die reinen Herzens sind, denn sie werden Gott schauen" (Mt 5, 8); „man sieht nur mit dem Herzen gut" (Saint Exupéry, *Der kleine Prinz*).

Licht im Herzen ist eine vielen Kulturkreisen eigene ontologische Dimension, führt von der irdischen Leiblichkeit weg in eine andere, gerecht geordnete Welt. Huitzilopochtli, der Stammesgott der Azteken, symbolisiert die Sonne, dargestellt als junger Kriege, der jeden Morgen geboren wird und jeden Abend stirbt. Um im alltäglichen Kampf gegen seine Geschwister, die Sterne und den Mond, zu siegen, braucht er eine ausreichende Ernährung. Durch Blut- und Herzopfer müssen die Menschen die Sonne am Leben erhalten, um den Fortbestand der Weltordnung zu sichern.

Für Paracelsus sind das Herz die Sonne, das Hirn der Mond, die Milz Saturn, die Lungen Merkur, die Nieren Venus, die Leber Jupiter und die Galle Mars. Diese 7 „Hauptglieder" stellen Organplaneten am mikrokosmischen Firmament dar. Als Ursprung und Sitz der Kraft bestrahlt das Herz, so wie die Sonne im Makrokosmos, den gesamten Organismus.

Licht und Finsternis im Herzen verweisen auf unser Hin- und Hergerissensein zwischen Gut und Böse, unsere Verstrickung in Sünde und unsere Hoffnung auf Vergebung. Licht und Finsternis wohnen als „zwei Seelen, ach! in meiner Brust, die eine will sich von der andern trennen; die eine hält, in derber Liebeslust, sich an die Welt mit klammernden Organen; die andre hebt gewaltsam sich vom Dust zu den Gefilden hoher Ahnen ..." (Johann Wolfgang von Goethe, *Faust I*).

Die Zeit des Herzens – seinen Rhythmus, vermittelt jede Frau, die ein Kind unter ihrem Herzen trägt, an das werdende Leben. Bereits nach wenigen Tagen antwortet die Herzanlage des winzigen Embryos mit schnellen rhythmischen Bewegungen – nach aristotelischer Auffassung den Beginn des menschlichen Lebens signalisierend. Der Herzschlag der Mutter und die Druckwelle ihrer Bauchaorta wird ein kontinuierlicher Reiz für das Kind, seine leiblichen, sinnlichen und seelischen Schwingungen damit in Einklang zu bringen. 1640 sprach der Tübinger Mediziner Samuel Hafenreffer vom Puls als der „süßesten Melodie des Lebens". Musikalisch faßte erstmals Georg Friedrich Händel den Herzschlag in der Kantate „Mi palpita il cor ..." („Mir klopft das Herz ...") in eine sich rhythmisch wiederholende Figur aus Achtelpause, Achtelnote und Viertelnote.

Die mikrokosmische Rhythmik des Herzens findet ihr makrokosmisches Pendant in den Gezeiten – Ebbe und Flut – oder Tag und Nacht. Die ontologische Dimension beschreibt bereits 600 v. Chr. der griechische Dichter Archilochos:

Herz, mein Herz, von Fluten Leides fortgerissen rettungslos,
richt dich auf! Dem Feind entgegen halt die Brust und wehre dich!
Gilts die Gegner zu empfangen, laß ganz nahe sie heran!
Halte Stand! Und wenn du siegtest, rühm des Sieges dich nicht laut,
lieg zu Haus nicht am Boden, klagend, wenn man dich besiegt,
sondern freue dich des Frohen, trauere um Leidiges
nie zu sehr! Erkenn des Lebens Auf und Ab, das uns beherrscht!"

1.2.2 Das Herz in der Bibel

Über 1000mal kommt das Wort Herz in der Bibel vor. Es ist – wie Haupt oder
Hand – ein Urwort und bezeichnet eine Wirklichkeit des ganzen Menschen. Herz
meint die für alles andere an der menschlichen Person ursprüngliche Mitte, das
Wesen des Menschen.

Im Alten Testament ist Herz Sitz der körperlichen Lebenskraft. Es wird durch
Nahrung belebt: „Ich will euch einen Bissen Brot geben, daß euer Herz lebt"
(Gen 2, 5). Auch das physische Gebrochensein wird mit dem Begriff des Herzens
umschrieben: „Das Herz ist krank, das ganze Herz gar" (Jes 1, 5). Eigentlich aber
bezeichnet Herz den Ort der seelischen bzw. geistigen Kräfte und Fähigkeiten des
Menschen. So sitzen der Schmerz (Jes 65, 14; Jer 4, 19) und ebenso die Freude
(Dtn 28, 47) in den Wänden des Herzens; in ihm sind Verstand und Einsicht –
„ein verständiges Herz weiß sich vernünftig zu halten" (Spr 18, 15). Im Herzen
wohnen böse und gute Gedanken (Dan 2, 30; Ps 73, 7), die Phantasien als Trug-
bilder des Herzens (Jes 14, 14), aber auch der Kunstsinn (Ex 53, 35).

Aus dem Herzen kommen Planen und Wollen, innerer Antrieb, die Willens-
haltung und der Charakter. Die Seele ist hier zu Hause. Herz steht dem Gewissen
nahe. Aber noch bedeutender als die wahrnehmende Funktion ist seine aktive
Rolle. Es ist die Quelle des Lebens: „Behüte dein Herz mit allem Fleiß, denn daraus geht das Leben" (Spr 4, 23). Es ist die Aufgabe des Herzens, die Wege des
Lebens zu erfassen und zu lenken. Das Herz bewegt und erwägt, was es aufgenommen hat. Die Erinnerungen und besonders die göttlichen Gebote sind ins
Herz geschrieben. Der intelligente Mensch ist ein Mensch mit einem Herzen
(Ijob 34, 10). Als Hiob zeigen will, daß er an Verstand und Einsicht seinen Freun-
den nicht unterlegen ist, sagt er: „Ich habe auch ein Herz wie ihr" (Ijob 12, 3). Will
man die Tatkraft eines Menschen behindern, beraubt man ihn seines Herzens.
„Absalom stahl also das Herz der Männer Israels (2 Sam 15, 6).

Das menschliche Herz kann seine Aufgaben jedoch nur erfüllen, wenn es Gott
dazu befähigt. Denn von Natur aus ist das Herz des Menschen nicht rein. „Ein
verkehrtes Herz muß von mir weichen, denn Böses leide ich nicht" (Spr 101, 4).
Das Herz kann verfetten (Spr 119 70) – oder versteinern. Gott erforscht und prüft
das menschliche Herz (Spr 17, 3). Er wiegt es (Spr 21, 2). Durch Gottes Einfluß –
z. B. eine Beschneidung des Herzens (Lv 26, 41) oder eine Verwandlung von Stein
zu Fleisch – kann das Herz zum Prinzip eines neuen Lebens werden: „Macht euch
ein neues Herz und einen neuen Geist, denn warum willst du sterben, du Haus
Israel?" (Ex 18, 31). Findet keine Erneuerung statt, geht das Leben zu Ende, bedeutet das den Tod.

Der Gebrauch von Herz im Neuen Testament konzentriert sich noch stärker auf das Herz als Mittelpunkt des seelisch-geistlichen Lebens. Alle seelischen und geistigen Kräfte haben hier ihren Ursprung, hier wohnen die Empfindungen und Affekte, die Begierden und die Leidenschaften: die Freude – „euer Herz soll sich freuen" (Joh 16, 22), der Schmerz und das Leid – „ist euer Herz voll Trauerns geworden" (Joh 16, 6), die Liebe (Phlm 1, 7), Wunsch und Verlangen – „brannte nicht unser Herz in uns …" (Lk 24, 32). Das Herz ist der Quellort der Gedanken und Erwägungen – „Maria aber behielt alle diese Worte und bewegte sie in ihrem Herzen" (Lk 2, 19). Vor allem aber ist das Herz die eine zentrale Stelle im Menschen, an die Gott sich wendet, in der das religiöse Leben wurzelt, das die sittliche Haltung bestimmt. Gott macht das Herz fest (1 Kor 8, 61). Auch das Neue Testament weiß um die Herzensverhärtung, d. h. die beharrliche menschliche Unempfindlichkeit für die Kundgebungen Gottes.

1.2.3 Eine Philosophie des Herzens

Aus dem alt- und neutestamentlichen Begriff „Herz" bilden die Theologen der frühen Jahrhunderte eine Theologie und Philosophie des Herzens. Die Kirchenväter sprechen das Gewissen als Vorwegnahme des Jüngsten Gerichts an, bei dem das „Öffnen der Bücher" die Offenlegung des Gewissens bedeutet; Gott hat es als vorwarnenden und allzeit wachen Richter eingesetzt. Vor allem Origenes sieht das Herz als Ort der guten und schlechten Gedanken, als Schauplatz der Auseinandersetzung von guten und bösen Engeln oder Mächten. Das anklagende Gewissen wird wie ein „Stachel", wie ein bohrender „Wurm" in den Winkeln des Herzens oder als „Zerknirschung des Herzens" empfunden.

Cyprian, Ambrosius oder Cassian sprechen von den „Augen des Herzens", durch die der Mensch das Gute erkennt. Erst die Öffnung der Augen ermöglicht eine Bekehrung; der Schleier fällt von den Augen des Herzens, während die Ungläubigen „herzblind" sind.

In der Anthropologie, Psychologie und Theologie des Augustinus steht Herz für das Innerste und Wesentliche der Person, aus dem heraus sie sich entfaltet und verwirklicht, zugleich für das Tiefste und Abgründige im menschlichen Wesen. Dieses Zentrum der Person ist der Reflexion und Selbsterkenntnis niemals ganz zugänglich, so wie das Herz in der Brust verschlossen ist: Gott allein kennt die Geheimnisse des Herzens. Auch wenn eine gewisse Verbindung zu dem leiblichen Raum, der etwa bei der „Erhebung des Herzens" gespürt wird, bei Augustinus noch erhalten bleibt, meint er doch nicht das Organ in seinem anatomischen oder physiologischen Aspekt:

> Trotzdem wissen wir nicht, in welchem Teil des Körpers wir das Herz als Stätte des Denkens haben … Ich bin mir freilich darüber im klaren, daß wir nicht das Teilchen unseres Fleisches meinen, das hinter den Rippen verborgen ist, wenn wir hören, wir sollten Gott „aus ganzem Herzen" lieben, sondern daß jene Kraft gemeint ist, aus der die Gedanken entstehen (De anima et eius origine, IV, 6)

Diese Kraft aber ist nicht der Verstand, sondern eine tiefere, integrierende Schicht: Erkenntnisorgan und Gemütssphäre sind nicht getrennt, sondern beide vom Herzen umfaßt. Gerade als das Innerste des Menschen ist das Herz nicht mehr ihm allein gehörig, sondern immer schon auf Gott hin orientiert. Insofern ist „cor" für Augustinus auch synonym mit „conscientia" (Überzeugung): „Nicht mit zweifelnder, sondern mit sicherer conscientia, o Herr, liebe ich dich. Du hast mit deinem Wort mein Herz getroffen ..." (Confessiones 10, 6, 8).

Conscientia bezeichnet weiter die innere Einstellung und Gesinnung des Menschen; das natürliche sittliche Wertgefühl, insbesondere die goldene Regel (dem anderen nichts antun, was man nicht selbst erleiden will), die nach Augustinus von Gott selbst als „lex naturalis" in die Herzen geschrieben ist; und schließlich das Sündenbewußtsein, das von Augustinus in vielfältiger und psychologisch eindringlicher Weise beschrieben wird. Mit der „confessio" (Geständnis) wird jedoch die mala conscientia aus dem Haus des Herzens verwiesen – ein quasi medizinischer Heilungsvorgang. Lohn des gereinigten Gewissens ist die „Ruhe des Herzens"; es wird zum „inneren Haus", in das wir einkehren, in dem wir Zuflucht und Geborgenheit finden können. Umkehr und Buße führen zur „Heimkehr ins Herz", zum Leben in der Übereinstimmung mit sich und mit Gott.

1.2.4 Herz-Jesu- und Herz-Mariä-Verehrung

Die Kirchenväter waren es auch, die die biblischen Aussagen über das Herz Gottes und das Herz des Menschen auf Jesus übertrugen. Die Herz-Jesu Verehrung geht dabei von der Kreuzigung aus. Aus der Herzwunde Jesu Christi, die ihm die Landsknechte mit einem Speerhieb in die rechte Seite beigebracht hatten, quoll eine blutige Flüssigkeit; „... und sogleich floß Blut und Wasser daraus hervor", schreibt der Evangelist Johannes (Joh 19, 34 f.). Bereits im Alten Testament aber hatte der Prophet Jesaja den Messias versprechen lassen, daß alle Durstigen zu Wasser kommen sollen (Jes 55, 1 ff.). Mit dem Bericht des Johannes über die Durchbohrung der Seite des Gekreuzigten sah man diese Weissagung als erfüllt an: Mit dem Herzblut Jesu werden die Durstenden getränkt.

Diese Stelle des Johannesevangeliums ist das Fundament für die Herz-Jesu-Verehrung des ersten Jahrtausends in der Kirche. Aus der Gesamtwelt des biblisch-patristischen Gedankengutes vom Wasserquell aus der Seite Christi werden zwei Elemente faßbar, die für die Entfaltung der Herz-Jesu-Verehrung von Bedeutung sind: die besondere Verehrung des Apostels Johannes, der am Herzen des Herrn, an der Quelle des Lebens ruhte, und der Hervorgang von Evangelium, Kirche und Gnade aus dem Herzen Jesu.

Im Mittelalter tritt die subjektive Sicht des einzelnen hinzu. Das Leben, das aus dem durchbohrten Herzen kommt, wird als persönliche Gabe des Erlöserherzens betrachtet; in mystischen Visionen werden Passion und Leiden Jesu Christi nacherlebt.

Ihren Höhepunkt erfährt die Passionsmystik im Zisterzienserinnenkloster Helfta bei Eisleben – ein Zentrum mittelalterlicher Frauenbildung. Mechthild von Magdeburg schildert in ihrem Buch *Das fließende Licht* vor allem das von Liebe durchglühte Leben des Herrn, dem die Menschen mit Schmähungen begegneten. Das verwundete Herz verkörpert das Innerste Jesu.

Das Christusbild der Mechthild von Hackeborn zeigt mehr den verklärten Herrn. Sie hat neben dem *Buch der besonderen Gnade* auch einen reichen Schatz von Herz-Jesu-Gebeten hinterlassen. Sie gebraucht das Bild des Herztausches oder Herzpfandes: „Ich will dir mein Herz zu einem Pfande geben, das du allezeit bei dir haben sollst; an dem Tage aber, an welchem ich dein Sehnen erfülle, gib mir dessen Zeugnis!"

Bei Mechthild von Hackeborn werden auch Bau und Funktion des Herzens betrachtet. Im sog. Gebetsdialog erklärt Christus ihr, daß das menschliche Herz drei Bahnen besitze:

> … eine für die Luft, die es atmet, die andere, wodurch es mit Speise und Trank gestärkt wird, die dritte, auf der sie den übrigen Gliedern die Kräfte mitteilt … – … so hat auch das Herz der Seele drei Lebensbahnen. Auf der ersten zieht sie meinen göttlichen Geisthauch in sich, durch die zweite wird sie mit Gottes Wort, nämlich mit Predigten und anderen Lesungen der Heiligen Schrift als mit ausgezeichneter Speise gestärkt, auf der dritten liefert sie durch Werke der Liebe den Gliedern Kraft. Und da die Seele keine eigene Leibesglieder besitzt, so spendet sie ihre Liebe den Gliedern der Kirche […]

Die Werke Gertrud der Großen hatten Wirkung weit über Ländergrenzen hinaus. In vielen Bildern, oft eigenen Erlebnissen mystischer Visionen, beschreibt sie das Herz Jesu als Zentrum der Liebe und Quelle des Lebens, erzählt sie, wie sich ihr Herz einer freundschaftlichen, liebevollen, mitunter auch erotisch empfundenen Beziehung zu Jesus öffnet, der in ihrem Herzen wohnt.

Für Margareta Ebner, eine Nonne des Dominikanerordens, war der Apostel Johannes der Führer zum Herzen Jesu: „Wenn ich mich daran erinnerte, wie der hl. Johannes an dem Herzen meines Herrn Jesu Christi ruhte, so berührte mich eine so große Gnade, daß ich es in Worten nicht auszusprechen vermag."

In der Neuzeit erlebte Theresa von Avila ihr Herz von einem Engel mit einem Pfeil durchbohrt. Es wird in einem Kristallgefäß in der Karmelitinnenkirche in Alba de Tormes in Spanien aufbewahrt. Vor allem aber bestimmt die Vision der französischen Nonne Margareta Maria Alacoque das Herz-Jesu-Bild bis in die Gegenwart hinein. Sie hatte 1673 das Herz Jesu, umrahmt von der Dornenkrone, mit der Inschrift „Charitas" und drei Nägeln sowie mit Flammen und Kreuz aus der Herzöffnung gesehen.

Parallel zur Herz-Jesu-Verehrung entwickelte sich in der katholischen Kirche eine Herz-Mariä-Verehrung, die ebenfalls ikonographisch ausgeformt wurde: ein flammendes Herz, von einem Schwert durchbohrt und einem Blütenkranz umgeben. Eine besondere Darstellung der Mater dolorosa ist die Siebenschmerzensmaria. Das von 7 Schwertern durchbohrte Herz Marias bezieht sich auf das Lukas-Evangelium: Bei der Beschneidung Jesu wurde Maria der Kummer, den sie als Mutter Jesu durchmachen wird, vorausgesagt: „… und es wird ein Schwert durch deine Seele dringen, auf daß vieler Herzen Gedanken offenbar werden" (Lk 2, 35).

Bildliche und figürliche Darstellungen des Herzens haben in der katholischen Kirche weite Verbreitung erfahren und sind auch ein Bestandteil der Volkskunst geworden. Herz-Jesu- und Herz-Mariä-Bilder, oft miteinander vereint, sieht man auf Andachtsbildern und in verschiedensten Materialien und Techniken als Votivgaben. In katholischen Gegenden zieren sie Alltagsgegenstände, wie Betten, Schränke, Truhen, Backformen. Ein wichtiges Werk hat Paolo Batoni 1760 für die

Kirche II Jesu in Rom gemalt: Christus, im Brustbild dargestellt, weist auf sein Herz, das er in der linken Hand trägt.

Die Herz-Jesu-Verehrung blieb aber nicht allein auf die katholische Kirche beschränkt. Martin Luther verwandte das Herz in seinem Signum, der Lutherrose. Lucas Cranach d.Ä. wandte sich vom katholischen Glauben ab und malte sich, zwischen Johannes dem Täufer und dem großen Reformator unter dem Kreuz stehend, alle das Herzblut Jesu empfangend.

Johann Sebastian Bach hat in vielen seiner vokalen Werke die Herz-Jesu-Verehrung thematisiert; besonders innige Beispiele sind die Choräle mit Texten des im 30jährigen Krieg lebenden evangelischen Geistlichen Paul Gerhardt „Wie soll ich dich empfangen" im Weihnachtsoratorium oder „Befiehl du deine Wege" und „O Haupt voll Blut und Wunden" in den Passionen. Herz-Jesu-Verehrung finden wir auch bei Nikolaus Graf Zinzendorf, dem Gründer der Herrnhuter Brüdergemeine.

1.2.5 Wo das Herz ist, ist die Heimat

Mitglieder europäischer Fürstenhäuser ließen ihr Herz nach dem Tode herausnehmen und getrennt vom Leichnam in einer besonderen Herzurne bestatten. Vielfach mag das Motiv dafür einfach der Wunsch gewesen sein, wenigstens das Herz soll in der Heimat (man denke an die Kreuzzüge) oder an einem dem Verstorbenen besonders lieb gewordenen Ort begraben werden. Vor allem aber waren es religiöse Vorstellungen, es nach dem Tod als Weihe darzubringen und dem göttlichen Herzen durch Beisetzung des eigenen Herzens an heiliger Stätte besonders nahe zu sein.

So bestimmte Kaiser Heinrich III., als er 1056 auf den Tod erkrankte, daß sein Leichnam nach Speyer gebracht, sein Herz aber in Goslar bestattet würde. Richard von England, genannt Löwenherz, Teilnehmer des 3. Kreuzzuges, erhielt in der Kathedrale von Rouen ein eigenes Herzdenkmal, das in der Französischen Revolution zerstört wurde. Die Würzburger Fürstbischöfe ließen bis 1573 ihre Herzen in der Abteikirche des ehemaligen Zisterzienserklosters Ebrach beisetzen. Der Habsburger Kaiser Friedrich III. ordnete an, nach seinem Tod 1493 sein Herz in die Wiener Kirche Mariä Himmelfahrt zu bringen, während sein Körper im Stephansdom zur letzten Ruhe gebettet wurde. Die Herzen der bayrischen Wittelsbacher befinden sich in der Gnadenkapelle Altötting, während ihre Körper in Münchner Kirchen bestattet sind.

Die Wettiner albertinischer Linie ruhen seit dem 18. Jahrhundert in der Dresdner Hofkirche; ihre Herzen sind zu Füßen der Sarkophage beigesetzt. Der Leichnam Augusts des Starken, Kurfürst von Sachsen und König von Polen, liegt in der polnischen Königsgruft in der Kathedrale auf dem Wawel in Krakau, während sein Herz in einem Behältnis in der Gruft der Dresdner Hofkirche beigesetzt ist.

In der Feudalgesellschaft diente man den weltlichen und kirchlichen Mächten, und die Herzen der Menschen brannten für ihre Herrscher – „solang mein Herz schlägt, schlägt es für den König", soll der preußische Offizier von Prittwitz Friedrich II. gedankt haben, nachdem er dem Monarchen in einer Schlacht das Leben gerettet hatte und eine Auszeichnung dafür erhielt.

Stattdessen zieht mit den Nationalbewegungen und den Befreiungskämpfen gegen die Napoleonische Fremdherrschaft um 1800 das Vaterland in die Herzen der Männer ein. Friedrich Hölderlin, Friedrich Schiller, Ludwig Uhland oder Ernst Moritz Arndt haben sich dieser Symbolik bedient: „Ans Vaterland, ans teure, schließ dich an, das halte fest mit deinem ganzen Herzen. Hier sind die starken Wurzeln deiner Kraft" (Friedrich Schiller, *Wilhelm Tell*).

Im Verlauf der weiteren Entwicklung längst der einst progressiven Inhalte beraubt, tragen auch Nationalismus und Chauvinismus am Vorabend des 1. Weltkrieges das Vaterland in die Herzen der Männer. „Mit Herz und Hand fürs Vaterland" ziehen sie auf die Schlachtfelder. „Für das Vaterland" fallen sie „auf dem Feld der Ehre", und nur im Herzen ihrer Angehörigen leben sie weiter.

1.2.6   Das Herz – nichts als ein Muskel?

„Man hat das Herz als die Sonne, ja als König begrüßt, während man doch, wenn man genauer hinsieht, nichts findet als einen Muskel!" äußerte der dänische Anatom Niels Stensen nüchtern, nachdem William Harvey 1628 den Blutkreislauf entdeckt hatte. René Descartes erklärt die Erfahrung von Gefühlen in der Herzgegend als illusionäre Projektion:

> Was die Meinung derjenigen betrifft, die denken, daß die Seele die Leidenschaften *im Herzen* empfange, so ist sie nicht weiter der Beachtung wert. Denn sie ist allein darauf gegründet, daß die Leidenschaften hier gewisse (chemische) Veränderungen empfinden lassen. Es ist leicht festzustellen, daß diese Veränderung gleichsam im Herzen nur mittels eines kleinen Nervenstranges empfunden wird, der vom Hirn ins Herz hinabreicht, so wie der Schmerz auch gleichsam im Fuß empfunden wird mittels der Fußnerven.

Die dualistische „Entseelung des Körpers" in der neuzeitlichen Naturwissenschaft geht rigoros voran: Die Seele wird zu einem außerräumlichen Wesen, das nur noch über das Gehirn Verbindung mit der materiell-ausgedehnten Welt hat; La Mettrie schreibt 1748 sein Werk *L'homme machine*. Die modernen Entwicklungen von künstlichen Herzklappen, Schrittmachern, Herz-Lungen-Maschinen und Kunstherzen scheinen ihm recht zu geben. Das „herzliche" Erleben der Menschen aber, die sinnlich wahrnehmbare Erfahrung, daß in der Brust ein Herz schlägt, schmerzt und brennt, kann zwar als Einbildung, Täuschung oder Sentimentalität deklariert und aus der alltäglichen und wissenschaftlichen Kommunikation verdrängt werden, trotzdem bleibt sie Realität. Die Hoffnung und das Gefühl der Menschen, nicht verloren und vereinzelt, sondern durch ihr Herz Teil eines höheren Ganzen zu sein, sich mittels ihres Herzens in der Welt verankert zu wissen oder hier die Begegnung mit Gott zu erleben, sind überwältigend stark, sind dem Menschsein immanent.

Selbst in der materialistischen Denktradition des Marxismus, der „alles Gerede von der Unsterblichkeit der Seele beseitigt" und als „uralten Aberglauben" abtut (MEW 20, 554), beleben sich die biblischen Metaphern: „Ich will geben mein Gesetz in ihren Sinn, und in ihr Herz will ich es schreiben ..." (Hebr 8,10), spricht Gott zum israelischen Volk. Karl Marx würdigt in seiner Abhandlung „Der Bürgerkrieg in Frankreich" die Ereignisse des Jahres 1871: „Das Paris der Arbeiter, mit seiner Kommune, wird ewig gefeiert werden als der ruhmvolle Vorbote einer neuen Gesellschaft. Seine Märtyrer sind eingeschreint in dem großen Herzen der Arbeiterklasse" (MEW, Bd. 17, S. 362). Lenins Worte „stehen, unauslöschbare Schrift, in aller Herzen geschrieben", wie es Johannes R. Becher in einem von Hanns Eisler vertonten Gedicht ausdrückt. – „Wer mein Fleisch isset und trinket mein Blut, der bleibt in mir und ich in ihm" (Joh 6, 56), spricht Jesus. Ernst Thälmann ist „Blut vom Blute und Fleisch vom Fleische der deutschen Arbeiterklasse und des gesamten internationalen Proletariats", sagte der bulgarische Kommunist Georgi Dimitroff.

Es bleibe dahingestellt, ob der Mensch selbst sich ein Herz gefaßt und es in seine Hände genommen hat, um Transzendenz in der Mitte seines Leibes zu verwurzeln, oder ob das Herz die Inkarnation eines göttlichen Wunsches ist, im Menschen einen Ort der Begegnung zu finden: Nicht nur der aufrechte Gang, die Ausformung der Hand und das Gehirn trennen den Menschen vom Tier, auch sein Herz hebt ihn aus der Schöpfung heraus. Es ist mehr als das Zentrum eines Kreislaufs. Ob in dieser oder jener Weise philosophisch oder religiös begründet und gelebt, ermöglicht es dem Menschen, immer wieder zu hoffen, seine physischen und psychischen Grenzen überschreiten und der Unendlichkeit in Raum und Zeit teilhaftig zu werden zu können.

> Wölbt sich der Himmel nicht dadroben?
> Liegt die Erde nicht hier unten fest?
> Und steigen freundlich blickend
> Ewige Sterne nicht herauf?
> Schau ich nicht Aug in Auge dir,
> Und drängt nicht alles
> Nach Haupt und Herzen dir
> Und webt in ewigem Geheimnis
> Unsichtbar sichtbar neben dir?
> Erfüll davon dein Herz, so groß es ist,
> Und wenn du ganz in dem Gefühle selig bist,
> Nenn es dann, wie du willst,
> Nenn's Glück! Herz! Liebe! Gott!
> Ich habe keinen Namen
> Dafür ...
>
> (Goethe, *Faust I*)

1.3 Geschichte der Therapie der koronaren Herzkrankheit

V. Mitrovic

1.3.1 Anfänge in Frühzeit und Altertum

Die Geschichte der Therapie der koronaren Herzkrankheit begann nicht erst mit der Einführung der Nitrite und Nitrate im 19. Jahrhundert, sondern bereits viel früher, als Menschen zum ersten Mal bewußt die Symptome der koronaren Durchblutungsstörung wahrnahmen und versuchten, die Ursache zu finden, um ihr Kranksein zu erleichtern. Der geschichtliche Verlauf hat gezeigt, daß der Wissensstand über die koronare Herzkrankheit gleichzeitig die Grundlage der Therapie war. Um diese geschichtliche Beziehung zu wahren, soll beim historischen Rückblick nicht nur auf die Therapie, sondern auch auf den Erkenntnisstand der jeweiligen Zeit eingegangen werden.

Die ältesten Befunde über arteriosklerotische Gefäßveränderungen stammen von ägyptischen Mumien aus dem 3. Jahrtausend vor Christi (Tschermak 1852; Gill 1978). Einen noch älteren Hinweis auf die koronare Herzerkrankung enthält das „Papyrus Ebers" (Deines 1958), in dem die Symptome eines pektanginösen Anfalles geschildert wurden und als Therapie ein Kräutersud und das Auflegen der gebeugten Hand empfohlen wurde (Gill 1978).

Die erste präzise Schilderung der klassischen Angina pectoris ist von Erasistratos (ca. 304 v. Chr.) überliefert (Gill 1978). Von dem Philosophen Seneca (ca. 4 v. Chr. bis 65 n. Chr.) stammt die wohl berühmteste Darstellung der Angina pectoris des klassischen Altertums. In ihr berichtete der Philosoph von den Symptomen seiner eigenen Erkrankung, die von den Ärzten als „Meditatio mortis" bezeichnet wurde und den nahenden Tod verkündete (Gill 1978; Frey 1936). Zur Linderung empfahlen sie ihm Wein und andere Spirituosen (Hymann 1933). Celsus (gestorben ca. 25 n. Chr.) machte eine Störung des Wasserhaushaltes für die Beschwerden verantwortlich und forderte auf, viel Flüssigkeit zu sich zu nehmen, notfalls auch mit Hilfe eines Einlaufs. Hundert Jahre später beschrieb Areteus (200 n. Chr.) plötzliche Ohnmachtsanfälle, die auf eine kardiale Synkope schließen lassen.

Nach dieser Blütezeit erstarrte die Medizin für die folgenden $1^{1}/_{2}$ Jahrtausende in dem dogmatischen Gedankengut Galens (ca. 129–200 n. Chr.; Gill 1978; Fishman 1964). Im Mittelpunkt dieser Anschauungen standen u. a. die Lehre von den Kochungen und den Lebensgeistern. Gemäß dieser Lehre führte Galen Schmerzen in der Herzgegend auf eine Dyskrasie, eine falsche Säftemischung zurück und bezeichnete die Kardia des Magens als Ursprungsort (Gill 1978; Fishman 1964; Dennig 1966). Dies erklärt, warum bis ins 18. Jahrhundert hinein pektanginöse Symptome meistens nicht dem Herzen, sondern dem Verdauungstrakt oder der Lunge zugeschrieben wurden. Die Befreiung aus dem galenischen Gedankengut fand erst mit dem Beginn der Aufklärung statt.

1.3.2 Älteste wissenschaftliche Beschreibung des Herzinfarktes

A. Lusitanus (1511–1568) verfaßte die wohl älteste wissenschaftliche Beschreibung des Herzinfarktes (Gill 1978). Im Jahre 1619 berichtete William Harvey in einer Vorlesung erstmals über die Entdeckung des „großen Kreislaufs", aber erst Jan de Vaal gelang 1640 der experimentelle Nachweis (Gill 1978). Außer dem großen Kreislauf beschrieb Harvey auch die Funktion der Koronararterien und schilderte „steinharte Fetteinlagerungen" bei der Obduktion eines Patienten, der an Angina pectoris gelitten hatte (Gill 1978). Somit war Harvey wahrscheinlich auch der erste, der, wenn auch unwissentlich, einen Zusammenhang zwischen Angina pectoris und Arteriosklerose herstellte.

Die Aufklärung veränderte nicht nur das Wissen über Anatomie und Physiologie, sondern führte auch zu einer Umorientierung in der Therapie. Von nun an brachte ein wissenschaftlicher Durchbruch den nächsten mit sich. Im Jahre 1698 führte Pierre Chirac die Ligatur der Koronarien durch und erzeugte damit einen Herzstillstand (Gill 1978; Fishman 1964). C. S. Thebesius (1708) und J. F. Crell (1740) beschrieben in ihren Dissertationen sklerotisch veränderte Koronargefäße (Gill 1978). Mit der gleichen Thematik beschäftigte sich J. W. Sénac (1749) in seinem berühmten Buch über die Anatomie, Pathologie und Physiologie des Herzens (Gill 1978). Auch in dem Standardwerk *De Sedibus et Causis Morborium* von G. W. Morgagni (1763) finden sich sowohl Autopsiebefunde von Koronarsklerosen als auch Schilderungen von Angina-pectoris-Attacken (Hymann 1933; Gill 1978; Fishman 1964). Zur Schmerzlinderung empfahl er, „den leidenden Arm in heißes Wasser einzutauchen", eine Methode, die später unter dem Begriff „Hauffsche Armbäder" bekannt wurde (Gill 1978).

Die exakte und vollständige Beschreibung der Angina pectoris erfolgte durch den Londoner Arzt W. Heberden im Jahre 1768, der in seinem historischen Vortrag vor dem College of Physicians nicht nur die typischen Symptome der Angina pectoris detailliert schilderte, sondern sie auch unter dem Dach eines einheitlichen Krankheitsbildes vereinte (Eulenburg 1894; Gill 1978; Russelil 1942; Hymann 1933). Als Charakteristikum der Krankheit wertete er die Besserung durch Wein, Spirituosen und Opium. Diese „Medikamente" dominierten die Therapie der koronaren Herzerkrankung während der nächsten Jahrhunderte. Aderlaß, der in der Renaissance noch als wichtigstes Heilmittel galt, sowie Erbrechen oder Abführen erschienen Heberden als ungeeignete Maßnahmen. Aufgrund dieser Erkenntnisse autopsierte J. Fothergill gezielt Patienten, die an Angina pectoris gelitten hatten, und stellte 1776 die Vermutung über einen kausalen Zusammenhang zwischen der Angina pectoris und der Koronarsklerose her (Gill 1978; Fishman 1964). Zehn Jahre später verfaßte A. Burns sein **Handbuch der Herzheilkunde.** Aufgrund eigener Autopsien und Ligaturexperimente an Arterien gelang es ihm, den genauen Zusammenhang von Sklerose, verminderter Durchblutung, vermehrtem Bedarf unter Belastung und Zustandekommen der Symptomatik darzustellen (Gill 1978; Fishman 1964; Hauss 1976; Burns 1964). Zu den selben Resultaten kam 1816 Kreysing, der die Myokardischämie als Ursache für die Schmerzattacken verantwortlich machte (Fishman 1964). Zu dieser Zeit wurden im Enzyklopädischen Wörterbuch der Medizinischen Wissenschaft, Bd. 32 (Busch 1844), 12 verschiedene Theorien über das Zustandekommen der Angina pectoris, die sämtlich von namhaften Ärzten vertreten wurden, aufgenommen. Selbst 100 Jahre später verlegten Autoritäten wie K. F. Wenckebach (1924), C. Allbutt und H. Vacquez den Entstehungsort der Schmerzen in die Aortenwurzel (Gill 1978; Russelil 1942). Die Verwirrung über das neue Krankheitsbild war so groß und die Inzidenz so gering (bis 1844 waren in der gesamten Weltliteratur nur ca. 100 Fälle von Patienten mit koronarer Herzkrankheit publizier; Busch 1844), daß sogar herausragende Mediziner wie J. N. Corvisart, Leibarzt von Napoleon Bonapartes, im Jahre 1806 (Benton 1966) und der berühmte Kliniker T. R. H. Laennec im Jahre 1823 (Benton 1966) in ihren Monographien über das Herz und seine Erkrankung die Angina pectoris sowie die Koronarsklerose völlig ignorierten (Fishman 1964).

Diese große Unsicherheit spiegelte sich auch in der Vielzahl der verschiedensten Medikamente wider. Erschwerend kam hinzu, daß bis zu dieser Zeit die Pharmakotherapie lediglich auf empirischen Erkenntnissen beruhte. T. L. Brunton, der Begründer der Nitrittherapie, beklagte sich schon als Student über den Einsatz von „Medikamenten, von denen niemand wußte, ob, wie, geschweige denn weshalb sie wirkten" und daß ein Halbwissen von Generation zu Generation weitergegeben wurde, welches nicht wissenschaftlich untermauert war (Fye 1986):

> Die erste Generation erkürt eine Substanz zum Allheilmittel, die nächste Generation verwirft es und die dritte führt es wieder im vollen Vertrauen auf seine Wirksamkeit ein.

Neben den Meßverfahren fehlten auch geeignete Versuchsmodelle, um auf experimenteller Ebene Aussagen zur Pharmakodynamik und Effektivität einer Substanz machen zu können. Bahnbrechend wirkten sich 1899 auf diesem Gebiet besonders die Einführung der isolierten Herzpräparation nach Langedorf (Parnham 1984; Fishman 1964; Thiele 1980) und 1914 die Entwicklung einer Insitu-Blutentnahmetechnik aus dem Sinus coronarius durch Morawitz und Zahn aus (Fishman 1964). Diese beiden Verfahren ermöglichten eine relativ genaue Bestimmung des koronaren Blutflusses und seiner Änderungen.

1.3.3 Prophylaxe und Therapie im 19. Jahrhundert

Zu Beginn des 19. Jahrhunderts beruhte die Prophylaxe und Therapie der Angina pectoris auf dem Einsatz von Opiaten, Narkotika (Äther, Chloroform) und Alkoholika sowie auf Verordnung von Ruhe (Hymann 1933; Baldry 1971; Fye 1986; *Dictionnaire de Médicine* 1821; *Dictionnaire Abrégé* 1826). Im *Dictionnaire de Médicine* von 1821 wurde außerdem eine Vielzahl anderer Substanzen und Methoden aufgeführt: Im Anfall Sedativa und Spasmolytika, u. a. Kampfer, Moschus,

Asa foetida (Teufelsdreck) (Madaus 1976), Bernstein, Antimonenbein, Castoreum (Bibergeil, ein aus Biberhoden gewonnenes Präparat) (Schneider 1968), Giftlattichextrakt, Zinkoxid, „Pirules des Meglins"! Im Falle der Ineffektivität von Spasmolytika empfahl man Schröpfgläser, Zugpflaster oder Sinapismen. Digitalis sollte durch „Steigerung der Herzenergie und Verminderung der stürmischen Aktionen" zu einer Abnahme der Häufigkeit und Schwere der Angina-pectoris-Attacken führen (Busch 1844; Fye 1986).

Über den Aderlaß gab es konträre Ansichten. Während er in kleinen Mengen von dem Engländer Parry begrüßt wurde (Busch 1844), lehnten ihn Franzosen und Deutsche ab (*Dictionnaire de Médicine* 1821; Busch 1844). Bereits damals wurde von Fothergill (*Dictionnaire de Médicine* 1821) und Blackall (Gill 1978) den übergewichtigen Patienten eine Diät zur Gewichtsreduktion empfohlen.

Im Jahre 1843 postulierte der Heidelberger Anatom und Physiologe F. Tiedemann die multifaktorielle Genese der Angina-pectoris-Symptomatik. So gab er zu bedenken, daß außer der Arteriosklerose auch Herzklappenfehler und andere Herzerkrankungen zu der gleichen Symptomatik führen können (Gill 1978).

Über die Ursache der klassischen Angina pectoris herrschte nach wie vor Unklarheit. A. Trousseau (1869) nannte als ätiologische Faktoren die arthritische und rheumatische Diathese, Lues, Nikotinabusus sowie eine Neigung zu Asthma und Epilepsie. Erst im ausgehenden 19. Jahrhundert setze sich die von E. C. E. Potain (1870) vertretene Ansicht durch, daß der Schmerz aus einer Myokardischämie resultiert (Gill 1978; Fishman 1964). J. Cohnheim entdeckte, daß es sich bei den Koronararterien um Endarterien handelte (Fishman 1964). Ausgehend von diesen Erkenntnissen konnte C. Weigert 1880 die Pathogenese des Myokardinfarktes aufdecken (Fishman 1964).

1.3.4 Pharmakotherapie der Angina pectoris

Der Beginn der rationalen Pharmakotherapie der Angina pectoris datiert aus der 2. Hälfte des 19. Jahrhunderts. Im Jahre 1867 erschien in der britischen Fachzeitschrift *The Lancet* unter dem Titel „On the use of nitrate of amyl in angina pectoris" ein Artikel des schottischen Arztes T. L. Brunton (Fye 1986; Mannebach 1988; Gill 1978). Das in diesem Artikel beschriebene Amylnitrit stellte eine Revolution in der Angina-pectoris-Therapie dar. Im Jahre 1879 führte William Murrel das Nitroglycerin ein und verhalf damit der Nitrattherapie zum endgültigen Durchbruch. Doch die Geschichte der Nitrate und Nitrite begann nicht erst mit T. L. Brunton und W. Murrel, sondern ein gutes Vierteljahrhundert früher. Amylnitrit wurde erstmalig von Antoine Balard 1844 synthetisiert. Bei der Arbeit mit dieser Substanz beobachtete der Chemiker Guthrie (1859), daß das Einatmen der Dämpfe innerhalb kürzester Zeit zu starken pochenden Kopfschmerzen, einer „Flushsymptomatik" im Kopf-Hals-Bereich und einer ausgeprägten Zunahme der Herztätigkeit führte. Die Wirkung war so beeindruckend, daß er es als Wiederbelebungsmittel bei Ohnmachtsanfällen, Ersticken und Ertrinken vorschlug (Fye 1986). Als nächster forschte A. Gamgee über das Amylnitrit und fand seine blutdrucksenkende Wirkung. An dieser Tätigkeit beteiligte sich auch sein damaliger „Junior" T.L. Brunton (Brunton 1908), der später eigene Studien durchführte. Er beobachtete, daß die symptomverbessernde Wirkung des Aderlasses meist mit einem Blutdruckabfall verknüpft war. Daraus zog er die geniale Schlußfolgerung, daß Amylnitrit durch seine blutdrucksenkende Eigenschaft dieselbe Wirkung hervorrufen müsse und begann es mit Erfolg bei seinen Patienten einzusetzen (Gill 1978; Fye 1986; Editorial 1979; Brunton 1908). Brunton führte in den folgenden Jahren auch Untersuchungen über das Nitroglycerin durch. Er verwarf jedoch die Möglichkeit einer klinischen Verwendung, da er die resultierenden Kopfschmerzen als zu stark erachtete.

Die Geschichte des Nitroglycerins verlief zeitgleich mit der des Amylnitrits. Im Jahre 1846 begann sie mit der Erfindung durch Ascagne Sobrero. Neben der immensen Sprengkraft berichtete Sobrero über äußerst starke Zephalalgien nach Inhalation der Dämpfe (Fye 1986). Diese Nebenwirkung ließ Constantin Häring, Arzt und Anhänger der homöopathischen Schule von Samuel Hahnemann, aufhorchen. Im Jahre 1849 erschien sein erster Bericht über die Wirkung Glonoins (ein Akronym für die chemischen Bestandteile des bis dahin namenlosen Nitroglycerins, Habrich 1993; Fye 1986). Schon damals fiel die starke Beeinträchtigung des Kreislaufs und der Hautdurchblutung auf (Fye 1986). Durch die Untersuchungen Härings aufmerksam geworden, setzte der englische Zahnarzt A. Field 1858 das Glonoin mit Erfolg bei Patienten mit Neuralgien und Zahnschmerzen ein (Baldry 1971; Sneader 1985). Wie diese positive Wirkung zustande kam, war unklar. Nachdem andere Ärzte (z.B. H.W. Fuller und G. Harley, 1858) jedoch jegliche Wirksamkeit des Nitroglycerins bestritten hatten (Fye 1986; Baldry 1971), konnte William Murrel aufgrund ausführlicher Studien und Experimente die Wirksamkeit des Nitroglycerins und seine Bedeutung für die KHK-Therapie eindeutig demonstrieren (Editorial 1979; Fye 1986). Mit sphygmographischen Untersuchungen bewies er, daß Nitroglycerin die gleichen Kreislaufveränderungen wie Amylnitrit verursachte, seine Wirkung aber anstatt weniger Sekunden annähernd 1 h anhielt.

F. Franck stellte 1903 eine neue These zum Wirkmechanismus von Amylnitrit auf. Er vertrat die Ansicht, daß es durch Koronardilatation zu einer verbesserten Myokardperfusion und Verminderung der Schmerzen käme (Fye 1986). Francks Theorie hatte für die nachfolgenden 70 Jahre Gültigkeit und übte während dieser Zeit einen erheblichen Einfluß auf die Pharmaforschung aus.

Im Jahre 1972 zeigten Ganz und Marcus mittels Herzkathetertechnik, daß nicht die vermehrte Durchblutung der Koronarien, sondern die Reduktion des O_2-Bedarfs durch „venöses Pooling" den Wirkmechanismus der Nitrate darstellte (Editorial 1979; Parnham 1984). Dieser Ansatz wurde 1979 erneut revidiert. Paratt bewies, daß es zu einer Redistribution des Blutstroms vom normalen in Richtung des ischämischen Endokardiums kam (Parnham 1984).

Ende des letzten und Anfang dieses Jahrhunderts fand eine immense Diversifikation auf Kosten einer einheitlichen KHK-Therapie statt. Die Prophylaxe hatte einen höheren Stellenwert erhalten. Dem Patienten wurde allgemein eine ruhige Lebensweise, Verzicht auf Nikotin und größere Mengen von Alkohol (Braun 1903) sowie eine Vielzahl verschiedener Diäten angeraten (Krehl 1901; Braun 1903). Daneben entwickelte sich die physikalische Medizin zu ihrer Blütezeit. Vor allem die Bäderkuren erfreuten sich bei den Ärzten und Patienten großer Beliebtheit. Als einer der führenden Kurorte galt damals Bad Nauheim (Braun 1903). Dank des hervorragenden Rufes seiner Ärzte wie A. Schott (Hirsch 1962), F. W. Beneke (Mayrhofer 1937) und F. M. Groedel (Historische Kommission 1966) war die Balneologie im englischen Sprachraum allgemein unter dem Namen „Nauheim treatment" bekannt (Brunton 1908). Neben der Bädertherapie wurden von den niedergelassenen Ärzten u. a. auch gerne Arm- und Fußbäder (Hauff-Armbäder), evtl. mit Salz- oder Senfmehlzusatz (Hochhaus 1922), warme und kalte Brustumschläge (Hochhaus 1922), Schwitzkuren (Krehl 1901) oder Oertel-Herzgymnastik (Krehl 1901; Brunton 1908) durchgeführt.

Besonders unheitlich gestaltete sich die Anfallstherapie. Drei Substanzgruppen galten damals als Mittel der Wahl: Im englischen Sprachraum das Amylnitrit oder Nitroglycerin, evtl. in Kombination mit Alkohol (Eulenburg 1894; Krehl 1901; Mackenzie 1908; Brunton 1908), im deutschen Sprachraum zusätzlich die Opiate (König 1899; Braun 1903; Jagic 1914; Hoffmann 1920) und Xanthine (Braun 1903; Jagic 1914; Hochhaus 1922; Hymann 1933). Die Opiate sollten nicht nur den Schmerz nehmen, sondern auch den auslösenden Gefäßkrampf beseitigen (Gill 1978). Die Xanthine wurden meist in Form von Koffein (Braun 1903; Jagic 1914; Hoffmann 1920) oder Theobromin (Braun 1903; Jagic 1914; Hoffmann 1920) verabreicht und fanden sowohl im akuten Anfall als auch in der Prophylaxe Verwendung (Jagic 1914; Hymann 1933). Somit haben unspezifische PDE-Hemmer in der Therapie der KHK historisch gesehen eine lange Vorgeschichte.

Alternativ wurde von L. Krehl erneut der Aderlaß propagiert (König 1899; Braun 1903), und 1860 wurde von J. Mackenzie „Spiritus etheris compositus", eine Mischung aus Alkohol, Äther und Wein, in Deutschland unter dem Namen „Hoffmannstropfen" eingeführt (Krehl 1901; Braun 1903; Hymann 1933). Ferner waren auch Kampfer (Krehl 1901; Hochhaus 1922), Äther (Eulenburg 1894; Rosenbach 1897), Chloroform (Rosenbach 1897; Mackenzie 1921), Atropin (Rosenstein 1879), Baldrian (Eulenburg 1894), Papaverin (Jagic 1914; Hoffmann 1920) und bei sehr heftigen Anfällen Champagner (Rosenbach 1897), Moschus (Rosenbach 1897) oder starker Kaffee (Krehl 1901; Braun 1903) im Gebrauch.

In der Zeit der 20er bis zu den 50er Jahren dieses Jahrhunderts kam es zu neuen Erkenntnissen und neuen Irrtümern.

Zwischen den 30er und 50er Jahren waren sog. Herzhormone oder Muskelextrakte sehr beliebte Medikamente in der Anfallsprophylaxe der Angina pectoris (Frey 1936; Ritter 1947; Brugsch 1947; Uhlenbruck 1949; Budelmann 1949). Aufgrund ihres Gehaltes an ATP, Histamin und anderen Gewebshormonen schrieb man ihnen koronardilatierende Eigenschaften zu, die jedoch in der Praxis nicht so recht nachgewiesen werden konnten (Frey 1936; Brugsch 1947; Budelmann 1949).

Unter dem Namen „Heilschlaf" oder „Herznarkose" fand am Ende der 40er Jahre ein neuer Therapieansatz weite Verbreitung. Das Grundprinzip bestand darin, den an schwerer Angina pectoris leidenden Patienten von allen Umweltreizen durch chronischen Dämmerschlaf fernzuhalten (Stroud 1941; Hochrein 1959). Dadurch sollten pathologische „Reflexe unterbrochen und die Metabole-Ökonomie des Vagus zur Heilung herangezogen werden" (Hochrein 1959). Um

dieses Ziel zu erreichen, verwendete man vorwiegend Barbitursäure und ihre Derivate (Frey 1936; Lewis 1937; Stroud 1941; Riseman 1943; Brugsch 1947; Uhlenbruck 1949). In diesem Zeitraum lassen sich auch etliche Medikamente finden,
deren Einsatz in der KHK-Therapie heutzutage als kurios erachtet würde. Zu
diesen zählen Testosteron (Cardiac therapy 1952), Kalzium (Hochrein 1959),
Vitamin C (Hochrein 1959), Gallensäure (Hochrein 1959; Bergmann 1960) und
Kortikosteroide (Hauss 1976), um nur einige zu nennen.

1.3.5 Moderne medikamentöse Therapie

Der entscheidende Durchbruch in der modernen medikamentösen Therapie der
Angina pectoris gelang erst innerhalb der letzten Jahrzehnte. Im Jahre 1943 wurde durch Bjerlöv das Pentaerithrityltetranitrat synthetisiert (Tauchert 1987;
Mannebach 1988). Dadurch wurde die Nitrattherapie um das erste Langzeitnitrat
erweitert, und man war in der Prophylaxe nicht mehr allein auf das Nitroglycerin
und seine Derivate angewiesen. Im Jahre 1960 folgte das Isosorbidninitrat
(Tauchert 1987; Mannebach 1988). P. Needleman entdeckte 1972, daß das oral
applizierte Isosorbidnitrat schon nach der ersten Leberpassage fast vollständig
abgebaut wird und somit keine Wirkung mehr hätte (Tauchert 1987). Im selben
Jahr gelang der Nachweis, daß die eigentliche Wirkung des Isosorbidnitrats
durch seine Metaboliten Isosorbid-2-mononitrat und Isosorbid-5-mononitrat
hervorgerufen wird (R. L. Went sowie M. G. Bogaert u. M. T. Rosseel, Tauchert
1987).

Eine völlig neue Ära in der KHK-Therapie begann 1962 mit der Einführung
des ersten β-Blockers mit dem Namen Alderlin. Ausgangspunkt der Entwicklung
war die 1905 von I. N. Langley geschaffene Rezeptorhypothese (Mannebach
1988). W. Cannon und A. Rosenbluth postulierten 1937 die These, daß die för-
dernde oder hemmende Wirkung des Sympathikus durch die Mediatorsubstanzen Sympatin E (exzitatorisch) und I (inhibitorisch) übertragen wird (Mannebach 1988; Parnham 1984). Diese These galt lange Zeit als Axiom der Physiologie,
so daß die von R. F. Ahlquist 1948 entwickelte Theorie der α- und β-Rezeptoren
kaum Beachtung fand (Vos 1988; Mannebach 1988; Parnham 1984).

Im Jahre 1954 begann man in den Lilly Research Laboratories mit der Suche
nach einem Bronchodilatator und stieß dabei auf das Dichlorisoprenalin (DIC).
I. H. Slater und C. E. Powell zeigten, daß dieser Stoff antiadrenerge Eigenschaften
aufwies (1958), ohne dies jedoch mit Ahlquists Theorie in Zusammenhang zu
bringen (Fye 1986; Mannebach 1988; Parnham 1984). Diesen Schluß zogen hingegen N. C. Moran und M. E. Perkins 1958, die ebenfalls über DIC arbeiteten. Sie
konnten nicht nur die Richtigkeit der Theorien Ahlquists beweisen, sondern
prägten auch den Begriff der α- und β-rezeptorblockierenden Medikamente
(Vos 1988; Parnham 1984). Im Jahre 1959 begann Black mit der systematischen
Suche nach einem β-Blocker, der speziell auf den Einsatz in der KHK-Therapie
zugeschnitten sein sollte. Grundlage war die geniale Idee, daß im selben Maße
wie der Sympathikuseinfluß auf das Herz vermindert wird, auch der O_2-Bedarf
abnehmen muß. Schon 1960 gelang mit der Synthese des Pronethalols (J. W. Black

und J. S. Stephenson) der Durchbruch. Im Jahre 1962 folgte das Propranolol (A. F. Crowther und L. H. Smith; Parnham 1984), und bereits 1966 gab es den ersten kardioselektiven β-Blocker Practolol (Dunlop und Changs 1968; Parnham 1984). A. M. Lands (1967) konnte diese Eigenschaft durch die Unterteilung der β-Rezeptoren in β_1- und β_2-Subtypen erklären (Mannebach 1988; Parnham 1984).

Fast zur gleichen Zeit wurde eine weitere völlig neuartige Substanzgruppe entwickelt, die Kalziumantagonisten. Seit Jahrhunderten wurden natürlich vorkommende Kalziumantagonisten (Tanshinon, Tetrandrin) von der chinesischen Medizin bei Patienten mit KHK angewandt (Nayler 1990). Ähnliches galt für das Khellin (Haas 1991), ein Extrakt aus der Mittelmeerpflanze Ammi wisnager, das ab den 40er Jahren von der Schulmedizin in der Angina-pectoris-Therapie eingesetzt wurde (G. W. Anrep 1949) (Mannebach 1988; Cardiac therapy 1952; Hochrein 1959; Bergmann 1960; Gross 1966). Zwar verstand man den Wirkmechanismus nicht, man hatte jedoch eine deutliche Steigerung der Koronarperfusion feststellen können (Cardiac therapy 1952). F. Bossert und W. Vater suchten ab 1948 nach einem wirksamen Derivat von Khellin, aber erst 18 Jahre später fanden sie mit dem Nifedipin eine Substanz, die ihren Anforderungen gerecht wurde (Mannebach 1988). Schon 1962 hatten Haas und Hartfelder das Verapamil entdeckt (Parnham 1984), aber auch ihnen war der Wirkmechanismus unklar. So kam es, daß die beiden neuen Substanzen einfach der inhomogenen Gruppe der Koronardilatatoren zugeordnet wurden, in der damals das Dipyridamol und das Carbochromen eine beherrschende Stellung einnahmen (Parnham 1984). Erst dem Freiburger Physiologen A. Fleckenstein gelang es 1967 in einer bahnbrechenden Arbeit, den Wirkungsmechanismus als Kalziumantagonismus zu identifizieren (Mannebach 1988).

Literatur

Baldry PE (1971) The battle against heart disease. Cambridge University Press, Cambridge

Benton W (1966) In: Encyclopaedia Britannica. Encyclopaedia Britannica Publishing House

Bergmann G von, Frey W, Schwiegk H (Hrsg) (1960) Handbuch der Inneren Medizin. Bd. 9: Herz und Kreislauf, 3 . Teil. Springer, Berlin Göttingen Heidelberg

Braun L (1903) Therapie der Herzkrankheiten. Urban & Schwarzenberg, Berlin Wien

Brugsch T (1947) Lehrbuch der Herz- und Gefäßkrankheiten, 3. vollständig neubearbeitete Aufl. Hirzel, Leipzig

Brunton Sir L (1908) Therapeutics of the circulation. John Murray, London

Budelmann G (1949) Herzinsuffizienz, Kreislaufinsuffizienz, Coronarinsuffizienz. Nölke, Hamburg

Burns A (1964) Observations on some of the most frequent and important diseases of the heart. Reprint. Hafner, New York London

Busch DWH, Dieffenbach JF, Hecker JFC, Horn E, Jüngken JC, Link HF, Müller J (Hrsg) (1844) Encyclopädisches Wörterbuch der medicinischen Wissenschaften, 32. Bd. Verlag von Veit et Compl., Berlin

Cardiac therapy (1952). Hoeber, New York

Deines H, Grapow H, Westendorf W (1958) Grundriß der Medizin der alten Ägypter. In: IV. D: Magen-Herz. Akademie Verlag, Berlin, S 88

Dennig H (Hrsg) (1966) Lehrbuch der Inneren Medizin. Thieme, Stuttgart

Dictionnaire Abrégé des Sciences Médical (1826). Panckoucke, Editeur. Paris

Dictionnaire Médicine (1821) Tome deuxième. Chez Bechet Jeune, Libraire, Paris

Editorial (1979) Nitroglycerin – the first hundred years. Lancet 1. Dec. 22/29: 1340

Eulenburg A (1894) Real-Encyclopädie der gesammten Heilkunde, 1. Bd, 3. gänzlich umgearbeitete Aufl. Urban & Schwarzenberg, Wien Leipzig

Fishman AP, Richards DW (eds) (1964) Circulation of the blood. Men and ideas. Oxford University Press, New York

Frey W (1936) Die Herz- und Gefäßkrankheiten. Springer, Berlin

Fye WB (1986) Nitroglycerin: a homeopathic remedy. Circulation 73 (1): 21

Fye WB (1986) T. Lauder Brunton and amyl nitrite: a Victorian vasodilator. Circulation 74 (2): 222

Gill E (1978) Angina pectoris. Gustav Fischer, Stuttgart New York

Gross R, Jahn D (Hrsg) (1966) Lehrbuch der Inneren Medizin. Schattauer, Stuttgart

Haas H (1991) Arzneipflanzenkunde, Bd I. Wissenschaftsverlag, Mannheim Wien Zürich

Habrich C (1993) Nitrat Geschichte(n). MMW 135 [Suppp]: S5

Hauss WH (1976) Koronarsklerose und Herzinfarkt, 2. neubearbeitete Aufl. Thieme, Stuttgart

Hirsch A (Hrsg) (1962) Biographisches Lexikon hervorragender Ärzte vor 1880. Urban & Schwarzenberg, München Berlin

Historische Kommission bei der bayerischen Akademie der Wissenschaften (Hrsg) (1966). Duncker & Humblot, Berlin

Hochhaus H, Liebermeister G (1922) Die Krankheiten des Herzens und der Gefäße. Springer, Berlin

Hochrein M, Schleicher I (1959) Herz-Kreislauferkrankungen, Bd 1 und 2. Steinkopff, Darmstadt

Hoffmann A (1920) Lehrbuch der funktionellen Diagnostik und Therapie der Erkrankungen des Herzens und der Gefäße. Bergmann, Wiesbaden

Hymann AS, Parsonnet AE (eds) (1933) The failing heart of middle life. Davis, Philadelphia

Jagic NV (Hrsg) (1914) Handbuch der allgemeinen Pathologie. Bd 3: Diagnostik und Therapie der Herz- und Gefäßerkrankungen. Deuticke, Leipzig Wien

König, Lenhartz, von Liebermeister, Romberg, Strübing, Unverricht (1899) Die Krankheiten der Atmungs- und Kreislauforgane. Enke, Stuttgart

Krehl L (1901) Die Krankheiten des Herzmuskels und die nervösen Herzkrankheiten. Hölder, K. u. K. Hof- und Universitäts-Buchhändler, Wien

Lewis, Sir T (1937) Diseases of the heart, 2nd edn. Macmillan, New York

Mackenzie J (1908) Diseases of the heart. Henry Frowde, Oxford University Press, Hodder & Stoughton, London

Mackenzie, Sir J (1921) Diseases of the heart, 3rd edn. Oxford Medical Publications, Henry Frowde and Hodder & Stoughton, London

Madaus G (1938) Lehrbuch der biologischen Heilmittel, Bd 1 und 2. Nachdruck der Ausgabe Leipzig 1938, Olms Verlag

Mannebach H (1988) Hundert Jahre Herzgeschichte. Springer, Berlin Heidelberg New York Tokyo

Mayrhofer B (1937) Wörterbuch zur Geschichte der Medizin. Gustav Fischer, Jena

Nayler WG (Hrsg) (1990) Calcium-Antagonisten. Springer, Berlin Heidelberg New York Tokyo

Parnham MJ, Bruinvels, J (eds) (1984) Discoveries in pharmacology, vol 2. Elsevier, Amsterdam New York Oxford

Riseman JEF (1943) Script of angina pectoris. Brewer, Worcester/MA

Ritter H (Hrsg) (1947) Die Behandlung der Herz- und Gefäßkrankheiten. Haug Berlin Saulgau

Rosenbach O (Hrsg) (1897) Die Krankheiten des Herzens und ihre Behandlung. Urban & Schwarzenberg, Wien Leipzig

Rosenstein S, Schrötter L, Quincke H, Bauer J, Lebert H (Hrsg) (1879) Handbuch der Krankheiten des Circulations-Apparates, 2. Aufl. Vogel, Leipzig

Russelil C (ed) (1942) A textbook of medicine, 5th edn, revised and entirely reset. Saunders Philadelphia London

Schneider W (1960) Lexikon zur Arzneimittelgeschichte, Bd 1. Govi, Parmazeutischer Verlag, Frankfurt am Main

Sneader W (1985) Drug discovery: the evolution of modern medicines. Wiley, London

Stroud WD (ed) (1941) diagnosis and treatment of cardiovascular disease, vol 1, 2nd edn. Davis, Philadelphia

Tauchert M, Jansen W (1987) Development of mononitrates. Cardiology 74 [Suppl 1]: 3
Tauchert M, Jansen W (1986) Nitrattherapie und Toleranz. Pharmakologische und iatrogene Ursachen? In: Rietbrock N, Schnieders B, Schuster J (Hrsg) Nitrattherapie heute. Vieweg, Braunschweig Wiesbaden, S 127
Thiele G (Hrsg) (1980) Handlexikon der Medizin, Bd L–Z. Urban & Schwarzenberg, München
Uhlenbruck P (1949) Die Herzkrankheiten. Klinik, Röntgenbild und Elektrokardiogramm, 4. Aufl. Barth, Leipzig
Vos R, Bodewitz H (1988) Pharmacological and therapeutic profiling in drug innovation: the early history of the beta blockers. Perspectives in Biology and Medicine 31 (4): 469

1.4 Geschichtliche Entwicklung der Katheterinterventionen am Herzen

M. Kaltenbach

1.4.1 Selbstversuch als Anfang der Entwicklung

Im Frühsommer 1929 („das genaue Datum, an dem alles geschah, weiß ich nicht mehr") führte Werner Forssmann die erste Sondierung des rechten Herzens an sich selbst durch. Die Lage der Katheterspitze im rechten Ventrikel wurde durch Röntgenaufnahmen dokumentiert. Kurze Zeit später nahm er bei einer Patientin mit schwerer Sepsis die „blinde" Sondierung des rechten Herzens ohne Röntgenkontrolle vor, diesmal mit dem therapeutischen Ziel einer Injektion Herz-Kreislauf-wirksamer Medikamente direkt in das Herz [9].

In der Publikation „Über die Sondierung des rechten Herzens", die in der *Klinischen Wochenschrift* im November 1929 erschien, wird sowohl auf diagnostische als auch auf therapeutische Anwendungsmöglichkeiten hingewiesen [8]. Deswegen gilt das Jahr 1929 als Geburtstag des Herzkatheterismus. Forssmann selbst hat später erfahren und darauf hingewiesen, daß vor ihm schon F. Dieffenbach im Jahr 1834 die retrograde Sondierung des linken Herzens durchgeführt und beschrieben hatte.

Für Forssmann brachte die obige Publikation den Nobelpreis 1956. Im Jahre 1929 führte sie aber dazu, daß Sauerbruch seinen jungen Assistenten wenige Tage nach Erscheinen der Arbeit fristlos entließ. Er kehrte zunächst wieder in das Krankenhaus Eberswalde zurück, wo er die beschriebenen Sondierungen durchgeführt hatte. Die Methode geriet in Vergessenheit, und erst in den 40er Jahren wurde durch Cournand, Bing et al. der Herzkatheterismus systematisch entwickelt und in die Klinik eingeführt [3, 4, 5]. Dem Rechtsherz- folgte der Linksherzkatheterismus [10]. Der Zugang zu den Kranzgefäßen wurde durch Einführung der selektiven Koronararteriographie, die im Jahr 1957 zum ersten Mal durch Mason Sones erfolgte, ermöglicht [38]. Voraussetzung für interventionelle Eingriffe an den Kranzgefäßen war die Einführung der aortokoronaren Bypassoperation – zum 1. Mal 1967 durchgeführt von René R. Favaloro [7].

1.4.2 Ballondilatation

Als Geburtstag der Interventionskardiologie gilt der 16. 09. 1977, an dem Andreas Grüntzig die erste Ballondilatation einer Koronarstenose in Zürich ausführte [11, 14]. Das von Grüntzig erreichte Ziel basierte auf Vorarbeiten von Charles Dotter, der zusammen mit Judkins 1964 zum ersten Mal die erfolgreiche

Aufweitung von arteriosklerotisch verengten peripheren Arterien beschrieb. Diese Autoren haben als erste gezeigt, daß die mechanische Aufweitung zu einer akuten Wiederherstellung des Blutflusses und zu guten Langzeitergebnissen führen kann [6].

Technisch verwendete Dotter Katheter mit zunehmendem Durchmesser. Bei dieser Bougierungstechnik kommen vorwiegend längsachsiale Kräfte zur Anwendung, während bei dem Ballonverfahren von Grüntzig radiale Kräfte angewandt werden (Abb. 1).

Die Idee eines Ballons mit einem unter hohem Druck definierten Außendurchmesser wurde erstmals von Porstmann verwirklicht [26]. Er entwickelte den sog. Korsettballon, bei dem der definierte Außendurchmesser durch ein über den Ballon gezogenes Netz erreicht wird. Grüntzig entwickelte den zylindrischen Ballon aus nichtelastischem Kunststoff, der eine unvergleichlich weite Verbreitung gefunden hat. Die erste Anwendung in der Behandlung der peripheren Verschlußkrankheit erfolgte durch Grüntzig 1973 [12]. Technisch wurde das Verfahren durch Verwendung immer dünnerer und unelastischerer Kunststoffmaterialien perfektioniert. Die anwendbaren Drücke stiegen von 5 atü auf 20 atü.

Voraussetzung für die Anwendung am Herzen waren die Erfahrungen bei peripherer arterieller Verschlußkrankheit mit systematischer Dokumentation der Langzeitergebnisse über mehrere Jahre.

Für den Einsatz der Ballondilatation in den Kranzgefäßen mußte ein miniaturisiertes System entwickelt werden [13]. Grüntzig ging zunächst davon aus, daß auch eine kurzfristige Koronarokklusion nicht tolerabel sei und deswegen während der Balloninsufflation eine Perfusion der distalen Koronararterie erfolgen müsse. Überraschenderweise zeigte sich schon bei der ersten Anwendung beim Patienten, daß die Koronarokklusion weit besser als vermutet toleriert wurde und deswegen ein Perfusionssystem nicht erforderlich war [22].

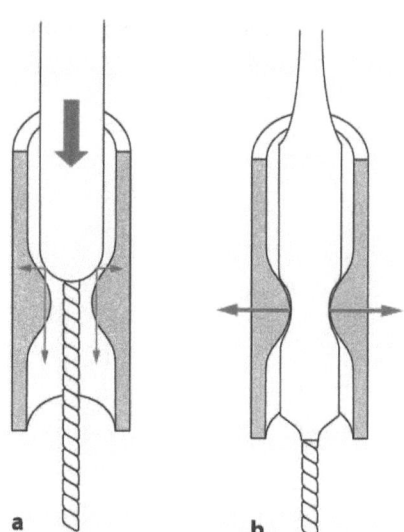

Abb 1. Beim Aufbougieren („Dotter-Technik", **a**) kommen überwiegend längsaxiale Kräfte zur Geltung, bei der Ballonentfaltung (**b**) dagegen radiale Kräfte, quer zur Gefäßachse

Coronary angioplasty 1977

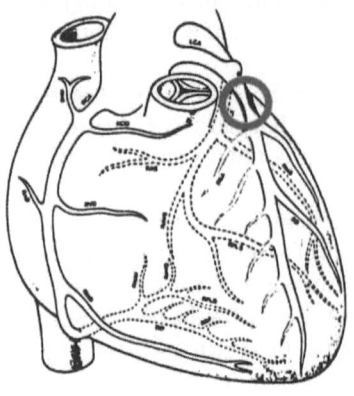

1 B.A.,♂, LAD, 9/16/1977, Zürich

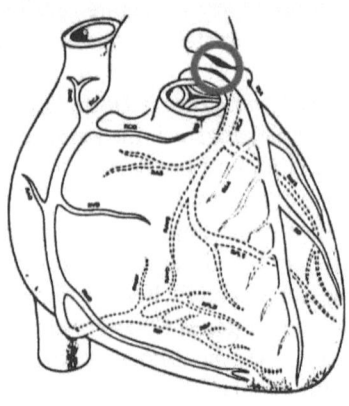

4 B.H.,♂, LM, 11/24/1977, Frankfurt

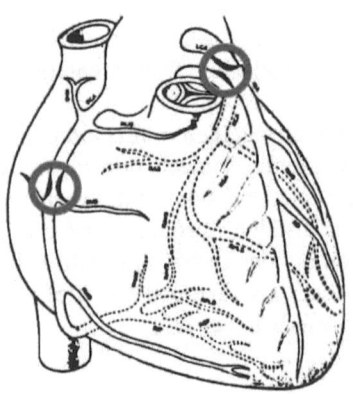

2 M.F.,♂, LM/RCA, 10/18/1977, Frankfurt

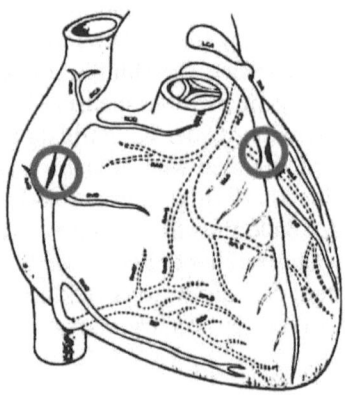

5 B.P.,♂, LAD, 12/13/1977, Zürich

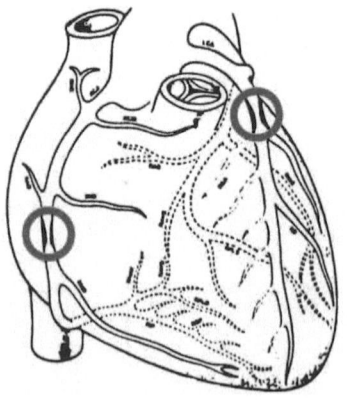

3 B.A.,♂, LAD/RCA, 11/21/1977, Zürich

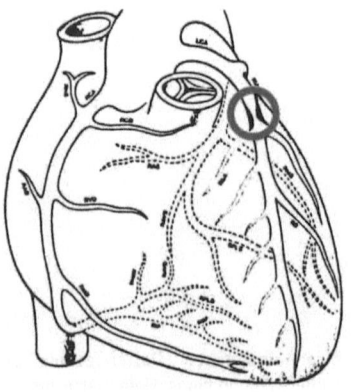

6 F.H., ♂, LAD, 12/20/1977, Zürich

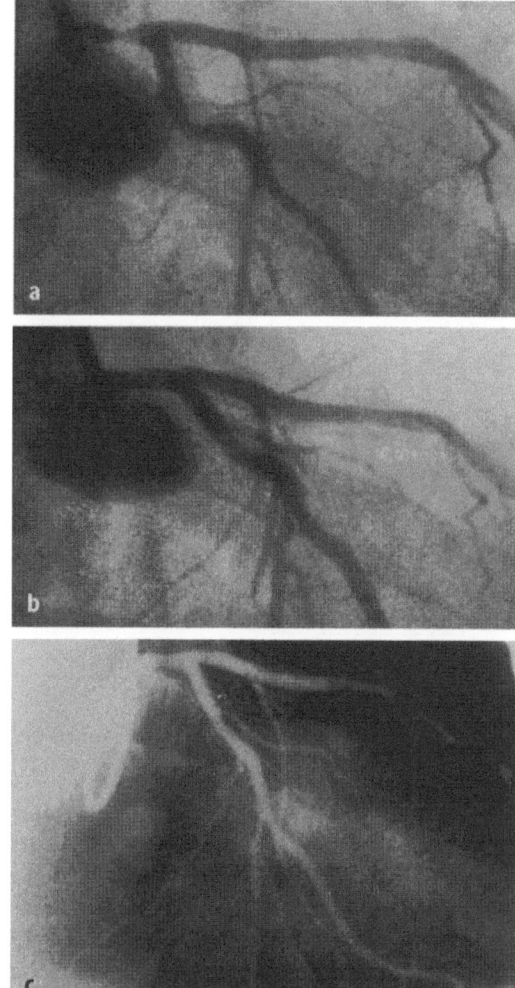

Abb. 3 a–c. Patient Nr. 4 (PTCA in Frankfurt am 24. 11. 1977) Hauptstammstenose **a** vor und **b** nach PTCA (gutes Ergebnis). **c** Teilrezidiv mit 30–40 % Restenosierung 2 Monate nach PTCA

Grüntzig verwendete Insufflationszeiten von höchsten 10 s, es zeigte sich jedoch bald, daß auch längere Okklusionen gut tolerierbar waren [19]. Später entwickelte, technisch einfachere Perfusionskatheter haben u. a. deswegen keine verbreitete Anwendung gefunden.

Nach dem ersten Eingriff am 16. 09. 1977 erfolgten in demselben Jahr noch weitere 5 PTCA, 3 in Zürich, 2 in Frankfurt [14, 22]. Bei den insgesamt 6 Eingriffen handelte es sich um 2 Patienten mit koronarer Eingefäßerkrankung und 4 Patienten mit koronarer Mehrgefäßerkrankung (Abb. 2 und 3).

◀ **Abb. 2.** Schematische Koronarbefunde aller im Jahr 1977 durchgeführter PTCA-Eingriffe. Die 6 Eingriffe (4 in Zürich und 2 in Frankfurt) erfolgten bei 2 Patienten mit koronarer Eingefäß- und bei 4 Patienten mit koronarer Mehrgefäßerkrankung

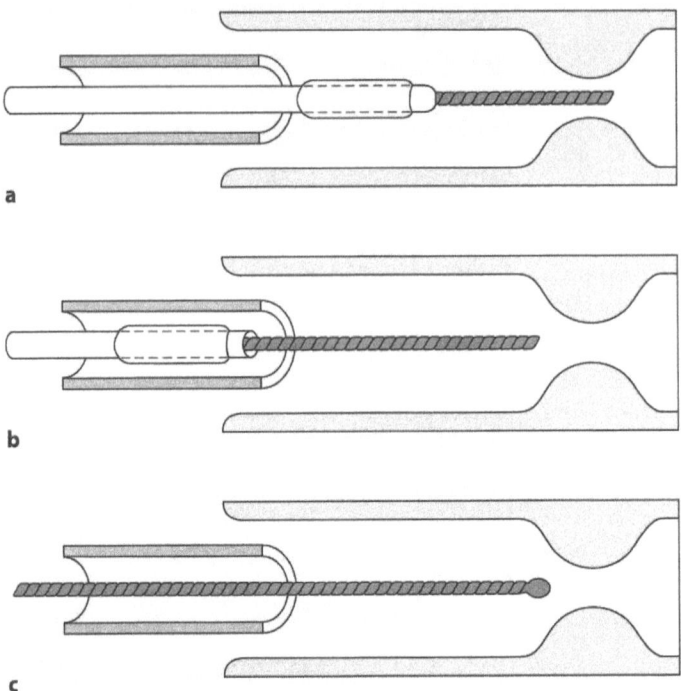

Abb. 4 a–c. a Ballonkatheter mit fest montiertem, kurzem Draht („balloon on the wire", Grüntzig). **b** Ballonkatheter mit beweglichem Führungsdraht („balloon over the wire", Simpson). **c** Sondierung mit Draht allein („wire alone", Kaltenbach)

Der von Grüntzig entwickelte Ballon war fest auf dem Katheterschaft montiert. Den über einen Führungsdraht vorschiebbaren Ballonkatheter entwickelte John Simpson [36]. Kaltenbach hat die Technik der Sondierung allein mit einem Draht eingeführt [17, 20]. Diese gestattet eine sehr feinfühlige Überwindung der Kranzgefäßverengung, weil kein zusätzlicher Widerstand im Führungskatheter durch den miteingeführten Ballonkatheter entsteht und jederzeit unbehinderte Kontrastmittelinjektionen möglich sind (Abb. 4). Über den liegenden Führungsdraht kann der Ballonkatheter nach Passage der Stenose mit Hilfe der Langdrahttechnik, einer Drahtverlängerung, der magnetischen Drahtfixierung oder der Monorailtechnik [2] eingeführt werden. Während die Anwendung der Ballondilatation zunächst nur bei proximalen Stenosen möglich war, wurden durch Verfeinerung der Technik bald alle Kranzgefäßabschnitte sowie venöse und arterielle Bypassgrafts für die PTCA zugänglich. Neben koronaren Eingefäßerkrankungen (Abb. 5) werden zunehmend auch in geeigneten Fällen koronare Mehrgefäßerkrankungen behandelt.

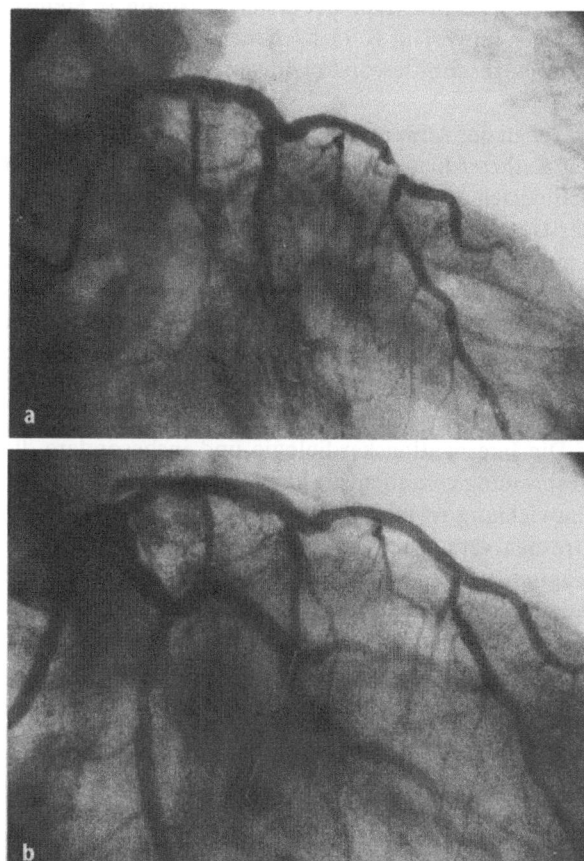

Abb. 5. PTCA Nr. 500 in Frankfurt. Koronare Eingefäßerkrankung

1.4.3 Ergänzung und Erweiterung der Technik

Die Technik der Ballondilatation wurde durch andere Methoden ergänzt und erweitert. Die größte praktische Bedeutung hat die Implantation von Gefäßstützen (Stents) erlangt. Andere Verfahren, wie Rotablation, Atherektomie [37], Rotationsangioplastik [18] und Laser werden seltener eingesetzt.

Von Pathologen, Physiologen und Klinikern wurde lange Zeit bezweifelt, ob nach PTCA ein Langzeiterfolg erreichbar ist. Aufgrund experimenteller Beobachtungen wurde vielmehr angenommen, daß der arteriosklerotische Prozeß durch den mechanischen Eingriff sogar beschleunigt und verstärkt werden könne. Die inzwischen 20jährige Erfahrung mit der PTCA hat – ähnlich wie in der Peripherie – aber gezeigt, daß in der Mehrzahl der Fälle gute Langzeitergebnisse erzielt werden. Bei etwa einem Drittel der Eingriffe kommt es allerdings zu Rückfällen, in aller Regel innerhalb der ersten 3 Monate. In Stenosen ohne Rezidiv kommt es dagegen im Verlauf von Jahren meist zu einer weiteren Glättung des behandelten Arterienabschnittes, Spätrezidive sind mit weniger als 5 % ausgesprochen selten [15].

Neben der Anwendung in der Kardiologie und Angiologie hat sich das Prinzip der Katheterdilatation mit dem kontrastmittelgefüllten, nichtelastischen Ballon definierten Außendurchmessers auch in vielen anderen Gebieten bewährt, z. B. in der Gastroenterologie, Urologie und Gynäkologie. In der Kardiologie blieb die Anwendung nicht auf die Kranzgefäße beschränkt, sondern wurde erweitert auf stenosierte Pulmonalklappen, Mitralklappen, Trikuspidalklappen und (bei Kindern und Jugendlichen) Aortenklappen. Auch Stenosierungen körpernaher großer Arterien einschließlich Aortenisthmusstenosen und kongenitaler Pulmonalarterienstenosen können in der Regel mit guten Akut- und Langzeitergebnissen behandelt werden.

Die Interventionskardiologie und insbesondere die PTCA hat weltweit eine Verbreitung gefunden, die kaum von einer anderen Methode erreicht wurde. Die Entwicklung ist mit der Person von Andreas Grüntzig, geboren am 25.06.39 in Dresden, verstorben am 27.10.85 in Georgia, USA, eng verbunden. Anläßlich des tragischen Unfalls, bei dem Andreas Grüntzig mit seiner Frau in der Nähe von Atlanta im selbstgesteuerten Flugzeug tödlich verunglückte, beschrieb W. Rutishauser einige Besonderheiten seines Lebenslaufs [29, 30]:

Andreas Grüntzig hatte keine leichte Jugend, er wuchs in Dresden (damals „Deutsche Demokratische Republik") auf, mit 5 Jahren verlor er seinen Vater (im 2. Weltkrieg vermißt). Nach dem Schulbesuch in Leipzig war für Grüntzig eine Karriere als Bauarbeiter vorgesehen. Die tapfere Mutter verließ jedoch das sozialistische System und siedelte nach Heidelberg über, wo Grüntzig Medizin studierte.

Nach einer Assistententätigkeit in Sozialmedizin und Epidemiologie kam er 1969 nach Zürich, zunächst zur Allgemeinmedizin, dann zur Angiologie. Er war ein fleißiger Arbeiter und sehr guter Beobachter. So konnte er zeigen, daß bei Patienten mit intermittierendem Hinken der pathologisch veränderte Achillessehnenreflex eine Verzögerung der Relaxation der Unterschenkelmuskulatur anzeigte. Diese Ergebnisse stimulierten Untersuchungen zum Einfluß der Ischämie auf die Ventrikelrelaxation.

Aufgrund der Publikationen von Dotter und Judkins wandte Grüntzig sich nach Engelskirchen, wo Zeitler und Schoop das Verfahren anwendeten. Aus diesen Erfahrungen entstand der Gedanke zur Entwicklung des nichtelastischen Ballonkatheters. Entscheidende Unterstützung erhielt Grüntzig durch den Chirurgen Ake Senning, durch Martin Kaltenbach, Richard Myler und Simon Sterzer.

Wie häufig in der Medizin, geht ein neues Verfahren durch verschiedene Phasen:
1) Es wird abgelehnt oder verdammt, weil es unmöglich erscheint.
2) Es erregt Erstaunen und Eifersucht.
3) Es wird als selbstverständlich angesehen.

Als Grüntzig sein erstes Abstract bei der Schweizerischen Kardiologischen Gesellschaft einreichte, wurde dies nur mit einer Stimme Mehrheit angenommen. Bei der ersten Vorstellung vor der American Heart Association im Oktober 1978 erhielt Grüntzig während seines Vortrages spontanen Applaus – ein sehr seltenes Vorkommnis

Rutishauser führte Grüntzig in die Kardiologie ein und ermutigte ihn zu den experimentellen und schließlich klinischen Eingriffen. Im Februar 1978 [14] berichtete er in Frankfurt über die ersten 8 Patienten. Fulton, der die Diskussion leitete, eröffnete diese mit den Worten: „It is a privilege to be the first one to be allowed to say that it is remarkable" [14].

1.4.4 Komplikationen und ungelöste Probleme der PTCA

Die schweren Komplikationen der PTCA werden in der Regel durch einen akuten oder subakuten Verschluß im Dilatationsbereich verursacht. Während früher eine notfallmäßige Bypassoperation als adäquate Behandlung angesehen wurde, wird heute meist die Wiedereröffnung durch Kathetertechniken versucht und in vielen Fällen durch eine Stentimplantation stabilisiert. Die Notwendigkeit eines notfallmäßigen chirurgischen Eingriffs lag von 1977 bis 1985 bei ca. 5%, sie ist danach auf ca. 1% zurückgegangen.

Periphere Komplikationen im Zugangsbereich konnten durch die Verwendung dünnerer Katheter reduziert werden. Sie sind aber weiterhin nicht vollständig beherrscht. Verschiedene „Versiegelungstechniken" befinden sich noch in Erprobung bzw. in Entwicklung.

Das Problem der Restenose (Wiederverengung) ist für die Kranzarterien seit 1978 bekannt. Ähnlich wie bei peripheren Arterien ist die Rate um so höher, je geringer der Durchmesser des therapierten Gefäßes ist. Im Mittel bei etwa 30% der Patienten tritt ein klinisch bedeutsames Rezidiv auf. Dementsprechend sind viele Mehrfacheingriffe erforderlich, wirtschaftlich bedeutet dies eine wesentliche Zusatzbelastung, medizinisch u. a. eine Erhöhung der Komplikationsrate.

Durch die systemische Anwendung verschiedenster Medikamente konnte bisher kein entscheidender Rückgang der Restenoserate erreicht werden. Das gleiche gilt für die Anwendung alternativer Techniken, insbesondere der Atherektomie. Stentimplantationen können die Restenoserate reduzieren, auch diese Reduktion ist aber unbefriedigend.

Neue Ansätze mit hochkonzentrierter lokaler Medikamentenapplikation, mit Anwendung gentechnologischer Verfahren und mit intravaskulärer Bestrahlung befinden sich in Erprobung. Die Röntgenbestrahlung zur Rezidivprophylaxe nach PTCA wurde 1989 von Kaltenbach vorgeschlagen (H. Landgraf, B. Schopohl und H. D. Böttcher, persönliche Mitteilung, [23a]). Die intraversale Bestrahlung mit Hilfe einer Iridiumstrahlenquelle hat Böttcher [1] angeregt. Die erste Anwendung erfolgte 1990 durch Liermann et al. bei Patienten mit Rezidiven nach A.-femoralis-TCA [24, 25]. Herlein hat in Tierexperimenten gezeigt [16], daß die Anwendung radioaktiver Stents proliferationshemmend wirkt, und die Arbeitsgruppe Rutishauser in Genf hat die intravasale Ytriumbestrahlung eingeführt, die eine besonders geringe Eindringtiefe aufweist, und dieses Verfahren zur Rezidivprophylaxe bei Zustand nach PTCA beim Menschen eingesetzt [39]. Im Jahr 1997 ist eine Reihe von Studien mit intravasaler Anwendung von β- oder γ-emittierenden Strahlenquellen (Brachytherapie) im Gang.

Die Therapie der Restenose mit erneuter PTCA ist seit Grüntzig bewährt und führt zu einer Abnahme der Häufigkeit weiterer Rezidive in logarithmischer Reihe. Dennoch wird für die weitere Entwicklung der PTCA die Beherrschung des Restenoseproblems von entscheidender Bedeutung sein.

1.4.5 Andere interventionelle Eingriffe

Die älteste interventionelle Kathetermaßnahme war die gezielte Applikation von Medikamenten direkt ins Herz. Die erste mechanische Manipulation erfolgte in Form der Erzeugung eines künstlichen Vorhofseptumdefektes 1966 durch Rashkind [28]. Porstmann hat 1967 den Verschluß des offenen Ductus Botalli mit Katheterhilfe durchgeführt [27]. Er verwendete einen über eine arteriovenöse Drahtschiene eingeführten Ivalonstöpsel, der in Form und Außendurchmesser dem jeweiligen Duktus angepaßt ist und von der arteriellen Seite in den trichterförmigen Anfangsteil geführt wird. Die Technik hat sich international bewährt, sie wurde in den letzten Jahren verfeinert, so daß sie auch bei Kindern sowie bei sehr großem Duktus und transvenös anwendbar ist [31, 32].

Während sich der Verschluß von Septumdefekten mit Kathetertechniken noch in Entwicklung befindet, ist die Ballondilatation von Pulmonalstenosen [21, 23] zur Behandlung der Wahl mit ausgezeichneten Langzeitergebnissen geworden [34]. Ähnliches gilt für die nichtverkalkte Mitralstenose.

Die Valvuloplastie der Aortenstenose hat beim Erwachsenen [33] nur noch eine sehr begrenzte Indikation, wegen der enttäuschenden Langzeitergebnisse [35]. Die nichtoperative Erweiterung der Aortenisthmusstenose mit Ballonkatheter gelingt in den meisten Fällen. Wegen der häufig bestehenden Erkrankung der Aortenwand kann es aber zu Rupturen und Aneurysmen kommen.

Die Implantation von Gefäßstützen (Stents) hat in den 90er Jahren eine weite Verbreitung gefunden, nachdem es gelang, durch Gabe von Ticlopidin statt Dicumarol das Problem der Stentthrombose zu beherrschen. Die Anwendung gewebeüberzogener Stents in den großen Arterien befindet sich in der Entwicklung. Bestimmte Formen von Aortenaneurysmen können damit schon heute interventionell ohne größere Operation behandelt werden.

Die Behandlung von Herzrhythmusstörungen mit Hilfe von Katheterinterventionen ist ein anderer wichtiger Zweig der Interventionskardiologie.

Die weitere Entwicklung der Interventionskardiologie im Bereich der mittelgroßen Arterien wird wesentlich davon abhängen, ob das Problem der Rezidive zu beherrschen ist. Erfolgversprechende Methoden einschließlich der Stentimplantation und der intravaskulären Strahlenanwendung befinden sich in Erprobung. Die Interventionskardiologie insgesamt muß ihre Resultate – besonders die Langzeitresultate – wie in der Vergangenheit so auch in Zukunft stets mit den Fortschritten der medikamentös-konservativen und der operativen Behandlung vergleichen. Ihre Indikationen sind daher immer noch fließend und müssen der Entwicklung angepaßt werden.

Literatur

1. Böttcher HD, Schopohl B, Liermann D, Kollath J, Adamietz IA (1994) Endovascular irradiation – a new method to avoid recurrent stenosis after stent implantation in peripheral arteries: technique and preliminary results. Int J Radiat Oncol Biol Phys 29/1 : 183–186
2. Bonzel T, Wollschläger H, Just H (1986) Ein neues Kathetersystem zur mechanischen Dilatation von Koronarstenosen mit austauschbaren intrakoronaren Kathetern, höherem Kontrastmittelfluß und verbesserter Steuerbarkeit. Biomed Tech 21 : 195
3. Cournand A (1975) Cardiac catheterization: Development of the technique, its contribution to experimental medicine and its initial application to man. Acta Med Scand [Suppl] 579 : 7
4. Cournand A, Ranges HA (1941) Catheterization of the right auricle in man. Proc Soc Exp Biol Med 46 : 462
5. Cournand A, Bing RJ, Dexter L, Dotter C et al. (1953) Report of comittee on cardiac catheterization and angiocardiography of the American Heart Association. Circulation 7 : 769
6. Dotter CT, Judkins MP (1964) Transluminal treatment of arteriosclerotic obstruction: description of a new technique and a preliminary report of its application. Circulation 30 : 654
7. Favaloro RG (1979) Direct myocardial revascularization: a ten years' journey. Myths and realities. Am J Cardiol 43 : 109
8. Forssmann W (1929) Die Sondierung des rechten Herzens. Klin Wochenschr 8 : 2085–2087
9. Forssmann W (1972) Selbstversuch, Erinnerungen eines Chirurgen. Droste, Düsseldorf
10. Franch RH, King SB, Douglas Jr. JS (1986) Techniques of cardiac catheterization including coronary arteriography, 6. edn. In: Hurst JW (ed) The heart. McGraw-Hill, New York, pp 1768–1809
11. Grüntzig A (1978) Transluminal dilatation of coronary artery stenoses (letter), Lancet 1 : 263
12. Grüntzig A, Hopf H (1974) Perkutane Rekanalisation chronischer arterieller Verschlüsse mit einem neuen Dilatationskatheter. Modifikation der Dotter-Technik. Dtsch Med Wochenschr 99 : 2502
13. Grüntzig A, Riedhammer HH, Turina M, Rutishauser W (1976) Eine neue Methode zur perkutanen Dilatation von Koronarstenosen – tierexperimentelle Prüfung. Verh Dtsch Ges Kreislaufforschg 42 : 282–285
14. Grüntzig A, Senning A, Siegenthaler W (1978) Nonoperative dilatation of coronary artery stenoses: percutaneous transluminal angioplasty (PTA). In: Kaltenbach M, Lichtlen P, Balcon R, Bussmann WD (eds) Coronary heart disease. Thieme, Stuttgart, pp 325–343
15. Grüntzig A, King SB, Schlumpf M, Siegenthaler W (1987) Long-term follow-up after percutaneous transluminal coronary angioplasty. N Engl J Med 316 : 1127–1132
16. Hehrlein C, Zimmermann M, Metz J (1993) Radioactive coronary stent implantation in nonatherosclerotic rabbits. Circulation 88 : 1–65
17. Kaltenbach M (1984) Neue Technik zur steuerbaren Ballondilatation von Kranzgefäßverengungen. Z Kardiol 73 : 669
18. Kaltenbach M, Vallbracht C (1987) Rotationsangioplastik – ein neues Katheterverfahren. Fortschr Med 105 : 412
19. Kaltenbach M, Beyer J, Walter S, Klepzig H, Schmidts L (1984) Prolonged application of pressure in transluminal coronary angioplasty. Cathet Cardiovasc Diagn 10 : 213–219
20. Kaltenbach M, Vallbracht C, Kober G (1986) The long wire technique for coronary angioplasty. Cathet Cardiovasc Diagn 12 : 337–340
21. Kan JS, White RI, Mitchell SE, Farmlett EJ, Donahoo JS, Gardner TJ (1983) Treatment of restenosis of coarctation by percutaneous transluminal angioplasty. Circulation 68 : 1087
22. King SB (1996) Angioplasty from bench to bedside to bench. Circulation 93 : 1621–1629
23. Lababidi Z, Wu J (1983) Percutaneous balloon pulmonary valvuloplasty. Am J Cardiol 52 : 560
23a. Landgraf H, Schopohl B, Böttcher HD (1990) Persönl. Mitteilung, Frankfurt
24. Liermann D, Boettcher HD, Schopohl B, Loercher U, Jacobi V, Zegelman M, Kollatch JI (1992) Is there a method to prevent intimal hyperplasia after stent implantation in peripheral vessels? Angiology [Suppl] 92 : 269–270

25. Liermann D, Kollath J, Schopohl B, Böttcher HD (1995) Intimale Hyperplasie und endo-vaskuläre Radiatio in Stents III (Entwicklung, Indikationen und Zukunft). Schnetztor, Konstanz

26. Porstmann W (1973) Ein neuer Korsett-Ballonkatheter zur transluminalen Rekanalisation nach Dotter unter besonderer Berücksichtigung von Obliterationen an den Beckenarterien. Radiol Diagn 14:239

27. Porstmann W, Wierny L, Warnke H (1967) Der Verschluß des Ductus arteriosus persistens ohne Thorakotomie. Thoraxchirurgie 15:199–203

28. Rashkind WJ, Miller WW (1966) Creation of an atrial septal defect without thoracotomy. A palliative approach to complete transposition of the great arteries. JAMA 196:173

29. Rutishauser W (1985) Address at the American Heart Association, Washington DC (nicht publiziert)

30. Rutishauser W (1985) Pr A. Grüntzig (1939–1945). Nécrologe. Médicine et Hygiene 43:3334

31. Schräder R (1995) Eine neue Methode zum Verschluß des persistierenden Ductus arteriosus (Botalli). Herz 20:146–154

32. Schräder R, Kneissl GD, Sievert H, Bußmann D, Kaltenbach M (1992) Non operative closure of the patent ductus arteriosus. The Frankfurt experience. J Intervent Cardiol 5:89–98

33. Sievert H, Kober G, Kaltenbach M (1986) Transluminale Valvuloplastik einer stenosierten und verkalkten Aortenklappe. Med Klin 81:855–857

34. Sievert H, Kober G, Bussmann WD, Reuhl J, Cieslinski G, Satter P, Kaltenbach M (1989) Long-term results of percutaneous pulmonary valvuloplasty in adults. Eur Heart J 10:712–717

35. Sievert H, Krämer P, Kober G, Bussmann WD, Kaltenbach M (1989) Restenosis is a common feature of the angiographic follow-up after balloon valvoplasty of calcified aortic stenoses. Int J Cardiol 23:179–183

36. Simpson JB, Blaim DS, Robert E, Harrison DC (1982) A new catheter system for coronary angioplasty. Am J Cardiol 49:1216

37. Simpson JB, Johnson DE, Thapliyal HV, Marks DS, Braden LJ (1985) Transluminal atherectomy. A new approach to the treatment of atherosclerotic vascular disease. Circulation 72 (Suppl II):111–146

38. Sones FM, Shirey EK (1962) Cine coronary arteriography. Mod Conc Cardiovasc Dis 31:735

39. Verin V, Popowski Y, Urban P et al. (1995) Intra-arterial beta-irradiation for prevention of post-angioplasty restenosis. Eur Heart J Vol 16 [Suppl]:437

2 Grundlagen

Vorbemerkungen

In diesem Kapitel bringt Reimann die anatomischen Grundlagen mit der gültigen Nomenklatur in Erinnerung. Ganz besonders wichtig ist es, daß Wenzel, Noll und Lüscher das Koronarendothel beleuchten. Hier spielen sich die revolutionierenden Entdeckungen ab. Das Wechselspiel kontrahierender und relaxierender Faktoren, die Auswirkungen auf die Gerinnung und andere hormonale Vorgänge haben am Entstehen der Atherosklerose entscheidenden Einfluß. Am Endothel werden sich alle Anstrengungen der Forschung noch viel mehr konzentrieren müssen.

Spieckermann zeigt die physiologischen Grundlagen auf, ohne die die hämodynamische Interpretation der Diagnostik nicht verständlich ist. Kenner beschreibt die Dynamik des Pulses. In der Metapher des Pulses schlägt er gleichzeitig auch eine Brücke zum allgemeinen Leben. Aigner zeigt das Herz-Kreislauf-Verhalten bei sportlicher Belastung. Wichtig ist auch, das Verhalten des Herz-Kreis-Laufes in der Schwangerschaft zu beleuchten.

2.1 Anatomie des Herzens

R. Reimann

Das Herz des Menschen, Cor, ist ein muskulöses Hohlorgan, das eine doppelläufige Blutpumpe darstellt. Jeder Lauf besteht aus einem Vorhof und einer Kammer. Das „rechte Herz" (rechter Vorhof und rechte Kammer) pumpt venöses Blut und betreibt den Lungenkreislauf, das „linke Herz" (linker Vorhof und linke Kammer) pumpt arterielles Blut und betreibt den Körperkreislauf. Rechte und linke Herzhälfte sind sowohl im Vorhof- als auch im Kammerbereich durch die Herzscheidewand vollkommen voneinander geschieden.

2.1.1 Herzwand und Herzbeutel

Die Herzwand ist dreischichtig (Abb. 1). Die Innenräume sind von einer Endothelschicht, dem Endocardium, ausgekleidet. Die mittlere Wandschicht, das Myocardium, besteht aus Herzmuskelgewebe. Die Außenschicht wird von einer serösen Haut gebildet, dem Epicardium; dieses schlägt sich sowohl an der Porta arteriarum, an welcher 2 große Arterienstämme das Herz verlassen, als auch an der Porta venarum, an welcher 6 Venen in das Herz münden, auf die Innenseite eines straff-bindegewebigen Beutels über, der das Herz umhüllt.

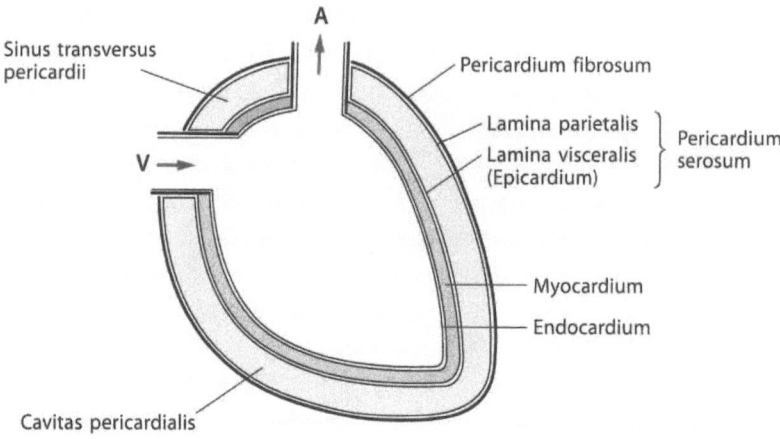

Abb. 1. Schematische Darstellung von Herzwand und Herzbeutel. *A* Porta arteriarum, *V* Porta venarum

Die Tunica serosa des Herzens, das Pericardium serosum, besteht also aus 2 Blättern, deren viszerales, Lamina visceralis, als Epikard die äußere Oberfläche des Herzens überzieht, während das parietale Blatt, Lamina parietalis, die seröse Innenschichte des Herzbeutels bildet. Lamina visceralis und Lamina parietalis gehen an zwei charakteristisch geformten Umschlaglinien ineinander über (Abb. 2).

An der Porta arteriarum ist diese Umschlaglinie katzenzungenförmig, weil sie 2 Gefäße gemeinsam umfaßt: den Truncus pulmonalis knapp vor seiner Teilung in die A. pulmonalis dextra und die A. pulmonalis sinistra; die Aorta knapp unter dem Übergang ihrer Pars ascendens in den Arcus aortae.

An der Porta venarum umgreift die Umschlaglinie der Serosa die beiden Vv. cavae und die 4 Vv. pulmonales in Form der Außenkontur eines liegenden T (Sappey-T): Sein horizontaler Schenkel verbindet die beiden oberen Lungenvenen und zeigt links eine kleine, nach unten gerichtete Ausladung zur Umfassung der linken unteren Lungenvene; sein vertikaler Schenkel verbindet die Durchtrittsstellen der beiden Hohlvenen durch das Perikard und enthält die beiden rechten Lungenvenen.

Zwischen den beiden Blättern des Pericardium serosum befindet sich als kapillarer Gleitspalt die von einer geringen Menge seröser Flüssigkeit erfüllte Herzbeutelhöhle, Cavitas pericardialis. In Folge des entwicklungsgeschichtlichen Aneinanderrückens der Porta arteriarum und der Porta venarum bildet die Herzbeutelhöhle zwischen den beiden Pforten einen schmalen Durchgang, den Sinus transversus pericardii (Abb. 1, 2). Der Serosaumschlag der Venenpforte umgreift von oben und rechts her eine blindsackartige Nische der Herzbeutelhöhle, den Sinus obliquus pericardii (Haller-Blindsack). An der rechten Seite der Aorta

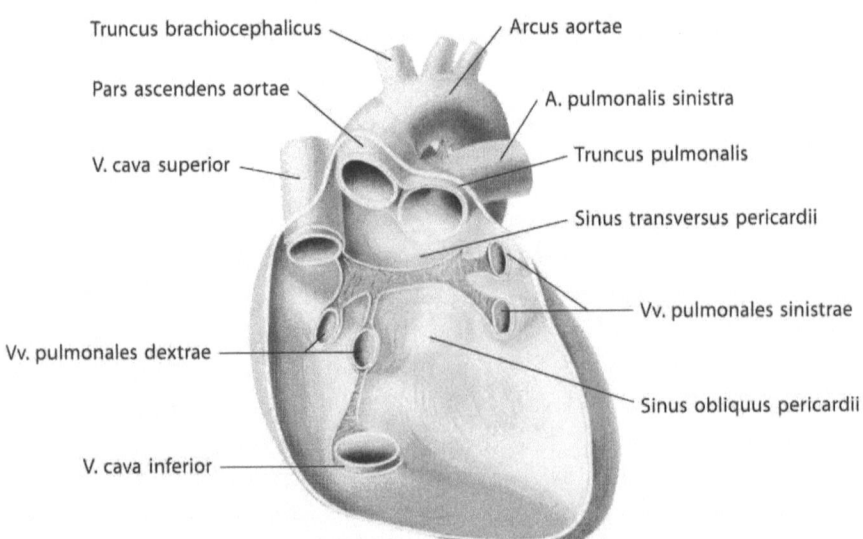

Abb. 2. Herzbeutel von vorne eröffnet. Pars posterior und Cupula pericardii

bildet der Recessus aorticus den obersten Abschnitt der Herzbeutelhöhle, die hier bis in die Nähe des Abganges des Truncus brachiocephalicus emporreicht (Abb. 2).

Die straff-bindegewebige Außenschichte des Herzbeutels, das Pericardium fibrosum, ist mit der Umgebung verwachsen. Diese Verwachsung ist im Bereich der Pars diaphragmatica pericardii mit dem Centrum tendineum des Zwerchfells sehr eng. Weniger straff, wenngleich durch eigene Bänder, die Ligg. sternopericardiaca, ist die Fixierung der Pars sternocostalis pericardii an die vordere Brustwand. Nur locker ist der Herzbeutel an seinen Partes laterales mit der Pleura mediastinalis, an seiner Pars posterior mit dem Bindegewebe des hinteren und an seiner Cupula pericardii mit dem Bindegewebe des oberen Mediastinums verbunden.

2.1.2 Größe, äußere Form und Lagebeziehungen

Das Herz ist in der Regel mindestens so groß wie die Faust seines Trägers und wiegt durchschnittlich 300 g. Es hat die Form eines Kegels, dessen Basis, Basis cordis, nach hinten oben rechts, dessen Spitze, Apex cordis, nach vorne unten links gerichtet ist. Die von der Mitte der Basis zur Spitze verlaufende Mittellinie wird Herzachse genannt.

Zur einfachen Orientierung am isolierten Organ wird das Herz in die systematische Einstellung gebracht: Dabei steht die Herzachse vertikal, die Herzscheidewand sagittal. Nun liegt die rechte Herzhälfte tatsächlich rechts, die linke an der linken Seite.

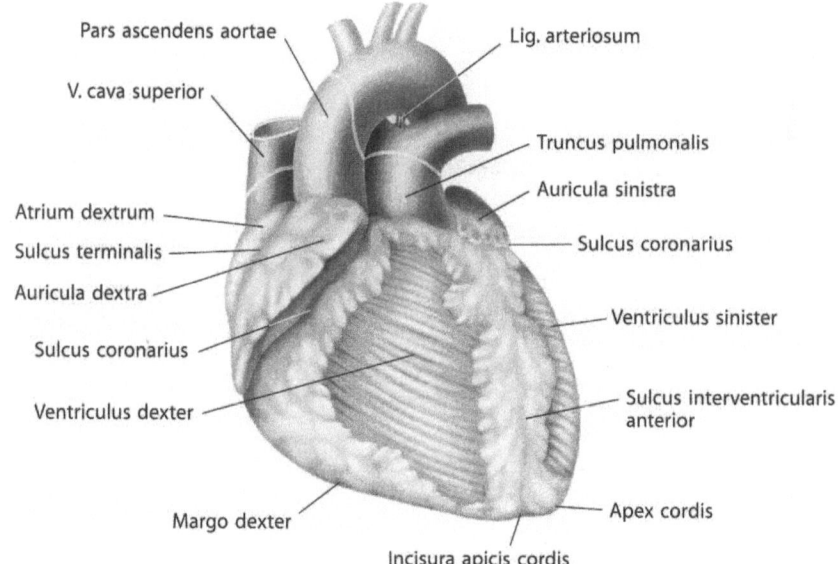

Abb. 3. Herz von vorne (topographische Einstellung), Facies sternocostalis

Die topographische Einstellung des Herzens entspricht der wirklichen Lage im Körper: Die Herzachse verläuft von hinten oben rechts nach vorne unten links, und die Herzscheidewand ist zusätzlich in der Weise gedreht, daß die rechte Herzhälfte weiter vorne liegt als die linke.

Die rechte Kammer, Ventriculus dexter, bildet den scharfkantigen Margo dexter, der allerdings nach vorne und unten gewandt ist (und daher früher – und besser! – Margo acutus genannt wurde), während die linke Kammer, Ventriculus sinister, einen abgerundeten Rand (früher Margo obtusus) der linken Lunge zuwendet, der jetzt den Namen Facies pulmonalis sinistra trägt. Die der rechten Lunge zugewandte Facies pulmonalis dextra wird vom rechten Vorhof, Atrium dextrum, gebildet.

Der vorderen Brustwand ist die Facies sternocostalis (anterior) zugewandt (Abb. 3). Sie wird größtenteils von der Vorderwand der rechten Kammer gebildet, links davon durch einen schmalen Streifen der linken Kammer, rechts davon durch das rechte Herzohr, Auricula dextra, den vordersten Anteil des rechten Vorhofes. Über dem linken Ventrikel kommt die Spitze des linken Herzohres, Auricula sinistra, der Vorderfläche nahe. Die Vorhöfe werden von den Kammern durch die Kranzfurche, Sulcus coronarius, geschieden, die lediglich an der Vorderseite durch den Übergang des rechten Ventrikels in den Truncus pulmonalis unterbrochen ist. An der Grenze zwischen beiden Ventrikeln verläuft der Sulcus interventricularis anterior, der knapp rechts von der Herzspitze den Margo dexter in Form einer Einziehung, Incisura apicis cordis, schneidet. Im Winkel zwischen V. cava superior und oberem scharfen Rand des rechten Herzohres beginnt eine seichte Furche, Sulcus terminalis, die über die laterale Vorhofwand nach unten gegen den Vorderrand der Mündung der V. cava inferior verläuft.

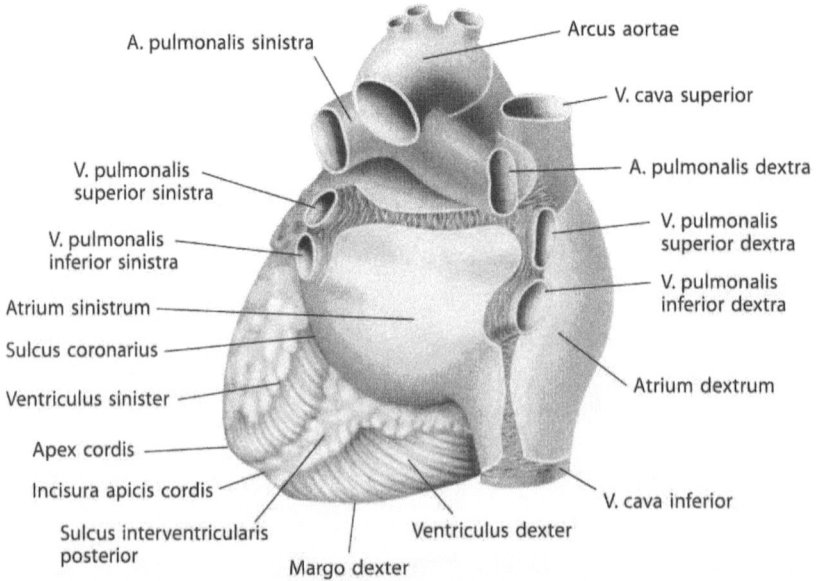

Abb. 4. Herz von hinten (topographische Einstellung), Facies posterior und Facies diaphragmatica

Die Facies diaphragmatica (inferior) ist dem Zwerchfell zugewandt (Abb. 4). Sie wird zum größeren Teil vom linken Ventrikel, zu einem kleineren vom rechten Ventrikel und an der Mündung der unteren Hohlvene durch einen kleinen Bezirk des rechten Vorhofes gebildet. Die beiden Ventrikel werden innerhalb der unteren Herzfläche durch den Sulcus interventricularis posterior getrennt, der sich an der Incisura apicis cordis über den Margo dexter hinweg mit dem Sulcus interventricularis anterior verbindet, so daß die Herzspitze dem linken Ventrikel zufällt.

Die nach hinten oben rechts gerichtete Basis cordis (Abb. 4) kann in 2 Teile gegliedert werden: Die Facies posterior wird vornehmlich vom linken Vorhof, Atrium sinistrum, zum kleineren Teil vom rechten Vorhof gebildet und ist dem im hinteren Mediastinum liegenden Oesophagus zugewandt. An der nach oben gerichteten Corona cordis finden sich die Abgänge des Truncus pulmonalis und der Aorta sowie die Mündung der V. cava superior.

Im Bereich des Sulcus coronarius und der beiden Sulci interventriculares findet sich subepikardiales Fettgewebe. In diesem Baufett verlaufen die Herzkranzgefäße.

Innenrelief des rechten Vorhofes

Der rechte Vorhof, Atrium dextrum, besteht aus 2 entwicklungsgeschichtlich verschiedenen Anteilen (Abb. 5). Der hinten gelegene, glattwandige Sinus venarum cavarum ist aus dem alten Sinus hervorgegangen und enthält die beiden Hohlvenenmündungen, Ostium venae cavae superioris und ostium venae

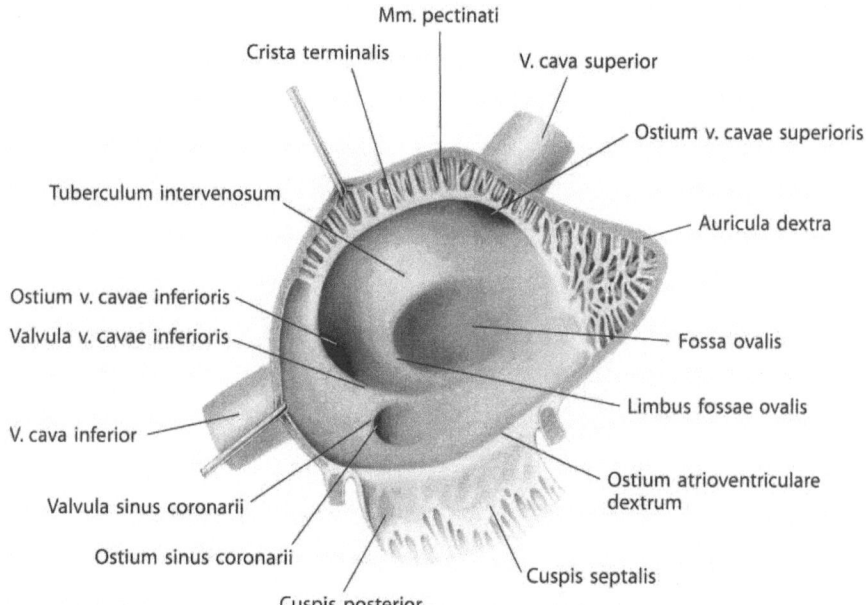

Abb. 5. Rechter Vorhof (paraseptaler Schnitt, von rechts)

cavae inferioris. Da die beiden Hohlvenen nicht achsengerecht aufeinander stehen, sondern beide ein wenig von hinten her an das Herz herantreten, entsteht als Richtungsausgleich in der Hinterwand des Vorhofes ein flacher Querwulst, Tuberculum intervenosum (Tuberculum Loweri).

Der vordere Anteil des Vorhofes, dem das rechte Herzohr, Auricula dextra, angehört, weist nach innen vorspringende Muskelzüge, Mm. pectinati, auf. Diese treffen rechtwinkelig auf eine deutlich nach innen vorragende Muskelleiste, Crista terminalis; sie trennt die beiden beschriebenen Vorhofteile voneinander und entspricht in ihrem Verlauf dem außen sichtbaren, seichten Sulcus terminalis, indem sie am vorderen Rand des Ostium venae cavae superioris beginnt, über die laterale Vorhofswand abwärts zieht und am vorderen Rand des Ostium venae cavae inferioris in eine bindegewebige Klappe, Valvula venae cavae inferioris (Valvula Eustachii), ausläuft. Zwischen dieser und dem Eingang in die rechte Kammer, Ostium atrioventriculare dextrum, mündet der Sinus coronarius, ein Sammelgefäß venösen Blutes, am Ostium sinus coronarii. Die Mündungsstelle wird rechts von der bindegewebigen Valvula sinus coronarii (Valvula Thebesii) umfaßt.

Die Vorhofscheidewand, Septum interatriale, weist an ihrer rechten Seite eine flache Grube auf, Fossa ovalis, die durch einen wulstigen Rand, Limbus fossae ovalis, umfaßt wird.

Innenrelief der rechten Kammer

Die rechte Kammer, Ventriculus dexter, gliedert sich in einen Einströmungsteil, der das Blut durch das Ostium atrioventriculare dextrum vom rechten Vorhof empfängt, und in einen Ausströmungsteil, Conus arteriosus oder Infundibulum,

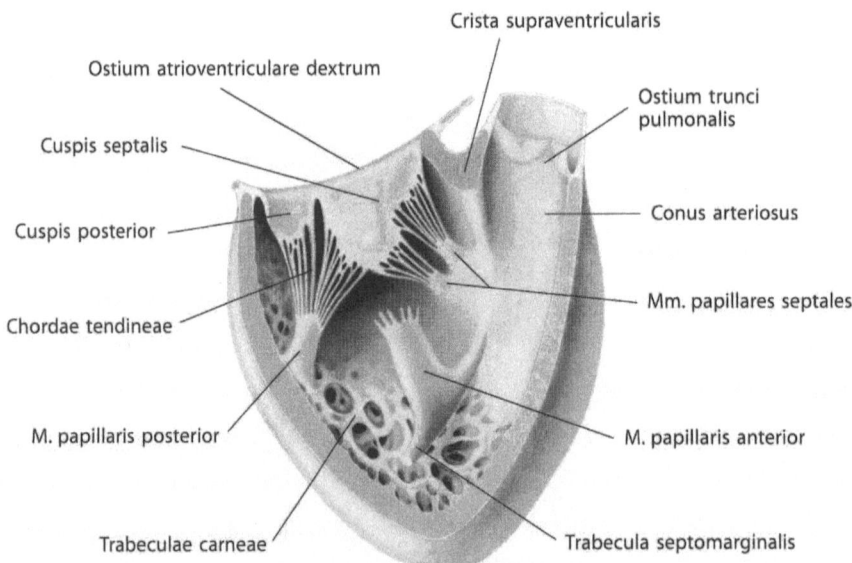

Crista supraventricularis

Ostium atrioventriculare dextrum

Ostium trunci pulmonalis

Cuspis septalis

Conus arteriosus

Cuspis posterior

Mm. papillares septales

Chordae tendineae

M. papillaris posterior

M. papillaris anterior

Trabeculae carneae

Trabecula septomarginalis

Abb. 6. Rechte Kammer (paraseptaler Schnitt, von rechts)

der das Blut durch das Ostium trunci pulmonalis in den Lungenarterienstamm, Truncus pulmonalis, entläßt (Abb. 6). Die Grenze zwischen den beiden Teilen wird durch einen schlüsselringförmigen Rand markiert. Dieser beginnt am Ventrikeldach in Form eines mächtigen Muskelwulstes, Crista supraventricularis, der gegen die Kammerscheidewand, Septum interventriculare, verstreicht, setzt sich in Nähe der Ventrikelspitze durch einen vom Septum zur Innenseite des Margo dexter verlaufenden Muskelbalken, Trabecula septomarginalis, fort und findet sein Ende in dem der Trabecula septomarginalis aufgesetzten M. papillaris anterior.

In der rechten Kammer finden sich mehrere Papillarmuskeln: Der größte ist der erwähnte M. papillaris anterior, aus der Hinterwand der Kammer erhebt sich der M. papillaris posterior; die Kammerscheidewand kann einen oder mehrere kleine Mm. papillares septales aufweisen. Die Papillarmuskeln entlassen Sehnenfäden, Chordae tendineae, zu den 3 Segeln der im Ostium atrioventriculare dextrum befindlichen Trikuspidalklappe. Im Einströmungsteil, v. a. in Spitzennähe, ist das Innenrelief durch Muskelbalken, Trabeculae carneae, stark gegliedert.

Innenrelief des linken Vorhofes

Der linke Vorhof, Atrium sinistrum, ist größtenteils glattwandig (Abb. 7). Mm. pectinati finden sich hier allein in seinem vordersten Abschnitt, dem kleinen und engen linken Herzohr, Auricula sinistra. Im glattwandigen Anteil finden sich die Mündungen der 4 Lungenvenen, Ostia venarum pulmonalium. Die Vorhofscheidewand zeigt an ihrer linken Seite eine in ihrem Verlauf nach vorne offene sichelförmige Falte, Falx septi, die in der Projektion vor und über der Fossa ovalis des rechten Vorhofes liegt.

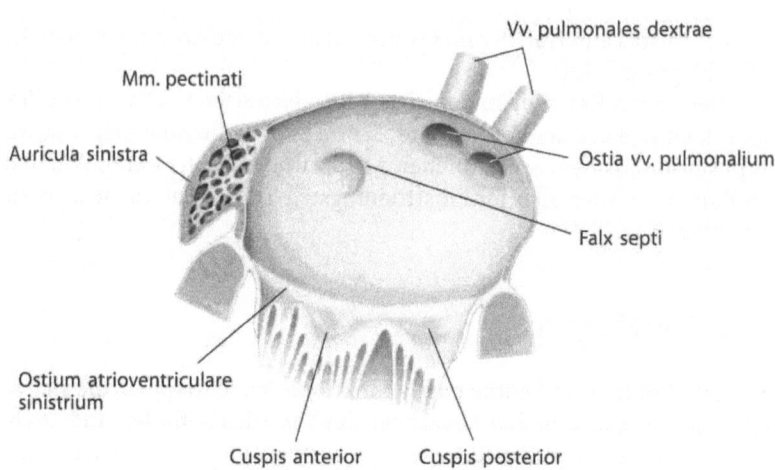

Abb. 7. Linker Vorhof (paraseptaler Schnitt, von links)

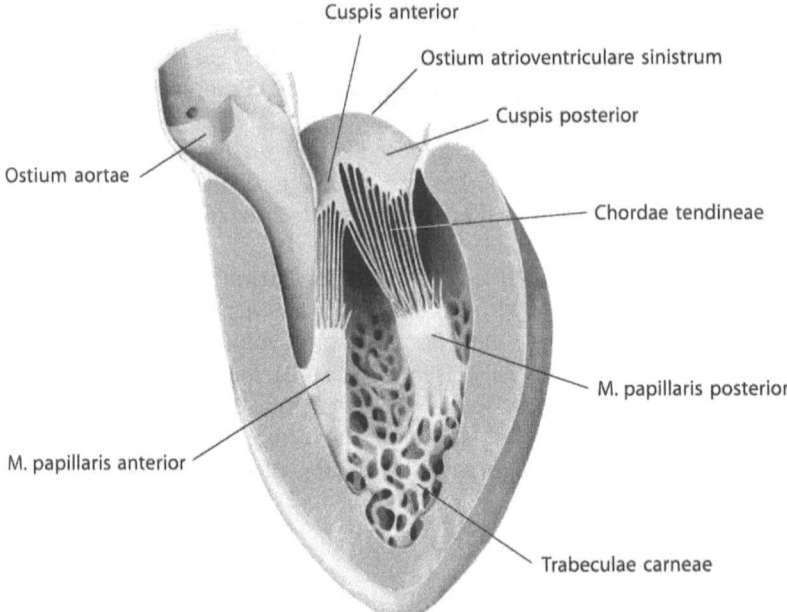

Cuspis anterior

Ostium atrioventriculare sinistrum

Cuspis posterior

Ostium aortae

Chordae tendineae

M. papillaris posterior

M. papillaris anterior

Trabeculae carneae

Abb. 8. Linke Kammer (paraseptaler Schnitt, von links)

Innenrelief der linken Kammer

Wie die rechte, so ist auch die linke Kammer in 2 funktionelle Teile gegliedert (Abb. 8). Das Blut gelangt aus dem linken Vorhof durch das Ostium atrioventriculare sinistrum in den Einströmungsteil, der Ausströmungsteil entläßt das Blut durch das Ostium aortae in die Hauptschlagader des Körpers, Aorta. Die Grenze zwischen den beiden Teilen wird durch den M. papillaris anterior und das vordere Segel, Cuspis anterior, der im Ostium atrioventriculare sinistrum befindlichen Mitralklappe gebildet.

In der linken Kammer finden sich 2 Papillarmuskeln: Der M. papillaris anterior erhebt sich aus der Vorderwand, der oft zur Zweiteilung neigende M. papillaris posterior aus dem septumnahen Abschnitt der Hinterwand. Wie in der rechten Kammer finden sich im Einströmungsteil Trabeculae carneae, vornehmlich in Spitzennähe.

2.1.3 Herzklappen

Das Herz besitzt 4 als Ventile passiv fimktionierende Klappen, die sich jeweils an den Eingängen und an den Ausgängen der Ventrikel befinden und annähernd in einer Ebene, der Ventilebene, liegen, die normal auf die Herzachse steht (Abb. 9).

In den beiden Ostia atrioventricularia finden sich die Segel- oder Zipfelklappen, rechts die Trikuspidalklappe, Valva atrioventricularis dextra (Valva tricuspi-

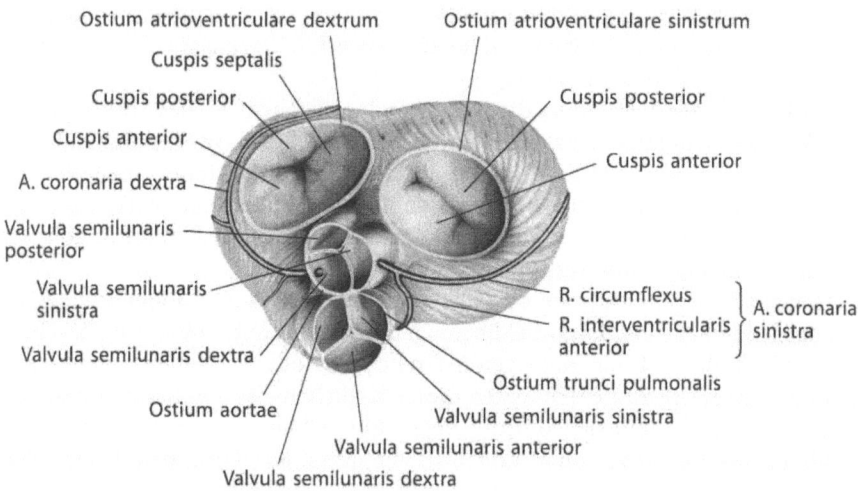

Abb. 9. Die Herzklappen von oben. (Nach Sobotta 1982)

dalis), links die Mitralklappe, Valva atrioventricularis sinistra (Valva mitralis). Die Trikuspidalklappe besteht aus 3 Segeln, einem vorderen, Cuspis anterior, einem hinteren, Cuspis posterior, und einem der Herzscheidewand zugewandten, Cuspis septalis. Die Mitralklappe (auch Bikuspidalklappe) besteht aus 2 Segeln, einem vorderen, Cuspis anterior, und einem hinteren, Cuspis posterior; die Cuspis anterior der Mitralklappe ist der Aorta zugewandt und setzt deren Hinterwand gleichsam nach unten fort, sie wird daher auch Aortensegel, Cuspis aortae, genannt.

Sehnenfäden, Chordae tendineae, ziehen von den Kuppen der Papillarmuskeln an die Segel heran (Abb. 6, 8) und verhindern ein Durchschlagen der Segel in den Vorhof bei der Ventrikelsystole. Dabei kontrahieren sich mit der Ventrikelwand auch die Papillarmuskeln, um die Ventrikelverkürzung (Näherung der Ventilebene an die Herzspitze) auszugleichen.

Segel und Sehnenfäden bestehen gleicherweise aus straffem Bindegewebe, das von Endokard überzogen ist. Die Sehnenfäden strahlen auf unterschiedliche Weise in die Segel ein: Chordae tendineae 1. Ordnung erreichen die freien Ränder der Segel, Chordae tendineae 2. Ordnung die dem Ventrikel zugewandten „Unterflächen" der Segel. Daneben gibt es noch Chordae tendineae 3. Ordnung, die schwimmhautartig in den Winkel zwischen Segel und Kammerwand eingefügt sind. Das Aortensegel wird nur von Chordae tendineae 1. Ordnung erreicht; als Trennstruktur zwischen Ein- und Ausströmungsteil der linken Kammer ist es mit beiden Flächen dem Blutstrom zugewandt und daher auch an seiner Unterfläche glatt.

In den Ostien der beiden großen Arterien finden sich Taschenklappen aus je 3 schwalbennestförmigen Taschen, Valvulae semilunares (Abb. 9). Die vorne liegende Valva trunci pulmonalis besteht aus einer Valvula semilunaris anterior,

Valvula semilunaris dextra und Valvula semilunaris sinistra; die hinten liegende Valva aortae aus einer Valvula semilunaris posterior, Valvula semilunaris dextra und Valvula semilunaris sinistra.

Im Bereich der Taschen ist die Gefäßwand ausgebuchtet. Diese Buchten sind den Valvulae semilunares entsprechend benannt als Sinus trunci pulmonalis anterior, dexter et sinister bzw. als Sinus aortae posterior, dexter et sinister (Sinus Valsalvae). Die 3 Sinus aortae bilden zusammen den Bulbus aortae. Während der Ventrikeldiastole preßt das in die Kammer zurückdrängende Blut die Ränder der Taschen aneinander und verschließt dadurch die Klappe.

Gleich den Segeln bestehen die Valvulae semilunares aus straffem Bindegewebe, das beiderseits von Endothel überzogen ist. In der Mitte des freien Taschenrandes befindet sich ein Bindegewebsknötchen, Nodulus valvulae semilunaris (Nodulus Arantii), zu beiden Seiten dieses Knötchens ist der Taschenrand verdünnt, gleichsam mondsichelförmig „zugeschliffen", Lunula valvulae semilunaris (Abb. 10). Noduli und Lunulae gewährleisten durch ihre Form den dichten Verschluß der Klappe, wenn die Taschenränder eng aneinander liegen.

2.1.4 Herzscheidewand

Die Scheidewand des Herzens, bestehend aus der Vorhofscheidewand, Septum interatriale, und der Kammerscheidewand, Septum interventriculare, ist größtenteils muskulös. Allein in der Nähe der Ventilebene findet sich ein kleiner Abschnitt, in dem das Septum aus straffem Bindegewebe besteht, Septum membranaceum (Abb. 10). Dieses ist nach rechts hin mit seinem oberen Teil dem rech-

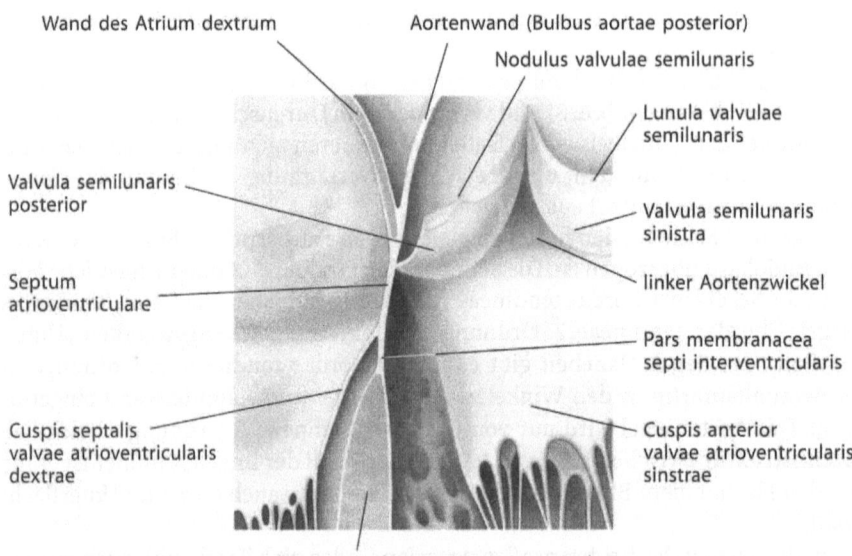

Abb. 10. Septum membranaceum. (Nach Tandler 1913)

ten Vorhof, mit seinem unteren Teil dem Einströmungsteil der rechten Kammer zugewandt. Da das Ostium aortae in der Ventilebene „höher" (näher der Herzbasis) liegt als die beiden Ostia atrioventricularia, ist das Septum membranaceum nach links hin zur Gänze dem linken Ventrikel zugewandt, und zwar dessen Ausströmungsteil, der ja wegen der schraubigen Form der Kammerscheidewand zwischen Ein- und Ausströmungsteil der rechten Kammer hineingedrängt ist; es findet sich dort direkt unter der Valva aortae, sein oberer Teil reicht in den Zwickel zwischen hinterer und rechter Aortentasche empor.

Das Septum membranaceum gliedert sich also in 2 Abschnitte, die durch die Ansatzlinie der Cuspis septalis voneinander getrennt werden: Das Septum atrioventriculare, das zwischen dem rechten Vorhof und dem Ausströmungsteil der linken Kammer liegt; und die Pars membranacea septi interventricularis, die sich zwischen dem Einströmungsteil der rechten und dem Ausströmungsteil der linken Kammer befindet. Zur Unterscheidung von ihr wird der weitaus größere, von Herzmuskulatur gebildete Teil der Kammerscheidewand Pars muscularis septi interventricularis genannt.

2.1.5 Herzskelett

Das straff-bindegewebige Herzskelett scheidet die Arbeitsmuskulatur der Vorhöfe vollkommen von jener der Kammern. Es besteht aus 4 Ringen und 2 dreieckigen Platten sowie dem bindegewebigen Abschnitt der Scheidewand (Abb. 11). Der Anulus fibrosus dexter umschließt das Ostium atrioventriculare dextrum, der Anulus fibrosus sinister des Ostium atrioventriculare sinistrum; der fibröse Aortenring umfaßt das Ostium aortae, der fibröse Pulmonalring das Ostium trunci pulmonalis. Das Trigonum fibrosum dextrum findet sich zwischen den Anuli fibrosi dexter et sinister dort, wo ihnen von vorn her der Aortenring

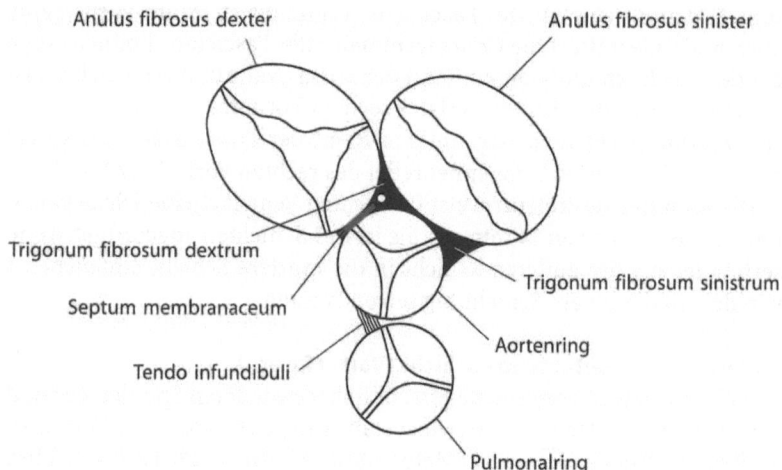

Abb. 11. Herzskelett von oben

angefügt ist, und weist eine kleine Lücke für den Durchtritt des Reizleitungssystems auf; das Trigonum fibrosum sinistrum liegt im linken Winkel zwischen
Anulus fibrosus sinister und Aortenring. Normal auf die Ventilebene stehend erstreckt sich das Septum membranaceum (s. oben) vom rechten Dreieck nach
rechts vorn. Zum Herzskelett zählen schließlich noch 2 sehnige Streifen: Die
Konussehne, Tendo infundibuli, befestigt den Pulmonalring am Aortenring; die
Todaro-Sehne verläuft als zarter Bindegewebsstreifen subendokardial vom Trigonum fibrosum dextrum zur Valvula venae cavae inferioris (Abb. 12).

Da das Ostium aortae höher steht als die beiden Ostia atrioventricularia, reichen Ausläufer der beiden Anuli fibrosi als bindegewebige Zwickel zwischen die
Aortentaschen hinein. Den rechten Aortenzwickel (zwischen hinterer und rechter Tasche) bildet das Septum atrioventriculare (s. oben). Der linke Aortenzwickel (zwischen hinterer und linker Tasche) kann als membranöse Fortsetzung
des Aortensegels (Cuspis anterior der Mitralklappe) nach oben betrachtet werden (Abb. 10). Der vordere Aortenzwickel (zwischen rechter und linker Tasche)
dient der Verankerung der Konussehne.

2.1.6 Muskelarchitektur

Das Myokard besteht aus einem synzytialen Geflecht von quergestreiften, nicht
willkürlich erregbaren Herzmuskelzellen, welche durch zwischengelagertes Bindegewebe zu Faserbündeln geordnet sind.

Die dünne Vorhofmuskulatur ist zweischichtig. Die Außenschicht zeigt den in
der Vorderwand beider Vorhöfe vom rechten zum linken Herzohr verlaufenden
Fasciculus interauricularis horizontalis. Die Mündungen der Lungenvenen werden sphinkterartig, jene der Hohlvenen spiralig umfaßt. Die Innenschicht bildet
in beiden Vorhöfen die Mm. pectinati und ist im rechten Vorhof außerdem zu
bogenförmigen Muskelzügen verstärkt, die ihren Ausgang vom Trigonum fibrosum dextrum nehmen: Der Fasciculus terminalis steigt im Vorhofseptum nach
oben und unterfüttert die Crista terminalis; der Fasciculus limbicus superior bildet den vorderen und oberen Rand der Fossa ovalis und setzt sich als Fasciculus
intervenosus in die Hinterwand des rechten Vorhofes fort; der Fasciculus limbicus inferior strebt über den unteren Rand der Fossa ovalis der Valvula venae
cavae inferioris zu (vgl. das Innenrelief des rechten Vorhofes, Abb. 5).

Die Kammermuskulatur weist im rechten Ventrikel eine Dicke von 4 mm, im
linken eine solche von 14 mm auf. Sie ist in 3 Schichten angeordnet, wobei die Faserbündel aus der äußeren Schicht in die mittlere Schicht eintauchen und sich
von dort in die innere Schicht fortsetzen können.

Äußere, schräg verlaufende Schicht (Vortexfasern)

Die Fasern steigen vom Herzskelett in linksgewendeten Spiralen gegen die Herzspitze ab; die in der Facies sternocostalis gelegenen vorderen Vortexfasern um-
greifen den linken Herzrand (Margo obtusus), die in der Facies diaphragmatica
gelegenen hinteren Vortexfasern den Margo dexter (Margo acutus). An der Herzspitze bilden diese Fasern durch ihr wirbelartiges Eintauchen in die mittlere

Schicht den Vortex cordis, wobei die vorderen Vortexfasern das hintere Vortexhorn, die hinteren Vortexfasern das vordere Vortexhorn bilden.

Mittlere, rings verlaufende Schicht
Hier umfassen die Fasern zum geringeren Teil beide, zum größeren Teil je einen
Ventrikel. Die jeweilige Menge dieser Fasern bedingt die unterschiedliche Stärke
der Kammerwände.

Innere, längs verlaufende Schicht
Ihre Fasern bilden die Trabeculae carneae und die Musculi papillares. Sie steigen
subendokardial beiderseits im Ventrikelseptum und in der Ventrikelwand zum
Herzskelett auf oder erreichen dieses mittelbar über die von den Papillarmuskeln
ausgehenden Sehnenfäden und die an diesen hängenden Segel.

Die Faserbündel bilden also lange, alle 3 Schichten durchziehende Schleifen,
die durch ihren Verlauf – schräg–rings–längs – bei der Systole eine Kontraktion
des Ventrikels in jeder Richtung bewirken. Am Ende der Systole ist der Infrapa-
pillärraum (zwischen der Ventrikelspitze und den Basen der Papillarmuskeln)
ebenso völlig entleert wie der Interpapillärraum (zwischen den Papillarmuskeln), während im Suprapillärraum (über den Kuppen der Papillarmuskeln) auch
bei vollständig kontrahiertem Ventrikel noch Blut verbleibt („Totraum").

2.1.7 Reizleitungssystem

Erregungsbildung und Reizleitung erfolgen im Herzen nicht durch Nervenzellen,
sondern durch das dem Myokard angehörende Reizleitungssystem, Systema con-
ducens cordis. Es besteht aus spezifischen Muskelfasern, die fibrillenärmer und
sarkoplasmareicher als die Fasern der Arbeitsmuskulatur sind. Das Reizleitungssystem gewährleistet die autonome Fähigkeit des Herzens, jene Erregungen, welche die Kontraktion der Arbeitsmuskulatur bewirken, selbst zu bilden und im
Myokard auszubreiten. Es gliedert sich in 4 Hauptteile (Abb. 12):

Sinusknoten, Nodus sinuatrialis (Keith-Flack-Knoten)
Er liegt am vorderen Umfang der Mündung der V. cava superior. Von ihm breitet
sich die Erregung diffus in die Vorhofmuskulatur aus und erreicht den an der
Vorhofkammergrenze gelegenen Atrioventrikularknoten vornehmlich über
3 Fasciculi internodales: Der Fasciculus internodalis anterior verläuft durch den
vordersten Abschnitt des Vorhofseptums und entläßt den Fasciculus interauricularis (Bachmann-Bündel) in die Vorderwand des linken Vorhofes. Der Fasciculus internodalis medius (Wenckebach-Bündel) verläuft im Vorhofseptum
entlang des vorderen Randes der Fossa ovalis. Der Fasciculus internodalis
posterior (Thorel-Bündel) folgt dem Verlauf der Crista terminalis und erreicht
den Atrioventrikularknoten durch das Myokard unter Valvula venae cavae inferioris.

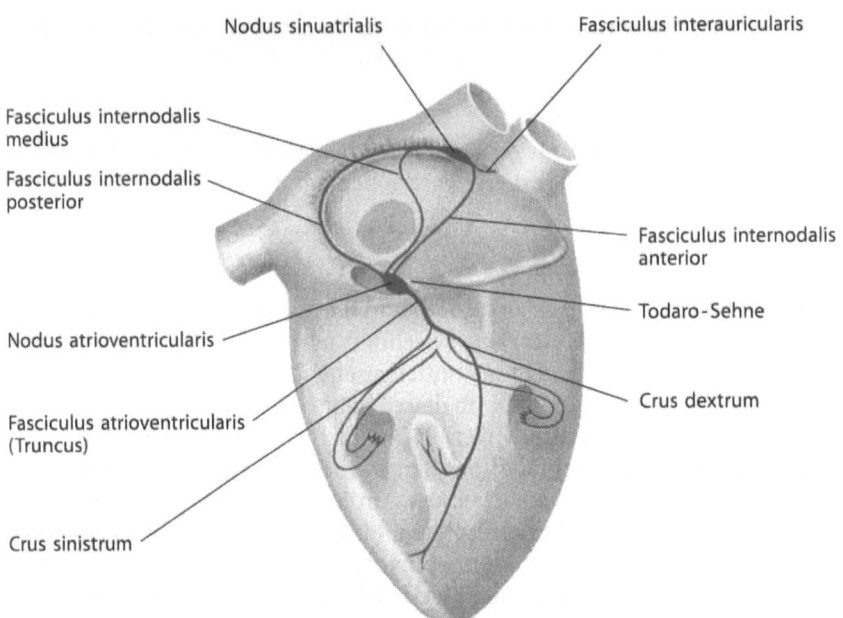

Nodus sinuatrialis

Fasciculus interauricularis

Fasciculus internodalis medius

Fasciculus internodalis posterior

Fasciculus internodalis anterior

Todaro-Sehne

Nodus atrioventricularis

Crus dextrum

Fasciculus atrioventricularis (Truncus)

Crus sinistrum

Abb. 12. Das Reizleitungssystem (Transparentschema, von rechts)

Atrioventrikutarknoten, Nodus atrioventricularis (Aschoff-Tawara-Knoten)

Er liegt an der rechten Seite des Vorhofseptums subendokardial in einem Dreieck, das von der Ansatzlinie der Cuspis septalis, der Valvula sinus coronarii und der Todaro-Sehne begrenzt wird (Koch-Dreieck).

His-Bündel, Fasciculus atrioventricularis

Es verläuft mit seinem Stamm, Truncus fasciculi atrioventricularis, vom Atrioventrikularknoten in die vordere Spitze des Koch-Dreiecks, durchsetzt dort im Bereich des Trigonum fibrosum dextrum das Herzskelett (Abb. 11) und zieht hinter der Pars membranacea septi interventricularis bis an deren unteren Rand, wo es in 2 Schenkel zerfällt, mit welchen es auf der Pars muscularis septi interventricularis reitet. Der rechte Schenkel, Crus dextrum fasciculi interventricularis, verläuft knapp unter der rechten Oberfläche des Kammerseptums in dessen Arbeitsmuskulatur zur Trabecula septomarginalis und erreicht auf diesem Wege den vorderen Papillarmuskel. Der linke Schenkel, Crus sinistrum fasciculi atrioventricularis, durchbricht das Kammerseptum an der Grenze zwischen Pars membranacea und Pars muscularis, um in 2 an der linken Seite des Kammerseptums subendokardial verlaufende Äste zu zerfallen, deren vorderer den vorderen Papillarmuskel, deren hinterer den hinteren Papillarmuskel des linken Ventrikels erreicht.

Purkinje-Fasern

Sie bilden die Endaufzweigung des Reizleitungssystems. Als feine Verästelungen der beiden Schenkel erreichen sie alle Bereiche der Arbeitsmuskulatur der beiden Kammern. Purkinje-Fasern können auch isoliert von der Arbeitsmuskulatur als „falsche Sehnenfäden" frei durch das Ventrikellumen ziehen.

Der Sinusknoten bestimmt als „Schrittmacher" den Schlagrhythmus des Herzens (60–80 Schläge/min, Sinusrhythmus). Bei Ausfall des Sinusknotens geht die Erregungsbildung vom Atrioventrikularknoten aus (40 Schläge/min, Atrioventrikularrhythmus). Fällt auch dieser aus, kann das His-Bündel die Erregungsbildung übernehmen (20 Schläge/min, Kammerrhythmus).

2.1.8 Innervation des Herzens

Trotz seiner Fähigkeit zur myogenen Erregungsbildung im Reizleitungssystem wird das Herz vom autonomen Nervensystem in seinen „Herzqualitäten" beeinflußt. Dabei wirkt der Sympathicus positiv chronotrop (Erhöhung der Schlagfrequenz), positiv inotrop (Verstärkung der Herzmuskelkraft), positiv dromotrop (Verkürzung der Überleitungszeit der Herzerregung) und positiv bathmotrop (Steigerung der Erregbarkeit). Der Parasympathicus wirkt antagonistisch.

Der Sympathicus erreicht das Herz mit Ästen des Grenzstranges, Truncus sympathicus, den Nervi cardiaci. Der N. cardiacus cervicalis superior entspringt aus dem Ganglion cervicale superius, der N. cardiacus cervicalis medius aus dem Ganglion cervicale medium, der N. cardiacus cervicalis inferior aus dem Ganglion cervicale inferius (Ganglion cervicothoracicum, Ganglion stellatum), während die Nn. cardiaci thoracici aus den obersten 4 oder 5 Ganglia thoracica des Grenzstranges hervorgehen. Die Perikarya der präganglionären Fasern liegen im Kern des Seitenhorns des Rückenmarkes, Nucleus intermediolateralis, im 1.–4. Brustsegment. Die Perikarya der postganglionären Fasern finden sich in den Grenzstrangganglien, z. T. auch im Plexus cardiacus über der Corona cordis. Afferente Fasern für die Schmerzleitung haben ihre Perikarya in den Spinalganglien der 4 oberen Thorakalnerven.

Der Parasympathicus erreicht das Herz über Äste des 10. Hirnnerven, N. vagus, die Rami cardiaci. Die Rr. cardiaci cervicales superiores gehen vom N. vagus knapp unterhalb des Ganglion inferius n. vagi (Ganglion nodosum) oder vom R. externus des N. laryngeus superior ab, die Rr. cardiaci cervicales inferiores verlassen den N. vagus oder den N. laryngeus recurrens in der Höhe der oberen Thoraxapertur, die Rr. cardiaci thoracici entstammen dem N. vagus im Mediastinum oberhalb der Lungenstiele. Die Perikarya der präganglionären Fasern liegen im Nucleus dorsalis n. vagi (Nucleus autonomicus n. vagi). Die Perikarya der postganglionären Fasern finden sich im Plexus cardiacus, aber auch in der Wand der Herzvorhöfe. Afferente Fasern für die Druckrezeption besitzen ihre Perikarya entweder im Ganglion superius n. vagi (Ganglion jugulare) oder im Ganglion inferius n. vagi (Ganglion nodosum).

Der Plexus cardiacus ist ein von den Nn. cardiaci und den Rr. cardiaci gebildetes vegetatives Nervengeflecht über der Cupula pericardii. Er umgreift den Arcus aortae hufeisenförmig von unten und enthält die Ganglia cardiaca, von welchen manchmal eines im Winkel zwischen Lig. arteriosum (Lig. Botalli) und Arcus aortae besonders gut entwickelt ist und dann als Wrisberg-Ganglion bezeichnet wird. Entlang der beiden Herzkranzarterien findet der Plexus cardiacus als Plexus coronarius dexter et sinister seine Fortsetzung. Die am Abgang der linken Herzkranzarterie und an der Vorderseite des Aortenbogens gelegenen Paraganglia supracardiaca und Paraganglia aortica enthalten vermutlich Druckrezeptoren.

2.1.9 Herzkranzarterien

Die beiden Herzkranzarterien, Aa. coronariae, entspringen aus dem Bulbus aortae, wodurch ihnen – wie allen anderen Arterien des Körperkreislaufes – 2 Mechanismen dienlich sind: Die Funktion der Aortenklappe und die Windkesselfunktion des elastischen Anfangsteiles der Aorta. Ihre Stämme verlaufen im subepikardialen Fettgewebe der Herzfurchen (Abb. 13, 14), ihre Äste dringen in das Myokard ein.

Die A. coronaria dextra entspringt aus dem Sinus aortae dexter, wendet sich unter der Spitze des rechten Herzohres im Sulcus coronarius nach rechts und folgt diesem bis zum Sulcus interventricularis posterior, in welchem sie als R. interventricularis posterior zur Herzspitze verläuft. Sie entläßt der Reihe nach den R. coni arteriosi (der mitunter als selbständige Konusarterie, A. coni arteriosi, aus dem Sinus aortae dexter entspringen kann) zum Ausströmungsteil des rechten Ventrikels; in 55% der Fälle den R. nodi sinuatrialis zum Sinusknoten, einen Ast der in 45% der Fälle aus der A. coronaria, sinistra entspringt (Abb. 15); den R. marginalis dexter, der entlang des Margo acutus der Herzspitze zustrebt; den R. nodi atrioventricularis, der dem Beginn des R. interventricularis posterior ent-

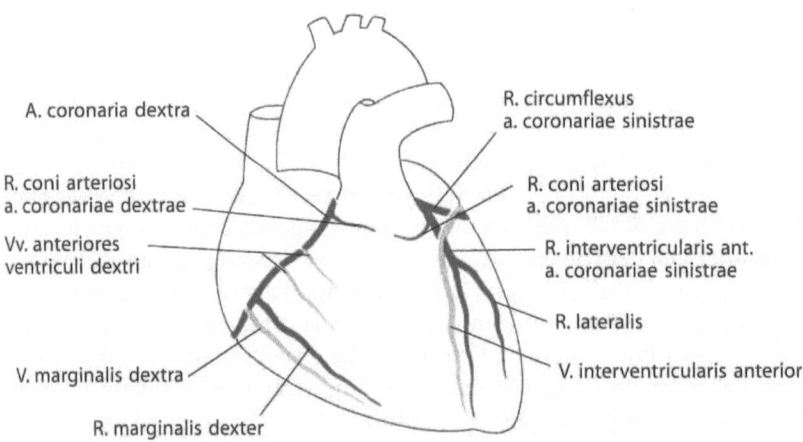

Abb. 13. Herzkranzarterien und Herzvenen an der Vorderseite des Herzens

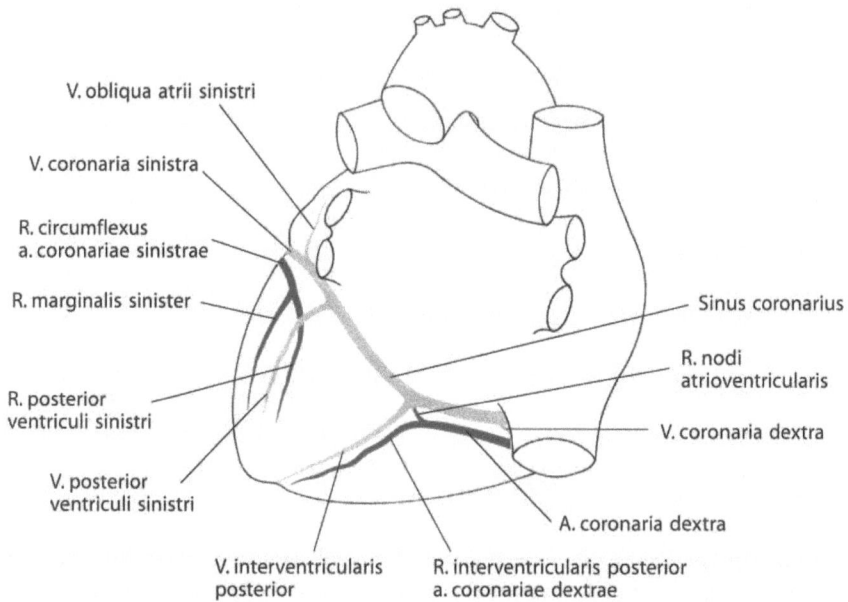

V. obliqua atrii sinistri

V. coronaria sinistra

R. circumflexus
a. coronariae sinistrae

R. marginalis sinister

R. posterior
ventriculi sinistri

V. posterior
ventriculi sinistri

V. interventricularis
posterior

R. interventricularis posterior
a. coronariae dextrae

Sinus coronarius

R. nodi
atrioventricularis

V. coronaria dextra

A. coronaria dextra

Abb. 14. Herzkranzarterien und Herzvenen an der Hinterseite des Herzens

stammt und von hinten her an den Atrioventrikularknoten herantritt; Rr. interventriculares septales, die das Kammerseptum von hinten her versorgen.

Die A. coronaria sinistra entspringt aus dem Sinus aortae sinister, verläuft mit kurzem Stamm unter der Spitze des linken Herzohres und teilt sich in einen R. interventricularis anterior, der im Sulcus interventricularis anterior zur Herzspitze zieht, und einen R. circumflexus, der um den Margo obtusus auf die Facies diaphragmatica verläuft. Der R. interventricularis anterior entsendet den R. coni arteriosi zum Ausströmungsteil des rechten Ventrikels, den R. lateralis, der dem Margo obtusus zustrebt, und Rr. interventriculares septales, die das Kammerseptum von vorne her versorgen. Der R. circumflexus entläßt in 45% der Fälle den R. nodi sinuatrialis und regelmäßig den R. marginalis sinister, der entlang des Margo obtusus der Herzspitze zustrebt, sowie den R. posterior ventriculi sinistri, der die Hinterwand des linken Ventrikels versorgt.

Die Herzkranzarterien sind funktionelle Endarterien, d. h. ihre Anastomosen reichen nicht aus, wechselseitig das Versorgungsgebiet des anderen Gefäßes zu übernehmen. Anastomosen der beiden Arterien bestehen häufig an der Hinterwand des linken Ventrikels und zwischen den beiden Konusästen. Als besondere Anastomose verbindet der in der Vorderwand beider Vorhöfe gelegene R. atrialis anastomoticus die Stämme beider Herzkranzarterien (Abb. 15).

Die Aufteilung der Versorgungsgebiete zwischen den beiden Herzkranzarterien schwankt individuell sehr stark. Bei einem ausgeprägten „Rechtstyp" reicht das Versorgungsgebiet der A. coronaria dextra bis hin zum Margo obtusus, sie kann sich auf Kosten des R. circumflexus a. coronariae sinistrae in der Hinter-

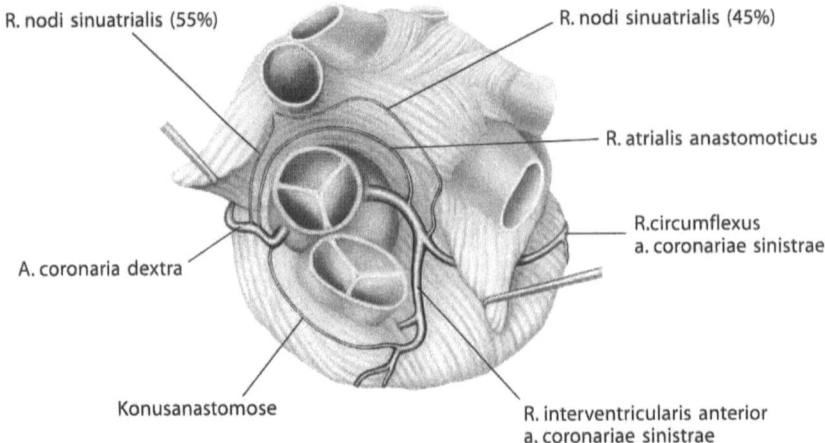

R. nodi sinuatrialis (55%)

R. nodi sinuatrialis (45%)

R. atrialis anastomoticus

R.circumflexus
a. coronariae sinistrae

A. coronaria dextra

Konusanastomose

R. interventricularis anterior
a. coronariae sinistrae

Abb. 15. Die Herzkranzarterien an der Corona cordis. (Nach Pernkopf 1989)

wand des linken Ventrikels so weit ausbreiten, daß sie den R. posterior ventriculi sinistri und sogar den R. marginalis sinister entläßt. Bei einem ausgeprägten „Linkstyp" greift das Versorgungsgebiet der A. coronaria sinistra weit auf die Hinterwand des rechten Ventrikels über, ihr R. circumflexus entläßt dann den R. interventricularis posterior.

Das Reizleitungssystem wird zum Großteil durch die A. coronaria dextra versorgt. Auf die variable Versorgung des Sinusknotens wurde oben hingewiesen. Der Atrioventrikularknoten und der Stamm des His-Bündels werden vom R. nodi atrioventricularis erreicht. Nicht selten wird das im Kammerseptum vorne gelegene Crus dextrum von den Rr. interventriculares septales des R. interventricularis anterior, also von der A. coronaria sinistra versorgt, das weiter hinten im Septum gelegene Crus sinistrum (vgl. Abb. 12) hingegen von den Rr. interventriculares septales des R. interventricularis posterior, also von der A. coronaria dextra.

2.1.10 Venen des Herzens

Wie die Stämme der Herzkranzarterien liegen auch die größeren Herzvenen, Vv. cordis, im subepikardialen Fett der Herzfurchen (Abb. 13, 14). Die meisten Venen münden mit kleinen Taschenklappen in den Sinus coronarius, der selbst eigentlich keine Vene ist, sondern ein Teil des alten Sinus. Von Herzmuskelfasern überbrückt, liegt er an der Facies diaphragmatica im Sulcus coronarius zwischen linkem Vorhof und linker Kammer und mündet knapp rechts vom Vorhofseptum von hinten her in den rechten Vorhof.

Die V. interventricularis anterior (V. cardiaca magna) verläuft im Sulcus interventricularis anterior von der Herzspitze zum Sulcus coronarius, umgreift dort als V. coronaria sinistra den Margo obtusus und mündet von links her in den

Sinus coronarius. Die V. posterior ventriculi sinistri steigt in der Hinterwand der linken Kammer entlang des Margo obtusus zum Sinus coronarius auf. Die Vena interventricularis posterior (V. cardiaca media) zieht im Sulcus interventricularis posterior von der Herzspitze zum Sulcus coronarius, um dort in den Sinus coronarius zu münden. Die V. coronaria dextra (V. cardiaca parva) verläuft im Sulcus coronarius vom Margo acutus zum Sinus coronarius, in den sie kanpp vor dessen Eintritt in den rechten Vorhof mündet.

Von der Vorderfläche des rechten Ventrikels ziehen die Vv. anteriores ventriculi dextri (Vv. cardiacae anteriores) direkt in den rechten Vorhof, mitunter aber auch in die V. coronaria dextra; die größte von ihnen, die V. marginalis dextra (V. Galeni), ist dem Margo acutus benachbart.

Die kleine V. obliqua atrii sinistri (V. Marshalli) zieht an der linken Seite des linken Vorhofes zwischen Herzohr und linken Lungenvenen von oben her in den Sulcus coronarius, wo sie als Teil des alten Sinus klappenlos in den Sinus coronarius mündet.

2.1.11 Gefäßkollateralen und Anastomosen in der Herzwand

Die in der Herzwand bestehenden vielfältigen prä- und postkapillären Gefäßverbindungen sind Anastomosen zwischen 2 Arterien, zwischen einer Arterie und einer Vene, zwischen 2 Venen, zwischen einer Arterie und einem Herzraum oder zwischen einer Vene und einem Herzraum (Abb. 16).

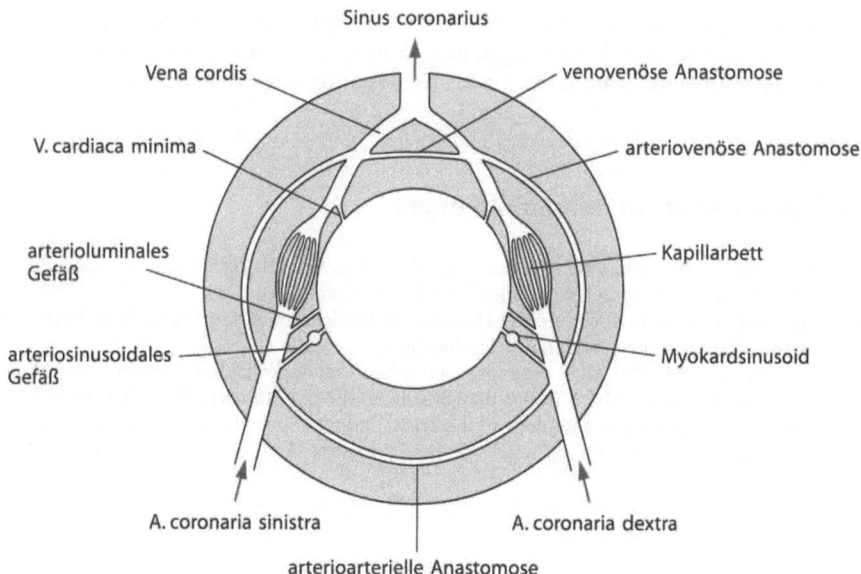

Abb. 16. Kollateralen und Anastomosen der Herzgefäße. (Nach Gould 1953 in: Barmeyer 1972)

Arterioarterielle Anastomosen finden sich sowohl zwischen den beiden Herz-kranzarterien (s. Abschn. 2.1.9) als auch zwischen den Ästen einer Herzkranz-arterie, ohne daß dadurch der Ausfall eines größeren Astes oder gar einer ganzen Arterie spontan kompensiert werden kann. Arteriovenöse Anastomosen ermög-lichen die Umgehung des Kapillarbettes, wenn das Herz im „Schongang" läuft. Venovenöse Anastomosen bieten dem venösen Blut – wie auch sonst im Körper – variable Abflußwege.

In ihrer Bedeutung ungeklärt sind vasoluminale Anastomosen, also Verbin-dungen der Herzwandgefäße mit den Herzlumina. Arterioluminale Gefäße ver-binden Arterien mit den Lumina, während arteriosinusoidale Gefäße diese Ver-bindung auf dem Umweg über knapp unter dem Endokard liegende Erweiterun-gen, Myokardsinusoide, herstellen. Vv. cardiacae minimae sind kleine Abfluß-wege venösen Blutes in alle Herzräume, vornehmlich in den rechten Vorhof. Ver-mutlich zeugen diese Verbindungen vom ehemals schwammartigen Aufbau des Herzens: Eine innere „Spongiosa", deren Reste die Mm. pectinati und die Tra-beculae carneae, aber auch die Mm. papillares, die Chordae tendineae und die Cuspides darstellen, ist zugunsten einer äußeren „Corticalis", der geschlossenen Herzwand, in individuell unterschiedlichem Ausmaß zurückgebildet worden und beschränkt sich weitgehend auf wenige funktionell bedeutsame Strukturen.

2.1.12 Lymphgefäße des Herzens

Die Lymphe des Herzens fließt aus einem subendokardialen, einem myokardia-len und einem subepikardialen Gefäßnetz in subepikardial verlaufende Lymph-gefäße ab. Größere Sammelgefäße folgen den Stämmen der Herzkranzgefäße und durchsetzen entlang der Aorta und des Truncus pulmonalis die Cupula peri-cardii, um die vor dem Aortenbogen und seinen Ästen an den Vv. brachiocepha-licae gelegenen Nodi lymphatici mediastinales anteriores zu erreichen.

Nachweis der benutzten Abbildungen

Abb. 9: Sobotta J (1982) Atlas der Anatomie des Menschen, hrsg. H. Ferner, J. Staubesand. Bd. 2, 18. Aufl. Urban & Schwarzenberg, München Wien Baltimore
Abb. 10: Tandler J (1913) Anatomie des Herzens. In: Bardeleben K von (Hrsg) Handbuch der Anatomie des Menschen, Bd 3, 1. Abt. Fischer, Jena
Abb. 15: Pernkopf E (1989) Atlas der topographischen und angewandten Anatomie des Men-schen, hrsg. W. Platzer. Bd 2, 3. Aufl. Urban & Schwarzenberg, München Wien Baltimore
Abb. 16: Gould SE (1953) The pathology of the heart. Thomas, Springfield [Zit. nach Barmeyer J (1972) Physiologie und Pathophysiologie interkoronarer Anastomosen. Mat Med Nordm 24:237–246]

2.2 Das koronare Gefäßendothel*

R. R. Wenzel, G. Noll, T. F. Lüscher

Die Koronarzirkulation wird von verschiedenen Systemen beeinflußt, deren Gleichgewicht unter pathophysiologischen Bedingungen gestört sein kann. Hierzu gehören das sympathische Nervensystem, zirkulierende Hormone und lokale, am Gefäß agierende Faktoren. Die entscheidende Bedeutung der lokalen Regulationsmechanismen von Gefäßendothel und glatten Gefäßmuskelzellen wurde erst in den letzten Jahren erkannt. Durch seine strategisch wichtige Lage zwischen Blut(produkten) und der glatten Gefäßmuskelzellschicht spielt das Gefäßendothel eine zentrale Rolle bei der Modulierung von Gefäßtonus und -wachstum sowie bei der Abwehr potentiell schädlicher Einflüsse. Damit ist das Gefäßendothel aber auch besonders stark diesen Einflüssen, wie z. B. Lipoproteinen und mechanischen Stimuli („Stretch") ausgesetzt. Eine wichtige Rolle spielt das Endothel bei der Modulation des Gefäßtonus, der Thrombozytenaggregation, der Gerinnung und der Monozytenadhäsion.

Das Gefäßendothel bildet sowohl vasokonstriktorische wie vasodilatatorische Substanzen. Zudem wird unter physiologischen Bedingungen die Thrombozytenaggregation und Monozytenadhäsion gehemmt; auch besteht bei intaktem Gefäßendothel ein Übergewicht von Faktoren, welche die Proliferation und Migration glatter Gefäßmuskelzellen hemmen. Bei verschiedenen kardiovaskulären Erkrankungen kommt es zu einem Ungleichgewicht dieser Mechanismen.

Die zahlreichen Aufgaben der Gefäßwand unter physiologischen und pathophysiologischen Bedingungen werden in den folgenden Abschnitten besprochen.

2.2.1 Endothelabhängige Vasodilatation

Verschiedene Faktoren wie Neurotransmitter, Hormone und von Thrombozyten freigesetzte Substanzen wie auch die Gerinnungskaskade können zu einer endothelabhängigen Vasodilatation führen (Abb. 1) [12, 17, 35]. Außerdem können durch das zirkulierende Blut hervorgerufene Scherkräfte eine endothelabhängige Dilatation verursachen; dieser Mechanismus ist insbesondere bei körperlicher

* Die in diesem Beitrag beschriebenen Originaluntersuchungen der Autoren wurden vom Schweizerischen Nationalfonds (32-32541.91, 32-32655.91), SCORE (32-35591.92) und durch ein Stipendium der Deutschen Forschungsgemeinschaft (René R. Wenzel, We 1772/1-1) unterstützt. Die Autoren danken Amanda de Sola Pinto für die ausgezeichnete Mithilfe bei der Erstellung des Manuskripts.

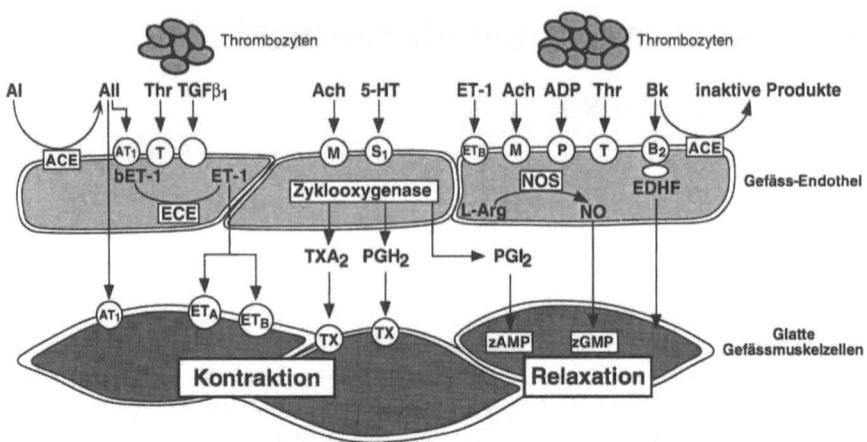

Abb. 1. Vom Endothel gebildete vasoaktive Substanzen: Das Endothel bildet vasodilatierende (*rechts*) und vasokontrahierende (*links*) Faktoren. *AI/AII* Angiotensin I/II, *ACE* Angiotensin-converting-Enzym, *Ach* Acetylcholin, *ADP* Adenosindiphosphat, *L-Arg* L-Arginin, *Bk* Bradykinin, *ECE* Endothelin-converting-Enzym, *EDHF* vom Endothel stammender hyperpolarisierender Faktor, *bET* Big-Endothelin, *ET* Endothelin, *5-HT* Serotonin, *M* muskarinischer Rezeptor, *PGH2* Prostaglandin H2, *PGI$_2$* Prostacyclin, *S1* Serotonin, *T* Thrombinrezeptor, *TGF$_{\beta 1}$* Transforming-growth-Faktor β_1, *Thr* Thrombin, *TX* Thromboxanrezeptor, *TXA2* Thromboxan A2. (Mod. nach Lüscher u. Noll [34]))

Belastung und anderen blutdrucksteigernden Situationen wichtig. Der Mediator all dieser Antworten ist eine sehr kurzlebige Substanz (Halbwertszeit: wenige Sekunden), die im amerikanischen Sprachgebrauch EDRF („Endothelium-derived-relaxing-Faktor") genannt wird [17] und als Stickstoffmonoxid („nitric oxide"; NO) identifiziert wurde [6]. Heute weiß man, daß NO aus L-Arginin durch Oxidation des Guanidinnitrogenendes gebildet wird [6]. Diese Reaktion wird durch das Enzym NO-Synthase (NOS) vermittelt, welches unter Ruhebedingungen exprimiert wird und in verschiedenen Isoformen in Endothelzellen, Thrombozyten, Makrophagen, glatten Gefäßmuskelzellen und dem Gehirn vorkommt [6]. In Endothelzellen wird die Expression des NO-Synthasegens (sog. „endothelial NOS" oder „eNOS") durch Scherkräfte und Östrogene verstärkt. Andererseits wird die Aktivität des Enzyms durch zirkulierende Substanzen, insbesondere durch die Aminosäure „asymetrisches Dimethylarginin" (ADMA) gehemmt, die vermehrt in Patienten mit Niereninsuffizienz gefunden wurde [64].

Außerdem findet man in glatten Gefäßmuskelzellen, dem Gefäßendothel und Makrophagen eine induzierbare Form der NO-Synthase [74]. Dieses Enzym ist kalziumunabhängig und in der Lage, große Mengen NO zu bilden. Seine Expression wird durch Zytokine wie Endotoxin, Interleukin-1 β und Tumornekrosefaktor (TNF) induziert; man findet diese Isoform des Enzyms deshalb v. a. in Entzündungsprozessen und beim Endotoxinschock.

Die Bildung von NO kann pharmakologisch durch eine falsche, dem L-Arginin ähnliche Aminosäure, dem L-N^G-Monomethylarginin (L-NMMA) oder L-Nitroargininmethylesther (L-NAME) gehemmt werden, welches an der katalytischen

Stelle der NO-Synthase zu einer kompetitiven Hemmung führt (Abb. 1) [49, 74, 79]. In isolierten Arterien führen diese Hemmer der NO-Synthase zu einer endothelabhängigen Kontraktion. In isolierten, perfundierten Herzen reduzieren diese Substanzen den koronaren Blutfluß. Die intraarterielle Infusion von L-NMMA in die menschliche Armarterie erhöht den peripheren Widerstand in diesem Bereich [63]. Die systemische (i.v.-)Gabe von L-NMMA führt zu einem langanhaltenden Blutdruckanstieg [47]. Diese Untersuchungen haben bewiesen, daß unter physiologischen Bedingungen eine basale Freisetzung von NO aus dem Gefäßendothel für eine kontinuierliche Vasodilatation verantwortlich ist. Die intrazellulären Mechanismen, mit denen NO die Vasodilatation in glatten Gefäßmuskelzellen verursacht, bedingen die Bildung von zyklischem 3–5-Guanosinmonophosphat (zGMP) durch Katalyse der sog. löslichen Guanylyclase (Abb. 1) [46].

NO wird sowohl luminal wie auch abluminal freigesetzt; luminal kommt es zu einer Interaktion mit Blutzellen und Proteinen (Abb. 1). Einige Plasmaproteine, wie z. B. Albumin, werden nitrosyliert und fungieren möglicherweise als zirkulierender NO-Speicher. In Thrombozyten führt die Zunahme von intrazellulärem zGMP zu einer Abnahme der Adhäsion und Aggregation der Thrombozyten, andererseits haben Thrombozyten selber einen L-Arginin-NO-Stoffwechsel, der ihre Aggregationseigenschaften reguliert. Thrombozyten setzen außerdem Substanzen wie z. B. Adenosindiphosphat (ADP), Adenosintriphosphat (ATP) sowie Serotonin frei; diese Substanzen erhöhen die Freisetzung von NO und Prostacylin aus Gefäßendothelzellen (Abb. 1) [10, 46, 80]. Außerdem stimuliert Thrombin, das wichtigste Enzym in der Gerinnungskaskade, die Bildung von NO aus dem Gefäßendothel [37]. Dieser Mechanismus gewährleistet unter physiologischen Bedingungen, daß an Stellen, wo es zu einer Aktivierung der Thrombozyten und der Gerinnungskaskade kommt, vom intakten Gefäßendothel sofort NO freigesetzt wird, das zu einer Vasodilatation und Hemmung der Thrombozytenaggregation führt und somit der Thrombusbildung und einer Vasokonstriktion entgegenwirkt.

Scherkräfte, Hypoxie und andere Substanzen führen zur Freisetzung von Prostacyclin aus Gefäßendothelzellen, was wiederum zur Bildung von NO führt. Prostacyclin steigert die zAMP-Speicher in glatten Gefäßmuskelzellen und Thrombozyten [40]. Die hemmende Wirkung von Prostacyclin auf die Thrombozyten ist vermutlich viel wichtiger als die Freisetzung von NO. In Thrombozyten wirken NO und Prostacyclin synergistisch, indem sie die Thrombozytenaggregation hemmen; vermutlich ist das Vorhandensein beider Mediatoren für eine vollständige Hemmung der Thrombozytenaggregation von Bedeutung. Die Koronarzirkulation hat bezüglich der endothelabhängigen Relaxation eine besondere Stellung, da nicht jede endothelabhängige Vasodilatation durch Hemmer des L-Arginin-NO-Stoffwechsels gehemmt werden kann. Diese NO-unabhängige Vasodilatation ist in intramyokardialen Gefäßen sogar noch stärker ausgeprägt [62]. Da glatte Gefäßmuskelzellen unter diesen Bedingungen hyperpolarisiert werden, wurde ein endothelabhängiger hyperpolarisierender Faktor (EDHF) postuliert, dessen chemische Struktur bis heute noch unklar ist (Abb. 1) [65]. Es könnte sich hierbei um ein Produkt des Cytochrom-P_{450}-Stoffwechsels handeln, aber das „C-Typ-natriuretische Peptid" (CNP) kommt ebenfalls in Frage.

2.2.2 Endothelabhängige Vasokonstriktion

Bald nach der Entdeckung der endothelabhängigen Vasodilatatoren wurde klar, daß Endothelzellen auch zu einer Vasokonstriktion führen können, zumindest unter gewissen Bedingungen (Abb. 1) [13, 35, 65]. Die wichtigsten vom Gefäßendothel gebildeten Vasokonstriktoren sind das aus 21 Aminosäuren bestehende Peptid Endothelin, vasokontrahierende Prostanoide wie Thromboxan A_2 und Prostaglandin H_2, sowie die Komponenten des Renin-Angiotensinsystems. Man kennt 3 Isoformen von Endothelin: Endothelin-1, Endothelin-2 und Endothelin-3. Diese Isoformen kommen bei verschiedenen Lebewesen bevorzugt vor. Die menschlichen Endothelzellen produzieren in erster Linie Endothelin-1 [76]. Die Entstehung von Endothelin erfolgt über mehrere Schritte: Nach der Translation der Botenribonukleinsäure (mRNA) wird Big-Endothelin gebildet. Aus Big-Endothelin entsteht durch Katalyse mehrerer Endothelin-converting-Enzyme (ECE) die Endform, nämlich das Endothelin-1. Bisher wurden 2 Isoformen des Endothelin-converting-Enzyms kloniert [43, 75]. Die Expression der Endothelin-mRNA und die Freisetzung des Peptids wird durch Thrombin, Transforming-growth-Faktor-β_1 (TGF$_{\beta 1}$), Interleukin-1, Adrenalin, Angiotensin II, Argininvasopressin, Kalzium-ionophor und Phorbolester stimuliert (Abb. 1) [4, 76]. In vivo hat Endothelin in niedrigen Dosierungen eine leichte und kurz andauernde vasodilatatorische Wirkung, während höhere Konzentrationen zu einer lang anhaltenden und ausgeprägten Vasokonstriktion führen [4, 23, 76]. Diese vasokonstriktorische Wirkung von Endothelin führt im Herzen unter pathophysiologischen Bedingungen möglicherweise zur Ischämie, was wiederum Rhythmusstörungen und im Extremfall den Tod zur Folge haben kann. Die intramyokardialen Gefäße sind empfindlicher auf die vasokonstriktorischen Effekte von Endothelin-1 als die epikardialen Koronararterien; dies zeigt, daß Endothelin-1 in der koronaren Zirkulation eine wichtige Rolle bei der Steuerung des Blutflusses hat.

Unter physiologischen Bedingungen sind die Plasmaspiegel von Endothelin sehr niedrig. Das liegt u. a. daran, daß mehr als 60 % des Peptids abluminal sezerniert werden [66]. Außerdem wird – da unter physiologischen Bedingungen die wichtigsten Stimuli für die Produktion von Endothelin fehlen – wenig Endothelin gebildet. Auch scheinen wirksame endothelinhemmende Mechanismen unter diesen Bedingungen vorzuliegen. Die wichtigsten hemmenden Mechanismen der Bildung von Endothelin sind 1) eine zGMP-abhängige Hemmung [4], 2) eine zAMP-abhängige Hemmung [82] und 3) ein hemmender Faktor, der von glatten Gefäßmuskelzellen gebildet wird [56]. Nach Hemmung des endothelialen L-Arginin-NO-Stoffwechsels findet man eine stärkere thrombin- oder angiotensininduzierte Endothelinproduktion [4]. Allerdings verhindern Nitrate und atriales natriuretisches Peptid (ANP), welche die Guanylylcyclase aktivieren, die Thrombin-induzierte Freisetzung von Endothelin über eine zGMP-abhängigen Mechanismus. Zudem kann Endothelin zur Freisetzung von NO und Prostacyclin von Endothelzellen führen, was wiederum, im Sinne eines negativen Regelkreises, die Bildung von Endothelin im Gefäßendothel und somit seine vasokonstriktorische Wirkung auf die glatte Gefäßmuskelzelle hemmt.

Es existieren mindestens 2 Endothelinrezeptoren: Der ET_A- und der ET_B-Rezeptor [1, 50]. Beide Rezeptoren sind G-Protein-gebundene Rezeptoren mit 7 transmembranen Domänen. Die Rezeptoren sind an die Phospholipase C und die Proteinkinase C gebunden. Endothelzellen exprimieren v. a. den ET_B-Rezeptor, der zur Bildung von NO und Prostacyclin führt; dies erklärt die vorübergehende vasodilatatorische Wirkung von Endothelin, die von einem intakten Gefäßendothel abhängig ist. In Gefäßmuskelzellen findet man vor allem ET_A-Rezeptoren, die zu einer potenten Vasokonstriktion führen. Es finden sich aber zumindest in gewissen Gefäßen auch ET_B-Rezeptoren [51]. In den letzten Jahren wurden von verschiedenen Forschungsgruppen Moleküle entwickelt, die in vitro die Wirkung von Endothelin am Rezeptor hemmen können [69]; einige dieser sog. Endothelinantagonisten wurden in ersten Studien bei gesunden Probanden und auch schon bei gewissen pathophysiologischen Fragestellungen eingesetzt [70, 71]. Verschiedene Agonisten (Arachidonsäure, Acetylcholin, Histamin und Serotonin) führen zu einer endothelabhängigen Vasokonstriktion, die thromboxan-A_2- oder prostaglandin-H_2-vermittelt ist (Abb. 1) [35]. Thromboxan A_2 und Prostaglandin H_2 aktivieren den Thromboxanrezeptor in glatten Gefäßmuskelzellen und in Thrombozyten und wirken so den Effekten von NO und Prostacyclin in diesen Fällen entgegen. Außerdem führt die Aktivierung dieses sog. „Cyclooxygenasestoffwechsels" zur Bildung von Superoxidanionen, die NO inaktivieren können (Abb. 1). Diese Superoxidanionen haben aber zusätzlich noch einen direkten vasokonstriktorischen Effekt.

Schließlich wird im Gefäßendothel die Aktivität des Renin-Angiotensin-Systems reguliert. Das Angiotensin-converting-Enzym (ACE), welches die Bildung von Angiotensin II aus Angiotensin I katalysiert, wird von der Membran der Endothelzellen exprimiert (Abb. 1) [41]. Das Angiotensin-converting-Enzym baut außerdem Bradykinin ab, welches eine vasodilatatorische Wirkung hat. Ob diese oben genannten Komponenten des Renin-Angiotensin-Systems tatsächlich in Endothelzellen gebildet werden, ist heute noch unklar. Jedenfalls kann Angiotensin II unabhängig von seiner Herkunft endotheliale Angiotensinrezeptoren aktivieren. Diese Rezeptoren führen zur vermehrten Bildung von Endothelin und möglicherweise auch von anderen Mediatoren wie z. B. dem Hemmer der Plasminogenaktivierung (Plasminogen-aktivator-Inhibitor-1, PAI-1).

2.2.3 Einfluß des Gefäßendothels auf die Gefäßwandstruktur

Die Strukturen der kardialen Gefäßwände, aber auch aller anderen Kreislaufareale, werden entscheidend von endothelabhängigen Faktoren beeinflußt. So führt das Entfernen des Endothels – z. B. mechanisch, im Rahmen einer Ballonkathetererweiterung – zur sofortigen Ablagerungen von Thrombozyten und Leukozyten; nach Tagen bis Wochen kommt es zu einer Intimahyperplasie an der Stelle der Endothelschädigung [3]. Somit steuert das Gefäßendothel auch die Struktur der Gefäßwand und verhindert unkontrolliertes Wachstum der glatten Gefäßmuskelzellen (Abb. 2). Eine Störung der Gefäßendothelfunktion ist somit ein wichtiger Faktor bei der Atherosklerose, der Restenose und der arteriellen

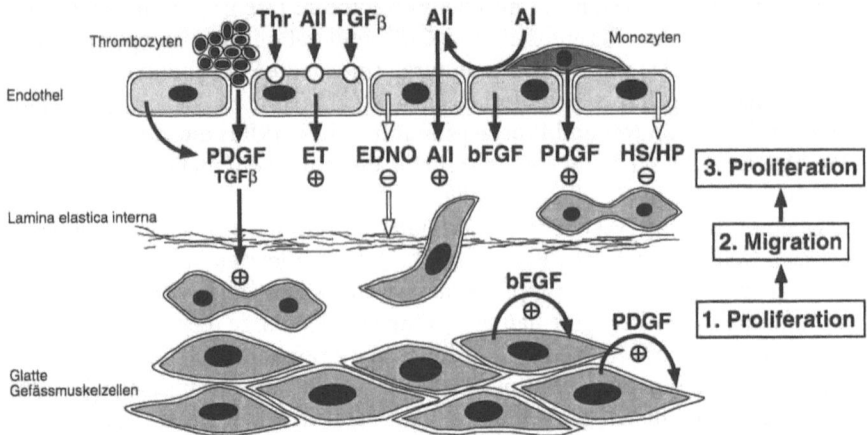

Abb. 2. Beeinflussung der Gefäßstruktur durch das Gefäßendothel: Unter physiologischen Bedingungen überwiegen die hemmenden Einflüsse des Gefäßendothels auf die Migration und Proliferation glatter Gefäßmuskelzellen. Ist die Endothelfunktion gestört, so haften Thrombozyten und Monozyten an der Gefäßwand, wodurch Wachstumsfaktoren aus diesen Zellen sowie aus dem Gefäßendothel freigesetzt werden. *AI/II* Angiotensin I/II, *EDNO* vom Endgothel gebildetes NO, *ET* Endothelin, *PDGF* Platelet-derived-growth-Faktor, *TGFβ* Transforming-growth-Faktor β, *bFGF* Basic fibroblast-growth-Faktor, *HS/HP* heparinartige Substanzen, *Thr* Thrombin. (Mod. nach Lüscher u. Noll [34])

Hypertonie. Der Einfluß der Endothelzellen auf die Gefäßwandstruktur kann sowohl indirekt als auch direkt erfolgen. So hemmen NO und Prostacyclin direkt das Anhaften von Thrombozyten an die Gefäßwand. In Gefäßabschnitten, in denen das Gefäßendothel defekt oder nicht mehr vorhanden ist, können sich Thrombozyten an die Gefäßwand anlagern und nicht nur – über die Freisetzung von Thromboxan und Serotonin – zu einer Vasokonstriktion führen, sondern auch – über die Freisetzung von einem Wachstumsfaktor („platelet-derived growth factor", PDGF) – die Proliferation und Migration von glatten Gefäßmuskelzellen fördern [49]. Außerdem verhindert NO das Anhaften von Monozyten an das Gefäßendothel, ein entscheidender Faktor für die Bildung atherosklerotischer Plaques und für die Freisetzung von Wachstumsfaktoren und Zytokinen.

Endothelzellen produzieren sowohl Faktoren, die das Wachstum glatter Gefäßmuskelzellen stimulieren, wie auch solche, die einen eher die Proliferation und Migration hemmenden Einfluß ausüben. Man vermutet, daß unter physiologischen Bedingungen der hemmende Einfluß des Endothels überwiegt und daher die Zellen der Gefäßwand nicht proliferieren (Abb. 2). Heparansulphat, NO und Transforming-growth-Faktor-β_1 (TGF$_{\beta1}$) sind potente Hemmer von Migration und Proliferation glatter Gefäßmuskelzellen [2, 8, 18]. Allerdings können die Endothelzellen unter gewissen Bedingungen verschiedene Wachstumsfaktoren produzieren, insbesondere den Platelet-derived-growth-Faktor (PDGF) sowie deb Epidermal-growth-Faktor (EGF, Abb. 2) [14, 20]. Diese Faktoren spielen bei Erkrankungen wie z. B. der Atherosklerose eine pathogenetische Rolle; hierbei ist zwar das Gefäßendothel noch intakt, trägt aber möglichweise dazu bei, daß proliferative Reize entstehen.

2.2.4 Rolle des Gefäßendothels bei kardiovaskulären Erkrankungen

Das Gefäßendothel ist durch seine anatomische Position der Teil der Gefäßwand, der am meisten mechanischen Kräften, Hormonen und schädlichen Substanzen im Blut ausgesetzt ist. Morphologische Untersuchungen haben gezeigt, daß die Gefäßendothelzelle ihr Erscheinungsbild mit dem Alter und bei verschiedenen Erkrankungen verändert; so nehmen Dichte und Zellumsatz zu, die Größe der Endothelzellen ist heterogener, und die Zellen ragen deutlich in das Gefäßlumen herein. Allerdings kommt es erst in sehr fortgeschrittenen Stadien der Atherosklerose und bei Plaqueruptur zum vollständigen Verlust der Endothelzellschicht. Fast immer gehen diese äußerlichen Veränderungen der Endothelzellen mit funktionellen Störungen einher; zudem kommt es zur „Intimaverdickung und Anhäufung von weißen Blutzellen in Gefäßmuskelzellen und Fibroblasten sowie zur Ablagerung von Zellmatrix.

Alter

Alle kardiovaskulären Erkrankungen nehmen mit dem Alter zu, selbst wenn die heute bekannten kardiovaskulären Risikofaktoren fehlen. Dies weist darauf hin, daß Altern an sich schon die Funktion der Gefäße beeinflußt. Die meisten diesbezüglich durchgeführten Untersuchungen zeigen, daß die endothelahängige Relaxation allein durch den Alterungsprozeß abnimmt. In der menschlichen Koronarzirkulation nimmt die durch Acetylcholin induzierte Zunahme des koronaren Blutflusses mit dem Alter ab [83]. Es ist derzeit unklar, ob diese Veränderungen mit einer Störung der muskarinischen Rezeptoren und ihres zellulären Übertragungsmechanismus zustande kommen, oder ob vielmehr der NO-Stoffwechsel selber betroffen ist (verminderte Aktivität der NO-Synthase und/oder gesteigerter Abbau von NO, z. B. gesteigerte Aktivität der Superoxiddismutase).

Einige Untersuchungen fanden eine Zunahme der Endothelinproduktion im Alter. Die vaskuläre Reagibilität auf Endothelin nimmt hingegen in den meisten Gefäßen mit dem Alter ab, möglicherweise durch eine verminderte Rezeptordichte. Über die antithrombotischen und antiproliferativen Eigenschaften des Gefäßendothels im Alter weiß man bis heute wenig.

Hypertonie

Die gestörte Endothelfunktion bei arterieller Hypertonie trägt möglicherweise zum erhöhten peripheren Widerstand und zu den Gefäßkomplikationen dieser Erkrankung bei. Die meisten Hypertoniemodelle zeigen, daß ein erhöhter Blutdruck zu einer Abnahme der endothelabhängigen Relaxation führt [35]. Diese Störung ist in einigen Blutgefäßen stärker aufzufinden als in anderen; die Schwere der endothelabhängigen Relaxation ist direkt proportional zur Schwere der Hypertonie. Somit scheint diese Störung eher eine Folge als eine Ursache der Hypertonie zu sein. Bei Patienten mit Hypertonie führt die intrakoronare Gabe von Acetylcholin zu einer paradoxen Vasokonstriktion. Die endothelabhängige Relaxation ist nach intraarterieller Injektion von Acetylcholin in die Unterarmzirkulation von Patienten mit Hypertonie sowie in den Koronarkreislauf mit einer Ausnahme in allen bisher publizierten Studien vermindert [9, 29, 45, 57].

Je nach Modell der Hypertonie unterscheiden sich die Mechanismen der Störung der Endothelfunktion. So findet man im Modell der spontanen hypertensiven Ratte eine deutliche Zunahme der NO-Synthase, die jedoch unwirksam ist, möglicherweise aufgrund eines gesteigerten Abbaus von NO (Abb. 3). Außerdem bildet das Gefäßendothel von spontan hypertensiven und REN-2 transgenen Ratten vermehrt Prostaglandin H_2, welches die Wirkung von NO in den glatten Gefäßmuskelzellen und den Thrombozyten vermindert [25, 35]. Ob die in Tiermodellen beschriebenen Veränderungen auch beim Menschen auftreten, ist unklar. Allerdings steigert die intraarterielle Infusion des Cyclooxygenasehemmers Indomethacin in den Unterarmkreislauf von Patienten mit essentieller Hypertonie die vasodilatierende Wirkung von Acetylcholin]57]. Im Modell der salzinduzierten Hypertonie (Ratte) wird vermutlich weniger NO gebildet (Abb. 3) [36]. Die Plasmaspiegel von Endothelin sind bei den meisten Patienten mit arterieller Hypertonie im Normbereich, außer wenn ein Nierenversagen oder eine ausgeprägte Atherosklerose vorliegt. Dennoch besteht die Möglichkeit einer gesteigerten lokalen Bildung von Endothelin, da mehr als 60 % dieses Peptides abluminal sezerniert werden [66]; somit können lokal erhöhte Endothelinspiegel vorkommen, ohne daß notwendigerweise die Plasmaspiegel des Peptides erhöht sind. Bei spontan hypertensiven Ratten findet man eine verminderte vaskuläre Endothelinbildung, während bei hypertonen DOCA- (Deoxykortikosteronacetat-) Salzratten die vaskuläre Endothelinbildung vermehrt ist [26].

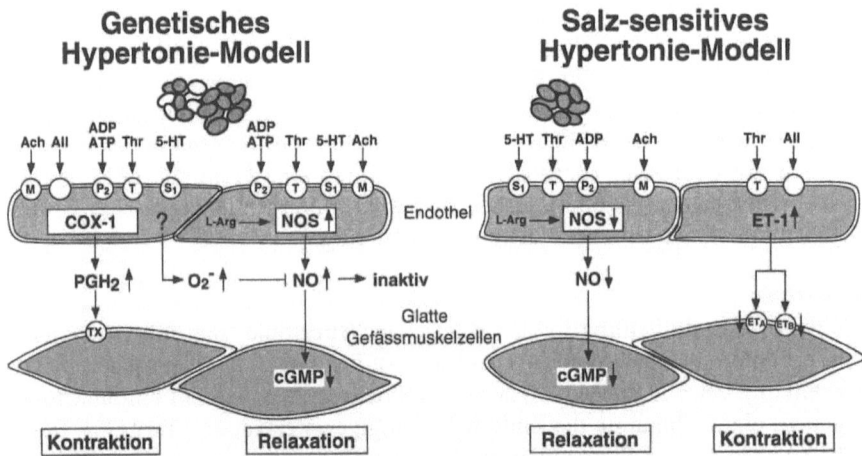

Abb. 3. Unterschiedliche Dysfunktion des Endothels bei arterieller Hypertonie: Bei spontan hypertensiven Ratten (SHR; *links*) findet man eine erhöhte NO-Syntheseaktivität, während die biologische Aktivität von NO, vermutlich aufgrund eines gesteigerten Abbaus, vermindert ist. Außerdem ist die Bildung von Thromboxan A_2 (*TXA$_2$*) und Prostaglandin H_2 (*PGH$_2$*) über die Cyclooxygenase (*COX-1*) vermehrt. Hingegen ist in der salzinduzierten Hypertonie (DAHL-Ratten, SABRA-Ratten, DOCA-Salzyhypertonie, *rechts*) die Bildung von NO vermindert, während kein Thromboxan oder Prostaglandin H_2 gebildet wird. Die Endothelinbildung ist bei der DOCA-Salzhypertonie nicht, hingegen bei spontan hypertensiven Ratten vermehrt. Abkürzungen wie Abb. 1. (Mod. aus Lüscher u. Noll [34])

Hyperlipidämie und Arteriosklerose

Die endothelabhängige Vasodilatation ist bei arterieller Hypertonie und Arteriosklerose vermindert [21]. Vermutlich spielen Low-density-Lipoproteine (LDL) hierbei eine wichtige Rolle. Setzt man isolierte Koronararterien oxydiertem LDL (Ox-LDL) aus, so wird die endothelabhängige Dilatation nach Stimulation mit Serotonin aus aggregierenden Thrombozyten oder Thrombin gehemmt, während die Antwort auf Bradykinin unverändert ist [60]. Mit nativem, d.h. nicht oxydiertem LDL läßt sich dagegen dieses Phänomen nicht auslösen. Dies könnte darauf hinweisen, daß antioxidativ wirkende Substanzen auch beim Menschen möglicherweise vasoprotektiv wirken [55]. Untersuchungen in der Sekundärprävention bei Patienten nach akutem Myokardinfarkt, die eine Vitamin-C- und α-Linolensäure-reiche Diät erhielten, sind vielversprechend; die Überlebensrate dieser Patienten war jedenfalls gegenüber der Kontrollgruppe nach der 5jährigen Beobachtungszeit deutlich besser [31].

Eine ähnliche Verminderung der vasodilatorischen Antwort kann mit Pertussistoxin oder einem Hemmer der NO-Synthase erreicht werden; dies zeigt, daß die Störung im Bereich des L-Argininstoffwechsels aufgrund eines Defektes G_i-Protein-gekoppelter Rezeptoren zustande kommt (Abb. 4) [54, 60]. Exogenes L-Arginin verbessert die durch oxidiertes LDL gestörte endothelabhängige Dilatation oder stellt sie sogar vollständig wieder her; dies weist darauf hin, daß möglicherweise intrazellulär zu wenig L-Arginin vorhanden ist. Der aktive Bestandteil von LDL scheint Lysolecithin zu sein, welches die meisten der Wirkungen von LDL hervorrufen kann. An Koronararterien von hypercholesterinämischen Schweinen konnte gezeigt werden, daß selektiv eine endothelabhängige Dys-

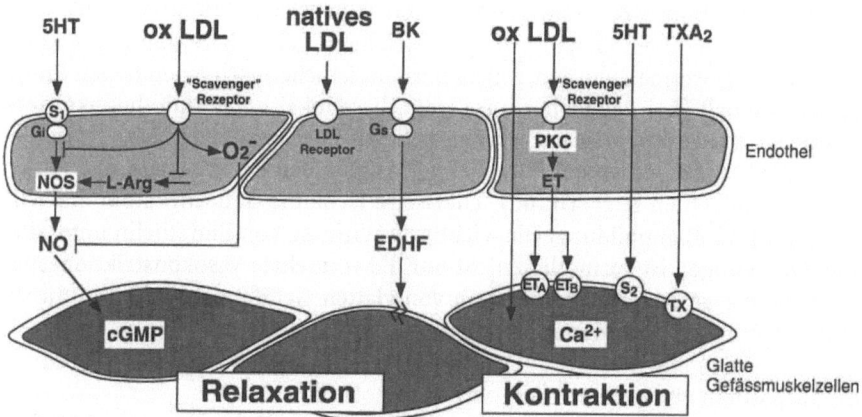

Abb. 4. Gestörte Endothelfunktion bei Hyperlipidämie und Atherosklerose: Die wichtigsten Mediatoren sind oxidiertes LDL, welches durch Aktivierung eines sog. „Scavenger-Rezeptors" die Aktivität des L-Arginin-NO-Stoffwechsels verschlechtert. Die Ursachen sind möglicherweise eine Inaktivierung von Gi-Proteinen, eine verminderte Verfügbarkeit von L-Arginin und/oder ein vermehrter Abbau von NO durch Superoxidradikale (O_2-). Oxidiertes LDL stimuliert zusätzlich die Endothelinexpression und -bildung über Proteinkinase C (PkC). Abkürzungen wie Abb. 1. (Mod. aus Lüscher u. Noll [34])

funktion der Vasodilatation auf Stimuli wie Serotonin, aggregierende Thrombozyten und Thrombin besteht. In fortgeschrittenen Stadien der Atherosklerose tritt dann jedoch eine generalisierte endotheliale Dysfunktion auf. Studien in der Aorta hypercholesterinämischer Kaninchen weisen darauf hin, daß die Bildung von NO nicht vermindert, sondern vielmehr deutlich erhöht ist; allerdings wird NO über Superoxydradikale, die vom Endothel gebildet werden, inaktiviert (Abb. 4) [39]. Ähnliche Beobachtungen wurden in Kaninchen mit voll ausgeprägter Atherosklerose gemacht. Unter beiden Bedinungen findet man eine deutliche Reduktion der biologischen Aktivität von NO. Dies wurde auch durch Bioassayuntersuchungen an Koronararterien hypercholesterinämischer Schweine bestätigt [52].

Endothelin spielt eine wichtige Rolle in der Atherosklerose der Gefäße. Zumindest findet man eine gesteigerte Bildung von Endothelin in der Gefäßwand bei Hyperlipidämie und Atherosklerose, die Plasmaspiegel des Peptides sind bei dieser Erkrankung ebenfalls erhöht und korrelieren mit dem Ausmaß der beteiligten Gefäßareale (Abb. 4) [27]. Hingegen ist die Rezeptorexpression von Endothelinrezeptoren vermindert [73]. Ein möglicher Reiz für die gesteigerte Endothelinbildung sind wiederum Low-density-Lipoproteine (LDL), welche die Expression des Endothelingens steigern und die Freisetzung des Peptides von Endothelzellen sowohl beim Schwein wie auch beim Menschen erhöhen (Abb. 4) [5]. Da diese Effekte spezifisch für oxidiertes LDL sind und mit nativem LDL nicht auftreten, ist vermutlich der Oxidationsprozeß, wie man ihn in der Atherosklerose beim Menschen vorfindet, sehr wichtig. Neben den Endothelzellen produzieren auch glatte Gefäßmuskelzellen Endothelin, insbesondere jene Zellen, die während des atherosklerotischen Prozesses in die Intima hineinwandern [27]. Endothelin wird durch Wachstumsfaktoren wie PDGF (Platelet-derived-growth-Faktor) und TGF$_{\beta 1}$ (Transforming-growth-Faktor-β_1) und Vasokonstriktoren wie Argininvasopressin aus kultivierten glatten Gefäßmuskelzellen freigesetzt [19]. Vor allem instabile Plaques, welche mittels Atherektomie aus Koronararterien gewonnen wurden, zeigen immunhistochemisch einen hohen Endothelin-1-Gehalt [84]. Möglicherweise trägt diese lokal hohe Endothelinkonzentration in atherosklerotischen Koronargefäßen zur pathologisch erhöhten Gefäßreagibilität bei Patienten mit instabiler Angina bei. Bei Patienten mit akuten Koronarsyndromen triggern möglicherweise Ischämie und Thrombin die Wirkung der Endothelinbildung. Die wichtigste Wirkung von Endothelin unter diesen Bedingungen ist vermutlich nicht nur die vermehrte Vasokonstriktion, sondern v. a. die gesteigerte Proliferation von glatten Gefäßmuskelzellen in diesen atherosklerotisch veränderten Gefäßen.

Gefäßspasmen und gestörte koronare Vasomotion

Bei der Prinzmetal-Angina ist die koronare Vasokonstriktion der einzige Mechanismus der Myokardischämie. Bei Patienten mit okklusiver Koronararteriosklerose reduzieren diese strukturellen Flußhindernisse per se die koronare Flußreserve. Trotzdem spielt eine pathologische Vasokonstriktion in diesen Gefäßen zusätzlich eine wichtige Rolle (Abb. 5). Letzteres erklärt die Variabilität der Schwelle für das Auslösen eines Angina-pectoris-Anfalles. Substanzen, die bei in-

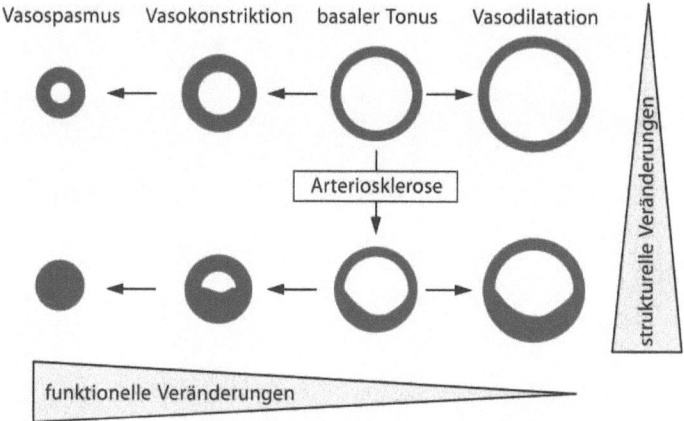

Abb. 5. Einfluß der strukturellen und funktionellen Veränderungen von Koronararterien auf die koronare Flußverminderung: Der Durchmesser des Koronargefäßes kann sich durch Vasokonstriktion und Vasodilatation eines normalen (*oben*) oder eines atherosklerotischen (*unten*) Gefäßes verändern. Bei einem bereits atherosklerotisch verengten Gefäß kann eine Vasokontriktion zum vollständigen Verschluß des Gefäßes führen. (Mod. aus Lüscher u. Noll [34])

taktem Gefäßendothel eine Vasodilatation verursachen, wie z.B. Acetylcholin, Histamin oder Ergonovin, können bei Patienten mit Prinzmetal-Angina einen Koronarspasmus hervorrufen. In isolierten Koronararterien führen Acetylcholin, Histamin und Serotonin zu einer endothelabhängigen Vasodilatation über die Stimulation der NO-Freisetzung [52, 60]. Wird das Gefäßendothel entfernt, führen dieselben Agonisten hingegen zu einer ausgeprägten Vasokonstriktion, da muskarinische, H_2-histaminerge oder 5-HT_2-serotonerge Rezeptoren auf den glatten Gefäßmuskelzellen stimuliert werden. Dies erklärt die abnorme koronare Antwort auf Acetylcholin, Histamin, Serotonin und Ergonovin bei einer gestörten Endothelfunktion. Diese Befunde konnten bei Patienten mit atherosklerotischen Koronargefäßen bestätigt werden; man findet hier ebenfalls eine paradoxe koronare Vasokonstriktion auf Acetylcholin und Serotonin, während diese Substanzen in normalen Koronararterien eine leichte Vasodilatation verursachen (Abb. 6) [32, 83].

Die Mechanismen dieser endothelialen Dysfunktion sind unklar; möglicherweise spielen hierbei bestimmte Risikofaktoren sowie eine Veränderung im Bereich der zellulären Signalübertragung eine Rolle. In Koronararterien von Schweinen in vivo regeneriert sich das Gefäßendothel nach vorheriger Entfernung schnell, die endothelabhängige Relaxation ist ebenfalls wiederhergestellt [53]. Allerdings nimmt nach einigen Wochen die Anzahl und Oberfläche der Endothelzellen zu, gleichzeitig ist die endothelbhängige Vasodilatation auf Stimuli wie Serotonin, α-2-adrenerge Agonisten und Ergonovin sowie aggregierende Thrombozyten vermindert, während sich die Antwort auf Bradykinin, Adenosindiphosphat und Thrombin nicht ändert. Es wurde für diese Veränderungen, wie auch bei der Atherosklerose, eine Störung der Freisetzung von NO durch ei-

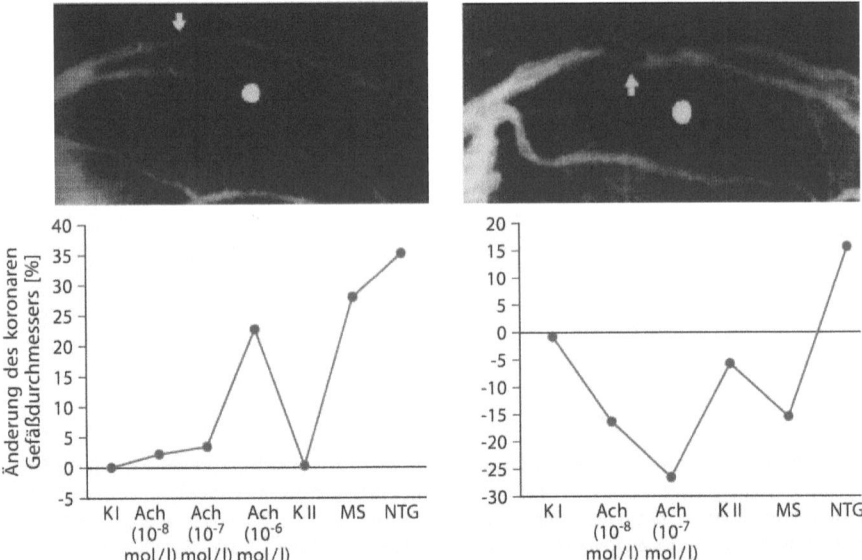

Abb. 6. Endotheliale Dysfunktion in der Koronarzirkulation: Bei einem Patienten ohne signifikante koronare Herzkrankheit führt die intrakoronare Injektion von Acetylcholin zu einer leichten Vasodilatation, ebenso wie mentaler Streß (*links*). Hingegen führen beide Stimuli bei einem Patienten mit koronarer Herzkrankheit zu einer paradoxen Vasokonstriktion (*rechts*). Nitroglyzerin vermag den Durchmesser der Koronararterien bei beiden Patienten zu verbessern. *K I/II* Kontrolle I/II, *Ach* Acetylcholin, *MS* mentaler Streß, *NTG* Nitroglyzerin. (Mod. aus Lüscher u. Noll [34])

nen Effekt auf G_i-Protein-gekoppelte Rezeptoren postuliert; diese Veränderung würde dazu führen, daß es zu einer überschießenden Vasokonstriktion glatter Gefäßmuskelzellen kommt. Endothelin-1 ist aufgrund seiner äußerst potenten vasokonstriktorischen Eigenschaften in Koronargefäßen ein wichtiger Kandidat bei der Pathogenese koronarer Spasmen. Allerdings ist der Wirkungseintritt von Endothelin langsam und anhaltend und kann nicht als alleiniger Mechanismus das schnelle Auftreten von Vasospasmen bei diesen Patienten erklären. Endothelin hat jedoch auch noch einen anderen Effekt: es kann, insbesondere in sehr niedrigen Konzentrationen, die selbst zu keiner Vasokonstriktion führen, die Empfindlichkeit glatter Gefäßmuskelzellen gegenüber anderen Vasokonstriktoren und gegenüber Kalzium verstärken [78]. Tatsächlich findet man bei Patienten mit Prinzmetal-Angina erhöhte Endothelinspiegel im Koronarsinus [61]. Im Gegensatz dazu sind die Endothelinspiegel bei Patienten, die zwar klinisch die Symptome einer Prinzmetal-Angina aufweisen, bei denen sich aber kein Vasospasmus auslösen läßt, normwertig.

Restenose

Bei Patienten mit atherosklerotischen Plaques der epikardialen Koronararterien ist eine Bypassoperation oder die perkutane transluminale Angioplastie (PTCA) die Therapie der Wahl. Beide Therapieformen führen zu keiner langfristigen Hei-

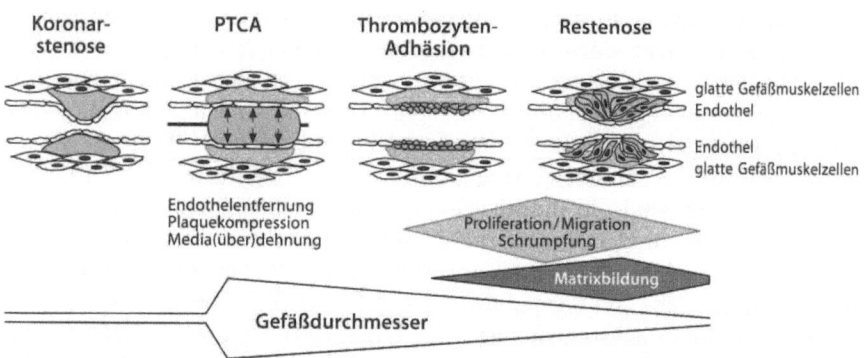

Abb. 7. Rolle des Gefäßendothels bei der Restenose: In Stenosen von Koronararterien (*links*) sind zwar Endothelzellen vorhanden, deren Funktion ist jedoch gestört. Durch die PTCA (perkutane transluminale Koronarangioplastie) wird die Plaque komprimiert und die Endothelzellen zerstört. Dies führt unmittelbar zu einer Thrombozytenablagerung (*mitte rechts*). In der Folge kann es durch Proliferation und Migration von glatten Gefäßmuskelzellen zur Restenose kommen (*rechts*). (Mod. aus Lüscher u. Noll [34])

lung. Es kommt entweder zur atherosklerotischen Verengung der Bypassgefäße oder – im Fall der PTCA – zur Restenose. Die PTCA führt zu einer umschriebenen Schädigung der Gefäßwand; hierbei kommt es zur Entfernung des Endothels, zur Dissektion der Intima und somit zum Anhaften und Aggregieren von Thrombozyten, wobei Thrombin freigesetzt wird. Durch die erhöhte Freisetzung von Vasokonstriktoren und Wachstumsfaktoren aus den Thrombozyten sowie durch direkte mechanische Reizung der Gefäßwand kommt es zur Proliferation und Migration glatter Gefäßmuskelzellen, da die normalerweise vom Endothel gebildeten, diese Vorgänge hemmenden Faktoren fehlen (Abb. 7) [49, 77]. Später regenerieren sich die Endothelzellen, es bildet sich ein Neoendothel. Dieses Neoendothel zeigt jedoch funktionelle Störungen, insbesondere in bezug auf die Freisetzung von Stickstoffmonoxyd über G_i-Protein-gekoppelte Rezeptoren. Möglicherweise synthetisieren diese Zellen ebenfalls vermehrt Wachstumsfaktoren; Studien hierzu stehen jedoch noch aus. Bleibt die Reaktion auf die Verletzung der Gefäßwand unter Kontrolle, so führt die PTCA zu einem ausgezeichneten Resultat; kommt es hingegen zur überschießenden Migration, Proliferation und Matrixbildung, so ist die Restenose die Folge. Die gesteigerte Proliferation der Gefäßwand sowie das sog. „Remodeling" und die Schrumpfungsprozesse im Rahmen der Wundheilung wirken sich vermutlich insbesondere bei der Ballondilatation kleinerer Gefäße klinisch bedeutsamer aus, da hier – im Gegensatz zu großlumigen Gefäßen – schon eine geringere Lumeneinengung zu einer ausgeprägten Flußverminderung führt.

Koronare Bypasserkrankung

Die Behandlung von Patienten mit koronarer Herzkrankheit mittels einer aortakoronaren Bypassoperation unter Verwendung der V. saphena und/oder der A. mammaria interna (IMA) ist eine etablierte Therapie. Die Offenheitsraten der Bypässe mit der A. mammaria interna sind jedoch deutlich bessere Ergebnisse als mit der V. saphena; so waren in einer kürzlich veröffentlichten Studie nach 15 Jahren deutlich mehr IMA-Bypässe offen als Venenimplantate [7]. Tatsächlich unterscheidet sich die Endothelfunktion in diesen Gefäßen deutlich. Die IMA zeigt eine ausgeprägte endothelabhängige Dilatation nach Stimulation mit Acetylcholin, Bradykinin, Thrombin und Adenosindiphosphat (letzteres ist verantwortlich für die endothelabhängige Dilatation auf aggregierende Thrombozyten). Hingegen sind die endothelabhängigen vasodilatatorischen Antworten auf Acetylcholin in der V. saphena schwach, Thrombin und aggregierende Thrombozyten zeigen überhaupt keine Antwort [37, 79]. Die V. saphena reagiert in vitro auf die Gabe von Thrombozyten und Thrombin mit einer ausgeprägten Vasokonstriktion. Wachstumsfaktoren aus Thrombozyten, wie z. B. PDGF (Platelet-derived-growth-Faktor), sind ein ausgeprägter stimulatorischer Reiz für die Proliferation glatter Gefäßmuskelzellen in der V. saphena, nicht aber in der A. mammaria interna [80]. Die blutflußinduzierte Vasodilatation, welche bekanntlich durch die Freisetzung von NO zustande kommt, ist in IMA-Bypässen deutlich stärker ausgeprägt als in V.-saphena-Bypässen. Außerdem bilden die A. mammaria mehr Prostacyclin als die V. saphena. Die vasokonstriktorische Antwort auf Endothelin-1 ist in beiden Gefäßen jedoch ähnlich. Diese Unterschiede in der Freisetzung von NO und Prostacyclin sind wahrscheinlich für die Funktion und Offenheitsrate der implantierten Gefäße sehr wichtig.

2.2.5 Wirkung kardiovaskulärer Medikamente auf das Endothel

Die Bedeutung des Endothels bei kardiovaskulären Erkrankungen macht es notwendig und interessant, etablierte wie auch neu entwickelte kardiovaskuläre Medikamente bezüglich ihrer Wirkung auf das Gefäßendothel zu untersuchen. Die Wirkung dieser Medikamente kann unterschiedlich sein. Sie können:

- direkt auf das Endothel wirken,
- mit der Wirkung endothelialer Mediatoren interferieren,
- eine gestörte Funktion ersetzen oder
- indirekt das Endothel durch Beeinflussung kardiovaskulärer Risikofaktoren schützen.

ACE-Hemmer

ACE-Hemmer verhindern die Bildung von Angiotensin II aus Angiotensin I und den Abbau von Bradykinin (Abb. 1) [72]. Bradykinin wird von Endothelzellen – möglicherweise als Antwort auf Scherkräfte – gebildet und steigert die Bildung von NO und Prostacyclin im Gefäßendothel. ACE-Hemmer führen dadurch vermutlich zu einer gesteigerten flußabhängigen Vasodilatation durch vermehrte örtliche NO-und Prostacyclinbildung. Man vermutet, daß die ACE-Hemmer auf diese Weise ihre gefäßprotektiven Eigenschaften bei Patienten mit Myokardinfarkt ausüben und so das Auftreten akuter koronarer Ereignisse vermindern. In der Tat verbessert die chronische Therapie mit einem ACE-Hemmer (z. B. Quinapril) bei Patienten mit koronarer Herzkrankheit die Endothelfunktion. Zudem reduzieren ACE-Hemmer auch den Sympathikotonus und vermindern auf diese

Weise ebenfalls das Risiko kardialer Ereignisse bei diesen Patienten [42]. Eine weitere Möglichkeit, die Bildung von NO zu erhöhen, ist die Gabe des Substrates für dessen Bildung, nämlich L-Arginin (Abb. 1) [6]. Gibt man Kaninchen mit ausgeprägter Atherosklerose über einen längeren Zeitraum L-Arginin mit der Nahrung, so kommt es zu einer Verbesserung der endothelabhängigen Vasodilatation, zudem findet man bei diesen Tieren weniger atherosklerotische Primärläsionen (sog. „fatty streaks") [11]. Infundiert man bei Patienten mit koronarer Herzkrankheit L-Arginin in ein Koronargefäß, verbessert dies zwar nicht primär den Blutfluß in diesem Gefäß; jedoch wird die endothelabhängige Vasodilatation und somit der koronarer Fluß nach Stimulation (Acetylcholin) verbessert [15]. Ob die chronische Gabe von L-Arginin bei Patienten mit koronarer Herzkrankheit positive Wirkungen zeigt, wurde bisher nicht untersucht.

Nitrate

Nitrate wirken über die Freisetzung von NO aus ihrem eigenen Molekül, was zu einer Aktivierung der löslichen Guanylylcyclase mit der Bildung von cGMP führt (Abb. 1) [16]. Somit ersetzten Nitrate das körpereigene, vom erkrankten Endothel zuwenig gebildete NO. Diese Nitrate sind besonders in solchen Gefäßen ausgezeichnet wirksam, in denen das Gefäßendothel fehlt oder die Bildung von NO gehemmt ist [38]. Je mehr jedoch die atherosklerotischen Veränderungen der Gefäße zunehmen, desto schwächer ist die Antwort der glatten Gefäßmuskelzellen auf exogen zugeführtes NO in Form von Nitraten. Die Stärke der Wirkung dieser Nitrovasodilatatoren hängt auf molekularer Ebene von der Anzahl der NO-Moleküle, die sie freisetzen können, ab. Trinitrate können 3, Dinitrate 2 und Mononitrate 1 NO-Molekül freisetzen. Klinisch sind diese Unterschiede jedoch unwichtig, da über eine Dosissteigerung die entsprechend gleiche Wirkung erreichbar ist. Die Wirkungsstärke der Nitrate wird durch die sog. Nitrattoleranz vermindert, d. h. die vasodilatatorische Wirkung nimmt nach längerfristiger Einnahme der Substanz ab. Toleranz kann durch die Aktivierung des sympathischen Nervensystems und des Renin-Angiotensin-Systems entstehen; auch kann aufgrund einer verminderten Verfügbarkeit von Sulfydrylgruppen oder anderer Mechanismen die Biotransformation der organischen Nitrate vermindert sein; schließlich kommt auch noch eine verminderte Aktivität der Guanylylcyclase in Frage. Andere Nitrovasodilatatoren wie z. B. Molsidomin, die spontan NO aus ihrem Molekül freisetzen und somit keine Enzyme benötigen, um ihre Wirkung zu entfalten, scheinen weniger anfällig für eine Toleranzentwicklung zu sein.

Kalziumantagonisten

Kalziumantagonisten hemmen den Einstrom von extrazellulärem Kalzium über spannungsabhängige (L-Typ-) Kanäle in die glatte Gefäßmuskelzellen und führen so zu einer Vasodilatation [69]. Sie haben wenig Wirkung auf das Gefäßendothel, aber unterstützen die vasodilatatorische Wirkung von NO und hemmen die kontraktierende Wirkung von Endothelin-1, da Endothelin seine vasokonstriktorischen Eigenschaften über einen Anstieg des intrazellulären Kalziums verursacht. Kalziumantagonisten hemmen außerdem die proliferationssteigernde Wirkung von PDGF, nicht aber von mechanischem Stretch in glatten

Gefäßmuskelzellen menschlicher Koronarien [77]. Angiographische Studien bei Patienten haben eine diskrete antiatherosklerotische Wirkung von Kalziumantagonisten gezeigt; allerdings wurde nur die Bildung neuer Plaques beeinflußt [28, 30, 67].

Endothelinantagonisten

Endothelinantagonisten sind eine neue Substanzklasse, die kompetitiv an Endothelinrezeptoren binden. Einige dieser Antagonisten hemmen spezifisch den ET_A-Rezeptor, während andere sowohl den ET_A- als auch den ET_B-Rezeptor oder nur den ET_B-Rezeptor hemmen (Tabelle 1) [33, 69]. Einige dieser Substanzen sind oral verfügbar und haben eine z. T. sehr gute Bioverfügbarkeit (Tabelle 1). Die vasokonstriktorische Wirkung von Endothelin in isolierten Koronararterien kann mit diesen Substanzen wirksam gehemmt werden [51]. In der Mikrozirkulation der menschlichen Haut und der Unterarmzirkulation führt die Gabe eines ET_A-selektiven Rezeptorantagonisten zu einer Zunahme des Blutflusses und verhindert die endothelininduzierte Vasokonstriktion [22, 70]; dies zeigt, daß unter

Tabelle 1. Derzeit verfügbare Endothelinantagonisten (* oral verfügbar)

Name	Rezeptor
BE-18257A/B	ET_A
BQ-162	ET_A
BQ-123	ET_A
BQ-153	ET_A
BQ-485	ET_A
BQ-610	ET_A
BMS-182874*	ET_A
JKC-301	ET_A
J KC-302	ET_A
LU-135252*	ET_A
PD 147953 (= FR 139317)	ET_A
PD 151242	ET_A
TTA-386	ET_A
TAK-044	$ET_{A(/B)}$
BQ-788	$ET_{B1/B2}$
IRL-1038	ET_{B1}
RES-701-1	ET_{B1}
RES-701-3	ET_B
CGS-27830	ET_A/ET_B
RO-46-2005	ET_A/ET_B
RO-47-0203 (Bosentan)*	ET_A/ET_B
PD 142893	ET_A/ET_B
PD 145065	ET_A/ET_B
SB 209670*	ET_A/ET_B

physiologischen Bedingungen ein basaler endothelininduzierter vasokonstriktorischer Gefäßtonus beim Menschen besteht und – zumindest in diesem Bereich der Zirkulation – vorwiegend ET_A-Rezeptoren zu finden sind [22, 70]. Erste Untersuchungen mit Endothelinantagonisten bei Patienten mit koronarer Herzkrankheit zeigen, daß zumindest in der Mikrozirkulation der Haut unter In-vivo-Bedingungen vermehrt ET_B-Rezeptoren zu finden sind, da ein ET_A-/ET_B-Endothelinantagonist eine stärkere Vasodilatation verursacht als ein selektiver ET_A-Antagonist [71]. Bei einigen dieser Substanzen laufen derzeit Studien zu Phase I. Die Tatsache, daß die Plasmaendothelinspiegel bei Patienten mit Atherosklerose und Prinzmetal-Angina erhöht sind, lassen hoffen, daß Substanzen, die spezifisch die Wirkung von Endothelin hemmen, bei Patienten mit koronarer Atherosklerose besonders wirksam der übersteigerten Vasokonstriktion und möglicherweise auch der Proliferation glatter Gefäßmuskelzellen, z. B. nach PTCA, entgegenwirken können.

Ein weiterer, noch jüngerer Ansatzpunkt ist die Hemmung der Bildung von Endothelin-1 aus „big endothelin", welches durch das Endothelin-converting-Enzym vermittelt wird (Abb. 1). Es sind bereits einige Substanzen verfügbar, die die Wirkung des Endothelin-converting-Enzyms (ECE) hemmen, die sog. ECE-Hemmer [44, 58, 59, 75]. Allerdings hemmen die derzeit verfügbaren Substanzen noch nicht spezifisch genug ECE und sind auch noch nicht für klinische Studien verfügbar.

Der klinische Nutzen von Substanzen, die spezifisch die Wirkung von Endothelin hemmen, muß etabliert werden. Erste Untersuchungen der systemischen Gabe von Endothelinantagonisten zeigen, daß diese Substanzen durch Senkung des peripheren Widerstandes zu einer leichten Reflextachykardie führen können [68]. Andererseits führen diese Substanzen zu einer deutlichen Verbesserung der pulmonalen Zirkulation bei Patienten mit Herzinsuffizienz [24]. Die in den ersten Studien beim Menschen untersuchten Dosierungen sind allerdings z. T. sehr hoch; möglicherweise sind deutlich geringere Dosierungen ausreichend, um Endothelin in solchen Bereichen der Zirkulation zu hemmen, wo es in pathophysiologisch hohen Konzentrationen vorkommt, wie z. B. in koronaren atherosklerotischen Plaques von Patienten mit instabiler Angina pectoris. Ob diese positiven Wirkungen dann gegenüber der eher unerwünschten Aktivierung des sympathischen Nervensystems überwiegen, müssen klinische Untersuchungen zeigen.

Literatur

1. Arai H, Hori S, Aramori I, Ohkubo H, Nakanishi S (1990) Cloning and expression of a cDNA encoding an endothelin receptor. Nature 348 : 730–732
2. Battegay EJ, Raines EW, Seifert RA, Bowen-Pope DF, Ross R (1990) TGF-beta induces bimodal proliferation of connective tissue cells via complex control of an autocrine PDGF loop. Cell 63 : 515–524
3. Baumgartner HR, Studer A (1963) Gezielte Ueberdehnung der Aorta abdominalis am normo- und hypercholesterinaemischen Kaninchen. Pathol Microbiol (Basel) 26 : 129–148
4. Boulanger C, Lüscher TF (1990) Release of endothelin from the porcine aorta. Inhibition of endothelium-derived nitric oxide. J Clin Invest 85 : 587–590

5. Boulanger CM, Tanner FC, Bea ML, Hahn AW, Werner A, Lüscher TF (1992) Oxidized low density lipoproteins induce mRNA expression and release of endothelin from human and porcine endothelium. Circ Res 70:1191–1197
6. Bredt DS, Hwang PM, Snyder SH (1990) Localization of nitric oxide synthase indicating a neural role for nitric oxide. Nature 347:768–770
7. Cameron A, Davis KB, Green G, Schaff HV (1996) Coronary bypass surgery with internal thoracic artery grafts – effects on survival over a 15 year period. N Engl J Med 334: 216–219
8. Castellot JJ, Jr, Beeler DL, Rosenberg RD, Karnovsky MJ (1984) Structural determinants of the capacity of heparin to inhibit the proliferation of vascular smooth muscle cells. J Cell Physiol 120:315–320
9. Cockcroft JR, Chowienczyk PJ, Benjamin N, Ritter JM (1994) Preserved endothelium-dependent vasodilatation in patients with essential hypertension. N Engl J Med 330: 1036–1040
10. Cohen RA, Shepherd JT, Vanhoutte PM (1983) Inhibitory role of the endothelium in the response of isolated coronary arteries to platelets. Science 221:273–274
11. Cooke JP, Singer AH, Tsao P, Zera P, Rowan RA, Billingham ME (1992) Antiatherogenic effects of L-arginine in the hypercholesterolemic rabbit. J Clin Invest 90:1168–1172
12. Coronary angioplasty versus coronary artery bypass surgery (1993) the Randomized Intervention Treatment of Angina (RITA) trial. Lancet 341:573–580
13. De Mey JG, Vanhoutte PM (1982) Heterogeneous behavior of the canine arterial and venous wall. Importance of the endothelium. Circ Res 51:439–447
14. DiCorleto PE, Hassid A (1990) Growth factor production by endothelial cells. In: Ryan U (ed) Endothelial cells, vol. II. CRC Press, Boca Raton, pp 51–62
15. Drexler H, Zeiher AM, Meinzer K, Just H (1991) Correction of endothelial dysfunction in coronary microcirculation of hypercholesterolaemic patients by L-arginine. Lancet 338: 1546–1550
16. Feelisch M, Noack EA (1987) Correlation between nitric oxide formation during degradation of organic nitrates and activation of guanylate cyclase. Eur J Pharmacol 139:19–30
17. Furchgott RF, Zawadzki JV (1980) The obligatory role of endothelial cells in the relaxation of arterial smooth muscle by acetylcholine. Nature 299:373–376
18. Garg UC, Hassid A (1989) Nitric oxide-generating vasodilators and 8-bromo-cyclic guanosine monophosphate inhibit mitogenesis and proproliferation of cultured rat vascular smooth muscle cells. J Clin Invest 83:1774–1777
19. Hahn AW, Resink TJ, Scott-Burden T, Powell J, Dohi Y, Buhler FR (1990) Stimulation of endothelin mRNA and secretion in rat vascular smooth muscle cells: a novel autocrine function. Cell Regul 1:649–659
20. Hannan RL, Kourembanas S, Flanders KC et al. (1988) Endothelial cells synthesize basic fibroblast growth factor and transforming growth factor beta. Growth Factors 1:7–17
21. Harrison DG, Freiman PC, Armstrong ML, Marcus ML, Heistad DD (1987) Alterations of vascular reactivity in atherosclerosis. Circ Res 61:II74–80
22. Haynes WG, Webb DJ (1994) Contribution of endogenous generation of endothelin-1 to basal vascular tone. Lancet 344:852–854
23. Kiowski W, Lüscher TF, Linder L, Bühler FR (1991) Endothelin-1-induced vasoconstriction in humans. Reversal by calcium channel blockade but not by nitrovasodilators or endothelium-derived relaxing factor. Circulation 83:469–475
24. Kiowski W, Sutsch G, Hunziker P et al. (1995) Evidence for endothelin-1-mediated vasoconstriction in severe chronic heart failure. Lancet 346:732–736
25. Küng CF, Lüscher TF (1995) Different mechanisms of endothelial dysfunction with aging and hypertension in rat aorta. Hypertension 25:194–200
26. Larivière R, Thibault G, Schiffrin EL (1993) Increased endothelin-1 content in blood vessels of deoxycorticosterone acetate-salt hypertensive but not in spontaneously hypertensive rats. Hypertension 21:294–300
27. Lerman A, Edwards BS, Hallett JW, Heublein DM, Sandberg SM, Burnett JJ (1991) Circulating and tissue endothelin immunoreactivity in advanced atherosclerosis. New Engl J Med 325:997–1001

28. Lichtlen PR, Hugenholtz PG, Rafflenbeul W, Hecker H, Jost S, Deckers JW (1990) Retardation of angiographic progression of coronary artery disease by nifedipine. Results of the International Nifedipine Trial on Antiatherosclerotic Therapy (INTACT). INTACT Group Investigators. Lancet 335:1109–1113

29. Linder L, Kiowsky W, Bühler FR, Lüscher TF (1990) Indirect evidence for release of endothelium-derived relaxing factor in human forearm circulation in vivo. Blunted response in essential hypertension. Circulation 81:1762–1767

30. Loaldi A, Polese A, Montorsi P et al. (1989) Comparison of nifedipine, propranolol and isosorbide dinitrate on angiographic progression and regression of coronary arterial narrowings in angina pectoris. Am J Cardiol 64:433–439

31. de Lorgeril M, Renaud S, Mamelle N et al. (1994) Mediterranean alpha-linolenic acid-rich diet in secondary prevention of coronary heart disease. Lancet 343:1454–1459

32. Ludmer PL, Selwyn AP, Shook TL et al. (1986) Paradoxical vasoconstriction induced by acetylcholine in atherosclerotic coronary arteries. N Engl J Med 315:1046–1051

33. Lüscher TF (1993) Do we need endothelin antagonists? Cardiovasc Res 27:2089–2093

34. Lüscher TF, Noll G (1996) The endothelium in coronary vascular control. In: Braunwald E (ed) Heart disease, vol 1. Saunders, Philadelphia, pp 1–10

35. Lüscher TF, Vanhoutte PM (1990) The endothelium: modulator of cardiovascular function. CRC Press, Boca Ranton

36. Lüscher TF, Vanhoutte PM, Raij L (1987) Antihypertensive treatment normalizes decreased endothelium-dependent relaxations in rats with salt-induced hypertension. Hypertension 9 [Suppl III]:193–197

37. Lüscher TF, Diederich D, Siebenmann R et al. (1988) Difference between endothelium-dependent relaxation in arterial and in venous coronary bypass grafts. N Engl J Med 319:462–467

38. Lüscher TF, Richard V, Yang ZH (1989) Interaction between endothelium-derived nitric oxide and SIN-1 in human and porcine blood vessels. J Cardiovasc Pharmacol 14 [Suppl 11]: S76–80

39. Minor R, Jr, Myers PR, Guerra R, Jr, Bates JN, Harrison DG (1990) Diet-induced atherosclerosis increases the release of nitrogen oxides from rabbit aorta. J Clin Invest 86: 2109–2116

40. Moncada S, Vane VR (1979) Pharmacology and endogenous roles of prostaglandin endoperoxides, thromboxane A2 and prostacyclin. Pharmaol Rev 30:293–331

41. Ng KK, Vane JR (1967) Conversion of angiotensin I to angiotensin II. Nature 216: 762–766

42. Noll G, Wenzel RR, De Marchi S, Lüscher TF (1997) Differential modulation of the sympathetic nervous system by captopril and nitroglycerin. Circulation 95:2286–2292

43. Ohnaka K, Takayanagi R, Nishikawa M, Haji M, Nawata H (1993) Purification and characterization of a phosphoramidon-sensitive endothelin-converting enzyme in porcine aortic endothelium. J Biol Chem 268:26759–26766

44. Opgenorth TJ, Wu-Wong JR, Shiosaki K (1992) Endothelin-converting enzymes. Faseb J 6:2653–2659

45. Panza JA, Quyyumi AA, Brush JJ, Epstein SE (1990) Abnormal endothelium-dependent vascular relaxation in patients with essential hypertension. N Engl J Med 323:22–27

46. Rapoport RM, Draznin MB, Murad F (1983) Endothelium-dependent relaxation in rat aorta may be mediated through cyclic GMP-dependent protein phosphorylation. Nature 306: 174–176

47. Rees DD, Palmer RMJ, Moncada S (1989) Role of endothelium-derived nitric oxide in the regulation of blood pressure. Proc Natl Acad Sci 86:3375–3378

48. Rees DD, Palmer RM, Schulz R, Hodson HF, Moncada S (1990) Characterization of three inhibitors of endothelial nitric oxide synthase in vitro and in vivo. Br J Pharmacol 101:746–752

49. Ross R (1993) The pathogenesis of atherosclerosis: a perspective for the 1990s. Nature 362:801–809

50. Sakurai T, Yanagisawa M, Takuwa Y et al. (1990) Cloning of a cDNA encoding a non-isopeptide-selective subtype of the endothelin receptor. Nature 348:732–735

51. Seo B, Oemar BS, Siebenmann R, von Segesser L, Lüscher TF (1994) Both ETA and ETB receptors mediate contraction to endothelin-1 in human blood vessels. Circulation 89: 1203–1208
52. Shimokawa H, Vanhoutte PM (1989) Impaired endothelium-dependent relaxation to aggregating platelets and related vasoactive substances in porcine coronary arteries in hypercholesterolemia and atherosclerosis. Circ Res 64:900–914
53. Shimokawa H, Aarhus LL, Vanhoutte PM (1987) Porcine coronary arteries with regenerated endothelium have a reduced endothelium-dependent responsiveness to aggregating platelets and serotonin. Circ Res 61:256–270
54. Shimokawa H, Flavahan NA, Vanhoutte PM (1989) Natural course of the impairment of endothelium dependent relaxations after balloon endothelium removal in porcine coronary arteries. Possible dysfunction of a pertussis toxin-sensitive G drotein. Circ Res 65:740–753
55. Sparrow CP, Doebber TW, Olszewski J et al. (1992) Low density lipoprotein is protected from oxidation and the progression of atherosclerosis is slowed in cholesterol-fed rabbits by the antioxidant N,N'-diphenyl-phenylenediamine. J Clin Invest 89:1885–1891
56. Stewart DJ, Langleben D, Cernacek P, Cianflone K (1990) Endothelin release is inhibited by coculture of endothelial cells with cells of vascular media. Am J Physiol 259:H1928–1932
57. Taddei S, Virdis A, Mattei P, Salvetti A (1993) Vasodilation to acetylcholine in primary and secondary forms of human hypertension. Hypertension 21:929–933
58. Takada J, Hata M, Okada K, Matsuyama K, Yano M (1992) Biochemical properties of endothelin converting enzyme in renal epithelial cell lines. Biochem Biophys Res Commun 182:1383–1388
59. Takahashi M, Matsushita Y, Iijima Y, Tanzawa K (1993) Purification and characterization of endothelin converting enzyme from rat lung. J Biol Chem 268:21394–21398
60. Tanner FC, Noll G, Boulanger CM, Lüscher TF (1991) Oxidized low density lipoproteins inhibit relaxations of porcine coronary arteries. Role of scavenger receptor and endothelium-derived nitric oxide. Circulation 83:2012–2020
61. Toyo-oka T, Aizawa T, Suzuki N et al. (1991) Increased plasma level of endothelin-1 and coronary spasm induction in patients with vasopastic angina pectoris. Circulation 83: 476–483
62. Tschudi M, Richard V, Bühler FR, Lüscher TF (1991) Importance of endothelium-derived nitric oxide in porcine coronary resistance arteries. Am J Physiol 260:H13–20
63. Vallance P, Collier J, Moncada S (1989) Effects of endothelium-derived nitric oxide on peripheral arteriolar tone in man. Lancet 2:997–1000
64. Vallance P, Leone A, Calver A, Collier J, Moncada S (1992) Accumulation of an endogenous inhibitor of nitric oxide synthesis in chronic renal failure. Lancet 339:572–575
65. Vanhoutte PM (1987) Vascular physiology: the end of the quest? [news]. Nature 327:459–460
66. Wagner OF, Christ G, Wojta J et al. (1992) Polar secretion of endothelin-1 by cultured endothelial cells. J Biol Chem 267:16066–16068
67. Waters D, Lesperance J, Francetich M et al. (1990) A controlled clinical trial to assess the effect of a calcium channel blocker on the progression of coronary atherosclerosis. Circulation 82:1940–1953
68. Webb D (1996) Vortrag auf dem „Endothelin Inhibitors-Meeting" in San Diego/CA 05.–07. 02. 1996
69. Wenzel RR, Lüscher TF (1995) Endothelin receptor antagconists as new tools to inhibit endothelin induced vasoconstriction in humans: comparison with calcium channel blockers. In: Lüscher TF (ed) The endothelim in cardiovascular disease. Springer, Berlin Heidelberg New York Tokyo, S 129–147
70. Wenzel RR, Noll G, Lüscher TF (1994) Endothelin receptor antagonists inhibit endothelin in human skin microcirculation. Hypertension 23:581–586
71. Wenzel RR, Duthiers N, Noll G, Bucher J, Kaufmann U, Lüscher TF (1996) Endothelin antagonists and calcium antagonist in the skin microcirculation of patients with coronary artery disease. Circulation (in press).
72. Wiemer G, Scholkens BA, Becker RH, Busse R (1991) Ramiprilat enhances endothelial autacoid formation by inhibiting breakdown of endothelium-derived bradykinin. Hypertension 18:558–563

73. Winkles JA, Alberts GF, Brogi E, Libby P (1993) Endothelin-1 and endothelin receptor mRNA expression in normal and atherosclerotic human arteries. Biochem Biophys Res Commun 191:1081–1088
74. Wright CE, Rees DD, Moncada S (1992) Protective and pathological roles of nitric oxide in endotoxin shock. Cardiovasc Res 26:48–57
75. Xu D, Emoto N, Giaid A et al. (1994) ECE-1: a membrane-bound metalloprotease that catalyzes the proteolytic activation of big endothelin-1. Cell 78:473–485
76. Yanagisawa M, Kurihara H, Kimura S et al. (1988) A novel potent vasoconstrictor peptide produced by vascular endothelial cells. Nature 332:411–415
77. Yang Z, Noll G, Lüscher TF (1993) Calcium antagonists differently inhibit proliferation of human coronary smooth muscle cells in response to pulsatile stretch and platelet-derived growth factor. Circulation 88:832–836
78. Yang Z, Richard V, Segesser L von et al. (1990) Threshold concentrations of endothelin-1 potentiate contractions to norepinephrine and serotonin in human arteries. A new mechanism of vasospasm? Circulation 82:188–195
79. Yang ZH, Segesser L von, Bauer E, Stulz P, Turina M, Lüscher TF (1991) Different activation of the endothelial L-arginine and cyclooxygenase pathway in the human internal mammary artery and saphenous vein. Circ Res 68:52–60
80. Yang Z, Stulz P, Von SL, Bauer E, Turina M, Lüscher TF (1991) Different interactions of platelets with arterial and venous coronary bypass vessels. Lancet 337:939–943
81. Yeung AC, Vekshtein VI, Krantz DS et al. (1991) The effect of atherosclerosis on the vasomotor response of coronary arteries to mental stress. N Engl J Med 325:1551–1556
82. Yokokawa K, Kohno M, Yasunari K, Murakawa K, Takeda (1991) Endothelin-3 regulates endothelin-1 production in cultured human endothelial cells. Hypertension 18:304–315
83. Zeiher AM, Drexler H, Saurbier B, Just H (1993) Endothelium-mediated coronary blood flow modulation in humans. Effects of age, atherosclerosis, hypercholesterolemia, and hypertension. J Clin Invest 92:652–662
84. Zeiher AM, Ihling C, Pistorius K, Schächinger V, Schaefer H-E (1994) Increased tissue endothelin immunoreactivity in atherosclerotic lesions associated with acute coronary syndromes. Lancet 344:1405–1406

2.3 Physiologische Grundlagen

P. G. Spieckermann

In Form seines Blutkreislaufs verfügt der tierische Organismus über ein leistungs- und anpassungsfähiges Transportsystem für Atemgase, Nähr- und Schlackenstoffe, Hormone, Gerinnnungs- und Abwehrstoffe, Wärme etc. zu und von den peripheren Geweben. Als Pumpaggregat ist in den Kreislauf das Herz eingeschaltet.

2.3.1 Aufbau des Kreislaufs

Ein vergleichbares technisches System würde aus einer Pumpe mit Steuerung und einem geschlossenen Rohrsystem bestehen, wobei im rückführenden Schenkel meist ein Reservoir eingebaut ist. Durch eine periphere Drossel (peripherer Widerstand) kann ein abführendes Hochdrucksystem vom rückführenden Niederdrucksystem getrennt werden. Eine gerichtete Zirkulation wird durch je ein Ventil in der Ein- und Ausstrombahn der Pumpe gesichert.

Der Säugetierkreislauf besitzt 2 Pumpaggregate, die in Serie hintereinander geschaltet 2 Kreislaufabschnitte versorgen: Das rechte Herz fördert Blut in den „kleinen" Lungenkreislauf, das linke Herz versorgt den „großen" Körperkreislauf, wobei die Serienschaltung eine genaue Abstimmung der Förderleistung beider Pumpen erfordert (Gefährdung des Gesamtorganismus durch Pumpversagen).

Das Rohrsystem besteht aus verteilenden Arterien, den Kapillaren als Austauschstrecke und den Venen mit Sammel- und Reservoirfunktion. Der periphere Widerstand wird über den Arteriolentonus geregelt. Herzklappen richten die Strömung.

2.3.2 Herz als Pumpe

Der Hubphase einer Kolbenpumpe entspricht die Kontraktionsphase des Hohlmuskels Herz, die *Systole* genannt wird, die Füllung erfolgt während der Erschlaffung des Herzmuskels in der *Diastole*. Das pro Aktion ausgeworfene Volumen, das Schlagvolumen (SV), bestimmt mit der Frequenz (f) das Fördervolumen, genannt Herzminutenvolumen (HMV):

$$HMV = f \cdot SV \; [ml/min].$$

Wegen ihrer pulsatilen, synchronen Arbeisweise mit gleichem Stromzeitvolumen müssen im zeitlichen Mittel die SV beider Pumpkammern identisch sein. Aufgrund des geringeren Widerstandes im kleinen Kreislauf ist jedoch die Druckbelastung der rechten Pumpkammer nur etwa $1/3$–$1/5$ des linken Herzens mit einer dementsprechend auch dünneren Wand (ca. $1/3$).

Zur Sicherung eines bei Belastung stark steigenden Energiebedarfs der Peripherie (bis Faktor 10) kann die Kreislaufleistung in einem weiten Bereich gesteigert werden. Die Leistungsdaten beider Herzteile bei Ruhe und maximaler Belastung können angegeben werden mit

Frequenz:	70–200 (1/min),
SV:	70–140 (ml),
HMV:	5– 28 (l/min),
Druckspitzen rechts:	25–100 (mmHg),
links:	120–300 (mmHg).

(Normiert auf 1 m² Körperoberfläche gilt für Erwachsene bis 35 Jahre ein Herzindex HI von 3,5 l/min m² als normal mit altersabhängiger Reduktion von 0,5 l/20 Jahre)

2.3.3 Funktionelle Anatomie

Die beiden Pumpaggregate sind im Organ Herz auf engstem Raum mit einer gemeinsamen Trennwand, dem Septum, zusammengefaßt. Den Pumpkammern, den Ventrikeln, sind jeweils Vorhöfe (Atrien) als Reservoirräume vorgeschaltet, getrennt durch eine bindegewebige Lochplatte, an der alle Ventile befestigt sind. Sowohl die Vorhöfe als Einstrombahnen als auch A. pulmonalis und Aorta als Ausstrombahnen der Ventrikel liegen oberhalb dieser stabilisierenden *Ventilebene*. Das Gesamtaggregat wiegt beim Erwachsenen ca. 300 g und entspricht damit etwa 0,5 % des Körpergewichts.

Der Aufbau der Kammerwand als Kombination zirkulärer und spiraliger Muskelzüge unterschiedlicher Zugrichtung ermöglicht eine effektive Entleerung des Kammervolumens ohne Einengung der Ausstrombahn. Das Kontraktionsverhalten dieser Fasern kann heute mittels Computerauswertung spezieller NMR-Verfahren („tagging") auch beim Patienten analysiert werden (Dyskinesien, Myokardiopathien).

Öffnen und Schließen der Klappenventile erfolgen druckabhängig entsprechend der Strömungsrichtung des Blutes. Wie die künstlichen Herzklappen handelt es sich demnach um passive Strömungsventile. Die biologischen Klappen sind dünne bindegewebige Häutchen mit aufgelagerten Endokardzellen. Die hohe mechanische Belastung macht bei diesem zarten Aufbau ihre Anfälligkeit gegenüber entzündlichen Prozessen verständlich, die die Öffnungs- bzw. Schließfähigkeit beeinträchtigen können. Folgen dieser Klappenstenosen bzw. -insuffizienzen sind Störungen der Hämodynamik und Mehrbelastungen für das Myokard.

Das Herz besitzt 2 Ventiltypen, in den Einstrombahnen zwischen Vorhöfen und Kammern die Atrioventrikular- oder Segelklappen (rechts V. tricuspidalis,

links V. bicuspidalis = mitralis), in den Ausflußbahnen die rechts und links weitgehend identisch ausgelegten Semilunar- oder Taschenklappen. Der Name Segel-
klappe ergibt sich in Analogie durch ihre Anheftung mit Hilfe der Sehnenfäden
an die Papillarmuskeln. Ihre große Öffnungsfläche ist für die diastolische Füllung
des Ventrikels, für die nur geringe Kräfte zur Verfügung stehen, günstig, ein
Durchschlagen der Segel in die Vorhöfe wird während der hohen systolischen
Belastung durch die Anheftung an die sich frühzeitig kontrahierenden Papillarmuskeln verhindert. Das Spiel der Taschenklappen verhält sich hierzu alternierend; sie öffnen sich während der Systole, ihr Schließen verhindert während der
Diastole einen Rückfluß von Blut in die Kammern.

Beim rhythmischen Wechsel von Systole und Diastole bleibt die Herzspitze an
der vorderen Thoraxwand fixiert, während sich die Ventilebene wie ein Kolben
hebt und senkt. Dieser *Ventilebenenmechanismus* unterstützt entscheidend die
Kammerfüllung und den venösen Rückstrom, da während der Systole Blut vor
dem Ventrikel im Vorhof angesaugt und deponiert wird, andererseit sich der er-
schlaffende Ventrikel in der frühen Diastole über das in den Atrien bereitgestellte Blut stülpen kann.

2.3.4 Druck und Volumen während des Herzzyklus

Die aktive Leistung des Ventrikels in der Systole besteht im Aufbau des Ventrikeldruckes und in der Verlagerung des Schlagvolumens. Pulsatil steigt der Druck
von wenigen mm Hg[1] enddiastolisch auf 125 bzw. 25 mm Hg systolischem Spit-
zendruck. Das Kammervolumen reduziert sich während der Austreibung von
enddiastolisch 140 ml (EDV) auf ein endsystolisches Restvolumen (ESV) von ca.
70 ml. Der ausgeworfene Anteil ist als nuklearmedizinisch oder echokardiographisch bestimmbare Ejektionsfraktion

$$EF = \frac{EDV - ESV}{EDV} \cdot 100 \; [\%]$$

ein klinisch wichtiger Funktionsparameter. Die rasche Auffüllung in der frühen
Diastole ist v. a. Konsequenz des Ventilebenenmechanismus, am Ende der Diastole wird mit der Vorhofkontraktion das Ausgangsvolumen EDV wieder erreicht.

Füllung und Austreibung erfolgen auf sehr unterschiedlichem Druckniveau.
Die Ventrikel füllen sich, wenn der Kammerdruck unter den Vorhofdruck sinkt,
sie verlagern Volumen, wenn der intrakavitäre Druck den Aorten bzw. Pulmona-
liswert übersteigt. Die Übergangsphasen sind für die Pumpfunktion ineffektiv
und zweckmäßigerweise sehr kurz gehalten (80 ms, frequenzabhängig). Man bezeichnet sie als „isovolumetrische" Phasen, da wegen der geschlossenen Klappen
in Einstrom- wie Ausflußbahn keine Volumenänderung erfolgen kann. Dementsprechend unterscheidet man

---

[1] 1 mm Hg $\cong$ 133,322 Pa (seit 1969 empfohlene internationale Einheit für Druckwerte).

- *Systole:* ca. 300 ms
  - isovolumetrische Anspannungsphase   ca. 70 ms
    (Segelklappenschließung bis Taschenklappenöffnung)
  - Auswurfphase (Taschenklappenöffung bis Wiederverschluß)   ca. 230 ms
- *Diastole:* ca. 700 ms
  - isovolumetrische Relaxationsphase   ca. 80 ms
    (Taschenklappenschließung bis Segelklappenöffnung)
  - Füllungsphase   ca. 620 ms
    (Segelklappenöffung bis -schließung)

Die abgerundeten Zahlen gelten für eine Frequenz von 60/min, also einer Gesamtphasenlänge von 1 s.

2.3.5 Herztöne und Geräusche

Im Zusammenhang mit der mechanischen Tätigkeit des Herzens lassen sich an der Thoraxwand Schwingungen nachweisen, die akustisch als „normale" Herztöne bzw. als „pathologische" Geräusche erfaßbar und über Mikrophone als „Phonokardiogramm" registrierbar sind. Im physikalischen Sinne „Geräusche", liegen die Herztöne im Frequenzbereich zwischen 10 und 200 Hz und übersteigen in ihrer Intensität gerade die Hörschwelle. Turbulenzbedingte Herzgeräusche mit Frequenzen > 500 Hz sind wegen der in diesem Bereich ca. 1000mal niedrigeren Hörschwelle auch bei geringen Intensitäten wesentlich besser hörbar.

Durch ihre Lautstärke sind der 1. und der 2. Herzton besonders prominent. Die Schwingungen des 1., dumpferen und lauteren Herztones werden in der isovolumetrischen Kontraktionsphase bei Anspannen des Myokard mit Schluß bzw. geschlossenen Segelklappen um das inkompressible Kammerblut erzeugt, die des 2., helleren Herztones entstehen mit Zuschlagen der Taschenklappen. Der 3., durch die schnelle Füllung in der frühen Diastole bedingte Ton sowie der durch die Vorhofkontraktion hervorgerufene 4. Herzton sind normalerweise nur dann hörbar, wenn unter pathologischen Bedingungen die Auslösemechanismen verstärkt zum Tragen kommen. Die Schallphänomene werden mit der Strömung fortgeleitet und projizieren sich auf die Thoraxwand mit den typischen Auskultationspunkten (Punctum maximum).

Die sog. Herzgeräusche sind vorwiegend pathologisch bedingt und auf Turbulenzen in der Strömung zurückzuführen. Typische Ursachen sind Klappenfehler, Shunts, Gefäßstenosen sowie Anämie und Fieber (Reynold-Zahl).

Auf das nur qualitativ auswertbare Apexkardiogramm („Herzspitzenstoß") sei in diesem Zusammenhang lediglich hingewiesen Es kann in Einzelfällen die Zuordnung von Schallphänomenen zu Phasen des Herzzyklus erleichtern.

2.3.6 Herzarbeit

Mit jedem Schlag fördert das Herz ein Volumen unter erheblicher Druckentwicklung, es leistet damit physikalisch gesehen wie jede Pumpe Druck-Volumen-Arbeit. Diese Arbeit läßt sich in einem Druck-Volumen-Diagramm anschaulich darstellen. Die 4 Teilphasen eines Herzzyklus ergänzen sich zu einer Schleife, deren Innenfläche der geleisteten Arbeit entspricht. Form und Lage dieser Schleifen sind mit wechselnden Randbedingungen variabel und kennzeichnen – physiologisch wie pathophysiologisch – die Arbeitsbedingungen des Herzens. Diese Frank-Straub-Starling-Analysen sind auch heute noch von erheblichem heuristischen Wert.

Zusätzlich leistet jeder Ventrikel Beschleunigungsarbeit, die normalerweise durch die Windkesselfunktion der großen Gefäße auf wenige Prozent minimiert ist, bei Gefäßsklerosierungen aber kontinuierlich ansteigt und im Alter Ursache einer Hypertrophie sein kann. Die Gesamtarbeit eines Ventrikels ergibt sich somit vereinfachend zu

$$A = P \cdot V + 1/2 \; mv^2 \; [Nm],$$

wobei m die Masse des trägen Blutes ist, das auf die Geschwindigkeit v (0,5–1 m/s) beschleunigt werden muß (kinetische Energie).

2.3.7 Leistungsanpassung

Wechselnden Leistungsanforderungen des Gesamtorganismus kann das Herz durch Steigerung des HMV über die Variation von Frequenz und Schlagvolumen gerecht werden. Hierfür stehen intrakardiale wie extrakardiale Mechanismen zur Verfügung.

Die Steigerung der Frequenz – Schrittmacher-Kontrolle vermittelt über das vegetative Nervensystem – führt bis zu etwa 160–180 Schlägen/min zu einem kontinuierlichen Anstieg des Stromzeitvolumens, darüber flacht die Kurve ab oder fällt sogar. Ursache ist die mit dem Frequenzanstieg übermäßig eingeschränkte Diastolendauer, so daß keine ausreichende Kammerfüllung gewährleistet ist.

Während die Frequenz effektiv um den Faktor 3 ansteigen kann, wird das Schlagvolumen maximal verdoppelt, wenn sich unter Ausschöpfung des Restvolumens die Kammern weitgehend entleeren („Anschlagszuckung"). Zwei Mechanismen stehen im Vordergrund:

● der Frank-Straub-Starling-Mechanismus,
● der Inotropiemechanismus über Mediatoren, vorwiegend Katecholamine.

Frank-Straub-Starling-Mechanismus und Wandspannung
Wie beim „linearen" Skelettmuskel bestimmt auch beim Hohlmuskel Herz die passive Spannung vor Beginn der Kontraktion als Vorlast die Leistungfähigkeit

des Systems, bei einer mittleren Vorspannung ist sie optimal, zu geringe oder zu starke schränken die Leistungsfähigkeit ein. Eine zu geringe Vorspannung beobachtet man z.B. im hypovolämischen Schock. Vor akuter Überdehnung ist das gesunde Herz durch den straffen Herzbeutel geschützt, bei chronisch dilatierten Herzen kann jedoch eine Hypervolämie bedrohlich bzw. ein Aderlaß lebensrettend sein. Äquivalente dieser Kurven können über „wedge pressure" (Abszisse) und HMV (Ordinate) im Rahmen einer Einschwemmkatheteruntersuchung auch beim Patienten ermittelt werden. Die physiologische Bedeutung dieses Mechanismus besteht v. a. in der Abstimmung der Förderleistungen der seriellen Pumpkammern sowie im Ausgleich wechselnder venöser Rückflüsse, z.B. bei Lagewechsel.

Die Spannung in der Wand steigt nach dem Laplace-Gesetz mit dem Innendruck, dem Radius und abnehmender Wanddicke:

$$T \approx \frac{P \cdot r}{2d} \, .$$

In der *Diastole* ist die Wandspannung demnach in erster Linie bestimmt durch den Füllungsdruck und das resultierende Füllungsvolumen EDV. Diese Spannung, die im Sinne des Frank-Straub-Starling-Mechanismus als Vorspannung wirkt, bezeichnet man als *Vorlast oder „preload"*

„preload" = durch Füllung passiv entstandene **diastolische Wandspannung.**

Bei pathologischem Anstieg wird diese diastolische Wandspannung eine wesentliche Determinante der Koronardurchblutung.

Die Wandspannung in der *Systole* ist wiederum gegeben durch das Füllungsvolumen EDV, um das der Herzmuskel sich anspannt, sowie Druckniveau und Widerstand, gegen die das SV ausgeworfen werden muß. Diese aktiv aufgebaute Wandspannung wird als *Nachbelastung oder „afterload"* bezeichnet.

Afterload = durch Kontraktion aktiv aufgebaute **systolische Wandspannung**

Sie ist eine der wichtigen Bestimmungsgrößen des myokardialen O_2-Bedarfs.

Der Vergleich von Vor- und Nachlast, von diastolischer und systolischer Wandspannung zeigt, daß das EDV zentrale Determinante beider Lastfaktoren ist und macht die Bedeutung einer Reduktion der Herzgröße etwa durch Aderlaß oder venöses pooling verständlich.

Inotropiemechanismus

Über den Inotropiemechanismus kann die Kontraktionskraft des Herzens ohne Veränderung der Vorspannung den wechselnden Leistungsanforderungen durch verstärkten Ca^{2+}-Einstrom über die Zellmembran angepaßt werden. Bei körperlicher Belastung dominiert eindeutig dieser Mechanismus, gesteuert über den Sympathikustonus bzw. die positiv inotrope Wirkung der Katecholamine.

Im Zusammenhang mit der vor- und nachlastunabhängigen Steigerung der Kontraktionskraft durch diesen Mechanismus spricht man von *Kontraktilität*. Als klinisch wichtige Indizes haben sich die Ejektionsfraktion (50–70%) in der Auswurfphase sowie die relativ einfach über Katheter meßbare maximale Druckanstiegsgeschwindigkeit in der isovolumetrischen Anspannungsphase

$$dp/dt_{max} = 1500\text{–}2000 \text{ mm Hg/s},$$

die bei Belastung auf über 8000 mm Hg/s ansteigen kann, bewährt.

2.3.8 Langfristige Leistungsanpassung – Wachstum und Hypertrophie

Noch im ersten Monat nach der Geburt erreicht das Herz seine endgültige Zellzahl. Das Herz ist demnach ein zellkonstantes Organ, das zeitlebens mit demselben Zellbesatz arbeitet. Ausfälle können nicht durch mitotische Teilungen repariert, sondern nur narbig ersetzt werden.

Von etwa 20–25 g beim Neugeborenen wächst das Herz auf ca. 300 g beim Erwachsenen. Bei intensivem und längerdauerndem Belastungstraining kann sich ein „Sportherz" mit Dicken- und Längenzunahme der Arbeitsmuskelzellen und konkomitierend einer Vergrößerung des Ventrikelvolumens entwickeln, das bis zu 500 g wiegen kann. Die Wandspannung bleibt wegen der Dickenzunahme konstant. Für unsere Altvorderen als Sammler und Jäger war dieses Sportherz möglicherweise „normal".

Auf pathologische Druck- oder Volumenbelastungen reagiert das Herz regional oder global natürlich ebenfalls mit – konzentrischer oder exzentrischer – Hypertrophie. Neben mechanischen Faktoren spielen hier Mediatoren als Wachstumsfaktoren eine wesentliche Rolle. Bei Überschreiten des „kritischen Herzgewichtes" von 500 g (Linzbach) kann die Zellzahl durch Längsspleißung der Kardiozyten im Sinne einer Hyperplasie zunehmen. Auch das bindegewebige Stützgerüst des Myokards (Kollagenfasern) ist betroffen. Die Umbauprozesse werden heute als „remodelling" bezeichnet. Während die Anfangsveränderungen reversibel sind, sind die schwereren Strukturstörungen nicht mehr rückbildungsfähig und beinhalten die Gefahr der Gefügedilatation und der Entwicklung einer Myokardinsuffizienz.

2.3.9 Energieangebot und Energiebedarf

Zur Erhaltung von Struktur, Stoffwechsel und Funktion der Gewebe ist ein Energieangebot erforderlich, das zumindest den Energiebedarf deckt. Die *Güte* der Energieversorgung kann durch den Quotienten

$$\frac{\text{Angebot}}{\text{Bedarf}}$$

quantifiziert werden. Normalerweise ist das Angebot deutlich größer als der Bedarf, so daß von einer Luxusversorgung gesprochen werden kann.

Im Rahmen der KHK kann es zu Situationen kommen, in denen ein Mißverhältnis zwischen diesen beiden Größen mit Entwicklung eines Engergiedefizits auftritt. Klinische Manifestationen sind Angina pectoris und Infarkt.

Engergiebedarf

Die Engergiebereitstellung für Pump- und Syntheseleistung sowie den aktiven Ionentransport erfolgt durch Spaltung von ATP, das aerob resynthetisiert wird. Der O_2-Verbrauch ist damit ein Maß des Energiebedarfs.

Er kann je nach Randbedingungen um Faktor 100 variieren:
- körperliche Ruhe 8 ml O_2/100 g·min
  (entsprechend 24 ml O_2/300 g Herz oder 10 % des GU)
- maximale Belastung 80 ml O_2/100 g·min
  (durch Anstieg von Förderleistung (5mal) und Druck (2mal))
- künstlich stillgestelltes Herz: 0,8 ml O_2/100 g ·min
  (sinkt weiter mit Hypothermie: $Q_{10} > 2$)

Die Hauptdeterminanten sind
- Basisbedarf 0,8–1 ml/100 g·min
  für die Erhaltung der Struktur und Funktionsbereitschaft. Beim Unterschreiten dieses Wertes entwickeln sich zunehmend typische Stoffwechsel- und Strukturschäden;
- Energie für Ionentransport – ca. 1 ml/100 g·min bei normaler Frequenz;
- aktive Entwicklung der Wandspannung ca. 3 ml O_2/100 g·min;
- Höhe der Wandspannung, die für den Auswurf entwickelt und gehalten werden muß – ca. 3 ml O_2/100 g·min.
  Gesamt: 8 ml/100 g·min

Bis auf den Basisbedarf fallen die Energieteilbeträge pro Herzschlag an, so daß die Frequenz mit berücksichtigt werden muß.

Entscheidende Größen sind also Wandspannung, Kontraktionsgeschwindigkeit und als Multiplikator die Frequenz.

Ansatzpunkte zur Senkung überhöhter Energiebedarfswerte bestehen in einer Abschirmung gegen die positive inotropen und chronotropen Einflüsse der Katecholamine, einer Verkleinerung des Herzens sowie in einer Senkung der Druckbelastung.

Energieangebot

Funktionelle Anatomie. Die Energieversorgung des Myokards erfolgt über 2 Koronararterien, die vom Bulbus aortae ausgehend überwiegend entweder den rechten Ventrikel mit dorsalen Septumanteilen (rechte Koronararterie, RCA) bzw. die linke Kammer mit den vorderen Septumanteilen versorgen (linke Koronararterie mit CX und RIVA). Abweichungen von diesem Intermediärtyp im Sinne eines Links- oder Rechtsversorgungstyps sind für Erregungsprobleme bei koronarer Minderdurchblutung von Bedeutung. Das Blut drainiert über den Sinus coronarius in den rechten Vorhof. Die Thebesius-Venen stellen entwicklungsgeschichtliche Relikte dar, über deren Funktion wenig bekannt ist.

Die Kapillardichte ist im Myokard wegen des großen Energiebedarfs besonders hoch, die Maschenweite ergibt sich aus dem Zelldurchmesser. Quantitativ entfällt auf jeden Myozyten eine Kapillare, jede Zelle hat dabei Kontakt zu 4 Kapillaren, so daß sich sehr kurze Diffusionsstrecken ergeben. Auffällig ist die hohe Zahl arterieller Kollateralgefäße, die bei chronischer lokaler Gewebshypoxie genutzt, möglicherweise sogar trainiert und im Wachstum stimuliert werden können.

Die großen Koronargefäße verlaufen epikardial auf der Außenseite des Herzens. Von ihnen entspringen die intramuralen Versorgungsgefäße, die senkrecht in das Myokard eintauchen und transmural die Innenschichten erreichen. Die venöse Entsorgung erfolgt umgekehrt von innen nach außen. Die besondere Gefäßanordnung hat funktionelle Konsequenzen:

- Da der Bluteinstom von außen nach innen der Kontraktionswelle von innen nach außen entgegenläuft, verhindert die hohe systolische Wandspannung einen Kapillareinstrom. Die Energieversorgung des linken Ventrikels erfolgt damit diastolisch, getrieben vom (mittleren) diastolischen Aortendruck. Der venöse Ausfluß wird durch den Kontraktionsvorgang gefördert.
- Die relativ lange Durchblutungssperre der endokardnahen Wandbereiche benachteiligt die Innenschichten mit der Gefahr von disseminierten kleinfleckigen Nekrosen bzw. Narben im Sinne der sog. Innenschichtschäden bei der KHK. Ein Anstieg der Wandspannung in der Diastole ("preload") durch Kontraktionsrückstände und Anstieg des diastolischen Ventrikeldruckes erhöht unter diesen pathologischen Bedingungen diese normalerweise minimierte myokardiale Komponente des Koronarwiderstandes und vermindert die nutritive Versorgung des Gewebes. Eine „Afterloadsendung" durch periphere Arteriolendilatation würde die Situation weiter verschärfen, günstig demgegenüber ist z. B. ein venöses „pooling" mit Reduktion von Vor- *und* Nachlast, das sowohl Angebot wie Bedarf optimiert (s. Wandspannung).
- Das örtliche Hintereinander von Filtration und Reabsorption auf der Kapillarstrecke nach der Starling-Ludwig-Hypothese ist im Myokard durch eine zeitliche Abfolge von diastolischer Filtration und systolischem Rücktransport ersetzt. Die Effektivität dieses Mechanismus schützt das Herz normalerweise vor Ödemen, bei Kontraktionsinsuffizienz entwickelt sich jedoch schnell ein Ödem mit Rückwirkungen auf die Mikrozirkulation.

2.3.10 Durchblutung

Nach den Gesetzen der Strömungslehre ist die Koronardurchblutung von der Druckdifferenz zwischen Aorta und rechtem Vorhof sowie dem koronaren Widerstand bestimmt, der wiederum abhängig ist von der Viskosität des Blutes, der Länge der Gefäße sowie dem Radius (4. Potenz) der arteriolären Widerstandsgefäße. Die Weite dieser Gefäße kann aktiv über den Gefäßmuskeltonus (vasale Komponente) variieren und passiv durch den Gewebsdruck (myokardiale Komponente) modifiziert werden.

In körperlicher Ruhe beträgt die Koronardurchblutung ca. 80 ml/min·100 g entsprechend 240 ml/min für das Gesamtherz oder rund 5% des HMV.

Durch maximale Gefäßdilatation bei konstantem Blutdruck kann ein Fluß bis etwa 400 ml/min·100 g gemessen, die Koronardurchblutung demnach im Faktor 5 gesteigert werden. Diese „Koronarreserve" ist bei KHK, Hypertrophie etc. zunehmend eingeschränkt. Bei maximaler Belastung mit entsprechendem Druckanstieg sind Flußraten bis über 800 ml/100 g·min zu erwarten, die tierexperimentell auch gemessen wurden. Die koronarvenöse O_2-Sättigung liegt relativ konstant bei 30%, so daß Ausschöpfungsreserven kaum vorhanden sind. Steigerungen des Energiebedarfs, reduzierter O_2-Gehalt etwa bei Anämien oder pulmonalen Störungen müssen zwangsläufig über einen Anstieg der Koronardurchblutung abgedeckt werden.

Regulation

Die Regulation der Durchblutung erfolgt dabei überwiegend lokal metabolisch mit nur geringen vegetativ-nervösen Beeinflussungsmöglichkeiten. Auf endothelial gebildete Faktoren wie NO, Endotheline, Prostacyclin etc. wird noch zurückzukommen sein.

Messung

Eine exakte Messung der Koronardurchblutung, auch in hohen Flußbereichen, ist mit der Argon-Fremdgas-Methode, eine Abschätzung sonographisch, nuklearmedizinisch oder mit Thermodilutionsverfahren möglich. Die Multiplikation mit der arteriell-koronarvenösen O_2-Gehalts-Differenz ergibt den O_2-Verbrauch.

2.3.11 Stoffwechselaspekte

Wie ein Mehrstoffmotor extrahiert das Myokard zur oxidativen ATP-Gewinnung angebotsabhängig freie Fettsäuren (50–60%), Glukose und Laktat, Aminosäuren und Ketonkörper spielen nur eine untergeordnete Rolle. Die Substrate werden in den Mitochondrien über Acetyl-CoA in den Zitratzyklus eingeschleust und im Rahmen der sich anschließenden oxidativen Phosphorylierungsprozesse ATP aus ADP und Phosphat resynthetisiert.

Im O_2-Mangel sistieren die mitochondrialen Prozesse. Energie kann praktisch nur noch mit einer ATP-Ausbeute von etwa 5% im Rahmen des anaeroben Glukoseabbaus zum Pyruvat gewonnen werden. Laktat staut sich an, verläßt die Zelle und kann im Koronarblut gemessen werden, wie auch andere, im Energiemangel ausleckende Zellbestandteile (K, Mg, H^+, Phosphat, Myoglobin, Enzyme, Troponin C oder I).

Auch bei reduzierter Belastung ist der hypoxische Stoffwechsel nicht in der Lage, den Energiebedarf zu decken. Zwangsläufig führt dieses Energiedefizit zum Abfall der energiereichen Phosphate CP und ATP mit zunehmender Beeinträchtigung aller energieverbrauchenden Prozesse. Es resultieren Störungen der Kontraktion und Relaxation, der elektrischen Steuerung und schließlich auch der strukturerhaltenden Prozesse, so daß sich schließlich irreversible Schäden entwickeln.

Definiert und überschaubar sind die Bedingungen unter „experimentellen" Gegebenheiten, z. B. bei einer Koronarligatur oder einer Ballonokklusion. Störungen von Stoffwechsel, Funktion und Struktur entwickeln sich in einer charakteristischen Reihenfolge. Nach einem störungsfreien Intervall von ca. 10 s mit Verbrauch der O_2-Reserve fällt in den ersten 3–5 min das CP von etwa 6–8 µmol/g auf < 3 µmol/g, Kontraktionsstörungen entwickeln sich, bis das betroffene Areal nach dieser „Überlebenszeit" schließlich flimmert, stillsteht bzw. paradox pulsiert. Durch Reperfusion kann praktisch ohne Erholung die Funktion wieder übernommen werden. In der sich anschließenden sog. *Wiederbelebungszeit* zerfällt das ATP, die Zeit für Erholungsprozesse nimmt exponentiell zu, bis nach etwa 20–30 min die Grenze der Wiederbelebungszeit überschritten ist, die Schäden irreversibel geworden sind.

Beim Infarkt ist aufgrund einer initialen Restdurchblutung über Kollateralen der Verlauf protrahierter. Im Zentrum des Infarktes dürfte die Grenze der Wiederbelebbarkeit erst nach ca. 60 min überschritten sein, in den Randzonen sind die Bedingungen noch günstiger, so daß der Infakt gleichsam von innen nach außen wächst. Je nach O_2-Bedarf bzw. Restdurchblutung ist das Infarktgeschehen erst nach 3–9 h abgeschlossen.

Kommt spontan oder therapeutisch eine Reperfusion des betroffenen Areals zustande, ist mit einer ungestörten Funktion frühestens nach Ablauf einer Erholungszeit (s. oben) zu rechnen. Häufig beobachtet man trotz (fast) normaler Durchblutung eine längere Beeinträchtigung der kontraktilen Funktion, ein Phänomen, das als „stunning" bezeichnet wird. Es handelt sich um ischämisch zwar geschädigtes, aber nicht nektrotisches Gewebe, das sich noch nach Tagen bis Wochen erholen kann. Hiervon abzusetzen ist das sog. „hibernating myocardium", eine myokardiale Dysfunktion bei kritisch reduzierter Durchblutung, die ebenfalls potentiell reversibel ist, wenn das Angebot-Bedarfs-Verhältnis etwa durch Bypassoperation optimiert bzw. normalisiert wird.

2.3.12 Elektrische Steuerung

Die Pumpfunktion des Herzens beruht auf der Tätigkeit der Herzmuskelzellen, gesteuert über besondere Prinzipien der elektrischen Koordination. Neben einem relativ hohen Anteil bindegewebiger, nervöser und vaskulärer Strukturen – nur rund 30 % der Zellen sind Muskelzellen, wegen ihrer Größe machen sie jedoch etwa 75 % der Wandmasse aus – existieren im Myokard Arbeitsmuskelzellen und für die Erregungsbildung und -leitung spezialisierte Muskelfasern, die sich nicht nur funktionell, sondern auch morphologisch und biochemisch voneinander unterscheiden.

Charakteristisch für die quergestreifte Arbeitsmuskelzelle sind einzelne zentral gelegene Kerne, die Verzweigung der Fasern und die Verbindung von Zelle zu

Zelle durch die sog. Glanzstreifen. Die Glanzstreifen stellen echte Zellgrenzen dar, ermöglichen aber über spezielle Strukturen („gap junctions" mit Konnexonen) die elektrische Informationsübertragung über den gesamten Zellverband, so daß sich das Myokard als funktionelles Synzytium weitgehend synchron kontrahiert („Alles oder Nichts-Verhalten").

Darüber hinaus findet man im Herzen Zellen, die die Fähigkeit besitzen, Erregungen zu bilden bzw. schneller als die übrige Muskulatur weiterzuleiten. Sie sind die Grundlage für die Autonomie und Autorhythmie auch eines isolierten Herzens.

Zur Auslösung der Kontraktion der Myokardfasern ist ihre elektrische Erregung Voraussetzung. Sowohl Erregungsbildung wie -leitung sind als elektrische Vorgänge an den Zellmembranen zu verstehen. Die Grundprinzipien entsprechen den elektrophysiologischen Vorgängen an anderen erregbaren Strukturen wie der Nervenzelle oder der Skelettmuskelfaser. Allerdings zeigen Arbeitsmuskelfasern und Schrittmacherzellen des Herzens einige funktionell wichtige Besonderheiten, die aus den Ableitungen der Membranpotentialen von Einzelzellen hervorgehen.

Die Dauer der Aktionspotentiale ist mit 200–300 ms um etwa den Faktor 100 länger als bei Nerven- oder Skelettmuskelzellen. Schrittmacherzellen zeigen zusätzlich als Ursache für Automatie bzw. Autorhythmie ein instabiles diastolisches Membranpotential. Die Spannungsschwankungen an der Membran lassen sich molekular als Änderungen an potentialgesteuerten Ionenkanälen durch die Membran verstehen. Am Arbeitsmyokard ist der Depolarisationsaufstrich durch eine plötzliche, kurze Erhöhung der Membranleitfähigkeit für Na^+-Ionen bedingt, die entsprechend ihrem Konzentrationsgefälle in die Zelle einströmen wollen. Die myokardspezifische Plateauphase mit langer Refraktärität der Zelle wird überwiegend durch den Einstrom von Ca^{2+}-Ionen getragen, die an der elektromechanischen Kopplung beteiligt sind. Die Repolarisation wird durch eine vorübergehende Öffnung von K^+-Kanälen mitbedingt. Das stabile Ruhemembranpotential der Arbeitsmuskelzelle ist vorwiegend ein K^+-Potential. Nähere Einzelheiten zu den Na^+-, K^+- und Ca^{2+}-Kanälen enthalten die elektrophysiologischen und pharmakologischen Spezialkapitel.

Eine Besonderheit der Schrittmacherzellen ist das Fehlen eines stabilen diastolischen Ruhepotentials. Nach jedem Aktionspotential kommt es durch langsame spontane Depolarisation zu einem Überschreiten der Reizschwelle mit Auslösung eines neuen Aktionspotentials. Die Ursache ist eine Abnahme der K^+-Leitfähigkeit, so daß der Na^+ und Ca^{2+}-Einstrom stärker wirksam wird. Die Aufstrichsteilheit des Aktionspotentials ist geringer als beim Arbeitsmyokard, da die schnellen Na^+-Kanäle – wenn vorhanden – inaktiviert und nur Ca^{2+}-Kanäle geöffnet sind. Die Frequenz eines Schrittmachers ist in erster Linie durch die Steilheit der spontanen diastolischen Depolarisation vorgegeben, die im Sinusknoten größer als im AV-Knoten ist und die Schrittmacherhierarchie begründet.

Durch die Mediatoren des vegetativen Nervensystems kann die Depolarisationssteilheit der Sinusknotenzellen stark variiert werden. In Ruhe wird bei Überwiegen des Vagus die Eigenfrequenz des Knotens von 90–100 min^{-1} auf 60–70 min^{-1} reduziert, da sich durch Öffnen Acetylcholin-gesteuerter K^+-

Kanäle die spontane Depolarisation abflacht. Bei Belastung steigt unter Sympa-
thikuswirkung mit Verstärkung des Na^+ (i_f)- und Ca^{2+}-Einwärtstroms die Frequenz bis auf über 200 min^{-1} an (220 − Lebensalter).

Als Antagonisten zu den vegetativen Überträgerstoffen Acetylcholin bzw. Noradrenalin und Adrenalin stehen therapeutisch Atropin bzw. β-Rezeptorenblocker
zur Verfügung (s. dort): Atropin steigert die Frequenz, β-Blocker haben einen
bradykardisierenden Effekt. Massive Elektrolytstörungen, insbesondere des extrazellulären Kaliumspiegels, beeinflussen die Erregungsbildung und -leitung
und können Ursache lebensbedrohlicher Rhythmusstörungen sein. Gezielte Veränderungen des extrazellulären Ionenmilieus (Na^+, K^+ und Ca^{2+}) im Koronarsystem werden intraoperativ zur Einleitung einer Kardioplegie genutzt.

Koordinierungsfunktion des Reizleitungssystems

Neben ihrer Fähigkeit zur Erregungsbildung besitzen diese spezifischen Myokardzellen z. T. auch die Eigenschaft der raschen Erregungsleitung; beide Merkmale sind für die synchronisierte und geordnete Kontraktion des Herzens essentiell. Normalerweise geht dabei die Erregung vom Sinusknoten aus, der sich im
rechten Vorhof nahe der Einmündung der oberen Hohlvene befindet. Sie breitet
sich über die Muskulatur des rechten und linken Vorhofs aus (< 1 m/s) und erreicht auf dem Boden des rechten Vorhofs − neben dem Sinus coronarius − den
Atrioventrikularknoten. Er stellt mit dem sich anschließenden His-Bündel die
einzige elektrische Überleitungsmöglichkeit durch die Isolatorplatte der Ventilebene zu den Ventrikeln dar. Das His-Bündel teilt sich zunächst in die beiden
Kammerschenkel auf, die sich bis hin zu den Purkinje-Fasern (> 2 m/s) weiter
verzweigen. Die Erregung läuft dann über die Arbeitsmuskelzellen der Kammern
zurück zur Ventilebene (> 1 m/s).

Der Sinusknoten ist normalerweise der dominierende Schrittmacher, da er die
höchste Entladungsfrequenz (s. oben) aufweist. Die Fequenz der Erregungsbildung nimmt in der Reihefolge AV-Knoten, His-Bündel, Schenkel, Purkinje-Fasern ab. Die raschen Entladungen des Sinusknotens erreichen die „langsameren
Schrittmacher", bevor sie selbst eine Erregung gebildet haben (Hierarchieprin-
zip).

Eine wichtige besondere Eigenschaft des AV-Knotens ist die Verzögerung der
Erregungsüberleitung auf die Kammern um etwa 60–90 ms zur zeitlichen Trennung und Sicherung einer sukzessiven Abfolge von Vorhof- und Kammerkontraktion. Eine starke Verzögerung ist Hinweis auf eine Funktionsstörung des AV-
Knotens (AV-Block I. Grades), die in inkomplette (II. Grades) bzw. komplette (III.
Grades) Blockierungen übergehen kann. In diesem Fall übernehmen dann u. U.
lebensrettend (Adam-Stokes-Anfall) langsamere Schrittmacher im Kammerbereich die Auslösung und Steuerung der Ventrikelkontraktion. Eine Verkürzung
der Überleitung beobachtet man bei akzessorischen Bahnen (Präexcitation
s. dort).

Elektrische Abläufe im Zellverband Myokard und EKG

Aus den Aktivitäten der ca. $2 \cdot 10^{10}$ Einzelmyokardzellen resultieren an der Körperoberfläche elektrische Potentialänderungen, die sich als Elektrokardiogramm

ableiten lassen. Es handelt sich um „extrazelluläre" Ableitungen mit einem entsprechend biphasischen Verlauf (im Gegensatz zu den besprochenen intrazellulären Ableitungen mit monophasischem Aktionspotential). Die Einzelzelle trägt damit nur dann als Spannungsquelle zum EKG-Signal bei, wenn eine Erregung über sie hinwegläuft bzw. sich zurückbildet; sie kann dann elektrisch als ein Dipol beschrieben werden. Im Zustand der Ruhe bzw. bei vollständiger Erregung während der Plateauphase ist sie für die Spannungsmessung an der Zell- und auch Körperoberfläche elektrisch neutral = isoelektrisch.

Die Erregung breitet sich im Herzen als breite Front über den Zellverband aus, wobei die vielen Dipole der Einzelzellen eine Dipolfläche bilden, die durch einen repräsentativen großen Dipol beschrieben werden kann. Die Eigenschaften der Dipole – Moment und Richtung – werden gern in Vektorform dargestellt. Die R-Zacke skizziert die Situation des größten im Herzzyklus auftretenden Vektors bei der von innen nach außen laufenden Erregung durch die Kammerwand.

Dieser Summationsvektor ändert ständig Größe und Richtung; wenn alle Zellen in Ruhe oder alle Zellen gleichmäßig erregt sind, ist kein Vektor nachzuweisen. Ebenso fehlt ein Vektor, wenn bei Passage der Erregung durch den AV-Knoten nur sehr wenige Zellen die Erregungsfront bilden. Große Vektoren sind abzuleiten, wenn die Front über die Vorhöfe und dann über die Kammermuskulatur läuft sowie bei der Erregungsrückbildung der Kammern. Durch den ständigen Wechsel von Größe und Richtung entstehen 3 räumlich angeordnete Schleifen, zuzuordnen der Vorhofserregungsausbreitung, der Kammererregungsausbreitung und der Kammererregungsrückbildung. Ihre Darstellung in den 3 Raumebenen erfolgt mit der Vektorkardiographie.

Auch die klassische Elektrokardiographie bezieht ihre Information aus diesen Vektorschleifen. P-Welle, QRS-Komplex und T-Welle entstehen durch Projektion des Vektorgeschehens auf die Ableitlinie – man bezeichnet daher die Schleifen auch als P-, QRS- und T-Schleife. Das Extremitäten-EKG mit den bipolaren Einthofen-Ableitungen und den unipolaren Goldberger-Ableitungen erfaßt das Vektorspiel in der Frontalebene, während die Brustwandableitungen eher die Horizontalebene darstellen (Spezialableitungen und elektrophysiologische Detailanalysen s. in den entsprechenden Kapiteln).

Die quantitative und qualitative Auswertung hinsichtlich Amplituden, Intervallen, Lagetypen und Formveränderungen wird in den klinischen Kapiteln dargestellt und diskutiert. Ein Teil der diagnostisch wichtigen Formveränderungen ist physikalisch bzw. pathophysiologisch (noch) nicht befriedigend erklärbar. Ihr Wert basiert auf Empirie, d.h. auf der Sammlung und vergleichend-kritischen Analyse klinischer, elektrokardiographischer und morphologischer Befunde.

Literatur

Braunwald E (ed) (1997) Heart disease, 5th edn. Saunders, Philadelphia/PA

Chatterjee, K et al. (eds) (1991) Cardiology, vol I: Physiology, pharmacology, diagnosis. Lippincott, Philadelphia/PA

Folkow BEN (1971) Circulation. Univ Press, London

Gauer OH (1972) Kreislauf des Blutes. In: Gauer OH, Kramer K, Jung R (Hrsg) Physiologie des Menschen, Bd 3. Urban & Schwarzenberg, München, S 81–326

Greger R, Windhort L (eds) (1996) Comprehensive human physiology: From cellular mechanisms to integration, vol 2: Heart and circulation. Springer, Berlin Heidelberg New York Tokio

Julian DG et al. (eds) (1996) Diseases of the heart, 2nd edn. Saunders, Philadelphia/PA 7 1 Z

Katz AM (1992) Physiology of the heart, 2nd edn. Raven, New York

Klinke, R, Silbernagl S (eds) (1994) Lehrbuch der Physiologie, 2. Aufl. Thieme, Stuttgart

Levick JR (1995) An introduction to cardiovascular physiology, 2nd edn. Butterworth Heinemann, Oxford

Milnor WR (1990) Cardiovascular physiology. Oxford Univ Press, Oxford

Opie HL (1991) The heart: Physiology and metabolism, 2nd edn. Raven, New York

Poole-Wilson PA, Sudgen PH (1996) Physiological considerations: Biochemistry and cellular physiology of heart muscle. In: Weatherall DJ et al. (eds) Oxford textbook of medicine, 3rd edn, vol 2, section 15. Oxford Univ Press, Oxford, pp 2143-2152

Rushmer RF (1970) Cardiovascular dynamics, 3rd edn. Saunders, Philadelphia/PA

Schlant RC, Alexander RW (eds) (1994) Hurst's The heart. Arteries and veins, 8th edn. McGraw-Hill, New York

Schmidt RF, Thews G (eds) (1996) Physiologie des Menschen, 26. Aufl. Springer, Berlin Heidelberg New York Tokio

Singh BN et al. (eds) (1994) Cardiovascular pharmacology and therapeutics. Churchill, Livingstone, Edinburgh

Sperelakis N (ed) (1989) Physiology and pathophysiology of the heart, 2nd edn. Kluwer, Academic Publ, Lancaster

Swynghedauw B (1995) Molecular cardiology for the cardiologist. Kluwer Academic Publ, Lancaster

Wilcken DEL (1996) Clinical physiology of the normal heart. In: Weatherall DJ et al. (eds) Oxford textbook of medicine, 3rd edn, vol 2, section 15. Oxford Univ Press, Oxford, pp 2152-2162

Zipes DP, Jalife J (eds) (1995) Cardiac electrophysiology: From cell to bedside, 2nd edn. Saunders, Philadelphia/PA

2.4 Dynamik arterieller Pulse*

T. Kenner

Die Beobachtung der Existenz von arteriellen Pulsen ist ohne Zweifel eine der ältesten Entdeckungen, die diagnostisch angewendet und deren Interpretation empirisch ausgebaut wurde. Die folgende Darstellung soll einerseits das Zustandekommen der arteriellen Pulsformen und andererseits die Wirkungen der pulsatilen Vorgänge in den Arterien kurz zusammenfassen. Hinweise auf weiterführende Literatur sind in Abbildungstexten sowie im letzten Abschnitt zu finden.

2.4.1 Pulsschlag

Das Wort Puls kommt vom lateinischen „pellere", zu Deutsch „schlagen", dessen Partizip der Vergangenheit „pulsus" die Bedeutung von „Schlag" bekommen hat. Der Arterienpuls ist die durch den Herzschlag produzierte Druck-, Volumen- und Strömungsschwankung, die in jeder Arterie beobachtet werden kann. Mit dem tastenden Finger ist je nach Vorgangsweise eine Druck- bzw. Volumenschwankung fühlbar. Wenn man mit dem Finger die Arterie oberflächlich und zart tastet, fühlt man die radiale Expansion der Arterie und kann damit den „Volumenpuls" fühlen. Wenn man die Arterie mit dem Finger eindrückt, benützt man den Finger wie ein Applanationstonometer. Auf diese Weise wirkt unmittelbar der arterielle „Druckpuls" auf die Tastrezeptoren des fühlenden Fingers. Zu erwähnen ist allerdings, daß weder Strömungspuls noch Geschwindigkeitspuls mit dem tastenden Finger gefühlt werden können.

In alten ärztlichen Manuskripten werden die Eigenschaften der Pulse durch Notenbilder dargestellt, die nicht nur der Beschreibung der einzelnen Pulse dienten, sondern auch das Vorhandensein oder Fehlen der Regelmäßigkeit erfaßten. In gewissem Sinn hat diese Betrachtungsweise die Beschreibung periodischer oder auch aperiodischer Vorgänge mittels Frequenzspektren vorweggenommen, die heute mittels der modernen Analysetechnik graphisch dargestellt werden kann (s. z. B. Abb. 8).

Die uralte ärztliche Erfahrung, daß der Pulsschlag eine innere Harmonie ausdrückt, wird durch den Ausruf Hamlets zu seiner Mutter „Mein Puls hält ordentlich wie Eurer Takt, spielt ebenso gesunde Melodien ..." (3. Akt, 4. Szene, Übersetzung von A. W. von Schlegel) zusammengefaßt.

---

* Unterstützt durch den FWF, Spezialforschungsbereich „Optimierung und Kontrolle".

Die Fühlbarkeit des Pulses ist ein eindeutiges Lebenszeichen. Dementsprechend wird der Begriff Puls auch in übertragenem Sinn, metaphorisch, angewendet. Man spricht beispielsweise von „pulsierendem Leben", oder vom „Pulsschlag der Zeit".

Man kann die Frage stellen, ob die Blutströmung pulsatil sein muß. Wir wissen aus Erfahrung, daß kürzerfristig nichtpulsatile Pumpen als Herzersatz angewendet werden können. Andererseits bringt der Verlust der Pulsatilität der Vorhöfe bekanntlich die Gefahr der Thrombenbildung. Es ist auch kein Zweifel, daß Mechanismen der Blutdruck- und Blutvolumenregulation auf die Registrierung der Pulsatilität angewiesen sind. Der folgende Abschnitt bestätigt dies indirekt durch den Nachweis, daß die kardiale und arterielle Pulsatilität sehr exakt mit der Größe des Systems zusammenhängt.

2.4.2 Biologische Ähnlichkeit und Rhythmen

Das Phänomen der periodischen Herztätigkeit gehört zu den rhythmischen Vorgängen in biologischen Organismen. Wie auch manche andere dieser Rhythmen gehorchen die Pulse den Regeln der biologischen Ähnlichkeit. Je größer ein Organismus, desto länger sind die Intervalle, desto niedriger ist die Frequenz.

Die Abhängigkeit der Perioden biologischer Rhythmen von der Körpermasse (M, kg) kann durch sog. allometrische Gleichungen beschrieben werden. Wir verwenden die folgende Nomenklatur: T Pulsperiode bzw. Schlagintervall (min), $HR = 1/T$ (heart rate, 1/min). Für die Frequenz des Herzschlages (HR) bzw. der arteriellen Pulse gilt:

$$HR = 241 \ M^{-0,25} \tag{1}$$

Diese Gleichung beschreibt aufgrund von statistischen Daten die oben angedeutete Tatsache, daß die Pulsintervalle (T) in Ruhe um so länger sind, je größer die Körpermasse bzw. das Körpergewicht eines Säugetieres ist. So hat etwa eine Maus mit 50 g Körpergewicht in Ruhe eine Herzfrequenz (HR) von etwa 500/min. Demgegenüber hat ein Elefant mit 5000 kg Körpergewicht eine Herzfrequenz von 30/min.

Es ist nicht verwunderlich, daß Puls und Atmung bei allen Säugetieren die Tendenz haben, sich gegenseitig zu synchronisieren. Auch der Gangrhythmus hat bei kleinen Tieren eine höhere Frequenz als bei größeren. Es ist eine bekannte Beobachtung, daß u. a. beim Laufen Puls, Atmung und Schrittperiode aufeinander abgestimmt sind.

Biologische Rhythmen haben noch in anderer Hinsicht als oben erwähnt, Bezug zur Musik. Einerseits ist der Pulsschlag quasi als Urmetronom aufzufassen. Daß andererseits in Tanz und Gesang, Schritt und Atmung durch den Rhythmus der Musik vorgegeben werden, ergibt sich aus der Struktur dieser Vorgänge.

2.4.3 Druckpulse, Strömungspulse, Volumenpulse, Geschwindigkeitspulse

Alle wesentlichen Meßgrößen, die an oder in Arterien registriert werden können, weisen Pulsationen auf.

Druck (p) hat die Dimension Kraft/Flächeneinheit und wird mit den Einheiten mm Hg bzw. im SI-System in kPa angegeben. Ein kPa entspricht 10 cm Wassersäule. 100 mm Hg entsprechen 13,3 kPa. Strömung oder Volumenströmung (q) hat die Dimension Volumen/Zeit und wird in den Einheiten l/min (z.B. beim Minutenvolumen) oder ml/s angegeben.

Wie schon eingangs erwähnt, kann man mit dem palpierenden Finger oder mit Ultraschallechoverfahren die radiale Pulsation der Arterien beobachten. Da man aus der radialen Pulsation einfach die Volumenänderung eines Arteriensegmentes berechnen kann, kann man hierbei schließlich von Volumenpuls sprechen. Der Volumenpuls ist über die elastische Dehnbarkeit der Arterienwand unmittelbar mit dem Druckpuls verknüpft.

Da bei den derzeit geläufigen Ultraschalldopplermessungen die Geschwindigkeit (v), Dimension: Länge/Zeit, die meist mit der Einheit cm/s angegeben wird, ist die folgende Umrechnung wichtig. Die Querschnittsfläche einer Arterie beträgt $R^2 \pi$ (R ist der Innenradius des Gefäßes). Zur Berechnung der Strömung aus der Geschwindigkeit ist diese Querschnittsfläche, durch die das Blut strömt, zu berücksichtigen.

$$q = v R^2 \pi \qquad (2)$$

Strömung (q) und Geschwindigkeit (v) und die entsprechenden Pulsationen (Strömungspuls bzw. Geschwindigkeitspuls) sind aufgrund dieser Gleichung eng verknüpft und von gleicher Gestalt.

An besonderen Druckwerten sind als wichtig zu erwähnen: Mitteldruck, systolischer und diastolischer Druck. Wenn keine Stenosen im Verlaufe einer Arterie vorhanden sind, kann man davon ausgehen, daß im Liegen die Mitteldruckwerte in allen Arterien nahezu gleich sind. Der Druckabfall durch Reibung ist in den größeren Arterien normalerweise kaum meßbar. Bei jedem Druckpuls ist der systolische Wert gleich dem Maximalwert, der diastolische Druck gleich dem Minimalwert des Pulsablaufes. Beide Werte, aber besonders deutlich der systolische Wert hängen vom Ort der Messung ab. Infolge von Wellenreflexionen wird der systolische Druck um so höher, je peripherer die Meßstelle ist. Hingegen ist der diastolische Druck weniger deutlich ortsabhängig; er ist bei peripheren Meßstellen geringfügig niedriger als im Zentrum, d.h. in Herznähe.

2.4.4 Entstehung der Pulse

Die im folgenden beschriebenen Vorgänge spielen sich in analoger Weise im rechten und im linken Ventrikel ab: nach der Phase der isometrischen Anspannung des Ventrikels, sobald der Ventrikeldruck den diastolischen Druck in der herznahen Arterie übersteigt, beginnt die Austreibung des Schlagvolumens. Beide Ventrikel können weitgehend als Strömungspumpen bezeichnet werden. Vergleichbar mit einer von einer starken Kraft betriebenen Kolbenpumpe, wird, weitgehend unabhängig vom arteriellen Gegendruck (englisch: „afterload", das Blut in die Aorta bzw. in die Pulmonalarterie ausgetrieben. Das Wort „weitgehend" soll andeuten, daß, exakt ausgedrückt, eine gewisse Rückwirkung des arteriellen Gegendrucks auf den Ventrikel doch vorhanden ist, dessen Bedeutung unter pathologischen Bedingungen, v.a. langfristig zum Ausdruck kommen kann. Der in Abb. 1 *unten* gezeigte Strömungspuls erzeugt zunächst einen sog. „primären Druckpuls", der den gleichen zeitlichen Verlauf wie der Strömungspuls hat.

Warum sieht der *oben* in Abb. 1 gezeigte Druckpuls so ganz anders aus als der Strömungspuls? Die Antwort lautet: weil im Druckpuls jener Anteil der vom Ventrikel gelieferten Energie zum Ausdruck kommt, der, durch die elastische Dehnung der Arterien gespeichert, für die Periode der Diastole reserviert bleibt.

Die Gesamtheit dieser Vorgänge wird mit dem Begriff „Windkesselmechanismus" zusammengefaßt und läßt sich so auch einfach verständlich machen.

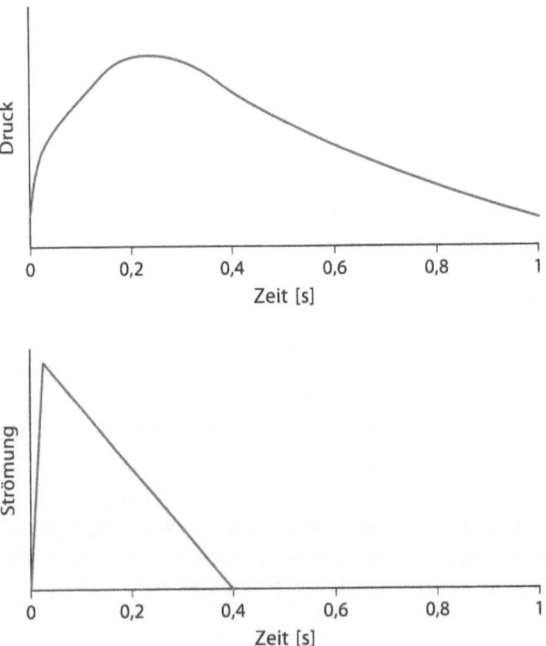

Abb. 1. Entstehung des Druckpulses im herznahen Anfangsteil der Aorta. Für die vom linken Ventrikel erzeugte Blutströmung wurde der im *unteren Teil* der Abbildung gezeigte dreieckförmige Verlauf angenommen. Mit Hilfe des in Abb. 2 dargestellten Windkesselmodells wurde der Druckverlauf berechnet. Die Dreieckform der Strömung in der Aorta ascendens entspricht dem normalen Ablauf des Auswurfs aus dem linken Ventrikel (vgl. Abb. 5). Das Strömungsmaximum liegt deutlich vor dem Druckmaximum. Der diastolische Druckabfall erfolgt exponentiell

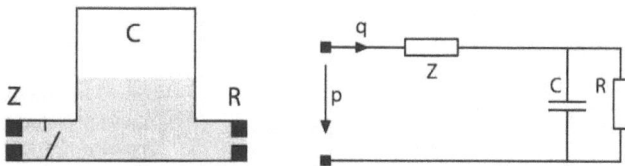

Abb. 2. Einfaches Windkesselmodell. *Links* ist ein hydrodynamisches Modell gezeigt. *Rechts* ist die Analogie in elektrischer Symbolik dargestellt. *R* peripherer Widerstand, *C* Kapazität oder „compliance", die Volumendehnbarkeit des Windkessels; *Z* symbolisiert in diesem Modell, das auch als „verbessertes Windkesselmodell nach Broemser" bezeichnet wird (s. Wetterer u. Kenner 1968), den Wellenwiderstand der herznahen Aorta. Der Wellenwiderstand beschreibt die Beziehung zwischen Druck- und Strömungsamplitude in Schlauchpulsen. Druck (*p*) und Strömung (*q*) verhalten sich analog zu den elektrischen Größen Spannung und Stromstärke

Die in Abb. 1 gezeigten Pulse sind mittels des in Abb. 2 dargestellten Windkesselmodells berechnet bzw. simuliert worden. Die wesentlichen Komponenten des Modells sind der periphere Widerstand (R) – s. Gleichung 9 – und die Kapazität (C). Im Englischen wird hierfür das Wort Compliance verwendet. C drückt aus, um welches Volumen ein dehnbarer Raum durch einen bestimmten Druckzuwachs gedehnt werden kann. Der Widerstand (Z) symbolisiert den weiter unten – s. Gleichung 7 – erläuterten Wellenwiderstand. Der Strömungspuls in der Gegend der Aortenklappe ist typisch dreieckförmig. Der Gipfel des Druckpulses tritt meist, so wie in Abb. 1 gezeigt, nach dem Gipfel des Strömungspulses auf.

In das Modell der Abb. 2 wird von links her ein Strömungspuls gepumpt. Das dadurch in den Kessel eingebrachte Schlagvolumen komprimiert das Luftpolster (in historischer Ausdrucksweise „Wind"), das kurzfristig die gelieferte Druckenergie speichert, die dann während der folgenden Diastole an das Blut abgegeben wird. In den Arterien erfolgt der gleiche Mechanismus nicht durch Luft sondern durch die Elastizität der Arterien. Da das Arteriensystem in Wirklichkeit kein „Kessel", und schon gar nicht ein „Windkessel" im Sinn des Wortes ist, sondern aus verzweigten Schläuchen besteht, ist der Speichervorgang etwas komplexer und spielt sich in Form von Wellenabläufen und von Wellenreflexionen ab. Es ist durchaus korrekt zu sagen: die Druckenergie wird hierbei in Form hin- und herlaufender Druckwellen gespeichert. Durch diese Beschreibung wird auch die Analogie zum Windkesselmodell deutlich. Bei beiden Modellen geht es darum, die Speicherung der Druckenergie anschaulich zu beschreiben.

Der systolische Teil zentraler arterieller Druckpulse (periphere Pulse s. Abschn. 2.4.6) entspricht der Austreibungszeit und beginnt vom diastolischen Druckwert ausgehend mit einem steilen Druckanstieg. Es ist zur Vermeidung von Mißverständnissen zu beachten, daß hierbei das Wort „diastolisch" darauf Bezug nimmt, daß im arteriellen Puls die „Systole" erst frühestens in der Austreibungszeit des Ventrikels bemerkbar wird. Streng genommen kommt der „diastolische" Druckwert in der zentralen Aorta in der Systole – am Ende der Anspannungszeit – zu liegen. Im Aufstrich des Drucks kann ein Einknick erkennbar sein ("anakrote Welle"). Wenn ein derartiger Einknick verzögert auftritt, kann der Eindruck einer Doppelgipfligkeit des Druckes entstehen.

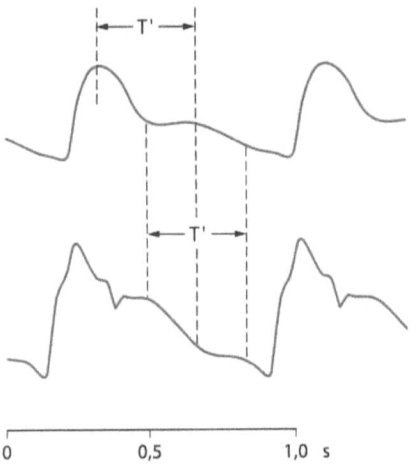

Abb. 3. Nichtinvasiv registrierte Druckpulse (Sphygmogramme) der A. subclavia (*unten*) und der A. femoralis (*oben*) eines Menschen mit Angabe der sog. Grundschwingung. Die Dauer der Grundschwingung, die einem vollen Durchlauf einer Druckwelle von der Aortenwurzel zur Peripherie und wieder zurück zum Herzen entspricht, ist mit *T'* bezeichnet. Die gestrichelten senkrechten Linien verdeutlichen die Gegenphasigkeit der Grundschwingung in herznahen und herzfernen Arterien, die aufgrund der erwähnten Wellenreflexionen – s. Abb. 6 und 7 – erklärt werden kann. (Mod. nach Wezler u. Böger 1936, aus Wetterer u. Kenner 1968)

Die hier beschriebenen Zusammenhänge sind in Abb. 3 anhand nichtinvasiv registrierter Sphygmogramme eines zentralen Pulses (A. subclavia) und eines peripheren Pulses (A. femoralis) dargestellt. In diesem Bild ist auch die bei der Besprechung der peripheren Pulse und der Wellenreflexion in Arterien erläuterte Grundschwingung und ihre zeitliche Beziehung im zentralen und peripheren Puls gezeigt.

Der systolische Teil zentraler Druckpulse endet mit der – unter normalen Bedingungen – sehr deutlichen Inzisur. Die Inzisur ist auch in dem mehr oder weniger dreieckförmigen zentralen Strompuls nachweisbar und signalisiert die Schließung und das kurze Zurückschwingen der Seminularklappen. Der diastolische Druckverlauf ist mehr oder weniger exponentiell abfallend mit einer nicht immer deutlich erkennbaren „dikroten" Grundschwingung, deren Genese auf der Überlagerung reflektierter Wellen beruht. Die Einströmung vom Ventrikel ist nach der Inzisur bis zum Beginn der nächsten Austreibung gleich Null.

2.4.5 Bedeutung des Windkesselmechanismus

Wenn man in Abb. 1 den Strömungspuls am Eingang der Aorta, d. h. im Bereich der Semilunarklappen, und den Druckpuls an der gleichen Stelle vergleicht, sieht man einen wesentlichen Unterschied, vor allem in der Diastole, der eine von 2 wichtigen Funktionen des Windkessels besonders deutlich macht:

- Die diastolischen Werte der Strömung sind gleich Null, d. h. sofern die Klappen intakt sind, findet, abgesehen von dem Abstrom in die Koronararterien, an dieser Stelle keine Blutströmung statt. Die entsprechenden Werte des Druckes liegen über dem sog. diastolischen Druck und weisen vom Zeitpunkt der Inzisur an, einen kontinuierlichen, wie schon oben erwähnt, annähernd exponentiellen Abfall auf.

Ohne Windkesselwirkung, wenn also die Arterien aus undehnbaren harten Röhren bestünden, wäre auch der Druck in der Aorta während der Diastole gleich Null. Welche deletäre Konsequenz ein derartiges Verhalten für die Strömung des arteriellen Blutes durch die Koronararterien hätte, ist klar: diese lebenswichtige Strömung, die normalerweise hauptsächlich während der Diastole stattfindet, würde praktisch sistieren.

● Eine zweite wesentliche Wirkung des Windkesselmechanismus, die in Abb. 4 zum Ausdruck kommt, ist die Reduktion der Blutdruckamplitude. Der links gezeichnete Arterienpuls entspricht einem normal dehnbaren jugendlichen Arteriensystem.

In Abbildung 4 ist der Effekt der Versteifung der Arterienwand auf den Druckverlauf eines am gleichen Ort registrierten Pulses bei gleichem Schlagvolumen gezeigt. Eine Konsequenz dieser Amplitudenzunahme ist die Tatsache, daß bei gleichem Schlagvolumen die vom Ventrikel geforderte Arbeit um so höher ist, je größer die horizontal schraffierte systolische Fläche (Druck-Zeit-Index) ist. Demnach ist die für den *rechts* gezeichneten Puls geforderte Arbeit des Ventrikels höher als für den *links* gezeichneten Puls. Demgegenüber ist die vertikal schraffierte Fläche ein Maß für die Energie, die zur Durchströmung der Koronarien zur Verfügung steht. Wie oben erläutert, sind unter sonst gleichen Bedingungen die diastolischen Druckwerte um so niedriger, je steifer der Windkessel ist. Eine

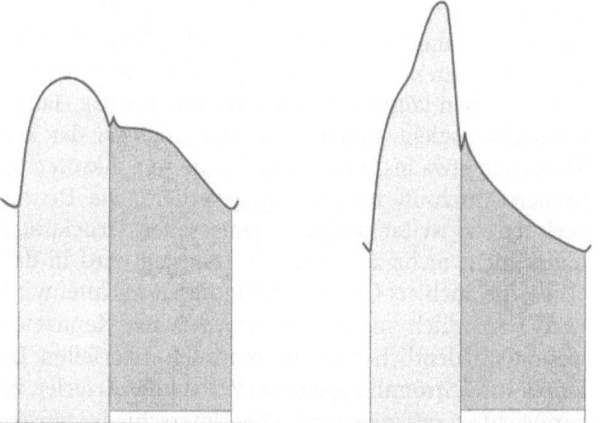

Abb. 4. Vergleich von zentralen Druckpulsformen bei normaler Windkesselfunktion und bei sklerosebedingter Versteifung der Arterien. In beiden Fällen ist der gleiche Mitteldruck angenommen. Bei dem normalen Druckpuls ist die geringere Amplitude und die in der Diastole deutliche Grundschwingung erkennbar. Im Beispiel der Arteriosklerose sind die erhöhte Amplitude, der hohe systolische Druck und der etwas reduzierte diastolische Druck erkennbar, was insgesamt dem Bild des Elastizitätshochdrucks entspricht. Ein zusätzliches Charakteristikum, das hier nicht dargestellt ist, ist dabei die deutliche Erhöhung der Pulswellengeschwindigkeit, wodurch die normale Verschiedenheit der zentralen und peripheren Pulse verschwindet.
hellgraue Fläche: systolische Druckfläche (systolischer Druck-Zeit-Index), *dunkelgraue Fläche:* diastolischer Druck-Zeit-Index. (Nach O'Rourke 1982)

Versteifung des Windkessels führt demnach im allgemeinen zu einer Steigerung der notwendigen Herzarbeit und gleichzeitig zu einer Reduktion der Koronardurchblutung.

2.4.6 Periphere arterielle Pulse

Während die Kenntnis der Gefäßelastizität und das Konzept des Windkessel-models bis ins 17. Jh. zurückreicht (Borelli 1685), wurde die Wellenfortpflanzung der Pulse erst von Ernst Heinrich Weber anfangs des 19. Jh. entdeckt. Sein Bruder Wilhelm hat schließlich die mathematischen Grundlagen der Beschreibung des Phänomens der arteriellen Pulswellen und deren Reflexion bearbeitet.

Wenn man Druckpulse entlang des Hauptrohres Aorta–A. iliaca–A. femoralis beobachtet, so sieht man 3 Phänomene:

- Die Pulswellen pflanzen sich mit einer Pulswellengeschwindigkeit (PWG, c) von etwa 5–10 m/s von zentral nach peripher aus. Die zeitliche Verzögerung der Pulse an der A. tibialis posterior gegenüber dem Aortenpuls beträgt ca. 0,1–0,2 s.

- Von zentral nach peripher kann man eine stetige Zunahme der Druckamplitude feststellen. Die periphere Überhöhung kann bis zu 50 % betragen. Dies gilt übrigens auch für die „Seitenrohre", wie etwa die Arterien des Armes. Die Blutdruckamplitude sowohl in der A. tibialis als auch in der A. radialis ist höher als die Blutdruckamplitude in der Aorta.

- Während ihrer Ausbreitung verändern die arteriellen Pulse ständig ihre Form. Man kann daher sagen, daß an verschiedenen Stellen des Arteriensystems registrierte Druck- oder Strömungspulse jeweils vollkommen unterschiedliche Gestalt haben können. Wenn man sich auf das Hauptrohr Aorta–A. iliaca–A. femoralis bezieht, findet man, daß zunächst der arterielle Druckpuls beim Menschen etwa in Zwerchfellhöhe die sog. dikroten Schwingungen im diastolischen Abschnitt nahezu völlig verliert. Die Deutlichkeit der Inzisur geht verloren. In weiter peripher gemessenen Druckpulsen ist die Inzisur überhaupt nicht mehr zu erkennen. Dagegen wird in der Peripherie die dikrote Welle, die auch als Grundschwingung bezeichnet wird, wieder deutlicher und wird schließlich sogar zum wesentlichen Kennzeichen peripherer Pulse – wesentlich deutlicher als in zentralen arteriellen Druckpulsen. Wenn man Druck- und Strömungspulse im Verlauf der Arterien von zentral nach peripher vergleicht, sieht man deutliche Unterschiede zwischen den beiden Phänomenen.

Wie in Abb. 5 gezeigt, sind im peripheren Strömungspuls die zwischen den zur Grundschwingung gehörigen Wellenbergen liegenden Senken deutlicher als im peripheren Druckpuls; u. U. können sie sogar negativ sein. Diese Negativität bedeutet im Strömungsverlauf eine Umkehr, d. h. es kann hier ein vorübergehender Rückstrom auftreten. Wie unter 2.4.12 besprochen wird, handelt es sich hier um ein Phänomen, das mit der Wellenreflexion zusammenhängt.

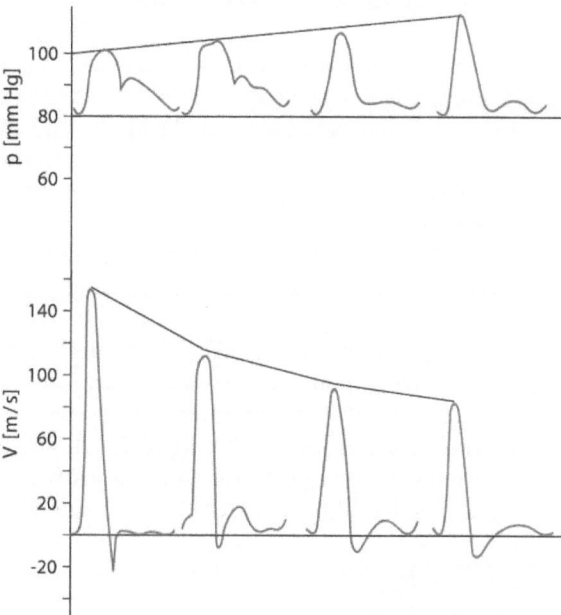

Abb. 5. Ein Vergleich von Druckpulsen (*p, oben*) und Geschwindigkeitspulsen (*v, unten*) entlang der Aorta und der Beinarterien. *Von links nach rechts:* Aorta ascendens, Aorta thoracica, Aorta abdominalis, A. femoralis. Zur Darstellung gelangen folgende Charakteristika:
Die periphere Zunahme der Druckamplitude, die Abnahme der Amplitude der Strömungsgeschwindigkeit; die deutliche kurze Inzisur im zentralen Strömung; die zunehmend deutliche Ausprägung der Grundschwingung in peripheren Druckpulsen; das Auftreten negativer Strömungsgeschwindigkeiten (Rückstrom) im Bereich der distalen Aorta und der Femoralarterie. (Mod. nach McDonald 1974)

2.4.7 Strömungsgeschwindigkeit und Wellengeschwindigkeit

Unter Strömungsgeschwindigkeit (v) ist die Geschwindigkeit der Vorwärtsbewegung der Blutsäule in einer Arterie zu verstehen. Die Bewegung der Welle wird durch die Wechselwirkung zwischen der Dehnung der elastischen Gefäßwand und der Trägheit der Blutsäule bewirkt und ist vergleichbar mit einer Welle auf einer Wasseroberfläche. Eine derartige Welle breitet sich mit deutlich erkennbarer Geschwindigkeit (c) über die Wasseroberfläche aus, obwohl u. U. das Wasser selbst überhaupt keine Fortbewegung vollführt. Die beiden Geschwindigkeiten c und v sind übrigens praktisch voneinander unabhängig.

Die mittlere Strömungsgeschwindigkeit in der Aorta bei einem ruhenden Erwachsenen beträgt ca. 25 cm/s. Die Pulswellengeschwindigkeit c beträgt in der Aorta thoracalis etwa 500 cm/s.

2.4.8 Elastizität der Arterienwand

Jede Arterie ist durch ihren Durchmesser (2 R) und durch ihre Wanddicke (H) zu beschreiben. Die Arterienwand ist an der Innenfläche der Intima mit Endothel ausgekleidet. Daran schließen sich die Media und außen die Adventitia an. Letztere ist nicht immer sehr scharf gegenüber dem umgebenden Gewebe abgrenzbar. Das Wandmaterial besteht aus elastischen und kollagenen Fasern und aus glatten Muskelzellen.

Zur Beschreibung der Eigenschaften, die mit der Entstehung und Weiterleitung von Pulsen notwendig sind, können einige Gleichungen herangezogen werden.

Die Steifheit der Wand gegenüber Dehnung wird durch den Elastizitätsmodul beschrieben. Wenn man aus der Wand einen Streifen mit der Querschnittsfläche (F) herausschneidet und von einem vorgegebenen Dehnungszustand die dehnende Kraft um den kleinen Betrag (dK) erhöht, dann wird die Länge (L) des Streifens um den Betrag (dL) vergößert. Je größer die Kraft ist, die zur Dehnung notwendig ist, desto höher ist der Elastizitätsmodul (E):

$$E = (dK/dL) \cdot (L/F) \tag{3}$$

In einen Schlauch, der durch eine kleine Druckzunahme (dp) gedehnt wird, vergrößert sich der Radius (R) um den kleinen Betrag (dR):

$$dp/dR = EH/R^2 \tag{4}$$

Die in Gleichung 3 gebrauchte Definition des Elastizitätsmoduls E, die sich auf kleine Änderungen der Kraft k und der Länge L bezieht, wird als „differentiell" oder, in englischer Sprache, als „incremental" bezeichnet. Diese Definition erlaubt einfach, die deutliche Nichtlinearität der Kraft-Längen-Beziehung bzw. der Druck-Radius-Beziehung der Arterienwand zu erfassen. Der Modul E ist vom jeweiligen Dehnungszustand und damit in einem intakten Gefäßrohr vom arteriellen Druck abhängig.

Die Tatsache, daß die Arterienwand mit zunehmender Dehnung steifer wird, kommt demnach darin zum Ausdruck, daß der Elastizitätsmodul um so höher wird, je höher der arterielle Druck und je stärker demnach der Dehnungszustand ist. Im übrigen hängt das so beschriebene Verhalten mit der Struktur der Arterienwand zusammen. Im ungedehnten Zustand findet man sowohl die elastischen Fasern bzw. Membranen und auch die kollagenen Fasern gewellt bzw. gefaltet. Bei zunehmender Dehnung entfalten sich zunächst die elastischen Strukturen und anschließend die kollagenen Fasern. Das Netz der am wenigsten dehnbaren kollagenen Fasern wirkt schließlich begrenzend für die weitere Dehnung. Die Wirkung der im großen und ganzen sehr dehnbaren glatten Muskelfasern hängt einerseits von deren Menge in der Arterienwand, und andererseits von deren Kontraktionszustand ab.

2.4.9 Pulswellengeschwindigkeit

Eine kleine Druckänderung (dp) bewirkt eine Dehnung der Arterienwand, die als kleine Zunahme (dR) des Radius (R) zum Ausdruck kommt. Beide Vorgänge werden als Welle über den Arterienschlauch mit einer Geschwindigkeit (Pulswellengeschwindigkeit, PWG, c) fortgepflanzt, die durch die folgende, als Weber-Gleichung bekannte Formel beschrieben werden kann:

$$c = \sqrt{(dp/dR)\,R/2\rho} \qquad\qquad (5)$$

Hierin bedeutet ρ die Massedichte des Blutes, die im folgenden Abschnitt kurz erläutert wird. Wenn man die oben erwähnte Gleichung 4 in die Weber-Gleichung einsetzt, erhält man die bekannte Formel nach Moens-Korteweg:

$$c = \sqrt{EH/2\,R\,\rho} \qquad\qquad (6)$$

Bei der Ableitung der beiden zuletzt erwähnten Gleichungen wird berücksichtigt, daß die vom Herzen durch die Austreibung des Blutes erzeugte Dehnung der herznahen Aorta bzw. der A. pulmonalis durch die Wechselwirkung zwischen der Masseträgheit des Blutes und der Elastizität der Arterie fortgepflanzt wird, wie man das auch von einer Wasserwelle kennt, die etwa durch einen geworfenen Stein hervorgerufen wird.

2.4.10 Wellenwiderstand

In den Arterien spielt die Bewegung des Blutes, die in Abb. 1 gezeigte Strömung (q) eine wichtige Rolle. Die Relation der Amplitude des sog. primären Strömungspulses (dq) zu jener des primären Druckpulses (dp) hat die Dimension eines Widerstandes und wird in der Hämodynamik als Wellenwiderstand

$$Z = dp/dq \qquad\qquad (7)$$

bezeichnet. Der Wellenwiderstand beschreibt demnach das Verhältnis der Druckpulsation zur Strömungspulsation in großen und mittleren Arterien. Er hat nichts mit Reibung oder Viskosität zu tun. Dieser Wellenwiderstand ist eine der wesentlichen Komponenten dessen, was man in der Klinik als „afterload" bezeichnet; es handelt sich genauer gesagt um den Widerstand, gegen den der Ventrikel auswerfen muß. Sein Betrag ist um so größer, je weniger dehnbar die Arterie ist.

Die oben erwähnte Ableitung der Gleichungen, mit denen die Wellenfortpflanzung der Pulse beschrieben werden kann, ergibt u. a. einen Zusammenhang zwischen diesem Wellenwiderstand, der Pulswellengeschwindigkeit (c) – die stark von den elastischen Eigenschaften der Arterie abhängt – und dem Radius (R) der Arterie.

$$Z = c\,\rho/R^2\pi \qquad\qquad (8)$$

Bei allen diesen Gleichungen findet man übrigens als Ausdruck des Einflusses der Masseträgheit die Dichte (ρ, definiert als Masse/Volumeneinheit) des Blutes. Diese beträgt je nach Hämatokritwert zwischen 1035 und 1050 g/l Blut. Der Einfluß einer Änderung der Blutdichte ist in dem überhaupt möglichen Variationsbereich unmerklich gering.

Aus den Gleichungen 6, 7 und 8 ist dann verständlich, daß unter sonst gleichen Bedingungen, d.h. insbesondere bei gleicher Strömungsamplitude (dq), die Druckamplitude (dp) in den Arterien um so größer ist, je höher der Elastizitätsmodul (E) und damit je geringer die Dehnbarkeit der Arterie ist. Infolge des Zusammenhanges zwischen Pulswellengeschwindigkeit (c) und Elastizitätsmodul (E) kann man aus einer Zunahme der Pulswellengeschwindigkeit auf die Versteifung der Arterienwand schließen.

2.4.11 Peripherer Widerstand

Die kleinen Arterien und Arteriolen, die man auch als „Widerstandsgefäße" bezeichnet, haben aufgrund ihrer geringen Radien und ihrer, im Vergleich zu den noch engeren Kapillaren geringeren Zahl einen besonders hohen Strömungswiderstand

$$R = p/q \tag{9}$$

wobei p als mittlerer arterieller Druck aufgefaßt werden kann, streng genommen jedoch die Druckdifferenz vom arteriellen zum venösen Ende des Gefäßabschnittes darstellt; q ist das durch den betrachteten Gefäßabschnitt fließende Blutvolumen/Zeiteinheit.

2.4.12 Wellenreflexion

An allen Stellen, wo der Wellenwiderstand in einem Schlauch örtlich von zentral nach peripher ansteigt, weil etwa der Schlauch enger oder weniger dehnbar wird, tritt positive Wellenreflexion auf. Dort, wo der Schlauch sich erweitert oder dehnbarer wird, ist negative Wellenreflexion zu beobachten. Positive Reflexion bedeutet, daß die Druckwelle sich wie eine Brandung aufschaukelt, überhöht und gleichzeitig teilweise zurückgeworfen wird. Der zurückgeworfene, reflektierte Anteil der Druckwelle läuft somit in die Gegenrichtung zum Herzen weiter. In analoger Weise tritt positive Wellenreflexion an jenen Stellen auf, wo am Ende eines Schlauches – einer Arterie – ein peripherer Widerstand besteht, der höher als der Wellenwiderstand des Schlauches ist.

Eine stufenweise oder auch kontinuierliche örtliche Verengung oder Versteifung eines Schlauches, wie dies etwa im „Hauptrohr" Aorta–A. iliaca–A. femoralis stattfindet, nimmt die Druckamplitude peripherwärts zu. Im Englischen bezeichnet man eine kontinuierliche Verengung als „tapering". Die Überhöhung

der peripheren Druckamplitude kann sowohl in der A. tibialis als auch in der
A. radialis mehr als 50 % im Vergleich zur Aorta ascendens betragen.

Diese Überhöhung nimmt bei Vasokonstriktion der Widerstandsgefäße zu, bei
Vasodilatation ab und kann dabei völlig verschwinden. Da die Wellenreflexionen
in den Arterien auch für die Formänderungen der Pulse verantwortlich sind,
werden die peripheren Pulse bei Vasokonstriktion deutlich stärker in ihrer Form
von den zentralen Pulsen abweichen. Bei peripherer Vasodilatation werden zentrale und periphere Pulse ähnlicher.

2.4.13 Reflexionsfaktor

Das Ausmaß der Reflexion und deren Vorzeichen wird durch den Reflexionsfaktor (k) bestimmt, dessen Werte zwischen -1 und $+1$ liegen können. In der Peripherie von Arterien ist die Reflexion immer positiv. An Stellen, wo überhaupt keine Strömung möglich ist, wie etwa an geschlossenen Klappen, ist die Reflexion
total (k = +1). Einfach ausgedrückt bedeutet ein Reflexionsfaktor von k = +1,
daß die Druckwelle durch die „Brandung" an der Reflexionsstelle (z. B. am peripheren Widerstand) auf die doppelte Amplitude der heranlaufenden Welle auf-
geschaukelt wird.

Der Reflexionsfaktor (k) kann an einem Widerstand R am Ende eines Schlauches mit dem Wellenwiderstand Z nach der Formel

$$k = (R - Z)/(R + Z) \tag{10}$$

berechnet werden. Er ist im Bereich des peripheren Widerstandes i. allg. deutlich
positiv, kann jedoch bei Vasodilatation bis auf Null zurückgehen.

2.4.14 Ablauf der Wellen in den Arterien

Man kann sich den Ablauf der Pulswellen in den Arterien in einem Weg-Zeit-Dia-
gramm vorstellen. Als einfachstes Modell zur Erklärung der Grundlagen kann
ein homogener Schlauch mit hohem Strömungswiderstand am peripheren Ende
herangezogen werden, wie dies in Abb. 6 gezeigt ist. Der Schlauch ist vertikal positioniert, der zeitliche Ablauf ist von links nach rechts dargestellt.

In diesen Schlauch wird von unten, d. h. vom zentralen Ende ein Schlagvolumen gepumpt. Dann läuft die dadurch erzeugte Druckwelle zunächst nach oben,
wird dort am peripheren Ende positiv reflektiert, läuft zurück, wird anschließend an den geschlossenen Semilunarklappen positiv total reflektiert und
läuft dann wieder peripherwärts, usw. Die Druckamplitude an den Reflexions-
stellen entsteht durch Summation der ankommenden und reflektierten Druck-
komponenten (dunkle Säulen).

Der letztlich entstehende Druckpuls ist an jeder Stelle des Schlauches als Summe der hin- und zurücklaufenden Wellenkomponenten deutbar und konstruier-
bar.

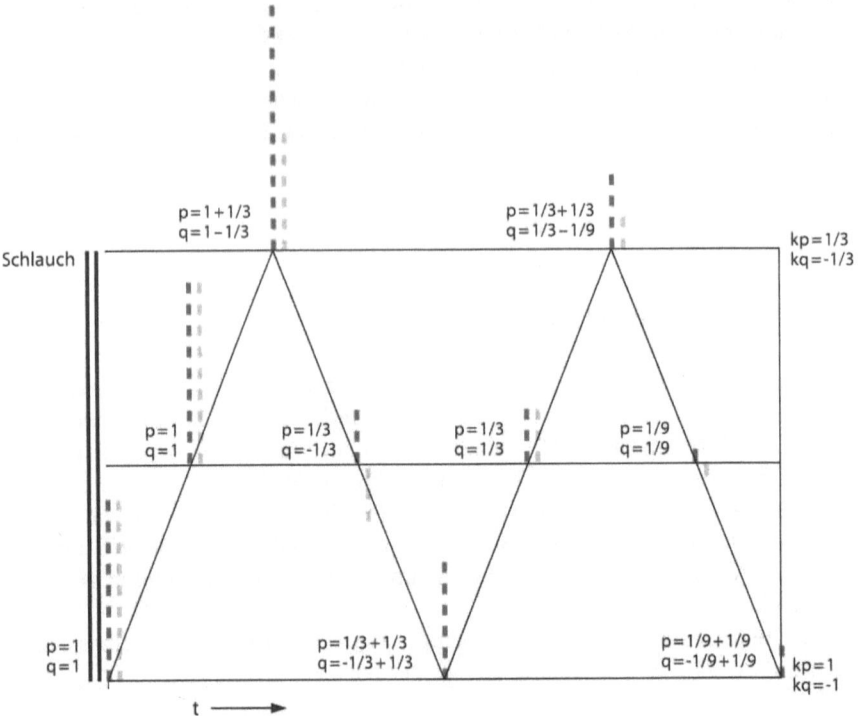

Abb. 6. Räumlicher und zeitlicher Ablauf der Druck- und Strömungswellen in einem Schlauchmodell. Der Schlauch erstreckt sich von *unten* (herznahes Ende) nach *oben* (peripherer Widerstand), die Zeit *von links nach rechts*. Die Balken deuten die Amplitude der Wellenelemente an.
Druck: *volle Balken*; Strömung: *schraffierte Balken*.
Der periphere Reflexionsfaktor wird mit k = + 1/3 angenommen. Rückläufige Druckwellen werden an der Aortenklappe mit dem Faktor k = + 1 total reflektiert. Für Strömung sind die Reflexionsfaktoren jenen für den Druck entgegengesetzt, d. h. im vorliegenden Beispiel negativ

2.4.15 Doppelnatur der Pulswellen

In Abb. 6 ist auch die grundsätzliche Regel der Entstehung der Strömungspulse (helle Säulen) dargestellt. Hierbei ist die Strömungsrichtung, symbolisiert durch die Vorzeichen, zu beachten. Jeder Pulsationsvorgang in einem Schlauch oder einer Arterie besteht aus einer Druck- und einer Strömungskomponente. Wie schon eingangs gezeigt, haben die beispielsweise mittels der Ultraschall-Dopplermethode registrierten Geschwindigkeits- oder Strömungspulse eine andere Gestalt als die Druckpulse. Dies hängt damit zusammen, daß die Strömung im Gegensatz zum Druck eine gerichtete Größe ist.

Durch die vom Ventrikel produzierte „primäre" Strömung (dq) wird, wie durch die Gleichungen 7 und 8 beschrieben, der „primäre" Druckpuls (dp = Z·dq) erzeugt, dessen Schicksal eben erläutert wurde.

Zur Konstruktion der Strömungspulse gilt die Regel, deren mathematische

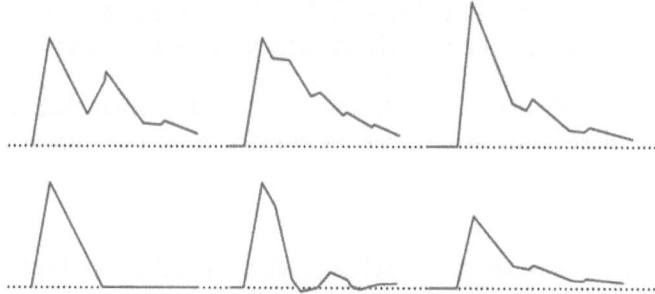

Abb. 7. Aufgrund des Ablaufschemas der Abb. 6 wurden Druck- und Strömungspulsen in Herznähe (*links*), in der Mitte (*mitte*) und in der Peripherie (*rechts*) eines einfachen homogenen Schlauchmodells konstruiert. Die einfache Annahme besteht darin, daß *von links her* ein dreieckförmiger Strömungspuls in den Schlauch gepumpt wird. Die Wellen laufen nach dem in Abb. 6 gezeigten Schema ab. Der periphere Reflexionsfaktor ist wie in Abb. 6 mit k = + 1/3 angenommen. Rückläufige Druckwellen werden an der Aortenklappe mit dem Faktor k = + 1 total reflektiert. *Oben:* Druck, *unten:* Strömung

Ableitung hier nicht dargestellt werden soll, daß auch die „primären" Strömungspulse über die Wellenleitung ablaufen, daß aber überall dort, wo die Druckwelle positiv reflektiert wird, die Strömungswelle einer negativen Reflexion unterliegt. Negativ heißt, daß die Richtung der pulsatilen Strömung bei der Reflexion umgekehrt wird. Den gleichen Vorgang kann man auch dahingehend mathematisch interpretieren, daß die Druckwellen sich jeweils als Summe aller hin- und herlaufenden Wellenanteile, die Strömungspulse jeweils als deren Differenz errechnen lassen.

Wie man mit Hilfe dieser Regel Druck- und Strömungspulse in einem homogenen Schlauchmodell konstruieren kann, ist in Abb. 7 gezeigt. Auf diese Weise kann man anschaulich das Zustandekommen der natürlichen Druck- und Strömungspulse durch Überlagerung von Wellen, die infolge von vielfachen Reflexionen gleichzeitig in beide Richtungen ablaufen, an verschiedenen Stellen einer Arterie erklären und auch nachahmen. Insbesondere zeigt sich hierbei der Unterschied der Form von Druck- und Strömungs- bzw. Geschwindigkeitspulsen. Man muß verständlicherweise berücksichtigen, daß die Gestalt der auf diese einfache Weise konstruierten Pulse von den natürlichen Formen abweicht, aber doch die grundsätzlichen Charakteristika wiedergibt.

2.4.16 Arterielle Seitenäste

Der arterielle Puls wird meist an der A. radialis palpiert. Das System der Arterien der oberen Extremität ist ein typisches Beispiel eines Seitenastes der Aorta. Für die pulsatilen Vorgänge in allen Seitenästen, deren Wellenwiderstand (Z) größer als jener der Aorta ist, ist der Druckverlauf in der Aorta an der Stelle der Abzweigung maßgebend als treibende Kraft. Während das Herz in bezug auf die Pulse in der Aorta als „Strömungsquelle" zu bezeichnen ist, kann die Aorta in bezug auf den jeweiligen Seitenast als „Druckquelle" bezeichnet werden. Im

Seitenast (oder auch Seitenrohr) finden Wellenabläufe und Reflexionen, so, wie für das Hauptrohr beschrieben, statt. Als wesentlicher Unterschied ist zu vermerken, daß rückläufige Druckwellen, die also von der Peripherie der Arterie zentralwärts laufen, an der Abzweigungsstelle des Seitenrohres von der Aorta, wegen der dort bemerkbaren Senkung des Wellenwiderstandes, negativ reflektiert werden.

2.4.17 Messung des Schlagvolumens: „Pulskonturmethoden"

Die auf Otto Frank und seine Schüler Broemser, Ranke und Wezler (s. Wetterer u. Kenner 1968) zurückgehende Idee, das Schlagvolumen aus nicht invasiv registrierten Druckpulsen zu berechnen, erfreut sich neuerdings wieder zunehmender Beliebtheit. Die Grundlage aller dieser Methoden bildet letztlich Gleichung 7, die eine einfache Beziehung zwischen Druckamplitude (dp) und Strömungsamplitude (dq) herstellt. Der sog. primäre Druckpuls, der sinnvoll nur in einem Schlauchmodell (z. B. Abb. 7) dargestellt werden kann, entspricht der Gestalt des Strömungspulses. Die Fläche des Strömungspulses ist das Schlagvolumen. Die Schwierigkeiten und Fehler jeder Variante der Pulskonturmethode hängen mit dem Problem zusammen, aus dem registrierten Druckpuls die tatsächliche Gestalt des primären Druckpulses zu berechnen. Solange man sich dessen bewußt ist, kann man derartige Methoden als brauchbare, einfache, billige und unschädliche Näherungsverfahren nützlich anwenden.

2.4.18 Kräfte die auf die Arterienwand wirken

Nicht der Druck, sondern die Wandspannung belastet die Arterienwand. Es ist verständlich, daß die Belastung der Arterienwand bei gleichem Druck um so größer ist, je dünner die Wand, je kleiner die Wanddicke H und je größer der Radius R ist:

$$\sigma = p\,R/H \tag{11}$$

Die Wandspannung σ beschreibt die Kraft, die von der Wand – bezogen auf deren Querschnittsfläche – getragen werden muß. Es ist verständlich, daß diese Belastung auch durch Pulsationen des Druckes im Rhythmus des Pulses variiert. Ferner ist aus Gleichung 11 erkennbar, warum Aneurysmen mit vergrößertem Radius R eine Vergrößerung der Wandbelastung bedeuten, die schließlich zum Zerreißen führen kann.

Der pulsierende Druck p in der Arterie hat neben der Verursachung der Wandspannung σ auch noch einen Effekt auf die Filtration von Flüssigkeit durch das Endothel und durch die Arterienwand. Diese Filtration (pro Zeiteinheit), auf deren Bedeutung für die Flüssigkeitsbewegungen in der Arterienwand zuerst Doerr (1963) aufmerksam gemacht hat, läßt sich durch die folgende auf Starling zurückgehende Gleichung beschreiben, die ursprünglich für die Beschreibung der Kapillarfiltration entwickelt wurde:

Filtration = f · (p − KOD)   (12)

f symbolisiert die Filtrationskonstante, KOD ist der kolloidosmotische Druck des Plasma, der von der Proteinkonzentration abhängt.

Die 3. Belastung der Arterienwand rührt von der Strömung (q) bzw. – s. Gleichung 2 – von der Strömungsgeschwindigkeit (v) her, die infolge der Viskosität des Blutes (η) auf die Randschichten, d. h. auf das Endothel einwirkt. Die dadurch auf die Arterienwand ausgeübte Scherspannung (τ) beträgt:

$$\tau = 4 v \eta / R \qquad (13)$$

Die 3 in den Gleichungen 11, 12 und 13 und beschriebenen Spannungen haben die Dimension Kraft/Fläche. Die Relation der Größenordnungen in der gleichen Reihenfolge beträgt 10000 : 1000 : 1. Dennoch muß man die Bedeutung aller 3 Spannungen etwa gleich hoch einschätzen, da ihre Wirkungsweise an der jeweiligen Stelle der Wirkung unterschiedlich ist, wodurch völlig verschiedene Effekte hervorgerufen werden.

Die Bedeutung der Wandspannung σ wurde bereits erläutert. Die Bedeutung der Filtration – auch in großen Arterien – wird im Zusammenhang mit der Entstehung der Arteriosklerose erst in letzter Zeit mehr gewürdigt. Die Rolle der Scherspannung bei physiologischen und bei pathologischen Prozessen ist zwar schon länger vermutet worden, ist aber erst in letzter Zeit durch die Entdeckung des EDNO („endothelium-derived NO") und die dadurch mögliche Erklärung der strömungsbedingten Vasodilatation besser verständlich geworden. Es ist anzunehmen, daß eine Erhöhung der Scherspannung die Produktion von NO in den Endothelzellen stimuliert und dadurch zur Gefäßerweiterung führt.

2.4.19 Stenosen

Aus der Sicht der Pulsdynamik sind Stenosen Zonen mit erhöhtem Strömungswiderstand, an denen Wellenreflexionen auftreten. Hierbei ist zu berücksichtigen, daß die Wirkung kurzer Stenosen nicht – oder kaum – von der Viskosität des Blutes abhängt, sondern von der Dichte des Blutes und von der Geschwindigkeit (v) der Blutströmung in der Engstelle.

$$\Delta p = \rho v^2 / 2 \qquad (14)$$

Δp ist der Druckabfall durch die Stenose. Die Gleichung 14 beschreibt den Druckabfall durch eine sehr enge, blendenförmige Stenose als ein extremes Beispiel einer derartigen Verengung. Die Wirkung von Stenosen auf die Pulsformen hängt von deren Lokalisation ab.

Stenosen im Bereich der Aortenklappen, durch die der linke Ventrikel mit äußerster Anstrengung sein Schlagvolumen auswirft, führen zu arteriellen Pulsformen, die im systolischen Abschnitt Oszillationen infolge Wirbelbildung aufweisen.

Stenosen im Bereich der herznahen Aorta, etwa von der Art einer Isthmusstenose, führen neben dem proximalen Druckanstieg und der distalen Druckreduktion zu Pulsformen, die in sehr charakteristischer Weise alle markanten Details verloren haben und v. a. peripher der Stenose stark gedämpft und abgeflacht erscheinen.

Periphere Stenosen können an der Pulsform nur dann erkannt werden, wenn der Einfluß der dadurch bewirkten Verschiebung der Reflexionsstelle nachgewiesen werden kann.

2.4.20 Spektralanalyse

Normalerweise ist kein Puls und auch kein Pulsintervall dem anderen völlig gleich. Von den Schwankungen der Intervalle bzw. der Herzfrequenz ist die respiratorische Sinusarrhythmie (RSA) am bekanntesten. Sie entsteht durch Wechselwirkung zwischen Kreislauf- und Atemzentrum. Genauso wie man Schallphänomene als Spektrum darstellen kann, kann man auch die Schwankungen der Herzfrequenz als Spektrum darstellen, wie dies in Abb. 8 dargestellt ist. Man er-

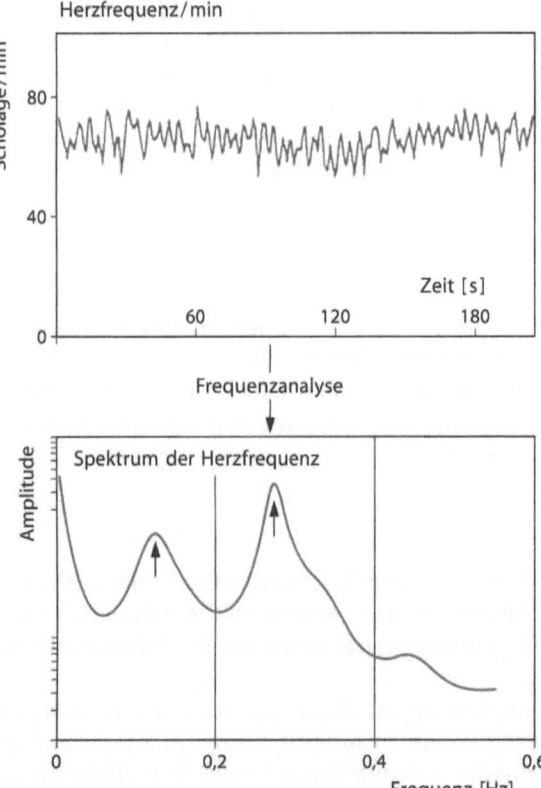

Abb. 8. Schwankungen der normalen Herzfrequenz. Oben ist der zeitliche Ablauf über etwa 3 min gezeigt. Man erkennt v. a. die respiratorische Sinusarrhythmie. Durch Frequenzanalyse kann das Spektrum der Herzfrequenz berechnet werden. Am deutlichsten ist der durch die respiratorische Sinusarrhythmie verursachte Gipfel erkennbar (*rechter Pfeil*), der durch die Wirkung des N. vagus auf das Herz vermittelt wird. Der *linke Pfeil* weist auf Herzfrequenzschwankungen, die durch langsame Blutdruckwellen erzeugt werden. (Nach Moser et al. 1995)

kennt deutlich die Frequenzgipfel im Bereich der Atemfrequenz und im Bereich der Blutdruckwellen höherer Ordnung, die eine etwa 10 s dauernde Periodik haben.

Diagnostisch interessant ist die Tatsache, daß die RSA bei gut trainierten Personen deutlicher wird. Bei Herzinsuffizienz und auch bei diabetischer Neuropathie wird die RSA abgeschwächt und kann fast ganz verschwinden. Sowohl die RSA als „normale" Arrhythmie als auch pathologische Arrhythmien, wie etwa bei Vorhofflimmern, können mit Hilfe der Theorie der Fraktale bzw. der Chaostheorie interpretiert werden.

Es soll dieses Beispiel zusammenfassend zeigen, welche ungeheure Informationsmenge im arteriellen Puls enthalten ist und wie recht Shakespeare hat, wenn er bezüglich Puls von „Melodien" spricht.

2.4.21 Persönliche Randbemerkungen: Puls als Lebensinhalt und die Spuren in der Literatur

Es mag übertrieben klingen, Pulse zum Lebensinhalt zu deklarieren. Für mich war nach meiner Promotion der Zufall oder die Fügung prägend, daß meine erste klinische Erfahrung bei Hans Siedek im Wiener Wilhelminenspital das Interesse an der arteriellen Hämodynamik und an der Analyse arterieller Pulse stimuliert hat. Das kam in erster Linie daher, daß zur damaligen Zeit an der 1. Medizinischen Abteilung dieses Spitals Geräte zur Registrierung peripherer Pulse und auch ein sog. Elektrokymograph zur Registrierung von Pulsationen des Herzens und der großen Gefäße ungenutzt zur Verfügung standen. Es blieb mir dann gar nichts übrig, als mich in dieses Gebiet einzuarbeiten und mich schließlich auch ein wenig mit der modellmäßigen Deutung der Vorgänge im Kreislauf zu beschäftigen. Dieses Interesse hat mich seither schon 40 Jahre begleitet.

Aufgrund meiner wissenschaftlichen Bemühungen bin ich von Erik Wetterer, dem inzwischen verstorbenen letzten bedeutenden Schüler Otto Franks, eingeladen worden, an dem Buch (Wetterer u. Kenner 1968) mitzuarbeiten. In diesem Buch ist einerseits die bis dahin relevante Literatur zusammengefaßt, andererseits haben wir zur Vorbereitung der umfassenden Arbeit ausgiebige und damals neuartige Messungen an Schlauchmodellen durchgeführt. In unserem Buch sind auch die heute noch vielzitierten Arbeiten von J. R. Womersley und von D. A. McDonald erwähnt. Das Buch des zuletzt Genannten ist im englischen Sprachbereich als Klassiker anzusehen (McDonald 1974). Spätere Zusammenfassungen sind u. a. in den folgenden Büchern bzw. Artikeln zu finden: Kenner (1979), Kenner et al. (1982), und Busse (1982). R. Busse hat sich in letzter Zeit mit dem für das Verständnis der Kreislaufregulation entscheidend wichtigen Faktor „endothelium-derived NO" (EDNO) beschäftigt (Busse u. Fleming 1995).

Die Tätigkeit in dem Fachgebiet der Hämodynamik hat viele gute und interessante Bekanntschaften ermöglicht. Einige weitere Namen seien erwähnt, die auch als Autoren von Büchern und Publikationen bekannt sind: A. Noordergraaf (1978), M. O'Rourke (1982), Y. C. Fung, (1993). Im Zusammenhang mit der Frage hämodynamischer Einflüsse auf die Entstehung der Arteriosklerose scheint mir die zu wenig beachtete Monographie des kürzlich verstorbenen Pathologen W. Doerr (1963) beachtenswert. Ein Gebiet, das besondere Faszination birgt, befaßt sich mit der Tatsache, daß die Kreislauffunktionen verschieden großer Tiere ganz speziellen Regeln der biologischen Ähnlichkeit gehorchen (Schmidt-Nielsen 1984). Diese Regeln weisen einerseits auf gewisse morphologische und funktionelle Grundprinzipien, wie sie etwa kürzlich von Bassingthwaighte, Liebovitch, West (1996) zusammengefaßt wurden und unterstützen andererseits die Annahme der optimalen Anpassungsfähigkeit biologischer Mechanismen (Burkhoff et al. 1993). Damit berühren wir zuletzt einen Bereich, der die philosophischen Grundlagen der medizinischen Wissenschaft betrifft. Die eben erwähnte Monographie wurde von einer Gruppe geichgesinnter Freunde und Kollegen erarbeitet und spricht dieses Thema interdisziplinär an.

Literatur

Bassingthwaighte, JB, Liebovitch LS, West BJ (1996) Fractal physiology. Oxford University Press, New York Oxford

Burkhoff D, Schaefer J, Schaffner K, Yue DT (eds) (1993) Myocardial optimization and efficiency, evolutionary aspects and philosophy of science considerations. Steinkopff, Darmstadt

Busse R (1982) Kreislaufphysiologie. Thieme, Stuttgart New York

Busse R, Fleming I (1995) Regulation and functional consequences of endothelial nitric oxide formation. Ann Med 27:331–340

Doerr W (1963) Perfusionstheorie der Arteriosklerose. Thieme, Stuttgart

Fung YC (1993) Biomechanics, mechanical properties of living tissues, 2nd edn. Springer, New York

Kenner T (1979) Physical and mathematical modeling in cardiovascular systems. In: Hwang NHC, Gross DR, Patel DJ (eds) Quantitative cardiovascular studies. Univ Park Press, Baltimore, pp 41–109

Kenner T, Busse R, Hinghofer-Szalkay H (1982) Cardiovascular system dynamics, models and measurements. Plenum, New York London

McDonald DA (1974) Blood flow in arteries (2nd edn). Arnold, London

Moser M, Lehofer M, Hildebrandt G, Voica M, Egner S, Kenner T (1995) Phase and frequency coordination of cardiac and respiratory function. Biol Rhythm Res 26:100–111

Noordergraaf A (1978) Circulatory system dynamics. Academic Press, New York London

Schmidt-Nielsen K (1984) Scaling – Why is animal size so important? Cambridge Univ Press, Cambridge

O'Rourke M (1982) Arterial function in health and disease. Churchill Livingstone, New York

Wetterer E, Kenner T (1968) Dynamik des Arterienpulses. Springer, Berlin Heidelberg New York

2.5 Herz-Kreislauf-Verhalten bei sportlicher Belastung und in der Schwangerschaft

A. Aigner

2.5.1 Reaktionen auf akute Belastungen

Körperliche Arbeit ist mit einem erhöhten Energieumsatz und damit auch O_2-Verbrauch verbunden, so daß die Förderleistung des Herzens angehoben werden muß. Bei untrainierten Erwachsenen erreicht unter maximaler Belastung die O_2-Aufnahme ($\dot{V}O_2$) ca. 3 l/min und das Herzminutenvolumen (HMV) 20–24 l, wogegen beim hochausdauertrainierten Sportler eine Zunahme der $\dot{V}O_2$ bis auf etwa 6 l/min und des HMV bis auf rund 35–40 l/min möglich ist [13]. Aus diesen Angaben läßt sich errechnen, daß für die Mehraufnahme von 1 l O_2/min das Herzminutenvolumen um ca. 6 l/min ansteigen muß.

Für die schnellen Anpassungsreaktionen des Herz-Kreislauf-Systems auf akute Belastungen sind einerseits intrakardiale Mechanismen entscheidend, andererseits auch extrakardiale Regulationen, die neurovegetativ oder humoral gesteuert werden. Tierexperimentell kann das isolierte, mit konstanter Frequenz schlagende Herz bei Bedarf eine vermehrte diastolische Füllung (Vorlasterhöhung) durch einen vergrößerten Auswurf bewältigen. Dieser Mechanismus wird nach seinen Entdeckern Frank-Starling-Mechanismus [14, 43] bezeichnet. Auch bei einer experimentell gesteigerten Druckbelastung (Nachlasterhöhung) des Herzens kommt dieser Mechanismus zum Tragen, weil durch die zunächst eintretende Verkleinerung des Schlagvolumens das Restvolumen vermehrt wird, woraus bei konstantem diastolischem Zustrom ein erhöhtes intraventrikuläres Blutvolumen resultiert, wodurch nun trotz des höheren peripheren Druckes wieder das ursprüngliche Schlagvolumen ausgeworfen werden kann.

Die frühere Ansicht, daß auch das innervierte Herz in situ streng nach dem Frank-Starling-Gesetz arbeitet, wird heute nicht mehr geteilt. Bei Anpassung an eine geforderte höhere Auswurfleistung würde nämlich unter Zugrundelegung des Frank-Starling-Gesetzes ein im Ruhezustand kleines Herz mit zunehmender körperlicher Belastung immer größer, um ein erhöhtes HMV auswerfen zu können. Tatsächlich nimmt jedoch bei sehr hoher Belastung sowohl die enddiastolische als auch die endsystolische Größe ab, was auf den Einfluß des N. sympathicus mit Steigerung der kontraktilen Kraft des Myokards zurückgeführt wird. Der Frank-Starling-Mechanismus spielt dennoch auch am intakten Herzen für die Abstimmung der Förderleistung beider Ventrikel eine Rolle. Auch bei Lageänderungen des Körpers mit Auswirkungen auf den venösen Rückstrom, bei einer Erhöhung des peripheren Gefäßwiderstandes oder während einer Behandlung mit β-Rezeptorenblockern wird dieser autoregulatorische Mechanismus bedeutsam.

Herzminutenvolumen – Schlagvolumen

Bei geringen Belastungen erfolgt die Zunahme des Herzminutenvolumens mehr über eine Erhöhung des Schlagvolumens. Bei mittlerer und hoher Belastungsintensität gewinnt diesbezüglich jedoch zunehmend der Anstieg der Herzfrequenz an Bedeutung, weil das Schlagvolumen im submaximalen Belastungsbereich praktisch nicht mehr zunimmt und bei Maximalbelastung sogar wieder leicht vermindert werden kann. Die Frequenzsteigerung bedeutet allerdings eine Zunahme der Nettoarbeitszeit des Ventrikels, da die Verkürzung der Herzperiode vorwiegend auf Kosten der Diastole geht. So beträgt die Diastolendauer bei einer Herzfrequenz von 70 Schlägen/min rund 67 % des gesamten Herzzyklus, bei einem Puls von 150 Schlägen/min jedoch nur mehr rund 38 % [4]. Bis zu einer Herzfrequenz von ca. 150 Schlägen/min ist dennoch keine merkliche Verminderung der Ventrikelfüllung ersichtlich, was darauf beruht, daß auch bei deutlicher Verkürzung der Diastole der Großteil der Ventrikelfüllung bereits zu Beginn der Diastole in der schnellen Füllungsphase erfolgt. Erst bei höheren Herzfrequenzen gewinnt die Vorhofkontraktion für die Ventrikelfüllung einen zunehmend größeren Stellenwert [17]. Diesbezüglich spielen auch noch der sog. „Ventilebenenmechanismus" [30] und die elastischen Rückstellkräfte des Myokards eine Rolle.

Die Größe des Schlagvolumens wird durch die Vorlast, die Nachlast und die Myokardkontraktilität determiniert. So ist bei aufrechter Körperposition das Schlagvolumen bei einer Beinmuskelbelastung größer als während einer Armarbeit, weil unter diesen Bedingungen die Beinmuskelpumpe über einen vermehrten venösen Rückstrom einen deutlicheren Effekt auf die Vorlast ausübt [5]. Eine Erhöhung der Nachlast durch Zunahme des peripheren Gefäßwiderstandes etwa im Rahmen einer isometrischen Belastung vermindert das Schlagvolumen, während mit Abnahme des peripheren Gefäßwiderstandes bei einer dynamischen Belastung das Schlagvolumen zumindestens bis in den submaximalen Belastungsbereich gesteigert wird.

Herzfrequenz

Die maximal erreichbare Herzfrequenz steht mit dem Alter in einer negativen linearen Beziehung, was auch in der häufig zur Berechnung des altersabhängigen Sollwertes der maximalen Herzfrequenz verwendeten Formel $HF_{max} = 220 - Alter$ zum Ausdruck kommt. Die individuelle Abweichung von diesem berechneten Mittelwert ist jedoch relativ groß. Der Ausdauertrainingszustand vermag sich insofern geringfügig auszuwirken, als hochausdauertrainierte Personen manchmal nicht ganz jene maximalen Pulswerte erreichen, die untrainierte Altersgenossen erzielen.

Myokardkontraktilität

Die während der Belastung auftretende Kontraktilitätssteigerung beruht auf einer vermehrten bzw. schnelleren Freisetzung von Kalzium aus dem sarkoplasmatischen Retikulum und drückt sich in einer Zunahme der maximalen Druckanstiegsgeschwindigkeit (maximales dp/dt) auf etwa das 4- bis 5fache des Ruhewertes aus [36, 37]. Auch der Kontraktilitätsindex (dp/dt : P) und die maximale

Verkürzungsgeschwindigkeit des kontraktilen Elementes (V_{max}) steigen an, allerdings nur etwa auf das 3fache des Ruhewertes [38].

Myokardialer O_2-Bedarf

Normalerweise gewinnt das Herz seine Energie gänzlich aus dem aeroben Stoffwechsel. Nachdem das Myokard jedoch bereits im Ruhezustand das O_2-Angebot maximal ausnützt, kann der vermehrte O_2-Bedarf unter Belastungsbedingungen nur durch eine Erhöhung des Koronardurchflusses, die das 5fache des Ruhewertes erreichen kann, gedeckt werden. Zur indirekten Abschätzung des myokardialen O_2-Verbrauches eignet sich als einfach zu bestimmender Parameter das Druck-Frequenz-Produkt (systolischer Blutdruck · Herzfrequenz), da diese Größe gut mit dem myokardialen O_2-Bedarf korreliert [18].

Arterieller Blutdruck

Bestimmende Faktoren des Blutdruckes sind einerseits das Herzminutenvolumen und andererseits der periphere Gefäßwiderstand. Bei dynamischen Belastungen steigt die Herzfrequenz mehr oder weniger stark an, desgleichen bis in den submaximalen Belastungsbereich auch das Schlagvolumen. Der periphere Gefäßwiderstand nimmt zwar ab, dennoch resultiert als Nettoeffekt eine Erhöhung des systolischen und mittleren arteriellen Blutdruckes. Der diastolische Blutdruck bleibt etwa gleich oder sinkt leicht ab. Die Zunahme des systolischen Blutdruckes erfolgt während einer stufenförmig ansteigenden dynamischen Belastung praktisch linear. Der Anstieg des systolischen Blutdruckes sollte jedoch bestimmte von der Intensität abhängige physiologische Grenzwerte nicht überschreiten. Für fahrradergometrische Untersuchungen wurden diesbezüglich in der Literatur mehrfach Berechnungsmöglichkeiten für obere Grenzwerte angegeben, die auch eine gewisse Altersabhängigkeit zeigen (Tabelle 1).

Bei isometrischen Belastungen steigt die Herzfrequenz nur mäßig an, das Schlagvolumen bleibt gleich oder nimmt sogar ab, während der periphere Gefäßwiderstand unterschiedlich stark ansteigt, woraus eine entsprechende Zunahme des systolischen und diastolischen Blutdruckes resultiert. Werden statische Belastungen mit Intensitäten von rund 70 % der Maximalkraft und darüber ausgeführt, wird unwillkürlich zu pressen begonnen. Durch den dabei stark ansteigenden intrathorakalen Druck wird der Blutrückstrom zum Herzen beeinträchtigt,

Tabelle 1. Regressionsgleichungen für obere Normgrenzen des systolischen Belastungsblutdruckes bei der Fahrradergometrie und daraus berechnete bzw. fixe Grenzwerte für eine Belastung mit 100 W

Autoren	Regressionsgleichung	Maximaler RR_{syst} für 100 W und 20 Jahre [mm Hg]
Aigner et al. [3]		
Männer	$RR_{syst} = 141 + 0{,}42\,W$	183
Frauen	$RR_{syst} = 149 + 0{,}38\,W$	187
Heck et al. [19]	$RR_{syst} = 147 + 0{,}334\,W + 0{,}31\,Jahre$	186
Franz [15]	$RR_{syst} = $ Fixwert für 20–50 J	200

HF [Schläge/min]

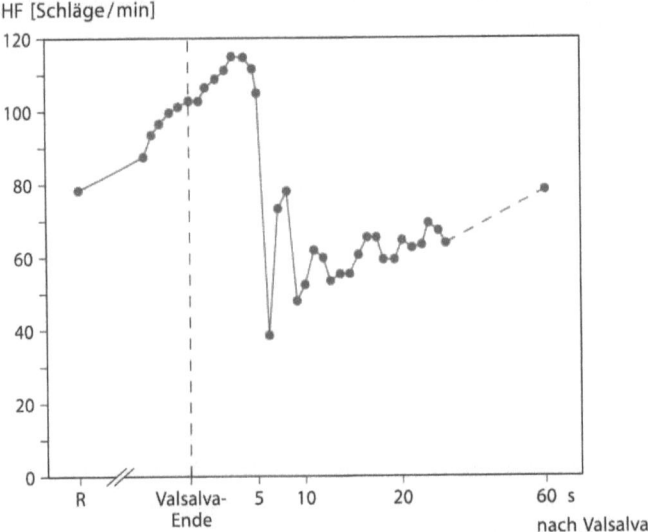

Abb. 1. Pulsverhalten bei Valsalva-Preßdruckprobe. Schlag-zu-Schlag-Analyse bei einem Taucher, Preß-druckdauer 10 s, *R* Ruhezustand

wodurch Füllung und damit auch Größe des Herzens abnehmen. Diese Verklei-nerung des Herzens entspricht beim Untrainierten einer Blutmenge von etwa 300 ml gegenüber 400–700 ml beim Hochtrainierten. Die Reduzierung des Schlag-volumens bedingt reflektorisch eine Zunahme der Herzfrequenz (Abb. 1), die je-doch nicht immer ausreicht, um einen deutlichen Abfall des HMV mit Kreislauf-kollaps bzw. Bewußtlosigkeit oder Krämpfen zu verhindern. Solche Komplikatio-nen sind eher bei untrainierten Personen und weniger bei trainierten Sportlern zu erwarten. Außerdem besteht v. a. zu Beginn und am Ende des Preßvorganges die Möglichkeit des Auftretens von Rhythmusstörungen.

2.5.2 Langfristige Anpassungen des Herzens

Von den schnellen Umstellreaktionen des Herz-Kreislauf-Systems auf akute Be-lastungen sind jene Anpassungserscheinungen abzugrenzen, die erst durch lang-fristige sportliche Aktivitäten ausgelöst werden. So führt Ausdauertraining von mäßiger Intensität und einer wöchentlichen Gesamttrainingszeit von rund 3 h am Herzen bereits zu funktionellen Anpassungen, ohne jedoch meßbare Verän-derungen der Herzgröße auszulösen, während langfristiges Ausdauertraining von 12 h/Woche und mehr auch morphologische Veränderungen bewirkt. Seit Henschen 1899 erstmals über eine perkutorisch festgestellte Herzvergrößerung bei finnischen Skilangläufern berichtet hatte [20] ist diese durch Ausdauertrai-ning induzierte Herzvergrößerung als „Sportherz" allgemein bekannt geworden. Es war das große Verdienst von Reindell und seiner Arbeitsgruppe [32], bereits

Ende der 30er Jahre darauf hingewiesen zu haben, daß das vergrößerte Sportherz anders als ein krankhaft vergrößertes Herz beurteilt werden müsse, was lange Zeit sehr kontrovers diskutiert wurde. Nunmehr gilt es seit vielen Jahren als gesichert, daß es sich beim Sportherzen um ein zwar vergrößertes, jedoch an hohe Leistungen angepaßtes Herz handelt, das dem Herzen gesunder untrainierter Personen in vieler Hinsicht überlegen ist. Sinngemäß spricht man daher auch von einer „regulativen Herzvergrößerung" im Gegensatz zu jener pathologischen Vergrößerung, die im Rahmen von Herzerkrankungen zu beobachten ist.

Die Größe der Herzvolumina reicht bei Hochleistungssportlern in Ausdauerdisziplinen deutlich über 1 000 ml, im Extremfall sogar bis 1 700 ml sowie etwas über 1 100 ml bei Frauen [16, 26]. Das auf das Körpergewicht bezogene relative Herzvolumen steigt dabei von rund 10 ± 2 ml/kg bei Normalpersonen auf Werte von 15–20 ml/kg Körpergewicht an [22]. Solche beachtlichen Herzvergrößerungen sieht man vornehmlich bei Langstreckenläufern, Radrennfahrern, Ruderern oder auch Eisschnelläufern und Schwimmern. Je weniger jedoch die Ausdauerkomponente für eine sportliche Leistung bedeutsam ist, um so geringer sind auch die Anforderungen an das Herz, und so ist es nicht überraschend, daß Sportler in Schnellkraftdisziplinen oder technischen Sportarten im Mittel nur eine normale Herzgröße aufweisen (Abb. 2).

Durch Ausdauertraining nimmt mit dem Volumen zwar auch die Muskelmasse des Herzens zu, das Verhältnis der Wanddicke des linken Ventrikels zu seinem Radius bleibt jedoch normal. Wird hingegen Krafttraining mit genügender In-

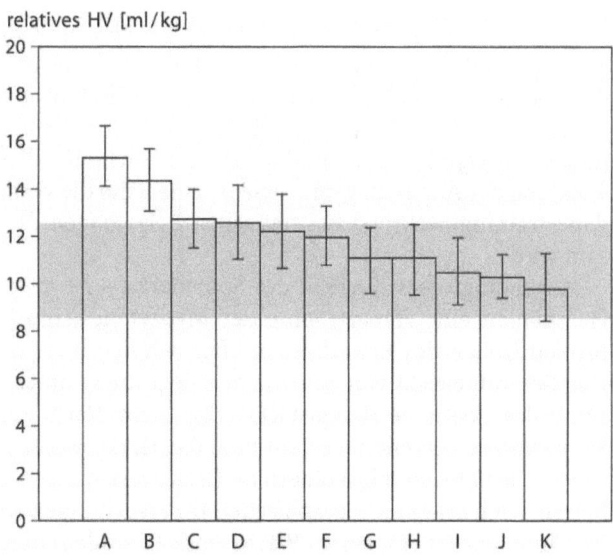

Abb. 2. Relative Herzvolumina von Leistungssportlern verschiedener Disziplinen.
A Langstreckenläufer, *B* Straßenradrennfahrer, *C* Fußballspieler (Bundesliga), *D* Schwimmer, *E* Tennisspieler, *F* Ringer, *G* alpine Skiläufer, *H* Turner, *I* Gewichtheber, *J* Segler, *K* Werfer. *Rosa Feld* Normbereich für untrainierte Männer. (Mod. nach Reindell [33])

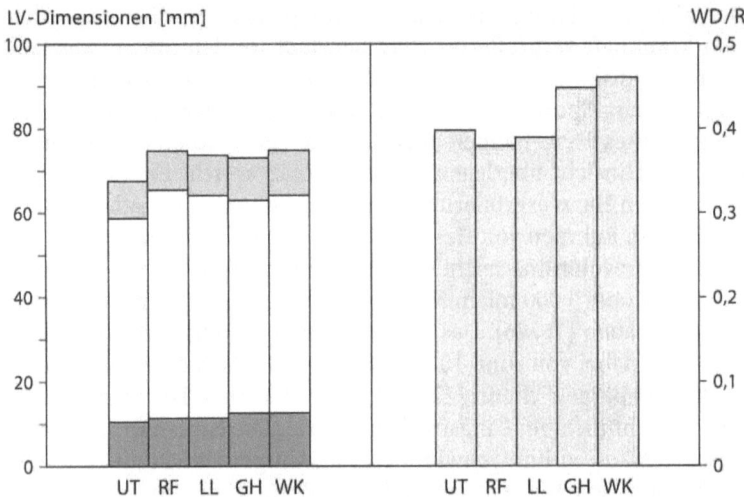

Abb. 3. Echokardiographische enddiastolische Dimensionen sowie Relation von Wanddicke/Radius des linken Ventrikels von Sportlern verschiedener Disziplinen.
GH Gewichtheber, *LL* Langstreckenläufer, *RF* Radfahrer, *UT* untrainierte Personen, *WD/R* Wanddicke zu Radius, *WK* Werfer und Kugelstoßer. *Roter Abschnitt* Septum, *rosa Abschnitt* Hinterwand des linken Ventrikels. (Nach Dickhuth et al. [11])

tensität, Dauer und Häufigkeit über längere Zeit betrieben, nimmt praktisch nur die Myokardmasse zu, so daß das Verhältnis von Wanddicke zum Radius des linken Ventrikels deutlich ansteigt (Abb. 3). Bei Sportlern, die Kraft und Ausdauer in entsprechendem Ausmaß trainieren, kommt es sowohl zu einer Vergrößerung des Herzvolumens als auch zu einer überdurchschnittlichen Dickenzunahme der Ventrikelwand mit dem Endergebnis einer meist leichten Erhöhung des Verhältnisses von Wanddicke zu Radius. Hauptursache für diese unterschiedliche Entwicklung der Anpassungsprozesse ist einerseits die vermehrte Vorlast beim Ausdauertraining, während bei statischen Belastungen die erhöhte Nachlast wirksam wird.

Morphologisches Korrelat des Sportherzens ist neben der Erweiterung aller Herzhöhlen eine Hypertrophie der Myozyten, keine Hyperplasie, da sich die Myokardzellen des Erwachsenen offensichtlich nicht mehr teilen können [48]. Das Gesamtgewicht von Sportherzen liegt meist unter 500 g und überschreitet somit das „kritische Herzgewicht" [24] nicht. Nachdem die Herzgröße mit der Körpermasse korreliert, bezieht man das Herzgewicht sinnvollerweise auf diese Größe. Der oberste physiologische Grenzwert dieses „relativen" Herzgewichtes beträgt nach echokardiographischen Untersuchungen 7,6 g/kg KG [10]. Die Myokardzunahme ist von einem Wachstum der großen proximalen Koronararterien [23, 44] sowie von einer Proliferation der Arteriolen [7] und Kapillaren begleitet, so daß eine optimale Versorgung des Herzens gewährleistet ist. Ob Ausdauertraining auch eine Vermehrung von Enzymen des oxidativen Stoffwechsels bzw. Effekte auf die Mitochondrien induziert, ist wegen widersprüchlicher Ergebnisse von tierexperimentellen Untersuchungen derzeit nicht mit Sicherheit zu beantworten (Übersicht in [27]).

Die hohe Leistungsfähigkeit des Sportherzens läßt sich indirekt an der maximalen O_2-Aufnahme ablesen, einer Meßgröße, die im Rahmen eines Ausdauertrainings linear mit der Herzgröße bzw. dem Schlagvolumen zunimmt. Während nichtausdauertrainierte Männer im Alter zwischen 20 und 30 Jahren maximal etwa 3,0–3,6 l O_2/min entsprechend einer relativen VO_2 von 38–45 ml O_2/min/kg KG erreichen, liegen die Höchstwerte von Weltspitzenathleten in Ausdauerdisziplinen bei 5,5–6,5 l/min (80–90 ml min/kg). Untrainierte Frauen erzielen eine maximale VO_2 von rund 2,0–2,5 l/min (32–40 ml/min/kg), bei Ausdauerspitzenathletinnen können hingegen 4,0–4,8 l/min (65–72 ml/min/kg) gemessen werden.

Ein weiterer Parameter zur Beurteilung der Leistungsfähigkeit des Sportherzens ist der Herzvolumen-Leistungs-Quotient (HVLQ = Herzvolumen / maximaler O_2-Puls), dessen Wert bei nicht besonders trainierten Personen im Mittel etwa 50 beträgt. Bei gut trainierten Ausdauersportlern nimmt er auf 40 und darunter ab, während krankhaft vergrößerte, leistungsschwache Herzen Werte über 60 aufweisen. Will man mehrfache Untersuchungen mit Röntgenstrahlen vermeiden, bietet sich anstelle des HVLQ der „Ventrikel-Leistungs-Quotient" an, bei dem statt des röntgenologisch bestimmten Herzvolumens der echokardiographisch ermittelte enddiastolische Totaldurchmesser des linken Ventrikels zur Berechnung benutzt wird, da dieser eng mit dem Herzvolumen korreliert [2].

Eine Herzvergrößerung durch Ausdauertraining unterscheidet sich von jener bei Herzinsuffizienz nicht nur durch eine extrem höhere Leistungsfähigkeit, sondern auch durch die Reduzierung des Sympathikusantriebes und Abnahme der Plasmakatecholamine. Bei ausdauertrainierten Personen kommt es daher zu einer Verlangsamung des Ruhepulses, der bei Spitzenathleten bis auf etwa 30 Schläge/min absinken kann. Solche extrem niedrigen Pulswerte sind jedoch ohne nachhaltige Beeinträchtigung des subjektiven Befindens und der Organfunktionen nur möglich, weil ein stark vergrößertes Herz auch ein entsprechend größeres Schlagvolumen bis um 200 ml auswirft, wodurch ein normales HMV erreicht wird. Bei körperlicher Arbeit kann das Schlagvolumen des Ausdauertrainierten zudem bis in den submaximalen Belastungsbereich, gemessen am Ruheschlagvolumen, prozentuell stärker angehoben werden als bei Untrainierten. Aus diesem Grunde können Ausdauersportler mit lediglich rein funktioneller Anpassung und noch fehlender Herzvergrößerung bei Belastung trotz niedrigerer Herzfrequenz ein adäquates HMV erzielen [22].

Die Myokardkontraktilität ist bei Ausdauersportlern im Ruhezustand, gemessen an invasiv erhobenen Parametern (maximales dp/dt, dp/dt : P, V_{max}), normal [47]. Während submaximaler körperlicher Belastung steigen diese Kontraktilitätsparameter in geringerem Ausmaß als bei Untrainierten an, was jedoch nicht als pathologisch anzusehen ist [37, 47]. In echokardiographischen Untersuchungen fand man im Ruhezustand gleichfalls Normalwerte der methodenspezifischen Parameter der Myokardkontraktilität (V_{cf}, FS) mit einem niedrig-normalen bis leicht vermindertem Anstieg unter Belastung [22]. Dieses auf einer redu-

Tabelle 2. Anpassungserscheinungen des Herzens bei Ausdauer- bzw. Krafttraining

Parameter	Training	
	Ausdauer	Kraft
Sympathikusantrieb	↓	∼ / ↑
Herzfrequenz	↓	∼
Kontraktilität	↓	↑
Frühdiastolische Kontraktionsgeschwindigkeit	↑	∼
Myokardialer O_2-Verbrauch	↓	∼ (?)
Herzgröße	↑↑	∼
Enddiastolisches Volumen	↑↑	↓
Schlagvolumen	↑↑	↓
Wanddicke	∼ / ↑	↑↑
Myokardmasse	↑	↑

zierten Sympathikusaktivität beruhende Verhalten der Kontraktilität und die geringere belastungsinduzierte Steigerung der Herzfrequenz wirken sich günstig auf den myokardialen O_2-Bedarf bei körperlichen Aktivitäten aus. Die wesentlichen Anpassungserscheinungen des Herzens an Ausdauer- bzw. Krafttraining sind in Tabelle 2 dargestellt.

Wird die sportliche Höchstleistungsphase beendet, so bilden sich die funktionellen und morphologischen Anpassungen des Sportherzens im Laufe der Zeit wiederum zurück. Die Geschwindigkeit und das Ausmaß dieser Rückbildung ist individuell unterschiedlich. So kann etwa im Falle einer Immobilisation bereits innerhalb von 3 Wochen ein ziemlich deutlicher Anstieg des Ruhepulses resultieren, und auch die Herzgröße kann innerhalb dieses Zeitraumes zwischen 10 und 15 % abnehmen [41]. Vereinzelt besteht jedoch Jahre nach Beendigung der Hochleistungsphase immer noch eine leichte Herzvergrößerung als Hinweis auf ein früher einmal vorhandenes Sportherz (Abb. 4).

2.5.3 Schwangerschaft

Die Schwangerschaft bewirkt im mütterlichen Herz-Kreislauf-System eine Reihe von Anpassungsvorgängen, um die zunehmende Durchblutung des Uterus und damit die O_2-Versorgung des Feten sicher zu stellen. Die Steigerung des Herzminutenvolumens fällt allerdings größer aus, als es dem alleinigen Mehrbedarf des Uterus entspräche, da auch andere Organe wie Nieren, Haut und Mammae vermehrt durchblutet werden. Im 3. Trimenon wirkt sich zudem noch die Körperlage auf das Kreislaufgeschehen aus, kann doch in diesem Schwangerschaftsabschnitt der stark vergrößerte Uterus rein mechanisch den venösen Rückstrom aus der unteren Körperhälfte mehr oder weniger stark behindern.

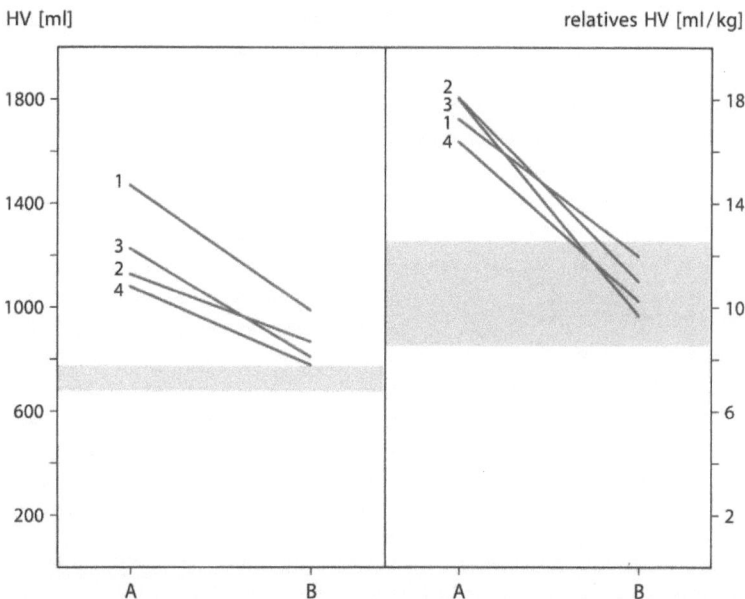

Abb. 4. Rückbildung der Herzgröße von Ausdauerathleten nach Beendigung der sportlichen Laufbahn. *A* Zeitpunkt der höchsten Leistungsfähigkeit, *B* 13–19 Jahre nach Beendigung der sportlichen Laufbahn. *1, 3 und 4* Radfahrer, *2* Marathonläufer. *Rosa Feld* Normbereich für 20- bis 30jährige Männer. (Nach Keul et al. [22])

Herzminutenvolumen

Das Herzminutenvolumen (HMV) erfährt bereits im 1. Trimenon eine progressive Zunahme (Abb. 5) und steigt am Ende des 2. Trimenons bis zu 50 % gegenüber dem Ausgangswert vor der Schwangerschaft an [34]. Im 3. Trimenon bleibt die Größe des HMV etwa gleich oder nimmt geringfügig ab. Die frühere Ansicht, daß das Herzminutenvolumen sich gegen Ende der Schwangerschaft deutlich bis auf prägravide Werte vermindert [1], stützte sich auf Messungen in Rückenlage der Schwangeren, wobei infolge der Kompression der unteren Hohlvene durch den größer gewordenen Uterus der venöse Rückstrom und damit das HMV reduziert wird. Werden die Messungen jedoch in der um den Geburtstermin von den Schwangeren bevorzugten Seitenlage durchgeführt, findet man keine Abnahme des HMV (Abb. 6).

Im Rahmen der Geburt kommt es während der Wehen zwar zu einer Abnahme der Herzfrequenz, durch den gleichzeitigen Anstieg des Schlagvolumens – bei jeder Wehe gelangen ungefähr 400 ml Blut in die Zirkulation – erfährt jedoch das HMV in Rückenlage eine Zunahme von ungefähr 30 % und in Seitenlage eine von rund 8 % [31].

Für den Anstieg des HMV spielt neben der erhöhten Herzfrequenz auch die wachsende Plazenta als Organ mit funktionellem AV-Shunt – der intervillöse Raum stellt kein Kapillarbett im strengen Sinne dar – eine Rolle, desgleichen der

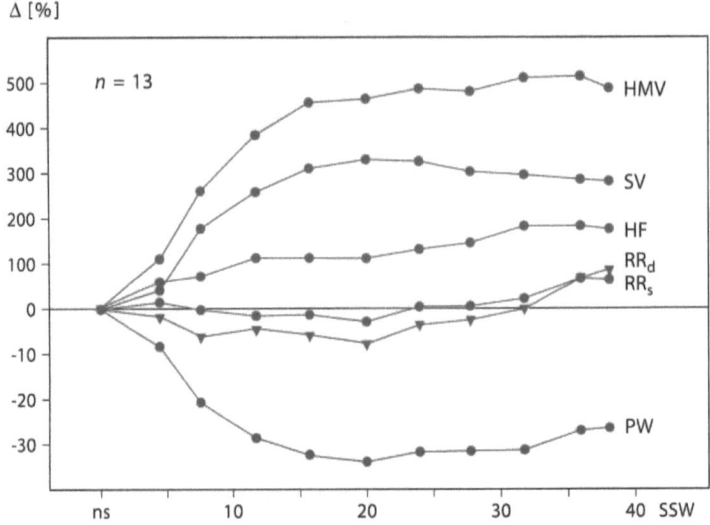

Abb. 5. Prozentuelle Veränderungen von Herzminutenvolumen, Schlagvolumen, Herzfrequenz, arteriellem Blutdruck und peripherem Gefäßwiderstand während der Schwangerschaft.
ns nichtschwangerer Zustand, *HF* Herzfrequenz, *HMV* Herzminutenvolumen, *PW* peripherer Gefäßwiderstand, *RR$_{s/d}$* systolischer/diastolischer Blutdruck *SV* Schlagvolumen, *SSW* Schwangerschaftswoche. (Nach Angaben von Robson et al. [34])

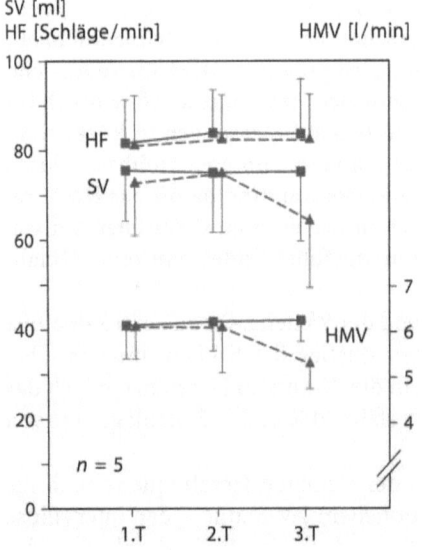

Abb. 6. Einfluß der Körperlage auf Herzfrequenz, Schlagvolumen und Herzminutenvolumen im Verlaufe der Schwangerschaft.
HF Herzfrequenz, *HMV* Herzminutenvolumen, *SV* Schlagvolumen, *T* Trimenon, ▲ Rückenlage, ■ Seitenlage. (Nach Angaben von Quilligan u. Kaiser [31])

erhöhte Östrogenspiegel, welcher eine Vermehrung des Plasmavolumens bewirkt [45].

Herzfrequenz

Die Ruheherzfrequenz (HF) nimmt im Laufe der Schwangerschaft progressiv zu, was bereits 4 Wochen nach der letzten Menstruation beobachtet werden kann [9]. Im Mittel steigt die HF etwa um 10–15 Schläge/min (Abb. 5), wobei keine Unterschiede zwischen den Werten in Rücken- bzw. Seitenlage bestehen [31, 45].

Schlagvolumen

Das Schlagvolumen (SV) steigt während des 1. und 2. Trimenons bis auf etwa 30 % über den Wert nichtschwangerer Frauen an [45]. Im 3. Trimenon werden uneinheitliche Werte gemessen, wobei das Schlagvolumen gleichbleibend oder auch fallend sein kann [31], was von der Körperlage beeinflußt wird (Abb. 6).

Bestimmende Faktoren für die Größe des Schlagvolumens sind die Vorlast, die Nachlast und die Kontraktilität des Myokards. Die Vorlast ist in den frühen Stadien der Schwangerschaft, beurteilt an der vermehrten diastolischen Füllung des linken Ventrikels, erhöht, in der späten Schwangerschaft in Abhängigkeit von der körperlagebedingten Reduzierung des venösen Rückflusses vermindert. Die Nachlast sinkt infolge der gesteigerten Dehnbarkeit der Gefäße sowie der Abnahme des Blutdrucks. Die Myokardkontraktilität zeigt in echokardiographischen Untersuchungen während der Schwangerschaft entweder eine geringe Verbesserung oder keinerlei Veränderung [21, 39]. Ähnlich divergent verhalten sich auch Kontraktilitätsindizes des linken Ventrikels, welche von den systolischen Kreislaufzeiten abgeleitet werden [8, 40], so daß ein endgültiges Urteil noch nicht möglich ist.

Herzgröße

In echokardiographischen Untersuchungen ließ sich eine Zunahme des linksventrikulären enddiastolischen Durchmessers um ca. 30 % [34, 39] und der Masse des linken Ventrikels um 13 % [21] bzw. 30 % [35] oder sogar 50 % [34] nachweisen, wobei der letztere Wert doch mit einer gewissen Reserve aufzunehmen ist. Für diese Größenzunahme des Herzens in der Schwangerschaft spielen offensichtlich die Östrogene eine bedeutende Rolle [46].

Arterieller Blutdruck

Der systolische Blutdruck wird während der Schwangerschaft kaum verändert oder nimmt nur geringfügig ab, der diastolische fällt um rund 10–15 mm Hg (Abb. 7), so daß der mittlere Blutdruck bis zur Mitte des 2. Trimenons um ca. 10 mm Hg reduziert wird [25]. Neben den erhöhten Plasmakonzentrationen von Östrogenen und Progesteron hat in der späten Schwangerschaft auch die Körperlage einen deutlichen Einfluß auf den Blutdruck. Zu diesem Zeitpunkt führt nämlich bei Rückenlage die Kompression der unteren Hohlvene zu einer Abnahme des HMV und damit des Blutdrucks. Umgekehrt kann im 3. Trimenon gelegentlich bei Drehung von der Seitenlage in die Rückenlage auch ein Blutdruckanstieg beobachtet werden, dessen Ursache in einer Kompression der Aorta ab-

RR [mm Hg]

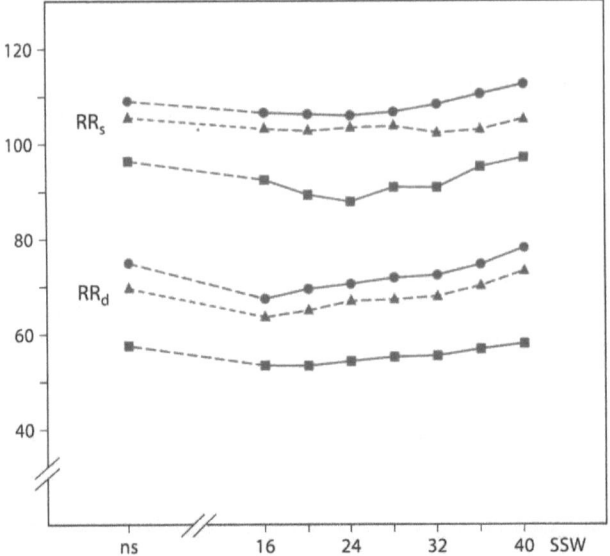

Abb. 7. Arterieller Blutdruck während der Schwangerschaft in Abhängigkeit von der Körperlage. *ns* nichtschwangerer Zustand, $RR_{s/d}$ systolischer/diastolischer Blutdruck, *SSW* Schwangerschaftswoche, ● Sitzen, ■ linke Seitenlage, ▲ Rückenlage. (Nach Angaben von de Schwarcz et al. [42])

dominalis liegt, wodurch in den proximalen Gefäßabschnitten der Blutdruck ansteigt [6].

Venendruck
Mit fortschreitender Schwangerschaft kommt es zu einer Erweiterung der Becken- und Beinvenen, und der Venendruck ist in den Gefäßgebieten unterhalb des Uterus erhöht. Die Erhöhung der Plasmaspiegel von Östrogenen und Progesteron bewirkt auch im venösen Gefäßbett eine Tonusabnahme, was dazu führt, daß im Stehen ein vermehrtes venöses Pooling eintritt, wodurch sich der venöse Rückfluß reduziert, und zusätzlich dem Auftreten von Beinvarizen Vorschub geleistet wird.

Reaktion des Herz-Kreislauf-Systems auf körperliche Belastung
Die Auswirkungen einer Schwangerschaft als „hyperzirkulatorischer Zustand" und jene eines effektiven Ausdauertrainings auf das Herz-Kreislauf-System lassen sowohl Ähnlichkeiten als auch Diskrepanzen erkennen. So kommt es unter beiden Bedingungen zu einer Vermehrung des Schlagvolumens und Zunahme der Herzgröße, während die Effekte auf die Herzfrequenz divergent sind.

In fahrradergometrischen Untersuchungen mit einer niedrigen Belastung von 50 W stieg zu verschiedenen Zeitpunkten der Schwangerschaft das HMV in vergleichbarem Ausmaß wie bei nichtschwangeren Frauen an [29]. In einer an-

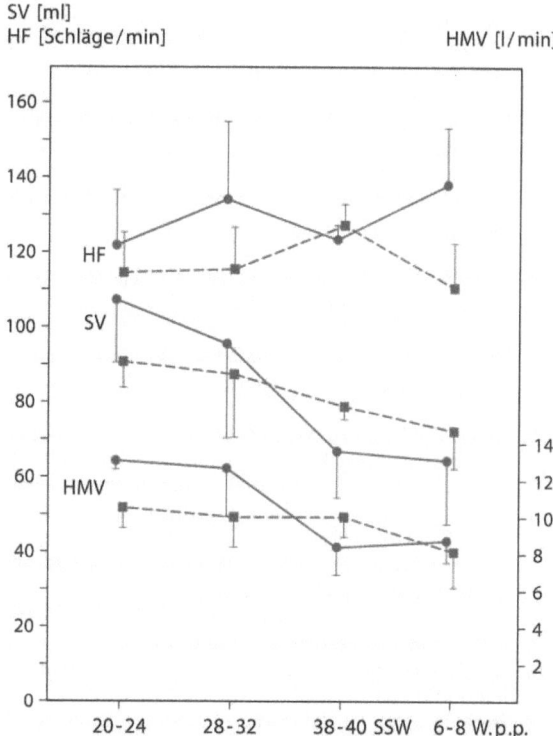

Abb. 8. Herzfrequenz, Schlagvolumen und Herzminutenvolumen während einer Fahrradergometrie zu verschiedenen Zeiten der Schwangerschaft. *HF* Herzfrequenz, *HMV* Herzminutenvolumen, *SSW* Schwangerschaftswoche, *SV* Schlagvolumen, *W.p.p.* Wochen post partum, ■ Belastung mit 100 mkg/min, ● Belastung mit 200 mkg/min. (Nach Angaben von Ueland et al. [45])

deren Untersuchung [45] wurde hingegen bei einer sehr geringen Belastung mit 200 mkg/min (33 W) der belastungsinduzierte Anstieg des Schlagvolumens und des HMV mit fortschreitender Schwangerschaft durch den eingeschränkten venösen Rückstrom geringer (Abb. 8), so daß die körperliche Belastbarkeit v. a. in den späteren Abschnitten der Schwangerschaft doch reduziert ist. Bei intensiven körperlichen Belastungen kann die Uterusdurchblutung sogar in einem Ausmaß abnehmen, daß daraus eine für den Fetus gefährliche Situation entsteht.

Hinsichtlich der Blutdruckreaktion unter Belastung ließen sich im 1. und 2. Trimenon während einer Fahrradergometrie mit rund 75 % der maximalen O_2-Aufnahme keine Abweichungen vom Normverhalten feststellen [12].

Literatur

1. Adam JO (1954) Cardiovascular physiology in normal pregnancy: Studies with the dye dilution technique. Am J Obstet Gynecol 67:741–759
2. Aigner A, Muß N (1984) Assessment of cardiac performance by means of the ratio of total enddiastolic leftventricular diameter and maximal oxygen pulse. In: Bachl N, Prokop L, Suckert R (eds) Current topics in Sports Medicine. Urban & Schwarzenberg, Wien, pp 299–303
3. Aigner A, Dalus E, Muß N (1988) Zur Frage der oberen Normgrenzen des systolischen Blutdruckes bei der Fahrrad-Ergometrie. Herzmedizin 11:15–19

4. Antoni H (1993) Funktion des Herzens. In: Schmidt RF, Thews G (Hrsg) Physiologie des Menschen, 25. Aufl. Springer, Berlin Heidelberg New York Tokyo, S 497
5. Bevegard S, Freyschuss U, Strandell T (1966) Circulatory adaptation to arm and leg exercise in supine and sitting position. J Appl Physiol 21:37–46
6. Bienarz J, Maqueda E, Caldeyro-Barcia R (1966) Compression of aorta by the uterus in late human preganancy. I. Variations between femoral and brachial artery pressure with changes from hypertension to hypotension. Am J Obstet Gynecol 95:795
7. Breisch EA, White FC, Nimmo LE (1986) Exercise induced cardiac hypertrophy: A correlation of blood flow and microvasculature. J Appl Physiol 60:1259–1267
8. Burg JR, Dodek A, Kloster FE, Metcalfe J (1974) Alterations in systolic time intervals during pregnancy. Circulation 49:560–564
9. Clapp JF III (1985) Maternal heart rate in pregnancy. Am J Obstet Gynecol 152:659–660
10. Dickhuth H-H, Lehmann M, Keul J (1985) Rückbildungsfähigkeit des Sportherzens. Z Kardiol 74 [Suppl 7]:135–143
11. Dickhuth H-H, Simon G, Wildberg A, Kindermann W, Keul J (1979) Echokardiographische Untersuchungen bei Sportlern verschiedener Sportarten und Untrainierten. Z Kardiol 68:449–453
12. Doorn MB Van, Lotgering FK, Struijk PC, Pool J, Wallenburg HC (1992) Maternal and fetal cardiovascular responses to strenous bicycle exercise. AM J Obstet Gynecol 166:854–859
13. Ekblom B, Hermansen L (1968) Cardiac output in athletes. J Appl Physiol 25:619–625
14. Frank O (1895) Zur Dynamik des Herzmuskels. Z Biol 32:370–437
15. Franz I-W (1982) Ergometrie bei Hochdruckkranken. Springer, Berlin Heidelberg New York
16. Friedrich V, Medved R (1965) Das größte registrierte absolute Herzvolumen eines gesunden Leistungssportlers. Medizin und Sport 5:48–50
17. Gauer OH, Kramer K, Jung R (Hrsg) (1972) Physiologie des Menschen, Bd 3: Herz und Kreislauf. Urban & Schwarzenberg, München
18. Gerola A, Feinberg H, Katz LN (1957) Oxygen cost of cardiac hemodynamic activity. Physiologist 1:31
19. Heck H, Rost R, Hollmann W (1984) Normwerte des arteriellen Blutdruckverhaltens während fahrradergometrischer Belastung. In: Anlauf M, Bock KD (Hrsg) Blutdruck unter körperlicher Belastung. Steinkopff, Darmstadt, S 49
20. Henschen SE (1899) Skidlauf und Skidwettlauf. Eine medizinische Sportstudie. Mitteilungen aus der Medizinischen Klinik zu Upsala, Bd II, S 1–74
21. Katz R, Karliner JS, Resnick R (1978) Effects of a natural volume overload state (pregnancy) on left ventricular performance in normal human subjects. Circulation 58:434–441
22. Keul J, Dickhuth HH, Lehmann M, Staiger J (1982) The athlete's heart – haemodynamics and structure. Int J Sports Med 3:33–43
23. Leon AS, Bloor CM (1968) Effects of exercise and ist cessation on the heart and its blood supply. J Appl Physiol 24:485–490
24. Linzbach AJ (1948) Herzhypertrophie und kritisches Herzgewicht. Klin Wochenschr 26:459–463
25. MacGillivray I, Rose GA, Rowe B (1969) Blood pressure survey in pregnancy. Clin Sci 37:395–407
26. Medved R, Pavisit V, Stuka K (1975) Das größte gesunde Sportherz bei Frauen. Sportarzt Sportmed 26:174–176
27. Moore RL, Korzick DH (1995) Cellular adaptations of the myocardium to chronic exercise. Progr Cardiovasc Dis 37:371–396
28. Morton MJ (1991) Maternal hemodynamics in pregnancy. In: Mittelmark RA, Wiswell RA, Drinkwater BL (eds) Exercise in pregnancy, 2nd edn. Williams & Wilkins, Baltimore, pp 61–70
29. Morton MJ, Paul MS, Campos GR, Hart MV, Metcalfe J (1985) Exercise dynamics in late gestation: effects of physical training. Am J Obstet Gynecol 152:91–97
30. Nonog H, Hess OM, Ritter M, Krayenbuehl HP (1988) Diastolic properties of the normal left ventricle during supine exercise. Br Heart J 60:30–38
31. Quilligan EJ, Kaiser IH (1977) Maternal physiology. In: Danforth DN (ed) Obstetrics and Gynecology, 3rd edn. Harper & Row, New York, pp 271–285

32. Reindell H (1939) Die Herzbeurteilung beim Sportsmann und die differentialdiagnostische Bewertung der Befunde im Ekg. und Kymogramm. Dtsch Med Wochenschr 65:1369–1373
33. Reindell H (1987) Das Sportherz. In: Rost R, Webering F (Hrsg) Kardiologie im Sport. Dtsch Ärzte-Verlag, Köln, S 109–123
34. Robson SC, Hunter S, Boys RJ, Dunlop W (1989) Serial study of factors influencing changes in cardiac output during human pregnancy. Am J Physiol 256:H1060–H1065
35. Robson SC, Hunter S, Moore M, Dunlop W (1987) Haemodynamics changes during the puerperium: a Doppler and M-mode echocardiographic study. Br J Obstet Gynaecol 94:1028–1039
36. Roskamm H (1971) Hämodynamik und Kontraktilität des gesunden und kranken Herzens bei körperlicher Belastung. Verh. Dtsch Ges KreislForschg 37:42–60
37. Roskamm H, Skinner J, Lesch A, Wink K, Schnellbacher K, Schwendel V, Reindell H (1972) Die Kontraktilitätsreserve des gesunden linken Ventrikels bei körperlicher Belastung nach Beta-Rezeptorenblockade. Z KreislForschg 61:802–811
38. Roskamm H, Wink K, Lesch A, Skinner J, Schwendel V, Lösel E, Reindell H (1972) Die Kontraktilitätsreserve des gesunden linken Ventrikels bei körperlicher Belastung. Z Kreisl-Forschg 61:673–689
39. Rubler S, Damani PM, Pinto ER (1973) Cardiac size and performance during pregnancy estimated with echocardiography. Am J Cardiol 40:534–540
40. Rubler S, Hammer N, Schneebaum R (1973) Systolic time intervals in pregnancy and the postpartum period. Am Heart J 86:182–188
41. Saltin B, Blomquist G, Mitchel HJ, Johnson RL, Wildenthal K, Chapman CB (1968) Response to submaximal and maximal exercise after bed rest and training. Circulation 38 (Suppl 7):VII-1–VII-78
42. Schwarcz SB de, Aramendia P, Taquini AC (1964) Variaciones hemodinamicas en el embarazo normal. Medicina 24:113–118
43. Starling EH (1918) Linacre lecture on the low of the heart. Cambridge 1915. Longmans & Green, London
44. Stevenson JA, Feleki B, Rechnitzer P (1964) Effect of exercise on coronary tree size in the rat. Circ Res 15:265–269
45. Ueland K, Novy MJ, Peterson EN, Metcalfe J (1969) Maternal cardiovascular dynamics. IV. The influence of gestational age on the maternal cardiovascular response to posture and exercise. AM J Obstet Gynecol 104:856–864
46. Veille JC, Morton MJ, Burry K, Nemeth M, Speroff L (1986) Estradiol and hemodynamics during ovulation induction. J Clin Endocrinol Metab 63:721–724
47. Wink K, Roskamm H, Schweikhart S, Reindell H (1973) Der Einfluß körperlicher Belastung auf die Kontraktilität des hypertrophierten linken Ventrikels bei Hochleistungssportlern. Z Kardiol 62:366–379
48. Zak R (1973) Cell proliferation during cardiac growth. Am J Cardiol 31:211–219

3 Diagnostik der Herzerkrankungen

Vorbemerkungen

Bei der Diagnostik der Herzerkrankung steht sicherlich die Klinik, das Standard-EKG, die Belastung des Myokards und die Szintigraphie im Vordergrund, was von Klein u. Zweiker ausführlich behandelt wird. Darüber hinaus zeigt Borges die Unverzichtbarkeit der Echokardiographie. Die Magnetresonanz, die immer mehr Bedeutung in der Diagnostik kardialer Erkrankung gewinnt, wird von Theissen u. Schicha gezeigt. Darüber hinaus ist aber das PET, wie Hör, Scherer, Hertel u. Baum demonstrieren, ein neues Verfahren, das in einzigartiger Weise die qualitative bildgebende Dokumentation zur Bestimmung der Perfusion, sowie der Perfusionsreserven ermöglicht. Morgenstern u. Krawietz beschreiben den Herzkatheter mit den Indikationen als die Methode, die gerade im Erwachsenenalter unverzichtbar für die koronare Diagnostik ist. Puschendorf stellt die Wertigkeit der Laborparameter dar. Zusammen soll ein rundes Bild der diagnostischen Möglichkeiten der Herzerkrankungen geboten werden.

3.1 EKG, Belastung und Myokardszintigraphie

W. Klein, R. Zweiker

Abkürzungen

ARVD	arrhythmogene rechtsventrikuläre Dysplasie	LV	linker Ventrikel
		LVH	linksventrikuläre Hypertrophie
AVB	AV-Block	MKP	Mitralklappenprolaps
AVNRT	AV-Knotenreentrytachykardie	NS	Nervensystem
AVRT	AV-Reentrytachykardie	RSB	Rechtsschenkelblock
CMP	Kardiomyopathie	RV	rechter Ventrikel
FFT	Fast Fourier Transformation	SA	Sinusarrhythmie
HHK	hypertensive Herzkrankheit	SAB	sinuatrialer Block
HOCM	hypertrophe obstruktive Kardiomyopathie	SB	Sinusbradykardie
		SSS	Sick-Sinus-Syndrom
HNOCM	hypertrophe nichtobstruktive Kardiomyopathie	ST	Sinustachykardie
		SVES	supraventrikuläre Extrasystole
HTX	Herztransplantation	SVT	supraventrikuläre Tachykardie
KHK	koronare Herzkrankheit	SP	Spätpotential
LAHB	linksanteriorer Hemiblock	VES	ventrikuläre Extrasystole
LE	Lupus erythematodes	VT	ventrikuläreTachykardie
LGL	Lown-Ganong-Levine-Syndrom	VF	ventrikuläre Fibrillation
LPHB	linksposteriorer Hemiblock		(Kammerflimmern)
LSB	Linksschenkelblock	WPW	Wolff-Parkinson-White-Syndrom

Das EKG stellt die Registrierung der während der Herzaktion auftretenden elektrischen Ströme dar, wobei die verschiedenen Ableitungen die Betrachtung desselben elektrischen Vektors aus verschiedenen Blickwinkeln ermöglicht.

3.1.1 Ableitungen

Es werden die Extremitätenableitungen, die Ströme in der Frontalebene registrieren, von den Brustwandableitungen, die Vektoren in der Horizontalebene aufzeichnen, unterschieden.

3.1.1.1 Extremitätenableitungen

Zu ihrer Registrierung müssen entsprechend der „Ampelregel" eine rote Elektrode an der rechten oberen Extremität, eine gelbe an der linken oberen Extremität und eine grüne an der linken unteren Extremität angebracht werden. Die

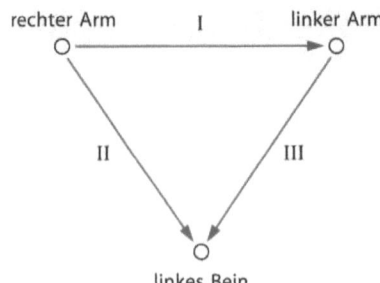

Abb. 1. Bipolare Ableitungen nach Einthoven

schwarze Elektrode an der rechten unteren Extremität ist indifferent und dient der Erdung.

Es werden die bipolaren Ableitungen nach Einthoven (I, II, III; Abb. 1) von den unipolaren Ableitungen nach Goldberger (aVR, aVL, aVF; aV = „augmented voltage" = verstärkte Spannung; Abb. 2) unterschieden. Die bipolaren Ableitungen registrieren die Stromflüsse zwischen jeweils 2 der 3 differenten Elektroden, während die unipolaren Ableitungen durch die Schaltung jeder einzelnen differenten Elektrode gegen beide anderen differenten Elektroden entstehen. Durch diese Zusammenschaltung zweier differenter Elektroden entsteht ein elektrischer Nullpunkt im Zentrum des Herzens. Zur Orientierung der einzelnen Extremitätenableitungen hat sich der Cabrera-Kreis bewährt, der durch die Übereinanderprojektion der Vektoren aller Extremitätenableitungen nach Parallelverschiebung der bipolaren Ableitungsvektoren in den Nullpunkt entsteht.

Mit Hilfe des Cabrera-Kreises (Abb. 3) ist eine Zuordnung von EKG-Veränderungen zu den verschiedenen Herzwandabschnitten in der Frontalebene möglich. Des weiteren wird die Bestimmung der elektrischen Herzachse (Lagetyp) erleichtert.

Lagetypen
Die Bestimmung des Lagetyps ist durch Ermittlung der höchsten R-Zacke in der Ableitung, die zu dem entsprechenden Lagetyp zeigt, möglich. Außerdem kann der Lagetyp durch die Bestimmung der Ausrichtung des QRS-Komplexes in den Ableitungen I, II und III erfolgen.

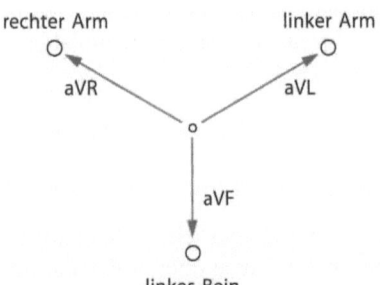

Abb. 2. Unipolare Ableitungen nach Goldberger

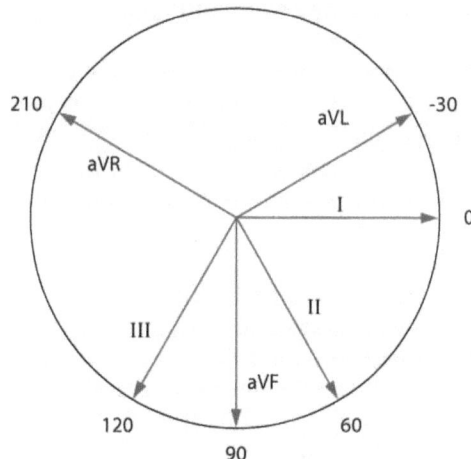

Abb. 3. Cabrera-Kreis

Als normal sind Lagetypen zu bezeichnen, die links- bis steilgerichtet sind. Klinisch relevant sind v. a. kurzfristige Änderungen des Lagetyps sowie Drehungen der elektrischen Herzachse nach rechts (z. B. Pulmonalarterienembolie; Tabelle 1 und Abb. 4).

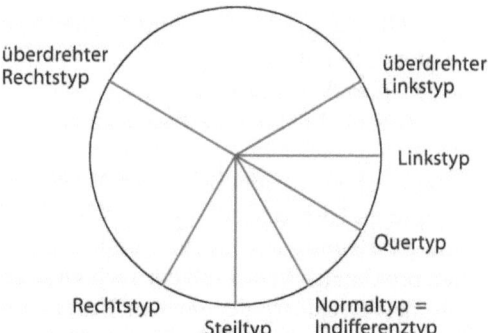

Abb. 4. Lagetypen entsprechend dem Cabrera-Kreis

Tabelle 1. Bestimmung des Lagetyps

	Ausrichtung des QRS-Komplexes		
	I	II	III
Überdrehter Linkstyp	+	−	−
Linkstyp	++	+	−
Quertyp	++	++	+/−
Indifferenztyp	+	++	+
Steiltyp	+/−	++	+
Rechtstyp	−	+	+
Überdrehter Rechtstyp	−	−	+

3.1.1.2 Brustwandableitungen

Als Brustwandableitungen werden die Ableitungen V_1–V_6 nach Wilson bezeichnet. Alle Elektroden sind different. Entsprechend ihrer Lage sind Veränderungen des rechten Ventrikels am besten in V_1 und V_2, das interventrikuläre Septum betreffende Erkrankungen in V_3 und V_4, sowie sich in der anterolateralen Wand des linken Ventrikels abspielende Veränderungen in V_5 und V_6 zu erkennen.

Anlegepunkte:

V_1: 4. ICR parasternal rechts,
V_2: 4. ICR parasternal links,
V_3: zwischen V_2 und V_4,
V_4: 5. ICR Mamillarlinie (= Herzspitze),
V_5: 5. ICR vordere Axillarlinie,
V_6: 5. ICR mittlere Axillarlinie.

Zusätzlich können für die Lateralwand des linken Ventrikels V_7, V_8 und V_9 abgeleitet werden:

V_7: 5. ICR hintere Axillarlinie,
V_8: 5. ICR. zwischen V_7 und V_9,
V_9: 5. ICR. Scapularlinie 5. ICR

Für die Evaluierung des rechten Herzens sowie v. a. des Rechtsherzinfarktes können die Ableitungen V_{2R}, V_{3R} und V_{4R} herangezogen werden.

V_{2R}: identisch mit V_1,
V_{3R}: zwischen V_{2R} und V_{4R},
V_{4R}: 5. ICR Medioklavikularlinie rechts.

V_{4R} hat v. a. beim akuten inferioren Myokardinfarkt zusätzliche Aussagekraft.

- Es können Hinweise auf die verschlossene Koronararterie gewonnen werden. Eine ST-Hebung ≥ 1 mm verbunden mit einer positiven T-Welle weist auf einen proximalen Verschluß der rechten Kranzarterie hin.
  Distale Verschlüsse der rechten Kranzarterie können bei isoelektrischer ST-Strecke und positiver T-Welle vermutet werden.
  Bei negativer T-Welle liegt ein Verschluß des R. circumflexus der linken Kranzarterie vor.
- Die Beteiligung des rechten Herzens bei akutem Hinterwandinfarkt bedeutet ein erhöhtes Risiko für den Patienten. Eine ST-Hebung in V_{4R} ist hochsensitiv und spezifisch für einen Rechtsherzinfarkt. Etwa 10 h nach Auftreten des Kranzarterienverschlusses verschwindet diese ST-Hebung wieder.

3.1.1.3 Weitere Ableitungsvarianten

Nehb-Ableitungen

Die Nehb-Ableitungen sind bipolar; durch sie können zusätzliche Aussagen über die Hinterwand des Herzens getroffen werden. Als Anlegepunkte dienen der

2. ICR rechts parasternal (rote Extremitätenelektrode), paravertebral dorsal in Höhe der Herzspitze (gelbe Extremitätenelektrode) sowie die Herzspitze (grüne Elektrode).

Die Ableitungen ermöglichen die Darstellung des Vektors in einer schrägen Horizontalebene.

D = dorsal   (rot-gelb)

A = anterior (rot-grün)

I = inferior (gelb-grün)

3.1.2 Normales EKG

Das normale EKG ist durch Wellen, Zacken, Strecken und Intervalle definiert.

P-Welle
Die P-Welle entsteht durch die elektrische Aktivierung der Vorhöfe. Sie dauert normal $<0,12$ s und ist höchstens 0,25 mV hoch. Verbreiterungen entstehen durch Dilatation des linken Vorhofs (P-mitrale); Erhöhungen durch Belastung des rechten Vorhofs (P-pulmonale). Als P-cardiale wird ein verbreitertes und erhöhtes P bezeichnet.

Sofern die Erregung der Vorhöfe durch den Sinusknoten erfolgt, ist die P-Welle in den Ableitungen II, III und aVF sowie I positiv. In den Brustwandableitungen zumindest ab V_2 positiv.

PQ-Intervall
Die Zeit vom Beginn der P-Welle bis zum Beginn des QRS-Komplexes (entspricht der Summe von P-Welle und PQ-Strecke). Dieses Zeitintervall entsteht durch die Aktivierung der Vorhöfe sowie durch die Leitungsverzögerung im Bereich des AV-Knotens. Der Normbereich liegt zwischen 0,12 und 0,20 s, wobei die obere Normgrenze frequenzabhängig ist. Mit höherer Frequenz wird die AV-Überleitung normalerweise kürzer.

PQ-Strecke
Zeit vom Ende der P-Welle bis zum Beginn des QRS-Komplexes. Die Zeitverzögerung kommt durch die langsame Leitungsfähigkeit des AV-Knotens zustande. Per definitionem stellt diese Strecke die isoelektrische Linie dar.

QRS-Komplex
Der QRS-Komplex entsteht durch die elektrische Erregung der Herzkammern. Die normale Dauer beträgt $\leq 0,10$ s, Eine Verlängerung der QRS-Dauer $>0,10$ Sekunden wird als inkompletter (0,11 s) bzw. als kompletter Schenkelblock ($>0,12$ s) bezeichnet.

Die *Q-Zacke* ($=1$. negative Zacke) entsteht durch die Aktivierung des herzbasisnahen Septums. Eine pathologische Q-Zacke ($\geq 0,04$ s breit, zumindest 1/4 der nachfolgenden R-Zacke tief) stellt ein Narbenzeichen nach durchgemachtem transmuralem Myokardinfarkt dar. Eine Ausnahme stellt das „Pseudoinfarkt-

EKG" bei hypertropher obstruktiver Kardiomyopathie dar, bei der die Q-Zacke durch die asymmetrische Septumhypertrophie entsteht.

Die *R-Zacke* (jede positive Zacke des QRS-Komplexes, bei mehreren positiven Zacken als R' tituliert) entsteht durch die Aktivierung des Großteils der beiden Ventrikel. Pathologische Überhöhungen der R-Zacke werden durch eine Hypertrophie eines der beiden oder beider Herzkammern hervorgerufen. So wird der Sokolow-Index als Summe der S-Zacke in V_1 oder V_2 sowie der R-Zacke in V_5 oder V_6 definiert und bei einem Wert von $\geq 3{,}5$ cm als Hinweis für das Vorliegen einer Linksherzhypertrophie herangezogen. Eine Rechtsherzhypertrophie liegt bei einem Index von $\geq 1{,}5$ cm aus der Summe der R-Zacke in V_1 sowie der S-Zacke in V_6 vor. Pathologische Verkleinerung der R-Zacke werden als Niedervoltage (zentral $=$ nur in den Brustwandableitungen z.B. bei Perikarderguß; peripher $=$ in den Extremitätenableitungen z.B. bei Ödemen oder Adipositas; kombiniert).

Als *S-Zacke* wird jede negative Zacke nach einer R-Zacke bezeichnet. Verbreiterungen der S-Zacke entstehen bei Schenkelblockbildern. Vertiefungen treten im Gefolge einer Hypertrophie auf (Abb. 5: Linksherzhypertrophieindizes im EKG).

- Sokolow-Lyon-Index: $R(V_5) + S(V_2) > 35$ mm
- Minnesota-Code: $R(V_5$ oder $V_6 > 26$ mm oder
    $R(I, II, III, aVF) > 20$ mm oder
    $R(aVL) > 12$ mm
    $R(I) > 15$ mm aber < 20 mm
- Cornell-Code: $R(aVL) + S(V_3) > 28$ mm

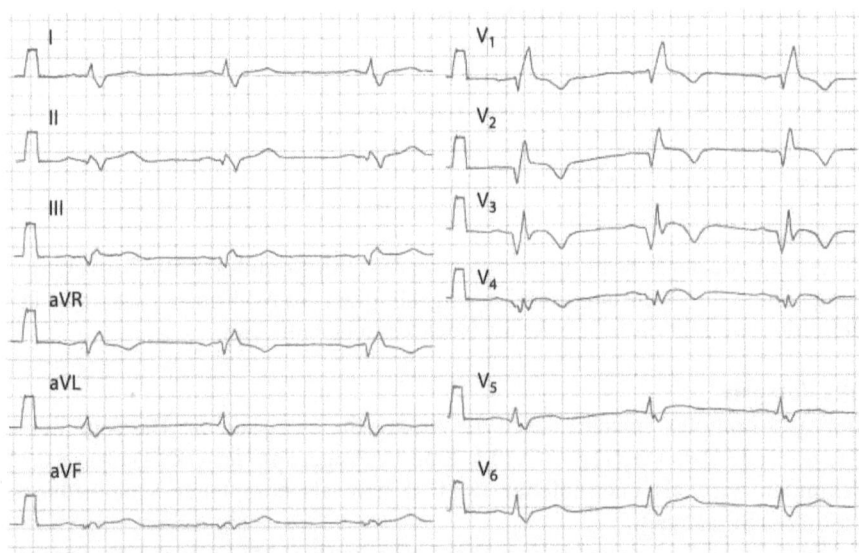

Abb. 5 (1) bis (25). EKG-Beispiele
(1) Sinusrhythmus, S_IQ_{III}-Typ, Rechtsschenkelblock, Hinterwandinfarkt im Stadium III, anteroseptaler Infarkt im Stadium I–II

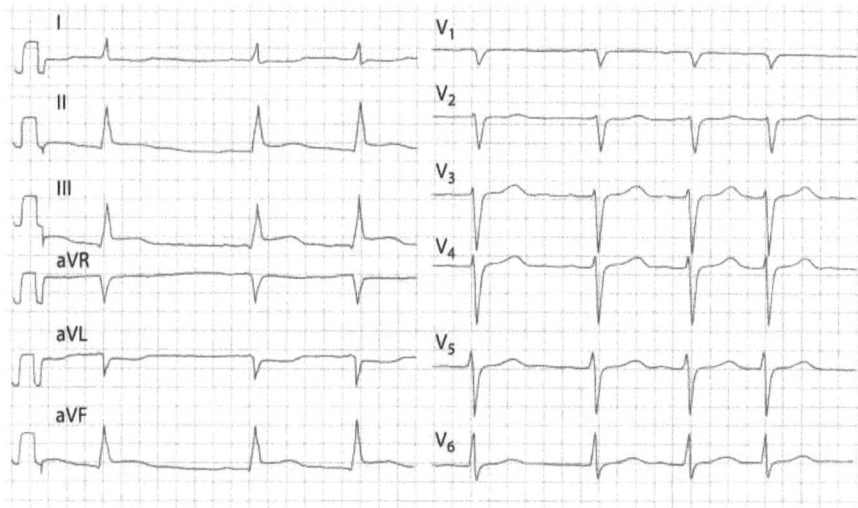

Abb. 5 (1) bis (25). EKG-Beispiele
(2) Sinusrhythmus, Steiltyp, akuter Hinterwandinfarkt (Stadium I)

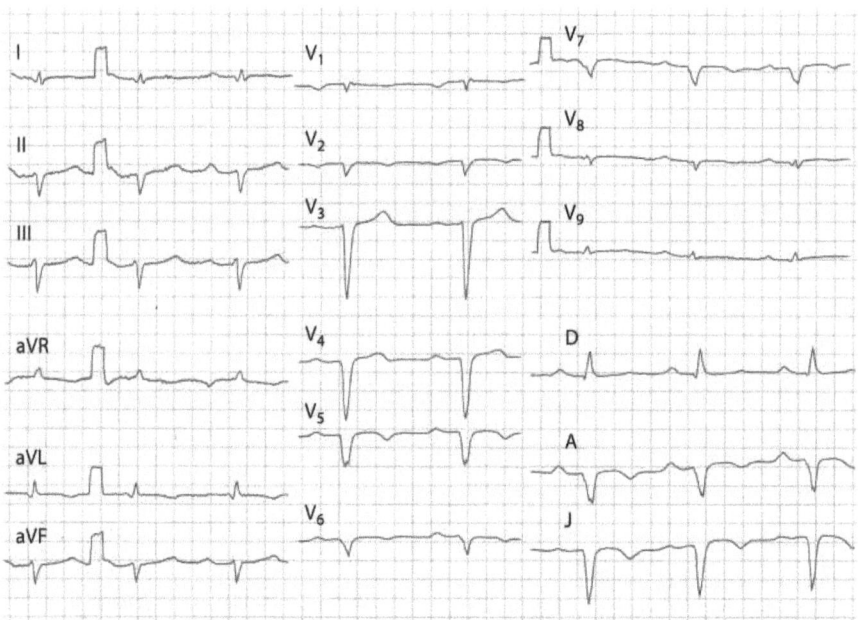

Abb. 5 (1) bis (25). EKG-Beispiele
(3) Sinusrhythmus, überdrehter Linkstyp, Vorderwandinfarkt im Stadium II

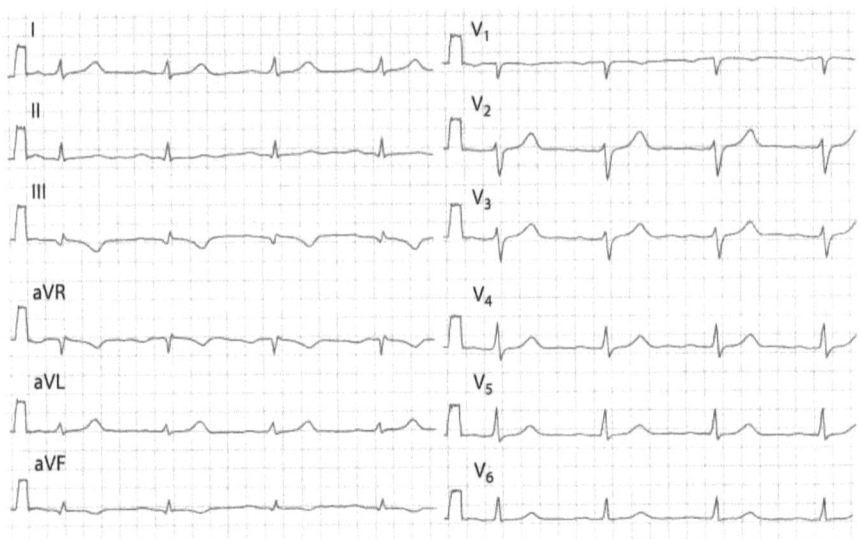

Abb. 5 (1) bis (25). EKG-Beispiele
(4) Sinusrhythmus, Linkstyp, Hinterwandinfarkt im Stadium II

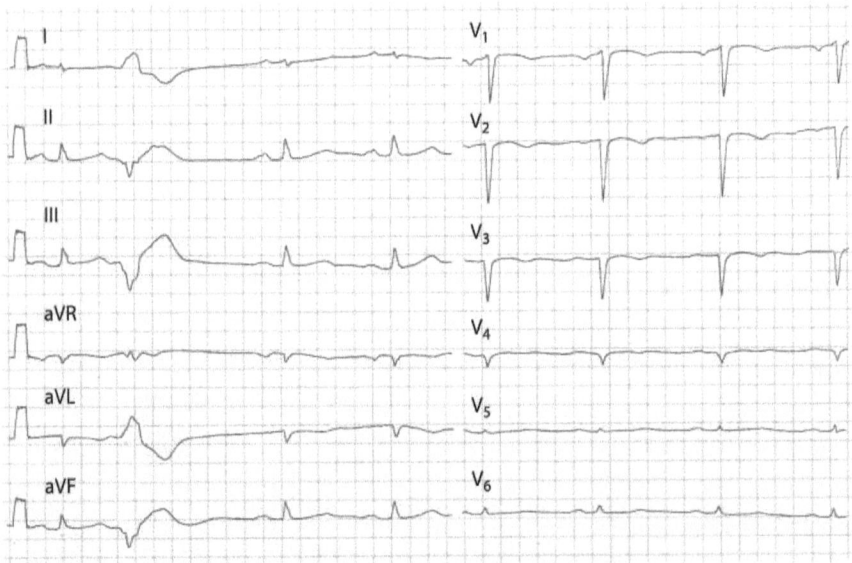

Abb. 5 (1) bis (25). EKG-Beispiele
(5) Sinusrhythmus, Indifferenztyp, 1 ventrikuläre Extrasystole, Vorderwandinfarkt im Stadium II

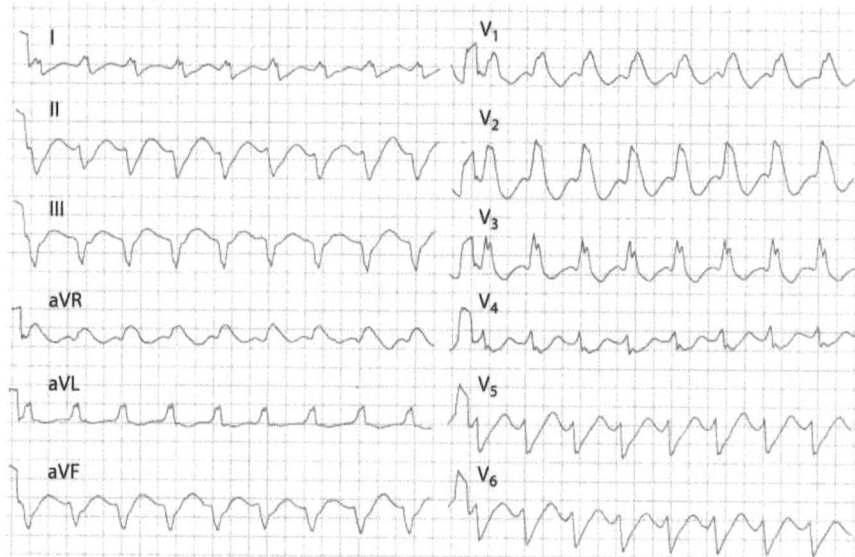

Abb. 5 (1) bis (25). EKG-Beispiele
(6) Tachykardie mit breiten Kammerkomplexen, überdrehter Linkstyp, Rechtsschenkelblock

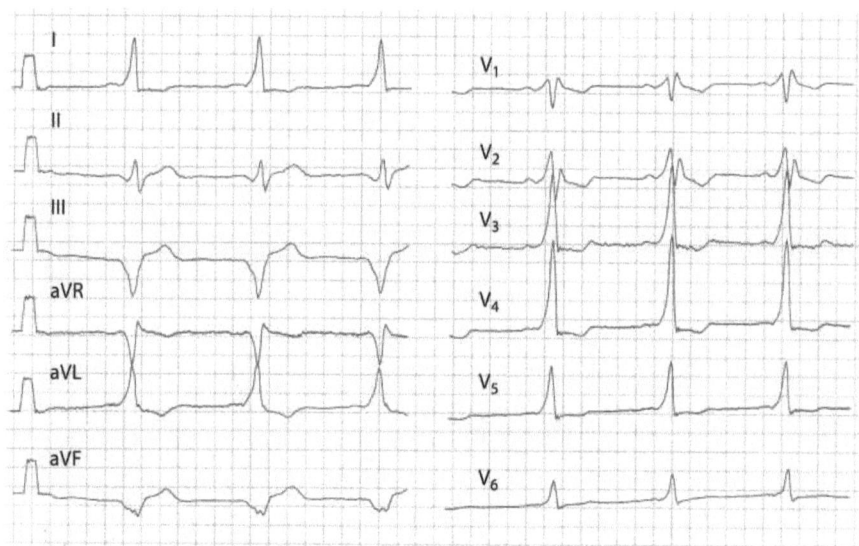

Abb. 5 (1) bis (25). EKG-Beispiele
(7) Sinusrhythmus, Linkstyp, positive δ-Welle I, aVL, V_2–V_6, sternalpositives WPW-Syndrom

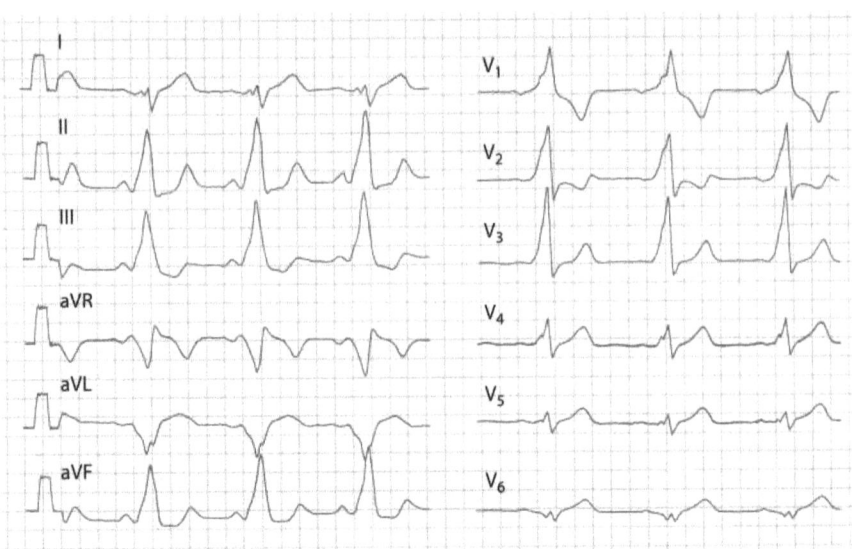

Abb. 5 (1) bis (25). EKG-Beispiele
(8) Sinusrhythmus, Steiltyp, positive δ-Welle in II, III, aVF, V_1–V_5

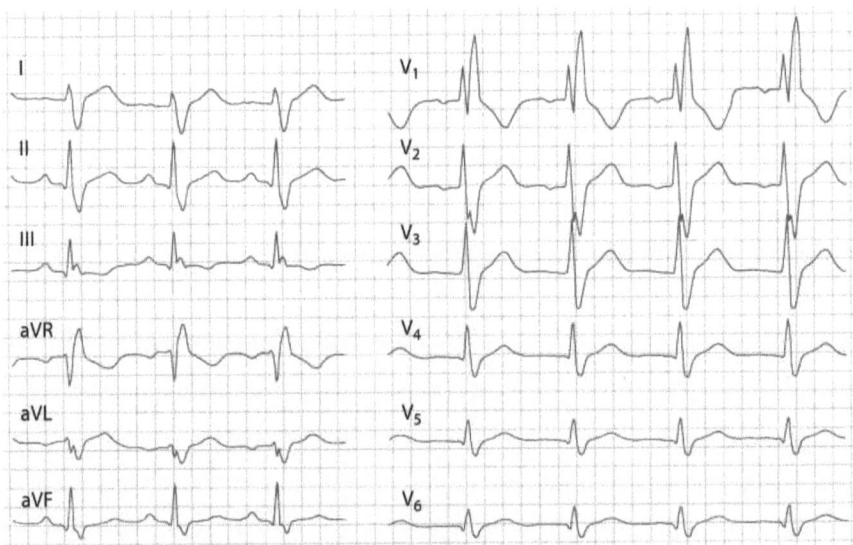

Abb. 5 (1) bis (25). EKG-Beispiele
(9) Sinusrhythmus, Steiltyp, Rechtsschenkelblock, Rechtsherzhypertrophie

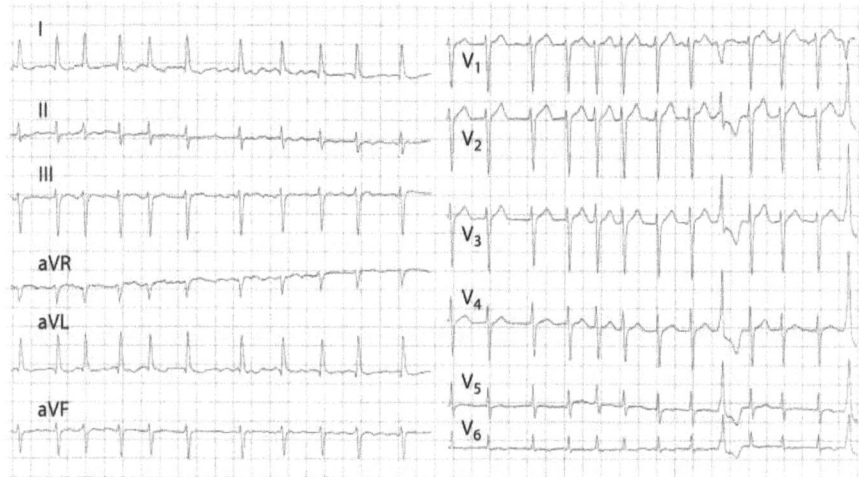

Abb. 5 (1) bis (25). EKG-Beispiele
(10) Vorhofflimmerarrhythmie, überdrehter Linkstyp, 2 polymorphe ventrikuläre Extrasystolen

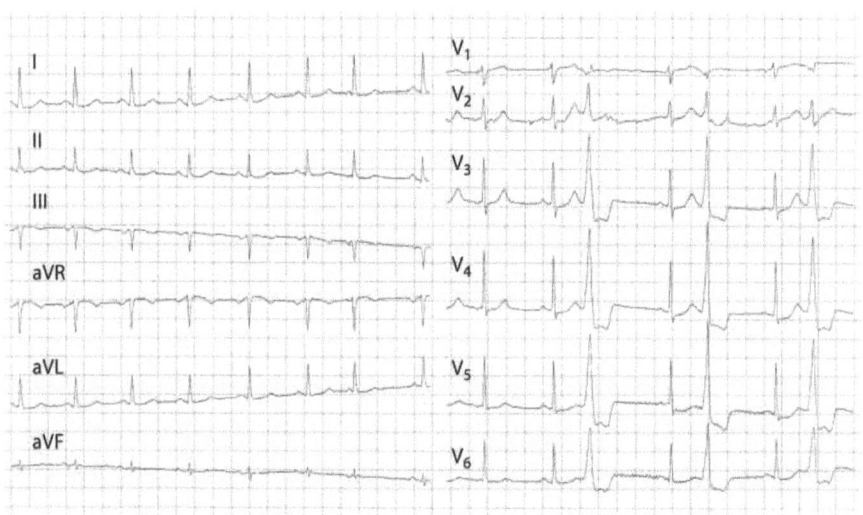

Abb. 5 (1) bis (25). EKG-Beispiele
(11) Sinusrhythmus, Linkstyp, ventrikulärer Bigeminus

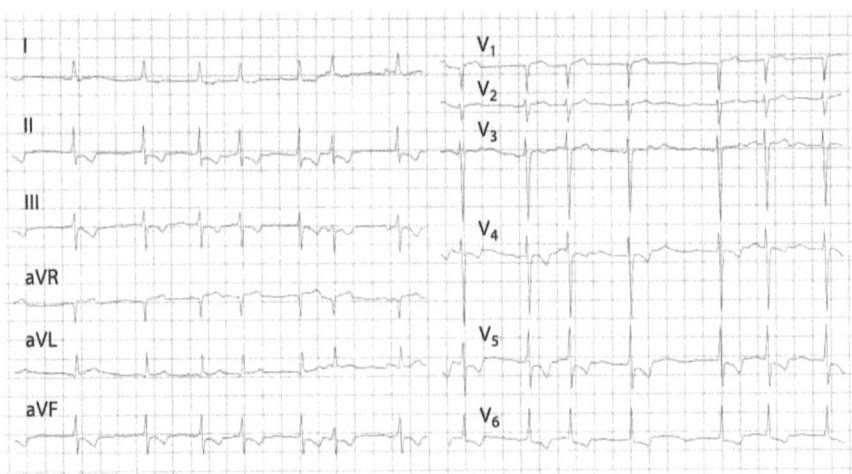

Abb. 5 (1) bis (25). EKG-Beispiele
(12) Vorhofflimmerarrhythmie, Linkstyp, ST-Elevation in aVL, präterminal negative T-Welle II, III, aVF, V₄–V₆, akuter Lateralinfarkt (Stadium I)

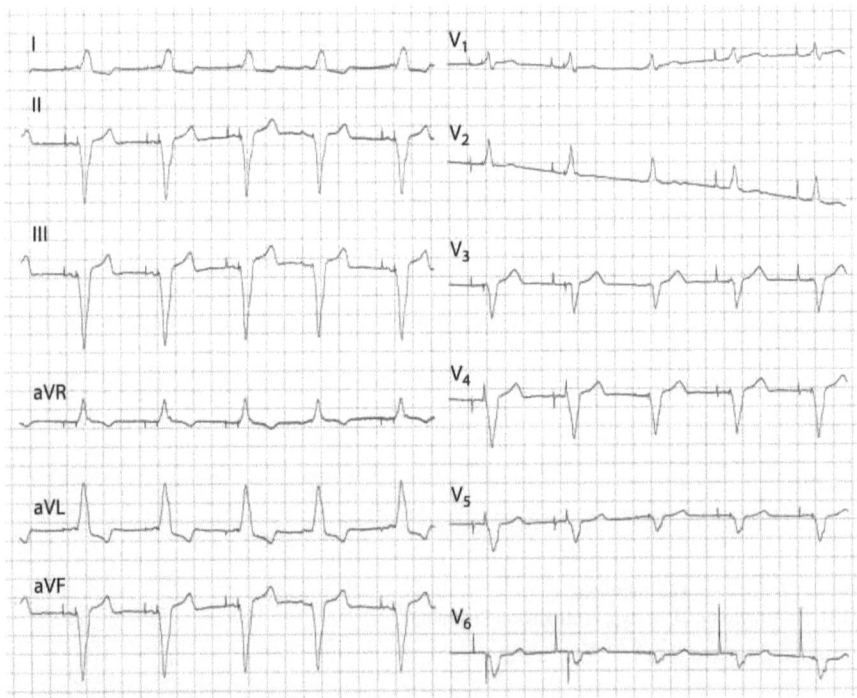

Abb. 5 (1) bis (25). EKG-Beispiele
(13) Schrittmacher-EKG [2-Kammer-Pacing (DDD)], überdrehter Linkstyp, links Schenkelblockbild

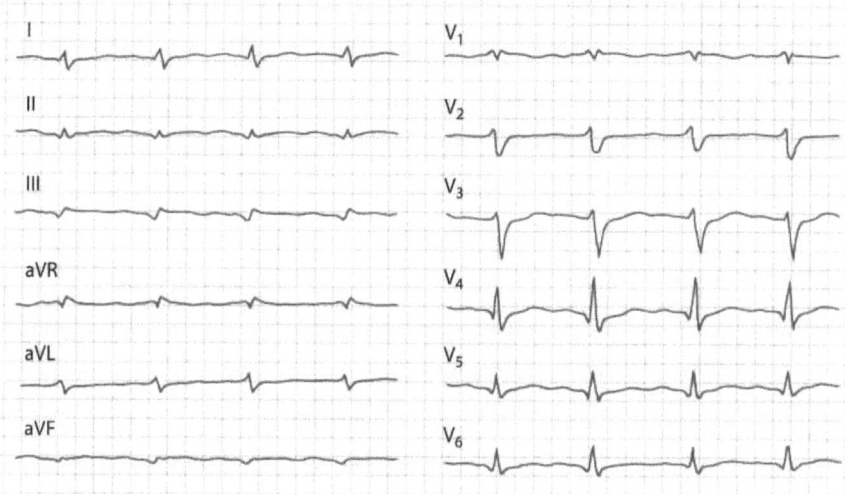

Abb. 5 (1) bis (25). EKG-Beispiele
(14) Sinusrhythmus, SɪQɪɪɪ-Typ, periphere Niedervoltage, anterolateraler Infarkt Stadium III

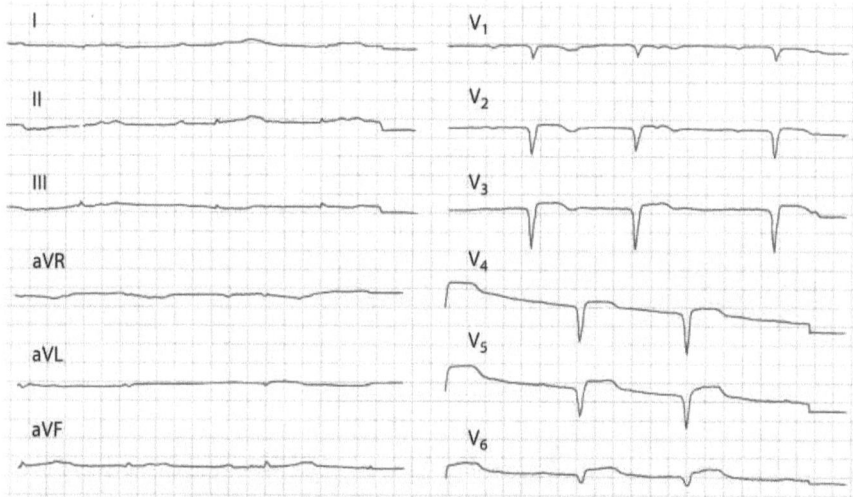

Abb. 5 (1) bis (25). EKG-Beispiele
(15) Sinusrhythmus, Steiltyp, periphere Niedervoltage, AV-Block 2. Grades Typ Wenckebach, Vorder-wandinfarkt Stadium I–II

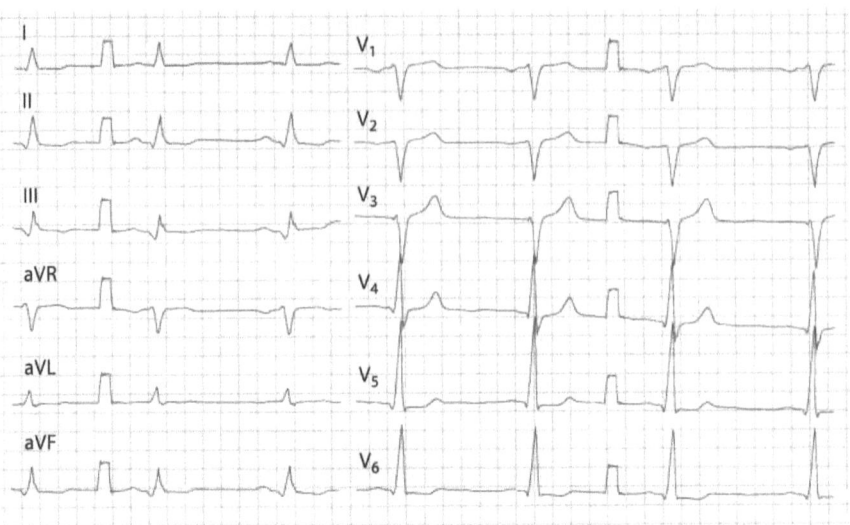

Abb. 5 (1) bis (25). EKG-Beispiele
(16) Sinusrhythmus, Indifferenztyp, positiver Sokolow-Lyon-Index (Linksherzhypertrophie), Hinterwandinfarkt im Stadium II

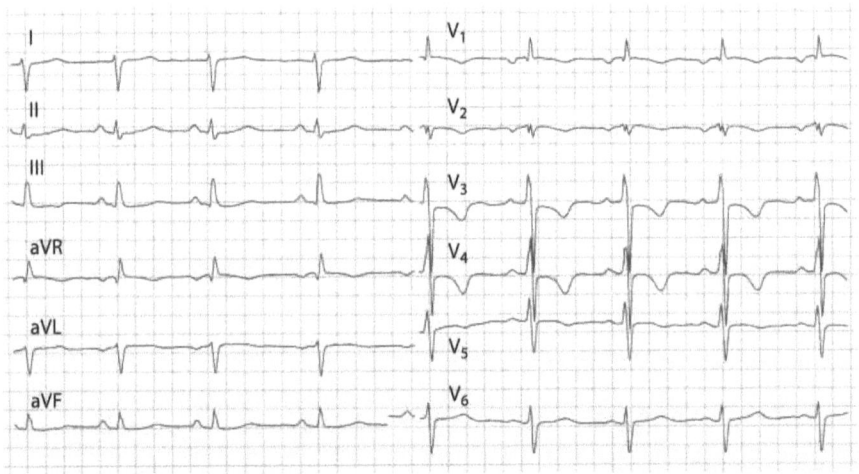

Abb. 5 (1) bis (25). EKG-Beispiele
(17) Sinusrhythmus, Rechtstyp, positiver Sokolow-Lyon-Index (Rechtsherzhypertrophie)

ST-Strecke

Die ST-Strecke sowie die nachfolgende T-Welle entsteht durch die Repolarisation der Herzkammern (die Repolarisation der Vorhöfe ist im EKG aufgrund der Überlagerung durch den QRS-Komplex nicht zu erkennen). Der Beginn der ST-

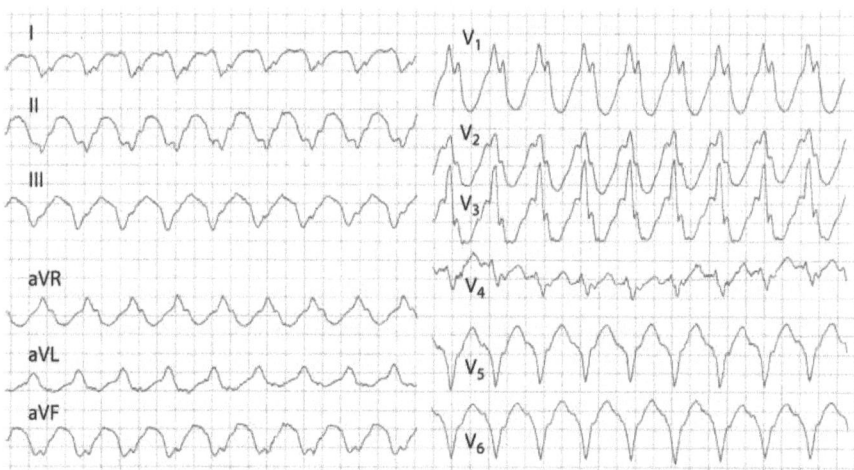

Abb. 5 (1) bis (25). EKG-Beispiele
(18) Tachykardie mit breiten Kammerkomplexen, überdrehter Rechtstyp, Rechtsschenkelblock

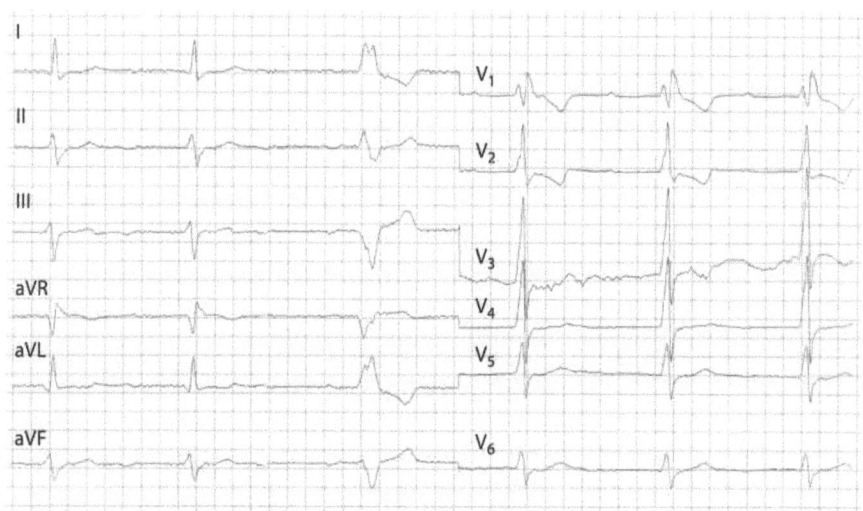

Abb. 5 (1) bis (25). EKG-Beispiele
(19) Sinusrhythmus, überdrehter Linkstyp, AV-Block 3. Grades, Kammerersatzrhythmus mit Rechtsschenkelblockbild

Strecke wird durch den J-Punkt (J = Junction) definiert, der visuell zwischen S-Zacke und ST-Streckenbeginn gelegt wird. Lageveränderungen der ST-Strecke werden in Abhängigkeit von der Lage des J-Punktes beurteilt. Die ST-Strecke ist normalerweise isoelektrisch. Abweichungen der ST-Strecke (= Lageänderung

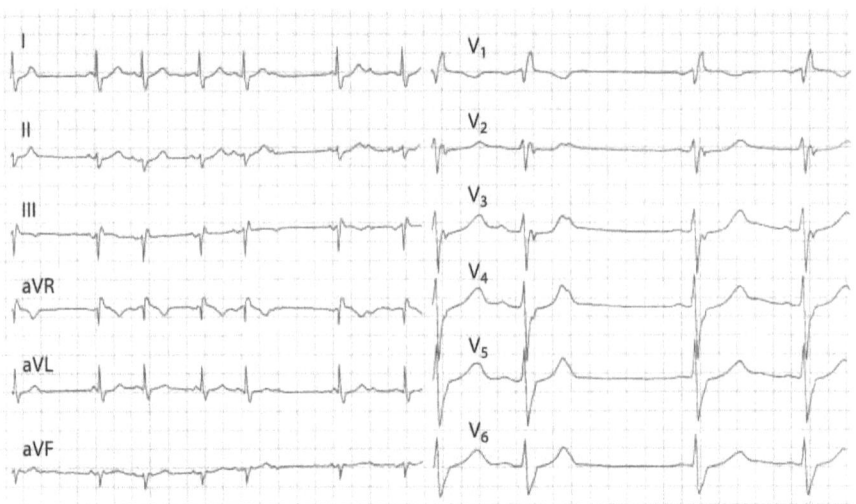

Abb. 5 (1) bis (25). EKG-Beispiele
(20) Sinusrhythmus, überdrehter Linkstyp, AV-Block 2. Grades Typ Wenckebach, Rechtsschenkelblock

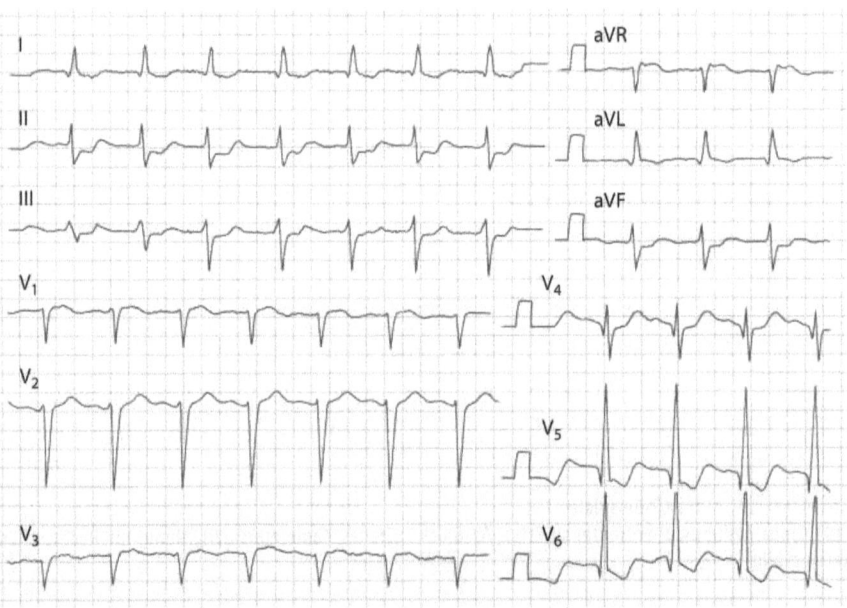

Abb. 5 (1) bis (25). EKG-Beispiele
(21) Sinusrhythmus, Linkstyp, positiver Sokolw-Lyon-Index (Linksherzhypertrophie), anterolateraler Infarkt Stadium II

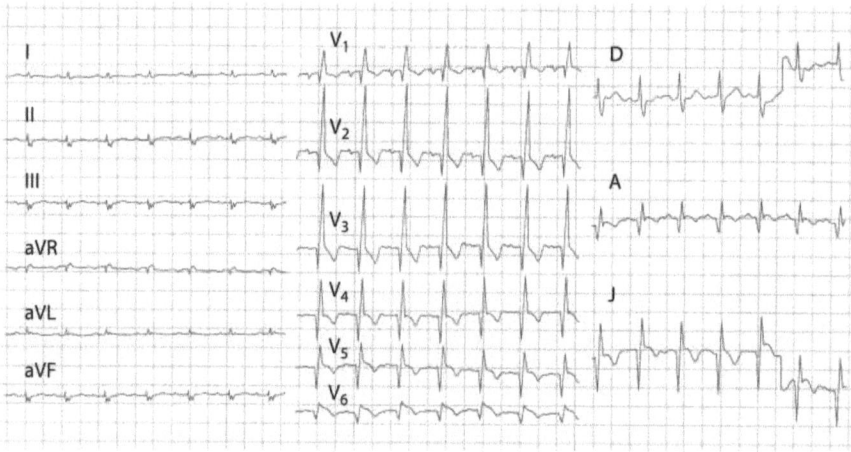

Abb. 5 (1) bis (25). EKG-Beispiele
(22) Sinusrhythmus, Linkstyp, Rechtsschenkelblock, Vorderwandinfarkt Stadium II

des J-Punktes unter oder über die isoelektrische Linie, die immer durch die Lage der PQ-Strecke definiert ist), werden als Senkung bzw. Hebung bezeichnet. Senkungen der ST-Strecke entstehen durch Ischämie oder als unspezifische Repolarisationsstörung bei Linksherzhypertrophie oder Schenkelblockbild. ST-Streckensenkungen können horizontal, deszendierend oder aszendierend verlaufen.

ST-Strecken-Hebungen sind ein typisches Merkmal des akuten transmuralen Myokardinfarktes. Differentialdiagnostisch müssen jedoch eine Prinzmetal-Angina (Koronarspasmus in Ruhe auftretend, jedoch kürzere Dauer) und die Perikarditis ausgeschlossen werden, bei der die ST-Hebung im Gegensatz zum akuten Myokardinfarkt aus der S-Zacke heraus erfolgt.

T-Welle

Die T-Welle ist normalerweise positiv und sollte in ihrer Höhe zumindest 1/4, aber höchstens 2/3 der zugehörigen R-Zacke betragen. An pathologischen Varianten sind Negativierungen der T-Welle (präterminal/terminal) sowie biphasische T-Wellen möglich.

Stark überhöhte T-Wellen treten u. a. im Gefolge einer Hyperkaliämie, einer Vagotonie oder als Erstickungs-T in der Frühphase einer kardialen Ischämie (Stadium 0 des Myokardinfarktes) auf.

U- Welle

Die U-Welle tritt nur fakultativ auf. Oft ist ihr Auftreten mit einer Hypokaliämie vergesellschaftet.

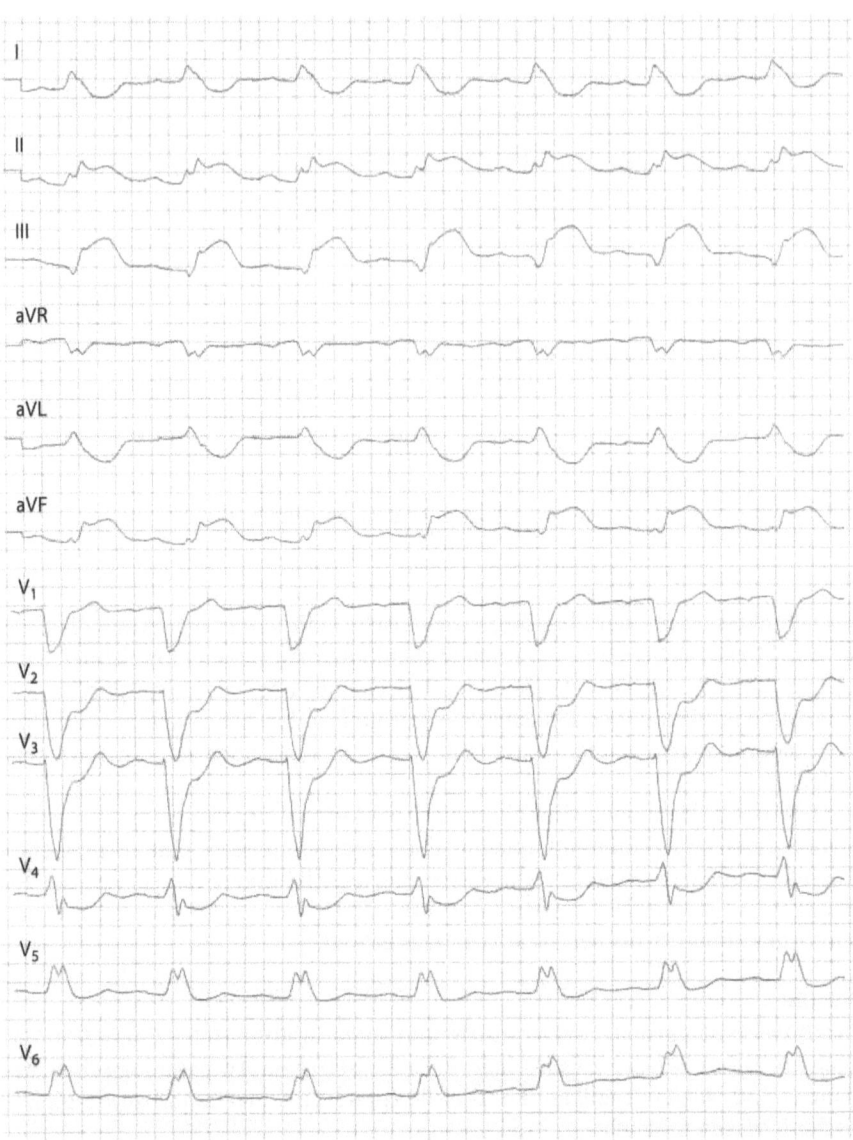

Abb. 5 (1) bis (25). EKG-Beispiele
(23) Sinusrhythmus, Linkstyp, Linksschenkelblock, akuter Hinterwandinfarkt (Stadium I)

QT-Intervall

Das QT-Intervall beinhaltet die De- sowie die Repolarisation der Ventrikel. Es ist in seiner Dauer abhängig von der Herzfrequenz. Eine Verlängerung über 0,5 s, ist jedoch immer pathologisch (langes QT-Syndrom) und kann angeboren oder

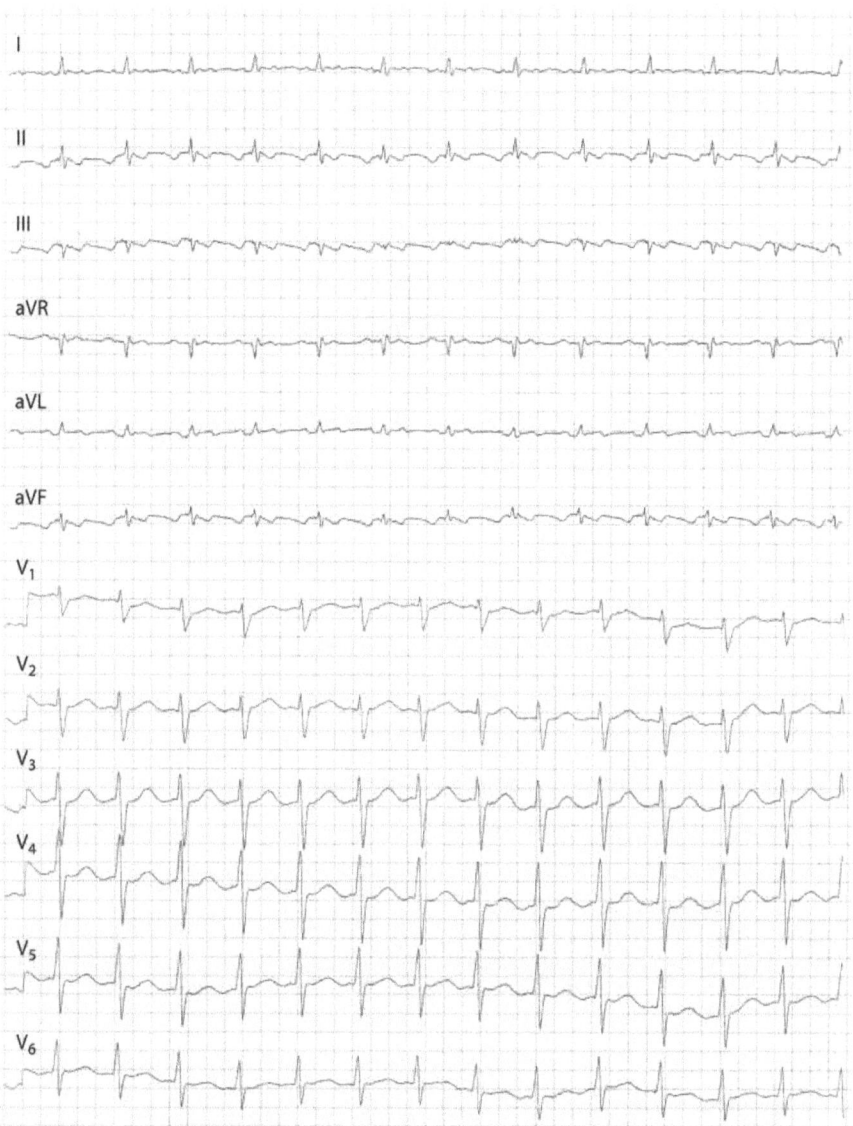

Abb. 5 (1) bis (25). EKG-Beispiele
(24) Vorhofflattern mit 2 : 1-Blockierung, Linkstyp

erworben auftreten. Die pathologische Verlängerung des QT-Intervalls kann zum Auftreten maligner tachykarder Arrhythmien führen, vor allem zu Torsade-de-pointes-Tachykardien (s. Arrhythmien).

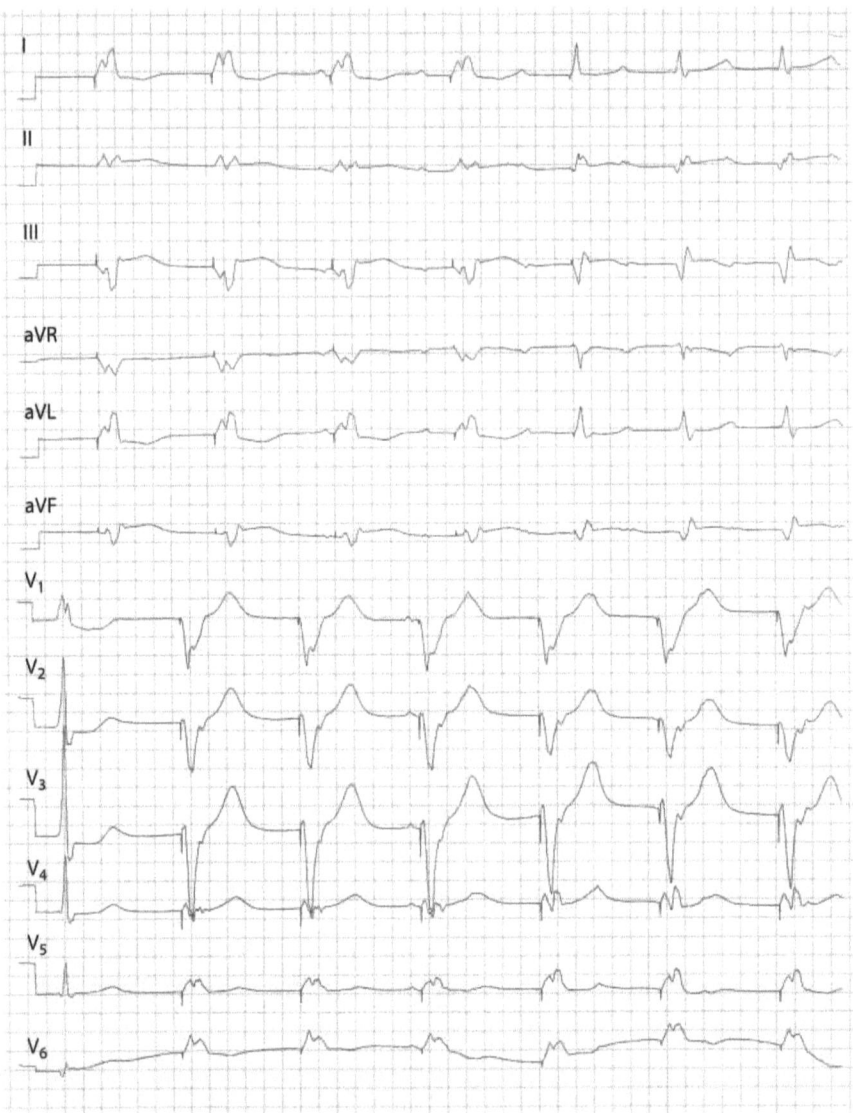

Abb. 5 (1) bis (25). EKG-Beispiele
(25) Sinusrhythmus, AV-Block 3. Grades, Schrittmacherrhythmus (VVI), Schenkelblockbild nicht zuzuordnen

3.1.3 Infarkt – EKG

Das EKG stellt die Domäne der Diagnostik des transmuralen Myokardinfarktes dar. Ein typischer stadienhafter Ablauf kann beobachtet werden.

Stadium 0

Initial tritt nach akutem Verschluß einer Koronararterie eine überhöhte T-Welle auf (Kirchturm-T). Diese Veränderung ist nur kurzdauernd und daher selten zu beobachten.

Stadium I

Im weiteren Verlauf kommt es zur typischen monophasischen Deformierung des QRS-Komplexes mit einer ST-Hebung aus dem absteigenden Teil der R-Zacke heraus. Die T-Welle ist positiv. Es tritt noch keine Q-Zacke auf. Während dieser EKG-Veränderung ist die kardiale Ischämie reversibel mit guten Chancen einer erfolgreichen Revaskularisation durch Thrombolyse oder perkutane Koronarangioplastie (Akut-PTCA).

Stadium I-II (Zwischenstadium)

Bei längerer Persistenz des Kranzarterienverschlusses (>6 h) bildet sich eine Q-Zacke als Zeichen für den Zelluntergang aus. Die ST-Strecke ist in diesem Stadium weiter gehoben.

Solange eine ST-Hebung besteht, wird der Myokardinfarkt als „akut" bezeichnet.

Stadium II

Im Stadium II kehrt die ST-Strecke wiederum zur isoelektrischen Linie zurück. Die T-Welle wird negativ. Ein allfälliger R-Verlust bleibt bestehen. Die Q-Zacke ist nachweisbar.

Stadium III

Im weiteren zeitlichen Ablauf nach Tagen bis Wochen bilden sich alle Infarktveränderungen mit Ausnahme der Q-Zacke wieder zurück. Die R-Zacke gewinnt wieder an Höhe, die T-Welle wird wieder positiv.

Ausnahmen

Erschwert wird die EKG-Beurteilung des Infarktes durch folgende Besonderheiten:
- Die EKG-Veränderungen können in jedem Stadium des Infarktes stehenbleiben. So kann eine persistierende ST-Hebung v. a. über der Vorderwand als Hinweis auf die Ausbildung eines Aneurysmas gewertet werden.
- Vorderwandinfarktnarben zeichnen sich des öfteren nicht durch die Entwicklung einer Q-Zacke, sondern lediglich durch einen persistierenden R-Verlust aus.
- Besonders Verschlüsse des R. circumflexus der linken Kranzarterie können mitunter beträchtliche diagnostische Schwierigkeiten machen, da sie sich im EKG oft überhaupt nicht oder nur mit minimalen Veränderungen manifestieren können (z. B. negative T-Wellen über der Lateralwand).

ST-Segmentscoring

Patienten mit ausgedehnteren Myokardinfarkten profitieren am meisten von der thrombolytischen Therapie. Wenn beim akuten Vorderwandinfarkt die Summe der ST-Streckenhebungen in den präkordialen Ableitungen über 12 mm oder beim akuten Hinterwandinfarkt die Summe der Hebungen in den Ableitungen II, III, aVF über 7 mm liegt, besteht ein ausgedehnter Infarkt.

Nichttransmuraler Myokardinfarkt

Die EKG-Veränderungen beim nichttransmuralen Myokardinfarkt sind unspezifisch. Es können T-Negativierungen (koronar negatives T) sowie ST-Senkungen beobachtet werden. Die Diagnose kann nicht aus dem EKG, sondern nur durch Laborparameter gestellt werden. Derzeit gibt es keine Hinweise dafür, daß diese Patienten von einer thrombolytischen Therapie profitieren.

3.1.4 Rhythmusstörungen

Rhythmusstörungen können in Abhängigkeit von ihrem Ursprung in supraventrikuläre und ventrikuläre Arrhythmien eingeteilt werden, wobei die Bedeutung für erstere v. a. in der Symptomatologie, für letztere in der Prognose liegt:

Arrhythmieeinteilung
- supraventrikulär,
- ventrikulär
  - brady-/normo-/tachykard,
  - Erregungsbildungs-/Erregungsleitungsstör ungen.

Die Ursache für das Auftreten von Arrhythmien ist in Störungen der *Erregungsbildung* (jede Myokardzelle ist durch Schädigung und Verminderung des Membranpotentials eine potentielle Schrittmacherzelle) oder der *Erregungsleitung* zu suchen. Durch Leitungs- und Refraktärzeitunterschiede verbunden mit unidirektionalen Blockierungen z. B. durch vernarbtes Myokard entstehen Mikro- und/oder Makroreentrykreise, die hauptsächlich für tachykarde Rhythmusstörungen, wie z. B. ventrikuläre Tachykardien, verantwortlich sind. Weitere Mechanismen, die zu Rhythmusstörungen führen können, sind frühe oder späte Nachdepolarisationen (z. B. bei Digitalisintoxikation).

3.1.4.1 Supraventrikuläre Arrhythmien

Supraventrikuläre Extrasystolen (SVES)

SVES treten sowohl in der Normalbevölkerung als auch in Herzpatienten häufig aus den verschiedensten Gründen auf. Wie bei allen Rhythmusstörungen sollten Begleitkrankheiten (z. B. Hyperthyreose, Myokarditis, Elektrolytstörungen) ausgeschlossen sein. SVES sind jedoch auch beim völlig Gesunden anzutreffen.

Die Inzidenz von supraventrikulären „Runs" (2 oder mehrere konsekutive supraventrikuläre Extraschläge) beträgt zwischen 5 % der Normalbevölkerung (40–50 Jahre) und 46 % (60–90 Jahre).

Im EKG ist die SVES durch einen vorzeitigen Einfall einer veränderten P-Welle (ausgenommen Sinusknotenextrasystole) sowie durch einen regelrechten Kam-

merkomplex gekennzeichnet. Durch das Resetting des Sinusknotens (= Auslö-
schen der spontanen Depolarisation) folgt auf die SVES eine kompensatorische
Pause, deren Länge den vorangegangenen R-R-Intervallen entspricht.

Supraventrikuläre Tachykardie

Supraventrikuläre Tachykardien nehmen vom Sinusknoten oder jedem anderen
Ort des Vorhofs, jedoch am häufigsten vom AV-Knoten (s. „junktionale" Tachy-
kardien) ihren Ursprung. Die Differenzierung erfolgt nach Konfiguration der P-
Welle und ihrer zeitlichen Zuordnung zum QRS-Komplex.

Unterformen:
* *Sinustachykardie:*   normale P-Wellen
* *ektope Vorhoftachykardie:*   P-Welle deformiert
* *tachykardes Vorhofflimmern:* keine P-Welle, unregelmäßige Kammerkom-
                               plexe

Ursache: kardiale Grunderkrankung, Alkohol, Nikotin, Streß, Schlafmangel, Erschöpfung, idiopathisch (= „lone atrial fibrillation")

Sonderform: „vagal-induziertes" Vorhofflimmern: Beginn der Symptomatik in
den Abend/Nachtstunden, Verschwinden bei Zunahme des Sympathikotonus,
organisch kein Herzbefund, 40.–50. Lebensjahr, Männer:Frauen = 4:1, Verschlechterung auf Digitalis, β-Blocker, Ic-Antiarrhythmika;Verbesserung durch
Disopyramid (Rytmodan) wegen vagolytischer Komponente.

Ashman-Phänomen: Im Rahmen von Vorhofflimmern können intermittierend
Runs mit breiten Kammerkomplexen auftreten, die als ventrikuläre Tachykar-
die/Salve fehlgedeutet werden können. Im EKG sieht man nach einem längerem
R-R-Intervall mehrere breite QRS-Komplexe. Ursache: Die Refraktärzeit ist eine
Funktion der vorangegangenen Zykluslänge, die Leitung über ein aberrierendes
Bündel, welches eine relativ lange Refraktärzeit aufweist, wird bei Zunahme des
R-R-Intervalls ermöglicht, woraus die QRS-Verbreiterung resultiert (meist RSB-
Bild). Ende ohne Pause (DD VT).

Vorhofflattern. Die Vorhoffrequenz liegt zwischen 250–350/min, sägezahnartige
P-Wellen, R-R-Abstand ist meist eher regelmäßig, die AV-Überleitung erfolgt mit
3:1/4:1-Block, Ursache ist meist ein stabiler Reentry, der schwer zu durchbrechen ist.
2 Typen werden unterschieden:
Der *Typ A* weist negative P-Welle in II, III, aVF auf und bedingt eine langsamere Herzaktion, er hat die bessere Prognose). Der *Typ B* weist eine positive P-Welle auf und weist schnellere Kammeraktionen auf.

Multifokale atriale Tachykardie. Diese Form der supraventrikulären Tachykardie
ist durch verschiedenartig konfigurierte P-Wellen charakterisiert, die den Ursprung der Rhythmusstörung in verschiedenen Anteilen des Vorhofes widerspiegeln. Sie tritt häufig bei Patienten mit chronisch obstruktiven Lungenerkrankungen sowie insbesondere unter einer Theophyllintherapie auf.

Junktionale Tachykardien

AV-Knotenreentrytachykardie (AVNRT). Die AVNRT ist durch einen Reentrykreis zwischen langsam und schnell leitendem Schenkel („common type") oder zwischem schnell und langsam leitendem Anteil des AV-Knotens („uncommon type") bedingt. Es ist die häufigste supraventrikuläre Kreisbahntachykardie, tritt in jedem Alter auf, hat eine sehr variable Spontaninzidenz und ist durch gut tolerierte Tachykardien bis 150/min mit schmalen QRS-Komplexen gekennzeichnet. Bei Auftreten von symptomatischen AV-Knotentachykardien und/oder bei medikamentöser Therapierefraktärheit und hämodynamisch beeinträchtigenden Tachykardien ist die Ablation des Slow- oder des Fastpathway angezeigt.

Im EKG ist entweder keine P-Welle auszumachen, da sie im QRS-Komplex verschwindet (AV-Knotentachykardie vom gewöhnlichen Typ), oder die P-Welle ist negativ und kurz nach dem QRS-Komplex zu finden (AVNRT vom ungewöhnlichen Typ). Die QRS-Komplexe sind üblicherweise schmal und regelmäßig.

AV-Reentrytachykardien: Wolff-Parkinson-White-Syndrom (WPW). Es bestehen bei Patienten mit WPW-Syndrom ein oder mehrere akzessorische Bündel (Kent-Bündel) zwischen Vorhof und Kammer, welche intermittierend oder permanent elektrische Impulse vom Vorhof in die Kammer leiten. Die Refraktärzeit des akzessorischen Bündels bestimmt die maximale Tachykardiefrequenz. Bei symptomatischen Tachykardien besteht eine Indikation zur medikamentösen Therapie sowie bei Therapieresistenz oder nichttolerierten Nebenwirkungen zur Hochfrequenzkatheterablation des akzessorischen Bündels. Besonders gefährdet sind Patienten mit WPW-Syndrom bei intermittierendem oder permanentem Vorhofflimmern, da mitunter sehr hohe Kammerfrequenzen bis zum Kammerflimmern und dadurch bedingtem plötzlichen Herztod erzielt werden können.

Im EKG ist das WPW-Syndrom durch eine verkürzte PQ-Zeit und die Verbreiterung des Kammerkomplexes durch die δ-Welle gekennzeichnet, wenngleich orthodrome WPW-Tachykardien schmale Kammerkomplexe und P-Wellen in der ST-Strecke aufweisen und somit im Oberflächen-EKG nicht von AV-Knotentachykardien des „uncommon type" unterschieden werden können. Lediglich der Vergleich mit einem Ruhe-EKG außerhalb des Anfalls und darauf evtl. nachweisbarer δ-Welle erlaubt dann nichtinvasiv die Beurteilung der Genese der Rhythmusstörung. Das Auftreten eines QRS-Alternans bei laufender Tachykardie kann als Hinweis auf das Vorliegen einer akzessorischen Bahn gewertet werden.

Das „concealed"-WPW-Syndrom ist durch ein Fehlen der δ-Welle gekennzeichnet und tritt zum Beispiel bei Patienten mit lediglich retrograd leitender akzessorischer Bahn oder so langsam antegrad leitender Bahn auf, daß die vom AV-Knoten hergeleitete Erregung schneller die Insertionsstelle der Bahn im Ventrikel erreicht.

Lown-Ganong-Levine-Syndrom (LGL). Im EKG gekennzeichnet durch Verkürzung der PQ-Zeit ohne δ-Welle. Es besteht ebenso eine Neigung zu paroxysmalen Tachykardien.

Supraventrikuläre bradykarde Rhythmusstörungen

Sinusbradykardie, gekennzeichnet durch Frequenzen unter 40/min
Ursache:
- Sportherz, Vagotonie.
- Sick-Sinus-Syndrom (SSS):
  - Bradykardie-Tachykardie-Syndrom,
  - Karotissinussyndrom,
  - (kardiodepressorisch – vasomotorisch),
  - regellose Sinusarrhythmie (DD respiratorisch SA),
  - sinuaurikulärer Block (I., II., III. Grades),
  - isolierte Sinusbradykardie.

Bradykarde Flimmerarrhythmie. Im EKG sind keine P-Wellen nachweisbar. Es erfogt eine unregelmäßige bradykarde Überleitung in die Kammer (< 40/min) mit schmalen Kammerkomplexen (Ausnahme: Schenkelblockbild).

AV-Block
- Grad I: gekennzeichnet durch Verlängerung der PQ-Zeit > 0,20 s (frequenzabhängig). Ursachen können ein Sportherz, Vagotonus, Medikamente (β-Blocker, Kalziumantagonisten, Digitalis) sein. Des weiteren kommt ein AV-Block I angeboren oder idiopathisch vor.
- Grad II: unterschieden werden der Typ Wenckebach (kontinuierliche Verlängerung der PQ-Zeit, gefolgt vom Ausfall eines Schlages, Störung meist im AV-Knoten) und der Typ Mobitz (konstante PQ-Zeit, intermittierender Ausfall eines QRS-Komplexes, Störung meist im His-Purkinje-System)
- Grad III: gekennzeichnet durch eine völlige AV-Dissoziation (keine fixe Beziehung der P-Wellen zu den QRS-Komplexen), ventrikuläre Ersatzrhythmen mit schmalem und/oder breitem QRS-Komplexen.

Supraventrikuläre normokarde Rhythmusstörungen
Unterschieden werden können die respiratorische Sinusarrhythmie (Zunahme der HF bei Inspiration, v. a. bei Jugendlichen) von der regellosen Sinusarrhythmie (Teil des Sick-Sinus-Syndroms).

Supraventrikuläre Rhythmen können auch von ektopen Zentren im Vorhof ausgehen. So werden ein Sinus-coronarius-Rhythmus (negative P-Wellen, verlängerte PQ-Zeit) von einem wandernden Schrittmacher im Vorhof (P mit unterschiedlicher Morphe, PQ-Zeit unterschiedlich) und einem linksseitiger Vorhofrhythmus (negative P-Wellen, nur in V_1 doppelgipfelig positive P-Welle) unterschieden.

An junktionalen Rhythmen werden ein oberer/mittlerer/unterer AV-Knoten-Rhythmus (P-Welle vor/im/nach dem QRS-Komplex) unterschieden.

Pararrhythmien
Als Pararrhythmien werden 2 miteinander konkurrierende Rhythmen bezeichnet, die sich in der Herzerregung abwechseln. Unter Pararrhythmien fallen die

einfache AV-Dissoziation (P wandert in QRS-Komplex hinein, His-Bündel/AV-Knoten übernimmt bei bradykarder Sinusknotenaktion die Erregungsbildung, bei Frequenzzunahme normaler Sinusrhythmus), des weiteren die *Interferenzdissoziation* (intermittierend auftretende einfache AV-Dissoziation). Eine *komplette AV-Dissoziation* ist das Kennzeichen des AV-Block III (Vorhöfe und Kammern schlagen ohne jede Beziehung zueinander).

Unter *Parasystolie* versteht man eine Pararrhythmie, bei der ein ektopes Zentrum in einem Ventrikel parallel zum Sinusknoten mit einer fixen Frequenz stimuliert. Im EKG ist die Parasystolie an einer einheitlichen Morphologie des schenkelblockartig deformierten Kammerkomplexes ohne fixe Koppelung zum vorangegangenen Normalschlag gekennzeichnet, wobei am langen Streifen eine konstante Frequenz des ektopen Zentrums erkennbar wird. Zumeist liegt eine organische Herzkrankheit zugrunde, jedoch kann auch bei herzgesunden Menschen bei sehr bradykarder Sinusknotenaktion ein idioventrikulärer Rhythmus (=längere Übernahme der Erregung durch Zentrum in der Herzkammer) auftreten, der unter Belastung bei Zunahme der Sinusknotenfrequenz wieder verschwindet.

Im Rahmen des akuten Myokardinfarktes wird das Auftreten eines idioventrikulären Rhythmus als ein Hinweis für eine erfolgreiche Reperfusion gewertet.

3.1.5 Ventrikuläre Arrhythmien

Ventrikuläre Extrasystole (VES). Die VES ist vorzeitig einfallend (DD Ersatzsystole: verspätet einfallend) und hat sehr vielfältige Ursachen (kardiale Grunderkrankung, Sympathikotonus, Katecholamine, Medikamente, Elektrolytstörungen, Hypoxie, Azidose, Entzündung, idiopathisch).

Im EKG ist die VES schenkelblockartig deformiert (von RV stammend: LSB-Bild; von LV stammend: RSB-Bild), wobei jedoch die His-Bündel-Extrasystole einen schmalen QRS-Komplex aufweist.

Ventrikuläre Extrasystolen können monotop (einheitliche QRS-Morphe) oder polytop (QRS-Morphologie unterschiedlich) sein. Ein weitläufig gebrauchtes Einteilungsprinzip ist das Lown-Schema, welches quantitative und qualitative Kriterien berücksichtigt, aber bezüglich der Prognosebeurteilung des Patienten an Bedeutung verloren hat, da das wesentlichste Kriterium, nämlich die kardiale Grundkrankheit, nicht berücksichtigt wird. Ein Neuauftreten von bisher unbekannten ventrikulären Extrasystolen sollte immer eine genaue Suche nach einer möglichen kardialen oder extrakardialen Grundkrankheit nach sich ziehen. Folgende Einteilung wird durch die *Lown-Klassifikation* vorgenommen:

0:      keine VES,

I: < 30 VES/h (monotop),

II: > 30 VES/h (monotop),

IIIa: polytope VES,

IIIb: Bigemini (jedem Normalschlag folgt VES),

IVa: Couplet (2 gekoppelte VES),

IVb: Triplet, Salven,
V: R-auf-T-Phänomen (VES fällt in den Bereich der vulnerablen Phase).

Ventrikuläre Tachykardie

Die ventrikuläre Tachykardie (VT), ist eine potentiell lebensbedrohliche ventrikuläre Rhythmusstörung, die durch eine Tachykardie mit breiten Kammerkomplexen charakterisiert ist. Sie kann anhaltend oder nicht anhaltend (< 30 s) sein und hat üblicherweise Frequenzen zwischen 150–200/min. In ihrer Morphologie kann sie monomorph oder polymorph ($=$ Wechsel im Schenkelblockbild) sein.

Ätiologisch liegen bei 90 % der Patienten eine KHK, bei 10 % eine Myokarditis, eine dilatative CMP, eine ARVD, eine H(N)OCM, ein Mitralklappenprolaps oder andere Ursachen zugrunde.

Differentialdiagnostisch kommen andere *Tachykardien mit breiten Kammerkomplexen* in Betracht:
- SVT mit präexistentem Schenkelblock,
- SVT mit Phase-III-Blockierung = Ermüdungsblock,
- SVT bei akzessorischer Bahn, wobei die Bahn entweder ursächlich im Rahmen einer Kreisbahntachykardie (antidrome Circusmovementtachykardie) oder als „innocent bystander" bei anderer Form einer SVT zur Verbreiterung des QRS-Komplexes führt.

Die supraventrikuläre Tachykardie ist rascher, regelmäßiger und zeigt meist einen kontinuierlichen Beginn und ein langsames Ende, des weiteren besteht eine Beziehung zwischen P-Welle und QRS-Komplex, wobei bei schnellen Tachykardien P-Wellen oft nicht erkennbar sind. Für eine ventrikuläre Tachykardie sprechen ein plötzlicher Beginn, breite, schenkelblockartig deformierte Kammerkomplexe, eine komplette AV-Dissoziation, die Drehung des QRS-Hauptvektors nach links und ein „Dressler-Schlag" („capture beat"), welcher als in die Tachykardie interponierter Normalschlag oder Fusionsschlag definiert ist. Das „Hosenohrphänomen" ist nur ein bedingt zulässiges Unterscheidungskriterium.

Eine Sonderform der ventrikulären Tachykardie ist die Torsades-de-pointes-Tachykardie, welche durch einen Tanz um die Nullinie charakterisiert ist. Ursache ist v. a. das „long-QT-Syndrom", welches durch ein QT-Intervall $> 0,5$–$0,7$ s im EKG charakterisiert ist. Als Ätiologie kommt in Betracht:
- angeborene (Romano-Ward-Syndrom, Jervell-Lange-Nielsen-Syndrom) genetisch bedingte Degenerationen im Reizleitungssystem, wobei der genetische Defekt am kurzen Arm des Chromosom 11 liegen soll.
- erworbene Ursachen: Medikamente (Sotalol v. a. in Kombination mit Hypokaliämie, Amiodaron, psychotrope Substanzen, Ic-Substanzen), neurologische Krankheiten, Myokarditis, evtl. besteht eine Assoziation mit Thiaminmangel.

Klinisch besteht eine Neigung zu symptomatischen Bradyarrhythmien, die den Tachykardien vorausgehen. Es besteht ein hohes Risiko für einen plötzlichen Herztod. Ein bestimmender Einfluß des sympathischen Nervensystems ist gesichert (Besserung durch Stellatumblockade). Im Echokardiogramm können manchmal spezifische myokardiale Wandbewegungsstörungen diagnostiziert werden.

Als Therapieansätze gelten die Gabe von Magnesium und Kalium, einem β-Blocker oder permanentes Pacing.

Kammerflattern

Im EKG finden sich Flatterwellen mit Frequenzen bis 250/min. Hämodynamisch wirksame Kontraktionen kommen nicht zustande.

Kammerflimmern

Kammerflimmern ist charakterisiert durch grob- oder feinschlägige Flimmerwellen, verbunden mit einem Herz-Kreislauf-Stillstand. Kammerflimmern kann primär (keine akute kardiale oder extrakardiale Grundkrankheit nachweisbar – schlechtere Langzeitprognose) oder sekundär (bei akuter kardialer Erkrankung oder Elektrolytstörung) auftreten.

Schenkelblockbilder

Blockbilder können monofaszikulär (Rechtsschenkelblock (RSB), linksanteriorer Hemiblock (LAHB), linksposteriorer Hemiblock (LPHB)), bifaszikulär (Linksschenkelblock (LSB), RSB und LAHB, RSB und LPHB) oder trifaszikulär (bifaszikulärer Block und AV-Block I) sein. Ein trifaszikulärer Block ist als Vorstufe zum totalen AV-Block anzusehen. Pausen sind ebenso wie höhergradige Blockbilder oder Bradykardien bei hämodynamischer Signifikanz als Schrittmacherindikation anzusehen.

Als Ursachen für Blockbilder kommen Medikamente, Vitien, KHK, HHK, dilatative CMP, Systemkrankheiten (LE, Dermatomyositis, Amyloidose, Sarkoidose) oder Hyperthyreose in Betracht.

Schrittmacher-EKG

Das Schrittmacher-EKG ist durch einen Spike mit anschließender Reizbeantwortung (Pacing) gekennzeichnet. Das Pacing im Vorhof erzeugt eine P-Welle, in der Kammer einen schenkelblockartig deformierten Kammerkomplex.

3.1.6 Ergometrie

3.1.6.1 Geschichte

Einthoven beobachtete 1908 erstmals das EKG während und nach körperlicher Arbeit. Nicolai u. Simons machten 1909 die Beobachtung, daß Personen, die unter Angina-pectoris-Symptomatik litten, unter Belastung EKG-Veränderungen zeigten. Es dauerte jedoch bis 1918, daß Bousfield u. Cowan den Zusammenhang zwischen EKG-Veränderungen und gleichzeitiger Angina-pectoris-Symptomatik (AP) erkannten. Goldhammer u. Scherf führten ab 1932 eine routinemäßige EKG-Registrierung nach dosierter Belastung zur Erkennung einer Koronarinsuffi-

zienz durch. Ab 1942 wurde die Belastung durch die Standardisierung des 2-Stu-
fen-Tests durch Master revolutioniert. Erst 1958 wurde eine Auflistung der für die
Koronarinsuffizienz typischen EKG-Kriterien durch Lepeschkin u. Surawicz publiziert. Heute ist der Master-2-Stufen-Test auf Grund der geringeren Sensitivität
zur Erkennung von ST-Streckensenkungen in den angloamerikanischen Ländern hauptsächlich durch die Laufbandergometrie und in Mitteleuropa durch
die Fahrradergometrie im Sitzen oder Liegen verdrängt worden. In Österreich
hat sich für kardiologische Zwecke das Standardprotokoll für Fahrradergometrie
der österreichischen Kardiologischen Gesellschaft durchgesetzt.

3.1.6.2 Indikationen

Bevor genauer auf die einzelnen Indikationen eingegangen wird, sollten noch
2 Begriffe definiert werden, nämlich einerseits die *Leistungsfähigkeit* und andererseits die *Belastbarkeit*. Bei der Leistungsfähigkeit handelt es sich um einen Begriff, der die harmonisch erreichte Leistungsgrenze von Kreislauf und Stoffwechsel durch einen Maximaltest definieren soll. Belastbarkeit, auch als „klinisches
Maximum" definiert, ist diejenige Leistung, die ohne gesundheitliche Gefährdung bewältigt werden kann (z. B. könnte ein Patient aufgrund seiner körperlichen Konstitution 200 W leisten, muß jedoch wegen einer koronaren Herzerkrankung bei 75 W abbrechen). Die normale maximale Leistungsfähigkeit
sollte bei untrainierten Männern zwischen dem 20. und 30. Lebensjahr bei
3 W/kg KG liegen. Pro zusätzlichem Lebensjahr wird als Faustregel 1 % oder
10 %/Dekade an Leistungsfähigkeit abgezogen. Bei Frauen werden aufgrund der
etwas geringeren muskulären Komponente zwischen dem 20. und 30. Lebensjahr
nur 2,5 W/kg KG erwartet. Die Reduktion der Leistungsfähigkeit beträgt jedoch
nur 0,8 %/zusätzlichem Lebensjahr bzw. 8 %/Dekade.

Die Gründe für eine Maximalbelastungsuntersuchung sind in der täglichen
Praxis in der überwiegenden Mehrzahl kardiologische Gründe, können jedoch
auch leistungsphysiologische sein. An erster Stelle steht sicherlich die Abklärung
bezüglich koronarer Herzerkrankung sowie Belastungshypertonus und die Abklärung von Rhythmusstörungen unter Belastung mit Symptomatik. Von kardiologischer Seite sind auch die Verlaufsuntersuchung bzw. Therapiekontrolle, die Erfolgskontrolle nach PTCA bzw. Bypassoperation und die Beurteilung
rehabilitativer Maßnahmen zu erwähnen. Ein weiterer Punkt ist die Beurteilung
des Frequenzverhaltens von Patienten mit „Rate-response-Schrittmachern", das
sind Schrittmacher, die je nach körperlicher Tätigkeit der Person ihre Frequenz verändern. Aus sportmedizinischer Sicht ist eine Ergometrie für alle
Sportler (Hochleistungssportler, Breitensportler, Koronarsportler) zur Feststellung der maximalen Leistungsfähigkeit sowie zur Beurteilung der Belastbarkeit
zu fordern.

3.1.6.3 Protokolle

Prinzipiell haben sich in letzter Zeit, wie schon eingangs erwähnt, 2 verschiedene Formen der Belastungsuntersuchung durchgesetzt, nämlich einerseits die *Laufbandergometrie* und andererseits die *Fahrradergometrie* im Sitzen oder Liegen. Der Unterschied zwischen beiden Formen liegt einerseits in der physiologischeren Form und etwas höheren maximalen O_2-Aufnahme und der damit verbundenen etwas häufigeren ST-Strecken-Veränderungen der Laufbandergometrie und andererseits in der besseren EKG-Qualität der Fahrradergometrie. Herzfrequenz und Blutdruck sind durch beide Belastungsarten ähnlich beeinflußbar.

Laufbandergometrie

Das erste Belastungsprotokoll für das Laufband entstand 1959, nämlich das Balke-Ware-Protokoll. In der Zwischenzeit gibt es viele verschiedene Protokolle, wobei die Unterschiede durch Veränderung der Laufbandgeschwindigkeit und/oder der Steigungseinstellung des Laufbandes mit zusätzlich unterschiedlicher Dauer der einzelnen Belastungsstufen bewirkt werden.

Fahrradergometrie

Es gibt einerseits mechanisch gebremste Fahrräder, bei denen der Patient eine konstante Umdrehungszahl treten muß, um eine entsprechende Wattzahl zu erreichen (meist zwischen 60–80/min), und andererseits elektronisch geregelte Fahrräder, die unabhängig von der Pedalumdrehung die Belastung für den Patienten konstant halten.

Die Fahrradergometrie wird entweder im Liegen oder Sitzen durchgeführt. Die Gefahr eines akuten Lungenödems unter Belastung ist im Liegen höher als im Sitzen. Andererseits ist die Gefahr von Hypotensionen nach Belastung im Liegen sehr gering.

In Österreich ist das Standardprotokoll für Fahrradergometrie der österreichischen Kardiologischen Gesellschaft am weitesten verbreitet. Es ist eine symptomlimitierte Fahrradergometrie im Sitzen.

Durchgeführt wird sie folgendermaßen: Von den Standard-EKG-Ableitungen werden V_4–V_6 in üblicher Weise mit einem Gummiband oder Saugelektroden am Thorax fixiert, zusätzlich werden die Extremitätenableitungen durch Elektroden am Rücken simuliert. Die Messung des Blutdrucks erfolgt vor, alle 2 min während der Belastung, zum Zeitpunkt der Höchstbelastung und 1, 3 und 5 min nach Belastungsende. Die Herzfrequenz wird wie oben beschrieben oder kontinuierlich aufgezeichnet. Man beginnt, mit 25 W die zu untersuchende Person zu belasten und steigert alle 2 min um 25 W. Für die durchschnittliche maximale Herzfrequenz, durchschnittliche maximale Wattleistung in Abhängigkeit von der Körperoberfläche und dem Alter sind Normwerttabellen erhältlich. Die Leistungsfähigkeit und die erbrachte Leistung sind für die jeweilige Testperson leicht zu errechnen.

Kontraindikationen und Abbruchkriterien

Kontraindikationen und Abbruchkriterien scheinen auf den ersten Blick recht klar zu sein, einzelne von ihnen verdienen es jedoch kommentiert zu werden. *Absolute Kontraindikationen sind:*

- frischer Myokardinfarkt,
- instabile Angina pectoris (AP) bzw. Präinfarktsyndrom,
- rezente Myokarditis,
- schwere Rhythmusstörungen im Ruhe-EKG (gehäufte polytope VES bzw. Triplets oder Salven, tc VH-Flimmern oder Flattern, SVT, VT),
- hochgradige Aortenstenose,
- manifester Bronchospasmus,
- schwere (akute) Erkrankung wie z.B. fieberhafter Infekt, Thrombophlebitis, Lungeninfarkt bzw. frische Embolie im großen oder kleinen Kreislauf, metabolische Entgleisung, Pneumothorax, Aneurysma dissecans).

Hier ist folgendes anzumerken: Unter instabiler Angina pektoris (AP) können verschiedenste Ausprägungsarten der koronaren Herzerkrankung subsumiert werden. Es sollten nur die Ruhe- bzw. nächtliche AP und die seit einigen Tagen bestehende neue AP als absolute Kontraindikation gelten. Stenosen der Aorten- oder Pulmonalklappe oder Subaortenstenosen sind besonders bei schon bekannter klinischer Symptomatik als absolute Kontraindikation aufzufassen. Die Frage, ob ein junger „gesunder" asymptomatischer Mensch mit hochgradiger Stenose belastet werden darf oder nicht, muß als Grenzfall individuell entschieden werden.

Bei den *relativen Kontraindikationen* sind die Herzinsuffizienz je nach Schweregrad sowie das nach Myokardinfarkt radiologisch oder echokardiographisch verifizierte Herzwandaneurysma zu nennen. Der AV-Block II. und III. Grades muß abhängig von der zugrundeliegenden Erkrankung und dem Trainingszustand als Kontraindikation aufgefaßt werden, da z.B. bei trainierten Sportlern diese EKG-Veränderung physiologisch sein kann. Ein bifaszikuläres Schenkelblockbild sollte im Hinblick auf höhergradige Blockierungen unter Belastung vorsichtig gehandhabt werden. Beim kompletten Linksschenkelblock ist eine Belastung insofern nicht zielführend, als Endstreckenveränderungen nicht beurteilbar sind. Die Beurteilung der Leistungsfähigkeit (nach Ausschluß einer organischen Herzerkrankung mit Hilfe anderer Methoden, z.B. Thalliummyokardszintigramm) ist durch die Ergometrie jedoch möglich. Patienten mit Ruheblutdruckwerten von >200/120 mmHg sollten erst nach entsprechender Blutdrucksenkung belastet werden. Des weiteren sind Patienten mit schwerer pulmonaler Hypertension, Anämie (Hb < 10 mg/dl) und Störungen des Bewegungsapparates nur nach strenger Abschätzung des Nutzens und Risikos einer Ergometrie zu unterziehen.

Klinische Abbruchkriterien sind Zeichen einer zerebrovaskulären Insuffizienz, wie Schwindel, Schwarzwerden vor den Augen, ataktischer Gang am Laufband usw. sowie Zeichen der Erschöpfung, kaltschweißige Haut oder Zyanose. Eine zunehmende AP-Symptomatik auch nur mäßiger Intensität mit oder ohne ischämische EKG-Veränderungen sollte genauso wie eine schwere Dyspnoe zum sofortigen Abbruch der Belastung führen. Ein mangelnder Anstieg (weniger als 10 mm Hg nach 3 min Testdauer) des systolischen Blutdruckes über den Ruhewert sowie ein Absinken des systolischen Blutdruckes während der Arbeit um 20 mm Hg oder mehr sind hochgradig verdächtig auf eine ausgeprägte Koronarinsuffizienz und sollten ebenfalls zum Abbruch führen. Sollte es zum Gegenteil kommen, nämlich einem ausgeprägten Anstieg des systolischen oder des diastolischen Blutdruckes über 220 bzw. 95 mm Hg, so ist eine erhöhte Vorsicht auch im Hinblick auf andere Abbruchkriterien zu fordern. Auf jeden Fall sollte bei Blutdruckwerten >260 mm Hg systolisch oder >130 mm Hg diastolisch abgebrochen werden. Einschränkend muß gesagt werden, daß dies nicht für Hochleistungssportler gilt, da diese Blutdruckwerte bei Höchstbelastung bis über 300 mm Hg systolisch erreichen können.

EKG-Abbruchkriterien sind Veränderungen des aufgezeichneten EKG. Hier sollte auf jeden Fall abgebrochen werden bei einer Bradykardie unter Belastung, Auftreten eines AV-Blocks II. oder III. Grades, anhaltenden supraventrikulären Tachykardien, ventrikulären Tachykardien, sowie Salven von 3 oder mehr ventrikulären Extrasystolen. Bei Auftreten polymorpher ventrikulärer Extrasystolen unter Belastung wird den übrigen Abbruchkriterien eine erhöhte Aufmerksamkeit geschenkt, jedoch nicht automatisch die Belastungsprobe beendet. Das Auftreten von Zeichen einer ausgeprägten transmuralen Ischämie, nämlich eine monophasische ST-Hebung, sollte zum sofortigen Abbruch führen. Diese Veränderung gilt jedoch nicht für EKG-Ableitungen mit Zeichen eines abgelaufenen Infarktes (Q-Zacke), da dort die monophasische Hebung ein Hinweis für eine Dyskinesie bzw. ein Aneurysma in diesem Bereich darstellt. Bei ST-Streckensenkungen von >2 mm (horizontal oder deszendierend) ist der Nachweis für eine signifikante Ischämie und damit für eine weiterführende Diagnostik erbracht, es wird jedoch allgemein als alleiniges Abbruchkriterium nicht anerkannt, so daß nur eine erhöhte Aufmerksamkeit bezüglich anderer Abbruchkriterien (z. B. AP-Symptomatik!) gefordert wird.

Ansonsten sollte der Abbruch der Belastung erst bei Erreichen der subjektiven Belastungsgrenze der Testperson erfolgen. Als Ausnahme gelten Patienten mit kurz zurückliegendem Myokardinfarkt. Hier sollte als spätester Abbruchzeitpunkt die submaximale Belastungsstufe, das sind 80 % der maximalen Herzfrequenz entsprechend dem Alter, als Richtwert gelten.

Störfaktoren
Störfaktoren können durch äußere Faktoren, wie Tageszeit oder extreme Witterungsbedingungen, hervorgerufen werden. Es ist eindeutig bewiesen, daß die Ausprägung und Häufigkeit der ischämischen Belastungsreaktionen am Morgen signifikant deutlicher und höher ist, als am Nachmittag. Eine erhebliche Anämie, Fieber, respiratorische Insuffizienz oder Kaliummangel sollten vor einer Ergometrie ausgeschlossen sein, da sie falsche Ergebnisse liefern können.

Bei Medikamenten ist einerseits an das rechtzeitige Absetzen bzw. an die Möglichkeit der Beeinflussung der Ergometrie zu denken. Herzglykoside, Antidepressiva, Lithium und auch Diuretika (über eine K^+-Verarmung) können zu falschpositiven Ergometrien führen. Andererseits reduzieren Nitrate und β-Blocker das Auftreten von ischämischen ST-Streckensenkungen. Zusätzlich ist bei β-Blockern noch auf die geringere maximale Herzfrequenz zu achten, da dies zu einer falschen Einschätzung der Leistungsfähigkeit führen kann. Während bei Männern nur in 4 % der Fälle eine falsch positive Ergometrie zu finden ist, liegt die Rate bei Frauen zwischen 18 und 36 %. Die Gründe dieser Tatsache sind nicht klar, es wird jedoch ein hormoneller Einfluß vermutet. Zusätzlich kann die Ergometrie auch durch spezielle EKG-Bilder im Ruhe-EKG falsch positiv erscheinen, wie z. B. beim Bild des Wolff-Parkinson-White-Syndroms, dem Linksschenkelblock, dem frequenzabhängigen Schenkelblock und der linksventrikulären Hypertrophie mit deformierten Endstrecken, wo eine relative Koronarinsuffizienz schon vor der Belastung besteht.

Veränderungsmöglichkeiten und Beurteilung der EKG-Zacken

P-Wellenamplitude. Eine Zunahme der P-Wellenamplitude soll physiologisch sein, eine Abnahme pathologisch. Die Aussagekraft bezüglich Ischämie ist jedoch von untergeordneter Bedeutung.

R-Amplitudenveränderung. Eine Abnahme der Höhe der R-Amplitude wird als physiologisch betrachtet. Eine Zunahme der Amplitudenhöhe wird häufig bei ischämischen Belastungsreaktionen gesehen.

ST-Streckenveränderungen. Aszendierende ST-Strecke: Hier unterscheidet man mehrere Varianten, nämlich a) vom überhöhten Abgang (meist in V_2–V_4) mit vegetativer T-Welle und b) vom gesenkten Abgang aus; dies tritt häufig sofort oder nach Belastung auf; a) und b) können nicht als Hinweis für eine Ischämie gelten.
  Horizontale oder deszendierende ST-Senkung bei Belastung (Abb. 1): Als Bezugspunkt wird der J-Punkt, das ist derjenige Punkt, wo die S-Zacke in die ST-Strecke übergeht, herangezogen. Die nachfolgende ST-Strecke muß für 60–80 ms horizontal oder deszendierend gesenkt sein. Sollte dies a) > 0,1 mV betragen, so besteht der hochgradige Verdacht auf eine Koronarinsuffizienz (13mal höhere Mortalität!); b) < 0,1 mV, so besteht keine erhöhte Mortalität (nach Metropolitan Life Insurance 1973)
  In Ruhe vorhandene ST-Senkung: Bei Normalisierung unter Belastung und gleichzeitigen Beschwerden muß dies als Pseudonormalisierung angesehen werden und der Verdacht auf Ischämie erhoben werden.

T-Welle. Eine T-Wellenabflachung unter Belastung ist physiologisch. Eine negative T-Welle vor Belastung mit Aufrichtung während der Belastung bei entsprechender Klinik sollte als pathologisch gewertet werden.

U-Welle. Nur wenn sie spätnegativ während Belastung auftritt, ist sie ein Zeichen einer Ischämie, ansonsten hat sie keinen pathologischen Charakter.

QT-Zeit (frequenzabhängig). Eine Verlängerung erfolgt durch: Elektrolytveränderungen (Hyperkaliämie, Hypokalzämie, Hypomagnesiämie), Romano-Ward-

Syndrom (meist belastungsabhängige synkopale Herzrhythmusstörungen), ausdauertrainierte Sportler, Medikamente und eine Myokarditis.

Spezielle Probleme bei Patienten mit abnormem Ruhe-EKG

Permanentes Vorhofflimmern. Ein Belastungstest sollte nur dann durchgeführt werden, wenn die Herzfrequenz im Ruhe-EKG normokard ist.

Vorhofflattern. Hier gilt dasselbe wie für das Vorhofflimmern. Nur sieht man unter Belastung häufig eine 3:1 oder 4:1 Überleitung.

Sick-Sinus-Syndrom. Ein Belastungstest dient bei dieser Erkrankung zur Feststellung der Fähigkeit des Frequenzanstieges. Sollte ein Patient Sport betreiben wollen, so ist von ausgeprägten Ausdauerbelastungen abzuraten aufgrund der verstärkten Bradykardieneigung.

AV-Block. Grad III: Kommt es unter Belastung zum Auftreten eines AV-Blocks Grad II oder III, so ist dies als pathologisch zu werten und muß auf jeden Fall weiter abgeklärt werden. Bei Verschwinden eines AV-Blocks Grad II unter Belastung ist eine Belastung möglich.

Schrittmacherträger. Die Belastungsmöglichkeit ist einerseits abhängig vom Typ des Schrittmachers (z. B. frequenzadaptierbare Schrittmacher), andererseits davon, ob der Patient unter Belastung einen adäquaten Eigenrhythmus bekommt.

Frequenz-Blutdruck-Produkt („rate pressure product" = RPP)
Dies ist das Produkt aus maximaler Frequenz und maximalem systolischem Blutdruck dividiert durch 100 zur Beurteilung der Belastung. Zum Ausschluß einer möglichen Ischämie bzw. um überhaupt von „Belastung" sprechen zu können, ist eine Steigerung des RPP um zumindest das 2- bis 3fache zu fordern. Normwerte sind von Pyfer et al. (1976) und Bruce (1971) publiziert worden (Tabelle 2).

Belastungshypertonie.
Der Begriff „Belastungshypertonus" ist zwar ein häufig gebrauchter Begriff, nur ist seine Definition schwierig. Wie schon oben erwähnt, kann bei Spitzensportlern u. U. auch ein systolischer Blutdruck von 300 mm Hg normal sein. Andererseits wären die gleichen Werte bei einem untrainierten 50jährigen bedenklich. Es sollte bei der Bewertung auf keinen Fall alleine vom Blutdruck unter Belastung ausgegangen werden, vielmehr sollte auch die Wand-

Tabelle 2. „rate pressure product" (Normalwerte)

Männer: 268–398	
Frauen: 240–348 (nach Pyfer et al. 1976)	
Aktive Männer:	341 ± 45
Aktive Frauen:	281 ± 37

stärke bzw. linksventrikuläre Muskelmasse, gemessen mit Hilfe der Ultraschall-echokardiographie, die Familienanamnese, Körpergewicht und Vorgeschichte herangezogen werden. Eine Hilfsformel hat Rost (1991) in seinem Lehrbuch an-gegeben; sie lautet:

$$RR \text{ (systolisch)} = 147 + 0{,}335 \cdot W + 0{,}31 \cdot \text{Alter (Jahre)}$$

Diese Formel sollte als Hilfe bei grenzwertigen Befunden dienen.

3.1.7 Myokardszintigraphie

Szintigraphische Techniken ermöglichen mit verschiedenen, vom Kardiomyo-zyten aufgenommenen/ radioaktiv markierten Substanzen eine Vitalitätsbestim-mung einzelner Myokardabschnitte. Unter Belastung können Veränderungen der Speicherung dieser Substanzen Hinweise auf das Vorliegen einer signifikanten Koronararterienstenose oder einer myokardialen Narbe geben.

Besonders die Errungenschaften der letzten Jahre ermöglichen eine exakte Ri-sikostratifizierung von Patienten mit kardiovaskulären Problemen.

Belastungsarten
Es werden die physikalischen Belastungsformen, wie im Abschn. „Ergometrie" besprochen, auch für szintigraphische Belastungen herangezogen.

Des weiteren besteht die Möglichkeit einer medikamentösen Belastung mit Persantin, Dipyridamol oder Adenosin, welche ein Stealphänomen erzeugen. Eine medikamentöse Belastung mit Dobutamin und Atropin ermöglicht durch einen erhöhten kardialen Streß ähnliche Aussagen. Selten werden transvenöse oder ösophageal applizierte Schrittmachersonden, die durch Frequenzerhöhung belastend wirken, für solche Tests herangezogen.

Darstellung der myokardialen Perfusion
Die Perfusionsdarstellung kann sowohl mittels planarer als auch mittels tomo-graphischer Techniken durchgeführt werden. Für die planare Darstellung werden 3 Ebenen herangezogen (anterior-posterior; LAO = „left anterior oblique", links-lateral). Diese Technik ermöglicht allerdings weniger genaue Zuordnungen zu den einzelnen Gefäßgebieten, so daß die SPECT-Technik („single photon emis-sion computed tomography") entwickelt wurde. Diese Technik bedient sich einer Vielzahl von planaren Schnitten, anhand derer das Herz 3dimensional rekon-struiert wird. Die relative Verteilung des Isotops wird dann in der kurzen Achse, der vertikalen langen Achse und der horizontalen Achse analysiert. Dadurch ist eine Unterteilung in die den einzelnen Koronararterien zuordenbaren Wandab-schnitte möglich.

Substanzen
Am gebräuchlichsten ist ^{201}Thallium (^{201}Tl) welches eine Strahlung von 69–83 kV aussendet. Die relativ lange Halbwertszeit beträgt 74h. Sobald Thallium am Myo-

kard angeflutet ist, erfolgt kontinuierlich ein Austausch zwischen Myozyten und Blut. Unterschiede in der regionalen Durchblutung machen sich durch Unterschiede in der Anreicherung bemerkbar, wobei die Verteilung von Thallium der Verteilung des intrazellulären Kaliumpools entspricht. Nach etwa 2–3 h beträgt der Wash-out etwa 30 %, so daß eine Redistribution frühestens nach dieser Zeitspanne dokumentiert werden kann. Eine Speicherung des Tracers in Myokardabschnitten, die unter Belastung einen Speicherdefekt aufwiesen, wird als Redistribution bezeichnet und charakterisiert eine belastungsabhängige Minderdurchblutung des Myokards wie bei signifikanter Koronararterienstenose. Wenn unter Ruhebedingungen ebenfalls ein Speicherdefekt bestehen bleibt, symbolisiert das avitales Myokard wie bei einer Narbe nach durchgemachtem Myokardinfarkt. Nachinjektionen sind aufgrund der langen Halbwertszeit in der Regel nicht erforderlich.

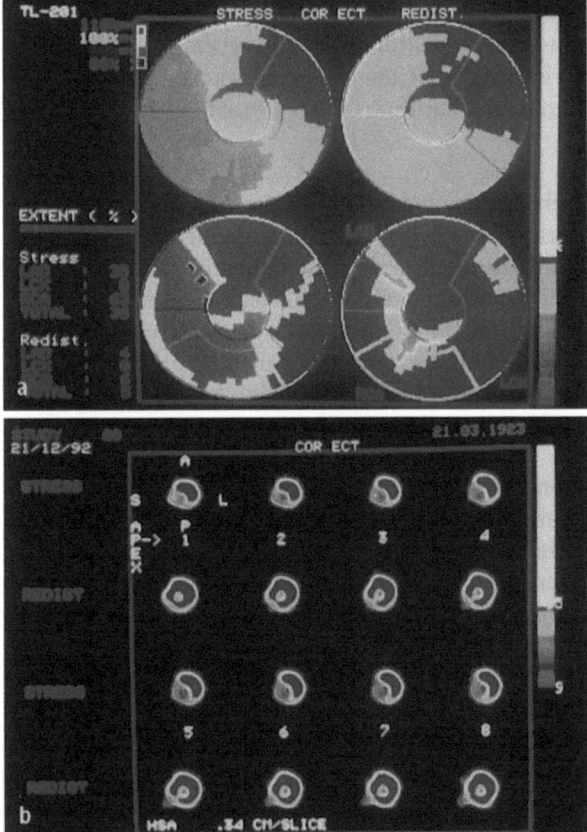

Abb. 6 a, b. Thalliummyokardszintigraphie (semiquantitativ), SPECT (single photon emission computed tomography). **a:** Bullauge; *oberer Anteil* entspricht Nativaufnahme; *unterer Anteil* entspricht einem Vergleich mit einem Normalkollektiv. **b:** Planarschnitte; *blaue Anteile:* Perfusionsdefekt (unter Belastung sowie persistierend unter Ruhebedingungen); *Interpretation:* Narbe im LAD-Bereich

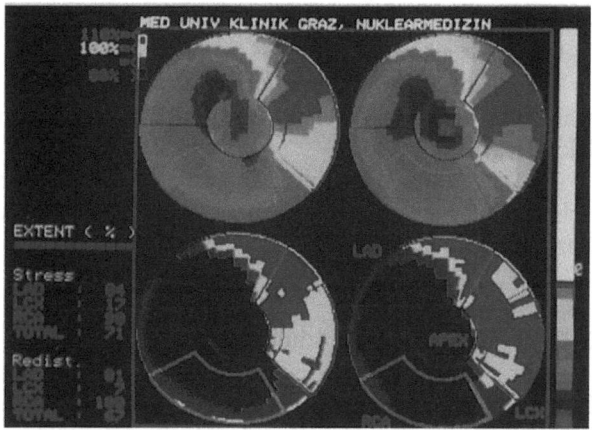

Abb. 7. Thalliummyokardszintigraphie: reversibler Speicherdefekt im LAD-Bereich wie bei LAD-Stenose

Sestamibi repräsentiert ein neueres Medikament aus der Familie der Isonitrile. Es wird mit 99-Technetium gekoppelt. Dieses Radioisotop verfügt über eine wesentlich kürzere Halbwertszeit (6 h), daher können wesentlich höhere Dosen appliziert werden. Im Gegensatz zu ^{201}Tl wird Sestamibi relativ stabil im Kardiomyozyten an den Mitochondrien gebunden. Die lange Wartezeit zwischen Streß- und Ruheaufnahme kann jedoch deutlich verkürzt werden.

3.1.7.1 Untersuchungsabläufe

Bei Anwendung von ^{201}Tl muß die erste Bildaquisition unmittelbar nach der Belastung erfolgen. Nach der Latenzzeit von 2–4 h ist die Datenaufnahme ohne weitere Reinjektion möglich. Eine Reinjektion wird jedoch in manchen Zentren mit evtl. verbesserter Redistribution durchgeführt.

Bei Verwendung von Sestamibi sind prinzipiell etwa 15–30 min nach der Streßaufnahme bereits die Ruheaufnahmen möglich. Beachtet werden muß jedoch die Ausscheidung von Sestamibi durch die Leber, so daß üblicherweise die Ruheaufnahme nach neuerlicher Injektion etwa 1,5 h nach der Belastungsuntersuchung erfolgt.

3.1.7.2 Auswerteprinzipien

Bei visueller Auswertung wird v. a. überprüft, wie homogen die Aufnahme des Isotops erfolgt ist. Bei Perfusionsdefekten wird ihre Reversibiltät unter Ruhebedingungen dokumentiert (Redistribution).

Als „reversed redistribution" wird ein Phänomen bezeichnet, bei dem ein in Ruhe vorhandener Defekt unter Belastung verschwindet. Dieses Bild kann z.B. bei Patienten nach akutem Myokardinfarkt und akuter Revaskularisation (PTCA

oder Thrombolyse) beobachtet werden. Es ist kein Hinweis für eine belastungsinduzierte Ischämie.

Um quantitative Analysen zu ermöglichen, wurden Normkollektive getestet,
wobei die Auswertung der szintigraphischen Counts im Vergleich zu diesen Kollektiven erfolgt.

Die Darstellung der szintigraphischen Ergebnisse erfolgt anhand zahlreicher
Schnitte oder durch das Übereinanderprojizieren der verschiedenen Schnitte in
Form des sog. Bullauges.

3.1.7.3 Klinische Anwendungen

Hauptsächlich wird die Myokardszintigraphie zur Detektion einer koronaren
Herzerkrankung angewandt, wobei die Sensitivität bis zu 83 % und die Spezifität
bis zu 90 % beträgt. Durch die Entwicklung der SPECT-Technik ist die Sensitivität
über 90 % gestiegen, die Spezifität jedoch auf 60–70 % zurückgegangen. Allgemein gültig ist die Feststellung, daß eine schwerere Koronararterienerkrankung
(Mehrgefäßerkrankung) mit einer größeren Wahrscheinlichkeit richtig erkannt
wird als eine Eingefäßerkrankung. Begründet kann die insgesamt geringe Spezifität u. a. dadurch werden, daß ein pathologisches Szintigramm nicht unbedingt
durch eine Koronararterienstenose hervorgerufen werden muß, sondern lediglich Hinweise für sich auf der Ebene der Kardiomyozyten abspielende Prozesse
gibt. So kann eine pathologisch verminderte Koronarreserve, bedingt durch
endotheliale Dysfunktion und/oder Mediahypertrophie der koronaren Arteriolen, ebenfalls einen Zustand belastungsabhängiger Minderperfusion für die einzelnen Herzmuskelzellen bedeuten, wobei diese Veränderungen auch segmental
unterschiedlich ausgeprägt mit Unterschieden zwischen den einzelnen Koronar-
arteriengebieten sein können.

3.1.8 Streßechokardiographie

Die Streßechokardiographie macht sich Veränderungen der Myokardfunktion
unter einer Belastungssituation zunutze. Eine Minderdurchblutung eines Wand-
abschnittes des Herzens führt zu einer Verminderung seiner Funktion, wobei
diese Funktionsstörung bereits in Ruhe (z. B. nach durchgemachtem Myokardinfarkt) oder aber erst während einer Belastung (z. B. Koronararterienstenose) zum
Vorschein kommen kann.

3.1.8.1 Pathophysiologie

Im Fall einer myokardialen Ischämie kommt es zunächst zu einer diastolischen
Dysfunktion und erst in weiterer Folge zu einer systolischen Funktionsminderung mit dem Auftreten einer regionalen Kontraktionsstörung. Nach durchge-
machter Ischämie und erfolgreicher Reperfusion kann es in Abhängigkeit von

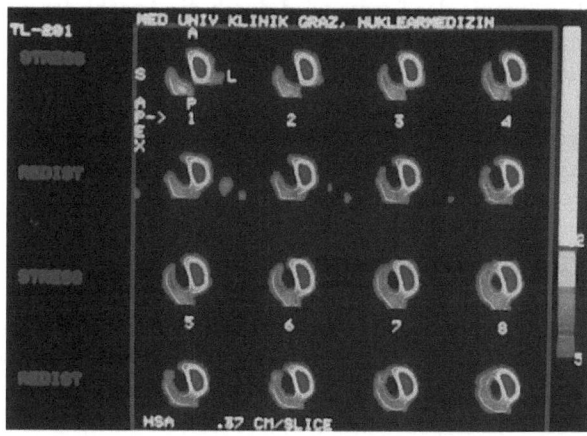

Abb. 8. Myokardszintigraphie: Schnitte *1* apikaler 2-Kammerblick, *2* apikaler 4-Kammerblick, *3* RAO-Äquivalent; Segmentzuordnung

der Schwere und Dauer dieses ischämischen Zustandes zu einer Persistenz dieser Funktionsminderung über Tage oder Wochen kommen. Dieser Zustand wird als „stunned myocardium" bezeichnet. Das winterschlafende Myokard, „hibernating myocardium" entsteht im Gegensatz dazu bei persistierender Mangeldurchblutung, wenn gerade noch genügend Blut für das Überleben des Myokardabschnittes zur Verfügung steht. Beide Formen dieser Myokardveränderungen sind prinzipiell reversibel sowie durch positiv-inotrope Substanzen stimulierbar.

3.1.8.2 Myokardiale Kontraktilitätveränderungen

Abweichend von der Norm können einzelne Myokardabschnitte oder der gesamte Ventrikel hyperkinetisch, hypokinetisch oder akinetisch in Ruhe oder unter Belastung reagieren. Eine Veränderung der diastolischen Funktion im Sinne einer diastolischen Dysfunktion kann nur bei Veränderungen, die große Myokardabschnitte oder den ganzen Ventrikel betreffen, mittels transmitralem Pulsewave-Doppler (E/A-Ratio, Veränderung der isovolumetrischen Relaxationszeit) oder mittels Farbdoppler durch den Nachweis einer neu aufgetretenen Mitralinsuffizienz erfolgen.

Zur Bestimmung von systolischen Veränderungen der Wandbewegung ist die Verwendung einer Segmenteinteilung von Vorteil. So wird parasternal in der langen und kurzen Achse sowie apikal im Vier- und Zweikammerblick das Myokard des linken Ventrikels in insgesamt 16 Segmente gegliedert, wobei jedem Segment ein Score unter Ruhe- und unter Belastungsbedingungen zugeordnet wird:

1 = Normokinesie,
2 = Hypokinesie,
3 = Akinesie,
4 = Dyskinesie.

Die Summe des Scores wird durch die Anzahl der untersuchten Segmente dividiert (z. B. bei normalem Herzen ergibt die Summe der Werte für alle 16 Segmente 16/16 = 1).

Die einzelnen Segmente können einzelnen Koronargefäßgebieten zugeordnet werden und so durch Störungen ihrer Motilität Hinweise auf das Vorliegen einer hämodynamisch wirksamen Stenose im entsprechenden Gefäßgebiet geben.

3.1.8.3 Belastungsarten

Die dynamische körperliche Belastung durch Fahrrad- und Laufbandergometrie im Liegen oder Sitzen entspricht am ehesten der physiologischen Beanspruchung. Die Limitation dieser Belastungsformen liegt jedoch in der durch sie induzierten Hyperventilation, wodurch sie ohnehin in vielen Fällen nichtoptimale Schallbedingungen durch eine weitere Ausbreitung der Lunge weiter verschlechtern und eine suffiziente Analyse von Veränderungen der Wandbewegung mitunter unmöglich machen. Es wurden daher andere Formen der Belastung entwickelt.

Pharmakologische Belastung

Adenosin und Dipyridamol werden ebenso wie bei der Myokardszintigraphie aufgrund des durch sie erzeugten Steal-Effektes zur Belastung des Herzens herangezogen. Durch diesen Steal-Effekt erfolgt eine Blutumverteilung von stenotischen Gefäßabschnitten zu gesunden erweiterten Gefäßen.

Dobutamin bewirkt durch seine β-stimulierende Wirkung eine positive Ino- und Chronotropie, wobei das Myokard dadurch einen höheren O_2-Bedarf als unter Ruhebedingungen aufweist. Eine ischämische Situation kann dadurch provoziert werden. Die normale Reaktion des Myokards auf Katecholamine ist die Hyperkontraktilität. Alle anderen Wandbewegungsveränderungen bedeuten eine pathologische Reaktion auf Streß.

Dobutamin ist in Europa die gebräuchlichste Substanz zur Durchführung der Streßechokardiographie. Üblicherweise wird die Substanz in steigender Dosierung bis zum Erreichen der altersentsprechenden Zielherzfrequenz angewandt. (10–20–30–40 µg/kg KG; in der Maximalbelastungsstufe Vagusblockade durch 2 Amp. Atropin).

Elektrische Stimulation

Als 3. Möglichkeit steht die elektrische Stimulation des Herzens über transvenöse oder transösophageale Schrittmachersonden zur Verfügung, wobei die Herzfrequenzerhöhung als Belastung wirkt und somit zu einem erhöhten myokardialen O_2-Bedarf führt.

3.1.8.4 Praktische Durchführung und Limitationen

In der Regel ist die praktische Durchführbarkeit sowie die Zuverlässigkeit der Ergebnisse von der Schallbarkeit des Patienten sowie von der Erfahrung des Untersuchers abhängig. Die Echokardiographie unterliegt in der Interpretation ihrer Ergebnisse in bezug auf Wandbewegungsstörungen schon unter Ruhebedingungen einer ausgeprägten inter- und intraindividuellen Variabilität, so daß diese Methode derzeit andere Belastungstests keinesfalls überflüssig macht.

Für die Indikationen und die Durchführung der Streßechokardiographie gelten die selben Voraussetzungen wie für alle anderen Streßtests. So muß permanent ein EKG-Monitoring durchgeführt werden, ebenso sind regelmäßig Blutdruckmessungen indiziert. Eine Notfallausrüstung, die auch einen Defibrillator beinhaltet, muß ebenfalls permanent verfügbar sein. Für die praktische Durchführung erweist sich die computerunterstützte Bildverarbeitung als sehr hilfreich, da sie ein Übereinanderprojizieren der einzelnen Segmente unter verschiedenen Belastungsstufen ermöglicht.

3.1.8.5 Klinische Bedeutung

Bei guten Schallbedingungen sowie bei Durchführung durch einen erfahrenen Untersucher ist sowohl die Sensitivität als auch die Spezifität in bezug auf das Erkennen einer koronaren Herzerkrankung als sehr gut zu bezeichnen. In Vergleichsuntersuchungen zeigt die Thalliummyokardszintigraphie eine geringgradig höhere Sensitivität, aber eine wesentlich schlechtere Spezifität.

Der besondere Vorteil liegt in der Nachweismöglichkeit von noch lebendem Myokard. So kann ein „stunned myocardium" durch Dobutamin stimuliert werden. Das „hibernating myocardium" zeigt bei geringen Dosen von Katecholaminen eine verbesserte Kontraktion, während aufgrund der bestehenden Stenose bei hohen Katecholamindosen die Kontraktilität drastisch sinkt.

Für den klinischen Alltag oder als Screeningmethode erscheint diese Streßtechnik derzeit noch nicht geeignet. Ihr Hauptanwendungsgebiet sollten Fragen nach der Viabilität des Myokards oder der Hinweis auf eine signifikante Koronararterienstenose bei typischer Symptomatik, aber negativer oder nicht beurteilbarer (Linksschenkelblock; Unfähigkeit, zu treten ...) Ergometrie sein. In diesen Indikationen kann allerdings auch die Szintigraphie des Myokards gute Aussagen treffen.

Weiterführende Literatur

Böcker D, Shenaso M, Borggrefe M, Fetsch T, Breithardt G (1993) Late potentials, heart rate variability and electrocardiography. Curr Op Cardiol 8:39–53

Brodsky M, Wu D, Denes P, Kanakis C, Rosen KM (1977) Arrhythmias documented by 24-hour-continuous electrocardiographic monitoring in 50 male medical students without appearent disease. Am J Cardiol (39:390–395)

Carre F, Chignon JC (1991) Alvantages of electrocardiographic monitoring in top level athletes. Int J Sports Med 12:236–240

Cullen KJ, Collin R (1964) Daily running causing Wenckebach heart block. Lancet II:729–730

Ector H, Verlinden M, Van der Eynde E, Bourgois J, Hermans L, Fagard R, De Geest H (1984) Bradycardia, ventricular pauses, syncope and sports. Lancet 591–594

Furanello F, Bertoldi A, Bettini R, Dellago M, Vergara G (1992) Life threatening tachyarrhythmias in athletes. Pace 115:1403–1411

Hanne-Papavero N, Kellermann JA (1981) Long-term Holter-ECG monitoring of athletes. Med Sci Sports Exercise 13:294–298

Holter NY (1957) Radioelectrocardiography: a new technique for cardiovascular studies. Ann NY Acad Sci 65:913

Ergometrie

Arbeitsgemeinschaft für Ergometrie der österreichischen Kardiologischen Gesellschaft (Koordinator: Niederberger M) (1978) Empfehlungen für eine standardisierte Ergometrie. Österr Ärztez 33:333

Bruce RA (1971) Exercise testing of patients with coronary artery disease: principles and normal standards for evaluation. Ann Clin Res 323–332.

Chaitman B (1992) Exercise stress testing. In: Braunwald E (ed) Heart disease – a textbook of cardiovascular medicine. 4th edn. Saunders, New York, pp 161–179

ESC Working Group on Exercise Physiology, Physiopathology and Electrocardiography (1993) Guidelines for cardiac exercise testing. Eur Heart J 14:969–988

Froehlicher VF (1993) Exercise and the heart: clinical concepts, 3rd edn. Year Book. Mosby, New York

Metropolitan Life Insurance (1973) Survival among Metropolitan policyholders with coronary heart disease. Stat Bull Metropol Life Insur Co 54:5–7

Niederberger M (1982) Prinizipien der Ergometrie – physiologische Grundlagen. Herz 7:1–19

Pyter HR, Mead WF, Frederic RC, Done BL (1976) Exercise rehabilitation in coronary heart disease: community drug programs. Arch Phys Med Rehabil 57 (1):335–342

Rost R (1991) Sport- und Bewegungstherapie bei inneren Krankheiten. Deutscher Ärzte-Verlag, Köln

Szintigraphie

Zaret BL, Wackers FJ (1993) Nuclear Cardiology – first part. N Engl J Med 329:775–783

Zaret BL, Wackers FJ (1993) Nuclear Cardiology – second part. N Engl J Med 329:855–863

Streßechokardiographie

Amstrong WF (1991) Stress echocardiography for the detection of coronary artery disease. Circulation 84:I43–49

Feigenbaum H (1988) Exercise echocardiography. In: Visser C, Kan G, Meltzer R (eds) Echocardiography in coronary artery disease. Kluver, Boston, pp 1–64

Picano E (1992) Stress echocardiography. Springer, Berlin Heidelberg New York Tokyo

Wilkenshoff U (1994) Stress-Echokardiographie. In: Schmailzl KJG (Hrsg) Kardiale Ultraschalldiagnostik. Blackwell, Berlin, pp 185–211

3.2 Echokardiographie

A. C. Borges, G. Baumann

3.2.1 Technische und instrumentelle Grundlagen

Die Echokardiographie, als das bildgebende Verfahren, das mittels Ultraschallwellen in einem Wellenlängenbereich von 1–10 MHz die reflektierenden Strukturen des Herzens abbilden kann, hat aufgrund der großen Aussagefähigkeit, der Nichtinvasivität und beliebigen Wiederholbarkeit eine breite Anwendung in der Kardiologie, Pädiatrie, Herzchirurgie, Anästhesiologie und Notfallmedizin gefunden. Seitdem Edler und Hertz 1949 erstmals mittels M-Mode-Technik das Bild einer menschlichen Mitralklappe ableiteten, nahm die Echokardiographie eine sprunghafte Entwicklung und stellt heute das wichtigste nichtinvasive Verfahren in der Diagnostik von Herzerkrankungen dar. Das Spektrum reicht von der Diagnostik von komplexen Vitien bis zu den funktionellen Auswirkungen und der Risikoabschätzung der koronaren Herzkrankheit.

3.2.1.1 Impulsechoprinzip

Wie andere medizinische diagnostische Ultraschallverfahren beruht auch die Echokardiographie auf dem *Impulsechoprinzip*, wobei die reflektierten Anteile des jeweils ausgesendeten Impulses zur Bildgebung verwendet werden. Aus der Analyse von Veränderungen der Amplitude der reflektierten Wellen im Vergleich zur ausgesandten Welle und der zeitlichen Differenz zwischen Sende- und Empfangssignal entsteht das Abbild der reflektierenden Strukturen. Ultraschallwellen werden an Grenzflächen von Medien unterschiedlicher Impedanz reflektiert und gebrochen. Eine Streuung ergibt sich, wenn Inhomogenitäten von einer Ultraschallwelle erreicht werden und Elementarwellen benachbarter Inhomogenitäten interferieren und ein neues Wellenfeld bilden. Der in Richtung des Schallwandlers verlaufende Anteil wird als Rückstreuung („backscatter") bezeichnet und bildet die Grundlage für Texturanalysen. Die Ursache der Streuung ist im wesentlichen die statistische Dichteschwankung der Verteilung von Inhomogenitäten, wobei die Intensität der Streuung abhängig von der Frequenz ist (Rayleigh-Streuung)

Schallfeldgeometrie, Reflexion und Brechung, Streuung und Absorption haben unmittelbaren Einfluß auf die Bildentstehung. Die tiefenselektive Verstärkung sollte so eingestellt werden, daß schallkopfnahe und -ferne Bildabschnitte mit gleicher Intensität abgebildet werden. Das Auflösungsvermögen wird definiert

als der Abstand von 2 benachbarten Punkten, die gerade noch getrennt dargestellt werden können. Als das axiale Auflösungsvermögen bezeichnet man das
Auflösungsvermögen in Schallausbreitungsrichtung, dieses beträgt in der echokardiographischen Praxis (Sendefrequenz: 2–5 MHz) etwa 2 mm.

Unter dem *lateralen* Auflösungsvermögen versteht man die Auflösung senkrecht zur Schallausbreitungsrichtung, und dies ist in der Praxis etwa 2- bis 3mal
schlechter als das axiale Auflösungsvermögen und abhängig von der Schallfeldgeometrie. Da sowohl Auflösungsvermögen als auch die Eindringtiefe von der
Schallfrequenz abhängig sind und es gilt: je höher die Frequenz, desto besser das
Auflösungsvermögen und um so niedriger die Eindringtiefe, muß der Untersucher einen Kompromiß zwischen diesen beiden Größen eingehen [9].

Grundsätzlich kommen in der Echokardiographie 2 unterschiedliche Schallwandler zur Anwendung: 1) Bei dem elektronischen Sektorschallkopf („phased
array") liegen die einzelnen piezoelektrischen Elemente nebeneinander und
werden zeitlich nacheinander angesteuert. Die Schallfelder der einzelnen Elemente tragen alle zum Bildaufbau bei und bilden eine gemeinsame akustische
Achse.

2) Beim mechanischen Schallkopf („wobbler") wird ein kreisscheibenförmiges
Element elektronisch gesteuert mit einem Linearmotor um eine Achse in dem bestimmten Sektor gekippt. Zur verbesserten Auflösung und um die Möglichkeit
der Änderung des Fokuspunktes zu erreichen, werden einzelne kreisförmige
Wandler gleicher Fläche konzentrisch angeordnet und elektronisch angesteuert
(„annular array").

Bei der echokardiographischen Bildentstehung unterscheidet man A-, B- und
M-Mode voneinander, wobei die beiden letzteren heute nur noch praktische Bedeutung in der medizinischen Diagnostik besitzen. Die A-Mode-Darstellung
(A = Amplitude) stellt die historisch erste und einfachste Methode zur Bildentstehung dar. Diese Amplitudendarstellung der Intensität von reflektierten Signa-
len gestattet Entfernungsmessungen.

3.2.2 B-Mode- und M-Mode-Echokardiographie

3.2.2.2 Technik

Beim B-Mode (B = brightness) werden die verschiedenen Amplituden durch unterschiedliche Helligkeiten ersetzt, wobei gilt: je höher die Amplitude, desto
größer der Helligkeitswert (weiß). Werden mehrere Bildzeilen gleichzeitig nebeneinander in einem Bild dargestellt, so kann ein komplettes Schnittbild entstehen (B-Bild). Der Bildaufbau aus den verschiedenen B-Mode-Zeilen erfolgt so
schnell, daß es gelingt, sog. Real-time-Darstellungen zu erreichen [6, 7].

Mit der M-Mode-Technik (M = motion) gelingt es, sich schnell bewegende
Strukturen in hoher zeitlicher Auflösung in einer eindimensionalen örtlichen
Abbildung darzustellen. Durch die Konstanz der Position der akustischen Achse
des Schallwandlers kann die Bewegung von Strukturen relativ zum Schallkopf abgebildet werden. Mit Hilfe des B-Bildes kann der M-Mode-Strahl genau positio-

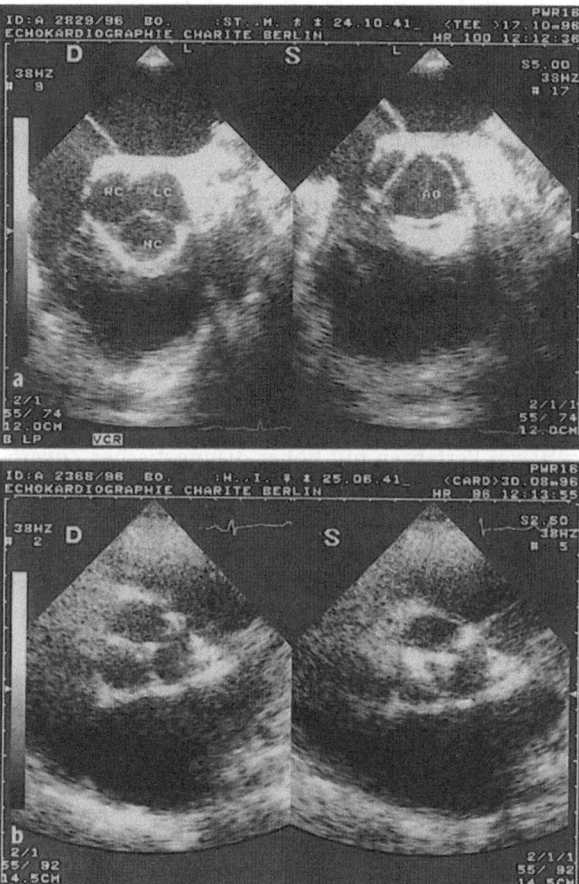

Abb. 1. a B-Bild einer normalen Aortenklappe (*AO*) im Querschnitt in der parasternalen kurzen Achse mit Darstellung aller 3 Taschen (*RC* rechtskoronar; *LC* linkskoronar; *NC* nonkoronar), die in der Diastole (*D*) vollständig geschlossen sind und einen Stern bilden, in der Systole (*S*) ungehindert geöffnet sind. **b** Im Gegensatz dazu zeigt dieses B-Bild eine deutlich verdickte und gering kalzifizierte Aortenklappe, die in der Systole (*S*) unvollständig öffnet

niert werden, so daß die jeweilig gewünschte Achse für standardisierte Messungen gewählt werden kann (Abb. 1). Auch wenn die M-Mode-Echokardiographie die historisch ältere Methode darstellt, die in der Anwendung bei vielen Fragestellungen durch die B-Mode-Darstellung abgelöst wurde, ist ihre Bedeutung bei vielen speziellen Fragestellungen noch unverändert hoch und hat z. B. auf dem Gebiet der Beurteilung der regionalen kontraktilen Funktion eine Renaissance erfahren.

Technische Weiterentwicklungen ermöglichen es heute durch elektronische Weiterverarbeitung von B-Bildern, daß M-Mode-Bilder des Herzens anhand des B-Bildes in jeder beliebigen Schnittlinie und Winkel erstellt werden können. Die Beurteilung der systolischen Wanddickenzunahme ist mittels M-Mode-Technik diagnostisch genauer, für die Praxis hat sich für die meisten Fälle eine Übereinstimmung der Aussagen zwischen B-Mode und M-Mode ergeben. Ausnahmen bilden septale Kinetikstörungen im B-Bild bei Zustand nach herzchirurgischen Eingriffen, beim WPW-Syndrom und bei interventrikulären Erregungsleitungsstörungen, die zu einer Störung des zeitlichen systolischen Bewegungsablaufes führen (B-Bild), ohne daß die systolische Wanddickenzunahme (M-Bild) gestört ist. Aufgrund der Darstellung des Zusammenhangs von örtlichem Bewegungsablauf über die Zeit mit hoher zeitlicher Auflösung ergeben sich besondere Indikationen, die auch heute noch die M-Mode-Technik gegenüber der B-Mode-Darstellung bevorzugen. Die Ausmessung der Diameter und Wanddicken des linken und rechten Ventrikels erfolgt nach Empfehlung der Amerikanischen Gesellschaft für Echokardiographie im M-Mode-Bild [1].

Die M-Mode-Echokardiographie ist für die Diagnostik, Quantifizierung und Verlaufsbeobachtung der linksventrikulären Hypertrophie ein geeignetes nichtinvasives Verfahren mit hoher diagnostischer Zuverlässigkeit. In der klinischen Praxis werden oft nur die absoluten Werte der enddiastolischen Dicke von Septum und Hinterwand verwendet. Für Verlaufsbeobachtungen oder im Rahmen klinischer Studien ist die Verwendung der Parameter *relative Wanddicke* (2fache Hinterwanddicke im Verhältnis zum enddiastolischen Durchmesser) und *linksventrikuläre Masse* (nach Park et al. sind die aus dem zweidimensional abgeleiteten M-Mode ermittelten Werte für enddiastolische Hinterwand-, Septumdicke und enddiastolischen Durchmesser genauso zuverlässig wie die Berechnung aus dem zweidimensional abgeleiteten Ellipsoid des linken Ventrikels), sowie der auf die Körperoberfläche bezogene linksventrikuläre *Massenindex* besser geeignet [21].

Die Morphologie und der zeitliche Bewegungsablauf der Aortenklappe und der Mitralklappe, die systolische Vorwärtsbewegung von Anteilen des Mitralklappenapparates (sog. „SAM-Phänomen") bei z. B. der hypertrophisch obstruktiven Kardiomyopathie, das systolische Prolabieren von Mitralklappenanteilen (Mitralprolapssyndrom) und Verdickungen des Perikards lassen sich besonders gut darstellen. In der Diagnostik eines Perikardergusses können M-Mode-echokardiographisch bei extrem vergrößertem linken Vorhof, der sich noch hinter dem linken Ventrikel darstellt, bei Pleuraerguß, bei verkalktem Mitralklappenring, bei Pulmonalvenenstauung oder bei links persistierender oberer Hohlvene falsch-positive Befunde erhoben werden, die durch zusätzliche B-Mode-Darstellung vermieden werden können.

Perikarderguß

Es existieren keine allgemein akzeptierten Kriterien zur *Quantifizierung von Perikardergüssen*, die zweidimensionale Echokardiographie erlaubt aber die semiquantitative Beurteilung, inwieweit ein geringer, mittelgradiger oder sehr großer Perikarderguß vorliegt. Echokardiographisch lassen sich auch Auswirkungen bedeutsamer Perikardergußbildungen darstellen, wie z.B. die Impression oder Kompression des rechten Ventrikels mit Dilatation vom rechten Vorhof, der V. cava inferior und der Lebervenen oder das Bild des sog. „swinging heart". Diese Informationen sind für die Entscheidung zur weiteren Therapie und zur Planung

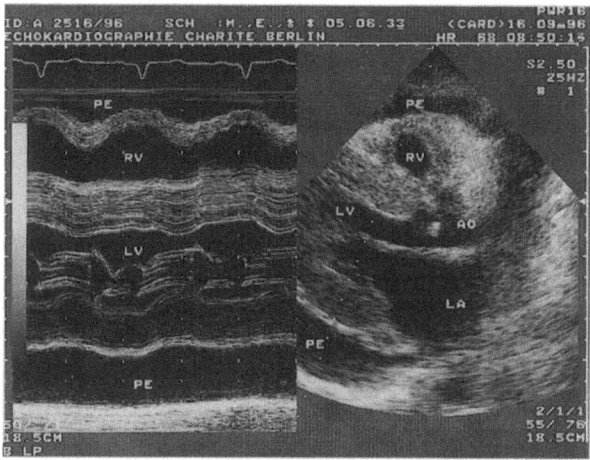

Abb. 2. B-Bild der parasternalen langen Achse (*rechts*) mit Darstellung des hypertrophierten linken Ventrikels (*LV*), der Aortenklappe (*AO*), des rechten Ventrikels (*RV*), des linken Vorhofs (*LA*) und eines zirkumferentiellen Perikardergusses (*PE*). Die M-Mode-Darstellung in Höhe der Spitzen der Mitralsegel erlaubt die Messung der Ausdehnung des Perikardergusses

einer Perikardergußpunktion oder -drainage sehr hilfreich. Bei Verlaufsbeobachtungen kann die Messung sowohl im B-Bild als auch im M-Bild erfolgen, enddiastolisch immer an einer definierten Stelle (z. B. an der linksventrikulären Hinterwand), bei identischer Körperlage und in etwa gleicher Atemphase (Exspiration, Abb. 2).

Mitralklappe

Die Morphologie und der Bewegungsablauf der *Mitralklappe* sind sowohl im B-Bild als auch im M-Bild gut erkennbar, das vordere Mitralsegel ist bei den meisten Patienten besonders im M-Mode besser darstellbar. Die Quantifizierung der Mitralstenose anhand der mesodiastolischen Rückschlagbewegung (EF-Slope) des anterioren Mitralsegels ist nicht mit ausreichender diagnostischer Zuverlässigkeit möglich, es gelingt lediglich eine Unterscheidung zwischen geringgradiger und hochgradiger Stenosierung. Die zweidimensionale Darstellung dagegen erlaubt bei exakter Anschallung und Darstellbarkeit prinzipiell die Quantifizierung der Mitralstenose durch die Planimetrie der Öffnungsfläche in der parasternalen Querachsenebene. Limitiert wird diese Möglichkeit bei eingeschränkter Darstellbarkeit, Verkalkungen der Klappe, die durch den entsprechenden Schallschatten eine vollständige Abbildung verhindern und durch Überschätzung der Öffnungsfläche bei Wahl einer Schnittebene, die unterhalb der kleinsten Öffnungsebene an der Segelspitze liegt. Veränderungen des Klappenapparates sowie Verkalkungen können mit großer Sensitivität dargestellt werden und sind hilfreich in der weiteren Entscheidung über Klappenersatz oder Ballonvalvuloplastie (Abb. 3 und 4).

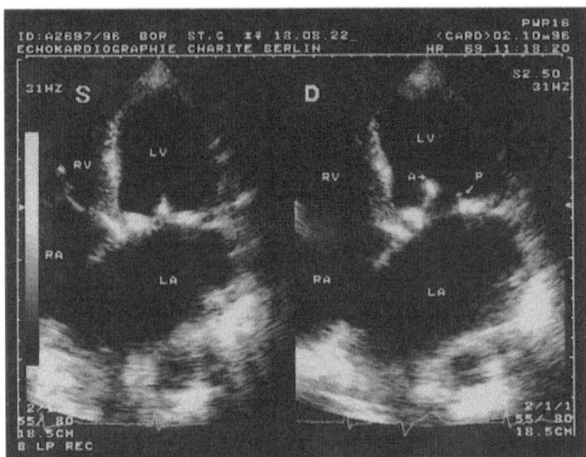

Abb. 3. Apikaler Vierkammerblick mit Darstellung einer Mitralklappenstenose, das anteriore (*A*) und das posteriore (*P*) Segel sind verdickt, beide zeigen in der Diastole (*D*) eine deutlich reduzierte Öffnungsbewegung. Der linke Vorhof (*LA*) ist vergrößert, rechter Ventrikel (*RV*), rechter Vorhof (*RA*) und linker Ventrikel (*LV*) stellen sich mit normalen Dimensionen dar

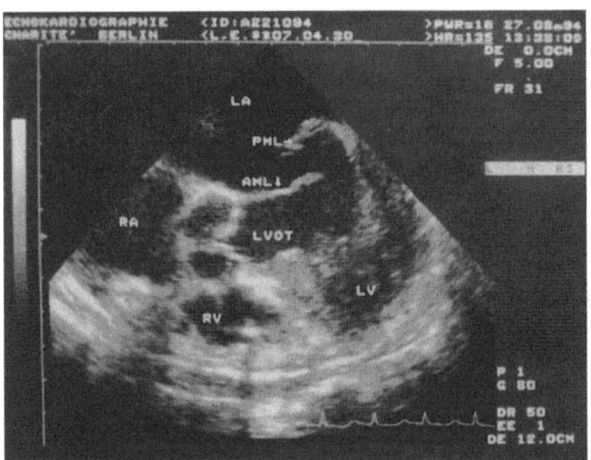

Abb. 4. Transösophageale Echokardiographie eines traumatisch entstandenen Totalprolaps des posterioren Mitralklappensegels (*PML*).
LA linker Vorhof; *LVOT* linksventrikulärer Ausflußtrakt; *LV* linker Ventrikel; *RV* rechter Ventrikel; *RA* rechter Vorhof

Aortenstenose

Bei der *valvulären Aortenstenose* kann sowohl die M-Mode- als auch die B-Mode-Echokardiographie morphologische Veränderungen im Sinne von Verdickungen und Verkalkungen (mit hoher Sensitivität von 80–90 % bei geringerer Spezifität von 70–75 %) und funktionelle Veränderungen, wie z. B. die systolische Domstel-

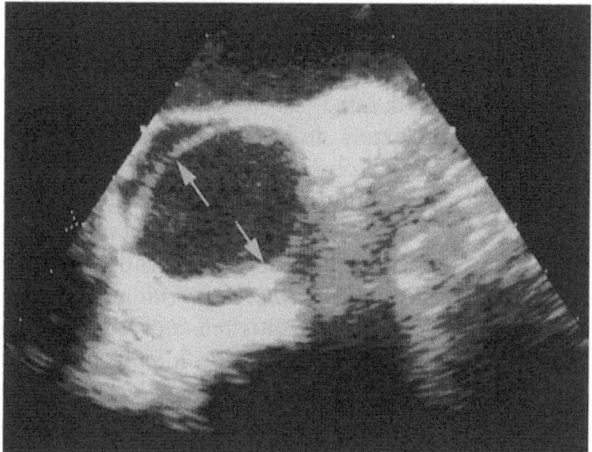

Abb. 5. Transösophageale Abbildung einer bikuspiden Aortenklappe im Querschnitt, die Pfeile zeigen auf die in der Systole geöffneten 2 Taschen

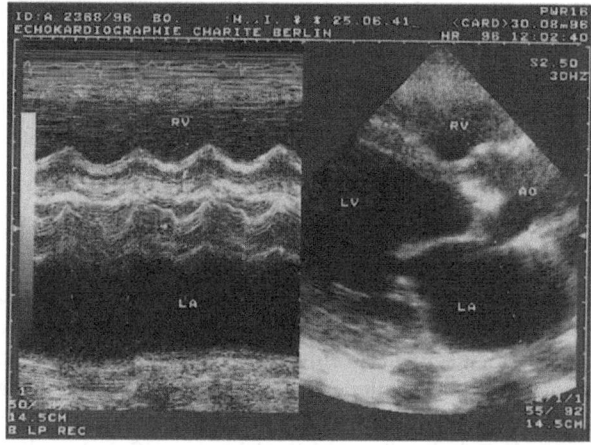

Abb. 6. B-Bild (*rechts*) und M–Mode (*links*) in Höhe der Aortenklappe (*AO*) aus der parasternalen langen Achse. Das B-Bild zeigt die verdickte und echoreiche Aortenklappe, den rechten Ventrikel (*RV*), den linken Ventrikel (*LV*), den linken Vorhof (*LA*) und die leicht geöffneten Mitralsegel. Die M-Mode Aufzeichnung verdeutlicht die reduzierte Öffnungsbewegung v. a. der verdickten rechtskoronaren Tasche (← ←), die nonkoronare Tasche (←) zeigt im M-Mode noch eine gut erhaltene Öffnungsbewegung

lung oder eine reduzierte Öffnungsbewegung darstellen, aber auch Folgeerscheinungen in Form von linksventrikulärer Hypertrophie, Relaxationsstörung oder systolischer Funktionsstörung zeigen (Abb. 5 und 6). Diese Veränderungen korrelieren aber meist nicht gut mit dem Schweregrad der Aortenstenose, zu dessen Bestimmung die Dopplertechnik herangezogen wird.

Kongenitale Viten, Herztumoren, linksventrikuläre Funktion, rechtes Herz

In der Diagnostik *kongenitaler Vitien* und von *Herztumoren* kann allein die transthorakale Untersuchung schon informativ und Grundlage für die weitere gezielte Diagnostik sein.

In der Einschätzung und Verlaufsbeurteilung der linksventrikulären Größe, der regionalen und globalen *Funktion des linken Ventrikels* nimmt die M-Mode- und B-Mode-Echokardiographie im klinischen Alltag aufgrund der Nichtinvasivität, guten Verfügbarkeit und Reproduzierbarkeit eine führende Position ein und ist mit mittels zweidimensionaler Echokardiographie zuverlässig diagnostizierbar. Die Ermittlung der *linksventrikulären Ejektionsfraktion* über die Bestimmung der planimetrisch ermittelten endsystolischen und enddiastolischen Ventrikelflächen und Längsdiameter nach Simpson ergibt eine enge Korrelation zu den angiokardiographisch bestimmten Werten und den Daten aus der Radionuklidventrikulographie [6, 7]. Für Verlaufsbeobachtungen innerhalb klinischer Studien hat sich die Bestimmung der prozentualen Flächenänderung von den jeweils endsystolischen und enddiastolischen Flächen aus 3 verschiedenen Ebenen (Höhe der Mitralklappe, hohe und mittlere Papillarmuskelebene) der parasternalen kurzen Achse des linken Ventrikels bewährt [32]. Zu beachten ist die Einschränkung der Abbildung der Herzspitze in der zweidimensionalen Echokardiographie, durch eine leicht schräge transthorakale Anschallung des linken Ventrikels wird ein Teil der wahren Herzspitze nicht abgebildet. Dadurch bedingt sind die echokardiographischen Normwerte der Volumina und der Ejektionsfraktion niedriger als die entsprechenden angiokardiographisch gewonnenen Werte. Bei Verlaufsbeobachtungen sollte beachtet werden, daß erst Unterschiede von etwa 10 % als signifikant zu betrachten sind.

Die Größenbestimmung des *rechten Ventrikels* ist aufgrund seiner komplexen anatomischen Gestalt und Lage oft problematisch, er kann planimetrisch im apikalen Vierkammerblick oder durch Beurteilung der Weite des rechtsventrikulären Ausflußtraktes in der linksparasternalen Querachsenebene beurteilt werden. Die rechtsventrikuläre Vorderwand ist bei normaler Dicke bei linksparasternaler Anschallung aufgrund geringer Impedanzunterschiede zur Thoraxwand und bei apikaler Anschallung wegen der reduzierten lateralen Auflösung nur eingeschränkt abgrenzbar und quantifizierbar. Der *rechte Vorhof* ist mittels M-Mode-Echokardiographie nicht quantifizierbar, die Ausmessung kann in der apikalen zweidimensionalen Darstellung erfolgen, zusätzlich kann bei subkostaler Anschallung die exspiratorische und inspiratorische Weite der V.cava inferior und der Lebervenen bestimmt werden, dies ist bei der Frage nach Zeichen der Rechtsherzbelastung von Bedeutung.

Oft kann erst in der Kombination mit der Dopplerechokardiographie die echokardiographische Diagnose gestellt werden oder eine Quantifizierung des vorliegendes Vitiums erfolgen.

Bei reduzierten Schallbedingungen und speziellen Fragestellungen, wie z.B. der Frage nach Vorliegen einer kardialen Emboliequelle, Aortendissektion, vorliegendem Vorhofseptumdefekt oder Vegetationen an den Herzklappen, ist die transthorakale Untersuchung allein nicht ausreichend und die transösophageale Echokardiographie indiziert.

3.2.3 Dopplerechokardiographie

3.2.3.1 Dopplereffekt

Physikalische Grundlage für dopplerechokardiographische Messungen bildet der sog. *Dopplereffekt*, der die Frequenzverschiebung von Schallwellen beim Auftreffen auf bewegte Objekte beschreibt. Bei der Dopplerechokardiographie bildet die sog. Rayleigh-Streuung die Grundlage des Dopplereffekts, diese wird nach entsprechender Verstärkung und Signalanalyse zur Bildentstehung genutzt. Wird die Dopplergleichung nach der Geschwindigkeit aufgelöst, so ergibt sich, daß die aus der Frequenzänderung (zwischen Sende- und Empfangsfrequenz) berechnete Geschwindigkeit sich reziprok zum Kosinus des Winkels zwischen Strömungs- oder Bewegungsrichtung und der akustischen Achse des Schallwandlers verhält. Im Idealfall liegt die zu untersuchende Strömung im gleichen Winkel (0°) wie die akustische Achse des Schallwandlers. Abweichungen dieses Winkels >20° führen zu einer bedeutsamen Unterschätzung der maximalen Geschwindigkeiten, auch die Anwendung von Winkelkorrekturen ist in der Echokardiographie nicht geeignet, diesen Fehler auszugleichen. Trifft der Ultraschallstrahl dagegen in einem Winkel von 90° auf die sich bewegende Objekte, wird die Geschwindigkeit als Null berechnet. In der Echokardiographie wird meist der Spektraldoppler eingesetzt, bei dem gleichzeitig verschiedene Geschwindigkeiten gemessen und als Amplituden-Frequenz-Diagramm angezeigt werden können. In der Praxis erfolgt dann eine Darstellung als Geschwindigkeits-Zeit-Diagramm mit helligkeitsmodulierter Amplitudendarstellung.

cw-Dopplertechnik

Bei der *cw-Dopplertechnik* (cw = „continuous wave") wird ständig mit 2 separaten Schallwandlern (in einer Umhüllung) kontinuierlich als Sender und Empfänger gearbeitet, so daß sämtliche Blutflußgeschwindigkeiten, die sich auf der akustischen Achse befinden, in einem gemeinsamen Spektrum dargestellt werden. Diese Technik hat den Vorteil, daß sie auch sehr hohe Geschwindigkeiten erfassen und messen kann, aber den Nachteil, daß eine genaue Positionierung, in welcher Gewebetiefe diese Geschwindigkeit gemessen wurde, nicht möglich ist.

pw-Dopplertechnik

Der Vorteil der (pw = „pulsed wave") besteht in der Möglichkeit der genauen Lokalisation der gemessenen Geschwindigkeit im Gewebe durch das Senden und Empfangen in Form von kurzen Impulsen. Unter B-Bildkontrolle kann der Untersucher das sog. „sample volume" („region of interest" oder „Doppler gate") an den gewünschten Meßort positionieren, und dann werden nur aus dieser Region Empfangssignale der Spektralanalyse zugeführt. Der Nachteil dieser Methode besteht darin, daß es nur bis zu einem bestimmten maximalen Geschwindigkeitsbereich möglich ist, Geschwindigkeiten darzustellen und zu messen. Dieser Geschwindigkeitsbereich wird durch die sog. Puls-Repetitions-Frequenz (PRF) bestimmt, die der Folgefrequenz der Sendepulse entspricht. Es gilt dabei, daß mit einer hohen PRF sich relativ hohe Geschwindigkeiten messen lassen, die Eindringtiefe aber geringer ist, als wenn man eine niedrigere PRF wählt, bei der aber bei höherer Eindringtiefe nur niedrigere Geschwindigkeiten meßbar sind.

Farbkodierte Dopplerechokardiographie

Sie arbeitet nach dem Prinzip der pw-Dopplertechnik, indem in einem bestimmten Sektor eine Vielzahl von Doppler-sample-volumes zu einer farbkodierten Darstellung der Bewegung beitragen. Die Kodierung der Bewegung erfolgt nach Bewegungsrichtung und Höhe der Geschwindigkeit: jede Bewegung zum Schallwandler zu wird mit der Farbe Rot und von ihm weg mit der Farbe Blau kodiert. Mit der Farbdopplerechokardiographie werden keine Spektren, sondern nur mittlere Geschwindigkeiten als Farbwerte dargestellt. Überschreitet die zu messende Dopplerfrequenz die Hälfte der PRF (sog. Nyquist-limit), kommt es zur einer virtuellen Flußumkehr im pw-Mode und zu einem Farbumschlag mit so vorgetäuschter Bewegungsrichtungsumkehr in der Farbdopplerechokardiographie. Dieses Phänomen wird als „aliasing" bezeichnet und wird in der Farbdopplerechokardiographie als wichtiges Zeichen für turbulente Flußphänomene an Klappenstenosen genutzt.

Bernoulli-Gleichung

Die Dopplerechokardiographie erlaubt semiquantitative und quantitative Einschätzungen pathologischer Veränderungen an den Herzklappen und großen Gefäßen sowie Aussagen bezüglich des Vorliegens von Shuntvitien. Die *Bernoulli-Gleichung* beschreibt den Zusammenhang zwischen Geschwindigkeitsdifferenz und Druckgradienten (vereinfachte Gleichung: $\Delta p = 4 \cdot v^2$; Δp = Druckgradient; v = Geschwindigkeit an der Stenose) und dient zur dopplerechokardiographischen Quantifizierung von mittleren und maximalen Druckgradienten an *Klappenstenosen* und zur Kalkulation des *maximalen pulmonalarteriellen Druckes* anhand der maximalen Regurgitationsgeschwindigkeit bei nachweisbarer Trikuspidalinsuffizienz. Dabei wird vorausgesetzt, daß die prästenotische Geschwindigkeit relativ zur intrastenotischen Geschwindigkeit vernachlässigbar klein ist und die Stenosen kurzstreckig sind [5].

Bei normaler linksventrikulärer systolischer Funktion ist für die Quantifizierung der *Aortenstenose* die Bernoulli-Gleichung zur Berechnung des maximalen und mittleren Druckgradienten an der Klappe ausreichend und ergibt im Vergleich zu den invasiv gewonnenen Daten zuverlässige Werte. Bei dem Vergleich von invasiv und dopplerechokardiographisch gewonnenen Werten muß beachtet werden, daß verschiedene Meßmethoden und Zeitpunkte miteinander verglichen werden. Der maximale instantane Druckgradient, der dopplerechokardiographisch und invasiv mit simultaner Druckregistrierung (via transseptaler Punktion) gemessen wird, ist prinzipiell höher als der sog. Spitzendruckgradient („Peak-to-peak-Gradient"), der invasiv bei Katheterrückzug ermittelt wird. Trotz z. T. widersprüchlicher Vergleichsdaten ist eindeutig belegt, daß der Mitteldruckgradient korrekt nichtinvasiv gemessen wird und die beste Übereinstimmung zu den invasiven Daten ergibt [8]. Aufgrund sehr hoher Geschwindigkeiten an der stenosierten Aortenklappe muß zur Berechnung des Druckgradienten das cw-Dopplerverfahren angewendet werden. Falsch-niedrige Werte ergeben sich, wenn der Winkel zwischen dem cw-Strahl und dem aortalen Fluß über 30° beträgt, auch die Anwendung einer Winkelkorrektur bei der Messung gleicht diesen Fehler in der Regel nicht aus. Deshalb sollten die Positionierung des cw-Strahls mit Hilfe des farbdopplerechokardiographischen B-Bildes vorgenommen werden und wegen exzentrischer Jetverläufe die Messungen aus apikaler, rechtsparasternaler und suprasternaler Anschallung erfolgen.

Kontinuitätsgleichung

Bei reduzierter systolischer Funktion infolge lang bestehender Aortenklappenstenose kommt es durch die Reduktion des Schlagvolumens zur Senkung des Druckgradienten an der stenosierten Klappe, der dann nicht mehr zur quantitativen Einschätzung der Aortenstenose herangezogen werden kann. Bei dieser Konstellation bildet die *Kontinuitätsgleichung* die Grundlage zur Berechnung der Klappenöffnungsfläche und damit zur Einschätzung des Schweregrades. Hierbei wird vorausgesetzt, daß vor und hinter der Stenose jeweils gleiche Blutvolumina fließen und Fläche × Geschwindigkeits-Zeit-Integral vor und innerhalb der Stenose konstant sind. Es werden Geschwindigkeits-Zeit-Integral vor und an der Stenose sowie die Fläche durch Bestimmung des Durchmessers des linksventrikulären Ausflußtraktes berechnet. Damit ist es dann möglich, die Aortenöffnungsfläche nach Umstellung der Kontinuitätsgleichung zu berechnen. Unter den Bedingungen eines erhöhten Schlagvolumens bei Hyperkinesie oder begleitender bedeutsamer Aortenklappeninsuffizienz ergeben sich falsch-hohe (sog. zusätzliche relative) Druckgradienten, bei dieser Situation sollte die prästenotische Geschwindigkeit mit in die vereinfachte Bernoulli-Gleichung einbezogen und zur Quantifizierung die Kontinuitätsgleichung herangezogen werden.

Quantifizierung der Mitralklappenstenose

Über das Vorliegen einer hämodynamisch bedeutsamen Mitralklappenstenose ist in der Regel schon aus dem M-Mode- und B-Mode-Echokardiogramm zu entscheiden möglich. Zur *Quantifzierung der Mitralklappenstenose* kann aus dem parasternalen Kurzachsenschnitt planimetrisch die Mitralklappenöffnungsfläche berechnet werden. Limitiert wird diese Möglichkeit durch reduzierte Schallbarkeit und schlechte Abgrenzbarkeit der Öffnungsfläche aufgrund von Kalzifizierung der Klappensegel.

PHT-Methode

Die Dopplerechokardiographie liefert weitere wichtige Angaben zur quantitativen Einschätzung aus der Berechnung des mittleren und maximalen Druckgradienten über die Bernoulli-Gleichung und die Berechnung der Klappenöffnungsfläche über die sog. „pressure-half-time" (PHT)-Methode. Die Voraussetzung für die *PHT-Methode* bildet die invasiv validierte Grundlage, daß unabhängig vom aktuellen Schlagvolumen, vom instanten Druckgradienten, von der Herzfrequenz und unabhängig von einer begleitenden Mitralinsuffizienz, die Zeit, die vergeht, bis der maximale diastolische Druckgradient auf die Hälfte abgesunken ist, charakteristisch für die Klappenöffnungsfläche ist. Dabei gilt, je kleiner die Klappenöffnungsfläche, desto länger ist die PHT. Es gilt der invasiv über die Gorlin-Formel gefundene Zusammenhang, daß einer PHT von 220 ms eine Mitralöffnungsfläche von 1 cm² zugeordnet werden kann. Die dopplerechokardiographisch bestimmten Geschwindigkeitswerte werden über die Bernoulli-Gleichung in Druckwerte umgerechnet. Einige Autoren stellen die Limitation der PHT-Methode durch sehr hohe Herzfrequenzen, begleitende Aorteninsuffizienz (systematische Unterschätzung) und Relaxationsstörungen des linken Ventrikels (hohes Lebensalter, myokardiale Ischämie, perikardiale Veränderungen) dar [18]. Alternativ ist es möglich, über die Kontinuitätsgleichung die Mitralöffnungsfläche nach Ausschluß einer Mitralinsuffizienz zu berechnen, wozu allerdings das Schlagvolumen entweder dopplerechokardiographisch oder mittels Rechtsherzkatheter berechnet werden muß.

Herzklappenregurgitationen

Sie sind dopplerechokardiographisch mit allen 3 genannten Methoden prinzipiell zu diagnostizieren. Die diagnostische Genauigkeit der Quantifizierung von Klappeninsuffizienzen wird in der Literatur sehr unterschiedlich eingeschätzt und neue Methoden zur Charakterisierung werden gesucht. Oft können an den Herzklappen sog. „klappenschlußassoziierte" Regurgitationen nachgewiesen werden.

Mitral- und Trikuspidalklappeninsuffizienz. Sie führen zu einem holodiastolischen Rückflußsignal durch die betroffene Klappe in den jeweiligen Vorhof. Zur semiquantitativen Einschätzung des Schweregrades der Insuffizienz dienen die Bestimmungen der proximalen Jetbreite der farbkodierten Regurgitation, die Flächenbestimmung der sog. „V. contracta" im Querschnitt der Klappe, die Bestimmung der flächenhaften Ausbreitung des Rückflußsignals im Vorhof im Vergleich zur Vorhoffläche, die sog. PISA-Methode („proximal isovelocity surface area") und nicht zuletzt auch bei chronischer Insuffizienz die Bestimmung der jeweiligen Vorhofgröße [5]. Bei der *PISA*- oder Flußkonvergenzmethode [2] wird das Phänomen herangezogen, daß bei Durchtritt einer engen Stelle eine Konvergenz der Strömungslinien in Richtung auf die Durchtrittsstelle auftritt und es zur Bildung einer Hemisphäre durch Aliasing im farbkodierten Doppler an der ventrikelseitigen Klappenhälfte kommt. Der Radius dieser Hemisphäre korreliert eng mit dem Regurgitationsvolumen an der insuffizienten Klappe [2]. Bei exzentrischen Verläufen des Regurgitationsjets in Richtung auf Wände des Vorhofes kann die schmale Jetform zur Unterschätzung der Klappeninsuffizienz führen.

Aortenklappeninsuffizienz. Bei der semiquantitativen Einschätzung einer *Aortenklappeninsuffizienz* werden die Bestimmung der proximalen Jetbreite an der Durchtrittsstelle im linksventrikulären Ausflußtrakt im Verhältnis zur Breite des linksventrikulären Ausflußtraktes, die Bestimmung der sog. „V. contracta" in der Kurzachsendarstellung und die Bestimmung der Druckgradientenhalbwertzeit (PHT) genutzt. Wenn der Gradient schnell abfällt (kurze PHT), so ist dies ein Zeichen für eine bedeutende Aortenklappeninsuffizienz, ein Geschwindigkeitsabfall von mehr als 2 m/s soll die Unterscheidung zwischen leichter und schwerer Aortenklappeninsuffizienz erlauben [15].

Diastolische Funktion, linksventrikuläre Relaxationsstörung. Die pw-Doppler-echokardiographie ermöglicht die sehr sensitive, aber nicht sehr spezifische Beurteilung der *diastolischen Funktion* des linken Ventrikels durch die Ableitung eines transmitralen Geschwindigkeitsprofils während der Diastole und die Registrierung von Flußmessungen in den Lungenvenen sowie durch die dopplerechokardiographisch gestützte Bestimmung der isovolumetrischen Relaxationszeit des linken Ventrikels. So lassen sich Veränderungen im Sinne der *linksventrikulären Relaxationsstörung* mit Reduktion der frühdiastolischen Geschwindigkeit (VE, E = „early", verursacht durch die aktive und energieabhängige myokardiale Relaxation des linken Ventrikels) und Erhöhung der atrialen Geschwindigkeit (VA, A = atrial, bedingt durch die Kontraktion des linken Vorhofes) darstellen, und es ergeben sich Veränderungen im Sinne des restriktiven Einstromprofils mit Erhöhung von VE und Erniedrigung von VA, wie man es z. B. bei Patienten mit dilatativer Kardiomyopathie mit erhöhtem enddiastolischen Druck beobachtet oder bei Erkrankungen des Perikards mit Füllungsbehinderung der Ventrikel. Die transmitralen, transtrikuspidalen und Pulmonalvenenflußprofile werden durch eine Vielzahl von Faktoren, wie Lebensalter, Herzfrequenz, Atemphase, Vor- und Nachlast der Ventrikel, myokardiale und perikardiale Elastizitäts- und Gewebeeigenschaften bestimmt, was eine eindeutige und alleinige Interpretation von Veränderungen des VE/VA-Verhältnisses und der Akzelerations- und Dezelerationszeiten erschwert ([26] Abb. 7–12).

Gewebedoppler. Durch geeignete Filterung und Aufarbeitung der Farbdopplerinformationen gelingt die farbkodierte Darstellung der Bewegung von Gewebe,

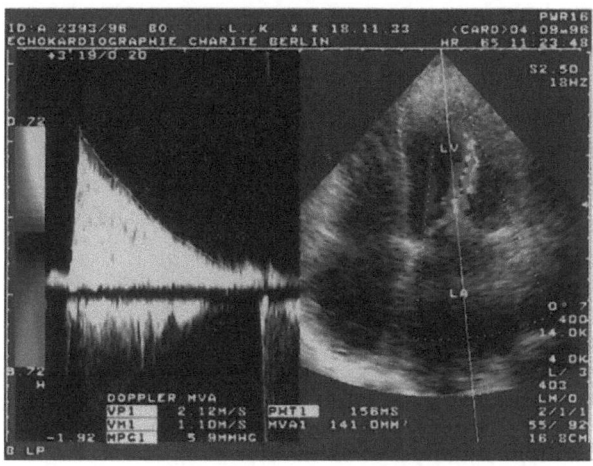

Abb. 7. Beispiel einer Mitralstenose, die im B-Bild des Vierkammerblickes (*rechts*) in der Farbdopplerdarstellung einen turbulenten diastolischen Mitraleinstrom zeigt, durch Aliasing kommt es zum sog. Kerzenflammenphänomen.
LA linker Vorhof; *LV* linker Ventrikel. Das im cw-Dopplerverfahren dargestellte Strömungsprofil (*links*) ergibt einen mittleren Druckgradienten von 6 mm Hg und die Berechnung der Mitralklappenöffnungsfläche über die PHT-Methode 1,4 cm²

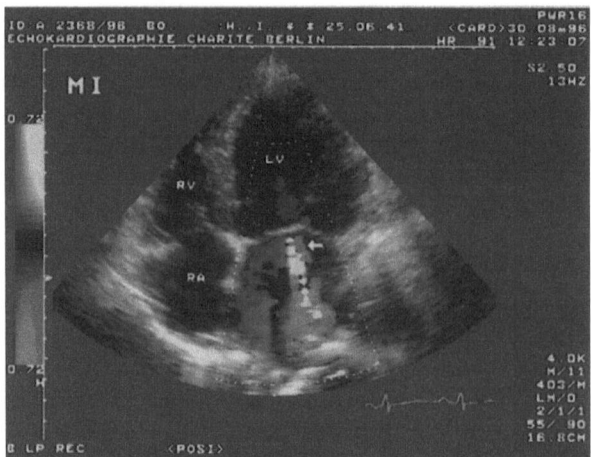

Abb. 8. Apikaler Vierkammerblick mit Darstellung einer mittelgradigen Mitralklappeninsuffizienz, die Farbdopplerechokardiographie zeigt den blaukodierten Regurgitationsjet (←) in den linken Vorhof, der etwa die Hälfte der Vorhoffläche einnimmt und bis in die Lungenvenen zurückreicht. Der linke Ventrikel (*LV*), der rechte Ventrikel (*RV*) und der rechte Vorhof sind nicht dilatiert

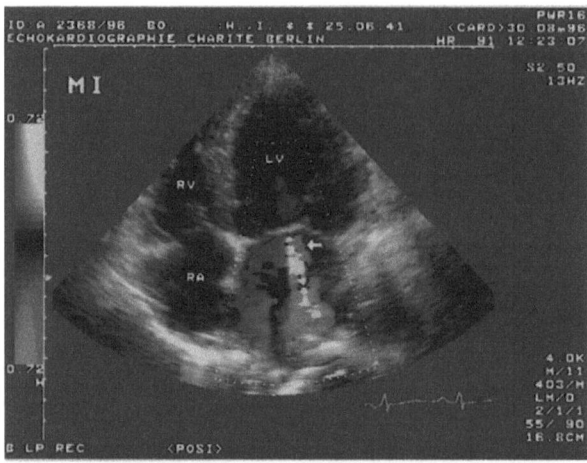

Abb. 9. Apikaler Fünfkammerblick (*rechts*) mit Darstellung einer kalzifizierten Aortenklappenstenose, blaukodiert stellt sich der Blutstrom im linksventrikulären Ausstromtrakt in Richtung auf die Aortenklappe dar, rotkodiert zeigt sich der transmitrale Einstrom in Richtung auf die Herzspitze. Es erfolgte eine cw-Dopplerableitung an der Aortenklappe (*links*), die einen maximalen Druckgradient von 135 mm Hg und einen mittleren Druckgradienten von 64 mm Hg ergibt

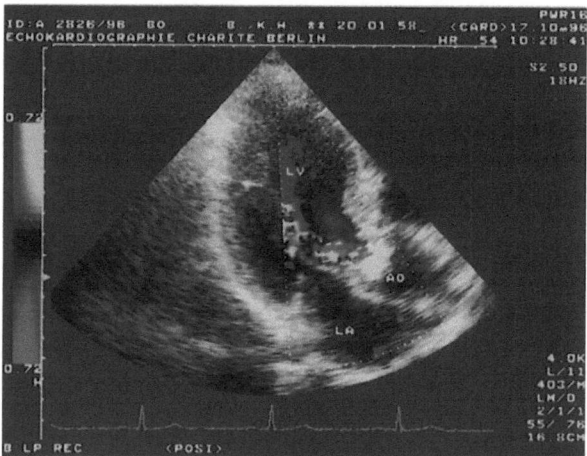

Abb. 10. Apikaler Dreikammerblick (RAO-Äquivalent) mit Darstellung einer verdickten und verkalkten Aortenklappe (*AO*) mit mittelgradiger blaugelb kodierter Regurgitation (turbulenter Fluß mit Aliasing-Phänomen aufgrund der hohen Geschwindigkeiten) in den linksventrikulären Ausflußtrakt, die in den diastolischen transmitralen Einstrom – vom linken Vorhof (*LA*) in den linken Ventrikel (*LV*) – übergeht. Dieser transmitrale Einstrom ist rot kodiert, da er zum Schallkopf gerichtet und nicht turbulent ist

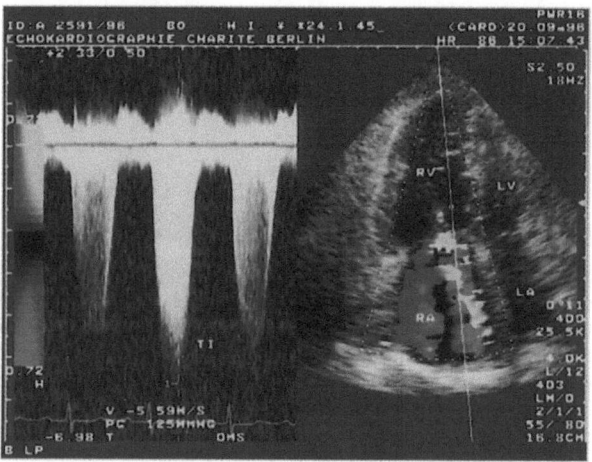

Abb. 11. *Rechts:* im apikalen Vierkammerblick (*RV* rechter Ventrikel, *RA* rechter Vorhof, *LV* linker Ventrikel, *LA* linker Vorhof) eine mittelgradige Trikuspidalinsuffizienz (blaugelb kodierter Regurgitationsjet in den rechten Vorhof); *links:* im Bild die Dopplerechokardiographische Kalkulation des maximalen pulmonalarteriellen Druckes über die Bestimmung der maximalen Regurgitationsgeschwindigkeit. Zum hier errechneten Wert nach vereinfachter Bernoulli-Gleichung von 125 mm Hg wird noch zusätzlich der rechtsatriale Vorhofdruck addiert, so daß sich ein maximaler pulmonalarterieller Druck von 135–140 mm Hg ergibt

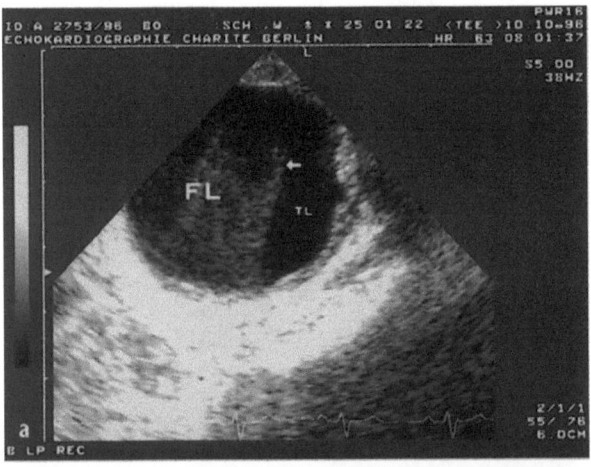

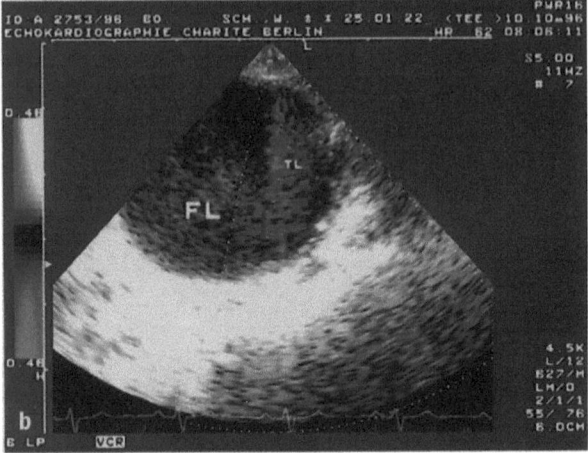

Abb. 12. a Transösophageale Querschnittsdarstellung in Höhe der Aorta descendens, der eine Aortendissektion zeigt mit Dissektionsmembran (←), die das größere falsche Lumen (*PL*) vom wahren Lumen (*TL*) trennt. Im falschen Lumen ist deutlich sog. Spontankontrast zu erkennen, der aufgrund der reduzierten Flußgeschwindigkeit über Mikroaggregatbildung durch die Stase des Blutes entsteht. **b** Die farbdopplerechokardiographische Darstellung ergibt einen normalen Blutfluß (blaukodiert) im wahren Lumen und im falschen Lumen läßt sich aufgrund der reduzierten Blutflußgeschwindigkeit kein Farbdopplersignal nachweisen

Abb. 13. a Apikaler Vierkammerblick (*LV* linker Ventrikel, *LA* linker Vorhof, *RV* rechter Ventrikel, *RA* rechter Vorhof) eines dilatierten linken Ventrikels mit Zustand nach operativer Aneurysmaraphie mittels endokavitärem Patch (←) an der Herzspitze. Der Patch teilt den aneurysmatischen Bezirk vom übrigen linken Ventrikel ab
b Die Darstellung mittels Tissue-Doppler-Imaging verdeutlicht, daß in der Frühphase der Systole der Patch passiv dyskinetisch sich in Richtung Herzspitze bewegt (rot kodiert, ←), während die eigentliche Herzspitze keine gerichtete Bewegung ausübt (keine Farbkodierung) und sich die übrigen Anteile des linken Ventrikels in Richtung auf die Herzbasis bewegen (blau kodiert)
AML anteriores Mitralsegel, *PML* posteriores Mitralsegel
c Die konventionelle Farbdopplerechokardiographie zeigt im apikalen Dreikammerblick an der posterioren apikalen Anastomosenstelle ein Flußsignal (rot kodiert, ←) vom Cavum des linken Ventrikels in den abgegrenzten aneurysmatischen Bezirk der Herzspitze

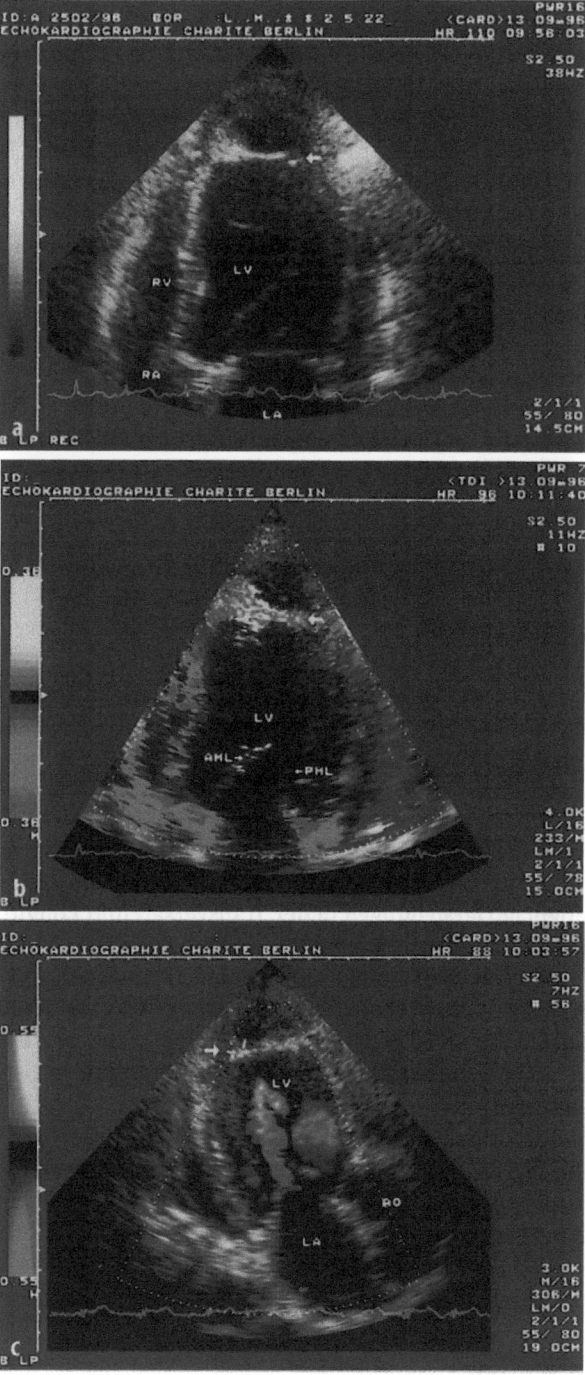

als *Tissue-Doppler-Imaging* (TDI) oder Tissue-Doppler-Echokardiographie (TDE) bezeichnet. Dabei werden die hohen Geschwindigkeitswerte und die niedrigen Amplitudenwerte herausgefiltert. Erste Erfahrungen zeigen eine mögliche Anwendung in der Darstellung von regionalen Kinetikstörungen, Störungen des Zeitablaufes von Bewegungsabläufen, von Veränderungen der Geschwindigkeiten von Wandbewegungen, Änderungen myokardialer Geschwindigkeitsgradienten. Die TDE dient auch der Erkennung der Erregungszentren beim WPW-Syndrom, ergibt typische Befundmuster bei hypertropher Kardiomyopathie und bei Amyloidose (sog. „Sandwichphänomen") und könnte auch in der Vitalitätsdiagnostik bei koronarer Herzkrankheit eine Rolle spielen. Gleichzeitig ermöglicht diese Technik aufgrund unterschiedlicher Bewegungsmuster und Geschwindigkeiten die bessere Abgrenzung der rechtsventrikulären Wand und pathologischer intrakardialer Strukturen, wie Thromben oder Herztumoren. Die Bedeutung für die klinische Routinediagnostik ist noch nicht vollständig klar, und weitere systematische Untersuchungen werden für die Validierung dieser Methode notwendig sein (Abb. 13).

3.2.4 Transösophageale Echokardiographie

3.2.4.1 Technik

Aufgrund der direkten und näheren Anschallung des Herzens durch den Ösophagus und den Magen kann man auch durch die Wahl höherfrequenter Schallköpfe (5 und 7,5 MHz) die Strukturen des Herzens mit einer größeren Auflösung uneingeschränkter darstellen, als es mittels transthorakaler Anschallung möglich ist. Die *monoplane* Untersuchungstechnik erlaubt die Darstellung in der Transversalebene, durch Schallkopflageänderung ist eine veränderte Betrachtung in verschiedenen Blickwinkeln möglich Die *biplane* transösophageale Technik ermöglicht Darstellungen in der Transversal- und Longitudinalebene, und erst mit der *multiplanen* Sonde ist die Darstellung der Herzstrukturen in allen Schnittebenen von 0–180° möglich geworden. Die meisten multiplanen Sonden erlauben auch die dopplerechokardiographischen Messungen sehr hoher Geschwindigkeiten, aber grundsätzlich bleibt das Problem der korrekten Anschallung in Flußrichtung bestehen und wird oft noch größer als bei der transthorakalen Untersuchung.

Grundsätzlich bestehen Indikationen zur transösophagealen Echokardiographie bei unzureichender transthorakaler Schallbarkeit, bei kongenitalen Herzkrankheiten, bei der intra- und perioperativen Beobachtung, bei Klappenerkrankungen einschließlich Endokarditis, bei der Suche nach möglichen kardialen Emboliequellen, bei Aortenerkrankungen und bei Verdacht auf intra- und extrakardiale Erkrankungen.

Mitralklappenerkrankungen
Bei den Erkrankungen der *Mitralklappe* ermöglicht die exzellente Anschallung eine exakte Beurteilung von Klappenmorphologie, Veränderungen des Klappen-

apparates, und auch die Planimetrie der Mitralöffnungsfläche wird mit höherer Genauigkeit möglich. Endokarditische Vegetationen, Verdickungen und Verkalkungen des Mitralklappenapparates können wesentlich sensitiver und spezifischer diagnostiziert werden. In der Vorbereitungsphase zur *Mitralballonvalvuloplastie* ist die transösophageale Echokardiographie zum Ausschluß intraatrialer Thromben, zur Einschätzung einer Begleitinsuffizienz, zur Beurteilung des Klappenapparates und insgesamt zur Entscheidung über die Eignung der vorliegenden Mitralklappenstenose zur Ballonvalvuloplastie von großer Bedeutung. Aber auch während dieser Prozedur kann die transösophageale Echokardiographie zur Beurteilung der Ballonposition und zur Beurteilung des funktionellen Ergebnisses mit herangezogen werden. Bei der Diagnose des *Mitralklappenprolaps* können sehr genau das Ausmaß des Prolaps und die Einbeziehung des jeweiligen der 3 „scalops" des posterioren Segels angegeben werden, Veränderungen im Sinne myxoider Degeneration oder Sehnenfadenabrisse, endokarditische Vegetationen, ischämisch bedingte Papillarmuskeldysfunktion oder Teilrupturen als Ursache diagnostiziert und mit Hilfe der farbkodierten Dopplerechokardiographie das Ausmaß der dadurch bedingten Mitralinsuffizienz abgeschätzt werden (Abb. 6).

Trikuspidalklappe

In ähnlicher Weise können auch Veränderungen der *Trikuspidalklappe* transösophageal untersucht werden, die Darstellbarkeit ist aber im Vergleich zur Mitralklappe oft nicht optimal. Die cw-Doppler-echokardiographische Kalkulation des maximalen pulmonalarteriellen Druckes kann meist nur mit der multiplanen Sonde erfolgen und ist auch dann oft wegen ungünstiger Anschallwinkel zum trikuspidalen Regurgitationsjet nur eingeschränkt möglich.

Aortenklappe

Sie kann sowohl hinsichtlich der Morphologie als auch funktionell transösophageal sehr gut beurteilt werden. Die Diagnose von angeborenen Fehlbildungen (bikuspide oder tetrakuspide Anlage), eines Prolaps der Klappentaschen, von Vegetationen und ihre Lokalisation gelingt sehr sensitiv und spezifisch (bis 90%). Bei *Aortenklappenstenose* und reduzierter linksventrikulärer Funktion kann transösophageal bei Darstellung der Klappe im Querschnitt planimetrisch die *Öffnungsfläche* bestimmt werden und eine weitere wichtige Information in der Gesamteinschätzung der Schwere der vorliegenden Aortenklappenstenose sein. Limitiert wird diese Methode durch bei vorhandener Verkalkung entstehende Schallschatten, die eine komplette Darstellung der Zirkumferenz der Öffnungsfläche verhindern. Aufgrund ungünstiger Anschallwinkel ist oft die cw-dopplerechokardiographische Kalkulation des maximalen und mittleren Druckgradienten nur eingeschränkt möglich. Subvalvuläre und supravalvuläre Aortenstenosen können transösophageal sensitiver und spezifischer dargestellt werden als transthorakal. Durch sehr gute Darstellung des linksventrikulären Ausflußtraktes bei sehr hoher Auflösung können *Aortenklappeninsuffizienzen* sehr genau diagnostiziert werden und die Quantifizierung semiquantitativ anhand der relativen Jetbreite vorgenommen werden.

Die *Aorta* ist durch die multiplane transösophageale Untersuchungstechnik exzellent darstellbar. Aufgrund der Interposition durch die Trachea ist ein kleiner Abschnitt des Aortenbogens auch bei multiplaner Technik schwierig in der Beurteilung. Aortale Dilatation, Aneurysmata, Aortendissektion, falsche Aneurysmata, Sinus-Valsalvae-Aneurysmata und Perforationen, intraaortale Thromben, Plaquerupturen, Wandhämatome, Tumorinfiltration der Aortenwand und paravalvuläre Abszesse können oft nur transösophageal diagnostiziert werden. Die Diagnose und der Typ einer *Aortendissektion* ist mit der transösophagealen Echokardiographie mit der gleichen Sensitivität und Spezifität zu stellen wie durch die Computertomographie und Magnetresonanztomographie. Die Dissektionsmembran, die das falsche Lumen vom wahren abtrennt, das sog. entry und re-entry und die Einbeziehung der Koronararterien lassen sich in Kombination mit der farbkodierten Dopplerechokardiographie darstellen. Das wahre Lumen ist im Vergleich zum falschen Lumen durch einen geringeren Durchmesser und höheren systolischen Fluß gekennzeichnet. Aufgrund der Flußreduktion kann oft im B-Bild Spontankontrast im falschen Lumen dargestellt werden. Im wahren Lumen ist eine solche Flußreduktion nicht vorhanden, es zeigt eine systolische Pulsation und kollabiert oft während der Diastole. Die Flußreduktion kann so weit führen, daß es zur Thrombosierung des falschen Lumens kommt, was bei Verlaufsbeobachtungen von chronischer Dissektion der Aorta descendens mittels transösophagealer Echokardiographie beobachtet wird. Die Komplikationen der Aortendissektion in Form von Aortenklappeninsuffizienz, Hämoperikard mit Tamponade, in sehr seltenen Fällen auch die Dissektion in den rechten Ventrikel oder die aortorechtsatriale Fistelbildung kann echokardiographisch gesehen werden. Die diagnostische Genauigkeit wird in wenigen Fällen durch reverberationsbedingte Artefakte (durch überlagernde Lunge oder Wandsklerosierung bedingt) eingeschränkt, die in einigen Fällen eine Dissektionsmembran vortäuschen.

Koronargefäße
Sie können in ihren proximalen Abschnitten transösophageal dargestellt werden, das gilt für die linke Koronararterie bis zur Aufzweigung des Hauptstammes in den R. circumflexus und R. interventricularis anterior in 70–80 % und für die rechte Koronararterie in etwa 30–40 % der untersuchten Patienten. Stenosen, Verkalkungen, Plaques und Dissektionen werden in diesem Bereich dargestellt. Die pw-Dopplerechokardiographie erlaubt Messungen der systolischen und diastolischen Geschwindigkeiten unter parmakologischer Testung mittels Adenosin, Dipyridamol im proximalen Abschnitt des R. interventricularis anterior. Dies ergibt erste Aussagen zur koronaren Flußreserve auf nichtinvasivem Weg und kann als ein Indiz über noch vorhandene myokardiale Vitalität in diesem Versorgungsgebiet nach Vorderwandinfarkt genutzt werden [13].

Diagnostik kardialer Emboliequellen
Die transösophageale Echokardiographie ist die Methode der Wahl in der *Diagnostik kardialer Emboliequellen*. Die diagnostische Genauigkeit wird aufgrund der Anwendung höherfrequenter Schallköpfe (5–7,5 MHz) durch die Eindring-

tiefe limitiert, dies kann in der Frage nach ventrikulären apikalen Thromben bedeutsam werden, die Computertomographie und Magnetresonanztomographie
sind bei dieser speziellen Fragestellung eine wertvolle Ergänzung. Tumoren oder
Thromben, besonders im Bereich der Vorhöfe, sind sehr gut erkennbar, das linke
und rechte Vorhofohr sind im Gegensatz zur transthorakalen Echokardiographie
v. a. mit der multiplanen Technik frei einsehbar, Spontankontrast erkennbar und
die Geschwindigkeit der Füllung und Entleerung des Vorhofohres bestimmbar
als Informationen über das vorliegende Embolierisiko. Die Diagnose von Vorhof-
septumaneurysmata, Vorhofseptumdefekten und ihre Unterscheidung zwischen
Ostium-primum-, Ostium-secundum- oder Sinus-venosus-Defekten ist transösophageal mit hoher Zuverlässigkeit möglich und somit über die prinzipiellen
Möglichkeiten einer paradoxen Embolie entscheidbar. Ein funktionell offenes
Foramen ovale, als weitere Möglichkeit für eine paradoxe Embolie, ist mittels
transösophagealer Echokardiographie bei Gabe eines nichtlungengängigen Kontrastmittels im Valsalva-Preßversuch durch einen Kontrastmittelübertritt vom
rechten in den linken Vorhof darstellbar. Die Größe von Vorhofseptumdefekten
läßt allerdings keine Rückschlüsse über das Shuntvolumen zu. In der präinter-
ventionellen Vorbereitung und während des perkuntanen transvasalen Verschlusses von Vorhofseptumdefekten mittels Devise kann die transösophageale
Echokardiographie wichtige Informationen über die Indikation, Plazierung und
den Erfolg des Defektverschlusses geben (Abb. 14 und 15). In der Differentialdiagnose von kardialen Thromben kann in einigen Fällen die Unterscheidung zu
Trabekularisierung, Chiari-Körpern, Christae und Resten der Valvula Eustachii
schwierig sein.

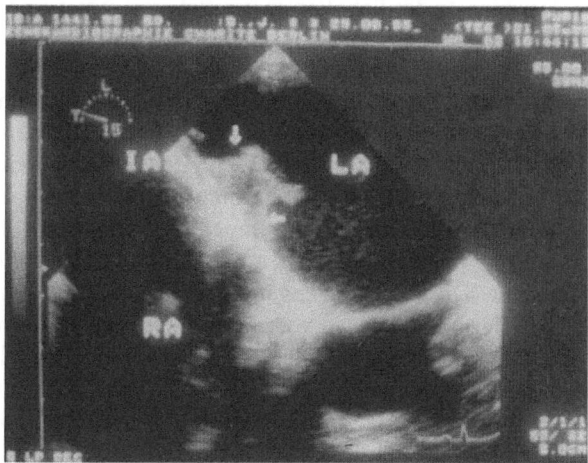

Abb. 14. Die transösophageale Echokardiographie zeigt im Bereich des Septum interatriale (*IAS*) einen
an des Septum angehefteten, links atrial (*LA*) gerichteten Thrombus (←), der nach Katheterimplantation
eines ASDOS-Device zum Verschluß eines Foramen interatriale vom Secundumtyp entstand. Später wurde
erzusammen mit dem Device operativ entfernt und der Defekt mittels Patch verschlossen

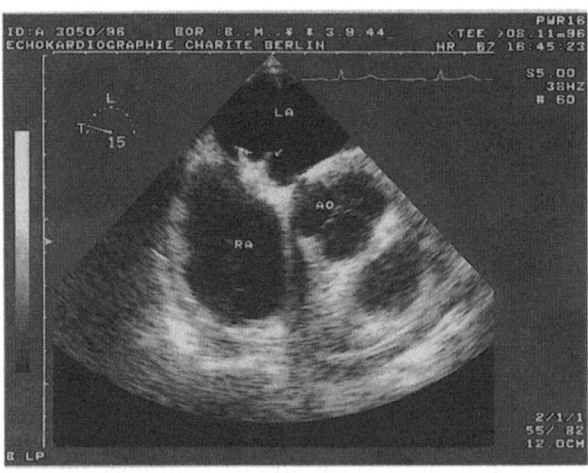

Abb. 15. Transösophageale Abbildung eines Rashkind-Schirmchens zum Verschluß eines funktionell offenen Foramen ovale. Man erkennt einzelne Arme des Schirmchens (←)
RA rechter Vorhof, *AO* Aortenklappel, *LA* linker Vorhof

3.2.5 Kontrastmittelechokardiographie

Mit der Entwicklung neuerer Kontrastmittel, die lungengängig sind und nach der intrakavitären Phase zum Enhancement des Myokards in Abhängigkeit von der regionalen Durchblutung führen, hat die Anwendung von Echokontrastmitteln enorm an neuer klinischer Bedeutung gewonnen.

Der Einsatz der Echokontrastmittel erfolgt mit einer hohen Sicherheit für den Patienten, es sind bisher nur sehr selten ernste Nebenwirkungen bekannt [8]. Am besten untersucht sind Substanzen auf der Basis luftgefüllter Humanalbumin-mikrosphären und Saccharidmikropartikel. Die echogenen Eigenschaften der Echokontrastmittel basieren auf dem Einschluß kleinster Luftblasen („Mikro-bubbles"), die an Träger gebunden oder verkapselt sind (Sonikation). Der Kontrasteffekt wird durch die Summation von Streuungen an der Oberfläche von Luftbläschen hervorgerufen. Impedanzunterschiede, Partikelgröße, Dichte und Verteilung der „bubbles" sowie Schallfrequenz beeinflussen wesentlich die Bilddynamik. Die nichtlungengängigen Kontrastmittel kontrastieren isoliert das rechte Herz und werden vorwiegend zum Nachweis von *Shuntvitien*, insbesondere von Vorhofseptumdefekten (Abb. 16), funktionell offenem Foramen ovale und Ventrikelseptumdefekten, aber auch zur Verstärkung von Farbdoppler- und cw- bzw. pw-Dopplersignalen bei der Darstellung einer vorhandenen Trikuspidalinsuffizienz eingesetzt.

Intravenös applizierbares lungengängiges Kontrastmittel wird zur Verbesserung der Erkennung des linken Ventrikels und seiner Endokardgrenzen in Ruhe und unter ergometrischer oder pharmakologischer Belastung [36] und zur Verbesserung der farbdopplerechokardiographischen und konventionellen Dopp-

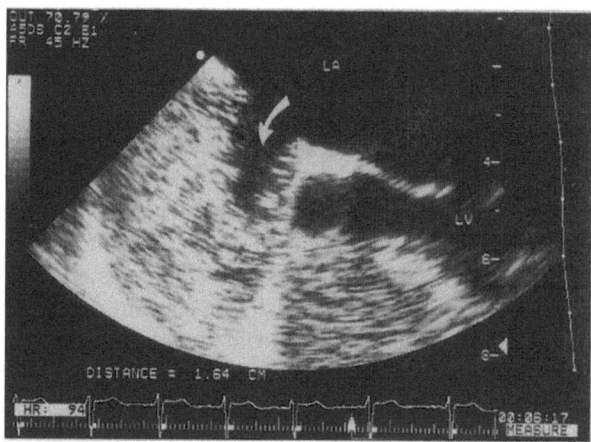

Abb. 16. Beispiel eines positiven Auswaschphänomens (←) mittels nichtlungengängigem Kontrastmittel Echovist) bei Defekt des Septum interatriale vom Secundumtyp in der transösophagealen Echokardiographie.
LA linker Vorhof, *LV* linker Ventrikel

lersignale eingesetzt. Die Erkennung von Klappeninsuffizienzen kann erleichtert werden, und es besteht eine bessere Möglichkeit der Ableitung von Dopplerflußmessungen bei Klappenstenosen.

Im Rahmen klinischer wissenschaftlicher Untersuchungen wurde Echokontrastmittel intrakoronar oder in die Aortenwurzel appliziert, damit ließen sich über unterschiedliche myokardiale Kontrastenhancements Rückschlüsse auf regionale Perfusion und Vitalität schließen [27]. Diese Methode basiert auf dem Prinzip, daß vitales Myokard noch – wenn oft auch in reduziertem Maße – von Kollateralen versorgt wird, die eine reduzierte, aber für die Vitalität ausreichende Perfusion sichern und somit eine Kontrastierung des Myokards ermöglichen, was bei avitalem Myokard nicht der Fall ist. Die Kontrastmittelechokardiographie erlaubt die Erkennung von regionalen Perfusionsunterschieden und zeigt die normale endoperikardiale sowie systodiastolische Perfusionsheterogenität. Neue Echokontrastmittel wurden entwickelt, sind bereits tierexperimentell und werden klinisch erprobt, die nach intravenöser Applikation die Lungenstrombahn passieren, nach Kontrastierung der linken Herzkammer zu einer Kontrastierung des Myokards des linken Ventrikels führen und auf nichtinvasivem Weg Perfusionsstudien und Aussagen zur Vitalität erlauben [4]. Diese Technik kann mit einer Backscatteranalyse kombiniert werden und erlaubt damit eine Quantifizierung. Zukünftige Techniken werden eine Farbkodierung der Informationen aus Kontrastierung, Washoutkinetik und Backscatteranalyse zur genauen Gewebecharakterisierung erlauben.

3.2.6 Gewebecharakterisierung

3.2.6.1 Technik

Im Bemühen, das Gewebe auf nichtinvasive Weise zu charakterisieren, kam es zur Entwicklung verschiedener echokardiographischer Techniken, die aufgrund der unterschiedlichen akustischen Eigenschaften eine Unterscheidung pathologischer von nichtpathologischen Geweben zuläßt. Das Myokard kann man sich aus „echokardiographischer Sicht" vorstellen, aus einer Vielzahl von sog. Rayleigh-Reflektoren zu bestehen. Von diesen stammt ein *Niedrigamplitudenbackscattersignal* (Radiofrequenzsignal). Die zum Schallwandler zurückkehrenden Streuechos entsprechen nur einem sehr geringen Bruchteil der emittierten Ultraschallenergie und werden als *Backscatterechos* bezeichnet. Diese sind nicht winkelabhängig und folgen auch nicht den einfachen Gesetzen der optischen Wellenlehre. Die Amplitude ist etwa 3- bis 4mal höher als die des Rauschsignals. Die Backscatterechos stellen einen empfindlichen deskriptiven und quantifizierbaren Parameter der Gewebestruktur dar.

Die echokardiographische Texturanalyse kann entweder durch die *Videodensitrometrie* des standardisierten zweidimensionalen Bildes oder durch die direkte Analyse des Backscattersignals vor der digitalen Bearbeitung (Differenzierung, Thresholding, nichtlineare Amplifikation, „gain compensation") erfolgen. Bei der Backscatteranalyse wird das analoge Eingangssignal (Radiofrequenzsignal) mit Hilfe eines Breitbandwandlers und anschließender Digitalisierung hinsichtlich Frequenzgehalt, Phasenlage und Intensität analysiert. Im B-Bild wird mit Hilfe einer „region of interest" die Datenmenge auf einen bestimmten Abschnitt im Myokard begrenzt. Es besteht eine physiologische zyklische (systodiastolische) Variabilität des Backscatter-Signals. Die Intensität der integrierten Backscatterechos beim Herzgesunden weist in der späten Diastole höhere Werte als in der Ventrikelsystole auf. Es bestehen charakteristische Unterschiede hinsichtlich der typischen Herzzyklusabhängigkeit und der Intensität zwischen normalem, hypertrophierten, ischämischen, avitalen Myokardgewebe, Myokard bei Amyloidose, insulinabhängigen Diabetikern, dilatativer Kardiomyopathie und bei histologisch nachgewiesener Rejektion nach Herztransplantation.

Während einer akuten hochgradigen Ischämie (regionaler Fluß < 20%) kommt es zur Zunahme (um ca. 300%) der Backscattersignalintensität, die systodiastolische Variation verschwindet und erscheint wieder kurz nach Reperfusion [17]. Durch die prinzipielle Möglichkeit der Betrachtung einzelner transmuraler Regionen besitzt die Backscatteranalyse gegenüber der Betrachtung der regionalen transmuralen Kontraktilität den Vorteil in der potentiellen Möglichkeit der Detektion auch von milden Formen der subendokardialen Ischämie. Ein Anstieg der myokardialen Echogenität und eine reduzierte Variabilität des Grau-Levels wurde mittels Videodensitrometrie bei einigen klinischen Modellen der Ischämie nachgewiesen (Angioplastie, Koronarspasmus, intraoperative Ischämie, unter pharmakologischer Belastung) (Abb. 17; [25]).

Problematisch und limitierend ist heute noch die fehlende Standardisierung, da die aufgezeichneten Signale stark von der Schallbarkeit des Patienten, von der

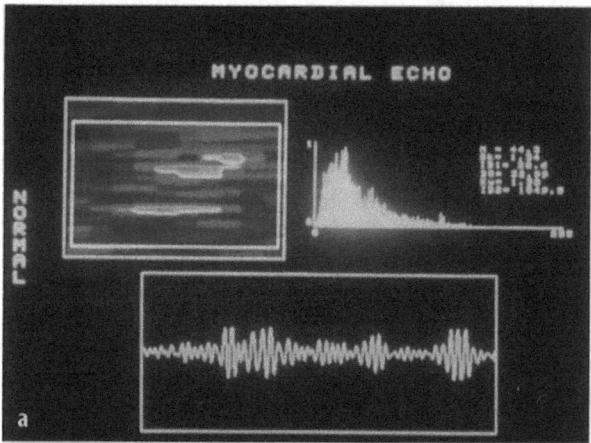

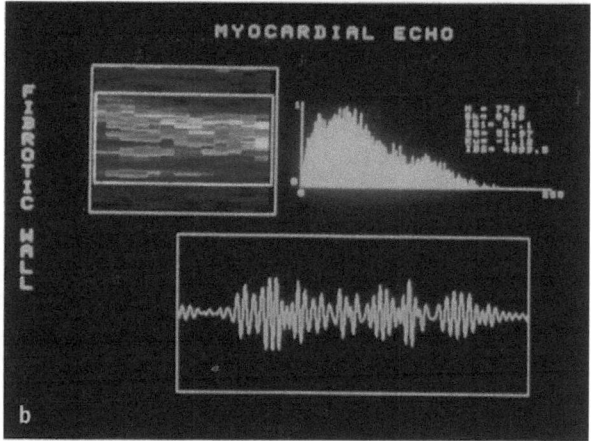

Abb. 17 a, b. Backscatteranalyse einer normalen Myokardregion (**a**) im Vergleich zu einer fibrotischen Region (**b**). **a** *Links oben* zeigt eine normale Kodierung der Gray-Level-Intensität in rote und blaue Anteile und *rechts oben* eine zyklische Variabilität über den Herzzyklus im Gray-Level-Histogramm und in der im unteren Bildabschnitt gezeigten Amplitudenverteilung. **b** Bei fibrotischem Gewebe sind die rot kodierten Abteile deutlich vermehrt und die zyklische Variabilität im Histogramm nicht mehr so deutlich sowie die Amplituden erhöht und nicht mehr so deutlich herzzyklusphasen-unterschiedlich (mit freundlicher Genehmigung von E. Picano, Pisa)

verwendeten Ultraschallfrequenz und von der Tiefe der zu untersuchenden Struktur abhängig sind. Die Weiterentwicklung und Kombination von Kontrastmittelechokardiographie und Backscatteranalyse wird es ermöglichen, Bilder zu erhalten, die in einer farbigen Kodierung die Regionen unterschiedlicher Durchblutung on-line darstellen, auf der Grundlage der unterschiedlichen Kontrastmittelkinetik in Myokardregionen, die von einem stenosierten Gefäß versorgt werden. Es wird möglich sein, in Ruhe und unter Belastung in einer quantitativen, simultanen Weise regionale und transmurale Funktion, Struktur und Perfusion darzustellen.

3.2.7 Automatische Wandkonturerkennung und Colorkinesis

Schallbarkeit und Signal-Rausch-Verhältnis bestimmen im wesentlichen die Abbildungsqualität. Im Bemühen um eine verbesserte Darstellbarkeit und bessere Erkennbarkeit der Endokardgrenze gibt es zahlreiche Entwicklungen in der Bildverarbeitung. So ist es z. B. durch Digitalisierung möglich, durch Mittelung mehrerer Herzzyklen, das Signal-Rausch-Verhältnis zu verbessern. Andere digitale Verfahren können eine verbesserte Darstellung unterschiedlicher Myokardregionen durch die Farbkodierung der verschiedenen Graustufen erreichen.

Seit der Einführung der automatischen Wandkonturenerkennung, auf der Basis der Backscatteranalyse 1991 [22, 23], entwickelte sich diese über die automatische Flächenanalyse und Volumenanalyse mit online Berechnung der enddiastolischen, endsystolischen Volumina und der Ejektionsfraktion bis hin zur

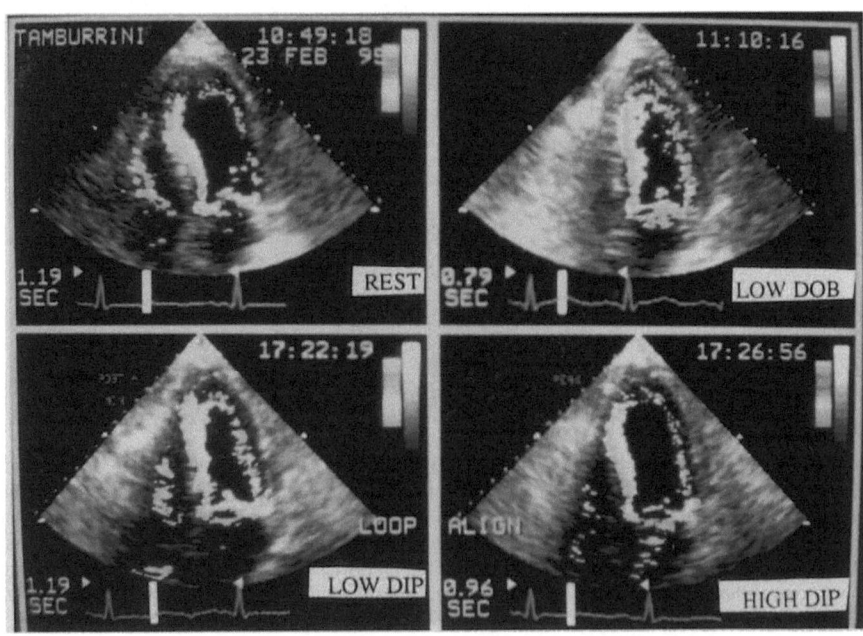

Abb. 18. Abbildung einer Streßechokardiographie in digitalisierter Aufzeichnungsform (apikaler Vierkammerblick) in Kombination mit der Technik der Color-Kinesis. Es sind alle 4 wesentliche Phasen der pharmakologischen Belastung herzzyklusphasengleich (endsystolisch) gegenübergestellt.
Oben links Ruhephase mit deutlicher lateraler Hypokinesie einschließlich des apikalen lateralen Segments (erkennbar an der reduzierten Einwärtsbewegung des Endokards, was durch eine geringere Breite der gelb-orangen Farbkodierung erkennbar ist). *Oben rechts* und *unten links* erkennt man den positiven Nachweis einer kontraktilen Reserve unter niedrig dosierter pharmakologischer Belastung mit 5 µg/kg/min Dobutamin (*LOW DOB*) und 0,28 mg/kg Dipyridamol (*LOW DIP*) über 4 min mit Zunahme der systolischen Einwärtsbewegung des Endokards im Bereich der lateralen Wand, erkennbar an der Zunahme der Breite des Farbreflexes. Unter einer pharmakologischen Belastung von 0,84 mg/kg Dipyridamol über 10 min (*HIGH DIP,* unten rechts) zeigt sich eine erneute laterale Hypokinesie als ein positives Ischämiezeichen (Reduktion der Breite des Farbreflexes).(Mit freundlicher Genehmigung von E. Picano, Pisa)

farbkodierten automatischen Darstellung der Endokardbewegung über den Herzzyklus (Colorkinesis). Alle 40 ms wird die Endokard-Blut-Grenze mit einer bestimmten Farbe kodiert. Die Bewegung der Endokardgrenze über den Herzzyklus kann Bild für Bild in der Cine-loop-Darstellung beurteilt werden. Auch die Breite der jeweiligen Farbstufen gibt indirekt das Ausmaß der Endokardeinwärtsbewegung wieder und erleichtert die Beurteilung der segmentalen Kinetik z. B. bei der Streßechokardiographie. Limitiert wird dieses Verfahren ebenfalls durch eine reduzierte Schallbarkeit, bei der Bewegungsartefakte entstehen können. Es muß bei der Beurteilung der regionalen Kinetik beachtet werden, daß es zu einer passiven Mitbewegung kontraktionsgestörter Areale durch benachbarte normo- oder hyperkinetische Regionen kommt, was durch die Colorkinesis miterfaßt wird. Die automatische Wandkonturerkennung zeigte in systematischen Untersuchungen eine gute Korrelation zur Radionuklidventrikulographie und wird ebenfalls bei der Untersuchung der diastolischen linksventrikulären Füllung angewendet [35].

Die automatische Wandkonturerkennung mit Online-Analyse der linksventrikulären Volumina und Ejektionsfraktion eignet sich als Methode unter diagnostischen Belastungsbedingungen, aber auch zum intraopertiven Monitoring mittels transösophagealer Echokardiographie [23]. Ein weiteres Anwendungsgebiet stellt die Streßechokardiographie dar, bei der die Methode der Colorkinesis zur Erkennung und Darstellung regionaler Kinetikstörungen genutzt wird (Abb. 18).

3.2.8 Streßechokardiographie

Die Streßechokardiographie erlaubt die Beurteilung der regionalen Kinetik, der globalen Funktion und die Beurteilung von Veränderungen der Blutflußgeschwindigkeiten (aortal, transmitral, in den Lungenvenen) unter Belastungsbedingungen zur Diagnostik von Ischämie, Vitalität, Klappenfunktion sowie zur prognostischen Beurteilung und Abschätzung des kardialen Belastungsrisikos nach Infarkt oder vor großen operativen Eingriffen [24].

In Abhängigkeit von der jeweiligen Indikation kommen unterschiedliche *Belastungsformen* zur Anwendung. Als *körperliche* Belastung werden die Fahrradergometrie in sitzender, halbsitzender und liegender Position, die Laufbandergometrie und das Handgrip angewendet, die Ableitung echokardiographischer Bilder kann sowohl unmittelbar unter Belastung als auch kurz nach Abbruch vorgenommen werden. Die *pharmakologischen* Belastungsformen umfassen die Belastung mittels sympathomimetisch wirksamen Pharmaka (Dobutamin, Arbutamin), vasodilatatorisch wirksamen Pharmaka (Dipyridamol, Adenosin) und anderen Substanzen (Ergonovin, Milrinon). Seltener kommen die Hyperventilation oder das atriale Pacing über einen venösen Katheter oder transösophageal in Kombination mit der transösophagealen Echokardiographie zur Anwendung. Kombinationen zwischen einzelnen Pharmaka (z. B. Dobutamin und Dipyridamol) oder zwischen ergometrischer und pharmakologischer Belastung (z. B. Fahrradergometrie und Dipyridamol) sind prinzipiell möglich.

Die wichtigste *Indikation* für die Streßechokardiographie stellt die koronare Herzkrankheit dar. Störungen der myokardialen Durchblutung bedingt durch Stenosen oder Spasmen der epikardialen Koronararterien führen zu einer sequentiellen Abfolge ischämischer Ereignisse, die die sog. *ischämischen Kaskade* ergeben: Unter Belastungsbedingungen kommt es zuerst zur Perfusionsheterogenität, gefolgt von metabolischen Störungen z. B. des Kaliumtransportes, danach zur diastolischen Funktionsstörung, zur regionalen systolischen Funktionsstörung, zu EKG-Veränderungen und zuletzt zur Angina-pectoris-Symptomatik. Pathophysiologische Grundlage für die Beurteilung der regionalen Kinetikstörungen bei der Streßechokardiographie bildet der Zusammenhang zwischen regionalem transmuralen Blutfluß und der regionalen systolischen Funktion. Unter Erhöhung des transmuralen Flusses kommt es zur Steigerung der systolischen Wanddickenzunahme bis maximal um 50%, eine Erniedrigung des subendokardialen Flusses um 50% führt zur Abnahme der Wanddickenzunahme um 40%, und die Reduktion um 80% führt zur Akinesie, weitere Flußreduktion resultiert in einer Dyskinesie [14]. Die klinische Manifestation einer regionalen Dysfunktion mittels zweidimensionaler Echokardiographie setzt eine regionale transmurale Flußreduktion um mindestens 50% voraus, diese muß mindestens 20% der transmuralen Wand und 5% der gesamten myokardialen Masse betreffen. Der Untersucher beurteilt die regionale Wandbewegung in den 16 Segmenten des linken Ventrikels [1] und teilt die systolische Funktion semiquantitativ in Hyperkinesie, Normokinesie, Hypokinesie, Akinesie und Dyskinesie ein. Eine reduzierte systolische Wanddickenzunahme im M-Mode ist theoretisch sensitiver und spezifischer als die Wandbewegung im B-Bild, beide zeigen aber in der Praxis eine gute Übereinstimmung bis auf einige klinische Ausnahmesituationen, in denen die Wanddickenzunahme als entscheidendes Kriterium beurteilt werden sollte (z. B. Septumbewegung nach herzchirurgischem Eingriff oder bei Linksschenkelblock). Hilfreich und in den meisten Echolaboren Standard ist die Digitalisierung und simultane Darstellung der verschiedenen Belastungsphasen im Cine-loop in der zweigeteilten oder viergeteilten Bildschirmgliederung. Die Anwendung quantitativer Methoden hat sich in der Praxis nicht bewährt und die Genauigkeit der Streßechokardiographie nicht verbessert.

Diagnostische Genauigkeit
In Abhängigkeit vom Schweregrad der koronaren Herzerkrankung (Ein- oder Mehrgefäßerkrankung) und von der jeweiligen Belastungsform ist die *diagnostische Genauigkeit* der Streßechokardiographie in der Detektion funktionell bedeutsamer Koronarstenosen sehr hoch. Sensitivität und Spezifität werden zwischen 68–86% bzw. 76–98% angegeben und sind höher im Vergleich zur Belastungselektrokardiographie. Die diagnostische Genauigkeit befindet sich in der gleichen Größenordnung im Vergleich zu nuklearmedizinischen Perfusionsuntersuchungen. Die Streßechokardiographie ist im Vergleich zur Myokardszintigraphie bei koronarer Eingefäßerkrankung geringen Schweregrades (50–80% Diameterstenose) geringer sensitiv, aber spezifischer bei linksventrikulärer Hypertrophie, Hypertonie oder Syndrom X. Ein maximaler ergometrischer Streßechokardiographietest ist gering sensitiver als ein konventioneller pharmako-

logischer Test, was durch die zusätzliche Gabe von Atropin aber ausgeglichen wird.

Myokardiale Vitalität

Die Streßechokardiographie erlangt mehr und mehr Bedeutung in der Diagnostik der *myokardialen Vitalität*. Als Belastungsformen für die Vitalitätsdiagnostik bei Patienten mit eingeschränkter linksventrikulärer Funktion kommen in erster Linie die pharmakologische Belastung mit niedrig dosiertem Dobutamin im Dosisbereich von 2,5–10 µg/kg/min und mit Dipyridamol in einer Dosierung von 0,28 mg/kg über 4 min für die Praxis in Betracht. Für diese Streßprotokolle ist die diagnostische Genauigkeit ausreichend belegt, wobei umfangreichere Daten für Dobutamin vorliegen. Das Prinzip des Vitalitätsnachweises basiert auf dem positiven Nachweis einer kontraktilen Reserve in einem basal kontraktionsgestörten linksventrikulären Segment. Die diagnostische Genauigkeit des Vitalitätsnachweises und der Vorhersage einer funktionellen Erholung eines kontraktionsgestörten Segments nach erfolgreicher Revaskularisation mittels Streßechokardiographie ist sehr hoch. Sie wird im Vergleich zur Positronenemissionstomographie oder Thalliumruheszintigraphie in der Literatur mit einer Sensitivität von 74–85 % und einer Spezifität von 86–95 % angegeben. Der Vorteil der Streßechokardiographie in der Vitalitätsdiagnostik – v. a. mittels Dobutamin – besteht gegenüber der Thalliummyokardszintigraphie und der Positronenemissionstomographie neben dem wesentlich geringeren technischen und finanziellen Aufwand in der wesentlich höheren Spezifität bei vergleichbarer, nur wenig geringerer Sensitivität (Abb. 18; [24]).

Präoperative Risikoabschätzung

In der *präoperativen Risikoabschätzung* vor großen chirurgischen Eingriffen besitzt die Streßechokardiographie eine große Bedeutung mit einem sehr hohen negativen prädiktiven Wert.

Linksherzfunktion

Auch in der Beurteilung der *globalen Leistungsfähigkeit* bei der chronischen Herzinsuffizienz und in der Einschätzung kongestiver Herzerkrankungen nichtischämischer Ursache finden sowohl die konventionelle Streßechokardiographie als auch die Streßdopplerechokardiographie ihre Anwendung. Mittels konventioneller Dobutaminstreßechokardiographie kann die Unterscheidung zwischen normalem und toxisch geschädigtem Herzen durch den Nachweis einer reduzierten Wanddickenzunahme und reduzierten Verkürzungsfraktion unter Belastung mit hoher Sensitivität getroffen werden.

Dopplermessungen des aortalen Flusses mit Bestimmung der maximalen *Aortenflußakzeleration*, der maximalen systolischen aortalen Geschwindigkeit und des Geschwindigkeits-Zeit-Integrals unter ergometrischer Belastung und unter dem Einfluß verschiedener Pharmaka zeigten eine gute Übereinstimmung zwischen den invasiv ermittelten und mittels cw-Doppler bestimmten Parametern und eine enge Korrelation zur globalen systolischen Funktion und Belastbarkeit.

Anhand der *dynamischen Mitralregurgitation* konnte bei Patienten mit schwerer Herzinsuffizienz der Einfluß von ergometrischer Belastung, Nitraten und Dobutamin auf die globale Funktion gezeigt werden. Die dynamische Mitralregurgitation stellt damit eine wichtige Determinante der hämodynamischen Situation dar. Das Regurgitationsvolumen wurde aus dem dopplerechokardiographisch bestimmten totalen Schlagvolumen (mittels Area-Längs-Methode aus dem Vierkammerblick) und dem Vorwärtsschlagvolumen (mittels pw-Doppler-Messung am Aortenklappenring) kalkuliert. Weitere Anwendung findet die Streßechokardiographie in der Beurteilung von Klappenerkrankungen und in der Rekonvaleszenz nach herzchirurgischen Eingriffen.

3.2.9 Dreidimensionale Echokardiographie

Die dreidimensionale Echokardiographie ermöglicht die plastische und räumliche Darstellung des Herzens und eine bessere topographische Zuordnung im Vergleich zur zweidimensionalen Echokardiographie. Prinzipiell können die Daten, die notwendig für eine dreidimensionale Bilddarstellung sind, aus transthorakalen und transösophagealen Ableitungen gewonnen werden. Zur Erstellung dreidimensionaler Daten ist eine eigene Hard- und Software notwendig, die eine digitale Verarbeitung verschiedener zweidimensionaler Schnittbilder zu einem dreidimensionalen Bild erlaubt. Aufgrund der in der Regel besseren Schallbarkeit auf transösophagealem Weg wurden verschiedene Techniken der transösophagealen dreidimensionalen Echokardiographie erarbeitet. Die Akquisition der zweidimensionalen Schnittbilder wird computergesteuert unter Registrierung des jeweiligen Herzzyklus und der Atemlage durch *parallele*, *rotierende* oder *fächerartige* (longitudinale oder transversale Ebene) *Schnittführung* vorgenommen. Als für die meisten Fragestellungen geeignet hat sich die Anwendung einer multiplanen Sonde bewährt, die durch einen Adapter gesteuert eine rotierende Bewegung in einem 180°-Sektor ausübt, wodurch ein räumlicher Datensatz erstellt wird. Prinzipiell möglich ist auch eine transthorakale Datenakquisition mittels eines normalen Schallkopfes, wobei ebenfalls durch einen Adapter gesteuert eine rotierende Bewegung um die eigene Achse ausgeübt und dabei Schnittbilder digital gespeichert werden.

Die *digitale Datenaufnahme* dauert nur wenige Minuten und kann während der normalen Routineuntersuchung durchgeführt werden. Die gewonnenen zweidimensionalen Schnittbilder werden entsprechend der Zuordnung zur jeweiligen Atemphase und Zeitpunkt des Herzzyklus digital zu einem räumlichen Datensatz zusammengefügt, durch eine relativ zeitaufwendige *Rekonstruktion* können entweder zweidimensionale Bilder in jeder beliebigen räumlichen Schnittebene oder dreidimensionale Bilder, deren Schnittebene gewählt werden muß, erstellt werden. Unterschiedliche Schattierungsformen der Grauwertskala („distance shading", „gray level shading", „texture shading") können gewählt und miteinander kombiniert werden, um eine möglichst plastische und übersichtliche Darstellung der gewünschten Strukturen zu ermöglichen [20].

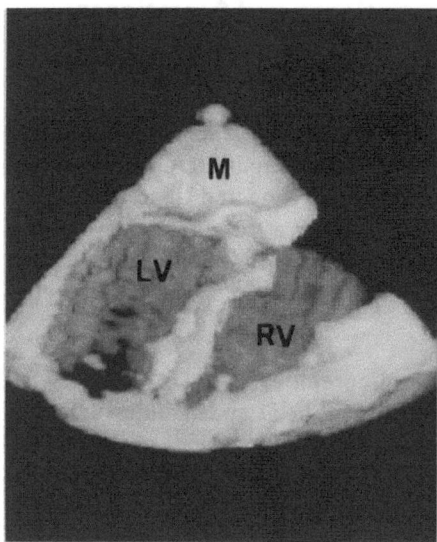 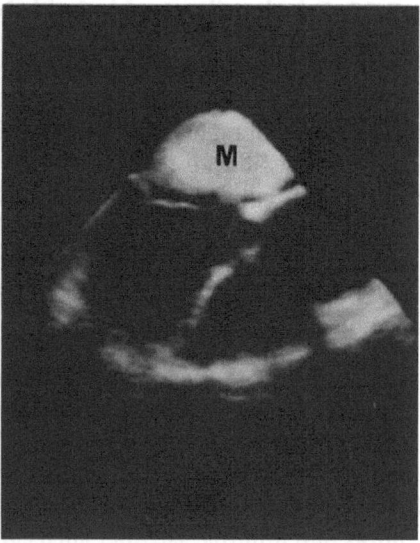

Abb. 19. Dreidimensionale Echokardiographie (transösophageale Abbildung) eines großen Myxoms (*M*) im linken Vorhof, *linke* Bildhälfte zeigt die Möglichkeit der plastischen dreidimensionalen Abbildung, *rechte* Hälfte zeigt eine der beliebig rekonstruierten zweidimensionalen Schnittbilder in Höhe der Mitralklappe.

Die abgebildeten Strukturen lassen sich um eine Achse rotieren, in beliebige Ebenen schneiden und betrachten, Wände werden scheinbar entfernt und geben den Blick auf innere Strukturen frei. Besonders bei komplizierten pathologischen Veränderungen erleichtert die dreidimensionale Darstellung eine Einschätzung des jeweiligen Krankheitsbildes, ermöglicht bei vielen angeborenen Vitien erst eine ausreichende bildliche Vorstellung und liefert eine Hilfe in der weiteren Therapieplanung. Herzchirurgische Zugangswege und Operationsplanung kann mit Hilfe dieser dreidimensionalen, dynamischen Bilder simuliert bzw. vorgenommen werden [3, 29] (Abb. 19). Die Volumetrie der Herzhöhlen, die Bestimmung von Ejektionsfraktion und die Berechnung der linksventrikulären Masse, von Klappenöffnungsflächen oder intrakardialen Raumforderungen ist besonders bei pathologisch veränderten Zuständen und damit in geometrisch komplizierter Weise mit hoher diagnostischer Sicherheit möglich [19, 20].

Limitierend für diese Methode ist die niedrigere räumliche Auflösung im Vergleich zur zweidimensionalen Echokardiographie, der hohe zeitliche Aufwand für die Erstellung der dreidimensionalen Bilder und die eingeschränkte technische Verfügbarkeit.

Durch die Verbesserung von Hard- und Software wird in der Zukunft die online-dreidimensionale Echokardiographie in höherer Auflösung, die holographische Darstellung bewegter dreidimensionaler Bilder, die dreidimensionale Darstellung von Flußphänomenen und Regurgitationsjets weiterentwickelt bzw. möglich werden.

3.2.10 Echokardiographie bei Interventionen und Operationen

3.2.10.1 Einsatzmöglichkeiten

Die Echokardiographie wird bei einer Reihe *invasiver Eingriffe* zum Monitoring eingesetzt. Sie findet ihre Anwendung bei der Perikardergußdrainage, bei der intrakardialen Endomyokardbiopsie, bei der Positionierung und Überwachung bei Ballonvalvuloplastie, Applikation und Kontrolle von atrioseptalen Devices, bei der Durchführung einer Ballonseptostomie, bei der Positionierung von intraaortalen Ballonpumpen und der linksventrikulären Hemopump oder bei Katheterablationen.

Transösophageale oder epikardiale Echokardiographie?
Die Möglichkeit der uneingeschränkten und nicht belastenden Untersuchungsmöglichkeit läßt die *transösophageale Echokardiographie* als eine geeignete Methode zur intraoperativen Überwachung erscheinen, da der Operateur nicht behindert und die Untersuchung sowohl am geschlossenen als auch am offenen Thorax durchführbar ist. Aber auch *epikardiale Echokardiographie* mit Hochfrequenzschallköpfen findet durch den Vorteil der hohen Auflösung ihre Anwendung [33]. Bei der Beurteilung von Mitralklappenprothesen ist durch den Schallschatten eine transösophageale Anschallung besser geeignet, wobei dann die Sicht auf den linken Ventrikel durch die Prothese behindert ist. Beide Verfahren sollten somit intraoperativ bei jeweiliger Indikation anwendungsbereit sein. Die echokardiographische Untersuchung wird durch Interferenzen mit dem Elektrokauter gestört. Auch Strukturen wie Katheter und andere Fremdkörper oder der Finger des Operateurs können dargestellt werden.

Die transösophageale echokardiographische Untersuchung nach Intubation und vor Sternotomie kann zur Komplettierung der präoperativen Diagnose, zur Neueinschätzung des Schweregrades des vorherrschenden Vitiums und ggf. zur Korrektur des herzchirurgischen Vorgehens führen. Bei der Beurteilung der *Aorta* kann die Identifikation von atheromatösen Plaques oder Wandverkalkungen hilfreich in der Wahl des Kanülierungsortes und bei der Planung der proximalen koronaren Bypassanastomosen sein und reduziert das perioperative Apoplexrisiko [16].

3.2.10.2 Frühzeitiges Erkennen von Komplikationen

Präoperativ, in der postkardiopulmonalen Bypassphase und bei Operationen am schlagenden Herzen ist das kontinuierliche Monitoring der globalen und regionalen systolischen *Herzfunktion* von Bedeutung. Koronare Luftembolien, die zu einem myokardialen Echogenitätsanstieg führen und je nach Umfang regredient oder zu ausgedehnten, z. T. passageren regionalen Kinetikstörungen führen können, sind in ihrem Verlauf gut zu beobachten. Die Suche nach möglichen Ursachen für plötzliche *regionale Dyssynergien* wie z.B. Koronarembolie, mechanische Koronar- oder Graftkompression und inkomplette Revaskularisation können zum Erhalt von intaktem Myokard führen.

Klappenrekonstruktion

Inadäquate *Klappenrekonstruktion* durch intraoperative Beurteilung der residuellen Regurgitation, paravalvuläre Lecks, Klappenprothesendysfunktionen können noch vor Beendigung der Operation diagnostiziert werden. Dabei besteht allerdings die Möglichkeit der Unterschätzung der Regurgitation, wenn nicht die normalen Nach- und Vorlastbedingungen für den Untersuchungszeitpunkt simuliert werden können. Die diagnostische Genauigkeit wird durch die Anwendung biplaner oder multiplaner Sonden erhöht, ebenso wie durch den zusätzlichen Einsatz von Echokontrastmitteln. Eine relativ seltene Komplikation bei Mitralklappenrekonstruktion mit einem Carpentier-Edwards-Ring stellt die Verlagerung des anterioren Segels in den linksventrikulären Ausflußtrakt dar mit z.T. erheblichen hämodynamischen Konsequenzen in Form von Mitralregurgitation oder Obstruktion des Ausflußtraktes. Mittels transösophagealer Kontrolle nach Rekonstruktion kann dies leicht erkannt und korrigiert werden [12].

Aortenklappenstenose und Mitralklappeninsuffizienz

Bei Patienten mit schwerer *Aortenklappenstenose* und zusätzlicher mittelgradiger *Mitralklappeninsuffizienz* kann oft nach Aortenklappenersatz die Insuffizienz an der Mitralklappe so sinken, daß weder Rekonstruktion noch Mitralklappenersatz notwendig werden (bis zu 52% aller Patienten), insbesondere bei unauffälliger Morphologie der Mitralklappe. Die Entscheidung über die Notwendigkeit eines zusätzlichen Mitralklappenersatzes mit erhöhtem perioperativen Risiko muß individuell getroffen werden, hierbei kann die intraoperative Echokardiographie oft die entscheidenden Informationen liefern [34]. Auch bei *ischämisch bedingter* funktioneller *Mitralklappeninsuffizienz* kann die erneute intraoperative Echokardiographie nach Revaskularisation bei 12% der Patienten zeigen, daß kein Klappenersatz mehr nötig ist [30].

Trikuspidalklappeninsuffizienz

Eine *Trikuspidalklappeninsuffizienz* kann bei 10–50% der Patienten mit Mitralvitien begleitend auftreten und nach erfolgreicher Mitralklappenoperation sich spontan zurückbilden. Ein Weiterbestehen einer signifikanten Trikuspidalinsuffizienz erhöht dagegen die postoperative Morbidität und Mortalität. Eine intraoperativ durchgeführte Echokardiographie nach Mitralklappenersatz kann in der Entscheidung über die Notwendigkeit einer Trikuspidalklappenkorrektur für den Oparateur hilfreich sein [9, 10].

Aortenklappenendokarditis und Aortendissektion

Bei Patienten mit *Aortenklappenendokarditis* und begleitender Aortenklappeninsuffizienz, bei *Aortendissektion* kann aufgrund der Instabilität des Patienten oft erst intraoperativ eine vollständige transösophageale Untersuchung erfolgen, die für die weitere Planung der operativen Therapie entscheidende Informationen geben über paravalvuläre Abszesse, Ausmaß der Dissektion, Entry und Reentry, falsches und wahres Lumen, Einbeziehung der Koronararterien in die Dissektion und begleitenden Perikarderguß oder Tamponade.

Nach Beendigung des kardiopulmonalen Bypasses, noch vor Verschluß des Thorax, gibt die transösophageale Echokardiographie Auskunft über die regelrechte Funktion und den Erfolg der Operation ohne kardiopulmonale Assistenz.

Insgesamt kann die intraoperative Echokardiographie in 16 % neue Informationen ergeben, bei 16 % der Patienten zu Änderungen des herzchirurgischen Vorgehens und bei 2–6 % zur sofortigen Reoperation führen [31].

Literatur

1. American Society of Echocardiography Committee on standards, subcommittee on quantitation of two-dimensional echocardiograms (1989) Schiller NB, Shah PM, Crawford M et al.: Recommendations for quantification of the left ventricle by two-dimensional echocardiography. J Am Soc Echocardiogr 2:358–367
2. Bargiggia GS, Tronconi L, Sahn D (1991) A new method for quantification of mitral regurgitation based on color flow Doppler imaging of flow convergence proximal to regurgitant orifice. Circulation 84:1481–1489
3. Borges AC, Witt C, Bartel T, Müller S, Konertz W, Baumann G (1996) Preoperative two- and threedimensional transesophageal echocardiography in heart tumors. Ann Thorac Surg 61:1163–1167
4. De Maria AN, Dittrich H, Kwuan OL, Kimura B (1993) Myocardial opacification produced by peripheral venous injection of a new ultrasonic contrast agent. Circulation 88:I401.
5. Fehske W (1993) Praxis der konventionellen und farbcodierten Doppler-Echokardiographie. Huber, Bern
6. Feigenbaum H (ed) (1990) Echocardiography, 5th edn. Lea & Febiger, Philadelphia
7. Feigenbaum H (1992) Echocardiography. In: Braunwald E (ed) Heart disease, 4th edn. Saunders, Philadelphia, pp 64–115
8. Feinstein SB, Cheirif J, Ten Cate FJ (1990) Safety and efficacy of a new transpulmonary ultrasound contrast agent: initial multicenter clinical results. J Am Coll Cardiol 16:316–324
9. Gaßmann B (1994) Anwendungsgrundlagen. In: Schmailzl KJG (Hrsg) Kardiale Ultraschalldiagnostik. Blackwell Wissenschaft, Berlin
10. Goldmann ME, Guarino T, Fuster V, Mindlich B (1987) The necessity for tricuspid valve repair can be determined by two-dimensional echocardiography. J Thorac Cardiovasc Surg 94:542–550
11. Goldman ME (1993) Clinical Atlas of transesophegeal echocardiography. Futura Publishing Company, New York
12. Grossi EA, Galloway AC, Parish MA (1992) Experience with twenty-eight cases of systolic anterior motion after mitral valve reconstruction by the carpentier technique. J Thorac Cardiovasc Surg 103:466–470
13. Iliceto S, Marangelli V, Memmola C, Rizzon P (1991) Transesophageal Doppler echocardiography evaluation of coronary blood flow velocity in baseline conditions and during dipyridamole-induced coronary vasodilation. Circulation 83:61–69
14. Kaul S (1990) Echocardiography in coronary artery disease. Curr Prob Cardiol 15:235–287
15. Labowitz AJ, Ferrera RP, Kern MJ, Bryg RJ, Mrosek DG, Williams GA (1986) Quantitative evaluation of aortic insufficiency by continuous wave Doppler echocardiography. J Am Coll Cardiol. 1341–1348
16. Marshall WG, Barzilai B, Kouchoukos NT, Saffitz J (1989) Intraoperative ultrasonic imaging of the ascending aorta. Ann Thoracic Surg 48:339–344
17. Mimbs JS, Bauwens D, Cohen RD, O'Donnell M, Miller JG, Sobel BE (1981) Effects of myocardial ischemia on quantitative ultrasonic backscatter and identification of responsible determinants. Circulat Res 49:89–95
18. Nakatani S, Masuyama T, Kodama K, Kitabatake A, Fujii K, Kamada T (1988) Value and limitations of Doppler echocardiography in the quantitation of stenotic mitral valve area: comparison of the pressure half-time and the continuity equation methods. Circulation 77:78–82

19. Nosir YFM (1996) Accurate measurement of left ventricular ejection fraction by three-dimensional echocardiography. Circulation 94: 460–466
20. Pandian NG, Roelandt JRTC, Nanda NC (1994) Dynamic three-dimensional echocardiography: methods and clinical potential. Echocardiography 11:237–259
21. Park SH, Shub C, Nobrega TP, Bailey KR, Seward JB (1996) Two-dimensional echocardiographic calculation of left ventricular mass as recomended by the American Society of echocardiography: correlation with autopsy and M-mode echocardiography. J Am Soc Echocardiogr 9:119–128
22. Perez JE, Klein SC, Prater DM et al. (1992) Automated, on-line quantification of left ventricular dimensions and function by echocardiography with backscatter imaging and lateral gain compensation. Am J Cardiol 70:1200–1205
23. Perez JE, Waggoner HAD, Davlila–Roman VG, Cardona H, Miller JG et al. (1992) On-line quantification of ventricular function during dobutamine stress echocardiography. Eur Heart J 13:1669–1676
24. Picano E (1994) Stress echocardiography, 2nd edn. Springer, Berlin Heidelberg New York Tokyo
25. Picano E, Faletra F, Marini C et al. (1993) Increased echodensitiy of transiently asynergic myocardium in humans: a novel echocardiographic sign of myocardial ischemia. J Am Coll Cardiol 21:199–207
26. Rakowski H, Appleton C, Kwan–Leung C et al. (1996) Canadian consensus recommendations for the measurement and reporting of diastolic dysfunction by echocardiography. J Am Soc Echocardiogr 9:736–760
27. Sabia PJ, Powers ER, Ragosta M, Sarembock IJ, Burwell RL, Kaul S (1992) An association between collateral blood flow and myokardial viability in patients with recent myocardial infarction. N Engl J Med 327:1825–1830
28. Schmailzl KJG (Hrsg) (1994) Kardiale Ultraschalldiagnostik. Blackwell Wissenschaft, Berlin
29. Schwartz SL, Qi-Ling C, Azevedo J, Pandian NG (1994) Simulation of intraoperative visualization of cardiac structures and study of dynamic surgical anatomy with real-time three-dimensional echocardiography. Am Cardiol 73:501–507
30. Sheikh KH, Bnegston JR, Rankin S (1991) Intraoperative transesophageal Doppler color flow imaging used to guide patient selection and operative treatment of ischemic mitral regurgitation. Circulation 84:594–604
31. Sheikh KH, Bruijn NP de, Rankin S (1990) The utility of transesophageal echocardiography and Doppler color flow imaging in patients undergoing cardiac valve surgery. J Am Coll Cardiol 15:363–372
32. St John Sutton M, Pfeffer MA, Palppert T, Rouleau JL, Moyé LA (1994) Quantitative two-dimensional echocardiographic measurements are major predictors of adverse cardiovascular events after acute myocardial infarction. The protective effect of captopril. Circulation 89:68–75
33. Stumper O, Kaulitz R, Steeram N (1990) Intraoperative transesophageal versus epicardial ultrasound in surgery for congenital heart disease. J Am Soc Echocardiogr 3:392–401
34. Tunick PA, Gindea A, Kronzon I (1990) Effect of aortic valve replacement for aortic stenosis on severity of mitral regurgitation. Am J Cardiol 65:1219–1221
35. Vitarelzl A, Penco M, Ferro-Luzzi M, Rosanio S, Dagianti A, Fedele F, Dagianti A (1996) Assessment of diastolic left ventricular filling by echocardiographic automated border detection and comparison with radionuclid ventriculography. J Am Soc Echocardiogr 9:135–146
36. Yvorchuk KJ, Sochowski RA, Chan KL (1996) Sonicated albumin in exercise echocardiography: technique and feasibility to enhance endocardial visualization. J Am Soc Echocardiogr 9:462–469

3.3 Magnetresonanzuntersuchungen bei kardiovaskulären Erkrankungen

P. Theissen, H. Schicha

3.3.1 Magnetresonanztomographie und andere bildgebende Verfahren in der kardiovaskulären Diagnostik

Die Diagnostik bei erworbenen und angeborenen kardiovaskulären Vitien gründet sich in zunehmendem Maße auf nichtinvasive Techniken. Zur Bewertung von kardialer Morphologie und Funktion ist die Echokardiographie nach langjähriger Erfahrung als verläßliche Methode fest eingeführt. Die Rolle der Magnetresonanztomographie (MRT) ist aus verschiedenen Gründen sowohl als Konkurrenz als auch als Ergänzung zur Echokardiographie zu sehen. Besonders wegen der allgemeinen Verfügbarkeit und der größeren Vertrautheit mit der Echokardiographie kommt die MRT derzeit zum Einsatz, wenn diagnostische Informationen mit der Echokardiographie nur unzureichend zu erheben sind.

Die MRT hat mehrere Eigenschaften, die für die Beurteilung verschiedener kardiovaskulärer Veränderungen vorteilhaft sind:

- Sie bietet einen guten Weichteilkontrast und einen hohen Kontrast zwischen Blut und kardiovaskulären Strukturen, wobei eine Kontrastmittelgabe hierzu nicht nötig ist.
- Unterschiedliche Bildwichtungen erlauben einen Beitrag zur Differenzierung verschiedener Gewebeanteile (z. B. Ödem, Fettgewebe, Narbe [15]).
- Das nicht eingeschränkte große Gesichtsfeld trägt in frei wählbaren Schnittrichtungen zur optimalen Darstellung bei.
- Die MRT ist eine 3D-Bildgebungstechnik mit der Möglichkeit einer reproduzierbaren Quantifizierung kardialer Strukturen und Volumina. Ein dreidimensionaler MRT-Datensatz erlaubt eine Bestimmung z. B. von kardialen Volumina und Muskelmassen ohne geometrische Modelle [14].
- Cinetechniken können genutzt werden, um die Ventrikelfunktion visuell zu bewerten.
- Das bei der MRT erfaßte Signal ist flußsensitiv, so daß ein pathologischer Blutfluß erfaßt und die Blutflußgeschwindigkeit bestimmt werden kann.

All dies ist für die Diagnostik von Ventrikelfunktion, Klappenvitien und Gefäßstenosen hilfreich [9, 12].

Nur der kombinierte Einsatz von morphologisch orientierter Spinechotechnik (SE) (s. Abb. 1) und funktionell orientierter Gradientenechotechnik (GE) (s. auch Abb. 4). erlaubt die adäquate Untersuchung des kardiovaskulären Systems mit MRT. Durch die Fortentwicklung der MRT sind heute schnelle Bildsequenzen, wie „Turbosequenzen" oder die „Echoplanartechnik" (EPI), ebenfalls in Form der SE- und GE-Technik auf den Routinemagneten einsetzbar [6]. Die Untersuchungszeiten lassen sich mit neuen, schnellen Aufnahmesequenzen zur morphologischen Darstellung und zur Erfassung von dynamischen Funktionsparametern erheblich verkürzen [6, 9, 12]. Zudem sind durch die schnelleren Aufnahmen Sequenzen mit Atemtriggerung bzw. bei Atemstillstand zur Reduktion von Bewegungsartefakten möglich [10].

Derzeit nutzen die klinischen Anwendungen zumeist die Möglichkeiten der MRT auf dem morphologischen Sektor. Durch intensive Forschungsarbeiten rückt z. Z. jedoch mehr und mehr die MRT-Funktionsdiagnostik in den Vordergrund [9]. Beim Vergleich mit den konkurrierenden bildgebenden Verfahren Echokardiographie (transthorakal und transösophageal, TTE, TEE), Computertomographie (CT) und Angiographie sowie Szintigraphie des Myokards mit SPECT und PET müssen hinsichtlich der Einbindung in diagnostische Schemata außer der Fragestellung auch der technische Entwicklungsstand vorhandener MRT-Geräte und lokale Gegebenheiten, wie z. B. entsprechende Erfahrungen bezüglich Technik und Beurteilung berücksichtigt, werden.

Die transthorakale Echokardiographie steht wegen der einfachen Handhabung und der universellen Verfügbarkeit zur Erfassung der Pathomorphologie in der Reihenfolge der bildgebenden Verfahren an erster Stelle, insbesondere als Suchmethode bei unklarer kardialer Symptomatik. Die TEE besitzt wegen der besseren Anschallverhältnisse zumal mit biplanen Sonden bei gezielten Fragestellungen Vorteile gegenüber der TTE. Deshalb dürfte die MRT derzeit am ehesten in Konkurrenz zur TEE stehen, wobei nicht zuletzt Verfügbarkeit, Belastung für den Patienten (endoskopische Technik gegenüber Liegen im Magneten der MRT) die Wahl des entsprechenden Verfahrens beeinflussen. Obwohl die MRT in vielen Bereichen vergleichbare Informationen über Morphologie und Funktion liefert, ist zu berücksichtigen, daß sie im Vergleich zur Echokardiographie weniger gut verfügbar und nicht direkt am Patientenbett einsetzbar ist [2], dafür aber die Erfassung eines lückenlosen 3-D-Datensatzes mit besser standardisierbarer Bildakquisition und -auswertung gestattet. Hierdurch und auch durch die vom Therapeuten unabhängige Anwendung ist sie untersucherunabhängiger als die Echokardiographie. Insbesondere Verlaufskontrollen zur quantitativen Erfassung von Morphologie und Funktion von Ventrikeln sowie großer Gefäße sind hierdurch zuverlässiger.

Bei problematischen Anschallverhältnissen (Emphysem, eingeschränktes Schallfenster bei Kindern ab dem Schulalter im TTE, veränderte Morphologie oder Reverbrationsartefakten, z. B. durch prothetische Klappen) erlaubt die MRT eine sicherere Beurteilung und Schweregradbestimmung von Klappeninsuffizienzen und von morphologischen Zusammenhängen bei komplexen Vitien, wobei deutliche Vorteile bei der Beurteilung des rechten Ventrikels bestehen. Eine Überlegenheit besitzt die MRT zudem bei der Darstellung von Perikard, rechtsventrikulärem Myokard sowie Koronargefäßen [10, 13].

Gegenüber der CT liegen folgende Vorteile für die MRT bezüglich der kardiovaskulären Diagnostik vor: A priori ist kein Kontrastmittel erforderlich. Wenn dies dennoch notwendig wird (Gewebedifferenzierung, Ischämienachweis), steht mit Gadolinium-DTPA ein nebenwirkungsarmes, jodfreies Agens zur Verfügung. Durch den höheren Weichteilkontrast bei zusätzlich unterschiedlichen Wichtungen sind die Möglichkeiten der MRT zur Gewebedifferenzierung ausgeprägter. Hinzu kommt noch die freie Wahl der Schnittebenen und die präzisere Erfassung der Anatomie durch die Darstellung der Bewegung der kardialen und vaskulären Strukturen bei der dynamischen MRT, was besonders wichtig ist bei kardialen Raumforderungen, Gefäß- und Perikardveränderungen [11, 13]. Eine Beurteilung der proximalen Koronargefäßabschnitte ist mit der MRT, nicht aber mit CT möglich. Durch die gleichzeitige Erfassung von Funktionsabläufen sowie des Blutflusses sind im Gegensatz zur CT quantitative Funktionsparameter, wie z. B. quantitative Flußraten und Druckgradienten, mit der MRT meßbar. Zwar sind die Unterschiede bezüglich Untersuchungsdauer und Patientenhandling mit den schnelleren Bildsequenzen und den kleineren bzw. offeneren Magnetsystemen gegenüber der CT in letzter Zeit geringer geworden, aber bei instabilen Patienten mit überwiegend morphologischer Fragestellung kommt abhängig von der räumlichen Zugänglichkeit ggf. zuerst die CT in Betracht. Der primäre Einsatz der MRT ist bei weniger instabilen Patienten mit Aortenveränderungen und z. B. der postoperativen Verlaufskontrolle von Aortendissektion oder Isthmusstenose wegen der zusätzlichen Erfassung von funktionellen Daten angezeigt.

Herzkatheter und selektive Angiographie besitzen bei der Untersuchung morphologischer Veränderungen gegenüber der MRT den Nachteil des Projektionsverfahrens. Durch vorherige MRT können Kontrastmittelmenge und Durchleuchtungszeit besonders bei komplexen Fragestellungen reduziert werden. Auf eine Herzkatheteruntersuchung kann jedoch ggf. verzichtet werden, wenn prä- oder postoperativ eine Klärung der anatomischen Gegebenheiten mit der MRT, derzeit meist in Ergänzung bzw. gegenseitiger Befundbestätigung mit der Echokardiographie, gelingt. Insbesondere bei der Darstellung der herznahen Gefäße ist die MRT mit den neueren, angiographischen Techniken sowie gezielter Bildnachverarbeitung der 3-D-Datensätze in der Lage, dem Herzkatheter äquivalente Aufnahmen zu erzeugen. Dies gilt im Ansatz sogar schon für die Herzkranzgefäße, deren proximale Abschnitte auch bezüglich der Beurteilung von Stenosen mit der MRT-Angiographie abgebildet werden können [10]. Bei der Untersuchung von Funktionsparametern wie Volumina und Ejektionfraktionen muß bei der Herzkatheteruntersuchung im Gegesatz zur MRT auf geometrische Modellberechnungen zurückgegriffen werden [14]. Obwohl die MRT die Messung der Blutflußgeschwindigkeit nichtinvasiv erlaubt und zudem die Berechnung von Druckgradienten möglich ist [12], liegt bei der Druckmessung weiterhin eine Domäne des Herzkatheters. Die nicht nur bei der Vitalitätsdiagnostik wichtige Abbildung des Myokards selbst ist im Gegensatz zur MRT nicht möglich. Bei para- oder perikardialen Veränderungen kann mit der Herzkatheteruntersuchung eine kardiale Funktionsbeeinflussung erfaßt werden, im Gegensatz zur MRT jedoch kaum die Läsionen selbst.

Die Erfassung von Mikrozirkulation und myokardialem Stoffwechsel ist die Domäne der myokardszintigraphischen Methoden mit SPECT und PET. Diese beiden für die Ischämie und Vitalitätsdiagnostik ausschlaggebenden Aspekte der Myokardfunktion können mit diesen Methoden dargestellt werden. Demgegenüber erlaubt die eher morphologisch orientierte MRT „nur" eine indirekte Erfassung der Auswirkung von Ischämie und narbiger Veränderung durch Messung von Wanddicke und systolischer Wanddickenzunahme, ggf. auch unter pharmakologischer Belastung [1, 9, 19]. Die Perfusionserfassung mit MRT wird derzeit noch durch die Art der Kontrastmittel limitiert, von denen außer dem Mangan keines in die Myozyten aufgenommen wird bzw. keines streng intravasal bleibt. Die Phosphor-31-Kernresonanzspektroskopie (KSS) ermöglicht einen nichtinvasiven Ansatz zur Beschreibung von weiteren Teilaspekten des Myokardstoffwechsels (Phosphokreatin (PCr)- und ATP-Konzentrationen). Die KSS, die wegen des komplizierten Meßverfahrens bisher noch nicht in der Routine einsetzbar ist, besitzt für die Diagnostik von vitalem Myokard jedoch ein wichtiges Potential [5, 8, 20]. Derzeit kann die MRT oder die KSS die Myokardszintigraphie mit SPECT oder PET allerdings nicht ersetzen. Die KSS besitzt ihren Platz z. Z. bei pathophysiologischen Modelluntersuchungen des Myokards.

3.3.2 Magnetresonanztomographie bei überwiegend morphologischer Fragestellung

3.3.2.1 Erkrankungen des Perikards

Im SE-Bild erscheint das normale Perikard signalarm bzw. dunkel, da es hauptsächlich aus fibrösem Bindegewebe besteht. Ein Perikarderguß läßt sich auf Gradientenechobildern aufgrund seiner hohen (hellen) Signalintensität vom Perikard abgrenzen [13]. Die Untersuchung des Perikards mit MRT hat Vorteile gegenüber der Echokardiographie, da letztere das Perikard oft nicht oder nicht vollständig darstellt und die Regionen um die Vorhöfe Probleme bereiten. Gegenüber der Echokardiographie bestehen Vorteile in der besseren Gewebedifferenzierung, der besseren Erfassung ungewöhnlich lokalisierter Perikardergüsse und bei der Messung der Perikarddicke. Bei Verdacht auf konstriktive Perikarditis erlaubt die MRT die Diagnose und liefert Informationen über Ausmaß und Ausdehnung der Perikardverdickung. Perikardiale Verkalkungen sind mit der CT wegen ihrer hohen Dichte besser erkennbar, können jedoch auch magnetresonanztomographisch anhand ihrer signalarmen Struktur diagnostiziert werden. Die hämodynamische Wirksamkeit einer Perikardverdickung kann aufgrund eines pathologischen Blutflußverhaltens erfaßt werden.

3.3.2.2 Herztumoren

In erster Linie ermöglicht die gute Unterscheidbarkeit von Perikard, Myokard und Herzhöhlen auf MRT-Bildern die Abgrenzung tumoröser Raumforderungen. Eine Verbesserung des Kontrastes und Aussagen zur Vaskularisation können durch die Applikation des Kontrastmittels Gadolinium-DTPA erreicht werden [15].

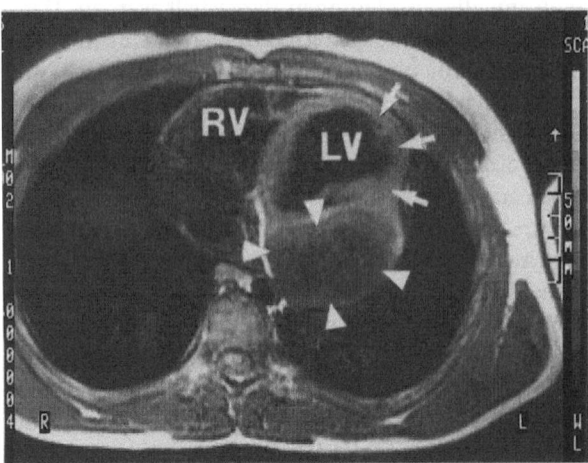

Abb. 1. Transversales Spinechobild eines Myokardfibroms des linken Ventrikels. In der Posterolateralwand des linken Ventrikels gelegene gekapselte Raumforderung (*Pfeilköpfe*) mit typischerweise relativ
signalarmer, inhomogener Abbildung in allen Wichtungen; *RV/LV* rechter/linker Ventrikel, *RA* rechter Vorhof, normales Myokard anterolateral (*Pfeile*)

Da Herztumoren überwiegend sekundäre Manifestationen extrakardialer Tumoren sind, ist ein bildgebendes Verfahren mit großem Gesichtsfeld, das auch
extrakardiale Strukturen einbeziehen kann, von Vorteil. Der Vorteil der MRT gegenüber der CT ist die Möglichkeit der EKG-getriggerten Darstellung, die eine
bessere Abgrenzung der kardiovaskulären Strukturen und der Herzhöhlen
erlaubt (Abb. 1). Der Vergleich der Signalintensität auf Spinechobildern (mit
Doppelechomessung, TE = 30/60 ms), Gradientenechoaufnahmen und nach Kontrastmittelgabe ist hilfreich, um maligne, stark vaskularisierte Raumforderungen
von Lipomen, perikardialem Fett, perikardialen Zysten und lokalisierten Ergüs-
sen zu unterscheiden [15].

Mit der MRT ist eine Differenzierung eines Myxoms von einem Vorhofthrom-
bus anhand morphologischer Eigenschaften und typischer Signalcharakteristika
der Myxome (Verkalkung mit niedriger Signalintensität) möglich. Verschiedene
Studien haben gezeigt, daß der gleichzeitige sichere Ausschluß (im Gegensatz zur
relativ häufigen echokardiographischen Verdachtsdiagnose) sowie die zuverlässige Erfassung von kardialen und parakardialen Tumoren in Kombination mit
der Möglichkeit der Gewebecharakterisierung die entscheidenden Vorteile der
MRT gegenüber der Echokardiographie und der Angiographie bilden.

3.3.2.3 Aortenerkrankungen

Im Vergleich zur Echokardiographie ist mit der MRT die gesamte thorakale Aorta
einsehbar, wohingegen sogar mit der multiplanen transösophagealen Technik
der distale Abschnitt der Aorta ascendens meist nicht zu beurteilen ist [11]. Darüber hinaus lassen sich die Abgänge der Halsgefäße darstellen. Die CT erfordert

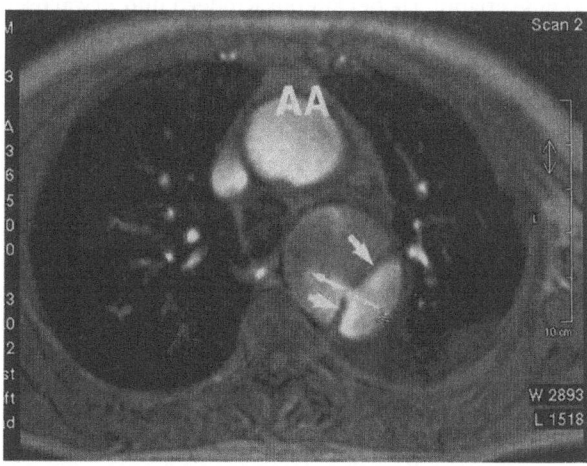

Abb. 2. Transversales Gradientenentenechobild einer Dissektion der Aorta descendens. Deutlich sichtbare Dissektionsmembran (*Pfeile*) mit Entry (*längerer Pfeil*), dessen Lokalisierung im Hinblick auf eine Operation wichtig ist; unauffällige Aorta ascendens (*AA*)

den Einsatz ionisierender Strahlen und jodhaltiger Kontrastmittel. Im Gegensatz zur MRT ist eine funktionelle Darstellung von Blutfluß und Pulsationen der Aorta sowie der Bewegung einer Dissektionsmembran nicht möglich (Abb. 2).

Stehen MRT, TEE und CT zur Verfügung, wird man sich beim instabilen Patienten, der unmittelbar untersucht werden muß, für die transösophageale Echokardiographie als primäres Verfahren entscheiden. Allerdings ermöglichen die neueren schnellen MRT-Sequenzen eine Verkürzung der Aufnahmezeiten, und das Patientenhandling ist in den jetzt kleineren und besser zugänglichen Magneten erheblich vereinfacht. Bei Verlaufsuntersuchungen, bei denen lediglich der Durchmesser der Aorta interessiert, ist die CT der MRT gleichwertig. Bei allen anderen Indikationen bezüglich der primären Diagnostik von Aortenerkrankungen, aber auch der stets notwendigen postoperativen Nachsorge, ist die MRT als Verfahren der ersten Wahl anzusehen.

3.3.2.4 Angeborene kardiovaskuläre Vitien

Die Definition der kardiovaskulären Pathoanatomie ist bei angeborenen Herzfehlern die erste wichtige diagnostische Aufgabe. Die zunehmenden Langzeiterfolge von operativen Korrekturen und Palliativoperationen auch bei äußerst komplexen Anomalien in den letzten Jahren zwingen zu einer präziseren prä- und postoperativen Diagnostik dieser Vitien. Hierbei müssen insbesondere auch die funktionsorientierten Gesichtspunkte eingeschlossen werden, um morphologische und funktionelle Langzeitergebnisse bewerten zu können. Der Einsatz der Echokardiographie ist besonders effektiv bei Säuglingen und Kleinkindern, bei denen das akustische Fenster Aufnahmen des Herzens und der meisten Thoraxgefäße erlaubt. Da bei älteren Kindern und Erwachsenen die Echokardiographie weniger valide ist, stellt die MRT eine attraktive, nichtinvasive Alternative zur Darstellung der kardialen und suprakardialen Strukturen und ihrer Funktionen dar, insbesondere im Vorfeld einer erforderlichen Herzkatheteruntersuchung.

Die Erfahrungen zeigen, daß die MRT eine effektive, nichtinvasive Technik zur Bewertung von angeborenen Herzfehlern ist. Die MRT besitzt durch die kombinierte Anwendung von Spinechosequenzen zur Darstellung der kardialen Anatomie und Gradientenechosequenzen für Funktionsbeurteilungen und Flußmessungen Vorteile gegenüber allen anderen Untersuchungsmethoden, einschließlich Angiographie, um eine definitive Diagnose angeborener kardiovaskulärer Anomalien zu stellen. Hierbei werden die hämodynamischen Informationen durch lückenlose Erfassung der dynamischen kardialen Abläufe von Vorhöfen und Ventrikeln ohne geometrische Modellannahmen gewonnen. Mit der Flußmessung können wie mit der Echokardiographie Gradienten über Klappenstenosen oder verengten Conduits bestimmt werden [12]. Hiermit ist ebenfalls eine Abschätzung von Shuntvolumina und des Cardiac Index möglich. Wegen der besseren Verfügbarkeit und der einfachen Handhabung bleibt allerdings die Echokardiographie die primäre, nichtinvasive Methode, um Patienten mit Verdacht auf einen angeborenen Herzfehler zu untersuchen. Dagegen liefert die MRT einzigartige komplexe Einblicke bei angeborenen Herzfehlern durch Beurteilung von:

- intra- und extrakardialer Anatomie und Funktion,
- anatomischen und funktionellen Zusammenhängen zwischen kardialen und vaskulären Anomalien,
- viszeroatrialem Situs,
- Anomalien der thorakalen Aorta,
- Pulmonalarterien und postoperativer Anatomie.

Der Vorteil der MRT ist darin begründet, daß einerseits keine Beschränkung der Messungen durch ungünstige Schallfenster oder ungünstige Lage der interessierenden Strukturen zum Schallstrahl existiert und andererseits Schnittebene und Gesichtsfeld der Zielstruktur angepaßt werden können [7]. Die umfassende Diagnose insbesondere komplexer Anomalien im Bereich von Vorhöfen, Ventrikeln und der großen Gefäße sowie die postoperative Untersuchung von Patienten mit komplizierten suprakardialen Operationen bei zyanotischen Herzvitien ist bereits heute eine Domäne der MRT. Die Kombination von transösophagealer Echokardiographie und MRT kann in den meisten Fällen postoperativ den Einsatz der invasiven Diagnostik vermeiden. Neue Möglichkeiten der Darstellung veränderter Gefäßkonnektionen wie Kollateralen, aberranter Gefäße oder auch umschriebener Gefäßveränderungen wie bei Aortenisthmusstenose haben sich durch den Routineeinsatz von Phasenkontrast- oder 3-D-Inflow-MRT-Angiographie ergeben. Inwieweit die MRT mittels quantitativer Flußmessung und Angiographie in die Domäne des diagnostischen Einsatzes der Herzkatheteruntersuchung bei der Messung des pulmonalen Widerstandes und der Darstellung stark geschlängelter aortopulmonaler Kollateralen vordringen kann, muß noch systematisch untersucht werden.

Zur Zeit sind die wichtigsten klinischen Indikationen der MRT bei angeborenen Vitien:

- Intra- und extrakardiale Morphologie bei komplexen Vorhof- und Ventrikelanomalien,
- Erfassung der rechtsventrikulären Ventrikelfunktion,
- Beurteilung von Veränderungen der thorakalen Aorta,
- Morphologie von Pulmonalarterien und -venen,
- Erkennung von Anomalien des systemvenösen Schenkels,
- Diagnose von Situsanomalien,
- Verlaufskontrolle bei Patienten nach verschiedenen korrigierenden und palliativen Eingriffen (z. B. bei aortopulmonalen Shunts). Hier ist häufig die Kombination mit nuklearmedizinischen Verfahren sinnvoll (Lungenperfusionsszintigraphie).

3.3.2.5 Herzklappenerkrankungen

Die dreidimensionale Erfassung der kardialen Anatomie macht die MRT hervorragend geeignet, um die Volumina geometrisch unregelmäßig geformter Herzhöhlen exakt zu bestimmen [6, 9]. Diese Eigenschaft kann dazu benutzt werden, Ventrikelfunktion und Regurgitationsvolumina bei Klappeninsuffizienzen zu bestimmen. Die Flußsensitivität der MRT führt außerdem dazu, daß auf GE-Bildern ein turbulenter, dunkel erscheinender Fluß, ausgehend von den Herzklappen, bei Stenosen und Insuffizienzen auftritt. Die dreidimensionale Ausdehnung eines hierdurch resultierenden dunklen Regurgitationsjets kann ebenfalls zur semiquantitativen Abschätzung des Schweregrades einer Klappeninsuffizienz benutzt werden [9]. Schließlich erlaubt die quantitative Flußmessung mit GE-Sequenzen eine zuverlässige Bestimmung des Druckgradienten bei Stenosen [12]. Auch die Untersuchung von Patienten mit prothetischen Klappen (z. B. bei Klappenabszessen oder paravalvulärem Leck) ist möglich, da diese entweder keine ferromagnetischen Materialanteile enthalten oder nur geringe Beimischungen, so daß weder eine Gefährdung des Patienten noch eine wesentliche Störung im Bild zu befürchten sind [16].

3.3.3 Magnetresonanztomographie und Magnetresonanzspektroskopie bei überwiegend funktioneller Fragestellung

3.3.3.1 Koronare Herzerkrankung

Prognosestellung und adäquates Management von Patienten mit koronarer Herzerkrankung hängen von der Kenntnis der morphologischen und funktionellen Gegebenheiten des einzelnen Patienten ab. Daher müssen Diagnoseverfahren bei Patienten mit koronarer Herzerkrankung Informationen über die Koronarmorphologie und über funktionelle Gesichtspunkte, wie Myokarddicke und systolische Wanddickenzunahme des linksventrikulären Myokards, Myokardperfusion bzw. -stoffwechsel liefern.

Die aktuellen technischen Entwicklungen der Magnetresonanztomographie ermöglichen, insbesondere aufgrund von neuen schnelleren Bildsequenzen, kürzere Meßzeiten sowie Artefaktreduktion bei gesteigerter zeitlicher und räumlicher Auflösung. Diese Verbesserungen erlauben die Beurteilung der Koronarmorphologie sowie von Ventrikelfunktion und Myokardperfusion [6, 9]. Daher können die 3 folgenden diagnostischen Hauptaspekte der koronaren Herzerkrankung mit der MRT untersucht werden:

- Stenosen von Kranzarterien und Bypässen,
- segmentale Wanddicke und systolische Wanddickenzunahme in Ruhe und unter Belastung,
- segmentale Beurteilung von Perfusion und Stoffwechsel des linksventrikulären Myokards.

Obwohl weitere technische Entwicklungen notwendig sind, ist es schon gegenwärtig möglich, in ein und derselben MRT-Untersuchung nicht nur Koronarstenosen zu visualisieren, sondern auch ihre Relevanz abzuschätzen.

Mit konventionellen Spinecho- und Gradientenechoaufnahmen können nur die proximalen Anschnitte der Kranzgefäße abgebildet, Stenosen können jedoch nicht beurteilt werden. Die Durchgängigkeit von aortokoronaren Bypässen kann hiermit allerdings festgestellt werden [17]. Bypassstenosen aber entziehen sich der Beurteilung. Im Gegensatz dazu ermöglichen neue, schnelle Aufnahmesequenzen in Kombination mit Atemstillstand oder Navigatorecho und Fettsuppression die nichtinvasive Darstellung der proximalen und mittleren Abschnitte der Koronararterien (Abb. 3). Vergleiche mit der konventionellen Koronarangiographie zeigen derzeit schon eine gute Beurteilbarkeit von Koronarstenosen mit der MR-Angiographie [9,10]. Weitere Untersuchungen sind jedoch notwendig, bevor die MR-Angiographie klinisch einsetzbar ist, um Stenosen der Koronargefäße routinemäßig zu diagnostizieren. In diesem Zusammenhang kann evtl. der Kontrast zwischen dem durchflossenen Lumen der Koronararterien und dem umgebenden Gewebe, besonders stenotischer Veränderungen, durch Gadolinium-DTPA gesteigert werden, wie es für die Darstellung von Stenosen von Aorta, Nierenarterien und Mesenterialarterien gezeigt werden konnte. Abgesehen davon könnte durch verbesserte Radiofrequenzspulen die räumliche Auflösung der Kranzgefäße gesteigert werden.

Als zusätzlicher morphologischer Aspekt bei koronarer Herzerkrankung kann mit MRT die Ausdehnung eines akuten Infarktes erfaßt werden. Die Region des akuten Myokardinfarktes stellt sich magnetresonanztomographisch anhand einer Signalanhebung im T2-gewichteten Bild oder im T1-gewichteten Bild nach Gabe von Gadolinium-DTPA dar [18]. Nach Applikation von Gadolinium-DPTA ist die Erfassung der Infarktausdehnung genauer, da sie in den nicht kontrastmittelunterstützten T2-Aufnahmen durch die ödematöse Komponente überschätzt wird.

Obwohl sich ein Anteil von 10–20 % Patienten mit der Echokardiographie nicht optimal untersuchen läßt und die Mikrozirkulation sowie der myokardiale

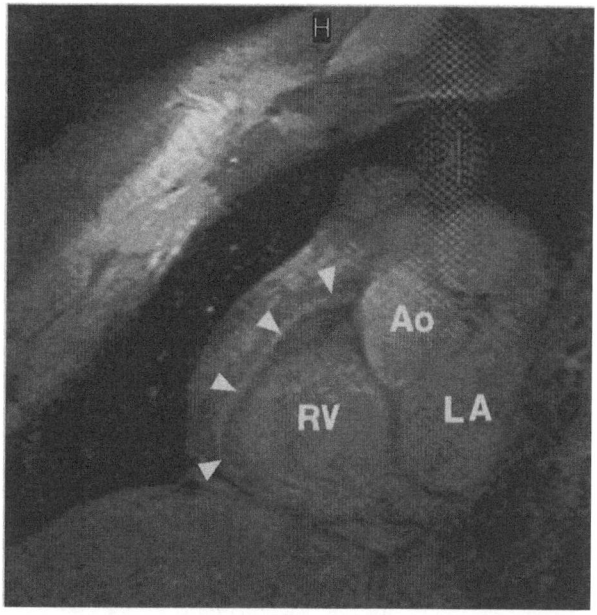

Abb. 3. Schräg koronales Gradientenechobild, das in Atemstillstandtechnik und mit Fettsuppression angefertigt wurde [10]. Rechte Kranzarterie vom Ursprung aus der Aortenwurzel (*Ao*) im Verlauf in der rechten AV-Grube (*Pfeile*) und mit Übergang auf den diaphragmalen Abschnitt des Herzens; rechter Ventrikel (*RV*), linker Vorhof (*LA*)

Stoffwechsel nicht wie bei den szintigraphischen Methoden mit Thallium-SPECT bzw. FDG-PET abgebildet werden können, besitzt die Echokardiographie einen Schwerpunkt bei der nichtinvasiven Diagnostik von Patienten mit koronarer Herzerkrankung. Die Gründe dürften in der allgemeinen Verfügbarkeit und auf der Tatsache beruhen, daß die Echokardiographie primär in der Hand des Therapeuten liegt. Die MRT dürfte derzeit allerdings die zuverlässigste Untersuchungsmethode zur Darstellung von linksventrikulärer Morphologie und Funktion sein [14]. Mit der standardisierten Erfassung eines lückenlosen 3-D-Datensatzes des linken Ventrikels ermöglichen die neuen, schnellen Gradienten-Echo-Sequenzen Aufnahmen inklusive pharmakologischer Belastungsuntersuchung innerhalb von 30 min. Sie bilden die Grundlage für eine standardisierbare, quantitative Auswertung von globaler und regionaler Ventrikelfunktion, gerade auch in der postinterventionellen Kontrolle [9, 14].

Zur Ischämiediagnostik bietet die MRT 2 verschiedene Ansätze: Bei der 1. Methode kann durch den Nachweis regionaler Wandbewegungsstörungen unter Belastung eine Myokardischämie erfaßt werden (Abb. 4). Hierzu stehen 2 verschiedene pharmakologische Belastungstests zur Verfügung. Wegen des positiv inotropen und chonotropen Effektes einer höher dosierten Dobutamingabe und seiner kurzen Halbwertszeit scheint Dobutamin hierbei dem Belastungstest mit Dipyridamol überlegen, welches eine längere Halbwertszeit besitzt und hauptsächlich den koronaren Blutfluß beeinflußt [3].

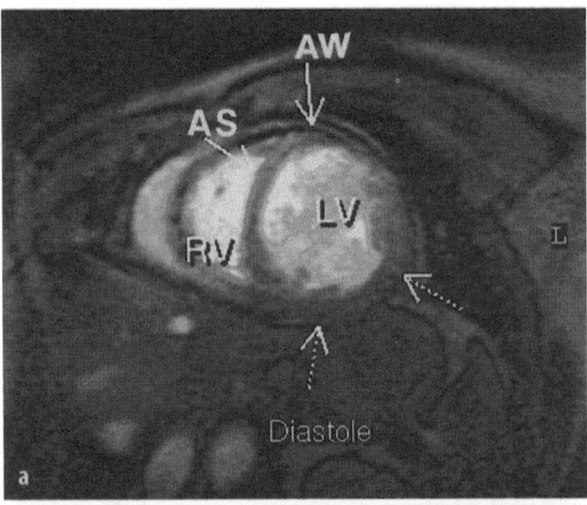

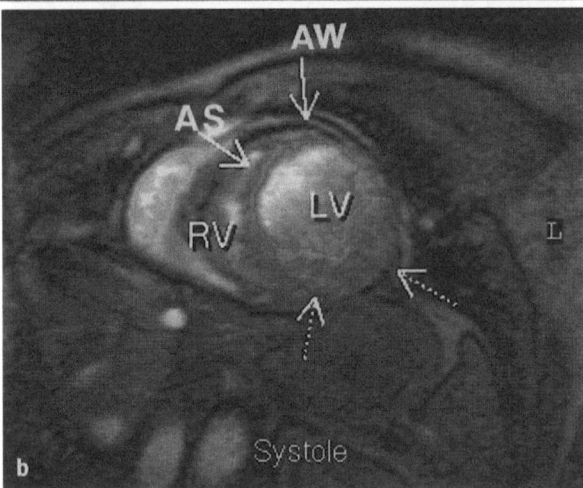

Abb. 4 a, b. Koronal angulierte Turbogradientenechobilder eines Patienten mit chronischem Infarkt der Vorderwand und des anterioren Septums. Die starke Verdünnung des Myokards der Vorderwand (*AW*) und die geringer ausgeprägte Verdünnung des Septums (*AS*) ist im enddiastolischen Bild **a** sichtbar (*Pfeile*). Anhand des endsystolischen Bildes **b** ist die narbige Veränderung im Infarktbereich erkennbar, der im Gegensatz zur diaphragmalen und lateralen Wand (*gepunktete Pfeile*) keine wesentliche systolische Wanddickenzunahme zeigt. *RV/LV* rechter/linker Ventrikel

Die 2. Methode zur Diagnose einer Myokardischämie basiert auf schnellen MRT-Sequenzen, mit denen die Passage eines Kontrastmittels durch das Myokard verfolgt und während einer pharmakologischen Belastung die Minderversorgung ischämischer Myokardareale im MRT-Bild dargestellt werden kann [9]. Nach Gabe von Gadolinium-DTPA ist in einem Myokardsegment mit verminderter Perfusion die Signalintensivierung im T1-gewichteten Bild verringert und verlangsamt (Abb. 5). Für eine notwendige Quantifizierung der Perfusion an-

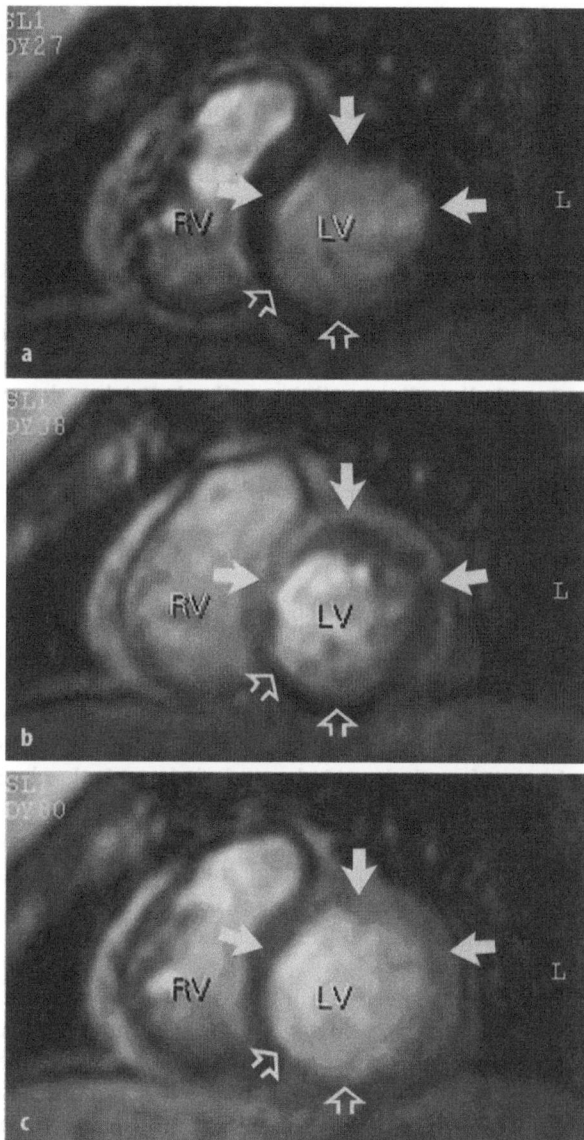

Abb. 5 a–c. Drei koronal angulierte Kurzachsenbilder aus einer dynamischen Serie von Turbogradien-tenechoaufnahmen (Diastole, keine Segmentierung) nach Bolusgabe von Gadolinium-DTPA bei einem Patienten mit stenosierter rechter Kranzarterie und Anamnese eine Hinterwandinfarktes. **a** Phase, in der der Kontrastmittelbolus das Myokard noch nicht erreicht hat, und das wegen des zuvor applizierten Sättigungspulses noch signalarm (*dunkel*) erscheint (*Pfeile*). In **b** hat das Kontrastmittel die Koronargefäße erreicht. Die in den Myokardsegmenten von Vorderwand, anteriorem Septum und Lateralwand auftretende gleichmäßige Signalintensivierung (*Pfeile*) zeigt normale Perfusionsverhältnisse an. Hingegen bleibt das vom Infarkt betroffene und verdünnte Myokard der Diaphragmalwand und des posterioren Septums (*offene Pfeile*) noch signalarm. Infolge der verminderten und verzögerten Perfusion dieser Segmente findet sich bei **c** erst verspätet eine Signalintensivierung des Myokards (*offene Pfeile*). Trotz des Hinterwandinfarktes ist hier also noch vitales Myokard vorhanden. *RV/LV* rechter/linker Ventrikel

hand der relativen Signalintensitätsänderungen im Myokard sind die derzeit verfügbaren Kontrastmittel und die Auswertemethoden aber noch nicht optimiert. Von künftigen Kontrastmittelentwicklungen werden Substanzen erwartet, die entweder allein intravasal verbleiben oder die, wie Technetium-Isonitril intrazellulär akkumulieren. Zudem muß bei den derzeitig einsetzbaren Kontrastmitteln die Bolustechnik zur Quantifizierung der Myokardperfusion, z.B. durch Injektionspumpen und zentrale Venenkatheter, noch optimiert werden.

Ein weiterer aktueller Ansatz zur Erfassung einer myokardialen Minderperfusion ist die In-vivo-Messung der Blutflußgeschwindigkeit in den Koronararterien selbst. Unter Gabe von Vasodilatoren wie Dipyridamol oder Adenosin scheinen hiermit Informationen über die koronare Flußreserve möglich zu sein [9].

Zur Vitalitätsdiagnostik kann die als Zeichen des chronischen, transmuralen Infarktes auftretende myokardiale Wandverdünnung mit der MRT quantifiziert werden (s. Abb. 4; [1, 19]). Eine Wandverdünnung stellt auch bei der Autopsie das typische Zeichen einer Myokardnarbe dar. Darüber hinaus erlaubt die MRT die Bestimmung der Ausdehnung eines Aneurysmas, die Darstellung von regionalen Wandbewegungsstörungen sowie die Erfassung von linksventrikulären Thromben.

Als angemessene Entscheidungsgrundlage zu Revaskularisierungsmaßnahmen muß bei Patienten mit der Anamnese eines chronischen Infarktes die Menge von vitalem Myokard erfaßt werden. In Tierstudien wurden hierzu sowohl MRT-Kontrastmittel, welche den T1-Kontrast (Gadolinium- und Manganverbindungen), und solche, die den T2-Kontrast anheben (Dysprosium), auf ihre Fähigkeit geprüft, zwischen Narbe und vitalem Myokard zu unterscheiden [9]. Nach Gabe des jeweiligen Kontrastmittels schien aufgrund von Signalintensitätsunterschieden in entsprechenden Tiermodellen vitales Myokard und Narbe in Übereinstimmung mit der histologischen Validisierung differenzierbar. Beim Menschen ist derzeit nur Gadolinium-DPTA als MRT-Kontrastmittel zugelassen, mit dem die Ergebnisse der Tierversuche bisher allerdings noch nicht nachvollzogen werden konnten.

Bei der Frage nach der Erfassung vitalen Myokards konnten Autopsiestudien zeigen, daß bei einer Myokarddicke ≤ 6 mm eine transmurale Narbe vorliegt. Nach der Heilungsphase eines Infarktes zeigt daher eine erhaltene Wanddicke von ≥ 6 mm vitales Myokard an. Verglichen mit der Echokardiographie erlaubt die MRT hierzu eine genauere und umfassendere Quantifizierung der myokardialen Wanddicke und Wanddickenzunahme (s. Abb. 4; [1, 14, 19]). Die Hypothese, daß verdünntes Myokard eine chronische Narbe anzeigt, wurde anhand einer Vergleichsstudie zwischen Gradienten-Echo-MRT und F-18-FDG-PET bei Patienten mit bekanntem chronischem Infarkt bestätigt. Es konnte gezeigt werden, daß Regionen mit einer enddiastolischen Wanddicke von ≤ 5,5 mm eine relative FDG-Aufnahme von ≤ 50 % aufweisen. Bei der Auswertung der akinetischen Myokardsegmente bezüglich der enddiastolischen Wanddicke im Vergleich zum PET ergab sich ein positiver Vorhersagewert für vitales Myokard von etwa 90 %. Die Sensitivität einer Wandverdünnung war 72 % und die Spezifität 89 % [2, 3]. Zudem unterstützt auch der positive Befund einer kontraktilen Reserve unter einer niedrig dosierten Infusion von Dobutamin das Vorhandensein von vitalem Myokard. Der Nachweis einer myokardialen Kontraktionsreserve unter niedrig dosierter Dobutamingabe resultierte in einer weiteren Steigerung von Sensitivität und Spezifität. Verglichen mit einer FDG-Aufnahme von mehr als 50 % bei der PET, betrug die Vorhersagegenauigkeit bezüglich der Erfassung vitaler Myokardsegmente bei Dobutamin-induzierter kontraktiler Reserve in der MRT >90 % [2, 3, 4].

Zusammengefaßt scheint die MRT also in der Lage, aufgrund des morphologischen Parameters der enddiastolischen Wanddicke und des funktionellen Parameters der dobutamininduzierten systolischen Wanddickenzunahme eine zuverlässige Angabe bezüglich der Myokardvitalität zu erlauben [3, 8]. Inwiefern diese vielversprechenden Ergebnisse einen weiteren klinischen Einsatz rechtfertigen, wird derzeit auch anhand größerer Studienkollektive bzw. in Revaskularisierungsstudien geprüft.

3.3.3.2 Myokardstoffwechsel

Die Phosphor-31-Magnetresonanzspektroskopie (MRS) liefert wie auch F-18-FDG-PET einen Teilaspekt des myokardialen Stoffwechsels, indem der Status der energiereichen Phosphate (Phosphokreatin und ATP) nichtinvasiv erfaßt werden kann. Experimentell gestattet die MRS in vivo wichtige Aufschlüsse über den Energiestoffwechsel des Myokards unter Ischämiebedingungen und während inotroper Stimulation [5]. Mit der MRS ließ sich eine Belastungsischämie anhand eines Abfalls des Verhältnisses von Kreatinphosphat zu ATP nachweisen und die erhaltene Vitalität des Myokards nach Infarkt durch den Nachweis energiereicher Phosphate in der betroffenen Region belegen [5, 20]. Wegen des lang dauernden, schwierigen Meßverfahrens und der noch beschränkten Ortsauflösung ist MRS derzeit auf klinisch-wissenschaftliche Fragestellungen limitiert.

3.3.4 Ausblick

Die MRT-Verfahren haben sich als wertvolle Bereicherung der nichtinvasiven, bildgebenden Diagnostik bei Patienten mit kardiovaskulären Erkrankungen erwiesen. Ihr Nutzen bei angeborenen Herzfehlern, aortalen Erkrankungen, tumorösen Raumforderungen und Perikarderkrankungen ist unstrittig. In Fällen mit echokardiographisch unvollständiger Information ist die MRT als Zusatzuntersuchung auch bei Patienten mit Herzklappenerkrankungen zur Bestimmung des Schweregrades indiziert. Bei weiteren Verbesserungen der technischen Möglichkeiten ist davon auszugehen, daß die MRT gerade auch bei Patienten mit koronarer Herzerkrankung klinisch eine zunehmende Rolle spielen wird. Hierbei könnte man sich eine kombinierte MRT-Untersuchung zur Vitalitäts- und Ischämiediagnostik vorstellen, wobei linksventrikuläre Funktion, Mikrozirkulation mit weiterentwickelten Kontrastmitteln in Ruhe und bei Belastung sowie eine MRT-Angiographie zur Beurteilung der Koronargefäße eingeschlossen werden. Wegen der nichtinvasiven Bestimmbarkeit der energiereichen Phosphate im Myokard könnte auch die KSS in Zukunft eine Rolle bei der Vitalitätsdiagnostik spielen.

Literatur

1. Akins EW, Hill JA, Sievers KW, Conti CR (1987) Assessment of left ventricular wall thickness in healed myocardial infarction by magnetic resonance imaging. Am J Cardiol 59:24-28
2. Baer FM, Smolarz K, Jungehülsing M et al. (1992) Chronic myocardial infarction: assessment of morphology, function, and perfusion by gradient echo magnetic resonance imaging and 99mTc-methoxyisobutylisonitrile SPECT. Am Heart J 123:636-645
3. Baer FM, Voth E, Schneider CA, Theissen P, Schicha H, Sechtem U (1995) Comparison of low-dose dobutamine-gradient-echo magnetic resonance imaging and positron emission tomography with [18F-fluorodeoxyglucose in patients with chronic coronary artery disease. A functional and morphological approach to the detection of residual myocardial viability. Circulation 91:1006-1015
4. Bonow RO, Dilsizian V, Cuocolo A, Bacharach SL (1991) Myocardial viability in patients wich chronic coronary artery disease and left ventricular dysfunction: Thallium-201 reinjection versus 18F-fluorodeoxyglucose. Circulation 83:26-37
5. Camacho SA, Lanzer P, Toy BJ, Gober J, Valenza M, Botvinick EH, Weiner MW (1988) In vivo alterations of high-energy phosphates and intracellular pH during reversible ischemia in pigs: a 31P magnetic resonance spectroscopy study. Am Heart J 116:701-708
6. Chien D, Edelman T (1992) Fast magnetic resonance imaging. In: Higgins CB, Hricak H, Helms CA (eds) MRI of the body. Raven press, New York, pp 175-198
7. Gomes AS, Lois JF, Williams RG (1990) Pulmonary arteries: MR imaging in patients with congenital obstruction of the right ventricular outflow tract. Radiology 174:51-57
8. Guth BD, Martin JF, Heusch G, Ross JJ (1987) Regional myocardial blood flow, function and metabolism using phosphorus-31 nuclear magnetic resonance spectroscopy during ischemia and reperfusion in dogs. J Am Coll Cardiol 10:673-681
9. Higgins GB, Sakuma H (1996) Heart disease: Functional evaluation with MR imaging. Radiology 199:307-315
10. Manning WJ, Li W, Boyle NG, Edelman RR (1993) Fat-suppressed breath-hold magnetic resonance coronary angiography. Circulation 87:94-104
11. Nienaber CA, Kodolitsch Y von, Nicolas V et al. (1993) The diagnosis of thoracic aortic dissection by noninvasive imaging procedures. N Engl J Med 328:1-9
12. Rebergen SA, Wall EE van der, Doornbos J, Roos A de (1993) Magnetic resonance measurement of velocity and flow: technique, validation, and cardiovascular applications. Arn Heart J 126:1439-1456
13. Sechtem U, Tscholakoff D, Higgins CB (1986) MRI of the abnormal pericardium. AJR 147:245-256
14. Semelka RC, Tomei E, Wagner S, Mayo J, Caputo G, O'Sullivan M, Parmley WW, Chatterjee K, Wolfe C, Higgins CB (1990) Interstudy reproducibility of dimensional and functional measurements between cine magnetic resonance studies in the morphologically abnormal left ventricle. Am Heart J 19:1367-1373
15. Semelka RC, Shoenut JP, Wilson ME, Pellech AE, Patton JN (1992) Cardiac Masses: Signan Intensity Features on Spin-Echo, Gradient-Echo, Gadolinium-enhanced Spin-Echo, and TurboFLASH Images. JMRI 2:415-420
16. Shellock FG (1992) MRI biologic effects and safety considerations. In: Higgins CB, Hricak H, Helms CA (eds) MRI of the body. Raven press, New York, pp 233-265
17. Theissen P, Sechtem U, Langkamp S, Jungehülsing M, Hilger HH, Schicha H (1989) Nichtinvasive Beurteilung aortokoronarer Venenbrücken mit Kernspintomographie. Nucl Med 28:234-242

18. Van Rossum AC, Visser FC, Van Eenige MJ, Sprenger M, Valk J, Verheugt FW, Roos JP (1990) Value of gadolinium-diethylene-triamine pentaacetic acid dynamics in magnetic resonance imaging of acute myocardial infarction with occluded and reperfused coronary arteries after thrombolysis. Am J Cardiol 65: 845–851

19. White RD, Holt WW, Cheitlin MD et al. (1988) Estimation of the functional and anatomic extent of myocardial infarction using magnetic resonance imaging. Am Heart J 115: 740–748

20. Yabe T, Mitsunami K, Inubushi T, Kinoshita M (1995) Quantitative measurements of cardiac phosphorus metabolites in coronary artery disease by 31P magnetic resonance spectroscopy. Circulation 92: 15–23

3.4 Positronenemissionstomographie des Herzens

G. Hör, U. W. Scherer, A. Hertel, R. P. Baum

Die Positronenemissionstomographie (PET) ist ein klinikreifes Verfahren der Nuklearmedizin, das in einzigartiger Weise die qualitativ-bildgebende Dokumentation und – in Anfängen – auch die Quantifizierung von Perfusion, Perfusionsreserve sowie verschiedener Stoffwechselpartialfunktionen erlaubt (Tabelle 1; [10, 38, 62 202]).

Die Entdeckung des positiven Elektrons (Positrons) gelang Anderson [1] am 2.8.1932. Die ersten „Positronenscanner" wurden zunächst für die Hirntumorszintigraphie bereits ca. 3 Dekaden später eingesetzt [2]. Erst die Entwicklung von Positronenemissionstomographen sowie die Radiosynthese PET-pflichtiger Radiopharmazeutika hat die systematische Erschließung der klinischen PET-Potentiale begünstigt [3–8].

Erste Studien zur myokardialen PET-Diagnostik mit ^{18}F-FDG stammen von Phelps et al. [9]. Heute wird dem Verfahren auch in manchen Lehrbüchern breite Beachtung geschenkt [10]. Im Frankfurter Universitätsklinikum konnten seit 1994 Erfahrungen mit dem PET Typ ECAT EXACT 47 (Fa. Siemens) gewonnen werden. Die seit 1982 verfolgten quantitativen PET-Ansätze [8, 12] werden jetzt

Tabelle 1. Übersicht über Funktionsprinzipien und für deren Untersuchung eingesetzte Tracer und Radionuklide.

Radionuklid	Tracer	Funktion
^{13}N	Ammoniak	
^{81}Rb, ^{82}Rb	Rb$^+$	Na/K-Pumpe, Transaminierung
^{94m}Tc,	Teboroxim, MIBI, Tetrofosmin	Perfusion Mitochondrienfunktion
^{18}F	Antimyosin	Zelltod („Apoptose"?)
^{18}F	Misonidazol	Hypoxiemarker
^{11}C	Acetat	Oxidativer Stoffwechsel
^{11}C ^{18}F	Fettsäuren	β-Oxidation
^{18}F	2-FDG	Glukosestoffwechsel
^{11}C	S-Adenosylhomocystein	ATP-Metabolismus
^{11}C ^{18}F	Rezeptorliganden HED, NE, Forskolin	Innervation, Neurotransmission

durch Analysen der arteriellen Inputfunktion, der koronaren Flußreservebestimmung, des Polar mapping und durch iterative 3D-Rekonstruktionstechniken ständig verfeinert [13–16].

1993 waren weltweit 134 PET-Einrichtungen vorhanden, vorrangig in den USA, Kanada, Europa und Japan[17], wobei PET-Zentren in Deutschland nicht universitär flächendeckend existieren (Stand Anfang 1997: etwa 40 Positronenemissionstomographen). In Japan sollen jährlich 2 PET installiert werden.

3.4.1 Zur Pathopysiologie und Radiopharmazie

3.4.1.1 Perfusion und vaskuläre Funktion

In der Praxis der Kardiologie wurde über Dekaden dem Stenosegrad von Koronararterien eine fast exklusive Bedeutung zuerkannt. Die Beseitigung deren hämodynamischer Wirkung durch Revaskularisationstherapie gilt auch heute noch vielerorts als wichtigstes Ziel.

In den letzten Jahren wurde jedoch erkannt, daß die vaskuläre Funktion auf den Verlauf der koronaren Herzkrankheit (KHK) entscheidenden Einfluß ausübt. Ein erhöhter Cholesterinspiegel wird als Vorläufer der KHK-Entwicklung angesehen [18,19]. Die Früherkennung einer Endotheldysfunktion über eine veränderte Reagibilität des koronaren Gefäßsystems bietet die Chance eines Zeitvorsprungs für die KHK-Diagnose. Nicht erst die Folgen, sondern bereits die Ursachen sollten erkannt und behandelt werden [20–22, 148–151]. Vasoaktive Hormone spielen eine vielbeachtete Rolle. Der EDRF („endothelial derived relaxing factor") sinkt bereits in einem frühen Krankheitsstadium ab und gilt als Schrittmacher der Plättchenadhäsion, Vasokonstriktion und Leukozytenadhäsion. Thrombose und Makrophagenretention sind die Folgen der veränderten Relation von Gewebeplasminogenaktivator (t-PA) zu Plasminogen-Aktivator-Inhibitor.

3.4.1.2 Ansätze für PET

Zwar sind heute noch nicht die Voraussetzungen gegeben, um vasoaktive Peptide, Radikale und Antioxidanzien mit PET-fähigen Nukliden für die Praxis zu markieren, jedoch bietet die mittels PET gemessene koronare Flußreserve ermutigende Ansätze. Es geht um die Prüfung der Dilatationskapazität der Koronargefäße. Eine gestörte, durch Acetylcholin gesteuerte Dilatation bei noch normalem Koronarangiogramm kann unter Ruhebedingungen oder über eine verminderte Myokardflußreserve mit ECT-Techniken verifiziert werden [21–26]. Die genaueste Untersuchungsmethode zur quantitativen Erfassung der koronaren Flußreserve ist $H_2^{15}O$/PET (s. unten).

PET dokumentiert ferner die vitale Myokardzellmasse, d. h. je nach verwendetem Funktionsmarker, die Perfusion, verschiedene Stoffwechselfunktionen und die Rezeptorverteilung im Herzmuskel. PET-pflichtige Radionuklide (Positronenemitter) sind Isotope der 4 Bioelemente, die den menschlichen Organismus aufbauen (in Klammern ihre physikalischen Halbwertszeiten in Minuten): ^{15}O (2), ^{13}N (10), ^{11}C (20), ^{18}F (110), letzteres als Äquivalent des Wasserstoffes.

Für die Praxis der z. Z. in Deutschland noch vorherrschenden Satelliten-PET-Einrichtungen (ohne Zyklotron) steht exklusiv ^{18}F-Fluordeoxyglukose, ein Analog des natürlichen Zuckers Glukose, zur Verfügung.

PET-Zentren mit etabliertem Klinikzyklotron und akkreditierten Laboratorien für PET-Radiopharmazie – unter Leitung eines Radiopharmazeuten – können das volle Radiopharmaziepotential von PET ausschöpfen mit Markierungssynthesen v. a. auch der ^{11}C-Verbindungen. Weit über 1000 Substanzen sind bis jetzt zum Einsatz in der PET hergestellt worden.

PET-Perfusionsmarker

^{13}N-Ammonium. Dieser myokardiale Perfusionsmarker wird in die Glutaminproduktion eingeschleust. Regionaler Myokarduptake und Myokardfluß sind nicht linear, so daß bei hohen Flußraten die Myokarddurchblutung unterschätzt wird. Die Beurteilung des Schweregrades von Koronarstenosen kann dadurch beeinträchtigt werden. Die Quantifizierung des Myokardflusses wird derzeit nur in Studien erprobt. Die Absolutwerte variieren in Abhängigkeit von der angewendeten Methode. So ermittelten Grandin et al. [27] bei 17 Patienten mit verbesserter Wandbewegung und vermindertern endsystolischem Volumen im vitalen Myokard einen Fluß von 77 ± 20 ml $min^{-1} g^{-1}$ (bei nichtvitalem Myokard 51 ± 9 ml $min^{-1} g^{-1}$). Die Quantifizierung erfolgte mit der graphischen Methode nach Patlak (s. auch [28]).

^{82}Rb (Rubidium). Die Majorität der PET-Zentren benutzt zyklotronproduzierte Tracerverbindungen, seltener wurde in den USA auch das Generatornuklid ^{82}Rb (Rubidium) verwendet [30, 107, 109, 110 201] und nur vereinzelt in Deutschland [29]. Dieses unterliegt – wie Kalium und Thallium – einem aktiven Kationentransport und damit der Einschleusung in die Kardiomyozyten über die Natrium-Kalium-sensitive ATPase.

^{82}Rb hat eine physikalische Halbwertzeit von 75 s. Es wird aus einem Positronengenerator (Tabelle 2) gewonnen. Wie bei ^{13}N-Ammonium ist auch die myokardiale Rubidiumaufnahme flußlimitiert. Quantitativ wurde die Myokardperfusion nach einem 2-Kompartiment-Modell bestimmt. Das relative Verteilungsvolumen des 1. Kompartiments wurde mit 0,53 ml/min als konstant ange-

Tabelle 2. Wichtige Generatornuklide für PET

Mutternuklid	Halbwerts-zeit	Verzweigungs-verhältnis	Tochternuklid	Halbwerts-zeit	Positronen-häufigkeit
^{62}Zn	9,26 h	100 %	^{62}Cu	9,74 m	98 %
^{68}Ge	270,8 d	100 %	^{68}Ga	1,14 h	89 %
^{82}Sr	25,55 d	100 %	^{82}Rb	1,27 m	96 %

nommen. Ebenso wurden konstante Wiederauffindungskoeffizienten und „spill-over fraction" eingesetzt. Unter diesen Annahmen war der hypothetische Index der Myokardvitalität (k_2) in Myokardregionen mit schwerer Ischämie angestiegen. Vergleichsstudien mit der Argonmethode lieferten keine Unterschiede in der Absolutbestimmung [29]. Der Quotient des Rubidium-Uptakes (rechter: linker Ventrikel) korreliert invers mit der Ejektionsfraktion EF [30].

$H_2{}^{15}O$. Dies ist der optimale PET-pflichtige Perfusionsmarker. Er eignet sich am besten zur Quantifizierung der Myokardperfusion, da er frei diffusibel und sein myokardialer Uptake nicht flußlimitiert ist. Die Subtraktion der Blutpoolaktivität mittels ^{11}CO löst das Problem des sog. Spillovereffektes (Einstrahlung von Aktivität aus den Herzbinnenräumen in das Kompartiment der Herzmuskelmasse). PET-Studien mit $H_2{}^{15}O$ haben gezeigt, daß mindestens 70 % der myokardialen Wanddicke vor der Operation „normal" perfundiert sein müssen, wenn eine Wiederaufnahme der Funktion nach Revaskularisation erreicht werden soll [31–34].

Auch zur Bestimmung der Koronarflußreserve wird dieser PET-Tracer von einigen Gruppen bevorzugt. Die vasodilatatorische Antwort, gemessen als Quotient des Myokardflusses nach Dipyridamolgabe (0,5 mg/kg über 4 min) und des Ruheflusses ist in infarktbezogenen Myokardregionen geringer ($1,12 \pm 0,50$) als in infarktfernen ($1,53 \pm 0,36$) [35]. Dabei wurde festgestellt, daß auch in Myokardregionen, die von normalen Koronararterien versorgt werden, schwerergradige Vasodilatationsstörungen auftreten können, die das Ausmaß der Myokardischämie und -nekrose nach Koronarverschluß bestimmen.

^{94m}Tc-Isonitril. Nach Stone et al. [36] bietet dieser neue PET-Perfusionsmarker äquivalente Chancen wie der SPECT-abhängige (^{99m}Tc-MIBI). Bei einer physikalischen Halbwertszeit von 53 min, einer ^{13}N-Ammonium vergleichbaren Qualität der Perfusionsbilder ist die räumliche und zeitliche Auflösung in PET-Technik jedoch besser, so daß z. B. die Infarktgröße nicht überschätzt werden soll, wie dies von dem SPECT-pflichtigen ^{99m}Tc-Isonitril bekannt ist. Es ist daher vorstellbar, daß das PET-fähige Perfusionsanalog in der Myokardvitalitätsdiagnostik sowie zur Identifizierung des Winterschlafmyokards besser geeignet ist. Die hohe Firstpass-Extraktion des PET-Tracers ist optimal, die Retention in der Spätphase wird aber durch Transaminierungsprozesse im Zytoplasma bestimmt, deren Einfluß auf das klinische Resultat noch nicht näher untersucht wurde.

^{94m}Tc-Teboroxim. Die Clearancehalbwertszeit beträgt nur 8 min, die maximale Myokardextraktion etwa 3 % der applizierten Aktivität, Eigenschaften, die für eine quantitative Radiopharmakokinetik als günstig angesehen werden [37].

Stoffwechselmarker

Zucker-, Fettsäuren und Aminosäurestoffwechsel sind mit PET bildlich dokumentierbar. Am häufigsten wird das Analog des natürlichen Zuckermoleküls, die Fluordeoxyglukose, markiert mit ^{18}F (FDG), in klinischen PET-Untersuchungen herangezogen [38].

^{18}F-FDG. Glukose bzw. FDG wird über Glukosetransporter in die gesunde Herz-muskelzelle transportiert [211]. Insulin stimuliert die Expression des die Gluko-setransporter encodierenden Gens, somit deren Anzahl und ihre Translokation an die Zelloberfläche [39, 40]. Die insulingesteuerte Aktivierung des Glukose-transportes wurde durch Bogardus et al. 1984 [41] belegt, die Steuerung des kar-dialen Glukosetransportes über die Glukosetransporterproteine Glut 1 und Glut 4 durch Mueckler [42, 43].

Der PET-Tracer ^{18}F-FDG imitiert den biochemischen Weg der Glukose von der Aufnahme durch den Kardiomyozyten bis auf die Stoffwechselebene der Hexo-kinase-vermittelten Konversion in FDG-6-phosphat. Diese Stoffwechselschritte können nur von der lebenden – vitalen – Herzmuskelzelle vollzogen werden, da sie energieverbrauchende Prozesse darstellen. Während Glukose-6-Phosphat weiter metabolisiert wird zu Pyruvat mit Einschleusung in den Zitratzyklus, ist FDG-6-phosphat nicht weiter metabolisierbar; es wird im Kardiomyozyten ange-reichert. Glukose-6-phosphat wird von der Glukose-6-phosphat-Isomerase in Fruktose-6-phosphat umgewandelt. FDG ist ebenso wie Deoxyglukose (DG) kein Substrat dieses Enzyms. Bei natürlicher Glukose (mit ^{3}H markiert) wird [^{3}H]H$_2$O über H-Austausch während der Isomerisation von Glukose-6-phosphat zu Fruk-tose-6-phosphat erzeugt. Als „Goldstandard" für die Direktmesseung der Glu-koseutilisation verteidigen daher manche Gruppen die Rate der [^{3}H]H$_2$O-Pro-duktion – gemessen über die Steigung der Freisetzungskurve [44]. ^{11}C-mar-kierte Glukoseverbindungen sind nur in PET-Zentren herstellbar, somit nur mit geringem Nutzen für die klinische Praxis [45, 46]. Außerdem ist der Aufwand für die Modellierung aufgrund des komplexeren Stoffwechsels erheblich größer. Das FDG-PET-Bild des Herzens reflektiert demnach nur das „eingefrorene" Stoff-wechselmuster über die Messung der Annihilationsstrahlung von 511 KeV, die beim Zerfall von ^{18}F entsteht.

Die Konzentration des Enzyms Hexokinase ist in den Regionen erhöht, in de-nen ein erhöhter Glukosebedarf besteht, wie z.B. im Winterschlafmyokard (=„hibernating myocardium", s. [115]). In Rattenhepatomzellkulturen wurde die Glukosepermeation im Sinne einer „facilitated diffusion" beschrieben. Auch quantitativ nimmt vitales Myokard mehr FDG (bzw. Glukose) auf (55 ± 20 µmol/min/100 g) als avitales (24 ± 11 µmol/min/100 g) [47].

Fundamentale Bedenken hinsichtlich der Identifikation von FDG und Glukose und der PET-assistierten Quantifizierbarkeit des myokardialen Glukoseverbrau-ches werden von einer Gruppe aus Houston [44] geäußert, gestützt auf Studien an isolierten Rattenherzen. Durch Insulingaben würden infolge unterschiedli-cher Insulintransportersensibilitäten (für FDG und Glukose) quantitative Upta-ke-Daten fragwürdig. Nur unter Steady-state-Bedingungen können verläßliche Daten für die FDG-(Glukose-)Aufnahme gewonnen werden (s. auch [44]): Die Af-finitäten für Hexokinase sind bei Glukose und FDG unterschiedlich hoch. Insulin und andere kompetitive Substrate verändern den Quotienten. Die zur Korrektur vorgeschlagene „lumped constant" soll den Uptake des Kardiomyozyten an die Glukoseaufnahme angleichen, berücksichtigt jedoch nicht, daß die biochemi-schen Ratenkonstanten in beiden Richtungen (forward and reverse) während der einzelnen Stoffwechselschritte unterschiedlichen hormonellen Einflüssen, der

Substratverfügbarkeit und allosterischen wie kovalenten biologischen Modulatoren unterliegen [48]. Es wurde daher in Frage gestellt, ob durch den Nachweis der ^{18}F-FDG-Akkumulation vitales Myokard in minderperfundierten Myokardregionen auf der Basis einer akzelerierten Glykolyse überhaupt nachweisbar ist. Es ist auch noch nicht gesichert, ob eine Dephosphorylierung von FDG-6-Phosphat tatsächlich vernachlässigbar sei. Ist also die im Kardiomyozyten irreversibel retinierte Fraktion an FDG groß genug, um die Annahme eines unidirektionalen Nettouptakes von FDG zu rechtfertigen? Die Ratenkonstanten für FDG-6-Phosphat variieren im Herzen beträchtlich von 0,004 bis 0,033 min^{-1}, wodurch bei der quantitativen Patlak-Analyse eine Unterschätzung der Glukosekonsumption in Kauf genommen wird. Insulin, Laktat und β-Hydroxybutyrat supprimieren als kompetitive Substrate den ^{18}F-FDG-Uptake relativ zur (2-^{3}H)-Glukose-Aufnahme im Myokard. Die Rate der [^{3}H]H_2O-Produktion (die durch Detritiierung aus (2-^{3}H)-Glukose entsteht, wird daher als „biochemischer Goldstandard", somit als eigentliches direktes Maß für die Glukoseutilisation akzeptiert [44]. In der klinischen Praxis wird das myokardiale Vitalitätskonzept der ^{18}F-FDG-PET-Diagnostik geübt und anerkannt.

Zusammenhänge mit dem ATP-Stoffwechsel wurden durch ^{11}C-markierte Verbindungen aufgezeigt [66]: Exogen verabreichtes ^{11}C-Homocysteinthiolakton induziert die Bildung von S-Adenosylhomocystein aus Adenosin (über die SAH-Hydrolase). Die metabolische Konversionsrate ist ein Spiegel der primär nicht direkt meßbaren Adenosinkonzentration. Auf diese Weise könnte auch die myokardiale Energiebilanz des Herzens PET-gesteuert ermittelt und bildlich dokumentiert werden.

Fettsäureutilisation. Der Herzmuskel deckt seine Energie zu 60–80 % aus der Verwertung von freien Fettsäuren. Der transsarkolemmale Fettsäuretransport ist reversibel (Rückdiffusion oder Verstoffwechselung zu CO_2). Im Zytoplasma werden Fettsäuren zu Acetyl-Koenzym A aktiviert und sodann in Triglyceride und Phospholipide eingebaut oder alternativ zur β-Oxidation in den Mitochondrien verfügbar. Myokardischämie bewirkt eine verminderte Extraktion mit konsekutiver intramyokardialer Fixation der Fettsäuren, da die Rückdiffusion gesteigert, die β-Oxidation vermindert ist.

[11]C-Palmitat. Vor gut 2 Dekaden wurde dieser Tracer erstmals und seither wiederholt getestet [49–51]: Die rasche Phase der Clearance zur Ermittlung der β-Oxidation, die langsame für die Bestimmung der Fraktion, die in den intrazellulären Lipidpool internalisiert wird. Die klinische Anwendung ist in den Hintergrund getreten zugunsten von Singlephotonemittern (wie ^{123}I-markierten Fettsäuren mit SPECT-Technik (s. [52–56]).

[11]C-Acetat. Größere Bedeutung wird der Acetatclearance zugemessen [53, 54, 57]. Diese ist ein Äquivalent des O_2-Metabolismus. Myokardfluß und O_2-Metabolismus sind in vitalem und avitalem Myokard gekoppelt. Die rasche Metabolisierung und Einschleusung des Tracers in die kardialen Mitochondrien mit Konversion zu Acetylcoenzym A, Eintritt in den Zitronensäurezyklus und Abgabe in Form von $^{11}CO_2$ lassen ^{11}C-Acetat als ein metabolisches Schlüsselsubstrat charakterisieren für alle aerob metabolisierten Stoffe (Fettsäuren, Glukose, Laktat, Pyruvat).

Sequentielle PET-Studien zeigten, daß die Erholung des oxidativen Stoffwechsels die Restitution der Kontraktionsfunktion des Ventrikels vorhersagen läßt [57, 58]. Als besonderer Vorzug von ^{11}C-Acetat gilt, daß – im Gegensatz zu FDG – der reine aerobe Stoffwechselweg bestimmbar ist.

Neuroadrenerge Signaltransduktion und myokardiale Energiebilanz

Adrenalin bzw. Noradrenalin („first messenger") werden unter Vermittlung spezifischer Rezeptoren an Targetzellen gebunden und lösen die intrazelluläre Signalkette der „second messenger" vom Typ cAMP (zyklisches Adenosinmonophosphat) aus. Eine wichtige Vermittlerrolle zwischen den Rezeptoren der interzellulären Signaltransduktion durch die „first messenger" und der intrazellulären Signaltransduktion spielen die erst spät entdeckten G-Proteine in der Zellmembran (s. [59]).

Die Rolle der cAMP-abhängigen Proteinkinasen ist auch im Zusammenhang mit der Phosphorylierung bei ^{18}F-FDG und ^{11}C-„ATP"-Studien weiter verfolgenswert. Da Adrenalin am Herzmuskel als Aktivator der Kontraktionsfrequenz wirkt, wird die Bedeutung von PET-Studien deutlich.

^{11}C-Hydroxyephedrin. Pilotstudien stammen von Schwaiger et al. [60, 61]. Diese PET-Untersuchungen sind unseres Wissens derzeit in Deutschland nur in München (Technische Universität) durchführbar. Sie sind in der klinischen Praxis noch nicht ausreichend validiert. Mehr Erfahrungen liegen mit dem SPECT-fähigen Analog ^{123}I-Metajodbenzylguanidin (MIBG) vor [62, 63]. Die klinische Relevanz einer „Neurotransmitterdepletion" bei koronarer Herzerkrankung, bei der Herzinsuffizienz und im Nachweis einer Reinnervierung nach erfolgter Herztransplantation wird z. Z. in Studien geprüft, z. B. von unserer Gruppe vor und nach PTCA [64].

^{11}C-Forskolin. Mit diesem PET-Radiopharmazeutikum [65] dürfte eine funktionelle Analyse des adenylatgesteuerten „Second-messenger"-Systems möglich sein. Forskolin ist ein Diterpen, ursprünglich isoliert aus Coleus forskoli. Es bindet an die α-Untereinheit des G_s-α, ein stimulatorisches Guanin-Nukleotid-Bindungsprotein und an die Adenylatcyclase, welches die rezeptorvermittelte Produktion von zyklischem Adenosinmonophosphat katalysiert mit Aktivierung spezifischer phosphorylierender Enzyme.

^{11}C-„ATP". Exogen im Überschuß verabreichtes Homocystein bewirkt über die S-Adenosyl-Homocystein (SAH)-Hydrolase unter Adenosingabe eine vermehrte SAH-Transformation (S-Adenosyl-Homocystein), deren Menge proportional zur intrazellulären Adenosinkonzentration ist [66]. Bei schwerer Myokardischämie ist der Metabolitauswasch stark vermindert. Es resultiert eine Protonenakkumulation von ATP-Kataboliten. ATP als Energieträger entsteht aerob in den Phosphorylierungsreaktionen der Atmungskette. Die anaeroben Stoffwechselwege der Glykolyse laufen durch den Meyerhof-Zyklus ausgehend von Glukose-6-

phosphat zu Pyruvat. – Die Ausbeute an ATP ist hierbei jedoch geringer als bei den aeroben Prozessen.

Kardiobiochemische Konsequenzen der Myokardischämie zeigt folgende Übersicht [67]:

Kardiobiochemische Konsequenzen der Myokardischämie:
- inadäquate O_2-Versorgung der Mitochondrien,
- Energieabfall im Zytoplasma,
- Anaerobiose im Gewebe,
- Nettoabbau energiereicher Phosphate,
- Beschleunigung von Glykolyse und Glykogenolyse,
- Stimulation des glykolytischen Flusses,
- Laktatbildung,
- ATP-Produktion durch anaerobe Glykolyse.

3.4.2 Technik

Übersichten zur PET-Technik finden sich bei [5, 68], zur automatischen iterativen 3D-Registrierung in [69], zur GAPET bei [62, 70, 116].

Frankfurter Methode mit GAPET[1]

Der Patient kann ein kleines fettarmes Frühstück einnehmen. Die Medikamente können normal verabreicht werden. Ca.1 h vor Injektion von 70 MBq ^{18}F-FDG in eine Handrückenvene (Butterfly) wird die Glukose-Insulin-Infusion über 30 min verabreicht (15minütige Kontrolle des Blutzuckerspiegels). Nichtdiabetikern werden 500 ml 10 %ige Glukoselösung mit 10 I.E. Altinsulin und 20 mmol KCl infundiert, bei Patienten mit latentem Diabetes mellitus (Nüchternblutzucker unter 180 mg/dl), statt 10 I.E. 12 I.E. Altinsulin [70].

Lewis et al. [71] empfahlen ein „Low-dose-insulin"-Protokoll, d. h. die i.v.-Injektion von 1–3 I.E. Insulin unmittelbar vor der ^{18}F-FDG-Injektion, womit sie die Qualität der PET-Szintigramme bei nichtinsulinpflichtigen Diabetikern anheben konnten: in 53 % gute, in 45 % exzellente Qualität; nur in 2 % war die Bildgüte schlecht.

Insulin-clamp-Techniken verbessern die myokardiale Glukoseutilisation [72], jedoch bleibt eine Minusdifferenz gegenüber Nichtdiabetikern, hypothetisch bedingt durch eine Insulinresistenz bei Störung der GLUT4-Transporterkapazität. Auch Acipimox, ein Nikotinsäurederivat, das die Spiegel an freien Fettsäuren senkt, verbessert die Bildqualität bei Diabetikern.

Zunächst erfolgt die Positionierung mit Rectilinearscan über 20 s. Die Transmissionsmessung erfolgt ca. 45 min nach Beginn der Infusion über 15 min (abhängig vom Alter der Transmissionsquellen). Die dynamische Akquisition erstreckt sich auf 4mal 5 s, 2mal 10 s, 2mal 20 s, 2mal 120 s, 8mal 300 s. Danach folgt eine EKG-getriggerte Akquisition über 20 min mit Aufnahme von 8 Bildern pro

---

[1] GAPET = Gated PET = EKG getriggert in Systole und Diastole.

Herzzyklus [70]. 1 h nach Infusionsende und vorheriger Kontrolle des Blutzuckerspiegels wird der Patient entlassen.

Für die Rekonstruktion der akquirierten PET-Bilder wird eine Matrix von 128 × 128 und ein Hanning-Filter gewählt mit einer Grenzfrequenz von 0,35 Zyklen pro Pixel mit individuell gemessener Schwächungskorrektur. Die iterative Rekonstruktion mit Maximum-likelihood-Methoden wird z. Z. in der PET-Technik entwickelt und integriert [73].

3.4.3 Auswertemethoden

Ausgewertet wird die dynamische Akquisition durch Addition der letzten 4 Frames, die getriggerte Akquisition in Enddiastole und Endsystole und ein Summenbild über alle Gates. Reanguliert wird in 8 Schichten pro Schnittebene, in den Langachsen (horizontal, vertikal) nur der linke Ventrikel, in der Kurzachse der rechte und linke Ventrikel.

Dargestellt wird die mittlere Schicht aller 3 Schnittebenen der Endsystole und Enddiastole und die Polarmap aus dem Summenbild der getriggerten Studie.

3.4.3.1 Quantitatives PET

Methodische Voraussetzung ist die Ermittlung der Inputfunktion über arterielle Tracerkonzentrationsbestimmungen [16, 31, 74–78]. Dies kann durch arterielle Blutentnahme oder direkt aus den Schnittbildern erfolgen. Hierzu wird eine Auflösung von mindestens 0,5 cm^2 gefordert. Für die Praxis sind die mit der Quantifizierung verbundenen Probleme noch nicht befriedigend gelöst [62]. Zunehmende Verbreitung erfährt die bereits in der SPECT-Technik übliche Polarkoordinatenauswertung [16]. Gemessen an dem Goldstandard der Mikrosphärentechnik ergab sich hinsichtlich des Ausmaßes (Prozentsatz der vitalen Myokardzellmasse) und des Schweregrades des hypoperfundierten Myokards eine enge Korrelation (r = 0,91) zwischen dem mit Mikrosphären quantifizierten Myokardfluß und den mittels ^{13}N-Ammonium/PET bestimmten Flußdaten. Klinisch nicht validiert ist die sog. Faktorenanalyse zur isolierten Extraktion des Blutfaktors der Zeit-Aktivitäts-Analyse [82]. Vielversprechend, da einfacher praktikabel, erscheint eine Methode zur quantitativen Bestimmung der regionalen metabolischen Glukoseutilisationsrate in 3D-Technik [83].

Die regional quantifizierten Glukoseutilisationsraten werden von verschiedenen Einflußfaktoren bestimmt [80]. Der Wechsel von Nahrungskarenz zu exogener Glukosezufuhr steigert die regionale metabolische Rate von 0,24 ± 0,17 auf 0,69 ± 0,11 µmol min^{-1} g^{-1}. Plasmaglukosespiegel, Insulin- und freie Fettsäurekonzentration sowie der Insulin/Glukagon-Quotient determinieren die Konstanten der Glukoseaufnahme, so daß für optimierte FDG-PET-Bilder eine Schwellenkonzentration (Glukagon/Insulin unter 0,2 µmol min^{-1} g^{-1}) gefordert wurde. Die Posterolateralwand nimmt mehr Glukose auf als Vorderwand und Septum. Überwiegend kontrovers und kritisch wird die klinische Relevanz quantitativer PET-Untersuchungen diskutiert [48, 84, 86, 87, 188, 206, 207].

3.4.3.2 ^{13}F-FDG mit SPECT?

Die Idee, Positronenstrahler mit SPECT-Geräten zu messen, wurde von den Gruppen in Bern und Homburg/Saar konzipiert [88, 89], später auch von anderen [85, 90–93]. Spezielle 511 keV Kollimatoren müssen hierfür benutzt werden. Auftrieb erhielt dieser Vorschlag nach der Entwicklung von Multi-Detektor-SPECT-Systemen, die zur Transmissionskorrektur befähigt sind, sowie neuerdings durch die Einführung von sog. Positronenkoinzidenztomographen [208]. Ergebnisvergleiche mit dem „Goldstandard" ^{18}F-FDG/PET liegen bisher nicht vor. PET-äquivalente Aussagen sind nicht zu erwarten, da eine absolute Quantifizierung der Koronarreserve nicht möglich ist [93–95].

3.4.4 PET in Kardiologie und Kardiochirurgie

Die Bestimmung des Myokardflusses am Patienten ist mit kurzlebigen Zyklotronnukliden nur in PET-Zentren möglich. In klinischen Satelliten-PET-Einheiten können der Myokardfluß mit ^{82}Rb aus ^{82}Sr/^{82}Rb-Generatoren, sowie die metabolische ^{18}F-FDG-Verteilung untersucht werden. Für klinische Zwecke erfolgt in der Regel keine Quantifizierung.

Experimentell hat die Gruppe in St. Louis bereits früher den Myokardfluß quantitativ mit $H_2{}^{15}O$ bestimmt [32, 97–99]: Es ergab sich eine enge Korrelation zur Mikrosphärentechnik: Im gesamten Myokard war der Fluß homogen ($0,90 \pm 0,22$ ml min^{-1} g^{-1} in Ruhe, $3,55 \pm 0,15$ ml min^{-1} g^{-1} nach Dipyridamol). Die quantitative Auswertung von PET-Studien unterliegt einer gewissen Datenvariation, je nach angewandter Methode. Durch variable ROI-Positionierung erhielten Herrero et al. [97] unterschiedliche Daten für den quantitativen Myokardfluß: Aus der Zeit-Aktivitäts-Kurve, die vom linken Vorhof abgeleitet wurde (ohne zeitliche Korrektur für die frühere Ankunft), errechnete sich bei 30 „Normalpersonen" ein Wert von $0,98 \pm 0,27$ ml min^{-1} g^{-1}. Nach Dipyridamol stieg die Myokarddurchblutung (Koronarreserve) auf $3,2 \pm 1,26$ ml min^{-1} g^{-1}. Die Zeitkorrektur für die Ankunft des Radioaktivitätsbolus in linkem Vorhof und Aorta wird als essentiell eingestuft.

3.4.4.1 Herzgesunde

In der klinischen Praxis erfolgt die Beurteilung der ^{18}F-FDG-Aufnahme in den Herzmuskel z. Z. überwiegend visuell-qualititativ und regional (relativ) [11, 108]. Beim Herzgesunden ermittelten Reske et al. [29] mit ^{82}Rb einen Myokardfluß von $0,60 \pm 0,10$ ml min^{-1} g^{-1}. Abgesehen von der Apikalregion wurden in 12 verschiedenen Regionen keine Flußunterschiede festgestellt, ebensowenig im Vergleich mit den mit der Argonmethode gemessenen Werten. Eine normale Koronarreserve liegt vor, wenn der Ruhefluß nach Dobutamingabe etwa um das 4fache ansteigt [98]. Biochemische Einflußfaktoren sind der Glukoseplasmaspiegel, die Konzentration der freien Fettsäuren, die Insulinkonzentration und der

Plasmaglukagonspiegel. Diese sind verantwortlich für die Beobachtung, daß die FDG-Verteilung im Myokard inhomogen ist [99]. Exogene Glukosezufuhr bewirkt eine homogenere Verteilung, wobei die orale Glukosegabe von der intravenösen (Infusion) abgelöst wurde: „euglycaemic hyperinsulinaemic clamp" [100] und seit 1994 auch durch Acipimoxgaben ergänzt wird.

Beim nüchternen Patienten wurde eine niedrigere myokardiale Glukoseutilisationsrate gemessen ($0,24 \pm 0,17$ µmol/min/100 g) als nach Glukosebelastung ($0,69 \pm 0,11$ µmol/min/100 g) [80, 81].

Der Einfluß des metabolischen Milieus bei normalen Freiwilligen [80, 99, 101] bedingt eine regionale Heterogenität der FDG-Verteilung durch Störeinflüsse von seiten des ^{18}F-FDG-Blutpools, der ^{13}N-Ammonium-Aktivität in der Lunge, der Glukoselast, Diät (nüchtern, postprandial), sowie der Konzentration von Glukose, Insulin und Fettsäuren.

3.4.4.2 Detektion der koronaren Herzkrankheit (KHK)

Ein Kommitee der American Heart Asscociation hat 1991 den klinischen Einsatz von PET wie folgt definiert [103]:
- Aufdeckung einer KHK (s. auch [20, 47, 79, 147, 152, 179]),
- Abschätzung des Schwergrades und Feststellung der Myokardvitalität (s. auch [17, 35, 104, 106].

Die Arbeitsgruppe PET der Deutschen Gesellschaft für Nuklearmedizin hat kürzlich ebenfalls einen gewichteten Indikationskatalog vorgelegt [108]. Diese beiden Indikationen wurden dort als Klasse I a (angemessen und von klinischem Nutzen) eingestuft.

Die Prüfbarkeit der hämodynamischen Auswirkung kritischer Koronararterienstenosen wurde bereits früher offengelegt [35,109]: Mit [82]Rb (Rubidium) wurden Koronarkranke mit koronarangiographisch nachgewiesener Einbuße der koronaren Flußreserve ($< 3,0$) mit einer Sensitivität von 94 % durch das PET-Verfahren erkannt (Spezifität 95 % [79]). Mehrere Gruppen konnten dieses Resultat bestätigen (Tabelle 3), so daß in Positionsstandortpublikationen die KHK-Detektion sogar als vorrangige klinische PET-Indikation genannt wird

Nach Williams et al. [110] werden Koronarstenosen (Durchmesser im Mittel 67 %) mit einer Sensivltät von 87 % (Spezifität 88 %) mittels [82]Rb/PET aufgedeckt. Die PET-Untersuchungen erfolgten in Ruhe und nach pharmakologischem Streß (Infusion von 0,142 mg/kg/min über 4 min).

Tabelle 3. Nachweis der koronaren Herzkrankheit mit [82]Rb-PET

Anzahl Patienten	Sensitivität	Spezifität	Genauigkeit	Quelle
193	94 %	95 %	94 %	[79]
81	85 %	89 %	86 %	[107]
132	95 %	82 %	92 %	[201]
287	87 %	87 %	88 %	[110]

Büll et al. [11] stellten Streubreiten der regionalen Stoffwechselraten bis zu 51 % fest: 45,3 ± 17,3 µmol/100 g/min (bei Mismatchkonstellation), 35,2 ± 12,4 (Grauzone), 26,7 ± 13,3 (bei Matchkonstellation). Die Autoren schlossen, daß der größere Aufwand für die Berechnung der regionalen FDG-Stoffwechselraten keinen diagnostischen Vorteil brachte gegenüber der maximumbezogen Relativbewertung.

3.4.4.3 Myokardvitalität vor Revaskularisation („hibernating myocardium")

Auch diese Indikation wird im deutschen Positionspapier von Nuklearmedizinern und Kardiologen gemeinsam als Klasse I a angeführt [108]. Revaskularisierbar ist nur vitales Myokard. Alle Methoden, die den Vitalitätsnachweis präinterventionell erbringen können, kommen deshalb für eine rationale diagnostische Strategie in einer Stufensequenz in Betracht. Unter den nichtinvasiven Verfahren hat in dieser Hinsicht das Ruhe- und Belastungs-EKG keine ausreichende Genauigkeit. Seit 1974 [111] konnten wir mit der ^{201}Tl-Myokardszintigraphie, zunächst in Planar-, später in SPECT-Technik die Erfahrung gewinnen, daß vital-ischämisches Myokard nach maximaler oder symptomenlimitierter Ergometrie durch einen belastungsinduzierten, in Ruhe wieder reversiblen ^{201}Tl-Fixationsdefekt charakterisiert ist mit konsekutiver ^{201}Tl-Redistribution im Ruheszintigramm. Viele Gruppen sind deshalb dazu übergegangen, die Frage nach Myokardvitalität gleich anhand eines primären ^{201}Tl-Ruheszintigrammes zu beantworten. Die Vorhersage, ob sich eine stark eingeschränkte Pumpfunktion des linken Ventrikels nach Revaskularisation bessert, gelingt anhand einer kritischen Zahl ischämischer ^{201}Tl-redistribuierender Myokardsegemente [112]. Ist eine Ischämie nachgewiesen, erübrigt sich in der Regel die Vitalitätsprüfung. Diese hat ferner zur Voraussetzung, daß eine Revaskularisation geplant und in der Regel auch möglich ist [209].

Spätestens seit 1990 setzte sich die Erkenntnis durch, daß zur weiteren Absicherung der Myokardvitalität bei persistierendem ^{201}Tl-Defekt im Redistributionsszintigramm eine erneute (Nach)Injektion des Perfusionstracers (^{201}Tl-Reinjektion) erfolgen muß im Interesse einer besseren Abklärung der regionalen Myokardvitalität [62, 108, 113, 114]. Dadurch kann die Sensitivität für die Erkennung der regionalen Myokardvitalität auf ca 80 % erhöht werden. Einen noch höheren Sicherheitsgrad (um 95 %) erhält man über die ^{18}F-FDG-PET-Untersuchung. Erhaltene bzw. gesteigerte myokardiale Utilisation des metabolischen PET-Tracers bei Perfusionsdefekt im [201]Tl- der ^{99m}Tc-Sestamibi [177] bzw. ^{99m}Tc-Tetrofosmin-SPECT („mismatch") ist ein Vitalitätssignal. Ist gleichzeitig eine regionale Kontraktionsstörung im Streßechokardiogramm bzw. eine quantifizierbare regionale Funktionsstörung (sektoraler EF-Abfall, Belastungsasynchronie) im ergometrischen Radionuklidventrikulogramm verifiziert, dann ist das Vorliegen eines „hibernating myocardium" im Sinne von Rahimtoola [115] evident.

Chronische Ischämie, Myokardflußreduktion (Hypoperfusion), herabregulierte globale linksventrikuläre Funktion und erhaltene bzw. gesteigerte ^{18}F-FDG-Konsumption charakterisieren das sog. Winterschlafmyokard [123]. Pathophysiologische Faktoren des nichtkontraktilen Myokards sind nach Maseri [117]: Akute Ischämie, Stunning, Hibernation. Alle können eine fehlende Wanddickenzunahme bewirken. Der Schweregrad der linksventrikulären Funktionseinschränkung bestimmt die Prognose. Vor Revaskularisation (Abb. 1) muß deshalb genau entschieden werden, ob kontraktiles oder nichtkontraktiles, narbiges Myokard vorliegt. Eine verminderte systolische Wanddicke wird als Zeichen postinfarzieller Narbenbildung gewertet. Eine fehlende systolische Wandverdickung wird von uns als Kriterium der Avitalität angesehen [97].

Akinetische bzw. dyskinetische Ventrikelsegmente können aber sowohl einer Mixtur von Narbe und vitalem Myokard entsprechen als auch normalem Myokard nach Restitution. Zeichen der Hibernation – neben der gestörten Kontraktion – können in nuklearmedizinischer Technik erweitert definiert werden: Verminderte Myokardperfusion, normale oder gesteigerte ^{18}F-FDG Konsumption, verminderter ^{201}Tl-Uptake mit Redistribution (evtl. erst nach Reinjektion) bei normalem Wert für den PET- bestimmten „water perfusable tissue index (Abb. 2).

Gemessen an der Zahl der ischämischen (^{201}Tl-redistribuierenden) Myokardsegemente konnten wir früher zeigen, daß Koronarkranke mit Ruheischämien in durchschnittlich 10 Myokardsektoren bei gleichzeitig stark eingeschränkter Funktion des linken Ventrikels vor Bypassoperationen von der Revaskularisation

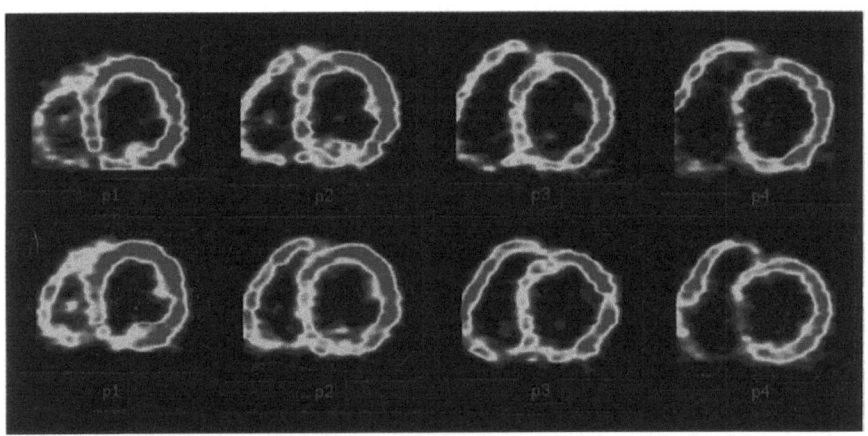

Abb. 1. Getriggerte F-18-FDG-PET (*obere Reihe* diastolische Kurzachsenschnitte, *untere Reihe* systolische Schnitte) bei einem Patienten mit koronarer 2-Gefäß-Erkrankung (80%ige proximale RCA-Stenose, 70%ige Rns und 50%ige RIA-Stenose) mit biventrikulärer Myokardinsuffizienz auf dem Boden einer hypertensiven sowie koronaren Herzkrankheit und Entwicklung einer ischämischen Kardiomyopathie (NYHA III–IV, LVEF 25%) und Entwicklung einer pulmonalen Hypertonie bei sekundärer Rechtsherzbelastung.
Im PET Nachweis von metabolisch vitalem, glukosekonsumptivem, revaskularisationsfähigem Myokard anterior, anterolateral, posterolateral. Deutlich reduzierte Myokardvitalität im mittleren und inferioren Septum sowie apikoinferior. Ausgeprägte linksventrikuläre und besonders rechtsventrikuläre Dilatation mit biventrikulärer Myokardhypertrophie. Hochgradige, globale Hypokinesie des linken Ventrikels

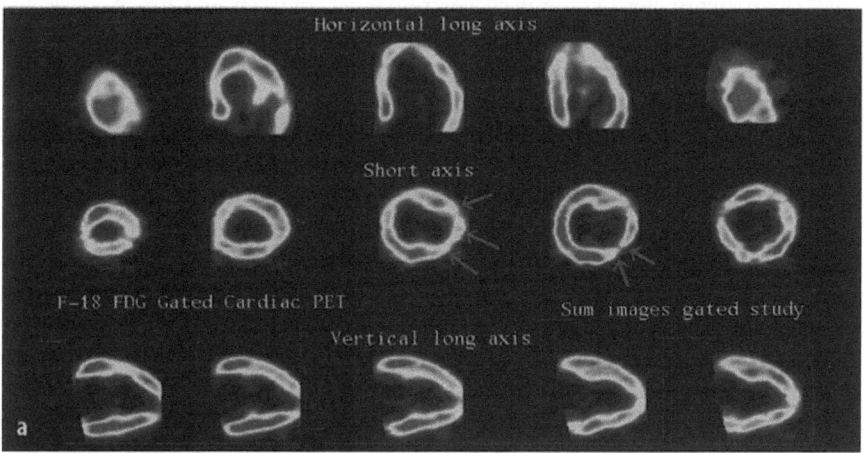

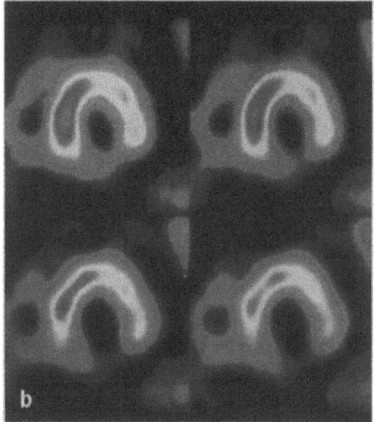

Abb. 2. a Koronare 2-Gefäß-Erkrankung (Verschluß des dominanten RCX und der kleinen RCA). Zustand nach stummem Hinterwandinfarkt sowie hochgradig eingeschränkte linksventrikuläre Funktion (LVEF 35 %) mit kardialer Dekompensation.
Die F-18-FDG-PET (Summenbilder der getriggerten Studie) zeigt transmurale Infarzierungen posterolateral und inferoapikal (umschrieben fehlender FDG-Stoffwechsel im Sinne einer Myokardnekrose), sowie „hibernating myocardium" inferior und postero-/anterolateral. Global deutlich reduzierte metabolische Kontraktilität des linken Ventrikels mit posterolateraler Akinesie. **b** 201-Tl-Myokard-SEPT: ausgedehnte interiore Minderperfusion

funktionell profitieren [112]: Die globale EF steigt postoperativ an. Ähnliche, aber verbesserte Resultate erzielte die Gruppe in Münster nach ^{201}Tl-Reinjektion [118].

In der Praxis sollte die strategische Sequenz gewählt werden: Streßechokardiographie, ^{201}Tl-SPECT mit Redistribution (und evtl. anschließender ^{201}Tl-Reinjektion). Das teuerste Verfahren – ^{18}F-FDG-PET – sollte erst in letzter Instanz zum Einsatz kommen, wenn alle vorausgegangenen Untersuchungen unklar blieben, aus dem Untersuchungsresultat aber therapiebestimmende Direktiven erwartet werden. Ob eine Abkürzung dieser diagnostischen Kette mit primär elektiven

PET-Untersuchungen ökonomisch vertretbar ist, müssen erst prospektive Vergleichsstudien beweisen. Das morphologische Substrat des „hibernating myocardium" wird in Anfängen erforscht (Myofibrillenverlust, Akkumulation von Glykogengranula? [203]).

Zahlreiche Autoren bezeichneten ^{18}F-FDG als Goldstandard für die Detektion vitalen Myokards. Der Hypothese, daß dem Winterschlafmyokard grundsätzlich eine myokardiale Hypoperfusion zugrund liegt, wurde jedoch auch widersprochen: Auch repetitive Myokardischämien [139] und „stunned myocardium" kommen ursächlich in Betracht. Vergleichsuntersuchungen mit ^{201}Tl, [99m]TcMIBI und ^{18}F-FDG belegen die unterschiedliche Sensitivität zum Vitalitätsnachweis [11, 119, 120]. Deshalb empfiehlt sich der diagnostische Zugang – problemorientiert – auf verschiedenen Ebenen („multimodality approach"):

- Anamnese (Infarkt, Angina pectoris, Ischämie),
- Echokardiographie in Ruhe und nach Dobutamin (oder Arbutaminstreß) zur Abschätzung von regionalen Wandbewegungsstörungen und globaler EF,
- Äquilibriumradionuklidventrikulographie (RNV) mit quantitativer Multiparameteranalyse (Ruhe und Streß durch Ergometrie oder mit den o. g. pharmakologischen Stressoren),
- [201]Tl -SPECT (Ruhe, evtl. mit Reinjektion) und erst als letzte Instanz bei bleibenden Unklarheiten die
- ^{18}F-FDG-PET-Untersuchung.

Schwere FDG-Konsumptionsstörungen bedeuten mit einer Prävalenz von 83 %, daß auch schwere ^{201}Tl-Fixationsstörungen vorliegen mit Existenz avitalen Myokards. Nur bei einer kleinen Untergruppe wurde die Koexistenz eines stark reduzierten FDG-Uptakes bei ^{201}Tl-vitalen SPECT-Befunden beobachtet, so daß hier eine Unterschätzung der Myokardvitalität durch ^{18}F-FDG diskutiert wurde.

Die hohe Aussagekraft (95 %) der ^{18}F-FDG-Untersuchung mit PET wurde für die präoperative Indikation des Winterschlafmyokard (Abb. 3) auch durch eine verbesserte regionale Wandbewegung nach Bypassoperation in einer Mailander Studie belegt [121]. Unter Bezug auf 1252 Myokardregionen mit irreversiblen Perfusionsdefekten (im Streß [82]Rb-PET) gelang es in der Cleveland Clinic dagegen nicht, die myokardiale Gewebsvitalität mittels ^{18}F-FDG zu differenzieren [122]. Es ergab sich keine Beziehung zwischen dem relativen Schweregrad irreversibler Perfusionsdefekte und der Fähigkeit, zwischen Winterschlafmyokard und Myokardnarben zu unterscheiden. Hier stellt sich die Frage, ob [82]Rb tatsächlich der adäquate Referenzmarker für die Myokardperfusion ist.

Hibernating myocardium ist zwar durch die Reinjektionstechnik mit ^{201}Tl in der Praxis der Nuklearmedizin als Indikation zur Anerkennung gelangt; jedoch hat sich gezeigt, daß von 100 sog. Thallium-avitalen Defekten (ohne Redistribution) durch ^{201}Tl-Reinjektion noch 40 Defekte als vital identifizierbar sind, ^{18}F-FDG aber diese Detektionsrate auf 72 von 100 weiter zu erhöhen vermag. Experimentell wird zwischen einer „short-term" (Stunden) und „long-term hibernation" (Wochen, Monate) unterschieden [204].

Das mit SPECT-Methoden kontrovers interpretierte Phänomen der „paradoxen (inversen)" ^{201}Tl-Redistribution wurde mit PET weiter analysiert [124]. Die

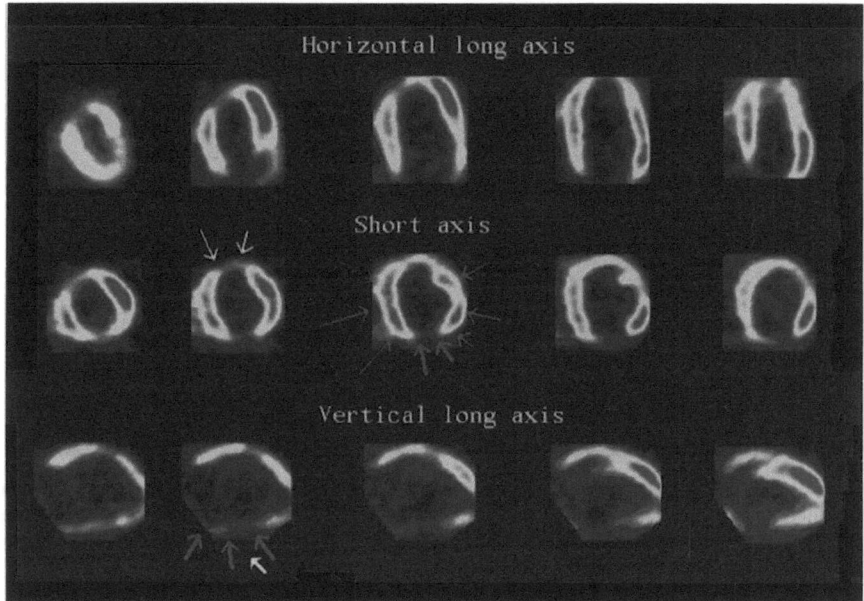

Abb. 3. Koronare Herzkrankheit mit ischämischer Kardiomyopathie (RIA 90 %, RCA 90 %, RCX 100 %, Hauptstammstenose 40 %) mit hochgradig eingeschränkter linksventrikulärer Funktion (LVEF 20 %). Die F-18-FDG-PET (Summenbilder der getriggerten Studie) zeigt vitales, revaskularisationsfähiges Myokard septal, anterior und anterolateral sowie posterolateral; avitales Myokard ist umschrieben inferior nachweisbar. Die metabolische Kontraktion ist global massiv eingeschränkt

Mehrzahl der paradox redistributierenden Myokardsektoren wurde als „PET-vital" identifiziert. Damit scheint durch die ^{18}F-FDG-PET-Untersuchung eine weitere Risikogruppe erfaßbar, für die eine höhere Wahrscheinlichkeit des Auftretens kardialer Ereignisse besteht.

3.4.4.4 Instabile Angina pectoris

Sofern kein transmuraler Myokardinfarkt abgelaufen ist, kann unter Ruhebedingungen der PET-Befund u. U. normal ausfallen, jedoch beschrieben Camici et al. [125], daß bei instabiler Angina pectoris die myokardiale ^{18}F-FDG-Utilisation signifikant höher ist, auch unabhängig von Symptomen und EKG-Zeichen. Unter Nitratinfusion kam es zu einer Reduktion der Glukoseaufnahme des Herzmuskels.

3.4.4.5 Abgelaufener Myokardinfarkt

Bei Koronarkranken dieser Gruppe können vitale Myokardareale vorliegen trotz nachgewiesener Kontraktionsstörungen (Abb. 4). Der Ruhefluß ist reduziert,

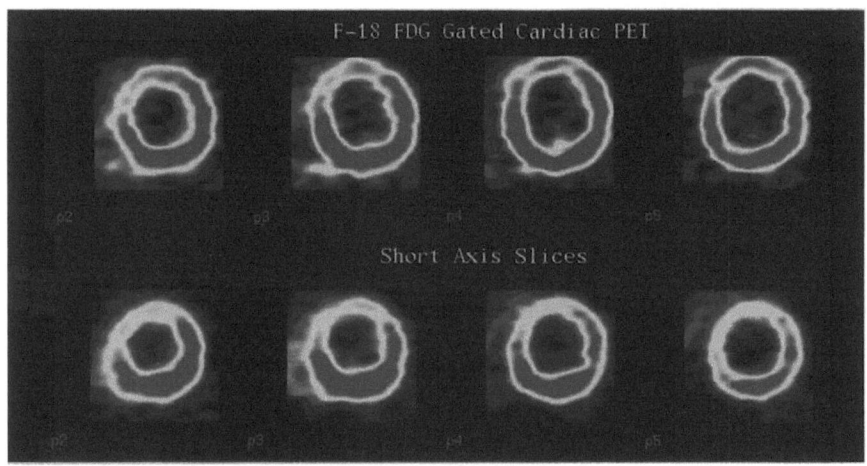

Abb. 4. Gated PET (*obere Reihe* diastolische, *untere Reihe* systolische Kurzachsenschnitte) bei einem 16jährigen Mädchen mit Zustand nach transmuralem Vorderwandinfarkt bei Koronaranomalie (Abgang der linken Koronararterie aus dem rechten Sinus valsalvae kranial der rechten Koronararterie, koronarangiographisch kein Anhalt für koronare Herzkrankheit).
Die F-18-FDG-PET zeigt einen kleinen, transmuralen Vorderwandspitzeninfarkt (avitales Narbengewebe), sowie eine reduzierte Glukoseutilisation anterior und hoch anteroseptal mit eingeschränkter, jedoch erhaltener Kontraktilität bei grenzwertig vergrößertem, linken Ventrikel

jedoch kann eine Restperfusionsreserve nach inotroper Stimulation mit Dobutamin bei der ^{13}N-Ammonium-PET-Untersuchung verifiziert werden [126]. Auch im Falle einer ST-Segmenterhöhung eignet sich eine PET-Untersuchung mit ^{18}F-FDG zur Abklärung, ob vitales, somit revaskularisierbares Myokard sichtbar gemacht werden kann [127]. Eine gestörte vasodilatatorische Funktion wiesen Uren et al. [128] anhand der PET-bestimmten Koronarflußreserve durch mit ^{15}O markiertes Wasser nach:

In den infarktbezogenen Versorgungsgebieten war der Quotient des Myokardflusses (nach Dipyridamol/Ruhe) 1,12 ± 0,36, in infarktfernen 1,53 ± 0,36 (eine Woche nach Infarkt), nach 6 Monaten 1,42 ± 0,37 bzw 2,19 ± 0,69.

3.4.4.6 Erholung der Ventrikelfunktion

Die funktionelle Restitution des linken Ventrikels nach Revakularisationstherapie hängt davon ab, ob der O_2-Stoffwechsel aufrecht erhalten bzw. restitutiert wird [129].

Basierend auf Studien von Marshall et al. [130] in den frühen 80er Jahren lieferten erste PET-Studien aus Los Angeles den Hinweis, daß über die PET-bestimmte ^{18}F-FDG-Aufnahme des Myokards (Abb. 5) eine Vorhersage ermöglicht wird, ob sich die regionale Wandbewegung nach Bypassoperation verbessern wird [131].

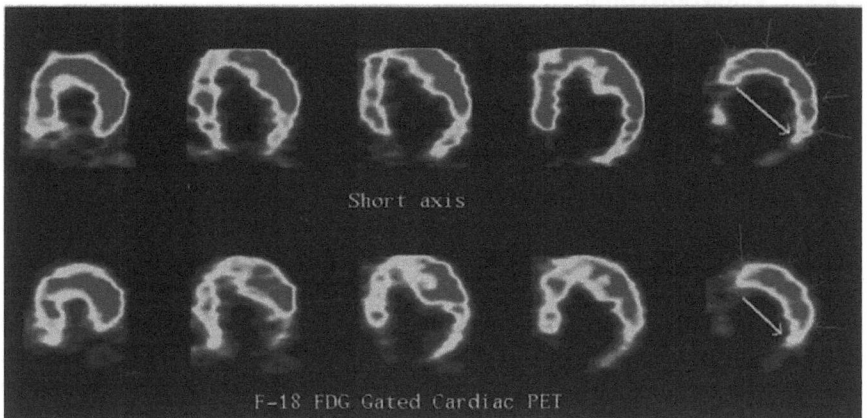

Abb. 5. Schwere 3-Gefäß-Erkrankung mit Verschluß der RCA und des RCX sowie offenem Mammaria-interna-Bypass auf die RIA (okkludierter RCA-Bypass). Echokardiographisch inferiore Hypokinesie und deutlich eingeschränkte linksventrikuläre Funktion (LVEF 40 %).
Getriggerte F-18-FDG-PET (*obere Reihe* diastolische, *untere Reihe* systolische Kurzachsenschnitte) nach transmyokardialer Laserrevaskularisation (TMLR).
Ausgedehnte inferiore Myokardnekrose (avitales, nichtglukosekonsumptives Myokard), die sich auf das inferiore Septum sowie die posterolaterale Wand hin ausdehnt.
Glukosekonsumptives, vitales Myokard mit guter metabolischer Kontraktilität im Bereich der Laser-behandelten anterolateralen Wand

PET-vitale Myokardregionen (mit aktiver FDG-Konsumption) boten in 85 % eine Restitution der zuvor gestörten Wandkontraktion (viable = recovery), während in nichtvitalen PET-Regionen die Kontraktionsstörungen auch nach Bypassoperation in 92 % dieser Ventrikelsegmente persistierten (non-viable = no recovery). Inzwischen sind mehrere Studien bekannt geworden, die diese Resultate bestätigt haben, wenn auch mit differierenden Ergebnissen: Am günstigsten fiel die Mailänder Studie aus, in der die PET-Vorhersage für die Patientengruppe „viable/recovery" in 95 % gelang [121], während die Studienresultate der Operierten der Gruppe „non-viable/no recovery" in der Vorhersage zwischen 78 % und 91 % schwankten.

3.4.4.7 PTCA-Kontrolle

PET wurde auch zur Verifizierung von Restenosen herangezogen [132]. Nach perkutaner transluminaler Koronarangioplastik identifiziert ^{82}Rb/PET asymptomatische Risikopatienten, die nach PTCA eine Restenose erleiden. Die Sensitivität beträgt 93 % (Spezifität 74 %). Die Trennung von Hoch- (62 %) und Niedrigrisikopatienten (4 %) gelingt mit PET. Myokardfluß und Schweregrad von Koronarstenosen [35] stehen in einem direkten Zusammenhang.

3.4.4.8 Bypasskontrolle

Für den Herzchirurgen stellt sich das Problem einer myokardialen Rezidivischä-
mie, wenn der Patient nach Ablauf des üblichen frühen postoperativen Intervalls
erneut über Brustschmerzen klagt, die im EKG ohne Ischämiekorrelat sind. Bevor eine invasive Koronarangiographie letztgültig klärt, daß ein Bypassverschluß
oder eine Koronarstenose vorliegt, kann eine PET-Untersuchung vorgeschaltet
werden, deren diagnostische Relevanz durch Studien an 50 Patienten aufgezeigt
wurde [133]: Im Vergleich zu SPECT schneidet PET in der Identifikation einer
ischämischen „graft disease" besser ab (Sensitivität: 73 % bei SPECT, 91 % bei
PET). Nach vollständiger Revakularisation ergab sich eine normale Perfusion in
der PET-Untersuchung, in SPECT-Technik allerdings in 100 %. Damit empfiehlt
sich ^{82}Rb/PET zur Verifizierung von rezidivierenden Ischämien nach koronaren
Bypassoperationen, wenngleich auch hier prospektive Multicenterstudien unseres Wissens ausstehen.

3.4.4.9 Kardiomyopathien

Das klinische Spektrum reicht von langsam fortschreitender Herzinsuffizienz bis
zum plötzlichen Herztod. Primäre und sekundäre Formen werden mittels PET
erst in Anfängen untersucht: Ischämische, nichtischämische, hypertrophe Formen und die Herzerkrankung bei Systemerkrankungen, z. B. bei Muskeldystro-
phien [105, 134–139].

Ein Wechsel von heterogenen Zonen verminderter, fehlender, erhaltener und
sogar gesteigerter ^{18}F-FDG-Fixation (wie bei hypertrophen Formen) verbietet
die diagnostische Abgrenzung pathognomonischer Stoffwechselmuster von Vi-
rus-, Alkohol- oder idiopathischen Kardiomyopathieformen.

Postinfarktmuster sind noch am ehesten durch ihre fokalen Defizite im FDG-
Verteilungsmuster erkennbar. Die sog. dynamische PET-Untersuchung mit
Quantifizierung der myokardialen FDG-Verteilung verspricht präzisere Auf-
schlüsse [140, 141].

Bei nichtischämischer dilatativer Kardiomyopathie (EF = 20,7 ± 4; Mittelwert
± 1 SD, 15 Patienten) hatten 87 % der Patienten (13 von 15) Ventrikelsegmente
mit gesteigerter Funktion, davon 54 % in der proximalen Lateralwand, und dies
in direkter Relation zum gleichzeitig gesteigerten oxidativen Stoffwechsel (^{11}C-
Acetatclearance [136]). Mehr als 62 % der Patienten mit linksventrikulärer Hypertrophie und Angina pectoris waren durch eine Erkrankung der kleinen Myo-
kardgefäße („small vessel disease") bedingt [142]. Ischämische Kardiomyopathi-
en wurden als PET-adäquates Problemkontingent empfohlen [143].

3.4.4.10 Familiäre Hypercholesterinämien

Diese sind der höchste Risikofaktor für eine ischämische KHK. Seit den ersten
Empfehlungen von Gould [147, 149–151] werden Patienten dieser Risikogruppe

immer häufiger mit PET untersucht: Die Koronarflußreserve (nach Dipyrid-amol vs. Ruheperfusion, gemessen mit ^{13}N-Ammonium) ist deutlich niedriger (2,11 ± 0,70), verglichen mit Kontrollpersonen (4,09 ± 1,51). Dabei besteht eine inverse Korrelation zu LDL (r = − 0,53) und zur Gesamtcholesterinkonzentra-tion (r = − 0,59; [149]). Eine Kontrolle der Lipidsenkertherapie mittels PET könnte von ähnlicher klinischer Relevanz werden wie die quantitative Analyse des Vasomotorentonus des Koronarendothels [148, 151]. Auch bei insulinabhän-gigem Diabetes mellitus ist die durch ^{13}N-Ammonium/PET bestimmte koronare Flußreserve reduziert

3.4.4.11 Herztransplantation

In der Nachsorge von Herztransplantierten (HTX) bietet die Nuklearmedizin eine große Palette von Funktionsuntersuchungen (Tabelle 4). Klinisch steht nach der Transplantation die akute Abstoßung und langfristig die Diagnose der chro-nischen Abstoßung und der Transplantatvaskulopathie im Mittelpunkt der Nach-sorge. Für beide Komplikationen (Abstoßung und Vaskulopathie) existieren kei-ne diagnostisch absolut sicheren Diagnoseverfahren.

Routinemäßig ist die invasive Endomyokardbiopsie und die Koronarangiogra-phie akzeptiert. Seitens der Nuklearmedizin werden die Radionuklidventrikolo-graphie und die Myokardszintigraphie (Vaskulopathie) sowie die Antimyosin-szintigraphie (Abstoßung) von einer Reihe von Zentren eingesetzt [152–154, 198].

Die Positronenemissionstomographie (Abb. 6) ermöglicht durch die Messung und Quantifizierung des koronaren Flusses mittels ^{15}O-Wassers [67, 96] sowohl den Nachweis der Abstoßung als auch der Vaskulopathie. Während akuter Ab-stoßung wurden reversible Störungen der koronaren Flußreserve (Abnahme des maximalen Flusses) mittels PET vor und nach Dipyridamolgabe nachgewiesen [102, 178]. Die Autoren fanden bei HTX-Patienten eine signifikant verminderte Reaktion auf Dipyridamol-Vasodilatation im Vergleich zu Normalen. Der Blut-fluß reagierte jedoch mit entsprechendem Anstieg unter Belastung. Gleichzeitig belegt diese Reaktion, daß ähnliche Steuermechanismen wie im normalen Herz (metabolische Faktoren, intakter transmembranöser Substrataustausch, normale

Tabelle 4. Radiopharmazeutika in der Diagnostik nach HTX und ihre Indikationen

Radiopharmazeutikum	Nuklid	Indikation
Thallium-Chlorid	^{201}Tl	Myokardvitalität / Vaskulopathie
Sestamibi, Tetrofosmin	^{99m}Tc	Vaskulopathie
Tc-Erythrozyten	^{99m}Tc	Myokardfunktion
Antimyosin	^{111}In	Integrität des Myokardmuskels (Abstoßung, Infarkt, Myokarditis)
MIBG	^{123}I	Neuronale Reinnervation
Fluordeoxyglukose	^{18}F (PET)	Myokardvitalität
Ammonium	^{13}N (PET)	Myokardialer Blutfluß, koronare Flußreserve

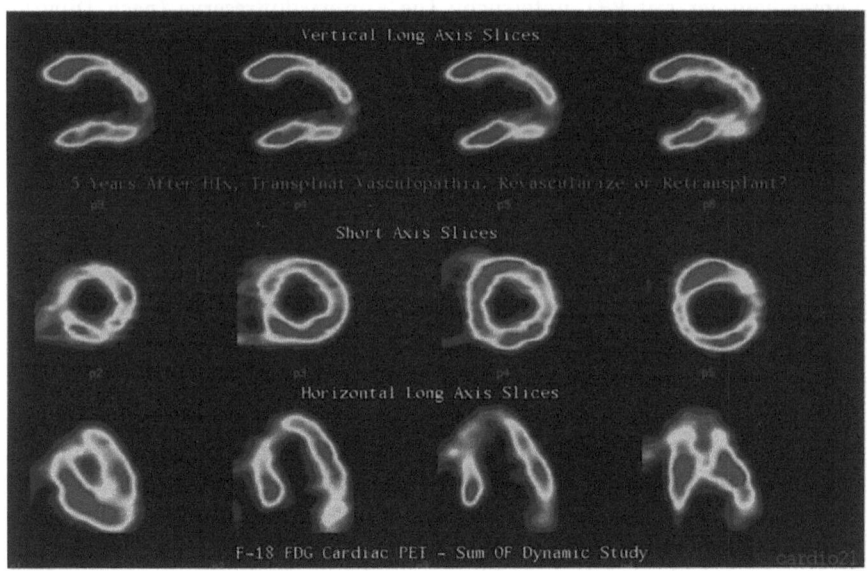

Abb. 6. Dynamische F-18-FDG-PET (Summenbilder der letzten 3 Frames) bei progredienter Transplantat-vaskulopathie mit neu aufgetretener Hypokinesie im Vorderwandbereich (Zustand nach orthotoper Herz-transplantation im Dezember 1988).
Die F-18-FDG-PET zeigt eine transmurale Narbe (weitgehend avitaler Bezirk) im Bereich der Herzspitze sowie einen sehr inhomogenen myokardialen FDG-Metabolismus mit Nachweis vitalen Myokards antero-septal, lateral und inferoposterior bei nur mäßig dilatiertem, jedoch hypokontraktilem Ventrikel

Reaktion auf erhöhten O_2-Bedarf) vorhanden sind. Auffallend ist jedoch der er-niedrigte basale Blutfluß von $2{,}73 \pm 1{,}03$ ml/min/g im Vergleich zu Normalen ($3{,}4 \pm 1{,}09$). Ähnliche Ergebnisse fand eine belgische Studie mit ^{13}N-Ammonium unter Adenosinstimulation. Hier konnte bei Gesunden die metabolische Rate ge-steigert werden, bei Transplantierten nicht [155].

Zhao untersuchte den Transplantatblutfluß mittels ^{13}N-Ammonium und fand einen deutlicher reduzierten Blutfluß bei Patienten mit angiographisch nachge-wiesener Vaskulopathie, aber auch bei Patienten ohne angiographisch nachge-wiesene KHK. Er folgert daraus, daß Blutflußmessungen mit PET sensitiver sind als die Angiographie zum Nachweis der Transplantatvaskulopathie und zeigte gleichzeitig, daß ein signifikanter Zusammenhang zwischen abgelaufenen Ab-stoßungen, erniedrigtem Blutfluß in der Verlaufskontrolle (2 PET-Untersuchun-gen in Folge) und vorhandener Vaskulopathie bestand [199].

Ein weiterer Aspekt, der die enormen Potentiale von PET demonstriert, ist der Nachweis von sympathischer Reinnervation etwa ab 2–3 Jahre nach HTX. Schwaiger konnte dies mit dem Katecholaminanalog ^{11}C-HED demonstrieren [200].

Obwohl PET möglicherweise auch für die Abstoßungsdiagnostik bessere Re-sultate liefern könnte, bleibt ihre Aufgabe vorerst in der Forschung zum Ver-ständnis der differenten Physiologie und Pathophysiologie mit der einzigartigen

Fähigkeit, dies empfindlich, nichtinvasiv, quantitativ und fürs gesamte Organ zu ermöglichen [62]. Für Grenzfälle in der Diagnostik, v. a. vor der Frage einer Retransplantation bei angiographisch nachgewiesener Mehrgefäßerkrankung, sollte auf jeden Fall mittels einer PET-Untersuchung der metabolische Funktionszustand überprüft werden.

3.4.4.12 Hypertonie und Hypertonieherz

PET-Studien sollten an die Erkenntnise vorausgegangener kardiologischer Studien anknüpfen [158]. Heute ist die koronare Mikrozirkulation fraglos im Mittelpunkt der koronarvaskulären Endothelforschung. Ein reduzierter Koronarfluß in Ruhe und eine verminderte Koronarflußreserve gehen in der Regel mit normalen Koronarangiographien einher [159]: Myokardzellmasse und koronarvaskulärer Widerstand sind nicht direkt korreliert. Die koronare Flußreserve kann auch erniedrigt sein, wenn noch keine Hypertrophie des linken Ventrikels vorliegt. Unter den vasomodulatorischen Substanzen stellt Endothelin 1 einen potenten Vasokonstriktor der funktionellen koronaren Mikroangiopathie dar. Angina pectoris (Mikrovaskularangina), ischämieähnliche ST-Senkung, reversible ^{201}Tl-Perfusionsstörungen ohne angiographisch verifizierbare okklusive Herzkranzgefäßerkrankung sind noch nicht erforschte Konstellationen für PET-Studien.

3.4.5 Ergebnisvergleich mit anderen nichtinvasiven Verfahren

Nur wenige Studien haben die PET mit anderen Verfahren verglichen. In Betracht kommen v. a. die Streßechokardiographie, die Kernspintomographie und -spektroskopie [160, 161].

3.4.5.1 PET und Streßechokardiographie

Auch die Streßechokardiographie mit Dobutamin [144] wurde zur Erkennung von KHK-Patienten eingesetzt, allerdings mit abnehmender Sensitivität: 100% bei Drei-, 83% bei Zwei- und 69% bei koronaren Eingefäßerkrankungen [145]. Die Spezifität ist dabei unterschiedlich gut [146].

Der Fundus vergleichender PET-Streßechokardiographieverfahren ist in prospektiven Studien bisher nicht validiert. Frühere Studien stützten sich auf die Durchführung von Streßuntersuchungen nach Dipyridamolgabe, später kamen Dobutamin und Adenosin hinzu und neuerdings Arbutamin [145, 146, 162].

Die mit Dipyridamol durchgeführte Streßechokardiographie ergab in einer italienischen Studie bei 31 Patienten mit koronaren Eingefäßerkrankungen für das Streßecho eine Sensitivität von 61% (Spezifität: 100%). Bei richtig-positiven Befunden war der Myokardfluß niedriger ($1,1 \pm 0,3$ vs. $2,0 \pm 0,4$ ml/min/g) als bei falsch-negativen Resultaten, aber ebenso niedriger bei Patienten, die eine Wandbewegungsstörung aufwiesen. Die „Sicherheit" bei der Dipyridamolanwendung ist nach umfangreichen Untersuchungen [163] als „unbedenklich" anzunehmen.

Mit der Dobutamin- und Arbutamin-Streßechokardiographie liegen nur wenige Vergleichsuntersuchungen vor. Während die Spezifität des Streßechos hoch ist, wird deren Sensitivität im Vergleich zu PET niedrig eingestuft. PET-unabhängig wurden aber zahlreiche Studien publiziert, die postulieren, daß mit dem Streßechokardiographieverfahren ischämisches, aber noch vitales Herzmuskelgewebe detektierbar ist, wobei manche Gruppen den Nachteil einer nur „mäßigen Spezifität" für koronare Mehrgefäßerkrankungen betonen [164–167]. Gemessen an ^{13}N-Ammonium und ^{18}F-FDG-PET erwies sich die Streßechokardiographie in einer weiteren Studie bei 48 Koronarkranken als wenig sensitiv [165]: Die Vorhersage für Myokardischämie (Myokardinfarkt) war nur in 25% (46%) gegeben, bei jedoch hoher Spezifität im Ausschluß 94% (92%).

Akinetische Ventrikelabschnitte, die nach Bypassoperation normokinetisch werden, wurden als Beweis dafür gewertet, daß präoperativ Winterschlafmyokard vorlag. Limitationen der Streßechokardiographie gegenüber PET liegen im fehlenden Nachweis des regionalen Metabolismus. Präoperativ nachgewiesene Akinesien bedeuten nicht, daß eine postoperative Restitution der Funktion des linken Ventrikels ausbleibt. Verglichen werden müssen jedoch „State-of-the-art-Methoden", nämlich hochauflösende PET-Geräte neuester technischer Konfiguration mit modernsten digitalen Echokardiographiesystemen [167].

Studienvergleiche mit der Kontrastmittelechokardiographie zur quantitativen Bestimmung der Myokarddurchblutung [168, 169] sind uns bisher nicht zur Kenntnis gelangt.

3.4.5.2 PET und IVUS

Vergleichsresultate der IVUS-Methode (intravaskulärer Ultraschall) [170,171] mit PET-Untersuchungen stehen aus. Diese müssen klären, inwieweit die morphologisch erhaltenen Befunde (Lumen der Koronararterien, Stabilität/Instabilität arteriosklerotischer Plaques) mit den funktionell-metabolischen PET-Resultaten korrelieren oder diesen vorauseilen.

3.4.5.3 PET und Kernspintomographie (KST)

In einer Studie des NIH [97] wurde festgestellt: Die enddiastolische Wanddickenzunahme (KST) ist signifikant größer bei nur mäßig reduziertem ^{18}F-FDG-Uptake im Vergleich zu Koronarkranken mit stark erniedrigter FDG-Konsumption. Hierzulande hat besonders die Kölner Gruppe vergleichende Studien durchgeführt [172]. Patterson et al. [161] sowie Botvinick [173] diskutierten die Rolle des „correlative imaging". Aufgrund unterschiedlicher Selektionskriterien und fehlender Kosten-Nutzen-Analysen gehen die Meinungen zur sukzessiven Strategie derzeit auseinander. Schon jetzt kann jedoch davon ausgegangen werden, daß PET, KST und Ultrafast-CT infolge differenter methodischer Ansätze einander nicht ersetzen können. Myokardischämien sollen mit modernen KST-Techniken („multiplanare Gradientenechomethode, „turbo-flash" zur „Gated-fast-low-angle-shot-Darstellung", Injektion von Gadoentat) ebenso gut nachweisbar sein wie mit der Szintigraphie [174].

3.4.5.4 PET und Kernspinspektroskopie (KSS)

Die KSS bietet als einzige Untersuchungsmethode den gleichen Zielansatz stoffwechselbasierter Studien. Zur Zeit ist festzustellen, daß die KSS diejenigen Metabolite identifiziert, die mit PET nicht erfaßt werden und umgekehrt [175], wie Tabelle 5 zeigt.

Limitierend wirkt sich die Tatsache aus, daß die volumenselektierbaren „Regions of interest" z. Z. noch so groß sind, daß die Sensitivität der KSS um mehrere Größenordnungen niedriger ist als die von PET. Die Bildgebung läßt in KSS-Technik im Vergleich zu PET noch viel zu wünschen übrig.

3.4.5.5 PET und SPECT

Marwick et al. [176] wiesen konkordante PET- bzw. SPECT-Befunde unterschiedlich häufig nach. Es kommen sowohl falsch-negative wie falsch-positive SPECT-Resultate vor. PET ist sensitiver und verursacht eine gegenüber SPECT verminderte Schwächungsartefaktproduktion. Ferner weist PET auch kleinere und mildere Myokardischämien nach. Selbst bei MIBI-Uptakewerten < 30% des maximalen Uptakes können mit ^{18}F-FDG/PET noch 5–11% der Myokardsegmente als vital identifiziert werden [177]: Bei mäßiggradigen Segmenten steigt der prozentuale Anteil vitaler Myokardsegmente auf 13–61%.

Tabelle 5. Stoffwechselpartialfunktionen, die sich mit Positronenemissionstomographie (PET) bzw. Kernspin-Spektroskopie (KSS) darstellen lassen. (Phosphodiester sind hauptsächlich Glycerophosphorylcholin und Glycerophosphorylethanolamin, Phosphomonoester, Phosphorylcholin und Phosphorylethanolamin)

Bildgebungsverfahren	Funktion	Nachgewiesenes Substrat
PET	Oxidativer Stoffwechsel	^{11}C-Acetat
	Hypoxie	^{18}F-Misonidazol
	β-Oxidation	^{11}C/^{18}F-Fettsäuren
	Glukose-Utilisation	^{18}F-FDG
	ATP-Metabolismus	^{11}C-S-Adenosylhomocystein
KSS	ATP-Metabolismus	Adenosintriphosphat (β-ATP)
		Phosphocreatinin (PCr)
		Phosphodiester (PD)
		Phosphomonoester (PM)
		Anorganisches Phosphat (PI)

3.4.5.6 PET und Herzkatheter

Mit ^{82}Rb/PET wurden Ergebnisse des Herzkatheters verglichen: Bei Herzkranken mit einer unter 50 % erniedrigten EF des linken Ventrikels korrelierten die EF-Werte mit dem Quotienten RV/LV im PET (mittlere maximale Zählraten im rechten/linken Ventrikel). Es erscheint jedoch fragwürdig, daraus den Schluß zu ziehen, daß aus dem Rb-Uptakequotienten die EF abschätzbar sei [30]. Verani [47] stellte die Frage, ob alle Patienten nach Myokardinfarkt einer Herzkatheteruntersuchung unterzogen werden sollten, wie in den USA vielerorts geübt.

3.4.6 Probleme

Das vielleicht am meisten die Forschung herausfordernde Problem ist, ob ^{18}F-FDG wirklich ein guter analoger Marker des Glukosestoffwechsels ist. Es ist zwar heute akzeptiert, daß die Stoffwechselwege von Glukose und FDG nur bis zu der Ebene der hexokinasevermittelten FDG-6-Phosphatase identisch sind, jedoch wird von einigen, zumal biochemisch orientierten Forschern bezweifelt, ob ^{18}F-FDG ein verläßlicher myokardialer Vitalitätsmarker ist [44]: Experimentelle Untersuchungen lieferten entsprechende Zweifel, die aber die pragmatischen Erfolge vieler klinischer Studien nicht zu entkräften vermögen. Strittig bleibt die Notwendigkeit sog. quantitativer PET-Studien mit SUV oder Patlak-Analysen. Aachener Erfahrungen stützen die Annahme, daß in der Klinik die nur relativ quantifizierten FDG-Aufnahmen für die klinische Praxis die Bestimmung von sog. metabolischen myokardialen Utilisationsraten überflüssig erscheinen lassen [11]. Einflußfaktoren der ^{18}F-FDG-Konsumption des Herzmuskels, auch Unterschiede zwischen nüchtern und nicht nüchtern untersuchten Patienten unterstreichen die Notwendigkeit einer standardisierten Qualitätskontrolle [80, 81].

Erwähnenswert sind experimentelle Studien, die Abweichungen im myokardialen Uptake von ^{18}F-FDG und ^{14}C-Deoxyglukose aufgedeckt haben [46].

3.4.7 Synopsis und Ausblick

„Clinical cardiac PET: Quo vadis?" Unter diesem Titel hat Schelbert [179] die von vielen noch unerkannte diagnostische Mittlerrolle für heute und morgen charakterisiert. PET ist schon jetzt kein reines Forschungsinstrument mehr. Es wird diskutiert, daß klinische PET-Untersuchungen zur Kostenreduktion beitragen: Finale Verlaufsformen der koronaren Herzkrankheit (KHK) mit stark reduzierter Funktion des linken Ventrikels [180] im Radionuklidventrikulogramm bei dilatativer Kardiomyopathie und diffuser Hypokinesie (im Echokardiogramm) erfordern die strategische Abwägung einer Revaskularisation (Bypassoperation) gegenüber einer Herztransplantation [181] sowie einer (noch vertretbaren) medikamentösen Behandlung. Hierbei kommen bevorzugt Untersuchungen mit ^{18}F-FDG/PET in Betracht, da diese in erster Linie präzise Auskünfte zur residualen Myokardvitalität liefern [182] – im Gegensatz zu der auch heute noch vielerorts exklusiv angewandten Ventrikulokoronarographie, die nur den morphologischen Koronarstatus und Wandbewegungsstörungen dokumentiert. Das Schicksal des Transplantationskandidaten kann durch die PET-Diagnostik beeinflußt werden, wenn der Patient aufgrund des PET-Resultates aus einer nachrangigen Position der Warteliste nach vorne rückt.

Auch in früheren Stadien der KHK ist der Einsatz von PET sinnvoll, wenn Myokardischämie und Myokardvitalität durch EKG, ^{201}Tl-SPECT und ^{201}Tl-Redistributionsszintigraphie vor Revaskularisation nicht abklärbar sind, der Patient aber eine revaskularisationspflichtige und medikamentös nicht beherrschbare Angina pectoris oder ein Beschwerderezidiv nach vorausgegangener PTCA aufweist. Diese Patienten gehören einer Hochrisikogruppe an, deren Morbiditäts- und Mortalitätsrisiko ohne Revaskularisation hoch ist. Entsprechende Erfahrungen werden belegt durch Studien in Los Angeles, Ann Arbor und Ohio (Cleveland Clinic) [62].

Umgekehrt kann zumindest jeder 10. Herzkranke, der auf eine Transplantation wartet, mit Hilfe der PET-Untersuchung noch einer aussichtsreichen Koronarrevaskularisation zugeführt werden [181,182].

Auf der Ebene der KHK-Detektion bei geringer bis mäßiger KHK-Wahrscheinlichkeit kann die PET-Untersuchung hilfreich sein: Infolge ihrer hohen Sensitivität (über 95 %) und Spezifität (um 100 %) könnten künftig falsch-positive oder unklare Befunde in der Streßechokardiographie, [201]Tl- oder ^{99m}Tc-Myokardperfusions-SPECT vermieden oder reduziert werden, Kosten und Strahlenexposition (s. ^{201}Tl-Reinjektion) gespart und diagnostische Umwege verkürzt werden [161, 183, 184, 186]. Ob bei stummer Ischämie PET-Untersuchungen therapiebestimmende Hinweise liefern [185], kann erst nach Vorlage prospektiver randomisierter Studien entschieden werden.

Für die Einschätzung des Schweregrades von Koronarstenosen wird der PET in den „Guidelines" der American Heart Association [35,106] eine anerkannte Diagnostikhilfe zuerkannt.

Mit der (hoffentlich bald) erreichten flächendeckenden Versorgung mit Satelliten-PET oder PET-Zentren werden die Anschaffungs- und Investionskosten für Positronenemissionstomographen sicher weiter sinken. Es kann erwartet werden, daß PET auch bei jenem Kontingent herzkranker Patienten einen elektiven Rang erhält, bei denen im Myokard-SPECT unter ergometrischer oder pharmakologischer Provokation zwar eine Myokardischämie detektiert wird, das Koronarangiogramm aber normal ausfällt. Dies ist immerhin bei 20–30 % koronarangiographierter Patienten der Fall – je nach Prävalenz der KHK im betreffenden Untersuchungsgut. In diese Kategorie fällt u. a. das sog. Syndrom X, Frühformen diabetischer Herzbeteiligung und bei insulinabhängigem Diabetes mellitus [151], ebenso aber auch Frühformen der KHK, deren Entstehung oder/und Progression auf Mikrozirkulationsebene zu vermuten ist („small vessel disease", auch bei Hypertonieherz, Sklerodermieherz). Die sog. Mikrovaskularangina ist ein klinisch erkanntes Symptom.

Dysfunktionen des Koronarendothels sind seit wenigen Jahren kardiologisch hochrelevante Forschungsthemen [26]. Sie sind mittels PET über die Prüfung der koronaren Flußreserve und v. a. unter dem Einfluß vasoaktiver Substanzen wie

Acetylcholin testbar. PET-vermittelter Substrattranport und Dokumentation der myokardialen Mikrozirkulation stehen im Mittelpunkt von Pilotstudien [148, 187]. Die Kontrolle der Lipidsenkertherapie, Beobachtung von Progression und Regression der KHK sowie Entwicklung und rechtzeitige Erkennung und Behandlung einer Transplantatvaskulopathie zählen ebenfalls zu den zukunftsweisenden Indikationen der PET.

Die Prüfung der neuronalen Herzfunktion mit ^{123}I-MIBG (in SPECT-Technik) und ^{11}C-HED (in PET-Technik) hat zu neuen pathophysiologischen Konzepten geführt. Eigene Studien lassen vermuten, daß die neuronale Ischämiesensitivität des Herzens höher einzustufen ist als die einer verminderten Perfusion, da regionale MIBG-Depletionen bei noch normaler Perfusion die Erkennung von Stenoserezidiven nach PTCA zu einem früheren Zeitpunkt ermöglichen als myokardiale Perfusionsdefekte.

Zur Problematik der ^{18}F-FDG-Quantifizierung ist festzuhalten: Dynamische PET-Sequenzen und die Entwicklung geeigneter kardiobiokinetischer Modelle [188] reichen in bisherigen Ansätzen nicht aus. Die konzipierten Kompartimentmodelle basieren auf physiologischen Annahmen, deren Identität mit dem Biomilieu nicht bewiesen sind.

Das universelle Forschungspotential von PET ist auch auf die Humangenetik ausdehnbar: Dies zeigen Pilotstudien bei genetisch determinierten Defekten der Fettsäureutilisation [189], deren molekularbiologische Ansätze auch in der Pathogenese der Herzinsuffizienz [190] neue Forschungswege begünstigen könnten. Ein weites Feld für Forschungsansätze bietet nach wie vor die myokardiale Rezeptorforschung [191–194]. Grundlegende Studien mit markierten β-Rezeptorenblockern sind bislang ohne klinische Resonanz geblieben.

In der Frühphase der Arterioskleroseerkennung wäre u. U. auch eine Kombination von IVUS und PET zur Detektion von Wandveränderungen (Lokalisation aktiver Atherome, Beobachtung der Lipiddeposition und deren funktionell metabolischen Konsequenzen) mit PET-szintigraphischer Dokumentation durch ^{11}C-markiertes Endothelin, -LDL-Verbindungen und -Immunglobuline [195] denkbar. Zur Zeit sind diese Studien mit ^{125}I in der experimentellen Phase, ebenso wie die Rolle von Stickstoffmonoxid (NO) im Rahmen des oxidativen Streß noch nicht voll abgeklärt ist [62].

Während die Koregistrierung und Bildfusion zwischen SPECT- und PET-Verfahren, Kernspintomographie und Koronarographie bereits z. T. beachtliche Fortschritte aufweist, könnte die Perfektionierung ensprechender Überlagerungstechniken („overlay") zwischen Streßechokardiographie und metabolischem PET-imaging [197] die Kooperation zwischen Kardiologen, Kardiochirurgen und Nuklearmedizinern, zumal in Herzzentren, ganz erheblich weiter stimulieren.

In Positionspapieren der American Heart Association wird 1991 eingeräumt, daß die prospektive Datensammlung noch nicht ausreicht, um zur Kosteneffizienz von PET-Untersuchungen abschließend Stellung nehmen zu können [103]. Das Kostenproblem ist jedoch relativierbar. Ungeachtet der hohen Investitionskosten für PET bzw. PET- Zentren (ca. 6–10 Mio. DM) zeigt sich schon jetzt eine Kostennivellierung ab. Ab Januar 1996 werden im DKGNT 685 DM, zusätzlich

Kosten für Radiopharmazeutika, anerkannt. PET-Untersuchungen könnten auf Dauer kostensenkend wirken, wenn die Zahl der Koronarangiographien und -angioplastien reduziert würde.

Wie aus einigen jüngeren Untersuchungen [183,184] ersichtlich, kann die PET-Diagnostik unter gegebenen Randbedingungen als eine Untersuchungsmethode mit „lowest cost effect and utility" angesehen werden, die Koronarangiographie als Verfahren mit „least cost-effective algorithm", das Belastungs-EKG dagegen als „greatest cost effect or utility". In einem vielbeachteten Artikel hat Emanuel „the economy of dying" (das Kostenproblem) kritisch beleuchtet und damit auf wahre Wurzeln der Kostenexplosion im Gesundheitswesen aufmerksam gemacht [196].

Kosteneffizienzstudien beschränken sich auf eine kleine Zahl von Publikationen [161] sowie auf Sammelstudien des Institute for Clinical PET. Es zeichnet sich ab, daß PET-Untersuchungen bei geringer KHK-Prävalenz ganz erheblich zur Kostensenkung bei KHK-Suche beitragen.

Literatur

Ein Literaturverzeichnis (212 Titel), auf die die Zahlen im Text hinweisen, kann beim Verfasser angefordert werden.

Eine ausführlichere Behandlung der Thematik findet sich in [212] (s. hierzu Hör et al. 1997 [212]).

211. Baldwin StA (1993) Mammalian passive glucose transporters: members of an ubiquitous family of active and passive proteins. Biochim Biophys Acta 1154:17–45
212. Hör G, Krause BE, Tillmanns H (Hrsg) (1997) Kardiologische Nuklearmedizin. ecomed

3.5 Herzkatheter

M. Morgenstern, W. Krawietz

3.5.1 Indikation zur invasiven Diagnostik bei der Herzinsuffizienz

3.5.1.1 Ursachen der akuten und chronischen Herzinsuffizienz

Als Auslöser für die chronische Herzinsuffizienz kommen die in folgender Übersicht aufgeführten Ursachen in Frage, von denen aber im Hinblick auf ihre praktische Bedeutung nur einige wenige im Vordergrund stehen.

Auslösende Ursachen der chronischen Herzinsuffizienz
- Abnahme der kontraktilen Herzmuskelmasse bei koronarer Herzkrankheit;
- Volumenüberlastung:
  - Aorteninsuffizienz,
  - Mitralinsuffizienz,
  - Shunts,
  - offener Ductus Botalli;
- Drucküberlastung:
  - Aortenstenose,
  - Pulmonalstenose,
  - Aortenisthmusstenose;
- Füllungsbehinderung:
  - Mitralstenose,
  - Trikuspidalstenose,
  - Herztamponade,
  - restriktive Kardiomyopathie,
  - Herzrhythmusstörungen.

Waren in den 70er Jahren noch Hypertonie für 75% der Fälle und Hypertonie und ischämische Herzkrankheit zusammen für 90% der Fälle als Hauptauslöser für die Herzinsuffizienz anzusehen [38], so sind es in den Studien der 80er Jahre die ischämische Herzkrankheit mit 50–70% an der Spitze, gefolgt von der dilativen Kardiomyopathie [7].

Daneben werden zahlreiche – vorwiegend metabolische – Störungen als Ursache der sekundären Kardiomyopathie mit konsekutiver Herzinsuffizienz genannt [44]:
- Anämie,
- Phäochromozytom,

- Phosphatmangel,
- Hypo-, Hyperparathyreoidismus,
- Hämochromatose, Sarkoidose, Akromegalie, a.-v.-Fistel,
- Medikamente, besonders Zytostatika,
- Röntgenstrahlen als Ursache restriktiver Kardiomyopathien,
- Holiday-heart-Syndrom.

Im Gegensatz zur chronischen Herzinsuffizienz liegt eine akute Herzinsuffizienz dann vor, wenn innerhalb von Minuten bis Stunden die Förderleistung des Herzens kritisch eingeschränkt wird, d. h. die Förderleistung des Herzens nicht mehr ausreicht, die Organperipherie den Erfordernissen entsprechend mit Blut zu versorgen [15].

Ursachen der akuten Herzinsuffizienz sind die in folgender Übersicht aufgeführten Erkrankungen:

Ursachen der akuten Herzinsuffizienz
- Verlust an kontraktiler Herzmuskelmasse:
  - a) koronare Herzkrankheit:
    - kardiogener Schock,
    - Ventrikelsystemdefekt,
    - Aneurysmabildung;
  - b) akute Myokarditis.
- akute Klappeninsuffizienz bei infektiöser Endokarditis;
- akute Lungenembolie;
  - a) akutes dissezierendes Aortenaneurysma,
  - b) chronisches thorakales Aortenaneurysma;
- hypertensive Krise;
- dekompensiertes Klappenvitium;
- Herzrhythmusstörungen.

seltener: ausgeprägte Elektrolytstörungen, schwere Anämie, toxische Wirkungen von Medikamenten, Hormonen, Giften.

Für die aufgeführten Krankheitsbilder, die klinisch als akute bzw. chronische Herzinsuffizienz imponieren, stellt sich im Rahmen der Übersicht die Frage, welchen Stellenwert die invasive Untersuchungstechnik einnimmt, zu welchem Zeitpunkt sie eingesetzt werden soll und welche Ergebnisse für weitere Therapieentscheidungen relevant sind. Es ist nicht sinnvoll, ohne Abklärung einer möglichen Herzkrankheit die Diagnose Herzinsuffizienz zu stellen. Der Versuch einer Quantifizierung der Herzinsuffizienz mit verschiedenen Methoden (Echokardiographie, Herzkatheterismus, nuklearmedizinische Untersuchungsmethoden) korreliert häufig nicht mit dem subjektiven Empfinden des Patienten, weshalb die Diagnose, insbesondere die Schweregradeinteilung der Herzinsuffizienz immer noch klinisch erfolgt, entsprechend der Empfehlung der New York Heart Association [9].

Die Echokardiographie kann aufgrund ihrer einfachen Verfügbarkeit zur Bedsidediagnostik bei der ätiologischen Abklärung der Herzinsuffizienz ein-

gesetzt werden. Dies gilt insbesondere für Herzklappenfehler, infektiöse Endokarditis, Papillarmuskelabriß, linksatriales Myxom, Perikarderguß und Aortendissektion.

Die invasive Diagnostik wird immer dann durchzuführen sein, wenn eine
koronare Herzkrankheit abgeklärt werden muß oder die Echokardiographie
nicht aussagefähig ist, z. B. bei Lungenerkrankungen (Emphysem) oder wenn
Unklarheiten bezüglich der Ätiologie bestehen bleiben.

3.5.1.2 Differenzierte Indikationen zur invasiven Diagnostik und deren therapeutische Konsequenzen bei Herzinsuffizienz

Herzinsuffizienz ist ein klinisches Syndrom, das durch eine kardiale Dysfunktion charakterisiert ist, die dazu führt, daß das Herz nicht in der Lage ist,
einen ausreichenden Blutfluß entsprechend den metabolischen Bedürfnissen
des Körpers zu ermöglichen. Eine sorgfältige Anamnese, körperliche Untersuchung und nichtinvasive Techniken sind i. allg. ausreichend, um dieses Krankheitsbild zu charakterisieren. Die invasive Diagnostik wird jedoch oft dann notwendig, wenn es gilt, die Ursache zu klären. Die spezifische Ursache der Herzinsuffizienz zu klären ist extrem bedeutsam, nicht nur zur Durchführung einer
adäquaten Therapie, sondern auch, um geeignete prognostische Kriterien zu
erhalten [16, 17]. Die Herzkatheterisierung wird eingesetzt, um hämodynamische Parameter zu erhalten, das Ausmaß der systolischen Dysfunktion festzustellen, die Morphologie und Anatomie der Herzkranzgefäße zu beschreiben, oder
um eine Endomyokardbiopsie durchzuführen.

Hämodynamische Parameter
Die Ermittlung hämodynamischer Parameter ist nicht notwendigerweise erforderlich, um die Therapie der chronischen Herzinsuffizienz festzulegen, insbesondere deshalb, weil keine Korrelation zwischen dem akuten hämodynamischen
Effekt einer speziellen Therapieform und ihrem klinischen Langzeiterfolg existiert [37]. Nichtsdestotrotz ergeben sich aus den ermittelten hämodynamischen
Parametern bedeutsame Informationen [59].

**Indikationen zur Messung hämodynamischer Parameter
bei Patienten mit Herzinsuffizienz** [42]
● Diagnostische Kriterien:
  – Schweregrad einer Aorten- und Mitralstenose,
  – intrakardiale Shunts,
  – Dyspnoe unklarer Ursache.
● Therapeutische Kriterien:
  – Therapieüberwachung bei schwerer Herzinsuffizienz,
  – vor IABP-Anwendung,
  – Operationszeitpunkt für Klappenersatz,
  – für Herztransplantation.

Die Bestimmung der hämodynamischen Parameter ist unter den folgenden Umständen bedeutsam:

- Der Effekt einer gezielt angesetzten Therapie führt zu keiner adäquaten Zustandsverbesserung;
- der Patient leidet unter nicht erklärbarer systemischer Hypotension:
- das ventrikuläre Preload kann durch körperliche Untersuchungsmethoden nicht bestimmt werden;
- der hämodynamische Effekt eines Medikamentes muß meßtechnisch erfaßt werden, wenn das Risiko eines gegenteiligen Effektes sehr hoch ist, wenn der Einsatz der IABP notwendig ist.

Eine differenzierte medizinische Therapie zur Erzielung definierter hämodynamischer Endpunkte mag besonders angezeigt sein bei Patienten mit schwerer chronischer Herzinsuffizienz, deren Symptome therapierefraktär gegenüber maximaler medizinischer Therapie sind. Dieses Vorgehen würde – nach Erfassung der hämodynamischen Ausgangsparameter – eine intensivierte Therapie z. B. mit Diuretika und Vasodilatantien umfassen, um das ventrikuläre Preload und Afterload zu reduzieren, bis optimale hämodynamische Endpunkte erzielt sind [52].

Anschließend können orale Diuretika und Vasodilatanzien angesetzt werden mit dem Ziel, den erreichten optimalen hämodynamischen Zustand zu erhalten. Dieses Vorgehen einer aggressiven, maßgeschneiderten Therapie kann das Überleben und die Lebensqualität verbessern, oder auch den Zeitpunkt einer Herztransplantation bei einigen Patienten mit chronischer Herzinsuffizienz verzögern. Der Nachteil eines solchen Vorgehens ist das notwendigerweise längere Monitoring hämodynamischer Parameter mit seinen daraus ableitbaren Risiken der Blutung und Infektion. Patienten, die sich im therapierefraktären Kreislaufversagen befinden, müssen einer hämodynamischen Messung unterzogen werden, um die Notwendigkeit für einen mechanischen Support mittels IABP oder Ventrikelassistsystems festzulegen.

Verschiedene hämodynamische Variablen erwiesen sich als prädiktive Werte für das Überleben von Patienten mit chronischer Herzinsuffizienz [22], Herzminutenvolumen und linksventrikuläre Auswurffraktion korrelieren direkt mit der Überlebenszeit, wohingegen andere Variablen, wie linksventrikulärer Füllungsdruck und systemischer Gefäßwiderstand, indirekt korrelieren [57].

Insbesondere die Kombination aus hohem ventrikulärem Füllungsdruck, hohem systemischem Widerstand und geringem Schlag-Arbeits-Index signalisiert eine sehr schlechte Prognose.

Bei Patienten mit chronischer Herzinsuffizienz, die eine Klappenerkrankung haben, ermöglichen die direkten Messungen des Druckgradienten über Aorten- oder Mitralklappe entweder während der Systole oder Diastole eine genaue Aussage über den Schweregrad der Klappenstenose bei gleichzeitiger Ermittlung der Klappenöffnungsfläche [25]. Dies hat bedeutsame Konsequenzen für die Festlegung des Operationszeitpunktes. Die linksventrikuläre endsystolische Volumenmessung anhand der Lävokardiographie ist hilfreich bei der Entscheidung, ob bei Patienten mit chronischer Aorteninsuffizienz oder Mitralinsuffizienz eine

Klappenersatzoperation angezeigt ist [6,10]. Diese Messung kann allerdings auch nichtinvasiv mit ausreichender Genauigkeit durchgeführt werden.

Obwohl Fortschritte in der nichtinvasiven Technik erzielt wurden, speziell mittels Echokardiographie (TEE, Kontrastecho mit nichtkapillärgängigen und neuerdings kapillargängigen Echokontrastmitteln), ist zur genauen Feststellung und Quantifizierung intrakardialer Shunts eine Herzkatheterisierung zur exakten Lokalisation bei Erwachsenen meist notwendig [23]. Bei Patienten mit Adipositas oder einer chronischen Lungenerkrankung ist es häufig nicht möglich, mittels Echokardiographie eine eindeutige Diagnose zu erzielen. Wenn eine inadäquat niedrige systemische arterielle O_2-Sättigung oder eine höhere als erwartete Sättigung in der Pulmonalarterie während der hämodynamischen Messung bei Patienten mit koronarer Herzkrankheit gemessen wird, sollte die Möglichkeit eines intrakardialen Shunts erwogen und weitere differenzierte O_2-Sättigungswerte bestimmt werden [1].

Die Schwere einer pulmonalen Hypertonie ist bei Patienten mit chronischer Herzinsuffizienz, die für eine Herztransplantation vorgesehen sind, ein entscheidender prädiktiver Wert für die postoperative Frühüberlebenszeit [31]. Der nichtadaptierte rechte Ventrikel des transplantierten Herzens mag akut dilatieren und postoperativ versagen bei der akuten Anforderung, Blut in das hohe Widerstandsgebiet des Pulmonalkreislaufes zu pumpen. Es ist daher unabdingbare Voraussetzung, bei Patienten, die zur Herztransplantation vorgesehen sind, eine genaue Messung des Pulmonalarteriendruckes und besonders des pulmonalkapillären Widerstandes durchzuführen.

Hämodynamische Quantifizierung ist ebenso sinnvoll bei Patienten mit gut kompensierter chronischer Herzinsuffizienz, die unerklärliche Dyspnoe haben. Eine Änderung hämodynamischer Parameter bei Belastung kann wertvolle diagnostische Informationen über diese Patienten ergeben [45].

Systolische Funktionsstörung

Die Kontrastangiographie während der Herzkatheterisierung erlaubt die Bestimmung von Ventrikelvolumina, Auswurffraktion, globaler und segmentaler Wandbewegungen sowie das Ausmaß der Klappeninsuffizienz. Diese Daten können aber auch von nichtinvasiven Methoden, wie der Echokardiographie und Radionuklidventrikulographie, abgeleitet werden. Da die Kontrastangiokardiographie mit gewissen Risiken einhergeht (Kammerflimmern, Lungenödem, kontrastmittelinduzierte Niereninsuffizienz), insbesondere bei Patienten mit chronischer Herzinsuffizienz, die einen erhöhten LV-Füllungsdruck über 25 mmHg haben [30], muß diese Untersuchung nur durchgeführt werden, wenn die Ergebnisse von nichtinvasiven Untersuchungen weitere Unklarheiten bestehen lassen.

Koronarangiographie

Die Koronarangiographie dokumentiert genau die Anatomie und Pathologie der Koronargefäße und ermöglicht wertvolle Hinweise auf die Prognose, die vom Schweregrad und Ausmaß der koronaren Herzkrankheit und der linksventrikulären Funktion abhängt. Ergebnisse der Koronarangiographie stellen oft die Basis für die Entscheidung einer angemessenen Therapie dar [51]. Bei allen Patienten mit neu aufgetretener Herzinsuffizienz bzw. dokumentierter Ventrikelfunktionsstörung, sollte eine Koronarangiographie erwogen werden, wie folgende Übersicht zeigt:

Indikationen zur Koronarangiographie bei Herzinsuffizienz [42]
- Diagnostische Kriterien:
  - Ausschluß einer koronaren Herzkrankheit bei unklarer Ätiologie der Herzinsuffizienz;
  - Abklärung von Thoraxschmerzen, die durch nichtinvasive Methoden nicht geklärt werden können.
- Therapeutische Kriterien:
  - vor perkutaner transluminaler Koronarangioplastie oder aortokoronarer Bypassoperation.

Die koronare Herzkrankheit kann bei Patienten mit stummer Myokardischämie Ursache für die chronische Herzinsuffizienz sein, obwohl weder Angina pectoris noch Herzinfarkte anamnestisch angegeben werden. Darüber hinaus kann eine ausgeprägte koronare Herzkrankheit bei Patienten mit chronischer Herzinsuffizienz vorliegen, auch wenn nichtinvasive Untersuchungen eine diffuse linksventrikuläre Hypokinesie zeigen, wie sie bei Kardiomyopathien im engeren Sinne erwartet werden.

Nichtinvasive Untersuchungen, wie Belastungstests mit quantitativer und qualitativer Myokardperfusionsmessung, sind nützlich zur Einschätzung von Schweregrad und Ausmaß der koronaren Herzerkrankung, jedoch sind Patienten mit ischämisch bedingter Herzinsuffizienz oft nicht ausreichend belastbar. Darüber hinaus ist es bei manchen Patienten mit chronischer Herzinsuffizienz schwierig, die Myokardperfusion zu interpretieren wegen vermehrter Anreicherung der Radioisotope in der Lunge.

Die Koronarangiographie mun unbedingt durchgeführt werden, wenn eine Myokardrevaskularisierung erwogen wird. Dabei ist festzuhalten, daß die Koronarangiographie nur anatomische Details der Koronarzirkulation wiedergibt. Ein Myokardperfusionsszintigramm während Belastung oder in Ruhe kann daher bei einer bestimmten Patientengruppe notwendig sein, um die physiologische Signifikanz der koronaren Veränderungen festzulegen und um den Nutzen der Revaskularisation vorauszusagen [42].

Wenn eine Koronarangiographie empfohlen wird, gilt es, das – wenn auch sehr geringe – Risiko (Myokardinfarkt, Kammerflimmern, Tod) im Auge zu behalten [30].

Im folgenden sollen praktisch wichtige Krankheitsbilder, die zu einer akuten Herzinsuffizienz führen, bezüglich ihrer Indikation zur invasiven Diagnostik abgehandelt werden. Gerade bei akuter Herzinsuffizienz stellt sich die Frage, ob die modernen bildgebenden Verfahren nicht eine ausreichende Diagnostik ermöglichen und invasive Diagnostik den Patienten unverhältnismäßig gefährden.

3.5.3 Spezielle Indikationen zur invasiven Diagnostik bei akuter Herzinsuffizienz

3.5.3.1 Verlust an kontraktiler Herzmuskelmasse

Koronare Herzkrankheit – kardiogener Schock

Aufgrund verschiedener Untersuchungen zur Behandlung des kardiogenen Schocks durch PTCA hat sich klar gezeigt, daß die Überlebensrate deutlich erhöht werden konnte gegenüber einer 80%igen Mortalität ohne PTCA-Behandlung [20]. Goldberg et al. [20] publizierten vor kurzem eine 13 Jahre während prospektive Studie der Worcester Heart Study von 4700 Patienten, die mit akutem Myokardinfarkt zwischen 1975 und 1978 eingewiesen worden waren. Die Mortalität im Krankenhaus betrug bei Patienten mit kardiogenem Schock (7,5% der Infarktpatienten) 74%. Die Rate wurde durch thrombolytische Therapie nur unwesentlich verbessert. Die Mortalität in den mit PTCA behandelten Serien betrug 45%, entsprechend der Hälfte der erwarteten Mortalität. Die Überlebensrate verbesserte sich allgemein um das 2- bis 4fache verglichen mit nichterfolgreicher Angioplastie. Die bedeutsamsten Prädiktoren für Tod sind Infarktgefäßoffenheit, Ejektionsfraktion, Alter und maximaler CPK-Anstieg (Tabelle 1).

Bei Eintritt eines kardiogenen Schocks soll der Patient zur Intervention zum Herzkatheter ohne Gabe von thrombolytischer Substanz gebracht werden. Die intravenöse Gabe von thrombolytischen Substanzen würde das Ergebnis der Angioplastie verschlechtern und die Anwendung wie intraaortale Gegenpulsation oder linksventrikuläre Assistsysteme behindern. Die thrombolytische Intervention sollte nur für Patienten reserviert werden, bei denen der Transfer in das Katheterlabor länger als 60 min dauern würde. Im Herzkatheterlabor sollte der Patient möglichst 2 arterielle Zugänge erhalten, um ggf. eine intraaortale Gegenpulsation einzusetzen.

Die Rechtsherzkatheterisierung sollte bei Bedarf zur Verifizierung des pulmonalkapillären Verschlußdrucks durchgeführt werden, um Füllungsdruck und Volumenersatz bzw. Therapiesteuerung von inotropen und vasopressorischen Substanzen abklären zu können. Nach Feststellung des Koronarstatus muß die Angioplastie des Infarktgefäßes durchgeführt werden. Es ist noch unklar, ob eine

Tabelle 1. Notfall-PTCA bei kardiogenem Schock

Autor	Überlebende / Gesamtanzahl der Patienten	[%]
O'Neill et al. [43]	19 / 27	70
Lee et al. [34]	12 / 24	50
Shani et al. [50]	6 / 9	66
Heuser et al. [27]	7 / 10	70
Brown et al. [5]	12 / 28	43
Hibbud et al. [28]	25 / 45	56

Dilatation des Nichtinfarktgefäßes in gleicher Sitzung sinnvoll ist. Eine derartige Strategie einer Mehrgefäßdilatation sollte nur erwogen werden, wenn nach Infarktgefäßrekanalisation eine inadäquate Kreislauferholung stattfindet. Wenn eine schwere diffuse Dreigefäßerkrankung oder Hauptstammstenose vorliegt, sollte die Angioplastie nur als eine Überbrückungsmaßnahme für eine aortokoronare Bypassoperation angesehen werden, die dann allerdings als Notfalloperation zu planen ist. Nach PTCA kann eine intraaortale Gegenpulsation angewendet werden. Eine vor kurzem durchgeführte multizentrische Untersuchung hat gezeigt, daß sogar ohne Vorliegen eines kardiogenen Schocks die IABP mit einer signifikant geringeren Häufigkeit an Ischämien, Reokklusion und Reinfarkt einhergeht ohne Erhöhung der Blutungskomplikationen (E.M. Ohmann, 1993, persönliche Mitteilung [56].

Persönliche Erfahrung. Auch wir führen bei Patienten im kardiogenen Schock eine sofortige Herzkatheteruntersuchung mit ggf. Ballondilatation durch, bei der nachfolgend eine IABP-Behandlung in ausgesuchten Einzelfällen durchgeführt wird, aber nicht als Regelbehandlung.

Schwerwiegende Komplikationen des Myokardinfarktes (Tabelle 2) sind die Papillarmuskelruptur und die Ventrikelseptumruptur des linken Ventrikels [47].

Papillarmuskelruptur
Die Papillarmuskelruptur tritt bei etwa 1 % der Infarktpatienten auf, in der Mehrzahl der Fälle ist der posteromediale Papillarmuskel infolge eines Hinterwandinfarktes betroffen, wobei die Größe der Myokardnekrose variabel ist.

Klinisch ist der Papillarmuskelabriß durch eine schwer akute Mitralinsuffizienz gekennzeichnet, verbunden mit einem Lungenödem. Über dem Brustraum ist ein Schwirren tastbar und ein lautes holosystolisches Geräusch auskultierbar, das dem Systolikum bei Ventrikelseptumdefekt gleichkommen kann.

Bei der Rechtsherzkatheteruntersuchung zeigt sich ein erhöhter pulmonaler Kapillärdruck mit hoher V-Welle, die sich dem Pulmonalarteriendruck aufpfropfen kann. In der linksventrikulären Angiographie kommt die schwere Mitralinsuffizienz ebenfalls deutlich zur Darstellung. Die Prognose des Patienten mit Pa-

Tabelle 2. Nichtinvasive und invasive Untersuchungsmethoden bei Papillarmuskelruptur und Ventrikelseptumdefekt. (Nach Schofer u. Mathey [47])

Methode	Papillarmuskelruptur mit schwerer Mitralinsuffizienz	Ventrikelseptumruptur
2-D-Echokardiographie	Abriß oder Prolaps des Mitralsegels	Darstellung des Ventrikel septumdefekts
Dopplerechokardiographie	Systolischer Reflux → linker Vorhof	Transseptaler Links-rechts-Shunt
PA-Katheter	Prominente V-Welle	O_2-Sättigungssprung (Pa > Ra > 10%)
LV-Angiographie	Schwere Mitralinsuffizienz	VSD mit Links-rechts-Shunt

pillarmuskelruptur nach Infarkt ist schlecht, die Mortalität beträgt 50 % in den ersten 24 h und 94 % in den ersten 8 Wochen nach dem Ereignis.

Schlechte Prognose unter konservativer Therapie und die häufig nur kleine Myokardnekrose, die das Operationsrisiko in Grenzen hält, sind die Gründe für eine umgehende Diagnosesicherung und frühzeitige operative Korrektur durch Klappenersatz oder Klappenrekonstruktion. Als vorbereitende Maßnahme für die notfallmäßige Katheteruntersuchung und nachfolgende Operation muß bei vielen Patienten eine intraaortale Ballonpulsation durchgeführt werden, die Überlebensrate der operierten Patienten beträgt 60–70 %.

Ventrikelseptumruptur

Die Ruptur des interventrikulären Septums ist ebenfalls eine schwerwiegende Komplikation des akuten Myokardinfarktes, die bei 0,2–2 % der Infarktpatienten auftritt. Sie führt zu einem Links-rechts-Shunt auf Ventrikelebene und damit zu einer rechtsventrikulären Volumenbelastung, erhöhtem Pulmonal- und herabgesetztem systolischem Blutfluß. Es entsteht ein sog. Low-output-Syndrom, das im kardiogenen Schock enden kann.

Die klinischen Zeichen der Ventrikelseptumruptur sind ähnlich denen beim Papillarmuskelabriß.

Durch die Rechtsherzkatheteruntersuchung läßt sich ein O_2-Sättigungssprung vom rechten Vorhof zum rechten Ventrikel oder zur proximalen Pulmonalarterie nachweisen. Mit einem Sättigungssprung von mehr als 10 % ist die Diagnose sicher. Mit der linksventrikulären Angiographie kann der Defekt dann oft genauer lokalisiert werden.

Die Mortalität nach Septumruptur beträgt 24 % in den ersten 24 h, 46 % nach einer Woche und 60–80 % nach 2 Monaten. Nur 5–7 % der Patienten überleben das 1. Jahr. Eine vorübergehende Stabilisierung der hämodynamischen Situation kann mit Hilfe der intraaortalen Ballonpulsation herbeigeführt werden.

Mit der Linksherzkatheterisierung werden die Diagnose bestätigt und die Koronargefäßverhältnisse weiter abgeklärt. Zusätzlich erhält man durch die Katheteruntersuchung Informationen über die Mitralklappe und die linksventrikuläre Funktion. Im Anschluß hieran sollte unverzüglich eine Herzoperation mit Verschluß des Septumdefektes und, wenn notwendig, mit Bypassversorgung und evtl. einer Aneurysektomie durchgeführt werden. Hiermit kann eine 50- bis 75 %ige Überlebensrate bei einer Mortalität von nur 5–14 % erzielt werden.

Persönliche Erfahrung. Sowohl bei Papillarmuskelruptur als auch bei Ventrikelseptumperforation sehen wir die notfallmäßige Indikation für eine Herzkatheteruntersuchung mit sich anschließender Operation bei Bestätigung der Verdachtsdiagnose als gegeben an.

Akute Myokarditis

Die Myokarditis ist eine hierzulande fast ausschließlich bei Virusinfektionen auftretende Herzmuskelerkrankung und damit die häufigste entzündliche Herzmuskelerkrankung überhaupt [55]. Viral- und immunpathogenetische Mechanismen spielen ätiologisch eine wesentliche Rolle.

Die bisherige Myokarditisdiagnosik basiert – neben klinischen Symptomen und verdachtsdiagnostischen Hinweisen (durchgemachte Virusinfektion, EKG-Veränderungen, präkordiale Schmerzen u. a.) – überwiegend auf der myokardbi-optisch (Abb. 1) nachweisbaren Zellnekrose und weitere Indikatoren, entsprechend den Dallas-Kriterien.

Diese Kriterien werden allerdings einer exakten Myokarditisdiagnostik nicht gerecht.

Molekularbiologische Techniken zum Virusnachweis haben die diagnostischen Möglichkeiten hinsichtlich der Untersuchung von Myokardbiopsien erheblich erweitert. Die kontrollierten molekularbiologischen und virologischen Analysen resultieren in diagnostischen Befunden, die ein Umdenken rechtfertigen, speziell im Hinblick auf die klinisch erforderlichen therapeutischen Konsequenzen.

Eine Linksherzkatheteruntersuchung und Koronarangiographie ist bei Patienten mit neu aufgetretener ungeklärter Herzinsuffizienz, lebensbedrohlichen Rhythmusstörungen (z. B. anhaltende ventrikuläre Tachykardie) und/oder ST-Streckenhebungen indiziert. Insbesondere läßt sich hierdurch die wichtigste Differentialdiagnose, nämlich die koronare Herzkrankheit (KHK), ausschließen. Das linksventrikuläre Kontraktionsverhalten kann sowohl normal als auch regional oder global eingeschränkt sein. Wenn eine KHK ausgeschlossen werden konnte, sollte eine Endomyokardbiopsie (EMB) durchgeführt werden. In einem erfahrenen Zentrum kam es bei 706 diagnostischen EMB zu keinen Todesfällen. Eine Ventrikelperforation trat in 0,85 % der Fälle auf. Wegen der fokalen Verteilung der histologischen Veränderungen und des sog. „sampling error" sollten mindestens 5 Biopsien aus unterschiedlichen Regionen des rechten Ventrikels

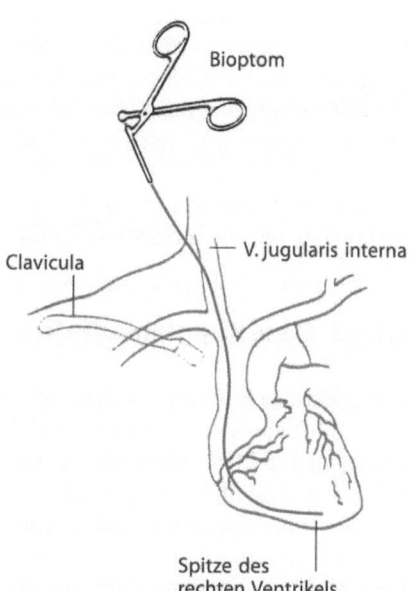

Bioptom

Clavicula

V. jugularis interna

Spitze des
rechten Ventrikels

Abb. 1. Transvenöse Endomyokardbiopsie.
(Nach Schofer u. Mathey [46])

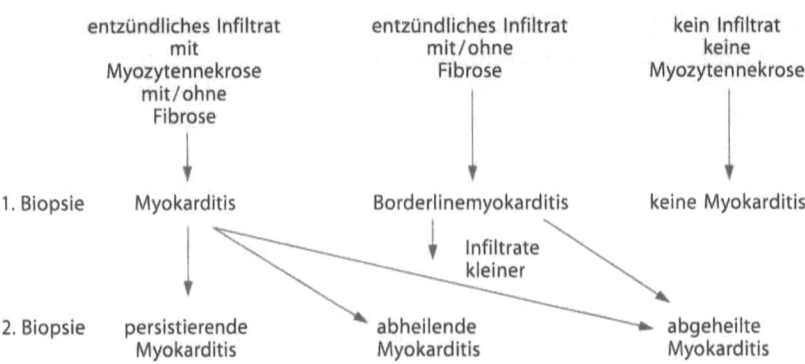

Abb. 2. Dallas-Kriterien zur Diagnose der Myokarditis. (Nach Aretz [2])

entnommen werden, bei regionalen Kontraktionsstörungen bevorzugt aus dem betroffenen Areal. Es bleibt zu bedenken, daß auch mit 4–5 Biopsien die Sensitivität nur etwa 50 % beträgt. Die histopathologische Beurteilung sollte sich heute nach den Dallas-Kriterien (Abb. 2) richten. Danach ist ein aktiver myokarditischer Prozeß gekennzeichnet durch ein entzündliches Infiltrat mit Nekrose und/oder Myozytendegeneration. In der Bewertung besteht eine erhebliche sog. Interobservervariabilität. Die sog. Riesenzellmyokarditis (Vorkommen auch bei Sarkoidose) ist ein seltener histologischer Sonderfall und zeichnet sich durch eine schlechtere Prognose aus. Ein histologisch negativer Befund schließt eine Myokarditis nicht aus.

In heutiger Zeit können die Biopsien auch einer weiteren molekularbiologischen Aufarbeitung zugeführt werden. Mittels der In-situ-Hybridisierung oder der Polymerasekettenreaktion kann in 0–50 % der Nachweis viraler RNS im Myokard geführt werden. Es bleibt zu berücksichtigen, daß auch bei Patienten mit dilatativer Kardiomyopathie in etwa 25 % der Fälle ein Virusnachweis gelingt; die endgültige Diagnose kann also nur im Zusammenhang mit der Histologie und dem weiteren klinischen Verlauf gestellt werden [53].

Persönliche Erfahrung. Aufgrund fragwürdiger, nicht gesicherter Therapieschemata sehen wir die Indikation für die Myokardbiopsie sehr selten als gegeben an.

3.5.3.2 Akute Klappeninsuffizienz bei infektiöser Endokarditis

Die infektiöse Endomyokarditis ist definiert als Erkrankung, bei der eine bakterielle Infektion der Endokardauskleidung des Herzens stattfindet (Abb. 3). Bevorzugter Infektionsort sind die Herzklappen, an denen es zur Ausbildung von Bakterien- und fibrinhaltigen Thromben kommt. Grundsätzlich können die meisten bekannten Bakterien zur Endokarditis führen. Streptokokken, Staphylokokken und Enterokokken prävalieren allerdings eindeutig. Im Unterschied zur Endokarditis an nativen Herzklappen wird von einer Endokarditis prothetischer

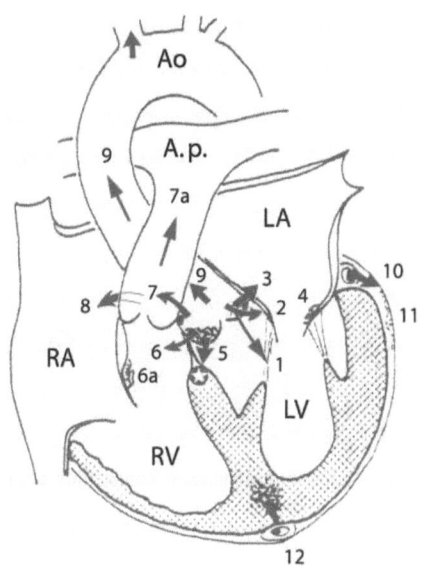

Abb. 3. Lokale Ausbreitung einer Aortenklappenendokarditis: Penetration und Perforation eines Klappensegels und Ausdehnung auf Sehnenfäden (*1*) und das aortale Segel der Mitralklappe (*2*) sowie auf die linksatriale Wand (*3*), bei begleitender Mitralklappenentzündung (*4*), Durchbruch des Septum interventriculare (*5, 6*) und Befall des Leitungssystems und des septalen Trikuspidalsegels (*6a*), von dort Einbruch in die A. pulmonalis (*7*) mit Vorhof (*8*); systemische Embolisierung (*9*), septische Koronarembolie (*10*) mit Perikarditis (*11*) und Myokarditis (*12*). (Nach Gahl u. Mügge [18])

Klappen bei Befall von Kunstklappen gesprochen, dabei wird zwischen einer frühen (innerhalb von 60 Tagen nach Klappenersatz) und einer späten (60 oder mehr Tage nach Klappenersatz) Kunstklappenendokarditis unterschieden.

Die Herzkatheterisierung bleibt als diagnostische Maßnahme wegen der möglichen Komplikationen, v. a. septischer Embolien im floriden Stadium der infektiösen Endokarditis, umstritten. Insbesondere mit zunehmener Perfektion der Ultraschalltechnik, insbesondere der Entwicklung der Doppler- und der transösophagealen Echokardiographie, lassen sich heute die meisten durch eine Endokarditis bedingten kardialen Komplikationen ebensogut, wenn nicht sogar besser, als mit dem Herzkatheter diagnostizieren. In einer Untersuchung von Lichtlen et al., 1983 [35] führte die Herzkatheterisierung 4mal zur Revision der Diagnose: Einmal wurde bei Aorteninsuffizienz eine zusätzliche Mitralinsuffizienz gefunden; in einem 2. Fall wurde eine klinisch nicht diagnostizierte HOCM festgestellt, und bei 2 weiteren Patienten mit persistierender Sepsis bestand ein aortaler Ringabszeß. Die diagnostische Klärung wurde jedoch durch eine Reihe von Komplikationen belastet: Bei 2 Patienten kam es zu Embolien, einmal zum Verschluß der A. temporalis und einmal zu einer zerebralen Embolie bei Sepsis gefolgt von Hemiparese, wobei der Patient eine Woche nach Herzkatheter an seiner Sepsis verstarb. Aufgrund dieser Erfahrung wird in der Arbeitsgruppe von Lichtlen et al. [35] die Indikation zum Herzkatheter bei florider Endokarditis eher zurückhaltend gestellt; im Vordergrund steht die persistierende Sepsis bzw. der Verdacht auf einen Ringabszeß oder Fisteln, an 2. Stelle der Verdacht auf zusätzliche kritische Koronarstenosen, seltener eine unklare Diagnose bezüglich der zugrundeliegenden Vitien.

Der Schweregrad der Herzinsuffizienz, v. a. bei Vorliegen einer massiven Aorteninsuffizienz, braucht in der Regel keine hämodynamische Bestätigung

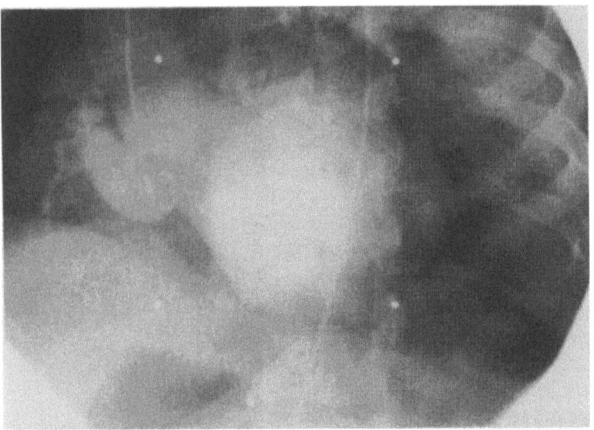

Abb. 4. Schwere Aortenklappenendokarditis bei einer 35jährigen Patientin

(Abb. 4). In verschiedenen Studien wird jedoch bei einer chirurgischen Intervention eine Katheteruntersuchung empfohlen [39]. Begründet ist die Indikation nur bei Endokarditisnachweis oder zum Ausschluß einer koronaren Herzkrankheit, bei der Messung der Hämodynamik und der Diagnostik vorbestehender oder akut durch Entzündung entstandener Klappenfehler bzw. Komplikationen wie Fisteln, Sinus valsalva oder myokotischer Aneurysmen, Klappenringabszesse oder kongenitale Anomalien.

Indikationen zur Herzkatheteruntersuchung bei bakterieller Endokarditis [60]

- Persistierende Sepsis mit Verdacht auf Ausbildung eines paravalvulären Abszesses oder einer Fistel;
- Verdacht auf mykotisches Aortenaneurysma;
- Verdacht auf höhergradige, koronare Herzkrankheit;
- Verdacht auf zusätzliche, anatomische Abnormalitäten (z.B. HOCM, ASD, VSD, Aortenkoarktation);
- fraglicher Mehrklappenbefall.

- Indikation eher großzügig bei: Versagen der medikamentösen Therapie; chirurgisches Vorgehen erforderlich.
- Indikation eher restriktiv bei: (a) gut ansprechbarer medikamentöser Therapie, (b) schwerer hämodynamischer Instabilität bei hochgradiger Aorteninsuffizienz (→Operation ohne Herzkatheter).
- Keine (!) Passage endokarditisch veränderter Herzklappen mit Herzkatheter.

Wegen der aber bereits erwähnten verbesserten Ultraschalltechnik reduziert sich häufig die Indikation zur invasiven Untersuchung vor einer geplanten Operation auf die Frage der Koronarmorphologie. Gegen eine Koronarangiographie bei florider Aortenklappenendokarditis spricht das Risiko einer induzierten Embolie

[58]. Das operative Vorgehen bei infektiöser Endokarditis ist seit der Mitte der 80er Jahre eher in Richtung eines aggressiveren chirurgischen Handelns verändert. Eine vordringliche Indikation zum Klappenersatz stellt eine progrediente Herzinsuffizienz dar sowie persistierende Sepsis trotz antibiotischer Therapie, große Vegetationen und rezidivierende arterielle Embolien.

Persönliche Erfahrung. Wir führen grundsätzlich eine invasive Diagnostik bei infektiöser Endokarditis durch zur Bestimmung hämodynamischer Parameter und der Koronarangiographie bei Patienten über 35 Jahre. Eine retrograde Passage der Aortenklappe würden wir bei echokardiographisch nachgewiesenen Vegetationen auf der Aortenklappe vermeiden.

3.5.3.3 Akute Lungenembolie

Die Lungenembolie ist eine embolisch entstandene Verlegung der Lungenarterie mit Thromben, die dem venösen Schenkel des Kreislauf, seltener dem rechten Herzen entstammen [33].

Häufigkeit

Ein Viertel bis die Hälfte aller Thrombosen führen zur Lungenembolie. Venöse Thromben bleiben allerdings unerkannt, weil ihre klinischen Zeichen weder vom Patienten noch vom untersuchenden Arzt bemerkt werden. Oft ist die Lungenembolie das erste Symptom einer venösen Thrombose (Signalembolie!). Die vorangegangene Immobilisation nach Trauma, Operation, Geburt oder bei schweren internistischen Krankheiten prädisponieren zur venösen Thrombose. Längere Auto- oder Flugreisen können ebenfalls Voraussetzung für die Entstehung von Thrombosen sein. Das Ausschalten der Wadenmuskelpumpe durch einen Gipsverband oder das Anlegen einer Bandage um das Kniegelenk sind thromboseprovozierende Momente. Patienten mit verlangsamter venöser Blutstauung (auch in der inneren Medizin bei Bettlägrigkeit, kardialer Insuffizienz, in der Entwässerungsphase oder Rekompensation) sind genauso thrombosegefährdet wie Patienten mit Veränderungen der Venenwand (Entzündungen in der Nachbarschaft der tiefen Venen, Varizen) und mit Hyperkoagulabilität.

Klinische Symptomatik

Die klinische Symptomatik der Lungenembolie ist gekennzeichnet durch Tachykardie und Tachypnoe. Eine Lungenembolie ohne Tachypnoe gibt es nicht. Schmerzen in der Brust kommen durch Dehnung der Lungenwurzel zustande.

Schweregrad und Verlauf der Lungenembolie können so unterschiedlich sein, daß es sich bewährt hat, die Lungenembolie entsprechend einzuteilen, wobei objektive Kriterien die Grundlage liefern. Man unterscheidet kleine, submassive, massive und fulminante Lungenembolie oder nach Größe die Schweregrade I–IV (Tabelle 3). Bei Verdacht auf fulminante Lungenembolie besteht keine Zeit für differenzierte Diagnostik. Herzstillstand oder nur minimale Herzaktionen bedingen unverzüglich zu beginnende Reanimationsmaßnahmen als einzige Chan-

Tabelle 3. Lungenembolie, Einteilung nach Schweregraden. [Nach Murali [42]]

Schweregrad	Klein	Submassiv	Massiv	Fulminant
Schweregrad nach Grosser	I	II	III	IV
Systemisch-arterieller Druck	Unverändert	(↓)	↓	↓↓
pO_2	Unverändert	↓	↓↓	↓↓
p_A in der A. pulmonalis	Unverändert	(↑)	↑	↑↑
Gefäß-obliteration	Periphere Äste	Segmentarterien	PA-Hauptast bzw. 2 oder mehr Lappen-arterien oder deren Äquivalente	PA-Stamm oder beide Hauptäste
Score nach Miller	< 10	> 10	> 17	< 24
Prognose nach Kapral	Nicht tödlich ohne Reduktion der kardio-pulmonalen Reserven	Nicht tödlich mit Reduktion der kardiopulmonalen Reserven	Tödlich innerhalb von Stunden Reserven durch Rechtsherzversagen	Foudroyant in 15 min tödlich durch Rechtsherz-versagen oder Hirnanoxie

ce für eine Besserung, wobei die sofortige Einleitung einer Lysetherapie mit rTPA 50 mg als Bolus und 50 mg über 1 h heutzutage als Therapie der Wahl angesehen wird [21].

Herzkatheteruntersuchung und Pulmonalisangiographie

Bei außerordentlichen Umständen, wie lebensbedrohliche anaphylaktische Reaktion auf Kontrastmittel, im klinischen Finalzustand bei Tumorerkrankungen oder bei Schwangerschaft sollte eine Pulmonalisangiographie nicht durchgeführt werden, ansonsten nur dann, wenn der Patient hämodynamisch instabil ist, die Lungenszintigraphie nicht eindeutig bzw. der szintigraphische Befund diskordant zum klinischen Eindruck ist. Mit diesem diagnostischen Verfahren kann die Diagnose einer akuten Lungenembolie 100%ig bestätigt oder verworfen werden (Abb. 5). Zusätzlich erhält man Informationen über das Ausmaß der thrombembolischen Obstruktion der Pulmonalstrombahn und somit der Gefährdung des Patienten. Im Rahmen der Untersuchung lassen sich auch einzelne wichtige hämodynamische Kreislaufgrößen wie Pulmonalisdrücke, Herzzeitvolumen und Pulmonaliswiderstand messen. Im weiteren kann anschließend eine lokale Lysebehandlung und/oder eine mechanische Öffnung der Pulmonalstrombahn durchgeführt und der Therapieerfolg angiographisch kontrolliert werden. Da der Pulmonalarteriendruck auch von der Kraft des rechten Ventrikels abhängt, stellen das mittels Thermodilution ermittelte Herzzeitvolumen und der daraus errechnete pulmonale Gefäßwiderstand noch bessere Parameter dar. Arterielle Mitteldruckwerte von über 40 mm Hg sind nicht mit einer einmaligen Lungenembolie zu erklären, sondern weisen auf eine Adaption des rechten Ventrikels,

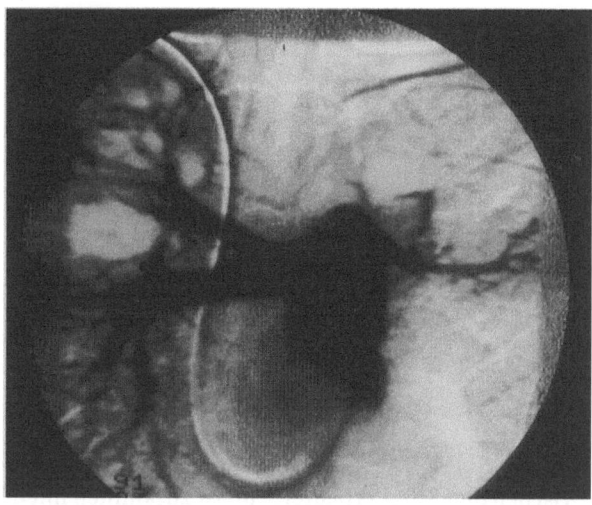

Abb. 5. DSA-Pulmonalisangiographie bei schwerer Lungenembolie

rezidivierende Embolien oder andere Ursachen eines chronischen Cor pulmonale hin.

Persönliche Erfahrung. Klinisch massive bzw. fulminante Lungenembolien würden wir unverzüglich mit rTPA-Lyse ohne invasive Diagnostik behandeln. Nur bei weiterhin refraktärer hämodynamischer Beeinträchtigung würde sich kurzfristig eine invasive Diagnostik anschließen.

3.5.3.4 Akutes dissezierendes Aortenaneurysma

Die akute Aortendissektion ist ein plötzliches Ereignis, bei dem das Blut meist durch einen Einriß der Intima das normale Lumen der Aorta verläßt und sich entlang der inneren und äußeren Schichten der Lamina media, der Aortenwand und der Dissektion dieser Schichten nach distal einen Weg bahnt. Die zeitliche Abgrenzung zur chronischen Dissektion besteht, wenn das klinische Ereignis maximal 4 Tage zurückliegt. Die Klassifikation von DeBakey (Abb. 6) [11] ist heutzutage allgemein als Klassifikationsgrundlage akzeptiert. Beim Typ I ist der primäre Einriß meist im anterioren Wandanteil der aszendierenden Aorta lokalisiert. Typ II umfaßt lediglich die Aorta ascendens und endet definitionsgemäß vor Abgang des Truncus brachiocephalicus, Typ III wiederum betrifft die Aorta descendens entweder nur in ihrem thorakalen Anteil oder bis in den abdominellen Teil des Gefäßes.

Klinische Symptomatik

Obwohl Dissektionen völlig ohne Schmerzen auftreten können, ist das typische Symptom dennoch der reißende Thoraxschmerz, entweder in der Brust oder

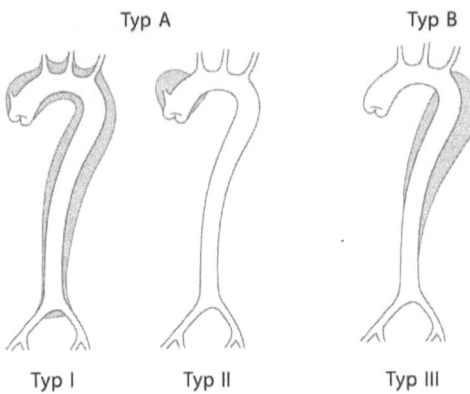

Abb. 6. Klassifikation der Aortendissektion nach DeBakey et al. [44]

zwischen den Schulterblättern, meist zusammen mit dem Gefühl der Todesangst. Differentialdiagnostisch muß daher in erster Linie an einen schweren Angina-pectoris-Anfall oder einen akuten Myokardinfarkt gedacht werden. Häufig geraten derartige Patienten rasch in einen Schockzustand. Ursächlich kommen hierfür eine Hypovolämie durch Blutverlust aus dem falschen Lumen in das parakaortale Gewebe bzw. eine reine Ruptur in den Thoraxraum oder eine akute Aorteninsuffizienz mit Überlastung des linken Ventrikels in Frage. Die akute Perikardtamponade mit kardiogenem Schock und massiver Einflußstauung ist hingegen als führendes Symptom selten. Nur ein kleiner Anteil der Patienten kommt unter dem Bild eines akuten Gefäßverschlusses zur stationären Aufnahme.

Diagnostik
Bei Verdacht auf thorakales Aortenaneurysma stehen zur Diagnostik verschiedene Untersuchungsmethoden zur Verfügung, die jeweils einen unterschiedlichen Stellenwert im diagnostischen Ablauf haben. Anamnese und körperliche Untersuchung mit typischer Schmerzsymptomatik und assoziiertem klinischem Untersuchungsbefund, wie Aorteninsuffizienz, peripherem Gefäßverschluß und ähnlichem, erlauben eine korrekte Diagnose in etwa 40–50%. Die endgültige Diagnose setzt jedoch eine morphologische Darstellung des Gefäßes voraus und sollte immer dann durchgeführt werden, wenn eine operative Korrektur erwogen wird.

Die Standarduntersuchungsmethode ist die Angiographie. Die Aufnahmen können entweder in klassischer Weise durch biplane Röntgenserien oder als Cineangiographie im Herzkatheterlabor durchgeführt werden. Die Wertigkeit der Angiographien in DSA-Technik läßt sich im Vergleich zur klassischen biplanen Angiographie noch nicht eindeutig abschätzen. Diese Methode hat sich jedoch bisher, da keine eindeutigen Vorteile offenkundig sind, noch nicht in der Routinediagnostik durchsetzen können. In der eigenen Klinik wird der cineangiographischen Methode der Vorzug eingeräumt, da wegen der hohen Inzidenz von Hypertonikern die Durchführung einer Koronarangiographie meist eben-

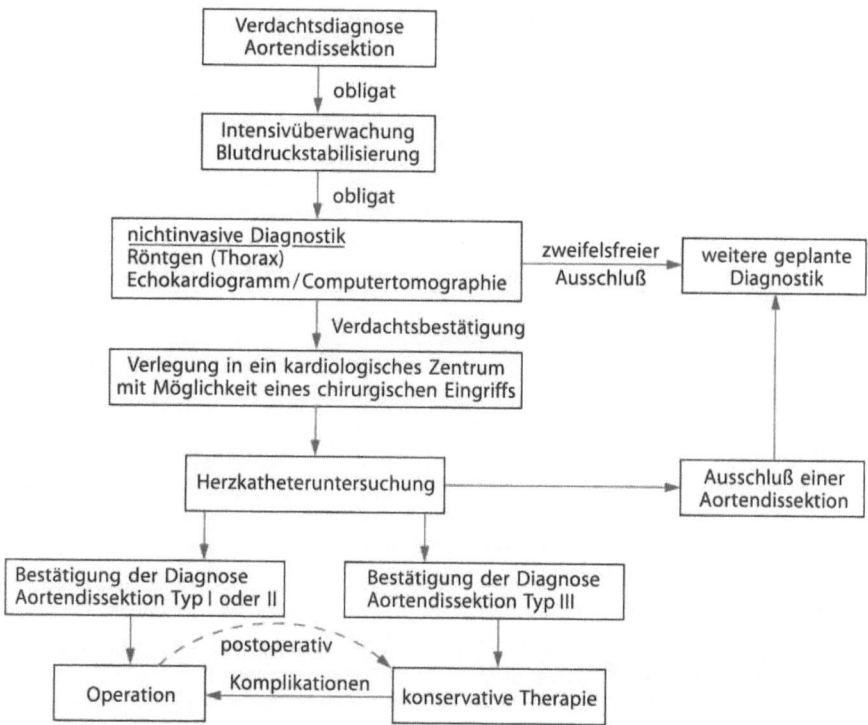

Abb. 7. Diagnostisches und therapeutisches Vorgehen bei Verdachtsdiagnose Aortendissektion. (Nach Beuckelmann u. Erdmann [31])

falls notwendig ist. Der Vergleich beider angiographischer Verfahren zeigt auch, daß die Cineangiographie im Vergleich zur klassischen Angiographie in bezug auf die Dissektionslokalisation und den Nachweis einer retrograden Dissektion sensitiver ist (Abb. 7).

3.5.3.5 Chronisches thorakales Aortenaneurysma

Ätiologie und Pathogenese

Arteriosklerotische Gefäßveränderungen sind der herausragende ätiologische Faktor für die Entwicklung eines Aneurysmas. Wahre spindel- bzw. sackförmige Aortenaneurysmen sind umschriebene Erweiterungen der Hauptschlagader, sie umfassen alle Schichten der Aortenwand und grenzen sich vom Aneurysma spurium und Aneurysma dissecans ab. Die anuloaortale Ektasie, wie sie z. B. bei Patienten mit Marfan-Syndrom gesehen wird, weist auch meist eine zystische Medianekrose auf. Sie ist häufig mit einer Aorteninsuffizienz assoziiert und kann durch größere Blutdruckamplitude bei höhergradiger Klappeninsuffizienz ebenfalls eine rasche Progredienz entwickeln [12].

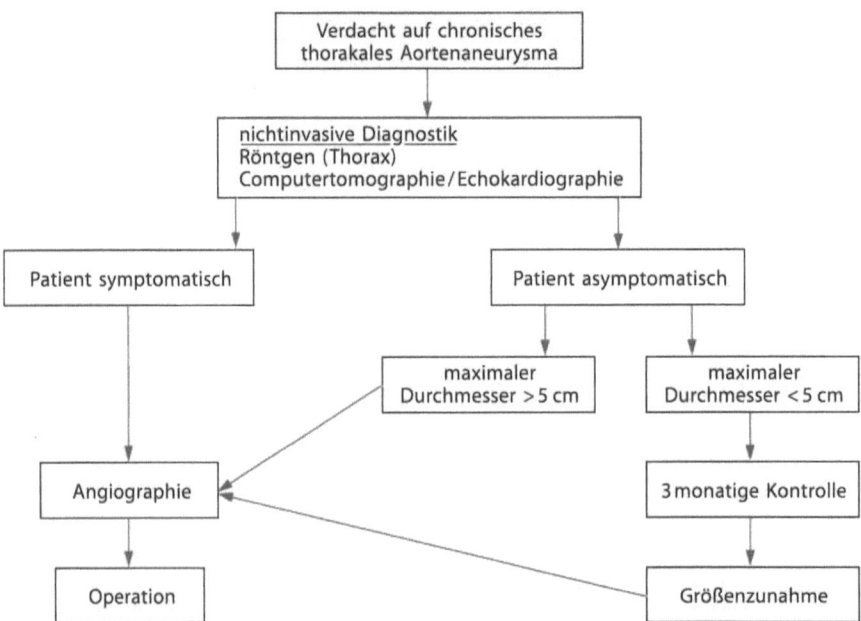

Abb. 8. Diagnostisches und therarpeutisches Vorgehen bei Patienten mit chronischem thorakalem Aneurysma. (Nach Beuckelmann u. Erdmann [3])

Klinische Symptomatik

Im Gegensatz zur akuten Aortendissektion sind die meisten Patienten mit chronisch aortalen Aortenaneurysmen völlig beschwerdefrei.

Diagnostik

Wie beim akuten dissezierenden Aortenaneurysma sollte eine Angiographie immer dann durchgeführt werden, wenn eine chirurgische Intervention erwogen wird, vereinzelt auch zur definitiven Abgrenzung von relativ normalem Aortengewebe proximal und distal des Aneurysmas. Die Angiographie allein vermag jedoch den tatsächlichen Durchmesser des Aneurysmas häufig nicht adäquat wiederzugeben, da durch parietale Schichtthromben der Querdurchmesser des Gefäßes häufig unterschätzt wird (Abb. 8).

In Zukunft dürfte hier eine wesentliche Verbesserung der Diagnostik das Spiral-CT bringen, das dem Kernspintomogramm aufgrund kürzerer Bildzeiten und besserer Patientenüberwachung überlegen sein dürfte.

Persönliche Erfahrungen. *Verdacht auf akute Aortendissektion und hämodynamisch instabiler Patient:* In diesem Fall sollte die Erstdiagnose mit Hilfe des transösophagealen Echokardiogramms erfolgen. Falls sich eine Dissektion Typ A hierbei nachweisen läßt, die eine chirurgische Intervention erforderlich macht, sollte sich eine Angiographie mit Koronarangiographie dann anschließen, wenn die Indikation zur Operation ins Auge gefaßt wird und das Alter des Patienten das Vorliegen einer koronaren Herzkrankheit möglich erscheinen läßt (in der Regel über 35 Jahre). Falls sich eine Dissektion Typ B nachweisen läßt, sollte sich weitere Diagnostik anschließen, um die Ursache der hämodynamischen Instabilität zu finden. Meist handelt es sich in diesem Fall um eine Ruptur des Gefäßes, die Computertomographie wird bei derartigen Patienten am ehesten eine weitere Abklärung bringen.

Verdacht auf Aortendissektion und hämodynamisch stabiler Patient: Bei Patienten mit akuten thorakalen Schmerzereignissen und Verdacht auf Aortendissektion können als erste diagnostische Schritte die transösophageale Echokardiographie oder Magnetresonanztomographie durchgeführt werden. Im wesentlichen wird sich eine Entscheidung an der Verfügbarkeit des MRT orientieren, wobei neuerdings das Spiralcomputertomogramm mit dreidimensionaler Konstruktion das Magnetresonanztomogramm ablösen dürfte. Eine ergänzende Angiographie mit Darstellung der Koronararterien ist in der Regel nur dann notwendig, wenn aufgrund von Alter und Vorgeschichte eine koronare Herzkrankheit möglich erscheint. Andernfalls kann bei Typ A der Dissektion ein operativer Eingriff allein aufgrund der MRT durchgeführt werden. Die Typ-B-Dissektion kann allein aufgrund der MRT diagnostiziert werden.

3.5.3.6 Hypertensive Krise

Der Blutdruck stellt das Produkt aus Blutfluß und Widerstand dar. Die Hochdruckkrise wird durchwegs durch eine Widerstandserhöhung, selten durch eine Blutflußerhöhung (=Herzminutenvolumenerhöhung) ausgelöst. Die Widerstandserhöhung betrifft hierbei v. a. kleine Gefäße. Die Hochdruckkrise im Rahmen einer primären Hypertension entwickelt sich meist langsam über Tage, wenn nicht zusätzliche Faktoren (kardiale Dekompensation, eigenmächtige Therapieänderung) hinzutreten. Durch fehlende Compliance bedingte, eigenmächtige Therapieänderung wird als häufigste Ursachen einer Hochdruckkrise angesehen, wobei hier der Patient ohne eine antihypertensive Therapie möglicherweise über mehrere Monate symptomfrei ist und allmählich eine Hochdruckkrise eintritt.

Die Hochdruckkrise entwickelt sich zum hypertensiven Notfall, wenn als Folge der Hochdruckkrise Organfunktionseinschränkungen bzw. Organversorgung (hypertensive Enzephalopathie, Linksherzversagen, Lungenödem, Nierenversagen, Aortendissektion) hinzutreten.

Klinische Symptomatik

Die klinische Manifestation der hypertensiven Herzkrankheit mit Myokardischämie, Arrhythmien, plötzlichem Herztod und Herzinsuffizienz resultieren aus den strukturellen und funktionellen Veränderungen.

Die Indikation zur Koronarangiographie besteht bei pektanginösen Beschwerden, den elektrokardiographischen Zeichen einer Myokardischämie in Ruhe und/oder Belastung mit dem Ziel, relevante Koronarstenosen (über 70%)

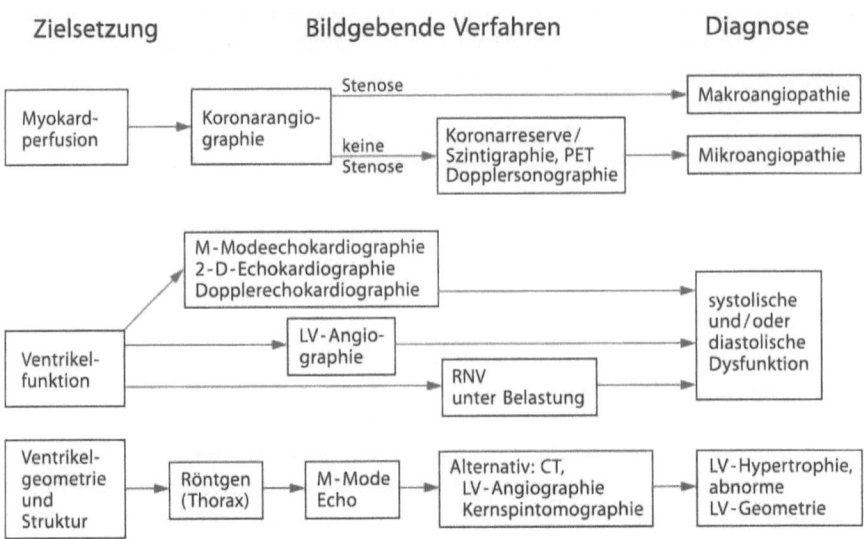

Abb. 9. Differenzierte Abklärung der hypertensiven Herzkrankheit. (Nach Schwartzkopff et al. [49])

aufzuzeigen und einer operativen und interventionellen Therapie zuzuführen (Abb. 9).

Bei ca. 10–14 % aller Patienten mit dem Verdacht auf eine koronare Makroangiopathie finden sich angiographisch keine fixierten Stenosen [40]. Häufig zeigen sich stark geschlängelte Gefäße. Nachweis einer abnormen Vasomotion der ansonsten zarten epikardialen Koronararterien kann hier angezeigt sein. Es befindet sich bei einem Teil der Patienten eine Verminderung des Durchmessers der epikardialen Herzkranzgefäße mit Einschränkung des koronaren Blutflusses bis hin zu einer vollständigen Konstriktion bei intrakoronarer Injektion von Acetylcholin. Die Engstellung auf Nitroglycerin ist reversibel [40].

Ventrikulographie

Die Ventrikulographie dient im wesentlichen zur Bestimmung der linksventrikulären Muskelmasse. Die Korrelation mit dem wirklichen Herzgewicht ist hoch [54]. Darüber hinaus können maximaler systolischer Wandstreß, regionale und globale Auswurffraktion, maximale systolische Druckanstiegsgeschwindigkeit, ventrikuläre und myokardiale Steifigkeit sowie andere Parameter bestimmt werden (Abb. 9).

Persönliche Erfahrung. Die Indikation zur invasiven Untersuchung stellt sich bei der hypertensiven Krise im wesentlichen bei Verdacht auf begleitende koronare Herzkrankheit. Hingegen ist die Diagnose einer Myokardhypertrophie sowie die unter antihypertensiver Therapie auftretende Regression mittels echokardiographischer Methode hinreichend kontrollierbar.

3.5.3.7 Dekompensiertes Klappenvitium

Dekompensierte Klappenvitien werden immer wieder zu Notfallsituationen, wobei zahlenmäßig sicher die dekompensierte Aortenklappenstenose, insbesondere bei der sich verändernden Altersverteilung, führend ist. Andererseits können gerade bei dekompensierter Aortenklappenstenose rasche Erfolge nach Beseitigung der Reduktion der aortalen Ausflußobstruktion des linken Ventrikels erzielt werden (Abb. 10). Bei rechtzeitiger Indikationsstellung ohne Vorliegen von relativen und absoluten Kontraindikationen wird der herzchirurgische Eingriff heute auch bei alten Patienten mit sehr gutem Ergebnis durchgeführt [13].

Bei Patienten mit dekompensierter Aortenklappenstenose mit Lungenödem, Stauungspneumonie, reduzierter Auswurffraktion und von höherem Alter mit entsprechenden Organfunktionsstörungen stellt die Valvuloplastie eine mögliche Behandlungsform dar [8].

Indikation zur Ballondilatation der stenosierten Aortenklappe
Die Ballondilatation sollte bei Patienten durchgeführt werden, bei denen das Risiko eines herzchirurgischen Eingriffs als inakzeptabel hoch angesehen werden muß (Alter über 75 Jahre mit begleitend respiratorischer oder renaler Insuffizienz sowie lebenslimitierenden anderen Erkrankungen, kardiogener Schock) oder bei Patienten, die trotz entsprechender Aufklärung einen herzchirurgischen Eingriff ablehnen. Es gelingt in der Regel nach Untersuchung von Erdmann (1989) (Tabelle 4), den Druckgradienten in der verkalkten Aortenklappe durch

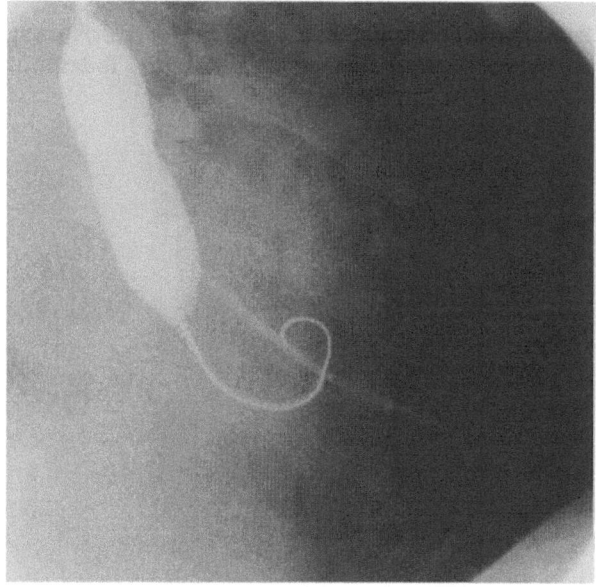

Abb. 10. Valvuloplastie einer Aortenklappenstenose bei einer 81jährigen Patientin mittels Trefoilballonkatheter (3mal 12 mm Durchmesser)

Tabelle 4. Hämodynamische Daten bei 118 Patienten mit Valvuloplastie der Aortenklappenstenose. (Nach Erdmann [14])

Meßparameter	Dilatation	
	vor	nach
Systolischer Druckgradient [mm Hg]	89 ± 31	38 ± 22
Aortenklappenöffnungsfläche [cm²]	0,38 ± 0,12	0,80 ± 0,28
HMV [1/min]	4,4 ± 0,1	4,3 ± 0,1
LVEDP [mm Hg]	22 ± 2	19 ± 1

Ballondilatation von 89 ± 31 mm Hg auf 38 ± 22 mm Hg zu senken, dadurch jeweils die Klappenöffnungsfläche von 0,38 ± 0,12 cm² auf 0,80 ± 0,28 cm² anzuheben.

Diese Untersuchung bezog sich auf 118 Patienten mit kompensierter Herzinsuffizienz [14]; diese war in der Regel nach 2–3 Tagen nach Valvuloplastie verschwunden, und die Patienten konnten nach 8 ± 3 Tagen beschwerdefrei die Klinik verlassen. Bei 40 Patienten war nach 6 Monaten eine invasive Nachuntersuchung möglich. 27 % gaben an, daß sie beschwerdefrei wären, 13 Patienten klagten erneut vorwiegend über Herzinsuffizienzsymptome. Bei diesen wurde eine Zweitdilatation durchgeführt. Die Restenosierungsrate beträgt damit etwa 50 % in 6 Monaten (Abb. 11). Der Eingriff ist deshalb als palliativ anzusehen. Sie kann deshalb im Einzelfall als Überbrückungsmaßnahme bis zum herzchirurgischen Eingriff durchgeführt werden.

Persönliche Erfahrungen. Aufgrund eigener Erfahrungen mit 31 Valvuloplastien, bei denen 2 schwere Komplikationen (ohne Todesfall) auftraten und in der Folge

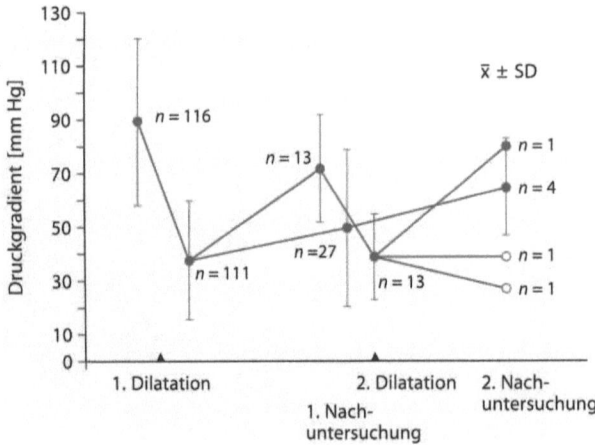

Abb. 11. Verlauf nach Aortenklappendilatation. (Nach Erdmann [14])

eine hohe Restenosierungsrate, können diese Befunde bestätigt werden, so daß die Indikation sehr streng gestellt wird.

3.5.3.8 Herzrhythmusstörungen

Myokardiale Funktionen und Arrhythmien stehen in einer engen Beziehung zueinander [36]. Arrhythmien können eine Kardiomyopathie induzieren (z.B. rhythmogene Herzinsuffizienz bei permanenter junktionaler Re-entry-Tachykardie), sie können zur Dekompensation Anlaß sein (z.B. tachyarrhythmisches Vorhofflimmern bei hypertropher Kardiomyopathie oder hochgradiger Aortenstenose), sie sind Indikatoren für eine belastete Prognose (komplexe ventrikuläre Arrhythmien). Andererseits kann die myokardiale Insuffizienz Arrhythmien induzieren oder verstärken (Zunahme von VES während abnehmender Herzleistung, terminale Arrhythmien bei versagendem Herzen). Im Rahmen einer antiarrhythmischen Behandlung sind weitere Interaktionen möglich:

- Antiarrhythmika können durch die negativ-inotrope Wirkung zur Verstärkung der Herzinsuffizienz beitragen;
- im Falle einer ausgeprägten reduzierten Pumpfunktion sind Antiarrhythmika weniger wirksam;
- arrhythmogene Effekte sind bei gleichzeitiger Herzinsuffizienz häufiger.

Zur Frage der Indikation zur antiarrhythmischen Behandlung, der erwarteten Effektivität sowie proarrhythmischer Effekte ist somit die Kenntnis der myokardialen Funktion unerläßlich. Im positiven Falle können Symptome der Herzinsuffizienz durch Beseitigung gleichzeitiger Arrhythmien günstig beeinflußt werden (Tabelle 5).

Kammertachykardien wie ektope atriale Tachykardien und permanente junktionale Re-entry-Tachykardien können zur Dilatation der Herzhöhlen führen

Tabelle 5. Ventrikuläre Extrasystolie, linksventrikuläre Funktion und Mortalität nach Myokardinfarkt. (Nach Manz u. Lüderitz [53])

	Schulze et al. [48]	Multicenter Investigation of the Limitation of Infarction Size [41]	Multicenter Postinfarction Programm [4]
Jahr	1977	1984	1984
Patienten (n)	81	533	766
Verlauf (Monate)	7	18	22
Gesamtmortalität	10%	12%	11%
EF > 40%, ohne komplexe VES	0%	5%	5–7%
EF < 40% und komplexe VES	10%	40%	30–42%

und Zeichen der Herzinsuffizienz verursachen [19, 24]. Die exakte Diagnostik dieser Tachyarrhythmien sowie die Kenntnis des Zusammenhangs von Arrhythmie und Herzinsuffizienz ist für die Therapieplanung von Wichtigkeit, zumal durch die transvenöse Ablation der akzessorischen Verbindungen heute eine kurative Behandlung der rhythmogenen Herzinsuffizienz möglich ist [29].

Bei Patienten mit dilativer Kardiomyopathie und gleichzeitiger atrialer Tachykardie bzw. tachyarrhythmischem Vorhofflimmem ist die Frage der kausalen Beziehung der Arrhythmie zu der Herzerweiterung im einzelnen nicht ohne weiteres zu beantworten. Die Indikation zur Elektrotherapie ist in fraglichen Fällen mit Zurückhaltung zu stellen, bis weitere systematische Untersuchungen unter Einbeziehung hämodynamischer Parameter Konkretisierung und Selektion dieser Patienten erlauben, die von einer elektrotherapeutischen Maßnahme profitieren können. Wesentlich häufiger als die chronische myokardiale Insuffizienz auf dem Boden einer lange bestehenden Tachyarrhythmie ist die akute Dekompensation mit Einsetzen z. B. einer Tachyarrhythmia absoluta bei Mitralvitium, bei hypertropher oder dilativer Kardiomyopathie. In diesen Fällen kann bereits durch eine medikamentöse Frequenzsenkung der hämodynamische Notfall beherrscht werden (Tabelle 6).

Auch im Falle von ventrikulären Tachykardien kann die medikamentöse Frequenzsenkung als therapeutisches Prinzip zur passageren Stabilisierung genutzt werden. Wenn sehr hochfrequente Tachykardien unmittelbar zur Bewußtlosigkeit führen, können Kammertachykardien mit mittleren Frequenzen um 190/min ohne neurologische Symptome einhergehen. Bei hamodynamisch tolerierten Tachykardien konnte eine signifikante inverse Korrelation zwischen der Änderung des Herzzeitvolumens und der Frequenzänderung mit Einsetzen der Kammertachykardien nachgewiesen werden.

Persönliche Erfahrung. Im Einzelfall sollte bei Herzinsuffizienz mit begleitenden Herzrhythmusstörungen eine Ursachenabklärung mittels invasiver Katheteruntersuchung erfolgen neben einer ggf. akut notwendigen antiarrhythmischen Therapie. Ausgeschlossen werden muß in diesem Zusammenhang z. B. eine arrhythmogene rechtsventrikuläre Dysplasie, bei der nur eine Herztransplantation eine effektive Therapie darstellt.

Tabelle 6. Beziehung zwischen Ausmaß der Herzinsuffizienz und komplexen Arrhythmien. (Nach Kjekshus [60])

NYHA	Nicht anhaltende VT [%]
I–I	15–20
II–III	40–55
III–IV	50–70

3.5.4 Zusammenfassung

Herzinsuffizienz ist ein klinisches Syndrom, das durch akute oder chronische kardiale Dysfunktion charakterisiert ist, die dazu führt, daß das Herz nicht in der Lage ist, einen ausreichenden Blutfluß entsprechend den metabolischen Bedürfnissen des Körpers zu ermöglichen. Eine sorgfältige Anamnese, körperliche Untersuchung und nichtinvasive Technik sind i. allg. ausreichend, um dieses Krankheitsbild zu klären.

Insbesondere durch die Möglichkeit, mit der Echokardiographie Bedsidediagnostik durchführen zu können und damit wesentliche ätiologische Ursachen für eine Herzinsuffizienz, wie Herzklappenfehler, infektiöse Endokarditis, Papillarmuskelabriß, linksatriales Myxom, Perikarderguß und Aortendissektion zu erfassen, reduziert sich die Indikation für eine invasive Diagnostik.

Die invasive Diagnostik wird aber dann durchzuführen sein, wenn die Notwendigkeit besteht, Klarheit über die Anatomie der Koronargefäße zu erhalten, entweder präoperativ vor herzchirurgischem Eingriff bei durch Echokardiographie geklärten Ursachen für die Herzinsuffizienz oder bei weiterhin bestehender Unklarheit über die Ursache der Herzinsuffizienz.

Das Risiko einer diagnostisch invasiven Herzuntersuchung kann mit 0,1‰ Mortalität als denkbar gering angesehen werden, sie steht in jedem Fall in keinem Verhältnis zu der hohen Aussagekraft, die durch eine invasive Untersuchung erzielt werden kann.

Unbestritten bleibt bei schwerer Herzinsuffizienz die Indikation einer Herzkatheteruntersuchung, wenn eine Therapieeinstellung nur unter gleichzeitigem Monitoring hämodynamischer Parameter möglich ist sowie für die Behandlung des kardiogenen Schocks durch Ballondilatation bei akutem Myokardinfarkt.

Literatur

1. Antman EM, Marsh JD, Green LH et al. (1980) Blood oxygen measurements in the assessment of intracardiac left to right shunts: a critical appraisal of methodology. Am J Cardiol 46 (2):265–271
2. Aretz HT (1987) Myokarditis, the Dallas criteria. Hum Pathol 18:619–624
3. Beuckelmann DJ, Erdmann E (1991) Thorakale Aortenaneurysmen. In: Riecker G (Hrsg) Klinische Kardiologie. Springer, Berlin Heidelberg New York Tokyo, S 749–761
4. Bigger JT, Fleiss JL, Kleiger R, Miller JP, Rolnitzky L (1984) The Multicenter Post-Infarction Research Group. The relationships among ventricular arrhythmias, left ventricular dysfunction, and mortality in the 2 years after myocardial infarction. Circulation 69:250–258
5. Brown TM Jr., Iannone LA, Gordon, DF, Wickemeyer WJ, Wheeler WS, Rough RR (1985) Percutaneous myocardial perfusion (PMR) reduces mortality in acute myocardial infarction (MI) complicated by cardiogenic shock (abstr). Circulation 72:III–309
6. Carabello BA, Usher VW, Hendrix GH et al. (1987) Predictors in patients with aortic regurgitation and left ventricular dysfunction: a change in the measuring stick. J Am Coll Cardiol 10 (5):991–997
7. Chatterjee K, Parmley WW, Cohn JN et al. (1985) A cooperative multicenter study of captopril in congestive heart failure: Hemodynamic effects and long-term response. Am Heart J 110:439–446
8. Cribier A, Saoudi N, Berland J, Savin T, Rocha P, Letac B (1986) Percutaneous transluminal valvuloplasty of acquired aortic stenosis in elderly patients: An alternative to valve replacement? Lancet II:63

9. Criteria Committee, New York Heart Association (1964) Diseases of the heart and blood vessels. Nomenclature and criteria for diagnosis, 6th edn Little. Brown, Boston p 114

10. Crawford MH, Souchek J, Oprian CA et al. (1990) Determinante of survival and left ventricular performance after mitral valve replacement. Circulation 81 (4):1173–1181

11. DeBakey ME, Henly WS, Colley DA, Morris GC, Crawfor ES, Beall AC (1965) Surgical management of dissecting aneurysm involving the ascending aorta. J Cardiovasc Surg 5:200

12. DeBakey ME, McCollum CH, Crawford ES, Morris GC, Howell J, Noon GP (1982) Dissection and dissecting aneurysms of the aorta: Twenty-year follow-up of five hundred twenty-seven patients treated surgically. Surgery 92:1118

13. Edmunds LH Jr, Stephenson LW, Edie RN, Ratcliffe MB (1988) Open-heart surgery in octogenarians. N Engl J Med 319:131

14. Erdmann E (1989) Die dekompensierte Aortenklappenstenose – Valvuloplastie als Notfalleingriff. Internist 30:77–81

15. Erdmann E (1991) Herzinsuffizienz. Internist 32:25–36

16. Franciosa, JA (1986) Epidemiologic patterns, clinical evaluation and long-term prognosis in chronic congestive heart failure. Am J Med 80 (2B):14-21

17. Franciosa JA, Wilen M, Ziesche S et al. (1983) Survival in men with severe chronic left ventricular failure due to either coronary heart disease or idiopathic dilated cardiomyopathy. Am J Cardiol 51 (5):831–836

18. Gahl K, Mügge A (1994) Klinisches Bild der infektiösen Endokarditis. In: Gahl K (Hrsg) Infektiöse Endokarditis. Steinkopf, Darmstadt, S 71–114

19. Gillette PC, Schmith RT, Garson A Jr. et al. (1985) Chronic supraventricular tachycardia. JAMA 253:391–392

20. Goldberg RJ, Gore JM, Alpert JS et al. (1991) Cardiogenic shock after acute myocardial infarction. Incidence and mortality from a community-wide perspective, 1975 to 1988. N Engl J Med 325:1117–1122

21. Goldhaber SZ, Markis JE, Meyerovitz MF et al. (1986) Acute pulmonary embolism treated with tissue plasminogen activator. Lancet II:886–889

22. Gradman A, Deedwania P, Cody R et al. (1989) Predictors of total torality and sudden death in mild to moderate heart failure. J Am Coll Cardiol 14 (3):564–570

23. Grossmann W (1986) Shunt detection and measurement. In: Grossman W (ed) Cardiac catheterization and angiography, 3rd edn. Lea & Febiger, Philadelphia, p 155

24. Guarnieri T, Sealy WC, Kasell JH, German LD, Gallagher JJ (1984) The nonpharmacologic management of the permanent form of junctional reciprocating tachycardia. Circulation 69:269–277

25. Hakki AH, Iskandrian AS, Bernis CE et al. (1981) A simplified valve formula for the calculation of stenotic cardiac valve areas. Circulation 63 (5):1050–1055

26. Heinrich F, Lasch HG (1977) Lungenembolie. In: Hornbostel H, Kaufmann W, Siegenthaler W (Hrsg) Innere Medizin in Praxis und Klinik. Thieme, Stuttgart, S 2–35, 2–39

27. Heuser RR, Maddoux GL, Goss JE, Ramo BW, Raff GL, Shadoff N (1987) Coronary angioplasty for acute mitral regurgitation due to myocardial infarction. Ann Intern Med 107:852–855

28. Hibbard MD, Holmes DR, Bailey KR, Reeder GS, Brsnahan JF, Gersh BJ (1992) Percutaneous transluminal coronary angioplasty in patients with cardiogenic shock. J Am Coll Cardiol 19:639–646

29. Jackman WM, Wang X, Friday KJ et al. (1991) Catheter ablation of accessory atrioventricular pathways (Wolff-Parkinson-White syndrome) by radiofrequency current. N Engl J Med 324:1605

30. Kennedy JW (1982) Complications associated with cardiac catheterization and angiography. Cathet Cardiovasc Diagn 8 (1):5–11

31. Kirklin JK, Naftel DC, Kirklin JW et al. (1988) Pulmonary vascular resistance and the risk of heart transplantation. J Heart Transplant 7 (5):351–356

32. Kjekshus J (1990) Arrhythmias and mortality in congestive heart failure. Am J Cardiol 65:421–481

33. Lasch HG (1993) Lungenembolie. In: Deutsch E, Lasch HG, Lenz E (Hrsg) Lehrbuch der internistischen Intensivmedizin. Schattauer, Stuttgart New York, S 195–200

34. Lee L, Bates ER, Pitt B, Walton JA, Laufer N, O'Neill WW (1988) Percutaneous transluminal coronary angioplasty improves survival in acute myocardial infarction complicated by cardiogenic shock. Circulation 78:1345–1351
35. Lichtlen PS, Muegge A, Gahl K, Nonnast-Daniel B, Daniel WG (1983) Infektiöse Endokarditis. Fortschritte in der Kardiologie, Bd 83. Steinkopf, Darmstadt
36. Manz M, Lüderitz B (1993) Herzinsuffizienz und Arrhythmien, prognostische und therapeutische Konzepte. Internist 34:944–952
37. Massie B, Ports T, Chatterjee K et al. (1982) Long-term vasodilator therapy for heart failure: clinical response and its relationship to hemodynamic measurements. Circulation 63 (2):269–278
38. McKee PA, Castelli WP, McNamara PM, Kannel WB (1971) The natural history of congestive heart failure: the Framingham study. N Eng J Med 285:1441–1446
39. Mills J, Abbott J, Utley J, Ryan C (1977) Role of cardiac catheterization in infective endocarditis. Chest 72:576–582
40. Motz W, Vogt M, Mildenberger E, Rabmann O, Pölitz B, Strauer BE (1991) Koronare Mikrozirkulation bei Patienten mit arterieller Hypertonie: Hinweise für eine gestörte Endothelfunktion. In: Ganten P, Mall R (Hrsg) Herz-Kreislauf-Regulation. Organprotektion und Organischämie. Schattauer, Stuttgart, S 47–58
41. Mukharji J, Rude RE, Poole WK (1984) Risk factors for sudden death after acute myocardialinfarction: two years follow-up. Am J Coll Cardiol 54:31–36
42. Murali S (1993) Invasive testing in congestive heart failure. When is it useful? Postgrad Med 94:75
43. O'Neill W, Erbel R, Laufer N et al. (1985) Coronary angioplasty therapy of cardiogenic shock complicating acute myocardial infarction (abstr.). Circulation 72:III-309
44. Pitt, B (1986) Natural history of patients with congestive heart failure. Am J Med 81 [Suppl 4C]:32–35
45. Ross J jr., Gault JH, Mason DT et al. (1966) Left ventricular performance during muscular exercise in patients with and without cardial dysfunction. Circulation 34 (4):597–608
46. Schofer J, Mathey DS (1990) Herzinsuffizienz. Thieme, Stuttgart
47. Schofer J, Mathey DG (1991) Invasive Kardiologie. Springer, Berlin Heidelberg New York Tokyo
48. Schulze RA Jr, Strauss HW, Pitt B (1977) Sudden death in the year following myocardial infarction: relation to ventricular premature contractions in the late hospital phase and left ventricular ejection fraction. Am J Med 62:192–198
49. Schwarztkopff B, Motz W, Strauer BE (1994) Bildgebende Verfahren bei der hypertensiven Herzkrankheit. Internist 35:1027–1038
50. Shani J, Rivera M, Greengart A, Hollander G, Kaplan P, Lichstein E (1986) Pecutaneous transluminal coronary angioplasty in cardiogenic shock (abstr.). J Am Coll Cardiol 7:149A
51. Silverman K, Grossmann W (1984) Angina pectoris: natural history and strategles for evaluation and managements. N Engl J Med 510 (26):1712–1717
52. Stevenson LW, Dracup KA, Tillisch JH (1989) Efficacy of medical therapy tailored for severe congestive heart failure in patients transferred for urgent cardiac transplantation. Am J Cardiol 63 (7):461–464
53. Stille-Siegener M, Heim A, Figulla HR (1993) Myokarditis. Internist 34:797–804
54. Strauer BE (1991) Das Hochdruckherz. Springer, Berlin Heidelberg New York Tokyo
55. Strauer BE (1995) Consensus-Konferenz. Myokarditis – dilative Kardiomyopathie. Internist 36:484–502
56. Topol, EJ (1994) Mechanical interventions for acute myocardial infarction. In: Topol EJ (ed) Textbook of intervention cardiology. Saunders, Philadelphia, pp 292–317
57. Unverferth DV, Magorlen RD, Moeschberger ML et al. (1989) Factors influencing the one-year mortality of dilated cardiomyopathy. Am J Cardiol 54:147–152
58. Welton D, Young J, Raizner A et al. (1979) Value and safety of cardiac catheterization during active infective endocarditis. Am J Cardiol 44:1306
59. Wilson JR, Schwartz JS, Sutton MS et al. (1983) Prognosis in severe heart failure: relation to hemodynamic measurements and ventricular ectopic activity. J Am Coll Cardiol 2 (3):403–410
60. Zähringer J (1984) Bakterielle Karditis. Klinik, Therapie und Prognose. Internist 25:173–183

3.6 Wertigkeit von Laborparametern für Diagnostik und Therapiekontrolle kardialer Erkrankungen

B. Puschendorf

Um die oftmals beschränkten Ressourcen der kardialen Diagnostik optimal zu nützen, müssen die Strategien der Zuweisung zu invasiven (Koronarangiographie) und nichtinvasiven kardiologischen Untersuchungen (Echokardiographie und Szintigraphie) verbessert werden. Bei den notwendigen Voruntersuchungen der Patienten können sensitive und spezifische Labortests zur Diagnose von akuten und chronischen Herzerkrankungen eine wichtige Rolle erlangen.

3.6.1 Akuter Myokardschaden

Folgende Ursachen kommen für den akuten Myokardschaden in Frage:

Akuter Myokardschaden
- Ischämischer Myokardschaden (akute Myokardischämie):
  - akuter Myokardinfarkt (AMI),
  - perioperativer Myokardinfarkt (PMI),
  - instabile Angina pectoris (Mikroinfarkt),
- Nichtischämischer Myokardschaden
  - Myokarditis,
  - Herzkontusion.

Nachdem der akute Myokardschaden neben wenigen anderen Möglichkeiten v. a. durch eine akute Koronarischämie (s. Kap. 6) hervorgerufen wird, ist der frühe und sichere Nachweis dieser akuten Myokardischämie eine Vorbedingung für die richtige Triageentscheidung bei der Notfallaufnahme und für die weitere Therapie. Nur etwa 10–15 % aller Patienten, die mit dem Leitsymptom Brustschmerz in die Notfallaufnahme kommen, entwickeln einen akuten Myokardinfarkt (AMI). Die Frühdiagnose des AMI muß also so sensitiv sein, daß alle geeigneten Herzinfarktpatienten eine Lysetherapie erhalten können, und so spezifisch, daß Patienten mit Brustschmerzen ohne Herzinfarkt nicht unnötig den Risiken einer solchen Therapie ausgesetzt werden. Diese Entscheidung muß spätestens bei der Notfallaufnahme eines Patienten im Krankenhaus getroffen werden. Bisher beruht die Diagnose eines AMI nach den WHO-Richtlinien [42] auf dem Nachweis von mindestens 2 der 3 infarktspezifischen Befunde:

- Brustschmerzen > 20 min, resistent gegen Nitroderivate,
- infarkttypische EKG-Veränderungen in mindestens 2 benachbarten Ableitungen des 12-Kanal-Standard-EGK,
- Anstieg der Aktivitäten von „kardialen" Enzymen im Blut.

Wegen des fehlenden Brustschmerzes werden ca. 30 % der Herzinfarkte nicht diagnostiziert (stummer Infarkt), und sogar in Notfallaufnahmestationen werden bis zu 5 % der eingelieferten Patienten mit unerkanntem Herzinfarkt in häusliche Pflege entlassen [23]. Die stummen Infarkte sind v. a. bei Diabetikern häufig; Frauen sind häufiger betroffen als Männer. Speziell im Alter verläuft der AMI häufig atypisch. Andererseits haben viele Patienten mit Infarktsymptomen eine instabile Angina pectoris.

3.6.1.1 Kreatinkinasegesamtaktivität, Kreatinkinase-MB-Aktivität (CK-MB-Aktivität)

Die für die Herzdiagnostik interessante zytosolische CK besteht aus den beiden Untereinheiten CK-M („muscle type") und CK-B („brain type"). Es gibt 3 Isoenzyme: CK-BB (= CK-1), CK-MB (= CK-2) und CK-MM (= CK-3). Daneben können gelegentlich, bei ca. 1–2% aller CK-Bestimmungen makromolekulare Formen der CK (= Makro-CK) im Blut gefunden werden.

Der CK-MB-Gehalt des normalen Myokards ist gering und unterscheidet sich nur unwesentlich von der Skelettmuskulatur (langsame Fasern) [15]. Das erklärt, warum gelegentlich insbesondere bei jungen Erwachsenen ohne Vorerkrankung nur geringe CK-MB-Anstiege bei akuten Myokardschädigungen gefunden werden. Der CK-MB-Anteil des erkrankten Myokards beträgt im Durchschnitt 15–20%. Chronischer Streß, z. B. Ventrikelhypertrophie oder koronare Herzerkrankung, induziert die CK-MB-Synthese im Myokard [15]. Aber auch im Skelettmuskel induziert chronischer Streß bei Myopathien einen Anstieg des CK-MB-Anteiles. So wurden bei Patienten mit Duchenne-Muskeldystrophie oder Polymyositis CK-MB-Anteile bis zu 20–30% gefunden [34, 40]. Aber auch Ausdauersportler haben einen höheren CK-MB-Annteil in der Skelettmuskulatur. Die Gewebeverteilung der CK-MB (Tabelle 1) erklärt, warum erhöhte CK-MB-Werte außer bei Herzerkrankungen noch bei einer Reihe anderer Erkrankungen nachweisbar sind.

Die CK- und CK-MB-Enzymaktivitäten steigen nicht vor der 4.–10. Stunde nach Infarktbeginn im Serum an, Gipfelwerte werden bei Patienten ohne Lysetherapie nach ca. 24 h beobachtet und bei Patienten mit früher Reperfusion des infarktbezogenen Gefäßes ca. 10 h früher. Sie kehren 36–72 h nach Schmerzbeginn in den Referenzbereich zurück. Insbesondere die CK-MB, die wegen ihrer etwas kürzeren biologischen Halbwertszeit schneller in den Referenzbereich zurückkehrt, eignet sich daher nicht zur Spätdiagnose.

Die CK-MB wird nicht nur aus dem Herzmuskel freigesetzt, sondern bei bestimmten Krankheiten oder bei extremen körperlichen Belastungen auch aus dem Skelettmuskel. Dadurch wird die Spezifität für den Myokardschaden ein-

Tabelle 1. Gewebeverteilung der CK und ihrer Isoenzyme. (Nach Ingwal et al. [15] und Neumeier u. Jockers-Wretou [34])

Gewebe	CK-MM [%]	CK-MB [%]	CK-BB [%]
Skelettmuskel			
schnelle (weiße) Fasern	97–99	1–3	< 0,1
langsame (rote) Fasern	95	5	
Myokard			
normal	95	5	
pathologisch verändert	70–80	20–30	
Gehirn			100
Gastrointestinaltrakt			100
Blase			100
Uterus			
ohne Schwangerschaft			100
während Schwangerschaft		6	94
Plazenta	19	1	80
Prostata			100
Lunge	0–20		80–100

geschränkt. Die Berechnung des CK-MB/CK-Index verbessert die Spezifität der CK-MB für Herzmuskelschädigung bei Patienten mit zusätzlichen Skelettmuskelverletzungen. Dies führt aber zu einem deutlichen Verlust an Sensitivität des Parameters, so daß kleinere Herzmuskelnekrosen übersehen werden können.

3.6.1.2 Neue Marker zur Diagnostik des akuten Myokardschadens

Die Labordiagnostik von akuten Myokardschäden beruhte bisher auf dem Nachweis von erhöhten Enzymaktivitäten der GOT oder Aspartataminotransferase (ASAT), der Kreatinkinase (CK), der Laktatdehydrogenase (LHD) und deren Isoenzyme. Die Aktivitätsbestimmungen dieser Enzyme sind weder sehr sensitiv noch herzmuskelspezifisch, so daß v. a. bei kleinen, nichttransmuralen Myokardinfarkten, bei stabiler Angina pectoris, bei Myokarditis oder toxischen Myokardschäden und bei Nierenversagen, Multioganerkrankung oder zusätzlichen Skelettmuskelläsionen, z. B. nach Reanimation, Probleme für eine genaue Diagnose auftreten, so daß es von Vorteil ist, wenn ein Marker ausschließlich nach Myokardnekrosen im Blut ansteigt. Wegen mangelnder Sensitivität und Spezifität werden ASAT und LDH bei myokardialen Erkrankungen nicht mehr routinemäßig bestimmt.

In Tabelle 2 sind die Charakteristika der wichtigsten neuen Laborparameter für die Herzdiagnostik dargestellt, die bereits verfügbar oder in absehbarer Zeit im Handel erhältlich sind.

Tabelle 2. Charakteristika von neuen Laborparametern für die Herzdiagnostik
Abkürzungen: Molekulargewicht (*MG*), Halbwertszeit (*HWZ*), kardiales Troponin I (*TnI*), kardiales Troponin T (*TnT*), Glykogenphosphorylaseisoenzym BB (*GPBB*), fettsäurebindendes Protein des Herzens (*H-FABP*)

Laborparameter	MG	Biologische HWZ (h)	Anstieg (h)	Gipfel[a] (h)	Normalisierung (Tage)
CK-MB	86 000	13	2–6	12–24	3
Myoglobin	17 800	0,25	2–6	6–12	1
TnI	24 000	2–4	3–8	12–24	7–10
TnT	37 000	2–4	3–8	12–96	7–14
GPBB	188 000	4–6	1–4	10–20	1–2
H-FABP	15 000	0,3	2–5	6–12	1

[a] Stark abhängig vom Zeitpunkt der Reperfusion des Infarktgefäßes.

Ziele der modernen Diagnostik akuter Koronarsyndrome sind:
- Bestätigung einer auf der Basis von typischen Symptomen und EKG-Veränderungen gestellten Diagnose des AMI;
- Diagnose des akuten Myokardschadens ohne eindeutige EKG-Veränderung bis spätestens zur 6. Stunde nach Schmerzbeginn sicher stellen zu können;
- Reperfusion bzw. Mißerfolg bei jedem mittels Thrombolysetherapie behandelten Patienten mit AMI früh zu erfassen, um im Falle einer noch vorhandenen Okklusion oder einer Reokklusion weitere therapeutische Maßnahmen einleiten zu können;
- jeden Infarktpatienten einem Monitoring mit biochemischen Herzmarkern zu unterziehen, um die Größe und den Verlauf grob abschätzen zu können oder eventuelle Reinfarkte frühzeitig zu erkennen;
- eine Hochrisikogruppe von Patienten mit instabiler Angina pectoris zu identifizieren.

Hinsichtlich des labordiagnostischen Vorgehens bei Verdacht auf Koronarsyndrome wird z. Z. das in Tabelle 3 aufgeführte Protokoll für die Bestimmung biochemischer Herzmarker empfohlen, wobei sich der Zeitpunkt der Bestimmung auf die Zeit nach der Notfallaufnahme (in Stunden) bezieht.

Die engmaschigen Blutabnahmen zu Beginn sind v. a. dann erforderlich, wenn die Verdachtsdiagnose AMI rasch bestätigt oder ausgeschlossen werden soll. Zusätzliche Markerbestimmungen können zur Ermittlung der Anstiegskinetik

Tabelle 3. Diagnostisches Vorgehen bei Verdacht auf akute Koronarsyndrome (AMI mit oder ohne Thrombolysetherapie, subakuter Infarkt, instabile Angina pectoris) *X* empfohlenes Untersuchungsprogramm, *(X)* wünschenswert

Zeitpunkt (h) nach Klinikaufnahme	0	2	4	8	12	24
Myoglobin oder CK-MB-Masse	X	X	X	X	(X)	(X)
Troponin I oder Troponin T	X			X	(X)	(X)

Tabelle 4. Diagnostische Sensitivitäten der kommerziell verfügbaren Parameter während der Frühphase des akuten Myokardinfarktes

Parameter	Zeit nach Schmerzbeginn (h)		
	0–2	3–4	5–6
CK-Aktivität	0,15	0,35	0,70
CK-MB-Aktivität	0,10	0,25	0,55
CK-MB-Masse	0,30	0,70	0,90
CK-MM-Isoformenratio	0,25	0,60	0,85
CK-MB-Isoformenratio	0,25	0,60	0,90
Myoglobin	0,35	0,80	0,95
Kardiales Troponin I	0,25	0,60	0,80
Kardiales Troponin T	0,25	0,55	0,80

(„slope", relative Anstiegsrate) vor und 90 min nach Beginn der Thrombolyse-therapie notwendig sein, falls diese eingeleitet wurde, und der Therapieerfolg mittels Markerverlauf überwacht werden soll.

Die diagnostischen Sensitivitäten der einzelnen Markerbestimmungen sind in Tabelle 4 aufgeführt.

Bei Patienten mit großen Myokardinfarkten steigen die Marker früher im Blut an als bei Patienten mit kleineren AMI.

Wegen noch fehlender Standardisierung und ständiger Verbesserung der Be-stimmungsmethoden neuer kardialer Marker seitens der verschiedenen Her-steller findet man in der Literatur derzeit teilweise widersprüchliche Angaben, z. B. über Frühdiagnostik, Referenzbereich und Anstiegsteilheit. Es ist jedoch aus Tabelle 4 ersichtlich, daß alle neuen Marker den herkömmlichen Enzymakti-vitätsbestimmungen deutlich überlegen sind. Neueste Untersuchungen über die Frühsensitivität [29] von Myoglobin, CK-MB-Masse, CK-Isoformen, kardialem Troponin I und kardialen Troponin T haben ergeben, daß die auftretenden Un-terschiede bei Verwendung optimaler Testsysteme klinisch nicht relevant sind, daher sollte die Auswahl der neuen Marker nach Zeitaufwand, Praktikabilität, er-forderlicher Spezifität beim individuellen Patienten, vorhandener Laborausstat-tung und letztlich nach Kosten pro Bestimmung erfolgen.

Ist ein AMI einmal durch EKG, klinische Symptome und/oder Laborparameter abgesichert (gesicherte Primärdiagnose), kann die kostengünstigere CK-Akti-vitätsbestimmung als Verlaufskontrolle herangezogen werden.

3.6.1.3 CK-MB-Proteinkonzentration (CK-MB-Masse)

Die Einführung der CK-MB-Massenbestimmung mittels Enzymimmunoassay-technik verbessert die diagnostische Sensitivität der CK-MB, sowohl in der Früh-phase des akuten AMI (Tabelle 4) als auch für kleinere Myokardnekrosen [10, 25, 39].

Myokardinfarkt: Die CK-MB-Konzentrationsbestimmung (CK-MB-Masse) ist in den ersten 6 h nach Einsetzen der Brustschmerzen signifikant sensitiver als die CK-MB-Enzymaktivität [10, 25]. Dabei zeigt die Bestimmung der CK-MB-Masse innerhalb der ersten 6–7 h nach Schmerzbeginn eine mit dem Myoglobin annähernd vergleichbare diagnostische Sensitivität (Tabelle 4; [29]). Natürlich besitzt die CK-MB eine a priori höhere diagnostische Spezifität als Myoglobin. Eine mehrfach wiederholte Bestimmung dieses Parameters zur Absicherung der Diagnose ist erforderlich (Tabelle 3). CK-MB-Masseanstiege >24 µg/l/h bzw. ein relativer Anstieg von >4fach in 90 min nach Thrombolysetherapiebeginn zeigen eine erfolgreiche Reperfusion des Infarktgefäßes an [47].

Angina pectoris: Durch die höhere diagnostische Sensitivität der CK-MB-Konzentrationsbestimmung lassen sich auch kleinere Myokardnekrosen, wie sie z.B. bei Patienten mit schweren Formen der instabilen Angina pectoris auftreten können, leichter diagnostizieren als mit den herkömmlichen Enzymaktivitätsmessungen. Bei Patienten mit instabiler Angina pectoris und erhöhter CK-MB-Masse ist die Mortalität und Herzinfarktrate im Verlauf der folgenden Monate wesentlich höher als bei instabiler Angina pectoris mit normaler CK-MB-Masse [39].

Muskelschädigung: Da die CK-MB-Konzentration auch bei Muskelschädigung erhöht sein kann, sollte diese Möglichkeit bei entsprechender Anamnese und Symptomen in die differentialdiagnostischen Überlegungen einbezogen werden.

3.6.1.4 CK-Isoformen

Die Bestimmung des Verhältnisses der Isoformen der CK-MB ist eine weitere Möglichkeit, die diagnostische Sensitivität dieses Enzyms zu erhöhen [38]. Die 3 Isoenzyme der CK lassen sich weiter in die sog. CK-Isoformen auftrennen. CK-Isoformen entstehen im Serum durch die Wirkung der Carboxypeptidase N. Dieses Enzym spaltet den C-terminalen Lysinrest der M-Untereinheit ab. Es sind bisher mindestens 2 CK-MB- (MB_2 und MB_1) und mindestens 3 CK-MM (MM_3, MM_2, MM_1) Isoformen beschrieben. Die im Myokard auftretenden Isoformen (Gewebsisoform des MB- und MM-Isoenzymes) sind MB_2 und MM_3. Im Serum findet sich bei Normalpersonen, falls die MB-Isoformen überhaupt nachgewiesen werden können, ein MB_2/MB_1-Ratio von etwa 1, bei den MM-Isoformen dominiert die Serumisoform MM_1. Bei einer Myokardschädigung verschieben sich diese Verhältnisse zugunsten der Gewebsisoformen, noch bevor die Gesamtaktivitäten der CK und CK-MB ihren oberen Grenzwert erreichen [29, 38]. Dadurch lassen sich durch Bestimmung der CK-Isoformen Herzinfarkte früher und kleine Myokardnekrosen empfindlicher diagnostizieren, wobei das MB-Ratio dem MM-Ratio an Spezifität überlegen ist.

Ähnlich dem Myoglobin haben sowohl das MB-Ratio als auch das MM-Ratio ein schmales diagnostisches Fenster und kehren 12–24 h nach AMI zum Referenzbereich zurück. Die diagnostische Sensitivität dieser CK-Isoformen entspricht der anderer, neuer kardialer Laborparameter (Tabelle 4; [29]). Außer zur Frühdiagnostik des AMI kann mittels der Veränderung der CK-Isoformen-Verhältnisse während der ersten Stunden nach Lysetherapie auch der Erfolg einer Thrombolysetherapie grob beurteilt werden. Die Therapie war erfolgreich bei einem relativen Anstieg des MM_3-MM_1-Ratio von > 2, verglichen mit dem Ausgangswert 90 min nach Therapiebeginn [3].

3.6.1.5 Myoglobin

Myoglobin ist ein O_2-bindendes Hämprotein, mit einem MG von 17800, das in der quergestreiften Muskulatur (Skelett- und Herzmuskel) gebildet wird; andere Gewebe – einschließlich der glatten Muskulatur – weisen kein Myoglobin auf. Daher sind Myoglobinämien immer die Folge von Schädigung quergestreifter Muskulatur. Myoglobin ist ein zytoplasmatisches Protein, und der Anteil an der Gesamtproteinmenge der Muskulatur beträgt etwa 2% [41]. Aufgrund seiner Fähigkeit, mit erhöhter Affinität als Hämoglobin molekularen Sauerstoff reversibel zu binden, dürfte Myoglobin für den Transport und die Speicherung von Sauerstoff in der quergestreiften Muskulatur eine entscheidende Rolle spielen.

Das niedrige Molekulargewicht erleichtert die rasche Myoglobinfreisetzung bei Muskelnekrosen, z.B. Herzinfarkt, Trauma, aber auch nach außergewöhnlichen körperlichen Belastungen, es erreicht früher als die Muskelenzymaktivitäten pathologische Werte, kehrt aber auch deutlich früher als die genannten Enzyme in den Referenzbereich zurück. In der Herzkranzgefäßchirurgie läßt sich der Zeitpunkt eines perioperativen Myokardinfarktes (PMI) besser ermitteln und die Diagnose früher stellen als mit anderen Markern [31]. Weiterhin wird Myoglobin aufgrund des niedrigen Molekulargewichtes rasch renal filtriert, so daß auch Nierenversagen, insbesondere die terminale Niereninsuffizienz, zu pathologischen Serummyoglobinwerten führt.

Dieses Verhalten des Myoglobins resultiert aus einer außerordentlich kurzen biologischen Halbwertszeit von ca. 10–20 min im Vergleich zur CK (ca. 15 h) und zur CK-MB (ca. 12 h). Dadurch werden Mikroperfusionsphänomene, z.B. sog. „Stakkatophänomene" bei konservativer Therapie des AMI (steiler und rascher Myoglobinanstieg unter Reperfusion des Myokardinfarktes), mit nur geringer Verzögerung im Serum sichtbar. Die Phänomene des zeitlichen Ablaufes einer Muskelnekrose und ihrer therapeutischen Beeinfussung können somit wesentlich zeitaufgelöster als mit den entsprechenden Enzymaktivitäten und anderen Myokard- bzw. Muskelmarkern (mit längerer Halbwertszeit) verfolgt werden [7].

Die Vorteile des Myoglobins in der Herzinfarktdiagnostik liegen in der hohen frühen Sensitivität (rascher sicherer Ausschluß eines AMI) und der Möglichkeit zur raschen Erfolgsbewertung der Thrombolysetherapie [21, 27, 36, 47].

Serummyoglobin ist ab 2–4 h nach Schmerzbeginn erhöht. Die Bestimmung des Myoglobin stellt neben dem EKG-Befund einen schnell bestimmbaren, sensitiven Laborparameter in der Frühphase des Infarktes dar; CK- und CK-MB-Aktivität sind frühestens 4–6 h nach dem Schmerzbeginn erhöht [27, 36]. Lediglich die Bestimmung der CK-Masse oder der CK-Isoformenratios besitzt eine vergleichbare diagnostische Sensitivität für die Frühdiagnose des Myokardinfarktes [29]. Weiterhin ergaben Studien, daß Myoglobin bei Patienten mit infarkttypischen EKG-Veränderungen eng mit dem Infarktereignis verknüpft ist [36]. Aus den prädiktiven Werten für Myoglobin (pV_{neg}: 98 % und pV_{pos}: 64 %) kann geschlossen werden, daß der Ausschluß eines Myokardinfarktes wesentlich sicherer als der Nachweis ist.

Bei Patienten, die 6–10 h nach dem akuten Schmerzereignis eine normale Myoglobinkonzentration aufweisen, kann mit großer Sicherheit ein akuter Myokardinfarkt ausgeschlossen werden. Die gleichzeitige Durchführung von EKG und Myoglobinschnelltest erlaubt somit eine verläßliche Frühdiagnose des Herzinfarktes.

Differentialdiagnostisch bzw. anamnestisch muß abgeklärt werden, ob die Myoglobinerhöhung myokardinfarktbedingt ist oder auf einer skelettmuskelbedingten Freisetzung, z. B. degenernativer Muskelschaden, Polytrauma, i.m.-Injektion, körperliche Aktivität beruhen kann. Dies geschieht im weiteren Verlauf der Erkrankung durch Bewertung der CK-MB-Masse oder des herzspezifischen Troponin I oder Troponin T.

Bei Patienten mit Herzinfarktverdacht sollte die Bestimmung des Myoglobins entsprechend Tabelle 3 erfolgen. Die durchschnittlichen Myoglobingipfel der AMI-Patienten liegen im Bereich von 600–1000 µg/l. Myoglobin sollte bei Patienten, die erst 10 h nach Schmerzbeginn oder später beurteilt werden, nicht bestimmt werden, weil es u. U. bereits in den Referenzbereich zurückgekehrt ist. Weitere Kontrollen der Myoglobinkonzentration ermöglichen den Nachweis von Reinfarkten bei entsprechender Symptomatik, wobei Myoglobin wesentlich früher wieder ansteigt als andere Myokardmarker. Im Urin ist Myoglobin beim akuten Myokardinfarkt meistenes nicht oder nur leicht erhöht.

Der zeitliche Verlauf von Myoglobin, CK und CK-MB bei konservativ behandelten Patienten unterscheidet sich deutlich von Patienten unter Thrombolysetherapie oder akuter koronarer Ballondilatation (PTCA).

Patienten mit Reperfusion des Infarktgefäßes zeigen einen steileren und durchschnittlich höheren Anstieg des Myoglobins im Serum, wobei die Werte außerdem früher (10–20 h) in den Referenzbereich im Vergleich zu konservativ therapierten Patienten (24–36 h) zurückkehren. Unter Thrombolysetherapie spricht ein rascher und steiler Anstieg des Myoglobins (≥ 150 µg/l/h oder relativer Anstieg > 4fach in 90 min nach Beginn der Thrombolysetherapie) für eine erfolgreiche Reperfusion [21, 47]. Wegen des verglichen mit anderen Parametern tendentiell höheren, negativ-prädiktiven Wertes von Myoglobin ist dieser Parameter besonders geeignet, um Patienten mit nicht erfolgreicher Fibrinolyse zu erkennen, so daß weitere klinische Maßnahmen, z. B. „second shot thrombolysis", „rescue-PTCA", bei entsprechender Indikation und entsprechenden Möglichkeiten eingeleitet werden können.

3.6.1.6 Fettsäurebindendes Protein des Herzens („heart-fatty acid binding protein", H-FABP)

Zur Steigerung der Spezifität von Myoglobin kann das fettsäurebindende Protein des Herzens (H-FABP) im Serum bestimmt werden [35]. Dieses Protein ist an der Aufnahme und dem intrazellulären Transport der langkettigen Fettsäuren im Kardiomyozyten beteiligt. Nach Herzinfarkt kann H-FABP im Serum und Urin nachgewiesen werden. Der Verlauf ähnelt dem des Myoglobins; H-FABP kommt im Unterschied zum Myoglobin im Herzen in höheren Konzentrationen als im Skelettmuskel vor. Daher erlaubt die Berechnung des Quotienten Myoglobin/H-FABP eine Differenzierung zwischen Herz- und Muskelschädigung. Der Myoglobin/H-FABP-Quotient beträgt >20 im Skelettmuskel und ca. 5 im Herzmuskel. Dies spiegelt sich auch nach Muskelschädigung im Serum wider.

H-FABP steigt ähnlich dem Myoglobin etwa 2–4 h nach Infarktbeginn im Serum an, Gipfelwerte werden einige Stunden später gefunden. H-FABP kehrt innerhalb von 24 h nach Herzinfarkt in den Referenzbereich zurück. Die Berechnung des Myoglobin/H-FABP-Quotienten erlaubt es, zwischen Myoglobinfreisetzung aus Herz- und Skelettmuskel mit akzeptabler Genauigkeit zu unterscheiden. Nach einer Studie [35] ergibt ein Myoglobin/H-FABP-Quotient < 10 den Hinweis auf Herzinfarkt oder Myokardschädigung.

3.6.1.7 Troponin T (TnT)

Troponin T gehört zu den myofibrillären Proteinen des quergestreiften Muskels und bildet mit Troponin I (TnI) und Troponin C (TnC) den Troponinkomplex, wobei TnT vorwiegend für die Bindung des Komplexes an Tropomyosin verantwortlich ist. TnI hemmt, abhängig von der Kalziumbesetzung des TnC, die Aktomyosin-ATPase. Der Troponinkomplex vermittelt die Kalziumaktivierung der Kontraktion und moduliert die kontraktile Funktion des quergestreiften Muskels. Troponin und Tropomyosin werden deshalb als regulatorische Proteine bezeichnet [8].

Das Molekulargewicht von humanem kardialem TnT beträgt 37000. Ein geringer Anteil des kardialen TnT etwa 5%, liegt als freier, zytosolisch gelöster Pool vor. Dieser nicht im kontraktilen Apparat kompartimentierte Anteil des TnT dürfte einem Vorstufenpool für die Synthese von strukturgebundenem TnT entsprechen. Er wird entsprechend den zytosolischen Markern CK-MB und Myoglobin bei Schädigung des Myokards rasch freigesetzt, während die späte Freisetzung des strukturgebundenen Anteils ab dem 2. Tag nach dem akuten Ereignis die Menge des nekrotischen Myokards widerspiegelt. Im adulten Skelettmuskel findet sich kein kardiales TnT [2]. Die Aminosäuresequenz von kardialem TnT ist herzspezifisch.

Myokardinfarkt

Infarktdiagnostik. Im Schnelltest zeigt ein positives Ergebnis mit sehr hoher Sicherheit einen Myokardschaden an. Bei einem negativen Ergebnis ist der Test nach 2 h zu wiederholen. Ergibt sich auch 8 h nach Schmerzbeginn erneut ein negatives Resultat, so ist ein Myokardschaden mit großer Wahrscheinlichkeit auszuschließen. Kardiales TnT ist bei ca. 50% aller AMI-Patienten 3–4 h nach

Schmerzbeginn erhöht. TnT besitzt beim akuten Myokardinfarkt eine diagnostische Sensitivität von 100 % zwischen 10 h und 5 Tagen nach Schmerzbeginn [26]. Hinsichtlich der diagnostischen Spezifität ist kardiales TnT dem Myoglobin und der CK-MB-Masse überlegen. Mittels kardialen TnT können unspezifische Erhöhungen der CK-MB-Aktivität und CK-MB-Masse bei Verdacht auf gleichzeitige Skelettmuskelschädigung ausgeschlossen werden [19].

Der nach Myokardschädigung beobachtete TnT-Anstieg ist wesentlich ausgeprägter, im Durchschnitt 100fach, als bei CK-MB und Myoglobin. Kardiales TnT läßt deshalb auch kleine Myokardnekrosen, z. B. bei instabiler Angina pectoris, Herzkontusionen und nach Herzoperationen labordiagnostisch zuverlässig erkennen. Insbesondere anhaltende TnT-Erhöhungen sprechen für irreversible Herzmuskelnekrosen [4, 19, 26]. Bei Myokarditis sind erhöhte TnT-Werte bei Patienten mit vorwiegend lokalen oder interstitiellen Infiltrationen selten [22].

Infarktgröße. Mit dem kardialen TnT steht ein herzspezifisches Strukturprotein zur Verfügung, mit dem die Infarktgröße aus den Werten ab dem 3.–4.Tag abgeschätzt werden kann, da dann ausschließlich strukturgebundenes TnT aus dem nekrotischen Myokardgewebe freigesetzt wird. In der Frühphase wird TnT vorwiegend aus dem Zytosol eliminiert, so daß nicht mit Sicherheit, ähnlich wie bei den anderen zytosolischen Markern (CK-MB und Myoglobin), eine irreversible Schädigung vorliegen muß. Kardiales TnT kann bis zu 2–3 Wochen nachgewiesen werden, so daß subakute und stumme Infarkte noch 1–2 Wochen nach dem Herzinfarktereignis mit großer Sicherheit diagnostiziert werden können [4, 19, 26].

Kontrolle bei der Thrombolysetherapie. Die Reperfusion der infarktbezogenen Gefäße beeinflußt die Troponin-T-Freisetzung bei Herzinfarkten [21, 47]. Deshalb finden sich bei Patienten mit Reperfusionstherapie extrem unterschiedliche Serumkonzentrationen am 1. Tag nach Beginn der Infarzierung, während die TnT-Freisetzungskinetik nach 36 h durch die Reperfusion nicht beeinflußt wird. Das Erscheinen von TnT im Blut am 1. Tag hängt stark von einer erfolgreichen Reperfusion und der Dauer der Ischämie bis zum Einsetzen der Reperfusion ab. Bei erfolgreicher früher Reperfusion kommt es zu einem drastischen Anstieg von TnT im Serum. Die Berechnung der TnT-Anstiegsrate in den ersten 90 min nach Thrombolysetherapie (> 0,2 μg/l/h oder ein relativer TnT-Anstieg > 6,8fach in 90 min nach Beginn der Thrombolysetherapie) ist eine nichtinvasive Erfolgskontrolle [21, 47].

Myokardschaden bei Trauma und Operation
Der verbesserte TnT-Test weist nunmehr keine Kreuzreaktivität mit TnT aus dem Skelettmuskel auf [20]. Insbesondere anhaltende TnT-Erhöhungen oder Anstiege über 3–4 Tage nach einer Traumatisierung oder Operation sprechen für eine Myokardnekrose [19, 26].

Instabile Angina pectoris

Erhöhte TnT-Konzentration sind auch bei einer Untergruppe von Patienten mit instabiler Angina pectoris beschrieben worden [13, 39]. So fanden sich auch bei einem Drittel der Patienten mit schwersten Formen der instabilen Angina pectoris (Gruppe 3 der Klassifikation nach Braunwald) Hinweise auf kleinste Myokardnekrosen. Es wird vermutet, daß diese Patienten einen Mikroinfarkt erlitten haben, der nicht die bekannten WHO-Standardkriterien des AMI erfüllt. Bei Patienten mit instabiler Angina pectoris werden keine TnT-Anstiege beobachtet. Das Eintreten eines AMI und Todes während des Krankenhausaufenthaltes und in den darauffolgenden Monaten war in der TnT-positiven Gruppe mit instabiler Angina pectoris signifikant häufiger als in der TnT-negativen Gruppe. Wiederholt gemessene, normale TnT-Werte schließen den AMI oder Mikroinfarkt aus, lassen aber keine verläßliche Aussage über das Ausmaß einer koronaren Herzkrankheit zu.

3.6.1.8 Troponin I (TnI)

Im Unterschied zu TnT wird kardiales TnI im Skelettmuskel während der Ontogenese niemals exprimiert. Kardiales TnI (MG 24000) ist der einzige TnI-Isotyp, der im menschlichen Myokard vorkommt. Seine Aminosäuresequenz besitzt lediglich 60% Übereinstimmung mit den entsprechenden Isoformen aus dem Skelettmuskel. Das kardiale TnI besitzt etwa 30 zusätzliche Aminosäurereste am N-terminalen Ende des Moleküls. Alle diese Eigenschaften zeichneten TnI für die Entwicklung eines 100% herzspezifischen Markers aus. Auch für TnI wurde ein zytosolischer Pool von 3–5% des Gesamt-TnI gefunden [30].

Falsch-positive Werte durch Freisetzung von kardialem Troponin I aus dem Skelettmuskel können ausgeschlossen werden. Troponin I ist auch bei Nierenerkrankungen, mit Ausnahme von myokardialer Beteiligung, nicht erhöht [1]. Daher ist Troponin I bei renalen Erkrankungen und bei Patienten mit Myopathie der Marker erster Wahl zur Diagnose von Myokardnekrosen.

Myokardinfarkt

Die ersten Anstiege des TnI treten ähnlich wie für TnT 3–4 h nach Schmerzbeginn, die Gipfelwerte im Durchschnitt nach 12–24 h auf (abhängig von der Reperfusion des Infarktgefäßes), um dann nach 5–10 Tagen (etwas früher als TnT) in den Referenzbereich zurückzukehren [30]. Die diagnostische Sensitivität von TnI ist mit der von TnT in der Frühphase des AMI vergleichbar. Beide steigen im Durchschnitt beinahe gleichzeitig mit der CK-MB-Masse, den CK-Isoformen und dem Myoglobin im Serum nach AMI an [29]. Im Unterschied zum TnT zeigt TnI in der Mehrzahl der Fälle einen eingipfligen Verlauf. Wie beim TnT wird auch das Freisetzungsprofil von TnI durch eine frühere Reperfusion des Infarktgebietes beeinflußt. Dabei kommt es zu einem rascheren und steileren TnI-Anstieg im Serum, die Gipfelwerte werden früher erreicht. Genaue Diskriminationswerte sind derzeit in klinischer Evaluierung [30].

Instabile Angina pectoris, perioperative Myokardschädigung, Myokarditis, Herzkontusion

Auch in der Diagnostik anderer akuter Myokardschädigungen außer dem AMI werden in größeren klinischen Studien grundsätzlich ähnliche Verhältnisse wie für das TnT beschrieben. Nach Herztransplantation ohne Abstoßungsreaktion kehrt TnI schneller (etwa 2–3 Wochen) in den Referenzbereich zurück als TnT (nach 2–3 Monaten).

Hämodialyse

Bei 2–3% der wegen chronischer Niereninsuffizienz hämodialysierten Patienten finden sich sowohl erhöhte TnT- als auch erhöhte TnI-Werte. Diese Beobachtung kann durch die hohe Prävalenz der koronaren Herzerkrankung mit begleitenden Myokardischämien bei Hämodialysepatienten erklärt werden. Allerdings treten bei weiteren 15–20% erhöhte TnT-Werte bei normalen TnI-Konzentrationen auf.

3.6.1.9 Glykogenphosphorylaseisoenzym BB (GPBB)

Die GPBB mit einem MG von 188 000 (als Dimer) spielt als Schlüsselenzym der Glykogenolyse eine wesentliche Rolle im Energiestoffwechsel des ischämischen Herzmuskels. Ein erheblicher Anteil der GPBB-Aktivität des Herzmuskels ist normalerweise mit mikrosomalen Membranen und Glykogenpartikeln zu dem sog. unlöslichen sarkoplasmatischen Retikulum-Glykogen-Komplex verbunden, der eine funktionelle Einheit darstellt.

Während einer akuten Ischämie kommt es zum vorübergehenden Anstieg des kardialen cAMP und dadurch zu einer Aktivierung der Glykogenphosphorylase, wobei die nichtphosphorylierte b-Form in die aktive a-Form übergeht. Dadurch kommt es zu einer extremen Steigerung der Glykolyse. Tatsächlich konnte an Hunden eine schnelle Freisetzung der Glykogenphosphorylase in der kardialen Lymphe nach einer vorübergehenden Ligatur der Koronararterien für nur 10 min nachgewiesen werden [33]. In diesen Experimenten ebenso wie beim AMI wird die freigesetzte, lösliche GPBB ausschließlich in der inaktiveren b-Form gefunden. Die frühe Freisetzung kann darauf zurückgeführt werden, daß nach Abbau von Glykogen aus dem sarkoplasmatischen Komplex die GPBB frei wird und direkt vom sarkoplasmatischen Retikulum in die extrazelluläre Flüssigkeit, vermutlich auch über die T-Tubuli freigesetzt wird. Gleichzeitig strömt GPBB durch die nach Ischämie permeablere Zellmembran aus. Ein hoher Konzentrationsgradient ist daher die Ursache für eine derart hohe Effluxrate der GPBB, die im Unterschied zu anderen zytosolischen Bestandteilen (Myoglobin, CK, Troponin) zu einem größeren Teil auch über das T-Tubulussystem freigesetzt wird.

Die Tatsache, daß der durch Kalzium, Stoffwechselzwischenprodukte und Katecholamine gesteuerte Glykogenabbau die Voraussetzung für den Efflux der GPBB ist, unterstreicht die extreme Sensitivität dieses Enzyms, vorübergehende Imbalanzen im Energiestoffwechsel des Herzmuskels aufzuzeigen, wie sie während Angina-pectoris-Attacken und im infarzierenden Myokard auftreten können.

Tabelle 5. Frühsensitivität von Glykogenphosphorylaseisoenzym BB bei 22 AMI-Patienten vor Thrombolysetherapie im Vergleich zu anderen Herzmarkern

Zeit nach Schmerzbeginn (h)	GPBB-Masse	Myoglobin	CK-Aktivität	CK-MB-Masse
0–2	0,70	0,10	0,10	0,10
>2–4	0,83	0,58	0,25	0,67

Neben den Isoenzymen BB der GP existieren 2 weitere, LL (Leber) und MM (Skelettmuskel). Im menschlichen Herzen überwiegt das Isoenzym BB, daneben existiert noch das Isoenzym MM. Ob die GPBB noch in anderen Geweben außer Herz und Gehirn vorkommt, wird z.Z. unterschiedlich beurteilt und weiter untersucht. Die Mengen dürfen aber gering und für die Routinediagnostik als Ursache für falsch-positive Ergebnisse von untergeordneter Bedeutung sein.

Nach derzeitigem Wissensstand handelt es sich bei der GPBB nicht nur um einen Schädigungsmarker, sondern auch um einen spezifischen Ischämiemarker, der den ischämischen „minimal myocardial damage" frühzeitig erfaßt.

Nach den ersten Ergebnissen ist die diagnostische Sensitivität der GPBB während der ersten 3 h nach Schmerzbeginn deutlich höher als die von Myoglobin, CK-MB-Masse und Troponin I und T (Tabelle 5). Perioperative Myokardischämien während aortokoronarer Bypasschirurgie können mit der GPBB besser erfaßt werden als mit anderen Markern [32]. Untersuchungen bei instabiler Angina pectoris zeigen, daß besonders bei Vorliegen von EKG-Veränderungen sehr frühzeitig erhöhte GPBB-Konzentrationen im Blut dieser Patienten gefunden werden können [28].

3.6.1.10 Veränderung myokardunspezifischer Parameter beim akuten Myokardinfarkt

Bei Herzinfarktpatienten kommt es neben der Freisetzung von intramyokardialen Proteinen zu ausgeprägten hämostaseologischen Veränderungen, zur Ausbildung einer Akute-Phase-Reaktion sowie zu endokrinologischen und metabolischen Veränderungen. Neuere Gerinnungsmarker wie Thrombin-Antithrombin-III-Komplex, Prothrombinfragment $F_1 + F_2$ sowie Plasmin-α_2-Antiplasmin-Komplex erfassen die Abläufe im Gerinnungs- und Fibrinolysesystem genauer als die Globaltests (Prothrombinzeit, aktivierte partielle Thromboplastinzeit) und werden für das Therapiemonitoring bei Herzinfarktpatienten Bedeutung erlangen.

3.6.2 Chronische Herzinsuffizienz

Die Einjahresmortalität bei Patienten mit schwerer Herzinsuffizienz (NYHA IV) beträgt ca. 50%. Selbst bei Patienten mit geringer Herzinsuffizienz (NYHA I/II)

liegt die Einjahresmortalität bei 6 %. Die Fünfjahresüberlebenszeit beträgt bei NYHA-II/III-Patienten nur 50 %. Patienten, die rechtzeitig (bereits bei asymptomatischer Ventrikeldysfunktion) behandelt werden, haben eine deutlich bessere Prognose und Lebensqualität; wesentlich ist daher die rechtzeitige Erfassung der Herzinsuffizienz bereits im Frühstadium der asymptomatischen Ventrikeldysfunktion. Allerdings erlaubt die klinische Symptomatik (Leitsymptome: Müdigkeit, Atemnot, eingeschränkte Belastbarkeit, Ödeme) nur eine recht ungenaue Diagnose der Frühstadien der Herzinsuffizienz (Sensitivität, Spezifizität jeweils ca. 50–60 %). Jedoch ist eine Herzinsuffizienz bei Patienten mit einem völlig normalem Ruhe-EKG sehr selten.

Die Routinelaborparameter [17], die bei jedem Patienten mit Herzinsuffizienz bestimmt werden sollen, sind ein komplettes Blutbild, Elektrolyte, Harnstoff und Kreatinin (Basisprogramm). Es soll damit eine Anämie ausgeschlossen werden. Hämoglobinwerte unter 9 g/dl verschlimmern die Herzinsuffizienz. Natriumbestimmung ist ein guter und kostengünstiger Test, um das Ausmaß der neurohormonalen Aktivierung abzuschätzen. Es verhält sich umgekehrt proportional zum Renin. Hohes Renin führt zur Verdünnungshyponatriämie durch direkte Wirkung auf die Nieren. Je niedriger das Natrium, desto höher sind die Reninkonzentrationen, und damit verbunden ist eine höhere Mortalität. Natriumwerte < 137 mmol/l zeigen eine schlechte Prognose an. Die Kaliumwerte sollen bei Herzinsuffizienz im Bereich von 4–5 mmol/l liegen. Niedrige Kaliumwerte sind ebenfalls ein Hinweis für eine schlechte Prognose. Die Nierenfunktion ist bei vielen Herzinsuffizienzpatienten gestört. Harnstoff und Kreatinin steigen mit Verschlechterung der Ventrikelfunktion an.

Den besten Voraussagewert hinsichtlich des Schweregrades einer chronischen Herzinsuffizienz hat die Bestimmung der linksventrikulären Funktion, die über die Ejektionsfraktion (EF) bestimmt werden kann [17, 45]. Als Voruntersuchung und Ergänzung bzw. Ersatz für die aufwendigere Bestimmung der EF kann laborchemisch das Ausmaß der neurohormonalen Aktivierung des kardiovaskulären Systems [45] gemessen werden. Obwohl nahezu alle Parameter dieses neurohormonalen Systems [Renin–Angiotensin–Aldosteron, Katecholamine (Noradrenalinspiegel > 400 pg/ml sind ein Zeichen für schlechte Prognose), natriuretische Peptide, antidiuretisches Hormon, Endothelin] neben bestimmten Zytokinen (z. B. TNF-α, Interleukin 6) mit der Herzfunktion korrelieren, hat sich in den letzten Jahren herausgestellt, daß stabile natriuretische Peptide bzw. deren Vorstufen [„brain natriuretic peptide" (BNP) und „pro-atrial natriuretic peptide"] bzw. ihr „second messenger" zyklisches Guanosinmonophosphat (cGMP) für die laborchemische Routinediagnostik der chronischen Herzinsuffizienz einschließlich der asymptomatischen, linksventrikulären Ventrikeldysfunktion, die Verlaufs- und Therapiekontrolle am besten geeignet sind.

Das atriale natriuretische Peptid (ANP) hat eine Reihe von wichtigen physiologischen Wirkungen, wie Natriurese, Vasodilatation, Hemmung der Renin- und Aldosteronsekretion, und spielt eine wichtige Rolle in der Homöostase des Wasserhaushaltes und des Blutdruckes. Der wichtigste Stimulus für die ANP-Sekretion ist die Vorhofdehnung. Daher ist ANP bei Herzinsuffizienz erhöht [44].

Die chronische Herzinsuffizienz ist gekennzeichnet durch eine gestörte Pump-funktion mit herabgesetztem Herzzeitvolumen und in weiterer Folge Blutstau vor dem Herzen. Das neurohormonale System spielt bei der Progression der Er-krankung eine wichtige Rolle. In der ersten Phase der Herzinsuffizienz (NYHA I), in der die Herzfunktion nur unwesentlich beeinträchtigt ist, stellen das atriale natriuretische Peptid (ANP), das in den beiden Vorhöfen gespeichert wird und vorwiegend durch Dehnung der Vorhofwände freigesetzt wird, und das „brain natriuretic peptide" (BNP), das vorwiegend die Ventrikelüberlastung widerspie-gelt und hauptsächlich durch Erhöhung des enddiastolischen Kammerdruckes bzw. der Kammerdehnung aus Kardiomyozyten freigesetzt wird, Antagonisten dar. Diese natriuretischen Peptide bewirken eine periphere Vasodilatation und an der Niere eine vermehrte Ausscheidung von Natrium und Wasser. Darüber hinaus dürften Spaltprodukte der Vorstufen der natriuretischen Peptide (z.B. N-terminales proANP 31-67) ebenfalls in gleicher Weise biologisch wirksam sein.

Ist im Anfangsstadium der Herzinsuffizienz das Herzzeitvolumen herabge-setzt, werden über Barorezeptoren das sympathische Nervensystem und das Renin-Angiotensin-Aldosteron-System (RAAS) stimuliert [37]. Blutdruck und Herzzeitvolumen steigen an. Diese Veränderungen werden über Barorezeptoren aufgenommen, und beide Systeme werden wieder gehemmt. Gleichzeitig wird über die Dehnung der Vorhöfe bzw. Druckerhöhung im linken Ventrikel die Freisetzung von ANP bzw. BNP stimuliert und so der Gefäßkonstriktion und der Wasserretention entgegengewirkt. Vasokonstriktion und Vasodilatation halten sich also in diesem Stadium der Herzinsuffizienz die Waage. Zusätzlich besteht eine zentralhemmende Wirkung von ANP und BNP auf das sympathi-sche Nervensystem und das RAAS; es kommt zu keiner Wasserretention im Körper.

Schreitet die Herzinsuffizienz voran, tritt die neurohormonale Regulation in eine neue Phase (NYHA II), die durch eine Störung des Baroreflexes gekenn-zeichnet ist. Folge dieser Störung ist, daß das sympathische Nervensystem und das RAAS nicht mehr im physiologischen Ausmaß gehemmt werden; die peri-phere Vasokonstriktion erlangt langsam ein Übergewicht, die natriuretischen Peptide können die konstringierenden Systeme nicht mehr vollständig antagoni-sieren, es kommt auch zu einer beginnenden Wasserretention im Körper.

Mit zunehmender Herzinsuffizienz (NYHA III) stellt sich eine Störung der Nierenperfusion ein. Dadurch werden RAAS und das sympathische Nervensy-stem noch stärker stimuliert, der periphere Gefäßwiderstand steigt weiter an. Die natriuretischen Peptide ANP/BNP und ihre Abkömmlinge verlieren (obwohl in großer Menge vorhanden) ihre physiologische Wirkung auf die Niere, es kommt zur Natrium- und Wasserretention. Die Folge ist eine Erhöhung des intravasalen Volumens mit Begünstigung einer kardialen Dilatation, die zu einer weiteren Verschlechterung der Herzfunktion führt (durch ACE-Hemmer kann der renale Plasmafluß gesteigert und möglicherweise die Ansprechbarkeit der Niere auf natriuretische Peptide wieder hergestellt werden).

Die Phase NYHA IV stellt die dekompensierte Herzinsuffizienz dar, bei der so-wohl mäßig als auch stark erhöhte Spiegel an natriuretischen Peptiden gemessen werden können. Die vasodilatatorische und natriuretische Wirkung der natriuretischen Hormone scheint in dieser Phase nicht mehr gegeben zu sein; durch lokal in der Niere freigesetzte Prostaglandine kommt es zu einer zusätzlichen Stimulierung des sympathischen Nervensystems und des RAAS.

3.6.2.1 N-terminales atriales natriuretisches Peptid (NT-proANP)

Das atriale natriuretische Peptid (ANP) wird zum Zeitpunkt seiner Freisetzung aus Kardiomyozyten aus den 126 Aminosäuren umfassenden Prohormon (proANP) als dessen C-Terminus mit 28 Aminosäure freigesetzt und außerordentlich schnell (HWZ ca. 2,5 min) über spezifische Rezeptoren und durch Atriopeptidase aus dem Plasma entfernt [44]. Das größere, aus 98 Aminosäuren bestehende N-terminale proANP (NT-proANP) wird äquimolar zum ANP in die Zirkulation abgegeben. Wegen seiner längeren HWZ (ca. 1–2 h) ist der Plasmaspiegel ca. 50fach höher als der von ANP; darüber hinaus konnte gezeigt werden [12, 37], daß es im Gegensatz zum ANP bei Raumtemperatur und sogar bei Postversand ohne Kühlung über Tage im EDTA-Plasma stabil ist. Somit ist NT-proANP ein Laborparameter für Diagnostik, Verlaufs- und Therapiekontrolle, der bei der Herzinsuffizienz routinemäßig eingesetzt werden kann.

Da der vorwiegende Stimulus für die NP-Freisetzung die Vorhofsdehnung ist, besteht eine Korrelation zwischen pulmonalem kapillärem Verschlußdruck bzw. linksventrikulärem enddiastolischem Druck und NT-proANP-Plasmakonzentration. Die beste Übereinstimmung findet sich mit dem systolischen Pulmonalarteriendruck, während bei symptomlosen NYHA-I-Patienten die Übereinstimmung zwischen EF und NT-proANP deutlich geringer ist. Jedoch haben auch asymptomatische NYHA-I-Patienten signifikant erhöhte NT-proANP-Plasmakonzentrationen, während erhöhte ANP-Werte bei diesen Patienten nur selten gefunden werden [24], so daß auch die latente Herzinsuffizienz diagnostiziert werden kann. Bei einem unbehandelten Patienten mit normalem NT-proANP besteht eine niedrige Wahrscheinlichkeit für das Vorliegen einer Herzinsuffizienz. Daher ist die NT-proANP-Bestimmung besonders für den Allgemeinmediziner hilfreich, bevor er Patienten Kardiologen bzw. Spezialambulanzen zur weiteren Abklärung zuweist. Für den Kardiologen beschränkt sich die Rolle der natriuretischen Peptide auf Verlaufskontrolle, Therapiemonitoring und Prognoseabschätzung. NT-proANP wurde bereits erfolgreich in diesen Indikationen eingesetzt. Insgesamt findet sich eine gute Übereinstimmung mit den nach der von der New York Heart Association (NYHA) klinisch festgelegten Stadien der Herzinsuffizienz.

Hinsichtlich der diagnostischen Spezifität sind z. Z. keine endgültigen Aussagen möglich, da Krankheiten mit ähnlichen Symptomen (z.B. Asthma bronchiale, chronisch obstruktive Atemwegserkrankungen) bisher nicht ausreichend untersucht wurden. Beim Cor pulmonale finden sich erhöhte ANP-Werte. Generell führen alle Erkrankungen, die mit einer Hypervolämie und somit mit einer verstärkten Vorhofdehnung einhergehen (z. B. Niereninsuffizienz), zu einem Anstieg der natriuretischen Peptide im Blut [44].

Prognoseabschätzung nach akutem Myokardinfarkt. Im Zusammenhang mit der Save-Studie [11] konnte gezeigt werden, daß NT-proANP-Erhöhung einen unabhängigen Vorhersagewert für linksventrikuläre Dysfunktion und die Mortalität von AMI-Patienten hat. Patienten, die in der subakuten Phase eines AMI erhöhte NT-proANP-Konzentrationen aufweisen, haben eine deutlich schlechtere Langzeitprognose.

3.6.2.2 „brain natriuretic peptide" (BNP), „B-type natriuretic peptide"

1988 wurden das „brain natriuretic peptide" (BNP) und 1990 das „C-type natriuretic peptide (CNP) identifiziert, wobei letzteres vorwiegend in vaskulären Zellen (Endothel) vorkommt. ANP, BNP und CNP sind strukturell ähnliche Peptide, die in 12 Aminosäuren von insgesamt 28 Aminosäuren beim ANP, 32 beim BNP und 22 beim CNP übereinstimmen. Obwohl BNP und CNP ursprünglich aus Schweinehirn isoliert wurden, ist die BNP-Konzentration im Herzen beim Menschen wesentlich höher als im Gehirn [44]. Der Name „brain natriuretic peptide" ist deshalb irreführend und sollte durch den Namen „B-type natriuretic peptide" ersetzt werden. ANP und BNP haben ähnliche physiologische Wirkungen. Normalerweise ist ANP in großen Konzentrationen in den Vorhöfen gespeichert, während BNP zu einem wesentlich größeren Ausmaß aus den Ventrikeln freigesetzt wird (die Ventrikel sind die wichtigsten Quellen der BNP-Freisetzung); die BNP-Speicher in den Ventrikeln sind nur sehr gering. Bei Herzinsuffizienz nehmen die BNP-Konzentrationen im Ventrikel und Vorhofmyokard stark zu, auch in den Vorhöfen kann unter diesen Umständen die Konzentration des BNP höher sein als die des ANP. Da das BNP das wichtigste natriuretische Peptid der Ventrikel ist, ist es ein sensitiverer und spezifischerer Indikator der Ventrikelüberlastung (d. h. Erhöhung des enddiastolischen linksventrikulären Druckes) als andere natriuretische Peptide und deren Vorstufen. Darüber hinaus ist es in EDTA-Plasma zumindest 6 h bei Raumtemperatur stabil, so daß es für laborchemische Routineuntersuchungen bei Herzinsuffizienz verwendbar ist [6].

Es findet sich eine schwache Korrelation mit dem Alter, bei älteren Menschen liegen die BNP-Werte tendenziell etwas höher als bei jüngeren. Eine Geschlechtsabhängigkeit des Referenzbereiches ist nicht bekannt. Darüber hinaus können je nach Methode (Testhersteller, Messung mit oder ohne Extraktion) andere Referenzbereiche gültig sein [5, 9, 46], da eine Standardisierung der Bestimmungsmethoden dieses Peptidhormons bisher nicht erfolgt ist.

Normalerweise ist das Verhältnis des zirkulierenden ANP zum zirkulierenden BNP > 1. Bei der Herzinsuffizienz ändert sich jedoch das ANP/BNP-Verhältnis, wobei in schweren Fällen das zirkulierende BNP das freigesetzte ANP übertreffen kann. Patienten mit Herzinsuffizienz NYHA I haben signifikant höhere BNP-Ruhewerte als gleichaltrige Kontrollen. Die BNP-Konzentrationen steigen proportional zum NYHA-Stadium an. Die Überlappung zwischen den einzelnen Stadien ist ähnlich stark wie bei NT-proANP.

Neben der Frühdiagnostik der latenten Herzinsuffizienz (NYHA I), der Verlaufskontrolle und der Möglichkeit des Therapiemonitorings ist BNP ein biochemischer Marker, der insbesondere geeignet ist, linksventrikuläre Überlastung anzuzeigen (z. B. bei arterieller Hypertonie oder bei hypertropher obstruktiver Kardiomyopathie). BNP korreliert in allen bisher durchgeführten Studien am besten mit der linksventrikulären EF überein (inverse Korrelation([5, 9, 46], so daß es anstelle dieser bestimmt werden kann, wenn eine EF-Messung nicht durchführbar ist.

Anders als beim N-terminalen atrialen Peptid (NT-proANP), erfolgt die Freisetzung hauptsächlich durch Ventrikelüberlastung (Erhöhung des enddiastolischen linksventrikulären Druckes), wobei offensichtlich die Synthese dieses Hormons stark gesteigert wird, da Speichergranula wie beim ANP kaum vorhanden sind. Die Sekretionsmuster von ANP und BNP sind v. a. in den Frühstadien der verschiedenen kardialen Erkrankungen z. T. unterschiedlich, je nachdem ob zunächst primär die Vorhöfe überdehnt werden (Mitralstenose), oder primär der linke Ventrikel (hypertrophe obstruktive Kardiomyopathie), oder sowohl Vorhöfe als auch Ventrikel betroffen sind (dilatative Kardiomyopathie). ANP ist primär ein Marker für Vorhofüberdehnung, während hingegen BNP ein Marker primär für Ventrikelüberlastung ist [44, 46]. Bei Herzinsuffizienz wird BNP auch von den Vorhöfen sezerniert, allerdings sind die Mengen, verglichen mit den von den Ventrikeln freigesetzten, gering.

Neueste Berichte zeigen [14], daß die Plasmakonzentration von N-terminalem proBNP (NT-proBNP) – ähnlich wie NT-proANP bei Herzkranken ca. 10fach höher ist als die von BNP, während bei Gesunden mit insgesamt niedrigeren Werten der Unterschied nicht so ausgeprägt ist. Tendenziell scheint NT-proBNP die besten Ergebnisse hinsichtlich Sensitivität und Spezifität zu liefern und im Bereich der neurohormonalen Substanzen laborchemisch am besten zum Nachweis von bestehender und latenter Herzinsuffizienz geeignet zu sein.

3.6.2.3 Zyklisches Guanosinmonophosphat (cGMP)

Die im Plasma meßbare Freisetzung von zyklischem Guanosinmonophospat (cGMP) ist im wesentlichen auf die Wirkung der natriuretischen Peptide (ANP, BNP, CNP) und ihrer biologisch wirksamen Spaltprodukte zurückzuführen. Mittels cGMP-Bestimmung kann somit das gesamte natriuretische System des Herzens (ANP und BNP) sowie des vaskulären Systems (CNP) über seinen „second messenger" cGMP gemessen werden. Obwohl cGMP vermutlich in allen Zellen nachweisbar ist, ist sein extrazelluläres Auftreten im Blut v. a. abhängig von der Bindung der natriuretischen Peptide an ihre Rezeptoren und die damit verbundene Aktivierung der membranständigen Guanylatzyklase [18, 43]. Bei manifester symptomatischer Herzinsuffizienz ergibt sich eine Sensitivität von ca. 90 % [43]; Spezifität beträgt ebenfalls ca. 90 %. Wegen seiner guten Stabilisierbarkeit durch EDTA, einen spezifischen Phophordiesteraseinhibitor, und aufgrund des Vorhandenseins hochspezifischer monoklonaler Antikörper ist cGMP für die laborchemische Routineuntersuchung von Herzerkrankungen geeignet.

30 min nach steigender Belastung auf dem Fahrradergometer (Steigerung um jeweils 25 W/2 min bis zur Erschöpfung bzw. Auftreten von Abbruchkriterien)

haben asymptomatische NYHA-I-Patienten signifikant höhere cGMP-Plasma-
konzentration als Gesunde, so daß auch die asymptomatische, linksventrikuläre
Dysfunktion mittels cGMP-Bestimmung besser erfaßt werden kann als durch Bestimmung in Ruhe [16]. Ebenso lassen sich cGMP-Plasmakonzentrationsbestim-
mungen für die Verlaufs- und Therapiekontrolle einsetzen.

Entscheidend für die Wirkung von natriuretischen Peptiden sind membranständige Guanylatcyclasen, die neben der Erhöhung von intrazellulärem cGMP
auch zur Freisetzung von cGMP in den Extrazellularraum und in weiterer Folge
ins Blut führen. Eine weitere Guanylatcyclase, die zytosolische Guanylatcyclase,
wird durch natriuretische Peptide nicht beeinflußt, kann aber durch endogenes
NO und Nitroderivate, wie sie in der kardiologischen Therapie häufig verwendet
werden, aktiviert werden, wobei es ebenfalls zu einer intrazellulären cGMP-Erhöhung kommt, die jedoch nicht so ausgeprägt ist. Es konnte gezeigt werden, daß
eine cGMP-Freisetzung ins Blut beim Menschen durch die membranständige Guanylatcyclase erfolgt, während die Aktivierung der zytosolischen Guanylatcyclase durch Nitroderivate von vernachlässigbarer Bedeutung für die cGMP-Freisetzung ins Blut ist. So führten Infusionen von Nitroglycerol und Molsidolat beim
Menschen zu keinem Anstieg der cGMP-Werte im Blut [18, 43], während hingegen Injektionen von natriuretischen Peptiden die cGMP-Plasmakonzentrationen
drastisch erhöhten [43].

Die intrazelluläre cGMP-Erhöhung übt ihre biologischen Wirkungen (z. B. Natriurese und Vasodilatation) vorwiegend über cGMP-regulierte Proteinkinasen,
Phosphodiesterasen und Ionenkanäle (z. B. Natrium- und Chloridkanal) aus.
Über die biologische Bedeutung des extrazellulären cGMP ist nichts bekannt,
möglicherweise handelt sich um einen Teil des Eliminationsprozesses; cGMP-
spezifische Zellenmembranrezeptoren konnten bisher nicht nachgewiesen werden.

3.6.3 Ausblick

Aufgrund der starken Verankerung traditioneller Parameter zum Nachweis akuter Myokardschäden im Bereich der Kardiologie ist Aufklärungsarbeit notwendig, damit die wissenschaftlichen Erkenntnisse über die Wertigkeit der neuen
laborchemischen Marker myokardialer Zellschäden mehr und mehr in die klinische Routine Eingang finden.

Die Zielrichtung soll sein:

- das WHO-Schema zur Diagnostik des AMI um die klinische Fragestellung der
  „minor myocardial damage" zu erweitern,
- das Schema der Diagnostik der akuten ischämischen Herzerkrankung durch
  die Aufnahme der neuen laborchemischen Herzmarker zu überarbeiten,
- neue, stabile Kenngrößen des neurohormonalen Systems des Herzens zur Erkennung von chronischen Herzkrankheiten in die kardiale Diagnostik aufzunehmen und
- die Qualitätssicherung der medizinischen Versorgung der Patienten anhand
  der neuen laborchemischen Herzmarker zu optimieren.

Wegen der noch nicht abgeschlossenen Standardisierung und ständiger Verbesserungen der Bestimmungsmethoden von vielen laborchemischen Herzmarkern seitens der Hersteller und aufgrund heterogener Patientenkollektive finden sich in der Literatur derzeit teilweise unterschiedliche Angaben (z. B. über Frühdiagnostik, Risikostratifizierung und Herzinsuffizienz). Zur Vereinheitlichung der Laborergebnisse ist eine Standardisierung der verschiedenen Bestimmungsmethoden daher notwendig.

Literatur

1. Adams JE III, Bodor GS, Davila-Roman VG et al. (1993) Cardiac troponin I – a marker with high specifity for cardiac injury. Circulation 88: 101–106
2. Andersen PAW, Malouf NN, Oakeley AE, Pagani ED, Allen PD (1991) Troponin T isoform expression in humans: a comparison among normal and failing adult heart; fetal heart and adult and skeletal muscle. Circ Res 69: 1226–1233
3. Bhayana V, Cohoe S, Leung FY, Jablonsky G, Henderson AR (1993) Diagnostic evaluation of creatine kinase-2-mass and creatine kinase-3 and 2-isoform ratios in early diagnosis of acute myocardial infarction. Clin Chem 39: 488–495
4. Burlina A, Zaniotto M, Secchiero S, Rubin D, Accorsi F (1994) Troponin T as a marker of ischemic myocardial injury. Clin Biochem 27: 113–121
5. Choy AMJ, Darbar D, Lang CC et al. (1994) Detection of left ventricular dysfunction after acute myocardial infarction: comparison of clinical, echocardiographic, and neurohormonal methods. Br Heart J 72: 16–22
6. Davidson NC, Coutie WJ, Struthers AD (1995) N-terminal proatrial natriuretic peptide and brain natriuretic peptid are stable for up to 6 hours in whole blood in vitro. Circulation 91: 1276–1277
7. Drexel H, Dworzak E, Kirchmair M et al. (1983) Myoglobinemia in the very early phase of acute myocardial infarction. Am Heart J 105: 642–651
8. Farah CS, Reinach FC (1995) The troponin complex and regulation of muscle concentration. FASEB J 9: 755–767
9. Friedl W, Mair J, Thomas S, Pichler M, Puschendorf B (1996) Natriuretic peptides and cyclic guanosine monophosphate in asysmptomatic left ventricular dysfunction. Heart 76: 129–136
10. Gibler WB, Young GP, Hedges JR et al. (1992) Acute myocardial infarction in chest pain patients with nonodiagnostic EGGs: Serial CK-MB sampling in the emergency department. Ann Emerg Med 21: 504–512
11. Hall C, Rouleau JL, Moye E et al. (1994) N-terminal proatrial natriuretic factor – an independent predictor of long term prognosis after myocardial infarction. Circulation 89: 1934–1942
12. Hall C, Aaberge L, Stokke O (1995) In vitro stability of N-terminal proatrial natriuretic factor in unfrozen samples: an important perequisite for ist use as a biochemical parameter of atrial pressure in clinical routine. Circulation 91: 911
13. Hamm CW, Ravkilde J, Gerhart W et al. (1992) The prognositc value of serum troponin T in unstable angina. N Engl J Med 327: 146–150
14. Hunt PJ, Yandle TG, Nicholls MG et al. (1995) The amino-terminal portion of pro-brain natriuretic peptide (Pro-BNP) circulates in human plasma. Biochem Biophys Res Commun 214: 1175–1183
15. Ingwal JS, Kramer MF, Fifer M et al. (1985) The creatine kinase system in normal and diseased human myocardial. N. Engl J Med 313: 1050–1054
16. Jakob G, Mair J, Puschendorf B, Pichler M (1995) Ergometric exercise testing improves the sensitivity of cyclic guanosine 3'5' monophosphate to diagnose asymptomatic left ventricular dysfunction. Br Heart J 73: 145–150

17. Johnstone DE, Abdulla A, Arnold JMO et al. (1994) Canadian cardiovascular societies consensus conference. Diagnosis and management of heart failure. Can J Cardiol 10: 613–631

18. Karrenbrock B, Heim JM, Gerzer R (1990) Effect of molsidomine on ex vivo platelet aggregation and plasma guanosine 3'5' cyclic monophosphate levels in healthy volunteers. Klin Wochenschr 68: 213–217

19. Katus HA, Remppis A, Neumann FJ et al. (1991) Diagnostic efficiency of Troponin T measurements in acute myocardial infarction. Circulation 83: 902–912

20. Katus HA, Müller-Bardorff M, Hallermayer K et al. (1995)The second generation of the cardiac troponin T ELISA: improved specificity. Clin Chem 41: 1201–1202

21. Laperche T, Steg PG, Dehoux M et al. (1995) A study of biochemical markers of reperfusion early after thrombolysis for acute myocardial infarction. Circulation 92: 2079–2086

22. Lauer B, Niederau C, Kühl V, Schannwell M, Schultheiss HP (1995) Assesment of myocardial cell damage in patients with myocarditis by serum levels of cardiac troponin T. Eur Heart J 16 [Suppl 299]: 1710

23. Lee T, Rouan GW, Weisberg MC et al. (1987) Clinical characteristics and natural history of patients with acute myocardial infarction sent home from the emergency room. Am J Cardiol 60: 219–224

24. Lerman A, Gibbons RJ, Rodeheffer RJ et al. (1993) Circulating N-terminal atrial natriuretic peptide as a marker for symptomless left-ventricular dysfunction. Lancet 341: 1105–1109

25. Mair J, Artner-Dworzak E, Dienstl A et al. (1991) Early detection of acute myocardial infarction by measurement of mass concentration of creatine kinase-MB. Am J Cardiol 68: 1545–1550

26. Mair J, Artner-Dworzak E, Lechleitner et al. (1991) Cardiac Troponin T in diagnosis of acute myocardial infarction. Clin Chem 37: 845–852

27. Mair J, Artner-Dworzak E, Lechleitner P et al. (1992) Early diagnosis of acute myocardial infarction by a newly developed rapid immunoturbidimetric assay for myoglobin. Br Heart J 68: 462–468

28. Mair J, Puschendorf B, Smidt J et al. (1994) Early release of glycogen phosphorylase in patients with unstable angina and transient ST-T alternations. Br Heart J 72: 125–127

29. Mair J, Morandell D, Genser N, Lechleitner P, Dienstl F, Puschendorf B (1995) Equivalent early sensitivities of myoglobin, creatine kinase MB mass, creatine kinase isoform ratios, cardiac troponin I and T for acute myocardial infarction. Clin Chem 41: 1266–1272

30. Mair J, Genser N, Morandell D et al. (1996) Cardiac troponin I in the diagnosis of myocardial injury and infarction. Clin Chim Acta 245: 19–28

31. Mair P, Mair J, Seibt I, Balogh D, Puschendorf B (1993) Early and rapid diagnosis of perioperative myocardial infarction in aortocoronary bypass surgery by immunoturbidimetric myoglobin measurements. Chest 103: 1508–1511

32. Mair P, Mair J, Krause EG, Balogh D, Puschendorf B, Rabitzsch G (1994) Glycogen phosphorylase isoenzyme BB mass release after coronary artery bypass grafting. Eur J Clin Chem Clin Biochem 32: 543–547

33. Michael LH, Hunt JR, Weilbach D (1985) Creatine kinase and phosphorylase in cardiac lymph. Coronary occlusion and reperfusion. Am J Physiol 248: 350–359

34. Neumeier D, Jockers-Wretou E (1981) Tissue specific and subcellular distribution of creatine kinase isoenzymes. In: Lang H (ed) Creatine kinase isoenzymes – pathophysiology and clinical application. Springer, Berlin Heidelberg New York, pp 85–129

35. Nieuwenhoven FA van, Kleine AH, Wodzig WH et al. (1995) Discrimination between myocardial and skeletal muscle injury by assessment of the plasma ration of myoglobin over fatty acid binding protein. Circulation 92: 2848–2854

36. Ohmann EM, Casey C, Bengston JR, Pryor D, Tomey W, Horgan J (1990) Early detection of acute myocardial infarction; additional information from serum concentrations of myoglobin in patients without ST-elevation. Br Heart J 63: 335–338

37. Packer M (1992) Pathophysiology of chronic heart failure. Lancet 340: 88–92

38. Puleo PR, Meyer D, Wathen C et al. (1994) Use of a rapid assay of subforms of creatine kinase MB to diagnose or rule out acute myocardial infarction. N Engl J Med 331: 561–566

39. Ravkilde J, Nissen H, Horder M, Thygesen K (1995) Independent prognostic value of serum creatine kinase isoenzyme, MB mass, cardiac troponin T and myosin light chain levels in suspected myocardial infarction. J Am Coll Cardiol 25:574–581
40. Somer H, Duboeitz V, Donner M (1976) Creatine kinase isoenzymes in neuromuscular diseases. J Neurol Sci 29:129–136
41. Sylven C, Jannson E, Book K (1984) Myoglobin content in human skeletal muscle and myocardium: relation to fibre and size and oxidative capacity. Cardiovasc Res 18:443–446
42. Tunstall-Pedoe H, Kuulasmaa K, Amouyel P, Arveiler D, Rajakangas AM, Pajak A (1994) Myocardial infarction and coronary deaths in the World Health Organization MONICA Project-Registration procedures, event rates, and case-fatality rates 38 populations from 21 countries in four continents. Circulation 90:583–612
43. Vorderwinkler KP, Artner-Dworzak E, Jakob G et al. (1991) Release of cyclic guanosine monophosphate evaluated as a diagnostic tool in cardiac diseases. Clin Chem 37:186–190
44. Wei CM, Heublein DM, Perrella MA et al. (1993) Natriuretic peptide system in human heart failure. Circulation 88:1004–1009
45. Williams JF, Bristow MR, Fowler MB et al. (1995) ACC/AHA Task Force Report.Guidelines for the evaluation and management of heart failure. Circulation 92:2764–2784
46. Yoshimura M, Yaue H, Okumura K et al. (1993) Different secretion patterns of atrial natriuretic peptide and brain natriuretic peptide in patients with congestive heart failure. Circulation 87:464–469
47. Zabel M, Hohnloser SH, Köster W, Prinz M, Kasper W, Just H (1993) Analysis of creatine kinase, CK-MB, Myoglobin, and troponin T time, activity curves for early assessment of coronary artery reperfusion after intravenous thrombolysis. Circulation 87:1542–1550

4 Konservative Therapie der Herzinsuffizienz

Vorbemerkungen

Die medikamentöse Therapie der Herzinsuffizienz ist auch bei allen Interventionen eine adjuvante Therapie, bzw. die Interventionen sind die Alternative, wenn mit einer medikamentösen Therapie die Herzinsuffizinez nicht beherrscht werden kann. Es liegen bei der medikamentösen Therapie folgende Eingreifsmöglichkeiten vor: Bei Kontraktilitätsstörungen kann man mit inotropen Substanzen, mit Glykosiden, Katecholaminen, Phosphordiesterasehemmern direkt die Kontraktiliät des Herzens steigern, mit Vasodilatanzien, ACE-Hemmern, Diuretika die Nachlast des Herzens steuern und durch Antiarrhythmika den Rhythmus stabilisieren. Im wesentlichen ist es eine Steuerung der Vorlast, eine Verbesserung des Rhythmus und der Kontraktilität und eine Steuerung der Nachlast.

Im folgenden Kapitel werden verschiedene Möglichkeiten der konservativen Behandlung beschrieben, wobei Mörl u. Heun-Letsch den theoretischen Ansatz beschreiben, Hitzenberger die ACE-Hemmer bringt, Mitrovic u. Saborowski die PDE-III-Hemmstoffe bringen, Erley und Kleber die Behandlung der arteriellen und pulmonalen Hypertension zeigen. Auf alle anderen Wirkstoffe wie Glykoside, Katecholamine usw. wurde bewußt verzichtet, aber wesentlicher ist es, darauf hinzuweisen, daß in der Ganzheit des Kranken auch seine Seele nicht zu vergessen ist, und Mastnak stellt die psychotherapeutischen Ansätze dazu.

4.1 Definition und Therapieansatz

H. Mörl, C. Heun-Letsch

Trotz der enormen Fortschritte der vergangenen Jahre im Verständnis der Pathophysiologie der Herzinsuffizienz und deren Umsetzung in eine medikamentöse Therapie, wie am besten am Beispiel der ACE-Hemmer zu zeigen, kommt es jedoch weiterhin zu einer Zunahme der Prävalenz der Herzinsuffizienz und somit auch der damit assoziierten Morbidität und Mortalität. So bleibt ein Bedarf bestehen an weiteren Therapiemöglichkeiten der Herzinsuffizienz, die zusätzlich zu den bereits etablierten, wie Diuretika, ACE-Hemmern und Vasodilatatoren sowie den Digitalisglykosiden, eingesetzt werden können. Am vielversprechendsten erscheinen momentan Substanzen, die die neurohumoralen Konsequenzen der Herzinsuffizienz antagonisieren können, und solche, die zu einer Optimierung des kardialen Stoffwechsels führen können. Substanzen, die lediglich die Hämodynamik des Herzinsuffizienten verbessern, ohne grundlegend in die pathophysiologischen Vorgänge einzugreifen, erscheinen nur von kurzfristigem Nutzen und verschlechtern z. T. die Prognose des Erkrankten, wie dies das Beispiel der positiv-inotropen Phosphodiesterasehemmer und der Katecholamine zeigt.

Zudem ist in den Anforderungen an eine Therapie in den vergangenen Jahren eine grundlegende Änderung eingetreten: eine Therapie darf nicht mehr lediglich den Zustand des Erkrankten symptomatisch bessern, sie muß auch noch zusätzlich den Beweis erbringen, daß sie die Prognose verbessert oder zumindest, bei ganz eindeutiger Besserung der Symptomatik, nicht verschlechtert.

4.1.1 Definition

Nach der WHO-Definition versteht man unter einer Herzinsuffizienz eine eingeschränkte körperliche Belastbarkeit aufgrund einer nachweisbaren kardialen Funktionsstörung. Diese zunächst sehr einleuchtend erscheinende Definition beinhaltet jedoch einige definitorische Ungenauigkeiten:

Nach dieser Definition würde eine Herzinsuffizienz als solche nicht erfaßt werden, wenn der daran Erkrankte aus anderen Gründen in seiner körperlichen Leistungsfähigkeit so eingeschränkt ist, daß die Einschränkung der körperlichen Belastbarkeit durch die vorliegende kardiale Funktionsstörung nicht zum Tragen kommt. Dieser Patient wäre nach WHO-Definiton nicht herzinsuffizient, obwohl er auch bei einer ohne klinische Beeinträchtigung vorliegenden kardialen Funktionseinschränkung, z. B. aus den Gründen einer Prognoseverbesserung, einer kardialen Therapie bedürfte.

Ebenso wäre der sich nach klinischem Sprachgebrauch im Stadium der kompensierten Herzinsuffizienz befindliche Patient nicht herzinsuffizient im Sinne der WHO-Definition, obwohl er wegen der Herzinsuffizienz und um das Stadium der Kompensation zu erhalten, möglicherweise eine umfangreiche kardiale Dauermedikation zu sich nehmen muß.

Daraus wird deutlich, daß die WHO-Definition die Herzinsuffizienz versteht als ein nicht bei jeder kardialen Funktionseinschränkung obligat vorhandenes Symptom des Erkrankten; der Erkrankte also ist insuffizient, d. h. ungenügend leistungsfähig; sie versteht darunter nicht die Insuffizienz, d. h. das Ungenügen des Herzens selbst.

So versuchen andere Definitionen, das Herz selbst in den Mittelpunkt der Definition zu rücken; demzufoge wird die Herzinsuffizienz oft definiert als die Unfähigkeit des Herzens, genügend oxygeniertes Blut zur ausreichenden Versorgung der metabolischen Bedürfnisse der peripheren Gewebe zur Verfügung zu stellen, und zwar sowohl in Ruhe als auch unter Belastungsbedingungen, insofern das Herz aufgrund einer strukturellen Schädigung dazu nicht in der Lage ist. Letztere Einschränkung ist notwendig, da die ungenügende Lieferung oxygenierten Blutes durch das Herz an die peripheren Gewebe z. B. ja auch verursacht sein kann durch ein Kreislaufversagen bei einem schweren Volumenmangel oder durch einen Hyperzirkulationszustand, wie bei einer Sepsis, oder auch durch mangelnde Oxygenierung des Blutes, wie z. B. bei pulmonalem Versagen (s. Übersicht auf S. 000, [2]).

Die latente oder relative Herzinsuffizienz fällt nur bei Belastung auf und entspricht einer Belastungsinsuffizienz. Hiermit wird der Zustand des Herzens charakterisiert, in dem die Kompensationsmechanismen, wie Steigerung der Herzfrequenz, des Blutdruckes, der Kontraktilität und des Schlagvolumens, lediglich bei Belastung nicht mehr zur Aufrechterhaltung eines normalen Herzzeitvolumens ausreichen und somit eine Einschränkung der Leistungsfähigkeit des Gesamtorganismus letztendlich über ein Pumpversagen des Herzens bewirken.

Klinisch unterscheidet man eine Links- von einer Rechtsherzinsuffizienz, wenn beide Kammern betroffen sind, spricht man von einer globalen Herzinsuffizienz. Diese kann mit oder ohne Flüssigkeitsretention als sog. feuchte (hydropische) bzw. trockene Dekompensation auftreten.

Man darf die Herzinsuffizienz jedoch nicht nur aus pathophysiologischer Sicht definieren, sondern insbesondere auch aus klinischer. Diesbezüglich richtet man sich nach der Klassifizierung der New York Heart Association (NYHA):

I = völlige Beschwerdefreiheit bei normaler körperlicher Belastung,

II = leichte Einschränkung der körperlichen Belastbarkeit; in Ruhe und bei leichter körperlicher Tätigkeit besteht Beschwerdefreiheit,

III = starke Einschränkung der Belastbarkeit, Wohlbefinden in Ruhe, aber Beschwerden schon bei leichter körperlicher Tätigkeit,

IV = bei jeder körperlicher Tätigkeit Zunahme der meist auch in Ruhe bestehenden Insuffizienzzeichen.

Weitere spezielle Unterscheidungen betreffen die

- energetische Herzinsuffizienz, die eine reversible Fehlfunktion der Herzmuskulatur bei allgemeinen Stoffwechselstörungen darstellt, ferner die
- energetisch-dynamische Herzinsuffizienz oder Hegglin-Syndrom als Folge eines dissoziierten Verhaltens der elektrischen und mechanischen Systole bei einigen Stoffwechsel- und Elektrolytstörungen, die zur Folge haben, daß das energetisch geschädigte Myokard die Dynamik des Herzens nicht mehr in vollem Umfange aufrecht erhält und der Aortenklappenschluß vorzeitig erfolgt. Mit dem QT-Intervall wird die Dauer der Depolarisation und der Repolarisation, d. h. die Dauer des gesamten Erregungsprozesses der Kammern gemessen. Die Messung dieser elektrischen Systole erfolgt von Q-Beginn bis T-Ende. Die mechanische Systole beginnt mit der R-Spitze und endet mit der elektrischen Systole. Sie wird jedoch bereits von Q-Beginn an gemessen und reicht bis zum Beginn des 2. Herztones. In der Regel stimmen beide Systolenlängen um $\pm 0,02$ s überein und verändern sich gleichsinnig mit Veränderungen der Herzfrequenz. Eine Frequenzbeschleunigung verkürzt und eine Frequenzverlangsamung verlängert die Systole. Das Verhältnis der Systole zur Herzfrequenz bleibt konstant. Bei der energetisch-dynamischen Herzinsuffizienz verkürzt sich die mechanische Systole (Q – 2. Ton) bei gleichzeitiger QT-Verlängerung.
- Die exitomotorische Herzinsuffizienz beruht auf Herzrhythmusstörungen und dadurch bedingter Einschränkung der Umfunktion des Herzens.
- Die hypoxämische Herzinsuffizienz ist nicht nur bei einer koronaren Herzkrankheit, sondern beispielsweise auch bei einer Höhenkrankheit gegeben.

Eine primäre Herzinsuffizienz ist den primären Herzmuskelerkrankungen, insbesondere den Kardiomyopathien, sonstigen Stoffwechselerkrankungen oder Entzündungen des Herzens vorbehalten.

In der Klinik wird oft der Begriff der dekompensierten Herzinsuffizienz angewendet, dieser Begriff ist nur unscharf definiert. Zumeist wird darunter eine hydropische Herzinsuffizienz verstanden, d. h. das Vorliegen einer Lungenstauung, von Pleuraergüssen, Aszites oder Ödemen. Sofern dieser hydropische Zustand als ein auch in Ruhe vorhandenes Symptom einer Herzinsuffizienz verstanden wird, ist somit auch ein NYHA-IV-Stadium gemeint. Dieser Begriff erhält seine wesentliche Bedeutung in erster Linie in der geriatrischen Medizin, wo gar nicht selten eine wegen drohender hypoxischer Organschäden akut behandlungsbedürftige Herzinsuffizienz besteht, ohne daß der Erkrankte eine klinische Beschwerdesymptomatik angibt.

4.1.2 Adaptationsmechanismen

Ein kurzes Eingehen auf die Adaptationsmechanismen des Herzens und der Kreislaufperipherie erscheint hier wegen der sich hierauf beziehenden Therapieprinzipien geboten. Nahezu alle bekannten Mechanismen, mit deren Hilfe sich der Gesamtorganismus an die Herzinsuffizienz adaptiert, schlagen im Verlauf der Krankheitsentwicklung um im Sinne eines Circulus vitiosus und tragen dann zur Progression der Herzinsuffizienz bei.

4.1.2.1 Kardiale Adaptationsmechanismen

Die Herzfunktion selbst ist determiniert durch die Ausmaße seiner Kammern, durch die Dicke der Wände und deren Kontraktilität, durch die Relaxationsfähigkeit während der Diastole, durch die Nährstoffversorgung über die Koronararterien und durch sein Volumenangebot („preload") und den Auswurfwiderstand („afterload") sowie durch das Auswurfvolumen. Jede Störung einer dieser Partialfunktionen des Herzens kann zu einer Insuffizienz führen. Eine jede dieser Determinanten der Herzfunktion bietet einen Ansatz für ein therapeutisches Prinzip.

Während der Systole wird durch eine Verkürzung der Muskelzellen das Auswerfen des Blutvolumens aus dem linken Ventrikel bewirkt. Die maximal erreichbare Verkürzung der muskulären Elemente wird von der Last bestimmt, gegen die die Verkürzung erfolgt („Nachlast"). Nun kann die Erhöhung des Blutdruckes bzw. die Erhaltung des Blutdruckes trotz verringerter kardialer Auswurfleistung über eine arterioläre Konstriktion ein Adaptationsmechanismus bei einer Herzinsuffizienz sein. Ferner kommt es zu einer Blutdrucksteigerung am insuffizienten Herzen über eine Erhöhung des Sympathikustonus [11].

Über die dann eintretende Erhöhung der Nachlast tritt jedoch eine Verschlechterung der Situation ein. Dies gilt v. a. dann, wenn der linke Ventrikel dilatiert ist: nach dem Laplace-Gesetz ist die Wandspannung direkt proportional erstens dem Binnendruck und zweitens dem Radius eines zylindrischen Hohlraumes. Da ja der Blutdruck im Organismus die geregelte Größe ist, gilt, daß das dilatierte, insuffiziente Herz zum Erzeugen eines vorgegebenen Blutdruckes eine höhere Wandspannung aufbringen muß als das gesunde Herz. Dementsprechend liegt ein Schwergewicht der Therapie der Herzinsuffizienz in der Beeinflussung der Nachlast über eine arterioläre Vasodilatation und über eine Senkung des Blutdruckes.

Während die Nachlast der Muskelverkürzung entgegensteht, führt eine Vordehnung der Muskelfasern zu einer Steigerung der isometrischen Kraftentwicklung, solange es nicht zu einer Überdehnung der Sarkomeren kommt. Durch diesen Mechanismus kann der Ventrikel seine Schlagarbeit steigern. Da die Vordehnung der Muskelfasern im Ventrikel nicht auf einfache Weise bestimmt werden kann, wird statt dessen häufig der enddiastolische Ventrikeldruck als Anzeige einer Vordehnung gewertet („Vorlast"). Diese durch eine Vergrößerung der Vordehnung zu erreichende Steigerung der Auswurfleistung des Herzens wird nach den Erstuntersuchern dieses Phänomens als „Frank-Starling-Mechanismus" bezeichnet. Dieser Mechanismus ist von elementarer physiologischer Bedeutung, da er, unabhängig von der Innervation, sehr kurzfristig eine Anpassung der Auswurfleistung an sich ändernde Belastungsbedingungen erlaubt. Die hydropische Herzinsuffizienz kann teleologisch als Versuch des Organismus verstanden werden, über eine Flüssigkeitsretention die Vorlast zu erhöhen und somit der auftretenden Insuffizienz Herr zu werden.

Der Frank-Starling-Mechanismus ist sicher einer der wichtigsten Adaptations-mechanismen des Herzens, zumal er einer der Mechanismen ist, der sich beim insuffizienten Herzen ins Gegenteil verkehrt, d. h. die Leistungssteigerung über diesen Mechanismus verkehrt sich am insuffizienten Herzen in eine Leistungs-minderung, da der zu sehr vorgedehnte Muskel an Kontraktilität verliert. Hieraus leitet sich das therapeutische Prinzip der Reduktion der Vorlast ab, was durch Nitrate mit dem Ziel der venösen Vasodilatation v. a. in der Therapie der akuten Herzinsuffizienz und durch Diuretika erreicht werden kann.

Die Schlagarbeit des Herzens läßt sich auch bei Festlegung der Vordehnung noch steigern. Einen solchen Aktivierungseffekt bezeichnet man als „Kontrakti-litätssteigerung" oder „positive Inotropie", d. h. ein Ansteigen von dp/dt. Physio-logischerweise wird eine solche Aktivierung v. a. durch erhöhte Sympathikus-aktivität, d. h. auf zellulärer Ebene durch β-adrenerge Stimulation erzeugt. Auf der Ebene der Myofibrillen wirken all solche Vorgänge kraftsteigernd, die ent-weder die zytosolische Kalziumkonzentration erhöhen oder die Ansprechbarkeit der Myofibrillen für Kalzium erhöhen. Während eines Zyklus der Herzmuskel-erregung steigt die zytosolische freie Kalziumkonzentration kurzfristig von niedrigen auf hohe Werte an, um dann wieder auf Ruhewerte abzusinken (Kal-ziumtransienten).

Die β-adrenerge Stimulation wirkt kraftsteigernd über eine Erhöhung der Spitzen der Kalziumtransienten während der Muskelerregung. Es ist nachgewie-sen, daß die Kalziumaffinität des myofibrillären Regulatorproteins Troponin C in seiner kardialen Isoformlänge abhängig ist. Beiträge zu der Längenabhängigkeit der Kraftentwicklung könnten zusätzlich auch noch aus einer Verlängerung des Aktionspotentials und einer Verstärkung der Kalziumfreisetzung aus dem sarko-plasmatischen Retikulum kommen. Beide Vorgänge würden über eine Vergröße-rung der Kalziumtransienten während eines Kontraktionszyklus zu einer Kraft-steigerung an den Myofibrillen führen. Dies hat die therapeutische Konsequenz, daß inotrope Pharmaka aus der Gruppe der sog. Kalziumsentisizer die An-sprechbarkeit der Myofibrillen für Kalzium erhöhen. Auch Digitalisglykoside er-höhen die Inotropie.

Die andauernd überhöhte β-adrenerge Stimulatiom des Herzens ist hingegen ebenso wie der Frank-Starling-Mechanismus ein Regulativ, das am insuffizienten Herzen versagt oder sich sogar in sein Gegenteil verkehrt, indem es beim Kate-cholaminexzeß zum Herunterregeln der β-Rezeptoren kommt und indem der Katecholaminexzeß arrhythmogen ist und in ganz vorderster Linie angeschul-digt wird für den plötzlichen Herztod. Dies führt dann zu dem Paradoxon, daß in der Therapie der Herzinsuffizienz sowohl Katecholamine als auch deren Inhibi-toren, nämlich β-Blocker, Verwendung finden.

Weitere beeinflußbare Determinanten der Inotropie sind die Ischämie des Myokards, die über eine verminderte Versorgung des Myokards mit Substraten negativ-inotrop ist und seine Hypertrophie, die auch zu einer Verminderung von dp/dt führt. Somit können beide genannten Determinanten der Inotropie Ziel des therapeutischen Angreifens werden.

Ein weiterer Anpassungsmechanismus ist die Herzfrequenz, da am insuffizien-ten Herzen das Schlagvolumen relativ fixiert ist und eine Erhöhung der Auswurfleistung nur noch über eine Erhöhung der Herzfrequenz stattfinden kann. Am insuffizienten Herzen führt eine Frequenzerhöhung jedoch nicht mehr zu einer Steigerung der Inotropie, d. h. von dp/dt über das am insuffizienten Herzen nicht mehr wirkende sog. Treppenphänomen. Es wird dann nicht nur die Systole zu kurz für eine effektive Kontraktion, auch die Diastole wird zu kurz für eine möglicherweise ebenso gestörte Relaxation und für die wegen der erhöhten Wandspannung des dilatierten insuffizienten Herzens ohnehin schon erschwerte koronarielle Perfusion. So führt die eigentlich sinnvolle Herzfrequenzsteigerung am insuffizienten Herzen zu einer Reduktion der Auswurfleistung. Die Bedeutung dieser Tatsache wird deutlich in der Beobachtung, daß die Senkung einer erhöhten Ruhefrequenz einer der Prädiktoren einer erfolgreichen Therapie der Herzinsuffizienz mit β-Rezeptorenblockern ist.

Auch die Dickenzunahme des Myokards, d. h. die Hypertrophie, ist ein Adaptationsmechanismus. Dieser kann jedoch – neben der möglicherweise fatalen Ischämie des hypertrophierten Myokards – eine diastolische Funktionsstörung des linken Ventrikels hervorrufen, d. h. eine Relaxationsstörung, die auch in Anwesenheit einer guten systolischen Pumpfunktion des linken Ventrikels zu einer kongestiven Herzinsuffizienz führen kann. Dies hat ein weiteres Paradoxon der Therapie der Herzinsuffizienz zur Folge, daß nämlich, wie oben erwähnt, nicht nur Kalziumagonisten, sondern auch Kalziumantagonisten in der Therapie der Herzinsuffizienz eingesetzt werden.

4.1.2.2 Periphere Adaptationsmechanismen

Beim Auftreten einer Herzinsuffizienz kommt es zu einer Aktivierung einer Anzahl von neuronalen und humoralen Mechanismen, durch die der Organismus versucht, den Perfusionsdruck zur Funktion lebenswichtiger Organe aufrecht zu erhalten. Diese für längere Zeit aktivierten Systeme sind in erster Linie das sympathische Nervensystem und das Renin-Angiotensin-Aldosteron (RAA)-System, aber auch eine Erhöhung der Ausschüttung bzw. Produktion von Prostaglandin, Vasopressin, adrenalen natriuretischen Peptiden und Zytokinin spielen eine weitere Rolle im Hinblick auf die Kontraktilität des Myokards sowie den vaskulären Gefäßwiderstand und die renale Natrium- und Flüssigkeitsbalance.

Neben den wegen ihrer unmittelbaren Folgen am Herzen oben bereits genannten Adaptationsmechanismen der arteriolären und venösen Vasokonstriktion ist die erhöhte Aktivität des Renin-Agiotensin-Aldosteron-Systems bei den peripheren Adaptationsmechanismen ganz in den Vordergrund zu stellen. Dieses System wird nicht nur bei Dehydratation und hypovolämischem Schock mobilisiert, um den Perfusionsdruck lebenswichtiger Organe aufrecht zu erhalten, sondern es wird auch bei einer Reduktion der Auswurfleistung des Herzens im Rahmen einer Herzinsuffizienz aktiviert. Die Bildung von Angiotensin wird durch die Höhe der zirkulierenden Menge von Renin im Plasma bestimmt. Die Reninsekretion aus den juxtaglomerulären Zellen wird durch den Abfall des intrarenalen Perfusionsdruckes und der Abnahme der Natriumkonzentration in den proximalen Abschnitten der distalen Tubuli herbeigeführt. Die Stimulation von β₁-Adrenozeptoren der juxtaglomerulären Zellen, angeregt durch neuronal freigesetztes Noradrenalin, trägt ebenfalls zur verstärkten Ausschüttung von Renin und damit auch Angiotensin bei. Durch Angiotensinrezeptorsubtypen kann die Bildung der Botenstoffe („second messenger"), eine Vasokonstriktion am Gefäßsystem und eine Mesangiumkontraktion der Nieren ausgelöst werden. In der Nebenniere wird außerdem die Aldosteronfreisetzung aktiviert.

Die erhöhte Aktivität des RAA-Systems bewirkt neben der bereits oben genannten Vasokonstriktion also eine Volumenretention, was bei dem akuten Absinken des Herzzeitvolumens, z. B. bei einem schweren Volumenmangel aufgrund einer Blutung, sinnvoll ist. Auch ist der Versuch einer Erhöhung der Auswurfleistung des Herzens über ein erhöhtes venöses Volumenangebot sicher ein sinnvoller Kompensationsmechanismus. Ferner kommt es am Herzen, v. a. am Vorhofmyokard, zu einem positiv-inotropen Effekt.

Angiotensin II bewirkt auch morphologische Veränderungen an den Herz-Kreislauf-Geweben. So kann eine Myokardhypertrophie, eine Mediahypertrophie der Gefäße und eine Mesangiomhypertrophie der Nieren bewirkt werden. Die Steigerung der Aktivität des RAA-Systems bei der chronischen Herzinsuffizienz mündet über das erhöhte Kreislaufvolumen und die erhöhte Nachlast jedoch in einen Circulus vitiosus, den es durch Hemmung des ACE-Systems und Diuretika sowie Vasodilatatoren zu durchbrechen gilt.

Im Hypothalamus-Neurohypophysen-Trakt wirkt Vasopressin (Argenin-/Vasopressin, antidiuretisches Hormon) auf Niere und Gefäßsystem. So erhöht Vasopressin v. a. A-II-Rezeptor-vermittelt und cAMP-abhängig am distalen Tubulus die Wasserrückresorption der Tubulusepithelzelle und führt somit zu einer Reabsorption von freiem Wasser. Am Gefäßsystem vermittelt Vasopressin eine generalisierte direkte Vasokonstriktion. Sie ist vermittelt durch V1-Vasopressin-Rezeptoren auf den glatten Gefäßmuskelzellen. Der vasokonstriktorische Effekt kann im Rahmen einer Barorezeptordysfunktion, wie sie bei der Herzinsuffizienz vorliegt, verstärkt sein. Bei Herzinsuffizienz findet sich eine Erhöhung der Vasopressinplasmaspiegel auf ca. das Doppelte, verursacht in erster Linie durch die Verminderung des effektiven arteriellen Blutvolumens. Neben dem aktivierten Renin-Angiotensin-Aldosteron-System verursacht Vasopressin damit hauptsächlich die Volumenretention bei Herzinsuffizienz.

Das atriale natriuretische Peptid (ANP) ist ein Peptidhormon, das in der Vorhofmuskulatur gefunden wird. Es wird in die beiden Vorhöfe freigesetzt und in der Lunge aus dem Blutstrom entfernt. Sein Plasmaspiegel ist bei erhöhtem Vorhofdruck oder Vorhofdilatation erhöht. ANP bewirkt eine Erhöhung der GFR, was zu erhöhter Natriurese und Diurese führt. Es unterdrückt die Aldosteronproduktion und führt zu einer Dilatation der proximalen Koronararterien und hat einen sympatholytischen Effekt. Ferner senkt es den peripheren Gefäßwiderstand und damit die Nachlast. Ein kontraproduktives Umschlagen dieses Adaptationsmechanismus im Sinne eines einsetzenden Circulus vitiosus ist nicht bekannt.

4.1.3 Therapieansätze bei der chronischen Herzinsuffizienz

4.1.3.1 Allgemeine Prinzipien

Auf die Therapieziele bei der Behandlung der Herzinsuffizienz wurde bereits eingangs Bezug genommen; es geht nicht nur um eine Verbesserung der Symptomatik des Erkrankten, sondern auch um eine Verhinderung der Progression der Herzinsuffizienz über ein gezieltes Eingreifen in pathophysiologische Mechanismen, oftmals über das Verhindern der Maladaptation, d.h. also der den Gesamtzustand verschlechternden Fehlanpassung. Unter den etablierten Therapeutika haben lediglich die Diuretika, in geringerem Ausmaß auch die Digitalisglykoside einen so überragenden symptomatischen Wert, daß sie den Beweis einer Prognoseverbesserung durch ihren Einsatz nicht erbringen müssen.

4.1.3.2 Spezielle Maßnahmen

Folgende etablierte und zukünftige Therapieprinzipien der Herzinsuffizienz stehen zum gegenwärtigen Zeitpunkt zur Diskussion:

Gegenwärtige Therapieansätze bei der Behandlung der chronischen Herzinsuffizienz
- Diuresesteigernde Substanzen
  - Diuretika,
  - Natriuretische Peptide und Endopeptidaseinhibitoren.
- Positiv inotrope Substanzen
  - Digitalis,
  - Rezeptoragonisten und Rezeptorantagonisten:
    β-Rezeptoragonisten,
    α-Rezeptoragonisten,
    weitere Rezeptoragonisten.
  - Ionenkanalmodulatoren:
    Kaliziumagonisten,
    Natriumkanalagonisten.
  - Substanzen mit Einfluß auf die zelluläre Signaltransduktion:
    Forskolin,
    Phosphodiesterasehemmer.
  - Kalziumsentisizer.
- Vasodilatatoren
  - Kalziumantagonisten,
  - Nitrovasodilatatoren und Hydralazin und weitere Vasodilatatoren.
- Neurohumorale Antagonisten
  - Modulatoren des sympathischen Nervensystems:
    β-Rezeptorenblocker,
    zentrale Sympatholytika,
    Dopamin-β-Hydroxylasehemmer,
    DA_1-Agonisten.

- Modulatoren des RAA-Systems:
  ACE-Hemmer,
  Angiotensin-II-Rezeptor-Antagonisten und Renininhibitoren.
- Endothelinantagonisten, Vasopressinantagonisten und Stimulatoren der
  endothelvermittelten Vasodilatation.
- Substanzen die die kardiale Energieverwertung beeinflussen
  - Selektiv bradykardisierende Substanzen,
  - Modifikatoren der kardialen Substratverwertung.
- Strategien gegen den plötzlichen Herztod.
- Revaskularisation bei ischämisch bedingter Herzinsuffizienz, Kardiomyopla-
  stie und Herztransplantation.
- Therapie der diastolischen Herzinsuffizienz.
- Training.
- Antikoagulation.

Im folgenden werden die einzelnen Therapieoptionen erläutert.

Diuresesteigernde Substanzen

Diuretika. Die klassischen Diuretika, v. a. die Schleifendiuretika und die Thiazide, sind als Basistheraputika der Herzinsuffizienz so sehr etabliert und auch in
den allermeisten Fällen ausreichend wirksam, daß ihr Einsatz nicht durch Studienergebnisse gerechtfertigt werden muß. Ihre Limitationen sind die einer
mäßigen Resorption bei der schweren Rechtsherzinsuffizienz, die Elektrolytim-
balance und die Verschlechterung der Nierenfunktion. Der Versuch, letzteres
durch die orale Hinzugabe von renalen Vasodilatatoren (Levodopa, Fenoldopam,
Ibopamin) zu vermeiden, schlugen fehl [25].

Natriuretische Peptide und Endopeptidaseinhibitoren. Der Versuch des Einsatzes von exogenem ANP ist bisher nicht sehr erfolgreich, erfolgreicher hingegen
der Versuch, den Abbau des endogenen ANP durch einen Endopeptidasehemmer
zu verhindern und so die Plasmaspiegel zu erhöhen [3].

Positiv-inotrope Substanzen

Digitalis. Seit William Withering 1785 die Wirkung des Fingerhutes beschrieb, ist
es im Einsatz gegen die Wassersucht; seine ursprünglich zweite Indikation als
Brechmittel beschreibt eine der wichtigsten Nebenwirkungen. Es erhöht das
Herzzeitvolumen des insuffizienten Herzens über eine Erhöhung der Kontraktilität. Auf zellulärer Ebene wirkt es als Na^+-Ka^+-ATPase-Hemmstoff. Letztendlich kommt es über eine Kopplung des transmembranösen Natriumtransportes
an den transmembranösen Kalziumtransport zu einer Erhöhung des intrazellulären Kalziums, das den kontraktilen Elementen dann vermehrt zur Verfügung
steht. Indirekt wirkt es auch senkend auf den Sympathikotonus und das RAA-
System. Dieser Effekt kommt durch eine Wiederherstellung der Barorezeptoren-
wirkung zustande, er persistiert auch bei einer Dauerbehandlung mit Digitalis

[14]. Digitalis hat nicht nur einen Akuteffekt bei der Herzinsuffizienz, sondern bewirkt auf lange Sicht auch eine Progressionshemmung der Herzinsuffizienz [13].

Rezeptoragonisten

β-Rezeptoragonisten. Die β-Rezeptorenagonisten Adrenalin und Noradrenalin sowie Dopamin und Dobutamin kommen bei der akuten Herzinsuffizienz regelhaft mit großem Erfolg zum Einsatz. Da der längerfristige Einsatz der Substanzen jedoch zu einer Herunterregelung („down regulation") der β-Rezeptoren führt, und sich zudem die Langzeitapplikation von Dobutamin sowie der oralen Substanzen Xameterol und Prenalterol als letalitätssteigernd erwies [19, 23], kommt bei der chronischen Herzinsuffizienz lediglich ihr intermittierender Einsatz in Frage [4].

α-Rezeptoragonisten. Auch eine α-Rezeptorenstimulation kann positiv-inotrop wirken [21], wegen der jedoch im Vordergrund stehenden peripheren Vasokonstriktion mit konsekutiver Nachlaststeigerung scheint ihr Einsatz bei der chronischen Herzinsuffizienz wenig erfolgversprechend. Momentan werden auch keine oral applizierbaren Substanzen aus dieser Gruppe erforscht.

Weitere Rezeptoragonisten. Die jeweils über Rezeptoren wirksamen Hormone Glucagon und Histamin entfalten eine relativ schwache positiv-inotrope Wirkung, sind jedoch wegen ihrer ausgeprägten Nebeneffekte nicht einsetzbar.

Ionenkanalmodulatoren

Kalziumagonisten. Der bisher am besten erforschte Kalziumagonist, der direkt den Einstrom von Ca^+-Ionen durch die langsamen Kalziumkanäle erleichtert, ist Bay K 8644. Von einem klinischen Einsatz ist diese Substanz noch weit entfernt.

Natriumkanalagonisten. Vesnarinone erhöht indirekt über eine intrazelluläre Natriumerhöhung das intrazelluläre Kalzium. Es hat eine geringe therapeutische Breite und eine hohe Inzidenz einer substanzbedingten Neutropenie. Allerdings zeigte eine große Studie eine deutliche Minderung der herzinsuffizienzbedingten Morbidität und sogar Mortalität [8].

Substanzen mit Einfluß auf die zelluläre Signaltransduktion

Forskiolin. Forskiolin ist ein Stimulator der katalytischen Untereinheit der Adelylatcyclase, der somit die zelluläre Konzentration von cAMP erhöht. Ein definitiver Wert in der Therapie der Herzinsuffizienz ist ihm noch nicht zuzuweisen.

Phosphodiesterasehemmer. Die Phosphodiesterasehemmstoffe sind sicher die neben den herzwirksamen Glykoiden am besten erforschten Substanzen in der Therapie der chronischen Herzinsuffizienz. Trotz ihres hervorragenden Akuteffektes haben sie in der Therapie der chonischen Herzinsuffizienz enttäuscht, da sie zu einer Mortalitätszunahme führten [18].

Kalziumsentisizer

Der bisher am besten erforschte Kalziumsentisizer Pimobendan hat auch eine deutliche Phophodiesterasehemmereigenschaft. Ob er das identische negative Nebenwirkungsspektrum aufweist, bleibt abzuwarten [10].

Vasodilatatoren

Kalziumantagonisten. Die bisher etablierten Kalziumantagonisten haben bezüglich der Therapie der Herzinsuffizienz enttäuscht, eine Ausnahme könnte das Amlodipin sein, von dem ja auch eine katecholaminsenkende Wirkung beschrieben wird, im Gegensatz zu allen anderen Kalziumantagonisten. Auch dem noch nicht verfügbaren RO 40-5967 werden ebenso wie dem Amlodipin keine positiv-chronotropen, negativ-inotropen oder neurohumoralaktivierenden Eigenschaften zugeschrieben [18, 25].

Nitrovasodilatatoren, Hydralazin und weitere Vasodilatatoren. Während die Nitrate venöse Dilatatoren sind und die Hydralazine arterioläre, hat das Nitroprussidnatrium eine Mittelstellung mit arteriolärer und venöser Wirkung. Eine Symtomreduktion bei der Herzinsuffizienz entfalten alle Vasodilatatoren. Eine Prognoseverbesserung ist jedoch nur für die Kombination von Isosorbitdinitrat und Hydralazin erwiesen [16]. Weitere Vasodilatatoren wie Minoxidil, Prazosin und andere haben enttäuscht.

Neurohumorale Antagonisten

Modulatoren des sympathischen Nervensystems

β-Rezeptorenblocker. β-Rezeptorenblocker werden schon seit 2 Jahrzehnten in der Therapie der Herzinsuffizienz eingesetzt; eine akzeptierte Therapiemodalität wurde ihr Einsatz erst, als man durch die Analyse der Erfolge der ACE-Hemmer erkannte, welchen deletären Effekt das aktivierte neuroendokrine System hat. Der Effekt auf die Mortalität kann noch nicht abschließend beurteilt werden, die entsprechenden Studien (z. B. die BEST-Studie) sind noch im Gange. Ebenfalls kann noch nicht abschließend geklärt werden, ob die β-Blocker mit zusätzlicher α-blockierender Eigenschaft wie das Carvedilol oder das zusätzlich β$_2$-mimetische Celiprolol einen zusätzlichen Therapieerfolg bringen.

Zentrale Sympatholytika. Clonidin wurde bei Herzinsuffizienten bereits eingesetzt, hat aber v. a. in Kombination mit Diuretika und ACE-Hemmern eine starke blutdrucksenkende Wirkung. Ob der selektive Imidazol-I-1-Rezeptoragonist Moxonidin hier erfolgreicher eingesetzt werden kann, bleibt abzuwarten [7, 15].

Dopamin-β-Hydroxylasehemmer. Die Dopamin-β-Hydroxylase wandelt Dopamin in Noradrenalin um. Ihre Hemmung könnte die Noradrenalinspiegel senken. Dieser Ansatz ist noch experimentell.

DA₁-Agonisten. Eine Senkung des bei der Herzinsuffizienz so deletären Noradrenalins könnte der DA_1-Agonist Ibopamin erzielen. Trotz einer bereits vorliegenden klinischen Studie ist sein Wert noch nicht geklärt [25].

Modulatoren des RAA-Systems

ACE-Hemmer. Es ist allgemein akzeptiert, daß jeder Patient mit einer asymptomatischen oder symptomatischen Herzinsuffizienz mit ACE-Hemmern behandelt werden sollte. Diese Medikation führt zu einer Progressionsverlangsamung der Herzinsuffizienz und auch zu einer Verbesserung der subjektiven und objektiven Parameter der Herzinsuffizienz. Je mehr erkannt wird, daß die hämodynamischen Veränderungen duch die ACE-Hemmer nicht der einzige und vielleicht nicht der wichtigste Wirkmechanimus sind, wird deutlich, daß die optimale Dosierung der ACE-Hemmer unbekannt ist. In den ursprünglichen Studien (z.B. SOLVD) wurden recht hohe Dosierungen gegeben, die gerade den am schwersten Erkrankten nicht regelhaft gegeben werden können [20]. Möglicherweise bringt hier die ATLAS-Studie (Assessment of Treatment with Lisinopril) neue Erkenntnis. Von größter Bedeutung erscheint die Tatsache, daß in der SOLVD-Studie die mit Aspirin und Enalapril behandelte Gruppe eine höhere Mortalität aufwies als die Placebogruppe [5].

Angiotensin-II-Rezeptorantagonisten und Renininhibitoren. Ob die positiven Effekte der ACE-Hemmer auch von den Angiotensin-II-Rezeptorantagonisten, wie dem auf dem Markt befindlichen Losartan, bewirkt werden können, das evtl. als Ersatz bei Unverträglichkeit der ersteren gegeben werden kann, bleibt abzuwarten. Ähnliches gilt auch für die Renininhibitoren [6].

Endothelinantagonisten, Vasopressinantagonisten und Stimulatoren der endothelvermittlten Vasodilatation. Diese seien hier als noch experimentelle Therapieansätze lediglich genannt.

Substanzen, die die kardiale Energieverwertung beeinflussen

Selektiv bradykardisierende Substanzen. Aus der Beobachtung, daß alle erfolgreichen Therapieprinzipien der Herzinsuffizienz zu einer Senkung der Herzfrequenz führen, wurde der Versuch abgeleitet, dieses Ziel direkt zu erreichen. Klinische Daten liegen in geringem Umfang vor [12].

Modifikatoren der kardialen Substratverwertung. Präparate, die L-Carnitin oder Koenzym Q enthalten, werden als Therapeutika bei der chronischen Herzinsuffizienz bereits engesetzt, obwohl ihr klinischer Wert und ihr Wirkmechanismus völlig unklar sind.

Strategien gegen den plötzlichen Herztod
Da ein nicht unbeträchtlicher Teil der chronisch Herzinsuffizienten am plötzlichen Herztod verstirbt, sind die Strategien gegen den plötzlichen Herztod sicher ein wichtiger Teilaspekt bei der Behandlung der chronischen Herzinsuffizienz. Es

sei hier auf die entsprechenden Kapitel bei der Behandlung der Arrhythmien verwiesen.

Revaskularisation bei ischämisch bedingter Herzinsuffizienz, Kardiomyoplastie und Herztransplantation

Diese Verfahren seien hier nur genannt, es wird auf die entsprechenden Kapitel
verwiesen.

Therapie der diastolischen Herzinsuffizienz

Die diastolische Herzinsuffizienz ist die einzige Form der Herzinsuffizienz, bei
der die klassischen Kalziumantagonisten zum Einsatz kommen, ferner β-Blocker
und Diuretika. Die Rolle der ACE-Hemmer ist unklar, die Annahme der Kontraindikation von Digitalisglykosiden ist umstritten [9].

Training

Im Gegensatz zu früheren Annahmen konnte gezeigt werden, daß Training die
Symptomatik des Herzinsuffizienten verbessern und seine metabolischen Veränderungen beeinflussen kann [22]. Bevor hier allgemeingültige Regeln aufge-
stellt werden können, müssen noch weitere Beobachtungen abgewartet werden.

Antikoagulation

Die Rolle der Antikoagulation bei der Herzinsuffizienz ist nicht abschließend geklärt, es sei denn, es liegt eine eindeutige Indikation wie ein Herzwandaneurysma oder eine absolute Arrhythmie vor. Die Inzidenz arterieller Embolien scheint
nämlich geringer zu sein als bisher angenommen, d. h. etwa 2 % pro Jahr [1]. Andererseits könnte die häufig als Thrombozytenaggregationshemmer gegebene
Azetylsalicylsäure den Effekt der ACE-Hemmer zumindest teilweise aufheben (s.
oben), so daß das Aspirin in Zukunft als Alternative zur Antikoagulation möglicherweise in den Hintergrund treten könnte.

Literatur

1. Baker DW, Wright DW (1994) Management of heart failure, IV: Anticoagulation for patients with heart failure due to left ventricular systolic dysfunction. JAMA 272:1614
2. Böhm M, Erdmann E (1996) Chronische Herzinsuffizienz. In: Erdmann E, Riecker G (Hrsg) Klinische Kardiologie, 4. Aufl. Springer, Berlin Heidelberg New York Tokyo, S 751–917
3. Brandt RR, Wright RS et al. (1983) Atrial natriuretic peptide in chronic heart failure. J Am Coll Cardiol 22 [Suppl A], 86A–92A
4. Bristow MR (1984) The adrenergicnervous system in heart failure (editorial). N Engl J Med 311:850
5. Cleland JGF et al. (1996) Is aspirin safe for patients with heart failure? Br Heart J 74:215–219
6. Cody RJ (1994) The clinical potential of renin inhibitors and angiotensin antagonists. Drugs 47:586–598
7. Ernsberger P et al. (1993) Moxonidine, a centrally acting antihypertensive agent, is a selective ligand for I-1 imidazoline sites. J Pharmacol Exp Ther 264:172
8. Feldmann AM et al. (1993) Effects of vesnarinone on morbidity and mortalitiy in patients with heart failure. N Engl J Med 329:149–155
9. Gorlin R (1996) DIG Investigators Meeting, March 23

10. Hagmeijer F (1993) Calciumsentizitation with pimobendan: pharmacology hemodynamic improvement and sudden death in patients with chronic congestive heart failure. Eur Heart J 14:551–566
11. Kayd DM et al. (1994) Neurochemical evidence of cardiac sympathetic activation and increased central nervous system norepinephrine turnover in severe congestive cardiac failure. J Am Coll Cardiol 23:570
12. Koenig W et al. (1990) Hemodynamic effects of alinidine (ST 567) at rest and during exercise in patients with chronic congestive heart failure. Am Heart J 119:1348–1354
13. Kulick DL, Rahimtoola SH (1991) Current role of digitalis therapy in patients with chronic congestive heart failure. JAMA 265:2295
14. Krum H et al. (1995) Effect of long-term digoxin therapy on autonomic function in patients with chronic heart failure. J Am Coll Cardiol 25:28
15. Manmontri A, McLeod SM (1990) Centrally acting sympatholytic agents in the treatment of congestive heart failure: a review of the literature. Drugs 40:169–175
16. Mulrow CD et al. (1988) Relative efficacy of vasoldilatator therapy in chronic congestive heart failure: implications of randomized trials JAM 259:3422
17. Nony P et al. (1994) Evaluation of the effect of phosphodiesterase inhibitors on mortality in chronic heart failure patients: a meta-analysis. Eur J Clin Pharmacol 46:191–196
18. Packer M et al. (1991) Randomized, multicenter, doubel-blind, placebo-controlled evaluation of amlodipine in patients with mild to moderate heart failure. J Coll Cardiol 17:274A
19. Packer M (1993) The development of postive inotropic agents for chronic heart failure. how have we gone astray? J Am Coll Cardiol 22 [Suppl A]:115a–126a
20. Pouleur H (1994) High or low doses af angiotensin-converting enzyme inhibitor in patients with left ventricular dysfunction. Cardiovasc Drugs Ther 7:891–892
21. Schmitz W et al. (1993) On the mechanisms of positive inotropic effects of alpha-adrenoreceptor agonists. Basic Res Cardiol 84 [Suppl 1]:23–33
22. Stratton JR et al. (1994) Training partially reverses skeletal muscle metabolic abnormalities during exercise in heart failure. J Appl Physiol 76:1575–1582
23. The Xameterol in severe heart failure study group (1995) Xameterol in severe heart failure. Lancet 336:1–6
24. Veldhuisen DJ van, Girbes AR et al. (1992) Effects of dopaminergic agents on cardiac and renal function in normal man and patients with congestive herart failure. Int J Cardiol 37:293
25. Veldhuisen DJ van et al. (1993) Double-blind and placebocontrolled study of ibopamine and digoxin in patients with mild to moderate heart failure: results of the dutch ibopamine multicenter trial (DIMT). J Am Coll Cardiol 22:1564–1573
26. Veniant M et al. (1991) RO 40-5967, in contrast to diltiazem, does not reduce ventricular contractility in rats with chronic myocardial infarction. J Cardiovasc Pharmacol 17:277–284

4.2 ACE-Hemmer

G. Hitzenberger

4.2.1 Pathophysiologie

Das angiotensinkonvertierende Enzym (ACE) hat 2 wesentliche Funktionen:

Zum einen wandelt es das hämodynamisch kaum wirksame Dekapeptid Angiotensin I in das hochwirksame Angiotensin II um, zum anderen fungiert es als Kininase II, als ein Ferment, welches das vasodilatorisch wirksame Bradykinin abbaut. Während die langsame Konversion von Angiotensin I in Angiotensin II im Plasma stattfindet, geschieht ein rapider Metabolismus hauptsächlich durch die Aktivität des membrangebundenen ACE, welches in den Endothelzellen des gesamten vaskulären Systems vorkommt. Dabei ist wesentlich, daß es phänotypische Varianten hinsichtlich eines genetischen Polymorphismus des ACE gibt („Insertion/Deletion-Polymorphismus"), wobei Individuen, welche homozygot für das „Deletion" (kurzes Allel) sind (DD-Form), höhere Konzentrationen von Serum-ACE aufweisen und damit ein gesteigertes Risiko für die ischämische Herzerkrankung, den plötzlichen Tod, die linksventrikuläre Hypertrophie, einen Anstieg des Glukosespiegels im Blut, das Auftreten diabetischer Nephropathien und einen frühen Tod haben.

Das erwähnte Angiotensin I wird unter dem Einfluß von Renin (zum Großteil im juxtaglomerulären Apparat der Niere gebildet) aus Angiotensinogen generiert, welches seinerseits hauptsächlich in der Leber (bis zu einem gewissen Grad allerdings auch im Fettgewebe, in gewissen Bereichen des ZNS und in einigen anderen Organen) gebildet wird und das unter dem Einfluß mancher Hormone – so z. B. von Glukokortikoiden, Schilddrüsenhormon, aber auch von Angiotensin II selbst steht. Die zentrale Rolle des ACE geht aus Abb. 1 hervor.

Daraus wird aber auch klar, daß durch eine Hemmung dieses Ferments die Bildung von Angiotensin II verhindert bzw. der Abbau des Bradykinins gebremst und dadurch eine Erhöhung der Bradykininkonzentrationen nicht nur in der Peripherie, sondern auch lokal im Bereich der Gefäße (Endothel) bedingt wird. (An dieser Stelle sei jedoch darauf hingewiesen, daß Angiotensin II wahrscheinlich nicht nur über das ACE gebildet wird, sondern im Bereich der Gefäße auch auf anderem Wege erzeugt werden kann. Diese Angiotensin-II-Entstehung kann daher naturgemäß nicht über eine ACE-Blockade verhindert werden.) Zusammengefaßt ergibt sich, daß eine ACE-Hemmung sowohl systemisch als auch lokal die Bildung von Angiotensin II vermindert bzw. verhindert (abgesehen von jenen Anteilen, die auf anderem Wege generiert werden) und den Abbau von Bradykinin blockiert.

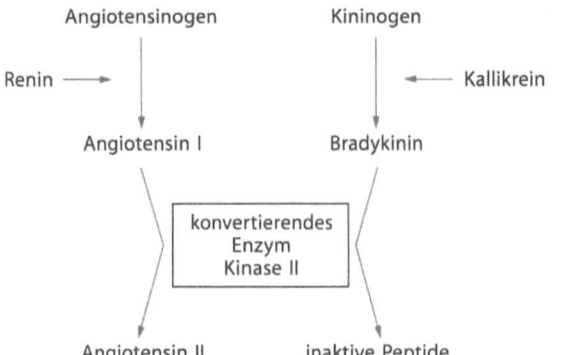

Abb. 1. Rolle des konvertierenden Enzyms für die Entstehung von Angiotensin II und den Abbau von Bradykinin

4.2.1.1 Bedeutung dieser Effekte

- Da Angiotensin II ein potenter Vasokonstriktor und Bradykinin ein ebenso potenter Vasodilatator ist, muß der Effekt einer ACE-Hemmung in einer starken Vasodilatation bestehen. Eine entscheidende Rolle für diese Vasodilatation spielt aber das Endothel der Gefäße und bis zu einem gewissen Grad die glatte Muskulatur der Gefäßwand. Neben der direkt kontrahierenden Wirkung von Angiotensin II auf die glatte Gefäßmuskulatur haben endotheliale Hormone einen exzessiven Einfluß auf diesen Vorgang:
- Die Endothelzelle produziert unter dem Einfluß von Angiotensin II vasokonstriktorisch wirkende Hormone, wie den „endothelium-derived contracting factor" (EDCF), das Endothelin. Stimuliert wird die Bildung dieser Substanzen auch durch vermehrte Gefäßdehnung, entzündliche Mediatoren, Thrombin und Vasopressin. Außerhalb des Endothels werden der „platelet-derived growth factor" (PDGF), „basic fibroblastic growth factor" (BFGF) und der „transforming growth factor" (TGF) unter Angiotensin-II-Einfluß gebildet. Des weiteren wird die Aldosteronsekretion in der Nebennierenrinde stimuliert, welches neben der bekannten Wirkung auf den Elektrolythaushalt auch ungünstige Effekte auf den Lipidstoffwechsel entfaltet.
- Darüber hinaus erhöht Angiotensin II die zirkulierenden Mengen des Plasminogenaktivatorhemmers, was das Entstehen thromboembolischer Ereignisse fördert [14].
- Unter dem Einfluß von Bradykinin hingegen werden der „edothelium-derived relaxation factor" (EDRF) und der „endothelium-derived hyperpolarisation factor" (EDHT) gebildet, beides stark vasodilatorisch wirkende Substanzen. Dabei ist EDRF wahrscheinlich mit Stickstoffmonoxyd (NO) identisch und äußerst kurzlebig: unter dem Einfluß von ACE-Hemmern und dem damit verminderten Bradykininabbau kann dieser Vorgang nicht systemisch, sondern nur lokal von Bedeutung sein. Der biochemische Mechanismus besteht in einer Aktivierung der intrazellulären Guanylzyklase, was wiederum zu einem Anstieg des zyklischen GMP führt. Diese Vermehrung bewirkt in der glatten Muskelzelle eine Verminderung des intrazellulären Kalziumgehaltes, was den

Tonus der glatten Muskelzelle herabsetzt und an den Thrombozyten eine Verhinderung von Aggregation und Adhäsion der Plättchen untereinander und an der Gefäßwand bewirkt. Dazu kommt eine Hemmung des Wachstums der glatten Muskelzellen und der Fibroblasten. (Außer Bradykinin haben im übrigen noch andere Faktoren, wie Acetylcholin, ATP, Abfall des O_2-Partialdruckes und Blutdruckscherkräfte eine stimulierende Wirkung auf die Bildung von NO, Abb. 2 und 3).

- Ein weiterer vasodilatierender, von der Endothelzelle wahrscheinlich gebildeter, unter dem Einfluß von Bradykinin stehender Faktor ist das Prostazyklin (PG I_2), dessen Produktion auch durch erhöhte intrazelluläre Kalziumspiegel stimuliert wird. Auch das Prostazyklin führt zu einer Hemmung der Blutplättchenaggregation und des Wachstums von glatten Muskelzellen und Fibroblasten.

So wird also durch die ACE-Hemmer
- die Bildung von EDCF bzw. Endothelin blockiert,
- durch die vermehrte Bildung von EDRF und EDHF antagonistisch auf evtl. gebildetes Endothelin und EDCR eingewirkt.

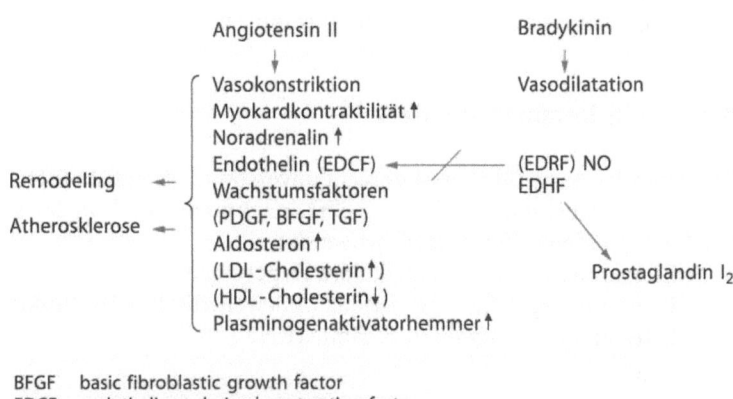

Abb. 2. Wirkung von Angiotensin II und Bradykinin auf Gefäße und Endothel (näheres s. Text)

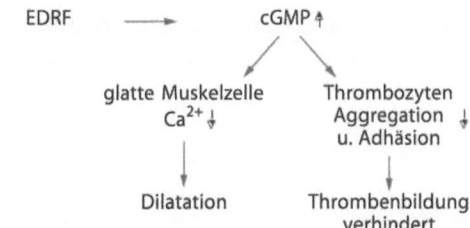

Abb 3. Wirkung von EDRF (Endothelium-derived-relaxing-factor)

Alle beschriebenen Angiotensin-II-Effekte führen so zum kardiovaskulären Remodelling. Es kommt zu einer Verdickung der muskulären Media und zu einer verstärkten Bindegewebsbildung in derselben. Dies wiederum gibt Anlaß zu einer Verschlechterung des Lumen-Media-Verhältnisses, d. h. zu einer Einengung der lichten Gefäßweite, wie folgende Übersicht zeigt:

Kardiovaskuläres Remodelling
- Linksventrikuläre Hypertrophie (LVH),
- Mediahypertrophie,
- Lumeneinengung,
- Atherosklerose (durch Wachstum der glatten Muskulatur und Vermehrung des Kollagengehaltes).

Ähnliche Wirkungen hat das Angiotensin II auch im Bereich des Herzens, wo durch eine Vermehrung des Muskelwachstums und des Fibrinogens eine linksventrikuläre Hypertrophie ausgelöst wird. All dies führt zu dem durch experimentelle Untersuchungen belegten Schluß, daß ACE-Hemmer auch klinisch
- zu einer Erweiterung der Arteriolen und Arterien und
- zu einer Regression bereits aufgetretener Veränderungen sowohl im Bereiche der Arterien als auch des Herzmuskels führen.

4.2.2 ACE-Hemmer und Herz

Im Lichte des Ausgeführten ist es nicht unverständlich, daß ACE-Hemmer im Bereich des kardiovaskulären Systems eine zunehmende Rolle in der Therapie spielen. Im folgenden sollen ausgeführt werden:
- ACE-Hemmer und linksventrikuläre Hypertrophie,
- ACE-Hemmer und Herzinsuffizienz (linksventrikuläre Dysfunktion),
- ACE-Hemmer und Myokardischämie (KHK).

4.2.2.1 ACE-Hemmer und linksventrikuläre Hypertrophie

Die linksventrikuläre Hypertrophie (LVH) ist an sich ein kardiovaskulärer Risikofaktor. In zahlreichen Tierversuchen konnte gezeigt werden, daß sich dieser Risikofaktor unter ACE-Hemmertherapie zurückbildet. Dieser Effekt konnte auch nach 3monatiger Behandlung mit Perindopril am Menschen nachgewiesen werden [2]. Nach 3monatiger Behandlung war der linksventrikuläre Massenindex von 156 ± 9 g/m^2 auf 116 ± 6 g/m^2 signifikant deutlich vermindert. Nach 1jähriger Therapie nahm die Herzmasse deutlich weiter ab.

4.2.2.2 ACE-Hemmer und Herzinsuffizienz (linksventrikuläre Dysfunktion)

Le Jemtel et al. [11] fanden, daß Patienten mit schwerer Herzinsuffizienz unter Vorbehandlung mit Digoxin und Diuretika einen signifikanten Anstieg des Herzindex und eine Abnahme des Pulmonalarteriendrucks, des mittleren Blutdrucks und des systemischen peripheren Widerstandes unter der Therapie mit Captopril zeigten, und das sowohl bei Patienten mit normalem Plasmarenin als auch bei solchen mit erhöhten Reninspiegeln, wobei anzunehmen ist, daß bei Patienten mit normalem Plasmarenin diese Wirkung über das Bradykinin zustande kommt. Die Herzfrequenz blieb unverändert. Die Herzgröße ging deutlich zurück (enddiastolisch und systolisch) und die Auswurffraktion stieg deutlich an. Patienten mit ischämischer Kardiomyopathie zeigten darüber hinaus einen signifikanten Anstieg des O_2-Gehaltes im Koronarsinus und eine signifikante Abnahme des myokardialen O_2-Verbrauchs [4, 16]. Patienten mit schwerer symptomatischer Herzinsuffizienz profitierten auch klinisch mit signifikanten und anhaltenden Verbesserungen hinsichtlich ihres NYHA-Stadiums und der Belastungsfähigkeit [7, 17].

In der „Cooperative Northscandinavian Enalapril Survival Study" (CONSENSUS I), einer großen randomisierten placebokontrollierten Parallelgruppenuntersuchung bei Patienten mit schwerer Insuffizienz (253 Patienten mit NYHA IV erhielten Enalapril oder Placebo) konnte gezeigt werden, daß eine Verminderung der Mortalität um rund 40 % erzielt werden konnte. In der Studie SOLVD („Studies of Left Ventricular Dysfunction") wurde nachgewiesen, daß in dieser Risikogruppe eine Mortalitätsreduktion um 18 % stattfand. Am meisten profitierten jene Patienten, deren Auswurffraktion am Beginn der Studie am niedrigsten war. In der Studie „Survival and Ventricular Enlargement" (SAVE) wurden Patienten mit Myokardinsuffizienz mit Captopril, verglichen mit Placebo, behandelt (Auswurffraktion < 40 %). Hier konnte eine 19 %ige Reduktion der Mortalität erzielt werden (alle Todesfälle), bezogen auf kardiovaskuläre Todesursachen betrug diese Reduktion 21 %.

Auch mußten signifikant weniger Patienten in der Aktivgruppe hospitalisiert werden. In einer Nachfolgestudie von SOLVD wurde auch nachgewiesen, daß die Inzidenz von nichttödlichen Herzinfarkten um 23 % verringert werden konnte. Weitere Studien, welche zeigten, daß Patienten mit chronischer linksventrikulärer Dysfunktion (unabhängig davon, ob dies auf einer ischämischen oder einer nichtischämischen Kardiomyopathie beruhte), durch die Behandlung mit ACE-Hemmern günstig beeinflußt werden konnten, waren AIRE, CONSENSUS II, ISIS IV und GISSI III.

4.2.2.3 ACE-Hemmer und Myokardischämie

In mehreren Studien konnte gezeigt werden, daß ACE-Hemmer einen kardioprotektiven Effekt bei Ischämie haben [8, 11]. Auch Arrhythmien, die im Gefolge einer koronaren Ischämie und Reperfusion auftraten, konnten mit ACE-Hemmern vermindert werden. Wahrscheinlich ist Angiotensin II arrhythmogen aufgrund mehrerer Funktionen (reduzierter koronarer Blutfluß, gesteigerter Koronararterienwandstreß, Sympathikusaktivierung und Verminderung des gesamten Körperkaliums). Auch Noradrenalin könnte eine Rolle spielen, dessen Bildung durch Angiotensin II gefördert wird. Webster et al. [18] überprüften die Frequenz ventrikulärer Arrhythmien bei Patienten mit Kardiomyopathien (ischämisch und idiopathisch) vor und nach 12 Wochen einer Enalaprilbehandlung. Die Patienten zeigten einen signifikant niedrigeren Pulmonalarteriendruck, höhere Kaliumkonzentrationen und seltenere Episoden einer ventrikulären Tachykardie und von Kammerextrasystolen.

Manche der genannten Studien erstreckten sich allerdings nur über eine kurze Zeitdauer. Um nachzuweisen, daß ACE-Hemmer auch einen Einfluß auf die Koronarsklerose, das Entstehen von Plaques oder einer Thrombose nach Plaquerupturen verhindern können, sind längere Beobachtungszeiträume erforderlich. Die Frage, ob ACE-Hemmer die Entwicklung einer koronaren Arteriosklerose und ischämischer Ereignisse der Patienten ohne linksventrikuläre Dysfunktion verhindern können, wird in mehreren noch laufenden prospektiven Studien geprüft. Alderman et al. [1] konnten nämlich zeigen, daß ein erhöhter Reninspiegel einen unabhängigen Risikofaktor für den Myokardinfarkt darstellt, sogar dann, wenn man Rauchgewohnheiten, Hyperlipidämie und Diabetes mellitus mit ins Kalkül zieht. Cambien et al. [3] konnten zeigen, daß Patienten mit der DD-Form des ACE (s. oben) eine signifikant gesteigerte Inzidenz von Myokardinfarkten aufwiesen. Diese Patienten haben einen signifikant höheren ACE-Plasmaspiegel. Auch Nachkommen von Patienten mit dem DD-ACE-Genotyp haben eine relativ höhere Inzidenz von Myokardinfarkten und Herztransplantationen.

Die Verringerung von Herzinfarkten durch ACE-Hemmer könnte einerseits in der bekannten blutdrucksenkenden Wirkung dieser Substanzklasse zu suchen sein, andererseits aber auch in der Verhinderung einer koronaren Vasokonstriktion. Manche Untersucher fanden zwar unter ACE-Hemmertherapie ein gesteigertes Auftreten von Angina pectoris, verringerter Belastungsfähigkeit und gesteigertem Verbrauch von Nitroglyzerin [6], führten das aber auf einen „Coronary-steal"-Effekt zurück.

Unabhängig vom Einfluß auf den Blutdruck könnten die ACE-Hemmer eine wesentliche Rolle hinsichtlich der Verhinderung einer Bildung von arteriosklerotischen Plaques, von Plaquerupturen oder von Thrombosebildung nach der Ruptur der Plaques spielen. Dies erscheint plausibel, wenn man die Wirkung von Angiotensin II auf die Thromboseförderung in Betracht zieht (s. oben). Die Feststellung, daß Angeotensin II auch einen oxidierenden Effekt hat und die Oxidation vom LDL-Cholesterin und damit die Lipidaufnahme in das Endothel fördert [10], wäre eine weitere Erklärung für die negative Rolle von Angeotensin II. Daß ACE-Hemmer einen blockierenden Effekt auf die Entstehung der Arteriosklerose entfalten, zeigten auch experimentelle Studien [5], in welchen Versuchstiere eine arteriogene Diät erhielten und eine andere Gruppe mit der gleichen Diät plus einem ACE-Hemmer signifikant geringere Entwicklungen einer Arteriosklerose zeigten. Auch Aldosteron scheint diesbezüglich eine Rolle zu spielen, da eine negative Korrelation zwischen den Aldosteronspiegeln und den HDL-Cholesterinwerten besteht [12].

Da Angeotensin II Endothelin freisetzt (s. oben), könnte eine lokale Freisetzung den koronaren Vasotonus in lipidreichen arteriosklerotischen Plaques erhöhen und dadurch zu ihrer Ruptur führen. Die Verhinderung der Lipidakkumulation innerhalb des Endothels und des gesteigerten vasomotorischen Tonus durch ACE-Hemmer könnte diesbezüglich eine positive Rolle spielen.

Da Angeotensin II auch die Freisetzung des Plasminogenaktivatorhemmers stimuliert, könnten ACE-Hemmer auch die Bildung eines Thrombus sowie eine spontane Thrombolyse bewirken [14, 15]. Die Thrombusbildung selbst führt zu den klinischen Symptomen einer instabilen Angina pectoris oder zum Myokardinfarkt. Auch die Plättchenaggregation und -adhäsion wird durch ACE-Hemmer vermindert (s. oben).

Die Studie „Quinapril event trial" (QUIET), die derzeit im Gange ist, soll feststellen, ob Patienten mit normaler linksventrikulärer Funktion von der ACE-Hemmertherapie insofern profitieren, als ischämische Ereignisse einschließlich kardiovaskulärem Tod, Myokardinfarkt, Hospitalisierung wegen instabiler Angina pectoris und des Erfordernisses für eine PTCA oder Koronarbypassoperation gebremst werden können. Die ebenfalls im Laufen begriffene Studie „Heart outcomes prevention evolution" (HOPE) zielt darauf ab, festzustellen, ob ein ACE-Hemmer (Ramipril) und ein Antioxydans (Vitamin E) die Gesamtmortalität von Patienten mit bekannter koronarer Herzkrankheit ohne Herzinsuffizienz günstig beeinflußt.

4.2.3 Besonderheiten der Therapie mit ACE-Hemmern bei Herzerkrankungen und KHK

Wie auch bei der Therapie der Hypertonie sind ACE-Hemmer mit langer Wirkdauer vorzuziehen, weil sie einmal täglich gegeben werden können, was zur besseren Compliance beiträgt, aber auch ein gelegentliches Vergessen der Einnahme eher akzeptabel ist. Tabelle 1 zeigt die pharmakokinetischen Halbwertszeiten bzw. die Dauer der Plasma-ACE-Hemmung einiger ACE-Antagonisten. Die sog. „trough/peak ratio", ein Wert, welcher das Ausmaß der Wirkung vor der unmittelbar nächsten Verabreichung der jeweiligen Substanz anzeigt und welcher möglichst nahe bei 100% liegen sollte, wird für verschiedene ACE-Hemmer in Tabelle 2 wiedergegeben. Werte unter 50% werden i. allg. als inakzeptabel angesehen (Literatur bei [9]).

Hinsichtlich der ACE-Hemmertherapie beim Myokardinfarkt haben die großen Studien gezeigt, daß jene Patienten, welche auch eine linksventrikuläre Dysfunktion aufweisen, am meisten von der ACE-Hemmertherapie profitieren: unter 1000 Patienten können etwa 40–70 Todesfälle verhindert werden. Diese Zahlen gelten allerdings nur für eine lange Behandlungsdauer. Die kurzfristige Behandlung nicht selektierter Patienten nach Herzinfarkt reduziert die Mortalität bei nur etwa 5 Patienten unter 1000 [13].

In der CONSENSUS-II-Studie, in welcher Enalaprilat i.v. innerhalb von 24 h nach dem Myokardinfarkt verabreicht wurde, konnte kein günstiger Effekt beobachtet werden. Die SMILE-Studie dagegen basiert auf einem Behandlungsprin-

Tabelle 1. Pharmakokinetische Halbwertzeiten und Dauer der Plasma-ACE-Hemmung

Generic name	Handelsname	Terminale t/$_2$ (h)	Plasma ACE-Hemmung (h)
Benazeprilat	Cibacen	10 –11	24
Captopril	Lopirin	2 (0,7–6,2)	3
Cilazaprilat	Inhibace	8–24	8 (–24)
Enalaprilat	Renitec	11 (30–35)	8
Fosinoprilat	Fositens	12–14	24
Lisinopril	Acemin	12	4 (–24)
Perindoprilat	Coversum	27–33	24
Quinaprilat	Accupro	2	? (Gewebs-ACE-Hemmung > 20mal von Enalaprilat)
Ramiprilat	Hypren Tritace	14 ± 7	48

Tabelle 2. Vergleich der 24-h-Blutdrucksenkung verschiedener ACE-Hemmer (1mal täglich). Nach FDA-Kriterien

Substanz	Through/peak ratio
Cilazapril	50– 60 %
Enalapril	55– 71 %
Fosinopril	50– 60 %
Perindodril	87–100 %
Quinapril	50 %
Ramipril	50– 60 %

zip, bei welchem der ACE-Hemmer (Zofenopril) innerhalb der ersten 24 h nach Auftreten des Infarktes oral verabreicht wurde und in welcher eine Reduktion der Mortalität schon innerhalb weniger Tage nachweisbar wurde. Nach dem heutigen Stand des Wissens sollte ein oraler ACE-Hemmer so bald wie möglich, aber nicht später als 16 Tage nach Auftreten des Infarkts verabreicht werden. Die Behandlung sollte wenigstens für 6 Wochen fortgesetzt werden. Wenn aber auch eine linksventrikuläre Dysfunktion besteht, müßte sie auf einer Langzeitbasis erfolgen.

4.2.3.1 Patienten mit Myokardinsuffizienz

Bei diesen Patienten kommt es häufig zu einem starken Blutdruckabfall, v. a. nach der Verabreichung der ersten Dosis des ACE-Hemmers. Es wird angenommen, daß die negativen Ergebnisse der CONSENSUS-II-Studie durch diesen starken Blutdruckabfall bedingt waren. Praktisch sollte daher so vorgegangen werden, daß eine niedrige Erstdosis des ACE-Hemmers gegeben wird und der Blutdruck über mehrere Stunden relativ engmaschig überprüft wird.

Eine Untersuchung mit verschiedenen ACE-Hemmern zu diesem Problem konnte zeigen, daß von Enalapril, Captopril und Perindopril (in einer Dosis von 2 mg) der letztgenannte die geringste akute Blutdrucksenkung aufwies. Wenngleich auch bis heute keine ausreichend fundierten Vergleichsuntersuchungen mit den verschiedenen ACE-Hemmern zu diesem Thema durchgeführt wurden, dürfte derzeit in diesen Fällen zu überlegen sein, ob man nicht mit Perindopril beginnen sollte. Am stärksten ausgeprägt jedenfalls ist dieser Blutdruckabfall bei aktiviertem Plasmarenin, wie dies ja beim akuten Herzinfarkt der Fall ist. Besondere Vorsicht ist auch bei Patienten anzuwenden, bei denen aus irgendeinem Grund eine Salzverarmung aufgetreten war, d.h. vor allem bei solchen, die schon vorher mit Saluretika behandelt worden waren.

Die übrigen Nebenwirkungen der ACE-Hemmer unterscheiden sich nicht wesentlich von jenen, welche bei der Therapie anderer Erkrankungen auftreten. Besondere Beachtung verdient in diesem Zusammenhang – wie auch sonst immer, aber hier in noch größerem Ausmaße – die Kontrolle der Nierenfunktion: Bei Patienten mit kardialer Dekompensation kommt es noch eher zu einer Reduktion des Glomerulumfiltrates als bei Patienten mit normaler Herzleistung.

4.2.4 Ausblicke

Die These, daß die ACE-Hemmertherapie bei Patienten mit essentieller Hypertonie positive Effekte hat, ist ebenso belegt wie jene, daß die linksventrikuläre Hypertrophie und das Gefäßremodelling rückläufig beeinflußt werden können. Die Inzidenz von anderen kardiovaskulären Ereignissen, v.a. des Myokardinfarkts, könnte dabei sowohl in der primären wie auch der sekundären Prävention reduziert werden. (Diese Indikationen sind allerdings noch Gegenstand laufender Studien.) Trotzdem sind ACE-Hemmer auch bei den belegten Erkrankungen nicht immer wirksam. Ursachen dafür könnten gelegen sein

- in der Tatsache, daß Angiotensin II nicht ausschließlich über das ACE gebildet wird (s. oben) und
- darin, daß es einen genetischen Polymorphismus gibt, wobei beim DD-Genotypus eine verstärkte ACE-Konzentration bzw. -Wirkung besteht.

Im letztgenannten Fall könnte eine Erhöhung der ACE-Hemmerdosis über das üblicherweise empfohlene Maß hinaus wirksam sein, in beiden genannten Fällen naturgemäß eine Behandlung mit einem Angiotensin-II-Antagonisten. Da in diesem Fall aber die günstige Wirkung von ACE-Hemmern auf den Abbau des dilatierenden Bradykinins wegfallen würde, könnte sich bei jenen Patienten, bei welchen der ACE-Hemmer allein nicht zum Ziel führt, eine Kombination mit einem Angiotensin-II-Antagonisten anbieten.

Literatur

1. Alderman MH, Madhavan S, Ooi WL, Cohen H, Sealey JE, Laragh JA (1991) Association of renin-sodium profile with risk of myocardial infarction in patients with hypertension. N Engl J Med 324:1098–1104
2. Asmar RG (1988) Reversion of cardiac hypertrophy and reduced arterial compliance after converting enzyme inhibition in essential hypertension. Circulation 78:941–950
3. Cambien F, Poirier O, Lecerf L et al. (1992) Deletion polymorphism in the gene for angiotensin-converting enzyme is a potent risk factor for myocardial infarction. Nature 359:641–644
4. Chatterjee K, Rouleau JL, Parmley WW (1982) Captopril in congestive heart failure: improved left ventricular function with decreased metabolic cost. Am Heart J 104:1137–1146
5. Chobanian AV, Haudenschild CC, Nickerson C, Drago R (1990) Anti-atherogenic effect of captopril in the Watanabe heritable hyperlipidemic rabbit. Hypertension 15:327–331
6. Cleland JGF, Henderson E, Mc Lenachan J, Findlay IN, Dargie HJ (1991) Effect of captopril, an angiotensin-converting enzyme inhibitor, in patients with angina pectoris and heart failure. J Am Coll Cardiol 17:733–739
7. Creqager MA, Faxon DP, Halperin JL, Melidossian CD, Mc Cabe CH, Schick EC, Ryan TJ (1982) Determinants of clinical response and survival in patients with congestive heart failure treated with captopril. Am Heart J 104:1147–1154.
8 Graeff PA de, Gilst WH van, Lnager CDJ de, Kingman JH, Wesseling H (1987) Concentration-dependent protection by captopril against myocardial damage during ischemia and reperfusion in a closed chest pig model. J Cardiovasc Pharmacol 9 [Suppl 2]:537–542
9. Hitzenberger G (1996) ACE-Hemmer aus der Sicht des klinischen Pharmakologen. Wien Med Wochenschr 146:225–227
10. Kleidar S, Brook JG, Aviram M (1993) Angiotensin II enhanced lipid peroxidation of low-density lipoprotein. J Am Physiol Soc 8:245–248
11. Le Jemtel T, Keung E, Frishman WH, Ribner HS, Sonneblick EH (1982) Hemodynamic effects of captopril in patients with severe chronic heart failure. Am J Cardiol 49:1484–1487
12. Lind L, Lithell H, Wide L, Ljunghall S (1992) Metabolic cardiovascular risk factors and the renin-aldosterone system in essential hypertension. J Hum Hypertens 6:27–29
13. Pfeffer MA, Braunwald E, Moyé LA et al. (1992) Effect of captopril on mortality and morbidity in patients with left ventricular dysfunction after myocardial infarction. N Engl J Med 327:669–677
14. Ridker PM, Gaboury CL, Conlin PR, Seely EW, Williams GH, Vaughan DE (1993) Stimulation of plasminogen activator inhibitor in vivo by infusion of angiotensin II: evidence of a potential interaction between the renin-angiotensin system and fibrinolytic function. Circulation 87:1969–1973
15. Rouleau JL, Chatterjee K, Benge W, Parmley WW, Hiramatsu B (1982) Alterations in left ventricular function and coronary hemodynamics with captopril, hydralazine and prazosin in chronic ischemic heart failure: a comparative study. Circulation 65:671–678
16. Rydzewski B, Zelezna B, Tang W, Sumners C, Raizada MK (1992) Angiotensin II stimulation of plasminogen activator inhibitor-1 gene expression in astroglial cells from the brain. Endocrinology 130:1255–1262
17. Schoenberger JA (1992) Effects of antihypertensive agents on coronary artery disease risk factors. Am J Cardiol 69:33C–39C
18. Webster MWI, Fitzpatrick MA, Nicholls MG, Ikram H, Wells JE (1985) Effect of enalapril on ventricular arrhythmias in congestive heart failure. Am J Cardiol 56:566–569

Großstudien

1. AIRE:
   Pitt B (1994) Acute infarction ramipril efficacy. Am Heart J 128:1328–1332
2. CONSENSUS I:
   Pitt B (1994) The cooperative north scandinavian enalapril survival study. Am Heart J
   128:1328–1332
3. Consensus II:
   Pitt B (1994) The cooperative north scandinavian enalapril survival study. Am Heart J 128:
   1328–1332
4. GISSI III:
   Pitt B (1994) Gruppo italiano per 10 studio della sopravvivenza nell'infarto miocardico. Am
   Heart J 128:1328–1332
5. HOPE:
   Pitt B (1994) The heart outcomes prevention evaluation study. Am Heart J 128:1328–1332
6. ISI IV:
   Pitt B (1994) International study of infarct survival. Am Heart J 128:1328–1332
7. QUIET:
   Pitt B (1994) The quinapril ischemic event trial. Am Heart J 128:1328–1332
8. SAVE:
   Pitt B (1994) Survival after left ventricular enlargement. Am Heart J 128:1328–1332
9. SMILE:
   Ambrosioni E, Borghi C, Magnani B (1995) The effect of the angiotensin-converting-enzyme
   inhibitor zofenopril on mortality and morbidity after enterior myocardial infarction. N Engl
   J Med 332:80–85
10. SOLVD:
   Pitt B (1994) Study of left ventricular dysfunction. Am Heart J 128:1328–1332

4.3 Stellenwert der PDE-III-Hemmstoffe in der Behandlung der Herzinsuffizienz

V. Mitrovic, F. Saborowski, H. A. Dieterich

4.3.1 Wirkmechanismus der Phosphodiesterase-III-Hemmer

V. Mitrovic

Der Wirkmechanismus der Phosphodiesterase-III-Hemmstoffe ist recht komplex und setzt die genaue Kenntnis der intrazellulären Prozesse voraus, so daß vorab die Beschreibung der physiologischen Regulation der Myokardkontraktion erfolgt.

4.3.1.1 Physiologie

Die Myokardkontraktion entwickelt sich durch Interaktion der kontraktilen Proteine Aktin und Myosin. Diese Interaktion ist ATP-abhängig und wird durch eine Gruppe von Proteinen, die als Tropomyosin zusammengefaßt wird, reguliert. Tropomyosin ist abhängig von der Konzentration intrazellulärer Ca^{2+}-Ionen, wobei eine Erhöhung der Ca^{2+}-Ionen zu einer Erhöhung der Kontraktilität führt. Damit spielen die Ca^{2+}-Ionen für die zustandekommende Myokardkontraktion eine zentrale Rolle. In Abwesenheit von Ca^{2+}-Ionen verhindern die Proteine Tropomyosin und Troponin aufgrund ihrer räumlichen Anordnung im dünnen Fillament die Interaktion von Aktin und Myosin (Scholz 1984; Weishaar u. Evans 1986; Buschauer 1989). Zu einer Myokardkontraktion kommt es, wenn die Ca^{2+}-Konzentration während der Plateauphase des Aktionspotentials durch den „langsamen Ca^{2+}-Einstrom" und die gleichzeitig ausgelöste Freisetzung von Ca^{2+} aus den intrazellulären Speichern, v. a. aus dem sarkoplasmatischen Retikulum ansteigt. Die spezifische Bindung der Ca^{2+}-Ionen an Troponin C (Hiraoki u. Vogel 1987), eines von 3 Polypeptiden des Troponinkomplexes, hebt die hemmende Wirkung von Tropomyosin/Troponin auf die Muskelkontraktion auf.

Es wird angenommen, daß die globulären Teile des Troponinkomplexes ihre Konformation ändern. Sie bleiben dabei über Troponin T mit dem dünnen Fillament verbunden, lösen aber eine Veränderung der räumlichen Anordnung des Tropomyosins aus. Dadurch wird unter ATP-Verbrauch die Wechselwirkung zwischen Aktin und Myosin und somit die teleskopartige Verschiebung der beiden Fillamente ermöglicht. Durch Absinken der Ca^{2+}-Konzentration, v. a. aufgrund der Wiederaufnahme in das sarkoplasmatische Retikulum durch die Ca^{2+}-ATPase, wird die Kontraktion aufgehoben. Eine Kontraktilitätszunahme läßt sich erreichen, im Prinzip entweder über eine intrazelluläre Zunahme der Ca^{2+}-

Ionenkonzentration oder über eine Erhöhung der Empfindlichkeit der kontraktilen Proteine gegenüber Ca^{2+}-Ionen.

Die intrazelluläre Ca^{2+}-Regulation (Ca^{2+}-Influx bzw. -Freisetzung aus SR) während der Depolarisationsphase wird

- über die direkte Beeinflussung transsarkolemmaler Ionenbewegungen durch Wirkung an Ionenkanälen bzw. -pumpen,
- durch Vermittlung des „second messenger"-cAMP und
- über eine Aktivierung des Phosphoinositolabbaus gesteuert.

Im Ruhezustand ist die Ca^{2+}-Konzentration im Extrazellularraum etwa 10 000mal höher als intrazellulär. Während des Aktionspotentials steigt die intrazelluläre Ca^{2+}-Konzentration durch den Ca^{2+}-Influx über langsame Ca^{2+}-Kanäle und die C^{2+}-Freisetzung aus intrazellulären Speichern um etwa eine Zehnerpotenz an. Das ursprüngliche Konzentrationsgefälle wird durch Ca^{2+}-ATPase und Natrium-Ca^{2+}-Austausch durch Wiederaufnahme von Ca^{2+}-Ionen in das sarkoplasmatische Retikulum und durch Transport in den Extrazellularraum wiederhergestellt. Für die intrazelluläre Ca^{2+}-Regulation und die Interaktion von Aktin und Myosin spielt das zyklische AMP eine große Rolle.

Das zyklische Adenosin-3,5-Monosphophat aktiviert Proteinkinasen, die ihrerseits regulatorische Proteine phosphorylieren. Dies führt an der Zellmembran zu einer Förderung des transsarkolemmalen Ca^{2+}-Einstroms durch den langsamen Ca^{2+}-Kanal (Tada u. Katz 1982; Winegrad et al. 1983). Andererseits löst Kalzium selbst die Ca^{2+}-Freisetzung aus dem sarkoplasmatischen Retikulum aus (Fabiato u. Fabiato 1977; Scholz 1980), so daß insgesamt eine erhöhte intrazelluläre freie Ca^{2+}-Konzentration resultiert, wodurch es zu einer positiv-inotropen Wirkung kommt. cAMP-abhängige Proteinkinasen phosphorylieren außerdem Phospholamban, ein Regulatorprotein der ATP-abhängigen Ca^{2+}-Pumpe des sarkoplasmatischen Retikulums, und Troponin-I, eine Untereinheit des Troponin-Tropomyosin-Komplexes (Tada u. Katz 1982, Winegrad et al. 1983). Dadurch wird die Wiederaufnahme von Kalzium in das sarkoplasmatische Retikulum beschleunigt und die Affinität von Troponin-C zu Kalzium bzw. Abnahme der Ca^{2+}-Empfindlichkeit der kontraktilen Proteine herabgesetzt. Diese Zunahme der Ca^{2+}-Sequestrierung während der Plateauphase des Aktionspotentials führt zu einer Zunahme der Relaxationsgeschwindigkeit (positiv-lusitrope Wirkung), wodurch sich eine Verbesserung der diastolischen Ventrikelfunktion erklären läßt (Honerjäger et al. 1989; Katz 1983; Scholz 1986). Auf diese Weise führt in der Myokardzelle cAMP zu einer Zunahme der Kontraktions- und Relaxationsgeschwindigkeit.

Eine Stimulation des sarkolemmalen β_1-Adenozeptors, des Glukagon- oder des Histamin H_2-Rezeptors aktiviert über ein stimulierendes guanosintriphosphatbindendes Protein (Gs) die Adenylatzyklase an der Innenseite der Membran, welche ATP in cAMP überführt (Schmitz et al. 1987). Neben den stimulatorischen gibt es auch inhibitorische Rezeptoren wie Adenosin-A_1-Rezeptoren oder M_2-Cholinrezeptoren, dessen Stimulation durch Agonisten wie Adenosin oder Acetylcholin die Adenylatzyklase unter Vermittlung eines inhibitorischen G_i-Proteins hemmen, so daß daraus ein negativ-inotroper Effekt resultiert. Adenosin ist ein Abbauprodukt von ATP, es entsteht daher in Abhängigkeit von der Arbeit des Herzmuskels in mehr oder weniger großer Menge und wirkt über den A_1-Rezeptor hemmend auf die Adenylatcyclaseaktivität (Baumann et al. 1981).

Die Konzentration des cAMP läßt sich einerseits über eine rezeptorvermittelte oder direkte Stimulation der cAMP-Synthese durch die Adenylatzyklase (Scholz 1980), andererseits über eine Hemmung des enzymatischen Abbaus durch Phosphodiesterase beeinflussen (Abb. 1). Die Phosphodiesterase-III ist für den Abbau von zyklischem AMP bis zu inaktivem 5'-AMP verantwortlich (Scholz 1984; Leyen et al. 1989). Insgesamt sind bisher 4 Isoenzyme PDE I–IV durch Ionenaustauschchromatographie oder mit Hilfe monoklonaler Antikörper definiert worden. Während für PDE I und II sowohl c-AMP als auch c-GMP als Substrat dienen, besitzen PDE-III und PDE-IV eine wesentlich höhere Affinität für c-AMP als für c-GMP. Im Gegensatz zu PDE III wird PDE IV aber nicht durch c-GMP gehemmt. Die Hemmbarkeit durch c-GMP ist somit das entscheidende Merkmal der c-AMP-spezifischen PDE III (Reeves et al. 1987; Tenor et al. 1987).

Die vaskuläre Phosphodiesterase III liegt in hochgereinigter Form vor (Rascon et al. 1992) und wird beispielsweise durch Milrinon in einer Konzentration von $4 \cdot 10^{-7}$ mol/l zu 50% gehemmt. Die Molekularstruktur der menschlichen myokardialen Phosphodiesterase III ist kürzlich mit Hilfe der Klonierungstechnik aufgeklärt worden (Meacci et al. 1992). Das intrazellulär sowohl gelöst im Zytosol als auch gebunden an das sarkoplasmatische Retikulum vorkommende Protein besteht aus 1141 Aminosäuren und hat ein errechnetes Molekulargewicht von 125 000.

Klassische unspezifische Hemmstoffe der PDE sind die Methylxanthine, die alle Isoenzyme mit gleicher Potenz hemmen. Sie wurden früher in der Behandlung der Herzinsuffizienz eingesetzt, haben aber bei dieser Indikation heute völlig an Bedeutung verloren. Eine Reihe neu entwickelter Substanzen, wie z. B. Amrinon, Milrinon, Enoximon und Piroximon sind aber selektive PDE-Hemmstoffe. Nach dem bisherigen Wissensstand scheint nur die PDE-III-Hemmung für die positiv-inotrope Wirkung notwendig zu sein.

PDE-Hemmstoffe sind auch potente Vasodilatanzien, da eine Erhöhung der c-AMP-Konzentration in der glatten Muskulatur eine Tonusverminderung zur Folge hat. Sie könnten daher die Vor- und Nachlast des Herzens senken. Ob etwa die positiv-inotrope Wirkung oder die Vasodilatation den therapeutischen Wert bestimmen bzw. ihren therapeutischen Einsatz rechtfertigen, wird kontrovers beurteilt.

Von den hier vorgestellten PDE-III-Hemmstoffen sind Milrinon, Bipyridin, Enoximon und Piroximon Imidazolderivate (Abb. 2).

Während sich die Pharmakodynamik nicht wesentlich bei den verschiedenen PDE-Hemmstoffen unterscheidet, bestehen klinisch relevante Unterschiede in ihren pharmakokinetischen Eigenschaften und in ihrer klinischen Wirksamkeit und Unbedenklichkeit.

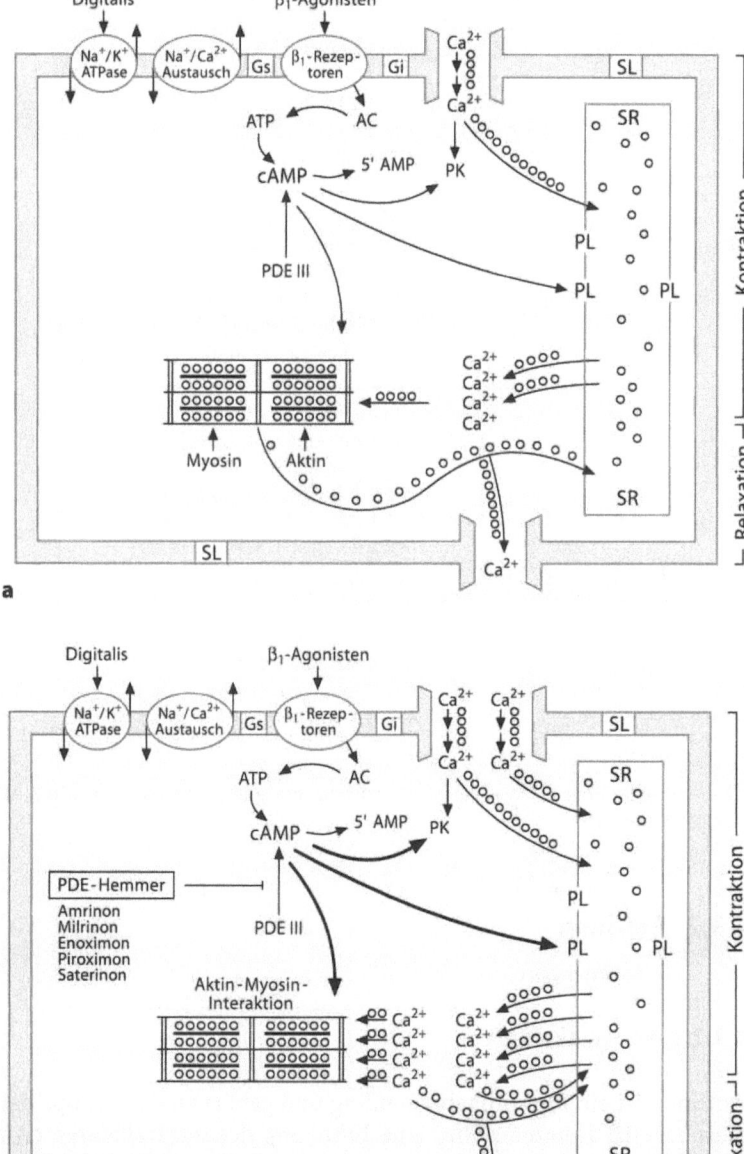

Abb. 1 a, b. Wirkungsmechanismen der PDE-III-Hemmstoffe. Ablauf von Kontraktion und Relaxation unter physiologischen Bedingungen (**a**) und nach PDE-Hemmung (**b**)

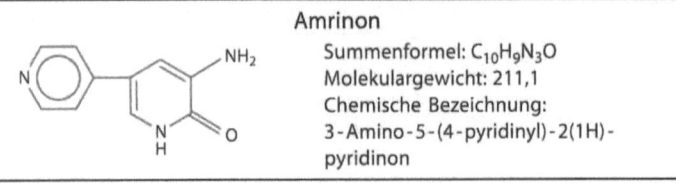

Amrinon

Summenformel: $C_{10}H_9N_3O$
Molekulargewicht: 211,1
Chemische Bezeichnung:
3-Amino-5-(4-pyridinyl)-2(1H)-pyridinon

Milrinon

Summenformel: $C_{12}H_9N_3O_3$
Molekulargewicht: 211,1
Chemische Bezeichnung:
1,6-Dihydro-2-methyl-6-oxo-[3,4'-bi pyridinyl]-5-carbonitril

Enoximon

Summenformel: $C_{12}H_{12}N_2O_2S$
Molekulargewicht: 248,3
Chemische Bezeichnung:
1-3-Dihydro-4-methyl-5-[4-(methyl-thio)benzyl]-2H-imidazol-2-on

Piroximon

Summenformel: $C_{11}H_{12}N_3O_2$
Molekulargewicht: 218, 2
Chemische Bezeichnung:
4-Ethyl-1,3-dihydro-5(4-pyridinyl-carbonyl)-2H-imidazol-2on

Abb. 2. Strukturformeln, Molekulargewicht und chemische Bezeichnung von Amrinon, Milrinon, Enoximon und Piroximon

4.3.2 Amrinon

F. Saborowski

4.3.2.1 Pharmakologie

Amrinon ist ein Bipyridinabkömmling und gehört zu der Gruppe der Phosphodiesterase-III-Hemmer. Über eine Erhöhung des intrazellulären cAMP werden am Herzen Proteinkinasen aktiviert, die die Phosphorylierung von Proteinen im Sarkolemm, dem sarkoplasmatischen Retikulum und dem Troponinkomplex des kontraktilen Proteins katalysieren. Hierdurch werden der Einstrom von Ca^{2+}-Ionen während eines Aktionspotentials und die dadurch ausgelöste intrazelluläre Ca^{2+}-Freisetzung aus dem sarkoplasmatischen Retikulum erhöht. Außerdem werden die Ca^{2+}-Wiederaufnahme in das sarkoplasmatische Retikulum sowie die diastolische Freisetzung der an das Troponin gebundenen Ca^{2+}-Ionen beschleunigt. Die beschriebenen Vorgänge führen zu einer positiv-inotropen und zu einer positiv-lusitropen Wirkung in der Erschlaffungsphase.

Tabelle 1. Halbwertzeit (t 1/2) von Amrinon bei gesunden Probanden. (Mod. nach Rocci u. Wilson 1987)

Referenz	Probanden (n)	Dosis	t 1/2 (h)
Edelson et al. (1983)	18	75–225 mg oral	4,3 ± 1,3
Kullberg et al. (1981)	15	0,8–2,2 mg/kg i.v.-Bolus	2,6 ± 1,4
Kullberg et al. (1981)	14	25–250 mg oral	3,7 ± 2,1
Park et al. (1983)	14	75 mg i.v.-Bolus	4,1 ± 1,7

Amrinon wird hauptsächlich in der Leber zum Glucuronid und zum N-Acetyl-metaboliten metabolisiert. Die renale Ausscheidung von unverändertem Amrinon beträgt etwa 30%. Bei der Acetylierung muß zwischen langsamen und schnellen Acetylierern unterschieden werden. Dies erklärt die große Variabilität der Eliminationshalbwertszeit von Amrinon. Nach i.v.-Gabe. beträgt die Halbwertszeit 2,6 bis 4,1 h (Tabelle 1; Rocci u. Wilson 1987). Sie nimmt bei schwerer Herzinsuffizienz deutlich zu. Die Plasmaproteinbindung beträgt bis zu 45%. Bei eingeschränkter Nierenfunktion kann Amrinon bis zu einer Kreatininkonzentration von 4 mg/100 ml in unveränderter Dosierung gegeben werden. Bei anhaltend erhöhten Kreatininkonzentrationen ist die Erhaltungsdosis auf 50% zu reduzieren. Bei der Anwendung der kontinuierlichen arteriovenösen Hämofiltration (CAVH) bei anurischen Patienten mit schwerer Herzinsuffizienz ist keine Dosisanpassung notwendig. Bei intravenöser Behandlung von Amrinon beträgt die Dosierung 0,5 mg/kg KG als Bolus und 5–10 µg/kg KG/min als Erhaltungsdosis. Eine Gesamtmenge von 10 mg/kg KG/24 h sollte nicht überschritten werden.

Unter der Therapie mit Amrinon können Nebenwirkungen auftreten, die besonders bei längerfristiger oraler Therapie beobachtet worden sind. Es ist daher nur die parenterale Anwendung des Medikamentes für die Dauer von 14 Tagen zugelassen. Neben Anstiegen der Enzymaktivitäten SGOT, AP und LDH sind Thrombozytopenien nachgewiesen worden. Supraventrikuläre und ventrikuläre Arrhythmien können sich verstärken. In seltenen Fällen wurden Kopfschmerzen, Fieber, Übelkeit, Erbrechen, Bauchschmerzen, Myalgie, Splenomegalie, Vaskulitis und Polyserositis beobachtet. Wechselwirkungen mit anderen Medikamenten sind bis auf die gleichzeitige Gabe von Disopyramid, die zu ausgeprägter Hypotonie führen kann, nicht bekannt.

Zu den Kontraindikationen gehören Patienten mit hämodynamisch wirksamen Klappenstenosen, obstruktiver Kardiomyopathie, schwerer Hypovolämie, supraventrikulären Tachykardien, Thrombozytopenie, Niereninsuffizienz (Kreatinin > 4 mg/100 ml) und schweren Leberfunktionsstörungen.

4.3.2.2 Hämodynamik

Bei einer Myokardinsuffizienz ist die Verbesserung der Pumpfunktion des Herzens Ziel einer Pharmakotherapie. Die Senkung der Vor- und Nachlast kann diese Vorgänge weiter verbessern. Amrinon ist eine Substanz, die positiv-inotrop und gleichzeitig vasodilatierend wirkt. Tierexperimente an Präparaten von Vorhof- und Kammermuskulatur und Messungen am Menschen zeigen beide Wirkungsmechanismen (Alousi u. Dobreck 1983). Eigene Befunde wurden an 12 Patienten mit einer Herzinsuffizienz im NYHA-Stadium III und IV vor und 15 min nach intravenöser Gabe von 1,5 mg Amrinon/kg KG erhoben (Abb. 3–5;

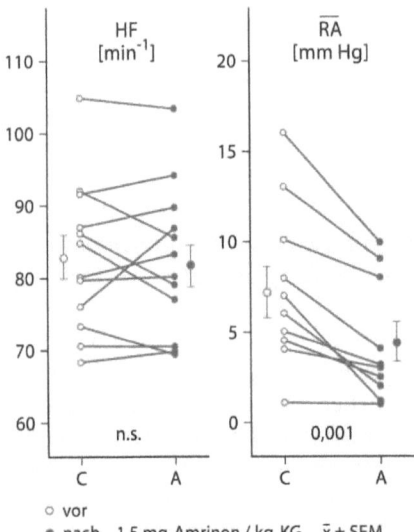

Abb. 3. Herzfrequenz (*HF*) und rechter Vorhofdruck (*RA*) vor und 15 min nach Gabe von Amrinon

○ vor
● nach   1,5 mg Amrinon / kg KG   x̄ ± SEM

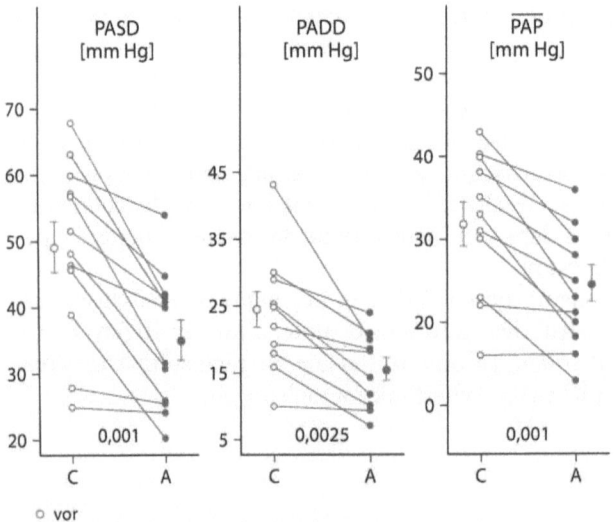

○ vor
● nach   1,5 mg Amrinon / kg KG   x̄ ± SEM

Abb. 4. Systolischer (*PASD*), diastolischer (*PADD*) und mittlerer (*PAP*) Pulmonalarteriendruck vor und 15 min nach Gabe von Amrinon

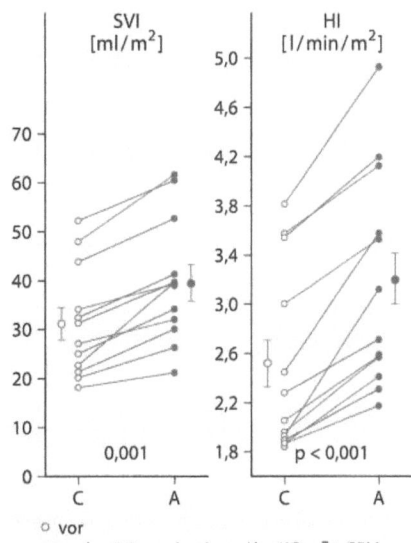

Abb. 5. Schlagvolumenindex (*SVI*) und Herzindex (*HI*) vor und nach Gabe von Amrinon

○ vor
● nach   1,5 mg Amrinon / kg KG   x̄ ± SEM

Saborowski et al. 1991a). Bei nur geringen Änderungen der mittleren Herzfrequenz (83,0/82,4 Schläge/min) und des mittleren arteriellen Mitteldruckes (98,4/94,8 mm Hg) fallen der Mitteldruck im rechten Vorhof von 7,2 auf 4,4 mm Hg ($-38,9\%$), der mittlere Pulmonalarterienmitteldruck von 32 auf 25 mm Hg ($-22,9\%$) und der mittlere totale periphere Widerstand von 1694 auf 1314 dyn·s/cm^5 ($-22,5\%$) signifikant ab, während der mittlere Herzindex von 2,5 auf 3,2 l/min/m^2 ($+26,7\%$) und der Schlagvolumenindex von 31,3 auf 39,5 ml/m^2 ($+26,2\%$) signifikant ansteigen. Zwischen dem Gesamtkörperwiderstand und dem Herzindex besteht nach Gabe von Amrinon eine inverse Beziehung: die Abnahme des Widerstandes führt zu einer Zunahme des Herzindex (Abb. 6).

Es ist wichtig, darauf hinzuweisen, daß die Phosphodiesterase-III-Inhibitoren geeignet sind, die Wirkung von β-Rezeptorenagonisten (z. B. Dobutamin) additiv zu verstärken, ohne daß sie an der Down-Regulation der β-Rezeptoren beteiligt sind (Gage et al. 1986; Goenen 1989). Bei 10 herzinsuffizienten Patienten im NYHA-Stadium IV, die Dopamin und Dobutamin erhielten, steigerte die zusätzliche Gabe von Amrinon den Herzindex um 19,2 % und den Schlagvolumenindex um 17,3 % (Saborowski et al. 1991 b).

Die orale Langzeitanwendung von Amrinon hat sich trotz guter Bioverfügbarkeit nicht bewährt, da die Zahl der Nebenwirkungen groß und die Mortalität der Patienten mit Herzinsuffizienz überhöht sind (Nony et al. 1994; Packer 1993).

Tabelle 2 zeigt den Anteil von positiv-inotroper und vasodilatierender Wirkung für verschiedene Phosphodiesterase-III-Hemmer an der Steigerung des Herzzeitvolumens (Honerjäger et al. 1994). Für Amrinon beträgt der positiv-inotrope Anteil 23 % und der vasodilatierende 77 %.

Es ist schwierig, den Einfluß einer Substanz mit positiv-inotroper und vasodilatierender Wirkung auf den myokardialen O$_2$-Verbrauch zu beurteilen, da

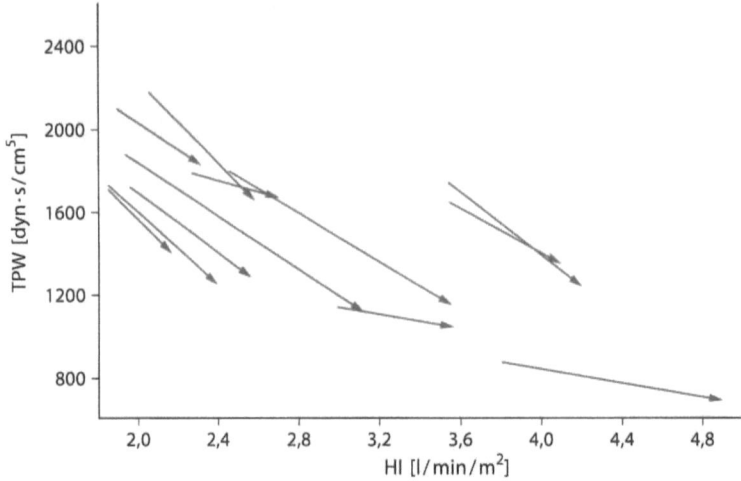

Abb. 6. Beziehung zwischen totalem peripherem Widerstand (*TPW*) und Herzindex (*HI*) vor und nach Gabe von Amrinon (→)

Tabelle 2. Anteil von positiv-inotroper und vasodilatierender Wirkung verschiedener PDE-III-Hemmer an der Steigerung des Herzzeitvolumens. (Mod. nach Honerjäger et al. 1994)

	Positiv-inotroper Anteil [%]	Vasodilatierender Anteil [%]
Amrinon	23	77
Milrinon	37	63
Milrinon	16	84
Milrinon[a]	26	74
Enoximon	39	61
Enoximon	8	92

[a] intrakoronare Applikation

beide Wirkungsmechanismen einen gegenteiligen Effekt auf den O_2-Verbrauch haben. Dieser wird durch die positiv-inotrope Wirkung gesteigert und durch die Senkung der Vor- und Nachlast herabgesetzt. Tabelle 3 zeigt die mittlere prozentuale Änderung von Herzzeitvolumen, peripherem Gefäßwiderstand und myokardialem O_2-Verbrauch unter der Wirkung verschiedener Phosphodiesterase-III-Hemmer bei Patienten mit Herzinsuffizienz. Für Amrinon nimmt der O_2-Verbrauch bei Steigerung des Herzzeitvolumens und Abnahme des peripheren Gefäßwiderstandes um 30% ab. Für Milrinon ist dieser Effekt nicht so ausgeprägt und liegt zwischen 0 und −9,9%. Die Befunde für Enoximon sind nicht so einheitlich (Honerjäger et al. 1994).

Tabelle 3. Mittlere prozentuale Änderung (%) von Herzzeitvolumen (*HZV*), peripherem Gefäßwiderstand (*TPW*) und myokardialem O_2-Verbrauch unter der Wirkung von verschiedenen PDE-III-Hemmern bei Patienten mit Herzinsuffizienz. (Mod. nach Honerjäger et al. 1994)

PDE-III-Hemmer	HZV	TPW	O_2-Verbrauch
Amrinon	+31*	−24*	−30,0*
Milrinon	+45*	−37*	0,0
Milrinon	+25*	−20*	− 4,5
Milrinon	+16*	−19*	− 9,9
Milrinon	+32*	−31*	− 8,4
Enoximon	+37*	−28*	+ 7,0
Enoximon	+83*	−49*	−18,0*
Enoximon	+67*	−40*	+19,0*
Enoximon	0	−22*	− 8,0

* signifikant

4.3.3 Milrinon

V. Mitrovic

Der Phosphodiesterase-III-Hemmstoff Milrinon (Corotrop) ist das Bipyridin-derivat des Amrinons (Abb. 2), dessen positiv-inotrope und vasodilatierende Wirkung in mehreren tierexperimentellen und humanpharmakologischen Untersuchungen belegt werden konnte (Alouisi et al. 1983; Baim et al. 1986; Borow et al. 1985; Cody et al. 1986; Colucci et al. 1986 a, b; Jaski et al. 1985)

4.3.3.1 Pharmakokinetik und Metabolismus

Nach i.v.-Bolusinjektion von 12,5–125 µg/kg KG bei Patienten mit dilatativer Kardiomyopathie hat Milrinon ein Verteilungsvolumen zwischen 0,36 und 0,38 l/kg KG, eine durchschnittliche Halbwertszeit von 1,7–2,3 h und eine Clearance von 0,13–0,15 l/kg KG/h. Nach anschließender i.v.-Infusion von 0,20–0,70 µg/kg KG/min fand sich ein Verteilungsvolumen von etwa 0,45 l/kg KG, eine mittlere Halbwertszeit von 2,4 h und eine Clearance von 0,14 l/kg KG/h (Benotti et al. 1985; Stroshane et al. 1984).

Die pharmakokinetischen Parameter waren dosisabhängig, und die Fläche unter der Plasmakonzentrationskurve vs. Zeitkurve nach Bolusinjektion war signifikant von der Dosis abhängig.

Aus dem Vergleich zwischen Patienten mit dilatativer Kardiomyopathie und gesunden Probanden geht hervor, daß bei Patienten die Halbwertszeit etwa doppelt so lang wie bei Gesunden war. Die Clearance betrug etwa die Hälfte der von Nierengesunden.

Intravenös verabfolgtes Milrinon wird zu etwa 70 % an Plasmaproteine gebunden. Die Ausscheidung von C^{14}-radiomarkiertem Milrinon erfolgt hauptsächlich

über die Niere, ein weit geringerer Anteil über den Darm. Über den Urin werden
83 % in unveränderter Form und 12 % als inaktiver O-Glukuronid-Metabolit eliminiert (Baker u. Jensen 1983).

4.3.3.2 Pharmakodynamik, klinische Wirksamkeit und Verträglichkeit

Baim et al. (1983, 1986) fanden nach kurzfristiger Bolusinfusion mit Milrinon in
einer mittleren Dosis (75 µg/kg KG) eine anhaltende, 28 %ige Steigerung des
linksventrikulären dp/dt_{max}-Quotienten. Eine Erhöhung des Cardiac Index und
des Schlagarbeitsindex sowie Anstieg von dp/dt_{max} und anderen lastunabhängi-
gen Kontraktilitätsindices, Abfall des peripheren Gefäßwiderstandes, des pulmonalkapillären Verschlußdruckes und der linksventrikulären endsytstolischen
Wandspannung waren dosisabhängig (Fitzpatrick et al. 1987; Borow et al. 1985;
Jentzer et al. 1981; Abb. 7).
  Beim Vergleich von Milrinon und Dobutamin in Dosierungen, die zu ähnlichen Erhöhungen des Herzminutenvolumens führen, zeigte sich unter Milrinon ein erheblich größerer Abfall des arteriellen Mitteldrucks, des rechten Vor-

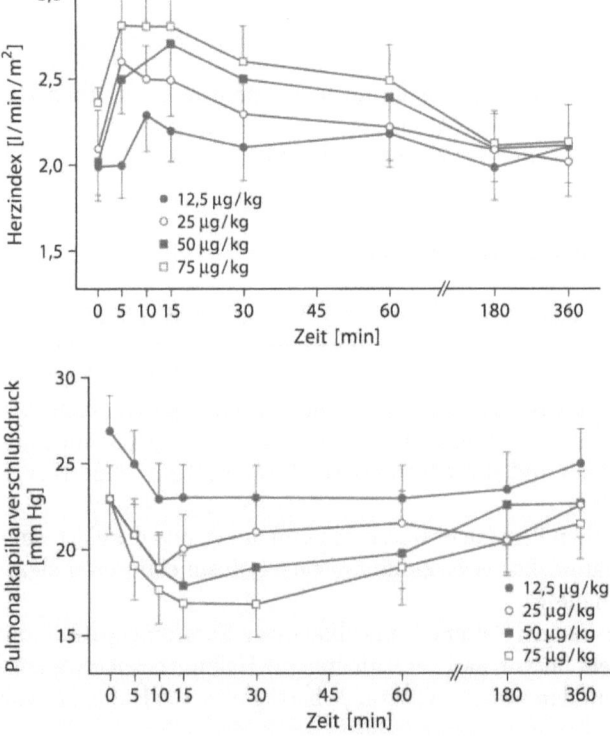

Abb. 7. Dosisabhängige Auswirkungen von Milrinon i.v. auf den Herzindex und den pulmonalkapillären
Verschlußdruck über einen Beobachtungszeitraum von 6 h. (Nach Fitzpatrick et al. 1987)

hofdruckes und des linksventrikulären enddiastolischen Drucks als unter Dobutamin (Colucci et al. 1986a,b; Eichhorn et al. 1987; Meißner et al. 1992). Die vasodilatatorischen Effekte von Milrinon konnten mit denen von Nitroprussidnatrium verglichen werden. Sie unterscheiden sich jedoch signifikant von denen des ACE-Hemmers Captopril. LeJemtel et al. (1986) konnten zeigen, daß die hämodynamischen Effekte von Milrinon und Captopril additiv in bezug auf die linksventrikuläre Funktion sind. Ein komplementäres Verhalten beider Substanzen wurde jedoch für ihre Wirkung auf den renalen Blutfluß und den Blutfluß in der Beinmuskulatur gefunden. Captopril erhöhte den renalen Blutfluß, während Milrinon in stärkerem Maße selektiv auf den muskulären Blutfluß der Beine wirkte. Bei kombinierter Gabe verhielten sich beide Substanzen additiv.

Die kombinierte Gabe von Milrinon und Dobutamin zeigte auch nach den Untersuchungen von Meißner et al. (1992) additive hämodynamische Effekte, die in der intravenösen Akutbehandlung der schweren Herzinsuffizienz als günstig zu werten waren. Die Kombination beider Medikamente bewirkte eine Steigerung des Schlagvolumenindex um 79% gegenüber Ausgangswerten. Die Druckwerte im kleinen Kreislauf sowie der pulmonale und periphere Gefäßwiderstand wurden gleichermaßen synergistisch beeinflußt und weiter reduziert.

Zur Klärung der Frage, welchen Anteil der positiv-inotrope Effekt von Milrinon am gesamten hämodynamischen Wirkprofil getrennt von vasodilatatorischen Effekten ausübt, wurde Milrinon intrakoronar und intravenös bei einer identischen Patientengruppe von Ludmer et al. (1986) und Colucci et al. (1986a,b) untersucht. Die intrakoronare Verabreichungsform erlaubt eine Beurteilung der direkten myokardialen Effekte der Substanz. Die intrakoronare Milrinoninfusion bewirkte einen dosisabhängigen Anstieg des linksventrikulären dp/dt_{max} und eine Verbesserung der linksventrikulären Pumpfunktion, ausgedrückt durch den erhöhten Schlagarbeitsindex und erniedrigte linksventrikuläre Füllungsdrücke. Folgt bei den selben Patienten nach intrakoronarer Infusion eine i.v.-Gabe der Substanz, so kommt es zu einem weiteren deutlichen Abfall des mittleren Arteriendrucks und des systemischen Gefäßwiderstandes, des rechten Vorhofmitteldrucks und des linksventrikulären enddiastolischen Druckes sowie zu einer signifikanten Erhöhung des Schlagvolumens und der Schlagarbeit. Aus dieser Analyse wurde gefolgert, daß sowohl die positiv-inotropen als auch die vasodilatatorischen Eigenschaften von Milrinon signifikant zu den hämodynamischen Nettoeffekten der Substanz beitragen (Colucci et al. 1986a,b), es resultiert ein inotroper Wirkungsanteil von 26% und ein vasodilatatorischer von 74% des Gesamteffektes von Milrinon auf das Herzzeitvolumen (Horshen u. Cuddy 1975).

Die vasodilatatorische Komponente von Milrinon trägt möglicherweise dazu bei, daß die tendentielle Erhöhung des myokardialen O_2-Verbrauchs, die von einem rein positiv-inotropen Pharmakon erwartet würde, abgeschwächt wird (Abb. 8). Monrad et al. (1986) konnten beobachten, daß nach Gabe von Milrinon bei Patienten mit mäßiger bis schwerer dilatativer Kardiomyopathie eine Verbesserung der linksventrikulären hämodynamischen Funktion eintritt, die vergleichbar mit der nach Dobutamin ist. Im Gegensatz zu Dobutamin bewirkte Milrinon jedoch keinen Anstieg des myokardialen O_2-Verbrauchs. Bemerkenswert

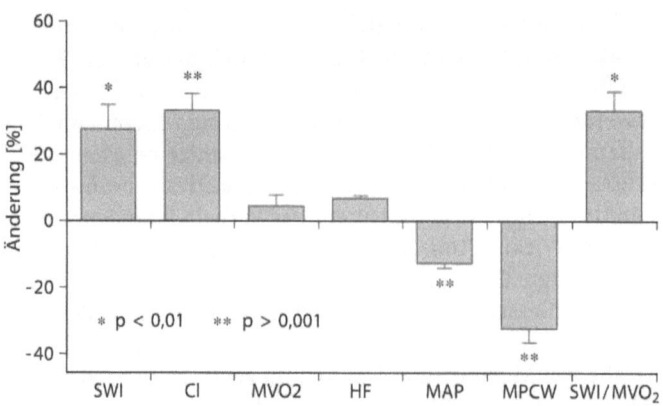

Abb 8. Hämodynamische Auswirkungen von Milrinon nach i.v.-Gaben bei Patienten mit Herzinsuffizienz (n = 14). (Nach Monrad et al. 1984)
SWI Schlagarbeitsindes, *CI* Cardiac Index, *MVO₂* kardialer O₂-Verbrauch, *HF* Herzfrequenz, *MAP* mittlerer arterieller Druck, *MPCW* mittlerer pulmonalkapillärer Verschlußdruck

ist, daß in der Untersuchung von Monrad Nitroprussidnatrium zu einem signifikanten Abfall des myokardialen O_2-Verbrauchs führte. Dies läßt vermuten, daß der fehlende Nettoeffekt von Milrinon auf den myokardialen O_2-Verbrauch auf ein ausgewogenes Verhältnis zwischen seinen positiv-inotropen und vasodilatatorischen Eigenschaften zurückzuführen ist.

Bei Patienten mit einer koronaren Herzerkrankung und reproduzierbarer Myokardischämie während der Belastung führte Milrinon, ähnlich wie Enoximon, zu günstigen hämodynamischen (Abb. 9) und antiischämischen (Abb. 10) Effekten (Mitrovic 1991 a,b), so daß PDE-III-Hemmstoffe auch bei Patienten mit ischämischer Herzinsuffizienz ohne Gefahr, eine Ischämiereaktion auszulösen, eingesetzt werden können.

Milrinon wurde nach oraler Gabe in 6 offenen, unkontrollierten und in einer offenen Studie mit einer Absetzphase längerfristig untersucht (Baim et al. 1986; Holmes et al. 1985; LeJemtel et al. 1986; Monrad et al. 1986; Simonton et al. 1985). In einer Studie befanden sich die Patienten in Stadium NYHA II, während in den übrigen Studien die Patienten den NYHA-Klassen III-IV zugeordnet waren.

Patienten der NYHA-Klassen III und IV zeigten eine akute hämodynamische Verbesserung nach i.v-Gabe von Milrinon, ohne daß sich unter oraler Therapie über 8 ± 4 Monate der Effekt abschwächte. Nach Absetzen kam es im Mittel zu einer Verschlechterung der hämodynamischen Parameter auf das Niveau vor Therapiebeginn.

LeJemtel et al. (1986) berichteten über eine subjektive Verbesserung der Symptome bei 25 von 37 Patienten nach 4wöchiger oraler Milrinontherapie. Im Verlauf von 6–54 Wochen verschlechterte sich jedoch bei der Mehrzahl der Patienten die kardiale Symptomatik erneut. Die Mortalität im Verlauf von 12 Monaten betrug 50 %. Zu ähnlichen Ergebnissen kamen auch Simonton et al. (1985), die nach einer mittleren Nachbeobachtung von über 5,5 ± 2,3 Monaten bei 18 von 37 Pa-

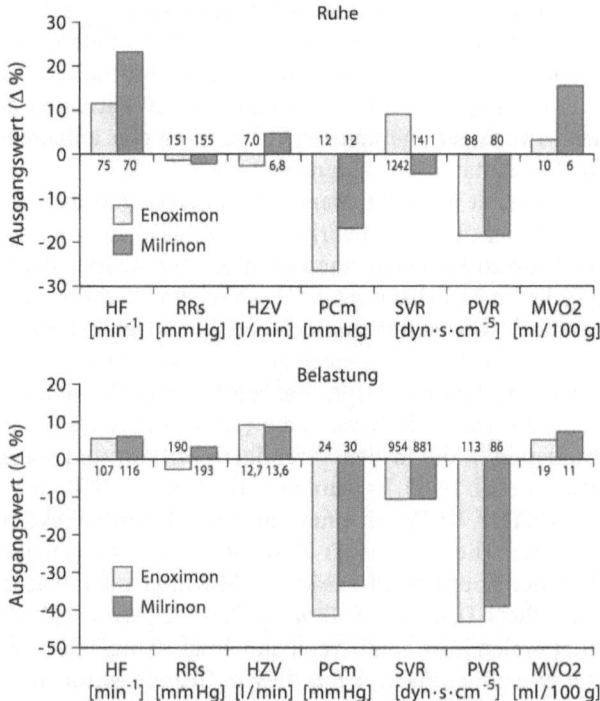

Abb. 9. Prozentuale Änderungen vom Ausgangswert der wichtigsten hämodynamischen Parameter nach Gaben von Enoximon und Milrinon bei Patienten mit koronarer Herzerkrankung. (Nach Mitrovic 1996)

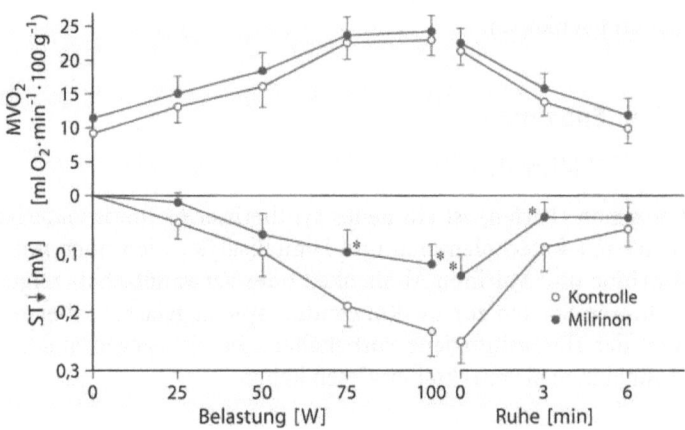

Abb. 10. Signifikanter Rückgang der ST-Streckensenkung während der Belastung und in der Erholungsphase nach Gaben von Milrinon in Relation zum myokardialen O_2-Verbrauch
* $p < 0{,}001$

tienten eine Verbesserung der NYHA-Klasse feststellten. Serielle Rechtsherz-katheteruntersuchungen bei 25 Patienten zeigten eine unverminderte hämo-dynamische Verbesserung, jedoch lag die Mortalität nach 6 Monaten bei 66 %.

In einer größeren Untersuchung an 100 Patienten fanden Baim et al. (1986) nach 4wöchiger Therapie bei 51 Patienten eine anhaltende subjektive Besserung. Die Mortalität nach 12 Monaten betrug 63 %.

Holmes et al. (1985) waren die einzigen Autoren, die in ihrer Untersuchung schwerwiegende Nebenwirkungen nach Milrinontherapie feststellten. Sie fanden bei 7 von 20 Patienten einen signifikanten Anstieg der linksventrikulären Extra-systolie im 24-h-Langzeit-EKG, wobei eine Verbesserung der Hämodynamik bei der Rechtsherzkatheteruntersuchung und eine Besserung des klinischen Sta-diums bei 45 % der Patienten zu beobachten war.

Entscheidende Aussagen bezüglich der Effektivität und Überlebensrate brach-te die PROMISE-Survivalstudie („Prospective Randomized Milrinone Survival Evaluation"), die in den Vereinigten Staaten und Kanada durchgeführt wurde (Packer et al. 1991). Es wurden Patienten (n = 1091) mit Herzinsuffizienz im Sta-dium NYHA III-IV mit einer linksventrikulären Ejektionsfraktion < 35 % einge-schlossen, die unter einer Basismedikation mit Digitalis, Diuretika und ACE-Hemmer doppelblind zusätzlich Milrinon oder Placebo erhielten. Die durch-schnittliche Dauer der Follow-up-Periode betrug 8 Monate. Dabei fand sich unter einer oralen Milrinontherapie mit 4mal 10 mg/Tag eine um 27 % erhöhte Morta-lität gegenüber Placebo. Aus diesem Grunde wurde die Studie vorzeitig abgebro-chen. Die durchschnittliche LV-Ejektionsfraktion betrug in der Placebo- und Milrinongruppe jeweils 21 %. In der Milrinongruppe lag die Mortalität bei 30,2 %, in der Placebogruppe 23,9 %, d. h. in der Milrinongruppe verstarben ins-gesamt 169 von 560 und in der Placebogruppe 126 von 528 Patienten. Unter Mil-rinon kam es zu signifikant häufigeren Nebenwirkungen um 60,2 % gegenüber 47,4 % unter Placebo, meistens in Form von Schwindel, Kopfschmerzen, gastro-intestinalen Beschwerden, Hypotension sowie ventrikulären Rhythmusstörun-gen und Synkopen.

4.3.4 Enoximon

V. Mitrovic

Enoximon (Perfan) ist ein neues synthetisiertes Imidazolderivat, das chemisch weder mit Katecholaminen und Digitalisglykosiden noch mit den Bipyridinen Amrinon und Milrinon Ähnlichkeit oder Verwandtschaft zeigt. Enoximon ist in mehreren Staaten zur i.v.-Kurzzeittherapie zugelassen, aber nur schweren For-men der Herzinsuffizienz vorbehalten, die sich gegen andere medikamentöse Maßnahmen als refraktär erwiesen haben.

4.3.4.1 Pharmakokinetik und Metabolismus

Das pharmakokinetische Profil von Enoximon konnte sowohl bei gesunden Probanden als auch bei Patienten mit einer leichten und schweren Herzinsuffizienz sowie bei Patienten mit eingeschränkter Nierenfunktion charakterisiert werden (Alken et al. 1984; Belz et al. 1988; Fiegel et al. 1987; Okerholm et al. 1987).

Nach oraler Gabe wird Enoximon bei gesunden Probanden fast vollständig resorbiert, jedoch wird bei der ersten Leberpassage bereits ein beträchtlicher Anteil der Dosis metabolisiert (Alken et al. 1984; Okerholm et al. 1987). Nach Verabreichung einer Dosis von 3 mg/kg KG konnten Alken et al. (1984) eine schnelle Resorption von Enoximon mit C_{max} bereits nach 30 min zeigen. Wegen des „First-pass"-Effektes liegt die absolute Bioverfügbarkeit von Enoximon bei 55 %.

Enoximon unterliegt einem sättigbaren „First-pass"-Metabolismus, so daß die Bioverfügbarkeit sowohl von der Dosis als von der Therapiedauer abhängt (Krehl 1901; Okerholm et al. 1987). Die Eliminationshalbwertszeit von Enoximon schwankt bei gesunden Probanden bei oraler Gabe zwischen 52 und 170 min und nach i.v.-Gabe zwischen 46 und 120 min (Belz et al. 1988; Okerholm 1987). Bei Patienten mit Herzinsuffizienz verlängert sich die Eliminationshalbwertszeit nach i.v.-Gabe auf durchschnittlich 6,2 h und für Enoximon-Sulfoxid auf 7,6 h (Belz et al. 1988; Okerholm et al. 1987).

Die Gesamtkörperclearance liegt bei Patienten mit Herzinsuffizienz der NYHA-Stadien III und IV, die mit Dosen von 0,5–3 mg/kg KG behandelt wurden, zwischen 3,7 und 13 ml/min/kg KG, wobei das „Steady-state"-Verteilungsvolumen zwischen 2,1 und 8 l/kg KG lag (Okerholm et al. 1987).

Enoximon wird überwiegend als Sulfoxid über die Niere eliminiert, weniger als 25 % sind im menschlichen Urin als unveränderte Substanz nachweisbar.

Wechselwirkungen von Enoximon mit anderen kardiovaskulär wirksamen Medikamenten wurden überwiegend in tierexperimentellen Studien untersucht (Dage et al. 1987; Roebel et al. 1982). Eine pharmakokinetische Interaktion mit häufig angewandten Substanzen, wie z.B. Diuretika, Digitalis, ACE-Hemmer, β-Blocker und Calziumantagonisten vom Nifedipintyp, Antikoagulanzien, Analgetika, Kaliumpräparate oder Sedativa, konnte nicht dokumentiert werden (Dage et al., 1987; Roebel et al. 1982).

Pharmakodynamische Interaktionen resultieren aus dem Wirkmechanismus: So führt z.B. eine gleichzeitige Therapie von Enoximon und Katecholaminen infolge der synergistischen Wirkung zu additiven Effekten (Mitrovic et al. 1994). Enoximon hob die negativ-inotrope und dromotrope Wirkung von Verapamil auf (Dage et al. 1987). Hydralazin schwächte die positiv-inotrope Wirkung von Enoximon ab. Eine gleichzeitige Therapie mit g-Strophantin verminderte die vasodilatierende Wirkung von Enoximon.

4.3.4.2 Pharmakodynamik, klinische Wirksamkeit und Verträglichkeit

Nach parenteraler Gabe von Enoximon kommt es zu einem schnellen Wirkungseintritt, so daß die maximalen hämodynamischen Auswirkungen auf Herzminutenvolumen, peripheren Gefäßwiderstand und Füllungsdrücke bereits innerhalb von 10–30 min auftreten. Die Wirkungsdauer und -intensität ist dosisabhängig und hält für einen Zeitraum von 3–8 h an (Alken et al. 1984). Eine Toleranzentwicklung konnte auch nach einer 7- bis 14tägigen Infusionsdauer nicht beobachtet werden (Neuzner et al. 1991; Uretsky et al. 1986).

Enoximon führte bei Patienten im Stadium II–IV nach NYHA zu einer Erhöhung des Herzminutenvolumens und Schlagarbeitsindexes, einer Senkung des links- und rechtsventrikulären Füllungsdrucks sowie des systemischen und pulmonalen Gefäßwiderstandes mit nur minimaler Änderung des arteriellen Mitteldrucks, der Herzfrequenz und des myokardialen O_2-Verbrauchs (Amin et al. 1985 a, b; Chatterjee et al. 1987; Crawford et al. 1984; Hermann et al. 1987 a, b).

In einer multizentrischen Studie bei 118 Patienten mit Herzinsuffizienz der NYHA-Klasse III–IV (Crawford 1987) wurden die akuten hämodynamischen Auswirkungen nach kumulativen Dosen von 2,2–4,3 mg/kg KG untersucht. Bei allen Patienten kam es nach i.v.-Gabe zu einer Zunahme des Herzindex um 30–55 % und/oder Abnahme des Pulmonalkapillar- und Vorhofmitteldrucks ebenfalls um 29–30 %, der periphere Gefäßwiderstand verringerte sich um 33 %. Die hämodynamischen Effekte traten i. allg. innerhalb von 10–30 min auf, die Wirkungsdauer der günstigen Effekte betrug bis zu 6 h.

In einer eigenen Untersuchung bei 40 Patienten mit Herzinsuffizienz und einem Cardiac Index $< 2,8$ $1/min/m^2$ und einem PC-Druck > 15 mm Hg konnten nach Enoximongaben in verschiedenen Dosierungen von 0,25–2 mg/kg KG/10 min ähnliche Ergebnisse mittels Rechtsherzkatheteruntersuchung erzielt werden (Mitrovic 1989). Nach Enoximon in den Dosierungen von 1–2 mg/kg KG kam es zu einem Anstieg der Herzfrequenz um 9 %. Der Cardiac Index nahm dosisabhängig um 22–38 %, und zwar bis zu 3 h signifikant zu. Parallel dazu nahm der PC-Verschlußdruck und der pulmonalarterielle Mitteldruck zwischen 20 und 33 % über einen Zeitraum bis zu 2 h nur in mittleren und höheren Dosierungen signifikant ab (Abb. 11). Der pulmonale und periphere Gefäßwiderstand zeigte eine hochsignifikante Abnahme zwischen 30 und 50 %.

Auch während der Belastung konnte bei Patienten mit dilatativer Kardiomyopathie im klinischen Stadium II–III mittels Rechtsherzkatheteruntersuchung nach i.v.-Gabe von 1 mg/kg KG Enoximon die günstigen Auswirkungen auf die Belastungshämodynamik gezeigt werden (Mitrovic 1989). Enoximon führte zu einer signifikanten Verbesserung des pulmonalarteriellen Mitteldrucks und des Cardiac Index bei gleichzeitiger Abnahme des systemischen und pulmonalen Gefäßwiderstandes (Abb. 12).

Die Wirksamkeit von Enoximon wurde auch in mehreren Studien bei Patienten mit einer schweren Herzinsuffizienz untersucht, die auf Digitalis, Diuretika, Katecholamine und Vasodilatatoren nicht mehr ausreichend angesprochen hatten (Amin et al. 1984, 1985 a, b; Uretsky 1985, 1990). Enoximon bewirkte bei der Mehrzahl der Patienten, die gegenüber den aufgeführten Medikamenten therapierefraktär waren, eine signifikante klinische und hämodynamische Verbesserung. Dies konnte auch in einer von uns durchgeführten Untersuchung bei 12 Patienten mit schwerster Herzinsuffizienz bei dilatativer Kardiomyopathie nach einer 6tägigen intravenösen Therapie bestätigt werden (Neuzner et al. 1991).

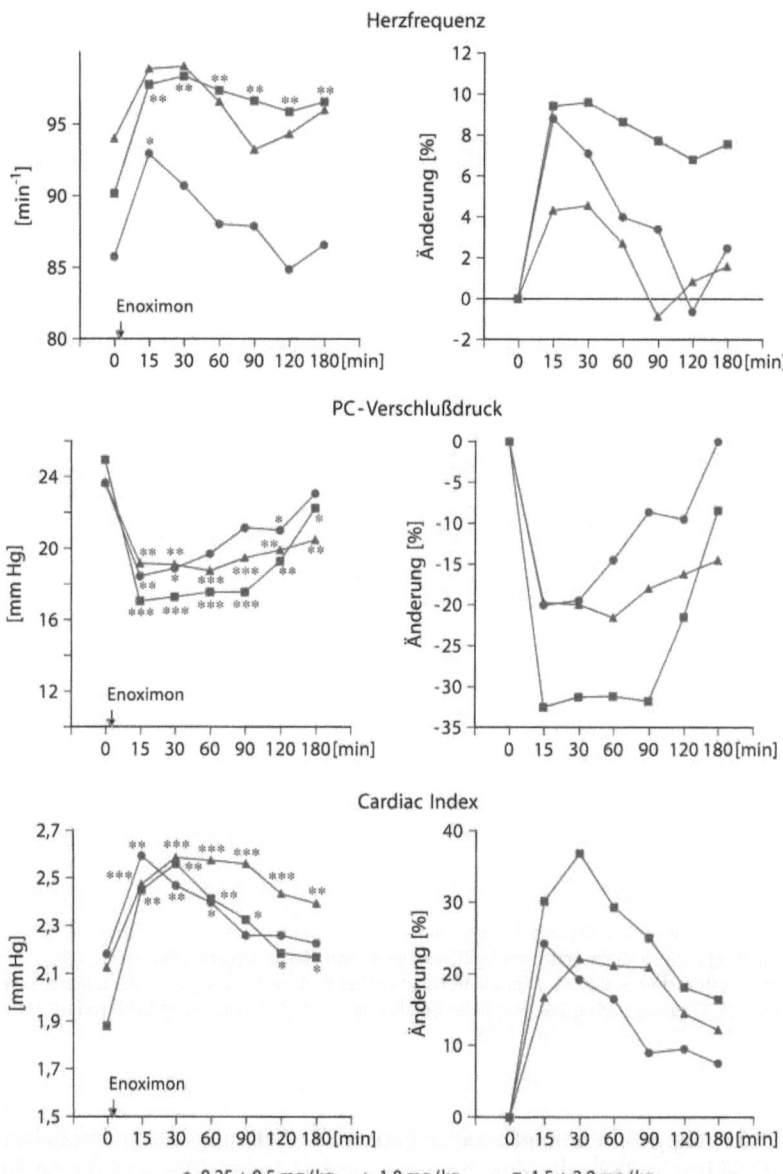

Abb. 11. Auswirkungen von Enoximon auf Herzfrequenz, PC-Verschlußdruck und Cardiac Index bei 40 Patienten mit Herzinsuffizienz in einer Dosierung 0,25–2 mg/kg KG i.v. über 10 min (8 Patienten/Dosis)
* p < 0,5, ** p < 0,01, ***p < 0,001

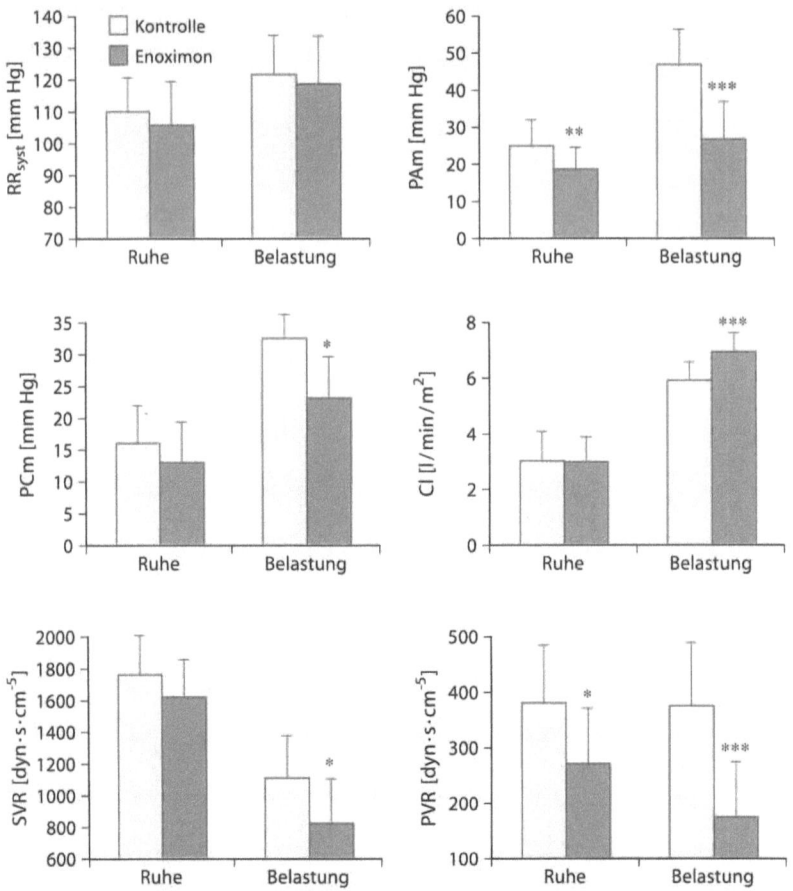

Abb. 12. Ruhe- und Belastungshämodynamik bei 14 Patienten mit Herzinsuffizienz in NYHA-Klassifikation II–III nach i.v.-Gabe von 1 mg/kg KG/min Enoximon. (Nach Mitrovic 1988)
RR_{syst} systolischer Blutdruck, *PAm* pulmonalarterieller Blutdruck, *PCm* pulmonalkapillärer Verschlußmitteldruck, *CI* Cardiac Index, *SVR* peripherer Gefäßwiderstand, *PVR* pulmonaler Gefäßwiderstand
* p < 0,05, ** p < 0,01, ***p < 0,001

Nach 6tägiger Infusionstherapie betrug die Senkung des pulmonalarteriellen Mitteldrucks 38 %, die Zunahme des Cardiac Index 60 % und die Senkung des pulmonalen und systemischen Gefäßwiderstandes 61 bzw. 37 %. Klinisch konnte dadurch eine kardiale Rekompensation bei allen Patienten erreicht werden (Abb. 13).

Auch bei Patienten mit einem kardiogenen Schock konnten günstige Effekte von Enoximon aufgezeigt werden (Iversen et al. 1992; Viquerat et al. 1985). Bei Patienten, die gegenüber adrenergen Substanzen refraktär geworden waren und z. T. mechanisch beatmet werden mußten, kam es nach Gabe von 0,5 mg/kg KG Enoximon über 20 min zu einer verbesserten Klinik des kardiogenen Schocks. Während sich Herzminutenvolumen und Schlagvolumen signifikant erhöhten,

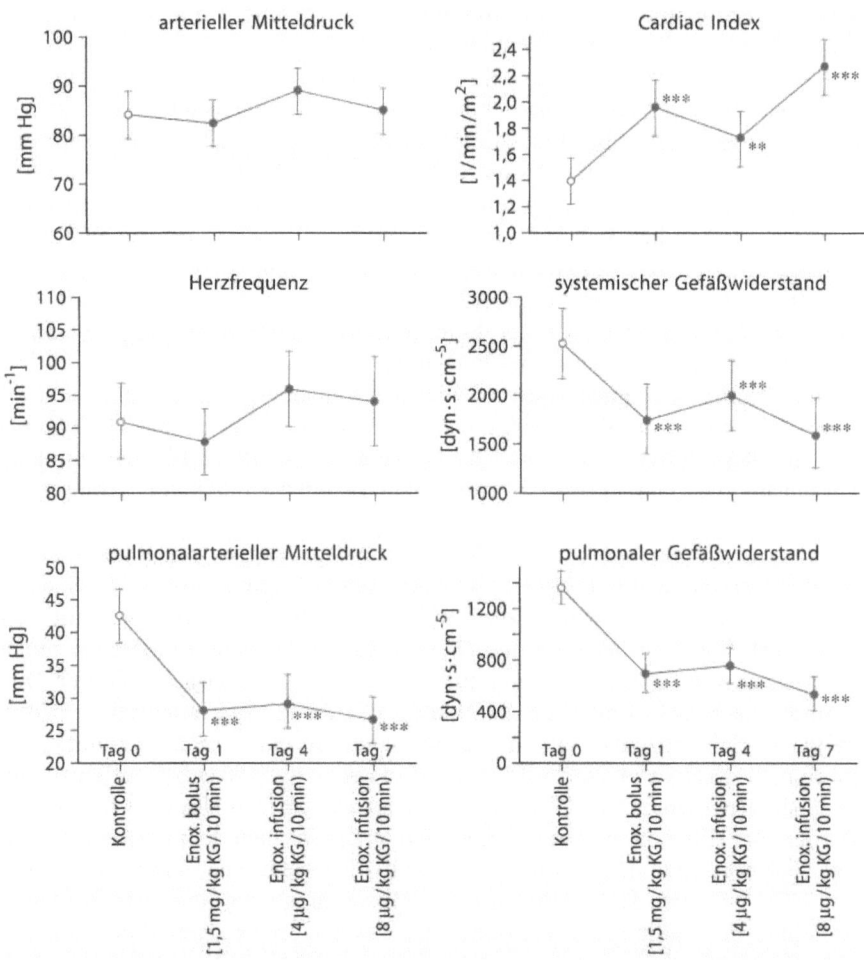

Abb. 13. Hämodynamische Auswirkungen einer 6tägigen Therapie mit Enoximon (*Enox.*) bei 12 Patienten mit schwerer Herzinsuffizienz (Cardiac Index $< 1,6$ l/min/m², pulmonalarterieller Mitteldruck > 35 mm Hg). Anhaltende Verbesserung der Hämodynamik über den gesamten Beobachtungszeitraum ** $p < 0,01$, *** $p < 0,001$ gegenüber Tag 0 (Kontrolle)

nahm der pulmonalkapilläre Druck signifikant ab bei gleichzeitiger Normalisierung der vorher pathologisch erhöhten Laktatblutspiegel.

Mit der Frage des Einflusses von Enoximon auf die linksventrikuläre diastolische Funktion haben sich nur wenige Studien befaßt (Chatterjee et al. 1987; Herrmann 1987 a, b; Mirsky u. Pasipoularides 1990), was auf die komplizierte Problematik und unzulängliche Methodik zurückzuführen ist. In einer nuklearmedizinischen Untersuchung mit ⁹⁹ᵐTc-Ventrikulographie fand sich bei einer Zunahme des enddiastolischen Volumens und gleichzeitiger Abnahme des Pulmonalkapillardruckes eine Verschiebung der linksventrikulären enddiastolischen Druck-

Volumen-Beziehung nach rechts und unten als Folge einer verbesserten diastolischen Dehnbarkeit des linken Ventrikels.

Nach i.v.-Gabe von 1,5 mg/kgKG/4 min fand sich ein signifikanter Herzfrequenzanstieg, eine Verkürzung der sinoatrialen Leitungszeit und der Sinusknotenerholungszeit, darüber hinaus eine Verbesserung der AV-Leitungskapazität sowie eine leichte Verkürzung der effektiven Refraktärperiode des AV-Knotens (Pop et al. 1986). Bei Patienten mit Herzinsuffizienz und rezidivierenden Kammertachykardien ließ sich keine wesentliche Änderung der atrialen Refraktärperiode und der AV-Überleitung feststellen mit geringgradiger, aber signifikanter Verkürzung der ventrikulären effektiven Refraktärperiode. Eine proarrhythmogene Wirkung bezüglich der Ektopieneigung oder Auslösung von Kammertachykardien konnte nicht nachgewiesen werden.

Der Einfluß von Enoximon auf die Druckanstiegsgeschwindigkeitsindices (dp/dt) wurde in verschiedenen Studien untersucht (Chatterjee et al. 1987; Colucci et al. 1986 a, b; Crawford et al. 1984; Herrmann et al. 1987 a, b). Die indirekten Vergleiche zwischen Enoximon und einem reinen Vasodilatator (Amin et al. 1985 a, b; Arbogast et al. 1983; Holubarsch et al. 1988) wurden ebenso zum Inotropienachweis herangezogen. Zu Kontraktilitätsprüfungen von Enoximon benutzten Herrmann et al. (1987 a, b) bei Patienten mit einer schweren Herzinsuffizienz im klinischen Stadium IV die Conductancekathetertechnik mit Ermittlung von Druck-Volumen-Diagrammen. Dabei fand sich bei einer mittleren kumulativen Dosis von 75 mg Enoximon eine Verschiebung der Druck-Volumen-Diagramme nach links und oben als Ausdruck einer klinisch relevanten positiv-inotropen Substanzwirkung. Eine Zunahme von dp/dt_{max} um 23% konnte auch in einer weiteren Untersuchung von Crawford et al. (1984) bei Patienten mit ebenfalls eingeschränkter LV-Funktion nach Gabe von Enoximon nachgewiesen werden. Bei einem hämodynamischen Vergleich zwischen dem reinen Vasodilatator Nitroprussidnatrium und Enoximon bei Patienten mit Herzinsuffizienz in den NYHA-Stadien II–III führten beide Medikamente zu einer vergleichbaren Abnahme der Füllungsdrücke, wobei der Cardiac Index unter Enoximon mit 41% im Vergleich zu Nitroprussidnatrium mit 22% deutlich stärker anstieg (Amin et al. 1985 a, b; Chatterjee et al. 1987). Die Zunahme des Cardiac Index, des Schlagvolumen- und Schlagarbeitsindexes nach Enoximon wurde als Hinweis für eine positiv-inotrope Wirkung gedeutet. Aus diesen Untersuchungen war zu schließen, daß Enoximon eine vergleichbar starke vasodilatierende Wirkung wie Nitroprussidnatrium aufweist und daß die größere Zunahme des Herzminutenvolumens als Folge von zusätzlichen positiv-inotropen Eigenschaften von Enoximon zu werten ist.

In mehreren Studien konnten die hämodynamischen Auswirkungen von Enoximon im Vergleich zu Katecholaminen gezeigt werden.

Bei Vergleich mit einem kardioselektiven β_1-Sympathikomimetikum kam es nach Enoximon zu einem vergleichbaren HZV-Anstieg. Dagegen fielen die LV-Füllungsdrücke deutlich stärker ab, was auf die nachlastsenkende Wirkung von Enoximon infolge der peripheren Vasodilatation zurückgeführt wurde (Amin et al. 1985 a, b; Arbogast et al. 1983). Während Katecholamine eine Verbesserung der Kontraktilität auf Kosten eines erhöhten myokardialen O_2-Verbrauchs bewirkten, wurde nach Enoximon die Erhöhung der linksventrikulären Kontraktilität und Herzfrequenz durch den O_2-sparenden Effekt bei Abnahme der endsystolischen Wandspannung voll kompensiert (Holubarsch et al. 1988).

In einer eigenen Untersuchung bei 14 Patienten mit schwerer Herzinsuffizienz bei einer mittleren Ejektionsfraktion von 18%, einem CI von 2,1 l/min/m² und einem PC-Mitteldruck von 24 mm Hg wurden die hämodynamischen und neurohumoralen Auswirkungen einer Monotherapie mit 3 und 6 µg/kg KG/min Dopamin und 8 µg/kg KG/min Enoximon sowie einer Kombination beider Medikamente untersucht (Mitrovic et al. 1994). Dopamin führte in der Dosierung von 3 und 6 µg/kg KG/min zu einer signifikanten Zunahme des Herzminutenvolumens ohne wesentliche Änderung der pathologisch erhöhten Druckwerte im rechten Herzen und kleinen Kreislauf. Nach Enoximon kam es in der Dosierung von 8 µg/kg KG/min zu einer signifikanten HZV-Zunahme – vergleichbar mit dem Effekt nach 6 µg/kg KG/min Dopamin –, jedoch im Gegensatz zu Dopamin zu einer deutlichen Senkung der rechts- und linksventrikulären Füllungsdrücke. Eine Kombination von niedrig dosiertem Dopamin und Enoximon zeigte dabei additive hämodynamische Effekte (Abb 14). Im Vergleich zu Nitroprussidnatrium bei Patienten mit chronischer therapierefraktärer Herzinsuffizienz stieg unter Enoximon der Schlagarbeitsindex deutlich stärker im Vergleich zum reinen Vasodilatator an (Amin et al. 1985 a, b; Arbogast et al. 1983). Die stärkere Zunahme des Schlagarbeitsindexes nach Enoximon bei vergleichbarer Senkung des peripheren Gefäßwiderstandes mit Nitroprussidnatrium wurde auf die zusätzliche positiv-inotrope Wirkung von Enoximon zurückgeführt.

Im intraindividuellen Vergleich mit Dobutamin und Nitroprussidnatrium bei Patienten mit einer schweren Herzinsuffizienz senkte Enoximon den mittleren arteriellen Druck weniger signifikant als Nitroprussidnatrium und führte seltener zu Tachykardien als Dobutamin (Installé et al. 1987). Während Dobutamin den myokardialen O_2-Verbrauch deutlich erhöhte, kam es nach Nitroprussidnatrium zu einer Senkung des myokardialen O_2-Verbrauchs. Unter Enoximon trat keine wesentliche Änderung auf, da durch Abnahme des peripheren Gefäßwiderstandes und Vorlastsenkung ein erhöhter O_2-Verbrauch durch Inotropiezunahme ausgeglichen wurde.

Das günstige hämodynamische Profil von Enoximon konnte in einer Vielzahl von Studien intraoperativ und postoperativ während Herzklappenersatz- und aortokoronaren Bypassoperationen nachgewiesen werden (Boldt et al. 1989; Dubois-Randé et al. 1988). Enoximon erwies sich als effektiv auch bei Patienten vor einer Herztransplantation, die bereits unter laufender Therapie mit Katecholaminen standen (Dubois-Randé et al. 1988). Durch Normalisierung des erhöhten pulmonalen Gefäßwiderstandes konnte das Risiko für ein Rechtsherzversagen bei einem Spenderherzen, das nicht an die erhöhten pulmonalen Gefäßwiderstände adaptiert ist, gesenkt werden. Enoximon verringerte weiterhin durch pharmakologisches „bridging" die Notwendigkeit, ein künstliches Herz vor Transplantation zu implantieren. Besonders in der Entwöhnungsphase von extrakorporalen Bypässen konnte Enoximon erfolgreich eingesetzt werden (Boldt et al. 1988).

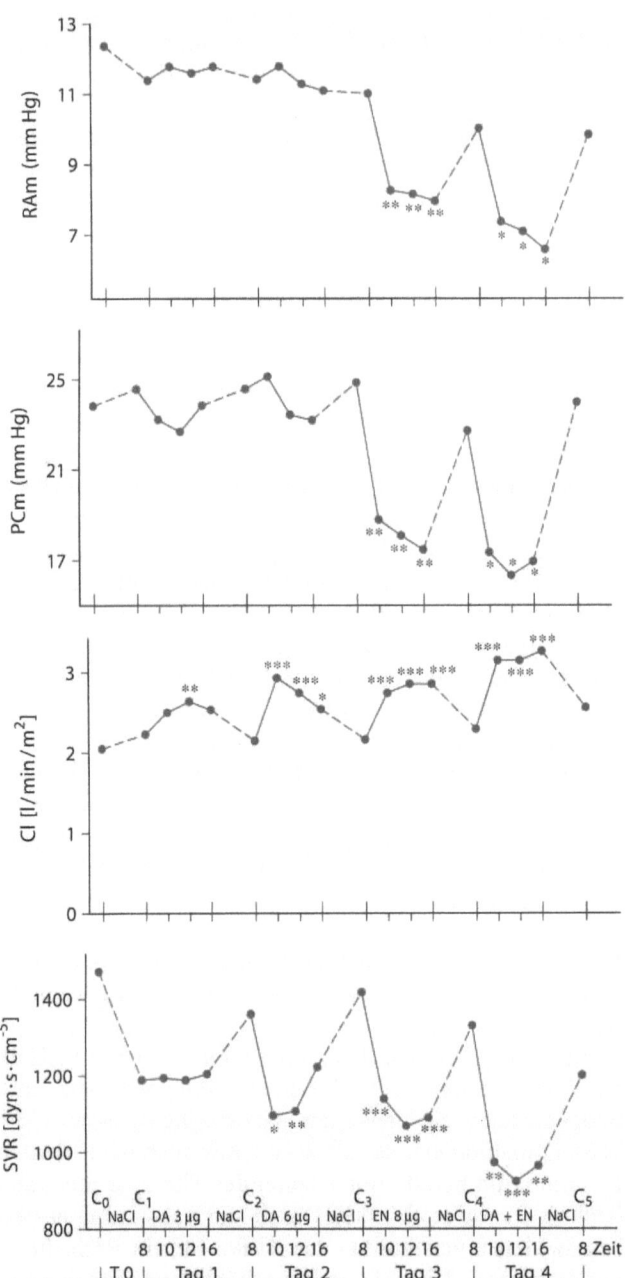

Abb. 14. Hämodynamische Auswirkungen einer 4tägigen Therapie mit einer Kombination von niedrig dosiertem Dopamin (*DA*) und Enoximon (*EN*)

Wichtige Informationen über den Einfluß von Enoximon auf die Hämodynamik und den Metabolismus lieferte eine Untersuchung von Amin et al. (1984) bei Patienten mit einer Herzinsuffizienz der NYHA-Klassen III und IV. Nach Enoximongabe kam es bei Patienten mit stark eingeschränkter LV-Funktion zu einer signifikanten Abnahme des myokardialen O_2-Verbrauchs mit geringer Abnahme von myokardialer Laktat- und O_2-Extraktion. Bei Zunahme des linksventrikulären Schlagarbeitsindexes und unverändertem Koronarsinusflow nahm die myokardiale Effizienz deutlich zu.

Bei den Untersuchungen von Enoximon und Isoproterenol auf die myokardiale Energetik (Hasenfuss et al. 1986) führten beide Substanzen zu einer Verschlechterung der Ökonomie der Myokardkontraktion, wobei die Verschlechterung der Ökonomie nach Enoximon durch Senkung der Druckvolumenarbeit und des „Tension-time-Integrals" mit Abnahme des O_2-Verbrauchs/Herzschlag-Quotienten im Gegensatz zu Isoproterenol ausgeglichen werden konnte.

Zusammengefaßt führt Enoximon bei kurzfristiger Anwendung bei Patienten mit Herzinsuffizienz zu einer deutlichen klinischen Besserung mit Zunahme des Herzminutenvolumens und Abnahme der rechts- und linksventrikulären Füllungsdrücke, einer Abnahme des peripheren und pulmonalen Gefäßwiderstandes ohne wesentliche Änderung der Herzfrequenz, des arteriellen Blutdrucks und des myokardialen O_2-Verbrauchs. Bei Gegenüberstellung mit kardioselektiven β_1-Sympathikomimetika führt Enoximon zu einem vergleichbaren HZV-Anstieg. Im Gegensatz zu Katecholaminen ist infolge der nachlastsenkenden Wirkung von Enoximon eine stärkere Abnahme der pathologisch erhöhten LV-Füllungsdrücke nachweisbar. Beim Vergleich mit dem reinen Vasodilatator Nitroprussidnatrium bewirkt Enoximon bei vergleichbarer Abnahme der Füllungsdrücke einen deutlich stärkeren HZV-Anstieg. Die Kombination von Enoximon mit Katecholaminen führt zu additiven hämodynamischen Effekten.

Die günstigen hämodynamischen Effekte von Enoximon bei Kurzzeitanwendung konnten bei Langzeitanwendung nicht bestätigt werden (Packer 1985; Uretsky et al. 1986). Der therapeutische Nutzen von PDE-III-Hemmstoffen nach einer oralen Langzeitanwendung bei chronischer Herzinsuffizienz bleibt wegen ihres arrhythmogenen Potentials daher trotz zahlreicher klinischer Studien weiterhin umstritten (Packer 1985). Das Entstehen ventrikulärer Extrasystolen wird damit erklärt, daß es im Nichtschrittmachergewebe während des absteigenden Schenkels des Aktionspotentials oder danach zu einer erneuten Depolarisation („early and late afterdepolarisations") kommt (Scholz 1986). Klinisch ist aber eine definitive Aussage über das arrhythmogene Potential zum gegenwärtigen Zeitpunkt noch nicht möglich.

Enoximon wurde in 5 offenen unkontrollierten klinischen Langzeitstudien und 2 doppelblinden multizentrischen Studien untersucht. In den unkontrollierten Studien waren im Durchschnitt jeweils 27 Patienten der NYHA-Klasse III oder IV eingeschlossen, die mit Enoximon in einer Dosierung von 3–6 mg/kg KG 3mal täglich behandelt wurden. Die Mortalität war bei einem kleinen Kollektiv von 14 Patienten in einem Zeitraum bis 260 Tage mit bis zu 93 % bemerkenswert hoch (Uretsky et al. 1990), und lediglich eine der 5 Studien bestätigte nach

Enoximon eine langfristige (über 3 Monate) klinische Besserung. Im Gegensatz zu einer signifikanten Verbesserung der Belastbarkeit bei Patienten mit einer leichten Herzinsuffizienz im klinischen Stadium II über einen Zeitraum von 2 Jahren (Weber et al. 1987), zeigten die bisherigen Untersuchungen mit Enoximon bei schwerer Herzinsuffizienz im klinischen Stadium III und IV keine langfristigen hämodynamischen Verbesserungen und auch keine Verlängerung der Überlebenszeit (Uretsky et al. 1990; Shah et al. 1985).

Die 3 offenen Studien kamen zum gleichen Ergebnis, d. h. die chronische Anwendung von Enoximon ist von einer ausgeprägten Wirkungsabschwächung begleitet (Rubin u. Tabak 1985; Shah et al. 1985; Uretsky et al. 1985). In diesen Untersuchungen waren nach Langzeittherapie mit Enoximon nur 17–20 % der Patienten symptomatisch gebessert.

Wichtige Informationen bezüglich der Langzeiteffekte einer oralen Therapie mit Enoximon lieferte die von Uretsky et al. (1986) durchgeführte multizentrische doppelblinde randomisierte placebokontrollierte Studie, in die 102 Patienten mit mäßiger bis mittelschwerer Herzinsuffizienz eingeschlossen waren. Die Therapie mit Enoximon führte zu einer Anhebung der anaeroben Schwelle nur nach 4wöchiger Therapie. Dagegen fand sich nach 4monatiger Therapie keine signifikante Verbesserung im Vergleich zu Placebo. Während unter Therapie mit Enoximon 5 Todesfälle beobachtet wurden, fand sich in der Placebogruppe kein Todesfall. Insgesamt konnte nach 16wöchiger Therapie keine signifikante Verbesserung der Belastungstoleranz oder der klinischen Symptomatik im Vergleich zu Placebo nachgewiesen werden.

Die Untersuchungen zur Verträglichkeit von Enoximon ergaben sowohl nach intravenösen als auch nach oralen Gaben eine große therapeutische Breite sowie ein günstiges Nutzen-Risiko-Verhältnis. Klinisch relevante laborchemische Veränderungen bei Analyse von 276 Patienten wurden nur vereinzelt beobachtet (Gilfrich u. Dieterich 1991).

Klinisch wurden vereinzelt ventrikuläre und supraventrikuläre Rhythmusstörungen sowie Hypotensionen beobachtet (Crawford et al. 1984) sowie zentralnervöse und gastrointestinale Beschwerden. Die Inzidenz der Nebenwirkungen ist meist dosisabhängig und mit insgesamt 20 % einzuschätzen, wobei die unerwünschten kardiovaskulären Nebeneffekte bei etwa 10 % der Patienten auftraten: Hypotonie bei 2–3 %, gastrointestinale Beschwerden bei 3 % (Gilfrich u. Dieterich 1991).

4.3.5 Piroximon

H. A. Dieterich, V. Mitrovic

Piroximon ist ein neuer Phosphodiesterase-III-Hemmer mit Imidazolstruktur (Abb. 2) mit positiv-inotropen und vasodilatierenden Eigenschaften (Cornyn et al. 1986; Cottier et al. 1987; Mitrovic et al. 1991 a; Petein et al. 1984). Er wurde erfolgreich zur Akutbehandlung der Herzinsuffizienz eingesetzt (Axelroth et al. 1987; Mitrovic et al. 1991 a, b; Petein et al. 1984). Sein Wirkmechanismus und seine günstigen hämodynamischen Auswirkungen sind vergleichbar mit denen von Enoximon (Mitrovic et al. 1989; Thormann et al. 1990) und Milrinon (Baim et al. 1983; Mitrovic 1991 a, b).

4.3.5.1 Pharmakokinetik und Metabolismus

Die pharmakokinetischen Untersuchungen mit Piroximon wurden sowohl bei gesunden Probanden als auch bei Patienten mit Herzinsuffizienz untersucht. Die Eliminationshalbwertszeit ist mit 1,0–3,2 h relativ kurz. Das Verteilungsvolumen variiert zwischen 1,6 und 1,8 l/kg KG und die renale Clearance zwischen 4 und 11 ml/min/kg KG. Die renale Elimination der unveränderten Substanz betrug 40–57 %.

Die Pharmakokinetik bei Patienten mit Herzinsuffizienz unterscheidet sich nicht signifikant von der gesunder Probanden. In einer eigenen Untersuchung in Dosierungen von 0,25–2 mg/kg KG Piroximon i.v. lag die Eliminationshalbwertszeit zwischen 1,87 und 3 h. Die Plasmaspiegel zeigten einen linearen Verlauf (Mitrovic et al. 1991 a).

Piroximon wird unverändert in einer Menge von 40,5 % der oralen Dosis und 50,1 % nach i.v.-Gabe über den Urin ausgeschieden. Die Bioverfügbarkeit liegt bei 81 %. Ein relevanter „First-pass"-Effekt konnte nicht nachgewiesen werden.

4.3.5.2 Pharmakodynamik, klinische Wirksamkeit und Verträglichkeit

Piroximon führte nach i.v.-Kurzzeitgabe zu einer Zunahme von dp/dt_{max} um 15–42 %. Der linksventrikuläre Füllungsdruck nahm nach i.v.-Gabe von Piroximon um 30 % ab, der Cardiac Index stieg um 50 % und der Schlagarbeitsindex um 37 % ohne wesentliche Änderung von Herzfrequenz und Blutdruck (Arbogast et al. 1986; Laskey et al. 1984; Massie et al. 1987; Mitrovic et al. 1991 a; Petein et al. 1984; Weber et al. 1987).

In einer eigenen Untersuchung (Mitrovic et al. 1991 a) bei 40 Patienten mit einer Herzinsuffizienz in den klinischen Stadien III–IV mit einem PC-Druck von > 15 mm Hg und einem Cardiac Index < 2,5 l/min/m² wurden die hämodynamischen und neurohumoralen Auswirkungen nach i.v.-Gaben von Piroximon in Dosierungen von 0,25–2 mg/kg KG (8 Patienten/Dosis) untersucht. Dabei blieb der Blutdruck bei allen Dosierungen unverändert, die Herzfrequenz stieg nur bei höheren Dosierungen von 1 und 2 mg/kg KG um 11 bzw. 15 % über eine Dauer von 10–30 min an, ebenso das Schlagvolumen um 23–43 %. Der mittlere pulmonalarterielle Druck fiel um 14–27 % ab und der PC-Mitteldruck bei höheren Dosierungen um bis zu 37 %. Der periphere und pulmonale Gefäßwiderstand sank um 37–52 %. Bei Patienten mit einer mittelschweren bis schweren Herzinsuffizienz führte Piroximon in einer Dosierung von 0,5–2,7 mg/kg KG in mehreren Studien zu einer deutlichen hämodynamischen Verbesserung mit Anstieg des Herzminutenvolumens zwischen 20 und 75 % und Abnahme des PC-Mitteldrucks um 20–60 %, des rechtsatrialen Drucks um 23–74 % und des peripheren Gefäßwiderstandes um 25–37 % (Arbogast et al. 1986; Petein et al. 1984; Weber et al. 1987). Die maximalen hämodynamischen Änderungen wurden in diesen Studien bereits nach 5 min erreicht und hielten über einen Zeitraum von etwa 1 h an. Die kontinuierliche i.v.-Infusion über 48 h zeigte keinen Hinweis für eine Toleranzentwicklung.

Vergleichende Untersuchungen mit Dobutamin und Nitroprussidnatrium zeigten ähnlich wie in Studien mit Milrinon und Enoximon, daß Piroximon zu einer stärkeren Verminderung der links- und rechtsventrikulären Füllungsdrücke führte als Dobutamin mit deutlich geringerem Anstieg der Herzfrequenz. Im Vergleich zu Nitroprussidnatrium führte Piroximon zu einer vergleichbaren Abnahme des Ventrikelfüllungsdrucks und des peripheren Gefäßwiderstandes, jedoch mit deutlich stärkerem Anstieg des Cardiac Index. Der myokardiale O_2-Verbrauch stieg um 10 % und die LV-Effizienz um 49 %.

Piroximon wurde in 2 offenen unkontrollierten klinischen Langzeitstudien bei Patienten mit Herzinsuffizienz in den NYHA-Stadien III–IV untersucht. Petein et al. (1984) fanden nur bei 9 % der Patienten eine subjektiv anhaltende Besserung sowie eine erhöhte Belastungskapazität über den Nachbeobachtungszeitraum von 2–10 Monaten. Die Mortalität lag bei 67 %. Nebenwirkungen wurden bei einer Dosierung von 100–400 mg/Tag nicht bekannt.

Im Gegensatz dazu fanden Weber et al. (1987) eine anhaltende Verbesserung des mittleren myokardialen O_2-Verbrauchs nach oraler Therapie mit Piroximon bei 11 Patienten in NYHA II, die über einen Zeitraum von 48 Wochen mit Piroximon behandelt worden waren.

4.3.6 Wertigkeit der Langzeitwirkung der PDE-III-Hemmstoffe

Zusammengefaßt muß festgehalten werden, daß trotz weitreichender hämodynamischer Verbesserung durch PDE-III-Hemmstoffe nach akuter intravenöser oder oraler Gabe sich keine der hier vorgestellten und in 17 klinischen Studien untersuchten Substanzen als günstiger im Vergleich zur konventionellen Langzeittherapie der schweren Herzinsuffizienz erwiesen.

Der anfängliche Enthusiasmus und die Hoffnung, die durch Amrinon, Milrinon, Enoximon und Piroximon nach offenen unkontrollierten Studien geweckt wurden, wichen nach ernüchternden Ergebnissen in sorgfältig konzipierten placebokontrollierten Studien zurück.

Dennoch ist nach neueren Ergebnissen der prospektiven placebokontrollierten Studien mit Vesnarinon (88) das Buch über PDE-III-Hemmstoffe noch nicht endgültig zugeschlagen. Während mit einer Dosierung von 120 mg Vesnarinon/ Tag eine höhere Letalität im Vergleich zu Placebo zu beobachten war, kam es mit einer Dosierung von 60 mg/Tag zu einer signifikant geringeren Morbidität um 50 % und Letalität um 62 % als unter Placebo. Neben PDE-III-hemmenden Effekten könnte bei Vesnarinon dabei eine Verlängerung der Aktionspotentialdauer mit Arrhythmiesupprimierung eine wichtige Rolle gespielt haben. Diese Ergebnisse eröffnen erneut die Diskussion um die optimalen Dosen bei möglicherweise geringeren therapeutischen Breite von PDE-III-Hemmern für die Langzeittherapie.

Es scheint, daß in bisherigen Studien mit PDE-III-Hemmstoffen, ausgegangen von Ergebnissen der Akutstudien, zu hohe Dosierungen gewählt wurden, so daß das arrhythmogene Potential dieser Substanzen zum Tragen kommen konnte. Verarmung an energiereichen Phosphaten durch ständige positiv-inotrope Stimulation ist einer von weiteren möglichen Gründen für negative Ergebnisse in bisherigen placebokontrollierten Studien.

Möglicherweise bieten niedrigere Dosierungen mit geringerer positiv- inotroper Stimulation und nur leichtem HZV-Anstieg bis zu 10–20 % für die Langzeittherapie größere Vorteile als die bisher gewählten höheren Dosierungen.

Literatur

Alken RG, Belz GG, Haegele KD, Meinicke T, Schechter PJ (1984) Kinetics of feoximone, a new cardiotonic, in healthy subjects. Clin Pharmacol Ther 36:209–216

Alousi AA, Dobreck HP (1983) Amrinone. In: Scriabine A (ed) New drugs annual: cardiovascular drugs. Raven Press, New York, pp 259–276

Alousi AA, Canter JM, Montenaro MJ, Fort DJ, Ferrari RA (1983) Cardiotonic acitivity of milrinone, a new and potent cardiac bipyridine, on the normal and failing heart of experimental animals. J Cardiovasc Pharmacol 5:792

Amin DK, Shah PK, Hulse S, Shellock FG, Swan HJC (1984) Myocardial metabolic and hemodynamic effects of intravenous MDL 17,043, a new cardiotonic drug, in patients with chronic severe heart failure. Am Heart J 108:1285–1292

Amin DK, Shah PK, Hulse S, Shellock F (1985a) Comparative acute hemodynamic effects of intravenous sodium nitroprusside and MDL 17,043, a new inotropic drug with vasodilator effects, in refractory congestive heart failure. Am Heart J 109:1006–1012

Amin DK, Shah PK, Shellock FG, Hulse S, Brandon G, Spangenberg R, Swan HJC (1985b) Comparative hemodynamic effects of intravenous dobutamine and MDL 17,043, a new cardioactive drug, in severe congestive heart failure. Am Heart J 109:91–98

Arbogast R, Brandt C, Haegele KD, Fincker JL, Schechter PJ (1983) Hemodynamic effects of MDL 17,043, a new cardiotonic agent, in patients with congestive heart failure: Comparison with sodium nitroprusside. J Cardiovasc Pharmacol 5:998–1004

Arbogast R, Brandt CM, Fincker JL, Schechter PJ (1986) Acute hemodynamic effects of a new inotropic agent, piroximone (MDL-19205), in patients with moderate congestive heart failure: comparison with sodium nitroprusside. J Cardiovasc Pharmacol 8:82–89

Axelroth RJ, DeMarco T, Dae M, Botwinik EH, Chatterjee K (1987) Hemodynamic and clinical evaluation of piroximone, a new inotrope-vasodilator agent, in severe congestive heart failure. J Am Coll Cardiol 9:1124–1130

Baim DS, McDowell AV, Cherniles J et al. (1983) Evaluation of a new bipyridine inotropic agent, milrinone, in patients with severe congestive heart failure. N Engl J Med 309:748–756

Baim DS, Collucci WS, Monrad ES, Smith HS et al. (1986) Survival of patients with severe congestive heart failure treated with oral milrinone. J Am Coll Cardiol 7:661–670

Baker J, Jensen A (1983) Binding of ^{14}C-milrinone to human plasma protein. Sterling-Winthrop Research Institute, February 24

Baumann G, Riess G, Erhardt WD (1981) Impaired beta-adrenergic stimulation in the uninvolved ventricle post-accurate myocardial infarction: reversible defect due to decline in number and affinity of beta-receptors. Am Heart J 101:569

Belz GG, Meinicke T, Schäfer-Korting M (1988) The relationship between pharmacokinetics and pharmacodynamics of enoximone in healthy man. Eur J Clin Pharmacol 35:631–635

Benotti JR, Lesko LJ, McCue JE, Alpert JS (1985) Pharmacokinetics and pharmacodynamics of milrinone in chronic congestive heart failure. Am J Cardiol 56:685

Boldt J, Kling D, Schuhmann E, Scheld HH, Hempelmann G (1988) Der neue Phosphodiesterasehemmer Enoximone: Einsatzmöglichkeiten im Rahmen herzchirurgischer Eingriffe. Eine vergleichende Untersuchung zu Dobutamin. Herz 13:335–342

Boldt J, Kling D, Schuhmann E, Dapper F, Hempelmann G (1989) Hämodynamische Effekte des neuen Phosphodiesterasehemmers Enoximone bei kardiochirurgischen Patienten. Anaesthesist 38:238–244

Borow KM, Come PC, Neumann A, Baim DS, Braunwald E, Grossman W (1985) Physiologic assessment of the inotropic, vasodilator and afterload reducing effects of milrinone in subjects without cardiac disease. Am J Cardiol 55:1204

Buschauer A (1989) Entwicklung neuer positiv inotroper Arzneistoffe: Suche nach einem „Digitalisersatz". Pharm Ztg Wiss 1:3

Chatterjee K, Kereiakes D, Vicquerat C, Podolin R (1987) Potential mechanisms of improved left ventricular function with enoximone in severe congestive heart failure. Am J Cardiol 60:37c–41c

Cody RJ, Muller FB, Kubo SH, Rutman H, Leonard D (1986) Identification of the direct vasodilator effect of milrinone with an isolated limb preparation in patients with chronic congestive heart failure. Circulation 73:124

Colucci WS, Wright RF, Braunwald E (1986a) New positive inotropic agents in the treatment of heart failure. Mechanisms of action and recent clinical developments. N Engl J Med 314:290–299, 349–358

Colucci WS, Wright RF, Jaski BE, Fifer MA, Braunwald E (1986b) Milrinone and dobutamine in severe heart failure: Differing hemodynamic effects and individual patient responsiveness. Circulation 73:175

Cornyn JW, Massie BM, Padolin RA, Topic N, Loge D (1986) Piroximone: inotrope or vasodilator? Comparison with nitroprusside and dobutamine. Circulation 74 [Suppl II]:II-510

Crawford MH (1987) Intravenous use of enoximone. Am J Cardiol 60:42C–45C

Crawford MH, Richards KL, Sodums MT, Kennedy GT (1984) Positive inotropic and vasodilator effects of MDL 17,043 in patients with reduced left ventricular performance. Am J Cardicol 53:1051–1053

Dage RC, Kariya T, Hsieh CP, Roebel LE, Cheng HC, Schnettler RA, Grisar JM (1987) Pharmacology of enoximone. Am J Cardiol 60:10C–14C

Deanfield JE (1987) Holter monitoring in assessment of angina pectoris. Am J Cardiol 59:18–22C

Desager JP, Installé E, Harvengt C (1990) Plasma enoximone concentrations in cardiac patients. Curr Ther Res 47:743–752

Dubois-Randé JL, Deleuze P, Duval AM et al. (1988) Intravenous enoximone in the management of pretransplant patients. Eur Heart J 9:61

Eichhorn EJ, Konstam MA, Weiland DS, Roberts DJ, Martin TT, Stransky NB, Salem DN (1987) Differential effects of milrinone and dobutamine on right ventricular preload, afterload and systolic performance in congestive heart failure secondary to ischemic or idiopathic dilated cardiomyopathy. Am J Cardiol 60:1329

Fabiato A, Fabiato F (1977) Calcium release from the sarkoplasmic reticulum. Circ Res 40:119

Feldmann AM, Bristow MR, Parmley WW et al. (1993) Effects of vasnarinone on morbidity and mortality in patients with heart failure. N Engl J Med 329/3:149

Feldmann AM, Bristow MR, Parmley WW, Carson PE, Pepine CJ, Gilbert EM et al. (1993) Effects of vesnarinone on morbidity and mortality in patients with heart failure. Vesnarinone Study Group. N Engl J Med 329:149–155

Fiegel P, Trenk D, Jähnchen E, Dieterich HA (1987) Pharmacokinetics of i.v. enoximone in dialysis patients. Cardiovasc Drugs Ther 1 [Suppl 3]:236

Fitzpatrick PG et al. (1987) Hemodynamic and regional blood flow response to milrinone in patients with severe congestive heart failure: A dose-ranging study. Am Heart J 114 (1):97–105

Gage J, Rutman H, Lucido D, Lejemtel TH (1986) Additive effects of dobutamine and amrinone on myocardial contractility and ventricular performance in patients with severe heart failure. Circulation 74:367–373

Gilfrich J, Dieterich HA (1991) Verträglichkeit von Enoximon bei Patienten mit Herzinsuffizienz. Z Kardiol 80:93–97

Goenen M (1989) Historical perspectives and update of amrinone. J Cardiothorac Anesth 3:15–23

Hasenfuss G, Holubarsch C, Heiss HW, Bonzel T, Meinertz T, Just HJ (1986) Influence of enoximone and isoproterenol on myocardial energetics in the human heart. Circulation 74 [Suppl 2]:398

Herrmann HC, Ruddy TD, Dec GW, Strauss HW, Boucher CA, Fifer MA (1987a) Inotropic effect of enoximone in patients with severe heart failure: Demonstration by left ventricular end-systolic pressure-volume analysis. J Am Coll Cardiol 9:1117–1123

Herrmann HC, Ruddy TD, Dec GW, Strauss HW, Boucher CA, Fifer MA (1987b) Diastolic function in patients with severe heart failure: Comparison of the effects of enoximone and nitroprusside. Circulation 75:1214–1221

Holmes JR, Kubo SH, Cody RJ, Kligfield P (1985) Milrinone in congestive heart failure. Observations on ambulatory ventricular arrhythmias. Am Heart J 110:800–806

Holubarsch C, Hasenfuss G, Heiss WH, Just H (1988) Influence of enoximone and UDCG-115 on coronary hemodynamics in idiopathic dilated cardiomyopathy. Am J Cardiol 62: 104E–107E

Honerjäger P, Klockow M, Schönsteiner G, Jonas R (1989) Imidazopyridines: Roles of pyridine nitrogen position and methylsulfinyl oxygen for in vitro positive inotropic mechanism and chronotropic activity. J Cardiovasc Pharmacol 13:673

Honerjäger P, Mitrovic V, Schlepper M (1994) Myokardialer Sauerstoffverbrauch und Verhältnis von Herz- zu Gefäßwirkung bei klinisch eingesetzten Inodilatoren. Med Klin 89:89–94

Horshen RJ, Cuddy TE (1975) Dose-responsiveness relation between therapeutic levels of serum digoxin and systolic time intervals (Abstract). Am J Cardiol 35:469

Installé E, Gonzalez M, Jacquemart JL, Collard P, Roulette F, Pourbaix S, Tremouroux J (1987) Comparative effects on hemodynamics of enoximone (MDL 17,043), dobutamine and nitroprusside in severe congestive heart failure. Am J Cardiol 60:46c–52c

Iversen S, Mayer E, Hake U, Schmiedt W, Jakob H, Oelert H (1992) Efficacy of phosphodiesterase inhibitor enoximone in management of postcardiotomy cardiogenic shock. Scand J Thorac Cardiovasc Surg 26:143–149

Jaski BE, Fifer MA, Wright RF, Braunwald E, Colucci WS (1985) Positive inotropic and vasodilator actions of milrinone in patients with severe congestive heart failure. Dose response relationships and comparison to nitroprusside. J Clin Invest 75:643–649

Jentzer J, Lejemtel T, Sonnenblick E, Kirk E (1981) Beneficial effect of amrinone on myocardial oxygen consumption during acute left ventricular failure in dogs. Am J Cardiol 48:75

Katz AM (1983) Cyclic adenosine monophosphate effects on the myocardium: a man who blows hot and cold with one breath. J Am Coll Cardiol 2:143

Laskey WK, Shoff SG, Martin JL, Kleaveland JP, Likoff MJ, Weber KT (1984) The response of the failing left ventricle to the cardiotonic agent MDL 19,205. J Am Coll Cardiol 3:561

Lejemtel TH, Tembardo D, Chadwick B, Rutman HI, Sonnenblick EH (1986) Milrinone for long-term therapy of severe heart failure: clinical experience with special reference to maximal exercise tolerance. Circulation 73 [Suppl 3]:III-213–III-218

Leyen H von der, Schmitz W, Scholz H, Scholz J (1989) New positive inotropic agents acting by phosphodiesterase inhibition or alpha$_1$-adrenergic stimulation. Pharmacol Res 21:329

Ludmer PL, Wright RF, Arnold MO, Ganz P, Baumann E, Colucci WS (1986) Separation of the direct myocardial and vasodilator actions of milrinone administered by an intracoronary infusion technique. Circulation 73:130–137

Massie BM, Cornyn J, Topic N, Loge D, Padolin RA (1987) Combined hemodynamic and scintigraphic assessment of piroximone (MDL 19,205) and comparison with dobutamine and nitroprusside. Am J Cardiol 60:647–653

Meacci E, Taira M, Moos M et al. (1992) Molecuar cloning and expression of human myocardial cGMP-inhibited cAMP phosphodiesteras. Proc nat Acad Sci 89:3721

Meißner A, Herrmann G, Gerdesmeyer L, Simon R (1992) Additive Effekte von Milrinone und Dobutamin bei schwerer Herzinsuffizienz. Z Kardiol 81:266–271

Mirsky I, Pasipoularides A (1990) Clinical assessment of diastolic function. Progr Cardiovasc Dis 32 [Suppl 4]:291–318

Mitrovic V, Thormann J, Neuzner J et al. (1989) Hemodynamic, antiischemic and neurohumoral effects of enoximone in patients with coronary artery disease. Am Heart J 117: 106–111

Mitrovic V, Schmidt D, Liebrich A, Thormann J, Schlepper M (1991 a) Hemodynamic and neurohumoral effects of the new phosphodiesterase III inhibitor piroximone in patients with heart failure. Eur Heart J 12 [Suppl]:288

Mitrovic V, Stöhring R, Schlepper M (1991 b) The use of intravenous milrinone in chronic symptomatic ischemic heart diseas. Am Heart J 121 [Suppl]:1983–1994

Mitrovic V, Neuzner J, Opper H, Thormann J, Schlepper M (1994) Neurohumorale und hämodynamische Effekte in der Kombinationstherapie von Enoximon und Dopamin. Z Kardiol 83 [Suppl 2]:37–48

Mitrovic V (1996) Phosphodiesterase-III-Hemmstoffe. Hämodynamische und neurohumorale Effekte bei Patienten mit koronarer Herzerkrankung. Habilitationsschrift, Universität Frankfurt am Main

Mitrovic V, Neuzner J, Dieterich HA, Schlepper M (1988) Hemodynamic effects of an i.v. and p.o. single dose of enoximone in patients with impaired LV-function. Eur Heart J 9 [Suppl 1]: 178

Monrad ES et al. (1985) Effects of milrinone on coronary hemodynamics and myocardial energetics in patients with congestive heart failure. Circulation 71 (5):972–979

Monrad ES, Baim DS, Smith HS, Lanoue AS (1986) Milrinone, dobutamine and nitroprusside: Comparative effects on hemodynamics and myocardial energetics in patients with severe congestive heart failure. Circulation 73 [Suppl II]:III–168

Neuzner J, Mitrovic V, Pitschner HF, Lissmann H, Schlepper M (1991) Enoximon-Dauerinfusion bei Patienten mit schwerster Herzinsuffizienz bei dilatativer Kardiomyopathie. Hämodynamische, neurohumorale, laborchemische und klinische Ergebnisse. Z Kardiol 80: 397–403

Nony P, Boissel JP, Lievre M et al. (1994) Evaluation of the effect of phosphodiesterase inhibitors on mortality in chronic heart failure patients. Eur J Clin Pharmacol 46:191

Okerholm RA, Chan KY, Lang JF, Thompson GA, Ruberg SJ (1987) Biotransformation and pharmacokinetic overview of enoximone and its sulfoxide metabolite. Am J Cardiol 60:21c–26c

Packer M (1985) Sudden unexpected death in patients with congestive heart failure: a second frontier. Circulation 72:681–685

Packer M (1993) The development of positive inotropic agents for chronic heart failure: How have we gone astray? J Am Coll Cardiol 22:119A

Packer M, Carver JR, Rodeheffer RJ et al. (1991) Effects of milrinone on mortality in severe chronic heart failure. N Engl J Med 325:1468–1475

Petein M, Levine TB, Cohn JN (1984) Hemodynamic effects of a new inotropic agent, piroximone (MDL 19.205) in patients with chronic heart failure. J Am Coll Cardiol 4:364–371

Pop T, Treese N, Cremer GMJ, Haegele KD, Meyer J (1986) Eleetrophysiological effects of intravenous MDL 17,043. Int J Cardiol 12:223–232

Rascon A, Lindgren S, Stavenow L, Belfrage P, Andersson KE, Manganiello VC, Degerman E (1992) Purification and properties of the cVMP-inhibited cAMP phosphodiesterase from bovine aortic smooth muscle. Biochim Biophys Acta 1134:149

Reeves ML, Leigh BK, England PJ (1987) The identification of a new cyclic nucleotide phosphodiesterase activity in human and guinea pig cardiae ventricle. Biochem J 241:535–541

Rocci ML, Wilson H (1987) The pharmacokinetics and pharmacodynamics of newer inotropic agents. Clin Pharmacokin 13:91–109

Roebel LE, Lucas RW, Hodgeman RJ, Burke SM, Woodward JK (1982) Selective inotropic activity of RMI 17,043 in anesthetized and conscious dogs. Fed Proc 41:1310

Rubin SA, Tabak L (1985) MDL 17,043: short- and long-term cardiopulmonary and clinical effects in patients with heart failure. J Am Coll Cardiol 5:1422–1427

Saborowski F, Peters P, Schneider M (1991 a) Hämodynamisches Profil von Amrinon und Enoximon bei Patienten mit schwerer Herzinsuffizienz. Z Kardiol 80 [Suppl 4]:63–67

Saborowski F, Schneider M, Peters P, Fehske W, May E (1991 b) Hämodynamische Befunde bei katecholaminpflichtigen Patienten mit schwerem Pumpversagen des Herzens nach Gabe des Phosphodiesterasehemmers Amrinon. Intensivmedizin 28:23–26

Schmitz W, Scholz H, Erdmann E (1987) Effects of α- and β-adrenergic agonists, phosphodiesterase inhibitors and adenosine on isolated human heart muscle preparations. Trends Pharmacol Sci 8:447

Scholz H (1980) Effects of beta- and alpha-adrenoceptor activators and adrenergic transmitter releasing agents on the mechanical activity of the heart. In: Szekeres L (ed) Adrenergic activators and inhibitors. Handbook of experimental pharmacology, vol 54/I. Springer, Berlin Heidelberg New York, p 651

Scholz H (1984) Inotropic drugs and their mechanism of action. J Am Coll Cardiol 4:389–397

Scholz H, Meyer W (1986) Phosphodiesterase-inhibiting properties of newer cardiotonic agents. Circulation 73 [Suppl III]:99–108

Shah PK, Amin DK, Hulse S, Shellock F, Swan HJC (1985) Inotropic therapy for refractory congestive heart failure with oral fenoximone (MDL-17,043): poor longterm results despite early hemodynamic and clinical improvement. Circulation 71:326–331

Simonton CA, Chatterjee K, Cody RJ, Kubo SH, Leonard D, Daly P, Rutman H (1985) Milrinone in congestive heart failure: acute and chronic hemodynamics and clinical evaluation. J Am Coll Cardiol 6:453–459

Stroshane RM, Benziger CDP, Edelson J (1984) Pharmacokinetics of milrinone in congestive heart failure patients. In: Braunwald E et al. (eds) Milrinone: investigation of new inotropic terapy for congestive heart failure. Raven Press, New York, p 119

Tada M, Katz AM (1982) Phosphorylation of the sarkoplasmic reticulum and sarkolemma. Ann Rev Physiol 44:401

Tenor H, Bartel S, Krause EG (1987) Cyclic nucleotide phospodiesterase activity in the rat myocardium: evidence of four different PDE subtypes. Biomed Biochim Acta 10:749–753

Thormann J, Hüting J, Kremer P et al. (1990) Enoximone: true inotropic effects? Analysis of end-systolic pressure-volume relations using the conductance (volume) catheter technique. Cardiovasc Drugs Ther 4:1403–1416

Uretsky BF, Generalovich T, Verbalis JG, Valdes AM, Reddy PS (1985) MDL 17,043 therapy in severe congestive heart failure: Characterization of the early and late hemodynamic, pharmacokinetic, hormonal and clinical response. J Am Coll Cardiol 5:1414–1421

Uretsky BF, Valdes AM, Reddy PS (1986) Positive inotropic therapy for short-term support and long-term management of patients with congestive heart failure: Hemodynamic effects and clinical efficacy of MDL 17,043. Circulation 73:219–229

Uretsky BF, Jessup M, Konstam MA, et al., for the Enoximone Multicenter Trial Group (1990) Multicenter trial of oral enoximone in patients with moderate to moderately severe congestive heart failure: lack of benefit compared with placebo. Circulation 82:774–780

Viquerat CE, Kereiakes D, Morris L et al. (1985) Alterations in left ventricular function, coronary hemodynamics and myocardial catecholamine balance with MDL 17,043, a new inotropic vasodilator agent, in patients with severe heart failure. J Am Coll Cardiol 5:326–332

Weber RT, Janicki JS, Jain MC (1987) Piroximone (MDL 19,205) in the treatment of unstable and stable chronic cardiac failure. Am Heart J 114:805–813

Weishaar RE, Evans DB (1986) In: Bristol JA (ed) Cardiovascular drugs. Wiley, New York, p 1

Winegrad S, McClellan G, Horowits R, Tucker M, Lin LE, Weisbarg A (1983) Regulation of cardiac contractile proteins by phosphorylation. Fed Proc 42:39

4.4 Psychotherapeutische Ansätze

W. Mastnak

Das Herz nimmt kulturgeschichtlich wie philosophisch einen besonderen Platz in der Ideen- und Erfahrungswelt des Menschen ein. Auf phänomenologisch-ontologischer Basis haben sich unter pragmatischen Gesichtspunkten klinisch-psychologische bzw. psychotherapeutische Ansätze entwickelt, in denen psychisch assoziierte Herz-Kreislauf-Störungen definitorisch abgesteckt und weitgehend operationalisierbare, wissenschaftlich überprüfbare Therapiekonzepte entwickelt werden. Vorbehaltlich der Individualität des Patienten, die einer unbedingten Generalisierbarkeit von Behandlungsmethoden Schranken setzt, und vorbehaltlich anthropologischer Dimensionen, die empirisch Faßbares transzendieren, zeigen sich vorliegende Ergebnisse klinisch praktikabel und therapeutisch effizient. Kardiologie und Psychopathologie/Psychotherapie treffen sich dabei in 4 Relevanzfeldern:

- Psychopathologische Prozesse als Folge von Herz-Kreislauf-Erkrankungen und die Notwendigkeit psychotherapeutischer Behandlung;
- psychosomatische bzw. psychopathologische Prozesse als ätiologischer Faktor von Herz-Kreislauf-Erkrankungen;
- psychotherapeutische Methoden als psychophysiologische Intervention bei Herz-Kreislauf-Erkrankungen;
- psychopathologische Erscheinungsbilder, die Herz-Kreislauf-Erkrankungen simulieren.

4.4.1 Herz-Kreislauf-Erkrankungen als Ursprung psychischer Störungen

Akute sowie chronische Herz-Kreislauf-Erkrankungen bedingen in der Regel Veränderungen bzw. Einbrüche im Lebensstil und Selbstbild des Patienten. Daraus resultierende psychopathologische Entwicklungen hängen dabei wesentlich vom Schweregrad der physischen Beeinträchtigung, von Copingkompetenzen und vom sozialen Netz des Patienten ab. Die Problemlage bei der Entwicklung psychischer Störungsbilder im Zuge ausgeprägter Herz-Kreislauf-Erkrankungen definiert sich dabei mit unterschiedlicher Verteilung und Gewichtung aus

- der unvorbereiteten Konfrontation mit subjektiv unbekannten psychischen Reaktionen wie z. B. spezifischen Ängsten;
- Beeinträchtigungen des Selbstbilds bzw. Selbstwerts, teils als Folge der Selbstattribution, psychisch „abnorm" geworden zu sein;

- Hemmungen und Sozialängsten, über psychische Probleme zu sprechen;
- einem Mangel an kardiologisch spezialisierten Psychotherapeuten.

Im Zusammenhang mit Herz-Kreislauf-Erkrankungen lassen sich nach ICD-10/ Kap. V (F) [= Internationale Klassifikation psychischer Störungen] und DSM-III-R [= Diagnostisches und Statistisches Manual Psychischer Störungen – Revision], das z. Z. revidiert als DSM IV vorliegt, psychopathologische Entwicklungen beobachten. Bezogen auf Herz-Kreislauf-Patienten ist dabei aus psychopathologischer Sicht zu beachten:

- die Intensität psychischer Beeinträchtigungen liegt zwar oft unter jener manifester psychischer Erkrankungen, läßt sich aber dennoch in vielen Fällen nicht ohne klinisch-psychologische, psychotherapeutische oder psychiatrische Hilfe bewältigen. Um Selbstattributionen des Patienten als „verrückt" zu vermeiden, kann es sinnvoll sein, den Begriff „Psychotherapie" zu umgehen;
- psychopathologische Entwicklungen wirken sich häufig negativ auf die subjektiv erlebte Lebensqualität aus. Unter diesen Konditionen ist der Patient für essentielle Sinnkrisen, die den medizinischen Erfolg und den Wert des gewonnenen Lebens relativieren, anfällig. Das kann mitunter die positive Beziehung des Arztes zum Patienten beeinträchtigen;
- psychische Störungen wirken sich meist (z. B. über Streßkonsequenzen oder angstspezifische Vermeidung von Bewegung) negativ auf den körperlichen Allgemeinzustand und damit auf die Effizienz von Herz-Kreislauf-Rehabilitation, postrehabilitativer Konsolidierung und kardiologischer Prävention aus.

4.4.1.1 Störungen durch Sedativa, Hypnotika und Anxiolytika

ICD-10: F 13
DSM-III-R: 304.10 & 305.40

Ätiologie
Posttraumatische oder postoperative Zustandsbilder bei Herz-Kreislauf-Patienten gehen oft mit Unsicherheitsgefühlen und Ängsten einher. Kardiopathologisch assoziierte, psychische Spannungszustände lassen sich teils als prämorbide Persönlichkeitsmerkmale hoher Streßanfälligkeit (vgl. S. 387, „Typ-A-Persönlichkeit") nachweisen. Im Zuge kardiopathologischer Verläufe bleiben Grundstrukturen der Persönlichkeit meist erhalten. Die ärztliche Empfehlung zur Vermeidung psychischer Belastungen kann damit oft nicht direkt befolgt werden. Es kommt, ärztlich verordnet oder ohne Wissen des kardiologisch Behandelnden, zur Applikation von Sedativa, Hypnotika und Anxiolytika. Benzodiazepine spielen dabei quantitativ eine große Rolle.

In der Folge können sich physische Abhängigkeiten und sukzessive gesteigerter Bedarf entwickeln, während das Grundproblem bestehen bleibt. Angstentwicklungen, die sich auf die ständige Verfügbarkeit der kompensierenden Medikamente beziehen, sind zu erwarten.

Intervention

Voraussetzung ist eine therapeutische Vertrauensbasis, die dem behandelnden Arzt vollständige Übersicht über die krankheitsassoziierten Verhaltensweisen des Patienten garantiert. Bei psychischen Problemen muß mit spezifischen Verschweigungen und Verharmlosungen gerechnet werden. Unter guten Compliancevoraussetzungen sind mit dem Patienten Vorteile, Risiken und Alternativen medikamentöser Intervention zu klären. Die Absetzung psychisch wirksamer Medikamente umfaßt praktisch 3 Komponenten:

- ärztlich kontrollierte Beendigung der Applikation bzw. psychiatrisch kontrollierter Entzug;
- Aufbau von Entspannungskompetenzen durch Methoden wie autogenes Training, Yoga, Selbstmassagen, Musiktherapie (z. B. rezeptive altorientalische Musiktherapie mit Makam „Rast", Prozesse konzentrativen „Sich-Einhörens" z. B. in Gongklänge, Selbsterfahrung mit subjektiv beruhigender Musik, Sound-Focusing (Mastnak 1992) etc.), Biofeedback-Training (vgl. Abschn. 4.4.3) usw.,
- kognitive Konfrontation mit den störungsbedingenden Ursachen und Aufbau von Coping-Kompetenz.

4.4.1.2 Depressive Störungen

ICD-10: F 32
DSM-III-R: vorwiegend Dysthyme Störung 300.40

Ätiologie

Herz-Kreislauf-Erkrankungen führen häufig zu Leistungsbeeinträchtigungen mit Auswirkungen auf den beruflichen sowie privaten Lebensstil des Patienten. Das kann zu Veränderungen im Selbstbild, Selbstwertgefühl und sozialen Beziehungsgefüge des Patienten führen: Stigmatisierung als „schonungsbedürftig", Rückzug des Freundeskreises und Ausgrenzung von physisch beanspruchenden Aktivitäten (z. B. Sport), Abnahme sexueller Ambitionen etc. In der Folge können sich depressive oder depressionsähnliche Störung unterschiedlichen Schweregrads entwickeln.

Diagnose

ICD-10 definiert die depressive Periode durch gedrückte Stimmung, Interessensverlust, Freudlosigkeit und Verminderung des Antriebs, oft erhöhte Ermüdbarkeit und Aktivitätseinschränkung. Zudem werden Einbrüche in der Konzentrationsfähigkeit, im Selbstwertgefühl und Selbstvertrauen, Auftreten von Schuldgefühlen und Gefühlen der Wertlosigkeit, Schlafstörungen, Appetitveränderungen mit ungewollter Gewichtszu- bzw. Abnahme, negativen Zukunftsperspektiven und bisweilen Gedanken an Suizid angegeben.

Zur Abklärung depressiver Episoden liegen Testinstrumente vor, wie z. B. die Depressivitätsskala von von Zerssen, das Depression Status Inventory von Zung, die Self-Rating Depression Scale von Zung oder die Hamilton Depression Scale (vgl. CIPS).

Depressive Erscheinungsbilder („depressive Neurosen") kardiopathogener sowie anderer Provenienz sind im „westlich-zivilisierten" Kulturkreis häufig, der weibliche Patientenanteil überwiegt (McGrath 1993). Damit ist in jedem Fall abzuklären, ob bereits prämorbid depressive Phasen (evtl. in Alteration mit manischen) aufgetreten sind und ob Depressionen familienanamnestisch eine Rolle spielen, was eine primäre depressive Erkrankung oder larvierte Depression mit psychiatrischer/psychotherapeutischer Behandlungsindikation nahelegen würde.

Intervention
Für den Fall, daß endogene pathologische Faktoren der Depression, die medikamentöse Therapie (z.B. tri- und tetrazyklische Antidepressiva, Lithiumsalze) nahelegen, weitestgehend ausgeschlossen werden, haben sich die kognitive Verhaltenstherapie nach Aaron Beck (1992) und Weiterentwicklungen als effektiv erwiesen. Der Patient lernt depressiogene Kognitionen (Generalisierungen von Negativerfahrungen, Selektion von Mißerfolgen, übertriebenes Verantwortungsgefühl, „Katastrophisierungen", „Entweder-oder-Deutungen) zu erkennen und zu verändern.

Wesentliche Komponenten in der herzassoziierten Depressionstherapie sind die Verhinderung des Entgleitens von Lebensstrukturen (z.B. unkoordinierter und lethargischer Lebensstil), eines Übermaßes an Schlaf, des Abbaus körperlicher Aktivität (was zur Intensivierung des depressiven Geschehens führen kann) und der Reduktion von Sozialkontakt. Ein entscheidendes Moment in der Depressionstherapie ist der Aufbau von Selbstwert, eine orientierungsgebende Aktivitätsstruktur (Tages- und Wochenplan) sowie die subjektive Bildung von Lebenssinn.

4.4.1.3 Agoraphobie

ICD-10: F 40.0
DSM-III-R: 300.21

Diagnose
Während etymologisch sowie in der früheren psychiatrischen Terminologie Agoraphobie (Agora war der Marktplatz des antiken Athen) die Angst bedeutete, frei über weite, offene Plätze zu gehen, hat sich heute zunehmend ein Verständnis von Agoraphobie als grundlegende Angst, nicht ohne Schwierigkeiten an einen sicheren Ort oder nach Hause zurückkommen zu können, durchgesetzt. Agoraphobie kann mit oder ohne Panikstörung vorkommen, häufig bezieht sie sich auch auf soziale Ängste, also das beklemmende Gefühl, sich nicht jederzeit und mühelos aus der Gesellschaft „in Sicherheit" bringen zu können.

Bei Agoraphobie mit Panikstörung (episodisch-paroxysmale Angst) treten zusätzlich zum agoraphobischen Erscheinungsbild nichtkardiologisch bedingte Dyspnoe bzw. Erstickungsanfälle, Schwindel- oder Ohnmachtsgefühle, Tachykardie, Beben, Schwitzen, Würgegefühl, Abdominalbeschwerden, Depersonalisation bzw. Derealisation, Parästhesien, Wallungen bzw. Schüttelfrost, nichtkardial bedingte Beklemmungen im Thorax- bzw. Sternalbereich, mitunter auch Todesängste bzw. Ängste, „verrückt zu werden", auf. Agoraphobie ist als Reaktionsmuster auf bestimmte Situationen konstant, die Episoden dauern im Regelfall nur wenige Minuten.

Ätiologie

Aus den Erfahrungen akuter Herz-Kreislauf-Episoden können Agoraphobien als „erlernte" Prozesse angesehen werden, die teils Symbolcharakter besitzen (das „zu Hause" als vermeintlicher Ort von Sicherheit gegen Herzepisoden, Angstorte als Platz, wo man nicht sterben möchte etc.).

Intervention

Bei Untersuchungen von Klosko et al. (1988) zeigte sich kognitive Verhaltenstherapie bei Angststörungen als nahezu doppelt so effektiv wie die medikamentöse Vergleichsgruppe mit Alprazolam, die in ihrer Effizienz nur wenig über der Placebo- und über der Wartelistengruppe stand. Die damit deutlich indizierte kognitiv-verhaltenstherapeutische Intervention umfaßte nach Margraf u. Schneider (1990)

- die Aufklärung des Patienten über die Genese und Struktur agoraphobischer bzw. agoraphobisch-panischer Störungen (Teufelskreis: Angstreiz – Wahrnehmung des Angstreizes – Gedanke „Gefahr" – Angsterleben – physiologische Reaktionen – körperliche Symptomatik – Verstärkung des Angstreizes) sowie das Aufstellen eines individuellen Bedingungsmodells;
- stufenweises Expositionstraining, d.h. der Patient stellt sich in kleinen Dosen, die jeweils Erfolg versprechen, kognitiv vorbereitet (Analyse der Angstkognitionen, Aufdecken logischer Fehler, realistisches „Entkatastrophisieren" etc.) angstauslösenden Situationen.

Das erfordert den trainingsspezifischen Aufbau von Verhaltenskompetenzen in agoraphobischen „Risikosituationen", wie z.B. die Akzeptanz von Unsicherheiten, die Fähigkeit, sich gezielt und „ohne Panik" von einer Gesellschaft verabschieden zu können (massive Peinlichkeitsgefühle sind oft mit Panik assoziiert) oder das kognitive Unterbrechen panikfördernder Gedankenketten (Stop-Befehle).

4.4.1.4 Klaustrophobie

ICD-10: F 40.2
DSM-III-R: nicht diagnostiziert

Diagnose

Klaustrophobie bezeichnet eine Sonderform phobischer Störungen, die sich durch Angstepisoden beim Aufenthalt in engen Räumen definiert.

Ätiologie

Klaustrophobien können sich bei Herz-Kreislauf-Patienten postoperativ mitunter auf narkoseinduzierte psychische Engeerlebnisse zurückführen lassen. Besonders naheliegend allerdings sind psychoanalytische Erklärungen, die das koronare Engegefühl auf Realräume bzw. den Lebensraum übertragen. Das erklärt unter dieser Annahme zudem, weshalb Koronarpatienten oft massiv negativ auf soziale Bedrängungen bzw. psychischen Druck von außen reagieren (vgl. auch emotional instabile Persönlichkeitsstörung).

Intervention

Entweder kognitiv-verhaltenstherapeutisch analog zu 4.4.1.3 oder Psychoanalyse.

4.4.1.5 „Herzphobie" bzw. Panikstörung

ICD-10: F 41.0

Zu den diagnostischen Kriterien einer Panikattacke vgl. 4.4.1.3. Die Umwandlung der früheren Diagnose „Herzphobie" in „Panikstörung" hat sich durchgesetzt. Während sich Panikstörung im Sinne internationaler Definition auf kein explizites phobisches Objekt bezieht, treten in der kardiologischen Praxis Panikstörungen mit primären symptomatischen Herzepisoden auf. Die Mischstörung von „Herzphobien" bei tatsächlich Koronarerkrankten ist bislang in die psychopathologische Diskussion zu wenig eingegangen, stellt aber ein massives aktuelles Problem dar, das interdisziplinäres Vorgehen verlangt. Die somatische Seite ist in jedem Fall kardiologisch zu kontrollieren.

Ätiologie

Angststörung aufgrund konkreter kardiopathologischer Erfahrungen.

Intervention

Die physiologisch befundlose „Herz"episode legt eine Behandlung im Sinne einer Panikstörung (vgl. 4.4.1.3) nahe. Besonders zu beachten sind dabei 5 Komponenten:

- gemeinsame Analyse des ätiologischen Bedingungsmodells: tatsächliche Herzkrankheit – spezifische, nichtpathologische Angst – Reiz-Kognitions-Verbindung (Herz„gefühl" – Erwartung einer Herzepisode) – Generalisierung (alle Auffälligkeiten in der Herzgegend werden pathologisch interpretiert)–hohe Frequenz spezifischer Ängste – Herzangst als Grundmuster des Erlebens;
- präzise Diskrimination von tatsächlich pathologischen Herzvorzeichen (Indikation zu rascher kardiologischer Behandlung) von anderen somatischen Wahrnehmungen (z. B. „Herz"druck aufgrund psychischer Negativerfahrungen);
- Modifikation kognitiver Grundmuster (analog der kognitiven Therapie der Depression nach Beck), besonders inadäquater Implikationen (z. B. „jede linksseitige Thoraxauffälligkeit bedeutet Herzgefahr");

- Aufbau spezifischer „koronarer Kompetenzen". Standard: präzises Wissen um die Verfügbarkeit von Akutmedikamenten (z. B. Nitrospray), Instruktion der Umwelt (z. B. Familienmitglieder dürfen Medikamente nicht verstellen), Atemtraining (ideal als Schwimmtherapie, z. B. Aufbau der Fähigkeit unter Streß längere Zeit ohne Atmung durchhalten zu können);
- Aufklärung der oft negativen Auswirkung von Panikstörungen auf die soziale Umwelt (z. B. Panikattacken generieren bei anderen Gefühle von Angst und Hilflosigkeit).

4.4.1.6 Angst und depressive Störung gemischt

ICD-10: F 41.2

Diagnose
Während Depressionen oft mit Ängsten einhergehen und Angststörungen oft depressive Zustandsbilder nach sich ziehen, kommen gerade bei Herz-Kreislauf-Patienten „Mischformen" vor, die weder eine Diagnose „Angststörung" noch eine Diagnose „Depression" zulassen. ICD sieht daher obige Diagnose vor.

Ätiologie
Vergleichbar Depressions- und Angststörungen.

Intervention
Kognitive Verhaltenstherapie als Kombination von Depressions- und Angsttherapie.

4.4.1.7 Zwangsstörung

ICD-10: F 42
DSM-III-R: 300.30

Diagnose
Zwangsstörungen kommen als Zwangsgedanken und als Zwangshandlungen vor. Beim Herzpatienten wurden Zwangsgedanken in Form belastender, sich aufdrängender Gedanken an bzw. visionärer Bilder von Herzoperationen beobachtet. Ebenso trat zwanghaftes Grübeln über problematische Zukunftsperspektiven als in sich stabile, zirkuläre Gedanken auf. Zwangshandlungen klassifizieren sich in Wasch- (Überhang bei Frauen) und Kontrollzwänge (Überhang bei Männern). Herzassoziierte Zwänge, bereitgestellte Medikamente mit hoher Frequenz und trotz Wissens zu kontrollieren (z. B. während einer Zugfahrt alle 5 Minuten im Handkoffer) sind typisch. Diagnostisch wird festgelegt:

- Zwangsgedanken oder -handlungen müssen für den Patienten als eigene Gedanken oder Impulse erkennbar sein (anders bei psychotischen Störungen, wo Gedanken als von außen induziert erlebt werden);

- der Patient muß bereits erfolglos versucht haben, gegen mindstens *einen* Zwangsgedanken- oder *eine* Zwangshandlung anzukämpfen;
- die Gedanken bzw. Handlungen müssen für den Patienten belastend sein und allgemein die subjektive Lebensqualität mindern;
- die Gedanken, Vorstellungen oder Impulse müssen sich in unangenehmer Weise wiederholen.

Neueren Untersuchungen zufolge sind Zwangsgedanken nicht so sehr durch ihre Häufigkeit als vielmehr durch ihr subjektiv unangenehm empfundenes „Sich-Aufdrängen" charakterisiert, d. h. im Vordergrund steht die kognitive Beachtung und Deutung der Gedanken.

Ätiologie

Angst- und Zwangsstörungen liegen genuin oft nahe beisammen. Zwangshandlungen bei Herz-Kreislauf-Patienten sind vielfach als pathologischer Kompensationsversuch anzusehen, Risiken gering zu halten. In vielen Fällen manifester Zwangsstörungen lassen sich anamnestisch prämorbide zwanghafte Züge nachweisen, die sich durch die Belastungssituation Herzkrankheit/Operation verstärken. Zudem sind prämorbid zwanghafte Persönlichkeiten erhöht streßanfällig, was die Entwicklung von Herz-Kreislauf-Erkrankungen begünstigen kann.

Intervention

Kognitive Verhaltenstherapie hat sich im therapeutischen Vergleich als effektivste Methode zur Behandlung von Zwangsstörungen gezeigt. Unter den Vertretern kognitiver Verhaltenstherapie gibt es allerdings methodische Auffassungsunterschiede. Sinnvoll erscheint, mit dem Patienten verschiedene Ansätze durchzusprechen und die individuell zielführendste Variante (nicht die subjektiv angenehmste) zu wählen (vgl. Süllwold et al. 1994; Herrlich 1994):

- Training, Zwangsgedanken bewußt herbeizuführen (= Kontrolle ihrer Genese);
- intentionale Exposition und demzufolge Habituation;
- Training, bewußt evozierte, später auch unwillkürlich auftretende Zwangsgedanken mittels Stop-Befehl zu unterbrechen. Die Wirksamkeit dieser Methode wird von Reinecker u. Hand bezweifelt;
- bewußte kognitive Extremierung von Zwangsvorstellungen und Ad-absurdum-Führung durch Wissen („ich weiß, daß ich alles mit habe");
- zeitliche Aufschiebung (z. B. „ich kontrolliere später");
- „distraction" (Störung der subjektiven Dominanz der Zwangsinhalte);
- kognitive Veränderung innerer Bilder (z. B. bedrohliche Bilder einer Herzoperation werden als interessant umgedeutet, der Patient soll sich sogar für Details interessieren);
- Analyse spezifischer Zwangskognitionen, Planung ihrer Veränderung sowie Training modifizierter Kognitionen (Bewertungen von Zwangsgedanken, kognitive Umstrukturierung etc.);
- kognitive Veränderung der störungsspezifischen Weltinterpretation (z. B. „ich werde einmal daran sterben, daß ich meine Medikamente nicht mit habe") sowie

● Veränderung der Selbstinterpretation (z. B. „mein Leben besteht nur mehr darin, zu kontrollieren, ob ich meine lebenswichtigen Medikamente mit habe").

4.4.1.8 Posttraumatische Belastungsstörung

ICD-10: F 43.1
DSM-III-R: 309.89

Diagnose

Nach massiven, existentiell bedrohenden Ereignissen kommt es zeitverzögert oder protrahiert zu wiederholtem und belastendem Wiedererleben der Situation, entweder in sich aufdrängenden Gedanken und inneren Bildern (Nachhallerinnerungen, „flashbacks"), Träumen, oder einem diffusen Gefühl, bald wieder vor einer ähnlich katastrophalen Situation stehen zu müssen. Zusätzlich kann es bei Konfrontation mit Objekten, die assoziativ oder symbolisch mit dem ursächlichen Trauma in Verbindung stehen, zu intensivem psychischen Leid kommen, was häufig die Entwicklung spezifischen Vermeidungsverhaltens nach sich zieht.

Ätiologie

Ätiologisch lassen sich herzassoziierte posttraumatische Belastungsstörungen meist auf das subjektive Erfahren koronarer Akutepisoden bzw. auf massive Operationsängste zurückführen. Demzufolge tauchen oft realistische Bilder (Situation der Herzattacke, Vorbereitungszeit im Operationsvorraum etc.) oder symbolische Bilder (z. B. Zerbröckeln des Körpers, sich selbst auf einer Schlachtbank zu sehen, an Tötungsmaschinen ausgeliefert zu sein usw.) auf.

Intervention

Stehen Zwangsgedanken im Vordergrund, kann auf die in 4.4.1.7 beschriebene Methodik zurückgegriffen werden, bei überwiegendem Vermeidungsverhalten sind Expositionstraining und Habituation sowie Aufbau von Verhaltenskompetenzen gegenüber problemauslösenden Situationen indiziert (vgl. 4.4.1.3 ff.).

Gerade bei extremen Symbolbildungen ist ebenso die vorbereitete und kontrollierbare Simulation des traumatischen Ereignisses, beispielsweise durch hypnotische Verfahren (z. B. holotrope Integration) oder durch psychodramatische Verfahren ins Kalkül zu ziehen. In jedem Fall muß dabei aber darauf geachtet werden, daß es zu keiner Intensivierung der ersten traumatischen Erfahrung kommt, sondern zu einem kontrollierbaren Erleben, das Sicherheit durch Kompetenz und die bewußte Annahme des Geschehens garantiert. Gerade bei psychischer Abwehr einer progredienten Herzkrankheit kann die Integration der Krankheit in die Gesamtpersönlichkeit und die unterstützte Konfrontation mit der Endlichkeit des Lebens sinnvolle Hilfe bieten. Nimmt der Problemkreis des Patienten ontologische Dimensionen (Sinnfrage) an, so ist Logotherapie und Existenzanalyse zu erwägen (Frankl 1987).

4.4.1.9 Alpträume, Angstträume

ICD-10: F 51.5

Diagnose

Herzpatienten berichten teils über äußerst belastende, thematisch immer wiederkehrende Träume hohen Realitätscharakters, die am nächsten Tag oder im
anamnestischen Gespräch extrem detailliert beschrieben werden können und
bei wiederholtem Nachfragen weitestgehend konstant bleiben (also anzunehmender Weise nicht frei phantasiert sind). Der Patient ist, auch nach Angaben
anderer, nach dem Aufwachen rasch orientiert. Oft bilden sich Ängste vor dem
Zu-Bett-Gehen, d. h. vor neuen Alpträumen aus.

Ätiologie

Alpträume, die genuin mit Herz-Kreislauf-Erkrankungen in Verbindung stehen,
können ähnliche Ursachen haben, wie zur posttraumatischen Belastungsstörung
beschrieben. Alpträume können zudem aus einem pathogen veränderten Selbstbild resultieren, z. B. der Verdrängung von progredienter Herzkrankheit und sub-
bewußter Angst vor dem Tod.

Alpträume können sich im anderen Fall als Begleiterscheinungen psychotro-
per Medikamente ausbilden (z. B. Reserpin als Antihypertonikum und Sedati-
vum, Trizyklika als Hauptgruppe antidepressiver, und Benzodiazepine als Hauptgruppe der ataraktischen Medikamente). Das legt nahe, Herzpatienten nach der
Einnahme solcher Substanzen zu befragen. Ebenso kann das Absetzen von Medikamenten, die den REM-Schlaf unterdrücken, Angstträume fördern.

Intervention

Ursachenbezogen entweder analog der Therapie posttraumatischer Belastungsstörungen oder durch psychiatrisch kontrolliertes Absetzen von Psychophar-
maka. Bei komplexeren Störungen, die sich in abnormem Traumverhalten manifestieren, ist unter Ausschluß organischer Störungen psychoanalytische Behandlung indiziert.

4.4.1.10 Mangel oder Verlust von sexuellem Verlangen

ICD-10: F 52.0

Diagnose

Nach subjektiver Angabe ohne andere Grundstörung (z. B. Erektionsstörung
oder Dyspareunie).

Ätiologie

Herzpatienten klagen bisweilen über verminderte sexuelle Lust, teils auch als
Faktor von Partnerproblemen. Diese spezielle Störung ist noch wenig untersucht,
doch dürften zum einen der Konsum von Sedativa, zum anderen Ängste vor aku-

ten Herzepisoden während des Orgasmus eine Rolle spielen. Zu beachten ist auf jeden Fall, daß Partnerkonflikte sich als bedeutende Streßfaktoren gerade bei Herzpatienten gezeigt haben.

Intervention
Kontrolle psychisch wirksamer Medikamente, klärende Gespräche über kardial bedingte Risken bei Sexualkontakt, evtl. Sexualtherapie.

4.4.1.11 Mißbrauch von Substanzen, die keine Abhängigkeiten hervorrufen

ICD-10: F 55

Diagnose
Übermäßiger und/oder inadäquater Konsum von Substanzen, die zwar keine Dependenzen bilden, mitunter aber Schädigungen hinterlassen können. Bei Herz-Kreislauf-Patienten sind das v. a. Antidepressiva (F 55.0, vgl. auch 4.4.1.9), Vitamine (F 55.4) sowie pflanzliche oder Naturheilmittel (F 55.6). Bei massivem Abusus dependenzerzeugender Sedativa/Hypnotika (z. B. Benzodiazepine) oder von Stimulanzien (z. B. Amphetamine, Koffein) ist an eine Diagnose ICD-10 F 13.2 bzw. F 15.2 zu denken, die in jedem Fall psychiatrische Intervention erfordert.
Ärztliche Warnungen stoßen bei Medikamentenabusus oft auf Widerstand. Oft sind mit dem Mißbrauchsverhalten auch regelmäßig hohe finanzielle Aufwendungen verbunden (besonders z. B. bei Vitamin- oder naturheilkundlichen Präparaten).

Ätiologie
Motiviert durch die feste Meinung, die Substanzen würden präventive Funktionen übernehmen, teils auch als Trotzreaktionen gegenüber einer als mißgünstig oder neidisch attribuierten Umwelt.

Intervention
Aufklärung, Selbstmanagementtherapie (vgl. Kanfer et al. 1990).

4.4.1.12 Paranoide Persönlichkeitsstörung

ICD-10: F 60.0
DSM-III-R: 301.00

Diagnose
Der Patient fühlt sich übermäßig leicht ausgenutzt und benachteiligt, reagiert hochempfindlich auf Kritik oder Zurückweisung und legt ein erhöhtes Mißtrauen an den Tag. Verschwörungen und Komplotte werden vermutet. Reaktionen werden oft als feindselig oder verächtlich gedeutet, teils treten Tendenzen zu

Streitverhalten und Eifersucht auf. Selbstwertgefühl und Selbstbezogenheit erscheinen überhöht.

Ätiologie

Trotz unterschiedlicher Ursachenmöglichkeiten ist bei Herz-Kreislauf-Patienten zunächst an eine Reaktion auf Stigmatisierungen seitens der Umwelt zu denken. Um den Patienten „zu schonen" werden ihm oft wichtige Informationen vorenthalten, er wird (teils verheimlicht) von Aktivitäten, die seine Leistungsfähigkeit überschreiten, ausgegrenzt und erfährt Brüche sozialer Integration. Chronisch Kranke oder potentiell akut Gefährdete werden vielfach als Bedrohung sozialer Gefüge betrachtet. Als begründete Reaktion auf diese Erfahrung können sich Mißachtung der Umwelt und überhöhte Egozentrizität entwickeln.

Intervention

Kognitive Therapie zur adäquaten Einschätzung der Umweltsituation bzw. zur Korrektur inadäquater Interpretationsmuster. Unterstützung offener Aussprachen im sozialen Umfeld, evtl. Hilfe zur Umstrukturierung sozialer Beziehungen. Kontaktaufnahme mit Selbsthilfegruppen.

Zudem erscheinen psychodramatische Methoden (Korrektur des Selbstbilds) und Gesprächspsychotherapie sinnvolle Wege zum Wiederaufbau stimmiger Selbstdefinitionen und sozialer Verankerungen zu sein.

4.4.1.13 Emotional instabile Persönlichkeitsstörung/impulsiver Typ

ICD-10: F 60.30

Diagnose

Emotionale Instabilität bei mangelnder Impulskontrolle als Charakterzug.

Ätiologie

Teils finden sich Zeichen dieser Störung bereits prämorbid als kompromißlose Charaktere, die besonders Einschränkungen der persönlichen Freiheit und/oder Behinderungen von Realisierungsvorhaben mit aggressivem Verhalten beantworten. Der Persönlichkeitstyp gelangt oft zielstrebig in Führungspositionen mit hoher Streßbelastung, was in manchen Fällen die Entwicklung von Herz-Kreislauf-Erkrankungen begünstigen könnte. Das Erleben der Einschränkung durch die Krankheit sowie der erhöhte Anspruch, sich weder in der Sorge um die eigene Gesundheit noch in der geschwächten Position einschränken zu lassen, dürfte mit zur Intensivierung des Charakterzugs und zur Exazerbation der Störung führen.

Intervention

Kognitive Verhaltenstherapie zum Aufbau situationsadäquaten Verhaltens und zum Abbau von Impulsspannung. Ein Schwerpunkt liegt bei reflektierter und sukzessiver Exposition im In-vivo-Training sowie in der Veränderung von Kognitionen, die Negativimpulse entwickeln (z. B. Überprüfung, ob Situationen oder Verhaltensweisen anderer tatsächlich einschränkend sind oder nur stereotyp als einschränkend interpretiert werden).

4.4.1.14 Asthenische oder dependente Persönlichkeitsstörung

ICD-10: F 60.7
DSM-III-R: 301.6

Diagnose
Herzpatienten mit asthenischer Persönlichkeitsstörung entwickeln v. a. eine Abgabe der Verantwortung an andere, häufig den Partner (z. B. für die Bereitstellung der Medikamente), eine Selbstwahrnehmung als hilflos und inkompetent, große Angst, von stabilen Bezugspersonen (oder *der* stabilen Bezugsperson) verlassen zu werden (z. B. durch Scheidung oder Tod), wiederholte Einforderungen der Versicherung, behütet und beschützt zu sein. Bei Mißgeschicken schieben sie die Schuld vielfach anderen zu.

Ätiologie
Durch ein krankheitsbezogen vermitteltes verändertes Selbstbild kann es in direkter Folge zur Selbstwahrnehmung deutlicher Hilflosigkeit und Umsorgungsbedürftigkeit kommen. Entsprechende Kognitionen werden teils durch Krankenhausatmosphäre (oft gerade im Gegensatz zu erlebten Führungspositionen) und die Rolle „be-handelt" werden zu müssen (Passivitätserleben) unterstützt. Dieses temporäre Selbstbild adäquat anzuerkennen erfordert psychische Leistung. Zudem wird Dependenz durch (teils fremdinduzierte) Selbstattributionen, psychische Belastungen vermeiden zu sollen, unterstützt, die vielleicht streß- und angstassoziierte Applikation von Medikamenten Dritten überantwortet. Als sekundärer Krankheitsgewinn erscheinen dependenzfördernde Erfahrungen, daß Hilfsbedürftigkeit die geforderten Energieaufwendungen für die Lebensbewältigung (durch Abgabe) reduzieren kann.

Intervention
Interventionswünsche kommen teils über Dritte, welche die Beziehung zum Patienten durch seine Aufmerksamkeitseinforderung stark belastet sehen. Zunächst sind taktvoll sekundäre Krankheitsgewinne abzuklären. Das Mittel der Wahl bei asthenischen Persönlichkeitsstörungen sind:
- Selbstsicherheitstraining,
- verhaltensspezifischer Kompetenzaufbau (z. B. Umgang mit Medikamenten),
- Selbstmanagementtherapie (Kanfer et al. 1990).

4.4.2 Psychische Ursachenkomponenten von Herz-Kreislauf-Erkrankungen

Psychische Ursachen bzw. Ursachenfaktoren von Herz-Kreislauf-Erkrankungen sind, besonders was ihren Einflußgrad auf die Krankheitsentwicklung anlangt, teils umstritten. Dennoch sprechen empirische Befunde für kardiopathogene psychische Einflußgrößen: Theorell (1977) erkannte früh die Eigenschaft, beim Warten Feindseligkeit zu entwickeln, als signifikanten Prädikator für Myokardinfarkte, Birbaumer (1986) stellt in Anlehnung an Arbeiten von Surwit, Williams und Shapiro die Vermutung einer kognitiven Beeinflussung kardiovaskulärer Erkrankungen auf, und nach Pirker (1988) sind Infarktpatienten mit einer Häufigkeit zwischen 60 % und 80 % psychologisch A-Typen.

Das führt zusammen mit einer Reihe ähnlich gelagerter Untersuchungen zur Vermutung, daß differentialpsychologische Risikodisposition und soziale Risikosituation die Auftretenswahrscheinlichkeit koronarer Herzerkrankungen erhöhen. Das sind speziell Typ-A-Persönlichkeit, Streß, Bewegungsmangel und Ernährungsfaktoren.

4.4.2.1 Typ-A-Persönlichkeit

Der differentialpsychologische A-Typ ist nicht als Persönlichkeits- oder sonstige psychische Störung anzusehen. Er findet sich als Normalbild in unserem Kulturkreis, dürfte aber nach systematischen sowie heuristischen Beobachtungen signifikant höher mit koronaren Erkrankungen korrelieren als der ruhigere (teils als „parasympathisch orientiert" bezeichnete) B-Typ. Besonders hohes Risiko zeigte die Kombination A-Typ und hohe Feindseligkeit. Die höchsten Quoten von Patienten mit bedeutsamen koronaren Verschlüssen wurden in diesem Untersuchungssetting bei hochgradig feindseligen A-Männern festgestellt. Das läßt zunächst zwar die Frage offen, ob A-Typ und kardiopathologische Entwicklungen eine gemeinsame Ursache haben oder der A-Typ pathologisches Herzgeschehen beeinflußt, Beobachtungen an A-Patienten, welche ihr Grundverhalten verändert haben, scheinen allerdings für einen Kausalzusammenhang zu sprechen. Der A-Typ ist charakterisiert durch psychische Präsenz und (Hyper)vigilanz, präzise und kräftige Bewegungen (z.B. Händedruck), meist laute, rasche, eindringliche und schmucklose Sprache sowie Einwortaffirmationen als Ausdruck von Ungeduld, Antworten, noch bevor der andere ausgesprochen hat, nervöse oder feindselige Reaktionen bei Wartezeiten.

Der auf Koronarerkrankungen folgende ärztliche Rat, „leiser zu treten", kann bei ausgeprägter A-Persönlichkeit aufgrund ihrer tiefliegenden innerpsychischen Verankerung nicht erfüllt werden. Die wiederholte Aufforderung der Umgebung zur Verhaltensänderung bleibt oft ebenso effektlos wie das Wissen um die bedrohte Gesundheit. Bei A-Typen muß davon ausgegangen werden, daß die Veränderung von Einstellungs- und Verhaltensmustern der psychologischen oder psychotherapeutischen Hilfe bedarf. Nach Ergebnissen verhaltenstherapeutischer Forschungen können Ratschläge, die die Veränderung komplexer bzw.

fundamentaler Persönlichkeitsmuster betreffen, vielfach nur durch psychologisch kontrollierte Trainingsarbeit umgesetzt werden. Bei ansonsten psychisch gesunden Personen hat sich Self-Management-Therapie (Kanfer 1990) als effizient erwiesen. Sieben Interventionsschritte lassen sich abstecken:

- Aufbau einer vertrauensvollen, arbeitsorientierten Theapeut-Patient-Beziehung, Festlegung der Eigeninitiative des Patienten als Kern therapeutischer Arbeit und Bestimmung des Therapiesettings;
- Verstärkung der Motivation desPatienten, spezifische A-Erlebens- und Verhaltensmuster zu verändern; Signalisierung entschlossenen und zügigen Vorgehens;
- gemeinsame Analyse des individuellen A-Verhaltens und funktionales Bedingungsmodell (Faktoren, die das A-Verhalten motivieren, aufrecht erhalten oder verstärken)
- Vereinbarung der Ziele der Verhaltensmodifikation (evtl. einschließlich der grundsätzlichen Wertproblematik therapeutischer Persönlichkeitsveränderung);
- Information über grundlegende kognitiv-verhaltenstherapeutische Techniken, Planung von Therapie, und als Essenz der Arbeit: kontrollierte Durchführung therapeutischer Trainingsblöcke (z.B. Planung und Einübung der Modifikation feindseliger Kognitionen im Verkehrsstau);
- Evaluation therapeutischer Fortschritte;
- Stabilisierung des therapeutischen Erfolgs, Generalisierung des erlernten Non-A-Verhaltens für Alltagssituationen und Therapieabschluß.

Streß

Streß ist nicht mit Arbeitsüberlastung zu verwechseln. Psychologisch ist Streß als Spannungs- oder Konfliktbelastung zu werten, die vielfach von subjektiven Einstellungs- und kognitiven Interpretationsmustern (oft A-Typ-spezifisch) abhängt. Physiologisch bedeutet Streß Adrenalinausschüttung („Streßhormon") und Aktivierung des sympathischen Nervensystems, anthropologisch steht Streß mit Kampf- oder Fluchthaltung in Verbindung. Streß korreliert mit Hypertonie, hyperaziden Magenreaktionen bis zum Ulkus, „verspannten" Schulter- und Nackenregionen sowie Veränderungen im Immunsystem (Lymphknoten, Thymusdrüse etc.). Distress, teils auch mit Angst assoziiert, führt teils zur Applikation sedierender bzw. anxiolytischer Medikamente (vgl. 4.4.1.1 und 4.4.1.11).

Der bloßen Empfehlung zu streßfreierem Leben kann vom Patienten meist nicht direkt gefolgt werden, sie bleibt wirkungslos, erzeugt aber teils aversive Reaktionen gegen den ärztlichen Ratgeber. Effektive Streßbewältigung erfordert mehrere Wochen konsequenter Bedingungsanalyse, Veränderung streßgenerierender Kognitionen und Modifikation von Streßverhalten. In vielen Fällen ist psychotherapeutisch geleitetes Streßmanagement (wie „Creativity–Relaxation und Stress–Care" oder verhaltenstherapeutische Trainingsprogramme) indiziert:

- kognitive Veränderungen (inklusive Arbeitszwänge);
- Entspannungstechniken (autogenes Training, Musiktherapie, Massagen etc.);

- Reorganisation des Lebensstils (Aufbau von Tages- und Wochenplänen, Änderung des Umgangs mit Pflicht- und Schuldgefühlen, evtl. Veränderung der Arbeitssituation, Aufbau von effektiven Verhaltenskompetenzen für Streß erzeugende Alltagssituationen, Ausgleichssport usw.);
- Lösung von Konflikten (z. B. sind streßgenerierende Partnerstörungen als Prädikator koronarer Störungen deutlich geworden).

Bewegungsmangel

Bewegungsmangel fördert im Regelfall Fettleibigkeit sowie eine reduzierte Qualität des Allgemeinzustands. Sportmedizinisch wird die koronarpräventive Relevanz von Bewegung und körperlicher Beanspruchung hervorgehoben. Als integrativer präventiver wie rehabilitativer Faktor ist dabei zu beachten:

- Ausdauersportarten (Laufen, Radfahren, Schwimmen) mit Aktivierung „aerober Energie" ist der Vorzug gegenüber dem (gerade isolierten) Training von Schnell- und Maximalkraft zu geben. Entscheidende Richtlinien sind: regelmäßige und häufigere Übungseinheiten (z. B. 2- bis 3mal pro Woche), konstante, nicht überanstrengende Bewegung (Bewegungseinheit nach Möglichkeit nicht unter ca. 6 min), möglichst hohe Beteiligung des gesamten Körpers unter Schonung des Bewegungsapparats (optimal: Schwimmen, besonders Rücken, Kraul und Delphin-Beine). Zielführend erscheinen integrative Konzepte, die ein komplexes Trainingsprogramm (kardiotrope Leichtathletik und Schwimmen, Kompensationsgymnastik (z. B. postoperativ), Bewegungsökonomisierung und kognitiv-somatische Regulation, konzentrative Entspannung und diskriminative Körpererfahrung, Aufbau ich-syntoner Körperbeziehung) auf individuelle Bedingungen abstimmen;
- oft sind Zeit-, Motivations- und/oder Angstprobleme zu überwinden. Konkrete Fixzeiten sowie Trainingseinheiten in Selbsthilfegruppen (wie z. B. durch den Österreichischen Herzverband angeboten) haben sich als sinnvoll erwiesen. Teils sind verhaltenspsychologische Verstärkerpläne zum Aufbau regelmäßiger Körperaktivität effektiv;
- strenge Vermeidung von Sportrisiken: Verletzungen, Abnützungserscheinungen, Überbeanspruchung des Herz-Kreislauf-Systems, hypoglykämische Prozesse, Entgleisungen des Elekrolythaushalts.

Ernährungsfaktoren

Ernährungsumstellungen sowie die Aufgabe von physisch belastenden Genußmitteln (z. B. Nikotin) stellen für den Patienten teils ein komplexes Problem dar, welches Informationsdefizite (z. B. wie wird „richtig" gekocht?), Belastungen seiner Mitwelt (z. B. Ernährungsumstellung auch für den Rest der Familie) und Aufgabe festsitzender Konsumationsmuster (Gewohnheit, Geschmack usw.) einschließt. Umstellungsschwierigkeiten legen verhaltenspsychologische Hilfe (z. B. ernährungsspezifische Verhaltensstrukturierung, kognitive und Konditionierungspläne zum Abbau von Nikotinkonsum usw.) nahe.

4.4.3 Psychologische Interventionsstrategien bei Herz-Kreislauf-Erkrankungen

Interventionsstrategien, die sich über den psychischen „Umweg" mittelbar auf das Herz-Kreislauf-System beziehen, wurden oben besprochen. Im Bereich meßbarer physiologischer Veränderungen dürften sich – mit Vorläufern in der Beginnzeit der Verhaltensmedizin – Biofeedbackmethoden zunehmend etablieren.

Der Patient wird meist über Druck-, Temperatur- oder Stromsensoren mit einer Meßapparatur verbunden und kann, heute im Regelfall über Bildschirm, den Verlauf eigener physiologischer Parameter verfolgen. Aktuelle Software bietet dazu symbolische Kodierungen wie Farbspektren, Flächenveränderungen konzentrischer Kreise etc., die dem Patienten die leichte Kontrolle physiologischer Vorgänge ermöglichen, an. Der Patient testet anhand von Meßdatenveränderungen die Reaktion seiner Physis auf Vorstellungsbilder, bestimmte Gedanken, Entspannungstechniken etc. und isoliert so beispielsweise spezifische Kognitionen, die mit Bluthochdruckschwankungen, und Meditationstechniken, die mit Blutdrucksenkung korrelieren. In mehreren Sitzungen lernt er mittels Kognition oder Verhalten selbsttätig (also nicht vom Arzt oder Medikament abhängig), direkt, planbar und therapeutisch indiziert in physiologische Prozesse einzugreifen. Die verwendeten Kognitionen und/oder Verhaltensweisen können sich auch auf in der Therapie erlernte Kompetenzen beziehen (z. B. konzentrative Entspannungstechniken, veränderte Interpretationsmuster nach kognitiver Streßtherapie etc.).

Zur Zeit werden im kardiologischen Bereich über Biofeedback v. a. Hypertonien behandelt. Forschungsvorhaben richten sich darüber hinaus auf Durchflußkapazitäten von Gefäßen und Herzfrequenz sowie Herzrhythmus.

Altorientalische Musiktherapie setzt sich aus aktiven und rezeptiven Komponenten zusammen und verfügt über ein in der Tradition sowie klinisch-empirisch überprüftes, diagnosespezifisches Repertoire rezeptiver Musiktherapie, wobei bestimmten Tonart-Melodie-Typen („Makams" = neuntönig-mikrotonal ausgerichtete Tonskalen) spezifisch Organe bzw. Organfunktionen zugeordnet werden. Im kardiologischen Bereich sind das insbesonders die Makams „Hicaz" (Herzstörungen bei egozentrisch geprägten Persönlichkeitsstrukturen), „Puselik" (Blutdruckstabilisation und Förderung der Blutzirkulation), „Uşşak" (Herzstörungen bei gleichzeitigen Schlafstörungen), sowie „Nihavent"-Improvisationen bei Blutdruck- sowie Zirkulationsstörungen. Appliziert wird die jeweilige Musik in konzentrativen Hörsitzungen, die Wirkfunktion wird als holistisch interpretiert. Die aktive Methodik greift auf traditionelle Heiltänze zurück und erklärt ihre Wirkung durch psychophysischen Streßabbau, Lockerung des Bewegungsapparats sowie Restabilisierung der interorganischen Homöostase.

4.4.4 Psychisch simulierte Herz-Kreislauf-Erkrankungen

Psychische Simulationen von Herz-Kreislauf-Erkrankungen zeigen sich im subjektiven Empfinden oder in Aussagen des Patienten, die eine organische Störung nahelegen, obwohl physiologische Befunde eine Organerkrankung nicht bestätigen. In nahezu allen Fällen beharrt der Patient auf seinen Beschwerden, was in manchen Fällen, aufgrund des klinischen Erscheinungsbilds, trotz allem zu einer organmedizinischen Behandlung oder, bei Ausschluß einer Organerkrankung, zur Verärgerung des Patienten und zum Wechsel des Arztes führt.

4.4.4.1 Somatoforme autonome Funktionsstörung des kardiovaskulären Systems

Die psychopathologische Frage um das Phänomen der „Herzneurose" wird z.Z. stark diskutiert und oft als eigenes Erscheinungsbild in Frage gestellt. Dennoch berechtigen Medizingeschichte (z.B. DaCosta-Syndrom als somatoforme Simulation von Angina pectoris bzw. Myokardinfarkt) und aktuelle Praxis, den Begriff phänomenologisch zu handhaben. In Anlehnung an Tölle (1988) können 3 typische Ausprägungen beschrieben werden, die bei körperlichen, besonders aber bei emotionalen Anspannungen als Herzsensationen in Erscheinung treten:
- funktionelle Herzbeschwerden, Druck, Brennen, Stechen in der Herzgegend, Leistungsinsuffizienz. Physiologisch ist teils eine leichte Sinustachykardie sowie leichte Hypertonie nachweisbar. β-Blocker sprechen gut an;
- paroxysmale supraventrikuläre Tachykardien, bei denen somatische Dispositionen das psychosomatische Erscheinungsbild „schienen" können;
- Herzphobie (teils synonym: Herzneurose (vom Typ A), Herzhypochondrie, Effort-Syndrom), mit anfallartigen Herzsensationen wie retro- bzw. peristernale Beklemmungsgefühle, Atemnot, Ohnmachtsgefühle, teils Bewußtlosigkeit, Schwindel, Zittern, basale Angst. Anfälle treten vermehrt außerhalb „sicherer Orte" (wie z.B. Krankenhaus) auf und führen in vielen Fällen zu Vermeidungsverhalten bzw. zu Einschlafängsten (Vorstellung, der Patient könnte im Schlaf sterben), sozialen Ängsten, Agoraphobie oder Klaustrophobie. Anamnestisch lassen sich neurotische Entwicklungen meist zumindest spurenweise erkennen, frühere Anfälle traten vielfach in Abhängigkeit von psychischen Belastungssituationen auf. Teils werden Herzneurosen als bloße Panikstörungen klassifiziert, bei denen (für Panikstörungen normale) Herzsensationen subjektiv im Vordergrund stehen.

Einen interessanten differentialdiagnostischen Hinweis geben schon früh Roskamm u. Reindell (1982), daß Patienten mit somatoformen Herzbeschwerden präzise das „Lehrbuchwissen" repräsentieren (deutliche Schmerzen im betont linken Brustbereich sowie im linken Arm), während die Vergleichsgruppe von Myokardpatienten Schmerzen eher zentral bis leicht links oder diffus im ganzen Thoraxbereich angaben.

Die Herzphobie erscheint als die häufigste herzspezifische Simulationskrankheit und bedarf der psychotherapeutischen bzw. psychiatrischen Behandlung. Als zielführend hat sich kognitive Verhaltenstherapie analog einer phobischen bzw. Panikstörung erwiesen (vgl. 4.4.1.3).

4.4.4.2 Hypochondrische Störung

ICD-10: F 45.2
DSM-III-R: 300.70

Diagnose

Typisch im Vergleich zu somatoformen Störungen im Sinne von 4.4.4.1 ist bei hypochondrischen Störungen, daß das Bewußtsein, ernst erkrankt zu sein, bzw. die Angst vor bedrohlichen Folgeerscheinungen gegenüber körperlichen Symptomen meist im Vordergrund stehen. DSM-III-R gibt als diagnostische Kriterien an:

- Überzeugung, an einer schweren Krankheit (z.B. Angina pectoris, drohender Myokardinfarkt, diffuse Herzerkrankung usw.) zu leiden, samt dahingehender Interpretation somatischer Geschehen;
- therapeutenseitig Ausschluß von Panikstörung, körperbezogenem Wahn sowie tatsächlicher körperlicher Störungen;
- Resistenz gegen unauffällige (besonders internistische) Untersuchungsergebnisse, häufig Entrüstungsreaktionen bei Mitteilung befundloser Untersuchungen und Arztwechsel („doctor-shopping").

Ätiologie

Der Ursprung von Hypochondrien ist vielfach schwierig auszumachen, doch scheint sowohl psychoanalytischen (z.B. Krankheit als Symbol) wie auch lerntheoretischen Erklärungen (z.B. Erfolg, durch die „Krankheit" die Familie „manipulieren zu können") vielfach recht gegeben werden zu können.

Intervention

Hypochondrische Störungen sind mit dem negativen internistischen Befund nicht beigelegt. Sie bedürfen psychotherapeutischer Intervention, wobei das Vorherrschen symbolischer Krankheitsanteile eher psychoanalytische Behandlung, die Dominanz pragmatischer oder „erlernter" Anteile kognitive Verhaltenstherapie indiziert.

4.4.4.3 Körperbezogener Wahn

ICD-10: F 22.0 (unter wahnhafte Störung)
DSM-III-R: 297.10

Patienten mit körperbezogenem Wahn suchen im Regelfall nicht psychiatrische Hilfe, sondern ihrem Wahnobjekt entsprechende Fachärzte auf. Ähnlich wie bei hypochondrischen Störungen werden die Patienten von einem unauffälligen Befund nicht befriedigt. Während allerdings der klassische Hypochonder psychisch gesehen die Möglichkeit hätte, die Gegenstandslosigkeit seiner Ängste zu erkennen, besitzt der Wahnpatient diese Möglichkeiten nicht.

Wahnstörungen zählen zum psychotischen Krankheitskomplex, werden physiologisch auf eine Störung im Neurotransmitterbereich (dopaminerges Transmittersystem) zurückgeführt und gehören in jedem Fall in psychiatrische Behandlung, die im Regelfall medikamentöse sowie psychotherapeutische Intervention umfaßt. Pharmakologisch stehen vorzugsweise neuroleptische Medikamente zur Verfügung. Häufige Anwendung findet Haloperidol, jedoch ist im einzelnen psychiatrisch zu entscheiden. Neuere pharmakologische Entwicklungen stellen eine große Bandbreite antipsychotischer Medikamente zur Verfügung (vgl. Riederer et al. 1992).

4.4.4.4 Konversionsstörung

ICD-10: F 44
DSM-III-R: 300.11

Diagnose

Konversions- oder dissoziative Störungen stehen mit einem Erscheinungsbild im Zusammenhang, das früher als Hysterie bezeichnet wurde und heute weitgehend – teils aus sozialethischen Gründen – aus der internationalen klinischen Terminologie gestrichen wurde. Statt dessen findet sich mehr der Begriff der histrionischen Persönlichkeitsstörung (ICD-10: F 60.4). Gerade psychoanalytische Arbeiten haben den engen Zusammenhang zwischen histrionischen Störungen und Konversion deutlich gemacht.

Im Sinne der Psychoanalyse bedeutet Konversionsstörung die Ausbildung eines pseudosomatischen Erscheinungsbilds (nach DSM-III-R Verlust oder Veränderung körperlicher Funktionen), das sich in letzter Konsequenz als symbolischer Ausdruck psychischer Gehalte manifestiert (z. B. intestinal empfundene Übelkeit und Erbrechen als Ausdruck psychischen Ekels).

Der Patient ist sich der psychischen Genese seiner Störung nicht bewußt. Die Symptomatik hat zumeist Ähnlichkeiten mit neurologischen (z. B. Parästhesien) oder gastrointestinalen Erkrankungen. Auffallend ist, daß Konversionen meist keine bekannten Krankheitsbilder „kopieren". Das unterscheidet den Herz„hysteriker" vom Herz„phobiker" (vgl. 4.4.4.1). Physiologische Befunde sind negativ.

Ätiologie

Die Ätiologie von histrionischen bzw. Konversionsstörungen ist nach wie vor Streitfrage. Gesichert scheint ein Zusammenhang mit psychosozialen Belastungen sowie psychischen Desideraten, die der Exazerbation des Symptoms vorausgehen. Entscheidend ist der kreative Akt der Psyche, das psychische Erleben in ein zutreffendes Körpersymbol umzubilden.

Psychoanalytisch gesehen dürften Problemprozesse in der Kindheit eine wichtige Rolle spielen.

Intervention

Konversionsstörungen stellen oft ein massives und ziemlich resistentes Problem psychosomatischer Behandlung dar. Gute Erfolge werden teils von psychoanalytischen Behandlungen berichtet, was wahrscheinlich damit zusammenhängen dürfte, daß sich die Psychoanalyse in ihrer Frühform entscheidend aus der Arbeit mit histrionischen Störungen entwickelt hat.

4.4.4.5 Simulation

ICD-10: F 68.1 bzw. (als „offizielle" Verschlüsselung Z 76.5)
DSM-III-R: 301.51

Diagnose

Klagen über spezifische Symptome, ohne daß diese in der physiologischen Untersuchung bestätigt werden können. Abgesehen von psychisch krankhaftem Status (etwa als stabile Lust, operiert zu werden, als Strategie, durch Behandlung Aufmerksamkeit zu erlangen, oder als Drang zu Krankenhaus„exkursionen"/ „Hospital-hopper-Syndrom"), zeichnet sich Simulation – wenn auch anamnestisch in der Regel nicht direkt zugänglich – dadurch aus, daß das „Symptom" restlos verschwindet, wenn es entlarvt oder nicht mehr von Nutzen ist.

Ätiologie

Nutznießung aus der Krankheitssimulation. Herz-Kreislauf-Schwäche, „kardiale" Schwindelzustände, „Schmerzzustände" in der Herzgegend etc. werden herangezogen, um Strafverfolgungen oder Militärdienst zu vermeiden, um Krankenstände oder Frühpensionen zu erwirken oder um soziale Leistungen zu erschwindeln (z. B. bessere Wohnungsverhältnisse, finanzielle Unterstützung). Simulationen sind laut ICD-Angaben im gerichtlichen und militärischen Umfeld häufig, im zivilen Leben hingegen relativ selten.

Intervention

Therapeutisch ist keine Intervention indiziert. Dennoch wird es in vielen Fällen sinnvoll sein, da Simulation tatsächlich auf Not- oder Problemsituationen hinweisen kann, mit dem „Patienten" eine vertrauensvolle Gesprächsbasis aufzubauen. In manchen Fällen ist es indiziert, sollte es bereits zum guten Gespräch gekommen sein, einen Sozialarbeiter beizuziehen und bei Realproblemen legale Lösungsmöglichkeiten zu suchen und zu realisieren.

4.4.5 Schlußbemerkung

Forschung und Praxis im Schnittfeld von Kardiologie und Psychotherapie sind ständig im Fluß. Erschwerend kommt dazu, daß physiologische Phänomene (z. B. pathologische Blutwerte) sowohl vom Patientenindividuum als auch vom Untersucherindividuum unabhängig bewertet werden können, während im psychopathologischen Bereich Messungen und deren Interpretationen interindividuell hoch schwanken können. Während – auch im Sinne des vorliegenden Manuals – unabhängig vom jeweiligen Arzt ein Infarktgeschehen auch weitestgehend unabhängig von der Individualität des Patienten diagnostiziert werden kann, unterliegt Psychodiagnostik einer wesentlich höheren Schwankungstoleranz: die Psyche ist nicht als analog-biologisches System zu verstehen. Die mechanistischen Systeme früher Psychoanalyse sowie des frühen Behaviorismus sind daran gescheitert. Ebenso läßt sich das Gehirn des Menschen nach jüngsten Untersuchungen keineswegs als biologischer Computer verstehen: es ist eine Entität völlig anderer „Bauart". Das macht einen Transfer Soma–Psyche, der über reine Empirie hinausgehen soll, schwierig. Die Zusammenhänge von Person und Herz werden, gerade für die Grundlagen- sowie klinische Forschung, noch lange Probleme aufgeben, die vielleicht im Sinne von John Eccles nie gelöst werden können: denn ein Gehirn, das sich selbst völlig versteht, ist ein Widerspruch in sich.

Literatur

Beck AT, Rush AJ, Shaw BF, Emery G (1992) Kognitive Therapie der Depression, 3. Aufl. (dt.hg. v. Hautzinger M). Psychologie Verlags Union, Weinheim

Birbaumer N (1986) Kardiovaskuläre Störungen. In: Miltner W, Birbaumer N, Gerber WD (Hrsg) Verhaltensmedizin. Springer, Berlin Heidelberg New York Tokyo

CIPS (Collegium Internationale Psychiatriae Scalarum): Internationale Skalen für Psychiatrie. Beltz Test, Weinheim

Dilling H, Mombour W, Schmidt MH (Hrsg) (1991) Internationale Klassifikation psychischer Störungen, klinsch-diagnostische Leitlinien (ICD-10), Weltgesundheitsorganisation. Huber, Bern Göttingen Toronto

DMS-III-R (Diagnostisches und Statistisches Manual Psychischer Störungen DSM-III-R) (1991) Übers. n. d. Revision der 3. Auflage des Diagnostic and Statistical Manual of Mental Disorders der American Psychiatric Association. Beltz, Weinheim Basel

Frankl VE (1987) Ärztliche Seelsorge. Grundlagen der Logotherapie und Existenzanalyse. Fischer, Frankfurt am Main

Herrlich J (1994) Die Entwicklung der Verhaltenstherapie des Zwangs. In: Süllwold L, Herrlich J, Volk S (Hrsg) Zwangskrankheiten. Psychobiologie, Verhaltenstherapie, Pharmakotherapie. Kohlhammer, Stuttgart Berlin Köln

Kanfer FH, Reinecker H, Schmelzer D (1990) Selbstmanagement-Therapie. Ein Lehrbuch für die klinische Praxis. Springer, Berlin Heidelberg New York Tokyo

Klosko JS, Barlow DH, Tassinari RB, Cerny JA (1988) Comparison of alprazolam and cognitive behavior therapy in the treatment of panic disorder. A preliminary report. In: Hand I, Witt-chen HU (Hrsg) (1991) Panic and phobias. Springer, Berlin Heidelberg New York Tokyo

Margraf J, Schneider S (Hrsg) (1990) Panik. Angstanfälle und ihre Behandlung, 2. Aufl. Springer, Berlin Heidelberg New York Tokyo

Mastnak W (1992) Sound focusing. Therapie durch Stimme und gezielte Körperresonanz. In: Musiktherapeutische Umschau, Bd. 13/Heft 1. Bochinsky, Frankfurt am Main

McGrath E, Keita GP, Strickland BR, Russo NF (Hrsg) (1993) Frauen und Depression. Risikofak-toren und Behandlungsfragen. Mackinger, Bergheim bei Salzburg

Pirker H (1988) Die Betreuung des Infarktkranken im ambulanten Coronartraining. In: Rechen-berger HG, Werthmann HV (Hrsg) (1988) Psychotherapie und Innere Medizin. Grundlagen und Anwendungen. Pfeiffer, München

Riederer P, Laux G, Pöldinger W (Hrsg) (1992) Neuro-Psychopharmaka. Ein Therapie-Hand-buch. Bd 4: Neuroleptika. Springer, Berlin Heidelberg New York

Roskamm H, Reindell H (1982) Herzkrankheiten, 2. Aufl. Springer, Berlin Heidelberg New York

Süllwold L, Herrlich J, Volk S (1994) Zwangskrankheiten. Psychobiologie, Verhaltenstherapie, Pharmakotherapie. Kohlhammer, Stuttgart Berlin Köln

Theorell T (1977) On risk factors for premature myocardial infarction in middle-aged building construction workers. In: Halhuber MJ (ed) Psychosozialer „Streß" und koronare Herzkrankheit. Springer, Berlin Heidelberg New York

Tölle R (1988) Psychiatrie, 8. Aufl. Springer, Berlin Heidelberg New York Tokyo

Zeier H (1990) Biofeedback. Physiologische Grundlagen. Anwendungen in der Psychotherapie. Huber, Bern

4.5 Klinische Aspekte und Behandlung der Hypertonie

C. M. M. Erley

4.5.1 Arterielle Hypertonie

Ein erhöhter Blutdruck gehört zu den größten Gesundheitsproblemen in den Industrieländern. Durch intensive Aufklärungsprogramme konnte die Zahl der nicht behandelten oder nicht diagnostizierten Patienten in den letzten Jahren auf ein Maß von ca. 20 % gesenkt werden. Durch Entwicklung neuerer Therapien konnte die Mortalität der arteriellen Hypertonie und ihrer Folgeerkrankungen ebenfalls deutlich gesenkt werden. Obwohl unser Verständnis über die pathophysiologischen Mechanismen eines erhöhten Blutdruckes deutlich zugenommen haben, ist in 90–95 % der Fälle eine direkte kausale Zuordnung der Ursachen immer noch nicht möglich.

4.5.1.1 Definition

Da die Blutdruckverteilung der Normalbevölkerung einer Gauß-Normalverteilung entspricht, ist die Definition eines erhöhten Blutdruckes insgesamt sehr schwierig. Die Rate der kardiovaskulären Erkrankung wie Herzinfarkt und Schlaganfall nehmen progressiv mit der Höhe sowohl des systolischen als auch des diastolischen Blutdruckes zu. Das kardiovaskuläre Risiko ist deutlich erniedrigt bei Patienten mit einem systolischen Blutdruck < 120 mm Hg oder einem diastolischen Blutdruck < 80 mm Hg. Daneben rückte die isolierte systolische Hypertonie insbesondere bei älteren Patienten in den letzten Jahren zunehmend in das Licht des ärztlichen Interesses. Insgesamt muß bei der Beurteilung eines erhöhten Blutdruckes neben dem Alter der Patienten auch das Geschlecht und die Rasse berücksichtigt werden. Traditionellerweise wird in der Erwachsenenbevölkerung ein arterieller Blutdruck $> 140/90$ mm Hg als pathologisch charakterisiert. Zudem werden die Hypertonien in mild, moderat und schwer eingeteilt (s. Tabelle 1). Diese Einteilung berücksichtigt allerdings lediglich die Situationsmessung meist im Rahmen der Arztbesuche. Durch Einführung der neueren 24-h-Blutdruckmessungen weiß man, daß auch bei niedrigeren Werten ein erhöhtes kardiovaskuläres Risiko besteht. Darüber hinaus ist die Blutdruckmessung immer wieder mit Fehlern behaftet, wobei die häufigsten Fehler in der Praxis eine unzureichende Liegedauer, Messen im Stehen oder Halbsitzen, Messen bei angewinkeltem Arm, zu große oder zu schmale Blutdruckmanschette im Vergleich zum Armumfang, sind.

Tabelle 1. Schweregrade der Hypertonie nach WHO

Diastolischer Blutdruck [mm Hg]	Form
90– 94	Sog. Grenzhypertonie
95–104	Milde Hypertonie
105–114	Mittelschwere Hypertonie
>114	Schwere Hypertonie

Seit Einführung der kontinuierlichen 24-h-Blutdruckmessung weiß man, daß die Blutdruckwerte bei einigen Patienten sehr stark fluktuieren. Insbesondere im Rahmen von Arztbesuchen liegen die Blutdruckwerte häufig deutlich über den zu Hause von den Patienten selbst gemessenen oder den Werten aus der 24-h-Blutdruckmessung. Dieses Phänomen wird auch als „white coat hypertension" oder „Weißkittelhochdruck" bezeichnet. Man geht inzwischen mehr und mehr dazu über, nicht nur die absoluten Blutdruckwerte als Kriterium für eine Erweiterung bzw. Initiierung der antihypertensiven Medikation zu sehen, sondern das gleichzeitige Vorliegen einer positiven Familienanamnese oder weiterer Risikofaktoren für das Auftreten einer kardiovaskulären Erkrankung (zum Beispiel Hyperinsulinämie, Hypercholesterinämie oder Diabetes mellitus) bzw. den Nachweis von hypertensiven Organschäden (zum Beispiel linksventrikuläre Hypertrophie, Retinopathie oder vermehrte Ausscheidung von Albumin). Liegen weder Risikofaktoren noch beginnende hypertensive Organschäden vor, sollte eine medikamentöse Therapie erst bei wiederholtem Nachweis von diastolischen Blutdruckwerten über 90 mm Hg über einen Zeitraum von mehreren Wochen begonnen werden.

4.5.1.2 Prävalenz

Die Prävalenz der arteriellen Hypertonie hängt sehr stark von der Zusammensetzung der untersuchten Population und den Einschlußkriterien ab. In großen Populationen wie der Framingham-Studie einer weißen Vorortbevölkerung zeigen nahezu 1/5 aller Personen einen Blutdruck über 160/95 mm Hg und nahezu die Hälfte Blutdruckwerte über 140/90 mm Hg. Im Bereich der schwarzen Bevölkerung liegen diese Zahlen noch weitaus höher.

Die Prävalenz der sekundären Hypertonieformen ist ebenfalls stark abhängig von der Zusammensetzung der Population und der Intensität der Untersuchung. Die folgende Übersicht gibt die Klassifikation der arteriellen Hypertonie an und in Tabelle 2 ist die Prävalenz der einzelnen Hypertonieformen aufgeführt:

Klassifikation der arteriellen Hypertonie

Systolische Hypertonie mit großer Druckamplitude:
- Verringerte Compliance der Aorta (Arteriosklerose);
- gesteigerte Auswurfleistung,

- Aortenregurgitation,
- Thyreotoxikose,
- hperkinetisches Syndrom,
- Fieber
- Arteriovenöse Fisteln ,
- persistierender Duktus arteriosus.

Systolische und diastolische Hypertonie (erhöhter peripherer Widerstand):
- renale Hypertonie,
  - chronische Pyelonephritis,
  - akute und chronische Glomerulonephritis,
  - polyzystische Nierenerkrankung,
  - renovaskuläre Stenose oder Niereninfarkt,
  - andere schwere Nierenerkrankungen (diabetische Nephropathie, Arteriosklerose usw).
- Endokrine Hypertonie,
  - Einnahme oraler Kontrazeptiva,
  - adrenokortikale Überfunktion:
    - M. Cushing,
    - primärer Hyperaldosteronismus,
    - kongenitale oder hereditäre adrenogenitale Syndrome,
    - Phäochromozytom,
    - Myxödem,
    - Akromegalie.
- Neurogene Hypertonie,
  - psychogene Störung,
  - „dienzephales Syndrom",
  - familiäre Dysautonomie,
  - Polyneuritis (akute Porphyrie, Bleiintoxikation),
  - gesteigerter intrakranieller Druck,
  - akuter Spinalschaden.

Tabelle 2. Prävalenz der verschiedenen Formen der Hypertonie

Diagnose	% der Fälle	% innerhalb eines Klinikkollektives
Essentielle Hypertonie	92–94	65–85
Renale Hypertonie		
Parenchymatös	2–3	4–5
Renovaskulär	1–2	4–16
Endokrine Hypertonie		
Primärer Aldosteronismus	0,3	0,5–12
M. Cushing	< 0,1	0,2
Phäochromozytom	< 0,1	0,2
Orale Kontrazeptiva	2–4	1–2
Verschiedene Ursachen	0,2	1

- Verschiedene Ursachen,
    - Koarktation der Aorta,
    - gesteigertes intravasales Volumen (Transfusion, Polycythämia vera),
    - Polyarthritis nodosa,
    - Hyperkalziämie,
    - Medikation (z. B. Glukokortikoide).
- Unbekannte Ursachen,
    - essentielle Hypertonie (> 90 % aller Fälle),
    - Eklampsie,
    - akute intermittierende Porphyrie.

Aus Platzgründen soll im folgenden aufgrund ihrer Bedeutung nur auf die essentielle Hypertonie eingegangen werden. Zu den sekundären Hypertonieformen wird auf entsprechende Fachliteratur verwiesen. Die diagnostische Abgrenzung dieser Hypertonieformen von der essentiellen Hypertonie wird im nächsten Kapitel aufgezeigt.

4.5.2 Untersuchungen bei arterieller Hypertonie

4.5.2.1 Anamnese und körperliche Untersuchung

Zu jeder Erstuntersuchung einer neu entdeckten Hypertonie gehört eine ausführliche Anamnese, wobei auf bestehende Nierenerkrankungen, Risikofaktoren für das Entstehen einer Atherosklerose, Veränderungen des Aussehens, Hämaturie und die Familienanamnese geachtet werden sollte (s. oben). Auch eine Medikamentenanamnese muß zum Ausschluß eines medikamentösen Hochdruckes (z. B. Östrogene) erhoben werden.

Die körperliche Untersuchung des Patienten mit arterieller Hypertonie umfaßt einen kompletten Untersuchungsstatus zum Ausschluß von Herzgeräuschen, Nachweis von Durchblutungsstörungen und Strömungsgeräuschen als Hinweis auf eine generalisierte Gefäßsklerose, Inspektion als Hinweis auf endokrine Störungen (M. Cushing, Akromegalie) oder Hautveränderungen, Augenspiegelung (Frage nach Fundusveränderungen) und eine abdominelle Palpation (z. B. Nierenvergrößerung bei polyzystischen Nieren).

4.5.2.2 Laboruntersuchungen und bildgebende Verfahren

Die notwendigen Laboruntersuchungen sind in folgender Übersicht aufgeführt:

Laboruntersuchungen bei neuentdeckter, bisher nicht behandelter arterieller Hypertonie

- *Minimalprogramm:*
  Serumglukose,
  Serumcholesterin,

Serumtriglyzeride,
Serumkreatinin,
Serumkalium,
Serumnatrium,
Serumharnsäure,
Serumkalzium,
Urinstix, Albuminstix.

- *Bei Patienten > 60 Jahre:*
Blutbild,
EKG,
Thoraxröntgen.

- *Bei speziellen Fragestellungen:*

Herzerkrankung?	EKG, Thoraxröntgen, (evtl. Echokardiographie).
Hyperthyreose?	T3, T4, TRH-TSH-Test.
Hyperadrenerg?	Katecholamine im 24-h-Sammelurin oder Vanillinmandelsäure.
Renale Erkrankung?	Nierensonographie.

- *Bei speziellen Situationen:*
(diastolische Werte > 95 mm Hg, Alter < 35 Jahre, Alter > 65 Jahre, Hinweis auf generalisiertes Gefäßleiden, abdominelle Strömungsgeräusche):
Captopril-Test und/oder
Nierensequenzszintigraphie mit/ohne Captopril,
evtl. digitale Subtraktionsangiographie,
Katecholamine im 24-h-Sammelurin.

Sind alle oben genannten Laborwerte im Normbereich, ist das Vorliegen einer sekundären Hypertonie, mit Ausnahme der Nierenarterienstenose, unwahrscheinlich. Auf eine mögliche Beeinflussung der Laborparameter durch Medikationen muß dabei geachtet werden. Die Veränderungen der Laborwerte bei den sekundären Hypertonien darzustellen, würde den gesetzten Rahmen überschreiten. Generell ist zu sagen, daß bei wiederholt auffälligen unklaren Konstellationen von Laborparametern ein Spezialist (Internist, Nephrologe, Endokrinologe) hinzugezogen werden sollte.

Bei der Urinuntersuchung zum Ausschluß einer renalen Schädigung (im Rahmen einer sekundären Hypertonie oder bei primär renalem Schaden) gilt das Augenmerk neben der Erythrozyturie und Glykosurie der Proteinurie einschließlich der Mikroalbuminurie. Das Ausmaß der Proteinurie korreliert, sofern sie nicht durch eine eigenständige renale Erkrankung hervorgerufen wird, mit der Höhe des Blutdruckes. Meist liegt allerdings keine mit normalen Labormethoden erfaßbare Proteinurie vor, sondern die Werte liegen in einem mit dem Urinstix nicht erkennbarem Bereich (sog. Mikroalbuminurie, da hierbei vorwiegend Albumin ausgeschieden wird; 30–300 mg/die), hierfür existieren spezielle Stixverfahren (z. B. Albustix von Boehringer).

Eine Röntgenaufnahme des Thorax in 2 Ebenen zum Ausschluß kardialer oder pulmonaler Auffälligkeiten sowie eine Nierensonographie zum Ausschluß renaler Veränderungen gehören ebenfalls zum normalen Programm. Weitergehende Untersuchungen (Computertomographie, Szintigraphie) sollten nur bei speziellen Fragestellungen erfolgen.

4.5.2.3 Untersuchung bei hypertensiven Patienten zum Ausschluß einer Nierenarterienstenose (NAS)

Die NAS als die häufigste Form der sog. „sekundären" Hypertonien (1–3 % aller Hypertonien) und als die laborchemisch am schlechtesten auszuschließende sekundäre Form ist nach wie vor Gegenstand der Forschung zur Entwicklung neuer, nichtinvasiver Methoden zu ihrem Ausschluß. Dies insbesondere, da diese Form der Hypertonie durch Dilatation der Nierenarterien oder gefäßchirurgische Eingriffe als prinzipiell kausal behandelbar gilt. Darüber hinaus gibt es in letzter Zeit Hinweise darauf, daß Sekundärschäden bei einer Hypertonie, die durch eine Steigerung des Renin-Angiotensin-Aldosteron-Systems (RAA-Systems) hervorgerufen wird, stärker ausgeprägt sind als bei anderen Formen der Hypertonie. Welche Patienten einer ausgedehnten Diagnostik zum Ausschluß einer NAS zugeführt werden sollen, wird noch kontrovers diskutiert. So konnte man zeigen, daß die gültigen klinischen Kriterien leider nicht bei allen Patienten mit NAS vorliegen. Mit Entwicklung neuer, einfacher und nichtinvasiver Untersuchungsmethoden ergibt sich die Möglichkeit, auch große Patientenpopulationen zu untersuchen.

Die Anamnese und Untersuchung der Patienten mit NAS ist meist wenig ergiebig. Als hinweisend gelten:
- Vorhandensein abdomineller Strömungsgeräusche (in ca. 40 %),
- plötzlich auftretende Hypertonie,
- schwere, schlecht einstellbare Hypertonie,
- fehlende Familienanamnese bezüglich Hypertonie,
- Anamnese auf generalisierte Gefäßsklerose (oder bekannte Atherosklerose großer Gefäße),
- Hypertonie bei jungen Patienten (besonders bei Frauen),
- Auftreten der Hypertonie nach Nierentrauma,
- Fehlen anderer Risikofaktoren für die Entstehung einer Hypertonie,
- Nachweis einer sich schnell verschlechternden Nierenfunktion, insbesondere nach Ansetzen eines ACE-Hemmers.

Laborchemische Untersuchungen. Sie dienen eher zum Ausschluß anderer sekundärer Hypertonieformen (s. oben). Eine NAS kann durch keine der herkömmlichen Laboruntersuchungen nachgewiesen werden.

Jeder Patient mit einem neu entdeckten Hypertonus sollte auf das Vorliegen eines sekundären Hypertonus untersucht werden. Besonders sorgfältig sollten diese Untersuchungen bei bestimmten Patientengruppen (junge Patienten, Patienten mit generalisierter Atherosklerose oder Patienten mit dringendem Verdacht auf das Vorliegen eines sekundären Hypertonus untersucht werden). Das Schema in Abb. 1 soll einen entsprechenden Leitfaden darstellen.

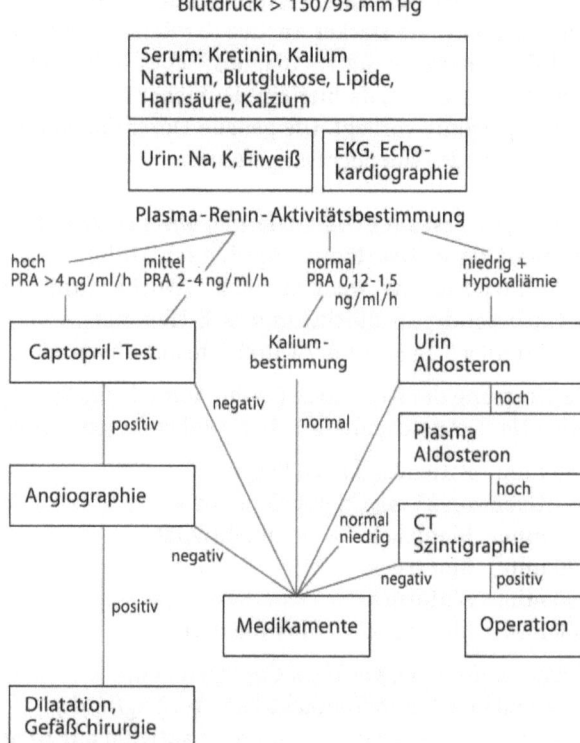

Abb. 1. Flußdiagramm zur Diagnostik bei arterieller Hypertonie

4.5.2.4 Spezielle Untersuchungen zum Nachweis einer Nierenarterienstenose

Captopril-Test

Durch Einführung der ACE-Hemmer als antihypertensive Substanzen hat man neue Erkenntnisse über die renale Hämodynamik bei verschiedenen Nierenerkrankungen gewonnen. So hat man insbesondere bei bilateralen Nierenarterienstenosen und bei stenosierten funktionellen Einzelnieren unter der Gabe von ACE-Hemmern eine deutliche Verschlechterung der Nierenfunktion gesehen. Diese Beobachtungen führten zu der Erkenntnis, daß bei Einschränkung des renalen Blutflusses (z. B. durch NAS) die glomeruläre Filtration nur durch eine vermehrte Kontraktion des Vas efferens gegenüber dem Vas afferens aufrecht erhalten werden kann. Dieser Kompensationsmechanismus ist stark abhängig von dem RAA-System. Wird dieser Mechanismus durch die Gabe eines ACE-Hemmers unterbrochen, kommt es auf der betroffenen Seite zu einem starken Abfall der glomerulären Filtrationsrate. Dies führt bei 2 befallenen Nieren zu einer Kreatininerhöhung, während dies bei einer befallenen Niere durch die gesunde Gegenseite kompensiert werden kann. Diesen Abfall der GFR kann man szintigraphisch messen (s. Szintigraphie).

Es resultiert weiterhin, vermutlich durch den konsekutiven Abfall der Na^{2+}-Ausscheidung, ein starker Anstieg der Reninsekretion. Dieser Reninanstieg nach ACE-Hemmergabe gilt als diagnostisches Kriterium zum Ausschluß einer Nierenarterienstenose, da hier ein deutlicher Unterschied zu den anderen Formen der Hypertonie vorliegt. Die genaue Durchführung dieses sog. Captopril-Testes ist in folgender Übersicht aufgeführt.

Capptopril-Test zur Differenzierung einer essentiellen Hypertonie von einem renovaskulären Hyertonus. (Mod. nach Muller et al. und Svetky et al.)
- Antihypertensiva, wenn möglich, 1 Woche vorher absetzen
  (insbesondere β-Blocker und ACE-Hemmer).
- Diuretika 3 Tage vor der Durchführung absetzen.

Bestimmung der Natriurese (24-h-Sammelurin, Spontanurin)
(eine Na^{2+}-Ausscheidung > 70 mval/l sollte gewährleistet sein).

-30 min: Patient soll flach liegen
   - Gabe von 25 mg Captopril per os -
  0 min: Blutdruck   Reninaktivität
20 min: Blutdruck
40 min: Blutdruck
60 min: Blutdruck   Reninaktivität

Kriterien für einen positiven Captopril-Test:
- stimulierte Plasmareninaktivität > 12 ng/ml/h,
- absoluter Anstieg der Plasmareninaktivität auf 10 ng/ml/h oder mehr,
- $> 150\%$ Anstieg des Plasmarenin oder Anstieg *oder* Anstieg $> 400\%$ falls die basale Plasmareninaktivität < 3 ng/ml/h ist
  [nach Muller et al. Am J Med 80:633–644 (1986)]
- stimulierte Plasmareninaktivität > 4 ng/ml/h
  [nach Svetky et al. Hypertension 14:247–257 (1989)]

Die Kriterien für einen positiven Captopril-Test sind z. T. übernommen aus der Studie von Muller et al., die mittels dieses Testes 246 Patienten untersuchten. Hinzuweisen ist dabei auf die korrekte Einhaltung der Rahmenbedingungen, wie Sicherstellung einer ausreichenden Natriurese und korrektes Absetzen der Medikamente, da ansonsten die Aussagekraft deutlich gemindert wird. In korrekter Weise durchgeführt, wird eine Sensitivität des Captopril-Testes von bis zu 100% (in eigenen Untersuchungen von 83%) und eine Spezifität von 85% beschrieben. Die sehr diffizilen Kriterien von Muller et al. erfordern allerdings die Bestimmung von 2 Reninaktiväten im Abstand von 90 min, was für die Praxis z. T. umständlich und auch teuer ist. Andere Arbeitsgruppen haben daher die Kriterien vereinfacht und sich auf eine einmalige Bestimmung der Reninaktivität 60 min nach Gabe von Captopril beschränkt, was die Sensitivität und Spezifität des Testes nur leicht verringert (73% respektive 72%), aber die Durchführung vereinfacht. Hierbei gilt dann eine Reninaktivität über 4 ng/ml/min als hinweisend auf das Vorliegen einer Nierenarterienstenose. Neben der Reninaktivität wird auch der Abfall des Blutdruckes unter Captopril als diagnostisches Kriterium angesehen, was allerdings bezüglich der Sensitivität der Reninaktivität deutlich unterlegen ist.

Seitengetrennte Reninabnahme

Nach femoralvenöser Punktion wird ein Katheter in die V. cava und die Nierenvenen gelegt und durch Bestimmung der Reninaktivitäten an definierten unterschiedlichen Punkten (in beiden Nierenvenen und je nach Autor zusätzlich unterhalb und oberhalb der Nierenvenen) eine eventuelle Seitendifferenz ermittelt. Die Methode erfordert keine Kontrastmittelgabe, da durch Bestimmung des O_2-Partialdruckes geklärt werden kann, ob man in der Nierenvene liegt, da der pO_2 aus einer Nierenvene meist deutlich höher liegt als in anderen Venen. Die Sensitivität der Methode liegt zwischen 64 % und 83 % und ist damit dem weniger invasiven Captopril-Test nicht überlegen. Einige Autoren geben zusätzlich einen ACE-Hemmer, um die Differenz zwischen kranker und gesunder Seite zu erhöhen. Bei der Frage, ob bei Schrumpfnieren ein eventueller Hochdruck von der geschädigten Niere ausgeht und so eine Nephrektomie bei einseitig stummer Niere sinnvoll erscheint, kann diese Untersuchung präoperativ als Entscheidungshilfe dienen. Von einigen Autoren wird sie zur prognostischen Aussage über den therapeutischen Effekt einer Angioplastie bei Nierenarterienstenose angewandt, ist diesbezüglich aber umstritten.

Nierensonographie/Dopplersonographie

Die Nierensonographie dient v. a. dem Ausschluß morphologischer Veränderungen der Niere als Hinweis auf das Vorliegen eines renoparenchymatösen Hochdruckes (Schrumpfnieren, Zystennieren). Mit dieser Methode können auch Formvarianten (ektope Nieren, Hufeisennieren, Einzelnieren) erfaßt werden. Teilweise kann durch Nachweis von Verkalkungen der Gefäße, insbesondere Verkalkungen der Nierenarterie, ein Hinweis auf eventuelle Stenosierungen erbracht werden. In letzter Zeit sind bessere sonographische Methoden zum Nachweis einer Nierenarterienstenose entwickelt worden. Hierzu zählen die Dopplersonographie mit Flußmessungen an der Nierenarterie und die Angiodynographie, die, in geübten Händen, eine Spezifität bis 97,6 % und eine Sensitivität von 82,4 % zum Nachweis einer Nierenarterienstenose aufweisen soll. Diese Ergebnisse können sicher zum jetzigen Zeitpunkt nur durch den erfahrenen Untersucher erzielt werden. Eine Einschränkung erfahren die Untersuchungen durch die individuelle „Beschallbarkeit" des Patienten (z. B. bei Adipositas). Der Stellenwert der Angiodynographie in der Differentialdiagnostik des Hypertonus muß erst an großen Kollektiven validiert werden.

Ausscheidungsurographie mit Frühaufnahmen

Durch das sog. Frühurogramm (1 min post infusionem) soll bei einer seitendifferenten Kontrastmittelanflutung eine Nierenarterienstenose erfaßt werden. Diese Methode wird auch heute noch von vielen Radiologen durchgeführt, obwohl die falsch-negativen Befunde mit bis zu 50 % angegeben werden. Es sollten jedoch generell Methoden, die ohne Kontrastmittelgabe auskommen, bevorzugt oder die Untersuchungen durchgeführt werden, die eine höhere Treffsicherheit aufweisen.

Szintigraphie

Die normale Nierenszintigraphie hat eine Spezifität von ca. 60 %. Durch die Gabe von ACE-Hemmern kann die Spezifität der Untersuchung deutlich gesteigert werden, da die ACE-Hemmer, wie auch unter dem Stichwort Captopril-Test beschrieben, durch die Aufhebung des renalen Kompensationsmechanismus bei verminderter Nierendurchblutung (Kontraktion der efferenten Arteriole) eine Nierenarterienstenose „demaskieren" können. Die Spezifität der Nierenszintigraphie kann so auf nahezu 100 % gesteigert werden. Unterschiede zwischen den angewendeten Tracern müssen bei der Bewertung berücksichtigt werden. Bei Vorliegen einer eingeschränkten Nierenfunktion sollte eine glomerulär filtrierbare Substanz (z. B. DTPA) verwendet werden. Tubulär sezernierbare Substanzen (MAK 3, Jod-Hippuran) werden bei normaler Nierenfunktion aufgrund besserer Auswertbarkeit der Kurven von den Nuklearmedizinern bevorzugt. Insgesamt gilt die Methode heute neben dem Captopril-Test als besonders geeignet, insbesondere bezüglich der Belastung für die Patienten. Ob die Kombination dieser beiden Methoden einen Vorteil bringt, ist dabei noch nicht geklärt. Die Strahlenexposition bei der Szintigraphie muß gegenüber ihrem Nutzen gerade bei jüngeren Patienten aufgerechnet werden.

Angiographie

Nach wie vor ist die intraarterielle, konventionelle Angiographie der Goldstandard zum Ausschluß einer NAS. Durch neue Verfahren (digitale Subtraktionsangiographie – DSA) kann die benötigte Kontrastmittelmenge deutlich reduziert werden, wobei dann allerdings von einigen Autoren eine Verringerung der Sensitivität angegeben wird. Die DSA bietet darüber hinaus die Möglichkeit der intravenösen Punktion und damit der ambulant durchführbaren Untersuchung (dann allerdings mit höheren Kontrastmittelmengen und entsprechender Volumenbelastung). Die Sensitivität der i.v.-Untersuchung wird in einigen Untersuchungen mit bis zu 98 % angegeben, in anderen nur bis 60 %. Ein transbrachialer Zugang (4F-Katheter) ermöglicht die ambulante Durchführung einer i.a.-DSA. Auch hier gilt, daß erst die Durchführung einer nichtinvasiven, kontrastmittelfreien Untersuchung erfolgen sollte. Entschließt man sich zur genauen Klärung, ist die letztgenannte Methode mit der höheren Spezifität sinnvoller.

4.5.2 Essentielle Hypertonie

4.5.2.1 Pathophysiologie der essentiellen Hypertonie

Komplexe Regulationsmechanismen wie neurologische, hormonelle, ernährungstechnische, biochemische und strukturelle Mechanismen sind an der Regulation des Blutdruckes beteiligt. Die Entwicklung einer essentiellen Hypertonie hängt von dem Zusammenhang zwischen genetischer Prädisposition und Eintreten entsprechender Umgebungsfaktoren ab. Aufgrund der Komplexität der Interaktionen ist ein einziger zugrundelegender Mechanismus für die Entwicklung und Aufrechterhaltung einer essentiellen Hypertonie bisher nicht beschrieben. Folgende Faktoren und physiologischen Regelvorkreise sind alle in der Aufrechterhaltung des Blutdruckes involviert, und ihre Veränderungen führen bekanntermaßen zu der Entwicklung einer arteriellen Hypertonie:

- Natrium- und Wasserhaushalt und die Niere,
- sympathikoadrenales System,
- Renin-Angiotensin-Aldosteron-System,
- Prostaglandine und Kallikrein-Kinin-System,
- atrialer natriuretischer Faktor,
- Insulinresistenz und Hyperinsulinämie,
- Membrantransport und Veränderungen intrazellulärer Ionen:
  - Natriumpumpe,
  - Na^+-K^+-$2\,Cl$-Co-Transport,
  - Na^+-H^+-Antiport,
  - Na^+-Li^+-Countertransport in roten Blutzellen,
  - Abnormalitäten in der intrazellulären Kalziumregulation,
- vaskuläres Endothelium,
- endothelabhängige vasokonstringierende Faktoren,
- endothelabhängige vasodilatierende Faktoren.

Die Wertigkeit der einzelnen Faktoren in der Entstehung der arteriellen Hypertonie ist abhängig von der gentischen Prädisposition des jeweiligen Patienten und dem Eintreten entsprechender Umgebungsfaktoren. Nur für wenige Patienten kann ein direkter pathophysiologischer Zusammenhang zwischen den obengenannten Faktoren und dem Auftreten einer arteriellen Hypertonie eruiert werden. Bei der Mehrzahl der Patienten bleiben die pathophysiologischen Vorgänge bisher unbekannt. Auf die Bedeutung der einzelnen Faktoren im Hinblick auf die pathophysiologischen Zusammenhänge kann aus Platzgründen hier nicht näher eingegangen werden.

4.5.3 Klinische Aspekte und Behandlung der essentiellen Hypertonie

4.5.3.1 Hypertensive Organschäden

Das frühzeitige Erkennen hypertensiver Organschäden kann sowohl bei der Auswahl der Antihypertensiva als auch bei der Frage nach dem Beginn einer antihypertensiven Medikation von sehr großer Bedeutung sein. Die 3 wichtigsten von der Hypertonie betroffenen Organe sind das Zerebrum, das kardiovaskuläre System und die Niere.

Zerebrovaskuläre hypertensive Erkrankung
Es besteht eine positive Korrelation zwischen der Höhe des Blutdruckes (sowohl systolisch als auch diastolisch) und der Inzidenz von Schlaganfällen. Schlaganfälle sind für ca. 20 % der Todesfälle hypertensiver Patienten verantwortlich. Neben diesen Schlaganfällen, die z. T. asymptomisch und multipel im Sinne eines Status lacunaris auftreten, besteht die Gefahr von hypertensiven intrazerebralen Blu-

tungen. Diese gravierende Komplikation einer schweren arteriellen Hypertonie hat aufgrund der zunehmenden antihypertensiven Medikation in den letzten 20 Jahren deutlich abgenommen.

Kardiovaskuläre Erkrankungen

Eine linksventrikuläre Hypertrophie ist echokardiographisch bei 12–30% der Patienten mit milder bis moderater Hypertonie und elektrokardiographisch bei 3–8% dieser Patienten nachweisbar. Bei Patienten mit schwerer oder maligner Hypertonie ist der Nachweis einer linksventrikulären Hypertrophie meist regelmäßig zu führen. Die Prävalenz ist häufiger bei Frauen als bei Männern und steigt mit zunehmendem Alter. Große epidemiologische Studien haben die linksventrikuläre Hypertrophie als einen Hauptfaktor der kardiovaskulären Morbidität und Mortalität bei hypertonen Patienten klassifiziert. Patienten mit nachgewiesener linksventrikulärer Hypertrophie entwickeln bis zu 15fach häufiger ventrikuläre Arrhythmien, erleiden öfter einen plötzlichen Herztod, einen akuten Myokardinfarkt oder ein Herzversagen. Die zerebrovaskuläre Mortalität und Morbidität ist bei Patienten mit Nachweis einer linksventrikulären Hypertrophie ebenfalls deutlich erhöht gegenüber der Kontrollgruppe ohne diesen Nachweis. Neben den strukturellen, mechanischen, vaskulären, biochemischen und elektrophysiologischen Veränderungen des hypertrophierten Herzmuskels ist die linksventrikuläre Hypertrophie auch mit einer verminderten Koronarzirkulation und gesteigerten O_2-Verbrauch verbunden.

Die linksventrikuläre Masse korreliert reproduzierbar mit der 24-h-Blutdruckmessung, wobei hier insbesondere die systolischen Blutdrücke eine Rolle spielen. Gleichzeitig korreliert die Zunahme der linksventrikulären Masse gut mit dem Nachweis einer erhöhten Albuminausscheidung im Urin. Neben der Höhe des Blutdruckes scheinen genetische Faktoren, Geschlecht, Rasse, Alter, Kochsalzzufuhr, Alkoholkonsum sowie neurokrine und endokrine Faktoren eine weitere Rolle in der Entstehung der linksventrikulären Hypertrophie zu spielen. Insbesondere das Renin-Angiotensin-System spielt aufgrund der mitogenen Aktivität des Angiotensin II eine überragende Rolle. Darauf weisen Daten hin, die sowohl unter ACE-Inhibitoren als auch unter Angiotensin-II-Antagonisten eine gegenüber vergleichbaren Antihypertensiva bessere Regression der linksventrikulären Hypertrophie nachwiesen.

Nierenerkrankungen

Bei Patienten mit einer milden bis moderaten arteriellen Hypertonie ohne Nachweis einer größeren Proteinurie ist das Auftreten eines dialysepflichtigen Nierenversagens eher unwahrscheinlich. Eine kürzlich publizierte große Studie zeigte eine Korrelation zwischen der Höhe des Blutdruckes und des Kreatininanstiegs über die Jahre. Neben der Höhe des Blutdruckes ist auch der Nachweis bzw. das Ausmaß der Proteinurie von entscheidender prognostischer Bedeutung.

Mikroalbuminurie und Proteinurie

Die Proteinurie und die Höhe der Eiweißausscheidung stellen einen eigenständigen Risikofaktor im Hinblick auf die Entwicklung einer terminalen Niereninsuffizienz dar. Problematisch im Hinblick auf die Auswertung solcher Studien ist die

Tatsache, daß bei Nachweis einer Proteinurie und fortgeschrittener Niereninsuffizienz evtl. auch Patienten mit einer primären Nierenerkrankung (z. B. chronische Glomerulonephritis) eingeschlossen werden. Antihypertensive Medikation führt zu einer deutlich längeren Überlebenszeit der Nieren bei schwer hypertensiven Patienten. Liegt dabei gleichzeitig eine Proteinurie vor, haben ACE-Hemmer aufgrund ihrer hämodynamischen und antiproteinurischen Wirkung den Vorrang vor anderen Antihypertensiva.

Die Wertigkeit der bei ca. 20% der Patienten auftretenden Mikroalbuminurie im Hinblick auf die Entwicklung einer Niereninsuffizienz ist bisher nicht eindeutig geklärt. Das Auftreten der Mikroalbuminurie (definiert als Albuminausscheidung von 30–300 mg/die) korreliert gut mit dem Auftreten kardiovaskulärer Risikofaktoren. Gleichzeitig konnten die meisten Studien einen Zusammenhang der Mikroalbuminurie mit der Höhe des Blutdruckes zeigen. Bei salzsensitiven Patienten liegt häufiger eine Mikroalbuminurie vor als bei salzresistenten. Eine Vielzahl von Studien hat verschiedene Antihypertensiva im Hinblick auf die Beeinflussung der Mikroalbuminurie untersucht. In der Mehrzahl konnte hierbei durch alle zur Anwendung kommenden Antihypertensiva eine Reduktion der Mikroalbuminurie parallel zur Reduktion des Blutdruckes gezeigt werden.

Retinopathie

Bei jedem hypertensiven Patienten sollten regelmäßige Kontrollen des Augenhintergrundes erfolgen, insbesondere bei Patienten mit schwerer und maligner Hypertonie zeigen sich hier meist deutliche Veränderungen. Die Einteilung erfolgt nach Keith-Wagner: Grad 1 zeigt eine arterioläre Kontraktion an, das Verhältnis der Venen/Arterien im Augenhintergrund nimmt zu (normal 3:2). Grad 2 zeigt sich in geschlängelten und torquierten Gefäßen. Grad 3 zeigt sog. Cotton-wool-Herde, die das Resultat lokaler Minderdurchblutungen sind. Grad 4 ist durch ein Papillenödem und Blutungen gekennzeichnet.

4.5.4 Therapie

Das Ziel einer jeden Behandlung der arteriellen Hypertonie ist die Reduzierung von Morbilität und Mortalität.

4.5.4.1 Wer sollte behandelt werden?

Unbehandelte Patienten mit einer malignen Hypertonie haben innerhalb von 6 Monaten eine Mortalität von 50% und eine Fünfjahresmortalität von ungefähr 100%. Die Behandlung dieser schwersten Form der Hypertonie führt zu einer dramatischen Verbesserung der Lebenserwartung. Es besteht daher kein Zweifel darüber, daß Patienten mit einer schweren malignen arteriellen Hypertonie sofort und aggressiv einer antihypertensiven Therapie zugeführt werden müssen. Kontroversen bestehen noch hinsichtlich der Behandlung der Patienten mit einer milden bis moderaten Hypertonie. In letzter Zeit zeigten große epidemiologische Studien, daß auch diese Patienten bei Wahl eines geeigneten Antihypertensivums hinsichtlich ihrer kardiovaskulären Morbidität und Mortalität von einer antihypertensiven Therapie profitieren. Auch die Gruppe der älteren Patienten mit einer isolierten systolischen Hypertonie profitieren nach neueren Untersuchungen (STOP, SHEP) von einer antihypertensiven Medikation.

Die folgenden Richtlinien sollen als Entscheidungshilfe, ob ein Patient zu behandeln ist oder nicht, dienen.

- Bei Patienten mit einem dauerhaften systolischem Blutdruck > 140 mm Hg und diastolischem Blutdruck > 90 mm Hg sollte versucht werden, den Blutdruck zu normalisieren, da dadurch die kardiovaskuläre Morbilität und Mortalität gesenkt werden kann.
- Insbesondere bei Patienten mit einem diastolischem Blutdruck von < 104 mm Hg sind dabei spontane Normalisierungen des Blutdruckes beobachtet worden. Insgesamt kann also bei diesen Patienten mit nur milder bis moderater Hypertonie vor Beginn einer medikamentösen Therapie versucht werden, durch begleitende Maßnahmen (z. B. Diät, Kochsalzrestriktion) den Blutdruck zu senken. Sind allerdings bereits Endorganschäden wie Mikroalbuminurie oder linksventrikuläre Hypertrophie nachweisbar, muß der Blutdruck häufig kontrolliert werden und bei fehlender Normalisierung nach ca. 1/2 Jahr medikamentös behandelt werden.
- Bei Patienten mit milder bis moderater Hypertonie ist die gleichzeitige Behandlung bzw. Vermeidung anderer kardiovaskulärer Risikofaktoren wie Rauchen und Übergewicht zur Senkung des kardiovaskulären Risikos vordringlich.
- Untersuchung wie z. B. der MRC Trial (keine Reduktion der Mortalität weißer Frauen unter Antihypertensiva) zeigen, daß die pharmakologische Behandlung von Frauen mit milder Hypertonie mit größerer Vorsicht eingeleitet werden muß als bei Männern.

Ein Risikoindex ist in Tabelle 3 aufgeführt. Beträgt dieser 3 oder mehr, sollte eine medikamentöse Therapie ohne Verzögerung eingeleitet werden. Beträgt der insgesamte Risikoindex weniger als 3, sollte der Patient erst beobachtet und primär mit nichtpharmakologischen Maßnahmen behandelt werden. Der Beobachtungszeitraum sollte sich über 6 bis 12 Monaten erstrecken. Innerhalb dieses Zeitraumes sollten in 3monatigen Intervallen die Blutdruckwerte kontrolliert werden.

4.5.4.2 Nichtpharmakologische Möglichkeiten in der Blutdruckbehandlung

Insbesondere die Umstellung der Lebensgewohnheiten mit Gewichtsreduktion, diätetischer NaCl-Restriktion, Verringerung der Alkoholzufuhr und Steigerung der physischen Aktivität haben sich bei Patienten mit milder bis moderater Hypertonie als adjuvante, wenn nicht sogar alleinige therapeutische Maßnahme bewährt. Neben der NaCl-Restriktion konnten epidemiologische Studien auch eine inverse Relation zwischen der diätetischen Kalziumaufnahme und dem Blutdruck zeigen. Die Wertigkeit einer gesteigerten Kalziumaufnahme zur Be-

Tabelle 3. Risikoindex

Systolischer oder Diastolischer Blutdruck	140–159 mm Hg 90–99 mm Hg	160–179 mm Hg 100–109 mm Hg	> 180 mm Hg > 110 mm Hg
Keine anderen Risikofaktoren	1	2	3
Alter > 50 Jahre	1	1	1
Männliches Geschlecht	1	1	1
Übergewicht	1	1	1
Zigarettenkonsum	2	2	2
LVH im EKG	1	1	1
LVH im Echokardiogramm	2	2	2
Diabetes	1	1	1
Nierenerkrankung	2	2	2
KHK	2	2	2
Hypercholesterinämie	1	1	1
Familiäre Belastung	1	1	1
Schwarze Rasse	1	1	1

handlung des Blutdruckes wird allerdings noch kontrovers diskutiert. Das gleiche gilt für eine Defizienz im Magnesiumhaushalt. Hier konnten Studien zeigen, daß eine niedrige Magnesiumaufnahme mit einer gesteigerten kardiovaskulären Erkrankungsrate und Mortalität bei Patienten mit Diabetes mellitus verbunden ist. Die Wertigkeit einer Magnesiumtherapie blieb bisher in kontrollierten Studien ungeklärt.

4.5.4.3 Pharmakologische Behandlungsmöglichkeiten

Die wichtigsten Wirkungsweisen und Nebenwirkungen der gängigen antihypertensiven Medikamente sind in der nachfolgenden Tabelle aufgeführt. Die Wahl des jeweiligen Antihypertensivums sollte sich nach dem Vorhandensein etwaiger Begleiterkrankungen der arteriellen Hypertonie und der Verträglichkeit richten. Eine generelle Empfehlung dazu ist aus den Empfehlungen der Deutschen Hochdruckliga (Stand Oktober 1994) abzuleiten:

Wahl der Medikamente
Im Einzelfall läßt sich nicht voraussagen, auf welches Antihypertensivum ein Patient mit erhöhtem Blutdruck am besten anspricht. Deshalb sollten die hier gemachten Vorschläge als Orientierungshilfe angesehen werden. Die medikamentöse Therapie wird immer mit einer niedrigen Dosis des Antihypertensivums begonnen. Die volle Wirkung der Antihypertensiva wird in der Regel innerhalb von 2–4 Wochen erreicht. Die Behandlungsschemata sollten möglichst einfach sein. Dies erhöht die Zuverlässigkeit der Medikamenteneinnahme. Daneben müssen Begleiterkrankungen und Zusatzkriterien (Differentialtherapie) sowie Kosten bei der Wahl des einzusetzenden Medikaments berücksichtigt werden.

Monotherapie

β-Blocker	Diuretikum	Kalziumantagonist	ACE-Hemmer	α₁-Blocker

Korrektur: | β-Blocker | Diuretikum | Kalziumantagonist | ACE-Hemmer | α_1-Blocker |

Zweierkombination

Diuretikum

plus

β-Blocker	Kalziumantagonist	ACE-Hemmer	α_1-Blocker

oder

Kalziumantagonist

plus

β-Blocker	ACE-Hemmer

Empfehlungen der Deutschen Hochdruckliga (Stand 1994)

Monotherapie. Es empfiehlt sich, die Therapie mit einer einzigen Substanz zu beginnen. Dies ist bei Patienten mit milder und mittelschwerer Hypertonie zunächst ausreichend. Von den im Therapieschema für die Monotherapie empfohlenen Substanzgruppen wurde bisher nur für β-Blocker und Diuretika in Interventionsstudien eine Senkung der kardiovaskulären Morbidität und Mortalität nachgewiesen. Für Kalziumantagonisten, ACE-Hemmer und α_1-Blocker liegen bisher keine entsprechenden Ergebnisse aus Hypertoniestudien vor, wobei diesbezügliche große Studien zur Zeit laufen. Eine Normalisierung des Blutdrucks bei guter Verträglichkeit wird angestrebt. Wird dies mit dem zunächst verordneten Medikament nicht erreicht, sollte eine Monotherapie mit einer Substanz einer anderen Gruppe eingeleitet werden. Bei unzureichender Wirkung einer Einzelsubstanz muß eine Kombinationstherapie erfolgen.

Kombinationstherapie. Eine Kombinationstherapie mit *2 Antihypertensiva* ist indiziert, wenn mit Hilfe einer Monotherapie Blutdruckwerte von 140/90 mm Hg nicht zu erreichen sind. Die Kombinationstherapie enthält in der Regel ein Diuretikum oder einen Kalziumantagonisten (s. Übersicht S. 000). In letzter Zeit werden insbesondere bei jüngeren Patienten Kombinationen ohne die fettunneutralen Diuretika (z. B. Kalziumantagonisten plus ACE-Hemmer) bevorzugt. Bei der Kombination von Kalziumantagonisten mit β-Blockern sollten Kalziumantagonisten vom Dihydropyridintyp (Substanzen, deren chemischer Kurzname mit -dipin endet) bevorzugt werden. Als Alternative für die genannten Zweierkombinationen kommen die Kombinationen Diuretikum plus Reserpin oder Diuretikum plus zentrales Antisympathotonikum in Betracht.

Wirkt keine der angegebenen Zweierkombinationen ausreichend, kann zusätzlich ein zentrales Antisympathotonikum hinzugefügt oder folgende Dreifachkombinationen angewandt werden (Empfehlungen der Deutschen Hochdruckliga, Stand Oktober 1994):

- Diuretikum plus β-Blocker plus Vasodilator*,
- Diuretikum plus ACE-Hemmer plus Kalziumantagonist
- Diuretikum plus Antisympathotonikum plus Vasodilator*

* Vasodilatatoren sind Kalziumantagonisten, ACE-Hemmer, α_1-Blocker, Dihydralazin.

Fixe Kombinationen sind v. a. nützlich, um die Zahl der Tabletten zu vermindern und die Kosten zu senken.

4.5.4.4 Langzeitbetreuung des Hochdruckkranken

Bei langfristig guter Blutdruckeinstellung (unter 140/90 mm Hg) ist versuchsweise eine Dosisreduktion und evtl. das Absetzen der Antihypertensiva (Auslaßversuch) gerechtfertigt. Häufige Blutdruckkontrollen sind notwendig. Bei den meisten Patienten ist mit einem Wiederanstieg des Blutdrucks nach 1–6 Monaten zu rechnen.

Voraussetzung für eine erfolgreiche Therapie und Einnahmetreue des Patienten ist eine vertrauensvolle Zusammenarbeit von Arzt und Patient. Dafür ist eine gute Information und Motivation des Patienten erforderlich. Diese wird durch Einzel- und Gruppengespräche durch Arzt-Patienten-Seminare verbessert.

Bei Behandlungsbeginn sind die Intervalle für Blutdruckkontrollen individuell festzulegen. Nach guter Blutdruckeinstellung genügen in der Regel Blutdruckkontrollen alle 1–4 Monate. Die Blutdruckselbstmessung ist für viele, die ambulante indirekte 24-h-Blutdruckmessung für ausgewählte Patienten zu empfehlen.

4.5.4.5 Empfehlungen zur Behandlung hypertensiver Notfälle

Ein hypertensiver Notfall, der eine rasche Blutdrucksenkung erforderlich macht, liegt nur dann vor, wenn stark erhöhte Blutdruckwerte mit Folgeerscheinungen wie *Hochdruckenzephalopathie* (frische Blutungen und Papillenödem am Augenhintergrund; klinische Symptome: Sehstörungen, Schwindel, Bewußtseinsstörungen, neurologische Ausfallerscheinungen), *Lungenödem, Angina pectoris* oder ein *dissezierendes Aortenaneurysma* vorliegen. In solchen Fällen ist die sofortige Klinikeinweisung erforderlich.

Vorsicht: Bei akutem (ischämischem) apoplektischem Insult kommt es häufig zu einem reaktiven Blutdruckanstieg und spontaner Normalisierung innerhalb weniger Stunden. Eine generelle Blutdrucksenkung ist bei frischem Schlaganfall nicht angebracht.

Fehlen die oben genannten Folgeerscheinungen und Symptome bei stark erhöhten Blutdruckwerten, so reicht die Gabe von Antihypertensiva in üblichen Dosierungen.

Behandlung durch den Hausarzt

Mittel der Wahl sind

- Orale Gabe von 5 mg *Nifedipin* oder *Nitrendipin* in einer schnell resorbierbaren Form. Wirkungseintritt innerhalb weniger Minuten. Wiederholung möglich oder
- 1,2 mg *Nitroglyzerin*, Wirkungseintritt innerhalb weniger Minuten. Wiederholung möglich.
- 12,5–25 mg Captopril per os (Wirkungseintritt nach wenigen Minuten. *Cave:* sehr starke Senkung des Blutdrucks bei NAS).

Bei ausbleibender oder ungenügender Wirkung kommen folgende Alternativen in Betracht:

- 25 mg *Urapidil* i.v., Wirkungseintritt nach 10 min; Nebenwirkung: Kopfschmerzen, Palpitationen; Wiederholung möglich.
- 0,075 mg *Clonidin* langsam i.v., Wirkungseintritt nach etwa 10 min; Nebenwirkung: Sedation; Wiederholung möglich.

Die Gabe von Urapidil oder Clonidin kommt auch als Erstmaßnahme in Betracht.

Behandlung in der Klinik

Die aufgeführten Maßnahmen werden in gleicher Weise auch als Erstmaßnahmen in der Klinik angewandt. Bei Vigilanzstörungen, unzureichender Wirkung oder schnellem Wiederanstieg des Blutdrucks kommen intravenöse Dauerinfusionen mit *Nifedipin* oder *Nitroglyzerin* sowie alternativ *Clonidin, Dihydralazin, Urapidil* oder in therapieresistenten Fällen mit *Nitroprussid-Natrium* in Frage. Nachdem überzeugende Hinweise für die Überlegenheit eines bestimmten Medikamentes fehlen, richtet sich die Auswahl in erster Linie nach den bekannten Indikationseinschränkungen, den Begleitumständen und der persönlichen Erfahrung. Die Infusionsgeschwindigkeit wird nach Wirkung titriert. Alle diese Maßnahmen erfordern eine Intensivüberwachung.

Sofern keine Kontraindikation vorliegt (z.B. Dehydratation), empfiehlt sich stets zusätzlich die Gabe von 20–40 mg *Furosemid* i.v. Insbesondere bei Niereninsuffizienz und Überwässerung sollte eine möglichst intensive Diurese, ggf. durch höhere Dosen von Furosemid, angestrebt werden.

Bleibt der Therapieerfolg unbefriedigend und ist ein Phäochromozytom nicht sicher ausgeschlossen, empfiehlt sich ein Versuch mit Urapidil 25 mg i.v. Bei gutem Ansprechen sowie bei bereits nachgewiesenem Phäochromozytom ist die Therapie mit Phenoxybenzamin oder α_i-Blockern fortzusetzen. Bei Auftreten einer stärkeren Tachykardie sind zusätzlich β-Blocker zu verabreichen.

Bei präterminaler oder terminaler Niereninsuffizienz mit Überwässerung können Blutdruckkrisen oder schwere Dauerhypertonien manchmal nur durch *Hämodialyse* bzw. *Hämofiltration* beherrscht werden.

Sobald der Blutdruck ausreichend kontrolliert ist und der Zustand des Patienten es erlaubt, geht man von der parenteralen Behandlung zu einer oralen Dauertherapie über.

Tabelle 4 zeigt die individuelle antihypertensive Therapie beim Vorliegen verschiedener Begleiterkrankungen.

4.5.4.6 Behandlung spezieller Populationen

Hochdruck im Alter

Der Hochdruck bei älteren Patienten ist definiert als ein diastolischer Blutdruck über 90 mm Hg und/oder ein systolischer Blutdruck über 160 mm Hg. Die isolierte systolische Hypertonie beim Älteren ist definiert als ein systolischer Blutdruck über 160 mm Hg, bei einem diastolischen Blutdruck unter 90 mm Hg. Der Bluthochdruck bei diesen älteren Menschen ist sehr häufig. Ungefähr 50 % aller Patienten zwischen 65 und 74 Jahren weisen einen erhöhten Blutdruck auf. Die hierzu vorliegenden Studien haben insbesondere in bezug auf die Inzidenz des Schlaganfalles und der Mortalität an Herzinfarkten sowie der generellen kardiovaskulären Mortalität eine deutliche Reduktion unter antihypertensiver Medikation gezeigt.

Ältere Studien ließen eine schlechtere Effektivität der β-Blocker und ACE-Hemmer bei älteren Patienten gegenüber Diuretika und Kalziumantagonisten vermuten. Neuere Studien zeigen allerdings, daß alle Klassen der antihypertensiven Medikation gleich effektiv in der Reduktion des Blutdruckes bei älteren Leuten sind. Innerhalb dieser Studien nehmen die Diuretika meist einen besonders günstigen Stellenwert ein. Zu beachten ist hierbei, daß die älteren Patienten auf Volumenschwankungen sehr empfindlich reagieren und daß deshalb die diuretische Therapie in sehr niedriger Dosis begonnen werden müssen. Die Grenze einer Blutdrucksenkung wird bisher noch kontrovers diskutiert. Eine generelle Empfehlung ist, daß der systolische Blutdruck nicht unter 140 mm Hg gesenkt werden sollte.

Patienten mit Diabetes mellitus

Diese Patientengruppe ist hinsichtlich kardiovaskulärer Erkrankungen besonders gefährdet. Im Hinblick auf die Nebenwirkungsrate scheinen β-Blocker aufgrund der verminderten Glukosetoleranz und der Verzögerung bzw. Aggravierung der Länge von Hypoglykämien nicht unbedingt das Mittel der ersten Wahl. Auch Diuretika, die eine Hypokaliämie und Hypomagnesiämie verschlimmern können, sind hier problematisch. In experimentellen und klinischen Studien wurde insbesondere im Hinblick auf die diabetische Nephropathie der Einsatz von ACE-Hemmern als günstig beurteilt.

Patienten mit Nierenversagen

Patienten mit einer Niereninsuffizienz weisen häufig eine arterielle Hypertonie auf. Oft ist nicht zu klären, ob eine sog. renale Hypertonie als Ausdruck der Nierenerkrankung oder eine Nierenerkrankung bei essentieller Hypertonie vor-

Tabelle 4. Individuelle antihypertensive Therapie bei verschiedenen Begleiterkrankungen

Erkrankung	Zu bevorzugendes Medikament	Ungünstiges Medikament	Kontrollen
Kardiovaskuläre Erkrankungen			
Angina pectoris	β-Blocker Kalziumantagonisten vom Dilzemtyp	Direkte Vasodilatatoren	
Nach Myokardinfarkt Herzinsuffizienz	β-Blocker ACE-Hemmer Diuretika ggf. β-Blocker (niedrig dosiert)	Direkte Vasodilatatoren Verapamil, Diltiazem, Nifedipin	
Diastolische Funktionsstörung	β-Blocker Verapamil, Diltiazem	Diuretika, direkte Vasodilatatoren, α-Blocker	
Hyperdyname Kreislaufreg. AVK Bradykardie, AV-Block	β-Blocker Kalziumantagonisten	Diuretika, direkte Vasodilatatoren, β-Blocker β-Blocker, Diltiazem, Verapamil	
Nierenerkrankungen			
Bilaterale Nierenarterienstenose (NAS) NAS bei Einzelniere		ACE-Hemmer ACE-Hemmer	
Niereninsuffizienz GFR 30–70 ml/min	ACE-Hemmer Kalziumantagonisten	Kaliumsparende Diuretika	K-Spiegel
Niereninsuffizienz GFR < 30 ml/min	Schleifendiuretika ACE-Hemmer (?)	Kaliumsparende Diuretika	K-Spiegel evtl. GFR-Abfall unter ACE-Hemmer
Proteinurie	ACE-Hemmer Diltiazem (?) Carvedilol (?)		
Diabetische Nephropathie GFR > 30	ACE-Hemmer	Thiazide β-Blocker Kaliumsparende Diuretika	K-Spiegel
Diabetische Nephropathie GFR < 30	Schleifendiuretika ACE-Hemmer (?)	β-Blocker	K-Spiegel
Cyclosporin-assoziiert	Dihydropyridine		Verapamil, Diltiazem (können zur Steigerung des CSA-Spiegels führen)
Beim Vorliegen einer Schwangerschaft	Methyldopa Hydralazin β-Blocker	ACE-Hemmer Diuretika (?) Kalziumantagonisten (?)	
Asthma, COLD		β-Blocker	
Dyslipidämie	α-Blocker	Diuretika β-Blocker	
Leberinsuffizienz		Methyldopa	
Migräne	β-Blocker Verapamil, Diltiazem	Direkte Vasodilatatoren	

liegt. Bei gleichzeitigem Vorliegen einer Proteinurie haben sich eindeutig die ACE-Hemmer als überlegen im Hinblick auf die Behandlung der arteriellen Hypertonie bei diesen Patienten erwiesen. Vor einer ACE-Hemmertherapie sollte allerdings eine beidseitige Nierenarterienstenose ausgeschlossen sein. Kommt es unter einer ACE-Hemmertherapie zu einem Kreatininanstieg von über 50 % gegenüber dem Ausgangswert, kann eine Nebenwirkung der ACE-Hemmer nicht ausgeschlossen werden, und die Medikation sollte vorerst wieder abgesetzt werden. Neben der speziellen Therapie mit ACE-Hemmern konnte generell gezeigt werden, daß Patienten durch die medikamentöse Blutdruckmedikation im Hinblick auf die Progredienz ihrer Nierenerkrankung deutlich profitieren. Die neue Substanzgruppe der Angioten II-Antagonisten ist in Zukunft ebenfalls vielversprechend. Große Studien liegen noch nicht vor.

Patienten mit linksventrikulärer Hypertrophie
Die linksventrikuläre Hypertrophie, die ein guter Marker für die Schwere der arteriellen Hypertonie und auch ein Prediktor der kardiovaskulären Mortalität und Morbidität bei Patienten mit essentieller Hypertonie ist, kann auch als Verlaufsparameter für das Ansprechen auf eine antihypertensive Medikation angesehen werden. Letztendlich führen alle Medikamente, die den Blutdruck senken, zu einer Regression der linksventrikulären Hypertrophie. Die Dauer der Regression ist allerdings bei den Medikamenten unterschiedlich. Insbesondere ACE-Hemmer scheinen hier effektiver als β-Blocker, Kalziumantagonisten und Diuretika.

Patienten mit Herzinsuffizienz
ACE-Hemmer, insbesondere kombiniert mit Diuretika und Digitalis, reduzieren die Mortalität der Patienten mit einer Herzinsuffizienz Klasse II–IV der NYHA, ebenso neuere β-Blocker mit vasodilatierender Eigenschaft (z. B. Carvedilol). Kalziumantagonisten und β-Blocker werden insbesondere bei Patienten mit einer diastolischen Dysfunktion als günstig angesehen.

Patienten mit Mikroalbuminurie und essentieller Hypertrophie
Die Mikroalbuminurie ist ähnlich wie die linksventrikuläre Hypertrophie ein guter Marker für die Endorganschäden. Sie korreliert mit der Höhe des Blutdruckes und auch mit dem Auftreten und dem Ausmaß der linksventrikulären Hypertrophie. In vielen randomisierten Studien konnte gezeigt werden, daß mit Reduktion des Blutdruckes, ganz gleich durch welche antihypertensive Medikation, es auch zu einer Reduktion der Mikroalbuminurie kommt.

Patienten mit Hyperlipidämie
Hier sollten insbesondere Thiazide und Schleifendiuretika nicht frühzeitig angesetzt werden, da diese einen leichten Anstieg des totalen Cholesterinspiegels im Serum und der Triglyzeride bewirken können. Auch β-Blocker sind in bezug auf die Fette nicht immer günstig. α-Blocker und zentral-adrenale Agonisten bewirken auf der anderen Seite eine leichte Abnahme des LDL-Cholesterins und einen Anstieg des HDL-Cholesterins. Damit haben diese Substanzen einen leichten Vorteil gegenüber anderen Antihypertensiva in der Behandlung dieser Patienten.

ACE-Hemmer und Kalziumantagonisten sind in bezug auf die Serumlipide als neutral zu betrachten.

Patienten mit koronarer Herzerkrankung

Die Behandlung der Hypertonie reduziert bei diesen Patienten deutlich das Herzinfarktrisiko. Die Senkung des diastolischen Blutdrucks unter 85 mm Hg war in einigen Studien mit einer erhöhten Morbidität verbunden, weshalb von einer zu starken Blutdrucksenkung Abstand genommen werden sollte. β-Blocker und Kalziumantagonisten sind bei diesen Patienten, insbesondere bei vorangegangenem Myokardinfarkt, vorzuziehen. In bezug auf die Kalziumantagonisten sind insbesondere solche, die zugleich auch die Herzfrequenz senken, wie z. B. Diltiazem, anderen Kalziumantagonisten, wie z. B. denen vom Dipyridamoltyp (Nifedipin), vorzuziehen. In bezug auf die ACE-Hemmer konnte insbesondere nach Herzinfarkt bei eingeschränkter linksventrikulärer Funktion eine deutliche Reduktion der Mortalität gezeigt werden, wenn diese frühzeitig nach dem Infarkt gegeben werden.

Therapierefraktäre Hypertonie

Bleibt der Patient mit Blutdruckwerten über 140/90 mm Hg trotz einer adäquaten Dreifachtherapie hypertensiv, gilt er als therapieresistent. Für ältere Patienten mit isolierter Hypertonie ist die resistente Hypertonie definiert als ein Versagen einer adäquaten Dreifachtherapie, den Blutdruck unter 160 mm Hg systolisch zu senken. Die Therapie sollte annähernd maximale Dosen von 3 verschiedenen pharmakologischen Substanzen einschließlich Diuretika und 2 andere Klassen, z. B. ACE-Hemmer, Kalziumantagonisten, β-Blocker, antiadrenale Substanzen oder direkte Vasodilatatorentyp beinhalten.

Viele Faktoren können einen Patienten therapierefraktär machen: Noncompliance des Patienten, inadäquates Therapieregime, Drogeninteraktionen, sekundäre Hypertonieform oder hämodynamische Alterationen. Primär sollten bei resistenter Hypertonie sekundäre Hypertonieformen wie Nierenarterienstenose, Nierenparenchymerkrankung, primärer Hyperaldosteronismus und Phäochromozytom ausgeschlossen werden (s. Diagnostikteil). Auch eine sog. Schlafapnoe kann zu unkontrollierbarem Hochdruck führen. Oft hilft auch eine stationäre Aufnahme zur gezielten adjuvanten Therapie mit Diät und Gewichtsreduktion und regelmäßiger Gabe der Medikamente durch das Pflegepersonal.

Maligne Hypertonie

Die schwere maligne Hypertonie ist charakterisiert durch folgende klinische Symptome: schwerer Hochdruck, hypertensive Enzephalopathie, schwere funduskopische Veränderungen mit Blutungen und Exsudaten, Herzhypertrophie, zunehmendes Linksherzversagen, akute oder progressive Verschlechterung der Nierenfunktion sowie eine mikroangiopathische hämolytische Anämie. Oft findet man auch ein Papillenödem.

Bei Patienten mit einer vorbestehenden Hypertonie findet man die maligne Hypertonie häufg, wenn der diastolische Blutdruck Werte von 130–140 mm Hg überschreitet. Patienten ohne vorbestehende Hypertonie, wie z. B. mit Nieren-

Tabelle 5. Antihypertensiva zur Langzeittherapie (Einzelsubstanzen, in alphabetischer Reihenfolge)

Freiname	Tagesdosis* [mg]	Wichtige Nebenwirkungen
1. β-Blocker		
a) relativ β₁-selektiv		**Nebenwirkungen**
Acebutolol	2mal 200–400	Bradykardie, Herzinsuffizienz bei vor-
Atenolol	25–100	geschädigtem Herzmuskel, Bronchospasmus,
Betaxolol	10–20	Kältegefühl in den Extremitäten
Bisoprolol	2,5–10	
Celiprolol	200–400	**Kontraindikationen**
Metroprolol	2mal 50–2mal 100	AV-Block 2. und 3. Grades, manifeste Herz-
Talinolol	1mal 50–2mal 100	insuffizienz, obstruktive Ventilationsstörung,
		sinuatrialer Block, Sinusknotensyndrom
b) Nicht β₁-selektiv		
Alprenolol	200–400	**Nebenwirkungen und Kontraindikationen**
Bupranolol	1–3mal 100	(s. oben)
	1–2mal 200	
Carazolol	3mal 6–3mal 10	
Carteolol	5–20	
Mepindolol	2mal 2,5–5	
Metipranolol	2–3mal 20	
Nadolol	30–120	
Oxprenolol	2mal 80–2mal 160	
Penbutolol	1mal 20–2mal 40	
Pindolol	2–3mal 5	
	1mal 15	
	1mal 20	
Propanolol	2mal 40–4mal 80	
	1mal 80–2mal 160	
Sotalol	2mal 80–2mal 160	
c) β- und α-Rezeptorenblocker		
Carvedilol	1mal 12,5–2mal 25	Orthostatische Hypotonie, zusätzlich alle bei
Celiprolol	1mal 200–400	den β-Blockern genannten Nebenwirkungen
		und Kontraindikationen, besser bei AVK
2. Diuretika		
a) Thiaziddiuretika		**Nebenwirkungen und Kontraindikationen**
Bendroflumethiazid	2,5–5	Hypokaliämie (erhöhte Digitalisempfind-
Butizid	2,5–5	lichkeit), Hyperglykämie, Hyperurikämie,
Chlortalidon	12,5–25	Hyponatriämie, Dehydration
Clopamid	10–20	
Hydrochlorothiazid	12,5–50	
Indapamid	2,5	
Mefrusid	12,5–50	
Metolazon	2,5–5	
Quinethazon	25–50	
Trichlormethiazid	2–4	
Xipamid	5–40	

Tabelle 5. (Fortsetzung)

Freiname	Tagesdosis* [mg]	Wichtige Nebenwirkungen
b) Schleifendiuretika (bei Niereninsuffizienz mit Serumkreatininwerten >2 mg/dl)		
Bumetanid	1–2mal 0,5–1	Hypokaliämie (erhöhte Digitalisempfind-
Etacrynsäure	1–2mal 25–50	lichkeit), Hyponatriämie, Dehydratation,
Etozolin	1mal 400	Hyperglykämie, Hyperurikämie
Furosemid	1mal 400	
	1–2mal 20–80	
Piretanid	1–2mal 1,5–3	
	1–2mal 3–6	
Torasemid	1–2mal 2,5	

Thiazide mit kalium-sparendem Diuretikum
s. Seite 000

3. Kalziumantagonisten		**Nebenwirkungen und Kontraindikationen**
a) Dihydropyridintyp		
Amlodipin	1mal 5	Kopfschmerzen, Exanthem, Flush, Ödeme
Felodipin	1mal 2,5–10	
Isradipin	2mal 1,25–5	
	1mal 5–10	
	1mal 2,5–5	
	2mal 1,25–5	
	1mal 5–10	
	1mal 2,5–5	
Nicardipin	3mal 20–30	
Nifedipin	3mal 10–20	
	2–3mal 20	
	2mal 20	
	3mal 10–20	
	2–3mal 20	
	1mal 50	
	1mal 30	
	1mal 60	
Nilvadipin	8–16	
Nisoldipin	2mal 5–10	
Nitrendipin	10–20	
b) Andere Kalziumantagonisten		
Diltiazem	2mal 90–180	Kopfschmerzen, Exanthem, Ödeme, AV-Überleitungsstörungen (Vorsicht bei Kombination mit β-Blockern)
Verapamil	Nicht retardiert: 3mal 40–120 Retardiert: 1–2mal 120–240	Obstipation, AV-Überleitungsstörungen (Vorsicht bei Kombination mit β-Blockern)

Tabelle 5. (Fortsetzung)

Freiname	Tagesdosis* [mg]	Wichtige Nebenwirkungen
4. ACE-Hemmer		**Nebenwirkungen und Kontraindikationen**
Benazepril	1mal 10–20	Husten, Exanthem, akute Niereninsuffizienz,
Captopril	25–150	Hyperkaliämie, Geschmacksstörungen,
Cilazapril	1,0–5,0	angioneurotisches Ödem. Bei Diuretika-
Enalapril	2,5–40	Vorbehandlung starker Blutdruckabfall bei
Fosinopril	10–20	Erstdosis möglich. Als Diuretium keinen
Lisinopril	2,5–40	Kaliumsparer verwenden.
Perindopril	2–4	
Quinapril	2,5–40	
Ramipril	1,25–10	
Trandolapril	1mal 2	
5. AII-Antagonisten		Akute Niereninsuffizienz, Hyperkaliämie,
Losartan	50–100	weniger Husten als bei ACE-Hemmern
Valsartan	1mal 80	
6. α_1-Blocker		
a) Selektiv		
Bunazosin	3–12	Orthostatische Hypotonie, insbesondere
Doxazosin	1–16	zu Beginn der Therapie, Herzklopfen,
Prazosin	2mal 0,5–3mal 5	Kopfschmerzen, Müdigkeit
	1mal 1–2mal 6	
Terazosin	1–20	
b) Nicht spezifisch		
Indoramin	2mal 25–3mal 50	**Nebenwirkungen:**
Urapidil	2–3mal 60	s. oben
7. Antisympathotonika		
a) Zentral angreifend		
Clonidin	2mal 0,075–0,3	Bradykardie, Sedation, Potenzstörungen,
	0,25	Mundtrockenheit, Blutdruckkrisen bei
	2mal 0,075–0,3	plötzlichen Absetzen
Guanabenz	2mal 4–16	Wie Clonidin
Guanfacin	1–2mal 1–2	Wie Clonidin
α-Methyldopa	3mal 125–750	
Moxonidin	0,2–0,6	
b) Zentral und peripher angreifend		
Reserpin		

arterienstenose, akuter Glomerulonephritis oder hämolytisch urämischen Syndrom, manifestieren eine maligne Hypertonie mit ihren Symptomen auch bei diastolischen Blutdruckwerten < 130 mm Hg. Die Pathogenese der malignen Hypertonie betrifft v. a. das Renin-Angiotensin-System. Deshalb ist neben der notfallmäßigen Verabreichung von Nifedipin in letzter Zeit auch die akute Gabe von ACE-Hemmern (z. B. Captropril) für die Behandlung der hypertensiven Krise zugelassen. Sollte der Blutdruck nicht durch orale Gabe der Medikation beeinflußbar sein, muß die stationäre Aufnahme auf eine Intensivstation und die entsprechende intravenöse Stufentherapie erfolgen.

Literatur

1. Alderman MH, Madhavan S, Ooi WL, Cohen H, Sealey JE, Laragh JH (1991) Association of the renin-sodium profile with the risk of myocardial infarction in patients with hypertension. N Engl J Med 324:1098–1104
2. Anonymous (1985) MRC trial of treatment of mild hypertension: principal results. Medical Research Council Working Party. Br Med J Clin Res Ed 291:97–104
3. Anonymous (1995) Statement on ambulatory blood pressure monitoring by the German Hypertension League. Blood pressure measurement section of the Deutsche Liga zur Bekämpfung des hohen Blutdruckes e.V. (German Hypertension League). J Hum Hypertens 9:777–779
4. Bigazzi R, Bianchi S, Baldari D, Sgherri G, Baldari G, Campese VM (1994) Microalbuminuria in salt-sensitive patients. A marker for renal and cardiovascular risk factors. Hypertension 23:195–199
5. Bubeck B (1993) The diagnosis of arterial hypertension: a contribution of nuclear medical kidney function diagnosis? Nuklearmedizin 32:171–173
6. Campese VM (1994) Salt sensitivity in hypertension. Renal and cardiovascular implications. Hypertension 23:531–550
7. Campese VM, Parise M, Karubian F, Bigazzi R (1991) Abnormal renal hemodynamics in black salt-sensitive patients with hypertension. Hypertension 18:805–812
8. Chalmers J, Pilowsky P (1991) Brainstem and bulbospinal neurotransmitter systems in the control of blood pressure. J Hypertens 9:675–694
9. Cressman MD, Gifford RW Jr (1989) Pharmacologic management of hypertension. New guidelines based on latest studies. Postgrad Med 85:259–264, 267–268
10. Dahlof B, Lindholm LH, Hansson L, Schersten B, Ekbom T, Wester PO (1991) Morbidity and mortality in the Swedish Trial in Old Patients with Hypertension (STOP-Hypertension). Lancet 338:1281–1285
11. Dahlof B, Hansson L, Lindholm LH, Schersten B, Wester PO, Ekbom T et al. (1993) STOP-Hypertension 2: a prospective intervention trial of „newer" versus „older" treatment alternatives in old patients with hypertension. Swedish Trial in Old Patients with Hypertension. Blood Press 2:136–141
12. Davidson RA, Barri YM, Wilcox CS (1994) The simplified captopril test: an effective tool to diagnose renovascular hypertension. Am J Kidney Dis 24:660–664
13. Dunn FG (1995) Cardiac hypertrophy and hypertension. Blood Press Suppl 2:17–21
14. Erley CM, Holzer M, Kramer BK, Risler T (1992) Renal haemodynamics and organ damage in young hypertensive patients with different plasma renin activities after ACE inhibition. Nephrol Dial Transplant 7:216–220
15. Folkow B (1992) Critical review of studies on salt and hypertension. Clin Exp Hypertens [A] 14:1–14
16. Fommei E, Ghione S, Hilson AJ, Mezzasalma L, Oei HY, Piepsz A et al. (1993) Captopril radionuclide test in renovascular hypertension: a European multicentre study. European Multicentre Study Group. Eur J Nucl Med 20:617–623

17. Fommei E, Mezzasalma L, Ghione S, Volterrani D, Oei Y, Hilson AJ et al. (1991) European Captopril Radionuclide Test Multicenter Study. Preliminary results. Inspective renographic analysis. The European Captopril Radionuclide Test Multicenter Study Group. Am J Hypertens 4:690S–697S
18. Furchgott RF (1993) Introduction to EDRF research. J Cardiovasc Pharmacol 22 [Suppl 7]:S1–2
19. Gifford RW Jr (1989) Review ofthe long-term controlled trials of usefulness oftherapy for systemic hypertension. Am J Cardiol 63:8B–16B
20. Gifford RW Jr (1989) Antihypertensive drugs: adverse reactions and metabolic effects in elderly patients. Geriatrics 44 [Suppl B]:37–43
21. Grassi G, Mancia G (1995) The role of the sympathetic nervous system in essential arterial hypertension and organ damage. Ann Ital Med Int 10 [Suppl]:115S–120S
22. Horan MJ, Mockrin SC (1992) Heterogeneity of hypertension. Am J Hypertens 5:110S–113S
23. Hricik DE, Browning PJ, Kopelman R, Goorno WE, Madias NE, Dzau VJ (1983) Captopril-induced functional renal insufficiency in patients with bilateral renal-artery stenoses or renal-artery stenosis in a solitary kidney. N Engl J Med 30:373–376
24. Kimura G, Frem GJ, Brenner BM (1994) Renal mechanisms of salt sensitivity in hypertension. Curr Opin Nephrol Hypertens 3:1–12
25. Klag MJ, Whelton PK, Randall BL, Neaton JD, Brancati FL, Ford CE et al. (1996) Blood pressure and end-stage renal disease in man. N Engl J Med 334:13–18
26. Langenfeld MR, Schmieder RE (1995) Salt and left ventricular hypertrophy: what are the links? J Hum Hypertens 9:909–916
27. Lauer MS (1995) Left ventricular hypertrophy and cardiovascular prognosis. Cleve Clin J Med 62:169–175
28. Leeuwen JT van, Smit AJ, May JF, ten Berge BS, Hamer HP, Havinga TK et al. (1995) Comparative effects of diltiazem and lisinopril on left ventricular structure and filling in mild-to-moderate hypertension. J Cardiovasc Pharmacol 26:983–989
29. Lind L, Andersson PE, Andren B, Hanni A, Lithell HO (1995) Left ventricular hypertrophy in hypertension is associated with the insulin resistance metabolic syndrome. J Hypertens 13:433–438
30. Mann SJ, Pickering TG (1992) Detection of renovascular hypertension. State of the art: 1992. Ann Intern Med 117:845–853
31. Messerli FH, Aepfelbacher FC (1995) Hypertension and left-ventricular hypertrophy. Cardiol Clin 13:549–557
32. Miralles M, Gimenez A, Cairols MA, Riambau V, Saez A (1993) Renal duplex: clinical usefulness. Angiologia 45:20–26
33. Muller FB, Sealey JE, Case DB, Atlas SA, Pickering TG, Pecker MS et al. (1986) The captopril test for identifying renovascular disease in hypertensive patients. Am J Med 80:633–644
34. Myers MG, Oh PI, Reeves RA, Joyner CD (1995) Prevalence of white coat effect in treated hypertensive patients in the community. Am J Hypertens 81:591–597
35. Ono A, Ando K, Fujita T (1994) High-calcium diet prevents salt-induced hypertension and impairment of renal hemodynamics in young spontaneously hypertensive rats. J Cardiovasc Pharmacol 23:624–628
36. Oren S, Grossman E, Frohlich ED (1996) Reduction in left ventricular mass in patients with systemic hypertension treated with enalapril, lisinopril, or fosenopril. Am J Cardiol 77:93–96
37. Raman VK, Lee YA, Lindpaintner K (1995) The cardiac renin-angiotensin-aldosterone system and hypertensive cardiac hypertrophy. Am J Cardiol 76:18D–23D
38. Resnick LM, Gupta RK, DiFabio B, Barbagallo M, Mann S, Marion R et al. (1994) Intracellular ionic consequences of dietary salt loading in essential hypertension. Relation to blood pressure and effects of calcium channel blockade. J Clin Invest 94:1269–1276
39. Roman MJ, Pickering TG, Pini R, Schwartz JE, Devereux RB (1995) Prevalence and determinants of cardiac and vascular hypertrophy in hypertension. Hypertension 26:369–373
40. Ruilope LH (1995) New insights into the concept of salt sensitivity in hypertension. Blood Press 4:69
41. Schiffrin EL (1995) Endothelin in hypertension. Curr Opin Cardiol 10:485–494

42. Viberti G (1993) Pathophysiology of renal and vascular disorders in insulin-dependent diabetes. Am J Hypertens 6:135S–139S
43. Weder AB (1991) Membrane sodium transport and salt sensitivity of blood pressure. Hypertension 17:I74–80
45. Weinberger MH (1993) Sodium sensitivity of blood pressure. Curr Opin Nephrol Hypertens 2:935–939
44. Weidmann P, Allemann Y, Ferrari P (1992) Rational assessment procedure in hypertension. Schweiz Rundsch Med Prax 81:756–766

4.6 Pulmonale Hypertonie

F. X. Kleber

Die pulmonale Zirkulation unterliegt in vieler Hinsicht Anforderungen, die an kein anderes Gefäßbett gestellt werden. Die Regulation des Gefäßtonus ist daher in vielfältiger Weise komplex reguliert. Die pulmonale Zirkulation hat die Aufgabe, das Blut mit Sauerstoff zu versorgen und den pH-Wert des Blutes über die Abatmung von Kohlendioxid aufrechtzuerhalten, die Perfusion an die Ventilation anzupassen, den Gesamtwiderstand im System entsprechend den Möglichkeiten des rechten Ventrikels niedrig zu halten. Sie dient darüber hinaus als Filter vor dem arteriellen Blutgefäßsystem und hat aufgrund ihrer riesigen Endotheloberfläche große Bedeutung für alle endothelial regulierten Stoffwechselvorgänge. Die Aufgaben der pulmonalen Zirkulation und die Sicherung der Vitalität des Lungenparenchyms bedingen eine zweite Zirkulation, die bronchiale Zirkulation. Die Interaktion dieser beiden Zirkulationen kann ebenfalls pathophysiologische Bedeutung gewinnen. Eine pulmonale Hypertonie entsteht dann, wenn die Gesamtquerschnittsfläche der Lungenstrombahn strukturell oder funktionell reduziert ist, wenn der Ausflußdruck erhöht ist oder wenn eine sehr beträchtliche Steigerung des pulmonalen Blutflusses eintritt.

4.6.1.1 Definition

Die pulmonale Hypertonie wird aus den pulmonalen Druckwerten definiert, ähnlich wie die arterielle Hypertonie. Wie weiter unten erläutert, sind die rechnerischen Widerstandswerte dafür weniger geeignet. Von einer definitiven pulmonalen Hypertonie spricht man, wenn die systolischen Drücke 30 oder die Mitteldrücke 20 mm Hg übersteigen. In der Regel liegen die systolischen Drücke bei erwachsenen Patienten, die sich nicht in Gegenden mit niedrigem O_2-Partialdruck aufhalten, zwischen 18 und 25 mm Hg, die diastolischen Drücke zwischen 6 und 10 mm Hg und die Mitteldrücke zwischen 12 und 16 mm Hg [4].

Die Widerstände im pulmonalen Gefäßbett liegen bei 0,84 ± 0,29 Wood-Einheiten, die obere Normgrenze nach Kriterien einer 2fachen Standardabweichung demzufolge bei 1,42 Wood-Einheiten. Die Wood-Einheiten, nach dem englischen Kardiologen Paul Wood benannt, errechnen sich als direkter Quotient aus Druckdifferenz über dem pulmonalen Strombett (pulmonal-arterieller Mitteldruck − Mitteldruck im linken Vorhof) und Fluß über die Lungenstrombahn. Die Umrechnug in die besonders im systemischen Gefäßbett üblichen Einheiten in $dyn \cdot s \cdot cm^{-5}$ erfolgt durch Multiplikation mit dem Faktor 79,9 (bzw. vereinfachend mit dem Faktor 80). Aufgrund der Ungenauigkeiten in den Meßgrößen und der theoretischen Mängel der Widerstandsberechnung betrachten wir die Werte zwischen 1,2 und 2,0 Wood-Einheiten als Graubereich, Werte $\leq 1,2$ Wood-Einheiten als normal, Werte $\geq 2,0$ Wood-Einheiten als eindeutig erhöht.

4.6.1.2 Epidemiologie

Die Häufigkeit der verschiedenen Formen der pulmonalen Hypertonie ist außerordentlich unterschiedlich. Epidemiologische Daten sind rar. Die Inzidenz der primären pulmonalen Hypertonie wird auf ca. 1 : 1 000 000 geschätzt [1]. Hingegen ist die pulmonale Hypertonie als Folge einer kardialen Erkrankung, insbesondere einer Linksherzinsuffizienz und als Folge von Lungenerkrankungen recht häufig. Weitere häufige Erkrankungen schließen rezidivierende Lungenembolien und Schlafapnoesyndrom ein. Unter Berücksichtigung der Prävalenzen manifester Erkrankungen der obengenannten Entitäten (Herzinsuffizienz: 1 % der Bevölkerung, chronisch-obstruktive Atemwegserkrankungen: 20 % der Bevölkerung) muß die Häufigkeit der pulmonalen Hypertonie über alle Formen und Schweregrade mit sicher $> 1\%$ in der Bevölkerung angenommen werden.

4.6.1.3 Bedeutung

Die Bedeutung der pulmonalen Hypertonie ist unterschiedlich auf dem Boden der unterschiedlichen Grunderkrankungen. So hat bei der primären pulmonalen Hypertonie die Erhöhung der Pulmonalisdrücke direkte prognostische Bedeutung. Bei primärer pulmonaler Hypertonie beträgt die typische mittlere Überlebenszeit 2–3 Jahre, die mediane Überlebenszeit 3–5 Jahre [12, 17, 53]. Dabei ist neben der Lungenfunktion (FEV_1) insbesondere die Rechtsherzinsuffizienz prognosebestimmend. Herzzeitvolumen und rechtsatrialer Druck gehören zu den wichtigsten prognostischen Faktoren. Auch bei primärer pulmonaler Hypertonie ist allerdings die Prognose individuell extrem variabel, und Verläufe bis zu 30 Jahren wurden beschrieben [2]. Im allgemeinen muß man jedoch innerhalb von 10 Jahren mit einer Letalität von 90 % rechnen.

Bei chronisch-obstruktiven Atemwegserkrankungen und Lungenemphysem sowie respiratorischer Globalinsuffizienz kann ebenfalls die Rechtsherzinsuffizienz die Prognose führen, und Verbesserungen der Oxygenierung und damit Reduzierung der hypoxischen Vasokonstriktion konnten die Prognose verbessern (s. unten). Bei Linksherzinsuffizienz ist hingegen die sekundäre Rechtsinsuffizienz weniger prognosebestimmend. Die Bedeutung der pulmonalen Hypertonie für die Entstehung der Dyspnoe und für die Reduktion des Herzzeitvolumens unter körperlicher Belastung wird jedoch weithin unterschätzt. Bei Herzinsuffizienz hat somit die pulmonale Hypertonie v. a. Bedeutung für die Lebensqualität. Neue Arbeiten weisen jedoch auch auf eine prognostische Bedeutung hin [14].

4.6.2 Formen und Pathophysiologie

4.6.2.1 Formen

Die pulmonale Hypertonie gliedert sich in 2 große Entitäten – in die sekundären pulmonalen Hypertonieformen, bei welchen Erkrankungen anderer Organe eine pulmonale Hypertonie bewirken, darunter die Herzinsuffizienz, die Lungenerkrankungen und die Lungenembolien (s. unten), sowie in die genuinen Erkrankungen des pulmonalen Gefäßbettes, darunter die primäre pulmonale Hypertonie und die entzündlichen Erkrankungen der pulmonalen Strombahn. Rezidivierende Lungenembolien nehmen als sekundäre Erkrankung der Strombahn eine Mittelstellung ein. Die wichtigsten Formen der primären und sekundären Hypertonie finden sich in folgender Übersicht:

Systematik der pulmonalen Hypertonie

Primäre pulmonale Hypertonie:
- plexiforme Arteriopathie,
- thrombotische Arteriopathie,
- pulmonale Venenverschlußkrankheit,
- pulmonale kapilläre Hämoangiomatose,
- chemisch induzierte Formen (Aminorex, Crotalariaalkaloide).

Sekundäre pulmonale Hypertonie:
- Ausflußbehinderungen,
- strukturelle Reduktion des pulmonalen Gefäßgesamtquerschnitts,
- Hyperzirkulation,
- Hypoxie/Hypoventilation.

Die primäre pulmonale Hypertonie wird von der WHO als pulmonalarterielle Hypertonie unklarer Genese definiert. Obgleich die Erkrankung bereits um die Jahrhundertwende erstmals erwähnt wurde [32, 49], erfolgte die hämodynamische und histopathologische Aufarbeitung erst in den letzten 35 Jahren, und wesentliche therapeutische Fortschritte sind nicht älter als 10 Jahre. Die primäre pulmonale Hypertonie ist nicht nur wegen ihrer oft dramatischen Verläufe, ihrer schlechten Lebenserwartung, ihrer Bedeutung insbesondere im jugendlichen Lebensalter ein so wichtiges Krankheitsbild, sondern sie ist außerdem die Modellkrankheit für die Untersuchungen zur Pathogenese und für die Erprobung neuer Therapieverfahren. An großen etablierten Zentren werden bis zu 10–20 Patienten pro Jahr zugewiesen, so daß diese Form im wesentlichen nur in hochspezialisierten Zentren näher diagnostiziert und behandelt wird. Ganz anders sind die sekundären Formen der pulmonalen Hypertonie überaus häufig und müssen von allen kardiovaskulären Zentren diagnostisch und therapeutisch aufgearbeitet werden.

Die Systematik der sekundären pulmonalen Hypertonieformen findet sich in folgender Übersicht:

Sekundäre pulmonale Hypertonien

Ausflußbehinderungen:
- Linksherzinsuffizienz,
- konstriktive Perikarditis,
- Mitralvitien,
- Obstruktionen im linken Vorhof (Cor triatriatum, Tumoren, Thromben).

Strukturelle Reduktion des pulmonalen Gefäßgesamtquerschnittes:
- Obstruktive und restriktive Lungenerkrankungen,
- Lungenfibrosen,
- Kollagenosen,
- Sarkoidose,
- Lungenresektionen,
- Pneumonien,
- Lungenembolie,
- entzündliche Erkrankungen der pulmonalen Strombahn (auch bei intravenösem Drogengebrauch),
- Einflußbahnverengungen (periphere Pulmonalstenose, Williams-Beuren-Syndrom, Takayasu u.a.).

Hyperzirkulation:
- angeborene Herzfehler,
- erhöhter Lungendurchfluß (ASD, VSD, PDA, aortopulmonales Fenster) oder unilateralisierter pulmonaler Blutfluß (einseitige A.-pulmonalis-Stenose/Atresie).

Hypoxie/Hypoventilation:
- Schlafapnoesyndrom/Pickwick-Syndrom,
- Obstruktionen der Atemwege (COAE, Asthma, Trachealstenose),
- neuromuskuläre Erkrankungen,
- Brustwand- und Thoraxdeformitäten,
- Lungenparenchymerkrankungen mit schweren Diffusionsstörungen.

Auslöser sind im wesentlichen 4 Entitäten: Ausflußbehinderungen, strukturelle Reduktion des pulmonalen Gefäßgesamtquerschnittes, Hyperzirkulation und Hypoxie/Hyperventilation. Die wesentlichen zu diesen Veränderungen führenden Grunderkrankungen sind oben vermerkt, wobei zu beachten ist, daß zahlreiche Grunderkrankungen zu mehr als einer dieser Störungen führen.

Die Pathophysiologie der pulmonalen Hypertonie ist nicht vollständig aufgeklärt. Bei der primären pulmonalen Hypertonie sind jedoch exemplarisch eine Reihe von in der Pathogenese wichtigen Störungen beschrieben, die möglicherweise auch für die sekundären pulmonalen Hypertonieformen mit eine Rolle spielen, denn nicht alle Patienten entwickeln im Rahmen der zu sekundären pulmonalen Hypertonieformen führenden Grunderkrankungen tatsächlich eine pulmonale Widerstandssteigerung.

Genetische Grundlagen

Weder die sekundären noch die primären pulmonalen Hypertonien sind vererbbare Erkrankungen. Dennoch besteht insbesondere bei der primären pulmonalen Hypertonie eine Assoziation mit genetischen Besonderheiten. Pulmonale Hypertonien wurden assoziiert mit den Allelen HLA-DR3, DRw52 und DQw2 [5] und familiäre Formen sind beschrieben und stellen in manchen Untersuchungskollektiven bis zu 5–10 % der Patienten mit primären pulmonalen Hypertonien dar [27, 29, 47, 56]. Inwieweit genetische Prädispositionen auch eine Rolle für sekundäre pulmonale Hypertonieformen spielen, wie z. B. in der Reaktion auf exogene Noxen, etwa Appetitzügler, ist nicht klar, jedoch nicht unwahrscheinlich. Dafür sprechen auch die sehr variablen Reaktionen von unterschiedlichen Patienten auf die Auslösefaktoren wie linksatriale Drucksteigerung, Hypoxie usw.

Bedeutung der Endothelfunktion für die Entwicklung der pulmonalen Hypertonie

Die Bedeutung der Endothelfunktion bzw. -dysfunktion für die pulmonale Hypertonie ist insbesondere an der primären pulmonalen Hypertonie gezeigt und belegt. Es ist nicht ganz klar, inwieweit die Endotheldysfunktion, die bei der primären pulmonalen Hypertonie beobachtet wird, ein sekundäres oder ein primäres Phänomen ist. Sie hat jedoch mit Sicherheit ganz große Bedeutung für den Verlauf dieser Erkrankungen, nimmt also jedenfalls großen Einfluß auf die Pathogenese. Zur Aufrechterhaltung des bemerkenswert niedrigen Widerstandes im pulmonalen Gefäßbett spielt das Endothel eine ganz entscheidende Rolle. Zur Gefäßtonusregulation produziert das Endothel diverse, vorwiegend parakrin, d. h. auf die Nachbarzellen gerichtet wirkende Substanzen, so die Vasokonstriktoren Endothelin und Thromboxan und die Vasodilatatoren Stickstoffmonoxid (EDRF) und Prostacyclin, daneben möglicherweise einen endothelialen hyperpolarisierenden Faktor (EDHF).

Das Endothel ist aber auch für die Schaffung einer inneren Oberfläche, die die Ablagerung von Fibrin und die intravaskuläre Gerinnung verhindert, verantwortlich. Eine reduzierte Expression von Thrombomodulin, eine verringerte Synthese von Heparansulfat und eine erhöhte Freisetzung von Gewebsplasminogenaktivator begünstigen die Gerinnung. Die reduzierte endotheliale NO-Verfügbarkeit und das Ungleichgewicht von Prostacyclin und Thromboxan begünstigen darüber hinaus die Adhäsion von Blutplättchen. Zytokine und Wachstumsfaktoren, v. a. auch aus Blutplättchen, die Expression von Adhäsionsmolekülen, tragen alle zur Initiierung eines Prozesses von Gerinnung, Vasokonstriktion und Gefäßwandumbau mit Erhöhung des Widerstandes bei.

Während die oben beschriebenen Veränderungen vielfach tierexperimentell und größtenteils auch beim Menschen gezeigt wurden, ist die Pathophysiologie in der Regel nicht mit der Störung eines einzelnen Regulationsmechanismus zu erklären, vielmehr sind die regulierenden Substanzen eng vernetzt. So ist beispielsweise die Verminderung der NO-Produktion bei Hypoxie eindeutig belegt [13], hingegen läßt sich mit Endothelinantagonisten die Entwicklung einer pulmonalen Hypertonie im hypoxischen Experiment dennoch verhindern. Die wesentliche Störung scheint die Imbalance zwischen Vasokonstriktoren und Vasodilatatoren bzw. zwischen gerinnungs-/plättchenaggregationsfördernden und gerinnungs-/plättchenaggregationshemmenden Substanzen zu sein, wie sie kürzlich für die Balance von Thromboxan und Prostacyclin gezeigt wurde [10]. Es ist jedoch möglich, daß bei bestimmten Pathophysiologien das eine oder das andere System stärker betont gestört ist. So ist beispielsweise die Erhöhung des Endothelin 1 bei primärer pulmonaler Hypertonie stärker ausgeprägt als beim Eisenmenger-Syndrom [8], die basale NO-Freisetzung ist besonders bedeutsam für die Aufrechterhaltung niedriger Widerstände bei Kindern mit angeborenen Herzfehlern und normalem pulmonalen Blufluß [9]. Bei Herzinsuffizienz hinwiederum scheint das Endothelin 1 besonders bedeutend zu sein [55], dessen Aktivität jedoch offenbar bei Frühformen der Herzinsuffizienz durch die Aktivität des endogenen NO abgeschwächt wird [42].

Druck-Fluß-Beziehungen

Der mechanische Hintergrund der pulmonalen Hypertonie ist die Widerstandssteigerung. In der kardiovaskulären Medizin werden die Widerstände üblicherweise nach hydraulischen Formeln berechnet, d. h. die Druckdifferenz dividiert durch den Fluß ergibt den Widerstand. Diese hydraulischen Systeme setzen voraus, daß es sich um einen gleichmäßigen laminaren Fluß handelt und die Wände starr sind. In diesem Fall ergibt sich eine lineare Beziehung zwischen Fluß und Druckdifferenz. Die Impedanz für den rechten Ventrikel ist jedoch nicht durch diese lineare Beziehung beschreibbar. Zum einen ist der Druck pulsatil, zum anderen handelt es sich bei den Gefäßen nicht um starre Röhren. Hingegen scheint im physiologischen Bereich tatsächlich eine lineare Druck-Fluß-Beziehung zu bestehen, die jedoch nicht durch den Nullpunkt läuft, d. h., insbesondere bei pulmonalen Hypertonien ist eine Mindestdruckdifferenz erforderlich, um das pulmonale Gefäßbett zu eröffnen, der Eröffnungs- oder Verschlußdruck. Erst ab Eröffnung des pulmonalen Gefäßbettes liegt dann eine lineare Beziehung zwischen Druckdifferenz und Fluß vor. Dieser Eröffnungsdruck ist am Menschen nicht meßbar.

Die vereinfachte Berechnung der pulmonal-vaskulären Widerstände durch die Druck-Fluß-Beziehung führt deshalb vielfach zu falschen Berechnungen der Impedanzunterschiede für den rechten Ventrikel. Aus diesen Gründen müssen immer auch die absoluten Druckdifferenzen mit betrachtet werden, und nur eine Drucksenkung bei gleichzeitiger Flußkonstanz oder Flußerhöhung ist ein sicheres Zeichen einer Widerstandssenkung (Abb. 1; [18, 28]). Bei der primären pulmonalen Hypertonie und bei stark erhöhten Widerständen (über 10 Wood-Einheiten) spielen die Öffnungsdrucke wahrscheinlich eine große Rolle für die Impedanz des rechten Ventrikels, während bei Herzinsuffizienz in Abwesenheit von starken Widerstandssteigerungen der Öffnungsdruck wahrscheinlich niedriger liegt als der linksatriale Druck [24, 34].

Nach dem Hagen-Poiseuille-Gesetz geht jedoch auch noch die Blutviskosität in diese Beziehung ein und beeinflußt die pulmonalen Strömungswiderstände ebenfalls erheblich. Bei Hunden konnte gezeigt werden, daß ein Anstieg des Hämatokritwertes von 43 auf 64 % bei normalem Fluß die effektiven pulmonalen

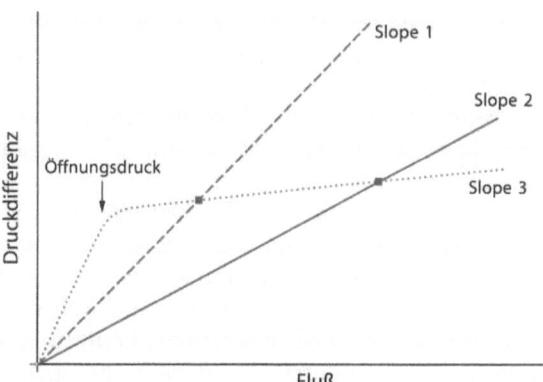

Abb. 1. Druck-Fluß-Beziehungen in der pulmonalen Strombahn.
slope 1: Widerstand basal, ausgedrückt als Steigung der Druck-Fluß-Beziehung;
slope 2: Widerstand nach Gabe von gefäßerweiternden und HZV-steigernden Medikamenten: die Steigung (der Widerstand) scheint zu sinken;
slope 3: bei hohem Öffnungsdruck liegen beide Meßpunkte auf derselben Druck-Fluß-(= Widerstands-) Beziehung, der Widerstand ist unverändert, nur der Meßwert $\dfrac{PAP - PCWP}{HZV}$ hat sich geändert

Widerstände verdoppelte [35]. Bei Patienten mit terminaler Herzinsuffizienz vor Herztransplantation haben etwa 50 % einen erhöhten Öffnungdruck, der zur pulmonalen Hypertonie beiträgt, etwa 50 % reagieren auf körperliche Belastung mit einer verstärkten pulmonalen Vasokonstriktion [34].

Histologische Veränderungen

Die Pathologie hypertensiver Veränderungen des pulmonalen Gefäßbaums wurde erstmals 1958 von Heath und Edwards systematisch aufgearbeitet [21]. Diese Klassifikation schließt 6 Grade struktureller Veränderungen ein:

● Grad 1: Mediahypertrophie kleiner Pulmonalarterien und Arteriolen,
● Grad 2: zusätzliche Intimaproliferation,
● Grad 3: schwerere Media- und Intimaveränderungen mit konzentrischer Fibrose und Obliteration von Arteriolen und kleinen Arterien,
● Grad 4: Dilatation und plexiforme Läsionen, d.h. kapillarähnliche Kanäle mit und ohne Thromben,
● Grad 5: plexiforme angiomatöse und kavernöse Läsionen mit Hyalinisierung der Intimafibrose,
● Grad 6: nekrotisierende Arteriitis.

Die Klassifikation von Heath und Edwards suggeriert einen chronologischen Ablauf dieser Veränderungen, der wahrscheinlich nicht gegeben ist.

Bei primärer pulmonaler Hypertonie liegen Daten über die wesentlichen Subtypen und Häufigkeiten der pulmonalarteriellen Veränderungen aus dem Register des US-amerikanischen National Heart, Lung and Blood Institutes vor [40].

Nach diesen Beschreibungen sind insbesondere 3 Subtypen zu unterscheiden: die Patienten mit plexiformen Läsionen, die Patienten mit thrombotischen Veränderungen und die Patienten mit pulmonaler Venenverschlußkrankheit.

Obwohl plexiforme und thrombotische Formen gleichzeitig auftreten können, ist nicht nur auf der Basis der histologischen Veränderungen eine Klassifizierung in diese beiden Formen gerechtfertigt, sondern diese beiden Hauptformen unterscheiden sich auch in der Geschlechtsverteilung, in der Altersverteilung und in der Prognose. Plexiforme Läsionen (und die pulmonale Venenverschlußkrankheit) sind mit einer schlechteren Prognose vergesellschaftet.Sie treten bei Frauen etwa 3mal häufiger als bei Männern auf, während thrombotische Läsionen eine gleichmäßige Geschlechterverteilung besitzen, eine bessere Prognose haben und in etwas höherem durchschnittlichen Alter gefunden werden. Es ist jedoch unklar, ob diese Veränderungen unterschiedliche Verlaufsformen darstellen oder eine unterschiedliche Ätiopathogenese repräsentieren. In diesem Register waren pulmonale Venenverschlußkrankheiten mit 12%, rein plexiforme Läsionen mit 28%, rein thrombotische Läsionen mit 33% und gemischte plexiforme und thrombotische Läsionen mit 16% vertreten. Obwohl die klinische Unterscheidung der wesentlichen histologischen Subtypen mit Zuverlässigkeit noch nicht möglich ist, gibt es erste Hinweise, daß Patienten mit plexogener Arteriopathie eine normale Aktivitätsverteilung bei Lungenszintigrammen haben, während sich bei Patienten mit thrombotischer Arteriopathie eine feinfleckige Distributionsstörung des Radiopharmakons zeigen ließ [46]. Die pulmonale Venenverschlußkrankheit läßt sich durch das Röntgenbild mit typischen Stauungszeichen unterscheiden. Es zeigt sich bei diesem Krankheitsbild ebenfalls eine feinfleckige Verteilungsstörung des Radiopharmakons [46].

4.6.3 Symptome und Diagnostik

Die Leitsymptome der pulmonalen Hypertonie sind Dyspnoe, Synkopen oder präsynkopale Zustände, Brustschmerzen, häufig auch Palpitationen und Zyanose. Der beste klinische Hinweis ist die Akzentuierung der pulmonalen Komponente des 2. Herztones. Eine Übersicht über die Häufigkeit von Symptomen und Untersuchungsbefunden findet sich in folgender Übericht:

Häufigkeitsverteilung der Symptome und klinischen Zeichen bei pulmonaler Hypertonie. (Nach [53])

Symptome (% Häufigkeit)
- Dyspnoe (94 %),
- Synkopen/präsynkopale Zustände (54%),
- Brustschmerzen (21%),
- Palpitationen (59%),
- Raynaud-Phänomen (5%).

Klinische Zeichen (% Häufigkeit)
- Betonte Pulmonalkomponente des 2. Herztons (100%),

- Systolisches pulmonales Austreibungsgeräusch (52 %),
- Trikuspidalinsuffizienzgeräusch (34 %),
- Pulmonalinsuffizienzgeräusch (21 %),
- Zyanose (31 %),
- periphere Ödeme (18 %).

Obgleich Dyspnoe und Betonung der Pulmonalkomponente des 2. Herztones die klinische Diagnose sehr nahelegen, wird sie oft nicht oder erst nach langen Umwegen gestellt. Die Dopplerechokardiografie ist heute außerordentlich nützlich zur Abschätzung des Pulmonalarteriendruckes (Abb. 2) und sollte auch bei nur geringgradigem Verdacht auf diese Erkrankung frühzeitig eingesetzt werden.

Die Echokardiografie gibt darüber hinaus die Möglichkeit, den Schweregrad der Kompromittierung des rechten Ventrikels (Abb. 3) mit einzuschätzen. Die definitive Diagnose erfolgt durch die invasive Druckmessung. In diesem Zusammenhang wird in der Regel dann auch eine Pulmonalisangiografie durchgeführt, um rezidivierende Lungenembolien als Ursache auszuschließen. Zur Diagnostik gehören des weiteren ein Lungenszintigramm und die Blutgasanalyse. Bei unklarer Genese, insbesondere dann, wenn entzündliche Erkrankungen (z. B. Kollagenosen, primäre Lungenparenchymerkrankungen oder intravenöser Drogengebrauch) auftreten, ist eine Lungenbiopsie sinnvoll. Die Elektrokardiografie zeigt die Zeichen der Rechtsbelastung (Abb. 2), das Röntgenbild (Abb. 3) zeigt verbrei-

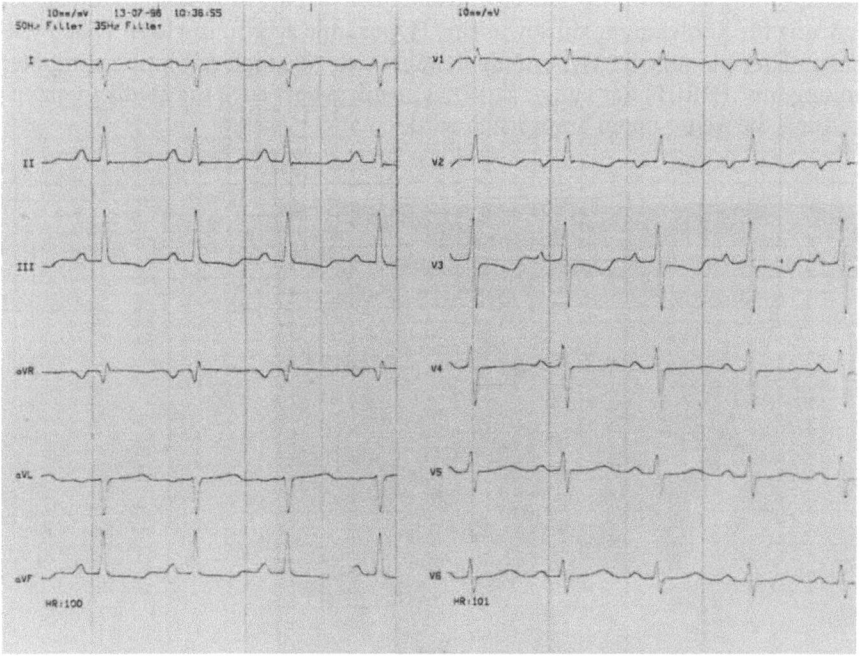

Abb. 2. EKG einer 20jährigen Patientin mit primärer pulmonaler Hypertonie, P-Pulmonale, Rechtstyp, inkompletter Rechtsschenkelblock, R/S-Umschlag V_6, hohe R-Zacken $V_{1/2}$, tiefe S-Zacken $V_{5/6}$

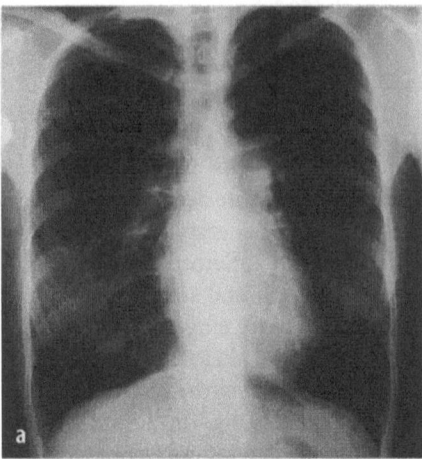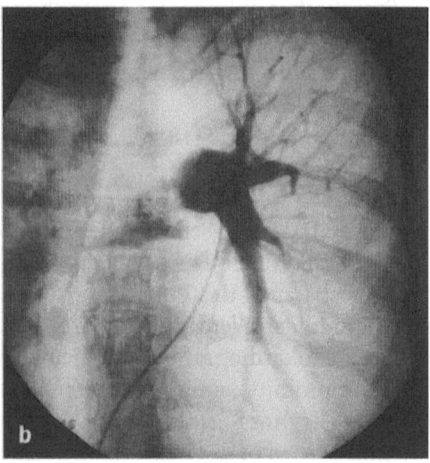

Abb. 3. a Thoraxröntgen derselben Patientin wie Abb. 2: betontes Pulmonalsegment, Kalibersprünge der Pulmonalarterie; **b** Pulmonalisangiographie (derselben Patientin): erweiterte zentrale Pulmonalarterie, Kalibersprünge, periphere Gefäßrarifizierung

terte Pulmonalarterien und amputierte Hili mit sehr dünnen peripheren Arterien, oft eine rechtsventrikuläre/rechtsatriale Vergrößerung, liefert differentialdiagnostische Hinweise zur Hyperzirkulation und zur Stauung. Die Lungenfunktionsprüfung ist eher unspezifisch und kann Zeichen der Restriktion, Diffusionsstörung für Kohlenmonoxid sowie eine Hypoxämie zeigen. In vielen Fällen v. a. sekundärer pulmonaler Hypertonie bewährt sich ein „high resolution computer tomogram" (HRCT) der Lunge. Zur Diagnostik gehört auch die Medikamententestung, die weiter unten besprochen wird.

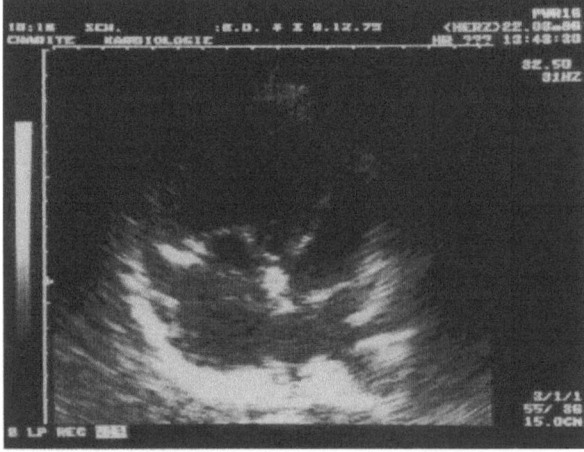

Abb. 4. Echokardiogramm derselben Patientin wie Abb. 2 und 3: der große rechte Ventrikel (*links*) verdrängt den linken Ventrikel, Vorhofvergrößerung rechts

4.6.4 Medikamentöse und interventionelle Therapie

Die medikamentöse Therapie der pulmonalen Hypertonie mit Vasodilatanzien hat eine umfangreiche kasuistische Geschichte. Über nahezu alle Vasodilatanzien gibt es positive Fallberichte bei dieser Erkrankung. Dies liegt weniger an der Individualität des Ansprechens als an den unterschiedlichen Maßstäben, die an den Erfolg gelegt wurden. Dementsprechend findet sich auch nur für 4 Therapieprinzipien ein prognostisch belegter Wert:

- für Kalziumantagonisten bei Respondern auf diese Stoffgruppe,
- für Prostaglandine in der Dauerinfusion,
- für Antikoagulanzien und
- bei Patienten mit chronisch obstruktiven Atemwegserkrankungen und Hypoxie für die O_2-Inhalation.

Zur Testung sollen diese erwähnten Substanzen Anwendung finden. Als positives Testergebnis kann ein Abfall der Pulmonalismitteldrücke um 20 % bei gleichzeitigem Abfall des pulmonalvaskulären Widerstandes um ebenfalls 20 % mindestens gerechnet werden. Aus den weiter oben ausführlich erläuterten Gründen ist ein reiner Widerstandsabfall ("resistance responder") kein sicherer Beleg für die Wirksamkeit des Pharmakons. Grundsätzlich läßt sich die Vasodilatationsfähigkeit recht gut auch mit Acetylcholin prüfen, welches besondere Vorteile dadurch hat, daß es nicht systemisch wirksam wird und sehr rasch abgeklungen ist. Ähnliches gilt für Adenosin. Die zur Akuttestung verwendeten Dosierungen finden sich in Tabelle 1. Die Akuttestung ist nicht nur von Bedeutung für die Einschätzung des momentanen Potentials der Vasodilatation, sondern hat bei entsprechender Weiterführung einer Vasodilatanzientherapie auch prognostische Bedeutung wie unlängst von Raffy et al. gezeigt werden konnte [43]. Ausführliche Empfehlungen zur Testung finden sich in Tabelle 2.

4.6.4.1 Medikamentöse Dauertherapie

Zur medikamentösen Dauertherapie sind bei den verschiedenen Formen der pulmonalen Hypertonie nach entsprechender Austestung Kalziumantagonisten und Prostaglandine sowie Antikoagulanzien und, gesichert nur für die hypoxisch bedingte pulmonale Hypertonie bei chronisch obstruktiver Atemwegserkrankung, die O_2-Inhalation in guten klinischen Untersuchungen belegt. Die medikamentöse Dauertherapie der primären und bestimmter sekundärer pulmonaler Hypertonieformen ist jedoch noch im Anfangsstadium, und weitere therapeutische Fortschritte sind in den nächsten Jahren zu erwarten. Besonders erfolgversprechend erscheinen hierzu entsprechend der Pathophysiologie Thromboxanantagonisten, Endothelinantagonisten bzw. Endothelinconvertingenzymhemmer, Arginin und die inhalative Gabe von Stickstoffmonoxid. Eine intensive Erörterung dieser Möglichkeiten geht über das Ziel dieses Artikels hinaus. Im folgenden werden die belegten Therapieprinzipien begründet.

Tabelle 1. Durchführung der Testung

Verabreichungsart	Dosierung	Besonderheiten/Nebenwirkungen
Intrapulmonal-arteriell (fakultativ):		
Acetylcholin	1–10 mg/min	Hustenreiz möglich
Intravenös:		
PGI$_2$ (Prostacyclin) = Epoprosterol)	1–20 ng/kg KG min	Venenreizung, Flush, Übelkeit, systemische Vasodilatation
PGE$_1$ (Prostaglandin E$_1$)	6–120 ng/kg KG min	Venenreizung, systemische Vasodilatation
Iloprost	1–10 ng/kg KG min	Venenreizung, systemische Vasodilatation
Verapamil	1 mg/min	Bradykardie, Kardiodepression
Diltiazem	5 mg/10 min	Bradykardie, Kardiodepression
Inhalativ:		
NO	20–80 ppm	Methämoglobinbildung
Oral:		
Nifedipin	20 mg/h (bis 240 mg kumulativ)	Kardiodepression
Diltiazem	60 mg/h (bis 720 mg kumulativ)	Kardiodepression

Testabbruch bei:
- HZV-Abfall > 10 %
- Blutdruckabfall unter 90 mm Hg systolisch
- RA-Druckanstieg ≥ 20–50 %
- Herzfrequenzanstieg auf über 120 Schläge/min
- Übelkeit, Flush, Kopfschmerzen, Husten, Venenreizung, Bradykardie

Tabelle 2. Empfehlungen zur Testung der Reversibilität der pulmonalen Vasokonstriktion bei primärer und sekundärer pulmonaler Hypertonie

Testergebnis	Therapeutische Konsequenz
Positiv: PAP, Mitteldruck und PVR fallen um ≥ 20 %	Therapeutische Einstellung auf getestete Vasodilatanzien
Intermediär: Nur PVR fällt um ≥ 20 %	Therapieversuch gerechtfertigt, keine gesicherten Daten bezüglich Langzeitverlauf
Negativ: Abfall von PVR um < 20 %	Keine Vasodilatanzientherapie sinnvoll

Kalziumantagonisten

Wie für die anderen therapeutischen Möglichkeiten muß insbesondere auch für Kalziumantagonisten gewarnt werden, diese Therapie empirisch einzusetzen. Kalziumantagonisten haben negativ-inotrope Eigenschaften, und wenn sie bei Patienten mit beginnender Rechtsherzinsuffizienz gegeben werden, können sie zu einer dramatischen Verschlechterung der Symptome führen. Todesfälle sind beschrieben [3, 16, 26]. Aus diesem Grund ist es empfehlenswert, Patienten mit Verdacht auf primäre pulmonale Hypertonie in ein spezialisiertes Zentrum zu überweisen, damit dort die Testung und therapeutische Einstellung vorgenommen wird.

Die andere Problematik der Kalziumantagonisten bei ungenügender Erfahrung ist die Unterdosierung. In den Testungen werden orale Dosen von 720 mg am Tag für Diltiazem und 240 mg am Tag für Nifedipin eingesetzt. Die Hälfte der in der Testung effektiven Dosis scheint für eine Dauertherapie ausreichend, aber auch erforderlich zu sein. Dies bedeutet jedoch, daß sehr hohe und unkonventionell hohe Dosierungen in der Dauertherapie verabreicht werden müssen, um die günstigen Wirkungen auf die Prognose und den Pulmonalarteriendruck herzustellen. Kalziumantagonisten können bei Patienten, die darauf ansprechen („Responder"), zu einer recht akzeptablen Lebenserwartung führen. In einer Untersuchung von Rich et al. [48] lag die Einjahresüberlebensrate von Respondern bei 94 %, während Patienten, die nicht auf Kalziumantagonisten ansprachen, nur eine Überlebensrate von knapp 60 % hatten, was vergleichbar ist mit der Einjahresmortalität von Patienten im NHLBI-Register (ca. 70 %). Nach 2 Jahren waren die Unterschiede noch dramatischer, und nach 5 Jahren lagen die Überlebensraten bei 95 bzw. 36 %, allerdings bei dann kleineren Fallzahlen. Dies bedeutet, daß eine Testung auf Kalziumantagonisten für die ca. 30 % der Patienten, die ansprechen, therapeutisch verpflichtend ist. In der Regel ist der Effekt auf die pulmonale Hypertonie anhaltend und führt zu einer Regression der rechtsventrikulären Hypertrophie [44]. Sicherlich besteht eine gewisse Überschneidung der Patientengruppen, die auf Prostacycline bzw. Kalziumantagonisten ansprechen [51], aber eine getrennte Testung von Prostaglandinen erübrigt sich dadurch nicht. Neue, auch eigene unpublizierte, Daten lassen Calcium-Antagonisten in einem ungünstigeren Licht erscheinen.

Prostaglandine

Prostacyclin, das 1976 von Moncada beschrieben wurde [31] und synthetische Analoga sind als endogene und exogen zugeführte Vasodilatanzien mit gleichzeitiger thrombozytenaggregationshemmender und antiproliferativer Eigenschaft besonders attraktiv zur Behandlung der pulmonalen Hypertonie. Prostacycline und Analoga werden seit Beginn der 80er Jahre zur Behandlung der pulmonalen Hypertonie, insbesondere der primären pulmonalen Hypertonie, eingesetzt. Das Akutansprechen auf Prostacyclin kann, wie oben erwähnt, bis zu einem gewissen Grad die Reversibiliät der pulmonalen Widerstandssteigerung auch auf andere orale Vasodilatanzien, z. B. Kalziumantagonisten, vorhersagen [39]. Eine längerfristige i.v.-Gabe von Prostacyclin wurde erstmals 1984 von Higenbottam [22] beschrieben. Seither sind mehrere Studien zur intravenösen Dauerinfusion durchgeführt worden [6, 7, 11, 23, 52]. In diesen Studien zeigte sich durchweg ein Langzeiteffekt der intravenösen Prostacyclingabe, der, verglichen mit historischen Kontrollen, auch einen prognostischen Vorteil für die Patienten bedeutet. Die Einjahresüberlebensraten werden um ca. 10, 20 bzw. 30 % (Absolutprozentpunkte) verbessert. Dies scheint insbesondere bei Patienten mit niedriger O_2-Sättigung und in den NYHA-Klassen III–IV deutlich zu werden.

Die Bedeutung der akuten Senkung des Pulmonalisdruckes und des Widerstandes wird noch etwas unterschiedlich eingeschätzt. Nach einer neueren großen Untersuchung mit 91 Patienten mit primärer pulmonaler Hypertonie scheint jedoch auch die akute Beeinflussung eine gewisse Bedeutung für den prognostischen Effekt von Prostacyclin zu haben [43]. Es ist nicht auszuschließen, daß auch Patienten, die akut wenig ansprechen, prognostisch profitieren, insbesondere solche, die bereits eine niedrige O_2-Sättigung haben [23]. Zu dem symptomatologischen und prognostischen Nutzen kommt hinzu, daß dadurch mehr Patienten die Herz-Lungen-Transplantation erreichen. Die relativ moderaten Senkungen der Pulmonalarteriendrücke (durchschnittlich bis 8 %) und der Widerstände (bis 21 %) über 3 Monate in der größten kontrollierten prospektiven randomisierten Untersuchung zu i.v. verabreichtem Prostacyclin legen nahe, daß der prognostische Nutzen nicht nur über hämodynamische Effekte zu erklären ist. In dieser Studie von 80 Patienten [7] starben 8 der 40 Patienten in der Kontrollgruppe, jedoch keiner der 40 Patienten in der Prostacyclingruppe innerhalb der 3monatigen Beobachtungszeit. Komplikationen der intravenösen Dauergabe waren Sepsis und Thrombosen sowie Fehlfunktionen des Pumpensystems. Aus diesem Grund ist eine Forschergruppe aus Gießen in Deutschland, gründend auf Erfahrungen mit inhalativem NO und Prostacyclin bei akutem Atemnotsyndrom (ARDS) [57] dazu übergegangen, inhalative Prostaglandine zu verabreichen [37]. Basierend auch auf ersten Erfahrungen einer weiteren Arbeitsgruppe [30] und auf eigenen Erfahrungen ist die inhalative Applikationsweise dieser hochwirksamen Substanzen ein Weg nebenwirkungsärmer aber effektiv zu behandeln.

Antikoagulation

Von allen Schulen akzeptiert ist mittlerweile die Antikoagulation bei allen Formen der primären pulmonalen Hypertonie. Sie gründet darauf, daß in der Mehrzahl der untersuchten Serien mehr als die Hälfte der Patienten bedeutsame Thromben in der pulmonalen Strombahn aufwiesen [17, 38]. Obwohl randomisierte Studien für Antikoagulanzien nicht vorliegen, deuten alle Daten darauf hin, daß die Therapie mit oralen Antikoagulanzien prognostischen Nutzen liefert [44]. Dieser Effekt scheint relativ unabhängig davon zu sein, ob eine vasodilatierende Therapie durchgeführt wird oder nicht und war teilweise etwas stärker ausgeprägt in der Gruppe, die auf Vasodilatanzientherapie nicht ansprach.

Medikamentöse Therapie bei sekundären pulmonalen Hypertonien

Während die Applikation von Sauerstoff bei hypoxischer pulmonaler Hypertonie mit Cor pulmonale im Rahmen einer chronisch obstruktiven Atemwegserkrankung bezüglich Symptombesserung und Prognose gut belegt ist [15, 54, 58], ist sie bei Herzinsuffizienz eher ungünstig [19] und auch bei anderen Formen, wie der primären pulmonalen Hypertonie, therapeutisch nicht gesichert. Auch die Vasodilatanzientherapie bei sekundären Formen der pulmonalen Hypertonie steckt noch in einem frühen Entwicklungsstadium und bedarf der eingehenden Würdigung. Zweifelsohne gibt es jedoch pulmonale Widerstandssteigerungen, die weit über den Auslösemechanismus (Druckerhöhung im linken Vorhof, Hypoxie) hinausgehen und auf diese Art und Weise zur Entwicklung eines Cor pulmonale und zur Verschlechterung der Prognose beitragen können. Ein besseres Verständnis der genauen Ursachen und Dispositionen beim einzelnen Patienten geben Anlaß zur Hoffnung, daß mit den neuen obengenannten Substanzen in den nächsten Jahren eine bessere Therapie des in aller Regel bei pulmonaler Hypertonie prognostisch führenden Cor pulmonale möglich werden wird. In verzweifelten Fällen bietet sich heute zur direkten Therapie des Cor pulmonale eine interventionelle Möglichkeit an (s. unten).

4.6.4.2 Interventionelle Therapiemaßnahmen

Neben den interventionellen Möglichkeiten der Behandlung der pulmonalen Hypertonie, die an den Grundlagen ansetzen wie interventioneller Verschluß des

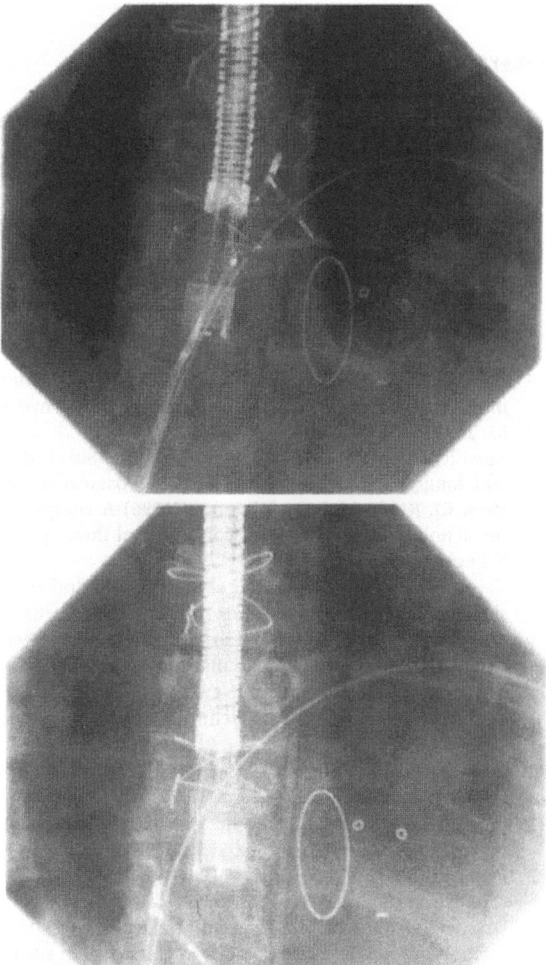

Abb. 5. Atriale Septostomie bei einer Patientin mit terminaler Rechtsherzinsuffizienz. *Oben:* Blade-Instrument im linken Vorhof, *unten:* Blade-Instrument nach scharfem Durchtrennen des Vorhofseptums im rechten Vorhof (Aufnahme von Prof. Romaniuk und Prof. Kleber, Charité Berlin)

Ductus arteriosus botalli [41] oder Mitralklappenballonvalvuloplastie bei Mitralstenose, ist in kleinen Serien die Entlastung des rechten Herzens durch eine atriale Septostomie beschrieben worden. Einzelberichte und kleine Serien reichen relativ weit zurück [20, 33, 36, 45]. Die Therapie gründet auf der Überlegung, daß die rechtsventrikuläre Funktion in der Regel die Prognose führt und daß die im Spätstadium auftretenden Synkopen auch durch eine Unterfüllung des linken Ventrikels bedingt sind. Beigetragen dazu haben die Beobachtungen, daß Patienten mit offenem Foramen ovale eine eher günstigere Prognose bei primärer pulmonaler Hypertonie haben [50]. Eine neuere Untersuchung an 15 Kindern und Jugendlichen hat diese Therapie jüngst wieder mehr in die Überlegungen bezüglich des Bridgings bis zur Herz-Lungen-Transplantation gerückt [25]. Die technische Durchführung ist relativ einfach. Nach üblicher transseptaler Punktion wird ein Blade-Instrument zur scharfen Atrioseptostomie eingesetzt (Abb. 5) und ein Vorhofseptumdefekt erzeugt.

Literatur

1. Abenhaim L, Higenbottam T, Rich S (1994) International primary pulmonary hypertension study. Br Heart J 71:303
2. Anderson TJ, Larsen ET, Wyse DG et al. (1991) Primary pulmonary hypertension for 30 years. Am J Cardiol 68:284–285
3. Aromatorio GJ, Uretsky BF, Reddy PS (1985) Hypotension and sinus arrest with nifedipine in pulmonary hypertension. Chest 87:265–267
4. Barrat-Boyes BG, Wood EH (1958) Cardiac output and related measurements and pressure values in the right heart and associated vessels, together with an analysis of the hemodynamic response to the inhalation of high oxygen mixtures in healthy subjects. J Lab Clin Med 51:172
5. Barst RJ, Flaster ER, Menon A et al. (1992) Evidence for the association of unexplained pulmonary hypertension in children with the major hystocompatibility complex. Circulation 85:249–258
6. Barst RJ, Rubin LJ, McGoon MD et al. (1994) Survival in primary pulmonary hypertension with long-term continuous intravenous prostacyclin. Ann Intern Med 121:409–415
7. Barst RJ, Rubin LJ, Long WA et al. (1996) A comparison of continuous intravenous epoprostenol (prostacyclin) with conventional therapy for primary pulmonary hypertension. N Engl J Med 334:296–301
8. Cacoub P, Dorent R, Maistre G et al. (1993) Endothelin-1 in primary pulmonary hypertension and the Eisenmenger syndrome. J Am Coll Cardiol 71:448–450
9. Celermajer DS, Dollery C, Burch M, Deanfield JE (1994) Role of endothelium in the maintenance of low pulmonary vascular tone in normal children. Circulation 8:2041–2044
10. Christman BW, McPherson C, Newman JH et al. (1992) An imbalance between the excretion of thromboxane and prostacyclin metabolits in pulmonary hypertension. N Engl J Med 327:70–75
11. Cremona G, Higenbottam T (1995) Role of prostacyclin in the treatment of primary pulmonary hypertension. Am J Cardiol 75:67A–71A
12. D'Alonzo GE, Barst RJ, Ayres SM et al. (1991) Survival in patients with primary pulmonary hypertension. Ann Intern Med 115:343–349
13. Dinh-Xuan A (1993) Disorders of Endothelium-dependent relaxation in pulmonary disease. Circulation [Suppl]V/87:V81–87
14. DiSalvo TG, Mathier M, Semigran MJ, Dec GW (1995) Preserved right ventricular ejection fraction predicts exercise capacity and survival in advanced heart failure. J Am Coll Cardiol 25 (5):1143–1153

15. Domenighetti GM, Saglini VG (1992) Hypertension secondary to COPD and lung fibrosis. Chest 102 [3]: 708–714
16. Farber HW, Karlinsky JB, Faling LJ (1983) Fatal outcome following nifedipine for pulmonary hypertension. Chest 83: 708–709
17. Fuster V, Steele PM, Edwards WD et al. (1984) Primary pulmonary hypertension: natural history and the importance of thrombosis. Circulation 70: 580–587
18. Galiè N, Ussia G, Pasarelli P et al. (1995) Role of pharmacologic tests in the treatment of primary pulmonary hypertension. Am J Cardiol 75: 55A–62A
19. Haque W, Boehmer J, Clemson BS et al. (1996) Hemodynamic effects of supplemental oxygen administration in congestive heart failure. J Am Coll Cardiol 27: 353–357
20. Hausknecht MJ, Sims RE, Nihill MR, Cashion WR (1990) Successful palliation of primary pulmonary hypertension by atrial septostomy. Am J Cardiol 65: 1045–1046
21. Heath D, Edwards JE (1958) The pathology of hypertensive pulmonary vascular disease. A description of six grades of structural changes in the pulmonary arteries with special references to congenital cardiac septal defects. Circulation 18: 533
22. Higenbottam T, Wheeldon D, Wells F, Wallwork J (1984) Long-term treatment of primary pulmonary hypertension with continuous intravenous epoprostenol (prostacyclin). Lancet 1: 1046–1047
23. Higenbottam TW, Spiegelhalter D, Scott JP et al. (1993) Prostacyclin (epoprostenol) and heart-lung transplantation as treatments for severe pulmonary hypertension. Br Heart J 70: 366–370
24. Janicki JS, Weber KT, Likoff MJ et al. (1985) The pressure-flow response of the pulmonary circulation in patients with heart failure and pulmonary vascular disease. Circulation 72: 1270–1278
25. Kerstein D, Levy PS, Hsu DT et al. (1995) Blade balloon atrial septostomy in patients with severe primary pulmonary hypertension. Circulation 91: 2028–2035
26. Krol RC, Evans AT, Albright DP, Reilly JM (1984) Primary pulmonary hypertension, nifedipine and hypoxemia. Ann Intern Med 100: 163
27. Loyd JE, Primm RK, Newman JH (1984) Familial primary pulmonary hypertension: clinical patterns. Am Rev Respir Dis 129: 194–197
28. McGregor M, Sniderman A (1985) On pulmonary vascular resistance: the need for more precise definition. Am J Cardiol 55: 217–221
29. Melmon KL, Braunwald E (1963) Familial pulmonary hypertension. N Engl J Med 269: 770
30. Mikhail GW, Gibbs JS, Richardson M et a. (1995) The superiority of nebulized prostacyclin in the treatment of patients with primary and secondary pulmonary hypertension. Circulation 92 [Suppl]: I–242
31. Moncada S, Gryglewski R, Bunting S, Vane RJ (1976) An enzyme isolated from arteries transforms prostaglandin endoperoxides to an unstable substance that inhibits platelet aggregation. Nature 263: 663–665
32. Monckeberg JG (1907) Ueber die genuine Arteriosklerose der Lungenarterie. Dtsch Med Wochenschr 33: 1243
33. Münster W, Romaniuk P, Wierny L, Stößlein F (1986) Interventionsradiologie des Herzens und der herznahen Gefäße. Angiologisches Symposium. In: Oeser H (Hrsg) Buchreihe von Schering, Berlin, Bd 75
34. Naeije R, Lipski A, Abramowicz M et al. (1994) Nature of pulmonary hypertension in congestive heart failure. Effects of cardiac transplantation. Am J Respir Crit Car Med 149: 881–887
35. Nihill MR, McNamara DG, Vick RL (1976) The effects of increased blood viscosity on pulmonary vascular resistance. Am Heart J 92: 65–72
36. Nihill MR, O'Laughlin MP, Mullins CE (1991) Effects of atrial septostomy on patients with terminal cor pulmonale due to pulmonary vascular disease. Cathet Cardiovasc Diagn 24: 166–172
37. Olschewski H, Walmrath D, Schermuly R et al. (1996) Aerosolized Prostacyclin and Iloprost in severe pulmonary hypertension. Ann Intern Med 124: 820–824
38. Palevsky Hl, Schloo BL, Pietra GG (1989) Primary pulmonary hypertension. Vascular structure, morphometry and responsiveness to vasodilator agents. Circulaton 80: 1207–1221

39. Palevsky HJ, Long W, Crow J, Fishman AP (1990) Prostacyclin and acetylcholine as screening agents for acute pulmonary vasodilator responsiveness in primary pulmonary hypertension. Circulation 82:2018–2026

40. Pietra GG, Edwards WD, Kay JM (1989) Histopathology of primary pulmonary hypertension. A qualitative and quantitative study of pulmonary blood vessels from 58 patients in the National Heart, Lung and Blood Institute primary pulmonary hypertension registry. Circulation 80:1198–1206

41. Porstmann W, Wierny L, Warnke H (1967) Der Verschluß des Ductus arteriosus persistens ohne Thorakotomie. Thoraxchirurgie 15 [2]

42. Porter TR, Taylor DO, Cycan A et al. (1993) Endothelium-dependent pulmonary artery responses in chronic heart failure: influence of pulmonary hypertension. J Am Coll Cardiol 22:1418–1424

43. Raffy O, Azarian R, Brenot F et al. (1996) Clinical significance of the pulmonary vasodilator response during short-term infusion of prostacyclin in primary pulmonary hypertension. Circulaton 93:484–488

44. Rich S, Brundage BH (1987) High-dose calcium channel-blocking therapy for primary pulmonary hypertension: evidence for long-term reduction in pulmonary arterial pressure and regression of right ventricular hypertrophy. Circulation 76:135–141

45. Rich S, Lam W (1983) Atrial septostomy as palliative therapy for refractory primary pulmonary hypertension. Am J Cardiol 51:1560–1561

46. Rich S, Pietra GG, Kieras K et al. (1986) Primary pulmonary hypertension: radiographic and scintigraphic patterns of histologlc subtypes. Ann Intern Med 105:499–502

47. Rich S, Dantzker DR, Ayres SM et al. (1987) Primary pulmonary hypertension. A national prospective study. Ann Intern Med 107:216–223

48. Rich S, Kaufmann E, Levy PS (1992) The effect of high doses of calcium-channel blockers on survival in primary pulmonary hypertension. N Engl J Med 327:76–81

49. Romberg E (1891) Ueber Sklerose der Lungenarterie: Aus der medicinischen Klinik zu Leipzig. Dtsch Arch Klin Med 48:197

50. Rozkovec A, Montanes P, Oakley CM (1986) Factors that influence the outcome of primary pulmonary hypertension. Br Heart J 55:449–458

51. Rozkovec A, Stradling JR, Shepherd G et al. (1988) Prediction of favourable responses to long term vasodilator treatment of pulmonary hypertension by short term administration of epoprostenol (prostacyclin) or nifedipine. Br Heart J 59:696–705

52. Rubin LJ, Mendoza J, Hood M et al. (1990) Treatment of primary pulmonary hypertension with continuous intravenous prostacyclin (epoprostenol). Results of randomized trial. Ann Intern Med 112:485–491

53. Sandoval J, Bauerle O, Palomar A et al. (1994) Survival in primary pulmonary hypertension. Validation of a prognostic equation. Circulation 89:1733–1744

54. Tarpi SP, Celli BR (1995) Long-term oxygen therapy. New Engl J Med 333 (11):710–714

55. Tsutamoto T, Wada A, Maeda Y et al. (1994) Relation between Endothelin-1 spillover in the lungs and pulmonary vascular resistance in patients with chronic heart failure. J Am Coll Cardiol 23:1427–1433

56. Tubbs RR, Lewin RD, Shirey EK et al. (1979) Fibrinolysis in familial pulmonary hypertension. Am J Clin Pathol 71:384–387

57. Walmrath D, Schneider T, Schermuly R, Olschewski H, Grimminger F, Seeger W (1996) Direct comparison of inhaled nitric oxide and aerosolized prostacyclin in acute respiratory distress syndrome. Am J Respir Crit Care Med 153:991–996

58. Wuertemberger G, Zielinsky J, Sliwinsky P et al. (1990) Survival in chronic obstructive pulmonary disease after diagnosis of pulmonary hypertension related to long-term oxygen therapy. Lung [Suppl]:762–769

5 Das Herz in der Chirurgie und in der Anästhesie

Vorbemerkung

Zunächst beschreibt der Herausgeber die verschiedenen chirurgischen Therapieansätze. Kreislaufunterstützende Verfahren und assistierte Zirkulation werden anhand der langjährigen klinischen Erfahrung von Röthy u. Wolner und Körfer u. El-Banayosi diskutiert. Für dieses Buch war es notwendig, daß Frau Adt die Probleme in der Anästhesie in der Herzchirurgie aufzeigt, auch daß Zwissler, Weis und Peter generell über die Anästhesieproblematik bei herzerkrankten Patienten sprechen. In diesen chirurgischen Kontext paßt der Beitrag von Kalkowski u. Kalmar über die Versorgung der Herzverletzung herein. Die Herzverletzung war ja die erste Indikation, mit der Rehn 1869 schließlich die Herzchirurgie ins Leben gerufen hat. Heute hat sie als prachtvolles Kind der Medizin einen unverzichtbaren Stellenwert in der Therapie der Herzerkrankungen erobert.

5.1 Chirurgischer Therapieansatz bei Herzinsuffizienz

F. Unger

Die grundlegenden Ansatzmöglichkeiten in der chirurgischen Therapie von Herzinsuffizienz (Unger et al. 1995), abgesehen von Rhythmusstörungen, liegen:
- in der Korrektur der Strombahn,
- in der Verbesserung der Kontraktilität,
- in der Versorgung von Komplikationen nach PTCA, Stent und Klappendilatation.

Hämodynamisch wirksame Störungen der Strombahn liegen vor
- angeboren, z. B. Shuntvitien in Vorhof und Ventrikelebene, Stenosen und Mißbildungen an den Klappen, Mißbildungen der großen Gefäße, Anomalien des Vorhofs und Ventrikels;
- erworben, z. B. durch Klappenerkrankungen, durch Endokarditis, Degeneration, Mitritralklappeninsuffizienz und VSD nach Infarkt, Ruptur oder Dissektion der Aorta, Pulmonalembolien. Des weiteren sind in diesem Zusammenhang Herztumoren wie auch Herzverletzungen zu erwähnen.

Die Kontraktilität des Herzens ist primär reduziert bei stenosierenden Erkrankungen der Koronararterien durch Atherosklerose, Komplikationen durch Infarkt und Aneurysma. Angeboren kann diese Reduktion sein durch Gefäßanomalien, Myokardbrücken und Myopathien. Darüber hinaus sind hier alle konstruktiven Formen der Perikarditis miteinzubeziehen, wie auch die Myokarditis.

Die Kontraktilität ist auch durch degenerative Erkrankungen des Myokards eingeschränkt. Sekundär kann die Kontraktilität durch hämodynamisch wirksame Vitien eingeschränkt sein.

Die Indikation zur operativen Korrektur ist immer gegeben, wenn es nicht gelingt, konservativ durch geschlossene perkutane Verfahren ausreichend zu handeln. Somit ist der essentielle chirurgische Ansatz zur Therapie der Herzinsuffizienz letztlich immer in der Korrektur der Strombahn innerhalb des Herzens durch Behebung von Stenosen, Shunts, Klappendefekten, wie auch innerhalb der Koronarien durch Beseitigung von Strömungshindernissen zu sehen.

Die meisten Operationen am offenen Herzen geschehen in extrakorporaler Zirkulation (ECC), deren Anwendung doch eine Morbidität von 0,25 % aufweisen kann. Die ECC bewirkt im Körper ein Zyklonsyndrom (Unger 1996), als bläst ein starker Sturm in den Wald. Es entsteht eine Art generelle Entzündung des Körpers. Dennoch hat die ECC unverzichtbare Vorteile: man findet ein ruhiges Operationsfeld vor, in dem man gezielt in Ruhe die Korrektur vornehmen kann.

Zur Korrektur der Strombahn sind folgende prinzipielle Operationen bekannt:
- Korrektur von Shuntvitien (direkt oder mit Patch), durch Umgehungen, Ausflußtrakterweiterungen, Wechsel der Shuntebene.
- Korrektur der Klappen durch Ersatz mit Klappenprothesen oder Rekonstruktion,
- Ersatz der aszendierenden Aorta mit und ohne klappentragenden Konduit.
- Entfernung von Emboliemassen in der A. pulmonalis.

Die Verbesserung der Kontraktilität ist als erstes Ziel aller revaskularisierenden Verfahren zu erwähnen, die die Durchblutung des Herzens normalisieren, wie der aortokoronare Bypass (CABG) mit arteriellen und venösen Grafts in extrakorporaler Zirkulation, die transmyokardiale Laserrevaskularisation, Aneurysmektomie, Perikardresektion und Perikardentlastung. In diese Gruppe gehört auch der Herzersatz mit einem Spenderherzen oder der künstliche Herzersatz.

Zur Verbesserung der Kontraktilität sind folgende Verfahren anzuwenden:
- durch Blutzufuhr: Bypasschirurgie (Laserrevaskularisierung),
- durch Verbesserung der Compliance: Perikardektomie, Perikardentlastung durch Punktion,
- durch Verkleinerung der LV-Volumina: Aneurysmektomie,
- durch Herabsetzung der Wandspannung: versuchsweise Batista-Operation und Cardiomyoplastie
- durch Herzersatz radikal.

Oft kommen zwei Verfahrensgruppen kombiniert zur Anwendung, wie z. B. Klappe mit Bypass, Septumdefekt mit Bypass. In der Regel werden Interventionskomplikationen nach PTCA und Stent durch revaskularisierende Eingriffe im akuten Stadium behoben, nach Klappendilatation durch Ersatz der Klappen.

Literatur

Unger F (1996) The cyclone syndrome in open heart surgery. A prerequisite in outcome assessment in open cardic surg. Cor Europaeum 5:41–42
Unger F, Mörl H, Dieterich HA (Hrsg) (1995) Interventionen am Herzen. Springer, Berlin Heidelberg New York Tokio

5.2 Die intraaortale Ballonpumpe (IABP)

W. Röthy, E. Wolner

5.2.1 Geschichtliches

Das Prinzip der Gegenpulsation wurde erstmalig 1958 von Harken als Methode zur Behandlung des Linksherzversagens vorgestellt. Man dachte an raschen Volumenentzug über Zugang durch die A. femoralis während der Systole, um gleichzeitig die Nachlast des insuffizienten Herzens zu unterstützen. Während der Diastole sollte das Blut wieder rasch rücktransfundiert werden, um eine diastolische Augmentation, zwecks erhöhter koronarer Perfusion, zu erreichen. Realisiert wurde diese Technik mittels einer externen Pumpkammer mit angeschlossenem Reservoir.

Obwohl bereits eine gewisse Effektivität verzeichnet werden konnte, geriet diese Technik aufgrund von Problemen wie Turbulenzen, Hämolyse, limitierter Anwendbarkeit, wegen Ischämie der Unterextremität usw. bald wieder in Vergessenheit. Vermutlich von den ursprünglichen Überlegungen inspiriert, stellte Moulopoulos im Jahre 1962 ein System vor, in dem ein in der Aorta befindlicher Ballon während der Diastole mit CO_2 aufgeblasen und in der Systole abgesaugt wurde [9]. Sechs Jahre später, im Jahre 1968, berichteten Kantrowitz et al. von der ersten erfolgreichen klinischen Anwendung der intraaortalen Ballongegenpulsation [4].

Kontinuierliche technische Verbesserungen räumen der IABP nunmehr eine zentrale Stellung im Management von Patienten mit Linksherzversagen ein, bei denen eine konventionelle, medikamentöse Therapie schon zur Gänze ausgeschöpft ist. Heutzutage ist diese Technik die am häufigsten angewandte Methode der assistierten Zirkulation. Innerhalb der letzten 3 Dekaden wurde damit das Prinzip der intraaortalen Gegenpulsation zu einem wertvollen Hilfsmittel im Kampf, myokardiale Funktion zu bewahren.

5.2.2 Funktionsweise – Technik – Aufbau der IABP

Im wesentlichen ist der Aufbau heute gebräuchlicher Systeme dem aus den frühen Anfängen gleich geblieben. Ein dünner, vorgefalteter Polyurethanballon, der auf einem Katheter angebracht ist, wird entweder über chirurgische Präparation oder mittels perkutaner Insertion über die A. femoralis retrograd in die Aorta descendens eingebracht. Der geringe Durchmesser ermöglicht meist das unproblematische Vorschieben des Katheters. Im Idealfall liegt die im Röntgen schattengebende Spitze des Ballons 1–2 cm unterhalb des Abgangs der A. subclavia. Um den individuellen Bedürfnissen des Patienten gerecht werden zu können, stehen Modelle für verschiedene Körpergrößen, vom Kinderkatheter, beginnend mit einem Volumen von 2,5 ml, bis hin zum Ballon für Erwachsene über 183 cm, mit einem Füllvolumen von 50 ml, zur Verfügung.

Dieser Ballon steht über eine Druckleitung mit dem Steuergerät in Verbindung (Abb. 1). Innerhalb dieser Apparatur wird über EKG-Triggerung während der Diastole Gas in den Druckschlauch und weiter in den intraaortalen Ballon geblasen (Inflation). Während der Systole wird der Ballon wieder rasch entleert und das Gas in das Gerät zurückgepumpt (Deflation; Abb. 2). In modernen Systemen wird hierfür Helium verwendet, dieses hat heutzutage das früher ebenso gebräuchliche CO_2 verdrängt. Es besitzt die Eigenschaft, aufgrund seiner geringeren Dichte eine raschere Inflation und Deflation zu gewährleisten, eine Sicherheitskammer verhindert eine Gasembolie.

Die Inflation beziehungsweise Deflation des Ballons wird erreicht, indem auf die sog. Sicherheitskammer des Steuergerätes über ein Ventil wechselweise Druck oder Unterdruck ausgeübt wird. Ein mikroprozessorgesteuertes Steuersystem gewährleistet eine automatische Anpassung der Ballonpulsation an den Herzrhythmus des Patienten. Den entsprechenden Input erhält das System über das EKG und die arterielle Druckregistrierung. Ein Bildschirm erlaubt dem Anwender, die aktuellen Daten von Herzfrequenz, Blutdruck, Augmentation sowie EKG und arterielle Druckprofile abzulesen. Über auf dem Bedienerpanel angebrachte Regler besteht die Möglichkeit der manuellen Einflußnahme. Der Zeit-

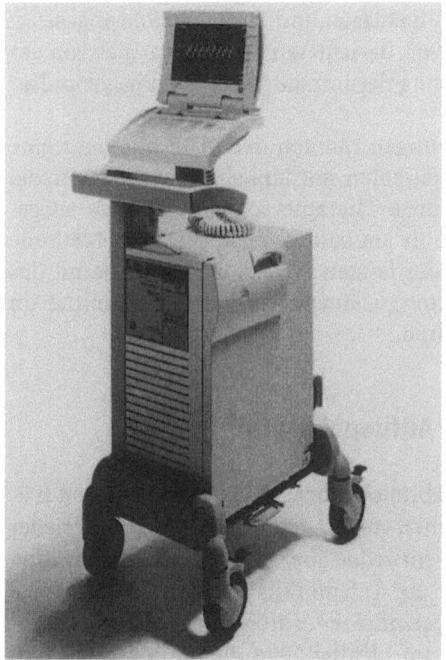

Abb. 1.

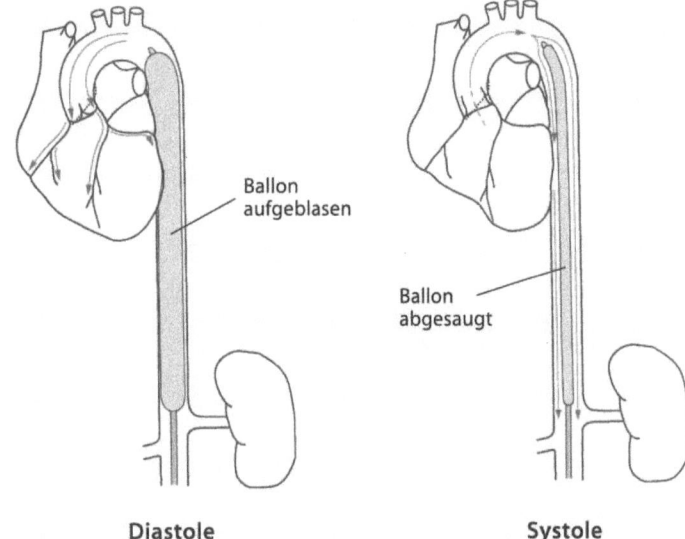

Ballon
aufgeblasen

Ballon
abgesaugt

Abb. 2.   Diastole   Systole

punkt der Inflation und Deflation sowie die Triggerung kann damit an die aktuellen Erfordernisse angepaßt bzw. optimiert werden.

Die Steuereinheit überwacht die Funktionen des Gerätes sowie verschiedene Vitalparameter vollautomatisch und alarmiert den Anwender bei Fehlfunktion oder etwaigen anderen Problemen. Ein eingebauter Drucker ermöglicht die einfache Dokumentation von Monitordarstellung, Geräteeinstellung und Warnanzeigen.

Moderne Geräte vermögen mit ihrer automatischen Triggerung selbst größere Schwankungen von Herzfrequenz und Herzrhythmus zu bewältigen und sind so äußerst sicher in ihrer Anwendung.

Aufgrund der Mobilität und Netzunabhängigkeit heutiger Systeme ist die intraaortale Ballonpumpe überall einsatzbereit und ermöglicht es auch, Patienten zu transportieren. Über die Jahre und durch die ständige Weiterentwicklung nimmt dieses Verfahren als Standardmethode einen festen Platz in Kardiologie und Kardiochirurgie ein.

5.2.2.1 Theorie der intraaortalen Gegenpulsation

Auf die physiologischen Aspekte der Herzaktion soll an dieser Stelle nur oberflächlich eingegangen werden, zur genaueren Darstellung darf auf das einschlägige Kapitel an anderer Stelle dieses Buches verwiesen werden (s. S. 90 ff.) sowie auf Abb. 3–5.

Mit eingeschwemmter Ballonpumpe sehen die Verhältnisse wie folgt aus: Die Inflation wird EKG-getriggert zu Beginn der Diastole ausgeführt. Die Blutsäule im Aortenbogen wird durch die Expansion des Ballons bei geschlossener Aorten-

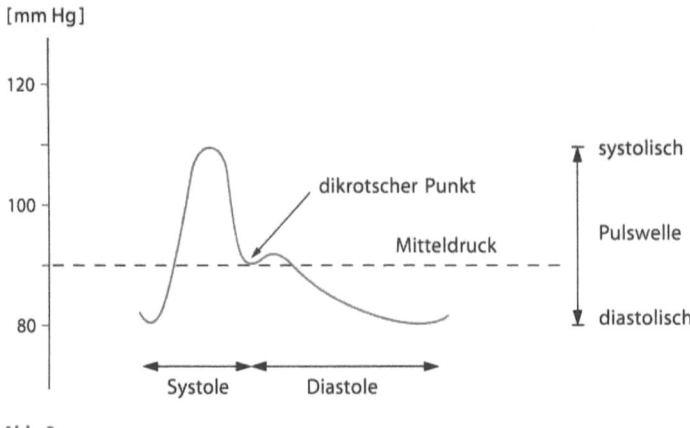

Abb. 3

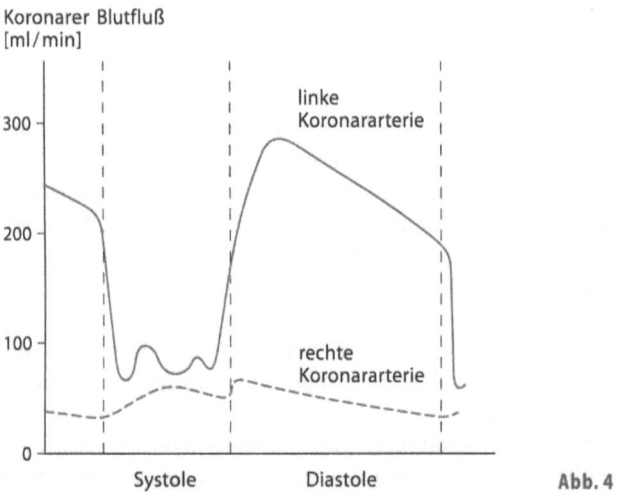

klappe und gleichzeitiger Behinderung des Abstromes in die Aorta thoracalis, einerseits in die Koronarien und andererseits in die großen herznahen Arterien gedrängt.

Kurz bevor das Herz im Rahmen der nächsten Systole sein Schlagvolumen wieder über die Aortenklappe auswirft, wird der Ballon leergesaugt und damit der Aortendruck reduziert. Dies bedeutet eine Senkung der Nachlast und somit eine verminderte Arbeitsbelastung des linken Ventrikels bei seiner nächsten Herzaktion, verbunden mit niedrigerem O_2-Bedarf.

Die IABP unterstützt daher das Herz des Patienten auf zweierlei Art und Weise: Sie erhöht einerseits den Aortendruck in der Diastole und erhöht damit die Koronarperfusion und periphere Durchblutung. Andererseits wird während der

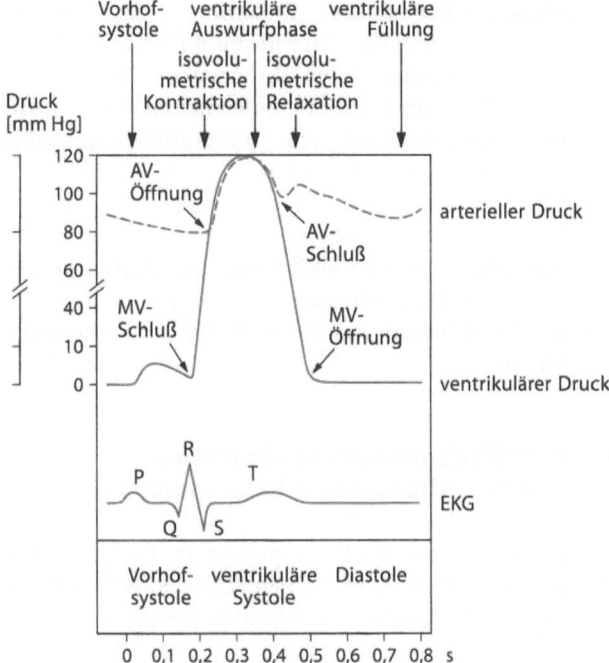

Abb. 5

Deflation in der Systole der Aortendruck verringert und so wirkungsvoll die Arbeitsbelastung des linken Ventrikels reduziert.

Daraus resultieren als Haupteffekte eine verbesserte O_2-Versorgung des Myokards sowie ein signifikant verringerter myokardialer O_2-Bedarf. Zusätzlich zu diesen Effekten können eine Abnahme der Herzfrequenz (HF), eine Zunahme des Herzzeitvolumens (HZV), eine Abnahme des systemischen Gefäßwiderstandes (SGW), eine Abnahme des linksventrikulären enddiastolischen Drucks (LVEDP) und des pulmonalen Kapillarverschlußdrucks (PCWP) sowie eine Zunahme des arteriellen Mitteldrucks verzeichnet werden. Durch die Erhöhung des arteriellen Mitteldrucks wird wiederum die Durchblutung in allen Organen verbessert, was sich beispielsweise in gesteigerter Harnproduktion oder verbesserter Bewußtseinslage des Patienten bemerkbar macht, wie folgende Übersicht verdeutlicht:

Auswirkungen der Therapie mittels IABP

- Primäre Auswirkungen:
  - Erhöhung der myokardialen O_2-Versorgung,
  - Verringerung des myokardialen O_2-Bedarfs.
- Sekundäre Auswirkungen:
  - Abnahme der Herzfrequenz,
  - Zunahme des Herzzeitvolumens (HZV) bzw. des Herzindex (CI),
  - Abnahme des systemischen Gefäßwiderstandes (SGW),

- Abnahme des linksventrikulären enddiastolischen Druckes (LVEDP) bzw. des pulmonalen Kapillarverschlußdruckes (PCWP),
- Zunahme des arteriellen Mitteldruckes (MAD).
- Die Zunahme des MAD läßt eine allgemeine Verbesserung der Durchblutung aller Organe und damit derer Organfunktionen beobachten:
  - ZNS: Anstieg der Zerebralperfusion → Verbesserung des neurologischen Status
  - Niere: Anstieg der Nierenperfusion → Verbesserung der Harnausscheidung
  - Vaskuläres System: Abnahme des peripheren Gefäßwiderstandes → Verbesserung der peripheren Durchblutung
  - Lunge: Abnahme des PADP/PCWP → Verbesserung der respiratorischen Funktion

5.2.3 Indikationen zur Implantation einer intraaortalen Ballonpumpe

Wurde die intraaortale Ballonpumpe zu Beginn nur im Rahmen des akuten Linksherzversagens (kardiogenen Schocks) verwendet, so wurden im Laufe der Zeit ihre Anwendungsbereiche kontinuierlich erweitert:

Indikationen
- refraktäres Ventrikelversagen,
- kardiogener Schock,
- instabile refraktäre Angina pectoris,
- inzipienter Myokardinfarkt,
- mechanische Komplikationen als Folge eines akuten Myocardinfarktes, wie z. B. Ventrikelseptumdefekt, akute Mitralinsuffizienz, Papillarmuskelabriß,
- ischämiebedingte, schwer zu therapierende ventrikuläre Arrhythmien,
- Unterstützung bei allgemeinchirurgischen Eingriffen bei Patienten mit hohem kardialem Risiko,
- Entwöhnung vom kardiopulmonalen Bypass,
- Unterstützung und Stabilisierung von Risikopatienten bei Koronarangiographie und PTCA,
- linksventrikuläres Versagen infolge eines septischen Schocks,
- medikamentös-toxisch induziertes Versagen,
- myokardiale Kontusion,
- kardiopulmonale Reanimation,
- Bridging zur Herztransplantation (HTX),

Aufgrund der rasch durchführbaren Insertion steht diese Form der linksventrikulären Unterstützung bei einer großen Anzahl klinischer Indikationen zur Verfügung und bleibt nicht nur spezialisierten Zentren vorbehalten. Des weiteren besteht wegen der Portabilität des Systems die Möglichkeit, den so stabilisierten Patienten zwecks weiterer chirurgischer Intervention an eine andere Klinik zu transferieren.

In Fällen, in denen die konservative Unterstützung des Patients mittels Zufuhr von Sauerstoff, positivinotropen Substanzen, Vasodilatanzien bzw. von Volumen und anderen Medikamenten nicht ausreicht, die Kreislaufverhältnisse zu stabilisieren, ist der Einsatz der intraaortalen Ballonpumpe indiziert. Um einen möglichst großen Erfolg durch den Einsatz der IABP zu erzielen, sollte die Indikation zu deren Einsatz möglichst früh abgewogen werden. Nur dann bleibt ausreichend Zeit, Myokard und andere Organe zu retten. Für den geübten Anwender ist es innerhalb weniger Minuten möglich, den Ballon in korrekter Lage zu positionieren und das System in Betrieb zu nehmen. Es bedarf hierzu keines höheren instrumentellen bzw. personellen Aufwandes.

Die beiden häufigsten und ältesten Anwendungen betreffen den Einsatz der intraaortalen Ballonpumpe bei akuter myokardialer Infarzierung im Rahmen von Linksherzversagen und kardiogenem Schock. Andere Hauptanwendungsgebiete der intraaortalen Gegenpulsation umfassen Pumpversagen nach kardiopulmonalem Bypass, präoperative Stabilisierung von Patienten mit therapierefraktärer Angina pectoris bzw. linksventrikulärer Dysfunktion größeren Ausmaßes, außerdem Komplikationen nach Myokardinfarkt, welche sich therapierefraktär selbst gegenüber aggressiven pharmakologischen Maßnahmen verhalten. Um solche Patienten einer adäquaten IABP-Therapie zuführen zu können, ist jedoch eine gewisse ventrikulare Restfunktion erforderlich. Insofern hat der klinische Einsatz der intraaortalen Ballonpumpe bei Patienten mit höchstgradig eingeschränkter Ventrikelfunktion, Patienten mit schwerwiegenden ventrikulären Rhythmusstörungen bis hin zur Asystolie und bei rechtsventrikulärem Versagen nur limitierten Nutzen.

5.2.3.1 Einsatz der IABP nach kardiopulmonalem Bypass

Trotz ständiger Verbesserungen der myokardialen Protektion sowie dem Einsatz von inotropen Substanzen im Rahmen von Eingriffen am Herzen, benötigen etwa 3–5% der Patienten nach extrakorporaler Zirkulation Kreislaufunterstützung mittels IABP [8, 12]. Diesen Resultaten zufolge wurden Richtlinien erarbeitet, welche Empfehlungen für den Einsatz der intraaortalen Gegenpulsation während Operationen am Herzen abgeben, wie folgende Übersicht zeigt [2, 5, 11]:

Indikationen für den Einsatz der intraaortalen Ballonpumpe
im Rahmen von operativen Eingriffen am Herzen
- Wiederholtes unmögliches Abgehen von der Herz-Lungen-Maschine (HLM),
- Hypotension (systolischer Blutdruck < 80 mm Hg), mit inakzeptablem Cardiac Index (< 2,0 l/min/m^2), linksatriale Hypertension (> 20 mm Hg), exzessiver peripherer Gefäßwiderstand (> 2500 dyn·s·cm^{-5}) trotz adäquater Therapie mit inotropen Substanzen und Vasodilatatoren,
- therapierefraktäre, lebensbedrohliche ventrikuläre Rhythmusstörungen,
- Einsatz von inotropen Substanzen weit über deren therapeutischen Bereich.

Lange Aortenklemmzeit, verlängerte Ischämie, nicht optimale Revaskularisationsbedingungen sowie vorbestehende, eingeschränkte Linksventrikelfunktion (LVF) haben Einfluß auf die erfolgreiche Entwöhnung von der Herz-Lungen-Maschine. Es zeigt sich intraoperativ immer wieder, daß das Herz unter diesen Umständen nicht adäquat auf den Einsatz inotroper Substanzen bzw. Therapie mit Vasodilatatoren reagiert. In solchen Fällen erweist sich der frühzeitige kombinierte Einsatz der intraaortalen Ballonpumpe gemeinsam mit pharmakologischer Unterstützung als Therapie der Wahl, um die extrakorporale Zirkulation beenden zu können. In vielen Fällen erholt sich die myokardiale Funktion so weit, daß sich eine weitere Kreislaufunterstützung als nicht mehr erforderlich erweist und der Patient auch von der Ballonpumpe entwöhnt werden kann. Es lohnt sich daher, bei Patienten, die aufgrund ihrer Erkrankung von sich aus ein erhöhtes kardiales Operationsrisiko haben, eine IABP zum sofortigen Einsatz bereitzustellen.

5.2.3.2 Stabilisierung von Hochrisikopatienten im Rahmen von Eingriffen in Allgemeinnarkose

Patienten mit vorbestehender, hochgradig eingeschränkter Linksventrikelfunktion, die sich einer allgemeinchirurgischen Operation in Allgemeinnarkose unterziehen müssen, haben ein signifikant erhöhtes Operationsrisiko. Die Anwendung der Narkotika selbst bzw. der Eingriff an sich stellen eine große Belastung für das bereits vorgeschädigte Herz dar. Um diesen Patienten dennoch eine operative Sanierung ihres Leidens anbieten zu können, ermöglicht die Anwendung der IABP, durch Stabilisierung der Hämodynamik, Entlastung des Herzens und Einfluß auf den mykardialen O_2-Bedarf, die Durchführung solcher Eingriffe.

5.2.3.3 Anwendung im Zusammenhang mit perkutaner transluminaler Koronarangioplastie (PTCA)

Seit Ende der 70er Jahre hat die Zahl der Ballondilatationen von Konargefäßen stetig zugenommen bzw. konnte durch diese Technik einer großen Anzahl von Patienten mit Ein- oder Mehrgefäßerkrankung deutliche Linderung ihrer Beschwerden verschafft werden. In letzter Zeit wurde diese Methodik durch die Plazierung von röhrenförmigen Metallgeflechten, sog. Stents, in den Koronarien erweitert. Diese Therapie ist heutzutage einer großen Zahl von Patienten zugänglich. Bei Patienten mit Hochrisikoprofil, also Patienten mit vorbestehender, höhergradig reduzierter Linksventrikelfunktion, instabiler Angina pectoris, bekannter Mehrgefäßerkrankung oder akutem Myokardinfarkt, kann eine PTCA oder das Setzen eines Stents unter gleichzeitiger IABP-Unterstützung durchgeführt werden. Manche Zentren bedienen sich dieser Kombination, wenn die linksventrikuläre Auswurffraktion (LVEF) 30 % unterschreitet oder setzen sie bei Patienten mit hochgradiger Stenosierung des linken Hauptstammes oder auch vor Dilatation eines Gefäßes vom sog. Eingefäßversorgungstyp ein.

Die besondere Bedeutung der intraaortalen Gegenpulsation bei der PTCA von Hochrisikopatienten besteht darin, daß ihre Anwendung einen Anstieg des koronaren Perfusionsdruckes bewirkt und dadurch die Folgen des reduzierten Koronarflusses während der PTCA-Balloninflation zu minimieren vermag.

Anwendung bei Komplikationen nach PTCA
Bei der routinemäßigen Anwendung der PTCA können sich in seltenen Fällen Komplikationen ereignen: Durch verschiedene Mechanismen wie die Absprengung von atherosklerotischem Plaque während der Angioplastie kann es zu einem kompletten Sistieren des intrakoronaren Blutflusses kommen. Da die IABP-Therapie den systemischen wie auch koronaren Perfusionsdruck steigert, läßt sich das Ausmaß der Ischämie im Falle des akuten Koronarverschlusses deutlich reduzieren.

Während einer solchermaßen verkomplizierten PTCA kann der Patient innerhalb kurzer Zeit hochgradig instabil werden. In vielen Fällen, gerade auch bei einer eventuellen Dissektion des Gefäßes und Blutung aus der Koronararterie, ist eine sofortige Notoperation indiziert. Dank der unverzüglichen Behandlung mit der intraaortalen Gegenpulsation gelingt es, hämodynamisch stabile Verhältnisse wiederherzustellen und das ischämische Myokardareal möglichst klein zu halten.

5.2.3.4 Therapierefraktäre instabile Angina pectoris

Bei heftigen pektanginösen Schmerzzuständen, die mit ischämieassoziierten Veränderungen im EKG einhergehen, die sich außerdem refraktär gegenüber der Anwendung von medikamentöser Therapie verhalten, kann die Anwendung der intraaortalen Ballonpumpe von Nutzen sein. Zumeist ist eine systemische Hypotension eingetreten, die eine weitere Anwendung von Medikamenten mit blutdrucksenkender Nebenwirkung nicht mehr gestattet. Der Einsatz der IABP kann in solchen Fällen helfen, den arteriellen Mitteldruck auf ein adäquates Maß anzuheben, die myokardiale Ischämie durch Steigerung der Koronarperfusion zu verringern bzw. den O_2-Bedarf des Herzens zu senken. Die Gefahr, daß sich ein Myokardinfarkt ereignet, kann wirkungsvoll verringert werden; sollte der Patient bereits infarziert haben, kann eine weitere Ausbreitung des Infarktareales verhindert werden.

Die Anwendung der intraaortalen Ballonpumpe bei Patienten mit therapierefraktärer instabiler Angina pectoris schließt die Durchführung einer Koronarangiographie keinesfalls aus. Im Gegenteil, der Patient kann unter stabilen hämodynamischen Verhältnissen dieser wichtigen diagnostischen Methode zugeführt werden, ehe mit einer allenfalls erforderlichen Revaskularisation begonnen werden kann.

5.2.3.5 Ischämiebedingte, schwer zu therapierende ventrikuläre Arrhythmien

Eine häufige Komplikation im Anschluß an einen akuten Myokardinfarkt stellen die sog. malignen Herzrhythmusstörungen dar. Aufgrund der dadurch zusätzlich behinderten Pumpfunktion kommt es zu weiteren hämodynamisch bedingten Schädigungen. Das Herz hat einerseits in der verkürzten Diastole nicht mehr ausreichend Zeit für die Ventrikelfüllung, andererseits wird zusätzlich die Koronarperfusion in der Diastole behindert. Zumeist reichen eine konventionelle medikamentöse Therapie, in Verbindung mit anderen unterstützenden Maßnahmen aus, diese Probleme in den Griff zu bekommen. In den Fällen, in denen der gewünschte therapeutische Erfolg mit konservativen Maßnahmen nicht erzielt werden kann, kann die rasche Anwendung der IABP das Risiko einer weiteren myokardialen Schädigung deutlich reduzieren und damit zur Senkung der Mortalität entscheidend beitragen.

5.2.3.6 Bridging zur Herztransplantation (HTX)

Als letzte Möglichkeit für Patienten im Endstadium einer Herzerkrankung steht die Herztransplantation zur Verfügung. In der Zeit, bis ein passendes Spenderorgan zur Verfügung steht, müssen die verschiedenen Organfunktionen des Organismus aufrecht erhalten werden. Durch intensive medikamentöse Unterstützung wird versucht, die Wartezeit bis zur Transplantation zu überbrücken. In vielen Fällen verschlechtert sich der Zustand des Patienten auf der Warteliste, die konservative Therapie mit Pharmazeutika kann nicht weiter gesteigert werden, und der Einsatz einer linksventrikulären Unterstützung wird unumgehbar. Hierbei hat sich die Anwendung der IABP als effektiv erwiesen, die Stabilität des Kreislaufes wiederherzustellen, bis eine Herztransplantation als endgültige Therapie durchgeführt werden kann.

5.2.3.7 Einsatz der IABP nach Myokardinfarkt

Klinische Studien zeigten, daß der frühzeitige Einsatz der intraaortalen Ballonpumpe bei Patienten, bei denen die alleinige pharmakologische Unterstützung nach Myokardinfarkt nicht ausreichte, eine Ausbreitung des Infarktareals hintanhalten konnte. Die besten Ergebnisse konnten erzielt werden, wenn die Patienten einer solchen Therapie innerhalb der ersten 2–4 h zugeführt wurden [6]. Die besondere Bedeutung der Anwendung bei akuter myokardialer Infarzierung liegt in der gesteigerten Koronarperfusion, bedingt durch das Prinzip der diastolischen Gegenpulsation. Gleichzeitig kommt es zu verringertem linksventrikulärem Workload, und auch ischämiebedingte, oftmals therapierefraktäre Herzrhythmusstörungen reagieren auf den Einsatz der IABP mit positivem therapeutischem Effekt.

5.2.3.8 Anwendung der IABP im kardiogenen Schock bzw. bei mechanischen Komplikationen als Folge eines akuten Myokardinfarktes

Bei Patienten im kardiogenen Schock nach Herzinfarkt hat die Anwendung deutliche Verbesserungen in der Behandlung gebracht. Je nach der räumlichen Lokalisierung des Infarktareals kann es in selteneren Fällen zu mechanischen Komplikationen des Herzens kommen. Diese machen einerseits nur einen geringen Prozentsatz aus, andererseits verlaufen sie bei nicht rechtzeitiger chirurgischer Intervention, aufgrund ihrer massiven hämodynamischen Konsequenzen, häufig tödlich.

In diesen Formenkreis sind die akute Mitralinsuffizienz, Papillarmuskeldysfunktionen bis hin zum Abriß, Ventrikelseptumdefekte und ventrikuläre Aneurysmen zu zählen:

Komplikationen nach Myokardinfarkt
- Akute Mitralklappeninsuffizienz,
- Papillarmuskeldysfunktionen bis hin zum Abriß,
- Ventrikelseptumdefekte,
- ventrikuläre Aneurysmen,
- therapierefraktärer kardiogener Schock.

Alle diese Pathologien bedürfen für gewöhnlich einer chirugischen Intervention, oftmals einer Notoperation. Bis der Patient koronarangiographiert bzw. einer solchen Sanierung zugeführt werden kann, dient die IABP der Stabilisierung der Kreislaufverhältnisse.

Schon durch die Verringerung der ventrikulären Arbeitsbelastung werden die Auswirkungen von intrakardialen Shunts und/oder einer etwaigen Mitralklappeninsuffizienz reduziert. Andererseits steigert die systolische Deflation, also das Leersaugen des Ballons, den Blutausstrom aus dem linken Ventrikel. All dies resultiert in einem deutlich erhöhten Herzzeitvolumen. Das rasche Aufblasen des Ballons in der Diastole führt einerseits zu einem signifikanten Anstieg des koronaren Perfusionsdruckes und andererseits zu einer gesteigerten systemischen Durchblutung (s. Abschn. 5.2.2.1).

Für gewöhnlich kann schon wenige Minuten nach erfolgreicher Insertion des Ballons ein kreislaufstabiler Zustand erreicht werden und unter hämodynamisch stabilen Verhältnissen mit der weiteren Behandlung begonnen bzw. der Patient in ein adäquat ausgestattetes Zentrum transferiert werden.

5.2.3.9 Transport von Patienten

Zumeist wird die medizinische Erstversorgung eines Patienten nach Myokardinfarkt im nächstgelegenen Krankenhaus durchgeführt. Die medizinischen Möglichkeiten in solchen kleineren Häusern sind begrenzt, jedoch fand innerhalb der letzten Jahre der Einsatz von intraaortalen Ballonpumpen immer größere Verbreitung. Patienten, die einer medizinisch aufwendigeren Behandlung, wie einem herzchirurgischen Eingriff, bedürfen, müssen an medizinische Schwerpunktkrankenhäuser transferiert werden. Die Anwendung der IABP stellt hier keine Limitation dar, im Gegenteil, sie ermöglicht aufgrund ihrer Portabilität den risikoarmen Transport unter hämodynamisch stabilen Verhältnissen mittels Krankenwagen, Hubschrauber oder auch Ambulanzjet.

5.2.3.10 Weitere Indikationen

Als weiterführende Indikationen zur Anwendung der IABP sind linksventrikuläres Versagen infolge eines septischen Schocks, medikamentös-toxisch induziertes Versagen, schweres stumpfes Herztrauma (z. B. Lenkradaufprall bei Verkehrsunfällen usw.) sowie der Einsatz im Rahmen einer kardiopulmonalen Reanimation zu erwähnen.

5.2.4 Kontraindikationen

Der Einsatz der intraaortalen Ballonpumpe sollte an sich nur dann erwogen werden, wenn bei dem Patienten eine Chance auf eine tatsächliche Erholung der linksventrikulären Funktion, wenn auch durch Operation, besteht oder eine Herztransplantation in Frage kommt. Mit wenigen Ausnahmen hat die IABP ein breites Einsatzspektrum. Als absolute Kontraindikationen für deren Anwendung gelten eine höhergradige Aortenklappeninsuffizienz, das Vorhandensein eines Aortenaneurysmas bzw. einer Dissektion sowie Patienten mit irreversibler Gehirnschädigung. Im Falle einer leichteren Aortenklappeninsuffizienz oder einer schweren peripheren Gefäßerkrankung ist die Indikation mit Hinsicht auf das Risiko-Nutzen-Verhältnis für den Patienten abzuwägen:

Kontraindikationen für den Einsatz der IABP:
- Schwere Aortenklappeninsuffizienz,
- Bestehen eines abdominalen oder thorakalen Aortenaneurysmas,
- irreversible Gehirnschädigung,
- schwere periphere Gefäßerkrankung,
- schwere generelle Arteriosklerose;
- Einführen des IAB ohne Schleuse wird nicht empfohlen bei sehr adipösen Patienten, wenn der Leistenbereich vernarbt ist oder eine andere Kontraindikation gegen eine perkutane Insertion besteht.

5.2.5 Komplikationen, assoziiert mit der Anwendung von perkutaner intraaortaler Gegenpulsation

Die möglichen Komplikationen in Zusammenhang mit der Anwendung der intraaortalen Ballonpumpe zeigt folgende Übersicht:

Komplikationen bei der Anwendung der IABP:

Häufiger auftretende Komplikationen (1–15 %):
- Periphere Ischämien (ipsilateral),
- lokale Infektionen,
- lokale Blutungen an der Insertionsstelle,
- Blutung durch Antikoagulation/Thrombozytopenie.

Seltener auftretende Komplikationen:
- periphere Embolien,
- Kompartmentsyndrom (nach Entfernung des Ballonkatheters),
- Gefäßverletzungen,
- Nierenarterienverschluß,
- verminderte Gehirndurchblutung,
- Ruptur des IAB mit eventueller konsekutiver Gasembolie,
- Aortendissektion oder -perforation.

Sie lassen sich in 2 Gruppen einteilen: Früh auftretende Komplikationen und späte Komplikationen.

5.2.5.1 Früh auftretende Komplikationen

Probleme bei der Ballonkatheterinsertion wären hierzu zu zählen. In den Anfängen des IABP-Einsatzes wurde der Ballon für gewöhnlich mittels chirurgischer Intervention in die A. femoralis eingeführt. In manchen Fällen wurde zuvor an das Gefäß ein kurzes Stück Dacron-Graft angenäht. In den letzten Jahren ging man dazu über, den Katheter über Seldinger-Technik perkutan zu applizieren [7].

Schlechte Positionierung des Ballons innerhalb der Aorta kann einerseits zu einer Ineffizienz des Systems führen, andererseits bedingt diese eine höhere Morbidität. Idealerweise sollte der Ballon an seinem einen Ende etwa 3 cm unter dem Abgang der linken A. subclavia zu liegen kommen, sein anderes Ende sollte sich noch über dem Abgang der Nierenarterien befinden. Speziell nach Lageveränderungen des Patienten, etwa im Zusammenhang mit einer Röntgenuntersuchung des Thorax in leicht aufgerichteter Position, kann es zu einer Dislokation des Ballons in die eine oder andere Richtung evtl. mit einer Verletzung der Gefäßintima kommen: Kommt dieser im Bereich der linken A. subclavia zu liegen, kann es, bedingt durch die Inflation, zu einer Schädigung dieses Gefäßes kommen. Okkludiert der Ballon die A. carotis, so macht sich dies zumeist durch Auftreten einer entsprechenden neurologischen Symptomatik bemerkbar. Im Falle einer Dislokation in Richtung der Nierenarterien wird dadurch der renale Blutfluß drastisch reduziert, eine akute Niereninsuffizienz kann sich einstellen.

Durch ein entsprechendes Monitoring des linksarteriellen Radialisdruckes lassen sich mechanische Okklusionen der linken A. subclavia bzw. der A. carotis einfach diagnostizieren. Ganz allgemein sind regelmäßige Lagekontrollen des IABP-Katheters mittels Röntgen durchzuführen.

Ballonkatheterinduzierte Dissektionen der Aorta werden in der Literatur mit weniger als 5 % beziffert. Der Einsatz neuerer, flexiblerer Materialien läßt deren Inzidenz weiter sinken.

5.2.5.2 Später auftretende Komplikationen

Zur Gruppe der später auftretenden Komplikationen sind einerseits Probleme des hämatologischen Formenkreises zu zählen. Die längerdauernde Anwendung der IABP stellt eine hohe mechanische Belastung für die geformten Elemente des Blutes dar, so sind Destruktion der Erythrozyten als auch Thrombozytopenien zu vermerken. Gellert et al. zeigten in einer 1972 durchgeführten Studie, daß es während des klinischen Einsatzes der IABP zu deutlichen Veränderungen des Gerinnungssystems kommt. Diese sind charakterisiert durch eine besonders starke Verminderung von Faktor VIII, eine mittelgradige Abnahme der Faktoren II, V, IX, und X und des Fibrinogengehaltes sowie eine mäßiggradige Verminderung der Thrombozytenzahl [3].

Durch Kontrolle der peripheren Pulse, der Farbe, der Temperatur des Beines und entsprechende Dokumentation sollen frühzeitig etwaige periphere Ischämien bzw. vaskuläre Komplikationen [3] erkannt werden. Deren Inzidenz wird mit ungefähr 5–19 % beziffert:

Maßnahmen zur Minimierung des Auftretens von IABP-assoziierten Komplikationen:

Komplikation	Maßnahmen
Periphere Ischämie, periphere Embolie, Blutung durch Antikoagulation/ Thrombozytopenie, Kompartmentsyndrom:	• Nach Inbetriebnahme der IABP anfangs engmaschige (alle 15–30 min) dann regelmäßige (alle 2 h) Kontrollen des ipsilateralen Beines von 1) peripheren Pulsen, 2) Temperatur, 3) Hautkolorit; Zur Verlaufsbeobachtung sind diese Daten zu dokumentieren;
	• Antikoagulation adaptieren,
	• auf Gerinnungsstörungen achten (Petechien, Nachblutungen aus Einstichstellen, Schleimhautblutungen usw.),
	• Abbiegen des Beines verhindern,
	• keine Thromboseprophylaxestrümpfe am Bein der Katheterinsertion.
Nierenarterienverschluß verminderte Hirndurchblutung:	• Regelmäßige Lagekontrollen des IABP-Katheters mittels Röntgenuntersuchung; Der kraniale Anteil des Ballones ist im Röntgenschattengebend und sollte idealerweise 3 cm unterhalb des Abganges der linken A. subclavia in der Aorta descendens liegen. Liegt der Katheter

zu tief, kann dies zu einem Verschluß der Nierenarterien führen, liegt dieser andererseits zu hoch,
am Abgang der A. carotis, wird bei der Inflation
die Zerebraldurchblutung dieses Gefäßes unterbrochen (neurologische Kontrollen!).

● Katheterfixation
Der Katheter ist einerseits mittels 2facher Haut-
naht und andererseits durch einen Verband am
Oberschenkel zu fixieren; dabei darf die Plastik-
schutzhülse nicht durch Klebestreifen beschädigt
werden, da sonst die Sterilität des Katheters nicht
mehr gewährleistet ist.

Infektion:

● Kontrolle der Insertionsstelle auf Entzündungszeichen; Dokumentation; bakteriologische Ab-
striche bei Bedarf;
● täglich aseptischer Verbandswechsel, Vermeiden
von Druckstellen an der Eintrittsstelle;

Mechanische Funktions-
kontrolle der IABP:

● auf adäquate EKG-Ableitung und Druckmoni-
toring achten; bei Zutransfer des Patienten neuerlicher Nullabgleich;
● bei Übernahme eines Patienten mit liegender
Ballonpumpe Geräteeinstellungen dokumentieren und in weiterer Folge laufend kontrollieren;
● regelmäßige Kontrollen bezüglich Ballonleck:
Verlust der Augmentation, Kontrolle der Druckleitung und der Sicherheitskammer auf Blut.

5.2.6 Neue Methoden: Schleusenlose Insertion

Von entscheidender Bedeutung für das problemlose Funktionieren der IABP und
für die Vermeidung von vaskulären Komplikationen ist das sachgemäße Einführen des Ballonkatheters in die Arterie. Durch sorgfältiges Einführen und ge-
naues Positionieren können die potentiellen Risiken der Ballonpumpentherapie
minimiert werden.

Die arterielle Punktion sollte flach erfolgen und der vom Hersteller mitgelie-
ferte Führungsdraht unbedingt verwendet werden. Durch diesen wird zum einen
das Vorschieben des Katheters durch pathologisch veränderte Gefäße erleichtert,
zum anderen wird ein Eindringen in den subintimalen Raum verhindert.

Mittels eines Dilatators werden die Haut, das subkutane Gewebe, die Faszie, die
Muskulatur sowie die Arterienwand dilatiert, um gute Voraussetzungen für das
Einführen des Ballonkatheters zu schaffen. Unbedingt ist eine Beschädigung der
Ballonmembran durch das Handling, beispielsweise bei der Entnahme aus der
Verpackung, zu vermeiden.

Zwei verschiedene Techniken stehen heutzutage für das perkutane Einführen zur Verfügung: die Insertion des Ballonkatheters über eine Schleuse oder die jüngere sog. schleusenlose Methode („sheathed/unsheathed insertion"). Bei letzterer kann, vorausgesetzt das vorliegende Modell ist auch für schleusenlose Insertion ausgelegt, der Katheter direkt über den Führungsdraht in die Arterie vorgeschoben werden. Sollte diese Technik kontraindiziert sein, etwa aufgrund von Vernarbungen über dem Gefäß oder Adipositas, kann der Ballon über die beigepackte Schleuse eingeführt werden.

Wie jüngere Studien zeigen, bietet die schleusenlose Insertion eine Reihe von Vorteilen, verbunden mit einer deutlich niedrigeren vaskulären Komplikationsrate [10]. Einerseits konnte die Querschnittsfläche der Läsion, die beim Einführen gesetzt wird, um 30 % gegenüber der Methode mit Schleuse gesenkt werden. Dies ist von größerer Wichtigkeit im Bestreben, vaskuläre Komplikationen speziell bei kleineren Patienten und bei solchen mit Gefäßerkrankungen zu reduzieren. Ebenso gestattet der geringere Durchmesser des Katheters in der Arterie einen deutlich besseren arteriellen Flow. Die Wahrscheinlichkeit einer später auftretenden Ischämie des Beines, einer Blutung oder einer Infektion ist somit wesentlich geringer gegenüber einer Insertion unter Verwendung der vom Durchmesser her dickeren Schleuse.

Speziell kompakt gefaltete Membranen des intraaortalen Ballons ohne Unterschied des Kalibers (Stepdown), bezogen auf den Katheter erleichtern die einfache und sichere Insertion und verursachen kein zusätzliches Trauma an der Gefäßwand. Diese Vorfaltung des Ballons bildet manchmal während des Einführens lange Falten aus. Diese wiederum formen Kanäle („channels"), an denen Blut während der Insertion ablaufen kann. Dieses Phänomen, „Channelling" genannt, darf nicht zu der Vermutung verleiten, die Ballonmembran sei beschädigt worden. Einige Hersteller weisen bereits auf der Verpackung auf dieses Phänomen hin, es ist daher von Vorteil, sich mit den Empfehlungen des Herstellers und der Bedienungsanleitung vertraut zu machen.

Literatur

1. Barnett MG, Swartz MT, Peterson GJ et al. (1994) Vascular complications from intraaortic balloons: Risk analysis. J Vasc Surg 19:81–89
2. Bolooki H, Williams C, Turner RJ et al. (1976) Clinical and hemodynamic criteria for use of the intra-aortic balloon pump in patients requiring cardiac surgery. J Thorac Cardiovasc Surg 72:756–768
3. Gellert J, Leodolter S, Deutsch M et al. (1972) Tierexperimentelle Untersuchungen über Einfluß einer mechanischen Kreislaufunterstützung mit der intraaortalen Ballonpumpe auf das Gerinnungssystem: Thoraxchir Vask Chir 20 (3):219–228
4. Kantrowitz A, Tjonneland S, Freed PS et al. (1968) Initial clinical experience with inra-aortic balloon pumping in cardiogenic shock. JAMA 203:135
5. Kaplan JA, Craver JM, Jones EL et al. (1979) The role of the intra-aortic balloon pump in cardiac anesthesia and surgery. Am Heart J 98:580–586
6. Maroko AR, Braunwald E (1973) Modification of myocardial infarction size after coronary occlusion. Ann Int Med 79:720–733
7. Martin RS, Moncure AC, Buckley MJ et al. (1983) Complications of percutaneous intra-aortic balloon insertion. J Thorac Cardiovasc Surg 85:186–190

8. McGee MG, Zillgitt SL, Trono R et al. (1980) Retrospective analysis of the need for mechanical circulatory support (intra-aortic balloon pump/abdominal left ventricular assist device or partial artificial heart) after cardiopulmonary bypass. A 44 month study of 14,168 patients. Am J Cardiol 46:135–142
9. Moulopoulos SD, Topaz S, Kolff WJ (1962) Diastolic balloon pumping (with carbon dioxide) in the aorta. Mechanical assistance of the failing circulation. Am Heart J 63:669
10. Nash IS, Lorell BH, Fishman RF, Baim DS, Donahue C, Diver DJ (1991) A new technique for sheathless percutaneous intraaortic balloon catheter insertion. Arch Thorac Surg 126:57–60
11. Norman JC, Cooley DA, Igo SR et al. (1977) Prognostic indices for survival during postcardiotomy intra-aortic balloon pumping: Methods of scoring and classification, with implications for left ventricular assist device utilization. J Thorac Cardiovasc Surg 74:709–720
12. Pennington DG, Swartz M, Codd JE et al. (1983) Intraaortic balloon pumping in cardiac surgical patients: A nine year experience. Ann Thorac Surg 36:125–131

5.3 Assistierte Zirkulation

R. Körfer, A. El-Banayosy

5.3.1 Geschichtlicher Überblick

Die ersten erfolgreichen Anwendungen mechanischer Kreislaufunterstützung wurden bereits in den 60er Jahren beschrieben. Im Jahr 1963 gelang es Spencer, bei einem Patienten mit Postkardiotomieherzversagen den Kreislauf mit Hilfe einer Rollerpumpe aufrechtzuerhalten, so daß sich die Ventrikelfunktion erholte und der Patient entlassen werden konnte [13]. 1966 war es DeBakey, der zum ersten Mal ebenfalls bei 2 Patienten mit Postkardiotomieherzversagen eine pulsatile linksventrikuläre Pumpe zur vorübergehenden Kreislaufunterstützung erfolgreich einsetzte [4]. 1967 folgte die erste klinische Anwendung einer intraaortalen Ballonpumpe durch Kantrowitz [8], der 5 Jahre später von der ersten Entlassung eines so behandelten Patienten berichten konnte [9].

Nachdem Christiaan Barnard Ende der 60er Jahre die erste erfolgreiche Herztransplantation durchgeführt hatte, versuchten Norman et al. [11] die assistierte Zirkulation auch als sog. Bridgingmaßnahme bei Transplantationskandidaten einzusetzen, was jedoch zunächst mißlang. Erst im Jahre 1984 konnten Hill in San Francisco und Oyer an der Stanford-Universität über den erfolgreichen Einsatz der mechanischen Kreislaufunterstützung bei Bridgingpatienten berichten [7, 12].

Parallel zu der Entwicklung der Herztransplantation verlief die Forschung auf dem Gebiet des Kunstherzens. 1969 setzten Cooley u. Liotta erstmals ein Kunstherz als Überbrückungsmaßnahme bis zur Herztransplantation ein [2]. Ein weiterer Versuch erfolgte 1981 [1], bevor 1982 von deVries et al. in Salt Lake City erstmals eine permanente Kunstherzimplantation durchgeführt wurde [5]. Dieser Patient verstarb jedoch kurz darauf, und die Versuche einer permanten Implantation wurden aufgegeben. 1985 gelang Copeland der erste erfolgreiche Bridgingeinsatz eines Kunstherzens [3].

Als Folge der Einführung von Cyclosporin in den frühen 80er Jahren und den damit verbundenen verbesserten Überlebenschancen nach einer Herztransplantation kam es zu einem starken Anstieg der Eingriffe, deren Anzahl nur durch die Verfügbarkeit von Spenderorganen begrenzt wurde. Daraus resultierte eine vermehrte Nachfrage nach Herzunterstützungssystemen, um die Überlebenschancen der Patienten auf der Warteliste zu verbessern und eine Organerholung vor dem Eingriff zu ermöglichen. Eine weitere Indikation für die Anwendung der assistierten Zirkulation ist das Postkardiotomieherzversagen. Andere Indikatio-

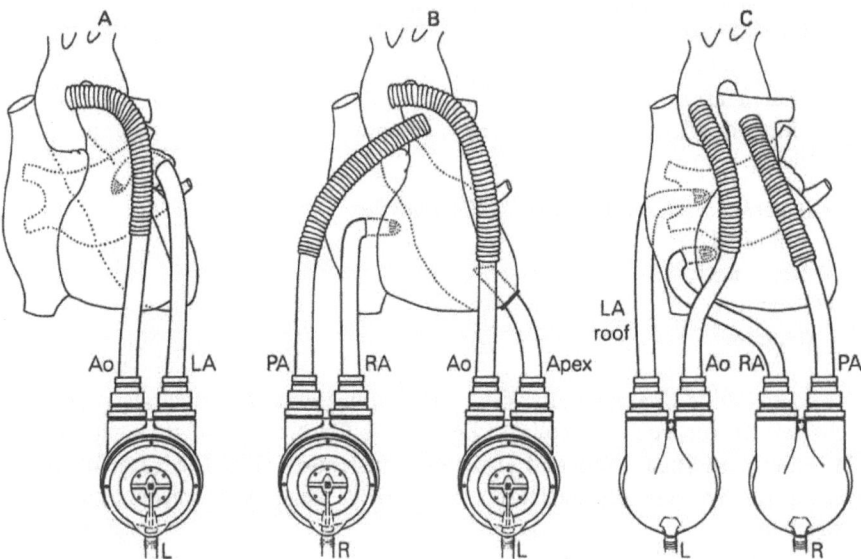

Abb. 1. Kanülierungsmöglichkeiten

nen, wie z. B. kardiogener Schock nach Myokardinfarkt, Myokarditis, akute Abstoßung oder primäres Transplantatversagen, weisen bisher weitaus schlechtere Ergebnisse auf.

Die Herzunterstützungssysteme können zur partiellen oder totalen Kreislaufunterstützung eingesetzt werden. Dabei wird zwischen rechtsventrikulärer, linksventrikulärer und biventrikulärer Unterstützung unterschieden.

Bei der rechtsventrikulären Unterstützung wird in der Regel der rechte Vorhof, seltener der rechte Ventrikel kanüliert und das Blut vom System in die Pulmonalarterie gepumpt. Im Fall der linksventrikulären Unterstützung erfolgt die Kanülierung, wenn eine Erholung des Myokards zu erwarten ist, über den linken Vorhof, ansonsten über den linken Ventrikel im Apexbereich, das System wiederum pumpt das Blut in die Aorta. Die verschiedenen Kanülierungsmöglichkeiten sind in Abb. 1 dargestellt.

Die Systeme werden parakorporal plaziert (z. B. Thoratec, Medos) oder unter die Bauchdecke (Novacor) bzw. frei im Bauchraum (HeartMate) implantiert.

5.3.2 Übersicht der Systeme

Übersicht der Herzunterstützungssysteme

- *Kategorie 1: Zentrifugalpumpen:*
  - Bio-Medicus,
  - Centrimed,
  - Medtronic.

● *Kategorie 2: Orthotope prothetische Ventrikel:*
  – Jarvik heart,
  – Penn State heart,
  – Utah heart,
  – Unger heart,
  – Berlin heart.

● *Kategorie 3: Heterotope prothetische Ventrikel:*
  – Abiomed,
  – Heartmate,
  – Novacor,
  – Thoratec.

Die vorstehende Übersicht über die verfügbaren Herzunterstützungssysteme erhebt keinen Anspruch auf Vollständigkeit. Die Einteilung erfolgte entsprechend der amerikanischen Food and Drug Administration (FDA) [6]. Im folgenden werden die Systeme, die im Herzzentrum NRW angewandt werden, näher beschrieben.

5.3.2.1 Zentrifugalpumpe (Bio-Medicus)

Die Bio-Medicus-Zentrifugalpumpe (Abb. 2) ist ein einfaches und kostengünstiges Gerät zur mechanischen Kreislaufunterstützung. Unter Ausnutzung seiner Viskosität und Adhäsionskräfte wird das Blut über parallel angeordnete Koni in eine spiralförmige Kreisbewegung beschleunigt, wobei der Fluß der Umdrehung pro Minute entspricht. Der nichtpulsatile Blutfluß wird innerhalb des Ausflußschlauches elektromagnetisch überwacht. Die Zentrifugalpumpe ist ein extrakorporales System mit einer Förderleistung von maximal 5,0 l/min und kann zur uni- und biventrikulären Assistenz eingesetzt werden. Außerdem kann es als perkutan zu implantierender kardiopulmonaler Bypass angewandt werden. Im Ge-

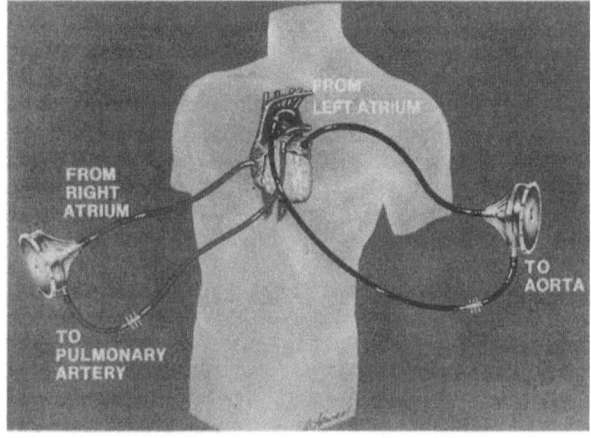

Abb. 2. Zentrifugalpumpe (Bio-Medicus)

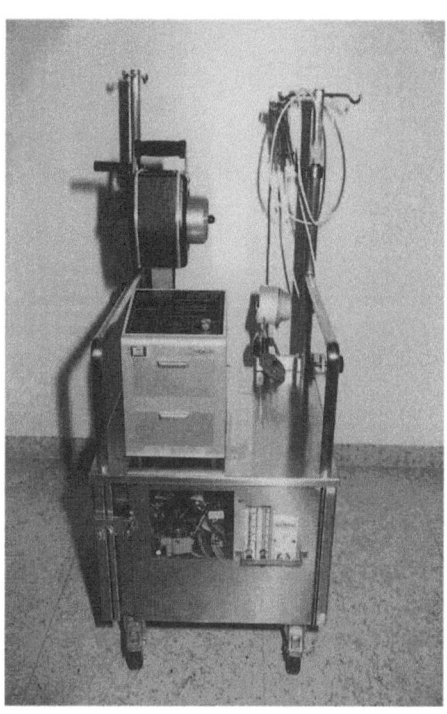

Abb. 3. Zentrifugalpumpe zum Transport von Patienten

gensatz zu den anderen beschriebenen Geräten erfolgt die Implantation ohne den Einsatz einer Herz-Lungen-Maschine. Das System erlaubt keine Mobilisierung des Patienten und wird in erster Linie für eine kurzfristige Unterstützung, nach unseren Erfahrungen bis zu 2 Wochen, sowie beim Transport von Patienten im kardiogenen Schock und als erweiterte Reanimationsmaßnahme angewandt (Abb. 3).

5.3.2.2 Abiomed-BVS-System 5000

Das Abiomed BVS 5000 (Abb. 4) ist ein externes pulsatiles Unterstützungssystem und eignet sich ebenfalls für die kurzzeitige uni- oder biventrikuläre Kreislaufunterstützung. Es besteht aus 3 Hauptkomponenten:

Blutpumpe
Die Blutpumpe enthält 2 Angioflex-Vorhof- und Ventrikelsäcke aus Polyurethan, die die natürliche Herzfunktion simulieren und als Umgehung der Ventrikelfüllung fungieren. Zwischen Vorhof- und Ventrikelsack und zwischen Ventrikelsack und Ausflußkanüle befindet sich jeweils eine aus 3 Taschen bestehende Klappe aus Polyurethan, die einen unidirektionalen Fluß gewährleistet. Eine Druckluftleitung verbindet die Konsole mit dem Ventrikel der Blutpumpe. Während der Pumpensystole wird dem Pumpenventrikel Druckluft zugeführt, so daß der Sack

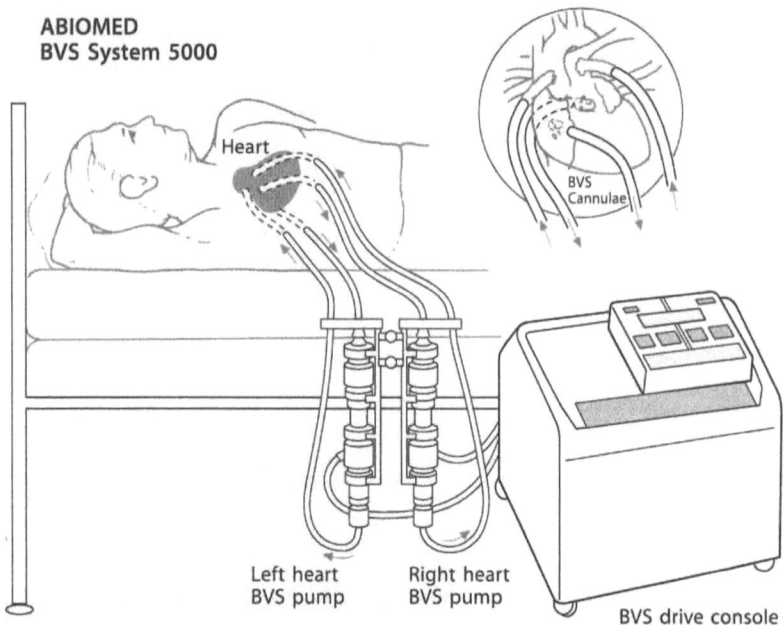

Abb. 4. Abiomed BVS 5000

zusammenfällt und das Blutvolumen in den Kreislauf des Patienten ausgestoßen wird. Während der Diastole erfolgt die Entlüftung über die Konsole in die Atmosphäre, so daß sich der Ventrikelsack wieder füllen kann. Eine Blutpumpe unterstützt jeweils das rechte oder das linke Herz. Der Vorhofsack arbeitet in einem Voll-bis-Leer-Betrieb. Die Pumpenfüllung erfolgt mit Hilfe der Schwerkraft. Eine angemessene Pumpenfüllung hängt von den Füllungsdrücken und von der Höhe der Pumpe ab. Normalerweise wird die Pumpe ca. 25 cm unterhalb der Vorhöfe des Patienten eingesetzt. Bei biventrikulärer Anwendung kann eine unterschiedliche Höhe von rechter und linker Pumpe erforderlich sein.

Kanülen
Die 40 cm langen Einflußkanülen bestehen aus drahtverstärktem Polyvinylchlorid. Die Ausflußkanülen unterscheiden sich davon lediglich durch eine 14 mm Dacronprothese, die eine Anastomose mit den großen Gefäßen ermöglicht. An der Austrittsstelle sind sie mit Dacronvelours überzogen. Die Kanülierung erfolgt über den Vorhof.

Konsole
Die BVS-Konsole ist ein automatisiertes pulsatiles Unterstützungssystem, das von einem Mikroprozessor gesteuert wird. Blutpumpenfrequenz und Systole/Diastole werden automatisch aufeinander abgestimmt. Ein optimales Schlagvolumen von 82 ml bei einem Output von 5 l/min wird angestrebt. Das BVS pumpt unabhängig vom natürlichen Herzen, wodurch der Betrieb vereinfacht

und Eingriffe von außen auf ein Minimum reduziert werden. Sowohl für die univentrikuläre als auch für die biventrikuläre Anwendung des Systems ist nur eine Konsole erforderlich, wobei im letzteren Fall beide Pumpen unabhängig voneinander betrieben werden. Aufgrund der Konsolengröße sowie der Lage der Pumpe ist eine Mobilität des Patienten nicht möglich.

5.3.2.3 Thoratec VAD

Das Thoratec VAD kann zur uni- und zur biventrikulären Kreislaufunterstützung eingesetzt werden. Im Gegensatz zu den vorgenannten Systemen eignet es sich auch für eine längere Anwendungsdauer (bis zu 6 Monaten). Wie das Abiomed BVS besteht es aus den 3 Hauptkomponenten Blutpumpe, Kanülen und Antriebskonsole.

Blutpumpe (Abb. 5)
Die Blutpumpe des VAD dient als prothetischer Ventrikel und besteht aus einer glatten, nahtlosen Pumpkammer, die sich in einem starren Gehäuse in extrakorporaler Position befindet. Innerhalb der Kammer sorgen 2 Björk-Shiley-Monostrut-Klappen für einen unidirektionalen Blutfluß. Die Pumpkammer wird durch ein Diaphragma aus Polyurethan von der Luftkammer getrennt. Auf diesem Diaphragma auf der Seite der Luftkammer befindet sich ein kleiner Magnet, dessen Bewegung und damit die Füllung der Pumpe über einen Halleffektsensor überwacht wird. Der Sensor ist an eine elektrische Leitung angeschlossen, die wiederum mit der Druckluftleitung gebündelt ist. Beide Leitungen sind mit der Antriebskonsole verbunden.

Kanülen
Die Kanülierung erfolgt entweder über den Vorhof oder im ventrikulären Apexbereich. Da sich die Polyvinylchloridkanülen nicht für die Langzeitverwendung eignen, sind sie, wie auch die arteriellen Kanülen und die Blutpumpe, innen und außen mit BPS-215M-Polyurethan beschichtet.

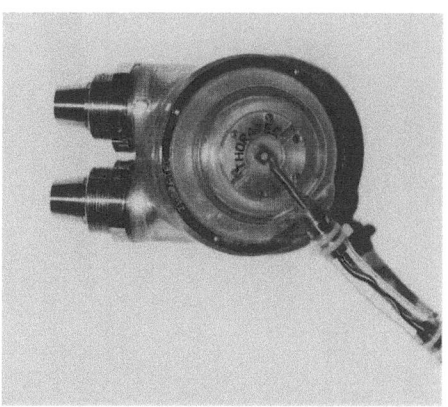

Abb. 5. Thoratec VAD (Blutpumpe)

Duale Antriebskonsole (Abb. 6)

Der Antrieb des Thoratec VAD erfolgt pneumatisch. Mit Hilfe von Druckluft wird während der Ejektionsphase der Blutsack zusammengedrückt und das Blut in die Arterien „ausgetrieben". Während der darauffolgenden Füllungsphase läßt die Antriebskonsole entweder die Luft passiv aus der Luftkammer der Blutpumpe entweichen oder sorgt für ein leichtes Vakuum in der Luftkammer. Die duale Antriebskonsole verfügt über 2 unabhängige Antriebsmodule, die jeweils einen Ventrikel steuern. Ein pulsatiler Fluß von bis zu 6,5 l/min wird erreicht. Die Konsole ist fahrbar, so daß die Patienten bis zu einem gewissen Grad mobil sein können. Allerdings ist bedingt durch die Konsolengröße dafür die Hilfe einer anderen Person erforderlich.

5.3.2.4 Novacor LVAS 100

Bei dem Novacor LVAS 100 handelt es sich um ein implantierbares elektromagnetisch betriebenes Linksherzunterstützungssystem. Die Hauptkomponenten sind der Elektromagnet (Antrieb), eine sackähnliche Blutpumpe sowie eine mikroprozessorgesteuerte Konsole. Der implantierte Teil umfaßt die integrierte Pumpen- bzw. Antriebseinheit, 2 bioprothetische Klappen, Einfluß- und Ausflußconduits aus Dacron sowie einen perkutanen Schlauch, der über ein Verbindungskabel die Verbindung zur Konsole herstellt. Die Einheit wird in eine Tasche

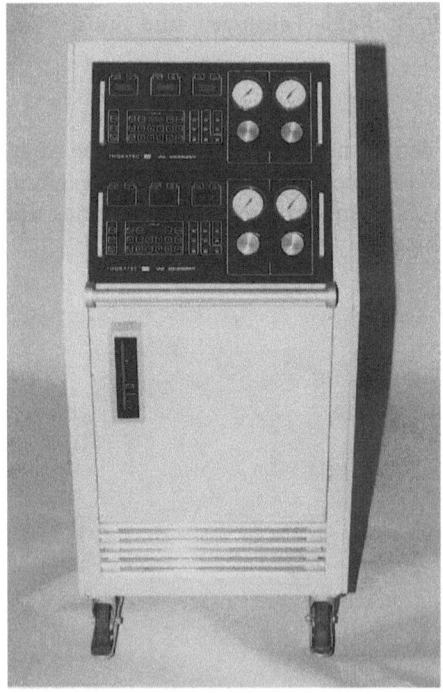

Abb. 6. Thoratec VAD (Konsole)

unter die Bauchdecke implantiert. Die Einstromkanüle liegt im linksventrikulären Apex, die Ausstromprothese in der Aorta ascendens. Mit Hilfe der Konsole wird die implantierte Einheit angetrieben und die Parameter der Pumpe sowie des Patienten überwacht. Das System sorgt für einen pulsatilen Fluß von bis zu 8,0 l/min.

Beim neuentwickelten tragbaren Novacor LVAS 100 (Abb. 7) wurde die Konsole durch eine Steuereinheit (Controller) und 2 wiederaufladbare Batterien ersetzt, die der Patient in einem speziellen Gürtel bei sich tragen kann, wodurch erstmals eine vollständige Mobilisierung und auch eine ambulante Betreuung ermöglicht wurde (Abb. 8).

5.3.2.5 HeartMate (Thermo Cardiosystems, Inc.)

Beim HeartMate handelt es sich ebenfalls um ein linksventrikuläres Unterstützungssystem, das mit pneumatischem Antrieb und seit kurzer Zeit auch mit elektrischem Antrieb angeboten wird. Beide Systeme sind implantierbar, wie beim Novacor LVAS in einer Tasche unter der Bauchdecke oder intraabdominal. Die Kanülierung erfolgt über den linken Ventrikel. Das System ermöglicht einen Blutfluß von bis zu 9,0 l/min.

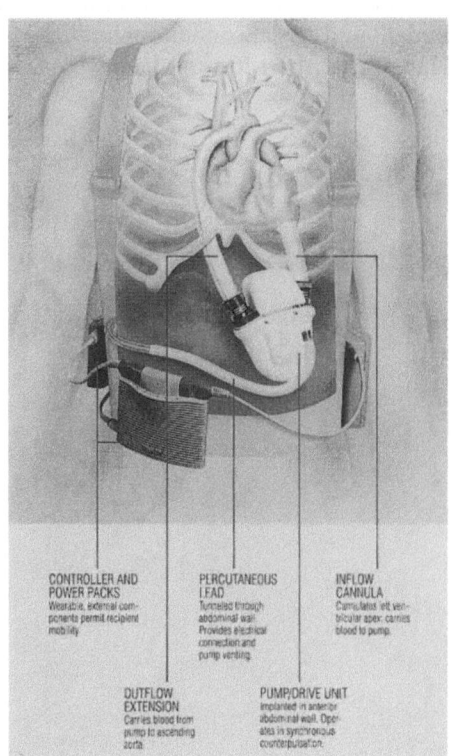

Abb. 7. Novacor LVAD mit Controller und Batterien

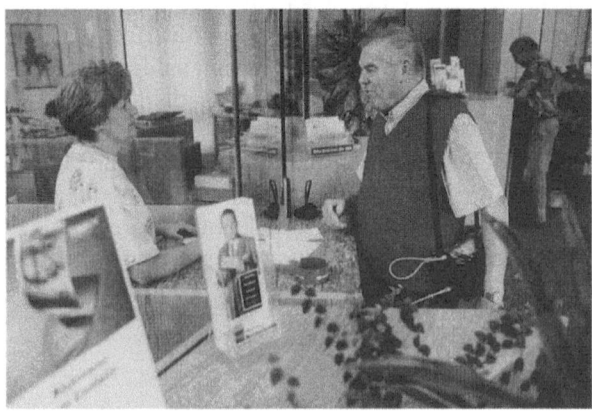

Abb. 8. Ambulanter Patient mit tragbarem Novacor LVAD

Das pneumatisch betriebene HeartMate 1000 IP LVAD, das bis auf die Unterstützungsart mit dem Thoratec VAD vergleichbar ist, besteht aus einer Druckplattenblutpumpe, die über eine perkutane Antriebsleitung mit einer fahrbaren externen Konsole verbunden ist. Die Pumpe wird durch ein Diaphragma in eine Blutkammer und eine Luftkammer unterteilt. Durch programmierte Druckluftimpulse von der Konsole verlagert sich das Diaphragma und drückt das in der Blutkammer befindliche Blut in den arteriellen Kreislauf. Dabei sorgen an den Einlaß- und Auslaßconduits befindliche Bioprothesen für einen unidirektionalen Fluß. Die fahrbare Konsole kann vom Stromnetz gespeist oder mit Hilfe von Bat-

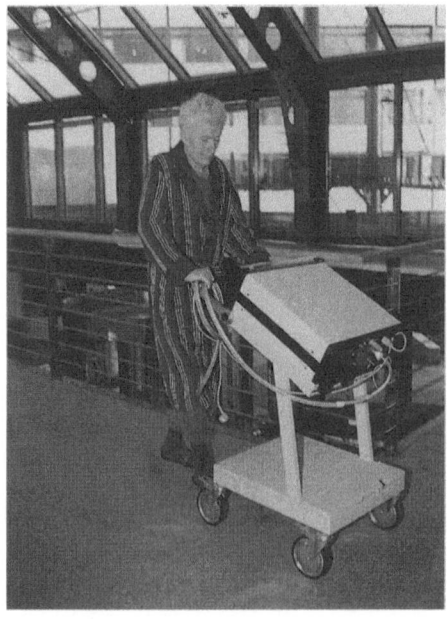

Abb. 9. Patient mit pneumatischem HeartMate (TCI)

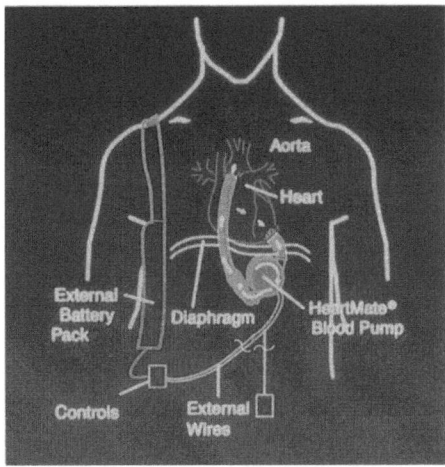

Abb. 10. HeartMate (TCI), elektrisch

terien betrieben werden. Ein Druckluftanschluß ist nicht erforderlich. Daduch wird dem Patienten eine weitgehende Mobilität ermöglicht. Im Vergleich zur Thoratec-Konsole ist die HeartMate-Konsole wesentlich kleiner und kann meist vom Patienten selbst gefahren werden (Abb. 9).

Beim elektrisch betriebenen HeartMate (mit dem Novacor LVAS vergleichbar) wird die Pumpe durch einen langsamen Drehmomentmotor angetrieben. Dieser Motor ist über ein perkutanes Kabel mit dem tragbaren Steuergerät verbunden, das man leicht an einem Gürtel befestigen kann. Ebenso wie beim tragbaren Novacorsystem ist auch hier eine uneingeschränkte Mobilität des Patienten und auch eine ambulante Betreuung möglich (Abb. 10).

5.3.2.6 HIA-VAD (Medos)

Das pneumatische HIA-VAD der Firma Medos kann zur kurzfristigen uni- oder biventrikulären Kreislaufunterstützung eingesetzt werden. Es wird in 4 verschiedenen Größen für Schlagvolumina von 10, 25, 60 und 80 cm³ für die linksventrikuläre Assistenz angeboten. Für die jeweilige rechtsventrikuläre Unterstützung sind die Ventrikel 10 % kleiner. Das System ist im Gegensatz zu den vorgenannten Geräten auch für den Einsatz bei Kindern und Säuglingen geeignet. Die Kanülierung erfolgt über den Vorhof oder den Ventrikel. Im Gegensatz zu den anderen genannten Systemen sind Pumpe, Einlaß und Auslaß vollkommen transparent. In der Pumpe wird die Blutkammer von der Druckluftkammer durch ein Diaphragma aus Polyurethan getrennt. Als Einlaß- und Auslaßventile dienen speziell angefertigte Polyurethanklappen. Der Antrieb erfolgt über eine Steuereinheit und eine pneumatische Antriebseinheit (Abb. 11). Diese Einheiten sind in ihrer Größe mit der Thoratec-Konsole vergleichbar und lassen eine eingeschränkte Mobilität des Patienten zu.

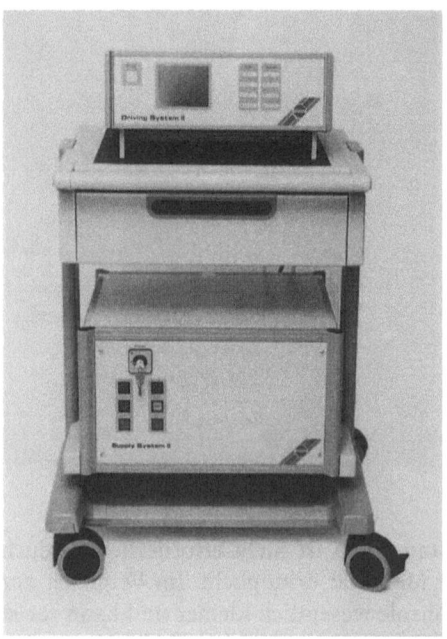

Abb. 11. Medos (Konsole)

5.3.3 Indikationen

Im folgenden werden die in unserer Klinik angewandten Indikationen für die oben genannten Geräte beschrieben:

- Bio-Medicus: Postkardiotomieherzversagen (Implantation auf der Intensivstation),
  Transport von Patienten im kardiogenen Schock,
  Rechtsherzversagen nach Herztransplantation,
  rechtsventrikuläre Unterstützung in Verbindung mit Novacor/HeartMate.
- Abiomed: Postkardiotomieherzversagen,
  rechtsventrikuläre Unterstützung in Verbindung mit Novacor/HeartMate.
- Thoratec: Bridging (biventrikuläre Unterstützung),
  Postkardiotomieherzversagen bei bekannter schwerer Herzschädigung,
  rechtsventrikuläre Unterstützung in Verbindung mit Novacor/HeartMate
- Novacor: Bridging (linksventrikuläre Unterstützung),
  permanent support (Alternative zur Transplantation).
- HeartMate (TCI): Bridging (linksventrikuläre Unterstützung),
  permanent support (Alternative zur Transplantation).
- HIA-VAD (Medos): Kreislaufunterstützung bei Kindern,
  Postkardiotomieherzversagen,
  rechtsventrikuläre Unterstützung in Verbindung mit Novacor/HeartMate.

5.3.4 Eigene Erfahrungen

5.3.4.1 Material und Methoden

Von September 1987 bis März 1996 wurden bei 252 Patienten (200 Männer, 52 Frauen) im Alter von 4 bis 82 Jahren (Mittel: 50 ± 13 Jahre) die 6 obengenannten Unterstützungssysteme eingesetzt (Tabelle 1).

Die Patienten wurden in 3 Gruppen unterteilt: Gruppe 1 umfaßte 97 Patienten (65 Männer, 32 Frauen) im Alter von 33 bis 82 Jahren (Mittel: 55 ± 12 Jahre) mit Postkardiotomieherzversagen. Diese Gruppe wurde weiter unterteilt in Patienten, die nicht von der extrakorporalen Zirkulation entwöhnt werden konnten, woraufhin die Implantation im Operationssaal erfolgte (n = 61), und Patienten, bei denen der Einsatz eines Unterstützungssystems auf der Inten-

Tabelle 1. Übersicht über den Einsatz der Unterstützungssysteme in bezug auf Indikation am Herzzentrum NRW

	Postkardiotomie (n = 97)	Bridging (n = 118)	AMI (n = 16)	Myokarditis (n = 5)	HLTx (n = 1)	Rejektion (n = 6)	PGF (n = 2)	RHF (n = 5)	ATT (n = 2)
Biomedicus (n = 57)	38	3	9	1	1	–	–	5	–
Abiomed (n = 61)	44	14	–	1	–	1	1	–	–
Thoratec (n = 74)	8	58	3	1	–	3	1	–	–
Novacor (n = 27)	–	24	–	1	–	–	–	–	2
HeartMate (n = 13)	–	13	–	–	–	–	–	–	–
Biomedicus + Abiomed (n = 5)	3	–	2	–	–	–	–	–	–
Biomedicus + Thoratec (n = 8)	2	1	2	1	–	2	–	–	–
Abiomed + Thoratec (n = 1)	1	–	–	–	–	–	–	–	–
Thoratec + Novacor (n = 1)	–	1	–	–	–	–	–	–	–
HIA-VAD (n = 2)	1	1	–	–	–	–	–	–	–
HIV-VAD + Novacor (n = 1)	–	1	–	–	–	–	–	–	–

sivstation erforderlich wurde (n = 36). In folgender Übersicht werden die in unserer Klinik angewandten Implantationskriterien beschrieben:

Implantationskriterien bei Postkardiotomieherzversagen
- Technisch zufriedenstellende Operation,
- mindestens 60-minütige Nachperfusion,
- akzeptable Blutgas-, Säure-Basen- und Elektrolytwerte,
- Körpertemperatur über 35,5 °C),
- optimaler Rhythmus und optimale Frequenz,
- optimale Vor- und Nachlast (Vasodilatatoren, Volumen),
- optimale inotrope Unterstützung (Katecholamine, Phosphodiesterase-III-Hemmer),
- Einsatz der intraaortalen Ballonpumpe bei Bypasspatienten.

Gruppe 2 umfaßte 118 Patienten (106 Männer, 12 Frauen) im Alter von 4 bis 66 Jahren (Mittel: 47 ± 14 Jahre), bei denen das System als Bridgingmaßnahme implantiert wurde. Gruppe 3 bestand aus 37 Patienten (29 Männern, 8 Frauen) im Alter von 15 bis 70 Jahren (Mittel: 51 ± 12 Jahre) mit den auf S. 474 genannten anderen Indikationen.

5.3.4.2 Ergebnisse

In Gruppe 1 betrug die Unterstützungsdauer 1 h bis 67 Tage, bei einer mittleren Dauer von 6,7 ± 12 Tagen. 45 der 97 Patienten konnten vom System entwöhnt werden, 10 von ihnen starben an Multiorganversagen und Sepsis. Von den 52 Patienten, bei denen eine Entwöhnung aufgrund einer irreversiblen linksventrikulären Schädigung unmöglich war, wurden 12 transplantiert, 8 von ihnen konnten entlassen werden. Somit wurden insgesamt 43 Patienten (44,3 %) aus dieser Gruppe entlassen. Die häufigsten Komplikationen waren Blutungen (37 %), Multiorganversagen (15 %), neurologische Störungen (12 %) sowie Infektionen (12 %).

Die Unterstützungsdauer in Gruppe 2 lag zwischen 3 h und 370 Tagen (Mittel: 45 ± 54 Tage). 76 von 118 Patienten (69 %) wurden erfolgreich transplantiert, von ihnen konnten 71 Patienten (93 %) entlassen werden, 8 Patienten warten noch auf die Herztransplantation. Als häufigste Komplikationen traten in dieser Gruppe Blutungen (36 %), Infektionen (19 %), Leberversagen (18 %), neurologische Störungen (17 %) und Multiorganversagen (11 %) auf.

In Gruppe 3 überlebten nur 8 von 37 Patienten (22 %). Die Haupttodesursachen waren Multiorganversagen und Sepsis.

5.3.4.3 Diskussion

In Übereinstimmung mit den in der Literatur genannten Zahlen konnten die besten Ergebnisse in der Bridginggruppe erreicht werden (69 % transplantiert, 65 % entlassen). Die Überlebensrate nach Transplantation (93 %) ist sogar noch besser als bei Patienten, bei denen vor dem Eingriff keine mechanische Kreislaufunterstützung notwendig war. Das beruht auf der Tatsache, daß die Patienten in der Regel erst dann transplantiert werden, wenn kein Organversagen mehr vorliegt und sie mobilisiert sind.

Die Ergebnisse in der Postkardiotomiegruppe sind mit 44 % deutlich schlechter. Bedenkt man aber, daß diese Patienten ohne den Einsatz eines Unterstützungssystems gestorben wären, sind die Ergebnisse dennoch zufriedenstellend. Die schlechtesten Resultate wurden in Gruppe 3 erzielt (24 %). Diese Patienten sind zum Zeitpunkt der Implantation in einem sehr schlechten Zustand, z. T. erfolgt die Implantation unter Reanimationsbedingungen. Eine abschließende Beurteilung ist jedoch aufgrund der geringen Patientenzahl noch nicht möglich.

Die 3 wesentlichen Komplikationen in den Gruppn 1 und 2 waren Blutungen, neurologische Störungen und Infektionen mit daraus resultierendem Multiorganversagen. Am häufigsten trat sowohl bei Postkardiotomiepatienten als auch bei Bridgingpatienten eine Blutung auf. Bei den erstgenannten Patienten sind die Gründe dafür bei der langen Dauer der extrakorporalen Zirkulation mit den daraus folgenden Gerinnungsstörungen sowie bei dem vergrößerten Operationsfeld zu suchen.

Ursache für die häufigen Blutungskomplikationen in der Bridginggruppe ist zum einen die Tatsache, daß die meisten Patienten vor der Implantation antikoaguliert werden. Außerdem kommt es als Folge einer Leberdysfunktion vor der Implantation häufig zu Gerinnungsstörungen; darüber hinaus sind alle Patienten vor der Implantation über einen längeren Zeitraum mit Phosphodiesterase-III-Hemmern behandelt worden, was eine Thrombozytopenie zur Folge haben kann. Die höhere Inzidenz neurologischer Komplikationen in der Bridginggruppe ist sicherlich in der wesentlich längeren Unterstützungsdauer begründet.

Die hier aufgezeigten Ergebnisse der mechanischen Kreislaufunterstützung bei Patienten mit Postkardiotomieherzversagen wie auch als Bridgingmaßnahme rechtfertigen den damit verbundenen hohen finanziellen und personellen Einsatz. Die Anwendung bei Patienten mit kardiogenem Schock anderer Ätiologie bedarf noch weiterer Erfahrungen.

Literatur

1. Cooley DA (1982) Staged cardiac transplantation: report of three cases. J Heart Transplant 1:145
2. Cooley DA, Liotta D, Hallman GL, Bloodwell RD, Leachman RD, Milam JD (1969) Orthotopic cardiac prosthesis for two-staged cardiac replacement. Am J Cardiol 24:723–730
3. Copeland JG, Levinson MM, Smith R et al. (1986) The total artificial heart as a bridge to transplantation: a report to two cases. JAMA 256:2991–2996
4. DeBakey ME (1971) Left ventricular bypass pump for cardiac assistance. Am J Cardiol 27:3–11
5. DeVries WC, Anderson JL, Joyce LD, Anderson FL, Hammond EH, Jarvik RK, Kolff WJ (1984) Clinical use of the total artificial heart. N Engl J Med 310:273–278
6. Hill JD (1989) Bridging to cardiac transplantation. Ann Thorac Surg 47:167–171
7. Hill JD, Farrar DJ, Hershon JJ, Compton PG, Avery GJ, Levin BS, Brent BN (1986) Use of a prosthetic ventricle as a bridge to cardiac transplantation for postinfarction cardiogenic shock. N Engl J Med 314:626–628

8. Kantrowitz A, Tjonneland S, Freed PS, Phillips SJ, Butner AN, Sherman JL (1968) Initial clinical experience with intraaortic balloon pumping in cardiogenic shock. JAMA 203: 113–118

9. Kantrowitz A, Krakauer J, Rubenfire M et al. (1972) Initial clinical experience with a new permanent mechanical auxiliary ventricle: the dynamic aortic patch. ASAIO Trans 18: 159–167

10. Körfer R, El-Banayosy A, Posival H et al. (1995) Mechanical Circulatory Support: The Bad Oeynhausen Experience. Ann Thorac Surg 59: S56–63

11. Norman JC, Brook MI, Cooley DA et al. (1978) Total support of the circulation of a patient with postcardiotomy stone-heart syndrome by a partial artificial heart (ALVAD) for 5 days followed by heart and kidney transplantation. Lancet 1: 1125

12. Portner PM, Oyer PE, McGregor CGA et al. (1985) First human use of an electrically powered implantable ventricular assist system. Artif Organs 9 (A): 36

13. Spencer FC, Eisemann B, Trinkle JK, Rossi NP (1965) Assisted circulation for cardiac failure following intracardiac surgery with cardiopulmonary bypass. J Thorac Cardiovasc Surg 49: 56–73

5.4 Anästhesie in der Herzchirurgie

M. Adt

5.4.1 Anästhesiologische Besonderheiten bei angeborenen Herzfehlern im Kindesalter

Von allen Lebendgeburten haben 0,8–1 % einen mehr oder minder schweren angeborenen Herzfehler [7] der eine sofortige Indikation zur Palliativoperation oder Totalkorrektur darstellt, wenn das Leben des Neugeborenen durch Herzinsuffizienz und/oder Zyanose akut bedroht ist. Anlaß zur sofortigen Operation wäre z. B. eine Klappen- bzw. herznahe Gefäßatresie mit stark verminderter pulmonaler Perfusion (und somit marginaler Oxygnierung), eine totale Lungenvenenfehlmündung, die Transposition der großen Arterien, das hypoplastische Linksherz, die kritische Aortenisthmusstenose.

Bei aufgeschobener Dringlichkeit kann zugewartet werden, bis das Kind eine anatomisch korrekturfähige Größe erreicht hat, z. B. beim Vorhofseptumdefekt, Ventrikelseptumdefekt, Aortenisthmusstenose, evtl. Fallot-Tetralogie.

Neuentwicklungen auf dem Gebiet der Kanülierungstechnik und der „Mikrochirurgie" machen heute Frühkorrekturen bei fast allen Vitien möglich.

Zur Anästhesie bei gleichzeitig bestehendem kongenitalem Vitium ist zu berücksichtigen:

- volatile Anästhetika werden bei Shuntvitien wegen der verminderten Lungendurchblutung langsamer aufgenommen.
- alle volatilen Anästhetika bewirken eine periphere Vasodilatation, die damit verbundene Senkung des peripheren Gefäßwiderstandes wirkt shuntvergrößernd, dadurch verringert sich die Lungenperfusion, und die Zyanose nimmt zu.

In solchen Fällen ist von einer Inhalationsanästhesie abzuraten und eine Narkoseeinleitung auf Ketaminbasis zu empfehlen, zur Aufrechterhaltung der Narkose bietet sich eine „balanced anaesthesia" in einer ausgewogenen Mischung aus Opioiden, kurzwirksamen Benzodiazepinen und, bei geeigneten Fällen, geringdosierten volatilen Anästhetika an.

Meine eigene Erfahrung zeigt, daß bei den Vorbereitungen eines Säuglings zur Herzoperation eine klare Verständigung zwischen Chirurg, Kinderkardiologen und Anästhesisten bezüglich Arterienpunktion versus Arteriaesectio und Gefäßanomalien, die das Legen eines zentralvenösen Zugangs erschweren, dem Patienten frustrane Punktionen und dem Anästhesisten Streß vermeiden hilft.

5.4.2 Anästhesie bei Herzerkrankungen im Erwachsenenalter

Herzoperationen unter Zuhilfenahme der extrakorporalen Zirkulation sind mittlerweile häufig durchgeführte Routineeingriffe. Dabei kommt auf kardiochirurgischer wie anästhesiologischer Seite ein Höchstmaß an technischem und apparativem Know-how zum Einsatz. Die Kardioanästhesie gewährleistet hier ein maximales Monitoring, kompetente Einschätzung drohener intraoperativer Komplikationen sowie Erfahrung und eine sichere Hand bei der Auswahl und dem Einsatz der intraoperativen Pharmakotherapie.

Anästhesiologische Vorbedingungen

Wie bei Patienten sind in der Herzanästhesie alle relevanten Vorerkrankungen und Risikofaktoren zu beachten. Besonders gefährdet sind herzkranke Patienten in der Narkoseeinleitungsphase aber durch ihre schwere kardiale Haupterkrankung.

Narkosevorbereitung

Als Grundlage zur Einschätzung der kardialen Funktion dient der Herzkatheterbericht, ergänzt durch Angaben zur momentanen Belastbarkeit. Die Tatsache, daß in Form schwerer Koronarstenosen oder eines evtl. dekompensierten Klappenvitium im allgemeinen eine Kontraindikation zu einem geplanten Eingriff vorliegt, hat in der Kardioanästhesie kein Gewicht, da die Herzoperation ja kurativ sein soll. Dies bedeutet aber, daß der Patient vom Zeitpunkt der Narkoseeinleitung bis zum Beginn der extrakorporalen Zirkulation einem besonders hohen Risiko eines Herzinfarktes oder einer kardialen Dekompensation ausgesetzt ist.

Besonderheiten der Kardioanästhesie

- Dauermedikation (sämtliche kardiovaskulär wirksamen Medikamente sind bis zum Morgen des Operationstages beizubehalten) beachten,
- Herzkatheterbefunde werten,
- A.-radialis- bzw. -ulnaris-Pulse beidseits (Allen-Test) untersuchen,
- mögliche Katheterisierungshindernisse, z.B. Harnröhrenstriktur, Prostatahypertrophie etc. abklären,
- Digitalisspiegel bewerten,
- AT-III-Bestimmung wird empfohlen,
- Schilddrüsenfunktion abklären.

Aufklärung über das Narkoserisiko

Die anästhesiologische Vorgehensweise wird im Aufklärungsgespräch erläutert, ebenso typische Komplikationen (Zahnschäden, Heiserkeit und Halsschmerzen nach Intubation, Nachbeatmung auf der Intensivstation, Fehlpunktion). Speziell wird hingewiesen auf:

- großes Hämatom nach Punktion (bei Vollheparinisierung),
- neurologische Schäden (N.-ulnaris- und N.-fibularis-Paresen, Recurrensparesen, Durchgangssyndrom, Schlafstörungen),
- Gabe von Fremdblut und -bestandteilen.

Meine Erfahrung bei der anästhesiologischen Vorbereitung zur Herzoperation zeigt, daß der Aufklärung des Patienten größte Bedeutung zukommt: was schriftlich im Aufklärungsprotokoll an möglichen Komplikationen festgehalten ist, entlastet den Anästhesisten bei späteren rechtlichen Auseinandersetzungen und Schadenersatzansprüchen. Es ist bemerkenswert, daß (zumindest in Deutschland) die Nervenläsion sowohl im herzchirurgischen als auch im anästhesiologischen Aufklärungsbogen erwähnt ist.

Prämedikation

- Herzpatienten brauchen in der Regel kein Analgetikum (bei Angina pectoris ist Nitrospray indiziert), jedoch eine besonders gute Anxiolyse, um Katecholaminausschüttung und Blutdruckspitzen als Folge von Angst zu vermeiden.

An den meisten Zentren werden Erwachsene oral mit Tranquillizern [1] oder Anxiolytika prämediziert, z. B. 20–40–60 mg Tranxilium, 5–10–15 mg Dormicum o. ä. Atropin ist wegen seiner tachykarden Wirkung kontraindiziert.

5.4.2.2 Narkosemonitoring

Als anästhesiologisches Monitoring während einer Herzoperation ist zu fordern:
- Herz-Kreislauf-Funktion:
  - EKG (nach Möglichkeit außer Extremitätenableitung auch Brustwand-, z. B. V5), bei spezieller Indikation Analyse der Herzfrequenzvariabilität,
  - direkt gemessener arterieller Blutdruck (A. radialis, A. femoralis) über einen Elektrotransducer,
  - direkt gemessener zentralvenöser Druck,
  - Pulmonalarteriendruck (bei spezieller Indikation), Herzzeitvolumen, errechnete Parameter, wie systemischer und pulmonaler Gefäßwiderstand,
  - intra- u. postoperativer Linksvorhofdruck (bei spezieller Indikation),
  - kontinuierliche Messung des Cardiac Output und der zentralvenösen O_2-Sättigung,
  - TEE (transösophageale Echokardiographie).
- Respiratorische Funktion: Messung bzw. Anzeige von
  - Atemminutenvolumen ⎫
  - Beatmungsdrucke ⎬ mit einstellbaren Alarmen,
  - inspiratorische O_2-Konzentration ⎭
  - inspiratorische Gaskonzentrationen, z. B. Narkosegase,
  - Diskonnektionsalarm,
  - Pulsoxymetrie,
  - intravasales Lungenwasser (bei spezieller Indikation).
- Weitere Organfunktion:
  - Temperatur (Kopf-, Gehirn-, Thorax-, Rektum-, Peripherie-),
  - EEG-Ableitungen mit Ontline-Computeranalyse (pEEG, Aspect, CATEEM usw.),
  - Harnausscheidung (Blasenkatheter),

- Durchblutungsmessung, z. B. Gehirn, Herz, Leber, Mesenterium, Extremitäten,
- O$_2$-Histogramme einzelner Organe,
- Stoffwechselenergiestatus des Organismus/einzelner Organe.
- Laboranalysen (z. T. online, z. T. punktuell);
  - Hb-, Hkt-Wert
  - Blutzucker
  - Elektrolyte
  - Elektrolyte   } in Zukunft online,
  - Blutgasanalysen
  - Gerinnungsanlysen
  - Marker für Ischämie einzelner Organe (z. B. CK-MB, Laktat, Troponin u. a.),
  - Sepsismarker.
- Computergestützte Scores in bezug auf Überlebenschancen.
- Verfügbarkeit von Entscheidungsbäumen für die intraoperative Wegfindung in Zweifelsfällen.

Narkoseeinleitung/Wahl des Anästhesieverfahrens

Bei der Narkoseeinleitung (und -aufrechterhaltung) herzkranker Patienten können Instabilitäten des Blutdruckes und der Herzfrequenz zu einer bedrohlichen Kreislaufsituation führen, die sofortiger Intervention bedarf. Den erfahrenen Kardioanästhesisten zeichnet in dieser Situation das besondere Vermögen aus, die drohende Gefahr sicher einschätzen und häufig vermeiden zu können.

Wichtigste Ursachen einer Druck- und/oder Frequenzinstabilität bei Narkoseeinleitung:
- Streß (Angst, Schmerz),
- Wegfall der sympathoadrenergen Stimulation durch Bewußtseinsverlust,
- kreislaufdepressive Eigenwirkung der Anästhetika (u. a. in Verbindung mit kardialer Auswirkung einer vasodilatierenden Dauermedikation),
- Über- oder Unterdosierung der Anästhetika (auch Prämedikation),
- Intubationsreiz,
- präexistierende, unterschätzte Hypovolämie (Nahrungskarenz, präoperative diuretische Therapie, Eigenblutspende),
- abgesetzte β-Blocker,
- schlecht eingestellter Hypertonus,
- niedriger Hb-Wert (z. B. nach Eigenblutspende),
- Hypokaliämie (bei Vorbehandlung mit Diuretika).

Eine Übersicht – ohne Anspruch auf Vollständigkeit – über die in der Kardioanästhesie gebräuchlichen Anästhetika sowie deren Vor- und Nachteile [8] ist in Tabelle 1 dargestellt.

In der Kardioanästhesie kommen üblicherweise nur „kreislaufneutrale" Anästhetika zum Einsatz. Daher erfolgt die Narkoseeinleitung traditionell auf hochdosierter Opioidbasis, unterstützt durch ein Hypnotikum (z. B. Etomidate), es sind jedoch auch andere kreislaufschonende Versionen denkbar. Ein eventueller postoperativer Opiatüberhang ist dabei einkalkuliert, verhilft er doch zu einer

Tabelle 1. Anästhetika in der Herzchirurgie

	Opioide	Etomidate	Benzo-diazepine	Volatile Anästhesie	Propofol (NA)	Barbiturate (NE + NA)
Wirkung	analgetisch	hypnotisch	sedierend	hypnotisch analoetisch	hypnotisch	hypnotisch
Kreislaufbeein-trächtigung	+ / −	−	↓	↓−↓↓	↓↓	↓
Halbwertszeit	lang	kurz	lang	kurz	kurz	mittel
Steuerbarkeit	schlecht (antagoni-sierbar)	gut	sehr schlecht	sehr gut	gut	mittel
Nebenwirkung	Atemzentrum Darm	NNR	postoperative Müdigkeit	Leber, Nieren	Fettstoff-wechsel	Enzym-induktion
Histamin-freisetzung	+	+	+	−	+	+

streßfreien Aufwachphase. Auch eine opiatbedingte Atemdepression stört den postoperativen Verlauf üblicherweise nicht, da Patienten nach extrakorporaler Zirkulation stets einer (mehr oder minder lange andauernden) Nachbeatmung auf der Intensivstation zugeführt werden.

Narkoseaufrechterhaltung

Die Forderung nach Kreislaufneutralität der verwendeten Anästhetika bei der Narkoseeinleitung gilt natürlich für die gesamte Narkoseführung. Besondere Schwierigkeit bereitet bei herzkranken Patienten – im Unterschied zu herzgesunden – die Einschätzung der Narkosetiefe, da hämodynamische Effekte, die aus schlecht eingestelltem Hypertonus, Herzinsuffizienz, Herzrhythmusstörungen, chirurgischen Manipulationen, extrakorporaler Zirkulation und der Anwendung kardiovaskulär wirksamer Medikamente resultieren, die anästhesiebedingten Einflüsse auf die Hämodynamik überlagern können. Speziell im Zustand eines Low-output-Syndroms ist die adäquate Dosierung von Anästhetika durch die Kreislaufsituation limitiert, daher kann es in der Herzchirurgie intraoperativ zu gelegentlichen passageren Wachheitszuständen, auch bedingt durch einen Verdünnungseffekt der inkorporierten Anästhetika bei extrakorporaler Zirkulation, kommen. Eine EEG-Überwachung zur Einschätzung der Narkosetiefe ist daher während herzchirurgischen Eingriffen indiziert.

5.4.2.3 Postoperative Betreuung

In der unmittelbaren postoperativen Phase nach einer Herzoperation können erhebliche hämodynamische und andere vitale Instabilitäten auftreten:
- Low-output-Syndrom,
- Temperaturdysregulation,

- Vasodilatation mit erheblichem Volumenbedarf (und/oder Bedarf an Vaso-konstriktoren),
- Blutungskomplikation, notwendige Rethorakotomie,
- Arrhythmie als Folge der Kardioplegie oder Ischämie,
- perioperativer Myokardinfarkt,
- Koagulopathie, Massentransfusion,
- gestörter pulmonaler Gasaustausch (interstitielles Ödem, Atelektasen, ARDS),
- Pneumonie,
- Organschäden als Folge einer temporären Minderdurchblutung während extrakorporaler Zirkulation wie:
Nierenschaden, Leberschaden, zerebrale und neurologische Ausfälle, Azidose, Stoffwechselstörung, Sepsis, Multiorganversagen.

Bis die Funktion des Gesamtorganismus wiederhergestellt ist und um eine streßarme Aufwachphase zu erreichen, werden Patienten nach Eingriffen mit extrakorporaler Zirkulation routinemäßig maschinell nachbeatmet. Dies geschieht immer auf einer Intensivstation und kann, abhängig von der Schwere und Dauer der Operation, unterschiedlich lange dauern. Aus Kostengründen ist eine „Frühextubation" (ca. 2–4 h postoperativ) zumindest bei unkomplizierten Fällen wünschenswert. Prinzipiell kann extubiert werden, wenn die allgemeinen anästhesiologischen Extubationskriterien erfüllt sind, hämodynamische Stabilität herrscht und sich keine der obengenannten Komplikationen abzeichnet.

Die kardioanästhesiologische Erfahrung lehrt, daß die „Frühextubation" auf anästhesiologisch geführten Intensivstationen eher möglich ist als auf chirurgisch geführten [4].

5.4.4 Gerinnungsaktive Substanzen in der Herzchirurgie (Tabelle 2)

Vor dem Anschluß an die Herz-Lungen-Maschine wird das Blut des Patienten durch Vollheparinisierung ungerinnbar gemacht, nach Dekanülierung der großen Gefäße wird die Heparinwirkung mit Protamin antagonisiert. Diese medikamentöse Einflußnahme auf die Homöostase wird, zusammen mit einem Verdünnungseffekt, der sich aus dem Priming der Herz-Lungen-Maschine ergibt, häufig zur Erklärung von intra- und postoperativen Gerinnungsstörungen speziell in der Herzchirurgie herangezogen.

Darüber hinaus können sowohl Heparin als auch Protamin nach meiner Erfahrung zu einer Histaminfreisetzung führen [2], welche erhebliche Kreislaufinstabilitäten verursachen kann. Aus diesen (und noch weiteren Gründen) halte ich eine präoperative antihistamine Prophylaxe, z.B. mit Fenistil® 0,1 mg/kg KG und Zantic® 2 mg/kg KG, vor Narkoseeinleitung langsam in 100 ml Lösung infundiert, für empfehlenswert.

Aprotinin (in geringerem Maße auch Desmopressin und Tranexansäure) kann zur intraoperativen Bluteinsparung beitragen [5], ist aber per se kostspielig. Außerdem kann Aprotinin zur Bildung von Antikörpern führen, die bei Reexposition für schwere anaphylaktische Reaktionen verantwortlich gemacht werden.

Tabelle 2. Gerinnungsaktive Substanzen in der Kardioanästhesie

Substanz	Heparin	Protamin	Aprotinin	FFP	Gerinnungs-faktoren
Wirkung	anti-koagulierend	koagulierend	Proteinasen-inhibitor	Substitution	gezielte Substitution
Indikation	HLM, Kunstherz Thrombose-prophylaxe	Antagoni-sierung von Heparin	Reoperation, ASS bis 1 Woche präoperativ	Verlust-koagulopathie	Koagulopathie
Dosierung	375 E/kg	1 E Heparin ≙ 1 mg Protamin	s. Packungs-beilage	nach Bedarf/ Wirkung	nach Bedarf/ Wirkung
Monitoring	ACT, Hepcon	ACT, Hepcon	klinisch	Labortest	Labortest
Halbwertszeit	2 h	1 h			
Herstellung	Schweinedarm-mukosa	Fischtestikel	Rinderlunge	menschliche Plasmen	menschliche Plasmen (gepoolt)
CAVE!	RR↓ SVR↓ HIT	RR↓ SVR↓ Allergie (selten) langsame Applikation	Reexposition schwere Anaphylaxie (Testdosis!)	Indikation beachten! Infektion nicht ausge-schlossen! (Hepatitis, HIV)	Indikation beachten! Infektion nicht ausge-schlossen! (Hepatitis, HIV)

Abkürzungen: *ACT* „activated coagulation time"; *ASS* Acetylsalicylsäure; *HIT* heparininduzierte Thrombo-zytopenie; *RR* arterieller Blutdruck; *SVR* peripherer Gefäßwiderstand.

Daher wird der positive Effekt einer Aprotininanwendung unterschiedlich beur-teilt.

Die Gabe von Fresh-frozen-Plasma, Gerinnungsfaktoren und Thrombozyten-konzentraten sollte nur bei strenger Indikationsstellung [9] und dem Nachweis einer Koagulopathie erfolgen [3]. Nach Aussage von Herzchirurgen sind 95–98 % aller intra- und postoperativen Blutungen *chirurgisch* bedingt (Körfer, persönl. Mitteilung)!

In Tabelle 2 ist der Fibrinkleber nicht berücksichtigt, da er vom Herzchirur-gen eigenverantwortlich und in eigener Dokumentationspflicht angewendet wird.

5.4.5 Fremdblutsparende Maßnahmen in der Herzchirurgie

Die Einsparung von Fremdblut hat verschiedene Aspekte:
- begrenzte Ressourcen,
- Kostengründe,
- Infektionsrisiko (für Patient und Personal),

- übertriebene Furcht vor Infektion in der Bevölkerung,
- religiöse Gründe (z. B. bei den Zeugen Jehovas).

Folgende Techniken stehen zur Verfügung:
- präoperative Eigenblutspende,
- präoperative isovolämische Hämodilution,
- intraoperativer Einsatz des „cell saver" (kostenintensive Wiederaufbereitung von Blut und medikamentöse Antifibrinolyse),
- präoperative Separation von Thrombocyten und anderen Bestandteilen,
- postoperative Retransfusion von Drainagenblut,
- Wiederverwendung von Blut aus der Herz-Lungen-Maschine,
- blutsparendes Operieren.

Die letzten 2 Versionen sind die kostengünstigsten und für den Patienten die schonendsten, alle anderen Methoden sind unterschiedlich kostenintensiv. Jede kardiochirurgisch tätige Klinik wird daher hausintern den Nutzen und die Kosten blutsparender Maßnahmen in Relation setzen, um ihren optimalen Weg zu finden.

Bei einem geplanten Eingriff besteht die Verpflichtung, dem Patienten die präoperative Eigenblutspende anzubieten, obwohl ihr fremdblutsparender Effekt bei herzchirurgischen Eingriffen fraglich ist. Es ist zu bedenken, daß bei herzkranken Patienten häufig Kontraindikationen zur Eigenblutspende (z.B. die Hauptstammstenose, Herzrhythmusstörungen, schwere Klappenvitien usw.) bestehen [6]. Handelt es sich um einen dringlichen Eingriff, so kommt die Eigenblutspende aus Zeitnot ohnehin nicht in Frage.

5.4.6 Schlußbemerkung

Sparzwänge begleiten unser Berufsleben mehr denn je. Jeder Kardioanästhesist wird daher sorgfältig abwägen, ob in einem jeweiligen Fall alle in diesem Kapitel angesprochenen Maximalforderungen erfüllt sein müssen, um für den Patienten eine sinnvolle und angemesse anästhesiologische Versorgung zu gewährleisten. Zur optimalen Nutzung der Ressourcen unter Berücksichtigung der Interessen der Patienten wie auch der Geldgeber kann der Kardioanästhesist alleine allerdings wenig beitragen. Die Indikationsstellung zum herzchirurgischen Eingriff muß auf höchstem moralischen und ethischen Niveau erfolgen im Hinblick auf das zu erwartende „outcome" und die Lebensqualität nach dem Eingriff. Schließlich sollte das Verhältnis der maschinellen und technischen Möglichkeiten, die der Herzchirurgie einerseits und der Kardioanästhesie andererseits zur Verfügung stehen, ausgewogen sein.

Meine Erfahrung zeigt: ein Patient kann mit erstaunlich geringem Aufwand effizient versorgt werden, wenn erfahrene Spezialisten mit Augenmaß zu Werke gehen und deren Zusammenarbeit auf einer soliden partnerschaftlichen Vertrauensbasis fußt.

Literatur

1. Adt M, Franke N, Wolpert C et al. (1986) Nebenwirkungen von Flunitrazepam, Diazepam, Dikaliumclorazepat und Buprenorphin, Pethidin und Tramadol auf Blutgase und zentrale Hämodynamik. Fortschr Anästh 18:13–18
2. Adt M, Schütz A, Baumert JH, Reimann HJ (1995) Histamine response to various stimuli during CABG-surgery: a study in patients with and without prophylactically administered H1- and H2-receptor antagonists. Inflamm Res 44 [Suppl 1]:S80–S81
3. Adt M, Koster A, Hilse U et al. (1996) Blutgerinnung und Organtransplantation: Probleme bei Herz-, Lungen-, Herz-Lungentransplantation und Kunstherzimplantation. Symposium über Blutgerinnung, Hamburg, 24.–25.06. 1995, Schattauer, Stuttgart, Edition Roche, Basel Grenzach-Wyhlen, S 159–182
4. Chong J, Grebenik C, Sinclair M et al. (1993) The effect of a cardiac surgery recovery area on the timing of extubation. J Cardiothorac Vasc Anaesth 7:137–141
5. Dietrich W, Spannagl M, Jochum M et al. (1991) Investigation on the mechanisms of action of aprotinin in cardiac surgery. In: Friedel N et al. (eds) Blood use in cardiac surgery. Steinkopff, Darmstadt, Springer New York, S 232–234
6. Schmidt E, Hilse U, Seidelmann M, Mansmann U, Adt M (1995) Einfluß der präoperativen ambulanten Eigenblutspende auf den perioperativen Fremdblutbedarf bei herzchirurgischen Patienten. In: Mempel M (Hrsg) Eigenbluttransfusion. Sympomed Verlag für medizinische Publikationen, München (Hämatologie, Bd 4, S 150–158)
7. Schuhmacher G, Bühlmayer K (1989) Diagnostik angeborener Herzfehler. perimed, Erlangen, S 11
8. Tarnow J (Hrsg) (1983) Kreislaufwirkungem von Anaesthetika und Muskelrelaxantien. In: Anästhesie und Kardiologie in der Herzchirurgie, Grundlagen und Praxis. Springer, Berlin Heidelberg New York Tokyo, S 76 ff.
9. Vorstand und Wissenschaftlicher Beirat der Bundesärztekammer (1995) Leitlinien zur Therapie mit Blutkomponenten und Plasmaderivaten, Gefrorenes Frischplasma, Kontraindikationen. Deutscher Ärzteverlag, Köln, S 59

5.5 Anästhesie bei Herzerkrankungen

B. Zwissler, M. Weis, K. Peter

Erkrankungen des Herz-Kreislauf-Systems weisen in der westlichen Welt eine Prävalenz von etwa 25 % auf und gehören damit zu den häufigsten Erkrankungen überhaupt [25]. Da die Inzidenz kardiovaskulärer Erkrankungen mit zunehmendem Alter steigt, ist aufgrund der derzeitigen Struktur der Bevölkerungspyramide in Zukunft mit einem weiteren Anwachsen sowohl des relativen Anteils als auch der absoluten Zahlen von kardialen Risikopatienten zu rechnen. Diese müssen sich wegen der im Alter höheren Morbidität vermehrt operativen Eingriffen unterziehen. Schätzungen zufolge werden derzeit allein in der Bundesrepublik Deutschland pro Jahr ca. 2–3 Mio. nichtherzchirurgische Operationen – und damit auch Anästhesien – an kardialen Risikopatienten vorgenommen [26].

Es überrascht daher nicht, daß kardiale Komplikationen bereits heute die häufigste Ursache der perioperativen Morbidität und Mortalität darstellen. So beträgt die Inzidenz des postoperativen Myokardinfarktes bei entsprechenden Risikokollektiven (geriatrische Patienten, Gefäßpatienten) zwischen 4 und 15 % und ist für 50 % der perioperativen Todesfälle verantwortlich [16, 25].

Ziel muß es daher sein, durch Optimierung der perioperativen Maßnahmen zu einer Senkung der kardialen Morbidität und Mortalität beizutragen. Im folgenden sollen die für das anästhesiologische Management von Patienten mit Herzerkrankungen relevanten Aspekte diskutiert werden. Einzelheiten zu Diagnostik und Therapie der verschiedenen Erkrankungen, Besonderheiten der Anästhesie bei herzchirurgischen Eingriffen sowie die Pathophysiologie von Patienten mit kongenitalen Vitien und Cor pulmonale sind Thema eigener Beiträge und werden daher nicht näher ausgeführt.

5.5.1 Identifikation des Patienten mit kardialem Risiko

Von entscheidender Bedeutung ist es, den Patienten mit kardialem Risiko bereits im Vorfeld der Operation zu identifizieren. Relativ einfach ist dies bei Patienten mit bekannter kardialer Vorerkrankung (Zustand nach Myokardinfarkt, bekanntes Klappenvitium, schwere Herzinsuffizienz o. ä.). In vielen Fällen werden diese Patienten bereits voruntersucht und therapiert sein. Hier geht es im wesentlichen darum, die aktuelle Schwere und Stabilität der Erkrankung abzuschätzen, noch erforderliche diagnostische Maßnahmen zu veranlassen sowie ggf. eine bestehende Therapie zu optimieren.

Problematischer ist die große Zahl von Patienten, bei denen kardiovaskuläre Vorerkrankungen bestehen, zunächst jedoch nicht bekannt sind. Beschwerden und Symptome werden häufig bagatellisiert, und eine Therapie fehlt meist. Die Identifikation dieses Kollektivs stellt eine Herausforderung für den Anästhesisten dar.

Je nach Krankheitsursache lassen sich im Rahmen der Prämedikationsvisite vereinfachend 2 Patientengruppen differenzieren: Patienten mit den klinischen Hinweisen für eine koronare Herzkrankheit (KHK) und/oder solche mit Herzinsuffizienz unterschiedlichster Genese (s. unten). Herzrhythmusstörungen sind meist Zeichen einer dieser beiden Störungen und können bei sonst asymptomatischen Patienten als Warnhinweis dienen. Sie stellen nur selten eine eigenständige Krankheitsentität dar (z. B. WPW-Syndrom) und haben über allgemein geltende Grundsätze hinaus (*cave:* Hypoxie, Hypoxämie, Azidose, Elektrolytstörungen, arrhythmogene Anästhetika etc.) keinen spezifischen Einfluß auf das anästhesiologische Vorgehen. Ihre Diagnostik und Therapie wird an anderer Stelle diskutiert (s. Kap. 7).

5.5.1.1 Koronare Herzkrankheit (KHK)

Patienten mit KHK weisen unter allen kardiovaskulären Erkrankungen die höchste perioperative Morbidität und Mortalität auf. Sie sind im Ruhezustand häufig asymptomatisch. Bereits die Anamnese erlaubt eine Einteilung der Patienten in 3 Gruppen und eine Abschätzung des Bedarfes für weitere diagnostische Maßnahmen [1].

Gruppe 1: asymptomatische Patienten mit geringer Wahrscheinlichkeit einer KHK,
Gruppe 2: Patienten mit Hinweisen für eine KHK,
Gruppe 3: Patienten mit hoher Wahrscheinlichkeit einer KHK.

Die Zugehörigkeit zu Gruppe 2 kann sich dabei allein aus dem Vorliegen eines oder mehrerer der folgenden Risikofaktoren ergeben:

Risikofaktoren für eine koronare Herzkrankheit
- Periphere arterielle Gefäßerkrankungen,
- Diabetes mellitus,
- arterieller Hypertonus,
- Hypercholesterinämie,
- Nikotinabusus,
- positive Familienanamnese.

So findet sich beispielsweise bei 60 % aller gefäßchirurgischen Patienten mindestens eine Koronararterie mit relevanter Stenose [17]. Berichtet der Patient zusätzlich über Angina pectoris, ist die Wahrscheinlichkeit einer KHK hoch (Gruppe 3). Patienten mit schwerer KHK (Zustand nach Myokardinfarkt) entwickeln nicht selten neben einer Koronarinsuffizienz auch die Zeichen einer

Herzinsuffizienz (s. unten) mit deutlicher Reduktion der linksventrikulären Auswurffraktion und sind perioperativ besonders gefährdet.

Präoperative Routineuntersuchungen wie EKG und Thoraxröntgen können zwar ebenfalls Hinweise auf eine KHK geben, besitzen jedoch nur eine geringe Sensivität. So zeigt das Ruhe-EKG bei 25–50 % der Patienten mit gesicherter KHK keine pathologischen Veränderungen [31]. Bei entsprechendem klinischen Verdacht müssen daher im Rahmen eines Stufenplanes (ausführliche Beschreibung in [2]) weiterführende diagnostische Maßnahmen (Belastungs-EKG, Belastungsszintigraphie Belastungsechokardiographie, *PET*, Koronarangiographie) erfolgen (vgl. Kap. 3).

Die Entscheidung über die Invasivität der Diagnostik muß dabei für jeden Patienten individuell getroffen werden und auch die Art des operativen Eingriffs berücksichtigen:

Kardiales Risiko[a] verschiedener nichtkardialer operativer Eingriffe
(nach Abrahams et al. [1])

- **Hoch** (kardiales Risiko häufig > 5 %):
  - Notfalleingriffe (v. a. im Alter),
  - Eingriffe an Aorta/großen Gefäßen,
  - periphere Gefäßeingriffe,
  - potentiell langdauernde Operationen mit großen Flüssigkeitsverschiebungen und/oder Blutverlust.

- **Mittel** (kardiales Risiko meist < 5 %):
  - Karotisendarterektomie,
  - Eingriffe an Kopf und Hals,
  - intraperitoneale und intrathorakale Eingriffe,
  - orthopädische Eingriffe,
  - Eingriffe an der Prostata.

- **Niedrig**[b] (kardiales Risiko meist < 1 %):
  - endoskopische Eingriffe,
  - oberflächliche Eingriffe,
  - Kataraktchirurgie,
  - Mammachirurgie.

[a] Als kardiales Risiko wird die Inzidenz perioperativer, kardial bedingter Todesfälle sowie nichttödlicher Myokardinfarkte definiert.
[b] Eine erweiterte präoperative Diagnostik ist hier in der Regel nicht erforderlich.

So sind beispielsweise relativ schmerzlose und streßarme Operationen am Auge selbst dann mit einer niedrigen kardialen Morbidität und Mortalität verbunden, wenn die Patienten kürzlich einen Myokardinfarkt erlitten hatten [4]. Dagegen bedeuten große intraabdominelle, orthopädische und thorakale, insbesondere jedoch gefäßchirurgische Eingriffe für die Patienten ein erhöhtes Risiko und rechtfertigen selbst bei geringem klinischem Verdacht eine erweiterte präoperative Diagnostik [2, 13].

Wird in der Koronarangiographie eine KHK zweifelsfrei nachgewiesen, so sollte die Entscheidung zur koronaren Bypassoperation bzw. PTCA entsprechend den allgemein akzeptierten Kriterien erfolgen. Ein geplanter nichtherzchirurgischer Eingriff per se hat – von wenigen Ausnahmen abgesehen – keine Änderung der Indikation für revaskularisierende Maßnahmen bei Patienten mit KHK zur Folge [2].

5.5.1.2 Herzinsuffizienz

Weisen Patienten anamnestisch bzw. in der körperlichen Untersuchung eines oder mehrere der in folgender Übersicht zusammengestellten Symptome auf, so ist dies häufig Ausdruck einer bereits klinisch manifesten Herzinsuffizienz:

Klinische Symptome der Links- und Rechtsherzinsuffizienz
- Linksherzinsuffizienz
    - Leistungsminderung,
    - Müdigkeit,
    - Synkopen,
    - Oligurie,
    - evtl. Hypotonie,
    - Belastungs-, Ruhe-, Orthopnoe,
    - Lungenstauung/Lungenödem.
- Rechtsherzinsuffizienz
    - Jugularvenenstauung,
    - Stauungsleber/Aszites,
    - Stauungsgastritis,
    - Ödeme,
    - Nykturie,
    - Pleuraergüsse.

Der Herzinsuffizienz können eine Reihe z. T. sehr unterschiedlicher Erkrankungen – häufig auch in Kombination – zugrunde liegen:
- Verminderung der myokardialen Kontraktilität (z. B. bei Myokarditis, dilatativer oder ischämischer Kardiomyopathie),
- Erhöhung der ventrikulären Nachlast (z. B. bei Klappenstenosen, arterieller oder pulmonaler Hypertonie),
- Erhöhung der ventrikulären Vorlast (z. B. bei Klappeninsuffizienz),
- Verminderung der ventrikulären Vorlast (z. B. bei Herzbeuteltamponade, konstriktiver Perikarditis, extremer Tachykardie),
- Herzrhythmusstörungen.

Fragen zur individuellen Belastbarkeit erlauben eine Klassifikation des klinischen Schweregrades der Erkrankung gemäß der Einteilung der New York Heart Association (NYHA):

Schweregrade der Herzinsuffizienz nach New York Heart Association (NYHA)
- NYHA Grad I: keine Beschwerden bei normaler körperlicher Belastung,
- NYHA Grad II: Beschwerden bei normaler körperlicher Belastung,
- NYHA Grad III: Beschwerden bereits bei geringer körperlicher Belastung,
- NYHA Grad IV: Beschwerden bereits in Ruhe.

Während klinisch unauffällige Patienten ohne wesentliche Leistungsminderung (NYHA I) eine noch ausreichende ventrikuläre Funktion aufweisen, steigt mit zunehmendem Insuffizienzgrad (linksventrikuläre Auswurffraktion <0,35) die perioperative Letalität an [22, 29]. Diese Patienten müssen daher präoperativ einer eingehenden Diagnostik zugeführt werden, die neben körperlicher Untersuchung, EKG und Thoraxröntgen insbesondere die Dopplerechokardiographie umfassen sollte. Sie gestattet die Bestimmung des ventrikulären Kontraktionsverhaltens, Flußmessungen im Herz und an den großen Gefäßen sowie die Quantifizierung von Klappenöffnungsflächen, transvalvulären Druckgradienten und Regurgitationsvolumina (vgl. Kap. 3).

5.5.2 Abschätzung des kardialen Risikos

Nicht alle Erkrankungen bzw. Symptome erhöhen das kardiale Risiko gleichermaßen. Nach Abschluß der klinischen Patientenevaluation müssen daher die erhobenen Befunde entsprechend gewertet werden. Danach lassen sich Faktoren unterscheiden, die mit einer deutlichen, einer mittelgradigen oder aber einer nur geringen Erhöhung des perioperativen kardiovaskulären Risikos einhergehen:

Klinische Prädiktoren eines erhöhten perioperativen kardiovaskulären Risikos
(Myokardinfarkt, akute Herzinsuffizienz, Tod; nach Anonymous [2])
- Risiko deutlich erhöht:
  - Myokardinfarkt < 30 Tage + persistierendes Ischämierisiko (z.B. Angina pectoris, ST-Senkungen),
  - instabile/schwere Angina pectoris,
  - dekompensierte Herzinsuffizienz,
  - schwere Herzrhythmusstörungen:
    höhergradige AV-Blockierung,
    ventrikuläre Extrasystolie auf dem Boden einer vorbestehenden Herzerkrankung,
    supraventrikuläre Arrhythmien mit unkontrollierter Herzfrequenz,
  - hochgradiges Herzklappenvitium.

- Risiko mittelgradig erhöht:
  - Angina pectoris
  - Zustand nach Myokardinfarkt (Anamnese, EKG),
  - kompensierte Herzinsuffizienz,
  - Diabetes mellitus.

● Risiko geringgradig erhöht:
 – hohes Alter,
 – EKG-Veränderungen (Hypertrophiezeichen, Linksschenkelblock, ST-Ver-
   änderungen),
 – fehlender Sinusrhythmus,
 – eingeschränkte körperliche Belastbarkeit,
 – Zustand nach Apoplex,
 – arterielle Hypertension (inadäquat therapiert).

Betrachtet man ausschließlich das Infarktrisiko, so stellen arterielle Hypertonie, Linksherzinsuffizienz, bekannte KHK sowie ein weniger als 6 Monate zurück-liegender Myokardinfarkt die besten Prädiktoren dar (Übersicht bei [39]). Da bei Patienten mit abgelaufenem Myokardinfarkt das perioperative Reinfarktrisiko innerhalb der ersten 3 Monate ein Maximum erreicht (bis zu 37 %) und sich erst nach mehr als 6 Monaten der „normalen" Infarkthäufigkeit angleicht (5–6 %) (Übersicht bei [38]), wird empfohlen, elektive chirurgische Eingriffe frühestens 3 Monate, besser jedoch 6 Monate nach dem dokumentierten Infarktereignis durchzuführen. Ausnahmen ergeben sich allerdings für Patienten mit nicht-transmuralem Infarkt, die ihre volle körperliche Belastbarkeit wieder erreicht haben [13].

5.5.3 Prämedikation

Ist der kardiale Risikopatient identifiziert, muß überprüft werden, ob eine even-tuell vorbestehende medikamentöse Therapie ausreicht oder optimiert werden kann. Eine adäquate Einstellung des Blutdrucks ist insbesondere für Patienten mit arterieller Hypertension essentiell, da andernfalls mit gefährlichen Hyper- und Hypotensionen in der perioperativen Phase gerechnet werden muß. Ebenso muß bei Patienten mit bradykarden Rhythmusstörungen vor der Operation die Frage einer temporären oder permanenten Schrittmachertherapie geklärt wer-den.
 Die präoperative Befunderhebung bei Patienten mit bereits implantiertem Herzschrittmacher (SM) umfaßt neben Anamnese, körperlicher Untersuchung und der Bestimmung von Elektrolytwerten (Kalium!) insbesondere die Beurtei-lung von EKG und Thoraxröntgen. Zwar ist das EKG bei Patienten ohne Spon-tanaktivität des Herzens wegen der SM-induzierten, artifiziellen Erregungsaus-breitung und -rückbildung meist nur eingeschränkt beurteilbar, erlaubt jedoch eine grobe Abschätzung der SM-Funktion bzw. der Abhängigkeit des Patienten vom SM. Die Thoraxröntgenaufnahme gibt Aufschluß über den implantierten SM-Typ, die Lokalisation des Generators sowie über Anzahl, Zugang, Insertions-stelle und Integrität der SM-Elektrode(n). Darüber hinaus sollten dem Anästhe-sisten präoperativ folgende SM-spezifischen Informationen aus dem „Schritt-macherpaß" bekannt sein:
● Indikation zur Implantation des SM,
● Art des Schrittmachers,

- Eigenrhythmus des Patienten,
- Stimulationsfrequenz des SM zum Zeitpunkt der Implantation,
- Art des Vorgehens zur Änderung des Stimulationsmodus,
- Reizstromstärke und Wahrnehmungsschwelle („Sensitivität").

Eine SM-Kontrolluntersuchung sollte in jedem Fall kurz vor dem operativen Eingriff erfolgen.

Patienten mit bekannter Herzerkrankung nehmen als Dauermedikation häufig kreislaufwirksame Medikamente ein (z.B. Nitrate, β-Blocker, Kalziumantagonisten, Diuretika, ACE-Hemmer, Herzglykoside, Antiarrhythmika). Eine bestehende antianginöse, antihypertensive und antiarrhythmische Therapie sollte bis zum Morgen des Operationstages fortgeführt werden. Dies gilt besonders für die Therapie mit β-Blockern, da hier ein Absetzen des Medikaments die Exazerbation einer Angina pectoris mit Myokardinfarkt zur Folge haben kann. Dagegen bringt die Fortführung einer chronischen Diuretikatherapie selten entscheidende Vorteile, birgt aber das Risiko der perioperativen Hypovolämie und Hypokaliämie. Auch ACE-Hemmer scheinen mit einer erhöhten Inzidenz von Hypotensionen nach Narkoseeinleitung assoziiert zu sein. Bei digitalisierten Patienten sollte präoperativ eine Spiegelbestimmung veranlaßt werden. Am Operationstag empfiehlt sich meist eine Digitalispause, da perioperative Elektrolytstörungen, Hypoxie oder erhöhte Katecholaminspiegel deren arrhythmogenen Potenz verstärken.

Ziel der medikamentösen Prämedikation im engeren Sinn ist es, einen präoperativen Anstieg des myokardialen O_2-Bedarfs infolge Tachykardie und/oder Hypertension zu verhindern. Die Auswahl eines geeigneten Medikaments sowie der adäquaten Dosierung muß dabei der individuellen psychischen und physischen Situation des Patienten Rechnung tragen. Gut geeignet sind mittel- und kurzwirksame Benzodiazepine (z.B. Midazolam 7,5–15 mg p.o.), da diese nach oraler Gabe für eine adäquate Anxiolyse sorgen. Ob die präoperative Gabe von α_2-Agonisten (z.B. Clonidin, Mivazerol, Dexmedetomidin) über eine Reduktion des Sympathikotonus des zentralen Nervensystems eine Senkung der Inzidenz perioperativer Myokardischämien bewirken kann, ist derzeit noch unklar.

Bei schwerkranken Patienten mit stark eingeschränkter Herzfunktion muß jede weitere Depression von Herz-, Kreislauf- und Atmungsfunktion vermieden werden. Hier kann es sinnvoll sein, die Prämedikationsdosis zu reduzieren und in Einzelfällen sogar ganz auf die medikamentöse Prämedikation zu verzichten. Patienten mit starken Schmerzen sollten ein wirksames Analgetikum (z.B. Morphin 10 mg i.m.) erhalten. Auf eine adäquate präoperative Überwachung ist dabei jedoch besonders zu achten. Alternativ läßt sich eine ausreichende Analgesie – insbesondere bei Patienten, die ein Trauma erlitten haben, – durch die präoperative Anlage einer peripheren Leitungsblockade erzielen. Auf die routinemäßige Gabe von Atropin wird bei Patienten mit kardialem Risiko heute meist verzichtet.

5.5.4 Präoperative Eigenblutspende und isovolämische Hämodilution

Die präoperative Eigenblutspende und die akute isovolämische Hämodilution bieten bei operativen Eingriffen mit einem Blutverlust von 1000–2000 ml die Möglichkeit, homologe Bluttransfusionen einzusparen bzw. zu vermeiden. Kardiale Erkrankungen stellten lange Zeit eine Kontraindikation für eine Eigenblutspende bzw. Hämodilution dar, da sie die physiologischen Kompensationsmöglichkeiten des Herzens (z.B. Anstieg des Schlagvolumens) limitieren. Nach heutiger Auffassung kann jedoch eine moderate Blutverdünnung auf einen Hb-Wert von 9–10 g% selbst bei Patienten mit ischämischer Herzerkrankung sicher durchgeführt werden, sofern bestimmte Ausschlußkriterien berücksichtigt werden (instabile Angina pectoris, Auswurffraktion < 50%, Herzindex < 2,5 l/m²/min höhergradige Hauptstamm-/LAD-Stenose, Erregungsrückbildungsstörungen im Ruhe-EKG; [20, 21]). Eine Therapie mit β-Blockern stellt – unabhängig von Alter und linksventrikulärer Auswurffraktion – keine Kontraindikation für eine Hämodilution dar [37].

Systematische Untersuchungen zur Sicherheit von Hämodilution oder Eigenblutspende bei nichtischämischen Herzerkrankungen existieren bislang nicht. Unter pathopyhsiologischen Gesichtspunkten erscheinen beide Maßnahmen bei Patienten mit höhergradiger Klappenstenose (Aortenstenose, Mitralstenose) bzw. Herzinsuffizienz problematisch, da hierbei die zur Kompensation des Hb-Abfalls notwendige Erhöhung des Schlagvolumens nur begrenzt möglich ist und eine unerwünschte Tachykardie auftreten kann. Im Gegensatz dazu tolerieren Patienten mit Insuffizienzvitien ohne manifeste linksventrikuläre Dysfunktion einen Hb-Abfall wegen der damit verbundenen Verbesserung der Rheologie meist gut.

Für alle Patienten gilt, daß die Entnahme von Blut unter strenger Erhaltung der Isovolämie und engmaschigem hämodynamischen Monitoring (ggf. invasive Blutdruckmessung) erfolgen muß. Bei Zeichen einer Myokardischämie bzw. Myokardinsuffizienz muß die sofortige Retransfusion des zuvor entnommenen Blutes erfolgen.

5.5.5 Perioperatives Monitoring

Bei kardialen Risikopatienten kann es sinnvoll sein, neben den perioperativen Routineüberwachungsmaßnahmen (3-Kanal-EKG, nichtinvasive Blutdruckmessung, Pulsoximetrie, Kapnographie, ggf. Körpertemperatur und Urinausscheidung) ein erweitertes hämodynamisches Monitoring durchzuführen. Das Ausmaß des Monitorings hängt dabei entscheidend vom Schweregrad der kardialen Erkrankung und in zweiter Linie von Größe und Dauer des operativen Eingriffs ab. Die Art des gewählten Anästhesieverfahrens spielt dabei keine Rolle.

Neu auftretende ST-Senkungen bzw. Rhythmusstörungen stellen ein empfindliches Zeichen für eine Myokardischämie dar und machen die kontinuierliche Ableitung eines EKG unerläßlich (Übersicht bei [39]). Mit der Standardableitung

II nach Einthoven mit Hilfe von 3 Elektroden können dabei zwar Ischämien im Bereich der Hinterwand erkannt werden, die häufigeren Vorder- und Seiterwandischämien werden jedoch leicht übersehen. Aus diesem Grund sollte bei allen Patienten mit nachgewiesener oder vermuteter KHK eine Überwachung mittels 5-Kanal-EKG erfolgen. Die Kombination von Ableitung II und V 5 weist dabei unter operativen Bedingungen 80 % der auftretenden Myokardischämien nach. Wenn zusätzlich Ableitung V 4 analysiert wird, kann die Sensitivität für ST-Segmentveränderungen bis auf 96 %, bei Einschluß der Ableitungen V 2 und V 3 auf nahezu 100 % gesteigert werden (Übersicht bei [39]). Die Anwendung der automatisierten ST-Streckenanalyse erlaubt ein kontinuierliches Monitoring des Patienten sowohl in der intra- als auch postoperativen Phase und kann die Erkennung von Myokardischämien beschleunigen.

Die direkte Messung des arteriellen Druckes sollte bei Patienten mit kardialem Risiko vor Beginn der Anästhesie installiert werden, da gerade bei Narkoseeinleitung ausgeprägte hämodynamische Veränderungen auftreten können. Die Indikation zur Anlage eines zentralen Venenkatheters (ZVK) ist großzügig zu stellen, wenngleich die Validität des zentralvenösen Druckes (ZVD) zur Abschätzung des kardialen Füllungszustandes und zur Steuerung der Volumentherapie insbesondere bei beatmeten Patienten und solchen mit ventrikulärer Dysfunktion problematisch ist [41]. Entscheidende Bedeutung gewinnt ein sicherer zentralvenöser Zugang jedoch immer dann, wenn die hämodynamische Situation des Patienten die kontinuierliche Zufuhr potenter Inotropika erfordert. Gelegentlich wird daher die Anlage eines ZVK vor Narkoseeinleitung bereits erforderlich sein.

Inwiefern Patienten mit kardialem Risiko oder solche mit manifester Herzerkrankung von der Plazierung eines Pulmonaliskatheters profitieren, ist umstritten. Entgegen früheren Vermutungen ist die Sensitivität einer Erhöhung des pulmonalarteriellen Verschlußdrucks (PCWP) für die Detektion neu auftretender Myokardischämien gering und anderen Verfahren deutlich unterlegen. Andererseits erlaubt die Messung von PCWP und Herzzeitvolumen (ggf. auch die kontinuierliche Bestimmung der gemischtvenösen O_2-Sättigung) eine Abschätzung der myokardialen Pumpfunktion und gestattet die Berechnung peripherer und pulmonaler Gefäßwiderstände (SVR, PVR). Diese Parameter stellen die rationale Grundlage für Therapieentscheidungen (Optimierung der Volumensubstitution, differenzierte Katecholamintherapie) dar und erlauben eine Abschätzung des Therapieerfolges.

Insgesamt erscheinen Indikationen für den Pulmonaliskatheter eher bei Patienten mit Herzinsuffizienz als bei solchen mit Koronarinsuffizienz zu liegen. In der Praxis ergibt sich die Notwendigkeit für einen Pulmonaliskatheter häufig erst dann, wenn die hämodynamische Situation infolge kardialer Komplikationen mit konventionellen Überwachungsmaßnahmen nicht mehr sicher zu beurteilen ist (z. B. akuter Myokardinfarkt mit „low output"). Bei entsprechenden Hochrisikopatienten hat sich daher die Anlage eines Einführungsbesteckes („Schleuse") bei der Narkoseeinleitung bewährt, das die rasche Plazierung des Katheters, ggf. mit Schrittmachersonde, auch während der Operation erleichtert. Mit speziellen Pulmonaliskathetern kann neben dem Herzzeitvolumen heute auch die rechtsventrikuläre Auswurffraktion (RVEF) und das rechtsventrikuläre enddiastolische Volumen (RVEDV) bestimmt werden. Indikationen für die Bestimmung dieser Funktionsparameter können sich bei Patienten mit kritisch eingeschränkter rechtsventrikulärer Funktion bzw. schwerer pulmonaler Hypertension ergeben [42].

Daneben kann die transösophageale Echokardiographie (TEE) wertvolle Informationen über den kardialen Funktionszustand liefern [15, 34, 36]. Echokardiographisch beobachtete Veränderungen des myokardialen Kontraktionsverhaltens (regionale Wandbewegungsstörungen, Verminderung der systolischen Wandverdickung, ventrikuläre Dilatation usw.) sind sensitive Indikatoren einer Myokardischämie und gehen zeitlich häufig den Veränderungen im EKG voraus. In vielen Fällen stellen sie überhaupt den einzigen Hinweis für eine intraoperative Ischämie dar. Darüberhinaus erlaubt das TEE die Beurteilung der globalen Kontraktiliät, der Klappenfunktion sowie des Füllungszustandes von linkem und rechtem Ventrikel. Dies kann für das Management von Patienten mit Herzinsuffizienz, Klappenvitien sowie bei Operationen mit großen Volumenverschiebungen hilfreich sein. Von Nachteil ist die Tatsache, daß die Methode während In- bzw. Extubation nicht zur Verfügung steht sowie kosten- und personalintensiv ist.

Bei Patienten mit dem klinischen, elektrokardiographischen und/oder hämodynamischen Hinweis auf einen Myokardinfarkt ist die Indikation zur Verlaufsbeobachtung myokardspezifischer Enzyme (z.B. CK-MB, Troponin-I, Troponin-T) gegeben.

5.5.6 Auswahl des Narkoseverfahrens

Lokalanästhesien und periphere Leitungsanästhesien gehen üblicherweise nicht mit signifikanten kardiopulmonalen Nebenwirkungen einher. Ihre Anwendung bei hierfür geeigneten Eingriffen ist gerade auch bei kardialen Risikopatienten unstrittig. In der Mehrzahl der Fälle wird jedoch die Durchführung des operativen Eingriffes eine Allgemeinanästhesie und/oder eine rückenmarknahe Regionalanästhesie erfordern.

Zwar bewirkt die Regionalanästhesie eine effektive Blockade nozizeptiver Rezeptoren mit Reduktion der Streßantwort des Organismus auf den chirurgischen Stimulus, eine Verbesserung der O_2-Bilanz des Herzens sowie – bei thorakaler Periduralanästhesie – eine vermehrte Durchblutung ischämischer Myokardareale [6]. Andererseits können Herzzeitvolumen, arterieller Blutdruck und damit auch der koronare Perfusionsdruck wegen der durch die Sympathikolyse ausgelösten peripheren Vasodilatation rasch auf kritisch niedrige Werte abfallen.

Angesichts spezifischer Vor- und Nachteile beider Methoden überrascht es nicht, daß sich bei Patienten mit dem Risiko einer ischämischen Herzerkrankung kein Unterschied in der Inzidenz postoperativer Myokardinfarkte, Angina pectoris oder Herzinsuffizienz nachweisen ließ, unabhängig davon, ob die Patienten eine Allgemeinanästhesie oder ein Regionalverfahren (Peridural- bzw. Spinalanästhesie) erhalten hatten ([8]; Abb. 1). Zwei Aspekte sind in diesem Zusammenhang jedoch erwähnenswert. So war die Krankenhausmortalität bei den

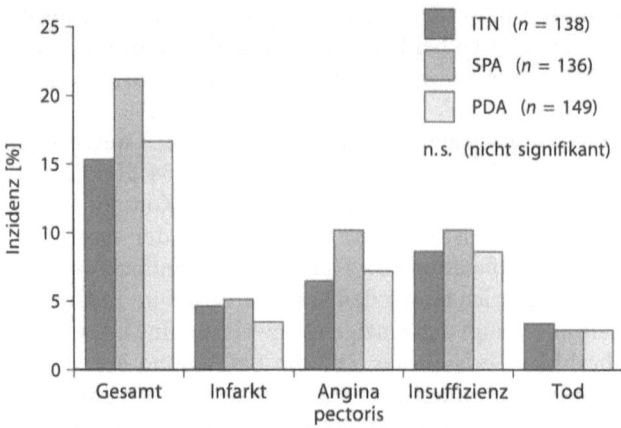

Abb. 1. Einfluß des Anästhesieverfahrens auf die Inzidenz schwerer, kardialer Komplikationen bzw. Tod im Rahmen eines revaskularisierenden Eingriffs der unteren Extremität (n = 423; Daten aus [8]) *ITN* Allgemeinanästhesie, *SPA* Spinalanästhesie, *PDA* Periduralanästhesie. Es ergaben sich keine signifikanten Unterschiede zwischen den Gruppen.

Patienten der Studie, bei denen infolge inadäquater Regionalanästhesie intraoperativ auf eine Allgemeinanästhesie übergegangen werden mußte, signifikant höher als bei Patienten mit primär erfolgreicher Regional- bzw. Allgemeinanästhesie, ohne daß die Gründe hierfür bekannt wären (Abb. 2). Darüber hinaus scheint das Anästhesieverfahren in bestimmten Fällen Auswirkungen auf das chirurgische Operationsergebnis zu haben. So mußten sich Patienten nach peripher revaskularisierenden Eingriffen an der unteren Extremität häufiger einer Reoperation unterziehen, wenn der Ersteingriff nicht in Regional-, sondern

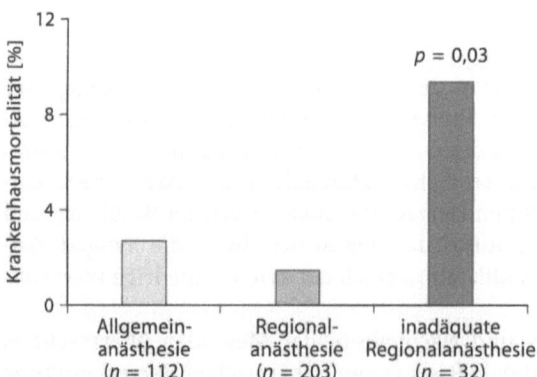

Abb. 2. Krankenhausmortalität von kardialen Risikopatienten nach peripherrevaskularisierendem Eingriff der unteren Extremität in Abhängigkeit vom Anästhesieverfahren. Patienten mit inadäquater Regionalanästhesie (d. h. Notwendigkeit des intraoperativen Wechsels zur Allgemeinanästhesie) wiesen eine signifikant höhere Mortalität auf als Patienten mit primär erfolgreicher Allgemein- bzw. Regionalanästhesie (Daten aus [8])

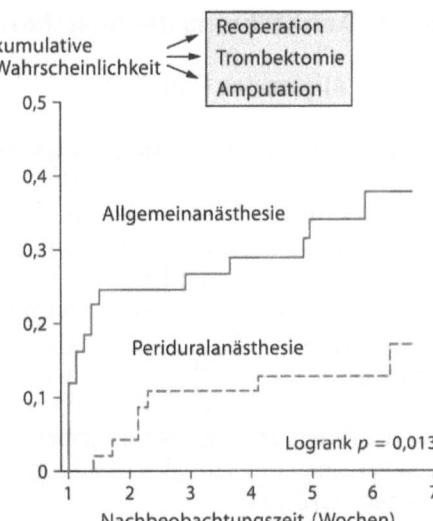

Abb. 3. Einfluß des Anästhesieverfahrens auf die kumulative Wahrscheinlichkeit der Reoperation, Thrombektomie bzw. Amputation in den ersten 7 Wochen nach Revaskularisierung der unteren Extremität (n = 100; Daten aus [9])

in Allgemeinanästhesie durchgeführt wurde (Abb. 3; [9, 40]). Hierfür ist wahrscheinlich eine Verbesserung der peripheren Durchblutung und eine Verminderung der Gerinnungsaktivierung unter Regionalanästhesie verantwortlich [33].

Ein systematischer Vergleich von Allgemein- und Regionalanästhesie bei Patienten mit nichtischämischer Herzerkrankung (Klappenvitien, dilatative Kardiomyopathie usw.) hinsichtlich perioperativer kardialer Komplikationen liegt bislang nicht vor. Die Wahl des Verfahrens wird hier insbesondere die pathopyhsiologischen Besonderheiten der jeweiligen kardialen Grunderkrankung berücksichtigen müssen (s. unten).

Inwieweit eine Kombination aus Allgemeinanästhesie und Regionalanästhesie für Patienten mit Herzerkrankung von Nutzen sein kann, ist derzeit ebenfalls unklar (Übersicht bei [24]). Vorteile des Kombinationsverfahrens gegenüber alleiniger Allgemeinanästhesie ergeben sich wahrscheinlich dann, wenn die Periduralanästhesie über die Zeitdauer des operativen Eingriff hinaus auch in der postoperativen Phase zur Schmerztherapie genutzt wird [5, 24].

Zusammenfassend läßt sich feststellen, daß eindeutige Indikationen für ein spezifisches Anästhesieverfahren bei Patienten mit Herzerkrankungen nicht existieren. Vielmehr sollte die Technik gewählt werden, welche unter Abwägung verfahrensimmanenter Vor- und Nachteile, der Einbeziehung eigener persönlicher Erfahrung, aber auch unter Berücksichtigung des operativen Eingriffs sowie lokaler Gegebenheiten (z. B. Fehlen eines AWR) als das für den individuellen Patienten geeignetste erscheint.

5.5.7 Durchführung der Anästhesie

5.5.7.1 Allgemeine Grundsätze

Unabhängig von der gewählten Anästhesietechnik muß das anästhesiologische Vorgehen bei Patienten mit Herzerkrankungen darauf abzielen, 3 pathophysiologischen Grundforderungen gerecht zu werden:
- Erhaltung des Gleichgewichts von myokardialem O_2-Angebot und O_2-Bedarf,
- Erhaltung der myokardialen Kontraktilität,
- Erhaltung des Gleichgewichts von Vor- und Nachlast.

Um die genannten Ziele zu erreichen, ist bei den unterschiedlichen Herzerkrankungen ein differenziertes Vorgehen erforderlich (s. unten). Einige Überlegungen für die Durchführung einer Allgemein- bzw. Regionalanästhesie sind jedoch für den Patienten mit kardialem Risiko generell von Bedeutung und werden im folgenden diskutiert.

5.5.7.2 Allgemeinanästhesie

Unterschiede in der Inzidenz kardiovaskulärer Komplikationen in Abhängigkeit vom verwendeten Anästhetikum wurden bislang weder bei Patienten mit normalem noch bei solchen mit hohem kardialem Risiko nachgewiesen [14]. So traten perioperative Myokardinfarkte im Rahmen koronarchirurgischer Eingriffe jeweils bei etwa 4% der Patienten auf, unabhängig davon, ob zur Anästhesie hauptsächlich Enfluran, Halothan, Isofluran oder das Opiat Sufentanil verwendet wurde [14]. Die Kenntnis der pharmakologischen Eigenschaften der verfügbaren Anästhetika lassen dennoch einen differenzierten Einsatz der einzelnen Substanzen bei Patienten mit Herzerkrankungen sinnvoll erscheinen.

Von den Injektionsnarkotika gewährleistet Etomidate wegen seiner fehlenden negativ-inotropen Wirkung eine gute hämodynamische Stabilität und verändert kaum Herzfrequenz und Herzzeitvolumen. Ähnliches gilt für Benzodiazepine, von denen sich insbesondere das kurzwirksame Midazolam – in Verbindung mit einem Opiat – zur Induktion der Narkose bewährt hat. Demgegenüber vermindern die Barbiturate Thiopental und Methohexital sowie Propofol den peripheren Gefäßwiderstand bzw. die myokardiale Kontraktilität und können eine unerwünschte Tachykardie hervorrufen. Ketamin (Razemat) wird wegen der damit verbundenen Stimulationen des Sympathikotonus nicht zur Narkoseeinleitung bei Patienten mit kardialem Risiko empfohlen. Über die Wirkungen von S(+)-Ketamin liegen derzeit noch wenige Erfahrungen vor. Grundsätzlich gilt, daß bei herzinsuffizienten Patienten wegen der verlängerten Kreislaufzeit die Gabe des Injektionsnarkotikums langsam und unter engmaschigem hämodynamischem Monitoring erfolgen muß.

Um die mit der Laryngoskopie einhergehende Sympathikusstimulation abzuschwächen, wird vor Intubation neben einer ausreichenden Narkosetiefe auch eine adäquate Analgesie durch Gabe von Opiaten angestrebt. Opiate vermindern durch einen zentralen vagolytischen Effekt die Herzfrequenz und damit den O_2-Bedarf. Dieser Effekt ist abhängig von der Dosis und Injektionsgeschwindigkeit. Üblicherweise werden im Rahmen der Narkoseeinleitung Fentanyl, Sufentanil, Alfentanil, oder Remifentanil appliziert und intraoperativ nach Bedarf (ggf. kontinuierlich über Perfusor) supplementiert. Auf die myokardiale Kontraktilität haben Opiate keinen direkten Einfluß.

Zur Muskelrelaxation des Patienten mit kardialem Risiko eignen sich Präparate mit geringen kardiovaskulären Nebenwirkungen. Die nichtdepolarisierenden Muskelrelaxanzien Vecuronium, Pipecuronium und Doxacurium zeichnen sich durch gute Kreislaufstabilität aus. Vecuronium gilt derzeit als Medikament der Wahl für kurz- und mittellange Eingriffe. Bei längerdauernden Operationen wird häufig Pancuronium verwendet. Zwar bewirkt die Substanz bei alleiniger Gabe wegen ihrer vagolytischen Eigenschaften sowohl eine Zunahme der Herzfrequenz als auch des Blutdrucks; in Kombination mit einem Opiat (s. oben) resultiert hieraus jedoch häufig eine gute hämodynamische Stabilität. Ähnliches gilt für cis-Atracurium, das sich durch eine fehlende Histaminfreisetzung auszeichnet. Im Gegensatz dazu eignen sich Atracurium und Mivacurium weniger für die Anwendung bei Patienten mit Herzerkrankungen, da sie eine Freisetzung von Histamin und damit eine erhebliche Hypotension zur Folge haben können. Succinylcholin sollte bei Patienten mit kardialem Risiko wegen der damit verbundenen Freisetzung von Kalium bzw. wegen seiner arrhythmogenen Wirkung (Bradykardie!) nur bei entsprechender Indikation (z. B. „voller Magen") eingesetzt werden. Inwieweit das neue, ebenfalls rasch wirksame, nichtdepolarisierende Muskelrelaxans Rocoronium Succinylcholin bei dieser Indikation ersetzen kann, ist derzeit unklar.

Üblicherweise wird zur Aufrechterhaltung der Narkose eine balanzierte Anästhesietechnik, d. h. eine Kombination von volatilem Anästhetikum (mit und ohne Lachgas) und einem Opiat gewählt. Alle verfügbaren volatilen Anästhetika (Halothan, Enfluran, Isoflurane, Sevofluran, Desfluran) führen dosisabhängig zur Myokarddepression [11, 19]. Bei normaler Pumpfunktion kann dies ein erwünschter Effekt sein, um Tachykardien und hypertensiven Episoden aufgrund einer erhöhten Sympathikusaktivität entgegenzuwirken. Ein in experimentellen Untersuchungen gefundener „Coronary-steal"-Effekt unter Isofluran bei Vorliegen einer Koronarstenose scheint klinisch keine Rolle zu spielen [35]. Dagegen tolerieren Patienten mit eingeschränkter linksventrikulärer Funktion eine durch volatile Anästhetika bzw. Lachgas hervorgerufene myokardiale Depression schlecht. Bei diesen Patienten wird daher eine opiatbasierte Anästhesie bei gleichzeitiger Reduktion der Konzentration des volatilen Anästhetikums (z. B. Isofluran 0,4–0,6 vol-%) empfohlen. Halothan sollte bei Patienten mit Herzerkrankungen zurückhaltend eingesetzt werden, da es zusammen mit der Gabe von Katecholaminen schwere Herzrhythmusstörungen hervorrufen kann. Ähnliches gilt für Desfluran, das in höherer Konzentration eine passagere sympathoadrenerge Reaktion mit Tachykardie und Blutdruckanstieg hervorruft [19].

5.5.7.3 Rückenmarknahe Regionalanästhesie

Die Durchführung einer rückenmarknahen Regionalanästhesie (Punktionstechnik, Wahl des Lokalanästhetikums etc.) bei Patienten mit Herzerkrankung unterscheidet sich nicht grundsätzlich von der beim Herzgesunden angewandten Technik. Im Vordergrund steht das Ziel, eine systemische Hypotension und deren Folgen zu vermeiden. Hierzu ist es erforderlich, ein evtl. bestehendes Volumendefizit präoperativ auszugleichen und die Patienten zusätzlich mit 500–1000 ml Flüssigkeit zu prähydrieren. Vorsicht ist dabei jedoch bei Patienten mit Herzinsuffizienz geboten. Soweit möglich (Katheterperiduralanästhesie, Katheterspinalanästhesie) sollte die Anästhesie mit Lokalanästhetika langsam auf das gewünschte Niveau tritriert werden. Da bei „Single-shot"-Spinalanästhesie die Sympathikolyse meist rasch und unkontrollierbar eintritt, muß hier eine besonders engmaschige Kontrolle von Blutdruck und Herzfrequenz erfolgen.

Beim Auftreten einer Hypotension ist eine rasche Volumensubstitution sowie die Gabe von Vasokonstriktoren (z. B. Ephedrin) indiziert, um eine koronare Minderperfusion zu vermeiden. Die alleinige peridurale Gabe von Opiaten hat zwar hämodynamisch weniger unerwünschte Nebenwirkungen als die Applikation von Lokalanästhetika, bewirkt jedoch nicht die für einen chirurgischen Eingriff erforderliche Analgesiequalität. Dagegen ist eine Kombination von Lokalanästhetika und Opiaten insbesondere in Hinblick auf eine adäquate postoperative Schmerztherapie effektiv [10]. Kommt ein kontinuierliches Verfahren zur Anwendung, so sollte es auch in der postoperativen Phase zur Schmerztherapie genutzt werden, da sich hierdurch wahrscheinlich die Inzidenz kardiopulmonaler Komplikationen bei Risikopatienten reduzieren läßt.

5.5.8 Besonderheiten der Anästhesie bei verschiedenen Herzerkrankungen

Über die Beachtung der angeführten allgemeinen Grundsätze hinaus müssen bei der Durchführung von Anästhesien an Patienten mit kardialem Risiko die pathophysiologischen Besonderheiten der jeweiligen Herzerkrankung berücksichtigt werden.

5.5.8.1 Koronare Herzkrankheit (KHK)

Hauptproblem bei Patienten mit KHK ist die Tatsache, daß der koronare Blutfluß bei Erhöhung des kardialen O_2-Bedarfs infolge einer reduzierten Koronarreserve nicht ausreichend gesteigert werden kann. Ziel der Narkoseführung muß es deshalb sein, das myokardiale O_2-Angebot zu optimieren und gleichzeitig den myokardialen O_2-Bedarf zu minimieren.

Das myokardiale O_2-Angebot ergibt sich aus dem Produkt von arteriellem O_2-Gehalt ($C_aO_2 = Hb \cdot 1{,}34 \cdot S_aO_2 + 0{,}003 \cdot p_aO_2$) und myokardialem Blutfluß. Der myokardiale Blutfluß wiederum wird durch den koronaren Perfusionsdruck

(CPP = diastolischer Blutdruck – linksventrikulär-enddiastolischer Druck) und den koronaren Gefäßwiderstand beeinflußt. Eine Steigerung des myokardialen O_2-Angebots kann daher durch jede Maßnahme erreicht werden, die eine Erhöhung von Hämoglobingehalt, arterieller O_2-Sättigung, arteriellem O_2-Partialdruck und/oder arteriellem Blutdruck bzw. eine Senkung des koronaren Widerstandes zur Folge hat.

Der myokardiale O_2-Bedarf ist im wesenlichen von der linksvertrikulären Vor- und Nachlast sowie der Herzfrequenz abhängig. Zahlreiche Studien haben einen Zusammenhang zwischen dem Auftreten einer Tachykardie und intraoperativen Myokardischämien nachgewiesen (Übersicht bei [39]). Jede intraoperativ auftretende Tachykardie erfordert daher eine sofortige Therapie. Bei Sinustachykardien hat sich – nach Ausschluß einer zu geringen Narkosetiefe, unzureichender Analgesie bzw. Hypovolämie – die Gabe eines kurzwirksamen β-Blockers (z. B. Esmolol 100 mg fraktioniert i.v.) bewährt.

Ähnlich wie die Tachykardie geht die intraoperative Hypotension, nicht jedoch eine Hypertension, gehäuft mit Myokardischämien einher und verschlechtert die Prognose der Patienten. Offensichtlich wird also eine Zunahme des O_2-Verbrauchs bei Hypertension wegen der gleichzeitg verbesserten Koronarperfusion von den Patienten besser toleriert als eine Verminderung der Koronarperfusion, auch wenn gleichzeitig eine Reduktion des O_2-Verbrauchs eintritt. Die rasche und aggressive Behandlung eines intraoperativen Blutdruckabfalls ist daher bei Patienten mit ischämischer Herzerkrankung essentiell, während die Therapie einer Hypertension vorsichtig und unter engmaschiger Blutdruckkontrolle erfolgen sollte.

Kommt es trotz stabiler Hämodynamik und ausreichendem arteriellem O_2-Gehalt perioperativ zur Myokardischämie, muß diese umgehend mittels antianginöser Pharmaka therapiert werden. Standardtherapie ist die kontinuierliche Infusion von Nitroglycerin, das über eine Reduktion der ventrikulären Vorlast („venöses Pooling") und Steigerung der Koronarperfusion das Verhältnis von myokardialem O_2-Angebot und -Verbrauch verbessert. Eine prophylaktische Gabe von Nitroglycerin wird jedoch nicht empfohlen. Mittels gut steuerbarer β-Blocker kann einer tachykardiebedingten Myokardischämie wirksam vorgebeugt bzw. diese behandelt werden. Bei Patienten mit KHK und zusätzlicher manifester Herzinsuffzienz muß jedoch die negativ-inotrope Wirkung von β-Blockern berücksichtigt werden.

5.5.8.2 Herzklappenvitien

Die häufigsten Herzklappenvitien gehen entweder mit einer Druck- (Mitralstenose, Aortenstenose) oder einer Volumenbelastung (Mitralinsuffizienz, Aorteninsuffizienz) von linkem Vorhof bzw. linkem Ventrikel einher. Die Trikuspidalklappeninsuffizienz tritt in der Regel sekundär als Spätfolge eines Mitral- oder Aortenvitiums mit pulmonaler Hypertonie und rechtsventrikulärer Dilatation auf. Bei der Auswahl des Narkoseverfahrens muß berücksichtigt werden, inwieweit die damit verbundenen potentiellen Nebenwirkungen (z. B. Änderungen von Herzfrequenz, Herzrhythmus, Blutdruck, peripherem und systemischem Gefäßwiderstand) mit der Pathopyhsiologie des jeweiligen Klappendefektes interferieren. Grundsätzlich wird bei allen Patienten mit Klappenvitium eine Endokarditisprophylaxe vor zahnärztlichen oder operativen Eingriffen empfohlen; Schwere Klappenvitien (d. h. solche mit ohnehin bestehender Operationsindikation sollten vor elektiven Eingriffen herzchirurgisch bzw. durch Valvuloplastie saniert werden.

Aortenklappenstenose

Die normale Öffnungsfläche (KÖF) der Aortenklappe beträgt 2,5–3 cm^2. Eine Obstruktion kann sowohl durch Verkalkung als auch als Spätfolge eines rheumatischen Fiebers auftreten. Patienten mit hämodynamisch relevanter Stenose weisen meist ein KÖF unter 1 cm^2 und einen transvalvulären Druckgradienten von mehr als 50 mm Hg auf. Pathophysiologisch kommt es infolge des chronisch erhöhten intraventrikulären Drucks zu einer konzentrischen Hypertrophie des linken Ventrikels mit Zunahme des myokardialen O_2-Verbrauchs. Im Gegensatz dazu ist das myokardiale O_2-Angebot reduziert, da die subendokardialen Koronararterien durch den erhöhten enddiastolischen linksventrikulären Druck komprimiert werden. Dies erklärt das häufige Auftreten von Angina pectoris in Abwesenheit einer Koronarsklerose. Die dekompensierte Aortenklappenstenose ist charakterisiert durch die Zeichen der akuten Linksherzinsuffizienz, mit ventrikulärer Dilatation, Ausbildung eines Lungenödems und konsekutivem Rechtsherzversagen.

Die schwere Aortenklappenstenose stellt den größten Risikofaktor im Rahmen nichtherzchirurgischer Eingriffe dar [8]. Ziel der Narkoseführung ist es, Herzzeitvolumen und koronare Perfusion aufrechtzuerhalten. Die Allgemeinanästhesie wird meist der rückenmarknahen Regionalanästhesie vorgezogen, da die Injektion des Lokalanästhetikums zu einer Sympathikusblockade mit Abfall des systemischen Gefäßwiderstands und einer reflektorischen Tachykardie führen kann. Kommt dennoch ein Regionalverfahren zur Anwendung, so sollte die Periduralanästhesie gewählt werden. Hierbei tritt die Wirkung der Lokalanästhetika an den Nervenwurzeln (und damit eine Hypotension) durch die anatomische Barriere der Dura im Vergleich zur Spinalanästhesie verzögert auf und ist therapeutisch besser beherrschbar.

Im Rahmen der Allgemeinanästhesie sollten Medikamente vermieden werden, die eine Myokarddepression, Hypotension, Tachykardie bzw. Arrhythmien auslösen können (s. oben). Succinylcholin sollte wegen der Gefahr einer Bradykardie nur bei entsprechender Indikation (z. B. „Ileuseinleitung") eingesetzt werden. Die Aufrechterhaltung der Narkose erfolgt meist durch eine balancierte Anästhesietechnik. Volatile Anästhetika haben in höherer Dosierung einen negativ inotropen Effekt. Sie vermindern außerdem die Sinusknotenaktivität und können Knotenrhythmen induzieren. Bei Patienten mit deutlichen Zeichen einer linksventrikulären Dysfunktion wird deshalb eine opiatbasierte Anästhesie empfohlen.

Grundsätzlich ist bei allen Patienten auf eine ausreichende Volumensubstitution bereits vor Narkosebeginn zu achten. Eine systemische Hypotension muß umgehend durch zusätzliche Volumengabe sowie die Applikation geeigneter Vasopressoren (z. B. Ephedrin, Noradrenalin) behoben werden, selbst wenn durch die hieraus resultierende periphere Vasokonstriktion vorübergehend ein Abfall des Schlagvolumens eintritt. Anderenfalls kann es infolge einer kritischen Minderperfusion des hypertrophierten Myokards zu Myokardischämien, Rhythmusstörungen bis hin zum Myokardinfarkt und plötzlichen Herztod kommen.

Eine Tachykardie führt wegen der dadurch verkürzten Diastolendauer zu einer Reduktion der linksventrikulären Durchblutung. Persistierende supraventrikuläre Tachykardien können durch Gabe eines kurzwirksamen β-Blockers (z. B. Esmolol) behandelt werden, wobei die Applikation wegen der Gefahr einer akuten Linksherzinsuffizienz vorsichtig erfolgen muß. Ventrikuläre Tachykardien bzw. akutes Vorhofflimmern sollten pharmakologisch oder mittels elektrischer Kardioversion beendet werden. Ein plötzlicher Abfall der Herzfrequenz kann wegen der fehlenden Möglichkeit, das Schlagvolumen kompensatorisch zu erhöhen, zu einer akuten Überfüllung des linken Ventrikels mit Blutdruckabfall führen. Knotenrhythmen und extreme Bradykardien müssen daher umgehend, ggf. mit Hilfe eines passageren Schrittmachers, beseitigt werden.

Wegen der Vielzahl möglicher hämodynamischer Komplikationen ist die Plazierung einer arteriellen Druckmessung bei allen Patienten mit höhergradiger Aortenstenose bereits vor Narkoseeinleitung sinnvoll. Dagegen sollte die Indikation zur Plazierung eines Pulmonaliskatheters wegen der bei diesem Patientenkollektiv gehäuft auftretenden schweren Rhythmusstörungen streng gestellt werden.

Aortenklappeninsuffizienz

Die Aortenklappeninsuffizienz ist gekennzeichnet durch den diastolischen Rückfluß von Blut aus der Aorta über die insuffizient schließende Klappe in den linken Ventrikel. Das Ausmaß der Regurgitation ist dabei abhängig von der Öffnungsfläche der Aortenklappe, dem diastolischen Druckgradienten zwischen linkem Ventrikel und Aorta sowie der Dauer der Diastole. Tachykardie verkürzt die Diastole und vermindert somit das Regurgitationsvolumen. Ebenso reduziert ein Abfall des peripheren Gefäßwiderstandes die Regurgitationsfraktion. Im Gegensatz zur chronischen wird eine akut auftretende Aortenklappeninsuffizienz von den Patienten schlecht toleriert. Die aus der plötzlichen Volumenüberlastung resultierende ventrikuläre Dysfunktion kann einen sofortigen Klappenersatz notwendig machen.

Obwohl eine Nachlastsenkung bei Patienten mit Aortenklappeninsuffizienz theoretische Vorteile bietet, wird dennoch meist die Allgemeinanästhesie der Regionalanästhesie vorgezogen. Die lokalanästhestikabedingte Sympathikolyse kann – besonders bei Spinalanästhesie – oft unkontrollierbar sein, die rasche Gabe von Volumen und Vasopressoren erforderlich machen sowie das labile Gleichgewicht zwischen linksventrikulärer Vor- und Nachlast stören. Bei vorsichtiger Titration des Lokalanästhetikums kann die erwünschte Anästhesiehöhe jedoch auch unter Regionalanästhesie erreicht werden, ohne daß eine linksventrikuläre Dysfunktion befürchtet werden muß. Die Allgemeinanästhesie wird von Patienten mit milder bis moderater Aortenklappeninsuffizienz meist gut toleriert. Die Aufrechterhaltung des linksventrikulären Schlagvolumens ist jedoch unabdingbar und erfordert eine adäquate und rechtzeitige Substitution von Volumenverlusten. Da eine Bradykardie wegen der damit verbundenen Verlängerung der Diastole zu einer akuten linksventrikulären Volumenüberlastung führen kann, ist eine normale bis leicht erhöhte Herzfrequenz anzustreben.

Zur Narkoseeinleitung eignen sich Etomidate, Benzodiazepine bzw. Opiate. Ketamin bietet den Vorteil einer Herzfrequenzerhöhung, steigert jedoch den systemischen Gefäßwiderstand. Zur neuromuskulären Blockade können alle nicht depolarisierenden Muskelrelaxanzien verwendet werden, wobei Pancuronium aufgrund seines vagolytischen Effekts den Vorteil einer Herzfrequenzerhöhung bietet. Succinylcholin ist wegen der Gefahr einer Bradykardie weniger geeignet. Zur Narkoseaufrechterhaltung wird bei Patienten ohne ausgeprägte linksventrikuläre Dysfunktion eine balancierte Anästhesietechnik empfohlen. Volatile Anästhetika wirken sich hierbei wegen ihrer peripher vasodilatierenden Wirkung günstig auf das Schlagvolumen aus. Bei manifester Linksherzinsuffizienz sollten sie allerdings nur in niedriger Konzentration zur Anwendung kommen.

Zeichen einer linksventrikulären Kontraktionsstörung können durch Senkung der Nachlast mittels eines gut steuerbaren Vasodilatators (z. B. Nitroglycerin, Natriumnitroprussid) bzw. die Gabe von inotropen Substanzen (z. B. Dopamin, Dobutamin) behandelt werden. Bei der Beatmung sollte auf Normokapnie geachtet werden, da Hyperventilation eine unerwünschte periphere Vasokonstriktion auslösen kann. Bei kleineren operativen Eingriffen ist eine invasive Überwachung selten notwendig. Blutige arterielle Druckmessung, die Anlage eines ZVK bzw. die Plazierung eines Pulmonaliskatheters sind bei Patienten mit hochgradiger Aortenklappeninsuffizienz indiziert, wenn intraoperativ größere Flüssigkeitsverschiebungen erwartet werden.

Mitralklappenstenose

Die Mitralklappenstenose ist gekennzeichnet durch eine mechanische Obstruktion der linksventrikulären Füllung mit reaktiver Erhöhung des linksatrialen und pulmonalvenösen Druckes. Der vorwärtsgerichtete Fluß an der stenotischen Mitralklappe ist dabei abhängig von einer adäquaten Vorlast und einer ausreichenden Ejektionszeit. Anders als beim Gesunden führt eine Erhöhung der Herzfrequenz bei Patienten mit Mitralklappenstenose nicht zum Anstieg, sondern zu einem weiteren Abfall des Herzzeitvolumens. Subjektive Symptome (Müdigkeit, Dyspnoe) treten bei den Patienten auf, wenn die Klappenöffnungsfläche (KÖF) auf unter 50 % des Normalwertes abgenommen hat (d. h. von 4–6 cm^2 auf 2–3 cm^2). Beträgt die KÖF weniger als 1 cm^2, so ist bereits ein linksatrialer Druck von 25 mm Hg notwendig, um unter Ruhebedingungen ein normales Herzzeitvolumen aufrechtzuerhalten.

Dies erklärt, warum ein plötzlicher Abfall des systemischen Gefäßwiderstandes bei Mitralklappenstenose schlecht toleriert wird. Andererseits erhöht ein zu hoher linksatrialer Druck wegen des damit verbundenen pulmonalarteriellen Druckanstieges die Transsudation von Flüssigkeit ins Lungeninterstitium und damit die Gefahr eines Lungenödems. Bei hochgradiger Stenose kann eine schwere, häufig fixierte pulmonale Hypertonie vorliegen. Hier droht die Gefahr des akuten Rechtsherzversagens. Ziel der Narkoseführung ist es daher, eine optimale linksatriale Vorlast aufrechtzuerhalten sowie ein akutes Rechtsherzversagen zu vermeiden. Konkret bedeutet dies:

- Vermeidung von Maßnahmen, die zu einer Reduktion des systemischen Gefäßwiderstandes führen. Eine systemische Hypotension infolge peripherer Vasodilatation muß rasch durch Gabe von Vasopressoren (z. B. Noradrenalin, Phenylephrin) behoben werden.
- Vermeidung von Maßnahmen, die eine linksatriale Überdehnung induzieren können (z. B. exzessive Volumenzufuhr, Kopftieflagerung, Autotransfusion durch postpartale Uteruskontraktion, extreme Bradykardie).
- Vermeidung einer Tachykardie. Vorhofflimmern mit schneller Überleitung muß umgehend medikamentös therapiert werden (z. B. Digitalis, Ca^{2+}-Antagonisten, β-Blocker). Bei akut autgetretenem Vorhofflimmern sollte eine elektrische Kardioversion erfolgen.
- Vermeidung einer Exazerbation der vorbestehenden, postkapillären pulmonalen Hypertension (z. B. durch Hypoxämie, Hyperkapnie); ggf. kann versucht werden, durch Applikation von intravenösen (z. B. Nitroglycerin, Prostacyclin) bzw. inhalierten Vasodilatatoren (z. B. Stickstoffmonoxid) eine pulmonale Vasodilatation zu induzieren. Bei manifestem Rechtsherzversagen kann zusätzlich die Gabe von inotropen Substanzen (Katecholaminen, Phosphodiesterasehemmern) erforderlich werden.

Inwieweit eine wegen Vorhofflimmern (in 30 % der Patienten vorhanden) bestehende Antikoagulation präoperativ abgesetzt werden sollte, ist unklar und hängt wesentlich von der Art des Eingriffs und dem potentiellen Blutverlust ab.

Mitralklappeninsuffizienz

Die Miltralklappeninsuffizienz ist funktionell gekennzeichnet durch eine systolische Regurgitation von Blut aus dem linken Ventrikel in den linken Vorhof. Hieraus resultiert eine Volumenbelastung des linken Vorhofs sowie eine Reduktion des effektiven Schlagvolumens. Das regurgitierte Volumen nimmt dabei mit Zunahme des Klappendefektes, der Ejektionszeit sowie des Druckgradienten zwischen linker Kammer und Vorhof zu. Beträgt das Regurgitationsvolumen mehr als 60 % des Schlagvolumens, so liegt eine hochgradige Mitralklappeninsuffizienz vor.

Ziel der Narkoseführung bei Patienten mit Mitralklappeninsuffizienz (und solchen mit Mitralklappenprolaps) ist es, sowohl einen plötzlichen Abfall von Herzfrequenz und Myokardkontraktilität als auch einen Anstieg des peripheren Gefäßwiderstandes zu vermeiden bzw. rasch zu therapieren. Wenngleich sich eine periphere Vasodilatation bei Mitralklappeninsuffizienz günstig auswirkt, wird wegen der Unvorhersagbarkeit von Zeitpunkt und Ausmaß des Blutdruckabfalls nach rückenmarknaher Regionalanästhesie bei den meisten Patienten eine Allgemeinanästhesie vorgezogen.

Grundsätzlich können hierbei alle gebräuchlichen Anästhetika eingesetzt werden, jedoch müssen insbesondere bei hochgradiger Mitralklappeninsuffizienz die spezifischen Nebenwirkungen der einzelnen Substanzen berücksichtigt werden. So sollte auf die Gabe von Succinylcholin wegen der damit häufig verbundenen Bradykardie verzichtet werden. Volatile Anästhestika sind zwar prinzipiell wegen ihrer vasodilatierenden Komponente gut geeignet, dürfen jedoch bei stark eingeschränkter Kontraktiliät nicht in hoher Konzentration eingesetzt werden.

Patienten mit asymptomatischer Mitralklappeninsuffizienz, die sich einem kleineren operativen Eingriff unterziehen, benötigen meist kein invasives Monitoring. Bei Patienten mit hochgradiger Mitalklappeninsuffizienz kann die Plazierung eines Pulmonaliskatheters wertvolle Informationen zur aktuellen hämodynamischen Situation (z. B. Herzzeitvolumen, peripherer Widerstand) und damit die Basis einer rationalen Pharmakotherapie liefern. Darüber hinaus gestattet die Messung der Höhe der V-Welle im Rahmen des „Wedgemanövers", perioperative Veränderungen des Insuffizienzgrades abzuschätzen. Die transösophageale Echokardiographie gestattet die beste Beurteilung der Myokardfunktion, dürfte jedoch in der Praxis nur selten verfügbar sein.

Trikuspidalklappeninsuffizienz
Eine isolierte Insuffizienz der Trikuspidalklappe ist meist Folge einer bakteriellen Endokarditis und wird v. a. bei Drogenabhängigen beobachtet. Sie führt zu einer systolischen Regurgitation von Blut aus dem rechten Vertrikel in den rechten Vorhof und damit zu einer zentralvenösen Stauung mit ihren Folgen. Ziel der Narkoseführung ist es daher, Faktoren zu vermeiden, die den venösen Rückstrom von Blut vermindern (z. B. hohe Atemwegsdrücke, medikamentöse Venodilatation) bzw. die rechtsventrikuläre Nachlast erhöhen (z. B. Hypoxie, Hyperkapnie, Azidose, N_2O). Bei sekundärer Trikuspidalklappeninsuffizienz richtet sich die Anästhesie zusätzlich nach den meist im Vordergrund stehenden pathophysiologischen Veränderungen der anderen Herzklappenfehler.

5.5.8.3 Kardiomyopathie

Patienten mit dilatativer oder ischämischer Kardiomyopathie weisen eine reduzierte myokardiale Kontraktilität auf, die häufig beide Ventrikel betrifft. Das Herzzeitvolumen ist trotz hoher Füllungsdrücke niedrig (aufgehobene Frank-Starling-Beziehung) und nur unzureichend in der Lage, den peripheren O_2-Bedarf zu decken. Dies geht einher mit einem Anstieg der arteriovenösen O_2-Gehaltsdifferenz ($D_{av}O_2$) und einem Abfall der gemischtvenösen O_2-Sättigung. Die Auswurffraktion des linken Ventrikels liegt meist unter 40 %. Häufig bestehen eine relative Trikuspidal- oder Mitralklappeninsuffizienz bzw. Herzrhythmusstörungen.

Bei der Narkoseführung muß darauf geachtet werden, negativ-inotrop wirkende Substanzen zu vermeiden. Der Narkoseeinleitung mit Etomidate bzw. Benzodiazepinen und Opiaten ist daher gegenüber Barbituraten der Vorzug zu geben. Allerdings kann der Wegfall der endogenen sympathoadrenergen Stimulation mit Beginn der Narkose selbst bei langsam titrierter Applikation „sicherer" Pharmaka einen ausgeprägten Blutdruckabfall zur Folge haben und die Gabe von Katecholaminen erforderlich machen. Volatile Anästhetika wirken zwar myokarddepressiv, senken jedoch wegen ihrer vasodilatierenden Eigenschaften die Nachlast des linken Ventrikels und können daher in niedriger Dosierung eingesetzt werden. Im wesentlichen wird die Anästhesie jedoch auf der Gabe von Opiaten beruhen. Bei Patienten mit schwerer Herzinsuffizienz, die sich einem größeen operativen Eingriff unterziehen müssen, ist zur Steuerung der Volumen und Katecholamintherapie die Plazierung eines Pulmonaliskatheters indiziert.

Eine Besonderheit stellen Patienten mit hypertrophischer Kardiomyopathie (HCM) dar, die infolge des stark hypertrophierten Ventrikelmyokards häufig einen erheblichen Druckgradienten (z. T. mehr als 100 mm Hg) innerhalb der linken Herzkammer entwickeln, dessen funktionelle Auswirkungen denen der schweren valvulären Aortenklappenstenose ähneln. Allerdings ist bei HCM der intraventrikuläre Druckgradient nicht fixiert, sondern ändert sich dynamisch. Sowohl eine Steigerung der Kontraktilität als auch eine Abnahme von Ventrikelfüllung bzw. linksventrikulärer Nachlast können eine hämodynamische Verschlechterung auslösen. Ziel des anästhesiologischen Managements muß es daher sein, jede sympathoadrenerge Aktivierung (endogen bzw. pharmakologisch) zu vermeiden, Normovolämie zu erhalten und einen Abfall des systemischen Widerstandes zu verhindern. Im Gegensatz zur dilatativen Kardiomyopathie eignen sich daher bei HCM Pharmaka mit moderat negativ-inotroper Wirkung (z. B. volatile Anästhetika) gut für die Anästhesie. Zur Anhebung des peripheren Widerstandes sollten reine Vasokonstriktoren ohne zusätzlich β-stimulierenden Effekt zum Einsatz kommen (z. B. Phenylephrin). Regionalanästhesieverfahren sind bei diesen Patienten wegen der Gefahr der arteriellen Hypotension und Hypovolämie relativ kontraindiziert.

5.5.8.4 Anästhesie bei Patienten mit Herzschrittmachern

Ein spezielles Narkoseverfahren bei SM-Patienten gibt es nicht. Grundsätzlich können alle gängigen Techniken der Allgemein- und Regionalanästhesie sowie alle in der Anästhesie gebräuchlichen Medikamente zum Einsatz kommen [7, 30]. Durch Succinylcholin ausgelöstes, starkes Muskelzucken kann jedoch sehr selten zu einer Inhibierung eines VVI-SM mit Bradykardie bzw. Asystolie führen; bei Demand-SM wird daher die Verwendung nichtdepolarisierender Relaxanzien bzw. die präoperative Umprogrammierung auf festfrequente Stimulation empfohlen [12]. Störungen der SM-Funktion infolge Anwendung von Lachgas oder Lokalanästhetika sind eine Rarität. Eine perioperative Endokarditisprophylaxe allein wegen eines implantierten SM ist nicht notwendig [30].

Bei SM vom VVI-Typ kann das Einsetzen der Ventrikelstimulation zu einem Abfall von Blutdruck und Herzzeitvolumen führen. Dieses sog. Schrittmachersyndrom wird hauptsächlich durch den Wegfall der Vorhofaktion bei der Füllung des Ventrikels verursacht. In dieser Situation muß durch vorsichtige Reduktion der Stimulationsfrequenz des SM (Programmiergerät) oder Steigerung der Spontanfrequenz (z. B. durch Gabe von Atropin oder Orciprenalin) versucht werden, den Eigenrhythmus des Patienten wiederherzustellen [7]. Intra- und postoperativ interferiert v. a. die Hochfrequenz(HF)-Chirurgie (z. B. Elektrokauter, Resektoskope zur TUR von Prostata und Blase) mit der SM-Funktion [7]: Beim Auftreten von elektromagnetischen Störsignalen schalten Demand-SM auf asynchrone Stimulation (V00) um, was eine unkoordinierte Stimulation des Herzens, Rhythmusstörungen bis hin zu Kammerflimmem zur Folge haben kann [18]. HF-Chirurgie in der Nähe des SM-Aggregates (< 15 cm) birgt die Gefahr der direkten Beschädigung mit Totalausfall des SM [3]. Eine thermische Schädigung im Bereich der Elektrodenspitze kann zu einer Erhöhung der Reizschwelle des Myokards führen und funktionell einem SM-Ausfall gleichkommen [23]. Eine transitorische Inhibition bzw. falsche Synchronisation der Reizgebung tritt auf, wenn der SM die Impulse des Elektrokauters als herzeigene Signale interpretiert. Programmierbare SM sind von Umprogrammierung bzw. Programmverlust bedroht, da Hochfrequenzsignale als Programmierungsimpulse fehlgedeutet werden können. Zur Vermeidung der genannten Komplikationen sollten folgende Vorsichtsmaßnahmen ergriffen werden:

- Koagulation wenn möglich mittels bipolarem HF-Chirurgiegerät,
- Reizstromstärke des HF-Chirurgiegerätes so gering wie möglich,
- kein direkter Kontakt von SM-Gehäuse und Elektrokauter,
- Anbringen der Neutralelektrode („Erdung") so, daß der SM nicht im elektrischen Feld des Elektrokauters (d. h. zwischen Kauter- und Neutralelektrode) liegt und der Abstand zwischen elektrischem Feld und SM möglichst groß ist [18],
- Anwendung des Elektrokauters möglichst selten,
- keine rhythmisch intermittierende oder kontinuierliche Anwendung des Elektrokauters.

Bei Patienten mit fehlendem Eigenrhythmus muß intraoperativ zusätzlich ein Magnet bereitgehalten werden; falls eine durch Inhibierung des SM ausgelöste Bradykardie bzw. Asystolie auftritt, kann der SM durch Auflegen des Magneten auf das Aggregat in eine asynchrone Betriebsart mit definierter Stimulationsrate (z. B. 70/min) überführt werden. Alternativ kann die Umstellung auf festfrequente Stimulation mit einem geeigneten Programmiergerät erfolgen. Bei Patienten ohne Eigenaktionen sollte perioperativ zusätzlich eine zentralvenöse Schleuse plaziert und eine temporäre SM-Sonde bereitgehalten werden. Alternativ sind Vorkehrungen zur transthorakalen oder transösophagealen Stimulation zu treffen [18]). Bei antitachykarden SM und automatischen Defibrillatoren (AICD) können elektromagnetische Störeinflüsse zu Fehlfunktionen bis hin zur unbeabsichtigten Entladung eines AICD führen; diese Aggregate müssen daher präoperativ mit Hilfe eines Programmiergerätes inaktiviert werden.

5.5.9 Postoperative Betreuung

Die Narkoseausleitung stellt eine mindestens ebenso starke, aber meist länger andauernde sympathische Stimulation des Herzkreislaufsystems dar als die endotracheale Intubation. Schmerz, Angst und Erregung beim Erwachen, Hyperkapnie und Hypoxie nach Extubation, Störungen des Säure-Basen-Status und Elektrolythaushaltes und die häufig bestehende intraoperative Auskühlung führen zu Tachykardie, Hypertonie, Kältezittern und damit zu einer deutlichen Erhöhung des myokardialen O_2-Verbrauches. Auch Naloxon, ein Morphinantagonist, der gelegentlich zur Aufhebung der Atemdepression bei Opioidüberhang angewendet wird, kann die genannten unerwünschten Kreislaufreaktionen zur Folge haben. Bei Hypothermie, Opioidüberhang und peripherer Vasokonstriktion sollte der herzkranke Patient (insbesondere bei KHK) daher nachbeatmet und vor Extubation erwärmt werden.

Weitere Ursachen einer postoperativ auftretenden Tachykardie, Hypotension, Hypertension bzw. von Herzrhythmusstörungen müssen rasch differentialdiagnostisch abgeklärt und gezielt behandelt werden, da anderenfalls mit einer Verschlechterung des „Outcome" gerechnet werden muß. So mußten signifikant mehr Patienten mit postoperativer Hypertension (Abb, 4a) bzw. Tachykardie (Abb. 4b) im weiteren Verlauf ungeplant auf die Intensivstation verlegt werden als dies bei Patienten mit normalem Blutdruck bzw. normaler Herzfrequenz der Fall war. Auch die Letalität war in den beiden erstgenannten Kollektiven deutlich höher (1,9 % bzw 2,3 %) als bei Patienten ohne die entsprechenden hämodynamischen Komplikationen in der postoperativen Phase (0,3 bzw. 0,4 %) [32].

Die Tatsache, daß die Mehrzahl kardialer Komplikationen, insbesondere jedoch von Myokardischämien, nicht prä- und intraoperativ, sondern in den ersten

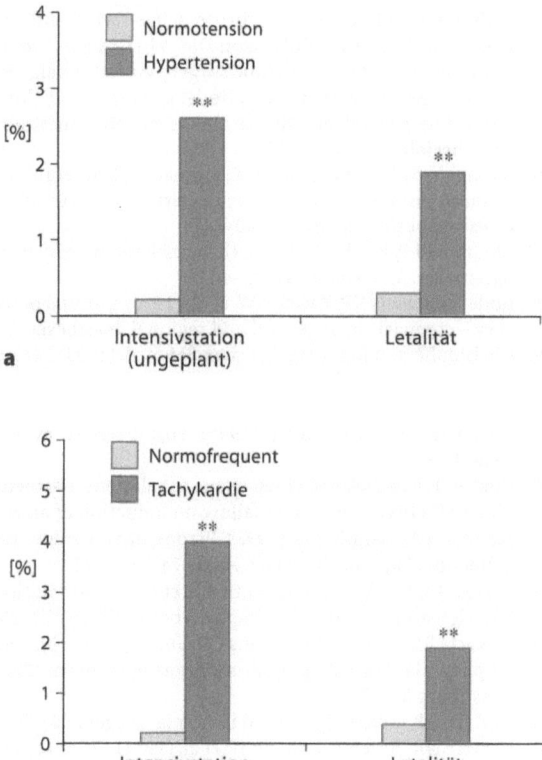

Abb. 4 a, b. Einfluß einer postoperativen Hypertension > 200 mm Hg für mehr als 5 Minuten (**a**) bzw. Tachykardie 120 Schläge/min für mehr als 10 min (**b**) auf die Notwendigkeit einer (ungeplanten) Intensivtherapie bzw. Letalität bei 18 380 Patienten (Daten aus [32])

3 postoperativen Tagen auftritt [27, 28], unterstreicht die herausragende Bedeutung einer adäquaten Überwachung während dieses Zeitraumes. Diese sollte bei Patienten mit hohem kardialem Risiko nach größeren chirurgischen Eingriffen indealerweise auf einer Intensivstation erfolgen. Hier können Ischämiezeichen im EKG, Herzrhythmusstörungen bzw. gravierende kardiopulmonale Veränderungen als mögliche Prodromi eines postoperativen Myokardinfarktes bzw. einer sich entwickelnden Herzinsuffizienz rasch erkannt und therapiert werden.

Nicht zuletzt stellt eine suffiziente Schmerztherapie (z. B. durch Patienten kontrollierte Analgesie, PCA, oder Weiterführung einer Periduralanästhesie) mit Dämpfung der sympathoadrenergen Streßantwort eine wichtige Voraussetzung für einen unkomplizierten Verlauf dar und ist daher unverzichtbarer Bestandteil jeder postoperativen Therapie [10].

Literatur

1. Abraham S, Coles N, Coley C, Strauss H, Boucher C, Eagle K (1991) Coronary risk of noncardiac surgery. Prog Cardiovasc Dis 34:205–234
2. Anonymous (1996) ACC/AHA guidelines for perioperative cardiovascular evaluation for noncardiac surgery. Circulation 93:1280–1317
3. Bach P, Markewitz A, Hoffmann E, Fülle P, Weinhold C, Werdan K, Steinbeck G (1988) Bedrohliche intraoperative Schrittmacher-Zwischenfälle. Herz/Kreislauf 20:115–117
4. Backer CL, Tinker JH, Robertson DM, Vlietstra RE (1980) Myocardial reinfarction following local anesthesia for ophthalmic surgery. Anesth Analg 59:257–262
5. Baron JF, Bertrand M, Barré E, Godet G, Mundler O, Coriat P, Viars P (1991) Combined epidural and general anesthesia versus general anesthesia for abdominal aortic surgery. Anesthesiology 75:611–618
6. Blomberg S, Emanuelsson H, Freedman B, Brunelli C, Maseri A (1990) Effects of thoracic epidural anesthesia on coronary arteries and arterioles in patients with coronary artery disease. Anesthesiology 73:840–847
7. Bloomfield P, Bowler GM (1989) Anaesthetic management of the patient with a permanent pacemaker. Anaesthesia 44:42–46
8. Bode RH, Lewis KP, Zarich SW et al. (1996) Cardiac outcome after peripheral vascular surgery – comparison of general and regional anesthesia. Anesthesiology 84:3–13
9. Christopherson R, Beattle C, Frank SM et al. (1993) Perioperative morbidity in patients randomized to epidural or general anesthesia for lower extremity vascular surgery. Anesthesiology 79:422–434
10. Chrubasik S, Chrubasik J (1995) Postoperative anaesthesia and analgesia. Curr Opin Anaesth 8:426–434
11. Conzen P, Nuscheler M (1996) Neue Inhalationsanästhetika. Anaesthesist 45:674–693
12. Finfer SR (1991) Pacemaker failure on induction of anaesthesia. Br J Anaesth 66:509–512
13. Fleisher LA, Barash PG (1992) Preoperative cardiac evaluation for noncardiac surgery: a functional approach. Anesth Analg 74:586–598
14. Forrest JB, Rehder K, Goldsmith CH et al. (1990) Multicenter Study of General Anesthesia. I. Design and Patient Demography. Anesthesiology 72:252–261
15. Gewertz BL, Kremser PC, Zarins CK, Smith JS, Ellis JE, Feinstein SB, Roizen MF (1987) Transesophageal echocardiographic monitoring of myocardial ischemia during vascular surgery. J Vasc Surg 5:607–613
16. Hertzer NR (1983) Myocardial ischemia. Surgery 93:97–101
17. Hertzer NR, Beven EG, Young JR et al. (1984) Coronary artery disease in peripheral vascular patients: A classification of 1000 coronary angiograms and results of surgical treatment. Ann Surg 199:223–233

18. Irnich W, Markewitz A, Satter P, Winter J (1991) HF-Chirurgie bei Herzschrittmacherpatienten. Langenbecks Arch Chir 376:59–63
19. Kikura M, Ikeda K (1995) Cardiovascular effects of new inhalational and intravenous anaesthetics. Curr Opin Anaesth 8:101–105
20. Klövekorn WP, Richter J, Sebening F (1981) Hemodilution in coronary bypass operation. Bibl Haematol 47:297–302
21. Laxenaire MC, Aug F, Voisin C, Chevreaud C, Bauer P, Bertrand A (1986) Effects of hemodilution on ventricular function in coronary heart disease patients. Ann Fr Anesth Reanim 5:218–222
22. Lazor L, Russel JC, DaSilva J, Radford M (1988) Use of multiple uptake gated acquisition scan for preoperative assessment of cardiac risk. J Surg Gynecol Obstet 167:234–238
23. Levine PA, Balady GJ, Lazar HL, Belott PH, Roberts AJ (1986) Electrocautery and pacemakers: management of the paced patient subject to electrocautery. Ann Thorac Surg 41:313–317
24. Liu S, Carpenter RL, Neal JM (1995) Epidural anesthesia and analgesia. Their role in postoperative outcome. Anesthesiology 82:1474–1506
25. Mangano DT (1990) Perioperative cardiac morbidity. Anesthesiology 72:153–184
26. Mangano DT, Böttiger BW (1995) Kardiovaskuläre Morbidität und Anästhesie. Anästhesiol Intensivmed Notfallmed Schmerzther 30:136–140
27. Mangano DT, Hollenberg M, Fegert G, Meyer ML, London MJ, Tubau JF, Krupski WC (1991) Perioperative myocardial ischemia in patients undergoing noncardiac surgery. 1. Incidence and severity during the four day perioperative period. J Am Coll Cardiol 17:843–850
28. Mangano DT, Wong MG, London MJ, Tubau JF, Rapp JA (1991) Perioperative myocardial ischemia in patients undergoing noncardiac surgery. 2. Incidence and severity during the first week after surgery. J Am Coll Cardio 17:851–857
29. Pasternack P, Imperato A, Bear G et al. (1984) The value of radionuclide angiography as a predictor of perioperative myocardial infarction in patients undergoing abdominal aortic aneurysm resection. J Vasc Surg 1:320–325
30. Peters J, Dehnen-Seipel H (1985) Herzschrittmacher in der perioperativen Phase. (Cardiac pacemaker inthe perioperative phase). Anaesthesist 34:174–183
31. Rabkin S, Home J (1991) Preoperative electrocardiography: effect of new abnormalities on clinical decisions. Can Med Assoc J 122:980–986
32. Rose DK, Cohen MM, DeBoer DP (1996) Cardiovascular events in the postanesthesia care unit. Anesthesiology 84:772–781
33. Rosenfeld BA, Beattle C, Christopherson R et al. (1993) The effect of different anesthetic regimes on fibrinolysis and the development of postoperative arterial thrombosis. Anesthesiology 79:435–443
34. Shah PM, Shapiro J (1991) Intraoperative transesophageal echocardiography an anesthesiologist's perspective. Acta Anaesthesiol Scand 35:683–692
35. Slogoff S, Keats AS, Dear WE et al. (1991) Steal-prone coronary anatomy and myocardial ischemia associated with four primary anesthetic agents in humans. Anesth Analg 72:22–27
36. Smith JS, Cahalan MK, Benefiel DJ et al. (1985) Intraoperative detection of ischemia in high risk patients: electrocardiography versus two-dimensional trans-esophageal echocardiography. Circulation 72:1015–1021
37. Spahn DR, Schmid ER, Seifert B, Pasch T (1996) Hemodilution tolerance in patients with coronary artery disease who are receiving chronic adrenergic blocker therapy. Anesth Analg 82:687–694
38. Stoelting RK, Dierdorf SF (1993) Ischemic heart disease. In: Stoelting RK, Dierdorf SF (eds) Anesthesia and co-existing disease. Churchill Livingstone, New York Edinburgh London, pp 1–21
39. Tonner PH, Scholz J, Schulte am Esch J (1996) Anästhesiologische Aspekte des kardialen Risikopatienten bei extrakardialen Eingriffen. Anästhesiol Intensivmed 37:373–385
40. Tuman KJ, McCarthy RJ, March RJ, DeLaria GA, Patel RV, Ivankovich AD (1991) Effects of epidural anesthesia and analgesia on coagulation and outcome after major vascular surgery. Anesth Analg 73:696–704

41. Zwissler B (1991) Monitoring der myokardialen Pumpfunktion: Methoden und ihr Stellenwert. In: Hobbhahn J, Conzen P, Taeger K, Peter K (Hrsg) Der kardiale Risikopatient in der operativen Medizin. Springer, Berlin Heidelberg New York, S 78–96
42. Zwissler B (1993) Monitoring des rechten Ventrikels: Methoden und Relevanz. Infusionsther Transfusionsmed 20:116–120

5.6 Kardiopulmonale Reanimation

N. Hofmann, H. Schöchl, G. Pauser

Ein 65jähriger Mann erleidet im Rahmen eines Angina-pectoris-Anfalls einen Herz-Kreislauf-Stillstand. Von den anwesenden Angehörigen wird zum einen der Notarzt verständigt und zum anderen mit der Herzdruckmassage begonnen. Nach ca. 10 min trifft der Notarzt ein. Im ersten angelegten EKG zeigt sich ein grobschlägiges Kammerflimmern. Der Patient wird sofort defibrilliert, worauf sich ein stabiler Herzrhythmus zeigt. Des weiteren liegt eine Schnappatmung vor. Der Patient wird orotracheal intubiert und sediert. Nach weiterer Kreislaufstabilisierung wird der Patient in das Zentralkrankenhaus gebracht. Die Diagnostik ergibt einen Anteroseptal-infarkt aufgrund einer proximalen LAD-Stenose, die im weiteren Verlauf dilatiert und mit einem Microstent versorgt wird. Der Patient kann am darauffolgenden Tag extubiert werden, ist gut ansprechbar und neurologisch unauffällig.

Dieser Fall zeigt wichtige grundlegende pathophysiologische Mechanismen über kardiopulmonale Reanimation auf. Über externe Herzdruckmassage kann ein Kreislauf aufrecht erhalten werden. Defibrillation führt zur Beendigung des Kammerflimmerns. Trotz fehlender Beatmung über ca. 10 min und Kammer-flimmern überlebt der Patient das kardiale Ereignis ohne neurologisches Defizit, und die Intensivtherapie beginnt bereits außerhalb des Krankenhauses.

5.6.1 Geschichtlicher Rückblick

Die wissenschaftliche Gesellschaft in Paris empfahl bereits 1740 Mund-zu-Mund-Beatmung für die Behandlung von Ertrunkenen. Alternative Therapien wie Armeheben und Thoraxausdrücken wurden jedoch bevorzugt. Erst in den 50er Jahren gelang es Safar et al. [27], den Nutzen von Mund-zu-Mund-Beatmung gegenüber diesen Therapien aufzuzeigen. Ein weiterer historischer wissenschaftlicher Schritt gelang Zoll et al. [37], welche die Beendigung von Kammerflimmern durch extern angelegten elektrischen Strom erstmals beschrieben. Einen Ersatzkreislauf mittels externer Massage aufrechtzuerhalten gelang 1960 erst Kouwenhoven et al. [16], die einen arteriellen Druckanstieg beim festen Andrücken der Defibrillationspaddles bei Hunden bemerkten. Seit dieser Zeit sind Mund-zu-Mund-Beatmung und externe Herzdruckmassage die Standardtherapie in der kardiopulmonalen Reanimation.

5.6.2 Pathophysiologische Grundlagen

Die wichtigste Determinante für eine erfolgreiche kardiopulmonale Reanimation nach einem Herz-Kreislauf-Stillstand ist der *koronare Perfusionsdruck*, definiert als der Druckgradient zwischen dem diastolischen Aortendruck und dem rechtsatrialen Druck [21]. Für das weitere Überleben des Patienten und das damit verbundenen neurologische Outcome ist jedoch auch der *zerebrale Perfusionsdruck* von erheblicher Bedeutung [9]. Nach wie vor gilt die Meinung, daß ein zerebraler No-Flow-Status von 4–5 min ohne neurologisches Defizit überlebt werden kann. In einem Hundemodellversuch wurde unlängst nachgewiesen, daß Kammerflimmern von 11 min ohne funktionelles neurologisches Defizit und nahezu ohne histologische zerebrale Veränderungen überlebt werden kann [28]. Es kamen jedoch in dieser Untersuchung additive Therapien wie milde Hypothermie (32–34 °C) nach der Wiederherstellung des Kreislaufes zum Einsatz. Der zerebrale Perfusionsdruck während Herzdruckmassage bleibt jedoch die wichtigste Determinante für das weitere zerebrale Überleben des Patienten.

Um beide Determinanten erfüllen zu können, muß es gelingen während des Herz-Kreislauf-Stillstandes einen ausreichenden Blutfluß aufrechtzuerhalten. Verschiedenste Theorien wurden in den letzten Jahren dazu entwickelt:

Modelle zur Aufrechterhaltung des Kreislaufs
- „Cardio-pump"-Theorie (Kouwenhoven),
- „Thoracic-pump"-Theorie (Rudikoff).

5.6.2.1 Modelle zur Aufrechterhaltung eines Kreislaufes

Kouwenhoven et al. [16] glaubten nachgewiesen zu haben, daß die Ursache für die Aufrechterhaltung eines Blutflusses trotz Herzstillstand und damit verbundenem Pumpversagen mittels externer Herzdruckmassage in einer direkten Kompression des Herzens liege. Das Herz, so argumentierten die Autoren, würde zwischen Sternum und Wirbelsäule förmlich ausgepreßt. Durch die direkte Kompression übersteige der Druck in den Ventrikeln den Vorhofdruck, die Atrioventrikularklappen würden dadurch verschlossen und das Blutvolumen der Venrikel in die Aorta bzw. A. pulmonalis ausgeworfen. Durch die passive Relaxierung während der Entlastungsphase komme es zu einer Erweiterung der Ventrikel und damit zu einer diastolischen Füllung. Diese Theorie wurde in der Literatur auch als „cardiac pump theory" bezeichnet. Erst in letzter Zeit publizierte Daten von transösophagealen echokardiographischen Untersuchungen während kardiopulmonaler Reanimation am Menschen unterstützen diese theoretischen Überlegungen [24]. Die Autoren konnten zeigen, jedoch nur an einer relativ kleinen Fallzahl, daß während externer Herzmassage die Atrioventrikularklappen geschlossen sind und der Venrikeldurchmesser sich verkleinert.

Rudikoff et al. [25] entwickelten 1980 eine weitere Theorie über das Zustandekommen des Blutflusses während kardiopulmonaler Reanimation.

Eine generelle Drucksteigerung im Thorax soll für die Aufrechterhaltung des Kreislaufes verantwortlich sein, so die Autoren. Zum einen soll der Rückfluß durch Klappen in den großen Venen und zum anderen durch einen druckbedingten Kollaps der Venen verhindert sein. In der Entlastungsphase sinke der Druck intrathorakal, und ein venöser Rückstrom finde statt. Diese Theorie wird in der Literatur auch als „thoracic pump model" bezeichnet. Eine Untersuchung, die diese Theorie unterstützt, wurde 1976 von Criley et al. publiziert [7]. Durch eine Injektion in die rechte Koronararterie wurde Kammerflimmern induziert, die Patienten blieben bei Bewußtsein und wurden aufgefordert zu husten. Durch die Hustenstöße der Patienten kam es zu einer Erhöhung des intrathorakalen Druckes und damit zu einer Erhöhung des aortalen Druckes. Diese Untersuchung postuliert einen Blutfluß durch einen durch den Hustenstoß erhöhten intrathorakalen Druck.

Wie oben erwähnt, ist der koronare Perfusionsdruck die entscheidende Prämisse für eine erfolgreiche Wiederbelebung des Patienten. Durch Erhöhung des intraabdominellen Druckes kommt es zu einer Steigerung des myokardialen Blutflusses [23]. Diese Erkenntnis führte zur Entwicklung der interponierten abdominalen Kompression-Reanimationsmethode [1]. Die klinische Anwendung wurde 1992 erstmals von Sack et al. [26] publiziert. Verschiedenste Überlegungen versuchen, einen Vorteil dieser Reanimationsmethode zu untermauern. Zum einen steigert die abdominelle Kompression den intrathorakalen Druck und damit, so die Autoren, den Blutfluß. Andererseits wird postuliert, daß durch die abdominelle Kompression ein ähnlicher Effekt wie durch eine intraaortale Pumpe erzeugt wird, im Sinne von aortaler Gegenpulsation. Drittens soll es durch die abdominale Kompression zu einer Verbesserung des venösen Rückstromes kommen [1].

Ein weiterer Versuch, den intrathorakalen Druck während kardiopulmonaler Reanimation zu steigern, wurde durch die Entwicklung einer pneumatischen Weste unternommen [11]. Durch die angelegten Drücke kommt es auch zu einem Kollaps der zuführenden Luftwege und damit zu dem Phänomen eines „air trapping". Die intrathorakalen Drücke werden dadurch erhöht. Ein venöser Rückstrom findet wiederum in der Entspannungsphase passiv statt. Eine von Halperin et al. publizierte Studie an Menschen konnte einen Nutzen dieser Methode, bezogen auf die Wiederherstellung eines Kreislaufes (Rosc = Return of spontaneous circulation) zeigen, der sekundäre Outcome war jedoch nicht zu verbessern [13].

Durch die erfolgreiche prähospitale Wiederbelebung eines Patienten durch Angehörige mit einer Toilettensaugglocke kam es 1990 zur Entwicklung der aktiven Kompressions-Dekompressions-Methode zur Reanimation [19]. Im Gegensatz zu den bisher beschriebenen Methoden zur kardiopulmonalen Reanimation ist die Entlassungsphase des Thorax bei dieser Methode aktiv. Dadurch soll es zu einer deutlichen Verbesserung verschiedenster hämodynamischer Parameter kommen. Zum einen soll durch den während der aktiven Dekompression auftretenden negativen intrathorakalen Druck der venöse Rückstrom verbessert sein. Ein vergrößertes Herzzeitvolumen soll die Folge sein. Ebenfalls positiv beeinflußt wird die CO_2-Eliminierung durch die aktive Dekompression [5]. Erste publizierte Daten am Menschen zeigten eine Erhöhung des Rosc, jedoch keine Verbesserung des sekundären Outcomes [6]. Eine große Multicenterstudie, durchgeführt in den USA, konnte keinen Nutzen bezogen auf den Outcome zeigen [30].

Welche pathophysiologischen Überlegungen bezüglich der treibenden Kraft in der kardiopulmonalen Reanimation auch immer die richtigen sind, ein Blutfluß entsteht durch eine Druckdifferenz zwischen 2 Orten:

Entweder wird die Druckdifferenz durch direkte Kompression des Herzens erzeugt oder durch eine Erhöhung des intrathorakalen Druckes. Durch diese Druckdifferenz kommt es zum Transport von Volumen in die Peripherie. Es ist entweder Volumen aus dem linken Ventrikel („cardiac compression model") oder intrapulmonales und kardiales Volumen („thoracic pump model"). Ein Mechanismus muß gewährleisten, daß kein retrograder Blutfluß auftritt. Das ist entweder gewährleistet durch verschlossene Atrioventrikularklappen „cardiac pump model" bzw. durch Klappen in den großen Venen oder Kompression dieser Venen im „thoracic pump model".

Es muß ein Mechanismus existieren, der venösen Rückstrom bedingt. Eine Druckdifferenz von der Peripherie zum rechten Vorhof („cardiac compression model") bzw. zum gesamten intrathorakalen Druck („thoracic pump model") in der passiven Entlastungsphase gewährleistet diesen. Bei der aktiven Kompressions-Dekompressions-Methode ist im Unterschied zu den anderen Methoden der venöse Rückstrom durch die aktive Dekompression des Thorax augmentiert.

5.6.2.2 Determinanten des Blutflusses bei der CPR

Wie oben bereits erwähnt, wird Volumen vom Zentrum in die Peripherie bewegt. Mehrere Faktoren beeinflussen nun diesen Transport von Blutvolumen während des kardiopulmonalen Transports. Einer der wichtigsten Faktoren scheint der sog. „Duty cycle" zu sein. Der Duty cycle ist jene Zeiteinheit einer Herzdruckmassage, die für die Kompression des Thorax aufgewendet wird. Die Entlastungsphase nach der Kompression ist ja passiv bzw. aktiv in neueren Reanimationsmodellen. In einer am Menschen durchgeführten Untersuchung konnte gezeigt werden, daß die optimale Kompressionsrate bei 60 % des einzelnen Zyklus lag [32]. Durch einen Duty cycle von 60 % einer Herzdruckmassage konnte also am meisten Blutfluß erzielt werden, und zwar unabhängig von der Reanimationsfrequenz. Eine Untersuchung von Halperin et al. [12] bestätigt, daß mit einem Duty cycle von 45 % der Blutfluß unabhängig von der Reanimationsfrequenz war.

Wird eine Reanimation mit einer Frequenz von 80–100/Minute durchgeführt, so kommt es zu einem Trend für den Duty cycle von ca. 50 %. Wird die Reanimation mit einer Frequenz von weniger als 80/Minute durchgeführt, so ist es außerordentlich schwierig, einen ausreichenden Duty cycle von mindestens 50 % zu generieren. Aus diesem Grund lauten die Empfehlungen der ERC, die kardiopulmonale Reanimation mit einer Frequenz von 80–100/Minute durchzuführen.

Ein weiterer wichtiger Faktor, der den Blutfluß wesentlich beeinflußt, ist die Kraft, mit der der Thorax komprimiert wird. Diese Kraft ist zum einen von der Person abhängig, die die Kraft ausübt und zum anderen von der Verteilung der Kraft. Liegen keine gesicherten Luftwege vor, so kann bei Kompression Luft entweichen und dadruch der intrathorakale Druck vermindert werden. Daraus resultiert die Überlegung, simultan mit der Kompression eine Beatmung durchzuführen. Dies kann jedoch dazu führen, daß der Blutfluß vom rechten zum linken Herzen verschlechtert wird. Ein Teil der Kraft breitet sich auch in Richtung Abdomen aus.

Diese Überlegung führte zur Entwicklung der interponierten abdominellen Kompression. Ein weiterer wichtiger Faktor ist schließlich, speziell für die Befürworter der „Cardiac pump"-Theorie, die Stelle, an der die Kraft appliziert wird. Demzufolge muß der Druckpunkt direkt über dem Herzen sein.

Die von der ERC empfohlenen Richtlinien dazu sind eine Eindrücktiefe von 3,8–5 cm sowie ein Druckpunkt in der unteren Sternumhälfte.

5.6.2 Therapie des Herz-Kreislauf-Stillstandes

5.6.2.1 Defibrillation

Die Indikation zur Defibrillation schlechthin ist das Kammerflimmern. Beim Kammerflimmern liegt eine unkoordinierte und ungeordnete Tätigkeit der Herzmuskelfasern vor. Durch eine Defibrillation muß es gelingen, die ungeordnete und unkoordinierte Erregung zu terminisieren. Der Erfolg der Defibrillation hängt nicht zuletzt davon ab, inwieweit es gelingt, eine bestimmte Anzahl von Herzmuskelfasern gleichzeitig zu depolarisieren und der Sinusknotenerregung die Möglichkeit zu verschaffen, auf nicht refraktäres Gewebe zu treffen. Diese auch „kritische Masse" genannnte Anzahl liegt bei ca. 75 %. Es muß also gelingen, 75 % der Herzmuskelfasern in den Stromkreis zu bringen und gleichzeitig zu depolarisieren. Die tatsächliche Energie, die notwendig ist, um dies zu erreichen, ist nicht bekannt. Stromstärken von > 500 mA sind in der Lage, thermische Myokardschäden zu verursachen. Die tatsächliche Energie, die den Herzmuskel erreicht, ist abhängig von der Spannung (angegeben in Joule bzw. Ws) und vom Widerstand zwischen der Energiequelle und dem das Herz umgebenden Gewebe.

Die vom European Resuscitation Council empfohlenene Dosierung liegt bei 1,5–2 J/kg KG [10]. Eine von Weaver et al. [34] durchgeführte Untersuchumg zeigte, daß bei Applikation von 2 Stromstößen mit niedriger Energie (175 J) und, wenn notwendig, eines 3. Stromstoßes mit hoher Energie (320 J), dieselbe Erfolgsaussicht bestand, das Kammerflimmern zu beenden, wie bei 3 Strömstößen mit derselben hohen Energie von 320 J.

Die thorakale Impedanz herabzusetzen ist eine der wichtigsten Maßnahmen bei der Defibrillation:

Herabsetzung der thorakalen Impedanz:
- Breitflächige Schockelektroden,
- Verwendung von Defibrillationsgel,
- hoher Anpreßdruck der Schockelektroden,
- Defibrillation in Exspiration,
- Vermeidung von „schleichenden" Pfaden.

Dies gelingt durch ausreichend breitflächige Schockelektroden („Paddles"), zwischen denen ein Stromfluß entsteht. Sind sie zu groß, nimmt die Stromdichte ab. Die Grenzfläche zwischen Paddles und der Haut des Patienten ist ein weiterer wichtiger Faktor zur Herabsetzung der thorakalen Impedanz. Defibrillationsgel wird hiefür eingesetzt. Wird es nicht verwendet, besteht ein hoher Hautwiderstand, ein hoher Stromfluß im Bereich der Haut, und es resultiert eine Verbrennung.

Eine weitere Möglichkeit, den Widerstand zu senken, besteht in einem hohen Anpreßdruck der Schockelektroden an die Thoraxwand. Luftgefüllte Hohlräume haben einen hohen Widerstand, so daß eine Defibrillation in der Exspirations-

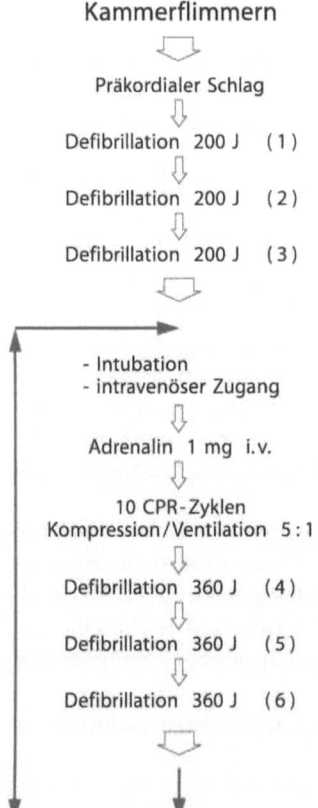

Abb. 1. Algorhythmus bei Kammerflimmern. (Nach [10])

phase des Atemzyklus durchzuführen ist. Das Herz muß, um es zu defibrillieren, im Stromkreis liegen, d. h. es darf kein „schleichender Pfad" des Stromes, der ja den geringsten Widerstand läuft, existieren. Ein solcher schleichender Pfad wäre z.B. Defibrillationsgel, das unsachgemäß breit am Thorax verschmiert wäre.

Das European Resuscitation Council empfiehlt bei Kammerflimmern primär die Applikation von 3 Stromstößen, wenn nötig, und erst nachher die Intubation und Beatmung, um ein Kammerflimmern zu terminisieren (Abb. 1; [10]).

5.6.2.2 Katecholamine

Kreislaufstillstand und Reanimation stellen für den Organismus die stärkste bekannte Streßreaktion mit den höchsten endogen freigesetzten Plasmakatecholaminkonzentrationen dar [36]. Der Mechanismus über die Wirkung exogen zugeführter Katecholamine ist nach wie vor nicht exakt geklärt. Eine prolongierte kardiopulmonale Reanimation, die von den Patienten überlebt wird, wird in den seltensten Fällen ohne exogene Katecholaminapplikation durchgeführt. Der Hauptangriffspunkt der Katecholamine scheinen die α-Rezeptoren in der Gefäßmuskulatur zu sein und weniger eine Verbesserung der Kontraktilität über β-Rezeptoren. Es konnte gezeigt werden, daß Katecholamine den Druckgradienten zwischen Aorta und zentralem Venendruck und damit den koronaren Perfusionsdruck erhöhen. Während prolongierter Reanimation kommt es zu einem zunehmenden Tonusverlust im arteriellen Stromgebiet und damit zu einer Reduktion des Blutflusses, was durch Katecholaminapplikation vermindert werden kann. In einer unlängst durchgeführten Studie konnte gezeigt werden, daß beim Schwein mit 0.2 mg/kg KG Epinephrin der maximale Blutfluß während des Kammerflimmerns stattfindet [3].

In der Literatur findet seit langem eine Debatte über das ideale Katecholamin für die Therapie des Herz-Kreislauf-Stillstandes statt. Reine β-Rezeptorenagonisten, wie Isoproterenol oder Dobutamin, scheinen von untergeordneter Bedeutung, da diese Substanzen den peripheren Widerstand senken. Substanzen, die v. a. über die α-Rezeptoren wirken, wie Epinephrin und Norepinephrin, scheinen bedeutsamer zu sein. Erst unlängst konnte gezeigt werden, daß während eines Herz-Kreislauf-Stillstandes auch große endogene Vasopressinspiegel vorliegen und daß die Level bei überlebenden Patienten höher waren [17].

Epinephrin hat mehr β-Rezeptorenwirkung denn Norepinephrin, dadurch wird jedoch auch der myokardiale O_2-Verbrauch gesteigert, insbesondere beim Vorliegen von Kammerflimmern, so daß in diesem Patientenkollektiv Norepinephrin überlegen sein dürfte. Liegt jedoch eine Asystolie vor, war im Tiermodellversuch Epinephrin überlegen. Ebenfalls in einem Tiermodell mit Kammerflimmern konnte gezeigt werden, daß Vasopressin dem Epinephrin bezüglich der koronaren Perfusionsdrücke überlegen war [18]. Erste Studien an Patienten sind derzeit in Arbeit. Nicht nur die Wirksubstanz, sondern auch die zu verabreichenden Dosen der jeweiligen Substanzen sind nicht exakt geklärt. Hohe Epinephrindosierungsschemata konnten sich bis jetzt noch nicht durchsetzen. Die von der ERC empfohlenen Dosierungsrichtlinien finden sich im Anhang [10].

5.6.2.3 Antiarrhythmische Therapie

Für die Behandlung ventrikulärer Extrasystolen und hämodynamisch stabiler Tachykardien ist Lidocain in der Dosierung von 1 mg/kg KG das Medikament der Wahl, insbesondere bei ischämischem Ursprung der Tachykardien bzw. Extrasystolen. Die Anwendung von Lidocain bei Kammerflimmern und pulsloser ventrikulärer Tachykardie nach mindestens 4 erfolglosen Defibrillationen wird von der ERC empfohlen. In diesem Fall beträgt die Dosierung 1,5 mg/kg KG und soll als Bolus verabreicht werden. Eine Wiederholung dieser Dosis ist aufgrund der kurzen Halbwertszeit von Lidocain nach 3–5 min möglich. Es gibt jedoch keine prospektive Studie, die den tatsächlichen Nutzen der Lidocaingabe zeigt und die Verabreichung von Lidocain gegenüber anderen Antiarrhythmika, wie z.B. Amiodaron, bevorzugt.

5.6.2.4 Natriumbikarbonat

Natriumbikarbonat wurde über lange Zeit zur Behandlung der Azidose, die sich aufgrund des Herz-Kreislauf-Stillstandes entwickelt, eingesetzt. Der Grund für den Einsatz besteht in einer Verbesserung des Ansprechens auf eine Defibrillation bei Kammerflimmern und in einer verbesserten Wirkung der eingesetzten Katecholamine. Schlechter Outcome nach kardiopulmonaler Reanimation ist korreliert mit niedrigen pH-Werten.

In letzter Zeit mehren sich allerdings die Hinweise, daß die Therapie mit Natriumbikarbonat keine Verbesserung des Outcomes bringt. Die Azidose, die durch den Herz-Kreislauf-Stillstand entsteht, ist v. a. durch die Anhäufung von CO_2 bedingt und damit respiratorischen Ursprungs [35]. Eine adäquate Ventilation ist die rationale Therapie. Eine Administration von Bikarbonat vergrößert die regionalen CO_2-Spiegel und damit die zelluläre Azidose. Eine Anhebung des pH-Wertes in alkalische Werte verschiebt die Sauerstoffbindungskurve nach links und verschlechtert damit die O_2-Abgabe an periphere Gewebe. Eine Anhebung der Osmolarität und des Serumnatriumspiegels sind weitere negative Folgen einer Bikarbonattherapie.

Nach langen Kreislaufstillständen und langen Reanimationszeiten wird die Therapie mit Natriumbikarbonat von der ERC nur mehr als möglich hilfreich angesehen und als routinemäßige Anwendung nicht mehr empfohlen [10]. Die Dosierung beträgt 50 mmol.

5.6.3 Outcome nach Herz-Kreislauf-Stillstand

Um Ergebnisse nach kardiopulmonaler Reanimation vergleichen zu können, bedarf es einer exakten Dokumentation. Um die Ergebnisse unterschiedlicher Zentren zu beurteilen und zu vergleichen, sollte nach den Kriterien des „Utstein Style" dokumentiert werden [4]. Diese Kriterien wurden leider bisher nicht einheitlich angewendet. Es wird darin versucht, nicht nur exakte Zeitdefinitionen zu geben, sondern es werden sowohl kardiale Ergebnisse wie auch der zerebrale Zustand des Patienten nach einer erfolgreichen Reanimation bewertet. Weltweit zeigen 113 Studien einen Outcome nach kardiopulmonaler Reanimation bis zur Entlassung von 15,2 % [29], wobei kein wesentlicher Unterschied zwischen den USA und Europa besteht.

Verschiedene Faktoren beeinflussen den Outcome nach Herz-Kreislauf-Stillständen. Zum einen sind die Grunderkrankung und die Genese entscheidende Faktoren. Patienten, die den Herz-Kreislauf-Stillstand aufgrund einer pulmonalen bzw. kardialen Grunderkrankung erleiden, haben einen bedeutend besseren Outcome [29] als Patienten, die ein Trauma erlitten haben und in weiterer Folge einen Herz-Kreislauf-Stillstand [2]. Auch spielt der im Erst-EKG nach dem Stillstand abgeleitete Grundrhythmus eine entscheidende Rolle. Wird das Ereignis beobachtet, ist der Outcome verbessert [29]. Letztendlich ist jedoch die Zeit, bis es zu einer Wiederherstellung eines adäquaten koronaren und zerebralen Perfusionsdruckes kommt, die entscheidende Determinante schlechthin.

Normotherme Herz-Kreislauf-Stillstände, die länger als 10 min bestehen, sind von einem sehr schlechten Outcome begleitet [9, 28].

5.6.3.1 Grundrhythmus im Erst-EKG

Asystolie
Die Angaben über die Häufigkeit von Asystolie im primären EKG differieren zwischen 20 und 50 %. In einer unlängst publizierten Untersuchung wurden über 3000 Herz-Kreislauf-Stillstände untersucht [14]. Die Autoren gaben die Rate asystoler Patienten mit 35 % an. Nur 7 % konnten lebend in das Krankenhaus gebracht werden. Aus diesem Patientenkollektiv konnten 2 % entlassen werden. Findet sich also eine Asystolie im ersten abgeleiteten EKG, so ist mit einem Outcome von ca. 2 % zu rechnen [14, 15].

Kammerflimmern
Auch die Angaben über Kammerflimmern im Erst-EKG variieren beträchtlich. In der Literatur liegen sie zwischen 25 und 80 %. Dieser Grundrhythmus ist jedoch mit dem besten Outcome nach kardiopulmonaler Reanimation korreliert [8]. Je fühzeitiger eine Defibrillation durchgeführt wird, desto eher wird dieser ungeordnete Rhythmus terminisiert.

Diese Erkenntnisse führten zur Entwicklung von halbautomatischen Defibrillatoren, die ein Kammerflimmern detektieren konnten. Der Defibrillationsschock wurde daraufhin von Feuerwehrleuten bzw. Rettungssanitätern durchgeführt. Reanimationserfolge von bis zu 30 % wurden publiziert [33].

Wird ein Kammerflimmern beobachtet, so wird von der ERC noch vor der Defibrillation ein präkordialer Faustschlag empfohlen [34].

Bradyasystolie – elektromechanische Dissoziation – agonaler Rhythmus
Diese Art der Rhythmusstörung ist sehr häufig. Sie ist in ca. 25–55 % der Fälle der initiale Rhythmus bei Eintreffen der Ersthelfer [20]. Die Ätiologie, wie und wann

es zu einem solchen Rhythmus kommt, ist nach wie vor ungeklärt. Definiert ist diese Rhythmusstörung als eine unkoordinierte elektrische Aktivität des Herzens, die keine effektiven Kontraktionen des Herzmuskels zur Folge hat. Ähnlich der Asystolie ist auch die elektromechanische Dissoziation mit einem außerordentlich schlechten Outcome behaftet.

In großen Studien mit jeweils über 3000 Patienten [14, 31] lag der Outcome bei 0–2 %. Eine Verbesserung des Outcomes war weder durch sofortige Reanimation noch durch Katecholamine oder durch Schrittmachertherapie möglich. Der agonale Rhythmus endet in der Regel in der Asystolie.

5.6.3.2 Grunderkrankung

Trauma und Herz-Kreislauf-Stillstand

In der Altersgruppe bis zum 45. Lebensjahr ist das Trauma in der BRD die häufigste Todesursache. Nach Angaben der Literatur bestehen nur minimale Chancen, einen posttraumatischen Herz-Kreislauf-Stillstand zu überleben [2]. Trotz unterschiedlicher Genese zwischen den USA, hier ist eine größere Inzidenz an penetrierenden Traumata als in der BRD, in der stumpfe Traumata überwiegen, und trotz unterschiedlicher Rettungssysteme ist der Outcome sehr schlecht und liegt zwischen 0 und 0,5 % [14].

5.6.4 Indikation und Ausschlußkriterien zur CPR

Der Entschluß eines Arztes oder Ersthelfers, eine Reanimation vorzunehmen oder zu unterlassen, ist eine außerordentlich schwierige Entscheidung und von verschiedensten Faktoren abhängig. In der Akutsituation wird sich der Erstbehandelnde jedoch am meisten an den pathophysiologischen Mechanismen orientieren.

Hierzu stellt die American Medical Association fest:

> An individual who has sustained either 1) irreversible cessation of circulatory and respiratory functions, or 2) irreversible cessation of all functions of the entire brain, including the brain stem, is dead. A determination of death must be made in accordance with accepted medical standards.

Gemäß diesen Empfehlungen ergibt sich eigentlich die alles beherrschende Indikation, daß „sich der Arzt bei nicht eindeutiger Situation (sichere Todeszeichen in Form von Totenstarre und Totenflecken) immer für den Beginn der Reanimationsmaßnahmen entscheiden wird".

Die Betonung muß auf dem Wort Beginn liegen, denn manchmal erscheint eine „erfolgreiche" Reanimation im nachhinein sogar ethisch zweifelhaft zu sein, aufgrund der dann bleibenden neurologischen Defizite – ein individuelles, aber viel mehr auch familiäres, gesellschaftliches und ökonomisches Problem. Richtet sich die Vorgangsweise nach obiger Empfehlung, so kann eine irreversible Schädigung des kardiorespiratorischen Systems nur nach einem gescheiterten Versuch, es wieder herzustellen, vermutet werden. Ohne Wiederherstellung einer adäquaten Zirkulation ist auch zerebrales Überleben undenkbar.

Wie bereits erwähnt, soll also bei Fehlen einer eindeutigen Situation die kardiopulmonale Reanimation begonnen werden. Die Fragen „Wie aggressiv ist die Therapie?" und „Wann werden die Reanimationsbemühungen beendet"? bleiben allerdings bestehen und müssen beantwortet werden. Als eine „eindeutige Situation" können wie bereits erwähnt, nur „sichere Todeszeichen", wie Totenstarre und Totenflecken gelten. Erwähnt werden soll jedoch auch der zu Lebzeiten geäußerte Willen des Patienten, eine CPR nicht durchzuführen. Die Beantwortung der anderen Fragen muß der erstbehandelnde Arzt selbst übernehmen. Es müssen jedoch rationale und somit nachvollziehbare Entscheidungskriterien für die Beendigung einer CPR vorliegen.

Neuere Untersuchungen verbessern die Situation und erleichtern die Entscheidung [22].

Kriterien für eine Beendigung einer begonnenen kardiopulmonalen Reanimation sind:

- Patienten mit einer Asystolie im Erst-EKG, wobei der Herz-Kreislauf-Stillstand unbeobachtet war.
- Patienten mit einem nichttraumatischen Herz-Kreislauf-Stillstand, bei denen es nicht gelingt, 20–25 min nach Beginn der ärztlichen Reanimationsbemühungen eine Wiederherstellung des Kreislaufs und einer geordneten Herzaktion zu erreichen.
- Patienten, die aufgrund schwerwiegender Erkrankungen einen dokumentierten Nachweis einer Verfügung hinterlassen haben mit einer ausdrücklichen Order, keine Wiederbelebungsmaßnahmen durchzuführen.

Die Entscheidung, ob eine Reanimation begonnen werden soll und zu welchem Zeitpunkt diese zu beenden ist, bleibt jedoch sehr schwierig, und weitere Untersuchung über pathophysiologische Zusammenhänge sind nötig.

5.6.5 Richtlinien des European Resuscitation Council [10]

Diese vom ERC im Jahre 1992 publizierten Richtlinien sollen an dieser Stelle nur in komprimierter Form wiedergegeben werden. Sie wurden unterteilt in Basismaßnahmen (*Basic Cardiac Life Support* – BCLS), die von Laien durchgeführt werden sollen, und weiterführende therapeutische Schritte (*Advanced Cardiac Life Support* – ACLS), die medizinisch geschultem Personal vorbehalten sind.

Methode zur Wiederbelebung durch einen Helfer (BCLS)

- Freimachen der Atemwege,
- Überstrecken des Kopfes,
- 2 Beatmungshübe,
- 15 Kompressionen, alternierend mit einem Beatmungshub (1:15),
- Eindrücktiefe: 3,8–5 cm

- Druckpunkt: untere Sternumhälfte,
- Frequenz: 80–100/min.

Methode zur Wiederbelebung durch zwei Helfer (BCLS)
- Freimachen der Atemwege,
- Überstrecken des Kopfes,
- 2 Beatmungshübe,
- 5 Kompressionen, alternierend mit einem Beatmungshub (1:5),
- Eindrücktiefe: 3,8–5 cm,
- Druckpunkt: untere Sternumhälfte,
- Frequenz: 80–100/min.

Weiterführende therapeutische Schritte (ACLS)
- Basisreanmationsmaßnahmen wie bei BCLS,
- Algorhythmus bei Kammerflimmern (Abb. 1),
- Algorhythmus bei Asystolie (Abb. 2),
- Algorhythmus bei elektromechanischer Dissoziation (Abb. 3).

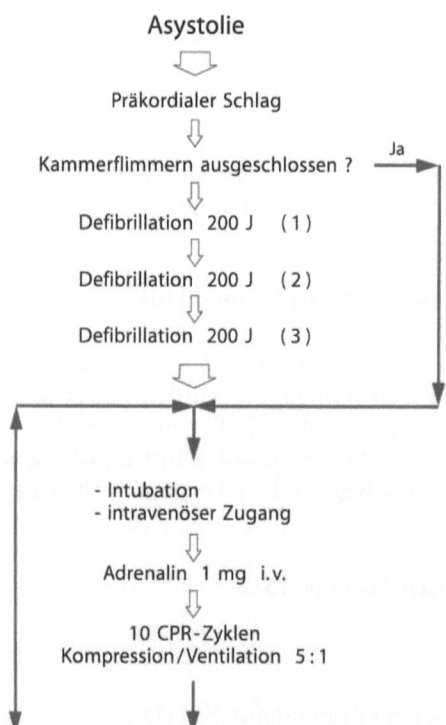

Abb. 2. Algorhythmus bei Asystolie.
(Nach [10])

EMD

Mögliche Ursachen ausschließen und,
wenn möglich, spezifische Therapie:

- Hypovolämie
- Spannungspneumothorax
- Herzbeuteltamponade
- Pulmonalembolie
- Intoxikation
- Hypothermie
- Elektrolytstörungen

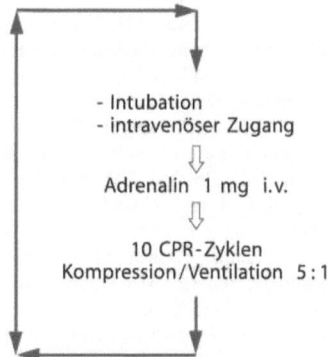

- Intubation
- intravenöser Zugang

Adrenalin 1 mg i.v.

10 CPR-Zyklen
Kompression/Ventilation 5:1

Abb. 3. Algorhythmus bei eklektromechanischer Dissoziation (EMD). (Nach [10])

Literatur

1. Babbs CF (1985) Abdominal counterpulsation in cardiopulmonary resuscitation: animal models and theoretical considerations. Am J Emerg Med 3:165–170
2. Bouillon B, Walther T, Krämer M et al. (1994) Trauma und Herz-Kreislaufstillstand. Anaesthesist 43:786–790
3. Brown CG, Werman HA, Davis EA et al. (1987) The effect of graded doses of epinephrine on regional myocardial blood flow during cardiopulmonary resuscitation in swine. Circulation 75:491–497
4. Chamberlain DA, Cummins RO, Abramson NS et al. (1992) Recommended guidelines for uniform reporting of data from out-of-hospital cardiac arrest: The Utstein Style. Br Heart J 67:325–333
5. Cohen TJ, Tucker KJ, Lurie KG et al. (1992) Active compression-decompression: a new method of cardiopulmonary resuscitation. JAMA 267:2916–2923
6. Cohen TJ, Goldner BG, Maccaro PC et al. (1993) A comparison of active compression-decompression CPR with standard CPR for cardiac arrest occuring in hospital. N Engl J Med 329:1918–1921
7. Criley JM, Blaufuss AH, Kissel GL (1976) Cough-induced cardiac compression. JAMA 236:1246–1250
8. Eisenberg MS, Horwood BT, Cummins RO et al. (1990) Cardiac arrest and resuscitation: A tale of 29 cities. Ann Emerg Med 19:179–186
9. Eleff SM, Schleien CL, Koehler RC et al. (1992) Brain bioenergetics during cardiopulmonary resuscitation in dogs. Anesthesiology 76:666

10. European Resuscitation Council (ERC) (1992) Guidelines for basic and advanced life support. Resuscitation 24:103–121
11. Halperin HR, Guerci AD, Chandra N et al. (1986) Vest inflation without simultaneous ventilation during cardiac arrest in dogs: improved survival from prolonged cardiopulmonary resuscitation. Circulation 74:1407–1415
12. Halperin HR, Tsitlik JE, Bejar R (1987) Intrathoracic pressure fluctuations move blood during CPR: Comparison of hemodynamic data with predictions from a mathematical model. Ann Biomed Eng 15:385-403
13. Halperin HR Tsitlik JE, Gelfand M et al. (1993) A preliminary study of cardiopulmonary resuscitation by circumferential compression of the chest with use of a pneumatic vest. N Engl J Med 329:762–768
14. Herlitz J, Ekstrom L, Wennerblom B et al. (1994) Predictors of early and late survival after out-of-hospital cardiac arrest in which asystole was the first recorded arrhythmia on scene. Resuscitation 28:27–36
15. Hofmann NG, Schöchl H, Brunauer A et al. (1995) Aktive Kompressions-Dekompressions-CPR-Methode beim asystolen Patienten. Notfallmedizin 21:632–636
16. Kouwenhoven WB, Jude JR, Knickerbocker CG (1960) Closed-chest cardiac massage. JAMA 173:1064–1067
17. Lindner KH, Strohmenger HU, Ensinger H et al. (1992) Stress response during and after cardiopulmonary resuscitation. Anesthesiology 77:662-668
18. Lindner KH, Prengel AW, Pfenninger EG et al. (1995) Vasopressin improves vital organ blood flow during closed-chest cardiopulmonary resuscitation in pigs. Circulation 91:215–221
19. Lurie KG, Lindo C, Chin J (1990) CPR: the P stands for plumper's helper. JAMA 264:1661
20. Ornato JP, Peberdy MA (1996) The mystery of bradyasystole during cardiac arrest. Ann Emerg Med 27:576-587
21. Paradis NA, Martin GB, Rivers EP (1990) Coronary perfusion pressure and the return of spontaneous circulation in human cardiopulmonary resuscitation. JAMA 263:1106–1113
22. Pepe PE (1996) Resuscitation descisions. In: Vincent JL (ed) Yearbook of intensive care medicine and emergency medicine. Springer, Berlin Heidelberg New York Tokio
23. Ralston SH, Babbs CF, Niebauer MJ (1982) Cardiopulmonary resuscitation with interposed abdominal compression in dogs. Anesth Analg 61:645-651
24. Redberg RF, Tucker KJ, Cohen TJ et al. (1993) Physiology of blood flow during cardiopulmonary resuscitation. A transesophageal echocardiographic study. Circulation 88:534–542
25. Rudikoff MT, Maughan WL, Effron M et al. (1980) Mechanisms of blood flow during cardiopulmonary resuscitation. Circulation 61:345-352
26. Sack JB, Kesselbrenner MB, Bergmann D (1992) Survival from in-hospital cardiac arrest with interposed abdominal counterpulsation during cardiopulmonary resuscitation. JAMA 267:379-385
27. Safar P, Escarraga LA, Elam JO (1958) A comparison of the mouth-to-mouth airway artificial respiration with the chest-pressure, armlift method. N Engl J Med 258:675
28. Safar P, Xiao F, Radovsky A et al. (1996) Improved cerebral resuscitation from cardiac arrest in dogs with mild hypothermia plus blood flow promotion. Stroke 27:105–133
29. Saklayen M, Liss H, Markert R et al. (1995) In-hospital cardiopulmonary resuscitation. Survival in 1 hospital and literature review. Medicine (Baltimore) 74:163–175
30. Schwab TM, Callaham ML, Madsen CD et al. (1995) A randomized clinical trial of active compression-decompression CPR vs. standard CPR in out-of-hospital cardiac arrest in two cities. JAMA 273:1261–1268
31. Sedgwick ML, Dalziel K, Watson J et al. (1994) The causative rhythm in out-of-hospital cardiac arrest witnessed by the emergency medical services in Heartstart Scotland project. Resuscitation 27:55–59
32. Taylor GJ, Tucker WM, Greene HL et al. (1977) Importance of prolonged compression during cardiopulomonary resuscitation in man. N Engl J Med 296:1515–1517
33. Weaver WD, Hill D, Fahrenbruch CE et al. (1988) Use of the automatic external defibrillator in the management of aut-of-hospital cardiac arrest. N Engl J Med 319:661–666

34. Weaver WD, Fahrenbruch CE, Johnson DD et al. (1990) Effect of Epinephrine and lidocaine therapy on outcome after cardiac arrest due to ventricular fibrillation. Circulation 82: 2027–2034
35. Weil MH, Rackow EC, Tevino P et al. (1986) Difference in acid-base state between venous and arterial blood during cardiopulmonary resuscitation. N Engl J Med 315:153–156
36. Wortsman J, Frank S, Cryer PE et al. (1984) Adrenomedullary response to maximal stress in humane. Am J Med 77:779–784
37. Zoll PM, Linenthal AS, Gibson W et al. (1956) Termination of ventricular fibrillation in man by externally applied electric countershock. N Engl J Med 254:727

5.7 Herzverletzungen

H. Kalkowski, P. Kalmar

Verletzungen durch äußere Gewalteinwirkung gehören in der Altersgruppe der bis zu 40jährigen zu den häufigsten Todesursachen [4, 73, 74], wobei Herzverletzungen hier an erster Stelle rangieren [28, 29, 33, 36, 40, 42, 45, 47, 48, 58, 59, 72, 76, 80]. Verletzungen des Herzens und der großen thorakalen Gefäße entstehen durch penetrierende und/oder nicht penetrierende, äußere Gewalteinwirkungen; auch die Zahl der iatrogenen Herzverletzungen ist größer geworden [37]. Während eine penetrierende Verletzung durch Schnitt-, Stich-, Spieß- oder Schußverletzungen hervorgerufen wird, kommen nichtpenetrierende Verletzungen des Herzens meist durch die Einwirkung stumpfer, Gewalt zustande, die den Thorax direkt oder indirekt trifft [75]. Bei allen Formen der Gewalteinwirkung kann der knöcherne Thorax unverletzt bleiben.

5.7.1 Penetrierende Verletzung des Herzens und der großen thorakalen Gefäße

Folgen scharfer, penetrierender Gewalteinwirkung auf das Herz
- Perikardverletzungen:
  - Zerreißung,
  - Perforation,
  - Hämatoperikard mit und ohne Tamponade.
- Myokardverletzungen:
  - Zerreißung,
  - Penetration und/oder Perforation,
  - Fremdkörpereinschluß,
  - Aneurysma, Ventrikelseptumdefekt, Fistel.
- Verletzung der Klappen und des Klappenapparates:
  - Klappensegel und -taschen,
  - Papillarmuskel und Chordae tendinae,
- Verletzung der Koronararterien
  - Zerreißung,
  - Thrombose mit und ohne Ausbildung eines Infarktes,
  - Aneurysma, arteriovenöse Fistelbildung.
- Embolien durch eingedrungene Fremdkörper und septische Thromben.
- Störung des Reizleitungssystems durch direkte Verletzung.

Der rechte Ventrikel ist mit einem Anteil von 55 % am häufigsten verletzt, es folgt der linke Ventrikel mit 20 %, der rechte Vorhof und die großen thorakalen Gefäßen mit je 10 % und die Hohlvenen mit 5 % [18, 21, 74, 80]. Das klinische Bild wird primär durch die Größe der Wunde, die Lokalisation des verletzten Gewebes und die Art der Perikardbeteiligung bestimmt. Diese Faktoren sind es, die nicht nur den weiteren Verlauf, die Behandlung, sondern auch die Prognose nachhaltig beeinflussen. Häufig kommt es zur gleichzeitigen Verletzung von Lungenparenchym und großen Gefäßen, wobei letztere zunächst hinsichtlich der Symptome dominieren können. Gleiches gilt für die Kombination von Lungenparenchym- und Oberbauchverletzungen [5, 6, 16, 19, 40, 44, 46, 70]. Eine Mitverletzung des Perikards ermöglicht eine freie Drainage in die Herzumgebung und kann dadurch u. U. eine Tamponade verhindern. Um eine Herztamponade erkennen zu können, ist eine genaue klinische Beobachtung, am besten durch eine Echokardiographie, erforderlich [23, 33, 35, 40, 42, 47, 74, 80].

Das Fehlen eines Perikardergusses (Hämatoperikard) muß eine penetrierende Herzwunde nicht ausschließen [6, 44, 48, 58]. Neben einer Röntgenaufnahme des Thorax ist, bei stabilem Zustand des Patienten, gelegentlich auch ein Computertomogramm mit Kontrastmittelgabe hilfreich [51].

Zur Behandlung penetrierender Herzwunden mit relevanter Blutung gehört die Thorakotomie und die Versorgung der Läsion. Im Falle einer Perikardtamponade kann eine Perikardiozentese in Vorbereitung zur Operation vorgenommen werden, ohne diese jedoch ersetzen zu können [30, 45, 51, 64, 81]. Die Gabe von Antibiotika und eine Tetanusprophylaxe (Auffrischung) sind ebenso unerläßlich wie die umfassende Inspektion der Nachbarorgane. Die operative Therapie umfaßt die Versorgung der Verletzungen einschließlich der des Diaphragmas, der Pleuren und der Brustwand. Abdomen- und Halsverletzungen sollten sinnvollerweise in der gleichen Sitzung versorgt werden. Im Falle des Eindringens eines Gegenstandes in die vorderen Herzanteile sollte immer auch die Rückseite inspiziert werden. Die Entscheidung darüber, ob ein Fremdkörper aus dem Herzbereich entfernt werden kann oder soll, hängt nicht nur von dessen Form, Größe und Lage, sondern auch von der zu erwartenden Verunreinigung und Umgebungsreaktion ab. Liegt eine günstige Lokalisation des Fremdkörpers vor, so sollte er entfernt werden, da sonst eine Verschleppung in die Gefäßperipherie [8, 75, 77], Infektion, im weiteren Verlauf eine Aneurysmabildung und die Entstehung von Thromben zu befürchten ist.

Die Überlebensraten bei Kranken mit Schußverletzungen sind niedriger als bei solchen mit Stich-, Schnitt- und Spießverletzungen [24, 66, 67].

5.7.1.1 Perikardverletzungen und Herzbeuteltamponade

Feine Einschnitte am Pleuroperikard lassen sich von großen Zerreißungen unterscheiden [23, 24]. Eine Mitverletzung des Lungenparenchyms verursacht neben einem Pneumothorax auch ein Pneumoperikard [17, 23, 33, 50]. Bei großem Perikardeinriß kann es zu einer partiellen oder sogar totalen Herzluxation in den Pleuraraum kommen, mit der Folge einer Kompression und Torsion des Herzens [2, 15, 27, 28, 39, 40].

Penetrierende Herzwunden ohne Tamponade sind eher selten [17, 23, 33, 50, 56, 71]. Die hämodynamischen Auswirkungen der Tamponade werden durch die geringe Elastizität des Perikardsackes verursacht. Akut können schon geringe zusätzliche Flüssigkeitsmengen bis 150 ml das Vollbild einer Perikardtamponade bieten [17]. Die Summe der Auswirkungen auf das Myokard führt zu einer drastischen Senkung des Schlagvolumens [3, 22, 23, 33, 46], worunter im Verlauf auch die Perfusion wichtiger Organe leidet [71]. Insbesondere die Herabsetzung der Koronardurchblutung führt zur Myokardischämie, wobei die sinoatriale Knotenischämie dann eine (Sinus)bradykardie zur Folge hat.

Das Röntgenbild ist uncharakteristisch, wenn nicht zusätzlich Pneumothorax bzw.-perikard vorliegen. Die Echokardiographie ist für uns die wichtigste Untersuchungsmethode zur Diagnosestellung. Sie gestattet in der Regel eine eindeutige Diagnose und sollte jeder Perikardpunktion (Perikardiozentese) vorausgehen. Die klassische Trias der Herztamponade – hoher Venendruck, Hypotonie und abgeschwächte Herzgeräusche – ist nicht immer vorhanden [22, 34, 43, 47].

Perikardtamponade

Therapie ist die frühe Perikardiotomie. Eine Perikardpunktion (Perikardiozentese) kann nur als palliative diagnostische Maßnahme angesehen werden [31, 45, 46, 51, 67]. Sie wird entsprechend der jeweiligen Tamponadeursache über eine anterolaterale linke oder eine rechte Thorakotomie oder eine longitudinale mediale Sternotomie ausgeführt. Beide Zugänge gestatten eine ausgiebige Inspektion des Herzens und seiner Umgebung, ermöglichen ferner die Entfernung von Blut, Ergußflüssigkeit und Fremdkörpern und gewährleisten schließlich eine Versorgung von Verletzungen.

Myokardwunden

Sie werden durch eine ausgiebige Freilegung des Herzens der Versorgung zugänglich gemacht. Das Perikard wird gespalten und die Verletzung durch Fingerkompression gesichert, wie dies bereits Rehn 1896 anläßlich seiner ersten erfolgreichen Intervention am Herzen vornahm [65]. Am Ventrikelmyokard gelingt dies ohne Schwierigkeit. Im Bereich der Vorhöfe und der Hohlvenen kann eine Satinski-Klemme angelegt werden, um die Blutung zu kontrollieren und die Verletzung zu verschließen. Gelegentlich kann der Finger auch nach Anlage einer Tabaksbeutelnaht in die rechte oder linke Vorkammer eingeführt werden, um die Wunde von innen zu verschließen. Von außen wird dann mittels einer überwendlichen Naht der endgültige Verschluß des Defektes erreicht.

Größere, unverletzte Koronargefäße im Bereich der Wunde können durch Unterstechung mit filzarmierten Nähten geschont werden.

Wunden im Bereich des linken Vorhofs

Schwierigkeiten verursachen Wunden im Bereich des linken Vorhofs wegen des ungünstigen Zuganges. Obwohl eine sichere Naht hier oft nicht möglich ist, sollte der Verschluß dennoch nach genauer Inspektion angestrebt werden, da Vorhofwunden wegen der dünnen Wand lange bluten können. Ist eine chirurgische Versorgung nicht oder nicht definitiv möglich, kann man die Wunde mit Hämostyptika austamponieren und das Perikard von außen als Kompressionsfläche benutzen. Bei größeren Wunden, deren Versorgung nicht gelingt, sollte der weitere Eingriff nach Anschluß der Herz-Lungen-Maschine, u. U. sogar unter Verwendung einer kardioplegischen Stillegung des Herzens erfolgen.

Hohlvenenverletzungen

Verletzungen der intraperikardialen Hohlvenen können nach tangentialer Ausklemmung, z. B. mit einer Satinski-Klemme, durch direkte Naht verschlossen werden. Ist der Defekt sehr groß, kann ein innerer Shunt, der vom Vorhof aus eingeführt wird, äußerst hilfreich sein [56, 57, 78].

Die proximale und distale temporäre Abdichtung erfolgt, bei gleichzeitiger Erhaltung des Blutrückflusses, mit Tourniquets. Einengungen werden dadurch vermieden, daß die Naht quer zum Gefäßverlauf gelegt wird. Hierfür eignen sich Einzelknopf- oder eng gestochene U-Nähte mehr als fortlaufende. Gelegentlich ist es erforderlich, einen autologen Perikardpatch über den Defekt zu steppen, um Stenosen zu vermeiden. Besonders wichtig ist dies bei Defekten der V. cava inferior.

Lungenvenenverletzungen

Sie werden auf die gleiche Weise angegangen. Gelegentlich kann es allerdings erforderlich sein, das Gefäß über die Perikardgrenzen hinaus zu verfolgen, um eine sichere Versorgung zu ermöglichen. Bei Defekten sehr nahe am Sulcus interatrialis kann die Ausklemmtechnik, in Analogie zur Blalock-Hanlon-Operation, die verletzte Lungenvene und einen Teil des linken und rechten Vorhofes miteinbeziehen.

Verletzungen des Truncus brachiocephalicus, der Karotiden und der Aa. subclaviae

Hier spielt neben der Diagnose der Zugang eine große Rolle. Eine großzügige Freilegung ist immer zu fordern, da die Versorgung durch die in der Regel umfängliche Unterblutung der Umgebung schwierig ist. Eine longitudinale oder quere Sternotomie und eine Mobilisation des Schlüsselbeins sind manchmal unvermeidbar. Die Gefäßdefekte werden entweder direkt oder durch Interponat behoben. Gegenwärtig eignen sich hierzu besonders ringverstärkte PTFE-Prothesen.

Schäden an den Klappen und am Klappenapparat

Als Folgen der penetrierenden Herzverletzung sind Schäden an den Klappen und am Klappenapparat möglich. Laute, vorher nicht vorhandene musikalische Geräusche über den Klappenauskultationsregionen sind charakteristische Zeichen für eine Klappenverletzung und signalisieren die entstandene Regurgitation. Der Grad der Insuffizienz bestimmt die Behandlung und Prognose. Wenn indiziert, ist die chirurgische Korrektur bei Aorten- und Mitralklappenläsionen in der Regel dringlich. Trikuspidalverletzungen werden dagegen länger toleriert. Die kausale Therapie ist die Rekonstruktion, häufiger der Ersatz der verletzten Herzklappe. Die Prognose ist i. allg. gut.

Verletzung der Koronararterien

Aufgrund ihrer Beteiligung an penetrierenden Herzverletzungen wird sie in der Regel im Rahmen der operativen Versorgung anderer Verletzungsarten diagnostiziert. Kleinere Koronargefäße können unterbunden werden. Wenn eines der Hauptgefäße (R. interventricularis anterior, R. circumflexus, A. coronaria dextra) oder größere Äste des linken Systems verletzt sind, muß die betroffene Arterie nach den Regeln der Bypasschirurgie mit aortokoronarer Umleitung versorgt werden.

Arteriovenöse Koronarfisteln

Sie stellen eine besondere Form der Koronarverletzung dar. Für die Diagnose ist eine Herzkatheteruntersuchung mit Darstellung der Koronarien unerläßlich. Die rechte Koronararterie ist häufiger betroffen als die linke. Auskultatorisch liegt ein lautes, holosystolisches oder ein systolisch-diastolisches Maschinengeräusch vor. Eine Operationsindikation zur Fistelbeseitigung ist gegeben, wenn eine Ischämie als „Steal"-Effekt nachweisbar ist. Mit Hilfe der extrakorporalen Zirkulation wird die Fistel bzw. das Fistelgefäß unterbunden. Periphere Myokardbezirke werden, falls erforderlich, mit aortokoronarem Bypass versorgt.

Penetrierende Aortenverletzungen

Sie führen wegen des sehr großen Blutverlustes zum Tode, bevor ein chirurgisches Eingreifen möglich ist. Stichverletzungen sind prognostisch gesehen günstiger als Schußverletzungen, weil sich die Stichkanäle an der Aorta zumindest partiell soweit schließen können, daß die Verletzten nicht sofort verbluten und somit einer operativen Versorgung zugeführt werden können. Die Diagnosestellung ist immer schwierig, sofern nicht durch äußere Verletzungszeichen ein Hinweis auf die Lokalisation vorliegt. Bei intraperikardialen Läsionen der Aorta steht die Herzbeuteltamponade im Vordergrund, deren klinisches Bild dem einer Herzwandverletzung ähnelt. Ist die Aorta im extraperikardialen Abschnitt verletzt, steht eine umfangreiche Unterblutung des benachbarten Mediastinums im Mittelpunkt, die auch Anschluß an den Herzbeutel finden kann [41, 49, 52, 53, 59, 61, 62, 82] .

Thoraxdrainagen geben als erste diagnostisch-therapeutische Maßnahmen Aufschluß über den Blutverlust. Bei dringendem Verdacht ist die sofortige Thorakotomie die Methode der Wahl. Weitere vorgeschaltete diagnostische Maßnahmen verbieten sich. Gelingt es, die Blutungsquelle zu lokalisieren, kann eine direkte Naht erfolgreich sein. Als Zugang wird die Sternotomie oder laterale Thorakotomie gewählt.

5.7.2 Verletzungen des Herzens und der großen thorakalen Gefäße durch stumpfe Gewalteinwirkung

Dezeleration, Akzeleration und Kompression sind die 3 wesentlichen Formen der Gewalteinwirkung, die stumpfe Thoraxverletzungen verursachen. Die Liste der möglichen Verletzungsursachen reicht dabei von Faustschlägen, Sportverletzungen (z. B. Aufprallen auf Bande oder Gegner beim Eishockeyspiel), Aufprallen auf die Lenksäule beim Verkehrsunfall bis hin zu Stürzen aus größerer Höhe, Explosionen oder Quetschungen des Thorax verschiedener Genese. Die Folgen sind hier zusammengefaßt:

Zusammenfassung der Folgen stumpfer Gewalteinwirkung auf Thorax und Herz
- Perikard:
  - Hämatoperikard mit und ohne Zeichen der Herzbeuteltamponade,
  - Ruptur und/oder Zerreißung.
- Myokard:
  - Contusio cordis,
  - akute und später auftretende Ruptur der Ventrikelwand,
  - Ruptur des Ventrikelseptums,
  - Aneurysma.
- Klappenverletzung:
  - Ruptur der Klappensegel und -taschen, der Chordae tendinae,
  - Kontusion der Papillarmuskeln.
- Verletzung der Koronararterien:
  - Zerreißung mit und ohne Infarktausbildung,
  - Thrombose mit und ohne Infarktausbildung,
  - arteriovenöse Fisteln.
- Verletzung der großen thorakalen Gefäße:
  - Ruptur (Aorta, Truncus brachiocephalicus, Karotiden, Aa. subclaviae),
  - Aneurysma,
  - thrombotischer Verschluß.
- Verletzung des Reizleitungssystems:
  - Dysrhythmie,
  - Blockierungen.

In den vergangenen 30 Jahren wurden 62 Verletzte nach stumpfen Thoraxtraumen von uns operativ versorgt [45]. Die Lokalisation verteilt sich wie folgt:

Lokalisation der stumpfen Verletzungsfolgen am Herzen und herznahen großen Gefäßen im eigenen Krankengut
- Aorta thoracica: n = 50,
- Herz (Klappen, Myokard, Koronarsystem): n = 7,
- Hohlvenen, Lungenvenen: n = 5.

Von den 50 Läsionen der Aorta war am häufigsten die Isthmusregion betroffen (n = 44). Zu dieser Gruppe gehören außerdem 5 Patienten mit Läsionen der AV-Klappen, 2 mit Myokard- bzw. Koronarbeteiligung und 5 mit Zerreißungen der Hohl- oder Lungenvenen.

Stumpfe Perikardverletzungen
Hierbei kann ein großer Perikardeinriß eine Herzluxation mit erheblicher mechanischer Behinderung hervorrufen [1, 2, 3, 4, 12, 14, 20, 24, 25]. Die entspre-

chenden Symptome sind Tachykardie, Hypotonie, Einflußstauung und Abschwächung der Herztöne; eine Verwechslung mit der Herzbeuteltamponade ist möglich. Das anterior-posteriore Thoraxröntgenbild zeigt dann die Verlagerung des Herzens bzw. eine ungewöhnlich veränderte Herzsilhouette. Auch in diesem Fall ist unserer Meinung nach die Echokardiographie das sicherste Diagnoseverfahren, insbesondere dann, wenn aus der Einschnürung ein gestörter Kontraktionsablauf resultiert. Große Perikardefekte werden unter gleichzeitiger Versorgung der in solchen Fällen regelhaft vorliegenden Herzverletzung verschlossen [75, 80]. Als Folgezustand kann eine konstriktive Perikarditis resultieren.

Herzkontusion (Contusio cordis)

Sie ist eine typische Verletzungsart bei stumpfen Thoraxtraumen. Das pathologisch-anatomisch nachweisbare Substrat besteht aus subepikardialen oder subendokardialen Blutungen sowie ödematösen Bezirken des Myokards. Gelegentlich sind Muskelfaserschäden, die zur Nekrose neigen, histologisch nachweisbar [10, 12]. Reparative Vorgänge mit Narbenbildung lassen sich nach Contusio cordis finden. Die Klinik kann gelegentlich blande sein.

Einige Symptome treten auch erst später als Folge des langsam entstehenden Myokardödems auf. Typisch sind atemunabhängige präkardiale Schmerzen, die an pektanginöse Beschwerden erinnern. Bisweilen wird auch über Schwindel und Benommenheit geklagt, meistens beherrschen jedoch die Symptome der Begleitverletzungen das Bild [3, 22, 24, 25, 26, 29]. Gelegentlich ist ein perikardiales Reiben vorhanden [34, 38]. Hinweise auf Herzinsuffizienz zeigen sich manchmal im Röntgenbild in Form einer Vergrößerung der Herzsilhouette bei gleichzeitig erhöhtem Venendruck und Abfall des arteriellen Blutdruckes ohne Hypovolämie [58, 59].

Ein für die Herzkontusion typisches EKG gibt es nicht. Man findet supraventrikuläre und ventrikuläre Extrasystolen, AV-Überleitungsstörungen und Schenkelblockbilder. Hinzu kommen Repolarisationsstörungen im Sinne von Außenschichtschäden, die gleich nach dem Unfall oder erst nach einigen Tagen auftreten und nicht selten relativ rasch wieder verschwinden. Zuverlässigere EKG-Hinweise entstehen, wenn morphologische Veränderungen vorliegen. Da diese denen beim Herzinfarkt ähneln, muß er immer differentialdiagnostisch abgegrenzt werden.

Mittels Radio-Nuclid-Untersuchungen lassen sich von der Kontusion betroffene Areale minderperfundierten Myokards nachweisen. Eine echokardiographische Untersuchung gibt Hinweise auf dyskinetische Zonen, eine Kammervergrößerung oder einen Perikarderguß, eine Ejektionsfraktionsverringerung, intrakardiale Shuntbildungen und eine Regurgitation an den Klappen. Sehr wichtig ist, daß bei jedem Patienten mit stumpfem Thoraxtrauma eine EKG-Untersuchung mit Brustwandableitungen und Kontrollen der infarktspezifischen Enzyme am Unfalltag erfolgt. Diese Untersuchung sollte auch wegen ihrer möglichen späteren forensischen Relevanz noch mehrfach vorgenommen werden. Spätschäden nach Contusio cordis in Form von Herzinsuffizienz, pektanginösen Beschwerden und Herzwandaneurysma treten nach längerem freien Intervall auf [4, 10, 12, 70].

Die Behandlung der Contusio cordis ist symptomatisch [77]. Bemerkenswert ist, daß die Art der Störung relativ rasch wechseln kann [13, 17, 23, 30, 32, 36]. Bei schwerer Kontusion ist manchmal sogar die Anwendung von Katecholaminen notwendig. In diesen Fällen ist eine längere stationäre Nachbeobachtung mit Kreislaufmonitoring erforderlich, da Komplikationen auch noch einige Tage nach dem Unfall tödlich verlaufen können [24, 25, 33, 45, 48, 51].

Verletzungen der Koronararterien

Sie sind, v. a. bei älteren Personen, schwer gegenüber vorbestehenden arteriosklerotischen Veränderungen abzugrenzen. Wenn allerdings vor dem Trauma Symptomfreiheit bestand und anschließend typische Infarktzeichen vorliegen, ist die traumatische Genese wahrscheinlich [9, 11]. Am häufigsten sind die rechte Koronararterie und der R. interventricularis anterior der linken Herzkranzarterie betroffen.

Die Regeln der Diagnostik und Therapie entsprechen denen der koronaren Herzkrankheit.

Herzwandruptur

Als Folge einer stumpfen Herzverletzung kann es auch zu einer Herzwandruptur kommen [23, 25, 26, 29, 31, 37, 48, 49, 55, 58]. Man sollte auch die Möglichkeit einer Kammerseptumruptur nicht ausschließen [63, 64, 65, 79]. Die Prognose der Herzwandruptur, v. a. der linken Kammer, ist schlecht [75], da sie entweder direkt durch Verblutung oder über eine schwere Perikardtamponade zum Tode führt. Beim rechten Ventrikel ist allerdings durch Verschluß mit einem Thrombus ein vorübergehendes Sistieren der Blutung möglich. Rupturen des rechten Vorhofes können temporär durch eine Kompression des Perikards verschlossen werden und gelangen dann rechtzeitig in chirurgische Behandlung. Gleiches gilt für den linken Vorhof, der jedoch seltener betroffen ist. Auch in diesem Zusammenhang sind arteriovenöse Shuntbildungen gefunden worden. Die Shuntvolumina sind in der Regel unerheblich.

Aortenverletzungen nach stumpfen Traumata

Sie sind nicht selten: 15 % aller Verkehrsopfer weisen diese Verletzungen auf. Sie sind durch kombinierte Dezeleration und Kompressionswirkung, vertikale Dezeleration, Akzeleration, direkte Thoraxkompression und Kontusion sowie Stürze bedingt. Bei diesen Unfallmechanismen entstehen große Scherkräfte. Seltener sind dagegen Verletzungen, die durch eine Druckübertragung über das Abdomen und die blutgefüllte Aorta während der Systole zur Ruptur führen. Darüber hinaus können Barotraumata auch direkt auf die Aorta wirken und Rupturen verursachen [50, 51].

Die häufigste Lokalisation der Aortenverletzung ist der Bereich des Aortenisthmus, wo die mediastinal elastisch fixierte Aorta in die paravetebral fest befestigte deszendierende Strecke übergeht. Die Aortenverletzungen reichen von kleinen Einrissen der Intima bis zur sofort tödlichen völligen Zerreißung aller Gefäßschichten.

Verletzungen der anderen großen intrathorakalen Gefäße kommen isoliert nur selten vor. Die meisten Patienten mit stumpfer Aortenläsion sind polytraumatisiert. In ca. 50% der Fälle besteht zusätzlich ein Schädel-Hirn-Trauma, eine Ruptur der parenchymatösen Organe ist in ca. 25–30%, Becken- und Extremitätenfrakturen sind in ca. 30–50% der Fälle vorhanden.

Aortenverletzung im Isthmusbereich
Ihr Leitsymptom ist die Verbreiterung des Mediastinums:

Leitsymptome bei Aortenverletzungen im Isthmusbereich (in loco classico)
- Klinische Zeichen:
  - Schmerzen im Rücken,
  - systolische Geräusche zwischen den Schulterblättern,
  - Pulsunterschied zwischen beiden Aa. radiales,
  - abgeschwächter oder fehlender Radialispuls links,
  - Druckunterschiede zwischen beiden Armen,
  - Dyspnoe durch Kompression der Trachea,
  - Dysphagie bei Kopression des Ösophagus,
  - Heiserkeit infolge Irritation des N. recurrens,
  - Horner-Komplex durch Irritation des Ganglion stellatum,
  - spinale Paraplegie bei distaler Ischämie,
  - Oligurie durch Ischämie der Nieren,
  - Hämatemesis durch Mitverletzung des Ösophagus,
  - Hämoptoe durch Verletzung eines Bronchus.
- Röntgenologische Zeichen:
  - breites Mediastinum,
  - Verdrängung der Trachea nach rechts,
  - Verlagerung des linken Hauptbronchus nach unten,
  - ungewöhnliche Aortenkontur,
  - unscharfe Begrenzung des Aortenbogens, evtl. mit Doppelkontur,
  - Hämatothorax rechts.
- Computertomographie:
  - bildliche Darstellung der Verletzung in verschiedenen Schichten und deren Ausmaß,
  - Darstellung wahrer und falscher Lumina.
- Echokardiographie:
  - Darstellung der Lumina, u. U. der Flüsse.

Eine Aortenruptur kann durch folgende Symptome angezeigt werden: fehlender Aortenknopf, aufgehelltes aortopulmonales Fenster, Verdrängen des Gefäßstiels nach links, aufgehobene Azygosstreifen und Verbreiterung des Paratrachealstreifens, außerdem Verlagerung eines eingeführten Magenschlauches nach rechts, Abwinkelung des linken Hauptbronchus um mehr als 40% vor der Horizontalebene und schließlich Verlagerung der rechten Paraspinallinie.

Wenn der Zustand des Patienten es erlaubt, d. h. keine vital bedrohliche Insuffizienz der Hämodynamik im Vordergrund steht, sollte eine angiographische

Darstellung mittels digitaler Substrationsangiographie der Aorta vorgenommen werden. Daneben ergeben auch computertomographische Aufnahmen wesentliche Hinweise auf die Lokalisation und Ausdehnung der Verletzung.

Im Zeitraum von 1977 bis 1988 finden sich im eigenen Krankengut 50 stumpfe Verletzungen der Aorta und der supraaortischen Äste mit folgender Lokalisation: Isthmus aortae: 44 Patienten, Ao. ascendens und Truncus brachiocephalicus: je 2 Patienten, linke A. carotis bzw. Aortenbogen je 1 Patient:

Lokalisation der stumpfen Verletzungen der Aorta und der supraortischen Äste zwischen 1977 und 1996 im Universitätskrankenhaus Eppendorf, Hamburg.
(Nach Kalmar u. Steinkraus [45])
* Isthmus aortae: n = 44,
* Aorta ascendens: n = 2,
* Truncus brachiocephalicus: n = 2,
* linke A. carotis: n = 1,
* Arcus aortae: n = 1.

Coarctatiosyndrom

Wenn im Isthmusbereich die Kontinuität der Außenwand erhalten ist und die Ruptur sich auf die inneren Wandschichten beschränkt, kann im distalen Bereich eine partielle Dissektion der Wandschichten entstehen. Diese können sich einrollen und das distale Lumen hochgradig so einengen, daß es zum sog. Coarctatiosyndrom kommt. Zu dessen klassischen Symptomen gehören: stark abgeschwächte oder fehlende Pulse in den Leistenbeugen, manchmal auch ein Fehlen des linken Radialispulses, Hinweise auf eine Minderperfusion der Nieren in Form von Oligurie oder Anurie. Im Verlauf kann es auch zu abdominellen Symptomen ischämischer Art kommen. Auch eine Paraplegie gehört nicht selten zu den Begleitsymptomen.

Liegt keine Coarctatiosymptomatik vor, so gilt bei dieser Verletzung sehr oft die Devise „alles oder nichts". Denn entweder ist die Aorta rupturiert, dann erreicht der Verletzte in der Regel nicht mehr das nächste Krankenhaus, oder das Aortenrohr ist in seiner Kontinuität noch erhalten, dann besteht nach unseren Erfahrungen eine reelle Chance der Stabilisierung mit der Möglichkeit einer Versorgung im Intervall [45]. Neben der Thoraxübersichtsaufnahme ist die Echokardiographie die am wenigsten invasive diagnostische Maßnahme, die in der Notaufnahme durchgeführt werden kann. Eine transösophageale Echokardiographie gibt sehr gute Hinweise auf Veränderungen im Bereich der aufsteigenden Aorta und im Bereich der Aorta thorakalis descendens. Die CT mit Kontrastmittel und die DSA [47] sind andere Untersuchungsmethoden, die bei stabilem Zustand eine weitere endgültige Klärung des Befundes erbringen können.

Bei Patienten mit Coarctatiosyndrom und solchen mit einer persistierenden starken thorakalen Blutung ist eine vitale Indikation zur sofortigen Operation gegeben, da ein Überleben ohne chirurgische Intervention nicht möglich ist. Allerdings sind die Operationsresultate bei Patienten mit dieser Konstellation auch nicht besonders gut. Eine sofortige Operation halten wir selbst dann noch für erforderlich, wenn keine oder ausschließlich nicht lebensbedrohliche Begleitverletzungen vorliegen und die Aorta im betroffenen Bereich eine kritische Größe (Durchmesser > 5 cm) aufweist

5.7.3 Operationsrisiko

Die Erfahrung zeigt, daß eine Reihe von Patienten stumpfe Thoraxverletzungen mit Beteiligung der thorakalen Aorta gut überstehen. Das thorakale Aortenaneurysma wird in keiner geringen Anzahl der Fälle erst viele Jahre nach dem Unfallereignis als Zufallsbefund diagnostiziert. Patienten, die man mit diesem Befund elektiv operiert, gehen ein minimales Operationsrisiko ein.

Die nicht sehr ermutigenden Ergebnisse bei Patienten mit der Indikation zur sofortigen Operation im Vergleich zu den Resultaten bei den Jahre nach dem Unfallereignis elektiv operierten Patienten haben dazu geführt, daß vor über 20 Jahren in unserem Hause begonnen wurde, die Patienten, bei denen zwar röntgenologisch die Diagnose einer traumatischen Aortenbeteiligung nachweisbar war, die jedoch symptomlos waren, im Intervall erst nach Stabilisierung der nicht selten lebensbedrohlichen Begleitverletzungen im Schädel-, Hirn oder abdominalen Bereich zu operieren.

In unserem Vorgehen wurden wir auch durch wiederholte Analysen des gerichtsmedizinischen Krankengutes in Hamburg ermutigt [45, 46, 54]. Diese Datenauswertung ergab, daß 98% der Unfallverletzten mit traumatischer Aortenruptur innerhalb von 2 h, d.h. in einem Zeitraum, in dem eine Versorgung unmöglich gewesen wäre, verstarben. Die 2%, die das Ereignis überlebten und später verstarben, waren meist nicht an den Folgen der Aortenverletzung, sondern an den konkurrierenden Organverletzungsfolgen verstorben. Heute werden Patienten mit röntgenologischer Diagnose einer traumatischen Aortenruptur von uns nur dann akut operiert, wenn uns die lebensbedrohlichen Symptome oder die Größe des traumatischen Aneurysmas dazu zwingen. Ansonsten halten wir eine sofortige Operation nur noch in jenen seltenen Fällen für indiziert, in denen keine konkurrierenden Verletzungen vorliegen. Bei allen anderen Verletzten wird die Aortenläsion im Intervall operiert, dann allerdings mit Einsatz eines femorofemoralen Bypasses zur Optimierung der spinalen Protektion. Auf diese Weise gelingt es, das für diese Versorgungsart gefürchtete Risiko der postoperativen Paraplegie bei allen im Intervall und elektiv Operierten zu vermeiden. Als operativer Zugang wird die seitliche Thorakotomie im 4. oder 5. ICR gewählt.

Unsere Resultate der operativen Versorgung traumatischer Aortenaneurysmen bei 44 Patienten sind in Tabelle 1 dargestellt. Von den 7 Patienten, die als Notfall sofort operiert werden mußten, sind 6 verstorben. Alle übrigen haben den Eingriff überlebt! Aufgrund unserer Erfahrungen und der Ergebnisse der gerichtsmedizinischen Analyse zum Zeitpunkt der Ruptur der stumpf verletzten Aorta empfehlen wir, daß bei Patienten mit traumatischer Aortenläsion bei Fehlen von akuten Symptomen die Operation im Intervall nach Stabilisierung des Zustandes und Versorgung der Begleitverletzungen erfolgen sollte.

Tabelle 1. Resultate nach operativer Versorgung von traumatischen Aortenaneurysmen bei 44 Patienten, aufgeschlüsselt nach Zeitpunkt der Operation [45, 46]

OP-Zeitraum	Intervall			
	n	Im Mittel	min – max	verstorben
Sofortige Notoperation	7	6 Tage	18 Std. – 16 Tage	6
OP im Intervall	14	42 Tage	14 – 70 Tage	0
Elektive OP	23	8 Jahre	1 – 25 Jahre	0

Literatur

1. Abrunzo TJ (1991) Commotio cordis. The single, most common cause of traumatic death in youth baseball. AM J Dis Child 145:1279–1282
2. Alperovich BI (1976) Herzluxation nach geschlossenen thorako-abdominalem Trauma. Vestn Khir 107:74–79
3. American Heart Association (1992) Emergency Cardiac care Committee for cardiopulmonary resuscitation and emergency cardiac care. JAMA 268:2171–2302
4. Allen R, Liedke J (1979) The role of coronary artery injury and perfusion in the development of cardiac contusion secondary to nonpenetrating chest trauma. J Trauma 19:153–156
5. Andrale-Alegre R, Luis Mon (1994) Subxiphoid pericardial window in the diagnosis of penetrating cardiac trauma. An Thorac Surg 58:1139–1145
6. Arreola-Risa C, Rhee P, Boyle EM, Maier RV, Jurkovich GG, Foy HM (1995) Factors influencing outcome in stab wounds of the heart. Am J Surg 169:553–556
7. Asfar I, Homas NW, Arbula A (1975) Interventricular septal defects from penetrating injuries of the heart. A report of 12 cases and review of the literature. J Thorac Cardiovasc Surg 69:450–453
8. Auge JM, Oriol A, Serra C, Crexelles C (1984) The use of pigtail catheters for retrieval of foreign bodies from the cardiovascular systems. Cathet Cardiovasc Diagn 10:625–631
9. Baker PB, Kehani-Rofagha S, Graham RL, Sharma HM (1986) Dissecting hematoma (aneurysma) of coronary arteries. Am J Med 80:317–321
10. Bantea C (1975) Verletzungen des Herzens. In: Baumgartl F, Kremer K, Schreiber H (Hrsg) Spezielle Chirurgie für die Praxis, Bd I. Thieme, Stuttgart
11. Bashour TT, Morell RL, Cunningham T, Budge WR (1990) Acute coronary thrombosis following head trauma in a young man. Am Heart J 119:676–681
12. Bergin PJ (1990) Aortic thrombosis and peripheral embolization after thoracic gunshot wound diagnosed by transoesophageal echocardiography. Am Heart J 119:688–692
13. Berk WA (1987) ECG findings in nonpenetrating chest trauma: a review. J Emerg Med 5:209–215
14. Biffle WL, Moore FA, Moore E, Sauia A, Read RA, Burch JM (1994) Cardiac enzymes are relevant in the patients with suspected myocardial contusion. Am J Surg 168:523–528
15. Bouillon B, Walther T, Ramer M, Neugebauer E (1994) Trauma and circulatory arrest. 224 peclinical resuscitations in Cologne in 1987–1990. Anaesthesist 43:786–790
16. Bolton JWR, Poynoe RP, Lasar HL, Almond CH (1993) Two dimensional echocardiography in the evaluation of penetrating intrapercardial injuries. Ann Thorac Surg 56:506–509
17. Bowers P, Harris P, Truesdell S, Stewart S (1994) Delayed hemopericardium and cardiac tamponade after unrecognized chest trauma. Pediatr Emerg 10:222–224
18. Brathwaite CE, Weiss RL, Baldino WA, Hoganson N, Ross SE (1992) Multichamber gunshot wounds of the heart. The utility of transesophageal echocardiography. Chest 101:287–291
19. Buchan K, Robbs JV (1995) Surgical management of the penetrating mediastinal arterial trauma. Eur J Cardiovasc Surg 9:90–94

20. Cartier R, Diaz OS, Carrier M et al. (1993) Right ventricular rupture: a complication of postoperative mediastinitis. J Thorac Cardiovasc Surg 106: 1036–1041
21. Carvalho AC, Echeverria NG, Goncalves R, Telles CA, Andrade JC, Buffolo E (1994) Late develoment of congestive heart failure in interventricular communication caused by penetrating wound, with pulmonary hypertension resolution after surgical correction. Arg Bras Cardiol 62:119–121
22. Chamberlain DA, Cummis RO, Abramson NS et al. (1992) Recommended guidlines for uniform reporting of dates from out-of-hospital cardiac arrest (new abridged version): The Utstein Style. Br Heart J 67:325–333
23. Chettani K, Pandian NG, Mohanty PK (1991) Left ventricular diastolic collapse: An echocardiographic sign of regional cardiac tamponade. Circulation 83:1999–2003
24. Cohn PF, Braunwald E (1992) Traumatic heart disease. In: Heart Disease. Saunders , 4 edn, pp 1517–1527
25. Coimbra R, Pinto MC, Razuk A, Aguiar JR, Rasslan S (1995) Penetrating wounds: predictive value of trauma indices and the necessity of terminology standardization. Am Surg 61:448–502
26. Committee on Trauma, American College of Surgeons (1993) Advanced trauma life support (ATLS) instructional manual. American College of Surgeon, Chicago
27. Demas C, Flancbaum L, Scott G, Trookin S (1987) The intraaortic baloon pump as an adjunctive therapy for severe myocardial contusion. J Emerg Med 6:499–502
28. Deslandes V, Jacov JP, Chapillon M, L'Hoste P, de Brux JL, Delhumeau A (1994) Early diagnosis of traumatic extrapericardial luxation of the heart. Value of tomodensitometry. Apropos of a case. Ann Fr Anesth Reanim 13:734–737
29. Eisenberg MS, Horwood BT, Cunnins RO (1990) Cardiac arrest resuscitation: a tale 29 cities. Am Emerg Med 19:179–182
30. End A, Rodler S, Oturantlar D et al. (1994) Elective surgery for blunt cardiac trauma. J Trauma 37:798–802
31. Esposito TJ, Jurkovich GJ, Rice CL, Maier RV, Copass M, Ashbaugh DG (1991) Reappraisal of emergency room thoracotomy in a changing environment. J Trauma 31:881–887
32. Fang BR, Chang JP, Chang CS (1993) Blunt chest trauma causing right atrial tear, hemopericardium and cardiac tamponade successfully treated with cardiorrhaphy. Int J Cadiol 38:193–196
33. Fleyfel M, Ferreira JF, Gonzales de Linares H, Merlier O, Harchaoui A (1994) Cardiac tamponade after intrapericardial diaphragmatic hernia. Br J Anaesth 73:249–252
34. Frazee RC, Mucha P jr, Farnell MB, Miller FA jr (1986) Objective evaluation of blunt cardiac trauma. J Trauma 26:510–515
35. Freysz M, Fraisse J, Rombi D, Honnart D, Wilkening M (1987) Traumatic rupture of the pericardium with intermittent cardiac herniation in a multiple trauma patient. Acute care 13:181–184
36. Fulda G, Rodriguez A, Turney SZ, Cowley RA (1990) Blunt traumatic pericardial rupture. A ten year experience 1979–1989. J Cardiovasc Surg (Torino) 31:525–531
37. Gayet C, Pierre B, Delahaye JP (1987) Traumatic tricuspid insufficiency: An underdiagnosed disease. Chest 92:429–432
38. Gehl L, Iskandriann AN, Goel I (1982) Cardiac perforation with tamponade during cardiac catheterization. Cathet Cardiovasc Diagn 8:293–296
39. Gonzales MS, Basnight MA, Appleton CP (1991) Experimental pericardial effusion: relation of abnormal resiratory variation in mitral flow velocity to hemodynamics and diastolic right heart collaps. J Am Coll Cardiol 17:239–242
40. Heuren ELW, Hamerlijuek RPHM, de la Riviere AB, Suttorp MJ, Ernst SMPG, Vermeulen FEE (1992) Combined traumatic avulsion of the aortic valve and rupture of the left common carotid artery. Ann Thorac Surg 199:157–158
41. Hilgenberg AD, Logan DL, Akins CW, Buckley M, Dagget WM, Vhahakes GJ, Torchiana DF (1992) Blunt injury of the thoracic aorta. Ann Thorac Surg 53:233–239
42. Ichihara T, Sakai Y, Masumoto H, Asaoka M, Seki A, Yasuura K (1993) An emergent surgical case of the traumatic mitral regurgitation due to complete rupture of the papillary muscles. Nippon Kyoba Geka Gakkai Zasshi 41:1030–1036

43. Ivatura RR, Rohman M (1992) Penetrating cardiac trauma. Ann Thorac Surg 54:1247–1253
44. Jebara V, Acar C, Dervanian P et al. (1992) Traumatic ventricular septal defects. Report of 33 cases with tricuspid rupture in 2 cases. J Cardiovasc Surg (Torino) 33:253–255
45. Kalmar P, Steinkraus V (1989) Verletzungen des Herzens und der großen intrathorakalen Gefäße. Das Thoraxtrauma. 5. Hamburger Aneasthesie/Intensivmedizin Symposium. Zuckschwert, München Bern Wien San Francisco, S 21–29
46. Kalmar P, Otto CB, Rodewald G, Steinkraus V (1991) Traumatische Aortenruptur. In: Sandmann W, Kniemeyer HW (Hrsg) Aneurysmen der großen Arterien: Diagnostik und Therapie. Huber, Bern Stuttgart Toronto, S 188–196
47. Kirklin JW, Barrat-Boyes B (1993) Acute traumatic aortic transsection. In: Cardiac surgery, 2nd edn. Churchill Livingstone, New York Edinbourgh London Melbourne Tokyo, pp 1701–1719
48. Knott-Craig CJ, Dalton RP, Rossouw GJ, Barnard PM (1992) Penetrating cardiac trauma: management stategy based on 129 surgical emergencies over 2 years. Ann Thorac Surg 53:1006–1009
49. Krasna MJ, Flancbaum L (1992) Blunt cardiac trauma: clinical manifestations and management. Semin Thorac Cardiovasc Surg 4:195–202
50. Leavitt BJ, Meyer JA, Morton JR (1987) Survival following nonpenetrating traumatic rupture of cardiac chambers. Am Thorac Surg 44:532–535
51. Leksowski K, Dancewicz R, Sapiesko J, Pinkowski R, Zielinski K, Barcikowski S (1991) Heart injury caused by air shock wave trauma. Kardiol Pol 34:170–175
52. Levine MJ, Lorell BH, Driver DJ, Come PC (1991) Implications of echocardiographically assisted diagnosis of pericardial tamponade in contemporary medical patients: detection prior to hemodynamic embarrasment. J Am Coll Cardiol 17:59–63
53. Lorenz P, Steinmetz B, Liebermann J, Schecter WP, Macho JR (1992) Emergency thoracotomy: survival correlates with physiologic status. J Trauma 31:881–887
54. Maggisano R, Mathews A, Alexandrova NA, Cina G, Bonlanger B, McKenzie R, Harrison AW (1995) Traumatic rupture of the thoracic aorta: should one always operate immediately. Ann Surg 9:44–51
55. Mancini GBJ, McGilen MJ, Bates ER (1987) Hormonal response to cardiac tamponade: Inhibition of release of atrial natriuretic factor despite elevation of atrial pressure. Circulation 76:884–890
56. Mattox KL, Feliciano DV, Burch J (1989) Five thousand seven hundred sixty cardiovascular injuries in 4459 patients: Epidemiology evaluation 1958–1987. Ann Surg 209:698–703
57. Mc Keown PP, Rosemurgy A, Conant P (1991) Blunt traumatic rupture of pulmonary vein, left atrium, and bronchus. Ann Thorac Surg 52:1171–1772
58. Mirvis SE, Shanmuganathan E, Erb R (1994) Diffuse small-bowel ischemia in hypotensive adults after blunt trauma (shock bowel): CT findings and clinical significance. Am J Roentgenol 163:1375–1381
59. Nedeljkovic V, Jablanov J, Kosutic J, Miomanovic B (1994) Traumatic ventricular septal defect after a kick by a cow. Pedriatr Cardiol 15:238–240
60. Nirgiotis JG, Colon R, Sweeney MS (1990) Blunt trauma to the heart: The pathophysiology of injury. J Emerg Med 8:617–623
61. Pate J, Fabian TC, Walker W (1995) Traumatic rupture of the aortic isthmus: an emergency? World J Surg 19:119–121
62. Picard E, Marty-Ane CH, Meunier JP, Frapier JM, Seguin JR, Mary H, Chaptal PA (1995) Use of active shunt for surgical repair of intrapericardial inferior vena caval injury. Ann Thorac Surg 59:997–999
63. Pilkey RM, Lawrence MD, Wolfsohn AL, Walley VM (1994) Splenic rupture resulting from acute pancreatitis after cardiac surgery with intra-aortic balloon pumping: case report. Can J Surg 37:428–429
64. Regensburger D, Sivers HH, Kraatz EG, Uhlmann J (1991) Traumatische Aortenruptur: Sofortoperation – Intervalloperation? Langenbecks Arch Klin Chir [Suppl Kongressbericht]: 558–562
65. Rehn L (1896) Demonstration der Präparate. 4. Fall von penetrierender Wunde des rechten Ventrikels. Herznaht. Zentrbl Chir 23:1048–1049

66. Reinfeld HB, Agatson AS, Robinson MJ, Hildner FI (1989) Bioprothetic mitral valve dysfunction following blunt chest trauma. Am Heart J 111:800–804
67. Ritter M, Stocker R, Rickli H, Jakob M, Segesser L von (1995) Traumatische Aortenruptur: Diagnose mittels biplaner transösophagealer Echokardiographie. Z Kardiol 84:323–327
68. Robbs JV, Carrim AA, Kadwa AM, Mars M (1994) Traumatic arteriovenous fistula: Experience with 202 patients. Br J Surg 81:1296–1299
69. Rossum A, Osborn L, Wernly J, Timm C, Abrams J (1994) Cardiac stab wounds resulting in a left anterior descending artery to left ventricular fistula with delayed pericardial tamponade. Cathet Cardiovasc Diagn 31:283–285
70. Rumisek JD, Robonowitz M, Virmani R (1986) Bioprothetic heart valve rupture associated with trauma. J Trauma 26:276–281
71. Sabbah HN, Mohyi J, Stein PD (1988) Coronary arteriography in dogs following blut cardiac trauma: a longitudinal assessment. Cathet Cardiovasc Diagn 15:155–163
72. Sefrin P, Heinrich H (1991) Ergebnisse von Reanimationen im Notarztdienst. Dtsch Med Wochenschr 16:1497–1504
73. Shintani Nahano S, Matsuada H, Sakai K et al. (1990) Efficacy of transesophageal echocardiography as a perioperative monitor in patients undergoing cardiovascular surgery. Cardiovasc Surg 31:564–570
74. Spodick DH (1983) The normal and diseased pericardium: current concepts of pericardial physiology, diagnosis, and treatment. J Am Coll Cardiol 1:240–251
75. Statistisches Bundesamt Wiesbaden (1991) Jahrbuch, S 438–444
76. Stulz P, Bertschmann W, Reymond MA, Rädel E (1991) Traumatische Aortenruptur-Notfallindikation. Helv Chir Acta 58:565–569
77. Symbas PN, Arensberg D (1977) Heart disease due to trauma. In: Hurst JW, Schlant C, Rackley C, Sonnenblick E, Wenger NK (eds) Traumatic heart disease. McGraw-Hill, New York, pp 1375–1381
78. Thurman RT, Roettger R (1992) Intrapleural rupture of the azygos vein. Ann Thorac Surg 53:697–699
79. Tscherne H, Regel G, Sturm JA, Friedl HP (1987) Schweregrad und Prioritäten bei Mehrfachverletzungen. Chirurg 58:631–640
80. Wascher RA, Gwinn BC (1995) Air rifle pellet injury to the heart with retrograde caval migration. J Trauma 38:379–381
81. Yellin A (1995) Right venticulare rupture after mediastinitis. J Thorac Cardiovasc Surg 109:594–598
82. Zakharia AT (1987) Analysis of 285 cardiac penetrating injuries in the lebanon war. J Cardiovasc Surg (Torino) 28:380–383

6 Ischämische Herzerkrankungen

Vorbemerkungen

Die koronare Herzerkrankung betrifft in der Erwachsenenkardiologie das größte Volumen an Patienten. Die Atherosklerose ist die häufigste Ursache kardiovaskulärer Erkrankungen, resultierend im Herzinfarkt oder Schlaganfall. Es bedarf vieler intensiver Anstrengungen, den Mechanismus zu verstehen, um dann letztlich den Verlauf beeinflussen zu können. Sinzinger, Fitscha u. Kritz beschreiben die Grundlagen der Atherosklerose ausführlich. Wenn die Verengungen an den Gefäßen kritisch werden, dann entsteht als erste Situation eine Angina, die von Mühlberger u. Friedrich beschrieben wird. Wenn die Angina nicht entsprechend behandelt werden kann, kann es in der Folge zum Herzinfarkt kommen. Diez, Zymer u. Neuhaus beschreiben das aktive Vorgehen beim Herzinfarkt, v. a. die thrombolytische Intervention. Wenn die dementsprechenden Voruntersuchungen erfolgt sind, ist eine Indikation zur Koronarangiographie gegeben, wie es Alber u. Mühlberger sehen. Daraus ergibt sich in der Folge die Indikation zur PTCA, wie von Rupprecht, Nowak u. Meyer gezeigt wird.

Die PTCA ist als geschlossenes Verfahren aus der täglichen Arbeit nicht mehr wegzudenken, die Langzeitergebnisse sind einwandfrei reproduzierbar. In diesem Kontext besteht eine enge Zusammenarbeit mit der Chirurgie, aber der chirurgische Bereitschaftsdienst ist nach Rutishauser u. Urban nicht mehr so eng notwendig, bedingt durch die Stents zum Bail-out. Die Stents haben neuerdings die Kardiologie wieder revolutioniert, beschrieben von Haase u. Reifart.

Bis zu 50% der PTCA-Patienten bekommen bereits Stents, was sich sicher in den nächsten Jahren finanziell niederschlagen muß.

Europaweite Studien von Serryus, Hugenholtz u. Unger werden zeigen, ob Stenting eine echte Alternative zur Bypasschirurgie wird. Die Bypasschirurgie ist ein etabliertes, klassisches Verfahren, welches nach 25jährigem Erfolg nicht mehr wegzudenken ist. Unger berichtet über die vielfältigen Möglichkeiten.

In der Zwischenzeit haben sich neue ergänzende Methoden, wie die transmyokardiale Laserrevaskularisation (TMR) entwickelt sowie die minimale Herzchirurgie ohne Einsatz der Herz-Lungen-Maschine (HLM). Um das Zyklonsyndrom der HLM zu vermeiden, hat man versucht, mit minimalen Eingriffen ohne HLM eine Revaskularisierung durchzuführen, wie es Bonatti u. Dapunt beschreiben. Die Langzeitergebnisse stehen noch aus, und es ist erst zu beweisen, ob dies eine dementsprechende Alternative zum direkten Vorgehen am offenen Herzen ist.

6.1 Atherosklerose

H. Sinzinger, P. Fitscha, H. Kritz

6.1.1 Definition

Wie autoptische Untersuchungen an Mumien (altes Reich, 2500 v. Chr.) gezeigt haben [8], war die Atherosklerose bereits im alten Ägypten bei den Reichen eine bekannte und häufige Erkrankung. Ähnliche Berichte existieren auch aus dem antiken Griechenland (Tabelle 1) und Rom [7]. Besonders deutlich und genau aufgearbeitet sind die Hinweise aus dem 20. Jahrhundert, wo zu Zeiten von Kriegen in den entsprechenden Regionen durch Atherosklerose bedingte Gefäßerkrankungen praktisch nicht vorkommen, während andererseits in Zeiten des Wohlstandes – v. a. nach dem 2. Weltkrieg – diese Erkrankung zur Todesursache Nr. 1 avancierte. Entsprechend der beginnenden Umstellung der Lebensgewohnheiten ist die Atherosklerose in den westlichen Industriestaaten im Absinken begriffen, während sie in den Oststaaten und noch mehr in den Ländern der 3. und 4. Welt von einem allerdings sehr niedrigen Ausgangswert einen dramatischen Anstieg zeigt.

Der Terminus Arteriosklerose stammt von Lobstein (1829), der der Atherosklerose (1904) von Marchand; 1958 erfolgte eine offizielle WHO-Definition.

Während die globale Ursache der Atherosklerose evident ist, gibt es zur Entstehung noch viele offene Fragen. In den letzten Jahren hat die Aufklärung des komplizierten Prozesses der Atheroskleroseentstehung durch die Anwendung neuer Forschungsmethoden, v. a. der Molekularbiologie und der Gentechnologie, aber auch durch Ergebnisse klinischer und epidemiologischer Studien wesentliche Fortschritte gemacht.

Die seit dem 19. Jahrhundert aufgestellten verschiedenen Hypothesen (Tabelle 2) haben ihre Gültigkeit z. T. behalten und werden durch die moderne Forschung zu einem Kausalitätsbündel verknüpft.

Tabelle 1. Geschichtlicher Überblick der Erwähnung der Atherosklerose in vorchristlichen Jahrhunderten

4. Jahrhundert v. Chr.	Hippokrates	Symptome des Herzinfarktes wurden beschrieben
3. Jahrhundert v. Chr.	Aristoteles	Beschreibung altersabhängiger Veränderungen menschlicher Arterien
2. Jahrhundert v. Chr.	Antyll	Diät gegen Verkalkung

Tabelle 2. Geschichtlicher Überblick über verschiedene Theorien zur Entstehung der Atherosklerose

Autor	These
J. Vogel 1845	Lipid im Atherom
C. Rokitansky 1852	Stasis, Crasis, Inkrustation
R. Virchow 1856	Reversibler Fatty streak
C. Mettenheimer 1857	Cholesterin im Atherom
I. Malmsen 1859	Thrombose-Herzinfarkt
J. Bizzozero 1882	Plättchenaggregation
T. Langhans 1882	Intimaverdickung als Voraussetzung
F. Marchand 1900	Lipidfiltrationstheorie
N. Anitschkow 1912	Experimentelle Cholesterinfütterung
J. Duguid 1946	Parietale Thrombose
R. Ross 1971	„endothelial injury" als auslösender Faktor
J. Benditt 1972	Bedeutung monoklonaler glatter Muskelzellen
S. Moncada 1976	Prostaglandine
M. Brown und J. Goldstein 1979	Bedeutung der Lipoproteine, LDL-Rezeptor

Die Atherogenese in den verschiedenen Gefäßabschnitten ist durch aufeinanderfolgende bzw. nebeneinander ablaufende Wandveränderungen gekennzeichnet. Es handelt sich dabei um ein multifunktionelles bzw. multifaktorielles Geschehen im Intima-Media-Bereich von Arterien, wobei es sich pathophysiologisch gesehen um einen proliferativen Prozeß der Gefäßwandzellen handelt, der unter Bildung von Schaumzellen und einer extrazellulären Matrix zur Plaquebildung mit der Gefahr des thrombotischen Verschlusses führt. Dieser Prozeß ist komplex und wird durch eine Vielzahl von Faktoren, die z. T. synergistisch wirken, bestimmt.

Von der zeitlichen Abfolge der Atheroskleroseentstehung können folgende Stadien unterschieden werden:

- *Stadium I: Entstehung*
  Die ersten atherosklerotischen Gefäßveränderungen machen sich in verschiedensten Gefäßsystemen breit, wobei Teile der beim kindlichen und jugendlichen Gefäßsystem gefundenen Fetteinlagerungen reversibel sind, manche hingegen bereits an jenen Stellen auftreten, die später als Prädilektionsstellen in der Atherosklerose bekannt sind. Vor allem im 3. bis 5. Lebensjahr und in der Pubertät kommt es zu Verdickungen der Gefäßwand und einer Zunahme des Intima-Media-Index. Umfangreiche morphologische Untersuchungen unter genormten Bedingungen von Stary [9] haben eine 50 %ige Einengung des Lumens bei fast allen Koronararterien der 20- bis 30jährigen gezeigt.

- *Stadium II: Latenz*
  Bei bereits deutlich vorhandenen atherosklerotischen Veränderungen ist das Gefäßsystem sehr lange imstande, diese Veränderungen auch bei Belastung – symptomfrei – zu kompensieren.

- **Stadium III: Manifestation**
Sehr häufig machen sich klinische Symptome erst bei einem plötzlichen Verschluß bemerkbar, welcher bei den Herzkranzgefäßen in etwa 30% der Fälle bereits im Rahmen der Erstmanifestation zum Tode führt.

Diese 3 Stadien der Atherosklerose gehen in den verschiedenen Gefäßsegmenten kontinuierlich ineinander über. Ihre Abfolge wird sehr wesentlich von Risikofaktoren reguliert. Im Verlauf der Krankheitsentstehung können eine Reihe von morphologischen Läsionstypen unterschiedlicher pathologischer und klinischer Bedeutung beobachtet werden. Derzeit unterscheidet man 7 Typen von atherosklerotischen Läsionen, die 1992 von Stary et al. [10] beschrieben wurden (Tabelle 3).

Die charakteristische Zusammensetzung der verschiedenen Läsionstypen ist in Tabelle 4 zusammengefaßt.

Tabelle 3. Klinische Bezugspunkte der Atherosklerosetypen. (Nach Stary et al. [10])

Typ I und II	Erstmaliges Auftreten kleinster Veränderungen in den Arterien
Typ III und IV	Fortgeschrittene, jedoch klinisch stumme Formen
Typ V–VII	Stadien, die oft mit klinischen Erscheinungen verbunden sind

Tabelle 4. Abfolge und histologische Beschreibung atherosklerotischer Läsionen beim Menschen

Typ I	Initialläsion	Lipoproteinansammlung in der Intima; Lipide in Makrophagen; Veränderungen sind nur mikroskopisch oder laborchemisch zu erkennen; kein Gewebeschaden sichtbar
Typ II	Fettstreifen – IIa: progressionsbereit: an Stellen mit adaptativer Intimaverdickung – IIb: nicht progressionbereit	Lipoproteinansammlung in der Intima; Lipide in Makrophagen und glatten Muskelzellen; mit dem bloßen Auge erkennbar, jedoch noch kein Gewebeschaden
Typ III	Präatherom	Alle Typ-IIa-Veränderungen; vereinzelte kleine Ablagerungen extrazellulärer Lipide; mikroskopisch nachweisbarer Gewebeschaden bzw. -störung
Typ IV	Atherom	Alle Typ-III-Veränderungen; Zusammenfluß der vereinzelten Lipidablagerungen zu einem Lipidkern mit massiver struktureller Schädigung der Intima
Typ V	Fibroatherom	Alle Typ-IV-Veränderungen; Entwicklung deutlicher Kollagenschichten und Vermehrung der glatten Muskelzellschicht über dem Lipidkern
Typ VI	Komplizierte Läsion – VIa: Fissur – VIb: Hämatom – VIc: Thrombose	Alle Typ-V-Veränderungen; Ablagerungen von thrombotischem Material und/oder Hämatom und/oder Erosion oder Fissur
Typ VII	Sklerotische und verkalkte Läsion	Jede fortgeschrittene Läsion, die überwiegend aus Kalk und/oder Kollagen zusammengesetzt ist; wenig oder keine Lipide

Die atherosklerotischen Veränderungen der großen Gefäße verursachen verschiedene klinische Erkrankungen wie die koronare Herzkrankheit (KHK), die periphere arterielle Verschlußkrankheit der unteren Extremitäten und zerebrovaskuläre Erkrankungen.

Atherosklerotische Läsionen betreffen das arterielle Gefäßbett zumeist nicht gleichmäßig. Das Verteilungsmuster der Läsionen variiert mit dem Alter und dem Schweregrad der Gefäßveränderungen. Die Aorta ist am häufigsten und oftmals am schwerwiegendsten befallen, insbesondere an den Abgängen der Koronar-, der Interkostal- und der Iliakalgefäße. Die Atherosklerose der arteriellen Gefäße der unteren Extremitäten ist weit häufiger als die der oberen Extremitäten.

Die klinisch bedeutendste und am häufigsten letale Manifestation der Atherosklerose betrifft das arterielle Gefäßsystem des Herzens. Die KHK ist die häufigste Form der Herz-Kreislauf-Krankheiten in den westlichen Industrienationen und liegt etwa 30 % aller Todesfälle pro Jahr zugrunde [1].

6.1.2 Ätiologie – Risikofaktoren

Bei der Atheroskleroseentstehung handelt es sich um einen Prozeß, der bereits in utero nachgewiesen werden kann [3]. Im Gefäßsystem des Fetus kann man proliferative Veränderungen und Fetteinlagerungen feststellen, wenn z. B. die Mutter geraucht hat bzw. eine ausgeprägte Fettstoffwechselstörung vorliegt. Das kindliche Gefäßsystem besitzt jedoch offensichtlich ausreichende Umbaukapazität, um diese Veränderungen auszugleichen.

Die Rolle der traditionellen Risikofaktoren in der Entstehung und dem Fortschreiten arterieller Läsionen bei Jugendlichen im Alter von 15–34 Jahren wurde in der PDAY-Studie untersucht [2]. Diese auf Autopsiematerial basierende Studie zeigt, daß in der Aorta und in der rechten Koronararterie die Atherosklerose positiv mit Cholesterin (LDL + VLDL), Glukoseintoleranz, Zigarettenrauchen, Hypertonie und Übergewicht, sowie negativ mit HDL-Cholesterin assoziiert ist. Beim Vergleich einer Gruppe mit hohem Cholesterin (>240 mg/dl) mit einer Gruppe mit niedrigem Cholesterin (<200 mg/dl) sinkt die Ausdehnung sudanophiler Läsionen von 35 auf 29 % ($p<0,03$) in der Aorta, während ausgeprägte atherosklerotische Läsionen von 5 % (Gruppe mit hohem Cholesterin) auf 3 % (Gruppe mit niedrigem Cholesterin, $p<0,02$) sinken. Daraus geht eindeutig hervor, daß Risikofaktoren, insbesonders der Cholesterinspiegel, direkt die Entwicklung der Atherosklerose in den Koronararterien und in der Aorta beim Menschen beeinflussen. Die Ergebnisse zeigen, daß eine Risikofaktormodifikation schon in einem Alter von 15 Jahren bei Jugendlichen eine günstige Auswirkung haben würde.

Kardiovaskuläre Erkrankungen nehmen in der Morbiditäts- und Mortalitätsstatistik der westlichen Welt nach wie vor den ersten Rang ein. Dyslipoproteinämie (Hypercholesterinämie, erhöhte LDL-Cholesterinspiegel), Hypertonie und Zigarettenrauchen sind als die klassischen Risikofaktoren der Atherosklerose für die Entstehung der koronaren Herzkrankheit (KHK) verantwortlich. Übergewicht, Diabetes mellitus, Hyperurikämie und Bewegungsmangel gelten als sekundäre Risikofaktoren.

Ein Risikofaktor ist definiert als ein angeborenes oder vererbtes Merkmal, als ein bestimmtes Lebensstil- oder Verhaltensmuster oder als eine durch die Umwelt vermittelte Exposition, die auf der Basis von epidemiologischen Untersuchungen mit dem Auftreten bestimmter Erkrankungen assoziiert ist und deren Prävention einen gesundheitlichen Nutzen bringt [5]. Ein Risikofaktor wird dann als kausaler Faktor einer Erkrankung angesehen, wenn es gelingt, das in Kohortenstudien quantifizierte Risiko in Interventionsstudien rückgängig zu machen und wenn die biologische Plausibilität für einen kausalen Wirkmechanismus überzeugend ist. In diesem Sinne sind die klassischen Risikofaktoren der KHK, nämlich Hypertonie, Hypercholesterinämie und Zigarettenrauchen, als kausale Faktoren der KHK anzusehen [4].

Die Risikofaktoren für die Entstehung der Atherosklerose wurden in den vergangenen Jahrzehnten eingehend an der KHK als bedeutendster Ausprägung der Atherosklerose untersucht. Anhand der Häufigkeit von klinischen Endpunkten der KHK, z. B. Myokardinfarkt, plötzlicher Herztod oder Angina pectoris, konnten Zusammenhänge zwischen der Wahrscheinlichkeit, an KHK zu erkranken oder zu sterben, und bestimmten Lebensstilfaktoren oder Expositionen quantifiziert werden. Bei dieser Betrachtungsweise, bei der auf die Häufigkeit der zugrundeliegenden Erkrankung (Atherosklerose) anhand der Häufigkeit des Auftretens bestimmter Krankheitsbilder und damit auf das Risikopotential bestimmter Determinanten geschlossen wird, sind die Effekte von Begleitfaktoren, die die Ausprägung der klinischen Endpunkte beeinflussen, nicht von kausalen Faktoren der Atherosklerose zu unterscheiden.

Erst seit kurzem verfügt man über Untersuchungstechniken, mit denen der Schweregrad von atherosklerotischen Veränderungen in vivo in definierten Populationen direkt gemessen werden kann. Dabei wurden deutliche Unterschiede in der Schwere atherosklerotischer Veränderungen in den verschiedenen Gefäßabschnitten (intraindividuelle Variabilität) und bei unterschiedlichen Individuen mit gleicher Exposition festgestellt (interindividuelle Variabilität). Für das tiefere Verständnis der Pathophysiologie der Atherosklerose und ihrer Determinanten ist es daher wesentlich, die Stadien der Atherosklerose als kontinuierliche Variable untersuchen zu können. Die Topographie und Progredienz der atherosklerotischen Läsionen kann so in Zukunft direkt zu spezifischen Faktoren der Person oder Umwelt in Beziehung gesetzt werden [6].

6.1.3 Pathophysiologie

6.1.3.1 Atherogenese: zelluläre Mechanismen

Bei der Pathogenese der Atherogenese spielen folgende 3 Faktoren die Hauptrolle: 1) Dysfunktion der Gefäßwandzellen (Endothelzellen) und Anreicherung von Lipiden in der Gefäßwand, 2) zelluläre Migration (Einwanderung von Monozyten mit nachfolgender Umwandlung zu Makrophagen und Schaumzellen) sowie Proliferation glatter Muskelzellen und 3) Bildung extrazellulärer Matrix (Abb. 1).

Anreicherung von Lipiden in der Intima

Im normalen Gefäß bildet das Endothel eine funktionelle Barriere zwischen Blutstrom und Gefäßwand und reguliert durch Sekretion von vasokonstriktorischen bzw. vasorelaxierenden Substanzen den lokalen Gefäßtonus. Die Sekretion dieser Substanzen kann z.B. durch erhöhtes Blutcholesterin, durch gesteigerte Scherkräfte bei Hypertonie (Hämodynamik) oder durch exogene Noxen, wie z.B. Nikotin, negativ beeinflußt werden. Ist die Stimulation chronisch, nimmt die Durchlässigkeit des Endothels (transzellulär mehr als interzellulär) zu, und die Synthese der protektiven Mediatoren, z.B. „endothelium-derived relaxing factor" (EDRF) = Stickstoffmonoxid (NO), Prostaglandin I_2, Gewebsplasminogenaktivator usw. ab. Dadurch dringen vermehrt Low-density-Lipoproteine (LDL) in die Gefäßwand ein. Gleichzeitig werden auch vermehrt Blutzellen, v.a. Monozyten, chemotaktisch angelockt. Letzteres kommt durch die vermehrte Expression von Adhäsionsmolekülen an der Oberfläche stimulierter Endothelzellen zustande. Die adhärenten Monozyten wandern in die Intima der Gefäßwand ein und werden dort zu Makrophagen.

In der Intima können Makrophagen durch verschiedene Substanzen, besonders durch (modifizierte) Lipoproteine und glykosylierte Proteine, stimuliert

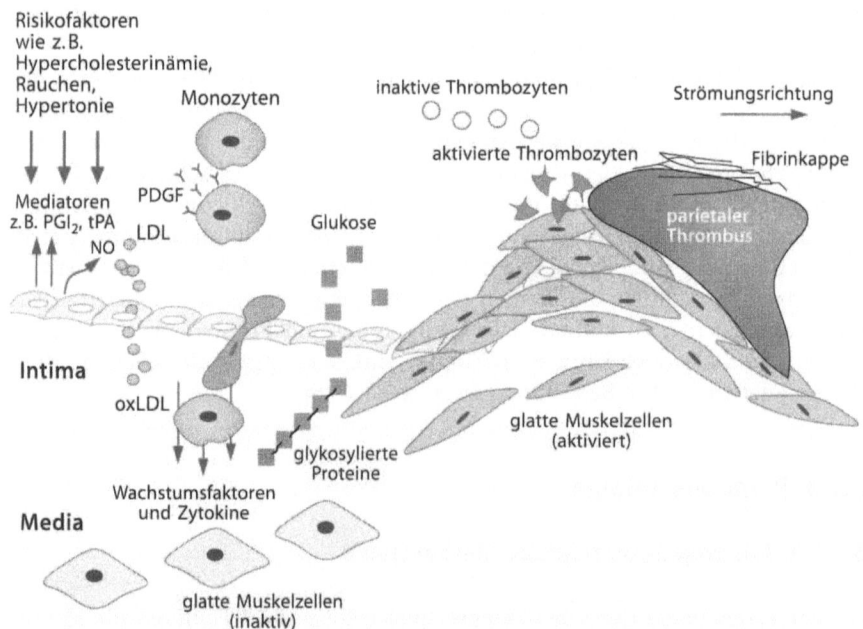

Abb. 1. Schematische Darstellung des zeitlichen Verlaufes der Pathogenese der Atherosklerose. *oxLDL* oxidierte Low-density-Lipoproteine; *PGI₂* Prostaglandin I₂; *tPA* Gewebeplasminogenaktivator; *PDGF* „platelet derived growth factor"; *NO* Stickstoffmonoxid

werden. Ist z. B. die LDL-Konzentration erhöht, werden LDL vermehrt in die Makrophagen aufgenommen. Makrophagen exprimieren den sog. Scavenger-rezeptor („to scavenge" = ergattern). Über diesen Rezeptor gelangen die chemisch veränderten LDL in quantitativ sehr großem Ausmaß unreguliert in den Makrophagen. Wenn die Kapazität der Endozytose überschritten ist, werden die extrazellulär verbleibenden LDL oxidiert (oxLDL) und damit toxisch verändert. oxLDL können glatte Muskelzellen und Endothelzellen verstärkt aktivieren und werden unreguliert im Überschuß in die Zellen aufgenommen (Schaumzellenbildung). Die glykosylierten Proteine wirken gleichfalls als starker Stimulus für die Makrophagen. Sie entstehen verstärkt bei Hyperglykämie durch nichtenzymatische Glykosylierung von Proteinen und Zellmembranen in der Gefäßwand („advanced glycosylation end products", AGE). Das bekannteste AGE ist HbA_{1c}.

Proliferation glatter Muskelzellen

Gleichzeitig beginnen die glatten Muskelzellen der Media verstärkt zu proliferieren und in die Intima einzuwandern. Die dazu notwendigen Wachstumsfaktoren und Zytokine stammen aus den Makrophagen, dem Blutstrom (Thrombozyten), den Endothelzellen und – durch autokrine Mechanismen – aus den stimulierten glatten Muskelzellen selbst. Unter dem Einfluß der verschiedenen Zytokine kommt es zu einer Änderung des Phänotyps der glatten Muskelzellen (Veränderung von kontraktil zu proliferativ sekretorisch) und zu einer vermehrten Zellteilung.

Bildung extrazellulärer Matrix

Die stimulierten Muskelzellen sezernieren vermehrt Matrix. Die Matrix nimmt jedoch nicht nur zu, sondern verändert sich auch qualitativ. Sie ist dann ihrerseits wieder für die Dedifferenzierung und Proliferation der Muskelzellen von Bedeutung und führt auch zu einer vermehrten Retention und Bindung von LDL, v. a. von oxidierten (und glykosylierten) LDL. Das späte Stadium der Atherogenese ist durch eine morphologisch asymmetrische Rarefizierung der Endothelzellen, eine vermehrte Ablagerung von Thrombozyten, eine zunehmende Fibrosierung der atherosklerotischen Läsion mit konsekutiver Mediaatrophie und eine zentrale Nekrose gekennzeichnet.

6.1.3.2 Atherogenese: Interaktion Gefäßwand und Gerinnungssystem

Im Rahmen der Interaktionen von Blut und Gefäßwand kommt dem vaskulären Endothel eine Schlüsselrolle zu (Abb. 2). Die intravasale endotheliale Grenzfläche hat beim erwachsenen Menschen die enorme Größe von rund 1000 m²; das bedeutet bei einem Blutvolumen von 5–6 l, daß im Durchschnitt 5–6 l Blut mit einer Endotheloberfläche von 1 m² in Kontakt stehen. Die hypothetische mittlere Schichtdicke eines derartigen Blutfilms beträgt nur etwa 5 μm, ist also geringer als ein Erythrozytendurchmesser. Dieser extrem enge Kontakt zwischen Blut und endothelialer Oberfläche ist die Voraussetzung für wichtige physiologische und pathophysiologische interaktive Funktionen des Endothels. Das Endothel kon-

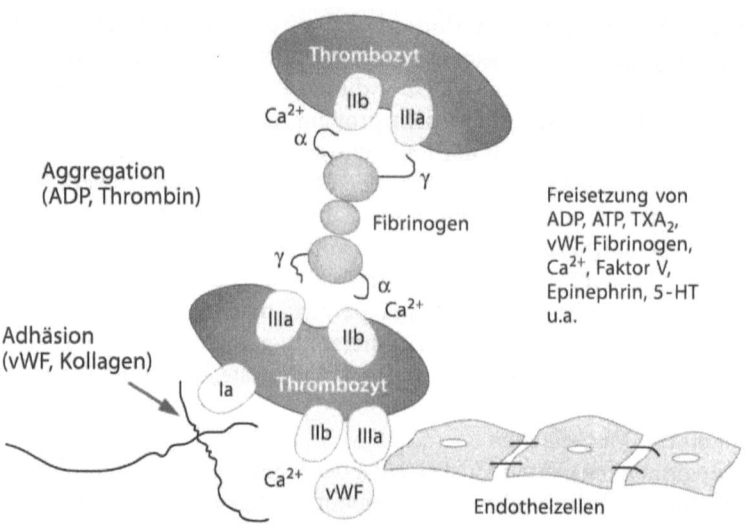

Aggregation
(ADP, Thrombin)

Fibrinogen

Freisetzung von
ADP, ATP, TXA$_2$,
vWF, Fibrinogen,
Ca^{2+}, Faktor V,
Epinephrin, 5-HT
u.a.

Adhäsion
(vWF, Kollagen)

Endothelzellen

Abb. 2. Darstellung der Interaktion von Makroproteinen [Kollagen, Willebrand-Faktor (vWF), Fibrinogen] und von Thrombozytenmembranrezeptoren (v. a. Glykoproteine IIb und IIIa) bei der Adhäsion und Aggregation von Thrombozyten im Bereich eines Endotheldefekts

trolliert den Stoffaustausch mit dem extravaskulären Raum, es bildet eine physikalische und eine metabolische Barriere. Weiterhin moduliert das Endothel aktiv den Tonus großer und kleiner Gefäße durch Bildung vasodilatierender Stoffe wie EDRF, PGI$_2$, Adenosin und Bradykinin oder durch Bildung vasokonstriktorischer Peptide wie Endothelin und Angiotensin II. Das Endothel ist aktiv an Entzündungs- und Immunreaktionen beteiligt. Es vermittelt über Adhäsionsmoleküle die Interaktion und Emigration von Leukozyten und bildet selbst verschiedene Zytokine und Mediatorsubstanzen. Schließlich beeinflußt das Endothel in vielfältiger Weise das komplexe Geschehen der Hämostase. Unter normalen physiologischen Bedingungen werden die Thrombozytenaktivität und plasmatische Gerinnung gehemmt sowie die Fibrinolyse gefördert. Die Endotheloberfläche ist thromboresistent. Unter pathophysiologischen Verhältnissen, z. B. bei einer Dysfunktion des Endothels, kehren sich die Verhältnisse um, die Oberfläche wird thrombogen, d. h. proaggregatorische, prokoagulatorische und antifibrinolytische Faktoren dominieren.

Das Gerinnungsenzym Thrombin, wie alle aktivierten Gerinnungsfaktoren eine Serinprotease, spielt im Rahmen der Hämostasemechanismen nach Verletzungen und bei allergischen Reaktionen (hier erfolgt die Abwehr über eine erhöhte PGI$_2$-Sekretion) eine zentrale Rolle. Es induziert besonders effektiv die Aggregation von Thrombozyten (primäre Hämostase) und bewirkt durch Umwandlung von Fibrinogen zu Fibrin die eigentliche Gerinnung (sekundäre Hämostase). Thrombin entsteht nach kaskadenartiger Aktivierung verschiedener Gerinnungsfaktoren (F), wobei dem „tissue factor" (TF, identisch mit Thromboplastin) in Kombination mit F VIIa nicht nur im extrinsischen System (Aktivierung von F X zu F Xa), sondern auch im intrinsischen System (Aktivierung von

F IX zu F IXa) eine entscheidende Bedeutung zukommt. Unter normalen physiologischen Bedingungen sind Plättchenaggregation und Mikrothromben streng auf den Bereich der Gefäßverletzung begrenzt, da das benachbarte intakte Endothel die weitere intraluminale Ausbreitung hemmt. Diese „antithrombogenen" Eigenschaften des Endothels umfassen antiaggregatorische Mechanismen (Bildung und Freisetzung von PGI$_2$, Adenosin, EDRF, ecto-Nukleotidasen-bedingte Spaltung von ADP und anderen Nukleotiden), sowie antikoagulatorische Prozesse (Bildung und Freisetzung von „tissue factor pathway inhibitor", TFPI, der durch Komplexbildung mit F Xa, TF und F VIIa die Gerinnungskaskade blockiert, Thrombomodulin-Thrombin-induzierte Aktivierung von Protein C, das mit Protein S die Faktoren Va und VIIIa inaktiviert und dadurch die weitere Entstehung von Thrombin verlangsamt, Heparansulfat-verstärkte Aktivierung von Antithrombin III und Heparincofaktor II). Entzündungsreaktionen und atherosklerotische Wandveränderungen führen in den betroffenen Gefäßabschnitten zu einer Dysfunktion des Endothels, was sich u. a. in der Abschwächung antithrombogener und der Ausbildung thrombogener Eigenschaften äußert. Dabei ist der an der Endotheloberfläche exprimierte und auch subendothelial abgegebene TF von besonderer Bedeutung, da durch ihn eine lokale Bildung von Thrombin im Bereich der Gefäßwandalteration ausgelöst werden kann. Neue Erkenntnisse sprechen dafür, daß gerade dieses Thrombin bei der Progredienz atherosklerotischer Wandveränderungen durch vielfältige Beeinflussung des Endothels wesentlich beteiligt ist [z. B. Verstärkung der Expression von TF, Expression von Leukozytenadhäsionsmolekülen, Erhöhung der endothelialen Permeabilität, Bildung und Abgabe von PGI$_2$, EDRF, Plättchenaktivierendem Faktor (PAF), „platelet-derived growth factor" (PDGF), Endothelin, Plasminogenaktivatorinhibitor (PAL-1), Gewebeplasminogenaktivator (TPA), Willebrand-Faktor (vWF) u. a.]. In atherosklerotischen Plaques sind die monozytären Makrophagen (Schaumzellen) besonders dicht mit TF besetzt. Daher kann Plasmainsudation infolge gestörter Funktion der Endothelbarriere frühzeitig Thrombinbildung und Fibrindeposition im Plaque verursachen. Fissuren oder Rupturen von Plaques führen unter Beteiligung der TF-abhängigen Aktivierung des Gerinnungssystems an der Oberfläche von Makrophagen zu einer fokalen, massiven Entstehung von Thrombin. Hieraus resultiert akut die Bildung eines Plättchen- und Gerinnungsthrombus mit der möglichen Folge eines inkompletten oder kompletten Gefäßverschlusses.

6.1.3.3 Atherogenese: Gefäßwand und Lipide

Der Zusammenhang der Blutlipide mit der Atherosklerose wird durch Betrachtung der schon im ersten Abschnitt beschriebenen 3 Entwicklungsstadien der Atherosklerose verständlich (Abb. 3).

Im 1. Stadium (endotheliale Dysfunktion und Intimaläsion) spielt neben anderen Faktoren, wie z. B. den Adhäsionsmolekülen, die zu einer endothelialen Dysfunktion führen, die modifizierte, v. a. die oxidierte Form des LDL-Cholesterins, als chemische Noxe eine wesentliche Rolle.

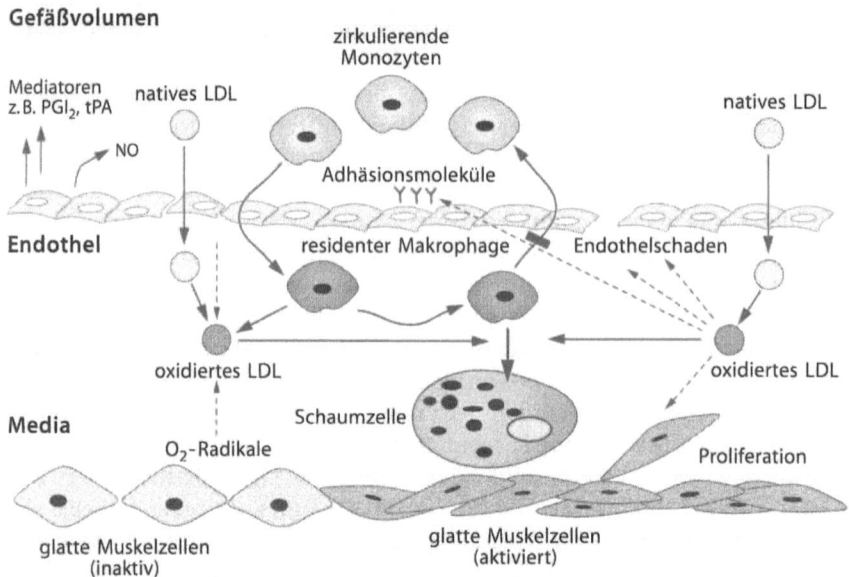

Gefäßvolumen

Abb. 3. Entstehung einer atherosklerotischen Läsion. LDL durchdringen intaktes Gefäßendothel und werden im subintimalen Raum von Endothelzellen, Makrophagen oder glatten Muskelzellen durch O_2-Radikale oxidiert. Oxidierte LDL werden von Makrophagen aufgenommen, die sich zu Schaumzellen umwandeln; oxLDL sind zytotoxisch, verhindern die Emigration der Makrophagen, fördern über Expression von Adhäsionsmolekülen die Anhaftung zirkulierender Monozyten und regen die Proliferation glatter Muskelzellen an.
PGI₂ Prostaglandin I_2; *tPA* Gewebsplasminogenaktivator

Das 2. Stadium ist gekennzeichnet durch Lipidablagerungen in der Intima, die sog. Atherom- oder Plaquebildung. Cholesterin findet sich vorwiegend verestert extrazellulär und in transformierten Makrophagen, den sog. Schaumzellen. In diesem Stadium kommt es durch exzentrisches Wachstum der Plaque primär zu einer Atrophie der Media und zum „remodelling" des Gefäßes, wobei in diesem Stadium die atherosklerotische Plaque besonders am Übergang zur normalen Gefäßwand rupturgefährdet ist („instabile" Plaque). Die Cholesterineinlagerung in die Plaque ist direkt proportional zum LDL-Cholesterinspiegel und umgekehrt proportional zum HDL-Cholesterinspiegel.

Im 3. Stadium kommt es zur Thrombosebildung. Instabile Plaques neigen zur Ruptur. Auf der Rupturoberfläche kommt es zur Plättchenaggregation und Aktivierung der Blutgerinnung. Das Ausmaß der Thrombose wird hauptsächlich durch die Thrombozytenaktivität und das Gerinnungssystem determiniert. Somit spielt der Lipidstoffwechsel in der Plaqueentwicklung eine zentrale Rolle, jedoch nur eine sekundäre Rolle für die beiden anderen Stadien der Atherogenese (endotheliale Dysfunktion mit Intimaläsion und Thrombusbildung).

Fortschritte in der Kenntnis der Lipidbiochemie lassen viele Zusammenhänge mit der Atherosklerose verständlich werden. Die im Blut transportierten Fette – Triglyzeride und Cholesterinester – sind fast völlig lipophil und daher wasserunlöslich. Der Lipidtransport im Blut wird erst durch die Bildung von Lipoproteinen, zusammengesetzt aus den Transporteiweißkörpern und den Lipiden, ermöglicht. Im Nüchternplasma lassen sich bekanntermaßen 4 Dichteklassen differenzieren: Lipoproteine sehr niedriger Dichte („very low-density lipoproteins", VLDL), Lipoproteine intermediärer Dichte („intermediate-density lipoprotein", IDL), Lipoproteine niedriger Dichte ("low-density lipoproteins", LDL) und Lipoproteine hoher Dichte („high-density lipoproteins", HDL).

Die Proteine im Oberflächenfilm werden Apolipoproteine genannt. Ihnen kommen neben der Lösungsvermittlung, welche auch von den Phospholipiden bewerkstelligt wird, 3 spezifische Schlüsselaufgaben zu: 1) Sekretion von Lipoproteinen, 2) Aktivierung lipolytischer Enzyme und 3) Vermittlung der Rezeptorbindung von Lipoproteinen.

Es gilt der Grundsatz, daß enzymatische Prozesse den Abbau der Triglyzeride steuern, während Rezeptoren die Elimination der cholesterinreichen Lipoproteine regeln. Die Leber sezerniert triglyzeridreiche und cholesterinesterenthaltende VLDL. In 2 enzymatischen Schritten werden aus VLDL allmählich die Triglyzeride entfernt. Die entstehenden freien Fettsäuren werden den Geweben zur Energiegewinnung angeboten. Durch die Lipolyse entstehen damit kleinere und cholesterinangereicherte Partikel: zuerst IDL und dann LDL. Außerdem wird überschüssiges Oberflächenmaterial (Phospholipide und Apolipoproteine) für die HDL-Bildung bereitgestellt. Die vorwiegend cholesterintransportierenden IDL und LDL werden durch Rezeptorbindung aus dem Blut entfernt.

Störungen dieses natürlichen Lipoproteinabbaus können die enzymatischen und die rezeptorvermittelten Prozesse betreffen. Enzymalterationen führen zu einer Akkumulation von Triglyzeriden in Form von VLDL. Durch ihren Zusammenhang mit dem HDL-Stoffwechsel kann man die Hypertriglyzeridämie aber als indirekt atherogen betrachten. Eine Störung der quantitativen und/oder qualitativen Rezeptorbindung von IDL oder LDL führt zur Akkumulation dieser Partikel und damit zur Hypercholesterinämie. Lipoprotein (a) (Lp[a]) ist ein LDL-ähnliches Protein und enthält wie das LDL in seiner Strukturhülle Apolipoprotein B. Im Gegensatz zu LDL findet sich jedoch auch Apolipoprotein (a), das eine deutliche Analogie zu Plasminogen aufweist. Die Lp(a)-Konzentration im Blut ist direkt (und unabhängig von LDL) mit der Atherosklerose assoziiert und wird vorwiegend genetisch determiniert. Unter physiologischen Bedingungen liegt der Lp(a)-Wert unter 30 mg/dl. Während VLDL, IDL und LDL die natürliche Aufgabe haben, die Gewebe mit Fetten zu versorgen, dienen HDL der Entsorgung von überschüssigem Cholesterin aus den Geweben, z. B. aus der Intima von Arterien. Dies wird zumindest teilweise durch den „Cholesterinrücktransport" = „reverse cholesterol transport") bewerkstelligt (Abb. 4). Kleine HDL-Partikel, sog. HDL_3, können freies Cholesterin am Ort des Überschusses anlagern.

Durch das Enzym Lezithin-Cholesterin-Acyltransferase (LCAT) wird das Cholesterin sodann verestert und damit in den lipophilen Kern der HDL verlagert. Durch die Aufnahme der Cholesterinester wachsen HDL in der Zirkulation zu cholesterinreicheren HDL_2 heran, welche ihrerseits das Cholesterin an die Leber abgeben. Die Leber ist der einzige Ort des Körpers, wo Cholesterin nach Umbau in Gallensäuren ausgeschieden werden kann. HDL können sich des Cholesterins

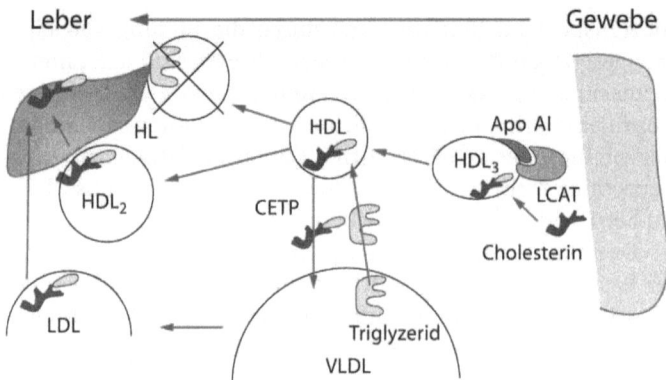

Abb. 4. Schematische Darstellung des Cholesterinrücktransportes.
HL hepatische Lipase; *CETP* Cholesterinestertransferprotein; *Apo AI* Apolipoprotein A-1; *LCAT* Lezithin-Cholesterin-Acyltransferase

außer über die Leber auch über andere Lipoproteine entledigen. Durch Wirkung des Cholesterinestertransferproteins (CETP), eines hydrophoben Glykoproteins des Blutes, können Cholesterinester von HDL auf VLDL und LDL „überspringen" und damit wieder für die Versorgung der Gewebe mit Cholesterin herangezogen werden. Dieser natürliche Cholesterinabtransport von Orten des Überschusses zur Leber wird durch die Hypertriglyzeridämie gestört. Triglyzeride können ebenfalls durch Bindung an CETP anstelle von Cholesterin in HDL eingeschleust werden. Dadurch werden HDL zum Substrat der hepatischen Lipase, werden abgebaut und gehen für den Cholesterinabtransport verloren.

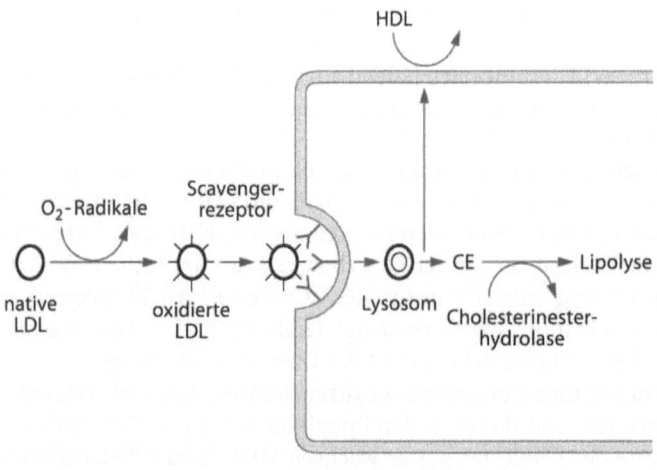

Abb. 5. Wirkungsmechanismus der O_2-Radikale

6.1.3.4 Atherogenese – Gefäßwand und O$_2$-Radikale

Der Begriff „O$_2$-Radikale" wird als Synonym für eine Gruppe freier und nicht freier Moleküle gebraucht, die bei schrittweiser univalenter Reduktion von Sauerstoff oder in Reaktionen der primär gebildeten Spezies miteinander bzw. mit anderen Molekülen und Ionen biologischer Systeme (z. B. mehrfach ungesättigte Fettsäuren und Halogenide) entstehen (Abb. 5). Hervorstechende Eigenschaft der O$_2$-Radikale ist ihre hohe Reaktionsfähigkeit. Neben physiologischen Reaktionen (Fremdstoffmetabolisierung, Arachidonsäuremetabolismus, Phagozytose) ermöglicht die hohe Reaktivität der O$_2$-Radikale unspezifische Reaktionen mit Biomolekülen, die zur Zellschädigung führen können. Untersuchungen in den letzten 15 Jahren haben gezeigt, daß den durch O$_2$-Radikale induzierten Schädigungsreaktionen (Lipidperoxidation, Oxidation von Thiolgruppen, Bildung von Schiff-Basen) in der Pathogenese der atherosklerotischen Läsion eine Bedeutung zukommt.

Cholesterinakkumulation

Intensiv ist in den vergangenen Jahren die Beteiligung von O$_2$-Radikalen an der Cholesterinakkumulation in der Gefäßwand untersucht worden. Während entsprechend den Untersuchungen der Nobelpreisträger Goldstein und Brown die rezeptorvermittelte Aufnahme von LDL-Cholesterin in die Gefäßwand gut reguliert ist, werden modifizierte LDL bevorzugt von Makrophagen aufgenommen und unter Bildung von Schaumzellen akkumuliert. Daneben stellen auch die verstärkt bei Hyperglykämie durch nichtenzymatische Glykosylierung von Proteinen und Zellmembranen in der Gefäßwand entstehenden glykosylierten Proteine einen starken Stimulus für die Makrophagen dar. Bereits frühzeitig wurde die LDL-Modifikation durch Lipidperoxidation beschrieben, wobei Übergangsmetalle als Katalysatoren dienen. Heute werden auch LDL-Modifikationen durch die Lipidperoxidationsprodukte Malondialdehyd und 4-Hydroxynonenal als atherogen angesehen.

Störung der PGI$_2$/Thromboxan (TX)-A$_2$-Homöostase

Störungen der PGI$_2$/TXA$_2$-Homöostase unter dem Einfluß von O$_2$-Radikalen sind bekannt. Folge der gesteigerten TXA$_2$-Bildung bei gleichzeitig eingeschränkter PGI$_2$-Bildung ist ein Überwiegen aggregatorischer und konstriktorischer Wirkungen. Die Steigerung der TXA$_2$-Bildung erfolgt dabei nicht nur in Thrombozyten. Auch in humanen Endothelzellen, die in geringem Umfang ebenfalls TXA$_2$ bilden, ist unter dem Einfluß von O$_2$-Radikalen eine frühzeitige Verminderung der PGI$_2$-Synthese zu beobachten. Eine pathogenetische Bedeutung dieser Reaktion von Endothelzellen ist wahrscheinlich. Neben der Induktion von Reaktionen der Radikale bei gesteigerter Aufnahme von Cholesterin und Fettsäureoxidationsprodukten sowie prooxidativen Spurenelementen konnte in tierexperimentellen und klinischen Studien gezeigt werden, daß auch allgemein als antiatherogen angesehene Polyenfettsäurediäten ohne entsprechende Antioxidanziensubstitution zur Aktivierung der Lipidperoxidation im Blut und Herzgewebe führen und damit potentiell ebenfalls atherogen wirken können.

Welche der endogenen O_2-Radikalquellen in der Atherogenese von Bedeutung sind, kann bisher nicht eindeutig ausgewiesen werden. Lokalisierte entzündliche Prozesse und die damit verbundene Bildung von O_2-Radikalen im subendothelialen Bereich werden als eine mögliche Startreaktion in der Atherogenese diskutiert. Durch die Bildung chemotaktischer Faktoren als Folge nichtenzymatischer Oxidation von Arachidonsäure mit O_2-Radikalen ist eine Verstärkung des Entzündungsprozesses denkbar. Neben der so möglichen Endothelschädigung und LDL-Oxidation könnte auch die durch O_2-Radikale verursachte Hemmung von Antiproteasen wie AT III atherogen wirken. Der von Entzündungszellen ausgelöste Schädigungsprozeß kann jedoch nicht allein auf die Bildung von O_2-Radikalen und deren nichtenzymatischen Reaktionsmöglichkeiten reduziert werden. Sowohl der Cyclooxygenase- als auch der Lipoxigenaseweg der Arachidonsäure liefern Metaboliten, die u. a. vasokonstriktorisch und chemotaktisch wirken und die Adhäsion von Leukozyten am Endothel erhöhen.

Besonders günstige Bedingungen für die Reaktion mit Radikalen bestehen, wenn die Aktivierung exogener oder endogener O_2-Radikalquellen in Zusammenhang mit einer bereits verminderten antioxidativen Kapazität von Blut und Gewebe erfolgt, wobei dieser Mangel nicht nur exogen (nahrungsbedingt), sondern auch endogen verursacht sein kann.

Das vermehrte Auftreten O_2-radikalinduzierter Reaktionen bei Atherosklerose ist zwar vielfach nachgewiesen worden, der Stellenwert, der den O_2-radikalabhängigen Reaktionen in der Atherogenese zukommt – v. a. eine mögliche initiale Funktion – wird jedoch derzeit noch immer kontrovers diskutiert.

Literatur

1. Beaglehole R (1990) International trends in coronary heart disease mortality, morbidity, and risk factors. Epidemiol Rev 12:1
2. Cornhill JF, Herderick EE and The Pathobiological Determinants of Atherosclerosis in Youth (PDAY) Research Group (1993) Arterial disease in young people. In: Blankenhorn DH (ed) Atherogenesis and regression. Part I: Development of atherosclerosis. Cahners Healthcare Communications, New York, pp 48–53
3. Dadak C, Leithner C, Sinzinger H, Silberbauer K (1981) Diminished prostacyclin formation in umbilical arteries of babies born to women who smoke. Lancet 1:94
4. Keil U (1990) Prävention der klassischen Risikofaktoren. Drug Res 40:14–17
5. Keys A, Taylor HL, Blackburn H, Brozek J, Anderson JT, Simonson E (1971) Mortality and coronary heart disease among men studied for 23 years. Arch Intern Med 128:201–214
6. Kuller LH, Orchard TJ (1988) The epidemiology of atherosclerosis in 1987: Unraveling a common-source epidemic. Clin Chem 34:40–48
7. Ruffer MA (1911) Untersuchungen atherosklerotischer Veränderungen an Mumien. J Pathol Bacteriol 16:219–224
8. Sinzinger H, Widhalm K (1989) Atherosklerose seit der Zeit der Pharaonen. Österr Ärztezeitung 1:1
9. Stary HC (1991) Progression of atherosclerotic lesions in the first 40 years of life. In: Schwandt P (ed) Proc Books 3rd Int Symp Treatment of severe dyslipoproteinemia in the prevention of coronary heart disease, Karger, New York, pp 34–39
10. Stary HC, Blankenhorn DH, Chandler AB et al. (1992) A definition of the intima of human arteries and of its atherosclerosis-prone regions. Circulation 85:391–405

6.2 Angina pectoris

V. Mühlberger, G. Friedrich

Die Angina pectoris ist das Symptom der stenosierenden Koronarsklerose mit Myokardischämie. Ein relativer O_2-Mangel bei Myokardhypertrophie im Rahmen eines Cor hypertonicum oder einer Aortenklappenstenose führt zwar auch zum Symptom der Angina pectoris, aber eben in Kombination mit dieser Erkrankung. Somit ist ohne Vorliegen einer pulmonalen oder arteriellen Hypertonie die typische Angina pectoris pathognomonisch für eine stenosierende Koronarsklerose. Umgekehrt führt jede Koronarstenose ab einem gewissen Ausmaß zur Minderdurchblutung, zunächst bei Belastung und dann auch in Ruhe. Die Minderdurchblutung führt – nicht immer, aber üblicherweise – zur Ischämie, und die Ischämie verursacht – nicht immer, aber häufig – Angina pectoris.

Im Sinne der Kosteneffizienz ist heute der diagnostische Weg zum Nachweis einer Koronarstenose über die anamnestische Diagnose einer Angina pectoris vorgegeben. Vor 200 Jahren hat der englische Arzt und Forscher W. Heberden (1710–1801) vor dem „College of Physicians" in London eine Beschreibung seines „Heberden-Syndroms" gegeben, die heute nicht besser die Charakteristik der Angina pectoris darstellen könnte.

Für den ausgebildeten Arzt ist heute auch i. allg. die Diagnose einer Angina pectoris nicht schwierig, lediglich Verkettungen der typischen Beschwerden mit atypischen Schmerzen oder Thoraxschmerzen anderer Genese machen auch dem erfahrenen Diagnostiker gelegentlich Probleme. Falsch wäre es, die Diagnose einer Angina pectoris von morphologischen Befunden abhängig zu machen. Auch Heberden beschrieb in Unkenntnis morphologischer Hintergründe die noch heute gültige Definition der Angina pectoris: „Es gibt eine Störung im Thoraxbereich ... das Gefühl der Strangulation und Angst ... Anfall beim Gehen ... meist bei Männern in einem Alter über 50 Jahren."

In der Folge soll die typische Angina pectoris im Kontext mit anderen Thoraxbeschwerden anderer Genese beschrieben werden [1, 14].

6.2.1 Angina pectoris mit und ohne Myokardinfarkt

Lokalisation, Ausstrahlung und Schmerzcharakter sind diagnostisch weniger bedeutsam als das Verhalten des Schmerzes bezüglich seiner auslösenden und erleichternden Umstände, dies gilt besonders für die Angina pectoris. Die Unterscheidung schwerwiegender Ursachen (wie Herzinfarkt, dissezierendes Aortenaneurysma, Lungenembolie und Ösophagusruptur) von weniger schwerwiegenden Ursachen von Thoraxschmerzen ist gerade für den praktizierenden und erstversorgenden Arzt essentiell. Auch die Differenzierung zwischen langandauernden, häufig schweren Schmerzen und kurzen Schmerzepisoden ist initial hilfreich, um später den effizienten Weg von Symptom über Diagnose zu Therapie einzuschlagen. Die folgende Übersicht gibt Auskunft über ein zugrundeliegendes Schema, das einerseits zwischen schwerwiegenden und weniger schwerwiegenden Ursachen unterscheidet und andererseits den effizienten Weg schematisiert:

Thoraxbeschwerden

Langandauernde,   kurze Schmerzepisode
häufig schwere Schmerzen

Schwerwiegende Ursachen
Herzinfarkt,   Ösophagusruptur.
dissezierendes Aneurysma,
Lungenembolie.

Weniger schwerwiegende Ursachen
- Perikarditis (pleuritische),   - Kostochondrale und chondrosternale
- Pneumothorax,   Syndrome,
- Tumoren,   - Subakromiale Bursitis,
- Mediastinitis,   - Schulter-Wirbelsäulen-Arthritis,
- Tracheobronchitis,   - Bandscheibensyndrom,
- Emotionelle Störung.   - Disloziierter Rippenknorpel,
                                        - Halsrippe, Skalenussyndrom,
                                        - Pleuritis,
                                        - Perikarditis (z. B. Postkardiotomie-
                                          syndrom).

In der Folge werden 5 Gruppen einer Beschwerdesymptomatik zusammengefaßt, um daraus Diagnosegruppen und Therapieempfehlungen abzuleiten (Tabelle 1):
- Kurze Episoden im Bereich des gesamten Skelettes, der Brustwand oder der oberen Extremität, welche bewegungsabhängig, auslösbar und erleichterbar durch lokale Maßnahmen sind, können durch kostochondrale, kostosternale Syndrome, Schulter-Wirbelsäulen-Arthritis, Bandscheibensyndrom oder einen dislozierten Rippenknorpel verursacht sein und sprechen auf lokale Schmerz- und Bewegungstherapie gut an.
- Belastungsabhängige (stabile) oder auch in Ruhe (instabil) auftretende, brennende, drückende, beengende, ziehende Beschwerden retrosternal, linksthorakal sowie im linken Hals, Arm, Nacken, Kiefer, Oberbauch, Rücken, seltener rechts, sprechen für eine stabile oder instabile Angina pectoris und/oder für einen Myokardinfark, falls eine vegetative Symptomatik dazukommt. Primärprävention, Medikamente, PTCA oder Bypassoperation sind die Konsequenzen.

Tabelle 1. Der effiziente Weg (Symptom – Diagnose – Therapie) bei Thoraxbeschwerden

Häufigkeit	Beide Geschlechter jedes Lebensalter	Männer, mittleres bis höheres Alter	Seltener	Gemischt	Fraglich
Symptomatik	Kürzere Episoden, bewegungsabhängig auslösbar und erleichterbar durch lokale Maßnahmen	Brennend, drückend, ziehend, beengend, belastungsabhängig (stabil) in Ruhe (instabil), vegetativ (instabil)	Langandauernd, oft schwere Schmerzen nicht leicht zu beeinflussen, atemabhängig, messerscharf stechend	Plötzlich, kurz, heftig, wiederkehrend, nahrungsabhängig, lageabhängig	Innerlich, unruhig, stolpernd, Enge, Ziehen
Topographie	Gesamtes Skelett, Brustwand, obere Extremität	Retrosternal, linksthorakal, linker Hals, Arm, seltener rechts, Kiefer, Nacken, Oberbauch, Rücken, gürtelförmig	Brustwand, retrosternal links und rechtsthorakal Schulter, Kiefer	Substernal, Oberbauch, Rücken	Intrathorakal, Herzspitze
Diagnose	Kostochondrales und chondrosternales Syndrom, subakromiale Bursitis, Schulter-Wirbelsäulenarthritis, Bandscheibensyndrom, dislozierter Rippenknorpel, Halsrippe, Skalenussyndrom	Stabile Angina pectoris instabile Angina pectoris Myokardinfarkt	Pleuroperikarditis, reine Perikarditis (nach Kardiotomie), Pneumothorax, Tumoren, Lungenembolie, Mediastinitis, Tracheobronchitis	Ösophagusruptur, Ösophagitis, Reflux, Hiatushernie, Ulzera, Aortenaneurysma	Palpitationen, emotionelle Störungen
Therapie	Lokale Schmerztherapie, Bewegungstherapie	Medikamente, Lysetherapie PTCA, Operation	Medikamente, lokal allgemein Operation	Medikamente, endoskopisch Operation	Medikamente, Ablation, Psychotherapie

- Lang andauernde, oft schwere, nicht leicht zu beeinflussende, atemabhängige, oft messerscharf stechende Schmerzen in der Brustwand, retrosternal, links- und rechtsthorakal, in Schulter oder Kiefer ausstrahlend, sprechen für Pleuroperikarditis, reine Perikarditis (z. B. nach Kardiotomie), Pneumothorax, Tumoren, Lungenembolie, Mediastinitis oder Tracheobronchitis und sind medikamentös oder operativ zu behandeln.
- Plötzlich auftretende, kurze, heftige, wiederkehrende, evtl. nahrungsabhängige- oder lageabhängige Schmerzen im Oberbauch, Rücken, oder substernal sprechen für Ösophagusruptur, Ösophagitis, Reflux, Hiatushernie, Ulzera oder Aortenaneurysma und sind medikamentös, minimalinvasiv oder operativ zu behandeln.

● Eine „innerliche Unruhe" mit dem Gefühl des Stolperns, Flatterns, Ziehens oder der Enge intrathorakal oder an der Herzspitze spricht für Palpitationen oder emotionelle Störungen oder beides und ist mit Medikamenten, elektrophysiologischer Ablation oder Psychotherapie zu behandeln.

Rein theoretisch kann jede Beschwerde im Thorax einer der genannten Gruppen zugeordnet werden. In der Praxis gelten Thoraxschmerzen solange als atypisch, bis die Ursache (Verschwinden nach Therapie) bewiesen ist. Breitet sich der Schmerz in eine Körperregion aus, wofür anatomisch keine Erklärung gegeben werden kann, findet man meistens mehr als eine Krankheit, weil jede Schmerzausstrahlung aufgrund der bekannten Nervenversorgung erklärt werden kann.

Angina-pectoris-Beschwerden dauern gewöhnlich Minuten, Schmerzen über Sekunden oder Stunden gehen eher von der Brustwand oder den Extremitäten aus. Palpitationen (reine Rhythmusstörungen) können Angstzustände hervorrufen, die in keinem Verhältnis zum Schweregrad der zugrundeliegenden Störung stehen.

Eine instabile Angina pectoris tritt ebenfalls in Ruhe auf und geht gewöhnlich mit gleichzeitigen EKG-Nachschwankungsveränderungen einher. Bei gleichzeitgem Auftreten einer vegetativen Symptomatik (Erbrechen, Übelkeit, Schweißausbruch) muß ein Myokardinfarkt angenommen werden, falls die Angina pectoris in Ruhe auftritt.

Praktisch jeder Zustand, der Thoraxbeschwerden verursachen kann, vermag auch eine Ausstrahlung in den linken Arm hervorzurufen.

Die Angina pectoris ist eher Unbehagen als Schmerz. Ohne Koronarstenose gibt es keine typische Angina pectoris, jedoch können Patienten mit rechtsventrikulärer Hypertrophie (Cor pulmonale) Anstrengungsschmerzen erfahren, die denjenigen der Angina pectoris sehr ähnlich sind. Die Angina pectoris wird gefördert durch Kälte, postprandiale Zustände und hohe Herzfrequenz. Die Angina pectoris ist brennend, würgend, drückend und nitrosensitiv, während ein Myokardinfarkt eher ein richtiger Schmerz ist.

Der Schmerz bei Perikarditis ist auf die Entzündung der benachbarten Pleura parietalis zurückzuführen und wird über die sensorische Versorgung aus dem N. phrenicus in Richtung Schulter projiziert. Der durch eine Lungenembolie hervorgerufene Schmerz ist wahrscheinlich Folge einer Dehnung der Pulmonalarterie.

Der Schmerz, der als Folge einer akuten Aortendissektion zustande kommt, rührt von einer Reizung der Adventitia her. Schmerzen bei Geweberissen (Aortenaneurysma, Pneumothorax, Mediastinalemphysem, Ösophagusruptur, zervikales Bandscheibensyndrom) setzen abrupt ein oder nehmen schrittweise an Intensität zu.

Unter Umständen muß man durch direkte Beobachtung feststellen, ob eine körperliche Tätigkeit oder eine Nitrotherapie Wirkungen auf das Ausmaß oder die Wiederholbarkeit der Schmerzen ausübt. Schwellung (Tietze-Syndrom), Rötung und Überwärmung sind seltene Zeichen bei Schmerzen der vorderen Thoraxwand infolge kostochondraler und chondrosternaler Syndrome.

Ösophagusschmerzen manifestieren sich gewöhnlich als tiefliegende Thoraxschmerzen und sind charakteristischerweise mit einem Aufstoßen zu lindern.

Emotionelle Störungen können zu Engegefühl, Ziehen, Müdigkeit und begleitender Hyperventilation führen. Letztere (als Folge der Angst) kann T-Wellen
und ST-Streckenveränderungen auslösen, was die Gefahr einer Verwechslung mit
einer KHK noch verstärkt. Die Dauer dieser Störungen ist eine halbe Stunde bis
einen Tag.

Seltene Ursachen von Thoraxschmerzen sind abdominelle Krankheiten, Ma-
gen-Duodenal-Ulkus, biliäre, gastrointestinale, aortale, pulmonale Erkrankungen, Hiatushernie, Tracheobronchitis, krankhafte Prozesse der Mamma, spinale
Arthritis, Herpes zoster, Skalenus-anterior-Syndrom, Hyperabduktionssyndrom,
Kompression zervikaler Wurzeln und maligne Krankheiten der Rippen.

Provokation durch Druck auf die Brust und Verschwinden nach Procaininfil-
tration überzeugt auch den ängstlichen Patienten, daß der Schmerz nicht vom
Herzen kommt. Gewisse Patienten scheinen die schwerwiegendsten und chao-
tischsten Dysrhythmien kaum zu bemerken, andere werden durch eine gelegent-
liche Extrasystole (klopfender, flatternder, stotternder oder aussetzender Herzschlag) in Unruhe versetzt. Bei Tachykardie sollte man nicht vergessen, auch an
Fieber, Thyreotoxikose, Hypoglykämie, Medikamentenabusus oder ähnliche generalisierte Ursachen zu denken.

Bei unklaren Thoraxschmerzen führt der effiziente Weg zur Diagnose und
Therapie, neben der Beachtung des klinischen Zustandsbildes, immer über ein
eingehendes Patientengespräch. Richtlinien für Zuweiser zur Koronarangiographie sollen dem erstbegutachtenden Arzt auch ohne technische Geräte eine erste
Entscheidungshilfe für die Indikationsstellung zur Koronarangiographie geben
[1, 10, 11, 12, 16].

6.2.2 Enzymdiagnostik des akuten Myokardinfarktes

Die Myokardinfarktdiagnostik basiert auf 3 wesentlichen Kriterien: Klinik, elektrokardiographische Veränderungen und pathologischer Anstieg von Laborparametern (Herzenzyme). Letzterer ist bedingt durch eine länger anhaltende
Hypoxie der Kardiomyozyten, wobei zunächst eine reversible Freisetzung
zytoplasmatischer Moleküle erfolgt. Erst bei schwererer Schädigung der Herz-
muskelzelle kommt es im Anschluß zu einer Zerstörung des kontraktilen Apparates.

Aufgrund von rezenten Entwicklungen im Bereich der Herzenzymdiagnostik
erscheint deren genauere Beschreibung von größter klinischer Relevanz. Dies um
so mehr, als über 50% der Patienten mit Myokardinfarkt keinen typischen EKG-
Befund präsentieren [2]. Auf der anderen Seite wird die frühe und sichere Herzinfarktdiagnose zwecks schneller Einleitung der adäquaten Therapie (Thrombolyse, akute Ballondilatation …) immer wichtiger. Im folgenden werden die derzeit am meisten angewandten, einerseits bewährten, andererseits neuen und
vielversprechenden Enzymparameter in der Herzinfarktdiagnostik beschrieben
(Abb 1):

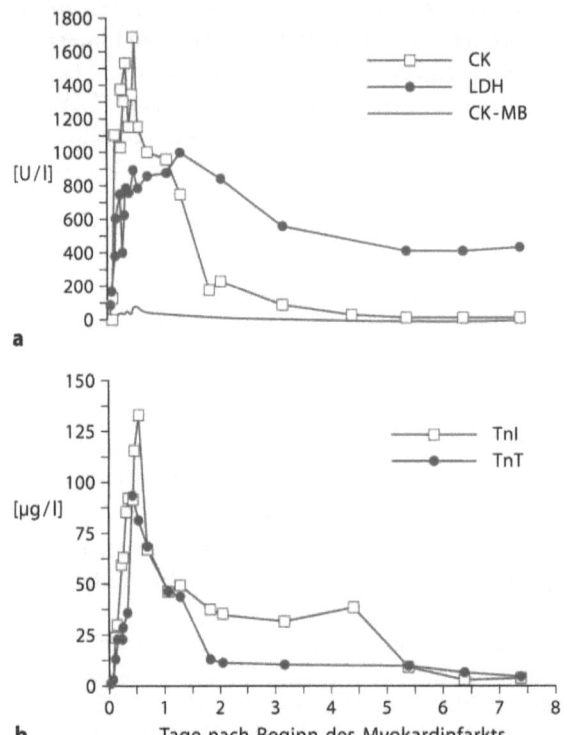

Abb. 1. Zeitabhängiges Freisetzen von verschiedenen Enzymmarkern bei einem repräsentativen Patienten mit akutem Myokardinfarkt. 90 min nach Symptombeginn wurde eine Urokinase Lyse-Therapie durchgeführt, welche zu einer frühen Reperfusion im infarktbezogenen Koronargefäß führte. (Mit Genehmigung übernommen von Mair J et al. [9])

- Die CK (Kreatinkinase) findet sich in Herz, Gehirn, Darm sowie im Skelettmuskel. Es gibt insgesamt 3 Isoenzyme (CK-BB, CK-MB und CK-MM). Der CK-MB-Gehalt von Skelettmuskulatur und ungeschädigtem Myokard ist annähernd gleich. Der CK-MB-Anteil des pathologisch veränderten Myokards beträgt durchschnittlich 15–20 % [11]. Außer bei Herzerkrankungen kann ein erhöhter CK-MB-Wert aufgrund der Gewebeverteilung auch bei anderen Ursachen gefunden werden:
  - Grand-mal-Anfälle,
  - Skelettmuskelverletzungen,
  - kardiopulmonale Reanimation,
  - Hypothyreose.

Im allgemeinen können sowohl CK als auch CK-MB frühestens ab der 4. Stunde nach Infarktbeginn ansteigen. 36–72 h nach Schmerzbeginn kommt es zu einer Rückkehr in den Normbereich [6]. Dies impliziert ein fehlendes diagnostisches Fenster in der Späterkennung eines abgelaufenen Myokardinfarktes. Die Spezifizität der CK-MB ist aufgrund der oben beschriebenen differentialdiagnostischen Möglichkeiten eingeschränkt.

- Die Laktatdehydrogenase (LDH) findet sich in Herz, Nieren, ZNS, Erythrozyten, Leber und Skelettmuskel. Anhand elektrophoretischer Bestimmungen kann das Verhältnis zwischen den Isoenzymen LDH-1 und LDH-2 bestimmt werden: bei einem Wert über 0,9 muß eine Schädigung des Myokards angenommen werden [6]. In diesem Zusammenhang sei die gebräuchliche Bestimmung von 2-Hydroxybutyrat-Dehydrogenase (HBDH) als Äquivalent für den Wert der LDH-1/LDH-2-Ratio erwähnt. Nach frühestens 8 h steigt die LDH beim Myokardschaden an und kehrt nach 6–10 Tagen zum Normbereich zurück. Die LDH eignet sich demzufolge sehr gut zur Spätdiagnose des Myokardinfarktes.

- Die CK-MB-Masse, welche mittels Enzymimmunoassay gemessen wird, zeigt eine bessere Sensitivität bezüglich Herzinfarktdiagnose als die CK-MB-Aktivität [7], vorwiegend in den ersten 6 h nach Schmerzbeginn. Zusätzlich kann durch die Bestimmung der CK-MB-Masse auch eine kleinere Myokardnekrose besser erkannt werden.
- Myoglobin befindet sich vorwiegend in der quergesteiften Muskulatur. Bereits 2–4 h nach Schmerzbeginn findet sich ein deutlicher Anstieg von Myoglobin beim Myokardinfarkt, wobei die Sensitivität gegenüber der CK-MB signifikant höher ist [8]. Die Myoglobinbestimmung beim Herzinfarkt sollte ihren hohen Stellenwert jedoch nur dann erlangen, wenn berücksichtigt wird, daß keine gleichzeitigen Skelettmuskelschäden vorliegen (Kreuzreaktion!) und daß die Rückkehr der Myoglobinwerte zur Norm bereits 12 h nach Infarktbeginn erfolgt.
- Troponin T (TnT) ist ein Strukturprotein der quergestreiften Muskulatur. Man unterscheidet das kardiale Troponin T von dem der Skelettmuskulatur und kann es mittels Enzymimmunoassay bestimmen [5]. Kardiales TnT, inzwischen nicht nur quantitativ, sondern auch mittels Schnellstreifentests bestimmbar [13], steigt bereits ab der 3. Stunde nach Infarktbeginn an, erreicht seinen Gipfel bei ca 12–96 h (je nach Reperfusionszeit des infarktbezogenen Koronargefäßes), und kann bis zu 14 Tage erhöht bleiben. Dementsprechend eignet sich kardiales Troponin T sowohl als früh- als auch spätdiagnostischer Parameter des Myokardinfarkts. Gleichzeitig besitzt kardiales Troponin T eine ausgezeichnete Herzmuskelspezifität. Diesbezüglich wurden Myokardschäden mittels TnT nicht nur beim Myokardinfarkt, sondern auch bei Patienten mit instabiler Angina pectoris [3] oder bei Patienten nach Ballondilatation (PTCA) von Koronararterien nachgewiesen [15].
- Ähnlich dem kardialen Troponin T, sowohl bezüglich Anstieg als auch Sensitivität, verhält sich das kardiale Troponin I. Die Rückkehr zu den Normalwerten erfolgt ebenso nach 7–10 Tagen.

Literatur

1. Braunwald E, Topol EJ (1992) Heart disease. Saunders, Philadelphia
2. Gibler WB, Lewis LM, Erb RE et al. (1990) Early detection of acute myocardial infarction in patients presenting with chest pain and non-diagnostic ECG's: serial CKMB sampling in the emergency department. Ann Emerg Med 1359–1366
3. Hamm CW, Ravkilde J, Gerhardt W et al. (1992) The prognostic value of serum troponin T in unstable angina. N Engl J Med 327:146–150

4. Ingwall JS, Kramer MF, Fifer MA, Lorell BH, Shemin R, Grossman W, Allen PD (1985) The creatine kinase system in normal and diseased human myocardium. N Engl J Med 313:1050–1054
5. Katus HA, Remppis A, Looser S, Hallermeier K, Scheffold T, Kuebler W (1989) Enzyme linked immunoassay of cardiac tropoin T for detection of acute myocardial infarction in patients. J Mol Cell Cardiol 21:1349–1353
6. Lee T, Goldmann L (1986) Serum enzyme assays in the diagnosis of acute myocardial infarction. An Intern Med 105:221–233
7. Mair J, Artner-Dworzak E, Dienstl A e t al. (1991) Early detection of acute myocardial infarction by measurement of mass concentration of creatine kinase-MB. Am J Cardiol 1545–1550
8. Mair J, Artner-Dworzak E, Lechleitner P et al. (1992) Early diagnosis of acute myocardial infarction by a newly developed rapid immunoturbidimetric assay for myoglobin. Br Heart J 68:462–468
9. Mair J et al. (1994) Clinical significance of cardiac contractile proteins for the diagnosis of myocardial injury. Adv Clin Chem 31:63–98
10. Mühlberger (1995) Guidelines for coronary angiography referals. Cor Europaeum 4/1:30–32
11. Mühlberger V, Probst P, Pachinger O (1994) Statistical analysis of invasive cardiology for Austria in 1992 as an approach to quality assessment. J Intervent Cardiol 7:17–24
12. Mühlberger V, Probst P, Klein W, Mlczoch J (1996) Qualitätssicherung in Invasiver und Interventioneller Kardiologie Österreichs für das Kalenderjahr 1995. Herz (im Druck); Internet-Adresse: HTTP://INFO.UIBK.AC.AT/GIN/ORG/i_iik.STU/i_iik.HTM
13. Müller-Bardorff M, Freitag H, Scheffold T, Remppis A, Kübler W, Katus HA (1995) Development and characterization of a rapid assay for bedside determinations of cardiac troponin T. Circulation 92:2869–2875
14. Schmailzl KJG (1995) Harrisons Innere Medizin 1 und 2. Blackwell Wissenschafts-Verlag, Berlin Wien Oxford
15. Talasz H, Genser N, Mair J, Artner-Dworzak E et al. (1992) Side-branch occlusion during percutaneous transluminal coronary angioplasty. Lancet 339:1380–1382
16. Topol EJ (1990) Interventional cardiology. Saunders, Philadelphia

6.3 Medikamentöse Therapie des Herzinfarkts

A. Dietz

Die Tatsache, daß der Infarkt fast ausschließlich durch den thrombotischen Verschluß eines Koronargefäßes meist auf dem Boden eines rupturierten Plaques entsteht [2] und daß die Dauer der Myokardischämie neben der Lokalisation des Thrombus die Größe des Infarktareals und damit die Prognose des Kranken bedingt, bestimmt das therapeutische Vorgehen.

Priorität hat
- die rasche Wiederherstellung des Blutflusses im verschlossenen Gefäß (Prinzip der offenen Arterie) und damit
- die Limitierung der Infarktausdehnung.

Damit verbunden sind
- die Stabilisierung des Herzrhythmus und der Hämodynamik,
- die Besserung des stationären Verlaufes und der Klinikmortalität und
- die Besserung der Langzeitprognose.

6.3.1 Prähospitalphase und Erstmaßnahmen

6.3.1.1 Akuter Herztod

Bei ca. 25 % der Betroffenen ist der Herz-Kreislauf-Stillstand durch Kammerflimmern das erste Symptom einer koronaren Herzerkrankung, ca. 15 % aller Infarktpatienten versterben in den ersten Minuten. Mit einer Inzidenz von ca. 100 pro 100 000 Einwohnern ist der plötzliche Tod die häufigste Todesursache in den Industrieländern außerhalb des Krankenhauses. Die möglichst umfangreiche und häufige Schulung von Laienhelfern in der Basisreanimation, also der rechtzeitig einsetzenden Herz-Lungen-Wiederbelebung, und die Aufklärung der Bevölkerung über das richtige Verhalten bei diesem dramatischen Ereignis sind die einzigen Möglichkeiten, die Folgen zu mindern. Eine nachhaltige Mortalitätssenkung kann nur durch Identifikation der Patienten mit hohem Risiko und Prophylaxe der Gefährdeten erreicht werden.

Für Krankenhäuser, Rettungsdienste, Notärzte, aber auch für alle niedergelassenen Notfallärzte ist die perfekte Organisation der Rettungskette für den Erfolg beim plötzlichen Herztod, aber auch bei der früh einsetzenden Lysebehandlung unabdingbare Voraussetzung mit einem schnellen Notruf durch den Patienten bzw. seine Angehörigen, mit der Verkürzung der Eintreffzeit des Notarztwagens und einer optimierten Pfortenlysezeit. In Regionen, in denen kein ausgebildeter

Notarzt als erster am Ort des Geschehens sein kann, ist die Frühdefibrillation durch speziell ausgebildetes nichtärztliches Personal sinnvoll. Voraussetzung dazu ist das sog. Rendezvoussystem, d. h. das Nachführen des nächstbefindlichen Notarztes (in maximal 15 min) zu den ersteintreffenden Rettungskräften.

6.3.1.2 Prähospitale Lyse

In den GISSI-1- und ISIS-2-Studien war die Mortalität bei Lyse innerhalb der 1. Stunde um 50 % geringer als in der Kontrollgruppe [6, 11].

Ein kompletter Lyseerfolg ist nur innerhalb der ersten 2 h erreichbar, die Infarktgröße und die Mortalität werden von der Zeit zwischen Symptom und Lyse wesentlich bestimmt. Jede Stunde Verzögerung kostet dann 10 von 1000 Behandelten das Leben. Daher wird oft gefordert, daß die Lyse von dem ersten qualifizierten Arzt gestartet werden sollte, der den Patienten sieht.

Das bedeutet in Regionen mit großen Distanzen für die Notfallrettung (über 15 km), daß die Vorverlegung des Verfahrens in die Prähospitalphase Vorteile bringt. Dies wird durch spezielle Prähospitallyseeinheiten, sogar durch ausgebildete Hausärzte [5] erfolgreich praktiziert und resultiert in einer deutlichen Verkürzung der Zeit zwischen Symptombeginn und Lysezeit bis zu 2 h und in einer Mortalitätssenkung [20]. Voraussetzung ist eine korrekte EKG-Diagnose des Infarktes durch den Notarzt bzw. durch eine telemetrische Übertragung an den diensttuenden Kardiologen der Klinik in Regionen, in denen ein solches Vorgehen nicht möglich ist.

Überhaupt muß durch intensive Aufklärung der Bevölkerung die Zeitspanne zwischen Infarktereignis und Lysebeginn deutlich verkürzt werden. In der Ludwigshafener Infarktstudie wurde durch eine mehrmonatige Aufklärungskampagne das Intervall Infarkt–Krankenhausaufnahme von 4 auf 2 h vermindert, die Lyserate von 20 auf 32 % der Patienten gesteigert. Rund 80 % der Infarktpatienten wurden in den ersten 4 h aufgenommen [18].

Für die prähospitale Lyse eignen sich Thrombolytika, die im Bolus verabreicht werden können, also rt-PA, APSAC oder r-PA (Reteplase).

Wegen der Gefahr von Reperfusionsarrhythmien muß bei langem Transport zum Krankenhaus stets ein Defibrillator mitgeführt werden.

6.3.1.3 Erstmaßnahmen

Keine Zeitverzögerung durch Aufsuchen eines zentralvenösen Zugangs, eine großlumige venöse Kanüle ist ausreichend. Keine i.m.-Injektionen, O_2-Nasensonde mit einem Fluß von 2–4 l/min.

Nitroglycerin, z. B. Nitrolingual 1–2mal 0,8 mg s.l. oder als Spray, falls keine schwere Hypotonie vorliegt.

Acetylsalicylsäure, z. B. Aspirin 250–500 mg i. v., 5000 IE Heparin i.v.

Bei Unruhe: Diazepam, z. B. Valium 10 mg i.v.

Bei Thoraxschmerzen: Morphin 5–10 mg i.v., evtl. mit Atropin 0,5 mg i.v.

Bei Tachyarrhythmia absoluta: Digoxin 0,5 mg i.v., z.B. Lanicor und/oder Betablocker, z.B. Metaprolol, 5–10 mg i.v., bei Verschlechterung der Hämodynamik DC-Kardioversion.

Bei höhergradigen ventrikulären Rhythmusstörungen: Lidocain (Xylocain) 100 mg i.v. oder Ajmalin (Gilurytmal) 50 mg i.v., anschließend Lidocaininfusion mit 2 mg/min oder Ajmalininfusion mit 10 mg/h.

Bei höhergradigen Bradykardien: Ipratropiumbromid, z.B. Itrop 1 Amp. i.v., bei oligosystolischem Herzstillstand: transthorakale Stimulation über großflächige Klebeelektroden, bei Blutdruckabfall: Dopamin 2–25 µg/kg KG/min, bei Lungenödem: Nitrat im Perfusor, 5–20 µg/min + Furosemid (Lasix) 20 mg i.v.,

bei Ateminsuffizienz: Intubation und maschinelle Beatmung, Azidosekorrektur (nur bei Abfall des pH-Wertes unter 7,2): Natriumcarbonat 8,4%, engmaschige Kontrolle des pH-Wertes, des pCO_2 und des Serumkaliums.

6.3.3 Thrombolyse, Antikoagulation und Thrombozytenaggregationshemmung

Die Resultate der großen internationalen Mortalitätsstudien sprechen dafür, daß jeder Patient, der innerhalb der ersten 12 h nach Eintreten eines Infarktes in die Klinik eingeliefert wird, beim Fehlen von Kontraindikationen mit einer Thrombolyse behandelt werden sollte. Die Offenheit der Infarktarterie sollte möglichst früh und vollständig wiederhergestellt werden, da eine Teilanalyse der GUSTO-1-Studie auch eine deutliche Senkung der 30-Tage-Letalität bei einer vollständigen gegenüber einer teilweisen Öffnung der Gefäße ergab [13].

Die Zielgruppe derer, die von einer Lyse profitieren, läßt sich auch elektrokardiographisch definieren: Es sind Patienten mit einer ST-Hebung oder mit neuaufgetretenem Linksschenkelblock, nicht jedoch solche mit ST-Senkungen im EKG.

6.3.3.1 Thrombolytika

Derzeit sind 5 Thrombolytika in Anwendung, deren Einsatz durch unterschiedliche Gesichtspunkte und durch ihre differierenden Eigenschaften bestimmt wird.
- Streptokinase (z.B. Kabikinase): 1,5 Mio. IE als Infusion über 1 h.
  Heparin, falls noch nicht verabreicht, zunächst als Bolus 5000 IE i.v., anschließend 1000 IE/h, frühestens nach 18–24 h;
- anisoylierter Plasminogen-Streptokokken-Aktivatorkomplex, APSAC = Anistreplase (z.B. Eminase): 30 IE in 5 min,
  Heparin i.v. wie oben;
- Urokinase (z.B. Ukidan): 1,5 Mio. IE als Bolus, anschließend Infusion von 1,5 Mio. IE über 90 min,
  Heparin i.v wie oben;
- Gewebeplasminogenaktivator (rt-PA) = Alteplase (z.B. Actilyse): Überwiegend als sog. „Front-loaded-Lyse" oder akzelerierte rt-PA-Lyse:

15 mg i.v. Bolus zu Beginn, 50 mg in den ersten 30 min, dann 35 mg in den verbleibenden 60 min als Infusion. Bei Patienten unter 65 kg KG sollte eine Dosierung von 1,5 mg/kg nicht überschritten werden.

Gleichzeitige Kombination mit Heparin, zunächst als Bolus 5000 IE i.v., dann als Infusion über mindestens 48 h.

r-PA = Reteplase (z. B. Rapilysin): Je 10 U als Doppelbolus im 30 min-Abstand, Heparin wie bei rt-PA.

Bei allen 5 Thrombolyseregimen ist, falls noch nicht erfolgt, die zusätzliche Gabe von Acetylsalicylsäure (z. B. Aspirin) notwendig, zunächst 250 mg i.v., dann 100–325 mg/Tag p.o.

6.3.3.2 Begleittherapie mit Heparin und Hirudin

Die Antikoagulation mit Heparin verhindert in allen Thrombolytikaregimen die durch Plasminogenaktivatoren verursachte Gerinnungsaktivierung und damit einen frühen Gefäßwiederverschluß. Begonnen wird mit einem Bolus von 5000 IE i.v., dem dann eine Infusion von 1000 IE/h angeschlossen wird, die Dosierung erfolgt im weiteren Verlauf PTT-abhängig.

Die Infusion wird, falls keine PTCA angeschlossen wird, nach 2–4 Tagen beendet.

In der GUSTO-1-Studie bestand kein Letalitätsunterschied zwischen den mit subkutaner (2mal 12500 IE) und mit intravenöser (5000 IE Bolus, dann 1000 IE/h) Heparingabe behandelten Gruppen [8].

Der direkte Thrombininhibitor Hirudin senkt tierexperimentell deutlich die Reokklusionsrate, wesentliche Vorteile wurden aber bei der Herzinfarkttherapie bisher nicht gefunden [9].

6.3.3.3 Begleittherapie mit Acetylsalicylsäure

Die ISIS-2-Studie hat den singulären Nutzen von ASS, der dem der Streptokinase entspricht, endgültig bewiesen (23 % Mortalitätsreduktion), die Wirkung addiert sich zum Streptokinaseeffekt (42 % Mortalitätsreduktion) [11].

6.3.3.4 Zeitpunkt der Lyse

Die Überschreitung des empfohlenen Zeitraums von 6 h um weitere 6 h reduzierte in der LATE-Studie [14] noch immer gering die Mortalität, evtl. durch postinfarzielle myokardiale Umbauvorgänge. Von einer späten Lyse (bis zu 12 h) könnten auch Patienten mit verzögertem Infarktablauf, z. B. bei ausgedehnter Kollateralisation, profitieren.

Ein zweiter Lyseversuch mit rt-PA ist bei kurzfristig rezidivierendem oder nicht abgeschlossenem Infarktgeschehen möglich, wenn eine PTCA nicht sofort verfügbar ist.

6.3.3.5 Altersbegrenzung der Lyse

Wenngleich in höherem Alter, insbesondere bei über 70jährigen, ein erhöhtes zerebrales Blutungsrisiko besteht, sollten Patienten bis zu einem biologischen Alter von 75 Jahren lysiert werden, zumal mit höherem Alter die Infarktmortalität ohnehin ansteigt, d. h. dieses Kollektiv von der Lyse besonders profitiert [17].

6.3.3.6 Akut-PTCA und Lyse

Die Akut-PTCA als Alternative zur Lyse eröffnet 90–95 % der verschlossenen Infarktarterien. Sie ist damit erfolgreicher als eine TL und soll in einem besonderen Beitrag behandelt werden (Kap. 6.6).

Die frühe routinemäßige PTCA nach Thrombolyse bringt keinen Nutzen, sie ist sogar risikoreich [17]. Auch bei einer erfolglosen Lyse ist der Wert einer sog. Rescue-PTCA noch nicht eindeutig geklärt (Literatur bei [1]). Trotzdem muß bei Patienten mit anhaltender Angina pectoris und/oder ST-Elevation nach Thrombolyse möglichst bald eine Koronarangiographie, evtl. mit einer PTCA durchgeführt werden.

6.3.4 Zusatztherapie

6.3.4.1 β-Blocker

Die ISIS-1-Studie konnte zeigen, daß der frühe Einsatz eines β-Blockers (Atenolol 5–10 mg i.v.) beim Myokardinfarkt die Einwochenmortalität um 15 % senkte und daß auch die Rate des Reinfarktes beeinflußt wurde [10]. In Deutschland werden β-Blocker noch immer nur bei 30 % der Infarktpatienten eingesetzt, diese Zahl könnte nach Expertenmeinung verdoppelt werden. Kontraindikationen wären schwere Bradykardien bzw. höhergradige AV-Blockierungen, Linksherzinsuffizienz, Hypotonie und Asthma bronchiale. Die β-Blocker erhöhen die Flimmerschwelle des Myokards, lindern den Infarktschmerz, senken den myokardialen O_2-Bedarf und senken die adrenerge Stimulation und die Herzfrequenz. Die Gabe soll unmittelbar im Anschluß an die Thrombolyse erfolgen, z. B. mit Metoprolol $^1/_2$ Amp. (2,5 mg) i.v., z. B. Beloc, Wiederholung nach 10 min bzw. nach Verträglichkeit. Ein wegen seiner guten Steuerbarkeit geeignetes Alternativpräparat ist Esmolol (z. B. Brevibloc) 1 Amp. (2,5 mg) i.v., Wiederholung bei Verträglichkeit und Notwendigkeit nach 10 min. Anschließend sollte die β-Blockergabe oral so lange als möglich fortgesetzt werden.

6.3.4.2 ACE-Hemmer

Das Remodelling, also der myokardiale Umbau- und Anpassungsvorgang, betrifft v. a. das infarzierte, in zweiter Linie das nicht betroffene Myokard, das hypertrophiert und dilatiert. Tierexperimentell, v. a. aber in großen klinischen Studien konnte gezeigt werden, daß diese Umbauvorgänge durch die frühzeitige

Gabe von ACE-Hemmern günstig beeinflußt werden (Literatur bei [15]), falls keine Kontraindikationen, insbesondere eine Hypotonie ≤ 100 mmHg systolisch vorliegen. Der Nutzen besteht in einer bereits früh beginnenden Senkung der Mortalität (in der GISSI-3-Studie Senkung der 48-h-Mortalität um 10%, Literatur bei [15]), einer später nachweisbaren Verbesserung der linksventrikulären Funktion und einer Senkung der stationären Wiederaufnahmehäufigkeit nach einem Infarkt. Eine Subgruppenanalyse der GISSI-3-Studie schrieb die Verminderung der Frühsterblichkeit durch die ACE-Hemmer einer Verringerung von Ventrikelrupturen und Arrhythmien zu (Literatur bei [15]).

Alle hämodynamisch stabilen Infarktpatienten sollten innerhalb der ersten 24 h einen ACE-Hemmer erhalten; diese Therapie kann nach 4–6 Wochen beendet werden, falls die LV-Funktion normal ist. Bei eingeschränkter LV-Funktion sollte die Therapie beibehalten werden, wobei eine Dosistitrierung im Sinne einer allmählichen Steigerung bis zur verträglichen Höchstdosis empfohlen wird. In den bisherigen Studien, die den Vorteil einer ACE-Hemmergabe zeigen konnten, kamen Captopril (z.B. Tensobon), Lisinopril (z.B. Acerbon), Ramipril (z.B. Delix) und Trandolapril (z.B. Gopten) p.o. zum Einsatz.

6.3.4.3 Nitrate

In den großen Studien GISSI-3 und ISIS-4 [7, 12] konnte keine Mortalitätssenkung durch Nitrate nachgewiesen werden. In der GISSI-Studie wurde allerdings die stärkste Letalitätssenkung durch die Kombination von Lisinopril und Nitraten erreicht, wobei eine Verminderung der Nitrattoleranz durch ACE-Hemmer diskutiert wurde. Nitrate werden deshalb beim akuten Infarkt nur bei der Linksherzinsuffizienz und persistieren der Angina pectoris eingesetzt.

6.3.4.4 Magnesium

Der Wert der i.v.-Magnesiumgabe beim akuten Infarkt ist noch nicht geklärt. Obwohl das Mg^{2+}-Ion als essentielles Koenzym bei der Zellerregung fungiert und die kardiale Elektrophysiologie beeinflußt und obwohl es im Tierexperiment die Infarktgröße bei früher Gabe verkleinern kann, haben 2 große Studien widersprüchliche Ergebnisse erbracht: Während in der LIMIT-2-Studie (Magnesiumgabe ca. 3 h nach Infarkt, über 2000 Personen) bei Infarktpatienten die 28 Tage-Letalität um 28% gesenkt wurde [21], bestätigte sich dieses Resultat in der ISIS-4-Studie an 58000 Patienten (Magnesiumgabe ca. 12 h nach Infarkt) nicht [12].

Zum jetzigen Zeitpunkt ist damit der Nutzen eines generellen Einsatzes beim Myokardinfarkt zweifelhaft. Bei Beobachtung der Kontraindikationen (Hypotonie, schwere SA- und AV-Leitungsstörung, schwere Niereninsuffizienz) kann es bei Patienten, die keine Lysetherapie erhalten haben, innerhalb der ersten 6 h gegeben werden.

Wir verabreichen Magnesiumsulfat als Kurzinfusion (8 mmol in 5 min), anschließend als Dauerinfusion mit 65 mmol in den restlichen 24 h.

Eine unbestrittene Indikation für die i.v.-Gabe von Magnesium sind Magnesiummangel, Spitzentorsaden oder Digitalisüberdosierung.

6.3.5 Therapie von Komplikationen

6.3.5.1 Hypertonus

Aufgrund der Resultate der HINT-Studie und neuerer Metaanalysen bei (Literatur bei [3]) sollten beim akuten Myokardinfarkt kein Nifedipin o. a. Kalziumantagonisten vom Dihydropyridintyp gegeben werden. Negativ bewertet werden die sympathikusaktivierende Wirkung kurzwirksamer Dihydropyridine und ihre negative Inotropie.

Zur Hochdrucksenkung eignen sich die ohnehin empfehlenswerten β-Blocker bzw. ACE-Hemmer, Nitrate oder parenterales Urapidil, z. B. Ebrantil.

6.3.5.2 Akute Linksherzinsuffizienz

Monitoring mit einem Pulmonaliskatheter.
Nitroglycerin per infusionem.
Furosemid i.v. (*cave:* Verkleinerung des Herzzeitvolumens).
Dopamin 2–25 µg/kg KG/min,
Dobutamin (z. B. Dobutrex) 2–15 µg/kg KG/min,
Phosphodiesterasehemmer, z. B. Amrinon (Wincoram),
Digoxin (bis 0,5 mg i.v.), insbesondere wenn eine Tachyarrhythmia absoluta vorliegt,
evtl. Intubation und maschinelle Beatmung,
evtl. frühzeitig einsetzende interventionelle Therapie (PTCA, s. dort) bei schwerer Linksherzinsuffizienz bzw. kardiogenem Schock.

6.3.5.3 Therapierefraktäre Hypotonie

Noradrenalin (Arterenol) 0,02–0,15 µg/kg KG/min,
Adrenalin (Suprarenin) 0,02–0,15 µg/kg KG/min.

6.3.5.4 Nichttransmuraler Infarkt (Non-Q-wave-Infarkt)

ASS, Heparin, Nitrate, Morphin wie beim transmuralen Infarkt, keine Lyse.

Diltiazem oral 2mal 120 mg/Tag, falls keine linksventrikuläre Funktionsstörung vorliegt, da sich in der Diltiazem-Reinfarktion-Studie [4] eine Reinfarktreduktion von 9,3 auf 5,2 %, nicht jedoch eine Mortalitätssenkung erreichen ließ. Alternativ ist eine β-Blockergabe sinnvoll. Nach Stabilisierung des Infarktgeschehens sollte eine Koronarographie durchgeführt werden.

6.3.5.5 Rechtsventrikulärer Infarkt

Volumengabe, unter Pulmonaliskathetermonitoring. Geeignet sind Elektrolyt-
lösungen, der Pulmonalkapillardruck sollte auf 18–20 mm Hg gesteigert werden;
keine Nitrate wegen der Gefahr der Vorlastsenkung, Dopamin bei ungenügender
Besserung.

6.3.5.6 Kardiogener Schock

Zunächst Versuch der Stabilisierung mit Katecholaminen (Dopamin, Suprarenin)
und Phosphodiesterasehemmer (z. B. Milrinon), Einsatz der intraaortalen Ballonpumpe. Lediglich die Sofort-PTCA (s. Kap. 6.6) hat die hohe Mortalität von
80–90 % senken können, bei Wand-, Septum- oder Papillarmuskelrupturen muß
eine Sofortoperation versucht werden.

6.3.6 Persönliche Empfehlungen

Die nahezu standardisierte Infarkttherapie läßt kaum Raum für eigene Empfehlungen. Nach unserer Ansicht sollten folgende Fakten besonders beachtet werden:
- Verkürzung der Pforten-Lyse-Zeit, z. B. durch Lyse in der Notaufnahme. Bei
  längeren Distanzen zum Krankenhaus muß die prästationäre Lyse, z. B. mit
  Anistreplase oder rt-PA bzw. Reteplase, erwogen und organisiert werden.
- Bei der Erstversorgung rasche Schmerz- und Angstlinderung durch i.v.-Mor-
  phin, rasche Gabe von Nitroglycerin i.v., Heparinbolus, Aspirin, falls nicht kontraindiziert.
- rt-PA-Lyse bei ausgedehnten Infarkten, bei Patienten unter 65 Jahren, bei
  hämodynamisch instabilen Patienten; Streptokinaselyse beim Hinterwandinfarkt, bei kleineren Infarkten im höheren Lebensalter, bei längerer Schmerz-
  Lysezeit.
- Innerhalb der ersten 12–24 h Anwendung von β-Blockern und ACE-Hemmern, falls nicht kontraindiziert.
  Heparinverabreichung i.v. statt subkutan zum Erzielen gleichmäßiger Blut-
  spiegel.
- Wir geben empirisch Magnesium bei therapierefraktärem Kammerflimmern
  in der Reanimation. Darüber hinaus ist eine Magnesiumgabe mit einem Beginn in den ersten 4 h bei allen Infarkten sinnvoll, bei denen keine Lyse möglich ist und keine Kontraindikationen vorliegen.

Literatur

1. Bode C, Peter K, Kübler W, Katus HA (1994) Aggressive thrombolytische Therapie des Myokardinfarktes – Grenzen und Möglichkeiten. Z Kardiol 83:393–403
2. De Wood MA, Spores J, Notske R, Mouser LT, Burroughs R, Golden MS, Lang HT (1980) Prevalence of total coronary occlusion during the early hours of transmural myocardial infarction. N Engl J Med 303:897–902
3. Furberg CD, Psaty BM, Meyer JV (1995) Nifedipine: Dose-related increase in mortality in patients with coronary heart disease. Circulation 92:1326–1331
4. Gibson RS, Boden WE, Theroux P et al. (1986) Diltiazem and reinfarction in patients with non-Q-wave infarction: Results of a double-blind, randomized multicenter trial. N Engl J Med 315:423–429
5. GREAT-Group (1992) Feasibility, safety and efficacy of domiciliary thrombolysis by general practitioners: Grampian region early anistreplase trial. BMJ 305:548–553
6. Gruppo Italiano Per Lo Studio Della Streptochinasi Nell'Infarto Miocardio (GISSI-1) (1987) Longterm effects of intravenous thrombolysis in acute myocardial infarction: Final report of the GISSI Study. Lancet 2:871–374
7. Gruppo Italiano per lo Studio della Sopravvivenza nell'Infarto Miocardio (GISSI-3) (1994) Effects of lisinopril and transdermal glyceryl trinitrate singly and together on 6-week mortality and ventricular function after acute myocardial infarction. Lancet 343:1115–1122
8. GUSTO Investigators (1993) An international randomized trial comparing four thrombolytic strategies for acute myocardial infarction. N Engl J Med 329:673–692
9. GUSTO IIa – Investigators (1994) Randomized Trial of Intravenous Heparin versus Recombinant Hirudin for acute coronary syndromes. Circulation 90:1631
10. ISIS-1 Collaborative Group (1986) Randomized trial of intravenous atenolol among 16027 cases of suspected acute myocardial infarction. Lancet 2:57–66
11. ISIS-2 (Second International Study of Infarct Survival) Collaborative Group (1988) Randomized trial of intravenous streptokinase, oral aspirin both or neither among 17187 cases of suspected myocardial infarction. Lancet 2:349–360
12. ISIS-4 Collaborative Group (1995) A randomized factorial trial assessing oral captopril, oral mononitrate and intravenous magnesium sulphate in 58050 patients with suspected acute myocardial infarction. Lancet 345:669–685
13. Kennedy JW (1995) Optimal management of acute myocardial infarction requires early and complete reperfusion. Circulation 91:1905–1907
14. Late Study Group (1993) Late assessment of thrombolytic efficacy (LATE) study with alteplase 6–24 h after onset of acute myocardial infarction. Lancet 342:759–766
15. Latini R, Maggioni A, Flather M, Sleight P, Tognoni G (1995) ACE Inhibitor Use in Patients with Myocardial Infarction. Summary of Evidence from Clinical Trials. Circulation 92:3132–3137
16. Neuhaus KL, Tebbe U, Gottwik M et al. (1988) Intravenous recombinant tissue-plasminogen-activator (rTPA) and urokinase in acute myocardial infarction. Results of the German activator urokinase study (GAUS). J Am Coll Cardiol 12:581–587
17. Reeder GS, Gersh BJ (1993) Modern management of acute myocardial infarction. Curr Probl Cardiol:87–155
18. Rustige J, Burczyk U, Werner A, Senges J (1990) Akuter Herzinfarkt. Verkürzung der Prähospitalphase durch Massenaufklärung möglich. Dtsch Ärztebl 18:1450–1454
19. Smalling RW et al. (1995) More rapid, complete and stable coronary thrombolysis with bolus administration of reteplase compared with alteplase infusion in acute myocardial infarction. Circulation 91:2725–2732
20. The European Myocardial Infarction Project (1993) Prehospital thrombolytic therapy in patients with suspected acute myocardial infarction. N Engl J Med 329:383–389
21. Woods KL, Fletcher S, Roffe C, Haider Y (1992) Intravenous magnesium sulphate in suspected acute myocardial infarction: results of the second Leicester intravenous magnesium intervention trial (LIMIT 2). Lancet 339:1553–1558

6.4 Thrombolyse beim akuten Herzinfarkt

U. Zeymer, K. L. Neuhaus

Der akute Herzinfarkt wird in der weit überwiegenden Anzahl der Fälle durch einen thrombotischen Verschluß eines Herzkranzgefäßes verursacht [1]. Durch die Anwendung thrombolytischer Substanzen kann eine frühzeitige Wiederherstellung des Blutflusses der verschlossenen Koronararterie erreicht werden [10]. Ziel der thrombolytischen Therapie ist es, eine möglichst frühe (innerhalb 60–90 min nach Therapiebeginn), komplette (sog. TIMI-Grad-3-Fluß) und dauerhafte Reperfusion des Infarktgefäßes zu erreichen, um eine Begrenzung der Infarktgröße und eine Senkung der Mortalität zu bewirken [18]. Die prognostische Bedeutung der frühen und kompletten Patency zeigen übereinstimmend die Auswertungen von großen angiographischen Lysestudien, in denen sich eine niedrige Mortalität von 3–4 % bei Patienten mit kompletter und rascher Wiedereröffnung des Infarktgefäßes fand (Abb. 1). Dies läßt sich jedoch z. Z. selbst mit den effektivsten Standardregimen nur bei etwa der Hälfte der Patienten erzielen [9]. Komplikationen und Probleme der Thrombolyse stellen Blutungen, insbesondere hämorrhagische Schlaganfälle, und Wiederverschlüsse nach primär erfolgreicher Behandlung dar.

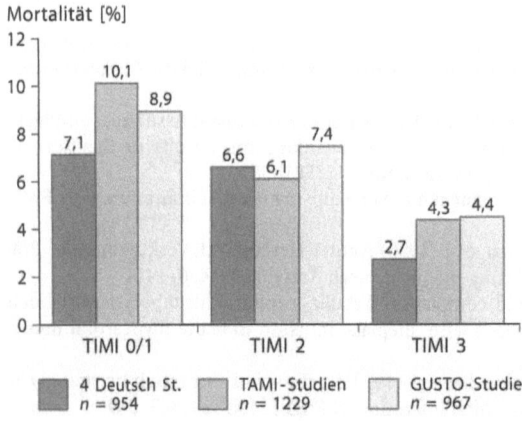

Abb. 1. Krankenhaussterblichkeit in Abhängigkeit von der 90-min-Patency des Infarktgefäßes nach Thrombolyse bei Patienten mit akutem Herzinfarkt. Übereinstimmend zeigen alle 3 Untersuchungen eine deutlich erniedrigte Sterblichkeit bei Patienten mit kompletter Wiederherstellung des Blutflusses (sog. TIMI-Patency-Grad 3)

6.4.1 Historische Entwicklung

Ende der 50er Jahre wurden in den USA die ersten Patienten mit akutem Herzinfarkt intravenös mit Streptokinase behandelt. Es folgten weitere klinische Studien mit der Anwendung von Langzeitlysen (12- bis 24-h-Streptokinase) beim akuten Herzinfarkt. Hier ergaben sich klinische Vorteile bei den innerhalb der ersten 12 h nach Symptombeginn behandelten und signifikante Verbesserungen der Überlebensraten bei den innerhalb von 3–4 h therapierten Patienten. Der erste angiographische Nachweis der Effektivität der Lysetherapie wurde 1976 von dem Moskauer Kardiologen Chazov erbracht, der nach intrakoronarer Fibrinolysingabe eine erfolgreiche Reperfusion des Infarktgefäßes zeigte. Weitverbreitete Akzeptanz erlangte die fibrinolytische Therapie aber erst Anfang der 80er Jahre durch den angiographischen Nachweis der Thrombose als Infarktursache. Nach anfänglichen Berichten über erfolgreiche Anwendungen der intrakoronaren Lyse wurde auch die Wirksamkeit der systemischen Kurzzeitlyse angiographisch belegt. Der klinische Nutzen dieser Therapie ist in groß angelegten Mortalitätsstudien in den 80er Jahren eindeutig gezeigt wurden (Abb. 2) [3, 6].

6.4.2 Patientenauswahl

6.4.2.1 Intervall bis zum Therapiebeginn

Der Nutzen der fibrinolytischen Therapie ist in den ersten Stunden nach Symptombeginn am größten. In einer Metaanalyse großer placebokontrollierter Studien [2] ergab sich eine Abnahme der Sterblichkeitsreduktion durch die Thrombolyse mit zunehmender Zeit zwischen Symptom- und Therapiebeginn (Abb. 3). Während sich bei einer Symptomdauer von 6–12 h noch ein Vorteil der mit Fibrinolyse behandelten Patienten ergab, ist dieser bei einer Symptomdauer von mehr als 12 h nicht mehr nachweisbar. Daher sollte bei dieser Gruppe nur ausnahmsweise (z. B. bei persistierender Schmerzsymptomatik und/oder ST-He-

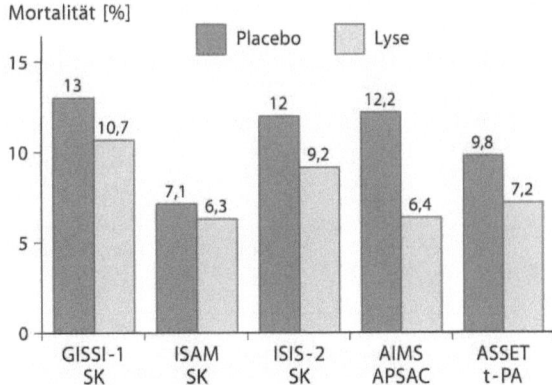

Abb. 2. Ergebnisse großer placebokontrollierter Vergleichsuntersuchungen zur Effektivität der Lyse mit Streptokinase (*SK*), APSAC und t-PA bei Patient mit akutem Myokardinfarkt

Mortalitätsreduktion / 1000 Behandlungen

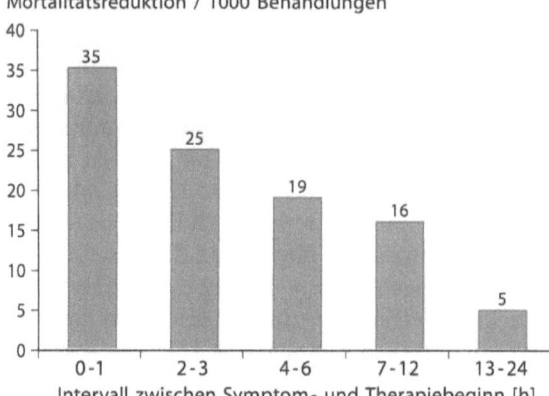

Abb. 3. Sterblichkeitsreduktion durch Lyse im Vergleich zu Placebo bei Patienten mit Herzinfarkt. Einfluß der Zeit zwischen Symptom- und Therapiebeginn auf den Überlebensvorteil durch Lyse in einer Metaanalyse großer Lysestudien. (Nach Fibrinolytic Therapy trtialists' Collaborative Group [7])

bungen) eine thrombolytische Therapie durchgeführt werden. Insbesondere sollte die Gruppe der Patienten mit einem erhöhten Risiko für eine intrazerebrale Blutung (Hochdruck, Alter > 75 Jahre) nur bei einem Intervall von < 6 h zwischen Schmerz- und Therapiebeginn thrombolytisch behandelt werden.

6.4.2.2 Aufnahme-EKG

Eindeutig nachweisbar ist ein klinischer Nutzen der Thrombolyse bei Patienten mit typischen ST-Hebungen oder Schenkelblock im Aufnahme-EKG [2]. Dagegen führt die thrombolytische Therapie bei Patienten mit ST-Senkungen oder unauffälligem EKG zu keiner Verbesserung, sondern möglicherweise eher zu einer Verschlechterung der Prognose (Abb. 4) und sollte daher bei dieser Patientengruppe nicht angewendet werden.

Mortalitätsreduktion / 1000 Behandlungen

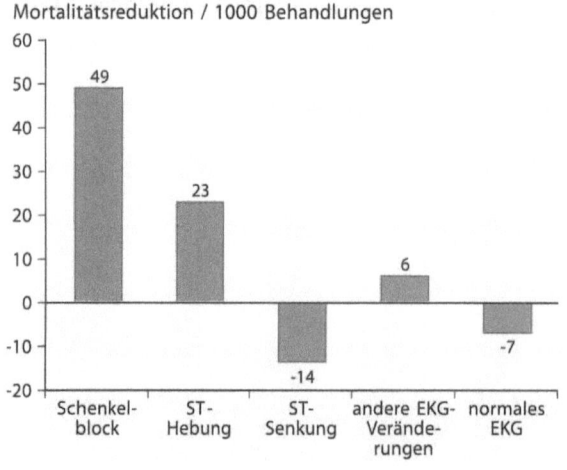

Abb. 4. Wirksamkeit der Lyse in Abhängigkeit vom Aufnahme-EKG in einer Metaanalyse. Es zeigt sich eine, wenn auch nicht signifikante, Übersterblichkeit in der Gruppe der Patienten mit ST-Senkung und normalem EKG. (Nach Fibrinolytic Therapy trialists' Collaboratory Group [7])

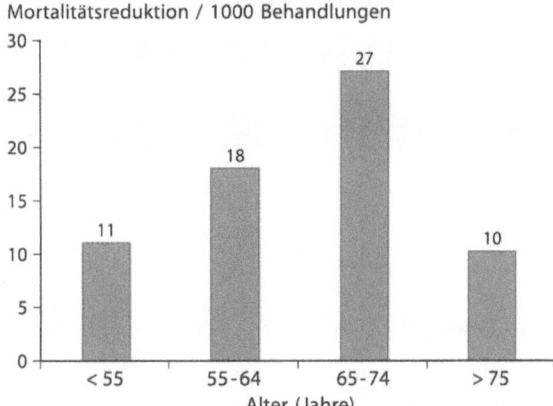

Mortalitätsreduktion / 1000 Behandlungen

Abb. 5. Klinischer Vorteil der Lysetherapie in verschiedenen Altersgruppen. (Nach Fibrinolytic Therapy trialists' Coillaborative Group [7])

6.4.2.3 Alter der Patienten

Die Anzahl der pro 1000 Behandlungen geretteten Patienten steigt mit zunehmender Absolutsterblichkeit bis zur Gruppe der 65- bis 74jährigen an und beträgt in dieser Gruppe 27 pro 1000, bei den 56- bis 64jährigen immer noch 18 und bei den unter 55- und über 75jährigen 10–11 (Abb. 5). Daher sollte bei der letztgenannten Altersgruppe immer das Risiko einer Blutung gegen den Nutzen der Therapie abgewogen werden. Das gilt besonders bei Patienten mit kleineren Infarkten sowie bei einem langem Zeitintervall zwischen Symptom- und Therapiebeginn. Allerdings sollte zur Beurteilung des Blutungsrisikos eher das biologische als das kalendarische Alter herangezogen werden.

6.4.3 Fibrinolytika

Das Wirkprinzip aller derzeit zur Verfügung stehenden Fibrinolytika ist die Aktivierung des Plasminogens zu Plasmin, das seinerseits die Proteolyse mit Spaltung des Fibrins in Gang setzt. Alle Plasminogenaktivatoren führen auch zu einer dosisabhängigen Fibrinogenolyse. Der physiologische Inhibitor der Fibrinolyse, das α_1-Antiplasmin, wird durch therapeutische Dosierungen der Fibrinolytika ebenso überspielt wie der Inhibitor des Gewebeplaminogenaktivators (PAI-1). Die Freisetzung von erheblichen Mengen von Fibrinspaltprodukten führt insbesondere bei der Anwendung von Streptokinase zu einer komplexen Aktivierung pro- und antithrombotischer Prozesse. Diese werden durch die Thrombozyten und das Thrombin vermittelt und führen in der Summe meist zu einer Verstärkung der Gerinnungsdefekte und damit der Blutungsneigung. Nur in Ausnahmefällen sieht man unter fibrinolytischer Therapie ein klinisch oder angiographisch nachweisbares Wachstum arterieller Thromben.

Die klassischen Substanzen Streptokinase und Urokinase spalten neben dem Fibrin im Thrombus auch zirkulierendes Fibrinogen mehr oder weniger voll-

Tabelle 1. Standarddosierungen und Patencyraten der momentan zugelassenen Thrombolytika

Thrombolytikum	Dosierung	90-min-TIMI-2/3-Patency [%]	24-h-TIMI-2/3 Patency [%]
Streptokinase	1,5 Mio. I.E./60 min	55	86
Urokinase	1,5 Mio. I.E. Bolus + 1,5 Mio. I.E./60 min	67	82
APSAC	30 mg Bolus	70	80
rt-PA	100 mg/3 h	70	84
Front-loaded-rt-PA	100 mg/90 min	> 84	86

ständig auf. Dagegen aktivieren die sog. fibrinspezifischen Fibrinolytika, wie der rekombinante Gewebeplasminogenaktivator (rt-PA) und die Saruplase (scu-PA) bevorzugt das fibringebundene Plasminogen und induzieren damit eine geringere Fibrinogendegradation als die Streptokinase oder Urokinase. Die Standarddosierungen und Patencyraten der z. Z. zugelassenen Fibrinolytika sind in Tabelle 1 zusammengestellt.

6.4.3.1 Streptokinase

Streptokinase war die erste fibrinolytische Substanz, die für die breite klinische Anwendung zur Verfügung stand. Sie wird aus dem Kulturfiltrat β-hämolysierender Streptokokken gewonnen. Streptokinase besitzt keine direkte enzymatische Aktivität, wandelt also Plasminogen nicht direkt in Plasmin um, sondern bildet mit Plasminogen, das dadurch eine Transformation erfährt, äquimolare Komplexe.

Diese Aktivatorkomplexe können Plasminogen in Plasmin überführen, bewirken aber auch einen Abfall des zirkulierenden Fibrinogens und den Verbrauch zahlreicher Plasmaproteine, einschließlich prokoagulatorischer Faktoren. Die meisten Erwachsenen besitzen nach vorausgegangenen Infekten mit β-hämolysierenden Streptokokken Antikörper gegen Streptokinase. Anaphylaktische Reaktionen sind aber selten. Nach Therapie mit Streptokinase steigt der Antikörpertiter allerdings an, so daß eine erneute Gabe erst nach 6–12 Monaten erfolgen sollte. Routinemäßige prophylaktische Gaben von Kortikoiden vor der Infusion haben nicht zur Reduktion von Nebenwirkungen geführt. Die derzeit empfohlene Dosierung zur Behandlung des akuten Herzinfarkts sind 1,5 Mio. IE über 30–60 min.

6.4.3.2 Urokinase

Die Urokinase, eine dem Trypsin verwandte Serinprotease, wird aus dem Urin oder Nierenzellkulturen gewonnen und hat als körpereigene Substanz keine antigene Wirkung. Nebenwirkungen in Form von allergischen Reaktionen und Blutdruckabfällen treten auch bei Bolusgabe nicht auf, und die Substanz kann im Gegensatz zu Streptokinase wiederholt gegeben werden. Sie besitzt im Vergleich zu Streptokinase eine geringere fibrinogenolytische Wirkung. Empfohlen wird eine Bolusgabe von 1,5 Mio. IE, gefolgt von einer 60 min dauernden Infusion von weiteren 1,5 Mio. IE [11].

6.4.3.3 APSAC

APSAC ist ein Komplex aus humanem Lyseplasminogen und Streptokinase. Das katalytische Zentrum des Komplexes ist reversibel durch eine Anisoylgruppe inaktiviert, die verzögert abgespalten wird und dann die Aktivierung von Plasminogen zu Plasmin bewirkt. Wie Streptokinase kann APSAC zu anaphylaktischen Reaktionen und Blutdruckabfällen führen. Wegen der langen Halbwertszeit von 90 min kann es als Bolus von 30 mg über 5 min gegeben werden.

6.4.3.4 Gewebeplasminogenaktivator (t-PA)

Der bedeutsamste physiologische Fibrinolyseaktivator ist t-PA; er kommt ubiquitär in allerdings nur sehr geringen Mengen im Körper vor. Erst durch die Anwendung rekombinanter Techniken in den 80er Jahren gelang die Herstellung größerer Mengen zur klinischen Anwendung.

Seine Fibrinaffinität ist hoch, und in Abwesenheit von Fibrin verläuft die Aktivierung von Plasminogen langsam. Gebunden an Fibrin resultiert eine um das 100fache gesteigerte Affinität zu Fibrin, und es kommt lokal am Wirkort zur Plasminbildung. Die unerwünschte generalisierte Plasminbildung im frei zirkulierenden Blut findet erst in höheren Dosen und auch dann nur begrenzt statt. Da gleichermaßen gefäßverschließende Thromben wie hämostatische Gerinnsel aufgelöst werden, sind entgegen anfänglicher Hoffnungen Blutungskomplikationen nicht seltener als mit den klassischen Fibrinolytika.

Die früher empfohlene Standarddosierung von 100 mg über 3 h ist in jüngster Zeit durch ein sog. Front-loaded-Regime mit einem initialen Bolus von 15 mg, einer Infusion von 50 mg über 30 min und anschließend von 35 mg über 60 min abgelöst worden [12]. Andere Dosierungen (z. B. Bolus- und Doppelbolusgaben) sind erst in der Prüfung und scheinen nach den ersten Ergebnissen in bezug auf frühe Patency und Mortalität dem Front-loaded-Regime nicht überlegen zu sein.

6.4.3.5 Neue Fibrinolytika

Saruplase und Reteplase befinden sich z. Z. in der klinischen Zulassungsprüfung und sollen daher kurz erwähnt werden.

Saruplase (scu-PA)

Saruplase ist ein Vorläufermolekül von Urokinase und wird durch begrenzte Hydrolyse in Urokinase umgewandelt. Die Herstellung erfolgt durch rekombinante Techniken. Der Wirkmechanismus ist nicht genau bekannt, ein Teil ist durch die Umwandlung in Urokinase zu erklären. Saruplase aktiviert fibringebundenes Plasmin effektiver als freies und kann durch Thrombin inhibiert werden. Die Standarddosierung ist die Gabe von 80 mg über 1 h. Damit wurden 90-min-Patencyraten (TIMI Grad 2 und 3) von etwa 75 % beobachtet [16].

Reteplase (r-PA)

Reteplase ist eine gentechnologisch hergestellte Mutante des rt-PA mit einer gegenüber rt-PA verlängerten Halbwertszeit von ca. 19 min. Es kann als Bolus injiziert werden und zeigte in Dosisfindungsstudien eine gute Effektivität in bezug auf die frühe Patency. In einer randomisierten, doppelblinden, vergleichenden Mortalitätsstudie zeigt eine Doppelbolusgabe von jeweils 10 Megaunits (MU) Reteplase im Abstand von 30 min keine signifikanten Unterschiede zu Streptokinase in bezug auf Mortalität und Blutungskomplikationen, lediglich bei den Patienten mit Infarkt in der Anamnese zeigte sich nach Reteplase eine Abnahme der Mortalität (Abb. 6) [5].

Die erst kürzlich abgeschlossene GUSTO-III-Studie mit über 15 000 Patienten ergab keinen wesentlichen Unterschied in der 30-Tages-Sterblichkeit beim Vergleich von 2mal 10 MU Reteplase und dem Front-loaded-Regime von rt-PTA (7,4 % vs. 7,2 %). Auch die Indidenz schwerer Blutungen, insbesondere hömorrhagischer Schlaganfälle, war gleich.

6.4.4 Differentialtherapie

Vergleichende Untersuchungen ergaben sowohl in der TIMI-1- als auch in der ECSG-Studie eine deutlich bessere frühe Patency von rt-PA in der Standarddosierung (100 mg/3 h) im Vergleich zu Streptokinase (1,5 Mio. I.E./1 h) [17]. Al-

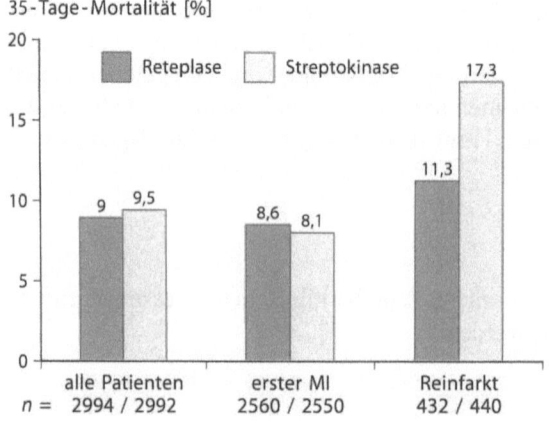

Abb. 6. Vergleich von Streptokinase und Reteplase (Doppelbolus von 2mal 10 MU) in der INJECT-Studie. Die Mortalitsreduktion durch Reteplase ist nur bei Patienten mit Infarkt in der Anamnese signifikant. (Nach International Joint Efficacy Comparison of Thrombolyties [5])

lerdings war weder in der ISIS-3-Studie (Vergleich von Duteplase, Streptokinase und APSAC bei 40000 Patienten) noch in der GISSI-2-Studie (Vergleich von rt-PA und Streptokinase bei 20000 Patienten) ein signifikanter Unterschied in der Mortalität nach 30 Tagen nachweisbar [7]. Daher schien die Frage nach dem Standardthrombolytikum nach diesen Studien zugunsten von Streptokinase entschieden, da diese Substanz die kostengünstigste ist und bei den Risikogruppen (ältere Patienten über 75 Jahre und Hypertoniker) weniger intrazerebrale Blutungen verursacht. Urokinase, die nicht in größeren Studien auf ihre Wirksamkeit getestet ist, ist in einer Dosierung von 3 Mio. I.E. (1,5 Mio. I.E. Bolus, 1,5 Mio. I.E./1 h) bezüglich der frühen Patency sicher effektiver als Streptokinase und ebenso wirksam wie die Standarddosierung von rt-PA, wie die Ergebnisse der GAUS-Studie gezeigt haben [11].

Die Steigerung der rt-PA Dosierung auf 150 mg/3 h führte zwar zu einer Verbesserung der Patencyraten, aber auch zu einem Anstieg der intrazerebralen Blutungen. Dagegen ergaben sich mit einem Front-loaded-Regime von rt-PA (100 mg/90 min) höhere 90-min-Patencyraten von ca. 85 %, die sich auch in einer randomisierten Studie (TAPS) im Vergleich mit APSAC bestätigen ließen, ohne daß es zu einem Anstieg der Blutungskomplikationen kam. Bei dieser geringen Anzahl der Patienten war die Krankenhausmortalität nach rt-PA (2,4%) im Vergleich zu APSAC (8,1%) deutlich reduziert [12]. Ähnliche Ergebnisse fanden sich in der TIMI-4-Studie, die Front-loaded-rt-PA mit APSAC und einer Kombination von rt-PA/APSAC verglich.

In der GUSTO-I-Studie erbrachte der randomisierte Vergleich von Streptokinase, dem Front-loaded-rt-PA-Regime und einer Kombination von rt-PA und Streptokinase eine signifikant niedrigere Mortalität für rt-PA sowohl nach 24 h als auch nach 30 Tagen (Abb. 7). Diese Mortalitätsreduktion war unabhängig vom Alter und bis zu einem Zeitintervall von 6 h bis zum Therapiebeginn nachweisbar [15]. Die Ursache dieser Sterblichkeitsreduktion scheint nach den Ergebnissen der angiographischen Substudie in der besseren frühen Patency in der rt-PA-Gruppe zu liegen (Abb. 7) [4]. Dieser Sterblichkeitsreduktion von 10/1000 behandelten Patienten steht ein zusätzlicher hämorrhagischer Schlaganfall mit neurologischem Defizit/1000 Behandlungen gegenüber. Allerdings ist die übliche Einschätzung der Ärzte (Schlaganfall mit neurologischem Defizit genauso schwerwiegend wie Tod) nach einer Patientenbefragung nicht deren Einschätzung.

Der Einsatz des teureren rt-PA nach dem Front-loaded-Schema erscheint v. a. bei Patienten mit einem Alter unter 75 Jahre, kurzem Intervall zwischen Schmerzbeginn und Therapie sowie großen, insbesondere Vorderwandinfarkten empfehlenswert. Bei Patienten mit erhöhtem Risiko für das Auftreten einer intrazerebralen Blutung (Alter über 75 Jahre und/oder Hochdruck) sollte die Therapie mit Streptokinase oder Urokinase erwogen werden.

Mortalität [%]

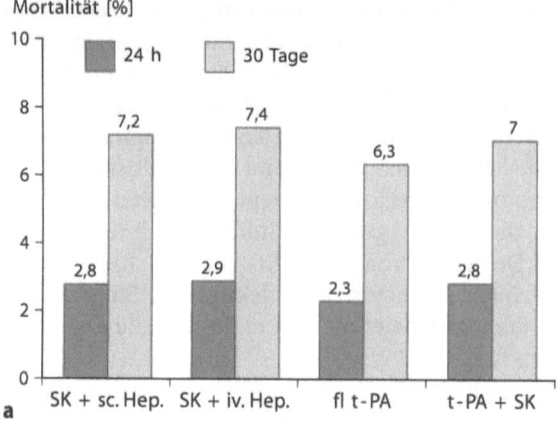

Patency [%]

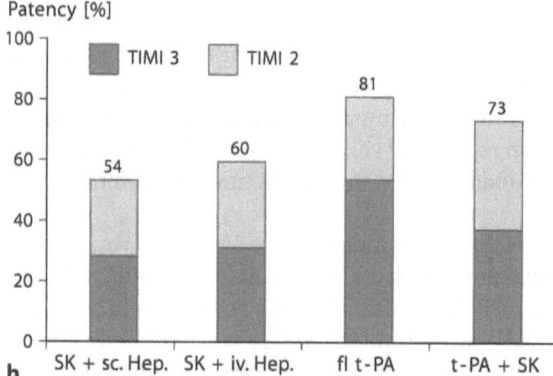

Abb. 7. a Signifikante Sterblichkeitsreduktion durch Front-loaded-rt-PA (*fl-t-PA*) gegenüber Streptokinase (*SX*) in der GUSTO-I-Studie mit über 40 000 Patienten. (Nach The GUSTO Investigators [15]). **b** Verbesserte Patency durch Front-loaded-rt-PA im angiographischen Arm der GUSTO-I-Studie. (Nach GUSTO-Angiographic Investigator [4])

6.4.5 Komplikationen und Kontraindikationen

6.4.5.1 Blutungen

Die gefürchtetste Nebenwirkung der thrombolytischen Therapie ist die intrazerebrale Blutung, die in etwa 0,5–1 % der Behandlungen auftritt und in 30–40 % der Fälle tödlich verläuft. Das Risiko einer intrazerebralen Blutung nimmt mit höherem Lebensalter und erhöhtem systolischem Blutdruck deutlich zu. Die Kontraindikationen für eine Lysetherapie im Hinblick auf das Auftreten einer in intrazerebralen Blutung sind in Tabelle 2 zusammengestellt [14].

Die Inzidenz der nach Lyse zu beobachtenden sonstigen Blutungskomplikationen ist in Tabelle 3 aufgeführt. Mit dem Auftreten einer schweren Blutung ist bei Patienten ohne vorangegangene Punktionen und beim Fehlen von Risikofaktoren nur in etwa 1 % der Fälle zu rechnen.

Beim Auftreten von schweren Blutungskomplikationen stehen zur Unterbrechung der thrombolytischen Wirkung die Fibrinolyseinhibitoren Aminocapron-

Tabelle 2. Wertigkeit der Risikofaktoren für eine intrazerebrale Blutung bei thrombolytischer Therapie

Hohes Risiko	Mittleres Risiko	Gering erhöhtes Risiko
Intrazerebraler Tumor	Schwerer Hochdruck	Alter > 75 Jahre
Zustand nach neurochirurgischer Operation < 6 Monate	Zustand nach Apoplex > 6 Monate	Hochdruck
Apoplex < 6 Monate	Therapie mit Antikoagulanzien	Frauen
Schädeltrauma < 1 Monat		Geringes Gewicht

Tabelle 3. Inzidenz der wichtigsten Blutungskomplikationen bei thrombolytischer Therapie

Lokalisation	Häufigkeit [%]
Gastrointestinal	bis 5
Retroperitoneal	< 1
Muskel	< 1
Perikard/Myokard	bis 5
Makrohämaturie	< 1
Mikrohämaturie	bis 15
Gingiva	bis 10
Epistaxis	< 1
Punktionsstellen	bis 30

säure und Tranexamsäure sowie der reversible Plasmininhibitor Aprotinin zur Verfügung.

6.4.5.2 Substanzspezifische Nebenwirkungen

Streptokinase und APSAC führen als antigene Substanzen zu allergischen und auch selten (etwa 1 %) zu anaphylaktischen Reaktionen mit konsekutiver Hypotension. Als Ursache der Hypotension wird neben der anaphylaktischen Reaktion auch eine Bradykininproduktion als Nebenprodukt der Plasminogenbildung beschrieben.

6.4.5.3 Kontraindikationen

Bei der Beachtung der Kontraindikationen sollte immer der zu erwartende Nutzen der Lyse maßgeblich für die Therapieentscheidung sein. Es sollte daher nicht nach einem starren Schema die Indikation bzw. Kontraindikation zur Lyse gestellt werden, sondern in Kenntnis des jeweiligen Patienten und seiner Begleiterkrankungen, des Risikos einer schwerwiegenden Blutung und der Ausdehnung sowie der klinischen Folgen eines Infarktes die Entscheidung über die Therapie getroffen werden.

Tabelle 4. Kontraindikationen für die thrombolytische Therapie in Hinblick auf das Auftreten nichtzere-braler Blutungskomplikationen

Hohes Risiko (Kontraindikation)	Mittleres Risiko (relative Kontraindikation)	Gering erhöhtes Risiko (keine definitve Kontraindikation)
Operation oder Biopsie < 6 Wochen	Punktion eines nicht	Diabetische Retinopathie
Schweres Trauma < 6 Wochen	komprimierbaren Gefäßes	Reanimation < 10 min
Gastrointestinale Blutung < 6 Wochen	Therapie mit Antikoagulanzien	i.m.-Injektion
Perikarditis	Reanimation < 10 min	Zahnextraktion
Aortendissektion		Alter > 75 Jahre
Hämorrhagische Diathese		Nephrolithiasis

Tabelle 4 zeigt die Wertigkeit der für periphere oder systemische Blutungs-komplikationen zu beachtenden Kontraindikationen.

6.4.6 Begleittherapie bei Thrombolyse

Die entscheidenden Faktoren für die den Infarkt verursachende Thrombusbil-dung sind neben der zugrundeliegenden koronaren Herzkrankheit die Throm-bozyten und das Thrombin. Daher stellen neben der Plasminogenaktivierung durch Fibrinolytika die Thrombozytenaggregationshemmung mit Acetylsalicyl-säure (ASS) und die Thrombinhemmmung mit Heparin die wichtigsten medika-mentösen Behandlungsstrategien dar [19]. Diese dienen zur Verbesserung der Effektivität der Lyse und zur Verhinderung von Reokklusionen nach erfolgrei-cher thrombolytischer Therapie, die bei bis zu 20% der Behandlungen auftritt und zu einem deutlichen Anstieg der Mortalität und Morbidität führen, wie die Ergebnisse der TAMI-Studien zeigen [13].

6.4.6.1 Thrombozytenfunktionshemmer

Acetylsalicylsäure (ASS)

Die Hemmung der Thrombozytenfunktion durch ASS wurde erst Ende der 60er Jahre entdeckt. Sie beruht auf einer Hemmung der Prostaglandinbiosynthese in Thrombozyten durch selektive Inhibierung der Cyclooxygenase. Diese ist ein ubiquitär im Körper vorkommendes membrangebundenes Enzym, das die Biosynthese von Prostaglandinen und anderen Eikosanoiden, die alle aus der Arachidonsäure hervorgehen, katalysiert. Durch die Hemmung der Cyclooxy-genase werden sowohl die Bildung von Thromboxan A_2 im Thrombozyten ge-hemmt, das vasokonstriktorisch wirkt und die Aggregation der Thrombozyten fördert, als auch die von Prostacyclin (PGI_2) im Endothel, das die Plättchenag-gregation inhibiert und vasodilatatorisch wirkt. Die klinische Anwendung von ASS wird v. a. durch diesen direkten physiologischen Antagonismus zwischen Thromboxan und Prostacyclin bestimmt, wobei die Synthese von Thromboxan deutlich stärker als die von Prostacyclin beeinflußt wird. Da Thrombozyten die irreversibel blockierte Cyclooxygenase nicht ersetzen können, sind erst neu gebildete Thrombozyten wieder voll funktionsfähig, und es dauert nach Absetzen von ASS ca. 7–10 Tage, bis sich der Thromboxangehalt wieder normalisiert. Nach einer i.v.-Gabe von 100 mg ASS wird die Thromboxanbiosynthese innerhalb von wenigen Minuten fast vollständig gehemmt. Diese Eigenschaft erklärt die Wirksamkeit von ASS beim akuten Herzinfarkt.

Der klinische Nutzen der ASS-Gabe bei Patienten mit akutem Herzinfarkt wurde eindeutig in der ISIS-2-Studie belegt [6]. Hier wurden 17 187 Patienten mit akutem Herzinfarkt innerhalb von 24 h nach Symptombeginn zu Streptokinase, ASS, beidem oder keinem randomisiert. Die tägliche Gabe von 160 mg ASS führte zu einer der Thrombolyse vergleichbaren Abnahme der Infarktsterblichkeit von 23 %. Diese Mortalitätsreduktion war additiv zu der durch Thrombolyse mit Streptokinase erzielten (Tabelle 5), so daß die mit beiden Substanzen behandelte Gruppe nach dem Beobachtungszeitraum von 30 Tagen eine um 42 % erniedrigte Sterblichkeit aufwies. Dieser positive Effekt von ASS war unabhängig vom Intervall zwischen Symptom- und Therapiebeginn nachweisbar. Weiterhin führte ASS zu einer Reduktion der Schlaganfälle um 42 % und der Reinfarkte um 45 %. Eine Zunahme der Blutungskomplikationen, insbesondere der intrazerebralen Blutungen, durch ASS wurde nicht beobachtet. Dieser positive Effekt von ASS war auch in der Langzeitbeobachtung über 4 Jahre konstant nachweisbar.

Nach diesen Ergebnissen sollte ASS jedem Patienten mit akutem Herzinfarkt gegeben werden, unabhängig ob eine thrombolytische oder interventionelle Reperfusionstherapie durchgeführt wird. Initial empfiehlt sich zur schnellen Aufsättigung eine i.v.-Gabe von 250–500 mg, zur weiteren Behandlung erscheint täglich 100 mg oral ausreichend effektiv. Höhere Dosen erscheinen beim akuten Infarkt nicht wirksamer zu sein, sind aber mit mehr, insbesondere gastrointestinalen Nebenwirkungen verbunden.

Neuere Thrombozytenfunktionshemmer

Eine selektive Hemmung der Thrombozytenfunktion ist durch die Inhibierung der Thrombozytenrezeptoren GP IIb/IIIa durch monoklonale Antikörper möglich. Einige Vertreter dieser Substanzklasse (7E3, MK-347, RO-44) befinden sich z. Z. in der klinischen Untersuchung und zeigen erste vielversprechende Resultate

Tabelle 5. Reduktion der Sterblichkeit, Reinfarktrate und der Apoplexien durch die Gabe von 162,5 mg ASS in der ISIS-2-Studie. (Nach ISIS-2 Collaborative Group [6])

	ASS (n = 8587) [%]	Placebo (n = 8600) [%]	Reduktion durch ASS [%]
Sterblichkeit	9,4	11,8	23
Reinfarkt	1,8	3,3	45
Apoplex	0,5	0,9	42
Schwere Blutung	0,4	0,4	–

[8]. Weitere Studien und Vergleichsuntersuchungen bleiben abzuwarten, um den Einsatz beim Myokardinfarkt in der klinischen Routine zu rechtfertigen.

6.4.6.2 Thrombinhemmer

Heparin

Der einzige z. Z. klinisch verfügbare Thrombinhemmer ist Heparin, ein komplexes Glykosaminoglykan, das aus verschiedenen Fraktionen mit Molekulargewichten zwischen 3000 und 30000 besteht. Der antikoagulatorische Effekt von Heparin ist abhängig von der spezifischen Bindung an Antithrombin III. Die Effektivität von Heparin wird allerdings beeinträchtigt durch die relative Resistenz von fibringebundenen Thrombin gegenüber dem Heparin-Antithrombin-III-Komplex.

Nach den bis jetzt vorliegenden Ergebnissen erscheint die routinemäßige Gabe von Heparin nur in Verbindung mit den fibrinspezifischeren Substanzen rt-PA, Reteplase und Saruplase sinnvoll zu sein, während die Rolle des Heparins in Verbindung mit Streptokinase, Urokinase und APSAC noch nicht eindeutig geklärt ist. Experimentelle Untersuchungen belegten eine Verstärkung der thrombolytischen Aktivität von t-PA durch Heparin und damit eine schnellere und vollständigere Thrombolyse. Allerdings führte die Bolusgabe von 10000 IU Heparin im Vergleich zu Placebo nicht zu einer Verbesserung der 90-min-Patency des Infarktgefäßes nach rt-PA-Lyse. Dagegen zeigten weitere randomisierte Studien signifikante Verbesserungen der Patency durch Heparin zu späteren Zeitpunkten nach rt-PA-Lyse. Auch nach Saruplaselyse wurde eine signifikante Verbesserung der Patency 6–12 h nach Lyse durch die Gabe von Heparin beobachtet (80,8 % Heparin vs. 60,4 % Placebo). Wichtig ist dabei der Grad der aPTT-Verlängerung durch Heparin. Übereinstimmend zeigen die Ergebnisse der HART-und ECSG-6-Studien eine signifikant höhere Patency bei Patienten mit kontinuierlich effektiver (mehr als 2facher Ausgangswert) aPTT-Verlängerung (Abb. 7). Die i.v.-Heparintherapie sollte bei diesen Substanzen gleichzeitig mit der Lyse mit einem Bolus von 5000 i.U. begonnen werden und für etwa 48 h aPTT-gesteuert (Ziel: aPTT 2- bis $2^1/_2$facher Ausgangswert) weitergeführt werden. Eine Verlängerung der Infusion über diesen Zeitraum hinaus erscheint nur bei Patienten mit wiederauftretenden Symptomen oder instabiler Symptomatik sinnvoll [19].

Streptokinase, APSAC und Urokinase haben eine längere Halbwertszeit, bewirken durch Fibrinogenabbauprodukte eine systemische Hypokoagulabilität und verringern damit die Wahrscheinlichkeit von Reokklusionen. Die gewichtsbezogene i.v.-Gabe von Heparin erbrachte gegenüber Placebo nach APSAC-Lyse weder eine Verringerung der Todes- oder Reinfarktrate noch eine Verbesserung der Patencyrate oder linksventrikulären Funktion nach 5 Tagen. Während in der relativ kleinen SCATI-Studie die subkutane Gabe von 2mal 12500 I.U. Heparin zu einer signifikanten Reduktion der Krankenhaussterblichkeit nach Streptokinaselyse von 8,8 % auf 4,5 % führte, ergab sich in der wesentlich größeren ISIS-3-Studie keine Sterblichkeitsreduktion durch die subkutane Heparingabe. In der GUSTO-I-Studie konnte kein Unterschied hinsichtlich Patency und Mortalität

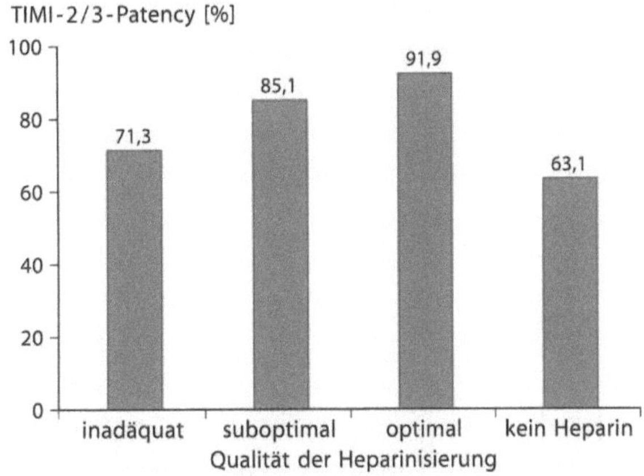

TIMI-2/3-Patency [%]

Abb. 8. Einfluß der Qualität der Heparinisierung auf die 2- bis 4-Tages-Patency nach rt-PA-Lyse in der HART- und ECSG-6-Studie (inadäquat $\geq$ eine aPTT $<$ 1,5fach-Kontrolle; suboptimal: niedrigste aPTT $<$ 2fach aber $>$ 1,5fach-Kontrolle; optimal: alle aPTTs $>$ 2fach Kontrolle). (Nach Zeymer u. Neuhaus [19])

6.4.6.3 Spezifische Thrombinhemmer

Hirudin und Analoga

Hirudin ist ein spezifischer Thrombininhibitor, der von dem medizinischen Blutegel (Hirudo medicinalis) gebildet wird. Es ist ein Polypeptid aus 65 Aminosäuren mit einem Molekulargewicht von 7000 und bindet direkt, unabhängig von Antithrombin III, an Thrombin. Im Gegensatz zu Heparin ist es auch in der Lage, an Fibrin gebundenes Thrombin zu inhibieren. Erst seit kurzem ist es durch rekombinante Techniken möglich, Hirudin in ausreichender Menge für den klinischen Einsatz herzustellen. Hirudin führt zu einer stabileren und besser vorhersagbareren Antikoagulation als Heparin.

Erste Dosisfindungsstudien zeigten vielversprechende Ergebnisse mit im Vergleich zu Heparin verminderten Reokklusionsraten nach rt-PA-Thrombolyse und verbesserten frühen Patencyraten in Verbindung mit Streptokinase. Drei größere klinische Studien (TIMI 9A, GUSTO IIA, HIT 3) mußten allerdings wegen erhöhter intrazerebraler Blutungsraten vorzeitig abgebrochen werden [20]. In der GUSTO-IIB-Studie führte eine reduzierte Dosierung von Hirudin im Vergleich zu Heparin zu einer allerdings nicht signifikanten Verringerung der Mortalität und Reinfarktrate bei Patienten mit ST-Hebungen ohne eine Zunahme der Blutungskomplikationen (Abb. 9). Die optimale Dosierung und der Stellenwert im Vergleich zum Heparin für diese sicherlich sehr potenten Substanzen müssen in weiteren Untersuchungen noch definiert werden.

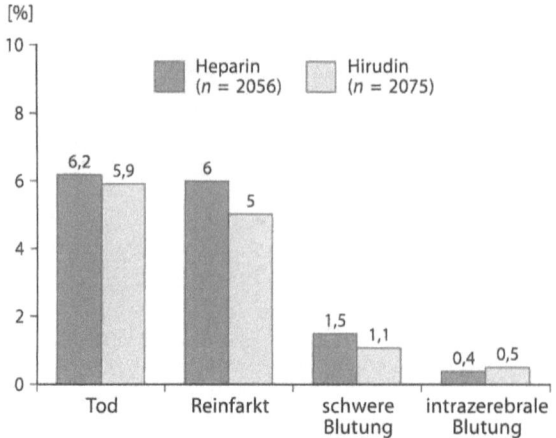

Abb. 9. Vergleich von Heparin und Hirudin als Begleitterapie bei Patienten mit akutem Herzinfarkt und ST-Hebungen in der GUSTO-IIB-Studie

Literatur

1. DeWood M, Spores J, Notske R et al. (1980) Prevalence of total coronary occlusion during the early hours of transmural myocardial infarction. N Engl J Med 303:897–901
2. Fibrinolytic Therapy trialists' Collaborative Group (1994) Indications for fibrinolytic therapy in suspected myocardial infarction. Lancet 343:311–322
3. GISSI (1986) Effectiveness of intravenous thrombolytic treatment in acute myocardial infarction. Lancet 1:397–401
4. GUSTO-Angiographic Investigators (1993) The effects of tissue plasminogen activator, streptokinase or both on coronary artery patency, ventricular function and survival after acute myocardial infarction. N Engl J Med 329:1615–1622
5. International Joint Efficacy Comparison of Thrombolytics (1995) Randomised, double-blind comparison of reteplase double-bolus administration with streptokinase in acute myocardial infarction (INJECT): trial to investigate eqivalence. Lancet 346:329–336
6. ISIS-2 Collaborative Group (1988) Randomized trial of intravenous streptokinase, oral aspirin, both, or neither among 17187 cases of suspected myocardial infarction. Lancet 2: 349–360
7. ISIS-3 Collaborative Group (1993) ISIS-3: a randomized comparison of streptokinase vs tissue plasminogen activator vs anistreplase and of aspirin plus heparin vs aspirin alone among 41299 cases of suspected acute myocardial infarction. Lancet 339:753–770
8. Kleiman NS, Ohman EM, Califf RM et al. (1993) Profound inhibition of platelet aggregation with monoclonal antibody 7E3 Fab after thrombolytic therapy. J Coll Cardiol 22: 381–389
9. Lincoff AM, Topol EJ (1993) Illusion of reperfusion. Does anyone achieve optimal reperfusion during acute myocardial infarction. Circulation 87:1792–1805
10. Neuhaus KL, Tebbe U, Sauer G, Kreuzer H, Köstering H (1983) High dose intravenous streptokinase in acute myocardial infarction. Clin Cardiol 6:426–434
11. Neuhaus KL, Tebbe U, Gottwick M et al. (1988) Intravenous recombinant tissue plasminogen activator (rt-PA) and urokinase in acute myocardial infarction: results of the German Activator Urokinase Study (GAUS). J Am Coll Cardiol 12:581–587
12. Neuhaus KL, Essen R von, Tebbe U von et al. (1992) Improved thrombolysis in acute myocardial infarction with front-loaded administration of alteplase: results of the rt-PA-APSAC patency study (TAPS). J Am Coll Cardiol 19:885–891
13. Ohman EM, Califf RM, Topol EJ et al. (1990) Consequences of reocclusion after successful reperfusion therapy in acute myocardial infarction. Circulation 82:781–789

14. Simoons ML, Maggioni AP, Knatterud G et al. (1993) Individual risk assessment for intracranial haemorrhage during thrombolytic therapy. Lancet 342:1523–1528
15. The GUSTO Investigators (1993) An international randomized trial comparing four thrombolytic strategies for acute myocardial infarction. N Engl J Med 329:673–682
16. The SESAM Investigators (1994) Early patency and reocclusion in acute myocardial infarction. A comparison between the thrombolytic agents saruplase and alteplase. Results of the SESAM trial. J Am Coll Cardiol 23, Abstract Supplement: 345A
17. TIMI Study Group (1985) The thrombolysis in myocardial in farction (TIMI) trial: phase I findings. N Engl J Med 312:932–936
18. Vogt A, Essen R von, Tebbe U von et al. (1993) Impact of early perfusion of the infarct-related artery on short-term mortality after thrombolysis for acute myocardial infarction: retrospective analysis of four german multicenter studies. J Am Coll Cardiol 21:1391–1395
19. Zeymer U, Neuhaus KL (1993) Efficacy of currently available conjunctive regimens. In: Sobel BE, Collen D (eds) Coronary thrombolysis in perspective. Dekker, New York, pp 255–270
20. Zeymer U, Neuhaus KL (1995) Hirudin und excess bleeding. Implications for future use. Drug Saf 12:234–239

6.5 Koronarangiographie

G. Alber, V. Mühlberger

6.5.1 Indikationen zur Koronarangiographie

G. Alber

Die wichtigste und am häufigsten durchgeführte Herzkatheteruntersuchung ist die Koronarangiographie. Sie ist bis heute unerläßlich zur exakten Diagnosestellung, zur Planung von Operation und interventionellen Verfahren sowie zur Prognoseabschätzung. Die Indikationsstellung zur Koronarangiographie gliedert sich in 4 Gruppen:

● „Therapeutische Indikation"
  Die Indikation zur Koronarangiographie wird nur dann gestellt, wenn sich mit Sicherheit therapeutische Konsequenzen aus der Untersuchung für den Patienten ergeben. Diese Indikationsstellung war früher die einzig sicher anerkannte. Wenn sich früher ein Patient nicht entscheiden konnte, eine Bypassoperation an sich durchführen zu lassen, wurde auch keine Koronarangiographie durchgeführt, da man das Risiko der Untersuchung höher einschätzte als die sich sonst daraus ergebenden therapeutischen und prognostischen Konsequenzen. Diese Indikationsstellung wurde sehr bald erweitert, als man erkannte, daß einerseits das Risiko der Untersuchung mit zunehmender Erfahrung und Übung der Untersucher geringer wurde und andererseits auch die definitive Diagnose der koronaren Herzerkrankung und die exakte Prognosestellung für das weitere Prozedere sehr wichtig waren. Dennoch ist auch heute die „therapeutische Indikation" die wichtigste und häufigste Indikationsstellung zu der Untersuchung. Immer dann, wenn das Beschwerdebild des Patienten eine operative oder interventionelle Abhilfe erforderlich macht, muß die Koronarangiogaphie durchgeführt werden.

● „Diagnostische" Indikation
  Sie ist dann gegeben, wenn keine der nichtinvasiven Untersuchungen zu einer klaren Diagnose führt (was häufig der Fall ist) und wenn die Diagnose zwar durch Anamnese und Belastungs-EKG naheliegt, wenn jedoch ein morphologisches Korrelat angestrebt werden muß, was zumindest bei jungen und mittelalten Patienten immer erfolgen sollte.

● „Prognostische" Indikation
  Sie trifft immer dann zu, wenn die Diagnosestellung bereits klar und sicher ist (z. B. durch eine früher durchgeführte Koronarangiographie), wenn aber das Ausmaß der Erkrankung und insbesondere ihr morphologisches Korrelat zur Abschätzung der Prognose unbedingt ermittelt werden müssen.

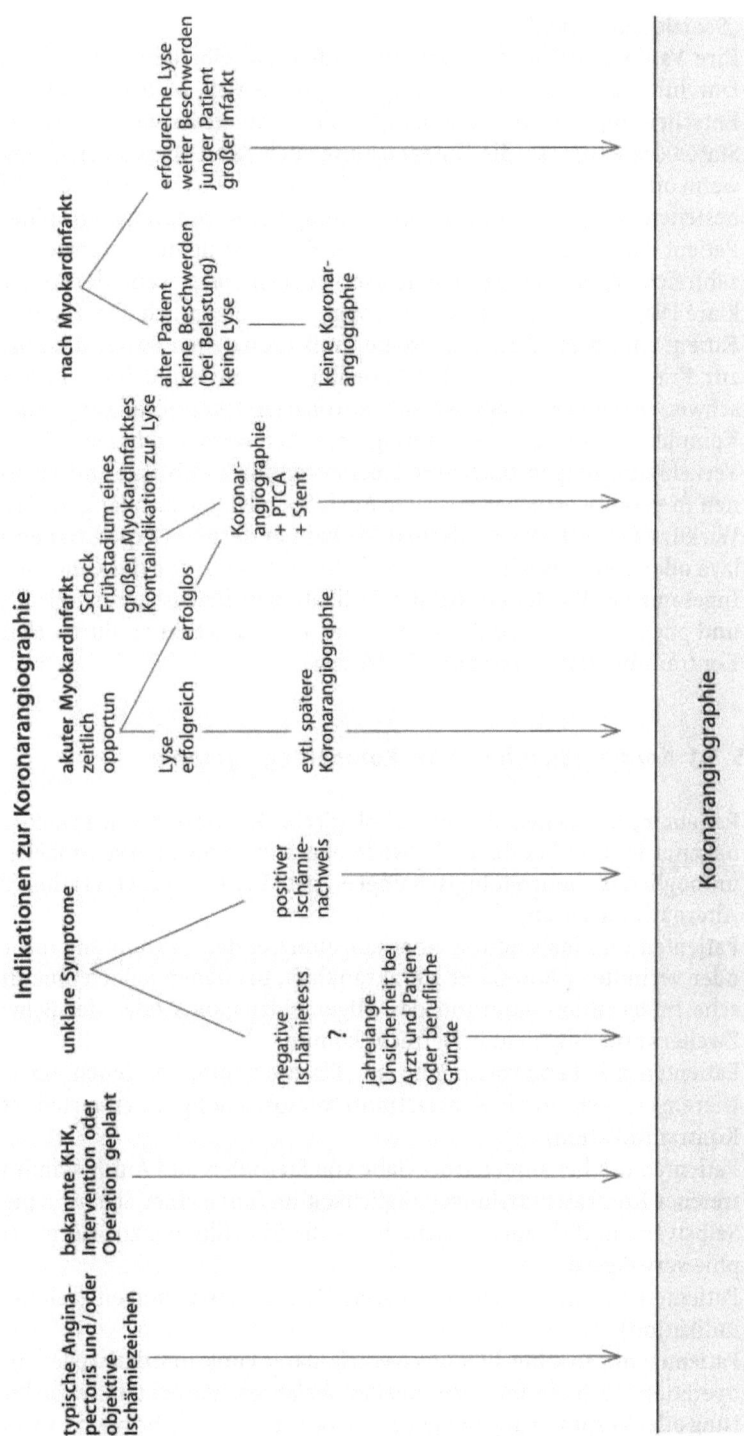

Indikationen zur Koronarangiographie

● „Soziale Indikation"

Ihre Validität ist heute etwas umstritten. Sie gibt dennoch nicht selten zur Durchführung einer Koronarangiographie Anlaß. Man versteht darunter die Entscheidung zur Koronarangiographie, wenn die äußeren Umstände und der Status des Patienten die Untersuchung auch dann sinnvoll erscheinen lassen, wenn offensichtlich keine direkten Hinweise auf das Vorliegen der Erkrankung bestehen. Beispiele sind die Entscheidung zur Koronarangiographie, wenn ein Patient jahrelang wegen Angst vor der Erkrankung die Untersuchung fordert, zahlreiche Ärzte und Krankenhäuser aufsucht, oder wenn der Arzt selbst eine klare Diagnose herbeiführen will, obgleich er eigentlich überzeugt ist, daß der Patient eher gesund ist. Als soziale Indikation gelten weiter die Entscheidung zur Koronarangiographie bei Patienten, die aufgrund ihres Berufs von der schwerwiegenden Diagnose der koronaren Herzerkrankung mit all ihren Komplikationsmöglichkeiten freigesprochen werden müssen, z. B. Piloten von Verkehrsflugzeugen, Busfahrer, Lokomotivführer, Politiker und sonstige Personen in verantwortlicher Position. Auch Sportler, die sich längere Zeit aus dem Wirkungsbereich der modernen Medizin entfernen (Expeditionen im Himalaya oder Weltumsegler) fordern oft die Durchführung der Untersuchung.

Ingesamt ist das Repertoire der Indikationen inzwischen so groß geworden und auch berechtigt, daß es besser ist, ihre Abgrenzung durch Nennung der Kontraindikationen zu charakterisieren.

6.5.1.1 Kontraindikationen der Koronarangiographie

● Patienten, bei denen das morphologische Korrelat der Erkrankung bereits bekannt ist und bei denen jedwede operative oder interventionelle Therapie unmöglich ist (morphologisch ungeeignete Befunde für Operation, PTCA und Alternativverfahren).

● Patienten im Finalstadium einer konsumierenden Erkrankung mit bekannter oder vermuteter koronarer Herzkrankheit, bei denen jedoch eine therapeutische Intervention aufgrund des Allgemeinzustands oder der Schwere einer Zweiterkrankung nicht in Betracht kommt.

● Patienten mit Paraproteinämie mit Plasmozytom, bei denen ein bleibendes Nierenversagen durch Kontrastmittelverabreichung zu erwarten ist (relative Kontraindikation).

● Patienten mit bekannter, trotz Gabe von Steroiden und Antihistaminika aufgetretener Kontrastmittelunverträglichkeit im Sinne einer Schocksymptomatik.

● Selbstverständlich auch Patienten, die die Einwilligung zur Koronarangiographie verweigern.

● Patienten mit nicht beherrschbaren Gerinnungsstörungen (relative Kontraindikation).

● Patienten mit so schlechter linksventrikulärer Funktion, daß weder eine Bypassoperation noch ein interventionelles Verfahren Aussicht auf subjektive Besserung oder Verbesserung der Lebenserwartung mit sich bringen (Ausnahme: gut abgesetztes linksventrikuläres Aneurysma mit der Möglichkeit der Resektion).

6.5.1.2 Besondere Indikationen zur Koronarangiographie

Frischer Myokardinfarkt

Er galt früher als Kontraindikation. Heute ist auch beim frischen Myokardinfarkt eine Koronarangiographie dann indiziert, wenn eine Thrombolyse erfolglos geblieben oder nicht möglich ist bzw. wenn die Dramatik und Akuität des Infarkts eine sofortige mechanische Eröffnung des Gefäßes geraten lassen erscheinen, sofern dies am Ort der Behandlung technisch möglich ist. Zahlreiche Studien [5, 7, 10] haben in den letzten Jahren gezeigt, daß die primäre und sofortige PTCA beim frischen Myokardinfarkt ausgezeichnete Ergebnisse bringt und in manchen Fällen in der Lage ist, das Leben des Patienten zu retten. Bei vorausgegangener Thrombolysetherapie scheinen allerdings die Ergebnisse der mechanischen Gefäßeröffnung weniger gut zu sein [13, 14].

Ein frischer Myokardinfarkt bei früher durchgeführter Bypassoperation sollte, wann immer möglich, rasch angiographiert werden, da oft eine komplexe Ätiologie vorliegt, die durch Lyse allein nicht zu beherrschen ist und die nur in Kenntnis des morphologischen Substrats (z. B. langstreckiger thrombotischer Bypassverschluß) therapeutisch gelöst werden kann. Hier führt oft erst die Kombination von Thrombolyse, PTCA und Stentimplantation zum Erfolg.

Instabile Angina pectoris

Sie galt früher ebenfalls als relative Kontraindikation zur Koronarangiographie. Heute ist gerade hier die rasche angiographische Klärung des morphologischen Substrats durch Koronarangiographie angezeigt. Das „Abkühlenlassen" der Situation wird heute nicht mehr von allen Kardiologen befürwortet.

Kontrollkoronarangiographie

Nach einer koronaren Intervention (PTCA, Stent, Rotablation) oder nach Bypassoperationen (nach einem angemessenen Zeitintervall oder bei Auftreten erneuter Beschwerden) ist eine Kontrollkoronarangiographie dann üblich und indiziert, wenn es sich bei den behandelten Läsionen um vital wichtige Gefäße, und/oder um ein prognostisch unsicheres Primärergebnis gehandelt hat oder unklare klinische Symptome sowie unsichere nichtinvasive Untersuchungsbefunde am guten Spätergebnis zweifeln lassen. Bei erneut auftretender Angina-pectoris-Symptomatik ist eine Kontrollkoronarangiographie ohnehin indiziert.

Herzklappenvitien

Hierbei ist immer dann eine Koronarangiograpie indiziert, wenn aufgrund des Alters und der Risikofaktorenkonstellation des Patienten eine begleitende koronare Herzerkrankung in Frage kommt oder wenn die Symptomatik des Vitiums selbst Stenokardien beinhaltet und damit die Abgrenzung von einer zusätzlichen koronaren Herzkrankheit ohne Angiographie nicht möglich ist. Letzteres ist fast immer bei der höhergradigen Aortenklappenstenose der Fall.

Typische Stenokardien bei jungen Menschen ohne koronare Risikofaktoren stellen ebenfalls eine Sonderindikation zur Koronarangiographie dar, da in solchen Fällen mit Koronaranomalien (z. B. Bland-White-Garland-Syndrom, Squeeze-Syndrom u. a.) gerechnet werden muß.

Abgelaufener Herzinfarkt

Es besteht dann eine absolute Indikation zur Koronarangiographie, wenn erneut Angina-pectoris-Beschwerden (in Ruhe oder bei Belastung) oder erneut Ischämiezeichen (EKG, Belastungs-EKG, Szintigramm, Streßechokardiographie) auftreten [1, 4, 11].

Eine relative Indikation besteht bei „jungen" Patienten, erfolgreich lysierten Infarkten, nach großen Infarkten, nach Zweitinfarkten, Infarkten nach Bypassoperationen, nach Infarkten bei bekannter Mehrgefäßerkrankung.

Insgesamt sollte nach stattgehabtem Infarkt die Indikation zur Koronarangiographie großzügig gestellt werden, da die Erfahrung zeigt, daß häufiger als vermutet bei der Angiographie schwere Mehrgefäßerkrankungen oder Hauptstammstenosen angetroffen werden.

Alleinige Links- oder Rechtsventrikulographie (Lävographie, Dextrographie)

Zur Klärung der anatomischen Verhältnisse eines kongenitalen Vitiums ergibt sich heute nur noch sehr selten die Indikation zur Lävo- bzw. Dextrographie, da in der Regel durch die Echokardiographie und die Kernspintomographie die anatomischen Verhältnisse eines kongenitalen Vitiums zweifelsfrei geklärt werden können.

6.5.2 Klassifikation der Indikation zur Koronarangiographie

V. Mühlberger

- *KHK*, bekannt oder vermutet, bei Patienten ohne Symptome,
- *KHK*, bekannt oder vermutet, bei Patienten mit Symptomen,
- *atypischer Thoraxschmerz* unklarer Genese,
- *akuter Myokardinfarkt*,
- *Herzklappenerkrankungen* präoperativ,
- *kongenitale Herzerkrankungen*, bekannt oder vermutet, präoperativ,
- *andere Zustandsbilder*,
- *nach vorangegangener Koronarangiographie*.

6.5.2.1 Klassifikation der Anwendung einer Koronarangiographie

- *Anwendung der Klasse I:*
  Die Indikation zur Koronarangiographie ist allgemein anerkannt und gegeben.
- *Anwendung der Klasse II:*
  Die Indikation zur Koronarangiographie ist fraglich und die Diskussion offen.
- *Anwendung der Klasse III:*
  Eine Indikation zur Koronarangiographie ist nicht gegeben.

6.5.2.2 Richtlinien für Zuweiser zur Koronarangiographie

KHK, bekannt oder vermutet, bei Patienten ohne Symptome
- *Klasse I:*
  1) Hochrisikopatienten (ausgeprägt pathologischer, nichtinvasiver Test mit Verdacht auf Hauptstammstenose oder Dreigefäßerkrankung und eingeschränkter Linksventrikelfunktion):
     a) *Ergometrie:* $>0,2$ mV ST-Senkung bei einer Herzfrequenz <120/min und einer Dauer nach Belastungsende >6 min. Bei Blutdruckabfall, ST-Hebung oder ventrikulärer Tachykardie durch Belastung,
     b) *Thalliumscan:* Minderperfusion ausgeprägt wie bei Hauptstammstenose oder Dreigefäßerkrankung,
     c) *Streßventrikulographie* (Echo oder Radionuklid): Verschlechterung der Auswurffraktion infolge Belastung.
  2) Patiententyp „Schulbusfahrer, Lokführer, Jetpilot, etc." (z. B. für Gutachten);
  3) „sudden death survivor".
- *Klasse II:*
  1) Belastungsabhängige ST-Streckensenkung von $>0,1$, aber $<0,2$ mV, bestätigt durch einen unabhängigen Test (Radionuklidventrikulographie, Thallium, Streßechokardiographie),
  2) zwei oder mehr Risikofaktoren, pathologische Ergometrie, männliches Geschlecht,
  3) nach Myokardinfarkt bei Nachweis stummer Ischämie und normaler Linksventrikelfunktion in Ruhe,
  4) nach Bypassoperation oder PTCA bei Nachweis stummer Ischämie,
  5) vor nichtkardialer Hochrisikooperation,
  6) periodisch, routinemäßig nach Herztransplantation,
- *Klasse III:*
  1) Als Routinetest,
  2) nach PTCA oder nach Bypassoperation ohne stumme Ischämie, außer bei wissenschaftlichen Studien mit Einverständniserklärung,
  3) pathologische Ergometrie ohne weitere Spezifikation (= fehlende Spezifikation wie unter Klasse I oder II gelistet).

KHK, bekannt oder vermutet, bei Patienten mit Symptomen
- *Klasse I:*
  1) Typische Angina pectoris, welche für den Patienten nicht annehmbar ist,
  2a) instabile Angina pectoris (DeNovo, Zunahme), als nicht akute Indikation,
  2b) instabile Angina pectoris als akut gefährdende Koronarinsuffizienz (mit ST-Änderung, nicht zu stabilisieren nach Braunwald) als akute oder notfallmäßige Indikation,
  3) Variantangina,
  4) geringgradige Angina pectoris und/oder Angina erst bei hoher Belastungsstufe ist um so eher eine Indikation, je wahrscheinlicher der Ischämienachweis ist und je wichtiger die Therapie,
  5) „sudden death survivor".

- *Klasse II:*
  1) Geringe Angina pectoris
     a) bei Frauen < 40 Jahre mit stummer Ischämie,
     b) bei Männern < 40 Jahre in jedem Fall,
     c) Männer und Frauen < 40 Jahre nach Myokardinfarkt,
     d) vor nichtkardialer Operation bei stummer Ischämie,
     e) bei zunehmender ST-Senkung bei serieller Ergometrie;
  2) geringe Angina pectoris als Folge medikamentöser Therapie bei zuvor starker Angina pectoris;
  3) bei Unmöglichkeit der Durchführung eines Belastungstests (z. B. infolge Amputation oder Arthritis).
- *Klasse III:*
  1) Geringe Angina pectoris, normaler Ventrikel, normale Ergometrie,
  2) geringe Angina pectoris, kein Vorteil nach evtl. PTCA oder Bypassoperation aus anderen Gründen (z. B. Karzinom und hohes biologisches Alter),
  3) geringe Angina pectoris, keine Konklusion trotz wiederholter und vielfältiger negativer nichtinvasiver Tests.

Atypischer Thoraxschmerz unklarer Genese

(Beachte die sog. Vortestwahrscheinlichkeit für das Vorliegen einer ursächlich signifikanten Koronarstenose in Abhängigkeit von Patientenalter und Geschlecht, sowie Charakter und Lokalisation der Thoraxbeschwerden und Ausmaß der ST-Steckensenkung bei einer Ergometrie)
- *Klasse I:*
  Wenn die Wahrscheinlichkeit besteht, daß die Thoraxbeschwerden in ursächlichem Zusammenhang mit Koronarinsuffizienz, Koronarspasmus oder Linksherzinsuffizienz stehen und dies dokumentiert ist (Vortestwahrscheinlichkeit für wirksame Stenose > 70 %).
- *Klasse II:*
  1) Wenn die Vortestwahrscheinlichkeit für eine wirksame Stenose sich auf 30–70 % berechnet,
  2) falls die nichtinvasiven Tests nicht durchführbar sind (z. B. Beinamputation, Arthritis),
  3) bei negativen nichtinvasiven Tests, falls die Symptome zunehmen.
- *Klasse III:*
  Ein Zustand nach Koronarangiographie wegen atypischer Thoraxbeschwerden schließt die Wiederholung dieser negativen Koronarangiographie wegen Persistieren dieser Beschwerden aus.

Akuter Myokardinfarkt

- *Klasse I:*
  Großer Myokardinfarkt (v. a. im Vorderwandbereich). Diese Indikation verlangt ein erfahrenes „Akut-PTCA"- und „Akutoperationsteam" mit der Fähigkeit, eine Reperfusion in einem angemessenem Zeitfenster wiederherzustellen. Des weiteren zunehmende oder nicht behandelbare Linksherzinsuffizienz bis zum kardiogenen Schock, Kontraindikation zur Lysetherapie, Primärversager einer Lysetherapie oder persistierende Ischämie.

- *Klasse II:*
Großer Myokardinfarkt (wie Klasse I), Wunsch des Patienten zur primär interventionellen Therapie.
- *Klasse III:*
Gut lysierbarer Myokardinfarkt, v. a. im RCA- oder CX-Versorgungsgebiet.

Zustand nach akutem Myokardinfarkt

- *Klasse I:*
Bei instabiler Angina pectoris (nicht zu stabilisieren nach Braunwald) innerhalb 2 Wochen nach Myokardinfarkt. Bei gleichzeitiger ST-Dynamik im EKG, falls therapierefraktär innerhalb der letzten 48 h besteht eine akute (= sofortige) Indikation. Sonst entsprechen die Indikationen jenen bei KHK und atypischem Thoraxschmerz.
- *Klasse II:*
Wie bei KHK mit Symptomen, ohne Symptome.
- *Klasse III:*
Das Vorliegen einer stummen Myokardischämie nach Myokardinfarkt (z. B. vitales Myokard in der Infarktnarbe) erhöht die Indikation zur Koronarangiographie um jeweils eine Klasse gegenüber stummer Myokardischämie ohne vorangegangenen Myokardinfarkt.

Herzklappenerkrankungen (präoperativ)

- *Klasse I:*
1) Bei gleichzeitigem Verdacht auf signifikante Koronarstenose,
2) bei Männern >35–40 Jahre und Frauen in der Menopause.
- *Klasse II:*
1) Während Routineherzkatheteruntersuchung wegen eines Vitiums bei Männern <35 Jahre und Frauen vor der Menopause,
2) bei Verdacht auf Koronarembolie infolge (nach) infektiöser Endokarditis,
3) Bei Reoperationen, falls die letzte Indikation der Klasse I oder II und die Durchführung der Operation länger als 1 Jahr zurückliegt,
4) bei deutlich erhöhtem Atheroskleroserisikoprofil in jedem Lebensalter.
- *Klasse III:*
Vor Operation eines Vitiums ohne Herzkatheter, ohne Hinweis auf Koronarembolie, ohne Hinweis auf Atherosklerose, bei Männern <35 Jahre und Frauen vor der Menopause.

Kongenitale Herzerkrankungen (bekannt oder vermutet, präoperativ)

- *Klasse I:*
1) Während der Katheterisierung von Patienten mit kongenitaler Herzerkrankung zum Nachweis einer vermuteten Koronarstenose,
2) bei Verdacht auf Koronaranomalie,
3) vor Korrekturoperationen bei Männern >35 Jahre und Frauen in der Menopause.
- *Klasse II:*
Falls die Aortographie nicht ausreicht, um den Koronarstatus zu diagnostizieren und eine Koronaranomalie die Operationsabfolge erschweren könnte.

● *Klasse III:*
Keine routinemäßige Koronarangiographie bei kongenitaler Herzkrankheit.

Andere Zustandsbilder

● *Klasse I:*
1) Bei Erkrankungen der Aorta, deren Therapie das Wissen um die Koronaranatomie voraussetzt,
2) Linksherzinsuffizienz ohne systolische Einschränkung der Linksventrikelfunktion (z. B. infolge Hauptstammstenose der linken Kranzarterie),
3) hypertrophe Kardiomyopathie mit unbeherrschbarer AP.
● *KIasse II:*
1) Bei dilatativer Kardiomyopathie.
2) nachThoraxtrauma mit Verdacht auf Myokardinfarkt,
3) bei Männern > 35 Jahre und Frauen nach der Menopause vor Thoraxoperationen (z. B. Perikardiotomie),
4) bei Verdacht auf Koronaraneurysma im Echo.
● *Klasse III:*
Keine Routinekoronarangiographie vor nichtkardialer Operation.

Nach vorangegangener Koronarangiographie

● *Klasse I:*
Falls keine rezente diagnostisch verwertbare Koronarangiographie (Film, Video oder Disc) vorliegt (Aktualitätsgrenze bei etwa $1/2$ Jahr) oder seither neue nichtinvasive Aspekte hinzugekommen sind.
● *Klasse II:*
Wie Klasse I, jedoch Aktualitätsgrenze innerhalb eines halben Jahres und fragliche Änderung nichtinvasiver Befunde.
● *Klasse III:*
Keine Routinekoronarangiographie anstatt Anfordern bestehender auswärtiger Befunde (Film, Video oder Disc).

Literatur

1. Aguirre FV, Merrit RF, Carollo SC (1995) The role of coronary angiography after thrombolysis. Curr Opin Cardiol 10:381
2. Bernstein SJ, Hilborne LH et al. (1993) The appropiateness of use of coronary angiography in New York State. JAMA 269 (6):766
3. Bressan M, Stritoni P et al. (1993) Coronary angiography in a defined population. Cardiologia 38 (4):225
4. Caramelli B, Tranchesi B et al. (1993) Indications of coronary cineangiography after acute myocardial infarction. Arq Bras Cardiol 60:279
5. Emmerich K, Ulbricht LJ et al. (1995) Primary mechanical recanalization of occluded coronary arteries without prior thrombolytic therapy in patients with acute myocardial infarction. A single-center study reporting acute results and complications. Z Kardiol 84:5-23
6. Grossmann W (1986) Cardiac Catheterization and Angiography. Lea & Febiger, Philadelphia
7. Horrigan MC, Topol EJ (1995) Direct angioplasty in acute myocardial infarction. State of the art and current controversies. Cardiol Clin 13:321

8. Iskandrian AS, Heo J (1995) Optimizing patient selection for coronary angiography. Am J Cardiol 75:14D
9. Lichtlen R (1989) Koronarangiographie. perimed, Erlangen
10. Mc Kenna CJ, Codd M et al (1995) Emergency primary coronary angioplasty in patients with acute myocardial infarction who are unsuitable for intravenous thrombolysis. Jr J Med Sci 164:276
11. Omoigui N, Topol E (1993) On-site cardiac catheterization facilities and the use of coronary angiography after myocardial infarction. N Engl J Med 329:346
12. Sheldan WC (1993) Indications for coronary arteriography. Heart Dis Stroke (USA) 5/2 (3):192
13. The TIMI Study Group (1989) Comparison of invasiv an conservative strategies after treatment with intravenous tissue plasminogen activator in acute myocardial infarction: Results of the Thrombolysis in Myocardial Infarction (TIMI) Phase II trial. N Engl J Med 320:618–627
14. Topol EJ, Califf RM et al. (1987) A randomized trial of immediate versus delayed elective angioplasty after intravenous tissue plasminogen activator in acute myocardial infarction. N Engl J Med 317:581–588

6.6 Indikationen zur Koronardilatation

H.-J. Rupprecht, B. Nowak, J. Meyer

Die Koronardilatation oder perkutane transluminale Koronarangioplastie (PTCA) wurde 1977 von Andreas Grüntzig in die Klinik eingeführt. Zunächst war das Verfahren auf Patienten mit stabiler Angina pectoris, koronarer Eingefäßerkrankung, guter linksventrikulärer Funktion und idealer Stenosemorphologie beschränkt [12, 13]. Eine solche Stenose sollte kurzstreckig, konzentrisch und nicht verkalkt sein, in einem geraden proximalen Gefäßabschnitt liegen, und im Stenosebereich sollten keine relevanten Seitenäste abgehen. Durch zunehmende Erfahrung und Verbesserung des eingesetzten Materials kam es zu einer Ausweitung des Indikations-Spektrums auch auf Patienten mit nicht idealer Stenosemorphologie, koronarer Mehrgefäßerkrankung, Bypassstenosen, instabiler Angina pectoris und akutem Myokardinfarkt.

Durch eine Verbesserung der Implantationstechnik und der medikamentösen Begleittherapie haben sich Stents in jüngster Zeit zunehmend als Therapieoption etabliert. In den meisten Fällen kann so ein unbefriedigendes Ergebnis der alleinigen Ballondilatation optimiert und ein drohender oder manifester Gefäßverschluß beherrscht werden (Bail-out). Durch die Möglichkeit der Stent-Behandlung zeichnet sich eine Reduktion von Akut-Komplikationen nach Ballondilatation ab. Damit geht eine weitere Ausweitung der Indikationen zur Koronardilatation einher, weil jetzt auch komplexe Koronarläsionen mit guten Erfolgsaussichten und vertretbarem Risiko einer interventionellen Behandlung zugänglich sind. Alternative Therapieverfahren wie die Rotablation oder die direktionale Atherektomie werden nur noch bei speziellen Indikationen eingesetzt.

Trotz der raschen Entwicklung der interventionellen Kardiologie hat die Bypasschirurgie bei der Therapie der KHK nicht an Bedeutung verloren, da zunehmend auch in fortgeschrittenen Stadien der Erkrankung Handlungsbedarf besteht.

6.6.1 Grundsätzliche Überlegungen

Jede Indikation zur Koronardilatation muß individuell gestellt werden. Neben der durch den Patienten geschilderten Symptomatik und dem Ischämienachweis steht der angiographische Befund im Mittelpunkt der Überlegungen.

Kriterien für die Indikation zur Koronardilatation

- Symptome und/oder Ischämienachweis;
- Koronarstatus:
  - Ausdehnung (Eingefäß-, Mehrgefäßerkrankung),
  - Lokalisation und Morphologie der Stenosen und betroffenen Gefäße,
  - Möglichkeit der Stentimplantation;
- globale und regionale Ventrikelfunktion;
- Prognoseverbesserung;
- Allgemeinzustand, Begleiterkankungen, Alter.

Der wahrscheinliche Nutzen eines Interventionserfolges ist gegenüber dem potentiellen Risiko abzuwägen. Bereits vor Beginn der Intervention muß die Möglichkeit einer Stentimplantation für den Fall eines suboptimalen PTCA-Ergebnisses oder einer Komplikation geprüft werden.

Neben der Behandlung von Patienten, die unzureichend auf die medikamentöse Therapie ansprechen oder Medikamente nicht vertragen, kann auch die Beendigung oder Minimierung der antiischämischen Medikation als Therapieziel angesehen werden. Als weiteres Therapieziel kann die Verbesserung der Prognose des Patienten postuliert werden.

Letztlich sind die Indikationen zur PTCA kaum durch randomisierte Studien gesichert. So ist die PTCA bisher lediglich in zwei kleinen Studien im Vergleich zur medikamentös-konservativen Therapie untersucht worden [22]. Diese Untersuchungen ergaben zwar eine bessere Belastungstoleranz und Verbesserung der Angina-pectoris Symptomatik nach PTCA, ein Vorteil im Hinblick auf die Prognose ist jedoch nicht belegt. Wegen der meist augenblicklichen und eindrucksvollen Besserung der Beschwerdesymptomatik nach PTCA ist es kaum möglich, einem Patienten diese Therapieoption vorzuenthalten, so daß auch in Zukunft die Durchführung randomisierter Studien problematisch sein dürfte.

6.6.2 Klinische Kriterien

Das Vorhandensein einer Angina pectoris und/oder eines objektiven Ischämienachweises gelten in der Regel als Voraussetzung, um die Indikation zur Koronardilatation zu stellen. Auch Dyspnoe kann Ausdruck einer myokardialen Ischämie sein.

Für den objektiven Ischämienachweis kommen das Ruhe- und Belastungs-EKG, das Belastungs-Echokardiogramm, nuklearmedizinische Untersuchungen oder das Langzeit-EKG in Frage.

Bedeutsame ventrikuläre Herzrhythmusstörungen (Kammerflimmern, ventrikuläre Tachykardien) außerhalb eines Myokardinfarktes werden ebenfalls als möglicher Ischämienachweis angesehen.

6.6.3 Angiographische Kriterien

Als hämodynamisch relevante Stenose wird allgemein eine Diameterreduktion einer Koronararterie von $\geq 50\%$ angesehen [25]. Dabei muß beachtet werden, daß durch die quantitative Angiographie der Schweregrad einer Stenose häufig unterschätzt und durch die visuelle Beurteilung häufig überschätzt wird [32]. Daher sind insbesondere bei positivem Ischämienachweis und angiographisch grenzwertigem Stenosegrad u. U. multiple angiographische Projektionen erforderlich. Sofern diese keine Klarheit bringen, können alternative Techniken wie intravaskulärer Ultraschall, intrakoronare Doppler- oder Druckgradientenmessung eingesetzt werden [7, 31].

Der Durchmesser des zu dilatierenden Gefäßabschnitts sollte mindestens 2,5 mm betragen (relevantes Gefäß), und das Gefäß sollte funktionstüchtiges Myokard versorgen. Sofern bei schwieriger Stenose- oder Verschlußmorphologie Unklarheit über das Vorhandensein vitalen Myokards besteht, sind in Einzelfällen Spezialuntersuchungen (z. B. PET) indiziert.

Die Klassifikation der American Heart Association erlaubt eine Abschätzung der Erfolgsrate und Komplikationsrate unter Berücksichtigung der Stenosemorphologie (Tabelle 1). Für Typ-A-Stenosen sind die höchsten Erfolgs- und die niedrigsten Komplikationsraten zu erwarten, während Typ-C-Stenosen die niedrigsten Erfolgs- und die höchsten Komplikationsraten aufweisen [24].

6.6.4 Klassische Indikationen zur Koronardilatation

Die klassische Indikation zur PTCA besteht bei Patienten mit Angina pectoris und/oder positivem Ischämienachweis, wenn eine oder mehrere bedeutsame Stenose(n) eines oder mehrerer relevanter Koronargefäßes vorliegen:

Tabelle 1. Klassifizierung der Koronarstenosen

Stenosemerkmal	Typ A	Typ B	Typ C
Länge	< 10 mm	10–20 mm	> 20 mm
Querschnitt	Konzentrisch	Exzentrisch	
Lokalisation	Leicht erreichbar	Mäßige proximale Gefäßwindungen	Erhebliche proximale Gefäßwindungen
Gefäßwinkel	< 45°	45–90°	> 90°
Kontur	Glatte Kontur	Unregelmäßige Kontur	
Verkalkung	Geringe Verkalkung	Mäßige bis schwere Verkalkungen	
Verschluß	Kein Verschluß	Verschluß < 3 Monate	Verschluß > 3 Monate
Ostium	Keine Ostiumstenose	Ostiumstenose	
Seitenäste	Kein größerer Seitenastabgang	Bifurkationsstenose	Größerer Seitenast nicht zu schützen
Thromben	Kein Thrombus	Thrombus nachweisbar	Degenerierter Bypass

Angina pectoris und/oder Ischämienachweis
und
relevante Stenose (> 50 %) in relevantem Gefäß (> 2,5 mm)
und
mutmaßlich günstiges Nutzen-Risiko-Verhältnis
im Vergleich zu alternativen Therapien.

Bei fehlender Angina und fehlendem Ischämienachweis ist in der Regel keine Indikation zur PTCA gegeben. Besteht ein nur grenzwertiger Stenosegrad, aber gleichzeitig ein deutlicher Ischämienachweis im zugehörigen Versorgungsgebiet, kann die Indikation zur Koronardilatation gestellt werden. Bei ausgeprägter Symptomatik können auch kleine Gefäße (< 2,5 mm) dilatiert werden.

Als Domäne der PTCA gilt die Ein- und Zweigefäßerkrankung. Bei Vorliegen umschriebener Stenosen können auch Patienten mit Dreigefäßerkrankung für die PTCA geeignet sein. In jedem Fall sollte die Nutzen-Risiko-Abwägung im Vergleich zu anderen Therapiealternativen einen Vorteil für den Patienten erwarten lassen.

6.6.5 Prognostische Indikation

In seltenen Fällen kann aus prognostischen Gründen eine Koronardilatation indiziert sein. Dies betrifft v. a. Patienten mit fehlender, atypischer oder wenig ausgeprägter Symptomatik, bei denen trotz Ausbelastung kein eindeutiger Ischämienachweis möglich ist, dennoch aber eine hämodynamisch relevante Stenose an einem bedeutsamen Gefäß vorliegt. Hier soll durch die Dilatation eine Ischämie oder ein drohender Infarkt verhindert werden [18]. Dies gilt z. B. für Patienten, bei denen eine größere, nichtkoronare Operation geplant ist, oder bei Patienten mit Risikoberufen bzw. körperlich sehr anstrengenden Berufen wie Piloten, Busfahrern oder Feuerwehrmännern [25]. Gerade bei der prognostischen Indikation ist das Risiko der Intervention gegenüber dem zu erwartenden Nutzen kritisch abzuwägen.

Bei den übrigen Patienten sind regelmäßige kardiologische Kontrolluntersuchungen einschließlich funktioneller Belastungstests erforderlich, um eine kritische Einschränkung der Koronarreserve rechtzeitig zu erfassen.

Eine prognostische Indikation kann auch für die Stenose einer gut durch Kollateralen versorgten Arterie gelten, wenn die kollateralenabgebende Arterie ebenfalls stenosiert ist [19]. Besteht nach Infarkt ein hochgradig stenosiertes oder verschlossenes Gefäß, kann hier ebenfalls eine Dilatation aus prognostischen Gründen diskutiert werden („Open-artery"-Hypothese).

6.6.6 Begleiterkrankungen

Auch der Allgemeinzustand, das Alter und die individuelle Prognose des Patienten müssen beachtet werden. Aufgrund schwerer Begleiterkankungen kann das

Risiko einer Bypassoperation inadäquat erhöht sein, so daß in diesen Fällen auch bei formaler Operationsindikation eine Dilatation erwogen werden kann. Das gleiche gilt für fortgeschrittene Erkrankungen mit ungünstiger Prognose, bei denen aus symptomatischer Indikation eine Dilatation anstelle einer Operation durchgeführt wird. Begleiterkrankungen, wie Niereninsuffizienz oder Diabetes mellitus, erhöhen das Risiko einer Ballondilatation. Vorausgegangene oder geplante koronare Interventionen sind in der Entscheidungsfindung zu berücksichtigen (z.B. wiederholte Rezidivstenose nach PTCA oder Zustand nach Bypassoperation). So ist bei einer zweiten Bypassoperation das perioperative Risiko im Vergleich zum Ersteingriff deutlich erhöht.

Bestehen Kontraindikationen für Antikoagulanzien oder für die Gabe von Thrombozytenaggregationshemmern, kann dies einer Intervention, ggf. mit Stentimplantation, entgegen stehen.

6.6.7 Kontraindikationen zur Koronardilatation

Kontraindikationen zur Koronardilatation können sich aus der Lokalisation einer Stenose oder eines Verschlusses oder aus deren Morphologie ergeben. Diese, sowie mögliche Ausnahmen, sind in folgender Übersicht aufgeführt:

- Hauptstammstenose ($\geq 50\%$ Diameterreduktion)
  Ausnahmen:
  - wenigstens ein Gefäß geschützt durch Bypass oder Kollateralen,
  - extremer Rechtsversorgungstyp;
- Hauptstammäquivalent
  Ausnahmen:
  - Stenosen mit günstiger Morphologie,
  - Eingriff in 2 Sitzungen;
- lebensnotwendiges Gefäß (z.B. letztes verbliebenes Gefäß);
- diffuse Dreigefäßerkrankung;
- chronischer Verschluß;
- thrombotische Stenose, wenn nichtthrombotischer Anteil nicht signifikant,
  Ausnahme: instabile Angina mit herabgesetztem Fluß ($<$ TIMI 3);
- großer Seitenast der nicht geschützt werden kann;
- degenerierte Bypässe mit ausgedehntem Befall,
  Ausnahme: großer Bypass mit der Möglichkeit zur Stentimplantation und guter Gefäßperipherie;
- Generell mögliche Ausnahmen:
  - Inoperabilität oder extrem hohes Operationsrisiko,
  - akuter Myokardinfarkt mit PTCA der „culprit lesion".

Daneben sind institutionelle Kontraindikationen wie z.B. das Fehlen einer herzchirurgischen Operationsbereitschaft, das Fehlen eines erfahrenen Operateurs oder mangelnde Erfahrung in der Stentimplantation bei komplexen Interventionen zu beachten.

6.6.8 Spezielle Indikationen

6.6.8.1 Mehrgefäßerkrankung

Während bei der koronaren Eingefäßerkrankung die Koronardilatation in den meisten Fällen das Therapieverfahren der Wahl darstellt, muß bei der Mehrgefäßerkrankung zwischen Dilatation und Bypassoperation abgewogen werden.

Bei der chirurgischen Revaskularisation wird eine möglichst komplette anatomische Revaskularisation angestrebt. Bei der Koronardilatation steht die vollständige funktionelle Revaskularisation im Vordergrund. Kleine Gefäße oder mittelgradige Stenosen werden hier meist nicht angegangen.

In randomisierten Studien wurde für beide Therapieverfahren bei Patienten mit Mehrgefäßerkankung kein signifikanter Unterschied bezüglich des infarktfreien Überlebens nach 5 Jahren nachgewiesen. Lediglich Patienten mit Diabetes mellitus wiesen eine höhere Mortalität nach PTCA im Vergleich zur Bypassoperation auf [4]. Nach einer PTCA muß jedoch mit wesentlich mehr Reinterventionen und mit häufigerem Auftreten von Angina pectoris gerechnet werden, da der Revaskularisationgrad meist nicht so vollständig ist wie nach einer Bypassoperation. Es ist dabei zu bedenken, daß bei den bisher vorliegenden Studien die im Langzeitverlauf zu erwartende zunehmende Rate von Bypassverschlüssen noch nicht erfaßt wurde.

Möglicherweise wird der Vorteil eines besseren Revaskularisationsgrades bei einer Bypassoperation im weiteren Langzeitverlauf verloren gehen. In diesen Studien wurde jeweils nur ein geringer Anteil der Patienten mit Mehrgefäßerkrankung aufgrund stringenter Ein- und Ausschlußkriterien eingeschlossen, so daß die Ergebnisse nicht für die Gesamtheit der Patienten mit Mehrgefäßerkrankungen verallgemeinert werden können.

Die Vorteile der PTCA im Vergleich zur Bypassoperation liegen in der kürzeren Krankenhausverweildauer, der schnelleren Rekonvaleszenz und der geringeren Anzahl an zerebralen Insulten [14]. Auch kommt es nach Bypassversorgung häufig zur Progression mit Verschluß des nativen Gefäßes [23]. In diesen Fällen besteht dann bei einer später auftretenden Bypassdysfunktion meist keine Möglichkeit mehr zur Intervention am originären Gefäß. Auch aus diesem Grund erscheint es sinnvoll, durch die Koronardilatation eine aortokoronare Bypassoperation in das höhere Lebensalter zu verschieben. Weiterhin sollte das hohe Risiko einer evtl. erforderlichen Zweitoperation bedacht werden. Die Mehrgefäß-PTCA geht im Vergleich zur Eingefäß-PTCA jedoch mit einer längeren Interventionsdauer, höherer Strahlen- und Kontrastmittelbelastung und einem erhöhten Gefäßverschluß- und Restenoserisiko einher.

Folgende Faktoren sprechen für eine PTCA bei koronarer Mehrgefäßerkrankung: jüngeres Patientenalter, günstige Stenosemorphologien, schwere Begleiterkrankungen wie eine chronisch obstruktive Lungenerkrankung, zerebrovaskuläre Insuffizienz, reduzierte Lebenserwartung und Wunsch des Patienten mit der Akzeptanz einer möglichen Reintervention in bis zu 50 % der Fälle. Bei der Risikoabschätzung der Intervention muß jede einzelne Stenose in Zusammenhang mit allen Stenosen des Patienten gesehen werden. Gut geeignet sind Patienten mit bedeutsamer Stenose eines großen Koronargefäßes und zusätzlichen Stenosen an kleineren Gefäßen, so daß mit einer Dilatation eine weitgehend vollständige Revaskularisation erreicht werden kann.

Auch bei koronarer Dreigefäßerkrankung kann eine PTCA durchgeführt werden, sofern morphologisch günstige Stenosen vorliegen, die mit guten Erfolgsaussichten dilatiert werden können.

Für eine Bypassoperation sprechen höheres Alter, begleitende Klappenvitien, eingeschränkte linksventrikuläre Funktion, Diabetes mellitus, Niereninsuffizienz, komplexe Stenosen und ein entsprechender Patientenwunsch.

Bei Patienten mit Mehrgefäßerkrankung und Hauptstammstenose oder Stenose eines Gefäßes, das mehr als 50 % des Myokards versorgt, oder diffuser koronarer Herzkrankheit steht i. allg. die Bypassoperation im Vordergrund. Ebenso können Gefäßverschlüsse meist besser mit einer Bypassoperation behandelt werden, da die Ergebnisse der Koronardilatation als Folge einer geringeren Akuterfolgsrate und hohen Wiederverschlußrate unbefriedigend sind.

Bei eingeschränkter linksventrikulärer Funktion muß überprüft werden, ob interventionell eine komplette Revaskularisation möglich ist. Ist dies nicht der Fall, ist der Bypassoperation der Vorzug zu geben, weil eine komplette Revaskularisation zu einer Verbesserung der linksventrikulären Funktion führen kann. Je schlechter die linksventrikuläre Funktion ist, desto eher ist die Bypassoperation indiziert.

Vorgehen bei Mehrgefäß-PTCA (Abb. 1)

Bei der Mehrgefäß-PTCA sollten nicht mehr als 2 Gefäße in einer Sitzung dilatiert werden. Besteht ein Gefäßverschluß, der ein großes, zumindest teilweise vitales Myokardareal versorgt oder der Kollateralen abgibt, sollte dieser zuerst angegangen werden. Wenn ein verschlossenes Gefäß nur ein kleines Myokardareal versorgt, muß dieses nicht zuerst angegangen werden. Bestehen keine Verschlüsse, sollte die wahrscheinlich ischämieverursachende Stenose („culprit

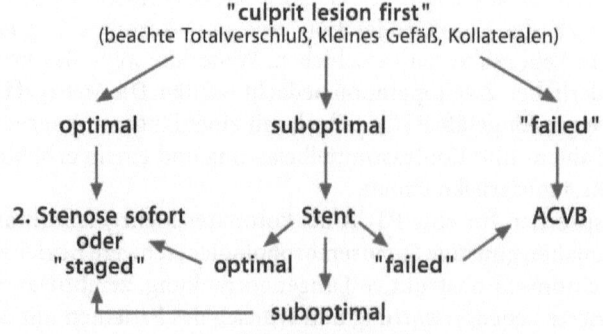

lesion") zuerst dilatiert werden. Liegen mehrere, gleichermaßen bedeutsame Stenosen vor. So wird zuerst das Gefäß behandelt, welches das größte Myokardareal versorgt. Bestehen hier keine Unterschiede, sollte die technisch schwierigere Stenose zuerst behandelt werden („worst first"). Stehen 2 Gefäße über Kollateralen miteinander in Verbindung, ist die kollateralempfangende vor der kollateralspendenden Arterie anzugehen.

Wenn bei der ersten PTCA ein optimales Ergebnis erzielt wird, kann eine weitere Stenose entweder sofort oder alternativ zu einem anderen Zeitpunkt dilatiert werden. Hierfür kommt entweder der nächste Tag oder eine erneute Intervention nach einem längeren Intervall, z.B. nach 1–3 Wochen in Frage. Als Vorteil der Intervention am nächsten Tag kann die kürzere Gesamtliegedauer des Patienten und die Vermeidung einer neuen arteriellen Punktion angesehen werden. Bei primär suboptimalem Ergebnis sollte zu verschiedenen Zeitpunkten vorgegangen werden, da bei der 2. Intervention das Ergebnis der ersten Dilatation überprüft und ggf. optimiert werden kann. Falls ein ungenügendes Ergebnis nicht optimiert werden kann, sollte die Entscheidung zur Operation getroffen werden.

Für ein mehrzeitiges Vorgehen bei Mehrgefäßdilatation sprechen eine lange Interventionsdauer (> 3 h), eine hohe Kontrastmittelmenge (> 400 ml), ein intrakoronarer Thrombus, ein suboptimales Interventionsergebnis oder eine in ihrem Schweregrad grenzwertige 2. Stenose. Im letzteren Fall kann dann nach erfolgreicher Dilatation der 1. Stenose ein erneuter Ischämienachweis zur Beurteilung der 2. Stenose erfolgen.

6.6.8.2 Akuter Myokardinfarkt

Im Zusammenhang mit einem akuten Myokardinfarkt bestehen verschiedene Optionen für die Koronardilatation: die primäre oder direkte PTCA als akute Maßnahme zur Reperfusion, die Notfall- oder Rescue-PTCA bei erkennbarem Lyseversagen und die Postinfarkt-PTCA nach überstandener Akutphase eines Myokardinfarktes [28]. Grundsätzlich wird bei der Direkt-PTCA und bei der Rescue-PTCA nur das Infarktgefäß dilatiert. Stenosen an anderen Gefäßen können zu einem späteren Zeitpunkt dilatiert werden.

Primäre oder Direkt-PTCA

Die primäre Koronardilatation ohne vorhergehende Lysetherapie ist an den Zugang zu einem Herzkatheterlabor mit einem interventionell und intensivmedizinisch erfahrenen Team innerhalb von maximal 1 h gebunden. Ein wesentlicher Vorteil der Dilatation liegt darin, daß diese Therapie auch Patienten mit Kontraindikationen zur Lyse angeboten werden kann. Die Vorteile im Vergleich zur Lyse liegen in einer höheren Offenheitsrate durch schnellere direkte und vollständige Wiedereröffnung des verschlossenen Gefäßes, einer geringeren Letalität, einer besseren linkventrikulären Funktion, einer verminderten Reokklusionsrate und der geringeren Rate an zerebralen und gastrointestinalen Blutungen [11, 33]. Insbesondere bei Patienten mit kardiogenem Schock kann bei erfolgreicher Wiedereröffnung des verschlossenen Gefäßes die Letalität von 80 % auf etwa 25 % gesenkt werden.

Die Direkt-PTCA ist insbesondere indiziert bei Patienten mit Kontraindikationen zur Lyse (z. B. schwere Hypertonie, Blutgerinnungsstörungen, nach chirurgischem Eingriff oder Trauma, nach Apoplex), bei Hochrisikopatienten (z. B. großer Infarkt, kardiogener Schock, Alter über 70 Jahre) und bei Patienten nach aortokoronarer Bypassoperation.

Notfall-PTCA

Die Notfall- oder Rescue-PTCA wird bei Patienten mit erkennbarem Lyseversagen durchgeführt. Hierdurch kann die linksventrikuläre Funktion verbessert und das Risiko von Herzinsuffizienz, Schock und Tod vermindert werden [5, 8]. Das wesentliche klinische Problem liegt im Fehlen verläßlicher nichtinvasiver Marker zur Erkennung eines Lyseversagens. Eine Herzkatheteruntersuchung und ggf. Rescue-PTCA nach Lysetherapie sollte bei Patienten mit persistierenden Schmerzen, weiterbestehender Ischämie, z. B. bei persistierenden ausgedehnten ST-Streckenhebungen und hämodynamischer oder elektrischer Instabilität, durchgeführt werden.

Als alternative Strategie kann daher auch bei jedem Patienten kurz nach Lyse eine Koronarangiographie durchgeführt werden. Bei weiter verschlossenem Gefäß kann dann mit gutem Erfolg eine Rekanalisation durchgeführt werden [1, 5] Sofern durch die Lysetherapie eine komplette Reperfusion des Infarktgefäßes erzielt werden konnte (TIMI-3-Fluß), sollte in der Regel keine sofortige Dilatation duchgeführt werden, weil dabei mit einer erhöhten Komplikationsrate gerechnet werden muß [26, 29, 30]. Demgegenüber besteht die Indikation zur sofortigen Koronardilatation bei weiterbestehender Ischämie, instabiler Hämodynamik oder inkompletter Reperfusion (TIMI-2-Fluß).

Postinfarkt-PTCA

Kommt es bei Patienten mit offenem Infarktgefäß zu Postinfarktangina oder besteht ein objektiver Ischämienachweis, wird die Indikation zur Koronardilatation nach den bereits erwähnten Kriterien gestellt.

Nach der Akutphase des Myokardinfarkts besteht bei der Mehrzahl der Patienten eine hochgradige Reststenose oder ein Gefäßverschluß.

Bei Patienten ohne Symptome mit offenem, aber hochgradig stenosiertem Infarktgefäß kann sowohl konservativ als auch interventionell vorgegangen werden. Bei konservativem Vorgehen muß mit einer hohen Rate an Spätokklusionen gerechnet werden [20]. Für eine Dilatation auch bei fehlendem Ischämienachweis sprechen eine Mehrgefäßerkrankung oder ein großes nachgeschaltetes Myokardareal. Ebenso kann die Wiedereröffnung eines verschlossenen Gefäßes auch beim beschwerdefreien Patienten ohne Ischämienachweis diskutiert werden, da Hinweise für eine günstigere Prognose bei offenem Infarktgefäß bestehen („open artery hypothesis") [3, 10, 17].

Eingeschränkte linksventrikuläre Funktion

Wird bei Patienten mit eingeschränkter linksventrikulärer Funktion eine Intervention durchgeführt, ist das Risiko des kardiogenen Schocks bei perinterventionellem Gefäßverschluß deutlich erhöht. Daher müssen in diesen Fällen besondere Vorkehrungen getroffen werden, wie z. B. strenge kardiochirurgische Operationsbereitschaft und das Bereithalten einer Ballonpumpe. Bei Patienten mit Mehrgefäßerkrankung und eingeschränkter linksventrikulärer Funktion sollte eine vollständige anatomische Revaskularisation angestrebt werden, um eine möglichst weitgehende Verbesserung der linksventrikulären Funktion zu erreichen.

Bypässe

Für die allgemeine Indikationsstellung werden Venenbypässe und Mammariabypässe wie native Gefäße angesehen. Bei Venenbypässen muß jedoch mit einer hohen Restenoserate gerechnet werden [27]. In Abhängigkeit von der Stenosemorphologie und dem Ausmaß der degenerativen Veränderungen muß frühzeitig die Indikation zum Einsatz alternativer Verfahren wie Stentimplantation oder Atherektomie, gestellt werden.

Verschlüsse

Die Indikation zur Rekanalisation eines verschlossenen Koronargefäßes basiert auf einer entsprechenden Symptomatik des Patienten oder auf dem Nachweis einer bedeutsamen Myokardischämie. Im Gegensatz zur Dilatation von stenosierten Gefäßen ist bei verschlossenen Gefäßen mit deutlich schlechteren Früh- und Langzeitergebnissen zu rechnen. Daher sind Alter und Morphologie des Verschlusses und die darauf basierenden Erfolgsaussichten der Intervention mit in die Überlegungen zur Indikationsstellung einzubeziehen. Für eine erfolgreiche Intervention sprechen: ein Verschlußalter von weniger als 3 Monaten, ein nur funktioneller Verschluß, eine Verschlußlänge von unter 15 mm, ein Gefäßstumpf proximal des Verschlusses, das Fehlen von Seitenästen am Beginn des Verschlusses und das Fehlen von Brückenkollateralen [2, 16]. Dagegen ist bei einem Verschlußalter von mehr als 6 Monaten, einer Verschlußlänge von über 3 cm, dem Fehlen eines Gefäßstumpfes, bei ausgeprägten Brückenkollateralen oder bei fehlender Kollateralisierung des distalen Gefäßabschnittes in der Regel keine Indikation zur Dilatation gegeben. Mit der Entwicklung neuer Technologien, wie beschichteten Rekanalisationsdrähten oder Laserdrähten, sind auch hier Verbesserungen der primären Interventionserfolge bei ungünstiger Verschlußmorphologie absehbar.

Hauptstammstenose

Bei über 50%iger Stenose des linken Hauptstamms besteht die Indikation zur Bypassoperation. Hierdurch wird die Prognose für die Patienten entscheidend verbessert [6]. Obwohl die Dilatation der nicht durch Bypässe oder Kollateralen geschützten Hauptstammstenose technisch möglich ist, beträgt die interventionelle Mortalität 9% und die Dreijahresmortalität 64%. Das Risiko eines Myokardinfarktes beträgt dabei etwa 50% [21]. Nach den ersten Ergebnissen kleiner Studien können diese Ergebnisse durch die Stentimplantation erheblich verbessert werden [9, 15]. Trotzdem bleibt die Therapie der bedeutsamen Hauptstammstenose zum jetzigen Zeitpunkt chirurgisch. Lediglich in Einzelfällen kann bei inoperablen Patienten oder bei Patienten, die eine Operation ablehnen, eine Hauptstammdilatation erwogen werden.

Sofern eine Hauptstammstenose durch mindestens einen funktionsfähigen Bypass oder durch gut ausgebildete Kollateralen geschützt ist, kann eine Dilatation diskutiert werden. Bei einer proximalen hauptstammnahen RIVA- oder RCX-Stenose birgt die Dilatation das Risiko eines Hauptstammverschlusses. Hier muß in Abhängigkeit von der Stenosemorphologie zwischen PTCA und Bypassoperation entschieden werden. Bei komplexer Stenosemorphologie mit hohem Komplikationsrisiko, insbesondere bei Linksversorgungstyp, sollte der Bypassoperation der Vorzug gegeben werden.

6.6.9 Schluß

Gerade die Stenttechnologie hat in jüngster Zeit zu einer Ausweitung des Indikationsspektrums der Koronarinterventionen geführt. Trotz der beeindruckenden Akutergebnisse ist das Problem der Restenose jedoch nach wie vor nicht gelöst. Besonders im Hinblick auf den fehlenden Nachweis einer Prognoseverbesserung von interventionellen Behandlungsverfahren ist jede Indikation kritisch, unter Würdigung alternativer therapeutischer Strategien, zu stellen.

Literatur

1. Abbottsmith CW, Topol EJ, George BS et al. (1990) Fate of patients with acute myocardial infarction with patency of the infarct-related vessel achieved with successfull thrombolysis versus rescue angioplasty. J Am Coll Cardiol 16:770–778
2. Bell MR, Berger PB, Bresnahan JF et al. (1992) Initial and long-term outcome of 354 patients after coronary ballon angioplasty of total coronary artery occlusions. Circulation 85: 1003–1011
3. Brodie BR, Struckey TD, Kisslin.g G et al. (1996) Importance of infarct-related artery patency for recovery of left ventricular function and late survival after primary angioplasty for acute myocardial infarction. J Am Coll Cardiol 28:319–325
4. The Bypass Angioplasty Revascularization Investigation (BARI) Investigors (1996) Comparison of coronary bypass surgery with angioplasty in patients with multivessel disease. N Engl J Med 335:217–225
5. Califf RM, Topol EJ, Stack RS et al. (1991) Evaluation of combination thrombolytic therapy and timing of cardiac catheterization in acute myocardial infarction: the TAMI-5 randomized trial. Circulation 83:1543–1556
6. Caracciolo EA, Davis KB, Sopko G et al. (1995) Comparison of surgical and medical group survival in patients with left main coronary artery disease. Long-term CASS experience. Circulation 91:2325–2334
7. Donohue TJ, Kern MJ, Aguirre FV et al. (1993) Assessing the hemodynamic significance of coronary artery stenoses: analysis of translesional pressure velocity relations in patients. J Am Coll Cardiol 22:449–458
8. Ellis SG, Ribeiro-DaSilva E, Heyndrickx C et al. (1994) Randomized comparison of rescue angioplasty with conservative management of patients with early failure of thrombolysis for acute myocardial infarction. Circulation 90:2280–2284

9. Fajadet J, Brunel P, Jordan C et al. (1995) Is stenting of left main coronary artery a reasonable procedure? Circulation 92:I-355

10. Garot J, Scherrer-Crosbie M, Monin JL et al. (1996) Effect of Delayed Percutaneous Transluminal Coronary Angioplasty of Occluded Coronary Arteries After Acute Myocardial Infarction. Am J Cardiol 77:915-921

11. Grines CL, Browne KF, Marco J et al. for the Primary Angioplasty in Myocardial Infarction Study Group (1993) A comparison of immediate angioplasty with thrombolytic therapy for acute myocardial infarction. N Engl J Med 326:673-679

12. Grüntzig AR (1978) Transluminal dilatation of coronary-artery stenosis (letter to the editor). Lancet 1:263

13. Grüntzig AR, Senning A, Siegenthaler WE (1979) Nonoperative dilation of coronary-artery stenosis. Percutaneous transluminal coronary angioplasty. N Engl J Med 301:61-68

14. Hamm C, Reimers J, Ischinger T et al. (1994) A randomized study of coronary angioplasty compared with bypass surgery in patients with symptomatic multivessel coronary disease. N Engl J Med 331:1037-1043

15. Itoh A, Colombo A, Hall P et al. (1996) Stenting in protected and unprotected left main coronary artery: Immediate and follow-up results. (abstract) J Am Coll Cardiol 28:277A

16. Ivanhoe RJ, Weintraub WS, Douglas JS Jr et al. (1992) Percutaneous transluminal coronary angioplasty of chronic total occlusions. Primary success, restenosis, and long-term clinical follow-up. Circulation 85:106-115

17. Kim CB, Braunwald E (1993) Potential benefits of late reperfusion of infarcted myocardium. Circulation 88:2426-2436

18. Lichtlen PR (1990) Koronarangiographie. perimed, Erlangen, S 614-628

19. Meier B (1993) Indikationen zur Koronardilatation und Bypassoperation. Schweiz Med Wochenschr 123:301-310

20. Meyer J, Merx W, Schmitz H et al. (1982) Percutaneous coronary angioplasty immediately after intracoronary streptolysis of transmural myocardial infarction. Circulation 66:905-913

21. O'Keefe JH Jr, Hartzler GO, Rutherford BD et al. (1989) Left main coronary angioplasty: early and late results of 127 acute and elective procedures. Am J Cardiol 64:144-147

22. Parisi A, Folland E, Hartigan P (1992) A comparison of angioplasty with medical therapy in the treatment of single-vessel coronary artery disease. N Engl J Med 326:10-16

23. Rupprecht HJ, Hamm C, Ischinger T et al. (1996) Angiographic follow-up of a randomized study on angioplasty versus bypass surgery (GABI Trial). Eur Heart J 17:1192-1198

24. Ryan TJ, Faxon DP, Gunnar RM et al. (1988) Guidelines for percutaneous transluminal coronary angioplasty. A report of the American College of Cardiology/American Heart Association Task Force on Assessment of Diagnostic and Therapeutic Cardiovascular Procedures. Circulation 78:486-502

25. Ryan TJ, Bauman WB, Kennedy JW et al. (1993) Guidelines for Percutaneous Transluminal Coronary Angioplasty. A Report ofthe American Heart Association/American College of Cardiology Task Force on Assessment of Diagnostic and Therapeutic Cardiovascular Procedures. Circulation 88:2987-3007

26. Simoons ML, Arnold AER, Betriu A et al. for the European Cooperative Study Group for recombinant tissue-type plasminogen activator (rTPA) (1988) Thrombolysis with tissue plasminogen activator in acute myocardial infarction: no additional benefit from immediate percutaneous coronary angioplasty. Lancet 1:197-203

27. Tan K, Henderson R, Sulke N et al. (1994) Percutaneous transluminal coronary angioplasty in patients with prior coronary artery bypass grafting: ten years' experience. Cath Cardiovasc Diagn 31:11-17

28. The Task Force on the Management of Acute Myocardial Infarction of the European Society of Cardiology (1996) Acute myocardial infarction: pre-hospital and in-hospital management. Eur Heart J 17:43-63

29. The TIMI Research Group (1988) Immediate versus delayed catheterization and angioplasty following thrombolytic therapy for acute myocardial infarction. JAMA 260:2849-2858

30. Topol EJ, Califf RM, George BS et al. (1987) A randomized trial of immediate versus delayed elective angioplasty after intravenous tissue plasminogen activator in acute myocardial infarction. N Engl J Med 317:197-202

31. White CJ, Ramee SR, Collin TJ et al. (1992) Ambiguous coronary angiography: clinical utility of intravascular ultrasound. Cathet Cardiovasc Diagn 26:200–203
32. White CW, Wright CB, Doty DB et al. (1984) Does visual interpretation of the coronary arteriogram predict the physiologic importance of a coronary stenosis? N Engl J Med 310: 819–824
33. Zijlstra F, Boer JM de, Moorntje JCA et al. (1993) A comparison of immediate coronary angioplasty with intravenous streptokinase in acute myocardial infarction. N Engl J Med 328:680–684

6.7 Notfalldienst bei invasiver Therapie der Herzkrankheiten

W. Rutishauser, P. Urban

6.7.1 Allgemeines zur Qualitätssicherung

Qualitätssicherung ist Hauptanliegen moderner Managerkultur, entsprechende Forderungen sind auch im Gesundheitwesen gerechtfertigt. Die Vorgänge und Abläufe von der Diagnosestellung bis schließlich zur Therapie sind jedoch nicht selten komplex und uneinheitlich. Deshalb kommt gelegentlich eine gewisse Skepsis gegenüber bestimmten Standards auf: Wir haben es mit individuellen Patienten und ihrer Krankheit, Ärzten und Pflegepersonal, mit Menschen zu tun, die nicht leicht systematisiert werden können.

In der Vergangenheit waren selten Kunstfehler zu beklagen, und Prozesse wegen „Mal Practice" waren nur bei ganz eindeutigen Behandlungsfehlern erfolgreich. Für den Patienten ist dies derzeit einem Wandel unterzogen. In der Schweiz z. B. besteht seit Beginn 1996 eine gesetztliche Verpflichtung, die Qualität der ärztlichen Versorgung zu sichern und zu beweisen. Wissenschaftliche Kontrollen sind vorzusehen, wobei die Durchführung dieser Kontrollen den Berufsverbänden obliegt. Wenn auch mehrere Jahre verstreichen werden, bis Qualitätssicherungsprojekte in allen Sparten des Gesundheitwesens greifen, so zeigen Beispiele aus anderen Ländern, wie eine qualitätsgesicherte Indikation die Art und die Häufigkeit gewisser Eingriffe verändern kann, wobei eine defensive Haltung mit vielen flankierenden Untersuchungen vermieden werden sollte. Eng mit der Qualitätssicherung sind die Vorschriften zur Weiter- und Fortbildung verbunden, welche durch nationale Erlasse geregelt werden.

In der mechanischen Behandlung der Herzkrankheiten spielt die interventionelle, mittels Katheter durchgeführte Therapie neben der chirurgischen Behandlung eine zunehmende Rolle. Die beiden Methoden – obwohl komplementär – werden in vielen traditionellen Strukturen in zwei verschiedenen Abteilungen durchgeführt, was von der organisatorischen Seite her heute eigentlich überholt ist. Eine gegenseitige Absprache ist in vielen Fällen sinnvoll, denn die Herzchirurgie kann in Einzelfällen, bei unvorhersehbaren Komplikationen der interventionellen Kardiologie, lebensrettend sein. Deshalb wurden seit Jahren Empfehlungen von kardiologischen Gremien in verschiedenen Ländern herausgegeben und insbesondere der chirurgische Bereitschaftsdienst bei der koronaren Angioplastie gefordert [2, 3, 5, 8].

6.7.2 Chirurgischer Standby bei koronarer Angioplastie

Von den ersten 50 Patienten, bei denen A. Grüntzig in Zürich 1977/78 eine Koronarangioplastie durchführte, hatten 7 (= 14%) eine unmittelbar anschließende Bypassoperation, teilweise auch ohne Not, weil das Resultat der Dilatation unbefriedigend war [11]. Während beinahe 2 Jahrzehnten ist seither von allen Zentren, die perkutane interventionelle Kardiologie betreiben, ein chirurgischer Standby beachtet worden, wenn auch im unterschiedlichen Maße. Während in einzelnen Zentren ein idealer chirurgischer Standby durchexerziert wurde, mit offenem Operationssaal, eingriffbereitem chirurgisch-anästhesistischem Team und schriftlichem Konsens des Patienten, hat sich diese hochgradig ineffiziente, teure Extremform des Standbys nicht bewährt, da die Resultate bei chirurgischem „Backup" im Hause nicht signifikant unterschiedlich sind [13].

Die Erfahrung der letzten Jahre mit dem Wandel bei Patienten und Material, vor allem durch die breite Verwendung des Koronarstents [22, 23], hat die Häufigkeit der unmittelbaren Inanspruchnahme der Herzchirurgie bei Komplikationen von koronarinterventionellen Prozeduren stark vermindert [17]. Zwar ist bekannt, daß ein kleiner oder mittelgroßer Infarkt bei konservativer Therapie und bei optimaler Überwachung im Krankenhaus eine verhältnismäßig geringe Mortalität (ISIS-2: Placeboarm 12,1% [14] und eine ordentliche spätere Lebensqualität hat. Dennoch sollte und darf auch heute kein Herzkatheterteam, das koronarinterventionelle Eingriffe durchführt, auf einen mit einem herzchirurgischen Team abgesprochenen Standby generell verzichten. Die Häufigkeit retrospektiver Angaben über notfallmäßige chirurgische Eingriffe nach PTCA liegt derzeit um 1%. In Holland lag die Häufigkeit 1991 bei 1,6% und 1992 bei 1%. In der Schweiz wurden 1994 in nichtuniversitären Krankenhäusern 1,3% und in den Universitätskrankenhäusern 0,6% der PTCA-Patienten notfallmäßig operiert. In der österreichischen Gesamtstatistik betrug diese Zahl für 1995 0,8%.

Seit jeher hat die notfallmäßige Bypassoperation eine höhere Morbidität (Infarkthäufigkeit) und Mortalität aufgewiesen als die elektive Operation [16]. Dies hängt entscheidend vom Kreislaufzustand des überwiesenen Patienten ab. Grundsätzlich sollte man unterscheiden, ob die Notfalloperation wegen drohendem oder beginnendem Infarkt durchgeführt wurde [18].

Wer bei mäßigem Resultat der Angioplastie ohne Ischämie aufgrund des großen, potentiell betroffenen Territoriums bei eingespieltem Standby eine „notfallmäßige" Operation durchführen läßt, kann mit Resultaten rechnen, die denen bei elektiver Koronarchirurgie nahekommen. Jede Ischämie, die mehrere Minuten über die Zeit der Ballondeflation hinaus bestehen bleibt, muß sofort und mit allen Mitteln bekämpft werden. Die verlängerte Inflation und der Autoperfusionsballon [12] sind heute, wenn immer möglich, der notfallmäßigen Stentimplantation gewichen. Diese erlaubt, in den allermeisten Fällen eine obstruktive Dissektion zu stabilisieren. Wenn eine Thrombose als Ursache des Verschlusses im Vordergrund steht, mag eine Therapie mit Antikörpern gegen den IIb/IIIa-Rezeptor von Thrombozyten (z. B. Reo Pro) zusätzlich zu Aspirin und Heparin Erfolg versprechen [9]. Wegen der häufigeren Blutungsneigung sollte wahrscheinlich dabei nur eine niedrig dosierte, gewichtsadaptierte Heparindosis zur Anwendung kommen.

Bei Verschluß eines großen Koronargefäßes, das nicht in kurzer Zeit wiedereröffnet werden kann, z. B. wegen Tortuosität des Zugangsweges, der keine Stentversorgung erlaubt, oder infolge unbeabsichtigter Entfernung des Führungsdrahtes bei komplexer Dissektion, v. a. aber auch bei Übergreifen einer Dissektion einer proximalen Stenose des R. interventricularis anterior oder des R. circumflexus auf den Hauptstamm der linken Koronararterie, soll unverzüglich zur chirurgischen Versorgung übergegangen werden (Meinertz, mündl. Mitteilung). Das Ziel notfallmäßiger Bypassoperationen ist die Verhinderung oder zumindest Verkleinerung eines ausgedehnten transmuralen Myokardinfarktes, des kardiogenen Schocks und des vorzeitigen Todes. Die Notfallchirurgie bei beginnendem Infarkt ist allerdings nur dann optimal, wenn bei organisiertem Standby möglichst wenig Zeit verstreicht, bis der Entschluß zur Operation gefaßt wird und ein chirurgisches Team einsatzbereit ist [16].

Eine linksventrikuläre Assistenz durch intraaortale Ballonpumpe oder Hämopump zur Überbrückung kommt in Frage, falls momentan kein freier Operationssaal vorhanden ist. Maßnahmen zur linksventrikulären Assistenz haben dann den besten Erfolg, wenn entsprechende Vorbereitungen getroffen wurden, oder falls die Assistenz während Hochrisiko-PTCA prophylaktisch eingesetzt wird [24].

Die Komplikationsrate (transmurale Infarkte) und die Mortalität bei notfallmäßiger Koronarchirurgie variieren stark. Die Komplikationen sind davon abhängig, ob eine Bypassoperation schon vorausgegangen ist, ob eine Ein-, Zwei- oder Dreigefäßerkrankung vorliegt, und vor allem, ob bei der Übernahme durch die Herzchirurgie eine Hypotonie, ein Schock oder Herzstillstand eingetreten war und eine Reanimation notwendig wurde. Die 30-Tage-Mortalität wird zwischen 0 und 26 % angegeben [17]. In der CABRI-Studie sind 18 % der Patienten, welche nach erfolgloser PTCA notfallmäßig chirurgisch behandelt wurden, verstorben [4].

Ein später Transfer vom Angioplastielabor, wenn der Patient im Schockzustand ist, ist als Mißbrauch des Standbys anzusehen. Der interventionell tätige Kardiologe trägt eine hohe Verantwortung für die Indikation, umsichtiges und möglichst schonendes Vorgehen sowie rechtzeitige Entscheidung im Sinne eines optimalen Ausgangs für den Patienten. Wir müssen es unseren Herzchirurgen hoch anrechnen, wenn sie bereit sind, Patienten, die mittels konservativer oder interventioneller Therapie nur eine kleine Überlebenschance haben, zu übernehmen. Eine rechtzeitige Entscheidungsfindung ist demnach bei Komplikationen nach PTCA von größter Bedeutung und Tragweite.

Die Anwendung der Koronarangioplastie zur Behandlung der koronaren Herzkrankheit hat seit ihrer Einführung beinahe stetig zugenommen. Der Grund hierfür besteht in erster Linie in einer Zunahme der Zahl der Zentren, welche eine Koronarangiographie durchführen. Auch besteht eine verstärkte Tendenz von Zentren, die die Koronarographie praktizieren, mindestens bei ausgewählten Fällen die Koronarangioplastie anzuschließen, auch wenn keine Herzchirurgie im gleichen Zentrum vorhanden ist [7, 15].

Die sture Anwendung von Richtlinien, welche einen chirurgischen Standby im gleichen Zentrum fordern, hat in den USA eine Proliferation von unausgelasteten herzchirurgischen Zentren zur Folge gehabt. Diese „occasional heart surgeons" sind geneigt, „Notfalloperationen, weil Standby vorhanden" [18], vorzunehmen, wobei die Resultate solcher wenig geübter Teams leider suboptimal ausfallen können.

Außerdem werden durch viele kardiologisch-kardiochirurgische Herzteams in kleineren Krankenhäusern die Patienten von Zentren mit großen Patientenzahlen weggeleitet, wobei zu bedenken ist, daß wenige voll ausgelastete Zentren ökonomisch vorteilhafter und infolge der angespeicherten Erfahrung effizienter arbeiten können und der Patient mit besseren Resultaten rechnen kann.

6.7.3 Qualitätskontrolle für invasive und interventionelle Kardiologie

Wir müssen in Europa und anderswo heute darauf bedacht sein, daß medizinische Maßnahmen den Bedürfnissen angepaßt sind und daß die Zahl der kardiologisch-kardiochirurgischen Zentren nach dem Prinzip einer Optimalisation von Effizienz und Kosten erfolgt. In Österreich haben führende interventionell arbeitende Kardiologen seit einigen Jahren eine Qualitätskontrolle für die invasive und interventionelle Kardiologie eingeführt, wobei alle gesammelten Daten vor Ort durch Mitglieder der entsprechenden Kommission überprüft werden [20]. Die Qualitätskontrolle beginnt mit Richtlinien für die Zuweiser zur Koronarographie. Sie sollen der Verbesserung der Kommunikation zwischen Zuweiser und Operateur dienen und den Ablauf der Zuweisung, Behandlung und Rücküberweisung der Patienten vereinfachen. Die Klassifizierung der Indikation zur Koronarographie ist eine gute Grundlage für die Qualitätskontrolle der Angioplastie und der Bypasschirurgie [20]. Die Qualität des Ergebnisses nach einer Therapie kann nur bei definierter Ausgangssituation objektiv beurteilt werden. Zentren mit geringen Patientenzahlen und Resultaten, die in bezug auf die spezifische Patientengruppe nicht befriedigen, laufen Gefahr, geschlossen zu werden.

6.7.4 Heutige Richtlinien zur Ausbildung und Durchführung von koronaren Angioplastien

Im folgenden sollen einige aktuelle oder reaktualisierte Richtinien (Guidelines) kardiologischer Gesellschaften dargestellt werden. Wenn auch Richtlinien keine Gesetze sind, so tut man gut daran, sie zu beachten. In der Schweiz wird seit 1994 für die unabhängige Durchführung interventioneller kardiologischer Maßnahmen die Erlangung des Spezialarzttitels Kardiologie und eine Zusatzausbildung von 2 Jahren verlangt. Während dieser Zeit sollen mindestens 200 Koronarographien und 100 Koronardilatationen oder andere Interventionen als Hauptoperateur vorgenommen werden [10]. Damit wurden frühere Richtlinien überholt, in denen mindestens 75 Fälle als Hauptoperateur und 50 oder mehr Fälle als Assistent gefordert wurden. Die Guidelines in den USA [1] sind im wesentlichen ähnlich, wobei die „Society for Cardiac Angiography and Interventions" [6] auch 100 Fälle von PTCA als Hauptoperateur fordert. Ebenfalls wird ausdrücklich darauf bestanden, daß alle elektiven Angioplastien obligatorisch einen chirurgischen Standby haben müssen, und zwar im besten Interesse des Patienten.

Die 1996 reaktualisierten Empfehlungen der Französischen Gesellschaft für Kardiologie [19] verlangen für die Ausbildung zum Koronarographen 300 diagnostische Angiographien, davon 200 als erster Operateur. Dieses Register muß vom Leiter bestätigt werden. Die anerkannten Zentren werden durch die französische Gesellschaft für Kardiologie festgelegt, und die Neuschaffung eines Koronarographiezentrum muß einem wirklichen Bedürfnis in der Region entsprechen. Für die Angioplastieausbildung werden in Frankreich 150 Angioplastien verlangt, davon 100 als Hauptoperateur, was wiederum vom Leiter bestätigt werden muß. Nichtuniversitäre Zentren können nur in Zusammenarbeit mit Universitätszentren und der Französischen Gesellschaft für Kardiologie eine entsprechende Ausbildung vermitteln.

Mit Ausnahme der Société Française de Cardiologie [19] und der Deutschen Gesellschaft für Herz- und Kreislaufforschung (Meinertz, mündl. Mitteilung) verlangen alle Gesellschaften bei der Durchführung der PTCA den Standby im gleichen Hause. Die erwähnten 2 Gesellschaften erlauben nach gemeinsamer Absprache Transporte von Patienten über größere Distanzen. In Frankreich sollen zwischen Entscheidung zur Operation und Realisierung der extrakorporellen Zirkulation maximal 60 min verstreichen, wobei während des Transportes eine intraaortale Gegenpulsation möglich sein muß [19]. In Deutschland muß der Patient über das Fehlen des Standbys im eigenen Hause aufgeklärt werden und der Transportweg sollte unter 10 min liegen; er darf keinesfalls mehr als 30 min betragen (Meinertz, mündl. Mitteilung). Auch kann ein herzchirurgisches Zentrum nicht gleichzeitig für mehrere entfernt liegende Herzkatheterlabors einen generellen Standby übernehmen, weil es sonst evtl. Stunden dauern kann, bis eine Notfalloperation durchgeführt werden kann.

Generell hat sich besonders bei Hochrisikopatienten die Durchführung interventionell-kardiologischer Maßnahmen an anerkannten Zentren mit hohem Durchsatz bewährt. Hier besteht der Standby meist unter demselben Dach; falls ein unvorhersehbares schwerwiegendes Ereignis eintritt, ist die beste chirurgische Versorgung im nächsten freiwerdenden Operationssaal durch ein erfahrenes chirurgisches Team sichergestellt.

6.7.5 Notfall-PTCA

Die notfallmäßige Angioplastie bei akutem Myokardinfarkt bei Kontraindikation zur Fibrinolyse sollte im Prinzip ebenfalls nur durch erfahrene PTCA-Teams durchgeführt werden. In solchen Zentren ist ein chirurgischer Standby vorhanden. Eine Ausnahme mag eine Situation darstellen, wenn der Transfer an ein anerkanntes Angioplastiezentrum nicht oder nur unter größerem zusätzlichem Risiko möglich ist [1].

Kann das Infarktgefäß trotz Einsatz von Stents nicht adäquat eröffnet werden und liegt eine Dreigefäßerkrankung mit großem ischämischem Gebiet vor, so sollte die Revaskularisation notfallmäßig chirurgisch erfolgen, was ebenfalls auch für einen generellen chirurgischen Standby im Hause für die nichtelektive Koronarangioplastie spricht. Eventuelle kardiovaskuläre Unterstützungsmaßnahmen auf dem Transportweg können hilfreich sein.

6.7.8 Zukünftige Strukturen

In Zukunft sollten Organisationsformen realisiert werden, wo die Kardiologie und die Kardiochirurgie in der gleichen Abteilung eng zusammenarbeiten. So kann die individuell optimale Therapieentscheidung für jeden Patienten in ständiger Absprache zwischen chirurgisch und interventionell geschulten Ärzten getroffen werden. Beide müssen für Notfälle jederzeit einsatzbereit sein. Damit erübrigt sich die Diskussion um den chirurgischen Standby. Und gelegentlich kann der interventionell tätige Kardiologe einen „internistischen Standby" anbieten, falls z.B. bei einem Patienten kurz nach einer CABG-Operation eine Ischämie auf den akuten Verschluß eines Grafts hinweist, der unmittelbar mittels Kathetermethoden wiedereröffnet werden kann. Chirurgischer Standby und kardiologischer Standby sind dann wirklich komplementär, so wie es für die optimale Versorgung von Patienten in Zentren mit hohem Durchsatz auch aus wirtschaftlichen Erwägungen sein sollte.

In Zukunft wird man über eine Einstufung der Katheterlabors und der herzchirurgischen Zentren nicht herumkommen. In anderen Ländern und in der Schweiz (Urban, vorläufige Mitteilung) sind dementsprechende Vorbereitungen im Gange. Dabei werden die Katheterlabors in 3 Gruppen eingeteilt (A: alle Interventionen, B: selektive interventionelle Prozeduren, und C: nur Diagnostik). Die C-Laboratorien, bei denen naturgemäß auch der chirurgische Standby fehlt, sollten reduziert bzw. aufgehoben werden. Damit wird eine weitere Etappe für den optimalen Einsatz der Mittel und zur Verbesserung der Patientenbehandlung erreicht werden.

Literatur

1. ACC/AHA Task Force Report (1993) Guidelines for percutaneous transluminal coronary angioplasty. A report of the American College of Cardiology/American Heart Association Task Force on Assessment of Diagnostic and Therapeutic Cardiovascular Procedures. J Am Coll Cardiol 22:2033–2054
2. Arbeitsgruppe PTCA und Fibrinolyse der Schweizerischen Gesellschaft für Kardiologie (1991) Empfehlungen für mit PTCA (Koronardilatation) beschäftigte Personen und Laboratorien. Schweiz Ärztezeitung 72:1568–1570
3. Bourassa MG, Alderman EL, Bertrand M (1988) Report of the Joint International Society and Federation of Cardiology/World Health Organisation Task Force on Coronary Angiography. Circulation 78:780–789, Eur Heart J 9:1034–1045
4. CABRI Trials participants (1995) First-year results of CABRI (Coronary Angioplasty versus Bypass Revascularisation Investigation). Lancet 346:1179–1184

5. Cameron DE, Stinson DC, Greene PS, Gardner TJ (1990) Surgical standby for percutaneous transluminal coronary angioplasty: a survey of patterns of practice. Ann Thorac Surg 50:35–39
6. Cowley MJ, Faxon DP, Holmes DR Jr (1993) Guidelines for training, credentialing, and maintenance of competence for the performance of coronary angioplasty. A report from the Interventional Cardiology Committee and the Training Program Standards Committee of the Society for Cardiac Angiography and Interventions. Cathet Cardiovasc Diagn 30:1–4
7. Dellavalle A, Steffenino G, Ribichini F, Russo P, Uslenghi E (1995) Elective coronary angioplasty with and without surgical standby: clinical and angiographic criteria for the selection of patients. Coron Artery Dis 6:513–520
8. Deutsche Gesellschaft für Herz- und Kreislaufforschung. Kommission für Klinische Kardiologie (1987) Empfehlungen für die Durchführung der perkutanen transluminalen Koronarangioplastie. Z Kardiol 76:382–385
9. EPIC investigators (1994) Use of monoclonal antibody directed against the platelet glycoprotein IIb/IIIa receptor in high-risk coronary angioplasty. N Engl J Med 330:956–961
10. Groupe „PTCA et fibrinolyse" de la Société Suisse de Cardiologie (1994) Recommandations pour garantir la qualité et la sécurité en cardiologie interventionnelle. Bull Méd Suisses 75:1898
11. Grüntzig AR, Senning A, Siegenthaler WE (1979) Nonoperative dilatation of coronary artery stenosis. Percutaneous transluminal coronary angioplasty. N Engl J Med 301:61–68
12. Heuser RR, Mehta S, Strumpf RK (1992) ACS Rx flow support catheter as a temporary stent for dissection or occlusion during balloon angioplasty. Cathet Cardiovasc Diagn 27:66–74
13. Iniguez A, Macaya C, Hernandez R, Alfonso F, Goicolea J, Casado J, Zarco P (1992) Comparison of results of percutaneous transluminal coronary angioplasty with and without selective requirement of surgical standby. Am J Cardiol 69:1161–1165
14. ISIS-2 (1988) Second International Study of Infarct Survival Collaborative Group. Randomized trial of intravenous streptokinase, oral aspirin, both, or neither among 17187 cases of suspected acute infarction. Lancet 2:349–360
15. Klinke WP, Hui W (1992) Percutaneous transluminal coronary angioplasty without on-site surgical facilities. Am J Cardiol 70:1520–1525
16. Levy RD, Bennett DH, Brooks NH (1991) Desirability of immediate surgical standby for coronary angioplasty. Br Heart J 65:68–71
17. Meier B (1994) Surgical standby for PTCA. In: Topol EJ (ed) Textbook of interventional cardiology, 2nd edn. Saunders, Philadelphia, pp 565–575
18. Meier B, Urban P, Dorsaz PA, Favre J (1992) Surgical standby for coronary balloon angioplasty. JAMA 268:741–745
19. Morice MC, Bertrand M, Cherrier F et al. (1996) Recommandations de la Société française concernant la formation des médecins coronarographistes et angioplasticiens, l'organisation et l'équipement des centres de coronarographie et d'angioplastie coronaire. Arch Mal Coeur 89:747–753
20. Mühlberger V, Probst P, Mlczoch J, Klein W, Pachinger O, Falk M, Raudaschl G (1994) Qualitätskontrolle für invasive und interventionelle Kardiologie. Der Mediziner 6:48–53
21. Rutishauser W, Meier B (1995) Chirurgischer Bereitschaftsdienst bei koronarer Angioplastie. In: Unger F, Mörl H, Dieterich HA (Hrsg) Intervention am Herzen. Springer, Berlin Heidelberg New York Tokio
22. Sigwart U (1996) Introduction. In: Sigwart U (ed) Endoluminal stenting. Frontiers in cardiology. Saunders, London
23. Sigwart U, Puel J, Mirkovitch V, Joffre F, Kappenberger L (1987) Intravascular stents to prevent occlusion and restenosis after transluminal angioplasty. N Engl J Med 316:701–706
24. Urban P (1994) Mechanical percutaneous ventricular assist device. Anaesthetic Pharmacol Rev 2:1–5

6.8 Stents

J. Haase, N. Reifart

Die Einführung der perkutanen transluminalen Koronarangioplastie (PTCA) durch Grüntzig im Jahre 1977 eröffnete eine neue therapeutische Strategie zur minimalinvasiven Behandlung koronarkranker Patienten [14] und markierte den Beginn der interventionellen Kardiologie. Eine dauerhafte Wiederherstellung des koronaren Blutflusses nach konventioneller Ballonangioplastie war jedoch eingeschränkt durch elastische Rückstellkräfte am gedehnten Koronararteriensegment, durch akute Gefäßverschlüsse aufgrund okklusiver Intimadissektionen und Thrombosen sowie durch spätere Wiederverengungen des dilatierten Gefäßsegments infolge einer reaktiven Intimahyperplasie [5, 7, 25, 36, 44, 53]. Die Entwicklung alternativer interventioneller Techniken, bei der ablative und dilatierende Verfahren zur Beseitigung stenosierender Atherome kombiniert wurden [27, 43, 48, 61], ergab gegenüber der konventionellen Ballonangioplastie bislang allenfalls partielle Verbesserungen, die sich in erster Linie auf eine Steigerung des interventionellen Primärerfolges beschränkten.

Eine neue Ära der interventionellen Kardiologie begann mit der ersten intrakoronaren Implantation einer metallischen Gefäßstütze durch Sigwart im Jahre 1984 [58]. Ziel der neuen Technologie war die Versiegelung dilatationsbedürftiger Intimadissektionen, die Verhütung akuter Gefäßverschlüsse im Anschluß an die Dilatation sowie eine Kompensation von Mechanismen der frühen oder späten Wiederverengung. Es dauerte fast 10 Jahre, bis eine modifizierte Strategie der Thrombozytenaggregationshemmung gleichzeitig mit Verbesserungen der Implantationstechnik dem neuen Weg der interventionellen Behandlung von stenosierten Herzkranzarterien zum Durchbruch verhalf. Seitdem stellt die Implantation von Stents eine der wichtigsten therapeutischen Verfahren der interventionellen Kardiologie dar.

6.8.1 Präklinische Erfahrungen

Nachdem sich die perkutane Implantation metallischer Gefäßstützen als grundsätzlich durchführbar erwiesen hatte [4], zeigten verschiedene tierexperimentelle Studien eine 20- bis 30%ige Inzidenz an thrombotischen Stentverschlüssen, die sich innerhalb der ersten 14 Tage nach Implantation der Prothesen ereigneten [47, 58]. Das Risiko einer Stentthrombosierung erschien erst nach vollständiger Endothelialisierung des Implantats gebannt zu sein, wobei Angaben über die Dauer dieses Prozesses in verschiedenen tierexperimentellen Untersuchungen zwischen wenigen Tagen und mehreren Wochen varriieren [31, 39, 40, 45, 46, 50]. Die Neigung zur Ablagerung von Thrombozyten schien abhängig von Tierspezies, Gefäßdurchmesser, Materialeigenschaften der implantierten Gefäßstützen und Größe der vom Metall bedeckten Intimaoberfläche zu sein.

Methodische Ansätze zur Verminderung der Thrombogenizität implantierter Gefäßstützen bestanden im Entwurf unterschiedlicher Stentdesigns zur Verminderung der Metalloberfläche, elektrochemischer Behandlung des Materials mit dem Ziel einer elektrostatischen Abstoßung von Thrombozyten durch negative Oberflächenladung sowie einer künstlichen Oberflächenbeschichtung des Stents mit Endothelzellen bzw. antithrombotisch wirkenden Agenzien [11, 12, 18, 60]. Von den hier genannten methodischen Ansätzen gelangten Variationen im Stentdesign, elektrochemische Oberflächenbehandlung und eine Beschichtung mit Heparin zum klinischen Einsatz am koronarkranken Patienten, ohne jedoch eine ausreichende Unterdrückung von Stentthrombosen herbeizuführen. Aus diesen Erfahrungen resultierte zunächst die Empfehlung einer vollen Heparinisierung mit anschließender Marcumarbehandlung für die Zeitspanne zwischen Stentimplantation und vollständiger Endothelialisierung des Implantats.

6.8.2 Stenttypen

Intrakoronare Stents unterscheiden sich nach Material, Design und mechanischen Eigenschaften. Die meisten Prothesen bestehen aus Stahl bzw. Edelstahllegierungen und unterscheiden sich dementsprechend hinsichtlich ihres Röntgenabsorptionsspektrums. Unterschiedlich starke Absorption von Röntgenstrahlen bedingt eine sehr unterschiedliche Sichtbarkeit der einzelnen Stenttypen bei der Röntgendurchleuchtung. Während die aus Stahl gefertigten Gefäßstützen bei der Durchleuchtung am Patienten nur schwach sichtbar sind, zeigen z. B. die aus Tantal gefertigten Stents eine hohe Absorption mit guter Sichtbarkeit bei der Nativdurchleuchtung. Abbildung 1 zeigt das Röntgenabsorptionsspektrum verschiedener Stenttypen.

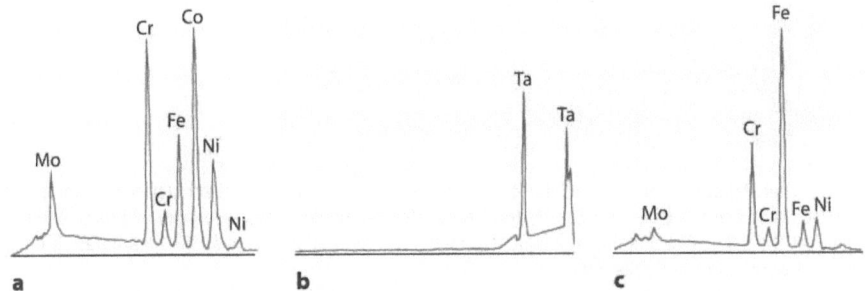

Abb. 1 a–c. Die Röntgenabsorptionsspektren von Wallstent (**a**), Wiktor-Stent (**b**) und Palmaz-Schatz-Stent (**c**) zeigen die unterschiedliche Zusammensetzung der Legierungen bei den 3 Stenttypen. Tantal (*Ta*) verfügt mit einer höheren Atomzahl als Eisen (*Fe*) über die höhere Absorptionskonstante und bedingt die bei der Durchleuchtung besonders gute Sichtbarkeit des Wiktor-Stents

Hinsichtlich des Designs lassen sich Stents, die aus einer Röhre geschnitten sind („slotted tube stents"), von Maschenstents („mesh stents") und aus einem einzelnen Draht gebogenen Stents („coil stents") unterscheiden. Ein hohes Ausmaß an radialer Festigkeit („radial strenght") bieten Stents, die aus einer Röhre geschnitten sind, wie zum Beispiel der in Abb. 2 gezeigte Palmaz-Schatz-Stent. Mit dieser Gefäßprothese wurde weltweit die bislang umfangreichste klinische Erfahrung gesammelt [8, 51, 57]. Abbildung 3 zeigt einen ACS-Multilink-Stent als Vertreter der Slotted-tube-Stents der neuen Generation mit deutlich verbesserten mechanischen Eigenschaften [13]. Außerordentlich hohe radiale Festigkeit besitzt der sog. Microstent [37], dessen kurze Version in Abb. 4 dargestellt ist. Ein höheres Außmaß an Flexibilität bietet der als Maschenstent konzipierte Strecker-Stent [15], der in Abb. 5 gezeigt ist. Das höchste Ausmaß an Flexibilität wird von den sog. „coil stents" erreicht, die aus jeweils einem durchgehend, zumeist spiralig gewundenen Draht bestehen. Hierzu zählen der in Abb. 6 dargestellte Wiktor-Stent [55], der in Abb. 7 gezeigte Gianturco-Roubin-Stent [32] und der in Abb. 8 dargestellte Freedom-Stent.

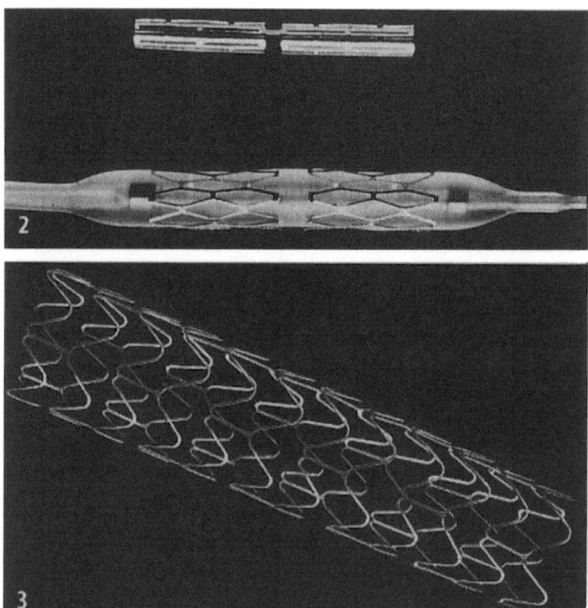

Abb. 2. Der Palmaz-Schatz-Stent (Johnson & Johnson) besteht aus einer geschlitzten Edelstahlröhre („slotted tube stent") von 15 mm Lange, deren beide Untereinheiten durch eine schmale Brücke verbunden sind. Die 0,1 · 0,076 mm dicken Filamente nehmen bei der Ballonexpansion die Konfiguration eines Maschenwerks von Parallelogrammen an

Abb. 3. Der Multilinkstent (Advanced Cardiovascular Systems) stellt einen Slotted-tube-Stent der neuen Generation dar. Seine Edelstahlfilamente sind 0,05 mm dick und formen bei der Ballonexpansion ein aus stabilen Zellen bestehendes Fachwerk. Gegenüber den Slotted-tube-Stents der ersten Generation besteht sein Vorteil in der größeren Flexibilität

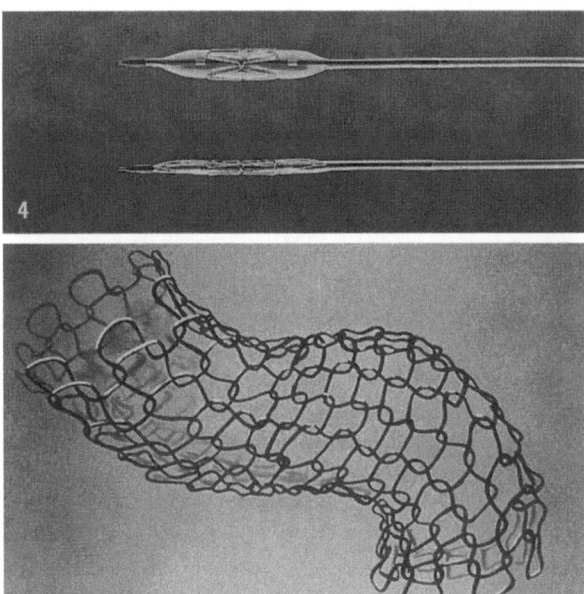

Abb. 4. Die 8 mm lange Version des Microstents (Advanced Vascular Engineering) besteht aus 2 miteinander fest verbundenen 4-mm-Untereinheiten, die aus 0,08 mm dicken Edelstahlstreben geformt sind, welche bei der Expansion eine Zickzackkonfiguration annehmen. Besonderes Merkmal ist die sichere Plazierbarkeit in anatomisch schwer erreichbaren Koronarsegmenten

Abb. 5. Der in verschiedenen Längen (maximal 25 mm) konstruierte Strecker-Stent (Boston Scientific) besteht aus einem 0,07 mm dicken Tantaldraht, der zu einem röhrenförmigen Maschenwerk mit vielen untereinander verbundenen Schleifen vernetzt ist. Besondere Merkmale sind die Kombination von hoher Flexibilität und radialer Festigkeit sowie gute Sichtbarkeit bei der Röntgendurchleuchtung

Hinsichtlich der Implantationstechnik lassen sich die bisher erwähnten ballonexpandierbaren Stents von selbstexpandierenden Stents unterscheiden. Ballonexpandierbare Stents sind entweder vormontiert auf einem Ballonkatheter verwendbar oder können manuell auf einen geeigneten PTCA-Ballon aufgebracht werden. Die Implantation setzt eine korrekte Plazierung des stenttragenden Ballons in der zu stentenden Gefäßstrecke voraus und besteht dann in einer vollen Ballonentfaltung, bei der der expandierbare Stent seine endgültige Form zur Stabilisierung der Gefäßinnenwand annimmt.

Der definitive Durchmesser des implantierten ballonexpandierbaren Stents kann durch nachträgliche Anwendung eines größeren PTCA-Ballons vergrößert werden. Unterschiede in der radialen Festigkeit verschiedener Stenttypen bedingen ein unterschiedliches Ausmaß von „Stentrecoil", der Wiederverengung eines Stents im Anschluß an die Implantation. Abbildung 9 zeigt die mittels quantitativer Koronarangiographie ermittelten Werte für den Recoil unterschiedlicher Stenttypen. Selbstexpandierbare Stents werden ohne Ballon mit Hilfe eines speziellen Applikationssystems in ihre Position gebracht. Ihr nominaler Diameter

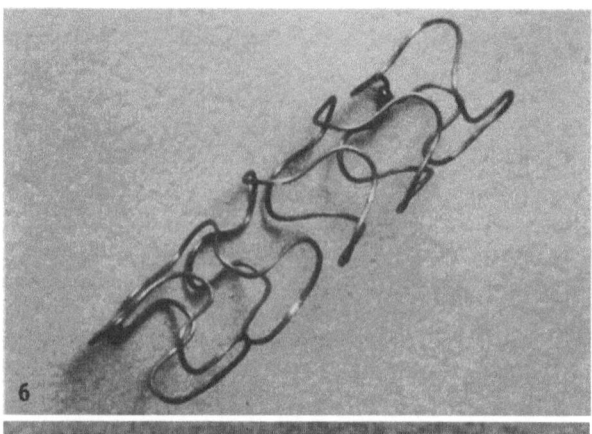

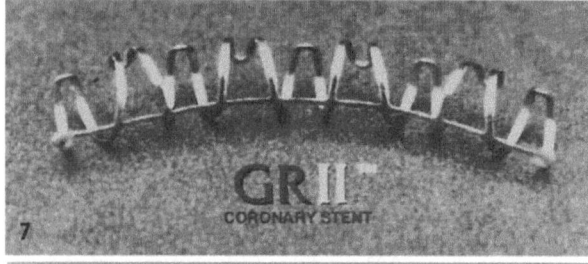

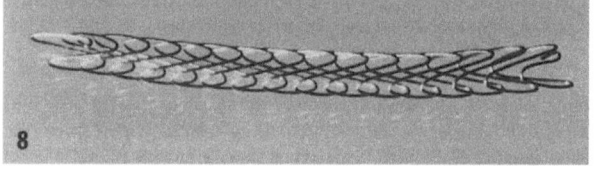

Abb. 6. Der 16 mm lange Wiktor-Stent (Medtronik) stellt einen aus Tantal bestehenden Coilstent dar. Das Filament hat einen Durchmesser von 0,125 mm und ist als sinusoidal geformter Draht zu einer Spirale gewunden. Seine Merkmale sind sehr gute Sichtbarkeit bei der Durchleuchtung, sehr hohe Flexibilität, jedoch begrenzte radiale und longitudinale Stabilität

Abb. 7. Der in Längen bis zu 40 mm verfügbare Gianturco-Roubin-Stent II (Cook Cardiology) repräsentiert einen Coilstent der neuen Generation. Die aus einem flachen Edelstahldraht geformte Spirale, deren Zungen wechselseitig ineinandergreifen, ist durch eine einseitige Längsverstrebung vor longitudinaler Verformung gesichert. Besonderes Merkmal ist die hohe Flexibilität

Abb. 8. Der in Längen bis 40 mm verfügbare Freedomstent (Global Therapeutics) stellt einen Coilstent der neuen Generation dar. Der 0,18 mm dicke Edelstahldraht ist in Zickzackkonfiguration zu einer Spirale gebogen und nimmt bei der Expansion eine fischgrätenartige Form an. Besondere Merkmale sind sehr hohe Flexibilität bei begrenzter radialer und longitudinaler Stabilität

kann durch nachträgliche Überdehnung mit größeren PTCA-Ballons in der Regel nicht verändert werden. Die Applikationssysteme selbstexpandierender Stents sind mechanisch aufwendig konzipiert und erfordern ein spezielles Training des Operateurs. Ihr Nachteil besteht in einer vergleichsweise weniger exakten Pla-

Abb. 9. Prozentualer Recoil unterschiedlicher Stenttypen, ermittelt durch quantitative Koronarangiographie (Herzzentrum Frankfurt, 1996). Die spontane Wiederverengung eines ballonexpandierbaren Stents unmittelbar im Anschluß an die Implantation ist bei konstanter Compliance der Koronararterie eine Funktion der radialen Stabilität der Gefäßstütze („radial strength"). Stenttypen mit hoher radialer Stabilität zeigen ein geringes Ausmaß an Recoil und umgekehrt

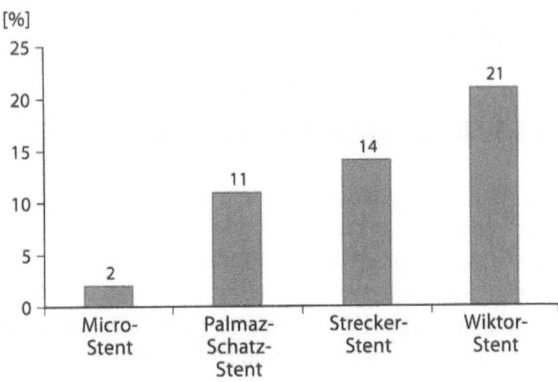

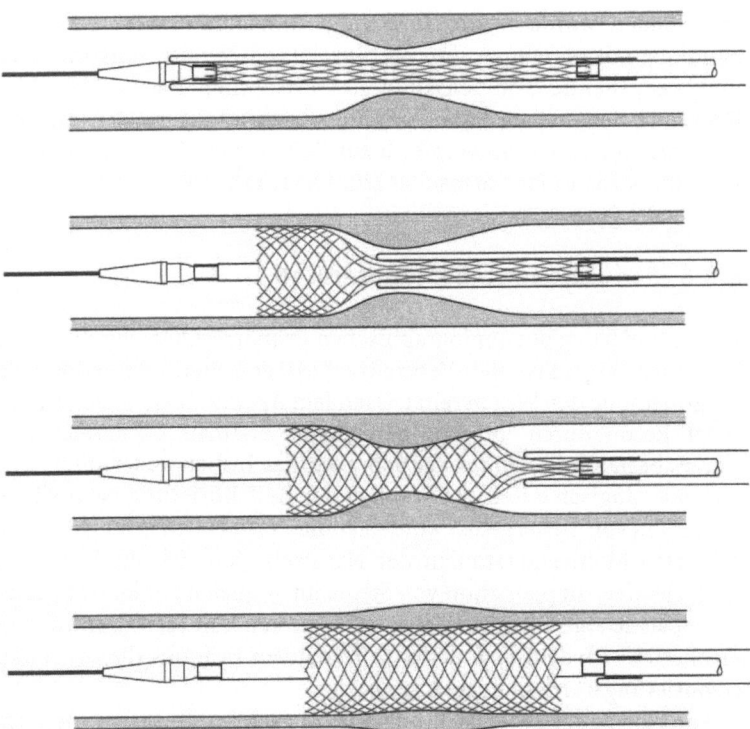

Abb. 10. Der selbstexpandierende Wallstent wird mit einem eigenen Applikationssystem in der Koronararterie plaziert und bis zu diesem Zeitpunkt von einer übergestülpten doppelwandigen Membran im komprimierten Zustand gehalten. Zur Freigabe der Eigenexpansion des Stents wird die Membran unter einem Druck von 4 Atmosphären mit Flüssigkeit gefüllt und schlangenhautartig zurückgezogen. Bei der Expansion des Wallstents kommt es zu einer Längenverkürzung von insgesamt 25 %. (Mit freundlicher Erlaubnis von Prof. Dr. P. W. Serruys, Thoraxcenter, Erasmus University, Rotterdam)

zierbarkeit. Abbildung 10 zeigt den Entfaltungsmechanismus des selbstexpandierenden Wall-Stents [38].

6.8.3 Behandlung des drohenden Gefäßverschlusses nach PTCA

Okklusive Intimadissektionen stellen eine nicht vorhersehbare Komplikation
nach perkutaner transluminaler Koronarangioplastie dar und treten nach Ballondilatation in etwa 5–10 % mit zunehmender Häufung bei Angioplastie komplexer Stenosen auf [3]. Gelingt es nicht, den so entstandenen Gefäßverschluß
durch sofortige Reintervention zu beheben, entsteht ein Myokardinfarkt im ab-
hängigen Versorgungsgebiet. Die Implantation intrakoronarer Gefäßstützen zur
Versiegelung hochgradiger Intimadissektionen wurde zur primären klinischen
Indikation für die Stentimplantation nach PTCA [10, 19, 58, 59].

Mit dieser Indikation gewann der intrakoronare Stent zunächst die Bedeutung
eines Notfallinstruments zur sofortigen Beherrschung iatrogener Koronararte-
rienverschlüsse. Um eine Thrombosierung der frisch implantierten Stents zu
unterbinden, wurde im Anschluß an die Implantation der Gefäßstütze eine Behandlung mit Marcumar durchgeführt. Durch Versiegelung intimaler Dissekate
und weitgehende Kompensation des elastischen Recoils der dilatierten Gefäßwand belegten die ersten klinischen Erfahrungen mit der Implantation intrakoronarer Stents ein im Vergleich zur Ballonangioplastie erheblich verbessertes
angiographisches Primärresultat [20, 30, 41, 54].

6.8.4 Reduktion von Restenoseraten

Die Optimierung des angiographischen Primärresultats durch Implantation von
Stents hat der weltweiten Verbreitung dieser neuen interventionellen Behandlungsmethode den Weg bereitet. Nachdem Akutokklusion nach PTCA und elasti-
scher Recoil durch intrakoronare Stents erstmals erfolgreich zu behandeln
waren, bestand die Hoffnung, daß auch das bisher weder interventionell noch
pharmakologisch beseitigte Problem der Restenosierung nach PTCA durch Implantation von Stents gelöst werden könne. Tatsächlich gelang in 2 großen randomisierten Multicenterstudien der Nachweis, daß sich die Restenosierungsrate
nach elektiver Implantation von Stents im Vergleich zur konventionellen Ballonangioplastie signifikant um etwa 10 % senken läßt [8, 57]. Intrakoronare Stents
etablierten sich damit zur ersten „alternativen Technik", die zur Senkung von Restenosierungsraten beitragen kann.

Auch die Langzeitbeobachtung 3 Jahre nach Implantation von intrakoronaren
Stents in ausgewählten Läsionen zeigte hervorragende Ergebnisse [29]. Erfahrungen an nichtselektionierten Patientenkollektiven ergaben jedoch, daß die
Inzidenz der In-Stent-Restenosierung in Abhängigkeit von der Morphologie der
Läsionen erheblich variieren kann [16, 17]. Zum Verständnis dieser Diskrepanz
ist festzuhalten, daß die Implantation eines Stents allein zwar naturgemäß dem
elastischen Gefäßrecoil entgegenwirkt und bei relativer Überdehnung auch eine

spätere Restenosierung kompensatorisch ausgleichen kann, die durch Einsprossung glatter Muskelzellen aus dem Bereich der Gefäßmedia bedingte intimale Hyperplasie jedoch nicht unterbindet.

6.8.5 Elektive Indikationen zur Implantation von Stents

Der Nachweis reduzierter Restenoseraten nach Implantation von Stents hat wesentlich zur Etablierung elektiver Indikationen beigetragen. Dies betraf in erster Linie Stentimplantationen in Koronarsegmenten, bei denen konventionelle Dilatationen mit besonders hohen Rezidivraten verbunden waren, wie z. B. im proximalen Segment des R. interventricularis anterior der linken Herzkranzarterie, im Bereich ostialer Läsionen oder in Segmenten, in denen eine chronische Koronarokklusion durch interventionelle Rekanalisierung wiedereröffnet werden konnte. Abbildung 11 zeigt die elektive Implantation eines 18-mm-Microstents nach Ballondilatation einer hochgradigen exzentrischen Stenose im proximalen Segment des R. interventricularis anterior, und Abb. 12 illustriert die komplette endoluminale Rekonstruktion des proximalen Gefäßdrittels eines diffus stenosierten R. interventricularis anterior durch serielle Implantation von 5 Multilinkstents. Die Implantation eines 15-mm-Palmaz-Schatz-Stents im Ostium einer diffus erkrankten rechten Kranzarterie wird in Abb. 13 dargestellt. Abbildung 14 zeigt die endoluminale Rekonstruktion einer zuvor chronisch verschlossenen rechten Herzkranzarterie mit 5 Palmaz-Schatz-Stents.

6.8.6 Thrombozytenaggregationshemmung vs. Antikoagulation

Notfallmäßige Stentimplantationen hatten sich zwar als wirksames Instrument zur Versiegelung okklusiver Intimadissektionen bewährt, waren jedoch trotz vollständiger Antikoagulation mit einem bis zu 16%-igen Risiko einer akuten Stentthrombosierung behaftet [21, 42]. Selbst bei der prognostisch unkomplizierten elektiven Implantation von Stents traten unter voller Antikoagulation mit Marcumar Stentthrombosen in einer Häufung von 5–8% auf [8, 57]. Darüberhinaus wurden unter voller Antikoagulation nach Stentimplantation häufig schwere Blutungen an der peripheren Punktionsstelle beobachtet [10, 42]. Erst vor kurzem gelang der Arbeitsgruppe um Schömig der Nachweis, daß die Aktivität des induzierbaren Fibrinogenrezeptors an der Oberfläche von Blutplättchen einen unabhängigen prädiktiven Faktor für die Entstehung von Stentthrombosen darstellt [35]. Empirische Studien zur elektiven Implantation von intrakoronaren Stents hatten bereits eine überlegene antithrombotische Wirksamkeit der kombinierten Nachbehandlung mit Aspirin und Tiklopidin erkennen lassen [2, 34] und mit dieser entscheidenden Vereinfachung die globale Verbreitung der Stenttechnologie ermöglicht. Die erste randomisierte Studie, in der sich unter einer kombinierten Nachbehandlung mit Aspirin und Tiklopidin eine im Vergleich zur Antikoagulation signifikant niedrigere Rate an Stentthrombosen und Blutungskomplikationen zeigte, wurde jedoch erst im Jahre 1996 publiziert [52].

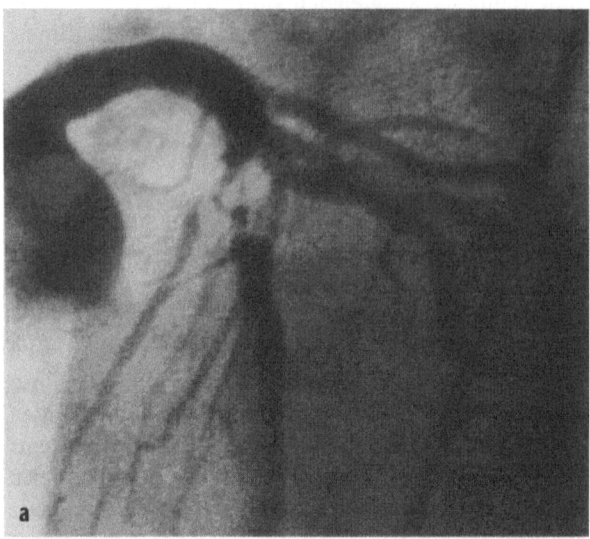

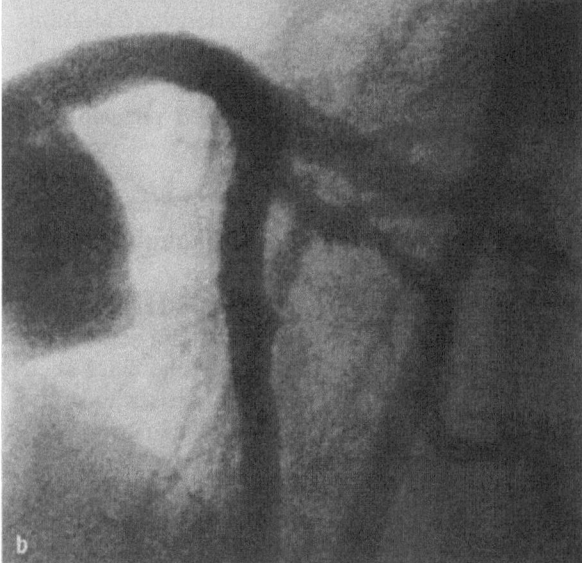

Abb. 11 a, b. Angiographische Darstellung einer hochgradigen proximalen exzentrischen Stenose des R. interventricularis anterior in LAO-Projektion (**a**). Der Befund stellt eine typische elektive Indikation für eine Stentimplantation dar, da die Restenosierungsrate nach konventioneller Ballonangioplastie in diesem Koronarsegment besonders hoch ist und ein unvorhergesehener Gefäßverschluß nach Dilatation mit dem Risiko eines großen Vorderwandinfarktes verbunden ist. Im Anschluß an die Ballondehnung und Implantation eines 18 mm langen Microstents ist das natürliche Gefäßlumen wiederhergestellt (**b**)

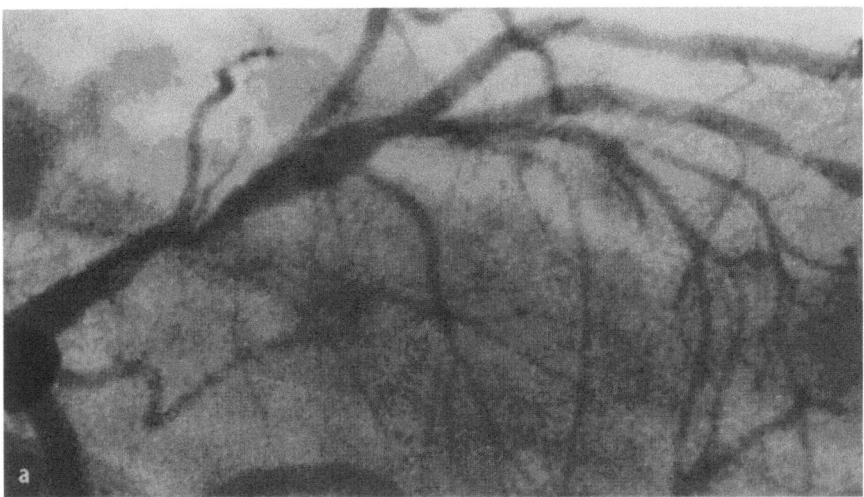

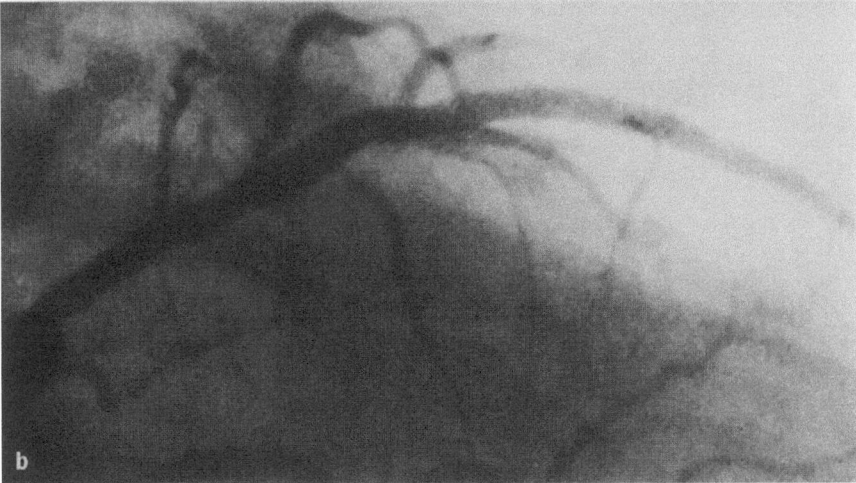

Abb. 12 a, b. Angiographische Darstellung einer diffusen langstreckigen Stenosierung im proximalen und mittleren Drittel des R. interventricularis in RAO-Projektion (**a**). Eine vollständige Sanierung dieses Gefäßabschnitts ist nur durch Einpflanzung mehrerer Stents möglich. Nach serieller Implantation von 5 Multilinkstents ist die Gefäßstrecke vollständig rekonstruiert (**b**)

6.8.7 Stentselektion nach Kriterien der Gefäßmorphologie

Da bisherige Studien hinsichtlich des primären Implantationserfolgs und hinsichtlich der Langzeitergebnisse unter den bisher verfügbaren Gefäßprothesen keine klinisch relevanten Unterschiede belegen konnten, erfolgt die Auswahl eines intrakoronaren Stents in erster Linie nach Kriterien der Gefäßmorphologie. Im folgenden werden die morphologiespezifischen Eignungen einiger gebräuchlicher Stenttypen dargestellt.

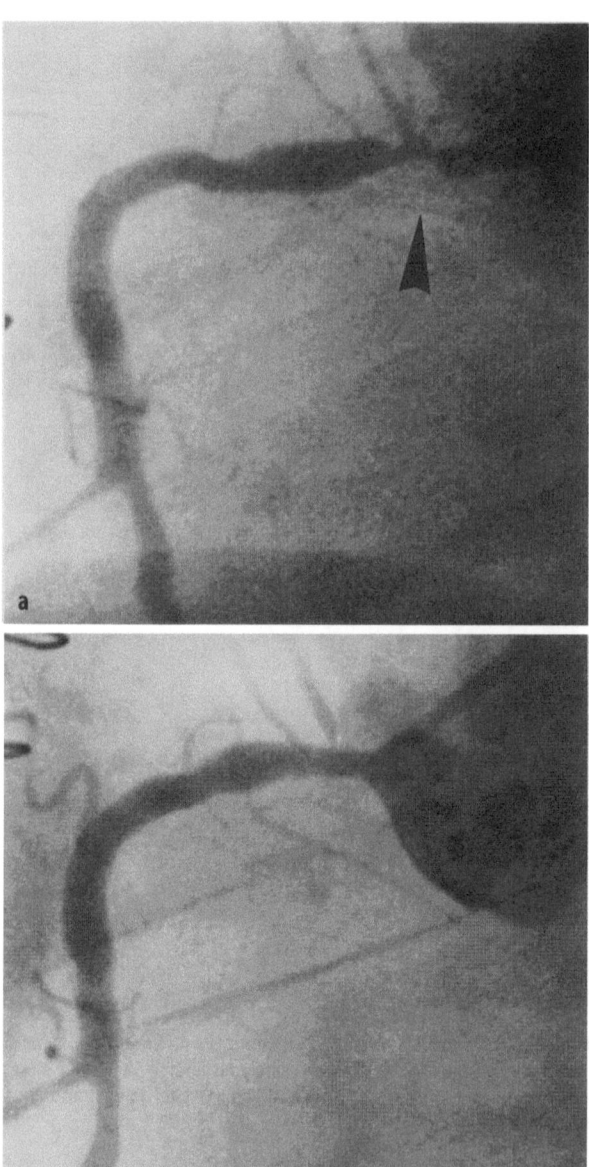

Abb. 13 a, b. Angiographische Darstellung der hochgradigen Ostiumstenose (*Pfeil*) einer diffus wandveränderten rechten Kranzarterie in LAO-Projektion (**a**). Wegen der hohen Rezidivrate nach konventioneller Angioplastie stellen Ostiumstenosen eine elektive Indikation zur Stentimplantation dar. Nach der Ballondilatation wurde ein 15-mm-Palmaz-Schatz-Stent im Koronarostium implantiert (**b**)

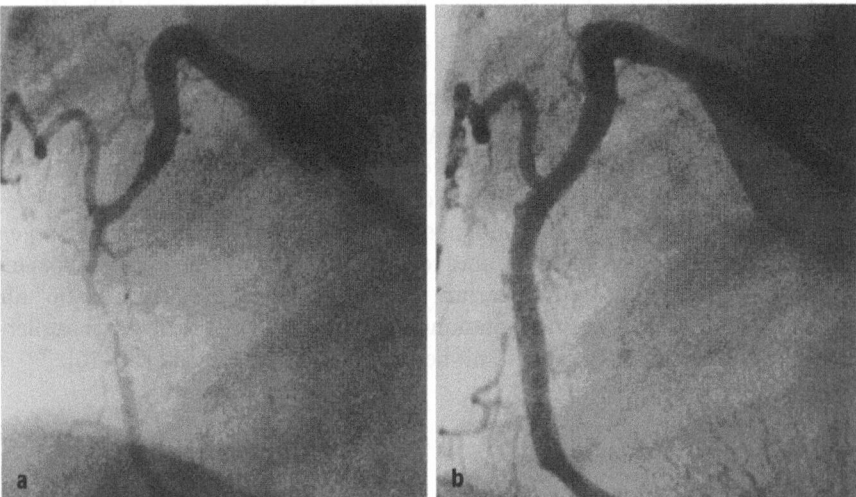

Abb. 14 a, b. Angiographische Darstellung eines chronischen Totalverschlusses der rechten Kranzarterie nach Abgabe des rechtsventrikulären Astes in LAO-Projektion (**a**). Im Anschluß an die Wiedereröffnung chronisch totaler Verschlüsse entstehen häufig langstreckige Intimadissketionen, die zum plötzlichen Gefäßverschluß führen können. Zur kompletten endoluminalen Rekonstruktion wurden 5 Palmaz-Schatz-Stents implantiert (**b**)

6.8.7.1 Leicht zugängliche und kurze Läsionen

Liegt das zu stentende Gefäßsegment im proximalen Abschnitt einer Koronararterie ohne vorangehenden Gefäßknick und ist die Läsion kürzer als 1 cm, so kann prinzipiell jeder beliebige Typ eines intrakoronaren Stents implantiert werden, da weder besondere Anforderungen an die Führungsstabilität des Kathetersystems noch an die Flexibilität der Prothese gestellt werden. Primär wurde in unserem Zentrum für derart leicht erreichbare Stenosen v. a. der Palmaz-Schatz-Stent in der manuell montierbaren Form verwendet (s.Abb. 2). Seine Vorteile bestehen in hoher radialer Festigkeit und präziser Plazierbarkeit. Die letztgenannte Eigenschaft ist bei der Implantation in ostialen Läsionen von besonderer Bedeutung. Ein wesentlicher Nachteil dieses Stents besteht in seiner longitudinalen Steifheit, die ihn bei komplizierten Gefäßabgängen, bei der Passage windungsreicher Segmente und bei der Behandlung weit peripher gelegener Läsionen ungeeignet erscheinen läßt. Zur geometrisch vollständigen Entfaltung dieses Stenttyps sind nach Untersuchungen mit intravaskulärem Ultraschall besonders hohe Inflationsdrücke erforderlich [2].

6.8.7.2 Geknickte Läsionen und windungsreiche Gefäße

Liegen proximal der zu stentenden Läsion höhergradige Gefäßknicks oder befindet sich die zu stentende Gefäßstrecke selbst in einem windungsreichen Gefäßabschnitt, so ist die Implantation einer flexiblen Prothese erforderlich. Hierzu zählen u. a. Strecker-Stent, Wiktor-Stent, Gianturco-Roubin-Stent und Freedom-Stent. Unter den genannten Stenttypen bieten Wiktor-Stent und Freedom-Stent das höchste Ausmaß an longitudinaler Flexibilität.

Ihr besonderer Vorteil liegt in der Anpassung an selbst extrem gewundene Koronararterien, ihr Nachteil in der leichten Verformbarkeit und in einem zumindest für den Wiktor-Stent bekannt hohen Ausmaß an Stentrecoil [26]. Für periphere Läsionen in proximal windungsreichen Gefäßen eignet sich v. a. wegen seiner hohen Führungsstabilität und der glatten Oberfläche der Microstent (s. Abb. 4). Er stellt im Instrumentarium unseres Zentrums die „Ultima ratio" für technisch schwierige Stentimplantationen dar und zeichnet sich durch außerordentlich hohe radiale Festigkeit mit besonders geringem Recoil aus [16].

6.8.7.3 Bifurkationsstenosen

Bifurkationsstenosen stellen besondere Anforderungen an die Stentimplantationstechnik, da die Rekonstruktion der beiden Gefäßlumina sich gegenseitig behindern kann und wichtige Seitenäste nicht kompromittiert werden dürfen. Ein technisch sehr aufwendiges Verfahren stellt die in Doppelballontechnik durchgeführte komplette Rekonstruktion einer Gefäßgabel mit Palmaz-Schatz-Stents dar, die in Abb. 15 a–i erläutert ist. Die in unserem Zentrum übliche Technik besteht zunächst in der Implantation eines weitmaschigen Coilstents in das Hauptgefäß, wobei der Seitenast bei Bedarf sekundär durch die Maschen der primär implantierten Gefäßstütze gestentet werden kann. Für dieses Vorgehen eignet sich nach unserer Erfahrung v. a. der Gianturco-Roubin-Stent. Die sekundäre Stentimplantation kann am sichersten mit einem Microstent durchgeführt werden. Die Kombination eines primär implantierten Gianturco-Roubin-Stents mit einem sekundär implantierten Microstent minimiert nach unserer Erfahrung das Risiko von Stentdeformationen während der Plazierung des sekundären Stents.

6.8.7.4 Lange Läsionen

Lange Läsionen sind entweder die Folge diffuser atherosklerotischer Prozesse oder ergeben sich durch die Entstehung ausgedehnter Intimadissektionen im Anschluß an konventionelle Dilatationen kurzer Stenosen. Insbesondere im zuletzt genannten Fall kann sich die Indikation zur endoluminalen Rekonstruktion eines längeren Gefäßabschnitts durch Stentimplantation ergeben. Neben der Verwendung besonders langer Stentversionen, die in der Regel über eine deutlich reduzierte Flexibilität verfügen, besteht die Möglichkeit der Mehrfachstentimplantation. Im Gegensatz zu früheren Untersuchungen, die ein erhöhtes Restenosierungsrisiko nach Mehrfachstentimplantationen erwarten ließen [6, 30], hat eine vergleichende quantitative koronarangiographische Studie unseres Zentrums sehr gute Primär- und Langzeitergebnisse sowohl für Implantationen einzelner Stents als auch für multiple Stentimplantationen ergeben. Ein erhöhtes Re-

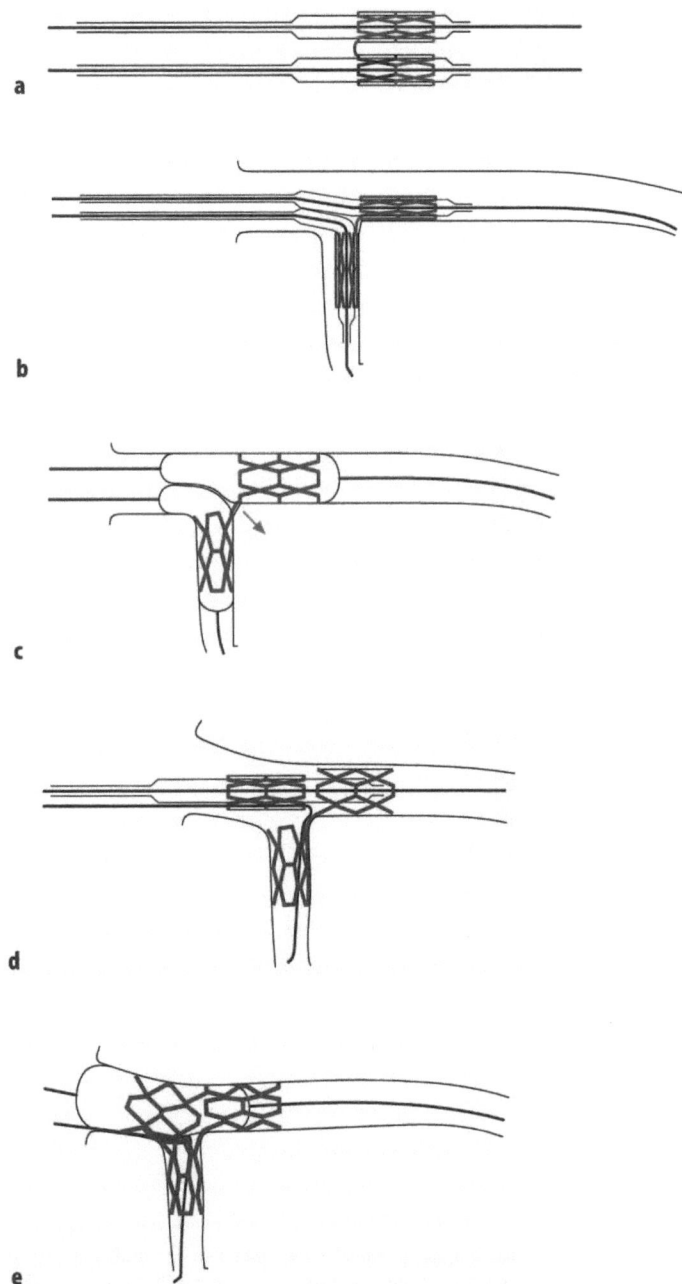

Abb. 15 a–e. Vollständige endoluminale Rekonstruktion einer Koronarbifurkation mit Implantation von Palmaz-Schatz-Stents in Doppelballontechnik: Der Palmaz-Schatz-Stent wird an seiner Brücke gefaltet und mit 2 simultan eingebrachten PTCA-Ballons in der Bifurkation plaziert (**a, b**). Die primäre Implantation erfolgt durch gleichzeitige Entfaltung beider Ballons (**c**). Eine zusätzliche Stenthälfte wird unmittelbar proximal der Bifurkation plaziert (**d**) und durch einfache Ballonentfaltung implantiert (**e**).

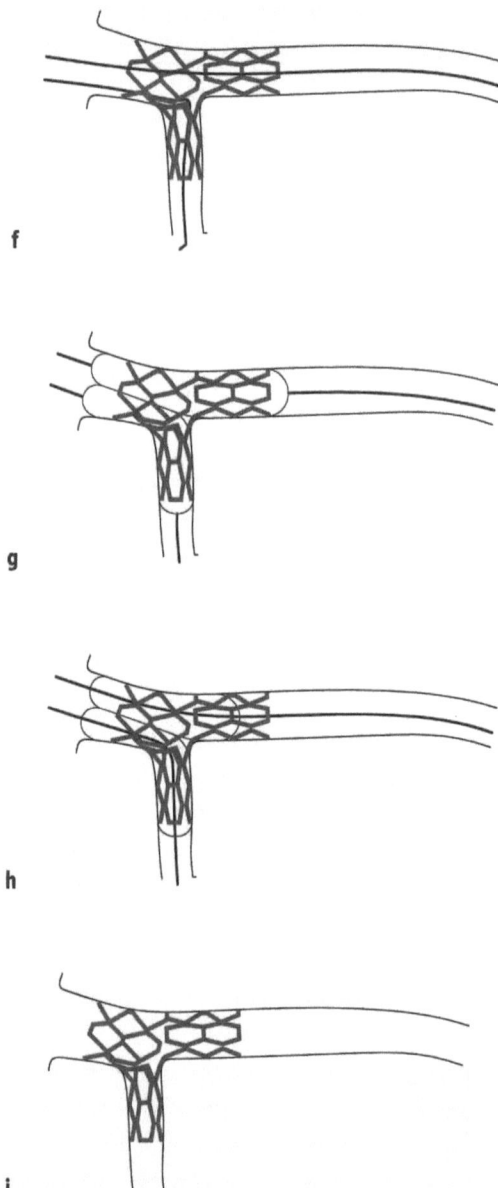

Abb. 15 f–i. Die Anpassung des proximalen Implantats an den größeren Gefäßdiameter erfolgt erneut in Zweidrahttechnik (**f**) durch simultane Expansion beider Ballons (**g**). Eine abschließende Hochdruck-nachdehnung (**h**) führt zur geometrisch optimalen Ausdehnung (**i**) aller Stentelemente. (Mit freundlicher Erlaubnis von Prof. Dr. O. Katoh, Osaka Medical Center for Cancer and Cardiovascular Diseases)

stenosierungsrisiko war in der Gruppe der multiplen Stents nicht nachweisbar [17].

6.8.7.5 Bypassgrafts

Hohe Restenosierungsraten nach konventioneller Dilatation venöser Bypass-grafts machen elektive Stentimplantationen bei der interventionellen Sanierung von Venenbrücken erforderlich. Relativ große Gefäßdiameter schränken die Möglichkeit bei der Auswahl von Stents deutlich ein. Für umschriebene Läsionen werden verschiedene Versionen des Palmaz-Schatz-Stents bevorzugt. Wegen sei-ner bis 9 mm Durchmesser variablen Expansion ist der biliäre Typ des Palmaz-Schatz-Stents für kurze Bypass-Stenosen (< 10 mm) besonders geeignet. Für mehrere Zentimeter lange Bypass-Stenosen kommt der selbstexpandierende Wallstent in Frage [28], der bis zu einer Länge von 6 cm und bis zu einem Durchmesser von 5 mm verfügbar ist. Der selbstexpandierende Mechanismus des Wallstents führt zu einer expansionsbedingten Längenverkürzung um 25% (s. Abb. 11).

6.8.8 Implantationstechniken

Die perkutane Implantation koronarer Stents kann prinzipiell von einer Punk-tionsstelle der A. femoralis, brachialis oder radialis aus erfolgen. Um eine mög-lichst uneingeschränkte Steuerbarkeit des Führungskatheters zu gewährleisten und gleichzeitig die Strahlenbelastung für den Operateur zu minimieren, wer-den routinemäßige Stentimplantationen an unserem Zentrum über den femo-ralen Zugang durchgeführt. Je nach Stenttyp werden entweder 6-French- oder 8-French-Führungskatheter verwendet. Die Auswahl des Führungskatheters orientiert sich an maximaler Stabilität und möglichst koaxialem Sitz im Ostium der Koronararterie, die Auswahl des Führungsdrahtes an einer Optimierung der Führungsstabilität im Gefäß, wobei steife Drähte der vorübergehenden Streckung geschlängelter Gefäßabschnitte dienen.

Die Implantation eines ballonexpandierbaren Stents erfolgt je nach Stenttyp mit Inflationsdrücken von 6–12 Atmosphären. Für den relativ rigiden Palmaz-Schatz-Stent haben intravaskuläre Ultraschallstudien gezeigt, daß eine vollstän-dige Entfaltung Inflationsdrücke über 15 Atmosphären erforderlich macht [2]. Die Ergebnisse einer am Medtronik-Wiktor-Stent durchgeführten Studie deuten darauf hin, daß zur vollen Entfaltung dieses Stenttyps niedrigere Inflations-drücke ausreichend sein dürften [13a]. Bei ausreichender Vordehnung des zu stentenden Gefäßsegments ist davon auszugehen, daß unterschiedliche mechani-sche Eigenschaften verschiedener Stenttypen unterschiedliche Inflationsdrücke bedingen. Eine systematische vergleichende Untersuchung zur Ermittlung der für verschiedene Stenttypen erforderlichen Inflationsdrücke wird derzeit an un-serem Zentrum durchgeführt.

6.8.9 Komplikationen

Seit der Einführung moderner Therapieschemata zur Thrombozytenaggregationshemmung konnte das Vorkommen akuter und subakuter Stentthrombosen
auf ein Minimum reduziert werden. Neben der Beherrschung dieser schwerwiegenden Komplikation hat der Verzicht auf eine volle Antikoagulation auch zu
einer erheblichen Reduzierung von Blutungen an der peripheren Punktionsstelle geführt. Folgende Übersicht zeigt die Häufigkeit klinisch relevanter Komplikationen nach Stentimplantation:

**Akutkomplikationen nach Stentimplantation im Beobachtungszeitraum von
November 1994 bis Mai 1996 am Herzzentrum Frankfurt** (Angaben zu 2295
Patienten, bei denen 3110 Stents implantiert wurden)
- Stentthrombose: 0,4%,
- Leistenblutung: 4,9%,
- Re-PTCA: 1,2%,
- Notfallbypassoperation: 0,5%,
- elektive Bypassoperation: 0,2%,
- nichttransmuraler Myokardinfarkt: 1,8%,
- transmuraler Myokardinfarkt: 0,7%,
- Tod in der Hospitalphase: 0,8%.

6.8.10 Zukunftsperspektiven

Eine große vergleichende Untersuchung zwischen interventioneller und chirurgischer Behandlung von Patienten mit koronarer Mehrgefäßerkrankung hatte
für die interventionelle Behandlungsgruppe lediglich eine höhere Reinterven-
tionsrate ergeben, prognostische Vorteile hinsichtlich der Überlebensrate hatten
sich in der bypass-operierten Behandlungsgruppe allein für Patienten mit insu-
linpflichtigem Diabetes mellitus nachweisen lassen [1]. Die endoluminale Rekonstruktion von stenosierten Herzkranzarterien durch Implantation von Stents
stellt bereits heute für viele koronarkranke Patienten eine Alternative zur aortokoronaren Bypassoperation dar. Randomisierte Multicenterstudien sind geplant,
um die Effektivität der perkutanen Implantation von Stents mit der herkömmlichen chirurgischen Behandlung zu vergleichen. Langfristig wird für diesen Vergleich von Bedeutung sein, ob es gelingt, die Mechanismen der Restenosierung
nach Stentimplantation zu unterdrücken.

Zahlreiche pharmakologische Ansätze zur Hemmung der reaktiven Intimahyperplasie nach PTCA hatten bisher nicht zu dem erhofften Erfolg geführt [24,
33, 49, 56]. Vielversprechende Ergebnisse haben jüngste experimentelle Untersuchungen gezeigt, in denen es gelang mithilfe ionisierender β-Strahlung die
Proliferation von glatten Muskelzellen vollständig zu unterdrücken [9, 22]. Es
wird kontrollierten prospektiven Studien vorbehalten sein, die Effektivität einer
gezielten radioaktiven Bestrahlung der Gefäßwand nach Stentimplantation zur
Prävention der In-Stent-Restenosierung zu untersuchen.

Literatur

1. The Bypass Angioplasty Revascularization Investigation (BARI) Investigators (1996) Comparison of coronary bypass surgery with angioplasty in patients with multivessel disease. N Engl J Med 335:217–225
2. Colombo A, Haal P, Nakamura S et al. (1995) Intracoronary stenting without anticoagulation accomplished with intravascular ultrasound guidance. Circulation 91:1676–1688
3. Detre KM, Holmes DR, Holubkov R et al. (1990) Incidence and consequences of periprocedural occlusion: the 1985–1986 National Heart, Lung, and Blood Institute Percutaneous Transluminal Coronary Angioplasty Registry. Circulation 82:739–750
4. Dotter CT, Buschmann RW, McKinney MK, Rösch J (1983) Transluminal expandable nitinol coil stent grafting: Preliminary report. Radiology 147:261–263
5. Ellis SG, Roubin GS, King SB III, Douglas JS Jr, Weintraub WS, Thomas RG, Cox WR (1988) Angiographic and clinical predictors of acute closure after native vessel coronary angioplasty. Circulation 77:372–379
6. Ellis SG, Savage M, Fischman D et al. (1992) Restenosis after placement of Palmaz-Schatz stents in native coronary arteries. Initial results of a multicenter experience. Circulation 86 (6):1836–1844
7. Feyter PJ de,. Brand M van den, Jaarman G, Domburg R van, Serruys PW, Suryapranata H (1991) Acute coronary artery occlusion during and after percutaneous transluminal coronary angioplasty: Frequency, prediction, clinical course, management, and follow-up. Circulation 83:927–936
8. Fischman DL, Leon MB, Baim DS et al. (1994) A randomized comparison of coronary stent placement and balloon angioplasty in the treatment of coronary artery disease. N Engl J Med 331:496–501
9. Fishell TA, Khanna BK, Fischell DR, Loges PG, Coffey CW, Duggan DM, Naftilan AJ (1994) Low-dose, β-particle emission from „stent" wire results in complete, localized inhibition of smooth muscle cell proliferation. Circulation 90:2956–2963
10. George BS, Voorhees WD, Roubin GS et al. (1993) Multicenter investigation of coronary stenting to treat acute or threatened closure after percutaneous transluminal coronary angioplasty: clinical and angiographic outcomes. J Am Coll Cardiol 22:135–143
11. Giesen WJ van der, Serruys PW, Visser WJ, Verdouw PD, Van Schalwijk WP, Jongkind JF (1988) Endothelialization of intravascular stents. J Interven Cardiol 1:109–120
12. Giessen WJ van der, Beusekom HMM van, Houten CD van, Woerkens LJ van, Verdouw PD, Serruys PW (1992) Coronary stenting with polymer-coated and uncoated self-expanding endoprosthesis in pigs. Coron Artery Dis 3:631–640
13. Giessen WJ van der, Emanuelsson H, Dawkins KD, Rutsch W, Sigwart Heyndrickx GR, Katus HA, Serruys PW (1996) Six months clinical outcome and angiographic follow-up of the WEST study. Eur Heart J 17 [Suppl]:411
13a. Glogar D, Yang P, Hassan A et al. (1997) Does high-pressure balloon post-dilation improve long-term results of Wiktor coil stent? (Austrian Wiktor Stent Trial). J Am Coll Cardiol 29 [Suppl]:313A
14. Grüntzig AR, Senning A, Siegenthaler WE (1979) Nonoperative dilatation of coronary artery stenosis: percutaneous transluminal coronary angioplasty. N Engl J Med 301:61–68
15. Haase J, Reifart N, Preusler W, Störger H, Vandormael M, Schwarz F (1996) The Strecker stent. In: Sigwart U, Bertrand M, Serruys PW (eds) Handbook of cardiovascular interventions. Churchill Livingstone, New York, pp 593–601
16. Haase J, Geimer M, Göhring S et al. (submitted) Results of Micro Stent implantations in coronary lesions of various complexity.
17. Haase J, Barton M, Göhring S, Kerkar PG, Preusler W, Störger H, Reifart N (1996) Single versus multiple implantation of Medtronic Wiktor Stents for endoluminal reconstruction of coronary arteries. Eur Heart J 17 [Suppl]:459
18. Hårdhammer PA, Beusekom HMM van, Emanuelsson HV et al. (1996) Reduction of thrombotic events using heparin-coated Palmaz-Schatz stents in normal porcine coronary arteries. Circulation 93:423–430

19. Haude M, Erbel R, Straub U, Dietz U, Schatz R, Meyer J (1991) Results of intracoronary stents for management of coronary dissection after balloon angioplasty. Am J Cardiol 67:691–696
20. Haude M, Erbel R, Issa H, Meyer J (1993) Quantitative analysis of elastic recoil after balloon angioplasty and after intracoronary implantation of balloon-expandable Palmaz-Schatz stents. J Am Coll Cardiol 21:26–34
21. Haude M, Erbel R, Issa H, Straub U, Rupprecht HJ, Treese N, Meyer J (1993) Subacute thrombotic complications after intracoronary implantation of Palmaz-Schatz stents. Am Heart J 126:15–22
22. Hehrlein C, Stintz M, Kinscherf R et al. (1996) Pure β-particle-emitting stents inhibit neointima formation in rabbits. Circulation 93:641–645
23. Hermanns WRM, Rensing BJ, Strauss BH, Serruys PW (1991) Prevention of restenosis after percutaneous transluminal coronary angioplasty (PTCA): The search for a magic bullet. Am Heart J 122:171–187
24. Hillegass WB, Ohman EM, Califf RM (1994) Restenosis: The clinical issues. In Topol EJ (ed) Textbook of interventional cardiology. Saunders, Philadelphia, pp 415–435
25. Ischinger T, Grüntzig AR, Meier B, Galan K (1986) Coronary dissection and total coronary occlusion associated with percutaneous transluminal coronary angioplasty: significance of initial angiographic morphology of coronary stenoses. Circulation 72:1371–1378
26. Jaegere PJ de, Serruys PW, Es GA van et al. (1994) Recoil following Wiktor stent implantation for restenotic lesions of coronary arteries. Cathet Cardiovasc Diagn 32:147–156
27. Karsch KR, Haase KK, Völker W, Baumbach A, Mauser M, Seibel L (1990) Percutaneous coronary excimer laser angioplasty in patients with stable and unstable angina pectoris. Acute results and incidence of restenosis during six-months follow-up. Circulation 81:1849–1859
28. Keane D, Buis B, Reifart N et al. (1994) Clinical and angiographic outcome following implantation of the new less shortening Wallstant in aortocoronary vein grafts: introduction of a second generation stent in the clinical arena. J Interven Cardiol 7:557–564
29. Kimura T, Yokoi H, Nakagawa Y et al. (1996) Three-year follow-up after implantation of metallic coronary artery stents. N Engl J Med 334:561–566
30. Levine MJ, Leonard BM, Burke JA, Nash ID, Safian RD, Diver DJ, Baim DS (1990) Clinical and angiographic results of balloon-expandable intracoronary stents in right coronary arteries. J Am Coll Cardiol 16:332–339
31. Maas D, Zollikofer CL, Largiadèr F, Senning A (1984) Radiological follow-up of transluminally inserted vascular endoprostheses: An experimental study using expanding spirals. Radiology 157:695–663
32. Macander PJ, Agrawal SK, Roubin GS (1991) The Gianturco-Roubin balloon-expandable intracoronary flexible coil stent. J Invasive Cardiol 3:85–94
33. MERCATOR Study Group (1992) Does the new angiotensin converting enzyme inhibitor cilazapril prevent restenosis after percutaneous transluminal coronary angioplasty? Circulation 86:100–110
34. Morice MC, Zemour G, Benveniste E et al. (1995) Intracoronary stenting without coumadin: one month results of a French multicenter study. Cathet Cardiovasc Diagn 35:1–7
35. Neumann FJ, Gawaz M, Ott I, Mössmer G, Schömig A (1966) Prospective evaluation of hemostatic predictors of subacute stent thrombosis after coronary Palmaz-Schatz stenting. J Am Coll Cardiol 27:15–21
36. Nobuyoshi M, Kimura T, Nosaka H et al. (1988) Restenosis after successful percutaneous coronary angioplasty: serial angiographic follow-up of 229 patients. J Am Coll Cardiol 12:616–623
37. Ozaki Y, Keane D, Ruygrok P, De Feyter PJ, Sterzer S, Serruys PW (1995) Acute and angiographic results with the new AVE Micro coronary stent in bailout management. Am J Cardiol 76:112–116
38. Ozaki Y, Keane D, Ruygrok P, Giessen WJ van der, Feyter PJ de, Serruys PW (1996) Six-month clinical and angiographic outcome of the new, less shortening Wallstent in native coronary arteries. Circulation 93:2114–2120
39. Palmaz JC, Sibbit RR, Tio FO, Reuter SR, Peters JE, Garcia F (1986) Expandable intraluminal vascular graft: A feasibility study. Surgery 99:199–205

40. Palmaz JC, Kopp DT, Mayashi H et al. (1987) Normal and stenotic renal arteries: experimental balloon-expandable intraluminal stenting. Radiology 164:705-708
41. Reifart N, Langer A, Störger H, Schwarz F, Preusler W, Hofmann M (1992) Strecker stent as a bailout device following percutaneous transluminal coronary angioplasty. J Interven Cardiol 5:79-83
42. Reifart N, Haase J, Massa T et al. (1994) Randomized trial comparing two devices: the Palmaz-Schatz and the Strecker stent in bailout situations. J Interven Cardiol 6:539-547
43. Reifart N, Vandormael M, Krajcar M, Göhring S, Preusler W, Schwarz F, Störger H, Hofmann M, Klöpper J, Müller S, Haase J (1997) Randomized comparison of angioplasty of complex coronary lesions at a single center: excimer laser, rotational atherectomy, and balloon angioplasty comparison (ERBAC) study. Circulation 96:91-98
44. Rensing BJ, Hermanns WRM, Beatt KJ et al. (1990) Quantitative angiographic assessment of elastic recoil after percutaneous transluminal coronary angioplasty. Am J Cardiol 66:1039-1044
45. Rollins N, Wright KC, Charnsangavej C, Wallace S, Gianturco C (1987) Self-expanding metallic stents: preliminary evaluation in an atherosclerotic model. Radiology 163:739-742
46. Roubin GS, Robinson KA, King SB et al. (1987) Early and late results of intracoronary arterial stenting after coronary angioplasty in dogs. Circulation 76:891-897
47. Rousseau H, Puel J, Joffre F et al. (1987) Self-expanding endovascular prosthesis: An experimental study. Radiology 164:709-714
48. Safian RD, Gelbfish JS, Erny RE, Schnitt SJ, Schmidt DA, Baim DS (1990) Coronary atherectomy: Clinical, angiographic, and histologic findings regarding potential mechanisms. Circulation 82:69-79
49. Sahni R, Maniet AR, Voci G, Banka VS (1991) Prevention of restenosis by lovastatin after successful angioplasty. Am Heart J 121:1600-1608
50. Schatz RA, Palmaz JC, Tio FO, Garcia O, Reuter SR (1987) Balloon-expandable intracoronary stents in the adult dog. Circulation 76:450-457
51. Schatz RA, Baim DS, Leon M et al. (1991) Clinical experience with the Palmaz-Schatz coronary stent: Initial results of a multicenter study. Circulation 83:148-161
52. Schömig A, Neumann FJ, Kastrati A et al. (1996) A randomized comparison of antiplatelet and anticoagulant therapy after the placement of coronary artery stents. N Engl J Med 334:1084-1089
53. Serruys PW, Luijten HE, Beatt KJ et al. (1988) Incidence of restenosis after successful coronary angioplasty: a time-related phenomenon. A quantitative angiographic study in 343 consecutive patients at 1, 2, 3, and 4 months. Circulation 77:361-371
54. Serruys PW, Juilliere Y, Bertrand M, Puel J, Rickards AF, Sigwart U (1988) Additional improvement of stenosis geometry in human coronary arteries by stenting after balloon dilatation. Am J Cardiol 61:71G-76G
55. Serruys PW, Jaegere P De, Bertrand M et al. (1991) Morphologic change in coronary artery stenosis with the Medtronic Wiktor stent: Initial results from the Core Laboratory for Quantitative Angiography. Cathet Cardiovasc Diagn 24:237-245
56. Serruys PW, Rutsch W, Heyndrickx GR et al. (1991) Prevention of restenosis after percutaneous transluminal coronary angioplasty with thromboxane A_2 receptor blockade: a randomized, double blind, placebo-controlled trial. Circulation 84:1568-1580
57. Serruys PW, De Jaegere P, Kiemeneij F et al. (1994) A comparison of balloon-expandable stent implantation with balloon angioplasty in patients with coronary artery disease. N Engl J Med 331:489-495
58. Sigwart U, Puel J, Mirkovitch V, Joffre F, Kappenberger L (1987) Intravascular stents to prevent occlusion and restenosis after transluminal angioplasty. N Engl J Med 701-706
59. Sigwart U, Urban P, Golf S et al. (1988) Emergency stenting for acute occlusion after coronary balloon angioplasty. Circulation 78:1121-1127
60. Strecker EP, Liermann D, Barth KH et al. (1990) Expandable tubular stents for treatment of arterial occlusive disease - experimental and clinical results. Radiology H175:97-102
61. Teirstein PS, Warth DC, Haq N et al. (1991) High speed rotational atherectomy for patients with diffuse coronary artery disease. J Am Coll Cardiol 18:1694-1701

6.9 Chirurgie der koronaren Herzerkrankung

F. Unger

Das grundlegende Ziel der Bypasschirurgie ist, als revaskularisierende Maßnahme das Myokard wieder ausreichend mit Blut zu versorgen. Behebt man die Engpässe in den Koronarien, so kann das Herz wieder voll belastet werden. Die Kontraktilität wird wiederhergestellt, die Angina pectoris beherrscht und vor allem ein Infarktgeschehen hintangehalten. Damit wird unter dem Strich die Lebenserwartung verbessert.

In der Geschichte der Koronarchirurgie finden sich viele Versuche, die Angina pectoris chirurgisch über die Blutzufuhr zum Myokard zu beherrschen. In der Zeit vor der Herz-Lungen-Maschine, vor dem 2. Weltkrieg, hat man versucht, durch Einstreuen von Talkum in den Herzbeutel eine vermehrte Durchblutung zu erzielen [30]. Durch die Entzündung erhoffte man sich ein Einsprossen von Gefäßen in das Myokard, ebenso wie durch das Aufnähen des Omentum majum [3]. Bei der Arnulf-Operation [2] werden alle Nervenfasern an der aszendierenden Aorta durchtrennt, um so eine Schmerzfreiheit zu erzielen.

In den 50er Jahren hat Vineberg [34] ein Konzept vorgeschlagen, in dem die A. mammaria interna (IMA) direkt in das Myokard implantiert wird. In der Tat haben davon einige Patienten profitiert, v. a. in einer Zeit, in der der Einsatz der Herz-Lungen-Maschine (ECC) noch nicht bekannt war oder später nur unter äußerstem Risiko möglich war. Man hat sich auch hier erhofft, daß sich Gefäßsprossen ausbilden und Anschluß an das Koronarsystem finden, um so das Myokard besser zu durchbluten. Dieser Wirkungsmechanismus ist Theorie in der heutigen transmyokardialen Laserrevaskularisierung.

Erst durch die zunehmende Qualität der Diagnostik, begründet 1960 durch Sones u. Shirey [28], ist es möglich geworden, die ateriosklerotischen Veränderungen an den Koronarien zu identifizieren. Damit konnte man seitens der Herzchirurgie einen genaueren Operationsplan zur Überwindung der hämodynamisch relevanten Stenosen entwickeln. In dieser Zeit hat man zunehmende Erfahrung in extrakorporaler Zirkulation (ECC) am offenen Herzen gewonnen.

Der große Durchbruch in der Revaskularisierung durch die Bypasschirurgie begann 1959 mit Senning [25]. Er hat versucht, ein verengtes Gefäß mit einem Patch zu erweitern. Seine Anregung war durch Murray [24] begründet, der 1954 bereits vorgeschlagen hat, die A. mammaria interna direkt mit einem Koronargefäß zu anastomosieren, was Longmire mit Hilfe der Herz-Lungen-Maschine mit und ohne Endarteriektomie [20] probierte.

Kolesov [20] führte schließlich 1964 eine direkte Anastomosierung des R. descendes anterior (LAD) mit der IMA durch. Entscheidend jedoch ist das Konzept des aortokoronaren Bypass (CABG) durch Favoloro, der den CABG sozusagen als weltweites Verfahren 1967 aus der Taufe gehoben hat [12]. Seither wird zunehmend auf der ganzen Welt an den Koronarien operiert. 1995 waren 56% von den 1 000 000 operativen Eingriffen am offenen Herzen in ECC revaskularisierende Eingriffe an den Koronarien (560 000) [32]. Trotz der zunehmenden perkutanen geschlossenen Interventionen durch PTCA und Stents ist die herzchirurgische offene Intervention an den Koronarien weiter mit 8% in ansteigender Tendenz [32].

Der CABG ist das klassische Verfahren zur Behandlung der Angina pectoris. Voraussetzung ist die wesentliche intensive Zusammenarbeit mit den Kardiologen. Dadurch wurde ein neues Gebiet der Medizin geboren: die Interventionen am Herzen [33]. Die Indikation zur Operation ergibt sich aus der Symptomatik, der Diagnostik und nach Erwägung der geschlossenen Verfahren wie PTCA und Stents. Ein offenes Verfahren ist immer anzustreben, wenn ein geschlossenes Verfahren nicht möglich ist.

Seit 1967 haben sich die operativen Verfahren zur Revaskularisation entscheidend verbessert. Greene regte bereits 1968 an, die Mammaria als Bypass zur LAD zu verwenden [16]. Flemma zeigte die sequentiellen Venengrafts [13]. In den letzten Jahren werden zunehmend Alternativen gesucht, wie die A. gastroepiploica [10], A. epigastrica [4], A. radialis [6], A. intercortalis, A. lienalis, V. saphena parva, V. cephalica, lyophilisierte Venen, Kunststoffgrafts, bilaterale IMA [5].

Zusätzlich ist anzumerken, daß sich die Technik der extrakorporalen Zirkulation über all die Jahre entscheidend verbessert hat, und vor allem, daß es möglich ist, im ischämischen Herzstillstand durch Kardioplegie sichere Anastomosen auszuführen.

Es gibt in der Medizin keine besser analysierte Operation als die Bypassrevaskularisation. Man kennt die Indikationen, Kosten und Erfolge sehr gut, so daß dadurch eine Grundlage zur generellen Indikation auch bei sehr alten Patienten weltweit entstanden ist, die man zu Vergleichsstudien mit PTCA und Stents heranziehen kann.

Heute sind folgende Standards gültig:
- Operation in ECC,
- IMA in Kombination mit Venen.

6.9.1 Indikation zur Revaskularisation

Die Indikation zur CABG ergibt sich aus dem integrativen Zusammenwirken von Symptomatik, Läsionen der Koronarien und dem gefährdeten oder betroffenen Myokardbezirk. Die Indikation zur Revaskularisation wird beeinflußt durch die begleitenden Erkrankungen am Herzen (Klappen, VSD, Aneurysmen), PTCA und Stenting. Die nichtkardiale Komorbidität hat selbstverständlich auch einen bedeutenden Einfluß zur Entscheidungsfindung [17].

Aus dem Spektrum ergeben sich fallend 3 Klassen der Indikation:
- Klasse I:
  - Hauptstammstenose > 50%,
  - Dreigefäßerkrankung stabil und instabil mit normaler oder eingeschränkter linksventrikulärer Funktion,
  - bei Ein- oder Zweigefäßerkrankungen mit einer dominanten LAD mit normaler oder eingeschränkter linksventrikulärer Funktion als Alternative zur PTCA.
- Klasse II:
  - Ein- oder Zweigefäßerkrankung mit normaler oder niedriger linksventrikulärer Funktion (EF < 30%) mit diffusen Läsionen,
  - im akuten Herzinfarkt.
- Klasse III (eher Umstände, die eine Indikation zeigen):
  - diffus stenosierte Gefäße < 1 mm,
  - diffuse Narben mit schlechten Run-off und Uptake,
  - nichtkardiale Erkrankungen mit schlechter Prognose.

Voraussetzung ist die Klinik, die nach der NYHA oder nach dem kanadischen Vorschlag klassifiziert wird. Des weiteren ist die Koronarangiographie eine unabdingbare Voraussetzung. Alle anderen Methoden sind nur ergänzend brauchbar. Die Läsionen werden nach Typ A, B, C bewertet:

- Typ A: gering komplex,
- Typ B: mäßig komplex (tubulär 10–20 mm),
- Typ C: schwer komplex (diffus > 20 mm).

Je näher die Läsion zum Hauptstamm reicht und je zentraler sie > 50% ist, desto zwingender wird die Operation. Natürlich muß der Durchmesser des Gefäßes > 1 mm sein, um sinnvolle, gute Anastomosen durchführen zu können.

6.9.2 Technik

Im Standardverfahren wird nach einer medianen Sternotomie das Perikard eröffnet. Es werden Tabaksbeutelnähte am rechten Vorhof und an der Aorta gelegt, um das Herz an die Herz-Lungen-Maschine anzuschließen. Bevor man an die Herz-Lungen-Maschine geht, wird die IMA als Pedikel und die V. saphena magna präpariert. Nach Heparinisierung und Angehen an die Herz-Lungen-Maschine wird das Herz topisch mit Eiswasser abgekühlt, so daß es ins Flimmern kommt. Am flimmernden Herzen werden die Anastomosenstellen an den Koronarien präpariert.

Nach Klemmen der Aorta wird das Herz mit einer 4 °C kalten kardioplegischen Lösung perfundiert. Vornehmlich bewirkt Kalium einen diastolischen Stillstand. Es werden zunächst die peripheren Anschlüsse mit den Venengrafts durchgeführt, meistens im rechten oder marginalen Gebiet der A. circumflexa. Man kann dabei Venengrafts als Jumpgrafts oder sequentielle Grafts verwenden (Abb. 1). Anschließend daran wird die A. mammaria interna als Standard für den R. des-

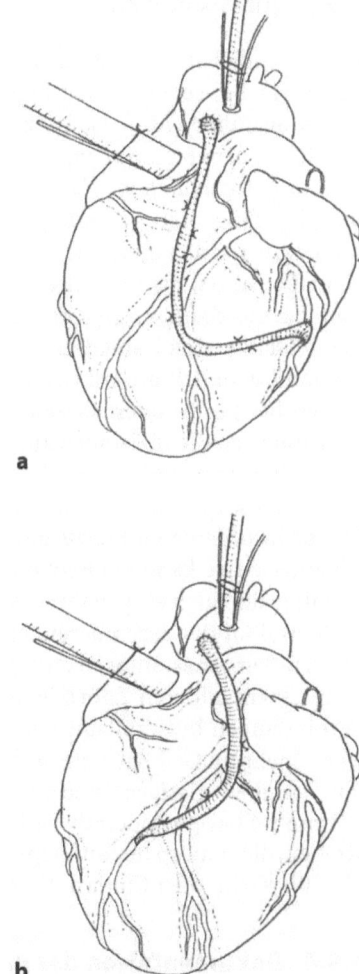

Abb. 1. a Jumpgraft von 8a zu 12b der LAD, **b** sequentieller Bypass in den Gebieten 8 und 8a der LAD

cendens anterior (LAD) anastomosiert, wobei auch manchmal die IMA sequentiell verwendet wird [11].

Nach den peripheren Anastomosen wird die Aorta seitlich ausgeklemmt und die arterielle Strombahn wieder freigegeben, wobei das Herz meistens ins Flimmern kommt. Nach Anlegen der zentralen Anastomosen wird defibrilliert und schrittweise von der Herz-Lungen-Maschine abgegangen. Es wird dekanüliert, protaminisiert, Drainagen werden eingelegt, das Sternum mit Draht verschlossen und die Haut schichtweise genäht.

Diese standardisierte Operationsmethode erlaubt dennoch große Variationen, die völlig patientenabhängig sind. Zum einen kann man zur linken A. mammaria interna die rechte zusätzlich als BIMA verwenden, man rekonstruiert oder führt verschiedene Jumpmanöver aus.

6.9.3 Anastomosen

Die wesentlichsten Anastomosen sind peripher End-zu-Seit, wie auch zentral an der Aorta. Bei sequentiellen Bypässen, die man in einem Gebiet des Koronarsystems ausführt (Abb. 1), ist zentral eine Seit-zu-Seit-Anastomose. Bei Jump Grafts, bei denen ein Sprung in 2 Gefäßgebiete besteht, wird der mittlere Teil Seit-zu-Seit in fortlaufender Naht anastomosiert. Ein Jump Graft ist die Verbindung über 2 Gefäßgebiete, wie z. B. LAD-CX-Gebiet oder CX-RCA-Gebiet. Bei allen diesen Grafts werden meistens 2–3 Anastomosen angelegt (Abb. 1).

Snake Grafts, die über alle Gefäßgebiete führen, werden selten durchgeführt und v. a. nur dann, wenn kaum Graftmaterial vorhanden ist. Wichtig ist, daß bei den fortlaufenden Nähten die Ränder gut adaptiert werden; die Inzision am Gefäß muß dem Schnitt am Graft entsprechen. Besonders heikel sind die Anastomosen bei Jump- oder sequentiellen Bypässen. Hier können bei den mittleren Anastomosen die Inzisionen am Koronargefäß zu lang werden. Dadurch wird der Graft eingeengt und die Blutbahn peripher behindert. Ebenso sind die Längen der Grafts sorgfältig zu wählen. Sind die Grafts zu kurz, so entsteht ein „tenting" bis zur insuffizienten Blutzufuhr. Sind sie zu lang gewählt, so knicken die Grafts. Als Alternative kann bei Reoperationen durchaus bei einem großen Gefäß nach Senning ein Patch eingenäht werden.

Zentral an der aszendierenden Aorta wird man bei Venen oder freien Grafts End-zu-Seit-Anastomosen anlegen. Nur in ausgewählten Fällen wird man einen Graft einem anderen Y-förmig anschließen. In der Regel bringen einfache, klare Verbindungen bessere Langzeitresultate als komplizierte Verbindungen. Gerade wenn mehrere Gefäßgebiete verbunden sind und zentral ein Verschluß entsteht, fällt damit ein riesiges Versorgungssystem aus.

Unmittelbar postoperativ ist immer eine Antikoagulierung mit Heparin anzustreben, die man später auf Aspirin, Dipyridimol oder Ticlopedin umstellen soll. Eine Warfarin- oder Cumarintherapie ist nur aus anderer Indikation anzuwenden.

6.9.4 Dokumentation der Anastomosen

In all den Jahren ist die Nomenklatur der Koronargefäße nicht einheitlich. Es besteht eine verheerende Mixtur zwischen dem klassischen anatomischen Begriff und dem amerikanischen Schrifttum. Die hier vorgeschlagene Nomenklatur spiegelt diese Mischung aus dem Alltag wider (Abb. 2). Dennoch ist es zielführend, ein einfaches System anzuwenden.

Prinzipiell unterscheidet man 3 Systeme: (In Klammern sind die Abkürzungen angegeben, die aber aus dem amerikanischen Schrifttum stammen.)
- Rechte Kranzarterie (RCA = „right coronary artery").
- Linke Kranzarterie:
  - Hauptstamm (LM = „left main"),
  - descendens anterior (LAD = „left anterior descending),
  - R. circumflexus (CX = „circumflex artery").

In diesen 3 Gebieten werden in der Chirurgie 13 Segmente anastomosiert.

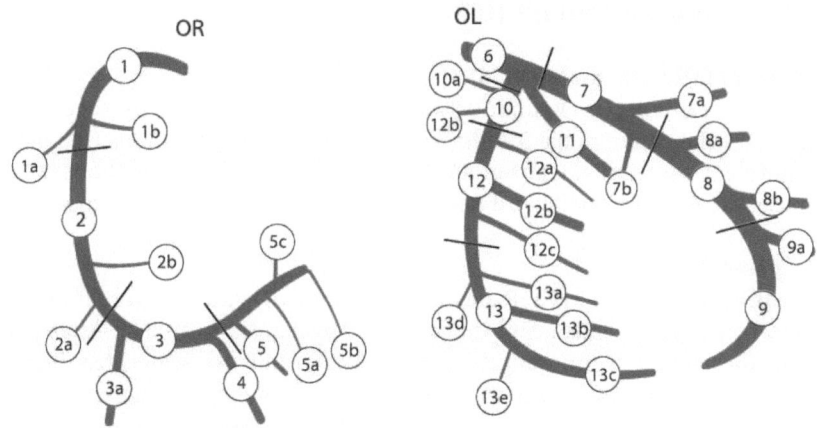

Abb. 2. Segmente der Koronarien, adaptiert aus dem chirurgischen Alltag.
OR Ostium rechts, *OL* Ostium links

6.9.4.1 Rechte Kranzarterie (RCA)

Segment 1. RCA proximal

Vom Ostium (OR), das isoliert durch eine Ostiumplastik versorgt werden kann, reicht dieses Segment über die Sinusknotenarterie (*1a*) und Konusarterie. Hier werden eigentlich selten Anastomosen angelegt, aber hier bietet sich meistens zentral eine Ostiumplastik an. Die Sinusknotenarterie (*1a*) und die Konusarterie (*1b*) werden nie versorgt.

Segment 2, mittlere RCA

Dieses Segment reicht vom Segment 1 bis vor den marginalen Ast (*3a*). In 2 werden Anastomosen selten angelegt. Der atrioventrikuläre Ast (*2a*) wird nie angegangen, der ventrikuläre Ast (*2b*) höchst selten, nur dann, wenn er >1 mm ist.

Segment 3

Dieses reicht vom Marginalast (*3a*) bis zur Crux cordis, der dem R. descendens posterior (RIPO) entspringt (*4*). In diesem Segment werden die häufigsten Anastomosen angelegt, wie sich auch hier eine Endarteriektomie am einfachsten ausführen läßt.

Im peripheren Anteil des Segments 3 finden sich posterolaterale Äste (*5, 5a, 5b*), die selten bypasswürdig sind, *5c* ist ein atrioventrikulärer Knotenast, der aber nur der Vollständigkeit halber angeführt ist.

6.9.4.2 Linke Kranzarterie (LCA)

Segment 6: der Hauptstamm (6)

Das linke Ostium (*OL*) kann in 1 % der Fälle einer Ostiumplastik zugeführt werden. Der Hauptstamm hat 3 Teile: A zentral, B peripher und C. Als Hauptstammäquivalent sitzen die Stenosen an der LAD und CX direkt der Bifurkation auf. Außer der Ostiumplastik wird der Hauptstamm chirurgisch nicht angegangen.

Segment 7

Die proximale LAD, (RIVA, R. descendens anterior), wird weniger oft mit Bypass versehen. Dieses Gebiet geht bis nach dem Abgang des 1. septalen Astes (*7b*), der eigentlich als Anastomosengebiet wieder aufgrund der schlechten Ergebnisse vergessen wurde. Auch kann in diesem Segment ein diagonaler Ast (*7a*) vorhanden sein.

Segment 8, mittlere LAD

Dieses ist wohl das häufigste zu bypassende Gebiet. Hier finden sich auch zu resezierende Myokardbrücken und brauchbare anastomosierbare Diagonaläste (*8a* oder *8b*).

Segment 9, periphere LAD

Die periphere LAD mit den diagonalen Ästen *9* wird auch oft versorgt. Oft wird das Segment *8* mit *9* mit einem sequentiellen Bypass verbunden, wie auch *8a–9*.

Segment 10, proximale CX

Nach Abgang des Hauptstammes wird die proximale CX nie operativ versorgt, aber dafür ein oft kräftiger Marginalast der CX (*11*) als R. intermedius geführt. *10a* ist die Sinusknotenarterie, die man häufig sieht, aber nie angeht, wie auch *10b*, die linke Vorhofarterie.

Segment 12, distale CX

Sie hat oft einen oder 2 marginale Äste (*12a*, *12b*, *12c*). Direkt im Sulkus wird selten eine Anastomose angelegt.

Segment 13

Das posterolaterale Gebiet mit den Ästen *13a*, *13b*, *13c*, wird weniger oft angegangen. *13d* ist die linke AV-Knotenarterie, *13e* die linke AV-Arterie.

Alle Schemata haben die Eigenschaft, daß sie komplizierter aussehen als sie sind. Die wesentlichen Segmente in der Chirurgie sind *2, 3, 4, 8, 11, 12*. Alle anderen unterliegen der Varietät in Größe und Lage, da einmal ein diagonaler Ast der LAD höher oder tiefer abgehen kann oder besonders im posterolateralen System der CX und der RCA. Es gibt eine große Fülle der Anastomosierungsmöglichkeiten.

Als klinische Realität zeigen sich im Durchschnitt 3,2 periphere Anastomosen/Patient.

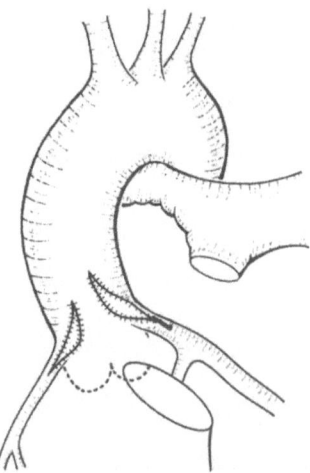

Abb. 3. Ostiumplastik: Inzision der Aorta, Schnitt über die Stenose im Hauptstamm, Versorgung durch einen Patch

In der Regel werden bei 58 % der Patienten 3–4 Anastomosen angelegt, bei 12 % sind es 5–7, bei 30 % sind es 1–2 Anastomosen (wo keine PTCA und Stent möglich ist, oder deren Komplikationen zu behandeln sind).

Verteilungsmuster von peripheren Anastomosen
- Ostiumplastik: 0,51 %
- Einfachbypass: 6,08 %
- Zweifachbypass: 23,29 %
- Dreifachbypass: 34,43 %
- Vierfachbypass: 24,30 %
- Fünffachbypass   9,62 %
- Sechsfachbypass   1,27 %
- Siebenfachbypass: 0,51 %
                      100,00 %

6.9.5 Grafts

6.9.5.1 Venen

Die *V. saphena magna* (VSG = „venous saphenous graft") ist die Vene der Wahl. Sie wird meist aus dem rechten Bein gewonnen. In einzelnen Fällen kann man ebenso die *V. saphena parva* verwenden, die ebenso über eine gute Langzeitpatency verfügt [33]. Im Langzeitverlauf degenerieren die Venen und weisen eine wesentlich schlechtere Prostacyclinproduktion als Arterien auf [21, 22]. So sind doch bis zu 20 % der Grafts nach einer Periode bis 5 Jahren verschlossen, nach 10 Jahren 50 % (Abb. 4).

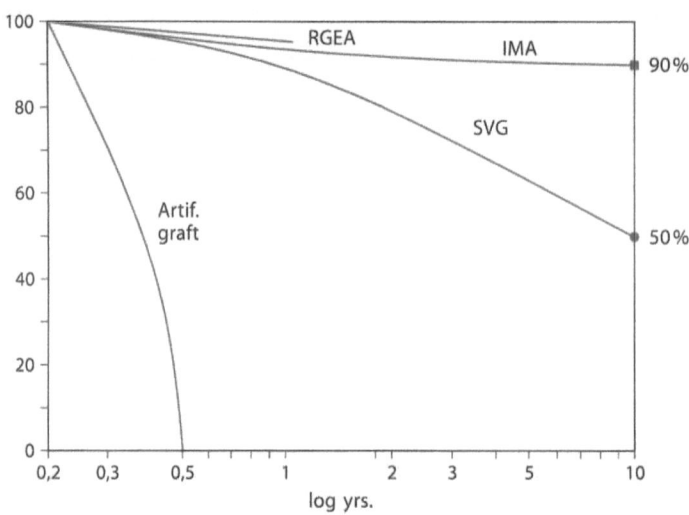

Abb. 4. Graftfunktionstüchtigkeit. *GEA* R. gastroepiploica dextra, *IMA* A. mammaria interna, *SVG* V. saphena magna, *Artif. graft* Kunststoffprothese, *log. yrs.* Jahre, logarithmisch aufgetragen

Bedingt durch den Aufbau der Venen entsteht in manchen Fällen eine Intimahypertrophie mit Cholesterineinlagerung [22]. Oft sind die Venen varikös, dünnwandig. Auch kann die Präparation Schäden setzen. Dennoch ist die Patency nicht nur vom Gefäß abhängig: es spielt der Run-off, das Uptake eine entscheidende Rolle [13]. Bei jüngeren Patienten mit einer aggressiven Form der Atherosklerose und Fettstoffwechselstörung ist die Verschlußrate höher, so daß eine Arterialisation vorzuziehen ist. In allem aber ist die V. saphena magna ein durchaus guter und brauchbarer Graft, der sich über all die Jahre als unverzichtbar erwiesen hat. In unserer Erfahrung wird die Vene allein bei nur 12% der Patienten verwendet. Bei Reoperationen ist man oft froh, noch ein kleines Stück zu gewinnen, um eine Patchrekonstruktion ausführen zu können.

Die V. cephalica bringt jedoch nur kurzzeitig einen Erfolg und ist zu vermeiden.

6.9.5.2 Arterien

A. mammaria interna
Die A. mammaria interna, im Englischen IMA („internal mammary artery"), auch „thoracic interna" (ATI oder ITA) genannt, ist neben der V. saphena magna der wichtigste Graft [5].

Als Standard soll immer die A. mammaria interna verwendet werden, was auch in 88% der Fälle gelingt. Die IMA ist ohne Zweifel der beste Graft. Die Patencyrate ist nach 10 Jahren 90% (Abb. 4). Die IMA ist eine Arterie vom elastischen Typ, wobei aber vor der Bifurkation bereits ein muskulärer Anteil besteht, der für Spasmen verantwortlich ist [9]. Daher sollte das Endstück der IMA nahe der Bifurkation immer verworfen werden.

Die LIMA wird in Form eines Pedikels von der Thoraxwand präpariert und der Pedikel auf das Herz geschlagen. Man sollte das Gefäß im Pedikel nicht mit Pinzetten anfassen, um keine Läsionen zu setzen. Je delikater das Gefäß präpariert wird, desto weniger werden Spasmen auftreten. Man gewinnt zusätzlich Länge, wenn das Gefäß mediastinal in das Perikard geführt wird. Ist die Länge zu kurz, kann man die IMA als freien Graft verwenden.

Das Hauptgebiet der Anwendung ist die LAD, Segment *7, 8, 9* und sequentiell in den diagonalen Ästen (Segmente *7a, 8a, 9a*), selten zur A. circumflexa oder nach rechts. In speziellen Formen werden beide Arterien (BIMA) verwendet. Die rechte A. mammaria interna (RIMA) eignet sich für die rechte Kranzarterie bis zum Bereich des R. descendens posterior (Segment *3, 4*) und zur Circumflexa (Segment *11, 12*) [19].

Die A. mammaria wird in den seltensten Fällen als „free graft" verwendet, hauptsächlich dann, wenn bei der Präparation zentral eine Läsion auftritt oder wenn man nicht sicher den Fluß beurteilen kann.

Bei Spasmen wird das Gefäß mit Papaverin gespült [9]. Es ist aber empfehlenswert, den Pedikel so sauber zu präparieren, daß kein Spasmus auftritt. Die hervorragende Patency ergibt sich aus dem aktiven Endothel und der Kompatibilität des Gefäßes zum Koronarsystem. Infektionen des Sternums sind postoperativ nicht signifikant höher [15], obwohl bei Diabetikern eine potentielle Gefahr bei der Verwendung beider IMA [5, 27] besteht.

A. gastroepiploica dextra (GEA)

Diese wird von der großen Kurvatur des Magens gewonnen. Man verwendet die GEA hauptsächlich bei Reoperationen oder immer dann, wenn überhaupt kein Graftmaterial vorhanden ist oder wenn unbedingt eine totale Arterialisation bei jugendlichen Diabetikern anzustreben ist. Die Hauptschwierigkeit bei der Verwendung der GEA ist der Übertritt durch das Zwerchfell [7] vom Bauchraum in das Perikard. Im Bereich des Zwerchfells kommt es zu Stenosen und zum Abblocken des Gefäßes. Auch die GEA hat wie die IMA hervorragende physiologische Eigenschaften. Das Endothel der Gastroepiploica ist ebenso aktiv wie das der IMA und produziert genügend Prostacyclin [10, 29].

Andere Arterien

Die A. epigastrica, A. radialis und A. lienalis haben in der Literatur nur anekdotisch Erwähnung gefunden. Bei der A. radialis kommt zusätzlich noch eine ethische Komponente zum Tragen, da es sich bei der Entnahme um einen doch verstümmelnden Eingriff am Unterarm handelt [8].

6.9.5.3 Künstliche Gefäße

Leider gibt es keine dauerhaften Kunststoffgrafts. Muß im extremsten Notfall eine Prothese verwendet werden, so ist diese gleich nach einem halben Jahr funktionsuntüchtig. Man kann aber einen Kunststoffgraft durchaus verwenden, um unter diesem Schutz dann konsekutiv eine PTCA ausführen zu können.

6.9.6 Besonderheiten in der Koronarchirurgie

6.9.6.1 Ischämische Mitralklappeninsuffizienz (IMR)

Eine ausgeprägte Ischämie im Hinterwandgebiet kann in 15 % der Fälle eine Mitralklappeninsuffizienz bewirken. Eine geringfügige Mitralklappeninsuffizienz mit kleinem Vorhof läßt man stehen; in den meisten Fällen wird die Klappe postoperativ wieder dicht. Ist die Insuffizienz aber hämodynamisch bedeutend, so wird die Mitralklappe saniert (Mitralring bis Klappenersatz).

Gefürchtet aber ist eine Mitralinsuffizienz im Rahmen eines akuten Infarktes, die durch eine Papillarmuskelruptur zustande gekommen ist.

Die Indikation zur Operation ist immer mit dem klinischen Bild verbunden. Die Prognose hängt vom Stadium ab. Die akute ischämische Mitralklappeninsuffizienz ist risikoreich. Dabei besteht die Hauptschwierigkeit in der schlechten Einstellungsmöglichkeit der Klappe (im akuten Stadium ist der linke Vorhof sehr klein) und v. a. in der postoperativen Herzinsuffizienz durch den akuten Infarkt.

6.9.6.2 Ventrikelruptur

Die akute Ruptur in das Perikard nach einem Infarkt ist in wenigen Fällen zu beherrschen. Sind kleine Risse vorhanden, die gerade durch Thrombosen noch gehalten werden, wird die Prognose wesentlich günstiger.

Die Inzidenz ist in 0,001 % aller Operationen zu sehen [31].

6.9.6.3 Rekonstruktion der Koronarien

Ostiumplastik

Die Ostiumplastik ist eine Rarität. Ganz selten kann man die Strombahn wieder rekonstruieren (0,5–1 % der Fälle) und normalisieren. Im ischämischen Kreislaufstillstand wird die A. pulmonalis durchtrennt, die Aorta eröffnet und das linke Ostium, und damit die Stenose, direkt mit der Schere überschnitten. Mit einem Venenpatch wird dieser Schnitt versorgt (Abb. 3).

Myokardbrücke

Die Myokardbrücke ist eine Rarität, die bei 0,1–0,4% der Patienten vorkommt. Sie wird ebenso in extrakorporaler Zirkulation im Segment 8 gespalten. Wenn das Gefäß keine atherosklerotischen Veränderungen aufweist, hat der Patient eine völlig normale Strombahn und damit eine normale Lebenserwartung.

Rekonstruktionen

Rekonstruktionen an größeren Koronargefäßen bei Reoperationen mit Patches, wie 1959 von Senning [25] angegeben, sind im Extremfall sicher möglich.

Endarteriektomie

Es gibt stark verkalkte Gefäße, bei denen man keine direkte Anastomose durchführen kann, und die Indikation zu einer Endarteriektomie gegeben ist. Die Endarteriektomie sollte in erster Linie nur an der rechten Kranzarterie (Segment 3) durchgeführt werden. Die Ergebnisse an den anderen Gebieten sind schlecht, immerhin wird eine Letalität über 10–20% angegeben, daß man sie nur sehr zögerlich an der linken Kranzarterie (Segment 8) oder im Gebiet der A. circumflexa (Segment 10) durchführte. Hier ist als Alternative lieber eine lange Inzision vorzunehmen, die dann mit einer langen Anastomose versorgt wird.

Ventrikelaneurysma

Nach einem Infarkt kann es immer wieder zu linksventrikulären Aneurysmen kommen, besonders bei stumm abgelaufenen Infarkten. Patienten kommen mit einer äquivalenten Symptomatik, bei der Dyspnoe und Rhythmusstörungen als Ausdruck der Herzinsuffizienz vorliegen.

Die Inzidenz der linksventrikulären Aneurysmen ist in den letzten Jahren drastisch gesunken, da die Herzversorgung unserer Bevölkerung wesentlich besser geworden ist.

Bei 1% der Koronarpatienten besteht die Indikation zur Aneurysmektomie.

Wenn Narben vorhanden sind, ist die Indikation zur Resektion gegeben, wobei man den Aneurysmensack öffnet und nach Dor [33] einen Patch implantiert, der mit Perikard gedeckt sein kann. Über dem Patch wird der alte Sack verschlossen (Abb. 5). Wichtig ist, daß mit der Resektion oder Plastik das linksventrikuläre Volumen erheblich verkleinert werden muß.

Es ist aber auch möglich, daß sich gerade bei Aneurysmen intraoperativ zeigt, daß ein „hibernating" Myokard vorliegt, das nach einem CABG die Funktion wieder aufnimmt.

Postinfarkt-VSD

Der VSD nach einem Infarkt ist eine besondere Herausforderung. Die Indikation zum Verschluß wird man nur dann finden, wenn der Links-rechts-Shunt hämodynamisch wirksam wird. Sonst ist es empfehlenswert, die Operation 2–3 Wo-

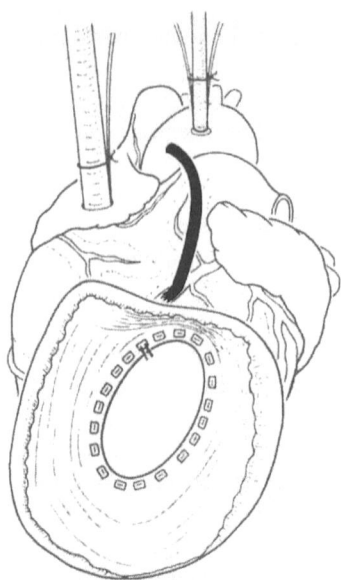

Abb. 5. Innerhalb der Aneurysmahöhle Einnähen am Grund eines Dacronpatches, mit Filznähten gesichert

chen hinauszuschieben, bis sich der Infarkt abgekühlt hat. Durch den Infarkt wird der linke Ventrikel eröffnet, es wird dann über filzgesicherte Nähte ein Patch weit im gesunden Gewebe implantiert, in der Hoffnung, daß die Nähte halten und es zu keinem neuerlichen septalen Einriß kommt. Postoperativ ist die Mortalität im akuten Stadium doch 30 %.

6.9.7 Risikoprofil

6.9.7.1 Präoperative Risiken

Die Bypasschirurgie ist elektiv gut reproduzierbar, obwohl in den letzten Jahren durch die PTCA die Morbidität und Komplexität zunehmend gestiegen ist.

Man kann elektive Koronarchirurgie mit einer Frühletalität von 0,6–1 % betreiben, die aber im akuten Stadium im Alter > 75 Jahre bis zu 4 % signifikant ansteigt und im kardiogenen Schock sich bis zu 50 % steigert [26, 33]. Jeder Eingriff ist für den Patienten ein einmaliges Ereignis. Das Risiko muß als Profil für jeden einzeln erstellt werden und ist vom Patienten, Chirurgen und Kardiologen zu tragen. Eines muß jedoch in der Koronarchirurgie klar gesehen werden, daß das Risiko in den nächsten Jahren zwangsläufig durch Alter, PTCA, Multimorbidität steigen muß.

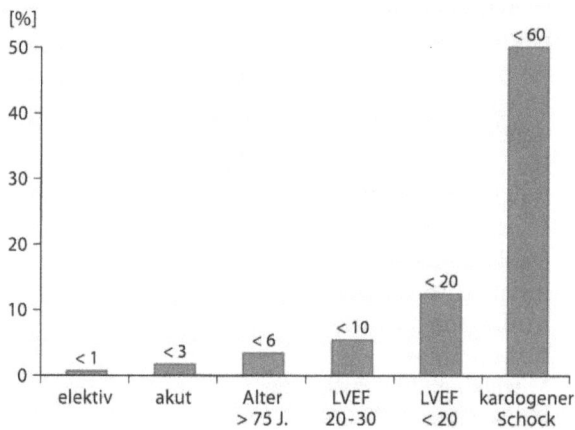

Abb. 6. Risikoprofil bei unterschiedlichen Ausgangslagen

Das Erstellen und Bewerten eines Risikoprofils sollte ein wesentlicher Standard jeder individuellen Herzchirurgie sein. Dies dient auch der eigenen Reflexion des Tuns. Im Kennen des Profils im allgemeinen Vergleich ergeben sich zusätzliche wesentliche Entscheidungshilfen zur Indikation und v. a. zur Prognosestellung (Abb. 6).

Elektive Koronarchirurgie bei Patienten < 75 Jahren in stabilem Zustand, mit leicht eingeschränkter Auswurffraktion, läßt sich mit einer Letalität > 1 % reproduzierbar ausführen [14]. Wenn die Patienten akut zur Operation kommen, steigt die Letalität jedoch um das 2,3fache an, bei 80jährigen bis zum 6fachen, bei eingeschränkter linksventrikulärer Funktion bis < 20 % und beim kardiogenen Schock bis zu 50 %. Insgesamt sind aber 75 % der Eingriffe elektiv.

Zur Risikoprofilerstellung sind besonders folgende Faktoren zu erwähnen: Allgemein steigen in den letzten Jahren die Risiken, da immer mehr ältere, morbide Patienten zur Operation angenommen werden. Das Vorhandensein lediglich eines Risikofaktors aus der nachfolgenden Übersicht ist selten. Man hat immer mit mehreren Risikofaktoren zu tun, die dann den Verlauf in jeder Richtung beeinflussen [33].

Risiken (präoperativ):
- Alter
- Geschlecht: Faktor 1,4 (80 % Männer, 20 % Frauen)
- Übergewicht
- Nikotin
- Diabetes mellitus

- Nierenversagen
- Hochdruck
- zerebrovaskuläre Erkrankungen
- Lungenerkrankungen
- Gefäßerkrankungen
- Ein-, Zwei-, Dreigefäßerkrankung
- Hauptstamm links
- EF < 30 %, 30–50 %, > 50 %
- Myokardinfarkt
- instabile Anrina pectoris
- kardiogener Schock
- Ventrikelruptur
- Mitralklappeninsuffizienz
- PTCA, Stent
- Reoperation

Alter

Das Alter der zur Operation aufgenommenen Patienten nimmt stets zu. Das durchschnittliche Alter ist in den letzten 10 Jahren von 58,5 auf 66 Jahre gestiegen, so daß bereits 3 % der von uns behandelten Patienten über 80 Jahre sind. Vor 25 Jahren war 60 Jahre Grund, die Operation abzulehnen. Bei Frauen scheint die Sklerose der Koronarien später wirksam zu sein. Dennoch gilt die Empfehlung, je höher das Alter ist, desto weniger sollte korrigiert werden. Trotz guter extrakorporaler Zirkulation beträgt die Gesamtmortalität bei über 75jährigen Patienten 6 % [14]. Als Morbiditätsrisiken sind neurologische [23], pulmonale, renale und Multiorgankomplikationen zu nennen, deren Anteil doch 10 % ausmacht.

Geschlecht

75–80 % der Patienten sind männlich und 20–25 % weiblich, der Anteil der Frauen ist im Alter relativ zunehmend. In großen Sammelstatistiken zeigt sich, daß bei Frauen Morbidität und Mortalität um das 1,4fache höher als bei Männern sind. Auch die eigenen Erfahrungen lehren, daß bei Vorhandensein von weiteren Risikofaktoren, wie z. B. bei eingeschränkter linksventrikulärer Funktion, die Mortalität 5,4 % ist. Vor allem Übergewicht und Alter steigern die Letalität und Infektionsrate.

Übergewicht

Die Ernährungslage der europäischen Gesellschaft ist so ausgezeichnet, daß mindestens 30 % schwer übergewichtig ist. Durch die Obesitas ist das Risiko des Übergewichtes besonders bei älteren Frauen (ab 70 Jahren) bis zu 18 % signifikant erhöht. Vor allem aber ist bei ihnen das Infektionsrisiko der oberflächlichen und der tiefen Wunden deutlich erhöht. Zusätzliches Risiko ist ein begleitender Diabetes.

Nikotin

Prinzipiell sollte die Operation bei Patienten, die nicht bereit sind, das Rauchen einzustellen, abgelehnt werden. Starke Raucher gefährden den Erfolg des Eingriffs durch postoperative Lungenkomplikationen. Über das Ausmaß ist keine gesicherte Untersuchung vorhanden.

Diabetes mellitus

Diabetes ist ein Risikofaktor zur Atherosklerose. Die Infektionsrate ist nicht signifikant beeinträchtigt.

Zerebrovaskuläre Erkrankungen

Im fortschreitenden Alter treten signifikant höhere neurologische Komplikationen auf. Deshalb ist präoperativ bei Verdacht auf eine TIA unbedingt eine Schalluntersuchung der Karotiden angezeigt. Neurologische Defizite treten bei 7–64 % der Patienten auf, psychoneurologische bei 16–65 %. Die meisten Defizite (60–70 %) verschwinden nach 1 Woche, 20–40 % nach 2 Monaten. Schwierig in der Pflege sind Durchgangssyndrome im hohen Alter (bis zu 20 %).

Lungenerkrankungen

Lungenkrankheiten sind selten Kontraindikationen zur Operation, aber bei Tuberkulose, floriden Infiltraten, Silikosen, Asbestose und dergleichen ist die Indikation besonders nach der allgemeinen Situation abzuwägen.

Gefäßerkrankungen

Die Atherosklerose der Koronarien ist nicht isoliert zu sehen. Bei vielen Patienten wurden bereits Voroperationen an den Gefäßen vorgenommen, hauptsächlich Bifurkationsprothesen.

In 1 % der Fälle sind zusätzliche Eingriffe an den Karotiden indiziert. Karotisstenosen können durchaus im Rahmen der Koronaroperationen im extrakorporalen Kreislauf und Hypothermie ohne großen Zeitverlust durchgeführt werden. Die Kombination von Karotis- und Bypasschirurgie ist vom Konzept her bestechend, jedoch lassen sich anhand der Literaturzitate hohe Komplikationen, wie z. B. zerebrale Insulte, bei bis zu 19 % der Fälle ablesen. Dennoch haben die Ergebnisse nicht allen Erwartungen entsprochen, so daß in der Literatur das Thema zunehmend weniger erwähnt wird.

Als besonders schwere Komplikation seitens der Gefäße ist der Verschluß des Truncus coeliacus zu werten. In 0,001 % der Fälle kommt es postoperativ zum Verschluß, der mit Sicherheit tödlich ist. Die Symptomatik setzt am 3.–5. Tag mit Foudroyanz ein [1].

Reoperation

Die Reoperation ist etwa bei 5% der Patienten nach 5 Jahren notwendig [22, 31, 33], nach 10 Jahren bei mehr als 10%, nach 15 Jahren bei 27% und nach 20 Jahren bei 36% der Patienten. Die Reoperationen sind durch die Progression der Atherosklerose, den Zustand der Grafts und deren Abflußgebiet in Abhängigkeit zu bringen.

PTCA

Die Beherrschung der PTCA-Komplikationen durch die offene Herzchirurgie ist Standard. Es ist unbedingt darauf hinzuweisen, daß die Kardiologen Patienten durch zu lange frustrane Wiedereröffnungsversuche nach PTCA gefährden. Berichte zeigen eine hohe Infarktrate von bis zu 35% und eine Letalitätsrate von bis zu 10%. Hier ist zur Verbesserung des Standards nicht die Herzchirurgie gefordert, sondern die Kardiologen sind aufgerufen, Dehnversuche frühzeitig zu beenden.

Stenting

Noch fehlen Erfahrungen über Stentkomplikationen. Man entfernt zwar immer wieder Stents oder sieht sie in Gefäßen liegen. Gefürchtet wäre eine Abszeßbildung in der Gefäßwand um den Stent.

Akuter Infarkt (AMI)

Beim frischen Infarkt ist zu erwähnen, daß die Letalität bis zum kardiogenen Schock angesichts der Morbidität auf bis zu 50% der Fälle ansteigen kann. Die chirurgische Therapie des akuten Herzinfarktes wird sehr zurückhaltend indiziert sein. Eine Indikation ist dann gegeben, wenn neben dem infarzierten Gebiet ein anderes funktionsfähiges Gebiet von einem stenosierten Gefäß abhängt. Außerdem ist es Ziel, durch rasche Reperfusion das Infarktgebiet kleiner zu halten.

Das Operationsrisiko hängt beim Infarkt wesentlich von der Zeit ab. Je länger das Infarktgeschehen zurückliegt, desto niedriger wird das Risiko. Bei akuten Infarkten wird man eine Revaskularisation anstreben, um so viel Myokard wie möglich zu retten, wobei hier alle Fragen der Reperfusion auftreten, ob und wie ein „stunning" oder „hibernating" Myokard wiederaktiviert werden kann, oder daß man die „letzten Wiesen" versorgt.

NYHA-Stadium

75% der Patienten kommen elektiv zur Operation, wobei das NYHA zwischen Stadium III und IV schwankt. 15% werden dringlich mit instabiler Angina aufgenommen und innerhalb von 24 h im Stadium IV operativ versorgt, wobei die Patienten meist Nitrate i.v. verabreicht bekommen. 10% kommen akut zur Operation, ganz wenige im kardiogenen Schock, der intubationspflichtig ist.

Auswurffraktion (EF)

Die linksventrikuläre präoperative Auswurffraktion (LVEF) hat ebenso einen wichtigen Stellenwert bei der Erstellung eines Risikoprofils. Das niedrigste Risiko zeigt sich bei Patienten, bei denen die Auswurffraktion eingeschränkt ist. Bei diesen Patienten ist ein längerer Adaptionsprozeß bereits abgelaufen. Bei normaler Auswurffraktion ist meist eine kurze Anamnese zu beobachten, und die präoperative Infarkthäufigkeit beträgt bei diesen Patienten doch 4 %, da keine Adaptionsprozesse geschaffen wurden. Ist die Auswurffraktion unter 15 % erniedrigt, so steigt die Mortalität auf bis zu 18 % an. Die Indikation bei Patienten mit einer hochpathologischen eingeschränkten Auswurffraktion ist immer dann gegeben, wenn die Patienten Symptome angeben, die auf eine Ischämie schließen lassen. Bei Dyspnoe wird man eher eine Kontraindikation finden.

6.9.7.2 Operationsrisiken

- Extrakorporale Zirkulation
- intraoperativer Infarkt
- Mediastinitis
- Blutung
- neurologisches Defizit

Die extrakorporale Zirkulation ist Standard zum CABG. Das Blut strömt mit vielen Wirbeln und Turbulenzen über große Kunststoffflächen. Zusätzlich wird die Temperatur auf bis zu 28°–30° herabgesetzt. Im Oxygenator, in den Kupplungen, Zwischenstücken, Schläuchen und Filtern werden immer Partikel abgelöst. Der Blutkontakt mit den Kunststoffen und Luftbläschen bewirkt eine Auslösung von Störungen im Komplementsystem, Gerinnungssystem, Endothel und führt zu Organstörungen, die in der Summe als generelle Entzündung des Körpers zu werten sind. Es ist, als fahre ein Orkan in den Körper – das Zyklonsyndrom. Dieses Syndrom ist aber das Grundrisiko jeder Operation, das 0,25 % der Letalität ausmacht. Ist aber ein Patient bereits schwer durch die Krankheit beeinträchtigt, so ist das Zyklonsyndrom auch Ursache dafür, daß in toto der Eingriff nicht toleriert wurde. Neurologische Störungen, Durchgangssyndrome sind durchaus mit Partikeln und Luftbläschen in Zusammenhang zu bringen.

Das ist auch der Grund dafür, daß die minimale Chirurgie ohne ECC entwickelt wurde und die Nachteile des bewegenden Herzens in Kauf nimmt. Dennoch ist die ECC als Standard unverzichtbar und erlaubt eine sichere Operation mit klaren und sauberen Anastomosen.

Intraoperativer Infarkt

Bei 4 % der Patienten kommt es zu einem intraoperativen Infarkt mit frischen Q-
und ST-Wellenveränderungen und CK-MB-Erhöhung.

Mediastinitis

Bis zu 4 % der Patienten weisen tiefe Infektionen auf, die durch die langen Hospi-
talisierungen, durch Diabetes, Obesitas, Alter, Operationstrauma und mangelnde
Durchblutung entstehen. Als Therapie gilt die Revision mit Spüldrainage. Die
Indikation sollte rasch gestellt werden. Mit Spülen mit bis zu 4 l Flüssigkeit läßt
sich eine Mediastinitis hervorragend beherrschen.

6.9.8 Zusammenfassung

Keine Operation wie die CABG-Operation ist in der Geschichte der Medizin so
intensiv die letzten 20 Jahre im Langzeitverlauf beobachtet worden. Es sind die
Nutzen, die Risiken und die Kosten klar. Auffallend wird in den letzten Jahren das
zunehmende Alter der Patienten.

Die zunehmende Herausforderung bedingt die Komplexität und Morbidität.
Die geschlossenen Verfahren (PTCA), die bereits häufiger als die offenen Verfahren angewendet werden, haben einen entscheidenden Einfluß. Es bleibt abzuwarten, ob die CABG ein Plateau erreicht, oder ob sie fallend ist. Die Reoperation ist
in den letzten Jahren nicht so häufig aufgetreten, wie zu befürchten war [34]. Aufgabe der Herzchirurgie ist eine weitere Verbesserung der ECC, ein Studium der
Restenosierung und die Interaktion mit den geschlossenen Verfahren. Die Zusammenarbeit mit der Kardiologie innerhalb der Interventionen am Herzen ist
unabdingbar.

Literatur

1. Albes GM, Schistek R, Baier R, Unger A, Hangler H, Unger F (1991) Early and late results
   following coronary artery bypass surgery beyond the age of 75 years. Thorac Cardiovasc
   Surg 39:289–293
2. Arnulf G (1971) Traitement chirurgical des maladies coronarienes par la desurpation des ar-
   teres coronaires. Etude expérimentale et clinique. Angégide 20:41
3. Beck CS (1935) The production of a collateral circulation to the heart. Am Heart J 10:849
4. Beretta L, Lemma M, Vanelli P, Paolino C, Botta M, Fundaro P, Santoli C (1993) Inferior epi-
   gastric artery: An alternative graft for myocardial revascularization. Cor Europaeum
   2:54–58
5. Berreklouw E (1996) One or two internal thoracic arteries in coronary artery bypass surgery. COP-Gegevens Koninklijke Bibliotheek, Den Haag
6. Carpentier A, Guermonprez JL, Deloche A, Frechette C, DuBost C (1973) The aortocoronary
   radial artery bypass graft. A technique avoiding pathological changes in grafts. Ann Thorac
   Surg 16:111–121

7. Chen TH (1992) Coronary artery bypass surgery utilizing right gastroepiploic artery. J Formos Med Assoc 91:1084-1087
8. Chiu CJ (1976) Why do radial artery grafts for aortocoronary bypass fail? A reappraisal. Ann Thorac Surg 22:520-523
9. Cooper AJ, Wilkinson GAL, Angelini GD (1992) Overcoming perioperative spasm of the internal mammary artery: Which is the best vasodilator? J Thorac Cardiovasc Surg 104: 465-468
10. Dapunt O, Zukriegel M, Ghosh PK, Antretter H, Unger F (1989) Arteria gastroepiploica und Arteria omentalis als alternative Grafts in der Koronarchirurgie. Herzmedizin 12: 18-23
11. Dion R, Verhelst R, Rousseau M et al. (1989) Sequential mammary grafting. J Thorac Cardiovasc Surg 98:80-89
12. Favoloro RG (1970) Surgical treatment of coronary arteriosclerosis. Williams & Wilkins, Baltimore
13. Flemma RJ, Singh HM, Tector AJ, Leply D, Frazier BZ (1975) Comparative hemodynamic properties of vein and mammary artery in coronary bypass operations. Ann Thorac Surg 20:619-631
14. Ghosh PK, Schistek R, Unger F (1988) Coronary artery surgery over 65 years of age. Geriatric Cardiovasc Med 1:231-235
15. Graeber GM (1992) Harvesting of the internal mammary artery and the healing median sternotomy. Ann Thorac Surg 53:7-8
16. Greene GE (1972) Internal mammary artery to coronary artery anastomosis: three year experience with 165 patients. Ann Thorac Surg 14:260-276
17. Kirklin JW (1991) ACC/AHA task force report: Guidelines and indications for coronary artery bypass graft surgery. JACC 3:543-589
18. Kolessov VI (1967) Mammary artery - coronary artery anastomosis as a method of treatment for angina pectoris. J Thorac Cardiovasc Surg 54:535-547
19. Landymore RW, Chapman DM (1987) Anatomical studies to support the expanded use of the internal mammary artery graft for myocardial revascularization. Ann Thorac Surg 44:4-6
20. Longmire WP, Carmon JA, Kattus AA (1958) Direct vision coronary endarterectomy for angina pectoris. New Eng J Med 259:993-999
21. Loop FD (1994) Arterial and venous coronary bypass grafts: surgical techniques and outcome. In: Lüscher TF, Turina M, Braunwald E (eds) Coronary artery graft desease. Springer, Berlin Heidelberg New York Tokio, pp 53-67
22. Lüscher TF, Turina M, Braunwald E (eds) (1994) Coronary artery graft disease. Springer, Berlin Heidelberg New York Tokyo
23. Mills SA (1993) Cerebral injury and cardiac operations. Ann Thorac Surg 56:86-91
24. Murray G, Porcheron R, Hilario JE, Roschlau W (1954) Anastomosis of a systematic artery for the coronary. Canad Med Ass J 71:594-602
25. Senning A (1959) Strip graft technique. Acta Chir Scand 118:81-89
26. Sergeant P, Wouters L, Dekeyser L (1986) Is te outcome of coronary artery bypass graft surgery predictable in patients with severe ventricular function impairment? J Cardiovasc Surg 27/5:618-621
27. Seyfer AE, Shriver CD, Miller TR, Graeber GM (1988) Sternal blood flow after median sternotomy and mobilization of the internal mammary arteries. Surgery 104:709-714
28. Sones FM, Shirey EK (1962) Cine coronary arteriography. Med Conc Cardiovasc Des 31:735-749
29. Subramanian VY, Hernandez Y, Tack-Goldman K, Grabowski EF, Weksler BB (1986) Prostacyclin production by internal mammary artery as a factor in coronary artery bypass grafts. Surgery 100:376-383
30. Thompson SA (1939) Developement of cardiopericardial adhesion following the use of talc. Proc Soc Exp Bert (NY) 40:260

31. Unger F (1987) Coronary artery surgery in the nineties. Springer, Berlin Heidelberg New York Tokyo
32. Unger F (1996) Cardiac interventions in Europe 1995. Ann Acad Sci Et Art Europ 19:1–108
33. Unger F, Mörl H, Dietrich HA (1996) Interventionen am Herzen. Springer, Berlin Heidelberg New York Tokyo
34. Vineberg AM (1946) Development of an anastomosis between the coronary and a transplanted internal mammary artery. Canad Med Ass J 55:117

6.10 Transmyokardiale Laserrevaskularisation

R. Moosdorf

Wenn man heute von revaskularisierenden Verfahren bei der koronaren Herz-krankheit spricht, so ist damit in der Regel die direkte Wiederherstellung der koronararteriellen Strombahn entweder durch Wiedereröffnung mittels kathe-terinterventioneller Verfahren oder durch Überbrückung mittels chirurgischer Bypassanlage gemeint. Beide Verfahren haben aufgrund der jahrzehntelangen Erfahrungen heute einen derartig hohen Qualitätsstandard erreicht, daß mit ihrer Hilfe selbst sehr weit fortgeschrittene Krankheitsbilder sowohl symptoma-tisch als auch prognostisch erfolgreich beeinflußt werden können. Dies hat das Interesse an den zunächst eingeführten indirekten chirurgischen Revaskularisa-tionsverfahren zur Erzeugung künstlicher Kollateralen, angefangen bei Beck im Jahre 1935 [1], bis hin zu Vineberg [16] mit der von ihm eingeführten direkten Implantation der A. mammaria interna in das ischämische Myokard klinisch in den Hintergrund gerückt. So blieben auch die in den 60er Jahren zunächst expe-rimentell und später auch klinisch erfolgreich von Cooley et al. [4], Sen et al. [15], sowie White u. Hershey [18] beschriebenen multiplen Punktionen des linksven-trikulären Myokards im Sinne einer erstmaligen transmyokardialen Revaskulari-sation klinisch wenig beachtet.

Erst die zunehmende Zahl von Patienten, die bei schwerster diffuser Arterio-sklerose und therapierefraktärer Angina pectoris direkten Revaskularisations-verfahren nicht mehr zugänglich waren, verstärkte schließlich wieder das Inter-esse an indirekten Möglichkeiten einer Durchblutungsverbesserung des Myo-kards. So griffen Anfang der 80er Jahre Mirosheini u. Cayton [11] die Idee der transmyokardialen Revaskularisation wieder auf und verwendeten hierzu einen herkömmlichen Kohlendioxidlaser. Aufgrund der seinerzeit noch geringen Lei-stung der verfügbaren Lasersysteme konnten die transmuralen Kanäle zunächst nur am stillstehenden Herzen angelegt werden, und die Methode wurde über-wiegend in Verbindung mit einer konventionellen Bypassanlage im Versorgungs-gebiet nicht mehr anschlußfähiger Koronargefäße durchgeführt. Erst mit der Einführung eines hochenergetischen Kohlendioxidlasers und der gleichzeitigen Triggerung des jetzt nur noch Millisekunden betragenden Laserimpulses durch die R-Welle des abgeleiteten Patienten-EKGs konnte die Methode auch am schla-genden Herzen und damit auch bei der diffusen Mehrgefäßerkrankung als allei-nige Therapie eingesetzt werden [5]. Nachdem Studien in den USA die klinische Effizienz dieser Methode insbesondere im Hinblick auf Anginasymptomatik und Belastungsfähigkeit der Patienten demonstriert hatten, wurde sehr schnell weite-re Verbreitung gefunden.

Im Gegensatz zu Angioplastie, Bypasschirurgie oder auch der Vineberg-Operation ist der pathophysiologische Hintergrund der transmyokardialen Laserrevaskularisation bisher noch nicht sicher geklärt und auch der direkte Funktionsnachweis noch nicht sicher zu führen. Ursprünglich hatte man sich das Modell des Reptilienherzens zum Vorbild genommen. Bei diesem erfolgt die O_2-Versorgung unterschiedlich großer Anteile des inneren Myokards vom Ventrikel aus über kräftige und tiefreichende Sinusoide und per diffusionem. Im Gegensatz dazu gibt es eine äußere kompakte Muskelschicht, die von Koronarästen versorgt wird. Vergleicht man nun selbst den inneren spongiösen Anteil des Reptilienmyokards mit jenen gerade 1 mm im Durchmesser messenden und üblicherweise in einem Abstand von 1 cm zueinander angelegten Laserkanälen, so läßt sich unschwer erkennen, daß durch die neu geschaffene Kontaktoberfläche nur ein vergleichsweise vernachlässigbarer Anteil unmittelbar angrenzender Myokardzellen per diffusionem ernährt werden könnte im Vergleich zu dem großen, zwischen den Kanälen liegenden Myokardvolumen. Gewinnen diese Kanäle im Myokard jedoch Anschluß an das native Gefäßnetz, so ist darüber eine Perfusionsverbesserung des Herzmuskels denkbar, so wie sie ja auch über die thebesischen Venen oder unterschiedliche ventrikulokoronare Verbindungen im Zusammenhang mit kongenitalen Herzmißbildungen beschrieben ist [9, 10].

Gegen diese Theorie wurden immer wieder die unterschiedlichen Druckverhältnisse in Ventrikel und Myokard angeführt, die einen Blutübertritt kaum ermöglichen sollten [13]. Die hierzu durchgeführten experimentellen Untersuchungen verwendeten jedoch überwiegend abgeschlossene intramyokardiale Meßsysteme, und es wurde zudem nicht von einem fixierten kanalförmigen Substanzdefekt sowie der niedrigeren Druckentwicklung in dem umgebenden ischämischen Myokard ausgegangen. Erste Einzelbeobachtungen konnten demgegenüber mit Hilfe spezieller echokardiographischer Untersuchungsverfahren eine systolische Füllung der Kanäle demonstrieren. Auch wurde mittels Kontrastmittelechokardiographie nach systolischer Anfüllung der Kanäle eine verstärkte Anreicherung des Kontrastmittels in dem umgebenden Myokard beschrieben [2]. Dies deutet auf einen Anschluß der Laserkanäle an intramyokardiale Gefäßnetze hin. Alternativ zu einer direkten Blutleiterfunktion des Kanales muß auch eine durch den Laserreiz induzierte Neokapillarisierung diskutiert werden, die zu einer Ausbildung neuer Kollateralnetze führt [8, 12].

Die bisherigen experimentell und im Rahmen von Obduktionen erhobenen pathohistologischen Befunde konnten keinen der genannten Wege schlüssig beweisen oder ausschließen. Somit stehen zum gegenwärtigen Zeitpunkt überwiegend die indirekten und klinischen Untersuchungsverfahren zur Beurteilung nach transmyokardialer Laserrevaskularisation zur Verfügung.

6.10.1 Operationstechnik

Das Prinzip der transmyokardialen Laserrevaskularisation besteht in der Anlage komplett transmural verlaufender Kanäle im Bereich der ischämischen linksventrikulären Wandabschnitte. Die ursprünglichen, zunächst experimentellen und später auch klinischen Einsätze dieser Technik erfolgten mit Hilfe eines Kohlendioxidlasers, der aufgrund seiner physikalischen Eigenschaften besonders geeignet erschien, um in möglichst kurzer Zeit einen glatt berandeten Kanal ohne tiefergreifende thermische Schädigungen des angrenzenden Myokards zu erzielen. Aufgrund der noch relativ niedrigen Leistungen der damals zur Verfügung stehenden Lasersysteme war eine Penetration des Herzmuskels allerdings erst in einem Zeitraum von mehreren Sekunden möglich, so daß diese Verfahren zunächst am stillgestellten Herzen in Verbindung mit konventionellen Bypassoperationen angewendet wurden [11].

Nach diesen langjährigen klinischen und experimentellen Erfahrungen durch Mirosheini gelang es dann Crew, wiederum zusammen mit Mirosheini und Rudko, diese Methode mit Hilfe eines wesentlich stärkeren hochenergetischen Kohlendioxidlasers und gleichzeitiger EKG-Triggerung auch am schlagenden Herzen einzusetzen, wobei der nur noch wenige Millisekunden betragende Laserimpuls die Herzwand-R-Wellen getriggert in der Phase maximaler enddiastolischer Füllung durchdringt [5]. Dies verringert zum einen die Gefahr einer Induktion ventrikulärer Herzrhythmusstörungen und andererseits einer Verletzung endokavitärer Strukturen, da der Laserstrahl bei Auftreffen auf die Blutsäule praktisch vollständig absorbiert wird.

Auch heute werden die beiden Methoden der alleinigen transmyokardialen Laserrevaskularisation sowie der Verbindung mit einer konventionellen Bypassoperation angewendet. Zugangsweg für die Kombinationstherapie ist in der Regel die mediane Sternotomie, und es werden dann zunächst in üblicher Weise die Bypasstransplantate angeschlossen, um danach am wieder schlagenden und volumenbelasteten Herzen unter dem Schutz der Herz-Lungen-Maschine die Laserkanäle in den nichtrevaskularisierbaren Bereichen anzulegen und direkt danach von der Herz-Lungen-Maschine abzugehen, um so nach Heparinantagonisierung einen möglichst zügigen epikardialen Verschluß der Laserkanäle zu gewährleisten. Bei der alleinigen Anwendung des Lasers erfolgt der Zugang üblicherweise über eine linksseitige anterolaterale Thorakotomie, da auf diese Weise alle betroffenen Abschnitte der linken Herzkammer ohne Luxierung und somit hämodynamische Beeinflussung gut erreichbar sind. Aufgrund der technischen Fortschritte, auch im Bereich der Übertragungssysteme, können diese Eingriffe heute über eine sehr limitierte Thorakotomie durchgeführt werden, und es besteht auch die Möglichkeit einer Kombination mit minimalinvasiven koronarchirurgischen Maßnahmen. Schließlich besteht auch noch die Möglichkeit der videoassistierten thorakoskopischen Anwendung, deren Einsatz jedoch bei dem überwiegenden Anteil von Zweit- und Dritteingriffen mit entsprechenden pleuralen und epikardialen Verwachsungen begrenzt ist.

6.10.2 Indikationen und Kontraindikationen

Indikation für die transmyokardiale Laserrevaskularisation ist die generalisierte diffuse Koronarsklerose, die weder Möglichkeiten einer interventionellen noch einer direkten chirurgischen Revaskularisation mehr bietet. Klinisch betrifft dies auch unter maximaler medikamentöser Therapie weiterhin symptomatische Patienten, denen bisher keine weitere Therapie angeboten werden konnte. Neben der obligaten Herzkatheteruntersuchung und, soweit möglich, einem Belastungs-EKG muß vor der Operation der Nachweis vitalen Myokards mittels Szintigraphie oder Positronenemissionstomographie vorliegen. Darüber hinaus hat in letzter Zeit die Streßechokardiographie zur Beurteilung ischämischer Areale zunehmend an Bedeutung gewonnen. Das Risiko auch einer isolierten transmyokardialen Laserrevaskularisation richtet sich analog zu anderen herzchirurgischen Eingriffen entscheidend nach der Ventrikelfunktion. Eine kritische Grenze wird hier bei einer Ejektionsfraktion zwischen 20 und 30% gesehen, wobei auch höhergradige Einschränkungen der Ventrikelfunktion kein prinzipielles Ausschlußkriterium sein müssen, wenn ein frühzeitiger und u. U. schon präoperativer Einsatz einer intraaortalen Gegenpulsation durchgeführt wird. Kritisch muß selbst unter diesen Voraussetzungen die Indikation bei schwerer instabiler oder Präinfarktangina gesehen werden, da eine unmittelbare signifikante Verbesserung der Durchblutung nicht erwartet werden kann.

Auch bei der isolierten transmyokardialen Laserrevaskularisation müssen die allgemeingültigen Operabilitätskriterien eines größeren thoraxchirurgischen Eingriffes beachtet werden, auch wenn die Belastung durch die extrakorporale Zirkulation sowie den ischämischen Herzstillstand hierbei wegfallen. Neben Alter und Allgemeinzustand des Patienten spielen dabei Begleiterkrankungen eine wesentliche Rolle, insbesondere chronische Lungenerkrankungen und Einschränkungen der Leber- und Nierenfunktion.

6.10.3 Klinische Ergebnisse

Seit Einführung der transmyokardialen Laserrevaskularisation wurden zunächst in den USA und anschließend auch in Europa mehrere Studien zur Effektivität dieser neuen Therapieform durchgeführt. Das internationale Register in Cambridge umfaßt 919 Patienten aus 16 herzchirurgischen Zentren. Vor der Operation befanden sich von diesen 57% in der NYHA-Klasse III und 25% in der NYHA-Klasse IV sowie 41% in der Angina(CCS)-Klasse III und 43% in der Angina(CCS)-Klasse IV. 55% der eingeschlossenen Patienten hatten schon mindestens eine Bypassoperation hinter sich. Die postoperative Gesamtmortalität betrug 14%, die 30-Tage-Mortalität 7%. Unter den 249 nach 3 Monaten nachuntersuchten Patienten fand sich bei 47% eine Verbesserung um mindestens 2 Angina(CCS)-Klassen und bei 37% eine Verbesserung um mindestens 2 NYHA-Klassen. Nach 6 Monaten waren es 55 respektive 42% und bei 71 Patienten in einem Zeitraum nach 12 Monaten 42 und 40% [14].

In den USA wurden innerhalb von 3 FDA-Studien insgesamt 376 Patienten nach transmyokardialer Laserrevaskularisation erfaßt. Innerhalb eines Nachsorgezeitraumes von durchschnittlich 9 Monaten zeigten 75% der chirurgisch behandelten Patienten wiederum eine Verbesserung um mindestens 2 Anginaklassen. Die Hospitalisationsrate sank von 80% während der letzten 12 Monate vor der Studie auf 7% nach erfolgter Myokardrevaskularisation. Innerhalb dieser

Studie wurden auch myokardszintigrafische Untersuchungen mit eingeschlossen, die eine Reduktion der ischämischen Areale nach einem festgelegten Auswertungsmuster um 40 % nachwiesen. Die nach Kaplan-Meier errechnete Mortalität betrug 13 % nach einem und 21 % nach 2 Jahren. Demgegenüber betrug die Mortalität der in der Phase-3-Studie randomisierten Patienten mit ausschließlicher medikamentöser Therapie schon nach 6 Monaten 27 %, so daß hier erstmals in einer größeren Studie auch eine Senkung der Mortalität demonstriert werden konnte [6].

In die gleiche Richtung weisen auch die vorläufigen Ergebnisse der letzten von der FDA unterstützten prospektiven randomisierten Studie, bei der insgesamt 160 Patienten eingeschlossen wurden. Auch hier bestätigte sich eine Verbesserung von 71 % der transmyokardial revaskularisierten Patienten um mindestens 2 Angina-Klassen, während in der medikamentös behandelten Gruppe sich kein Patient signifikant verbesserte, demgegenüber aber 25 % eine deutliche Verschlechterung nach durchschnittlich 3,9 Monaten aufwiesen. Die nach einem standardisierten Fragebogen erhobene Lebensqualität stieg innerhalb der Lasergruppe um 127 %, während sie in der medikamentösen Gruppe praktisch unverändert blieb. Die Mortalität betrug perioperativ 1 % und im Nachbeobachtungszeitraum 5 % innerhalb der Lasergruppe, während sie sich in der Kontrollgruppe auf insgesamt 16 % belief. Davon starben 5 % noch unter der medikamentösen Therapie und 11 %, nachdem sie wegen einer erheblichen Zunahme der Beschwerden zur Lasergruppe übergegangen waren, um dort mit einem signifikant erhöhten Risiko operiert zu werden. Diese Resultate führten schließlich zu einem vorzeitigen Abbruch der Studie [3].

An unserer Klinik wurden seit November 1994 insgesamt 114 Patienten (99 Männer, 15 Frauen) unter Einsatz der transmyokardialen Laserrevaskularisation operiert. Indikation war auch hier die diffuse koronare Mehrgefäßerkrankung, die bei weiterhin schwerer Angina-pectoris-Symptomatik auch unter maximaler antianginöser Therapie einer konventionellen Revaskularisation nur unvollständig oder gar nicht mehr zugänglich war. Gemäß diesem Protokoll erfolgte der Einsatz des Lasers bei 61 Patienten als alleinige revaskularisierende Maßnahme und bei 53 Patienten in Verbindung mit einer Bypassoperation bei ansonsten unvollständiger Revaskularisation. Alle Patienten waren, teilweise an mehreren Zentren, von weiteren interventionellen oder chirurgischen Maßnahmen ausgeschlossen worden. Dies spiegelt auch der hohe Anteil von Zweit- und Dritteingriffen wider, der in der reinen TMLR-Gruppe 93 % und bei den Kombinationseingriffen 55 % betrug. Bemerkenswert ist dabei das noch relativ niedrige mittlere Lebensalter von 63,2 (32–82) Jahren, welches auch einen großen Anteil noch jüngerer Patienten mit derartig schweren Veränderungen widerspiegelt.

Die üblichen präoperativen Untersuchungen umfassen neben der obligaten Koronarangiographie und Ventrikulographie ein Belastungs-EKG, eine Streßechokardiographie und eine szintigraphische Untersuchung in Ruhe und unter Belastung. Allerdings mußte bei einer Reihe schwerkranker Patienten mit instabiler Angina pectoris auf die Belastungsuntersuchungen verzichtet oder diese konnten nur auf niedrigstem Niveau durchgeführt werden. Insgesamt 14 uns zur transmyokardialen Laserrevaskularisation zugewiesene Patienten mit koronarmorphologisch nicht oder nicht vollständig revaskularisierbarem Gefäßbefund konnten aufgrund des intraoperativen Befundes ausschließlich mit Bypasstransplantaten versorgt werden. In der Gruppe der Kombinationseingriffe betrug die durchschnittliche Anzahl angelegter Bypassanastomosen 1,8 und wurde ergänzt durch im Mittel 20,2 Laserkanäle. Demgegenüber betrug die durchschnittliche Anzahl von Laserkanälen bei ausschließlicher transmyokardialer Laserrevaskularisation 32,4. Insgesamt verstarben perioperativ 13 Patienten (11,4%), davon 8 (13,8%) aus der Gruppe mit reiner TMLR und 5 (9,8%) nach Kombinationseingriffen. Dabei waren in 4 Fällen Notfalleingriffe vorausgegangen aufgrund eines schwersten Präinfarktsyndroms oder zusätzlicher Herzfehler, wie einer akuten Mitralinsuffizienz oder dem Ausriß einer biologischen Klappenprothese, welche eine akute hämodynamische Instabilität verursachten.

Alle Patienten wurden vor Krankenhausentlassung sowie nach 3 bzw. 6 und 12 Monaten gemäß einem standardisierten Protokoll nachkontrolliert. Dazu gehört unmittelbar postoperativ lediglich eine echokardiographische und szintigraphische Kontrolle in Ruhe. Nach 3 bzw. 6 und 12 Monaten umfaßt dies neben der üblichen klinischen Untersuchung und einer ausführlichen Befragung zur Beschwerdesymptomatik und Lebensqualität die auch präoperativ durchgeführ-

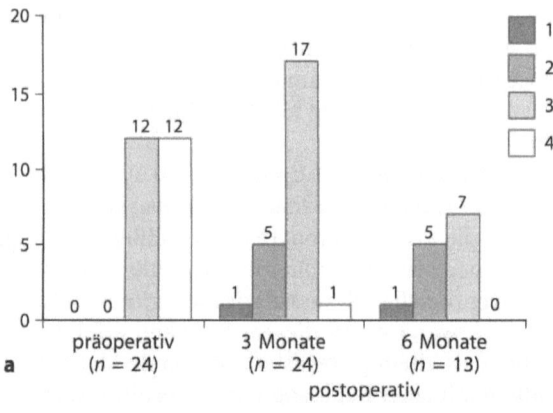

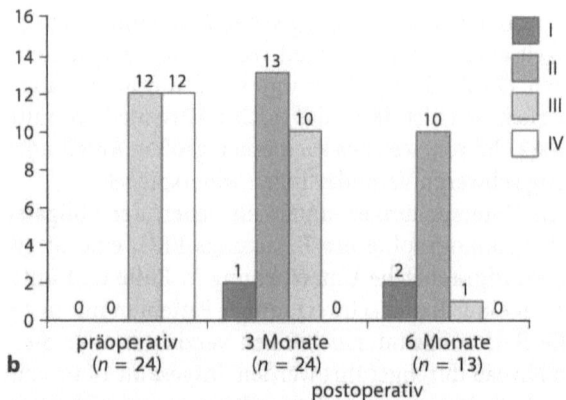

Abb. 1. a Angina(CCS)- und **b** NYHA-Klassifikation vor sowie 3 und 6 Monate nach isolierter transmyokardialer Laserrevaskularisation

ten EKG-, Echokardiographie- und Szintigraphieuntersuchungen in Ruhe und unter Belastung. Vor allem bei wiederkehrenden Beschwerden wird optional nach 6 Monaten auch eine Herzkatheteruntersuchung eingeschlossen. Insgesamt konnten bisher die Befunde von 52 Patienten nach 3 und 31 Patienten nach 6 Monaten komplett ausgewertet werden. Die entsprechenden Ergebnisse sind in Abb. 1a,b für die isolierte transmyokardiale Laserrevaskularisation und in Abb. 2a,b für den kombinierten Eingriff bezüglich Angina(CCS)- und Belastungsklassifikation (NYHA) dargestellt.

Es fällt auf, daß sich nach 6 Monaten 45% der Patienten nach einer TMLR und über 50% nach Kombinationseingriffen in den Anginaklassen I und II befinden, während sie präoperativ zu nahezu gleichen Anteilen den Klassen III und IV zuzuordnen waren. Ähnlich ist die Entwicklung auch bei der NYHA-Klassifikation, so daß sich postoperativ nur noch ein kleiner Anteil der Patienten in der Klasse III und kein Patient mehr in der Klasse IV findet. Im Belastungs-EKG zeigte sich unter kontrollierten Bedingungen innerhalb der untersuchten Gruppe nach isolierter transmyokardialer Laserrevaskularisation (n = 11) ein Anstieg der Ischämiegrenze von präoperativ im Mittel 25 W auf 66 W nach 3 und 70 W nach 6 Monaten. In der Kombinationsgruppe (n = 16) betrugen die vergleichbaren Wer-

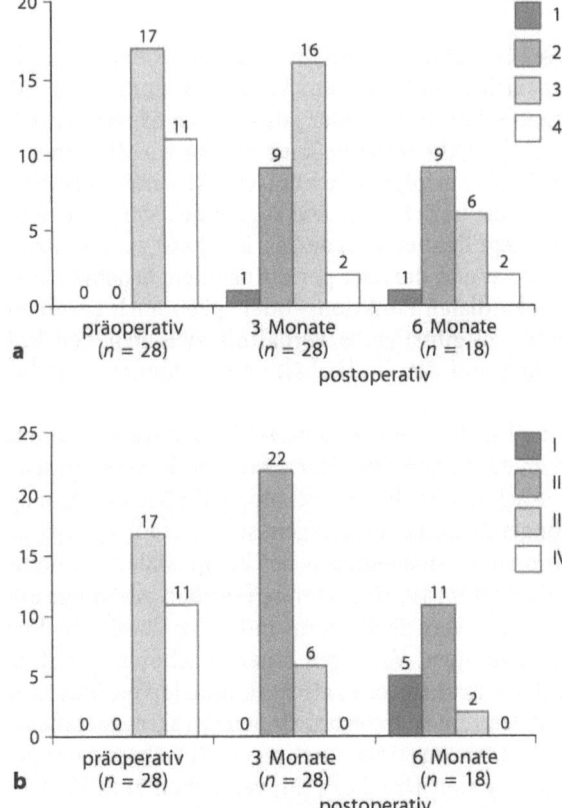

Abb. 2.a Angina(CCS)- und **b** NYHA-Klassifikation vor sowie 3 und 6 Monate nach einer Kombination von aortokoronarer Bypassoperation (ACB) und transmyokardialer Laserrevaskularisation

te präoperativ 50 W und nach 3 bzw. 6 Monaten 67 und 85 W. Bei einigen Patienten aus beiden Gruppen konnte dabei eine vollständige Ausbelastung aufgrund peripherer Erschöpfung nicht erreicht werden. Die szintigraphischen Untersuchungen zeigten bei knapp 50 % der Patienten nach reiner TMLR eine sichtbare Verminderung der ischämischen Areale. Erst unter maximaler Ausbelastung zeigten sich auch hier nach 3 und 6 Monaten noch Zeichen einer Minderanreicherung.

Von 5 der verstorbenen Patienten konnten postoperativ im Rahmen einer Autopsiepathohistologische Präparate der behandelten Myokardabschnitte angefertigt werden. Dabei fanden sich übereinstimmend innerhalb der ersten 3–5 Tage offene, blutgefüllte Kanäle, begrenzt von einem schmalen und glatten Karbonisationssaum. Darüber hinaus zeigten sich bei allen untersuchten Präparaten senkrecht zu den Laserkanälen verlaufende Spalten im angrenzenden Myokard, die ebenfalls mit Blut gefüllt waren. Im Verlauf der 2. Woche nach dem Eingriff kommt es zu randständigen Fibrinablagerungen, wobei der Kanal zum Endokard hin noch eine deutliche Öffnung zeigt und sich innerhalb des Fibrins eine ausgeprägte Neokapillarisierung mit Anschluß an das umgebende Granulationsgewebe zeigt.

6.10.4 Diskussion

Die Idee der indirekten Myokardrevaskularisation durch transmurale Kanäle, die O_2-reiches Blut aus dem Ventrikelkavum in das Myokard transportieren, entstand schon in den 60er Jahren nach experimentellen Untersuchungen von Sen et al. [15], die anschließend ebenso wie die Amerikaner White u. Hershey [18] auch über erfolgreiche klinische Anwendungen bei Patienten mit myokardialer Ischämie berichteten. Die zugrundeliegende Idee war dabei die O_2-Versorgung des Reptilienherzens, dessen Myokard zum Ventrikelkavum hin tiefe Sinusoide aufweist und darüber per diffusionem ernährt wird. Im Gegensatz zu den transmyokardialen Punktions- oder später auch Laserkanälen besteht hier jedoch ein sehr viel günstigeres Verhältnis zwischen den kräftig dimensionierten Sinusoiden und den im Verhältnis nur dünnen zwischenliegenden Myokardsepten, und außerdem besteht die Wand des Reptilienherzens neben diesem spongiösen Anteil auch aus einem unterschiedlich starken kompakten Anteil, der analog zum Primatenherzen über Herzkranzgefäße versorgt wird.

Auch in der Humanpathologie finden sich Analogien im Zusammenhang mit kongenitalen Fehlbildungen, so das „spongy myocardium" oder die ventrikulokoronaren Anastomosen bei kongenitaler Pulmonalstenose mit intaktem Ventrikelseptum [9, 10]. Letztere beruhen allerdings auf einer direkten Verbindung zwischen Ventrikelkavum und subepikardialen Koronarien und fungieren bei gleichzeitigem Vorliegen einer angeborenen Ostiumstenose, insbesondere der rechten Kranzarterie, als funktionelle Verbindungen zwischen Ventrikelkavum und den zentral unterbrochenen Herzkranzgefäßen. Lediglich dieser freie Abfluß erklärt, warum trotz eines regelhaft während des gesamten Herzzyklus höheren intramuralen Druckes [13], verglichen zum Ventrikeldruck, dennoch eine Füllung und ein Bluttransport zustande kommt.

So anschaulich also die Vorstellung einer „Reptilisation" des Herzens sein mag, so wenig kann damit eine mögliche Wirkungsweise der Laserkanäle korrekt beschrieben werden, und es lassen sich von all den Modellen am ehesten die ventrikulokoronaren Anastomosen vergleichsweise heranziehen, wenn man davon ausgeht, daß die angelegten Laserkanäle intramyokardial Anschluß an das sich aufzweigende Koronargefäßsystem finden und so diese Wege zu einer Blutumverteilung nutzen. Kontrastmittelechokardiographische Untersuchungen konnten feine, in das Myokard hineinreichende Kanäle nachweisen, die sich in der Systole füllen und zu einer Anreicherung des angrenzenden Herzmuskels mit dem Kontrastmittel führten [2]. Eigene Untersuchungen mit einem hochauflösenden Echokardiographiesystem konnten ebenfalls vom Ventrikel ausgehende Kanäle nachweisen, die sich im Gegensatz zu den natürlich bestehenden Verbindungen wie beispielsweise den thebesischen Venen in der Systole füllen und von denen ausgehend sich auch eine feine Flußverteilung tangential in das Myokard hinein nachweisen ließ.

Betrachtet man die im Rahmen von Autopsien gewonnenen histologischen Befunde, so finden sich in der frühen Phase offene Kanäle und interessanterweise in den eigenen Untersuchungen auch relativ konstant auftretende und senkrecht zum Laserkanal zwischen den Muskelfasern gelegene Spalten, die ebenfalls mit Blutbestandteilen gefüllt sind. Man muß zunächst davon ausgehen, daß es sich hierbei um optoakustische Nebeneffekte des Lasers mit Disruption der Interzellularsubstanz handelt. Inwieweit diese Spalten möglicherweise endothelialisiert werden können und somit selbst Bestandteil der postulierten intramyokardialen Blutverteilung werden, läßt sich zum gegenwärtigen Zeitpunkt noch nicht sicher beurteilen. Nach längeren Zeiträumen gewonnene autoptische Präparate zeigen ebenfalls offene und neoendothelialisierte Laserkanäle, wobei ein sicherer Nachweis von Anschlüssen an das Kapillarnetz bisher nicht geführt werden konnte [12]. Allerdings existieren Berichte über eine vermehrte Neokapillarisierung im Bereich der angelegten Laserkanäle, dies sogar bei verschlossenem zentralen Lumen. So beschreiben Krabatsch et al. [8] bei in unterschiedlichem Abstand von der Operation durchgeführten pathohistologischen Untersuchungen überwiegend verschlossene Kanäle, die je nach Zeitraum von Fibrin oder einem lockeren Granulationsgewebe ausgefüllt waren und eine starke Kapillarneubildung aufwiesen, die sich deutlich von der üblichen Neokapillarisierung im Rahmen einer Wundheilungsreaktion unterschied.

Ähnliche Befunde konnten auch wir bei einem Zeitraum zwischen 8 und 10 Tagen nach der Operation erheben. Die Laserkanäle zeigten sich zum Endokard hin offen, wiesen jedoch eine deutliche wandständige Fibrinauflagerung auf. Innerhalb dieser fanden sich neu gebildete Kapillarknäuel, die teilweise auch Anschluß an das umgebende Gewebe fanden. Somit kommt als weiterer Wirkmechanismus der transmyokardialen Revaskularisation auch eine Induktion der Neoangiogenese in Betracht. Einheitlich findet sich nach transmyokardialer Revaskularisation mit dem hochenergetischen Kohlendioxidlaser bei allen autoptischen Präparaten und auch bei den von unserer Arbeitsgruppe erhobenen Befunden an gesunden und ischämischen Schweineherzen eine begrenzte entzündliche Reaktion mit Zerstörung der unmittelbar an den Kanal angrenzen-

den Myokardfasern. Diese geht im Verlauf in typischer Weise in ein lockeres Granulationsgewebe und später in eine ebenso schmale aufgelockerte Narbe über.
Auch in diesem um den Kanal gelegenen Gewebe findet sich eine typische Neokapillarisierung, wobei diese Kapillaren teilweise in Kontakt kommen mit dem
Kanal. Diese beschriebene Granulationsgewebe- und später auch Narbenbildung
kann gleichzeitig auch bei längerfristigen Verläufen zur eindeutigen Identifikation der Laserkanäle, auch obliterierter Kanäle, dienen und eine Unterscheidung
von natürlichen intramyokardialen Gefäßstrukturen wie beispielsweise Sinusoiden oder im Einzelfalle auch thebesischen Venen ermöglichen.

Die Idee, statt simpler Nadelpunktionen einen Laser zu verwenden, entstammt
der Arbeitsgruppe von Mirosheini [11]. Er setzte zunächst einen normalen Kohlendioxidlaser zu seinen experimentellen und später auch klinischen Untersuchungen ein. Dieses Gerät hatte den Nachteil, das Myokard aufgrund der geringen Leistung nicht mit nur einem kurzen Impuls durchdringen zu können, so daß
die transmyokardiale Laserrevaskularisation zunächst nur am stillgelegten Herzen und meist in Verbindung mit Bypassoperationen durchgeführt wurde. Erst
die Entwicklung des hochenergetischen Kohlendioxidlasers und der beschriebenen R-Wellentriggerung ermöglichten dann Crew et al. [5] den Einsatz am schlagenden Herzen. Die Frage nach den Vorteilen des Lasers gegenüber den ursprünglichen Nadeltechniken sowie nach dem optimalen Lasersystem kann
auch heute noch nicht endgültig beantwortet werden. Es steht jedoch fest, daß
der verwendete Kohlendioxidlaser aufgrund seiner optischen Eigenschaften in
nur wenigen Millisekunden einen sehr glatten und präzisen transmyokardialen
Kanal schaffen kann. Es entsteht ein schmaler Karbonisationssaum um den definierten Gewebsdefekt, wobei wiederum typischerweise bei diesem Laser die
thermische Schädigung des angrenzenden Gewebes aufgrund der geringen Eindringtiefe sehr begrenzt ist. Inwieweit der schmale Karbonisationssaum und die
angrenzende ebenfalls schmale Koagulationsnekrose zu einer Stabilisierung des
Kanals beitragen, erfordert noch weitere Abklärung.

In jedem Fall ist es wichtig, daß ein komplett ausgestanzter Defekt geschaffen
wird, der auch zu einer Desintegrität der Muskelfaserspirale führt. Vor allem
solide Nadeln führen in der Regel nur zu einer Verdrängung der Muskelfasern, so
daß die komplexe gegenläufige Faserspirale sehr schnell zu einem Verschluß
führen kann, wie wir aus anderen chirurgischen Maßnahmen am Ventrikelmyokard wissen. Eine immer wieder diskutierte Vergrößerung der Kanäle erscheint
in der Akutphase vielversprechend, da sich damit die Kontaktoberfläche deutlich
vergrößern läßt und somit in der Tat eine zumindestens annähernde Reptilisation denkbar wäre [17], andererseits würde dies konsequenterweise einen erheblichen Verlust an kontraktilem Myokard bedeuten, so daß dies die Vorteile nicht
aufwiegen würde. Zur Zeit werden auch andere Lasersysteme sowohl experimentell als auch klinisch eingesetzt. Inwieweit dadurch Langzeitvorteile, v. a. mit sog.
athermischen Lasersystemen wie dem Excimer-Laser zu erzielen sind, kann noch
nicht beurteilt werden. Experimentelle Untersuchungen v. a. von Kadipasaoglu
zeigen unter Anlage dieser Kanäle zumindest eine deutlich erhöhte Arrhythmo-
genität, die bei den in der Regel schon deutlich vorgeschädigten Herzen ein erhöhtes Risiko darstellen kann [7].

Die klinischen Ergebnisse der transmyokardialen Laserrevaskularisation haben einheitlich die Effektivität bezüglich Angina-pectoris-Symptomatik und Belastbarkeit bei 60% aller behandelten Patienten demonstrieren können. Ausgehend von einer Gruppe terminal kranker und bisher therapierefraktärer Patienten steht uns somit eine zusätzliche Therapieoption für diese Patientengruppe zur Verfügung. Dies wird auch eindringlich durch die von der FDA überwachte randomisierte Untersuchung an mehreren Zentren zwischen transmyokardialer Laserrevaskularisation und maximaler medikamentöser Therapie unterstrichen [3, 6]. Neben der Verbesserung der Symptomatik zeigte sich in der TMLR-Gruppe auch eine deutlich niedrigere Mortalität, so daß sich die amerikanische Bundesbehörde zu einem vorzeitigen Abbruch der Studie veranlaßt sah.

Dabei resultiert die deutlich erhöhte Mortalität in der medikamentös behandelten Gruppe zu einem großen Teil aus jenen Patienten, die aufgrund einer weiter progredienten Symptomatik entsprechend dem Studienprotokoll in die TMLR-Gruppe überwechselten und dort mit einem mehr als verdoppelten Risiko später operiert wurden. Dies unterstreicht zum einen die relativ schnelle Progredienz der Erkrankung bei diesen Endstadien-Patienten und zum anderen auch das damit verbundene steigende Risiko unter Verschlechterung der kardialen Symptomatik. Schwierig stellt sich bisher in allen Untersuchungen der objektivierbare Nachweis einer erfolgreichen Revaskularisation dar. Ein reproduzierbarer Nachweis der transmyokardialen Kanäle mittels Ventrikulographie erscheint aufgrund der grenzwertigen Auflösung dieses Verfahrens bisher nicht sicher möglich, und es existieren diesbezüglich nur einige Einzelbeschreibungen [4].

Hauptsächlich wurden bisher nuklearmedizinische Untersuchungsverfahren zum Nachweis der verbesserten Myokarddurchblutung angewendet, vorrangig die Myokardszintigraphie und in letzter Zeit auch vermehrt die Positronenemissionstomographie, wobei mit Hilfe beider Methoden Verbesserungen der Perfusion ischämischer Segmente nachgewiesen werden konnten, so in eigenen Untersuchungen übereinstimmend mit anderen Arbeitsgruppen in ca. 50% der untersuchten Ischämieareale. Häufig bestehen hier allerdings noch Diskrepanzen zum klinischen Verlauf, so daß eine unmittelbare Zuordnung nicht möglich ist. Möglicherweise bietet die Positronenemissionstomographie gegenüber der Szintigraphie noch einige zusätzliche Informationen, wie sie beispielsweise von der Gruppe um Frazier und Cooley bezüglichst einer vermehrten Perfusion der ehemals ischämischen subendokardialen Anteile gegenüber den subepikardialen Abschnitten beschrieben wurden [4]. Neben der ebenfalls zunehmend eingesetzten Belastungsechokardiographie erscheinen v. a. die ersten Beobachtungen mit Hilfe von Kontrastmittelechokardiographie oder neuen, besonders hoch auflösenden Echokardiographiesystemen vielversprechend, mit denen es offensichtlich zumindest in Einzelfällen möglich war, Kanäle und ihre Durchblutung direkt nachzuweisen [2]. Sollten sich diese Befunde an größeren Serien bestätigen, so wäre es in Zukunft erstmals möglich, Funktion der Kanäle und szintigraphische wie auch klinische Befunde direkt zu korrelieren und damit die Wirkungsweise dieser Methode direkt unter Beweis zu stellen.

Diese Befunde könnten sicherlich auch bei der Definition der Indikationen für die transmyokardiale Laserrevaskularisation sehr hilfreich sein. Neben den

i. allg. akzeptierten Kriterien der intraktablen Angina pectoris auch unter maximaler medikamentöser Therapie, der fehlenden Behandelbarkeit mittels interventioneller oder bypasschirurgischer Methoden und dem eindeutigen Nachweis vitalen Myokards bestehen immer noch Unsicherheiten bezüglich der instabilen oder Präinfarktangina sowie v. a. bezüglich der eingeschränkten Ventrikelfunktion. Sowohl die Ergebnisse erster amerikanischer Multicenter-Studien als auch des internationalen Registers in Cambridge [3, 6, 14] konnten analog zu anderen herzchirurgischen Interventionen einen deutlichen Anstieg der Mortalität unter Einschluß höhergradig eingeschränkter Ventrikelfunktionen nachweisen. Dementsprechend wurden als Eingangskriterien in den meisten folgenden Studien Ejektionsfraktionen von über 30 bis 35 % festgelegt, die bei niedrigerer Gesamtmortalität jedoch gerade einen Teil jener Patienten ausschlossen, die besonders deutliche Symptome zeigten. Möglicherweise wird in dieser Gruppe auch der frühzeitige Einsatz der intraaortalen Ballonpumpe, u. U. schon in der präoperativen Phase, eine wieder erweiterte Indikationsstellung bei Verbesserung der Ergebnisse ermöglichen.

Insgesamt stellt die transmyokardiale Laserrevaskularisation nach den bisherigen und nun schon über mehrere Jahre zurückreichenden Erfahrungen eine zusätzliche therapeutische Option in der Behandlung der terminalen koronaren Herzkrankheit dar. Sie bietet dabei keine Alternative zu den bisher etablierten Verfahren, sondern ergänzt sie lediglich für jene Gruppe von Patienten, die damit bisher nicht mehr therapierbar waren. Weitere klinische und v. a. auch experimentelle Untersuchungen müssen dazu führen, die genaue Wirkungsweise dieser neuen Methode nachzuweisen und eine Korrelation zu den klinischen Ergebnissen zu ermöglichen. Interessant sind dabei auch erste experimentelle Untersuchungen zur adjuvanten lokalen medikamentösen Therapie zur Unterstützung der Neoendothelialisierung und Neokapillarisierung im Bereich der Kanäle, die möglicherweise eine noch verbesserte Effizienz gewährleisten können [12].

Literatur

1. Beck CS (1935) The development of a new blood supply to the heart by operation. Ann Surg 102 : 801–813
2. Berwing K, Bauer EP, Strasser R, Klövekorn WP, Bertschmann W (1996) Transmurale Laserrevaskularisation: Erste Nachweise einer Perfusion offener Laser-Kanäle. Z Kardiol 85 [Suppl 2] : 197
3. Boyce SW (1996) TMR using the heart laser. Preliminary results of U.S. randomized study. Vortrag TMR Symposium Prag, Oktober
4. Cooley DA, Frazier OH, Kadipasaoglu K et al. (1996) Transmyocardial laser revascularization: Clinical experience with twelve-month follow-up. J Thorac Cardiovasc Surg 111 : 791–799
5. Crew JR (1991) Transmyocardial revascularization by CO_2-laser. Surgical Technology International 1 : 236–238
6. Horvath KA, Cohn LH, Cooley DA et al. (1997) Transmyocardial laser revascularization: Results of a multicenter trial with transmyocardial laser revascularization used as a sole therapy for end-stage coronary artery disease. J Thorac Cardiovasc Surg 13/4 : 645–654

7. Kadipasaoglu KA, Cihan H-B, Clubb PJ et al. (1997) Arrhythmogenic and histologic properties of three laser modalities for transmyocardial laser revascularisation (TMLR). Laser Surg Med [Suppl 9]:47A
8. Krabatsch T, Hempel B, Hofmeister J, Lieback E, Hetzer R (1996) Erste Erfahrungen in der Therapie der diffusen koronaren Herzerkrankung. In: Müller GJ, Berlien HP, Krabatsch T, Metzer R (Hrsg) Fortschritte in der Lasermedizin, Band 11: Transmyokardiale Laserrevaskularisation. Ecomed, Landsberg/Lech, S 53–64
9. Lauer RM, Fink HP, Petry EL, Dunn MI, Diehl AM (1964) Angiographic demonstration of intramyocardial sinusoids in pulmonary-valve atresia with intact ventricular septum and hypoplastic right ventricle. N Engl J Med 271:68–72
10. Lenox CC, Briner J (1972) Absent proximal coronary arteries associated with pulmonic atresia. Am J Cardiol 30: 666-669
11. Mirhoseini M, Cayton MM (1981) Revascularization of the heart by laser. J Micorsurg 2:253–260
12. Moosdorf R, Maisch B, Höffken W (1996) Transmyokardiale Laserrevaskularisation – Grenzen und Möglichkeiten. Z Kardiol 85 [Suppl 6]:281–286
13. Pifarré R (1968) Intramyocardial pressure during systole and diastole. Ann Surg 168: 871–875
14. Schoffield PM, Tait S, Sharples L, Caine N, Wallwork J (1996) Transmyocardial revascularization. International registry. Vortrag TMR Symposium Prag, Oktober
15. Sen PK, Udwadia TE, Kinare SG, Parulkar GB (1965) Transmyocardial acupuncture – A new approach to myocardial revascularization. J Thorac Cardiovasc Surg 50:181–189
16. Vineberg AM (1958) Coronary vascular anastomoses by internal mammary artery implantation. Can Med Assoc J 78:871–879
17. Walter P, Hundeshagen H, Borst HG (1971) Treatment of acute myocardial infarction by transmural blood supply from the ventricular cavity. Eur Surg Res 3:130–138
18. White M, Hershey JE (1968) Multiple transmyocardial acupuncture revascularization in refractory ventricular fibrillation due to myocardial ischemia. Ann Thorac Surg 6:557–563

6.11 Minimalinvasive Koronarchirurgie

J. Bonatti, O. E. Dapunt

6.11.1 Definition

Unter minimalinvasiver Koronarchirurgie versteht man Operationen am Koronarsystem, welche durch Reduktion des chirurgischen Traumas bzw. minimierter Anwendung kardiozirkulatorischer Unterstützungssysteme die perioperative Morbidität und Mortalität nach koronarchirurgischen Eingriffen senken sollen. Im Jahre 1994 wurden erstmals derartige Operationen durchgeführt [5], seither ist ein deutlicher Trend in Richtung breiter Anwendung dieser Methoden zu verzeichnen. Daß noch Unklarheit über den Stellenwert minimal oder wenig invasiver Techniken vorherrscht, beweist die Tatsache, daß eine Vielzahl von Bezeichnungen für die Eingriffe vorliegt, wie folgende Übersicht zeigt:

Synonyme für minimalinvasive Koronarchirurgie
- Least invasive CABG
- Mini-CABG
- MIDCAB
- CABG via LAST
- CABG via Minithorakotomie
- Trap-door-CABG
- Saloon-door-CABG
- Keyhole-CABG
- Port-access-CABG
- Endo-CABG
- MITACAB

CABG = coronary artery bypass grafting, MIDCAB = minimally invasive direct coronary artery bypass, LAST = left anterior small thoracotomy, MITACAB = minimally invasive thoracoscopy assisted coronary artery bypass

In den verschiedenen Begriffen spiegeln sich die unterschiedlichen Vorgangsweisen wider, welche bisher zur Anwendung kamen. Am häufigsten werden z. Z. der Ausdruck MIDCAB („minimally invasive direct coronary artery bypass grafting") und CABG via minithoracotomy oder LAST („left anterior small thoracotomy") verwendet.

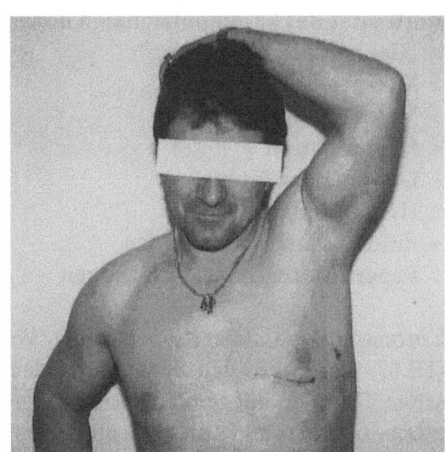

Abb. 1. Zustand nach minimalinvasiver Anlage eines A.-mammaria-in-situ-Bypasses zum R. interventricularis anterior (linksanteriore Minithorakotomie, Inzisionslänge: 10 cm)

6.11.2 Ziele

Vorwiegende Ziele der minimalinvasiven Koronarchirurgie sind die Reduktion des operativen Traumas und die Reduktion der Morbidität des kardiopulmonalen Bypass. Eine Verkürzung des postoperativen Aufenthalts in der Intensivstation sowie der Gesamtaufenthaltsdauer im Krankenhaus nach koronarer Bypassoperation wird dadurch erwartet. Eine Kostensenkung für einzelne Eingriffe bzw. Kapazitätserweiterungen in herzchirurgischen Zentren sollten damit möglich sein. Dem Koronarpatienten können neben den genannten Vorteilen zufriedenstellende kosmetische Ergebnisse (Abb. 1) und ein gegenüber konventionellen Verfahren erleichterter postoperativer Verlauf in Aussicht gestellt werden.

6.11.3 Grundlagen für die Entwicklung minimal invasiver Techniken in der Koronarchirurgie

6.11.3.1 Operatives Trauma

In Anlehnung an die guten Erfolge mit endoskopischen Verfahren in anderen chirurgischen Fachdisziplinen wird in der minimalinvasiven Koronarchirurgie versucht, durch sog. Miniinzisionen und teilweise durch Anwendung der Thorakoskopie die komplette Sternotomie zu vermeiden und das operative Trauma so gering wie möglich zu halten.

6.11.3.2 Morbidität des kardiopulmonalen Bypass

Die folgende Übersicht zeigt einige der wesentlichen Nebenwirkungen, die bei Anwendung der extrakorporalen Zirkulation auftreten können:

Morbidität des kardiopulmonalen Bypass
- „Ganzkörperentzündung"
- Mikroembolisierung
- Makroembolisierung
- Hämodilution
- Gerinnungsstörung
- Hypothermie
- diffuser zerebraler Schaden
- Reperfusionsschaden der Lungen

Koronare Bypassoperationen ohne Verwendung der Herz-Lungen-Maschine (HLM) wurden in den Frühphasen der Koronarchirurgie sowie aus ökonomischen Gründen auf breiter Basis in Ländern der 3. Welt durchgeführt. Aus letzteren stammen auch die wesentlichsten Berichte über größere klinische Serien [4, 8, 19]. Diese zeigen, daß die Morbidität und Mortalität nach Operationen am Koronarsystem ohne Verwendung der extrakorporalen Zirkulation nicht erhöht ist und daß v. a. eine Kostenreduktion erreicht werden kann. Angiographische Nachkontrollen zeigen eine zufriedenstellende Qualität der angelegten Anastomosen.

6.11.3.3 Geschichte

Die genannten positiven Erfahrungen mit Koronarchirugie ohne Herz-Lungen-Maschine führten im Jahre 1994 zur ersten klinischen Anwendung minimal invasiver Techniken durch Benetti u. Ballester [5] (Rosario/Argentinien). Sie berichteten über 2 Fälle der Anlage eines A.-mammaria-in-situ-Bypass zum R. interventricularis anterior über eine links-anteriore Minithorakotomie. Die Operationen wurden am schlagenden Herzen unter thorakoskopischer Präparation der A. mammaria interna links durchgeführt. Beide derartig operierten Patienten konnten im Operationssaal extubiert und nach 3 Tagen entlassen werden.

Die erste klinische Serie von minimalinvasiven koronaren Bypassoperationen wurde 1995 von Robinson et al. (University of Kentucky/Lexington) publiziert [14]. Diese Arbeitsgruppe verwendete als Zugang eine anteriore Mediastinotomie sowie Unterstützung durch die Herz-Lungen-Maschine über femorofemorale Kanülierung. Über die bisher größten Erfahrungen mit minimal invasiver Koronarchirugie berichteten 1996 Calafiore et al. (Universität Chieti/Italien) mit 155 Patienten [9]. Ihre Patientenserie wurde über eine links-anteriore Minithorakotomie ohne thorakoskopische Präparationen und ohne Verwendung der Herz-Lungen-Maschine operiert. Komplette thorakoskopische Verfahren einschließlich endoskopischer Gefäßnaht kamen klinisch an der Stanford University zum Einsatz [17], wegen großer technischer Schwierigkeiten wurden sie aber zugunsten der Anlage von Anastomosen über Minithorakotomie vorläufig verlassen.

6.11.3.4 Techniken

Vorbereitung und Anästhesieführung

Die Anästhesieführung hat bei minimalinvasiven Eingriffen v. a. das Ziel, eine Extubation des Patienten im Operationssaal zu ermöglichen, weshalb kurz wirksamen Pharmaka der Vorzug gegeben wird (z. B. Fentanyl und Propofol zur Analgosedierung, Vecuronium zur Relaxierung). Eine Intubation mit Doppellumentubus ist bei Anwendung thorakoskopischer Techniken wünschenswert, die Einlungenbeatmung kann aber zu postoperativen pulmonalen Problemen führen und wird als Routineverfahren teilweise abgelehnt [9]. Klebeelektroden zur externen Defibrillation sollten angebracht werden, da eine elektrische Defibrillation über eine Miniinzision nur bedingt möglich ist. Zentralvenöser Zugang sowie Harnkatheter werden wie bei konventionellen koronarchirurgischen Eingriffen gelegt.

Monitoring

Eine arterielle Druckmessung, 5-Kanal-EKG mit ST-Segmentanalyse und Pulsoxymetrie sind Standard für die minimalinvasive Koronarchirurgie. Ein Swan-Ganz-Katheter bzw. die transösophageale Echokardiographie ermöglichen v. a. eine exakte Beurteilung der ischämischen Veränderungen während der Okklusion der Zielgefäße.

Lagerung

Von verschiedenen Arbeitsgruppen werden sowohl die Rückenlage als auch die 30°- bzw. 90°-Seitenlage als mögliche Varianten für die Anlage einer Miniinzision angegeben. Die Rückenlage bietet den Vorteil einer leichteren Konversionsmöglichkeit zur Sternotomie. Der Patient wird in jedem Fall so gewaschen und abgedeckt, daß eine konventionelle Bypassoperation jederzeit möglich ist (Desinfektion mindestens eines Beines zur Venenentnahme, beider Leisten, des Abdomens, sowie des gesamten Thorax).

Verfügbarkeit und Anschlußmöglichkeiten für die extrakorporale Zirkulation

Unangefochten scheint derzeit die Tatsache, daß auch bei minimalinvasiven koronarchirurgischen Eingriffen ohne extrakorporale Zirkulation eine Herz-Lungen-Maschine (HLM) vorbereitet und jederzeit verfügbar sein sollte. Der Anschluß an die HLM erfolgt bei Bedarf über die A. und V. femoralis communis rechts. Um eine rasche perkutane Kanülierung zu ermöglichen, werden von einzelnen Arbeitsgruppen Führungsdrähte oder Schleusen in die Leistengefäße eingebracht. Bei Risikopatienten ist eine prophylaktische, perkutane oder offene Kanülierung zu empfehlen. Eine Sonderform eines perkutanen HLM-Sets stellt das System der Fa. Heartport (Fa. Heartport Inc., Redwood City/CA, USA) dar [15]. Über die arterielle Kanüle kann ein Ballonkatheter zur Okklusion der Aorta ascendens bzw. zur Applikation von Kardioplegielösung in die Aortenwurzel eingebracht werden.

Chirurgische Zugänge

In Abhängigkeit vom verwendeten Bypass- bzw. angestrebtem Zielgefäß können folgende Zugänge verwendet werden: anteriore Minithorakotomie im 4. oder 5. Interkostalraum links [5, 9] [Bypassgefäß A. mammaria interna (IMA) links, Zielgefäße R. interventricularis anterior (LAD), R. diagonalis, evtl. R. intermedius], anteriore Minithorakotomie rechts [Bypassgefäß A. mammaria interna rechts, Zielgefäß A. coronaria dextra (RCA)] und subxiphoidale Inzision [6] [Bypassgefäß A. gastroepiploica dextra (RGEA), Zielgefäß R. interventricularis posterior]. Alternativ zu den anterioren Minithorakotomien können eine links- bzw. rechtsanteriore Mediastinotomie unter Durchtrennung des 3. bis 5. Rippenknorpels angelegt werden [14]. Über eine Ministernotomie [3] können das LAD- und RCA-System dargestellt werden, ein HLM-Anschluß über Aorta und rechten Vorhof ist möglich. Daneben bietet dieser Zugang den Vorteil einer problemlosen Konversionsmöglichkeit zum konventionellen Verfahren.

Über Spaltung bzw. Durchtrennung von Thoraxwandstrukturen wird das über dem Zielgefäß liegende Perikard aufgesucht und eröffnet. Die Inspektion des Zielgefäßes zu diesem Zeitpunkt ermöglicht bei vorliegenden Kontraindikationen (intramyokardialer Verlauf, Verkalkung) eine frühzeitige Konversion zum offenen Verfahren [9]. Ein technischer Vorteil der Miniinzisionen besteht in der Tatsache, daß das Herz im Gegensatz zur kompletten Sternotomie und Perikardiotomie nicht in den Thorax zurückfällt, sondern im Perikardsack fixiert bleibt [9].

Präparation der Bypassgefäße

- *A. mammaria interna:* Die A. mammaria interna wird bei Anlage einer anterioren Minithorakotomie im sternalen Wundwinkel aufgesucht und ähnlich der Technik bei konventionellen Verfahren mit dem Elektrokauter nach proximal und distal präpariert. Gegenstand ausgiebiger Diskussion ist die Frage, ob die IMA bis zum Ursprung aus der A. subclavia präpariert werden muß, oder nicht. Hauptargument gegen die Belassung von Kollateralen ist das Auftreten eines IMA-steal-Phänomens. Die proximale A. mammaria interna kann mit neu entwickelten Spreizersystemen (Cardio Thoracic Systems Cupertino, CA, USA) direkt über die angelegten Miniinzisionen bzw. über Thoracoports mit Hilfe thorakoskopischer Techniken präpariert werden [1, 6, 13]. Die Ministernotomie ermöglicht eine Präparation des Gefäßes ähnlich dem konventionellen Verfahren [3], die anteriore Mediastinotomie bietet den Vorteil, die IMA direkt von oben bearbeiten zu können [14].
- *A. gastroepiploica dextra:* Die A. gastroepiploica dextra kann über eine subxiphoidale Inzision von der großen Magenkurvatur abpräpariert und durch eine Inzision im Centrum tendineum mit der distalen A. coronaria dextra bzw. mit dem R. interventricularis posterior anastomosiert werden [11].

Anastomosentechniken

Die Anlage der Anastomosen zum Zielgefäß kann am schlagenden, flimmernden oder kardioplegierten Herzen erfolgen. Für Operationen am schlagenden Herzen sind verschiedene Techniken der mechanischen bzw. medikamentösen Immobilisation verfügbar. Mittels Haltenähten kann das Myokard lateral des Zielgefäßes angezügelt und somit in seiner Kontraktilität eingeschränkt werden [9]. Neue Spreizersysteme sind mit Stabilisatoren ausgestattet, welche das Herz in die Perikardhöhle drücken oder mit Vakuum ansaugen [7].

Medikamentös können kurz wirksame β-Rezeptorenblocker oder Kalziumantagonisten eine Frequenz- bzw. Kontraktilitätsreduktion induzieren [1, 12, 18]. Diese Medikamente sind auch ischämieprotektiv wirksam. Die Okklusion des Zielgefäßes erfolgt durch tief ins Epimyokard gestochene, umschlingende Nähte und Tourniquets. Die Einlage von überbrückenden Shunts oder Kathetern zur koronaren Perfusion hat sich nach bisherigen Erfahrungen als unnötig erwiesen. Bei Operationen am flimmernden Herzen ist eine Okklusion des Zielgefäßes nur teilweise notwendig, eine Dekompression des Herzens bei Distension ist über einen perkutan gelegten A.-pulmonalis-Ventkatheter möglich. Mit dem Heartportsystem können die Anastomosen am kardioplegierten Herzen angelegt werden. Nahttechnisch bestehen keine wesentlichen Unterschiede zu konventionellen koronaren Bypassoperationen, fortlaufende bzw. Einzelknopftechniken sind anwendbar.

Intraoperative Qualitätskontrolle
Eine Möglichkeit, intraoperativ die Flußverhältnisse im Bereich des angelegten Bypasses zu überprüfen, stellt die elektromagnetische Flowmessung bzw. die Flowmessung mit dem bidirektionalen Doppler dar, allerdings sind mit diesen Systemen Stenosierungen der Bypassgefäße nicht diagnostizierbar [10].

Inzisionsverschluß
Nach Überprüfimg der Hämostase und Einlage einer Thoraxdrainage erfolgt der schichtweise Wundverschluß entsprechend üblichen thoraxchirurgischen Prinzipien.

6.11.4 Intraoperative Schwierigkeiten und Komplikationen bei minimalinvasiven Koronaroperationen am schlagenden Herzen ohne HLM

Bei jeglichen intraoperativen Problemen sollte prinzipiell eine großzügige Indikation zur Inzisionserweiterung bzw. Sternotomiekonversion gestellt werden. Da die Möglichkeiten einer mechanischen Kreislaufunterstützung unmittelbar zur Verfügung stehen, werden sie bei Auftreten von hämodynamischer Instabilität unverzüglich eingesetzt. Die medikamentöse Therapie von myokardialen Ischämien bzw. Rhythmusstörungen während der Okklusion des Zielgefäßes erfolgt nach üblichen Prinzipien.

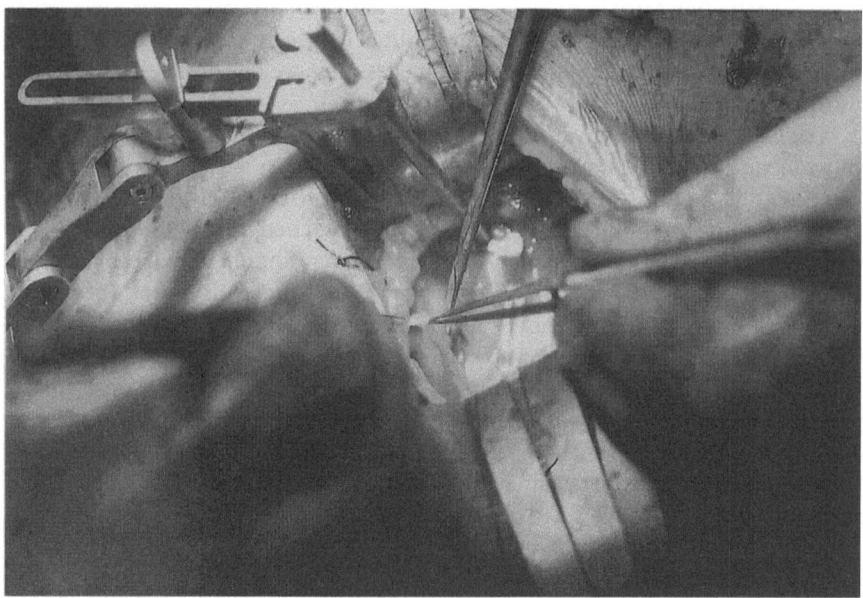

Abb. 2. Anlage der Anastomose am schlagenden Herzen direkt über die Minithorakotomie. Mittels neuer Spreizersysteme und mechanischer Stabilisatoren (ein Prototyp ist abgebildet) wird die technisch anspruchsvolle Methode stark erleichtert

6.11.5 Postoperatives Management

Intensivstation
Durch minimierte Analgosedierung und Relaxierung während des Eingriffs kann die Extubation unmittelbar postoperativ möglich sein. Sie sollte in jedem Fall in den ersten Stunden nach dem Eingriff angestrebt werden. Besonders bei Verfahren ohne Anwendung der extrakorporalen Zirkulation sind ein geringer Blutverlust, eine Reduktion von Arrhythmien, Low-output-Syndromen sowie pulmonalen Problemen zu erwarten [8, 19]. Diese Tatsachen scheinen in der Regel eine Führung des Patienten im Sinne eines „fast tracking" zu ermöglichen [20]. Früh postoperativ sollte eine duplexsonographische bzw. angiographische Kontrolle der minimalinvasiv angelegten koronaren Bypässe erfolgen [9, 16]. Früh im postoperativen Verlauf werden invasive Monitoringsysteme und Drainagen entfernt, um eine rasche Mobilisierung des Patienten zu ermöglichen.

Normalstation
Der Patient wird üblicherweise am Operationstag mobilisiert, der orale Kostaufbau beginnt am 1. postoperativen Tag. Die Minithorakotomie wird vom Patienten teilweise als ausgesprochen schmerzhaft beschrieben, die analgetische Therapie erfolgt entsprechend allgemeinen thoraxchirurgischen Prinzipien. Sehr wesent-

lich ist eine intensive postoperative Atemtherapie, welche durch eine suffiziente Analgesie deutlich erleichtert wird. Die Verabreichung von Thrombozytenaggregationshemmern als Dauermedikation erfolgt wie bei konventionellen Eingriffen. Die Führung des Patienten im Sinne eines „fast tracking" erfordert eine frühzeitige Planung von Untersuchungen während des postoperativen Aufenthalts (z. B. Kontrollangiographie, Duplexsonographie) sowie eine straffe, frühzeitige Entlassungsplanung. Laut Literaturangaben ist eine Entlassung von der herzchirurgischen Station im günstigsten Fall am 2. postoperativen Tag möglich.

6.11.5 Indikationen und Kontraindikationen

Derzeit gängige Indikationen und Kontraindikationen für minimalinvasive koronarchirurgische Eingriffe am schlagenden Herzen sind in folgenden Übersichten dargestellt:

Indikationen für die minimalinvasive Koronarchirurgie ohne HLM über Minithorakotomie

● *Koronaranatomische Aspekte:*
   – Signifikante Stenosen oder Verschlüsse des LAD- zw. RCA-Systems, welche interventionell nicht oder nicht mehr angehbar sind oder bei welchen eine hohe Restenoserate zu erwarten ist;
   – Mehrgefäßerkrankungen mit minimal invasiv angehbarer LAD als Zielgefäß und perkutanen Interventionsmöglichkeiten an CX und RCA.

● *Vermeidung des kardiopulmonalen Bypasses:*
   – Massive arteriosklerotische Veränderungen an der Aorta ascendens,
   – zerebrale Pathologie,
   – pulmonale Pathologie,
   – renale Insuffizienz,
   – Karzinom,
   – Störungen des Gerinnungssystems (z. B. Thrombopenie),
   – Multimorbidität bei alten Patienten.

● *Vermeidung der Sternotomie:*
   – bei mittels Sternotomie voroperierten Patienten,
   – Sternumpathologie (Tumor, Entzündung).

● *Vermeidung einer globalen, myokardialen Ischämie durch Aortenklemmung:*
   – Stark eingeschränkte Linksventrikelfunktion.

HLM Herz-Lungen-Maschine, *LAD* „left anterior descending" (R. interventricularis anterior), *RCA* „right coronary artery" (A. coronaria dextra), *CX* „circumflex" (R. circumflexus)

Kontraindikationen für die minimalinvasive Koronarchirurgie ohne HLM
   – Nicht oder schlecht sichtbares Zielgefäß,
   – intramyokardiales Zielgefäß,

- verkalktes Zielgefäß,
- Pathologien, welche gegen die Verwendung der IMA als Bypassgefäß sprechen,
- Pathologien, welche gegen die Verwendung der RGEA als Bypassgefäß sprechen,
- ausgeprägte Adipositas,
- periphere arterielle Verschlußkrankheit mit Beckengefäßstenosen oder -verschlüssen,
- bekannte Beckenvenen-/V.-cava-Stenosen oder Verschlüsse.

HLM Herz-Lungen-Maschine, *IMA* „internal mammary artery", *RGEA* „right gastroepiploic artery"

Die Indikationen werden neben adäquater klinischer Beschwerdesymptomatik und nachgewiesenen reversiblen myokardialen Ischämien aus den Aspekten Koronaranatomie, Vermeidung der Morbidität des kardiopulmononalen Bypasses, Vermeidung der Sternotomie sowie Vermeidung einer globalen kardialen Ischämie durch Aortenklemmung abgeleitet. Die Angaben in den Übersichten entsprechen dem Protokoll der eigenen Klinik.

6.11.6 Ergebnisse

Zum jetzigen Zeitpunkt sind wenige größere klinische Serien minimalinvasiv operierter Koronarpatienten publiziert. Die beschriebenen Kollektive umfassen 219 Patienten. Metaanalytische Schlußfolgerungen sind aufgrund der unterschiedlichen Operationsmethoden und wegen des unterschiedlich selektierten Krankenguts schwierig. Die postoperative Mortalität liegt unter 1 %, die durchschnittliche Aufenthaltsdauer im Krankenhaus zwischen 36 h und 6,3 Tagen (Tabelle 1). Die frühpostoperativen Offenheitsraten der minimalinvasiv angelegten Bypassgefäße befinden sich im 95 %-Bereich (Tabelle 2).

Tabelle 1. Ergebnisse der minimalinvasiven Koronarchirurgie

Autor /Zitat	Jahr	Patienten	Mortalität	Krankenhaus-aufenthalt (Durchschnitt)
Robinson [14]	1995	6	0	6,3 Tage
Benetti [5]	1995	30	0	43 h
Calafiore [9]	1996	155	1	53 h
Nataf [13]	1996	20	0	
Acuff [1]	1996	3	0	36–60 h
Grandjean [11]	1996	5	0	
Gesamt		219	1 ≙ 0,4 %	

Tabelle 2. Ergebnisse der minimalinvasiven Koronarchirurgie

Autor/Zitat	Jahr	Patienten	Angiographie	Patency	Duplex sonographie	Diastolischer Fluß
Robinson [14]	1995	6	0			
Benetti [4]	1995	30	15	15		
Calafiore [9]	1996	155	53		155	148
Nataf [13]	1996	20	15	13		
Acuff [1]	1996	3	1	1		
Grandjean [11]	1996	5	2	2	6	6
Gesamt		219	86 (39,2%)	31/33 (96,8%)	161	152 (94,4%)

6.11.7 Zukunftsaspekte

Die minimalinvasive Koronarchirurgie erhebt den Anspruch, eine Mittelstellung zwischen interventionellen Verfahren und konventionellen koronarchirurgischen Operationen einzunehmen. Die nähere Zukunft sollte Indikationen und Kontraindikationen besser definieren. Im Hinblick auf die Frage, ob am schlagenden, fibrillierenden oder endovaskulär kardioplegierten Herzen operiert werden soll, zeichnet sich ein Trend in Richtung Operation am schlagenden Herzen ab. Die Entwicklung bzw. Auswahl von geeignetem Operationsinstrumentarium sowie von besseren Medikamenten zur Frequenzreduktion und Ischämieprotektion stellen hierbei ein wesentliches Arbeitsgebiet für die Etablierung der Methode dar. Prospektive randomisierte Studien sind nötig, um einen klaren Vorteil minimalinvasiver Operationen gegenüber konventionellen Eingriffen zu beweisen. Eine besondere Bedeutung wird die Frage finden, ob in geeigneten Fällen von koronarer Mehrgefäßerkrankung eine Hybridrevaskularisation, d.h. eine Kombination aus minimalinvasiver Koronarchirurgie und interventionell kardiologischen Verfahren [2] mit der klassischen chirurgischen Mehrfachrevaskularisation über Sternotomie unter HLM und Kardioplegie konkurrieren kann.

Literatur

1. Acuff TE, Landreneau RJ, Griffith BP, Mack MJ (1996) Minimally invasive coronary artery bypass grafting. Ann Thorac Surg 61:135–137
2. Angelini GD, Wilde P, Salerno TA, Bosco G, Calafiore AM (1996) Integrated left small thoracotomy and angioplasty for multivessel coronary artery revascularisation. Lancet 347: 757–758
3. Arom KV, Emery RW, Nicoloff DM, Robinson MC, Gross DR, Zeman W, Stedje Larsen E (1995) Mini-sternotomy for coronary artery bypass grafting minimally invasive coronary artery bypass grafting: a new method using an anterior mediastinotomy. Ann Thorac Surg 10:529–536

4. Benetti FJ, Naselli G, Wood M, Geffner L (1991) Direct myocardial revascularization without extracorporeal circulation. Experience in 700 patients. Chest 100:312–316
5. Benetti FJ, Ballester C (1995) Use of thoracoscopy and a minimal thoracotomy, in mammarycoronary bypass to left anterior descending artery, without extracorporeal circulation. Experience in 2 cases. J Cardiovasc Surg (Torino) 36:159–161
6. Benetti FJ, Ballester C, Sani G, Doonstra P, Grandjean J (1995) Video assisted coronary bypass surgery. J Cardiac Surg 10:620–625
7. Borst C, Jansen EW, Tulleken CA et al. (1996) Coronary artery bypass grafting without cardiopulmonary bypass and without interruption of native coronary flow using a novel anastomosis site restraining device („Octopus"). J Am Coll Cardiol 27:1356–1364
8. Buffolo E, de Andrade CS, Branco JN, Teles CA, Aguiar LF, Gomes WJ (1996) Coronary artery bypass grafting without cardiopulmonary bypass. Ann Thorac Surg 61:63–66
9. Calafiore AM, Di Giammarco G, Teodori G et al. (1996) Left Anterior Descending Coronary Artery Grafting via Left Anterior Small Thoracotomy Without Cardiopulmonary Bypass. Ann Thorac Surg 61:1658–1665
10. Canver CC, Dame NA (1994) Ultrasonic assessment of internal thoracic artery graft flow in the revascularized heart. Ann Thorac Surg 58:135–138
11. Grandjean JG, Mariani MA, Ebels T (1996) Coronary reoperation via small laparotomy using right gastroepiploic artery without CPB. Ann Thorac Surg 61:1853–1855
12. Lonn U, Peterzen B, Granfeldt H, Casimir Ahn H (1994) Coronary artery operation with support of the Hemopump cardiac assist system. Ann Thorac Surg 58:519–522
13. Nataf P, Lima L, Regan M, Benarim S, Pavie A, Cabrol C, Gandjbakch I (1996) Minimally Invasive Coronary Surgery with Thoracoscopic Internal Mammary Artery Dissection: Surgical Technique. J Cardiac Surg 11:288–292
14. Robinson MC, Gross DR, Zeman W, Stedje Larsen E (1995) Minimally invasive coronary artery bypass grafting: a new method using an anterior mediastinotomy. J Cardiac Surg 10:529–536
15. Schwartz DS, Ribakove GH, Grossi EA et al. (1996) Minimally invasive cardiopulmonary bypass with cardioplegic arrest: a closed chest technique with equivalent myocardial protection. J Thorac Cardiovasc Surg 111:556–566
16. Son JA van, Skotnicki SH, Peters MB, Pijls NH, Noyez L, Asten WN van (1993) Noninvasive hemodynamic assessment of the internal mammary artery in myocardial revascularization. Ann Thorac Surg 55:404–409
17. Stevens JH, Burdon TA, Peters WS et al. (1996) Port-access coronary artery bypass grafting: a proposed surgical method. J Thorac Cardiovasc Surg 111:567–573
18. Sweeney MS, Frazier OH (1992) Device-supported myocardial revascularization: safe help for sick hearts. Ann Thorac Surg 54:1065–1070
19. Vural KM, Tasedemir O, Karagöz H, Emir M, Taracan O, Bayazit K (1995) Comparison of the Early Results of Coronary Artery Bypass Grafting With and Without Extracorporeal Circulation. Thorac Cardiovasc Surgeon 43:320–325
20. Westaby S, Pillai R, Parry A et al. (1993) Does modern cardiac surgery require conventional intensive care? Eur J Cardiothorac Surg 7:313–318

7 Herzrhythmusstörungen

Vorbemerkungen

Im Kapitel Herzrhythmusstörungen zeigt Steinbach die bradykarden Rhythmusstörungen, Pfeiffer u. Lüderitz die tachykarden. Meinertz konzentriert sich auf die medikamentöse Therapie von Herzrhythmusstörungen. In der Folge sind dann, wie Kappenberger u. Schläpfer darstellen, Schrittmacher notwendig, zum einen die „klassischen" Schrittmacher mit atemberaubender Technologie und Miniatur oder zum anderen die implantierten Defibrillatoren. Studien belegen, daß durch einen Defibrillator die Lebenserwartung gehoben wird und daß die Patienten von ihm durchaus profitieren. Vor allem profitieren die Patienten mit Rhythmusstörungen, bei denen eine Herztransplantation ansteht. Es ist auch eine Art der Überbrückung zur Transplantation.

Die invasiven operativen Verfahren in extrakorporaler Zirkulation haben sich nicht bewährt, die Operationsletalität ist einfach zu hoch, um besser als geschlossene Ablationsverfahren zu sein.

7.1 Bradykarde Rhythmusstörungen

K. Steinbach

7.1.1 Definition

Als Bradykardie wird i. allg. eine Herzfrequenz unter 60 Schlägen/min definiert. Als Grundlage für die Entscheidung, die die Notwendigkeit einer therapeutischen Intervention betrifft, ist diese Definition allerdings nicht relevant (Abb. 1). Es ist weitgehend akzeptiert, daß eine Herzfrequenz unter 40 Schlägen/min als in

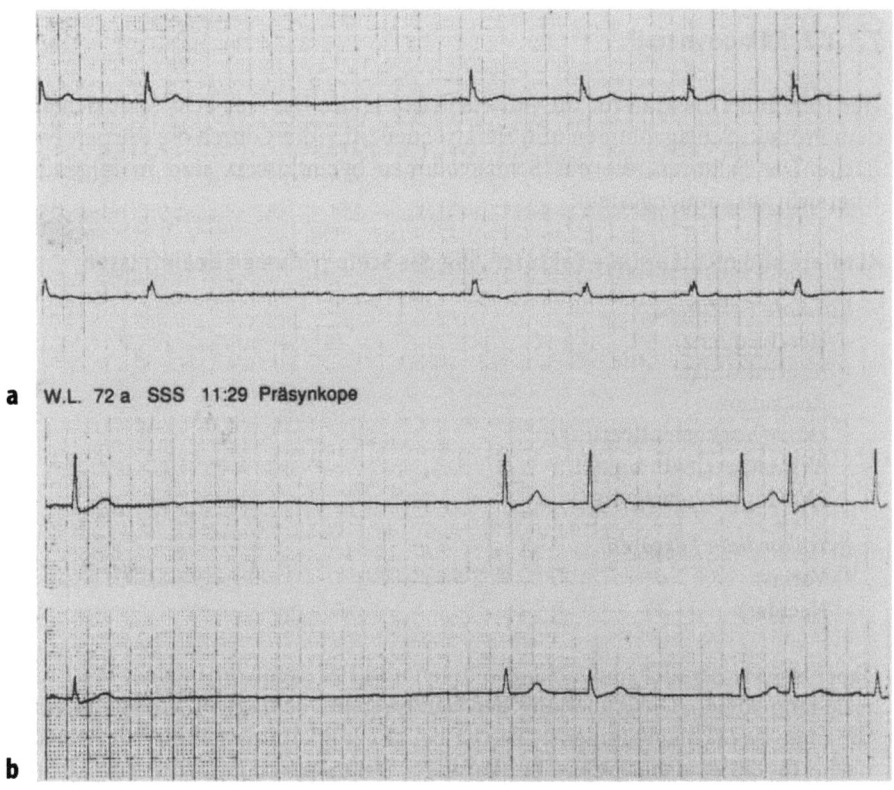

a W.L. 72 a SSS 11:29 Präsynkope

b

Abb. 1. EKG von 2 Patienten mit Syndrom des kranken Sinusknotens.
a Patient W. L., Präsynkope bei maximalem RR-Intervall von 3,2 s.
b Patient H. F., asymptomatisch bei maximalem RR-Intervall von 4,4 s

jedem Fall kritische Herzschlagfrequenz anzusehen ist. Eine Herzfrequenz zwischen 40 und 60 Schlägen/min kann Symptome verursachen, die eine therapeutische Intervention erfordern.

7.1.1.1 Pathophysiologie

Bradykarde Herzrhythmusstörungen sind entweder durch eine Dysfunktion der Reizbildung im Sinusknoten oder der Reizüberleitung im AV-Knoten/His-Bündel bedingt.

Die Dysfunktion des Sinusknotens ist entweder durch eine Verlängerung der Aktionspotentialdauer oder durch eine Zunahme des maximalen diastolischen Potentials, nämlich eine Hyperpolarisation bedingt, wodurch das kritische Potential, das eine Depolarisation auslöst, verzögert wird oder eine Abnahme der Anstiegsteilheit der diastolischen Depolarisation zur Folge hat. Die Dysfunktion des AV-Knoten-His-Purkinje-Systems wird durch eine geringere Aktionsamplitude und/oder Anstiegssteilheit des Aktionspotentials verursacht.

7.1.1.2 Hämodynamik

Der Herzindex als Maß für die Auswurfleistung des Herzens errechnet sich aus dem Produkt Schlagvolumen und Herzfrequenz, dividiert durch die Körperoberfläche. Die Faktoren, die das Schlagvolumen beeinflussen, sind in folgender Übersicht zusammengestellt:

Kardiale und nichtkardiale Faktoren, die das Schlagvolumen beeinflussen:

● *Kardiale Faktoren:*
  - Herzfrequenz,
  - Kontraktilität,
  - Relaxation,
  - aktive Vorhofsentleerung,
  - AV-Leitgeschwindigkeit,
  - AV Klappenbewegung.

● *Extrakardiale Faktoren:*
  - Vorlast,
  - Nachlast.

Dabei ist es wesentlich, daß Schlagvolumen und Herzfrequenz in einer Wechselbeziehung stehen. Die Anhebung der Herzfrequenz bedingt in jedem Fall eine Abnahme des Schlagvolumens. Dies ist bei der Indikationsstellung zur Schrittmachertherapie, insbesondere bei kardialer Dekompensation, zu berücksichtigen. Bei einer spontanen Herzfrequenz von minimal 50 Schlägen/min hat eine Anhebung der Schlagfrequenz durch eine Elektrostimulation keinen Einfluß auf das Herzzeitvolumen. Der Einfluß der Herzfrequenz auf den Herzindex ist bei

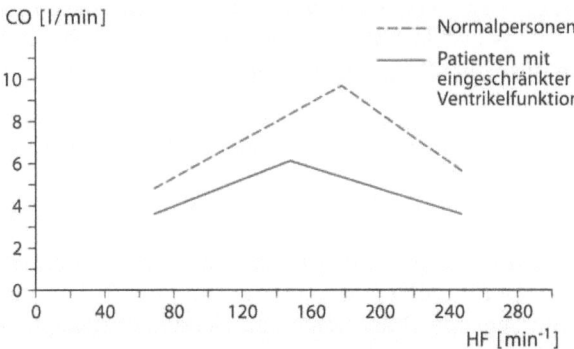

Abb. 2. Beziehung zwischen Herzfrequenz und Herzzeitvolumen bei Normalpersonen und Patienten mit eingeschränkter Ventrikelfunktion

Gesunden und bei Patienten mit eingeschränkter linksventrikulärer Funktion unterschiedlich (Abb. 2). In bezug auf die Elektrostimulation ist darüber hinaus zu berücksichtigen, daß, außer der Stimulationsfrequenz, die Stimulationsart die Hämodynamik entscheidend beeinflußt.

7.1.2 Ätiologie

7.1.2.1 Reizbildungsstörung

Unter normalen Bedingungen übernimmt der Sinusknoten durch seine höchste intrinsische Entladungsrate die Stimulationsfunktion des Herzens. Unter dem Einfluß des autonomen Nervensystems variiert die Stimulationsfrequenz. Die Dysfunktion des Sinusknotens ist bei älteren Patienten als isoliertes elektrisches Phänomen ein relativ häufiges Ereignis. Ein zusätzlicher Risikofaktor scheint der Diabetes mellitus zu sein. Ein Zusammenhang zwischen Sinusknotendysfunktion und verminderter Blutversorgung konnte bisher koronarangiographisch nicht gesichert werden. Hingegen wird histologisch eine Fibrosierung des Vorhofmyokards und Ablagerung von Amyloid gefunden. Seltene Ursachen der Sinusknotenfunktionsstörung sind Hypothyreose, Lebererkrankungen und Azidose unterschiedlicher Ursache. Meistens ist eine eindeutige Ursache der Dysfunktion nicht festzustellen.

7.1.2.2 Reizleitungsstörung

Als Ursache kommen akute entzündliche Erkrankungen (rheumatisches Fieber), akute Durchblutungsstörungen (Myokardinfarkt), Medikamente (Digitalis, β-Blocker, Kalziumblocker) und Läsionen im Zuge herzchirurgischer Eingriffe in Frage. Als primäre Ursache wurde von Lenégre eine isolierte degenerative Erkrankung des AV-Knoten-His-Bündel-Systems ohne Beteiligung des Myokards oder Herzskelettes und von Lev eine Sklerosierung des Herzskelettes sowie der Aorten- und Mitralklappe beschrieben. Auch bei Reizleitungsstörungen ist nur in Ausnahmefällen die Ätiologie exakt zu klären.

7.1.2.3 Symptomatik

Bradykarde Herzrhythmusstörungen, auch mit Frequenzen unter 40 Schlägen/min können vom Patienten über Jahre ohne Symptome toleriert werden. Dies ist für die Therapieentscheidung von Bedeutung. Die häufigsten Symptome sind Synkope, Präsynkope und Herzinsuffizienz, seltener allgemeine Müdigkeit und Leistungsschwäche. Diese Symptomatik ist unspezifisch, so daß bei intermittierender Reizbildungs- bzw. -überleitungsstörung die Dokumentation einer bradykarden Herzrhythmusstörung als Ursache schwierig bis unmöglich ist.

7.1.3 Diagnostik

Bei permanenter Bradykardie ist die Diagnose hinsichtlich der Ursache, Reizbildungs- oder Reizleitungsstörung, durch EKG-Registrierung rasch möglich. Schwierig ist die Diagnose bei Patienten mit intermittierender Bradykardie, insbesondere bei nur kurzfristiger Störung der AV-Reizüberleitung. Bei diesen Patienten kann das 24-h-Langzeit-EKG, insbesondere die EKG-Selbstregistrierung durch den Patienten, in manchen Fällen der Ergometertest zur Sicherung der Diagnosestellung beitragen.

7.1.3.1 Sinusknotensyndrom

Beim Syndrom des kranken Sinusknotens können folgende Rhythmusstörungen auftreten:
- Sinusbradykardie,
- Sinusknotenstillstand,
- Sinusatriale Blockierungen,
- Sinusbradykardie mit paroxysmalem Vorhofflattern/-flimmern bzw. paroxysmaler Vorhoftachykardie,
- AV-Dissoziation.

Die Symptomatik des Sinusknotensyndroms wird in der Regel durch plötzliche Pausen, bedingt durch den Ausfall der Impulsbildung im Sinusknoten (Sinusknotenstillstand), oder durch eine Blockierung der Überleitung auf den Vorhof ausgelöst. Bei Patienten mit Bradykardie-Tachykard-Syndrom ist die Symptomatik sowohl durch den plötzlichen Beginn der Tachykardie als auch die präautomatische Pause bei Ende der Tachykardie vor Einsetzen des Sinusrhythmus bedingt. Als Hinweis auf eine Funktionsstörung des Sinusknotens ist auch ein inadäquater Frequenzanstieg bei körperlicher Belastung zu werten.

Bei der AV-Dissoziation im Rahmen des Syndroms des kranken Sinusknotens übernimmt ein im AV-Knoten gelegenes Ersatzentrum die Rolle des Impulsgebers. Das AV-Knotenzentrum überholt den Sinusknoten und löscht bei retrograder Leitung die vom Sinusknoten ausgehende Vorhoferregung aus. Findet keine retrograde Leitung statt, sind P-Zacken auch unmittelbar nach den vom AV-Knoten ausgelösten Kammererregungen sichtbar.

7.1.3.2 Atrioventrikuläre Blockierungen

- *AV Block I. Grades:*
  - P-R Intervall > 0,2 s.
- *AV Block II. Grades:*
  - Nicht jeder P-Zacke folgt ein QRS-Komplex (intermittierender AV Block).
    a) Wenckebach-Block (Mobitz-I-Block) kontinuierliche Zunahme des P-R-Intervalls vor Blockade eines Vorhofimpulses. Die Überleitungsstörung ist durch eine Dysfunktion des AV-Knotens bedingt.
    b) Mobitz-II-Block: Ausfall der Überleitung vom Vorhof auf die Kammern ohne vorhergehende Zunahme des P-R-Intervalls. Die Überleitungsstörung ist durch eine Dysfunktion des His-Bündels bedingt.
- *AV Block III. Grades:* Komplette Blockierung der Überleitung der Vorhoferregungen auf die Kammern. Der Kammerersatzrhythmus mit einer Frequenz von 40–60/min der bei Belastung oder Atropingabe ansteigt und einen schmalen QRS-Komplex aufweist, läßt die AV-Blockierung im AV-Knoten lokalisieren; bei einem Ersatzrhythmus mit einer Frequenz < 40/min und breiten QRS-Komplexen ist der Block im oder distal zum His-Bündel zu lokalisieren.

Die Unterscheidung zwischen Wenckebach- und Mobitz-II-Block ist für die Therapieentscheidung wesentlich. Die Überleitungsstörung im AV-Knoten (Wenckebach) erfordert bei ausreichender Kammerfrequenz keine Schrittmacherimplantation. Das Risiko einer plötzlichen Leitungsunterbrechung ist bei diesen Patienten gering. Dagegen ist bei Störung im His-Bündel (Mobitz II) auch bei asymptomatischen Patienten die Schrittmacherimplantation zu erwägen, und zwar unter dem Aspekt, daß bei der Funktionsstörung des His-Bündels ein plötzlicher AV-Leitungsausfall möglich ist.

Die diagnostischen Methoden zur Erfassung bradykarder Herzrhythmusstörungen sind in folgender Übersicht dargestellt:

Nichtinvasive und invasive Diagnostik bei Bradykardie:

- *Nichtinvasive Diagnostik:*
  Ruhe-EKG,
  Langzeit-EKG,
  Belastungs-EKG,
  Atropintest.

● *Invasive Diagnostik:* Vorhofstimulation (Sinusknotenerholungszeit, sinuatriale Leitungszeit), His-Bündel-EKG.

Bei 70 % der Patienten mit bradykarder Rhythmusstörung ist mit Anamnese, klinischer Untersuchung und Ruhe-EKG die Entscheidung betreffend die Indikation zu einer therapeutischen Intervention möglich. Das Langzeit-EKG ist v. a. bei Patienten mit Syndrom des kranken Sinusknotens von diagnostischer Relevanz. Das Syndrom des kranken Sinusknotens als „weiche" Indikation zur Schrittmachertherapie ist dann eine gesicherte Indikation, wenn die klinische Symptomatik (Synkope, Präsynkope) mit einer im Langzeit-EKG dokumentierten Bradykardie übereinstimmt. Eine Sonderstellung betreffend die Diagnostik stellt das Karotissinussyndrom dar. Der einzige, nichtstandardisierte Test ist die Karotissinusmassage. Bei Patienten mit Synkope kann durch diese Intervention eine mögliche Ursache aufgedeckt werden. Vor einer Karotismassage sollte zum Ausschluß von exulzerierenden Plaques in der Karotis eine Doppleruntersuchung durchgeführt werden.

Die invasive Untersuchung der Sinusknotenfunktion und die His-Bündel-Elektrokardiographie zur Lokalisierung der Überleitungsstörung im AV-Knoten oder im His-Bündel werden in der klinischen Routine zur Diagnosestellung nur mehr in Ausnahmefällen angewandt. Eine invasive Abklärung ist nur bei den Patienten indiziert, bei denen die Symptome auf eine Störung der Sinusknotenfunktion hinweisen, das Langzeit-EKG aber den Nachweis dieser Funktionsstörung nicht liefern kann. Die invasive Elektrokardiographie kann bei Patienten mit Synkopen und Schenkelblock oder bifaszikulärem Block ohne dokumentiertem AV-Block eine eventuelle Verlängerung des H-V-Intervalls (> 100 ms) dokumentieren, bei Patienten mit 2:1-AV-Block eine Unterscheidung zwischen Wenckebach und Mobitz II erlauben und bei asymptomatischen Patienten mit AV-Block III. Grades die Stabilität des AV-junktionalen Ersatzrhythmus überprüfen.

7.1.4 Therapie

Therapie der Wahl ist bei allen bradykarden Rhythmusstörungen die Schrittmacherimplantation. Der Versuch einer medikamentösen Therapie mit Vagolytika oder Sympathikomimetika ist nicht mehr zeitgemäß. Eine Pharmakotherapie ist nur bei Notfallsituationen, in denen akut keine Schrittmachersonde gelegt werden kann, sinnvoll. Mit Atropin 1–2 mg i.v. und Isoproterenol 1–6 µg/min i.v. kann notfallmäßig in manchen Fällen die Herzfrequenz angehoben werden.

Die Entscheidung, aufgrund der Symptomatik bei Patienten mit bradykarder Rhythmusstörung einen Schrittmacher zu implantieren, ist vom Kardiologen unter Einbindung des behandelnden Arztes zu treffen und der Patient entsprechend zu beraten. Bei der Entscheidung zur Schrittmachertherapie ist der Gesamtzustand des Patienten, der Beruf sowie der Lebensstil, z.B. Lenken eines Kraftfahrzeuges, zu berücksichtigen. Dabei sind die von internationalen und nationalen Schrittmacherarbeitsgruppen akzeptierten Richtlinien zu berücksichtigen, die in folgender Übersicht dargestellt sind:

Richtlinien betreffend der Indikation zur Schrittmacherimplantation

● *AV-Block bei Erwachsenen:*
  Klasse I:
  A) Kompletter Block, permanent oder intermittierend, auf jedem anatomischen Niveau, mit irgendeiner der nachfolgend aufgeführten Komplikationen:
     1) Symptomatische Bradykardie. Bei komplettem Block muß dieser bis zum Beweis des Gegenteils als Ursache der Symptome angenommen werden;
     2) Herzinsuffizienz mit Stauungszeichen;
     3) ektopische Rhythmen und andere Erkrankungen, die eine medikamentöse Therapie erfordern, die die Automatie der Ersatzschrittmacher herabsetzt und zu symptomatischer Bradykardie führt;
     4) dokumentierte Perioden von Asystolie ≥ 3,0 s oder jeder Ersatzrhythmus < 40 Schläge/min bei asymptomatischen Patienten;
     5) Verwirrtheitszustände, die sich mit temporärem Schrittmacher bessern;
     6) Zustand nach Ablation des AV-Übergangs;
     7) myotonische Dystrophie.
  B) AV-Block 2. Grades, permanent oder intermittierend, unabhängig von Art oder Lokalisation des Blocks, mit symptomatischer Bradykardie;
  C) Vorhofflimmern, Vorhofflattern, seltene Fälle supraventrikulärer Tachykardie mit komplettem Block oder fortgeschrittenem AV-Block, Bradykardie und irgendeiner der unter I A beschriebenen Erkrankungen. Die Bradykardie muß durch Digitalis oder Pharmaka bedingt sein, die bekanntermaßen die AV-Überleitung mindern.
  Klasse II:
  A) Asymptomatischer kompletter Block, permanent oder intermittierend, in jeder anatomischen Lage, mit ventrikulären Frequenzen von 40 Schlägen/min oder darüber;
  B) asymptomatischer AV-Block 2. Grades Typ II, permanent oder intermittierend;
  C) asymptomatischer AV-Block 2. Grades Typ I auf Infra-His- oder Intra-His-Niveau.
  Klasse III:
  A) AV-Block 1. Grades;
  B) asymptomatischer AV-Block 2. Grades Typ I auf Supra-His- (AV-Knoten-) Niveau.

● *Nach Myokardinfarkt:*
  Klasse I:
  A) Persistenter fortgeschrittener AV-Block 2. Grades oder kompletter Block nach akutem Myokardinfarkt mit Block im His-Purkinje-System (bilateraler Schenkelblock;
  B) Patienten mit persistentem fortgeschrittenem AV-Block.

Klasse II:
A) Patienten mit persistentem fortgeschrittenem AV-Block.

Klasse III:
A) Transiente Störungen der AV-Überleitung ohne intraventrikuläre Leitungsstörungen;
B) transienter AV-Block bei isoliertem linksanteriorem Hemiblock;
C) erworbener linksanteriorer Hemiblock ohne AV-Block;
D) Patienten mit persistentem AV-Block 1. Grades mit einem vorher nicht bekannten Schenkelblock.

● *Bifaszikulärer und trifaszikulärer Block:*
Klasse I:
A) Bifaszikulärer Block mit intermittierendem komplettem Block, verbunden mit symptomatischer Bradykardie;
B) bifaszikulärer oder trifaszikulärer Block mit intermittierendem AV-Block 2. Grades Typ II ohne spezifische Symptome.

Klasse II:
A) Bifaszikulärer oder trifaszikulärer Block mit Synkopen, die nicht nachweislich auf den Block zurückzuführen sind, aber deren Ursache auch anderweitig nicht zu identifizieren ist;
B) deutliche HV-Verlängerung (>100 ms);
C) schrittmacherinduzierter Infra-His-Block.

Klasse III:
A) Faszikulärer Block ohne AV-Block oder Symptome;
B) faszikulärer Block mit AV-Block 1. Grades ohne Symptome.

● *Sinusknotendysfunktion:*
Klasse I:
A) Sinusknotendysfunktion mit dokumentierter symptomatischer Bradykardie. Bei manchen Patienten entsteht diese durch eine langfristige (essentielle) medikamentöse Therapie, für die es nach Art und Dosierung keine akzeptable Alternative gibt.

Klasse II:
A) Sinusknotendysfunktion mit spontaner Entwicklung oder infolge einer notwendigen medikamentösen Therapie und mit Frequenzen <40 Schlägen/min, sofern ein klarer Zusammenhang zwischen signifikanten, mit der Bradykardie vereinbarten Symptomen und dem tatsächlichen Vorhandensein der Bradykardie nicht dokumentiert ist.

Klasse III:
A) Sinusknotendysfunktion bei asymptomatischen Patienten, einschließlich solcher mit bedeutender Sinusbradykardie (<40 Schlägen/min) als Folge einer langfristigen Arzneimittelbehandlung;
B) Sinusknotendysfunktion bei Patienten mit Symptomen, die eine Bradykardie nahelegen, ohne eine langsame Herzfrequenz aufzuweisen.

- *Karotissinushypersensitivität und neurovaskuläre Syndrome:*
Klasse I:
A) Wiederholte Synkopen, verbunden mit klaren spontanen Ereignissen, die durch Karotissinusstimulation provoziert werden; minimaler Druck auf einen Karotissinus führt zu einer Asystolie > 3 s ohne Medikation, die die Sinusknoten- oder AV-Überleitung mindert.

Klasse II:
A) Wiederholte Synkopen ohne klar provozierende Ereignisse und mit einer hypersensitiven kardioinhibitorischen Reaktion;
B) Synkopen mit assoziierten Bradykardien, die durch Kopfzurückwerfen mit oder ohne Isoproterenol oder andere provokative Manöver reproduziert werden können und bei denen ein 2. Provokationstest mit einem temporären Schrittmacher zeigt, daß ein dauerhafter Schrittmacher Nutzen zeigen würde.

Klasse III:
A) Hyperaktive kardioinhibitorische Reaktion auf Karotissinusstimulation ohne Symptome;
B) vage Symptome wie Schwindel, Benommenheit (oder beide) bei hyperaktiver kardioinhibitorischer Reaktion auf eine Karotissinusstimulation;
C) wiederholte Synkopen, Benommenheit oder Schwindel ohne hyperaktive kardioinhibitorische Reaktion.

Die Richtlinien differenzieren
- Klasse I: Übereinstimmung betreffend die Schrittmacherindikation,
- Klasse II: unterschiedliche Meinungen betreffend die Schrittmacherindikation,
- Klasse III: Übereinstimmung, daß eine Schrittmacherindikation nicht gegeben ist.

Für den Erfolg der Schrittmachertherapie ist die Auswahl der adäquaten Stimulationsart von Bedeutung. In Abb. 3 ist für die einzelnen Bradykardien der adäquate Stimulationsmodus zusammengestellt. Bei Patienten mit Syndrom des kranken Sinusknotens und tachykarden supraventrikulären Rhythmusstörungen ist aufgrund der Kenntnis, daß die physiologische Stimulation (AAI-R, DDD-R) paroxysmale Tachykardien verhindern kann, diese Stimulationsart der früher als Stimulationsart der Wahl verwendeten rechtsventrikulären Stimulation vorzuziehen.

Als Richtlinie kann gelten, daß nach Möglichkeit der physiologische Trigger, nämlich die Vorhoferregung für die Steuerung des Schrittmachers, verwendet werden soll. Dieser Forderung wird zum einen aus mangelndem Training, zum anderen aus ökonomischen Gründen nicht immer entsprochen.

Die Fortschritte der Schrittmacher- bzw. Sondentechnologie haben in den letzten Jahren nicht nur die Funktionsdauer der Geräte verlängert, so daß Austauschoperationen wegen Batterieerschöpfung selten geworden sind, sondern bieten auch bei adäquater Programmierung die Möglichkeit eines physiologischen Erregungsablaufes und einer Verbesserung der Hämodynamik. Vorausset-

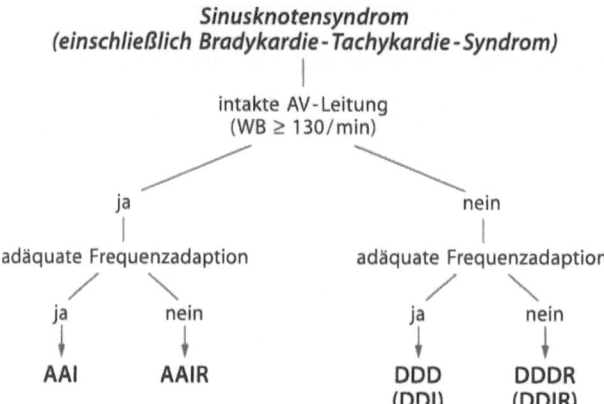

Sinusknotensyndrom
(einschließlich Bradykardie-Tachykardie-Syndrom)

intakte AV-Leitung
(WB ≥ 130/min)

ja   nein

adäquate Frequenzadaption   adäquate Frequenzadaption

ja   nein   ja   nein

AAI   AAIR   DDD   DDDR
                             (DDI)   (DDIR)

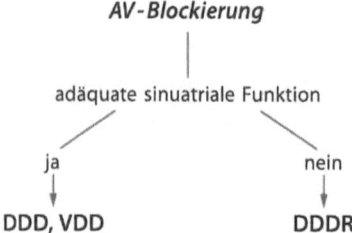

AV-Blockierung

adäquate sinuatriale Funktion

ja   nein

DDD, VDD   DDDR

Intraventrikuläre Leitungsstörung

VDD
(DDD)

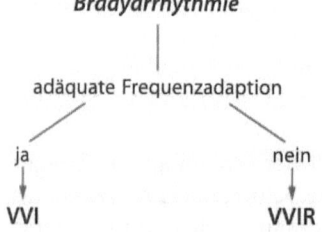

Bradyarrhythmie

adäquate Frequenzadaption

ja   nein

VVI   VVIR

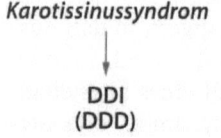

Karotissinussyndrom

DDI
(DDD)

Abb. 3 a–e. Auswahl des Stimulationsmodus:
a Sinusknotensyndrom, **b** AV-Blockierung, **c** intraventrikuläre Leitungsstörung, **d** Bradyarrhythmie,
e Karotissinussyndrom

Tabelle 1. Schrittmachercode

Stelle Funktion	I Stimulation	II Registrierung	III Reaktion	IV Programmier- barkeit Einstellung	V Antitachyar- rhythmische Funktion(en)
	0 = Keine	0 = Keine	0 = Keine	0 = Keine	0 = Keine
	A = Vorhof	A = Vorhof	T = Getriggert	P = Einfach program- mierbar	P = Antitachyar- rhythmische Impulsabgabe
	V = Ventrikel	V = Ventrikel	I = Inhibiert		
	D = Dual	D = Dual	D = Dual	M = Multipro- grammierbar	S = Schock
	(A + V)	(A + V)	(T + I)	C = Kommuni- kative Ein- stellung	D = Dual (P + S)
				R = Einstellungs- modulation	

zung für eine adäquate Programmierung sind entsprechende Kenntnisse der Schrittmacheroptionen, ein regelmäßiges Training und eine entsprechend große Patientenzahl. Daher sollte die Schrittmacherimplantation und die Nachsorge in spezialisierten Zentren konzentriert werden.

Für die Nachsorge der Patienten nach Schrittmacherimplantation ist die Ausstellung eines vollständig ausgefüllten Schrittmacherpasses, der alle relevanten Daten, wie Indikation zur Schrittmachertherapie, EKG vor Schrittmacherimplantation, verwendeter Schrittmacher und Elektrodentyp, entsprechend dem international anerkannten Schrittmachercode enthält, erforderlich (Tabelle 1). Bei Patienten ohne kardiale Probleme ist nach der Entlassung eine 6wöchentliche und dann jährliche Kontrolle ausreichend. Bei der Festlegung der Kontrollintervalle sollte allerdings die Schrittmacherabhängigkeit des Patienten (Asystolie bei Schrittmacherausfall) berücksichtigt werden. Kriterien einer adäquaten Schrittmachertherapie sind die Wiederherstellung des AV-synchronen Erregungsablaufes mit Benutzung der Vorhoferregung als Sensor bzw. eines biologischen Sensors, wenn eine Vorhoferregung mit ausreichender Frequenz nicht verfügbar ist. Für eine optimale Programmierung ist ein Schrittmacher mit implementierter Holter-Funktion von Vorteil. In der täglichen Praxis hängt die Schrittmacherauswahl von der zugrundeliegenden Bradykardie, dem Alter, der Grundkrankheit und damit der Lebenserwartung des Patienten ab.

7.1.5 Prognose

Ziel der Schrittmachertherapie ist die Verbesserung der Prognose und die Verbesserung der Lebensqualität.

Der positive Einfluß auf die Prognose bei Patienten mit Synkope und AV-Block ist gesichert. Die Lebenserwartung von Patienten wird - wenn keine anderen Veränderungen am Herzen vorliegen – der gleichaltrigen Normalbevölkerung angeglichen. Bei Patienten mit Syndrom des kranken Sinusknotens ist wohl ein positiver Einfluß auf die Morbidität gesichert, die Lebenserwartung wird durch die Schrittmachertherapie aber nicht verbessert. Allerdings beziehen sich retrospektive Studien, die sich mit dieser Fragestellung beschäftigen, v. a. auf Patienten, die mit VVI-Schrittmachern behandelt wurden. Die negative Wirkung der VVI-Stimulation auf die Hämodynamik und die höhere Rate thromboembolischer Komplikationen bei dieser Stimulationsart sind bekannt. Sie erklären möglicherweise den fehlenden Einfluß auf die Mortalität.

7.1.5.1 Schrittmacherregister

Die Organisation eines Schrittmacherregisters auf regionaler, nationaler und in weiterer Folge internationaler Ebene ist Voraussetzung für die Sammlung epidemiologischer Daten der Patienten, der Indikationsstellung zur Schrittmachertherapie, der verwendeten Stimulationsart sowie durch Dokumentation der Daten der Nachsorge zur Beurteilung der Effizienz dieser Therapie. Sie ist ebenso Voraussetzung für die in der letzten Zeit geforderte Qualitätskontrolle dieser technisch und finanziell aufwendigen Behandlungsmethode. Das in Österreich seit 1980 existierende zentrale Schrittmacherregister, das alle Erstimplantationen und Austauschoperationen erfaßt, gibt exakt Auskunft betreffend der Daten der Schrittmacherpatienten und der verwendeten Geräte. In Abb. 4 ist die Zahl der Erstimplantationen und Austauschoperationen in Österreich von 1980 bis 1995 zusammengestellt. Der kontinuierliche Anstieg der Erstimplantation ist v. a. durch die Zunahme des Alters der österreichischen Bevölkerung zu erklären. Diese Daten können abhängig von der Zahl der Implantationen unter Berück-

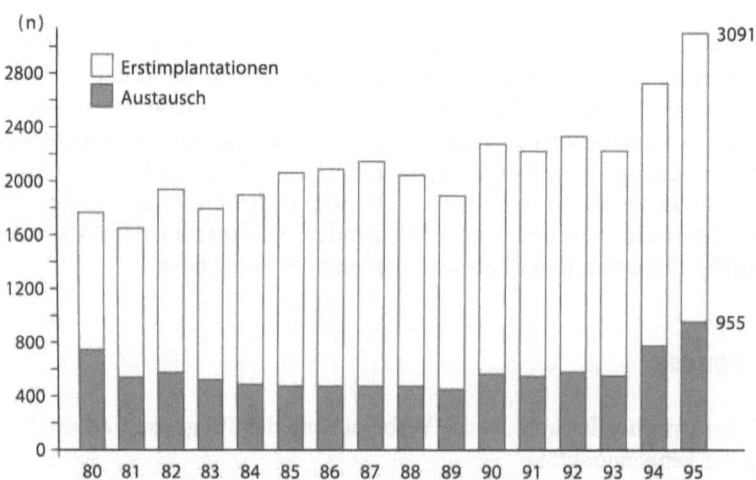

Abb. 4. Schrittmachererstimplantationen und Austauschoperationen 1980–1995

sichtigung regionaler Erfordernisse zur Planung der notwendigen Schrittma-
cherzentren verwendet werden.

Literatur

1. Aubert A, Ector H, Stroobrandt R (1994) Cardiac pacing and electrophysiology. Kluwer,
   Dordrecht, pp 157–363
2. Brignole M, Menozzi C, Gianfranchi L, Oddone D, Lolli G, Bertulla A (1991) Neurally mediated syncope detected by carotid sinus massage and head-up tilt test in sick sinus syndrome.
   Am J Cardiol 68:1032–1036
3. Dreifus LS, Fisch C, Griffin JC (1991) Guidelines for implantation of cardiac pacemakers and
   antiarrhythmic devices. J Am Coll Cardiol 18:1–13
4. Furman S, Hayes DL, Holmes DR Jr. (1993) A practice of cardiac pacing. 3rd edn. Futura,
   Mount Kisco, NY
5. Josephson ME, Marchlinski FE, Buxton AE (1995) AV-Leitungsstörugnen der Sinusknotenfunktion und Bradyarrhythmien-Störungen. In: Harrison TRR, Schmailzl KJG (Hrsg)
   Innere Medizin. McGraw-Hill, New York, S 1195–1203
6. Mond HG, Barold SS (1993) Dual chamber, rate adaptive pacing in patients with paroxysmal
   supraventricular tachyarrhythmias: protective measures for rate control. PACE 16:
   2168–2185
7. Rosenqvist M, Brandt J, Schuller H (1988) Long-term pacing in sinus node disease: effects of
   stimulation mode on cardiovascular morbidity and mortality. Am Heart J 116:16–22
8. Sgarbossa EB, Pinski SL, Maloney JD (1993) The role of pacing modalities in long term
   survival in the sick sinus syndrome. Am Intern Med 119:359–365
9. Steinbach K (1990) Pacemaker Follow-up. In: Nabil El-Sherif, Samet P (eds) Cardiac pacing
   and electrophysiology, 3rd edn. Saunders, Philadelphia, pp 622–674
10. Sutton R, Kenny RA (1986) The natural history of sick sinus syndrome. PACE 9:1110–1114
11. Zipes DP (1992) Cardiac pacemakers and antiarrhythmia devices. In: Braundwald E (ed)
    Heart disease: A textbook of cardiovascular medicine, 4th edn. Saunders, Philadelphia,
    pp 726–774

7.2 Tachykarde Herzrhythmusstörungen

D. Pfeiffer, B. Lüderitz

Die Frequenz des Sinusknotens beim gesunden Menschen wird von inneren und äußeren Faktoren beeinflußt (Alter, Geschlecht, Ernährung, Körpergewicht, Körpertemperatur, Trainingszustand, vegetative Situation, Körperlage, Streß, Tageszeit, Luftfeuchtigkeit u. a.). Die Herzfrequenz liegt in Ruhe zwischen 60 und 100 Schläge/min und steigt unter Ergometerbedingungen auf maximal 190 Schläge/min an. Für den belastungsinduzierten Frequenzanstieg des normalen Sinusknotens wurden verschiedene Formeln ermittelt: $220 - \text{Alter (Jahre)}$ oder $186 - 0{,}36 \cdot \text{Alter (Jahre)}$ für die Fahrradergometrie im Sitzen. Auch geschlechtsspezifische Formeln wurden mitgeteilt: für Frauen $226 - 0{,}88 \cdot \text{Alter (Jahre)}$ und für Männer $203 - 0{,}54 \cdot \text{Alter (Jahre)}$ auf dem Laufband (Löllgen 1990). Genauere Analysen des belastungsinduzierten Herzfrequenzanstiegs untersuchten den „heart rate to work rate slope" und die O_2-Aufnahme unter Belastung nach dem RITE-Protokoll und fanden einen Frequenzanstieg von $0{,}37 \pm 0{,}13$ Herzschläge/min/Watt Belastung. Für Männer wurden Werte bis $0{,}32 \pm 0{,}09$ und für Frauen $0{,}43 \pm 0{,}15$ Herzschläge/min/Watt Belastung angegeben (Lewalter). Normofrequente und topographisch normale Automatie (Nomotopie) und Erregungsleitung (Nomodromie) werden im Rahmen biologischer Schwankungsbreiten als normaler Herzrhythmus (Normorhythmie) klassifiziert.

Als tachykarde Herzrythmusstörung müssen alle die Arrhythmien klassifiziert werden, die entweder diese als normal unterstellten Sinusknotenfrequenzen in Ruhe und/oder unter Belastung überschreiten, die außerhalb des Sinusknotens entstehen und/oder die infolge anderer Mechanismen als der Spontandepolarisation der Schrittmacherzellen zustande kommen. Höhere Herzfrequenzen (Tachykardie), dystope Automatie (Heterotopie) und Erregungsleitung (Heterodromie) außerhalb üblicher Standardabweichungen sind in jedem Fall pathologisch.

7.2.1 Mechanismen tachykarder Herzrhythmusstörungen

Verschiedene elektrophysiologische Mechanismen können zur Entstehung tachykarder Herzrhythmusstörungen führen. Man unterscheidet Automatiestörungen, Kreiserregungen (Reentrytachykardien), getriggerte Impulsbildung (frühe und späte Nachpotentiale) und weitere seltenere Mechanismen (Tabelle 1). Nicht alle genannten Arrhythmiemechanismen lassen sich klinisch mit gleicher Sicherheit diagnostizieren. Am besten sind die Kreiserregungen (Reentrytachykardien) an anatomisch präformierten Leitungsbahnen untersucht.

Tabelle 1. Electrophysiologische Mechanismen in der Genese von Tachykardien (*LQTS* Syndrom der langen QT-Zeit, *RVOT* rechtsventrikulärer Ausflußtrakt, *VT* ventrikuläre Tachykardie)

Automatie	Nomotop (gesteigerte normale Automatie)	Sinustachykardie „inappropriate sinus tachycardia"
	Heterotop (abnorme Automatie)	Ektope atriale Tachykardie Automatische VT
Reentry	Auf anatomisch präformierten Bahnen	Orthodrome Reentrytachykardie Antidrome Reentrytachykardie Mahim-Tachykardie „bundle branch rentry" Interfaszikuläre Reentrytachykardie
	Ohne anatomisch präformierte Bahn	Atriale Reentrytachykardie Sinusknotenreentrytachykardie „Slow-fast-Reentrytachykardie" „Fast-slow-Reentrytachykardie" Vorhofflattern Intraventrikuläre Kammertachykardie Kammerflattern
	Multiple Kreiserregungen	Vorhofflimmern Kammerflimmern
Getriggerte Impulsbildung	Frühe Nachpotentiale	Torsade-de-pointes-Tachykardie Antiarrhythmikaüberdosierung Polymorphe VT bei LQTS
	Späte Nachpotentiale	Repetitive monomorphe VT VT aus RVOT Belastungsinduzierte VT Kalziumsensitive VT Adenosinsensitive VT Digitalisintoxikation

7.2.1.1 Automatiestörungen

Sie beruhen auf einer gesteigerten (nomotopen) oder ektopen (heterotopen) automatischen Impulsbildung. In aller Regel entsteht der extrasystolische Impuls aufgrund einer gesteigerten Phase-4-Depolarisation in der Diastole des Aktionspotentials durch einen gesteigerten Na^+-Einwärtsstrom, durch Absenkung des Schwellenpotentials oder ein angehobenes Ruhepotential. Diese Phänomene bedürfen offenbar zusätzlicher modulierender Faktoren. Die Spontandepolarisation der Schrittmacherzellen wird z. B. durch eine adrenerge Stimulation beschleunigt. Ebenso kann die Dauer des Aktionspotentials durch eine sympathische Reizung verkürzt werden. Durch Elektrolytverschiebungen werden die genannten Parameter ebenfalls wesentlich beeinflußt. Zum Beispiel führt ein Kaliummangel zu einem verringerten K^+-Fluß, der eine Abnahme des Ruhemembranpotentials zur Folge hat. Andererseits wird durch die Hypokaliämie die Aktionspotentialdauer verlängert. Ähnlich wirkt sich eine Alkalose aus.

Typischerweise ist ein automatischer Arrhythmiemechanismus zu vermuten, wenn die erste Tachykardieaktion ein identisches elektrokardiographisches

Muster wie die nachfolgenden Aktionen aufweist. Damit kann diese Arrhythmie weder spontan noch im elektrophysiologischen Labor extrasystolisch induziert werden. Außerdem zeigt sie eine Verkürzung der Periodenlänge in den ersten Aktionen („warming up"), spontane Schwankungen der Zykluslänge und eine Verlängerung der Zyklusdauer von einem spontanen Ende („cooling down"; Tabelle 2). Anhaltende Tachykardien mit automatischem Mechanismus sind eher die Ausnahme und werden im Vorhof als Vorhofflattern interpretiert. In jedem Fall bedürfen Automatiestörungen keiner gestörten intramyokardialen Erregungsleitung, so daß sich eine ektope Extrasystole oder Tachykardie zumeist zentrifugal ausbreiten kann. Üblicherweise werden die gesteigerte normale Automatie im Sinusknoten (nomotope Automatie) von der abnormen Automatie (ektope, heterotope Automatie) differenziert. Zu den Rhythmusstörungen infolge gesteigerter normaler Automatie werden die Sinustachykardie und die inadäquate Sinustachykardie („inappropriate sinus tachycardia") gezählt. Abnorme Automatiestörungen betreffen Arrhythmien mit automatischem Mechanismus aus Vorhöfen oder Kammern, wie z. B. die ektope atriale Tachykardie. Ursache dieser

Tabelle 2. Elektrophysiologische Unterschiede zwischen Tachykardien mit automatischem Mechanismus, Reentry und getriggerter Impulsbildung

	Pathologische Automatie	Reentry	Getriggerte Automatie
Arrhythmie	Extrasystolie/nicht anhaltende Tachykardie selten anhaltend	Anhaltende, auch spontan terminierende Tachykardie/Extrasystolie	Extrasystolie/nicht anhaltende Tachykardie
Initiierung	Frequenzunabhängig, nicht extrasystolisch induzierbar	Kritisches Kupplungsvall der induzierenden Extrasystole, Induktionsfrequenz	Frequenzgetriggert, extrasystoliegetriggert
Bedeutung der Leitungsblockierung für die Arrhythmie	Keine	Unidirektionaler Block für Initiierung, bidirektionaler Block für Terminierung	Keine
Vorzeitigkeit der Arrhythmie	Gleitende Kupplung	Kurzes Kupplungsintervall im Echofenster	Langes Kuplungsintervall, lineare Beziehung zwischen Induktionsfrequenz und Kupplungsintervall
Verhalten der Arrhythmie	„Warming up", „Cooling down", Spontane Schwankung der Zykluslänge	Stabile Zykluslänge, Verkürzung bei identischem Mechanismus mit Streß	Kurze, meist spontan terminierende Tachykardie
Zykluslänge der Tachykardie	400–600 ms	200–500 ms	500–700 ms
Reaktion auf Überstimulation	„Overdrive suppression"	Terminierung	„Overdrive acceleration"
Terminierung	Spontan	Vagusreizmanöver, Einzelimpulse, Überstimulation	Spontan, selten durch Einzelimpulse oder Überstimulation

Rhythmusstörung soll ein pathologisch angestiegenes Ruhemembranpotential sein. Damit wird das Schwellenpotential bei unveränderter Spontandepolarisation durch den Na^+-Einwärtsstrom eher erreicht und die Rhythmusstörung ausgelöst. Auch dieser Arrhythmiemechanismus unterliegt einer Vielzahl modulierender Faktoren und ist offenbar nicht in allen myokardialen Zellen möglich. Prädestiniert sind die Region der Crista terminalis der Vorhöfe sowie der rechtsventrikuläre Ausflußtrakt.

7.2.1.2 Kreiserregungen (Reentryphänomene)

Sie sind der am besten untersuchte Arrhythmiemechanismus, dessen klinische Relevanz gut dokumentiert ist. Voraussetzung für das Auftreten von Kreiserregungen ist in jedem Fall die Differenzierung von 2 Leitungswegen. Außerdem ist eine anisotrope Leitung mit unidirektionalem Block in einer und verzögerter Leitung in der anderen Bahn erforderlich. Weiterhin ist mindestens eine initiierende Extrasystole zur Auslösung der Tachykardie notwendig, die bei kritischer Frequenz in einem kritischen Kupplungsintervall einfällt (Tabelle 2). Diese Bedingungen können sowohl in anatomisch präformierten Leitungsbahnen gegeben sein (Präexzitationssyndrom, „bundle branch reentry", interfaszikuläres Reentry) als auch ohne präformierte Leitungswege auftreten (Vorhofflattern, AV-Knoten Reentrytachykardien, ventrikuläre Tachykardien nach Myokardinfarkt).

Elektrophysiologische Voraussetzung für das Aufrechterhalten einer Reentrytachykardie ist, daß die Leitungszeit in der Kreisbahn länger ist als die Refraktärzeit jedes Teilstücks. Dabei verbleibt i. allg. eine kurze erregbare Lücke, in die Extraimpulse eindringen können. Damit kann der Tachykardiezyklus versetzt („resetting") oder die Tachykardie terminiert werden. Der Reentrymechanismus von Tachykardien kann auf einer vorgegebenen Kreisbahn bei einem Makroreentry ablaufen oder Folge einer Zone langsamer Erregungsleitung („area of slow conduction") sein, bei der multiple Kreiserregungen möglich sind, die als gemeinsame Leitungsstrecke eben diese Zone langsamer Leitung nutzen („figure of eight"). Letztlich sind Kreiserregungen um Refraktäritätszonen nachgewiesen, die nicht durch Narben, sondern durch zentripetale Erregungswellen unterhalten werden („leading circle"). Beim „leading circle" entspricht die Dauer eines Erregungsumlaufs der Refraktärzeit, und es fehlt eine erregbare Lücke.

7.2.1.3 Getriggerte Arrhythmien

Sie beruhen auf frühen oder späten Nachpotentialen („early" und „late afterdepolarizations"). Während frühe Nachpotentiale Oszillationen am Ende des Aktionspotentials sind, treten späte Nachpotentiale nach Ende des Aktionspotentials auf (Antzelevitch 1994). Diese Arrhythmiemechanismen sind experimentell gut untersucht, jedoch klinisch wesentlich schwerer beweisbar. Beispiele für frühe Nachpotentiale sind die Arrhythmien des „long QT syndrome", insbesondere die „Torsade-de-pointes-Kammertachyarrhythmie" und arrhythmogene Antiarrhythmikaeffekte vom Beispiel des Chinidins (Surawicz 1989). Das Auftreten dieser Rhythmusstörungen ist frequenzabhängig, jedoch meist im Katheterlabor mit den Möglichkeiten der klinischen Elektrophysiologie nicht zu induzieren (Tabelle 2). Auch für diesen Mechanismus sind neurale und humorale modulierende Faktoren, insbesondere eine sympathische Stimulation, von Bedeutung. Beim kongenitalen QT-Syndrom scheinen regionale Differenzen der sympathischen Innervation eine Rolle zu spielen.

7.2.2 Definitionen

Während eine singuläre ektope Aktion als Extrasystolie (mit fester Kupplung) bzw. Parasystolie (mit gleitender Kupplung), bei zyklischem Auftreten je nach Häufigkeit als „Bigeminus, 2:1-, 3:1-, 4:1-Extrasystolie", bei einzelnen fehlenden Aktionen und erhaltenem Zyklus als „verborgene Extra- bzw. Parasystolie" zu bezeichnen ist, wird für 2 repetitive Kontraktionen der Begriff „couplet" (oder „Trigeminus"), für 3 derartige Schläge der Begriff „triplet" (oder „Quadrigeminus") verwendet. Von einer Tachykardie darf erst gesprochen werden, wenn die Zahl der spontan registrierten Herzaktionen 3 konsekutive Systolen überschreitet. Tachykarde Herzrhythmusstörungen können paroxysmal, persistierend oder permanent auftreten. Paroxysmale Tachykardien werden intermittierend mit sehr unterschiedlichen zeitlichen Abständen (Minuten bis Jahre) beobachtet und brechen spontan ab (spontan terminierend) oder halten an (persistierend). Als permanente („incessant") Arrhythmie ist der Nachweis der Rhythmusstörung über mehr als 12 h am Tag definiert. Elektrophysiologische Ursachen einer permanenten Tachyarrhythmie können bei Reentrytachykardien in ausgeprägter Leitungsverzögerung mit breitem Echofenster oder in einem Eintrittblock („Schutzblock") bei automatischem Arrhythmiemechanismus („protected automaticity") liegen.

Die Beschreibung einer Tachyarrhythmie erfordert ihre Klassifikation nach verschiedenen Gesichtspunkten. Die Inzidenz paroxysmal („recurrent") auftretender Arrhythmien kann in weiten Grenzen zwischen mehrfach täglichen Rezidiven und einmalig mit mehrjährigen Abständen auftretenden Ereignissen schwanken. Auch bei seltenen Tachyarrhythmien kann es plötzlich zu einer dramatischen Häufung der Paroxysmen kommen („storming"). Die Arrhythmien können nach der Spontandauer der Rhythmusstörung in spontan terminierende (< 30 s Spontandauer) und anhaltende Tachykardien (> 30 s Spontandauer) unterschieden werden. Dafür sind auch die Begriffe „Tachykardie vom Typ Gallavardin" (spontan terminierende, jedoch rezidivierende Tachykardie, „nonsustained tachycardia", „run", „tachycardie en salves") bzw. Tachykardie vom „Typ Bouveret-Hoffmann" (anhaltende Arrhythmie, „sustained tachycardia") gebräuchlich.

Wesentlich für die Unterscheidung der Tachyarrhythmien ist die Beschreibung der Regelmäßigkeit der Schlagfolge einer Rhythmusstörung. Es sind Tachykardien mit stabiler Zykluslänge von Tachyarrhythmien (im engeren Sinne) mit unregelmäßiger Zyklusdauer abzugrenzen. Die Frequenz einer Tachykardie kann sich zwischen 100/min (phasenweise auch unter 100/min) und über 300/min bewegen. Dabei muß stets angegeben werden, worauf sich die Angabe der Frequenz oder Zykluslänge bezieht (z. B. Vorhoftachykardie mit 2 : 1 Leitung). Beispielsweise kann eine Vorhoftachyarrhythmie im Fall einer AV-Leitungsstörung zu bradykarden Kammeraktionen führen. In jedem Fall ist nach dem elektrokardiographischen Bild der Rhythmusstörung zwischen Tachykardie, Flattern und Flimmern zu unterscheiden. Diese Differenzierung ist primär frequenzunabhängig: Bei einer Tachykardie können im 12-Kanal-Oberflächen-EKG Erregungsausbreitung und Erregungsrückbildung stets zweifelsfrei unterschieden werden. Bei Flatterarrhythmien findet sich ein regelmäßiges Undulieren der Stromkurve, ohne daß mit Sicherheit der Zeitpunkt der Exzitation von der Repolarisation zu trennen ist. Flimmerarrhythmien stellen sich als ein mehr oder weniger unregelmäßiges Bild von zumeist niederamplitudigen Ausschlägen ohne sicher erkennbare geordnete oder gar synchrone Erregungsausbreitung und -rückbildung dar. Im allgemeinen haben Tachykardien niedrigere Frequenzen als Flatter- oder Flimmerarrhythmien.

Tachykardien können ein identisches EKG-Bild („monomorphe Tachykardie") oder wechselnde EKG-Bilder zeigen („polymorphe Tachykardie"). Dem entspricht die Aussage „polytope Tachykardie" nicht ohne weiteres, weil polymorphe Tachykardien durchaus aus einem Arrhythmiezentrum entspringen können. Daher sollte der Begriff „polytope Tachykardien" besser vermieden werden. Die Lage des QRS-Vektors kann eine Information über den Ursprungsort einer ventrikulären Tachykardie geben. Ebenso gestattet der Vektor der P-Welle eine Aussage über den Ursprung der Vorhoferregung. Bei supraventrikulären Tachykardien kann häufig die P-Welle im Tachykardiezyklus ausgemacht werden. Damit können „Tachykardien mit längerem PR- als RP-Intervall" („longer PR than RP tachycardia") von „Tachykardien mit längerem RP- als PR-Intervall" („longer RP than PR tachycardia") unterschieden werden. Diese Differenzierung gestattet Rückschlüsse auf den elektrophysiologischen Mechanismus der Rhythmusstörung.

Die hämodynamische Auswirkung einer laufenden Tachyarrhythmie ist von großer klinischer Relevanz. Es wird üblicherweise zwischen hämodynamisch stabilen („stable" oder „tolerated tachyarrhythmia"), kurzzeitig stabilen Tachykardien („poorly tolerated tachyarrhythmia") und instabiler Tachyarrhythmie (mit hämodynamischem Zusammenbruch, „instable tachyarrhythmia") unterschieden. Der hämodynamische Effekt einer Tachyarrhythmie ist nur lose mit dem Mechanismus der Rhythmusstörung, der Frequenz und der Dauer der Arrhythmie korreliert. Die topographische Angabe des Tachykardieursprungs sollte – wann immer möglich – getroffen werden. Häufig gestattet die Analyse des Tachykardie-EKG diese Information, wie z. B. bei linksatrialen Tachykardien mit negativer P-Welle in der Ableitung Einthoven I, bei Kammertachykardien aus dem rechten Ventrikel (Linksschenkelblockbild) oder aus dem rechtsventrikulären Ausflußtrakt (linksschenkelblockartig deformierte Kammerkomplexe mit Steiltyp).

7.2.3 Krankengeschichte und klinische Symptomatik bei Tachyarrhythmien

Bereits die sorgfältige Erhebung der Anamnese kann wesentliche Aussagen über Art und Mechanismus einer Tachyarrhythmie und ihre klinische Bedeutung ergeben. Aus der Dauer einer Tachykardieanamnese können erste Schlußfolgerungen auf die Arrhythmie abgeleitet werden: Die typische Anamnese einer Reentrytachykardie beim Präexzitationssyndrom oder bei einer AV-Knoten-Tachykardie ist jahre-, häufig jahrzehntelang, weil es sich ursächlich um kongenitale Anomalien handelt. Dagegen sind atriale und ventrikuläre Tachykardien oftmals Folge einer nachweisbaren kardialen Grundkrankheit, die anhand ihrer eigenen Anamnese auszumachen ist. Ebenso haben atriale Flatter- und Flimmerarrhythmien oftmals eine kurze Anamnese. Wesentlich ist die Symptomatik im Intervall zwischen den Tachyarrhythmien. Eine kardiale Grundkrankheit hat auch außerhalb der Tachykardien ihre eigene koronare oder hämodynamische Symptomatik.

Alter und Geschlecht des Patienten, der über eine bislang nicht erfaßte Tachykardie klagt, helfen ebenfalls weiter: Herzgesunde junge Männer mit regelmäßigem Herzrasen haben häufiger ein Präexzitationssyndrom, Frauen eine AV-Knoten-Reentrytachykardie, ältere Herzkranke mit kurzer Tachykardieanamnese und unregelmäßiger Schlagfolge ein Vorhofflattern/-flimmern, Patienten mit gesicherter Herzkrankheit z. B. Koronarerkrankung nach Myokardinfarkt, oder mit einer Kardiomyopathie und schwerwiegenden hämodynamischen Folgen während der Rhythmusstörung, haben mit größerer Wahrscheinlichkeit ventrikuläre Tachyarrhythmien.

Alle Patienten sollten genau über Beginn und Ende der Rhythmusstörung befragt werden. Sofern eine Unterscheidung zwischen Herzstolpern und Herzrasen möglich ist und das Herzrasen die Folge des Stolperns ist, kann eine Reentrytachykardie unterstellt werden. Dagegen liegt einem ständigen Stolpern ohne Herzrasen eher ein automatischer Arrhythmiemechanismus zugrunde. Die Auslösungsbedingungen einer Tachyarrhythmie sind für die elektrophysiologische Analyse und für die Therapie von Bedeutung. Manche Kranke berichten über nächtliche, vagal bedingte Arrhythmien (z. B. nächtliches, vagal induziertes Vorhofflimmern), andere klagen v. a. unter Streß, physischer oder psychischer Belastung und unter Sympathikotonie über Tachykardien (z. B. katecholamininduzierte ventrikuläre Tachykardie). Wieder andere Patienten berichten über plötzliches Auftreten eines Herzrasens mit regelmäßiger Schlagfolge bei Lagewechsel. Sofern bei diesen Kranken eine Terminierung durch Valsalva-Manöver gelingt, kann eine supraventrikuläre Reentrytachykardie unterstellt werden. Manche Arrhythmie bedarf zur Perpetuierung einer kritischen Herzfrequenz („rate dependency"), einer physischen Belastung („exercise dependency"), andere eher einer Pause („pause dependency", ersatzsystolische Arrhythmie).

Viele Patienten mit Tachyarrhythmien klagen über Symptome der Rhythmusstörung selbst (anfallsartig auftretendes Herzklopfen, Palpitationen, Klopfen im Hals, Herzrasen, Herzjagen) und über Symptome der hämodynamischen Folgen der Arrhythmien (Schwindelerscheinungen am Beginn und Ende der Tachyarrhythmie, kurzzeitiger Bewußtseinsverlust (Synkopen), Wiederbelebungsmaßnahmen (kardiopulmonale Reanimation), mangelnde Belastbarkeit, klinische Zeichen einer Herzinsuffizienz, Angina pectoris, pulmonale oder arterielle Embolien. Manche Kranke berichten darüber, daß das „Herzrasen" mit einem „Herzstolpern" beginnt, wobei nicht jedes Herzstolpern auch ein Herzrasen auslöst. Es können Symptome der Grundkrankheit geklagt werden (Angina pectoris, Symptomatik der Herzinsuffizienz) und Symptome durch Thromboembolien ausgelöst werden (neurologische Defekte, abdominelle Symptomatik, periphere ischämische Syndrome).

Viele Kranke entwickeln im Laufe der Jahre psychische Symptome (Herzneurose) durch die immer wiederkehrenden, medikamentös oft nicht zu behebenden Rezidive. Letztlich werden oftmals durch die Behandlung Symptome der Therapie ausgelöst (gastrointestinale Nebenwirkungen, bronchospastische Probleme bei β-Rezeptorenblockern usw). Nicht wenige Patienten mit z. T. erheblichen Tachykardiefrequenzen haben keine Symptome oder sind sich auch nach jahrzehntelanger Tachykardieanamnese über die Ursache ihrer plötzlich einsetzenden Beschwerden als Folge einer Herzrhythmusstörung nicht im klaren. Bei besonders schnellen, häufig ventrikulären Tachyarrhythmien kann eine Arrhythmie mit einem vollständigen Kreislaufzusammenbruch einhergehen, der sich als plötzlicher Herztod manifestiert. Diese Symptome sind häufiger Folge ventrikulärer Tachyarrhythmien, wurden jedoch auch bei supraventrikulären Rhythmusstörungen beobachtet.

7.2.4 Systematik tachykarder Herzrhythmusstörungen

Grundlage einer systematischen Einteilung tachykarder Herzrhythmusstörungen sollte eine Differenzierung der verschiedenen Arrhythmien nach dem ihnen zugrundeliegenden Mechanismus sein, aus dem sich eine kausale Therapie ergibt. Leider gestatten die gegenwärtigen Erkenntnisse zur Genese der Rhythmusstörungen häufig weder die sichere Diagnose des Mechanismus aus dem Oberflächen-EKG noch folgt daraus zwangsläufig eine bestimmte Therapie. Daher werden die Tachyarrhythmien bislang nach mehreren, teils klinischen, teils elektrokardiographischen und teils elektrophysiologischen Gesichtspunkten gegliedert. Im folgenden wird die in unserer Klinik verwendete Einteilung der Tachyarrhythmien vorgestellt, die in ähnlicher Form auch in anderen kardiologischen Zentren verwendet wird. Diese Einteilung weist zwangsläufig Limitationen auf, die in der Natur der Einteilung liegen und bislang nicht zu beseitigen sind. Eine vollständige Auflistung aller möglichen Tachykardien ist nicht erreicht. Definitive Diagnosen gelingen oftmals erst in Kenntnis aller morphologischen, hämodynamischen und elektrophysiologischen, sowohl nichtinvasiven wie invasiven Befunde. Manchmal wechseln verschiedene Tachyarrhythmiediagnosen, z. B. bei Patienten mit atrialen Tachykardien, Vorhofflattern, Vorhofflimmern, ohne daß das elektrophysiologische Grundproblem der gesteigerten atrialen Vulnerabilität („sick atrium") sich grundsätzlich ändert.

Als Hauptgruppen werden atriale Tachyarrhythmien, bei denen die Ventrikel passiv an die Rhythmusstörung angekoppelt sind („bystander"), von ventrikulären Tachyarrhythmien abgegrenzt, bei denen sich die Arrhythmie unabhängig von der Reaktion der Vorhöfe in den Kammern abspielt. Eine 3. Gruppe sind die atrioventrikulären Tachykardien, für deren Bestehen die nomodrome atrioventrikuläre Leitung essentiell ist. Atriale und atrioventrikuläre Tachykardien werden haufig als supraventrikuläre Tachykardien zusammengefaßt.

7.2.4.1 Vorhoftachyarrhythmien

Atriale Tachyarrhythmien beschränken sich in den für die Perpetuierung der Rhythmusstörung unverzichtbaren Strukturen auf die Vorhöfe. Eine akzeptierte Klassifikation atrialer Tachyarrhythmien liegt bislang nicht vor (Lesh u. Kalman 1996). Es sind die Störungen der nomotopen Automatie in Form der Sinustachykardie und der Sinustachykardie mit nicht angepaßter Frequenz („inappropriate sinus tachycardia") von heterotopen Automatiestörungen zu unterscheiden, die als ektope automatische Tachykardien aus dem rechten oder linken Vorhof bekannt sind. Reentrytachykardien können in beiden Vorhöfen entstehen. Eine Sonderform dieser Arrhythmie ist das Sinusknotenreentry, bei dem eine induzierbare Kreiserregung einen identischen Erregungsablauf über die Vorhöfe bedingt, wie er bei normalem Sinusrhythmus beobachtet wird. Auch dem Vorhofflattern liegt zumeist eine Kreiserregung und nur selten eine pathologische Automatie zugrunde. Das Vorhofflattern kann in „Flattern vom gewöhnlichen Typ" oder „vom ungewöhnlichen Typ" unterschieden werden. Das Vorhofflimmern ist ebenfalls keine elektrophysiologische Entität, jedoch sind die Möglichkeiten der Differenzierung bislang begrenzt. Klinisch übliche Einteilungen in grobschlägiges und feinschlägiges Flimmern helfen wenig weiter. Die multifokale atriale Tachykardie ist eine weitere Sonderform atrialer Tachyarrhythmien. Folgende Übersicht faßt die systematische Einteilung der Tachykardien zusammen:

Systematische Einteilung der Tachykardien

- *Atriale Tachyarrhythmien:*
    1) Sinustachykardie,
    2) inadäquate Sinustachykardie („inappropriate sinus tachycardia"),
    3) ektope (automatische) atriale Tachykardie,
    4) atriale Reentrytachykardie,
    5) Sinusknotenreentrytachykardie,
    6) Vorhofflattern,
    7) Vorhofflimmern,
    8) multifokale atriale Tachykardie,
    9) junktionale Tachykardie.

● *Atrioventrikuläre Tachyarrhythmien:*
Beim Präexzitationssyndrom:
10) orthodrome Reentrytachykardie,
11) permanente junktionale Reentrytachykardie (PJRT),
12) antidrome Reentrytachykardie,
13) Mahaim-Tachykardie,
14) Reentrytachykardie unter Einschluß mehrerer akzessorischer Fasern.
Bei funktioneller Längsdissoziation des AV-Knotens
15) Slow-fast-Tachykardie,
16) Fast-slow-Tachykardie,
17) Slow-slow-Tachykardie,
18) His-Bündelreentrytachykardie bei Längsdissoziation des His-Bündels.

● *Ventrikuläre Tachyarrhythmien:*
19) ventrikuläre Reentrytachykardie (Mikroreentrytachykardie),
20) Faszikelreentrytachykardie („bundle branch reentry", „macroreentry", „interfascicular reentrant tachycardia"),
21) Kammerflattern,
22) Kammerflimmern,
23) Polymorphe ventrikuläre Tachykardie mit normaler QT-Zeit,
24) Torsade de pointes-Tachykardie mit/ohne „Syndrom der langen QT-Zeit" („long QT syndrome"),
25) repetitive monomorphe ventrikuläre Tachykardie,
26) ventrikuläre Tachykardie bei arrhythmogener ventrikulärer Dysplasie,
27) idiopathische rechtsventrikuläre Tachykardie,
28) akzelerierter ventrikulärer Rhythmus („idioventrikuläre Tachykardie"),
29) idiopathische linksventrikuläre Tachykardie.

Sinustachykardie („chronic nonparoxysmal sinus tachycardia")
Im engeren Sinne einer tachykarden Herzrhythmusstörung wird damit eine pathologische Beschleunigung der nomotopen Automatiefunktion ohne organische (Fieber, Thyreotoxikose, Myokarditis, Asthma bronchiale, Hypotonie, Anämie, Hypovolämie, Embolie, Herzinsuffizienz oder Schock) oder funktionelle Ursachen (hyperkinetisches Herzsyndrom, Trainingsmangel, Angstsyndrome, Entzugssyndrome) und ohne medikamentöse Effekte (z.B. Atropin, Katecholamine, Aminophyllin, Koffein u.a.) bezeichnet. Im weiteren Sinne wird auch bei belastungsbedingten Frequenzen über 100 Schläge/min von einer Sinustachykardie gesprochen, selbst wenn damit keine tachykarde Arrhythmie vorliegt. Die Herzfrequenz überschreitet 190 Schläge/min in Ruhe oder unter Belastung in der Regel nicht. Dabei liegt nach dem elektrophysiologischen Mechanismus eine beschleunigte Impulsbildung und keine induzierbare Kreiserregung oder getriggerte Impulsbildung vor.

Die Sinustachykardie tritt vorwiegend unter Sympathikotonie auf und kann neural oder humoral vermittelt sein. Die Sinustachykardie kann Ausdruck einer Erkrankung des Sinusknotens, des Vorhofmyokards oder seiner neuralen Steuerung sein (Ganglionitis, Polyneuritis). Die elektrophysiologische Diagnose ist mit hinreichender Sicherheit aus dem Oberflächen- und Langzeit-EKG zu treffen. Als Kriterium wird der Nachweis positiver P-Wellen in den Einthoven-Ableitungen mit weitgehend identischer Morphologie im Vergleich zur P-Welle bei normofrequentem Sinusrhythmus gefordert. Eine vollständige Übereinstimmung der P-Wellenmorphologie ist wegen eines frequenzabhängig wandernden Schrittmachers im Sinusknoten („pacemaker shift") meist nicht gegeben. Die Frequenz der Sinustachykardie ist durch Vagusreizmanöver zumindest temporär zu beeinflussen. Außerdem sollten die Merkmale der automatischen Impulsbildung gegeben sein. Sofern eine behandelbare Grunderkrankung auszuschließen ist, kann die Sinustachykardie große Anforderungen an das ärztliche Geschick des behandelnden Arztes stellen. Häufig wird ein Wechsel mit weiteren Vorhoftachyarrhythmien beobachtet. Ein Embolierisiko besteht allein durch die Sinustachykardie nicht.

Inadäquate Sinustachykardie („inappropriate sinus tachycardia", Abb. 1)
Damit wird eine Rhythmusstörung bezeichnet, die unter geringen Belastungsbedingungen reproduzierbar zu überschießenden Frequenzanstiegen im Sinusknoten führt und damit die Belastbarkeit des Patienten limitiert (Krahn et al. 1995). Sie kann durchaus permanent während der gesamten Wachphase des Patienten beobachtet werden und nur im Tiefschlaf verschwinden. Bei dieser Rhythmusstörung ist die pathomorphologische Ursache letztlich unklar. Eine Imbalance

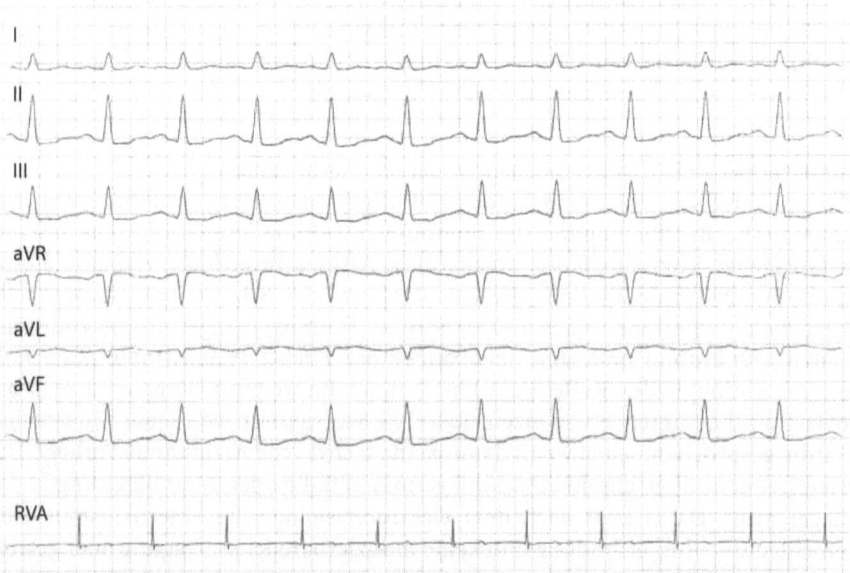

Abb. 1. Inadäquate Sinustachykardie bei einer 37jährigen Patientin. Abgebildet sind 6 periphere Ableitungen sowie ein rechtsatriales Elektrogramm. Die positive P-Welle der jeweils nächsten Herzaktion beginnt während der Repolarisation der vorangegangenen Systole. Die Patientin hatte nur im tiefen Schlaf normale Frequenzen und wies bereits im Wachzustand in Ruhe Herzfrequenzen um 130 Schläge/min auf

der autonomen Innervation des Sinusknotens mit gestörter sympathovagaler Balance wird angenommen (Morillo et al. 1994).

Patienten mit inadäquater Sinustachykardie haben häufig keine anderen atrialen Tachyarrhythmien und sind auch nicht emboliegefährdet. Wir konnten nach chirurgischer Sinusknotenektomie bei einigen Patienten mit therapierefraktärer inadäquater Sinustachykardie nach pathomorphologischen Kriterien nur geringe Veränderungen im Sinusknoten selbst finden.

Ektope (automatische) atriale Tachykardie (Abb. 2)

Ihr liegt eine gesteigerte heterotope Automatie zugrunde. Diese Arrhythmie findet sich im EKG meist paroxysmal vom Typ Gallavardin und zeigt die typischen Aufwärm- und Abkühlphänomene, Schwankungen der Zykluslänge und im Vergleich zum Sinusrhythmus abweichende, jedoch innerhalb der Arrhythmie identische P-Wellen (Gillette u. Garson 1977). Nur selten ist die ektope atriale Tachykardie permanent und wird dann meist als vollständig therapierefraktäres Vorhofflattern (fehl)gedeutet. Diese Diagnose ist nach der Definition entsprechend den Kriterien des Oberflächen-EKG berechtigt, vermengt jedoch die unterschiedlichen elektrophysiologischen Mechanismen beider Arrhythmien und sollte auch aus therapeutischen Gründen besser vermieden werden. Das PQ-Intervall ist frequenzabhängig. Spontan oder induziert durch Karotissinusmassage können AV-Blockierungen auftreten, die die Arrhythmie nicht beeinflussen.

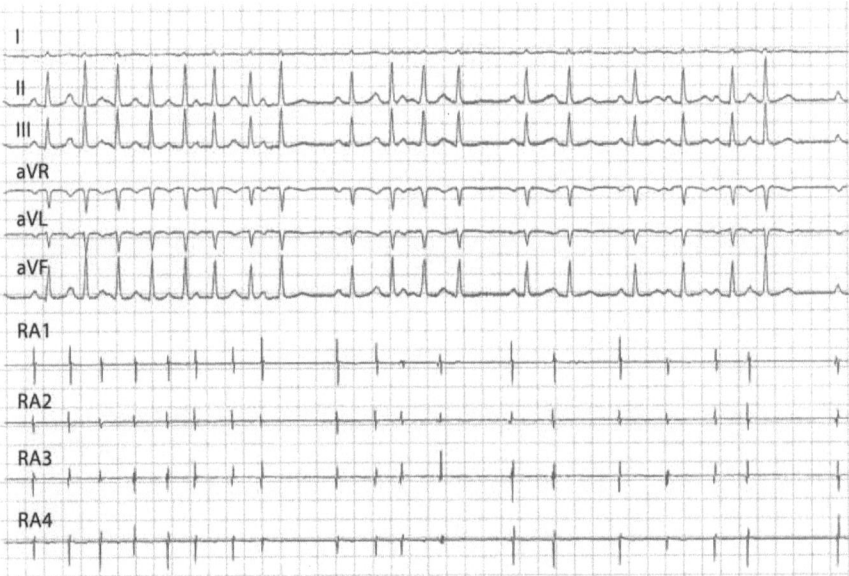

Abb. 2. Automatische Tachykardie aus der Region der Mündung der oberen rechten Lungenvene in den linken Vorhof. Es sind 6 periphere Ableitungen und 4 intrakardiale Elektrogramme dargestellt. Typische Zeichen des automatischen Mechanismus der Rhythmusstörung sind der Wechsel von Extrasystolen, Sinusrhythmus und kurzen, stets spontan terminierenden Salven entsprechend dem Typ Gallavardin mit gleitender Kupplung, wechselnder Spontanzyklusdauer und identischen P-Wellen

Ektope atriale Tachykardien können postentzündlich, im Rahmen einer definierten Herzerkrankung oder einer Intoxikation entstehen oder angeboren sein. Oftmals läßt sich außer der Anamnese einer durchgemachten Myokarditis kein Hinweis auf eine Erkrankung mehr nachweisen. Ektope Tachykardien zeichnen sich durch nahezu vollständige Refraktärität gegenüber Antiarrhythmika aus und persistieren oftmals über Jahrzehnte. Sie sind in aller Regel weder vital bedrohlich noch führen sie zu Thromboembolien. Hämodynamische Folgen mit Dilatation der Herzhöhlen und beträchtlicher Leistungseinschränkung können die Folge sein. Ektope atriale Tachykardien entspringen häufig als Foci entlang der Crista terminalis, die sich vom rechten Vorhof bis in das linke Atrium verfolgen läßt und die Folge der embryologischen Entwicklung des Herzens ist, an den Mündungen der Lungenvenen, im Septum interatriale oder andernorts (Lesh u. Kalman 1996).

Atriale Reentrytachykardie (Abb. 3)
Sie ist eine paroxysmal auftretende, reproduzierbar induzier- und terminierbare Kreiserregung in einem Vorhof oder zwischen beiden Vorhöfen (Paulay et al. 1973). In Kenntnis der Vorhofanatomie verwundert das letztlich seltene Auftreten dieser Rhythmusstörung, denn Kreiserregungen um anatomisch vorgegebene Strukturen, wie das Foramen ovale, die Mündung von Hohlvenen oder Lungenvenen, das Ostium des Koronarsinus, eine Atrioventrikularklappe, um

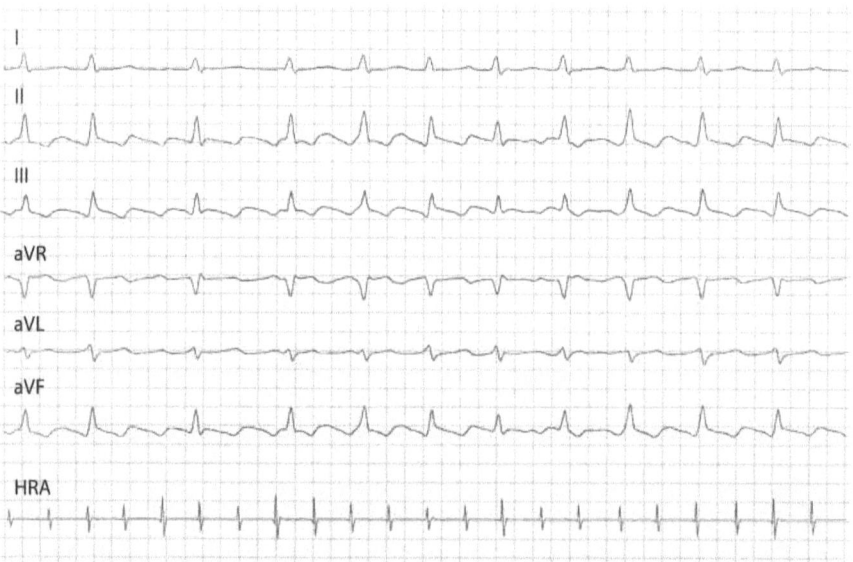

Abb. 3. Linksatriale Reentrytachykardie mit dominierender 1:1-Leitung und intermittierendem Wenckebach-Phänomen. Abgebildet sind 6 Extremitätenableitungen sowie ein atriales Elektrogramm (*HRA*). Isoelektrische bis negative P-Wellen in der Ableitung Einthoven I zeigen den linksatrialen Ursprung der Tachykardie an. Zwischen den P-Wellen ist eine isoelektrische Linie erkennbar. Diese Arrhythmie war mittels Elektrostimulation auslösbar und terminierbar

Narben nach kardiochirurgischen Eingriffen (Kanülierung, Patchverschlüsse bei Septumdefekten) oder mehrere der genannten Strukturen wären leicht vorstellbar. Alle genannten atrialen Makroreentrytachykardien wurden beobachtet.

Die Kreiserregung ohne klinisch erkennbare morphologische Grundlage ist das häufigere Ergebnis aller diagnostischen Bemühungen und läßt kongenitale Veränderungen z. B. durch kleinste Hämangiome oder erworbene Narben nach Perimyokarditiden vermuten. Während der Tachykardie findet sich die P-Welle in der 1. Hälfte des Zyklus, die damit leicht mit einer orthodromen Reentrytachykardie beim Präexzitationssyndrom verwechselt werden kann (Rostock et al. 1983). Die PQ-Zeit ist frequenzabhängig. Die Ventrikel sind kein Bestandteil des Erregungskreises und können spontan abkoppeln (was bei der niedrigen Frequenz der Tachykardie selten zu beobachten ist) oder durch Karotissinusmassage dissoziieren, ohne daß die Arrhythmie terminiert. Jedoch kann ein Vagusreiz auch die intraatriale Leitung so weit verzögern, daß die Tachykardie abbricht. Die Vorhoferregung differiert vom Sinusrhythmus und erregt die Vorhöfe exzentrisch.

Ziel der elektrophysiologischen Diagnostik ist nach der Diagnose die Lokalisation des Schwachpunktes („weak link") der Arrhythmie, dessen Topographie Voraussetzung kurativer Maßnahmen ist. Patienten mit atrialen Reentrytachykardien sind häufig herzkrank (koronare oder hypertensive Herzkrankheit, korrigierte Vitien) und neigen bei sorgfältiger Suche zu weiteren atrialen Tachyarrhythmien, wie z. B. Vorhofflattern und Vorhofflimmern und haben erst damit ein Risiko einer Thromboembolie.

Sinusknotenreentrytachykardie

Als Sonderform des atrialen Reentry muß die Sinusknotenreentrytachykardie bezeichnet werden. Bei ihr gleicht die Erregung zwischen Sinus- und AV-Knoten (AH-Zeit) der Situation bei normofrequentem Sinusrhythmus. Außerdem ist die P-Wellenmorphologie als Ausdruck weitgehend identischer Erregungsausbreitung über die Vorhöfe der P-Welle bei Sinusrhythmus identisch (Gomes et al. 1985). Die Sinusknotenreentrytachykardie ist mittels elektrophysiologischer Methoden induzierbar und terminierbar und erreicht in aller Regel keine sehr hohen Frequenzen (meist 120–140 Schläge/min). Vagale Manöver verlängern die Zyklusdauer der Sinusknotenreentrytachykardie und können sogar zur Terminierung der Rhythmusstörung führen. Ein Erregungskreisen im sinusknotennahen oberen rechten Vorhof oder um die obere Hohlvene kann die genannten Kriterien erfüllen. Die Sinusknotenreentrytachykardie ist bei Anlegen strenger Kriterien selten und betrifft meist herzkranke Patienten, die oftmals als Ausdruck diffuser Schädigung des atrialen Myokards weitere atriale Arrhythmien aufweisen (Sinusknotensyndrom, atriale Leitungsstörungen, Vorhofflattern, -flimmern). Gelegentlich werden atriale Reentrytachykardie und Sinusknotenreentrytachykardie als sinuatriale Reentrytachykardien zusammengefaßt (Rostock et al. 1983).

Vorhofflattern

Hierbei handelt es sich um eine regelmäßige Arrhythmie mit Frequenzen zwischen 240 und >400 Schlägen/min, fehlender isoelektrischer Linie zwischen sägezahnartigen Flatterwellen („F-waves") im Oberflächen-EKG und einer ventrikulären Erregung, die in einem nachvollziehbaren Verhältnis zu den Flatterwellen steht (meist 2:1, 3:1, 4:1, Wenckebach-Periodik). Man unterscheidet den gewöhnlichen Typ des Vorhofflatterns („common type", Abb. 4) mit negativen Flatterwellen in den inferioren Ableitungen vom ungewöhnlichen Typ („uncommon type", Abb. 5) mit positiven Ausschlägen in denselben Ableitungen.

Nach einer anderen Einteilung wird ein Typ-I-Flattern mit Vorhoffrequenzen zwischen 240 und 340 Schlägen/min von einem Typ-II-Flattern mit Frequenzen zwischen 340 und 430 Schlägen/min unterschieden (Waldo 1983). Die Definition des Vorhofflatterns entspringt aus dem Oberflächen-EKG und berücksichtigt nicht den elektrophysiologischen Mechanismus der Rhythmusstörung. Mit intrakardialen Untersuchungen läßt sich eine regelmäßige Vorhofaktivierung mit identischen Potentialen und isoelektrischer Linie nachweisen und der Arrhythmiemechanismus identifizieren. Meist liegt dem Vorhofflattern eine Kreiserregung zugrunde, die im Fall des „Flatterns vom gewöhnlichen Typ" am Septum interatriale vom Koronarsinusostium in Richtung zur oberen Hohlvene verläuft, an der lateralen freien Wand des rechten Vorhofs wieder in Richtung zum Anulus mit einem anatomisch vorgegebenen Schwachpunkt („weak link") zwischen un-

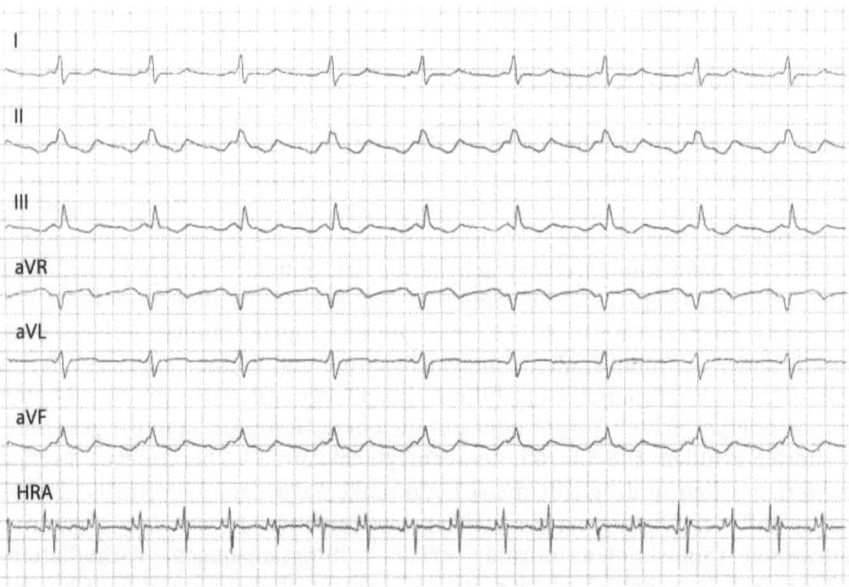

Abb. 4. Vorhofflattern vom „gewöhnlichen Typ" mit regelmäßiger 2:1-Überleitung und negativen P-Wellen in der inferioren Ableitung. Dargestellt sind 6 Extremitätenableitungen sowie ein atriales Elektrogramm (*HRA*). Die sägezahnartigen P-Wellen gehen in einander über. Es findet sich die doppelte Anzahl von Vorhofdepolarisationen im Vergleich zu den ventrikulären Aktivierungen

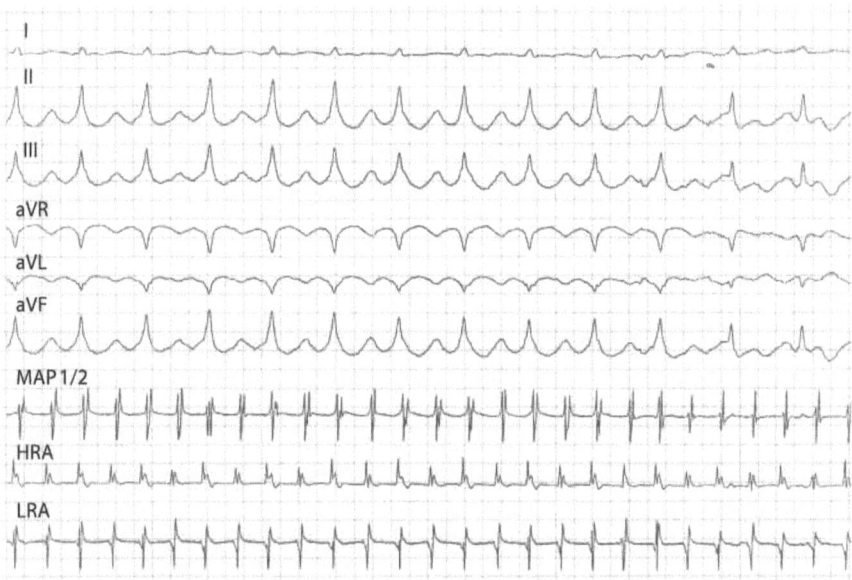

Abb. 5. Vorhofflattern vom „ungewöhnlichen Typ" mit regelmäßiger 2:1-Überleitung. Es sind 6 Extremitätenableitungen und 3 intrakardiale Ableitungen (*MAP, HRA, LRA*) abgebildet. Es zeigen sich positive P-Wellen in den inferioren Ableitungen ohne isoelektrische Linie in den Oberflächenableitungen

terer Hohlvene, Trikuspidalanulus und Koronarsinusostium (Isthmus). Beim „uncommon-type-Flattern" kann der Erregungskreis umgekehrt durchlaufen werden, oder es liegt ein völlig anderes Muster der Erregungsausbreitung vor. Ein automatischer Mechanismus des Vorhofflatterns ist seltener als eine Kreiserregung (Friedman et al. 1982).

Viele Formen des Vorhofflatterns lassen sich in der klinischen Praxis einfach mittels Elektrostimulation beenden. Auch diese Arrhythmie kommt vorwiegend bei herzkranken Patienten, oftmals nach Myokarditiden, Diphtherie, rheumatischen Vitien, bakterieller Endokarditis, bei hypertensiver Herzkrankheit, fortgeschrittener Koronarerkrankung oder nach Herzoperationen vor und ist nur selten eine singuläre atriale Arrhythmie des Patienten. Deshalb können elektrophysiologische Terminierungsversuche leicht zur Induktion eines Vorhofflimmerns führen, das letztlich kardiovertiert werden muß. Ein Hinweis auf die potentielle Möglichkeit zu dieser Arrhythmie während des Sinusrhythmus läßt sich oftmals aus der verbreiterten, mehrgipfligen und niederamplitudigen P-Welle ableiten, die Leitungsstörungen in der intra- oder interatrialen Leitung anzeigt. Das Embolierisiko von Patienten mit isoliertem Vorhofflattern ist vermutlich erhöht, wenn auch geringer als beim Vorhofflimmern.

Vorhofflimmern (Abb. 6)

Hierbei handelt es sich um eine unregelmäßige, chaotische atriale Tachyarrhythmie ohne abgrenzbare P-Wellen, bei der sich der aktuelle Zustand von Exzitation,

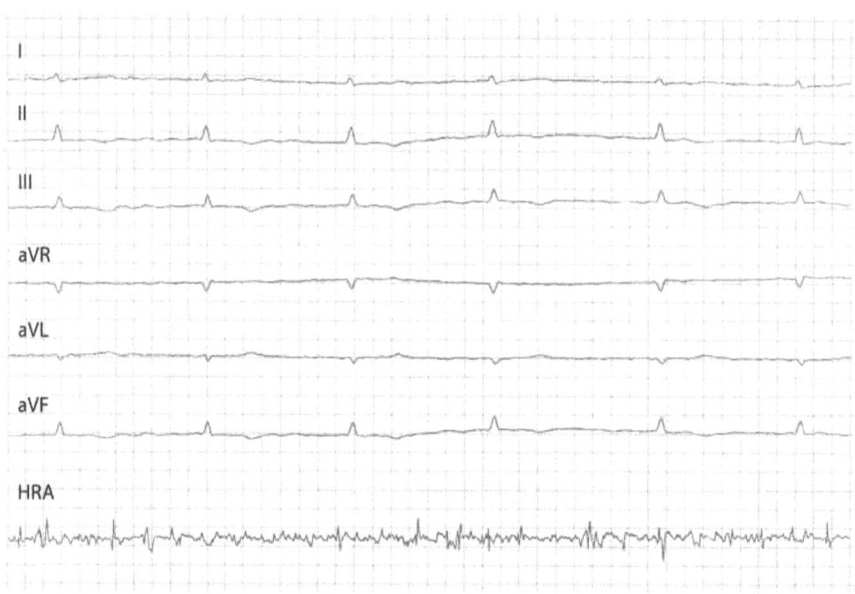

Abb. 6. Vorhofflimmern mit unregelmäßiger tachykarder Überleitung. Es sind 6 Extremitätenableitungen sowie ein intrakardiales atriales Elektrogramm (*HRA*) abgebildet. Es findet sich eine ungeordnete atriale elektrische Aktivität ohne isoelektrische Linie mit arrhythmischer Überleitung auf die Kammern

Refraktärität und Exzitabilität in den Vorhöfen rasch und meist nicht vorhersagbar ändert. Frequenzangaben beim Vorhofflimmern betreffen im Gegensatz zu anderen Tachykardien i. allg. nicht die mit klinischen Methoden unbestimmbare Zykluslänge der flimmernden Vorhöfe, sondern die atrioventrikuläre Leitung. Verschiedene Hypothesen zur Elektrophysiologie des Vorhofflimmerns wurden postuliert. Bei dieser Arrhythmie liegt nach gegenwärtigem Verständnis eine diffuse Ausbreitung multipler Erregungsfronten entlang sich ständig ändernder Refraktäritätszonen in Bereich des aktuell wiedererregbaren Myokards vor. Mindestens 5–7 solche Erregungswellen sollen sich über das Vorhofmyokard bei Vorhofflimmern bewegen, können sich in „Tochterwellen" teilen oder in „Sackgassen" nicht erregbaren Myokards verlöschen. Diese Vorstellung ist als „multiple wavelet reentry" bekannt (Moe 1962).

Multiple Erregungswellen verlaufen ensprechend dem kleinsten möglichen Reentry im Vorhofmyokard und führen unmittelbar nach Ablauf der Refraktärität bereits zur Wiedererregung. Dieses Modell wird als „leading circle concept des Vorhofflimmerns bezeichnet (Allessie et al. 1977), bedingt das Fehlen einer „erregbaren Lücke" während der Arrhythmie und unterstellt sowohl eine Beziehung zwischen Refraktärität des Vorhofmyokards und Wellenlänge der Erregungswelle als auch variable Frequenzen und eine variable Lokalisation der Kreiserregungen. Eine weitere Theorie des Vorhofflimmerns erklärt sich aus der Beobachtung, daß rasch wechselnde myokardiale Areale nacheinander von verschiedenen Erregungswellen aktiviert werden, andere refraktär oder nur unidirektional leitfähig sind. Dieses Konzept ist als „random reentry" bekannt geworden (Hoffman u. Rosen 1981). Offenbar unterscheiden sich verschiedene Formen des Vorhofflimmerns durch das Ausmaß der elektrischen Entropie, wobei einige Vorhöfe eine weniger chaotische Erregungsausbreitung mit weitgehend unidirektionaler Erregungsleitung zeigen, andere ein höheres Maß ungeordneter Exzitation aufweisen.

Es wurden 3 verschiedene Formen des Vorhofflimmerns aus intraoperativen Mappinguntersuchungen abgeleitet: Typ I (40 %) mit singulärer Erregungswelle und einer Aktivierungszeit von 174 ± 28 ms, Typ II (32 %) mit 1–2 Erregungswellen und einer Aktivierung von 150 ± 14 ms und Typ III (28 %) mit 3 und mehr Wellen und einer kurzen Aktivierungszeit von 136 ± 16 ms (Konings et al. 1994). Die klinische Bedeutung des Vorhofflimmerns besteht in seiner hohen Inzidenz bei Gesunden („idiopathisches Vorhofflimmern", „lone atrial fibrillation") und Kranken mit verschiedenen, nicht nur kardialen Leiden, diffus geschädigten Vorhöfen beim älteren Menschen und in der Gefahr fataler thromboembolischer Komplikationen. Es ist eine gesicherte Erkenntnis, daß der Nachweis eines Vorhofflimmerns mit einer belasteten Prognose einhergeht. Patienten mit Vorhofflimmern haben nicht selten eine nachweisbare, manchmal degenerative Herzkrankheit und oft weitere atriale Arrhythmien.

Ein anhaltendes Vorhofflimmern kann zu hämodynamischen und elektrophysiologischen Folgen führen („atriales remodeling", Verkürzung der Refraktärzeit), die ihrerseits die Tachyarrhythmie unterhält („AF begets AF"). Das Vorhofflimmern kommt häufig gemeinsam mit dem Sinusknotensyndrom als Bradykardie-Tachykardie-Syndrom vor und kann auf diese Weise die Sinusknotenfunktionsstörung kompensieren (sog. „Spontanheilung des Sinusknotensyndroms", Lüderitz 1994). Es tritt mit atrialen Tachykardien und Vorhofflattern teils in zeitlicher Abfolge, teils sogar synchron auf (z. B. simultan Sinusknotenstillstand im oberen rechten Vorhof, Vorhofflattern im unteren rechten Vorhof und Vorhofflimmern im linken Vorhof, Pfeiffer et al. 1996) Diese rasch wechselnde elektrische Vielfalt des „kranken Vorhofs" („sick atrium") erklärt die unterschiedlichen Elektrokardiogramme, die manchmal eine sichere Zuordnung der Arrhythmie erschweren. Sowohl das Oberflächen-EKG als auch das intraatriale Elektrokardiogramm zeigen ständig wechselnde, niederamplitudige, unregelmäßige Ausschläge. Die atrioventrikuläre Überleitung über den AV-Knoten auf die Kammern hängt vom Eintreffen überschwelliger Exzitationswellen an den Eintrittspforten des AV-Knotens ab. In aller Regel resultiert eine deutlich arrhythmische atrioventrikuläre Leitung, die im Einzelfall brady- oder tachykard, mehr oder weniger arrhythmisch, nomodrom, aberrant oder akzessorisch geleitet sein kann.

Auch das Vorhofflimmern kann paroxysmal oder permanent auftreten und ist meist sicher im Oberflächen-EKG oder im Langzeit-EKG erkennbar. Ein Vorhofflimmern an den Eintrittspforten des AV-Knotens führt stets zu einer absoluten Arrhythmie. Einem Spontanabbruch des Vorhofflimmerns folgt eine präautomatische Pause bis zum Einsetzen des Sinusrhythmus. Elektrophysiologische Untersuchungen des paroxysmalen Vorhofflimmerns sind bislang klinisch wenig hilfreich und ergeben meist eine Dispersion der Refraktäritäten und Hinweise für Leitungsstörungen auf allen Ebenen.

Multifokale atriale Tachykardie („chaotic atrial tachycardia" oder „multifocal atrial tachycardia")
Sie kommt vorwiegend bei jungen, zumeist herzgesunden Patienten vor. Im Oberflächen-EKG zeigen sich P-Wellen mit 3 und mehr verschiedenen Morphologien und einer Frequenz zwischen 140 und 220 Schlägen/min. Zwischen den P-Wellen stellt sich eine isoelektrische Linie dar. Die Zyklusdauer der Tachykardie und die atrioventrikuläre Leitung sind variabel (Bisset et al. 1981). Die Arrhythmie kann paroxysmal oder selten permanent auftreten und verschwindet gelegentlich spontan. Sofern die Rhythmusstörung persistiert, kann eine „tachykarde Kardiomyopathie" die Folge sein.

Ektope junktionale Tachykardie
Sie kann bereits in den ersten Lebensmonaten auftreten und ist häufig angeboren. Patienten mit dieser Rhythmusstörung haben oftmals kongenitale Herzfehler und ein hohes Risiko, plötzlich zu versterben. Etwa die Hälfte der Kinder hat eine positive Familienanamnese. Die Tachykardiefrequenz liegt zwischen 140 und 370 Schlägen/min mit einer Schutzblockierung im AV-Knoten (Villain et al. 1990). Oft ist die fehlende retrograde Leitung bereits im Langzeit-EKG erkennbar. Ein automatischer Mechanismus der Arrhythmie wird unterstellt.

7.2.4.2 Atrioventrikuläre Tachyarrhythmien

Sie bedürfen für ihre Perpetuierung der atrioventrikulären Leitung. Dazu zählen zunächst die meisten Tachykardien, die mit dem Präexzitationssyndrom zusammenhängen. Dabei handelt es sich um die Reentrytachykardien unter Einschluß einer akzessorischen Bahn im ventrikuloatrialen („orthodromes Reentry") oder atrioventrikulären Schenkel („antidromes Reentry"). Hinzu kommen Kreiserregungen, die sowohl atrioventrikulär wie ventrikuloatrial akzessorische Bahnen benutzen. Außerdem müssen seltene Erregungskreise mit Mahaim-Bahnen (stets antidromes Reentry) und die permanente junktionale Tachykardie (meist retrograde Leitung über einen dekremental leitenden Bypass) berücksichtigt werden.

Unter den AV-Knotentachykardien ist zwischen der häufigsten Form mit antegrader Leitung über die langsame und retrograder Leitung via schnelle AV-Knotenbahn („slow/fast reentry") und dem umgekehrten Erregungsablauf („fast/slow reentry") bei funktioneller Längsdissoziation des AV-Knotens zu differenzieren. Auch hier sind Sonderformen mit mehr als 2 AV-Knotenleitungsbahnen und multiplen Reentrymechanismen („slow/slow reentry") bekannt. Patienten mit atrioventrikulären Tachykardien haben in aller Regel keine kardiale oder extrakardiale Erkrankung, die einen ursächlichen Zusammenhang zur Rhythmusstörung aufweist. Seltene Ausnahmen betreffen Malformationen des Herzskeletts (kongenitale Herzfehler, z.B. Ebstein-Anomalie). Sofern eine Herzkrankheit nachgewiesen wird, kann diese die Inzidenz initiierender Extrasystolen und damit die Tachykardieneignung erhöhen. Außerdem toleriert der Herzkranke die Tachykardien aus hämodynamischen Gründen schlechter.

Orthodrome Reentrytachykardie (Abb. 7)

Beim Präexzitationssyndrom nutzt sie für den atrioventrikulären Tachykardie-schenkel die nomodrome Leitung und für den ventrikuloatrialen Teil des Erregungskreises den akzessorischen ventrikuloatrialen Bypass. Diese Tachykardie ist im Kindesalter die häufigste paroxysmale Tachykardie und steht bei Erwachsenen an 2. Stelle der Häufigkeitsliste. Sie weist im Normalfall einen schmalen Kammerkomplex auf, sofern nicht eine aberrante AV-Leitung mit einem funktionellen Faszikelblock auftritt. Die orthodrome Tachykardie ist die weitaus häufigste Tachykardie beim Wolff-Parkinson-White-Syndrom und kann Frequenzen zwischen 120 und über 240 Schlägen/min erreichen. Sie bedarf einer stabilen retrograden Leitfähigkeit der Kent-Faser und tritt infolgedessen sowohl bei bidirektional leitfähigen akzessorischen Bahnen wie auch beim „verborgenen Präexzitationssyndrom" („concealed preexcitation") mit ausschließlich retrograder akzessorischer Leitung, hier sogar häufiger und anhaltender als beim „offenen WPW-Syndrom" auf. Sie ist als Modell einer Makroreentrytachykardie auf präformierten Leitungsbahnen bestens untersucht (Gallagher et al. 1978). Die retrograde Vorhoferregung wird an der negativen P-Welle in der ersten Hälfte des Tachykardiezyklus registriert mit einer VA-Zeit, die in der Regel über 80–100 ms gelegen ist. Sofern eine Registrierung einer orthodromen Reentrytachykardie im Oberflächen-EKG oder im Langzeit-EKG gelingt, ist das spontane Ende der

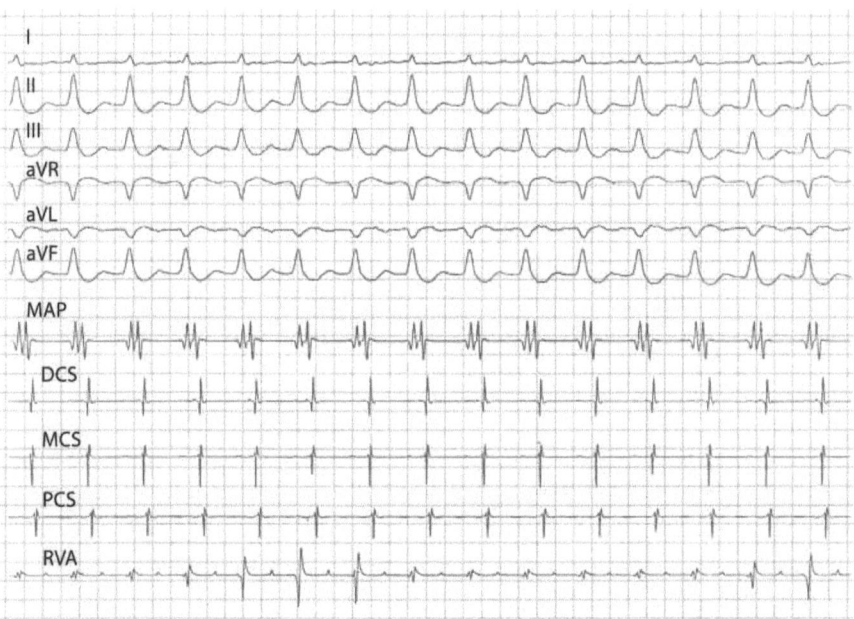

Abb. 7. Orthodrome Reentrytachykardie beim Wolff-Parkinson-White-Syndrom. Es sind 6 Extremitätenableitungen sowie 5 intrakardiale (3 aus dem Koronarsinus: *PCS, MCS, DCS*, und 2 rechtsventrikuläre Elektrogramme: *MAP, RVA*) abgebildet. Die Vorhofelektrogramme zeigen ein unterschiedliches Intervall zur regelmäßigen Kammererregung während der Tachykardie. Am nächsten zur akzessorischen Bahn ist die Ableitung *MAP* („mapping") gelegen. Sie zeigt das kürzeste VA-Intervall

Tachykardie von besonderem Interesse. Manchmal kann dabei der Schwachpunkt der Tachykardie erkannt werden, wenn sich nachweisen läßt, ob die Tachykardie eher antegrad (im nodalen System) oder retrograd (akzessorische Leitung) zusammenbricht.

Permanente junktionale Reentrytachykardie (Abb. 8)

Eine seltene Sonderform des orthodromen Reentry ist die permanente junktionale Reentrytachykardie ("permanent junctional reciprocating tachycardia", "PJRT". Ihr liegt ein unidirektional retrograd leitfähiger, also ventrikuloatrialer akzessorischer Bypass mit dekrementalen Leitungseigenschaften zugrunde. Dieser findet sich häufig posteroseptal oder posterolateral rechts, kann jedoch gelegentlich auch am Mitralklappenanulus nachgewiesen werden (Critelli et al. 1985). Damit finden sich bei dieser Arrhythmie sowohl im antegraden Schenkel (nodales System) als auch im retrograden Tachykardieschenkel (dekremental leitfähige akzessorische Bahn) jeweils eine Leitungsverzögerung, die beide für die Perpetuierung der Tachykardie wesentlich sind (Coumel et al. 1979). Dementsprechend hoch ist die Tachykardieneigung.

Gelegentlich ist die Rhythmusstörung nicht mittels Extraimpulsen länger als für einige wenige Aktionen terminierbar, dann läuft die Arrhythmie frequenzgetriggert wieder ein. Die Tachykardiefrequenz ist i. allg. mit 120–150 Schlägen/min eher niederfrequent. Die Vorhoferregung findet sich in der Mitte oder in

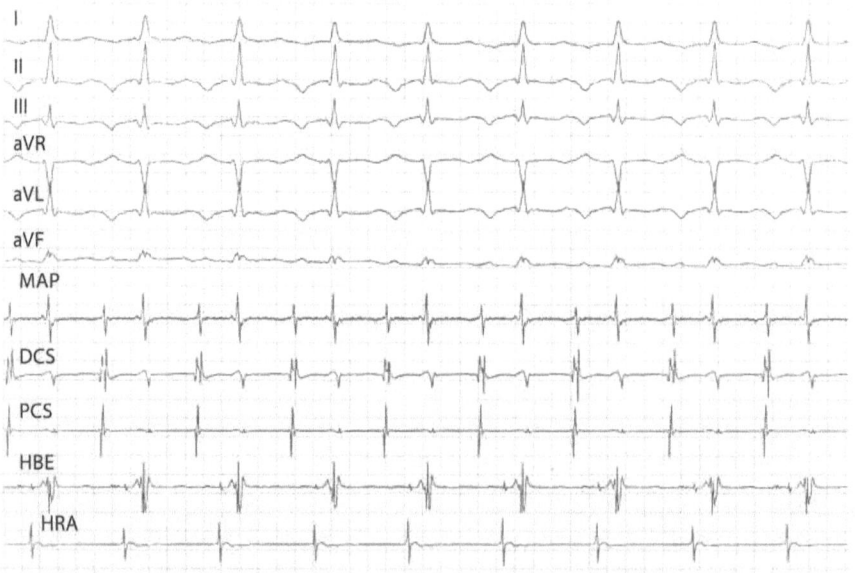

Abb. 8. Permanente junktionale Reentrytachykardie. Es sind 6 periphere und 5 intrakardiale Ableitungen (*MAP, PCS, DCS, HBE, HRA*) dargestellt. Es zeigt sich eine regelmäßige supraventrikuläre Tachykardie, bei der die Vorhofaktivierung mit negativer P-Welle in der 2. Hälfte des Tachykardiezyklus zu finden ist. Dieser Tachykardie liegt eine unidirektional ventrikuloatrial, nur dekremental leitende und rechts posteroseptal gelegene akzessorische Bahn zugrunde. Es liegt eine „longer RP than PR tachycardia" vor

der 2. Hälfte des Tachykardiezyklus. Die Patienten mit dieser Rhythmusstörung sind oftmals Frauen, haben häufig über Jahre und Jahrzehnte eine permanente Arrhythmie und klagen meist wenig darüber oder allenfalls im Sinne einer geringen physischen Belastbarkeit. Jedoch kann es infolge der permanent gestörten Hämodynamik zur Herzdilatation kommen, die als „tachykarde Kardiomyopathie" beschrieben worden ist. Diese ist oft erst nach Unterbrechung der akzessorischen Bahn regredient, da die Rhythmusstörung i. allg. gegenüber Antiarrhythmika weitgehend refraktär ist. Verschiedentlich berichten Patienten mit permanenter junktionaler Tachykardie erst nach erfolgreicher Katheterablation der akzessorischen Faser über eine Verbesserung ihrer Leistungsfähigkeit, deren Einschränkung ihnen wegen der jahrzehntelangen Anamnese der Rhythmusstörung zuvor garnicht bewußt war.

Antidrome Reentrytachykardie (Abb. 9)

Bei ihr wird die akzessorische Bahn für die atrioventrikuläre Leitung genutzt. Es handelt sich um die Reentrytachykardie mit der geringsten Häufigkeit beim Präexzitationssyndrom von ca. 5 % aller Tachykardien. Voraussetzung für diese Rhythmusstörung sind die stabile retrograde Leitung, lange antegrade Refraktärzeiten des AV-Knotens und eine stabile antegrade akzessorische Leitung mit kurzer effektiver Refraktärität (Packer et al. 1992). Diese im üblichen Krankengut für

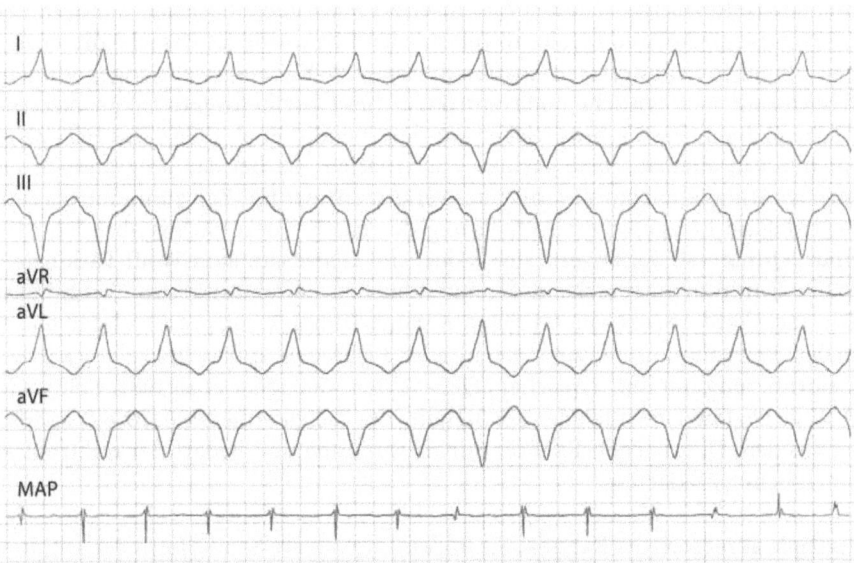

Abb. 9. Antidrome Reentrytachykardie beim Wolff-Parkinson-White-Syndrom. Es sind 6 periphere und 1 rechtsatriales Elektrogramm (*HRA*) abgebildet. Es stellt sich eine regelmäßige Tachykardie mit breitem Kammerkomplex infolge einer maximalen Präexzitation dar. Die Vorhoferregung liegt in der 2. Hälfte des Zyklus. Damit handelt es sich um eine „longer RP than PR tachycardia" mit breitem Kammerkomplex. Dieser weist einen trägen Anstieg (δ-Welle) wegen der maximalen Präexzitation durch die posteroseptal gelegene akzessorische Bahn auf

Präexzitationssyndrome ungewöhnlichen Bedingungen sind nur selten anzutreffen, meist bei jungen Menschen, am häufigsten bei Kindern. Mit zunehmendem Alter verlängern sich sowohl die Refraktärzeit der Kent-Faser als auch die retrograde nodale Refraktärzeit, so daß die antidrome Tachykardie mit dem Alter selten wird.

Die Tachykardie zeigt eine maximale Präexzitation mit breiten monomorphen Kammerkomplexen entsprechend der Lage der akzessorischen Bahn und trägem Anstieg des QRS-Komplexes. Bei meistens schmalem Echofenster ist die Tachykardieneigung gering, da eine initiierende Extrasystole gerade mit dem Kupplungsintervall einfallen muß, wenn die funktionelle Refraktärität des AV-Knotens lang oder die effektive Refraktärität erreicht, die akzessorische Leitung antegrad stabil und die retrograde AV-nodale Leitung gegeben ist. Bedrohliche Sonderformen der antidromen Tachykardie betreffen Kreiserregungen über mehrere akzessorische Bahnen, die sowohl für den atrioventrikulären wie für den ventrikuloatrialen Schenkel des Erregungskreises genutzt werden. Diese Tachykardien erfordern zwei akzessorische Bahnen und sollen in der vorliegenden Aufstellung deshalb separat behandelt werden.

Mahaim-Tachykardie. Sie ist eine Sonderform der antidromen Tachykardie. Eine stets unidirektional antegrad leitfähige, meist am posterioren Trikuspidalanulus gelegene akzessorische (Mahaim-)Faser wird für den antegraden Tachykardieschenkel genutzt (Bardy et al. 1983). Auch diese akzessorische Bahn hat dekrementale Leitungseigenschaften und inseriert meist nicht basisnah, sondern tief im rechtsventrikulären Myokard. Verschiedentlich wurde als Ursache dieser ungewöhnlichen Leitungseigenschaften dystopes AV-Knotengewebe angenommen. Jedoch sind auch typische nodoventrikuläre und faszikuloventrikuläre akzessorische Mahaim-Fasern beschrieben worden (Benditt et al. 1983). Das EKG zeigt im Intervall allenfalls eine geringe Präexzitation, die bei der programmierten atrialen Stimulation parallel mit einer Verkürzung der HV-Zeit zunimmt, bis eine ventrikuläre Erregung vor Aktivierung des His-Bündels nachweisbar ist. AH- und PQ-Intervall verlängern sich jedoch im Gegensatz zum Wolff-Parkinson-White-Syndrom entsprechend der funktionellen Refraktärität des AV-Knotens. Die Tachykardie weist einen breiten Kammerkomplex entsprechend der maximalen Präexzitation auf und hat in aller Regel eine linksschenkelblockartige Deformierung mit linkstypischem QRS-Vektor (Gallagher et al. 1981, 1990). Die P-Welle liegt in der Mitte oder der 2. Hälfte des Tachykardiezyklus. Die Diagnose ist aus dem Oberflächen-EKG oft nur zu vermuten und bedarf der elektrophysiologischen Abklärung.

Multiple akzessorische Bahnen. Sie bilden eine weitere Sonderform der antidromen Tachykardien und werden beobachtet, wenn zwei paraspezifische Fasern jeweils den atrioventrikulären und auch den ventrikuloatrialen Tachykardieschenkel darstellen. In dieser Situation fungiert die nomodrome AV-nodale Leitung als „bystander" während der Tachykardie. Diese Tachykardien zeigen stets eine maximale Präexzitation und weisen einen Vektor je nach Lokalisation der antegrad leitenden Bahn auf (Benditt et al. 1983). Die Tachykardien unter Einschluß multipler akzessorischer Bahnen sind selten und in aller Regel nicht der einzige Tachykardiemechanismus des jeweiligen Patienten. Weitere orthodrome oder antidrome Reentrytachykardien unter Einschluß nur einer der beiden akzessorischen Fasern für den antegraden oder retrograden Tachykardieschenkel sind häufig nachweisbar, oftmals zusätzlich ein paroxysmales Vorhofflimmern (Heddle et al. 1984). Bei schneller und stabiler paraspezifischer Leitung in atrioventrikulärer Richtung, wie sie Voraussetzung für das antidrome Erregungskreisen ist, multiplen und z. T. spontan wechselnden Tachykardiemechanismen sowie häufig zusätzlich Vorhofflimmern muß mit einer stabilen und schnellen akzessorischen, häufig konkurrierenden Leitung über 2 akzessorische Bahnen während atrialer Tachyarrhythmien gerechnet werden. Solche Patienten berichten oftmals über die klinischen Zeichen einer Gefährdung mit Synkopen oder Reanimationen. Daher werden diese Leitungsbedingungen zu den seltenen „malignen Präexzitationssyndromen" gerechnet. Der Nachweis multipler akzessorischer Bahnen läßt an eine Malformation des Anulus fibrosus denken, die ihren morphologischen Ausdruck gelegentlich in Form einer mehr oder weniger ausgeprägten Ebstein-Aomalie findet.

Slow-fast-Tachykardie (Abb. 10). Die häufigste Tachykardie bei Patienten mit funktioneller Längsdissoziation des AV-Knotens in eine schnell leitfähige Bahn („fast pathway") mit langer effektiver und kurzer funktioneller Refraktärzeit und

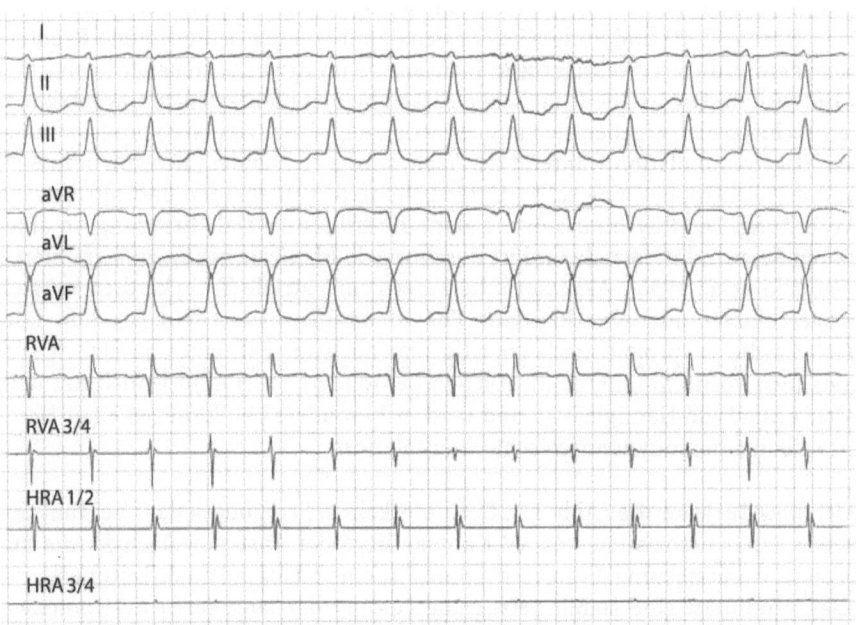

Abb. 10. AV-Knotenreentrytachykardie vom Slow-fast-Typ: 6 periphere und 4 intrakardiale Ableitungen aus dem rechten Vorhof (*HRA*) und dem rechten Ventrikel (*RVA*) zeigen eine regelmäßige Tachykardie mit schmalem Kammerkomplex und simultaner Erregung von Vorhöfen und Kammern

eine langsame Bahn („slow pathway") mit kurzer effektiver und langer funktioneller Refraktärzeit ist die Slow-fast-Tachykardie (sog. „gewöhnlicher Typ der AV-Knoten-Tachykardie". Die Rhythmusstörung ist wie alle Reentrytachykardien mittels vorzeitiger Impulse induzierbar und terminierbar. Für die Auslösung des „gewöhnlichen Typs" der AV-Knotentachykardie ist eine kritische Verlängerung des AH-Intervalls während der Leitung über die langsame AV-Knotenbahn erforderlich. Während der Tachykardie wird antegrad die langsame und retrograd die schnelle Bahn genutzt (Wu et al. 1975). Diese häufigste paroxysmale supraventrikuläre Tachykardie im Erwachsenenalter benötigt für ihre Perpetuierung weder Vorhöfe noch His-Bündel oder Ventrikel. Im Intervall ist das EKG unauffällig. Gelegentlich finden sich im Langzeit-EKG 2 verschiedene PQ-Zeiten bei alternierender Leitung über jede der beiden AV-Knotenbahnen. Dieser Befund kann jedoch auch bei sorgfältiger Suche wegen einer geringen Differenz der funktionellen Refraktärität der beiden Bahnen (geringer Sprung in der Leitungskurve) und ausgeprägt dekrementaler Leitung beider Leitungswege übersehen werden. In jedem Fall sollte während der elektrophysiologischen Diagnostik nach einer biphasischen nodalen Leitung gesucht werden und die Tachykardie mittels Vorhofstimulation erst dann auslösbar sein, wenn die atrioventrikuläre Leitung über die langsame Bahn erfolgt.

Die Tachykardie hat Frequenzen zwischen 110 und 240 Schlägen/min und zeigt die Vorhofdepolarisation während des QRS-Komplexes oder unmittelbar am Ende des Kammerkomplexes. Damit ist die retrograde Leitung kürzer als 80, zumindest aber kürzer als 100 ms, kann sogar vor dem QRS-Komplex auftreten (negative VA-Zeit) und unterscheidet sich damit von der orthodromen Reentrytachykardie, die als zweithäufigste Tachykardie im Erwachsenenalter beobachtet wird. Weitere Unterschiede zwischen diesen beiden häufigsten supraventrikulären Tachykardien ergeben sich aus der atrialen und ventrikulären programmierten Elektrostimulation während der Tachykardie (fehlendes „Resetphänomen") und der elektrophysiologischen Untersuchung der antegraden und retrograden AV-Leitung. Die Rhythmusstörung zeigt die früheste atriale Erregung im anterioren Septum interatriale und ist durch vagale Manöver häufig zu terminieren (Vassallo et al. 1985). Akzessorische Fasern und atriale Tachykardien müssen ausgeschlossen oder als sekundäres Phänomen identifiziert sein. Die Slow-fast-Tachykardie ist prognostisch gutartig und auch im Fall eines zusätzlich auftretenden Vorhofflimmerns nicht lebensbedrohend. Sie nimmt jedoch mit dem Alter oftmals an Häufigkeit zu und wird insbesondere bei Vorliegen einer Herzerkrankung hämodynamisch schlechter toleriert.

Fast-slow-Tachykardie (Abb. 11). Der umgekehrte Erregungsablauf bei funktioneller Längsdissoziation des AV-Knotens liegt der Fast-slow-Tachykardie zugrunde. Voraussetzung dieser Arrhythmie ist eine retrograd duale Leitungskurve oder zumindest eine stabile retrograde Leitung der langsamen AV-Knotenleitungsbahn (Vassallo et al. 1985). Diese Rhythmusstörung bedarf einer kurzen effektiven und langen funktionellen Refraktärzeit der schnellen Leitungsbahn für die antegrade Leitung und einer langen effektiven Refraktärzeit für die retrograde Leitung. Sie wird initiiert während retrograd langsamer Leitung und zeigt die

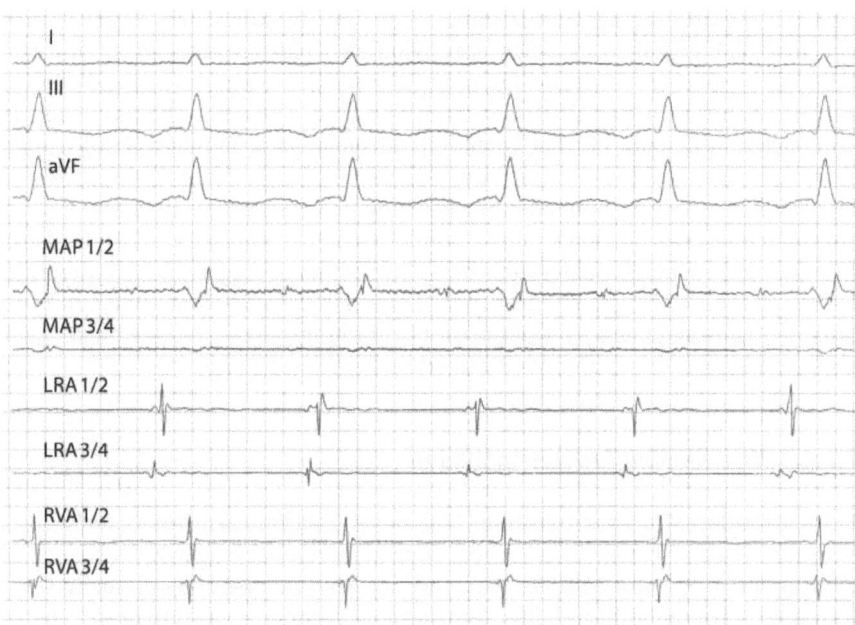

Abb. 11. AV-Knotentachykardie vom Fast-slow-Typ: 3 Extremitätenableitungen und 6 intrakardiale Ableitungen belegen eine regelmäßige Tachykardie mit einer Vorhofaktivierung in der 2. Zyklushälfte. Die negative P-Welle vor dem folgenden Kammerkomplex zeigt die „longer RP than PR tachycardia" an

früheste atriale Erregung im Bereich des Koronarsinusostiums. Diese Leitungsbedingungen sind für den AV-Knoten ungewöhnlich, so daß diese Rhythmusstörung mit 2–3% aller AV-Knotentachykardien selten ist (Pfeiffer et al. 1994). Die Tachykardie ist meist niederfrequent und zeigt die P-Welle in der 2. Hälfte des Tachykardiezyklus. Damit gehört die Fast-slow-Tachykardie zu den „Längeres-RP-als-PR-Intervalltachykardien" („longer RP than PR tachycardia"). Für die Perpetuierung der Tachykardie sind weder Vorhöfe noch Kammern essentiell. Die „ungewöhnliche AV-Knotentachykardie" kann durch Vagusreizmanöver – zumeist im retrograden Schenkel – terminiert werden.

Slow-slow-Tachykardie. Wenn mehr als 2 AV-Knoten-Leitungsbahnen nachweisbar sind, dann sind auch weitere Tachykardien möglich. Die bekannteste dieser Tachykardien ist die Slow-slow-Tachykardie. Diese sehr seltene Reentrytachykardie wird unter 1% der AV-Knotentachykardien beobachtet. Die P-Welle findet sich weit hinter dem Kammerkomplex, gelegentlich sogar in der Mitte des Tachykardiezyklus wegen der weitgehend identischen Leitungseigenschaften beider langsam leitender AV-Knotenbahnen. Es handelt sich um eine niederfrequente Tachykardie mit schmalem Kammerkomplex.

His-Bündel-Reentrytachykardie. Sie ist bei funktioneller Längsdissoziation des His-Bündels zu erklären. Die Untersuchung der atrioventrikulären Leitung zeigt eine Leitungsstörung auf Bündelstammebene mit funktionellem Faszikelblock, der in Abhängigkeit von einer sprunghaften Leitungsverzögerung im HV-Intervall beobachtet wird. Die Tachykardie weist den identischen Faszikelblock auf und kann auch bei AV-Dissoziation anhalten. Diese Rhythmusstörung ist sehr selten und tritt bei Patienten mit ausgeprägten Bündelstammleitungsstörungen und dualer Leitungscharakteristik auf. Gelegentlich finden sich weitere Zeichen einer His-Bündelleitungsstörung im Oberflächen-EKG, wie z.B. der alternierende Faszikelblock und Bündelstammextrasystolen. Einige dieser Kranken haben bereits einen Schrittmacher erhalten wegen intermittierender Lückenphänomene („gap phenomenon") oder His-Bündelextrasystolen mit verborgener Leitung in den AV-Knoten und Ermüdungsblock („fatigue block"), der als intermittierender totaler AV-Block fehlinterpretiert wurde.

7.2.4.3 Ventrikuläre Tachyarrhythmien

Bei ventrikulären Tachyarrhythmien liegt das Arrhythmiezentrum unterhalb der Ventilebene des Herzens. Die Vorhöfe funktionieren bei langer Zyklusdauer als „Bystander" oder sind häufiger während der Rhythmusstörung dissoziiert. Sofern intermittierend übergeleitete Sinusknotenaktionen („capture beats") beobachtet werden, ist der Beweis eines ventrikulären Ursprungs einer Tachykardie mit breitem Kammerkomplex bereits aus dem Oberflächen-EKG möglich. Durch das Fehlen protektiver Strukturen, die die Degeneration der ventrikulären Tachykardien in Kammerflattern und -flimmern verhindern, wie es die Funktion des AV-Knotens im Fall atrialer Tachyarrhythmien ist, müssen ventrikulärte Tachykardien in der Regel als potentiell bedrohlich angesehen weden. Übergänge zwischen den einzelnen ventrikulären Tachyarrhythmien sind häufig. Ventrikuläre Arrhythmien können oftmals leicht diagnostiziert werden, gelegentlich bedarf der Nachweis des ventrikulären Ursprungs der Arrhythmie jedoch subtiler Untersuchungsverfahren.

Ventrikuläre (Mikro)reentrytachykardie (intraventrikuläre Reentrytachykardie, Abb. 12)

Sie ist die häufigste Kammertachykardie, die oft viele Jahre nach Myokardinfarkt oder bei einer dilatativen Kardiomyopathie auftritt und auch im Rahmen einer hypertensiven Herzkrankheit oder bei infiltrativen Myokarderkrankungen beobachtet werden kann. Sie wird spontan häufig mit identischer Frequenz und EKG-Morphologie („monomorphe ventrikuläre Tachykardie") oftmals Jahre nach einem akuten Myokardinfarkt beobachtet und läßt sich meist mittels programmierter Impulse induzieren und terminieren. Gelegentlich finden sich mehrere ventrikuläre Tachykardien mit unterschiedlichem Kammerkomplex und/oder variabler Zykluslänge, die damit nicht mehr als monomorphe Kammertachykardie identifiziert werden können. Es ist jedoch durch Mappinguntersuchungen nachgewiesen, daß 2 Tachykardien unterschiedlicher EKG-Morphologie und Zyklusdauer aus einem identischen Ursprung kommen können.

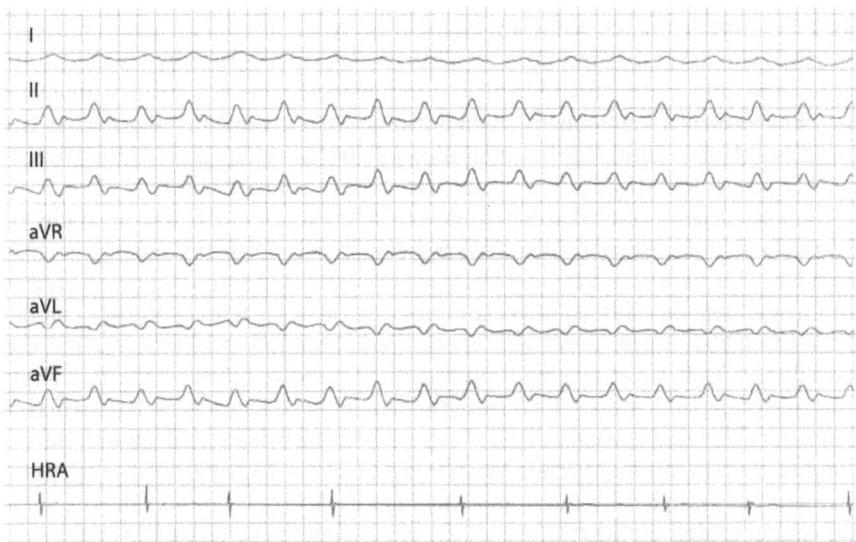

Abb. 12. Intraventrikuläre Mikroreentrytachykardie bei koronarer Herzkrankheit und Zustand nach Myokardinfarkten: 6 periphere Ableitungen und ein intraatriales Elektrogramm (*HRA*) sind dargestellt. Man findet regelmäßig monomorphe, sehr schnelle und verbreiterte Akltionen in den Ventrikeln. Die Vorhöfe sind davon unbeeinflußt.

Die Mikroreentrytachykardie entspringt meist aus dem linken Ventrikel. Ihr Zentrum liegt oftmals am Rande oder inmitten einer Infarktnarbe oder einer intramyokardialen Fibrosierung häufiger endokardnah als intramyokardial oder subepikardial. Es soll sich um Kreiserregungen im Purkinje-Fasernetzwerk handeln, die mittels programmierter Elektrostimulation nach Myokardinfarkt häufig, bei anderen Grundkrankheiten weniger häufig auslösbar sind. Die Tachykardie beginnt auch spontan oftmals extrasystolisch induziert. Die kardiale Diagnostik von Patienten mit ventrikulären Mikroreentrytachykardien beweist die kardiale Grundkrankheit mit unterschiedlich ausgeprägter hämodynamischer Beteiligung (reduzierte Pumpfunktion des linken Ventrikels). Das Langzeit-EKG weist häufig, jedoch nicht regelhaft ventrikuläre Exrasystolen, Couplets und Salven auf, die als Kontrolle einer medikamentösen Therapie verwendet werden können. Das hochverstärkte EKG ist in den meisten Fällen pathologisch. Die elektrophysiologische Diagnostik weist oftmals weitere Kammertachykardien nach, die solange als „nichtklinische Tachykardien" deklariert werden müssen bis ihr spontanes Auftreten beobachtet wurde.

Faszikeltachykardie

Der Nachweis einer Faszikeltachykardie (interventrikuläre Reentrytachykardie, Makroreentrytachykardie, „bundle branch reentrant tachycardia", „interfascicular reentrant tachycardia") erfordert den Beweis, daß die Kreiserregung über das ventrikuläre spezifische Myokard verläuft (Touboul et al. 1983). Verschiedentlich wird die „bundle branch reentrant tachycardia" (Reentry via rechten und linken Faszikel) von der „interfascicular reentrant tachycardia" (Reentry via links-anterioren und links-posterioren Faszikel) differenziert, wobei das Reentry innerhalb des linken Faszikels ausschließlich im Purkinje-System ohne Beteiligung des His-Bündels ablaufen kann. Im Rahmen dieses Beitrags sollen diese Untergruppen der Makroreentrytachykardien gemeinsam besprochen werden.

Die Makroreentrytachykardie ist nahezu stets monomorph, hat ein typisches Faszikelblockbild (Rechts- oder Linksschenkelblock bei Linkslagetyp), wird in etwa 6% aller ventrikulären Tachykardien erwartet und soll bei dilatativen Kardiomyopathien am häufigsten vorkommen (bis 30%; Caceres et al. 1989). In den Brustwandableitungen findet sich oft ein Verhältnis R/S > 100 ms. Auch dieser Tachykardie liegt meist eine hämodynamiksch gestörte linksventrikuläre Funktion zugrunde. Im Langzeit-EKG lassen sich manchmal kaum ventrikuläre Extrasystolen nachweisen, gelegentlich jedoch auch Extrasystolen und spontan terminierende Salven mit identischer Morphologie wie die Tachykardie. Die spontane Inzidenz der Tachykardie kann manchmal mehrwöchige bis monatelange Pausen aufweisen, so daß die Rhythmusstörung nur selten im Langzeit-EKG nachweisbar ist. Sie wird oftmals hämodynamisch gut toleriert und ist i. allg. eher niederfrequent.

Das hochverstärkte EKG ist in der Regel pathologisch. In jedem Fall ist eine signifikante Leitungsstörung im distalen Myokard nachzuweisen, die Voraussetzung für die Perpetuierung der Tachykardie ist. Viele Patienten haben einen vorbestehenden Faszikelblock. Die Faszikeltachykardie muß im Rahmen einer elektrophysiologischen Untersuchung gezielt gesucht und bewiesen werden, sonst entgeht die Diagnose dem Untersucher. Stets besteht eine deutliche Leitungsstörung im Bündelstamm. Ein His-Potential mit verlängerter HV-Zeit geht dem Kammerkomplex während der Tachykardie voraus. Die Diagnose hat den besonderen Reiz, daß eine Beseitigung der Tachykardie durch Katheterablation tachykardierelevanter Strukturen relativ leicht möglich ist. Im Fall einer Beteiligung des rechten Faszikels im Reentry ist diese Behandlung besonders einfach durch Induktion eines Rechtsschenkelblocks möglich.

Kammerflattern (Abb. 13)

Diese Diagnose muß gestellt werden, wenn eine regelmäßige elektrokardiographische Aktivität registriert werden kann, ohne daß Erregungsausbreitung und -rückbildung sicher zu differenzieren sind. Die Frequenz der Rhythmusstörung ist dabei ohne Bedeutung, so daß schnelle Kammertachykardien durchaus eine kürzere Zyklusdauer haben können als ein langsames Kammerflattern. Hämodynamisch liegt allenfalls eine minimale Herzauswurfleistung vor, so daß eine kardiopulmonale Reanimation in aller Regel erforderlich wird. Das Kammerflattern kann im Rahmen einer Degeneration ventrikulärer Tachyarrhythmien auftreten, jedoch ebenso eine präfinale Arrhythmie sein. Je nach zugrundeliegender Herzkrankheit sind das hochverstärkte EKG und das Langzeit-EKG pathologisch.

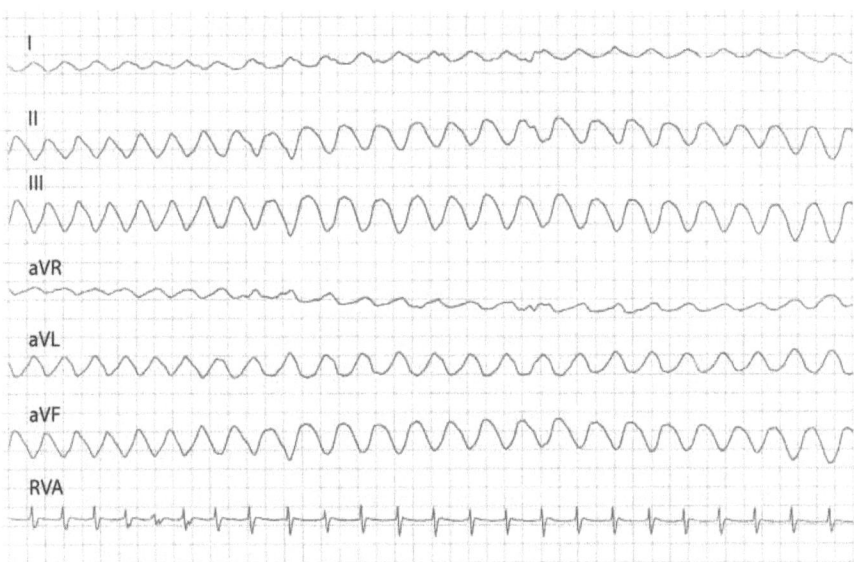

Abb. 13. Kammerflattern bei koronarer Herzkrankheit nach mehreren Infarkten: 6 Oberflächenableitungen sowie ein Kammerelektrogramm (*RVA*) zeigen regelmäßige sägezahnartige Aktivierungen der Ventrikel. Aus dem Oberflächen-EKG ist nicht zu erkennen, wann die Ventrikel depolarisiert und wann sie in der Repolarisationsphase sind

Kammerflimmern (Abb. 14)

Dies ist die bedrohlichste Tachyarrhythmie überhaupt. Sie führt unmittelbar zum Sistieren der Herzleistung und damit zu Bewußtlosigkeit und plötzlichem Tod, sofern nicht rasch eine kardiopulmonale Reanimation eingeleitet wird. Diese Arrhythmie kann sowohl im Endstadium aller Herzkrankheiten auftreten als auch im Sinne eines „elektrischen Unfalls" bei bislang wenig geschädigter Herzfunktion gesehen werden (Swerdlow et al. 1987). Das Kammerflimmern kann sowohl eine primäre Rhythmusstörung sein als sich auch aus anderen ventrikulären Tachyarrhythmien im Gefolge einer Degeneration entwickeln. Das Kammerflimmern zeigt sich im EKG als ungeordnete elektrische Aktivität mit meist geringer Amplitude ohne erkennbare geordnete Exzitation und Repolarisation. Da die Zeit zu einer Diagnostik der Grundkrankheit in der Akutsituation stets fehlt, muß zunächst die hämodynamische und elektrische Herzfunktion soweit als möglich stabilisiert werden. Danach wird eine Untersuchung des Herzens eine mehr oder weniger schwere Störung der kardialen Funktion ergeben.

Lediglich bei wenigen Patienten mit „idiopathischem Kammerflimmern" fehlt jeder Hinweis auf eine zugrundeliegende Herzkrankheit. Manchmal kann das paroxysmale Kammerflimmern Initialsymptom einer bislang nichtsymptomatischen Herzerkrankung sein, die erst nach Jahren erkannt werden kann. Im EKG finden sich im Intervall nicht immer prämonitorische Zeichen einer arrhythmischen Gefährdung im Sinne von Extrasystolen, Salven oder nichtanhaltender ventrikulärer Tachyarrhythmien, gelegentlich mit polymorphem EKG-Bild. Das

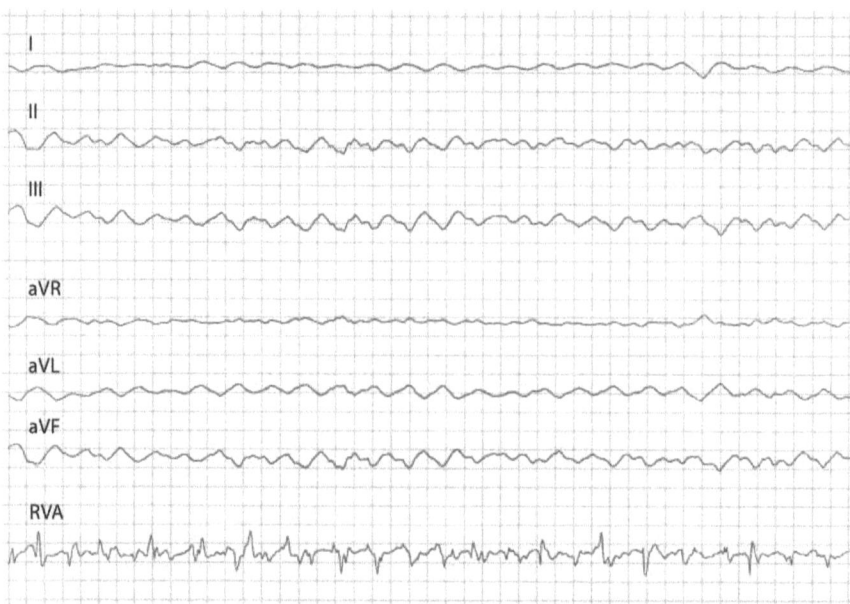

Abb. 14. Kammerflimmern bei koronarer Herzkrankheit: 6 periphere Ableitungen und ein rechtsventrikuläres Elektrogramm zeigen eine peripher unregelmäßige, niederamplitudige elektrische Aktivität und intrakardial eine permanente Aktivierung ohne isoelektrische Linie

hochverstärkte EKG ist im Regelfall unauffällig. Das Kammerflimmern ist im elektrophysiologischen Labor nicht immer induzierbar. Die Beherrschung des Kammerflimmerns ist gegenwärtig Gegenstand intensiver Forschung (Lüderitz u. Saksena 1991).

Polymorphe ventrikuläre Tachykardie mit normaler QT-Zeit im Intervall-EKG (Abb. 15)

Sie tritt typischerweise bei akuter myokardialer Ischämie auf. Sie ist die Rhythmusstörung in der Frühphase des akuten Myokardinfarkts und wird auch während eines Gefäßverschlusses im Rahmen interventioneller Eingriffe an den Herzkranzarterien beobachtet. Als initiale Arrhythmie wird sie in der Entwicklung eines plötzlichen Herztodes beschrieben (Swerdlow et al. 1987). Als Mechanismus wird eine Kreiserregung angenommen. Die Patienten sind i. allg. herzkrank und haben häufig Elektrolyt- oder Säure-Basen-Verschiebungen, ein Dysäquilibrium oder eine akute Ischämie. Je nach Ausmaß und Manifestation einer myokardialen Ischämie kann das Langzeit-EKG im Intervall multiple ventrikuläre Tachyarrhythmien aufweisen. Ebenso kann das hochverstärkte EKG pathologisch ausfallen. Polymorphe Kammertachykardien sind oft nicht im elektrophysiologischen Labor induzierbar. Sofern eine solche Arrhythmie ausgelöst wird, sind Versuche einer Überstimulation meist frustran, so daß bei anhaltender Arrhythmie und hämodynamischen Problemen rasch kardiovertiert und nachfolgend mit Antiarrhythmika interveniert werden muß.

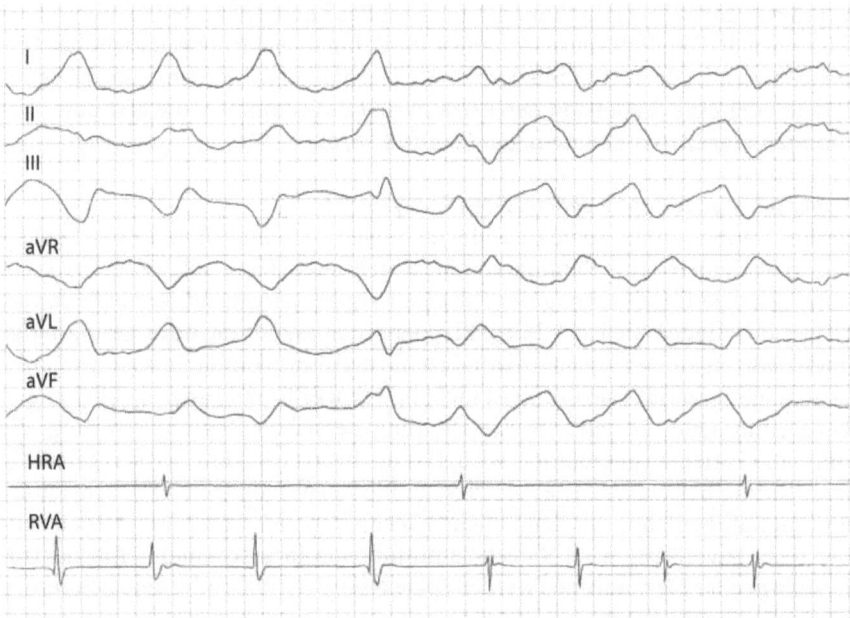

Abb. 15. Polymorphe ventrikuläre Tachykardie: 6 periphere Ableitungen und 2 intrakardiale Ableitungen aus dem rechten Vorhof (*HRA*) und dem rechten Ventrikel (*RVA*) zeigen spontan einen Wechsel der Ausschlagrichtung des Kammerkomplexes und eine Akzeleration der Frequenz

„Torsade-de-pointes-Tachykardien"

Sie können mit oder ohne verlängerte QT-Zeit im Intervall-EKG auftreten. Rhythmusstörung hat ein typisches EKG-Bild mit rasch wechselnder Ausrichtung (oftmals sogar einer Rotation) des QRS-Vektors. Die Arrhythmie ist meist hochfrequent und neigt zur spontanen Terminierung, kann jedoch auch plötzlich in ein Kammerflimmern übergehen. Ursächlich für ein „langes QT-Syndrom" sind idiopathische Formen mit kongenitalen Anomalien (Jervell-Lange-Nielsen-Syndrom, Romano-Ward-Syndrom) von erworbenen QT-Syndromen zu unterscheiden (Jackman et al. 1988). Genetische Untersuchungen konnten einen Defekt im „Harvey-ras-I-locus" auf dem Chromosom II als Ursache des idiopathischen „long QT syndrome" nachweisen. Hypokaliämie, Bradykardie, Sympathikotonie mit einer Dysbalance der Innervation zwischen rechtem und linkem Ventrikel, medikamentöse Effekte von Mitteln mit QT-Verlängerung (Klasse-I-Antiarrhythmika, insbesondere Chinidin, bestimmte Antikonvulsiva, Antibiotika und andere), jedoch auch strukturelle Erkrankungen des Herzens oder eine Ganglionitis im Grenzstrang kommen infrage.

Die Variabilität der QT-Verlängerung mit intermittierend weitgehend normalen Werten kann die Diagnose sehr erschweren. Gelingt die elektrokardiographische Erfassung eines Anfalls, so kann initial eine allmähliche Verlängerung der QT-Zeit über mehrere Minuten oder Stunden erfaßt werden, ehe es zu den malignen Arrhythmien kommt. Im Langzeit-EKG finden sich phasenweise vor Anfällen prämonitorische Arrhythmien, jedoch ist das hochverstärkte EKG typischerweise normal. Die Rhythmusstörung ist im Rahmen elektrophysiologischer Untersuchungen i. allg. nicht induzierbar. Als Mechanismus werden frühe Nachpotentiale oder eine Dispersion der Refraktärität angenommen, die erst unter bestimmten vegetativen Bedingungen manifest wird.

Repetitive monomorphe ventrikuläre Tachykardie

Hierbei werden kurze, spontan endende Salven monomorpher, linksschenkelblockartig deformierter Kammerkomplexe gefunden, die in aller Regel spontan abbrechen. Die Untersuchung des Patienten ergibt weitgehend Normalbefunde, gelegentlich finden sich ein Mitralklappenprolapssyndrom oder geringfügige Kinetikstörungen. Der Koronarbefund ist normal. Eine vermutete postmyokarditische Schädigung läßt sich zumeist nicht belegen. EKG und Langzeit-EKG zeigen übereinstimmend die phasenweise Häufung derselben Rhythmusstörung, die i. allg. vom Patienten gut toleriert wird. Das hochverstärkte EKG weist regelmäßig einen Normalbefund aus. Die repetitive monomorphe ventrikuläre Tachykardie kann im Katheterlabor mit den üblichen Techniken nicht induziert werden, tritt aber recht zuverlässig nach Katecholamininfusion in Erscheinung. Als elektrophysiologischer Mechanismus werden späte Nachpotentiale oder eine heterotope Automatie angenommen.

Ventrikuläre Tachykardien bei arrhythmogener (rechts)ventrikulärer Dysplasie
(Abb. 16)

Sie treten vorwiegend bei jungen Patienten auf und werden oftmals hämodynamisch gut toleriert, sofern keine Degeneration in Kammerflattern und -flimmern auftritt. Die Arrhythmien weisen im EKG ein Linksschenkelblockbild bei steiltypischem Vektor auf. Bei der Diagnostik der Grundkrankheit finden sich Kinetikstörungen im rechten, erst später auch im linken Ventrikel, die initial mittels multiplaner transösophagealer Echokardiographie und Dextrokardiographie nachweisbar sind. Im Magnetresonanztomogramm stellen sich regionale fettgewebige Degenerationen der muskulären Wand im Septum interventriculäre, an der Herzspitze und im rechtsventrikulären Ausflußtrakt dar, die über viele Jahre eine Progredienz aufweisen können und mittels Endomyokardbiopsie belegbar sind (Rossi et al. 1982). Über den rechtspräkordialen Ableitungen können sich im EKG gelegentlich eine ε-Welle und im hochverstärkten EKG ausgeprägte Spätpotentiale nachweisen lassen. Als Rhythmusstörungen werden außerdem rechtsventrikuläle Extrasystolen, Salven und polymorphe Kammertachykardien registriert. Diese Arrhythmien sind nicht regelmäßig im Katheterlabor induzierbar, manchmal führen ungewöhnliche Stimulationsmanöver mit 3 Extraimpulsen zum Erfolg, wobei der 2. Impuls ein eher langes Kupplungsintervall aufweist (sog. „Kurz-lang-kurz-Intervall"). Als Mechanismus der Arrhythmie werden Kreiserregungen angenommen.

Idiopathische rechtsventrikuläre Tachykardie (Abb. 17)

Sie tritt vorwiegend bei herzgesunden jungen Personen auf, ist stets monomorph und zeigt ein Linksschenkelblockbild bei rechtstypischer Lage des QRS-Vektors.

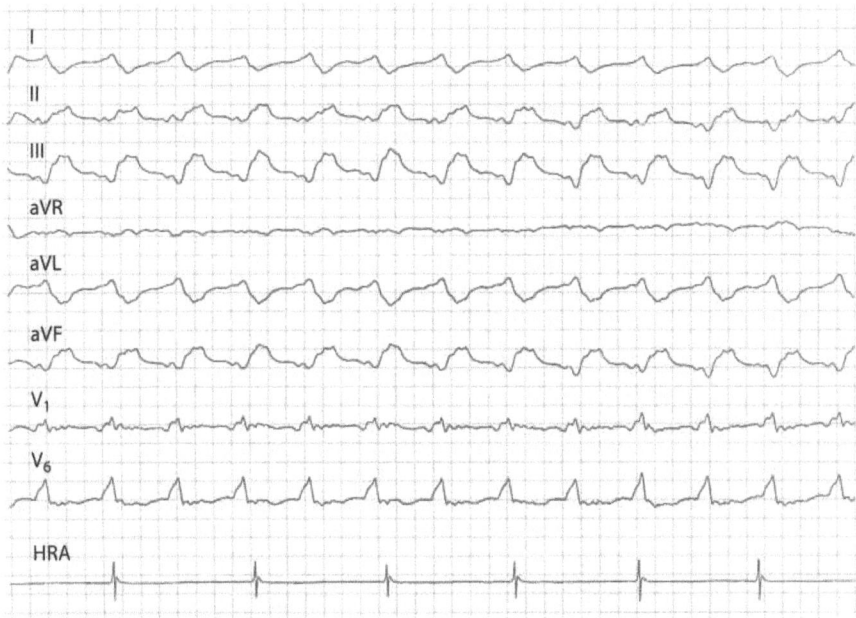

Abb. 16. Ventrikuläre Tachykardie bei rechtsventrikulärer Dysplasie: 6 periphere und 2 Brustwandableitungen (V_1 und V_2) sowie ein intraatriales Elektrogramm (*HRA*) zeigen eine ventrikuläre Tachykardie mit
linksschenkelblockartig deformierten Kammerkomplexen und ventrikuloatrialer Dissoziation

In den meisten Fällen ist sie nichtanhaltend. Sie entspringt meist im Ausflußtrakt
des rechten Ventrikels, kann jedoch auch an der freien Wand oder der Herzspitze
entstehen. Sie tritt spontan häufig frequenzgetriggert oder belastungsinduziert
auf. Alle Untersuchungsverfahren außerhalb einer Rhythmusstörung ergeben
Normalbefunde, insbesondere auch das EKG und das hochverstärkte EKG. Sofern weitere Arrhythmiemorphologien aus dem rechten Ventrikel in Erscheinung
treten, ist an eine rechtsventrikuläre Dysplasie zu denken. Der Mechanismus der
Arrhythmie ist nicht geklärt, es werden sowohl späte Nachpotentiale wie eine
pathologische Automatie diskutiert. Die idiopathische rechtsventrikuläre Tachykardie ist in aller Regel nicht extrasystolisch induzierbar, kann jedoch mittels
Überstimulation („overdrive suppression") unterdrückt werden. Manchmal gelingt die Induktion nach Katecholamininfusion oder Frequenztriggerung („overdrive excitation").

Akzelerierter ventrikulärer Rhythmus

Als akzelerierter ventrikulärer Rhythmus („idioventrikuläre Tachykardie") werden langsame monomorphe ventrikuläre Aktionen bezeichnet, die häufig nur für
wenige Minuten in der Reperfusionsphase eines akuten Myokardinfarkts (häufiger eines anterioren als eines inferioren Infarkts) während Thrombolyse oder interventioneller Rekanalisation die Wiederherstellung der Durchblutung anzei-
gen. Der akzelerierte ventrikuläre Rhythmus kann auch im Rahmen einer ent-

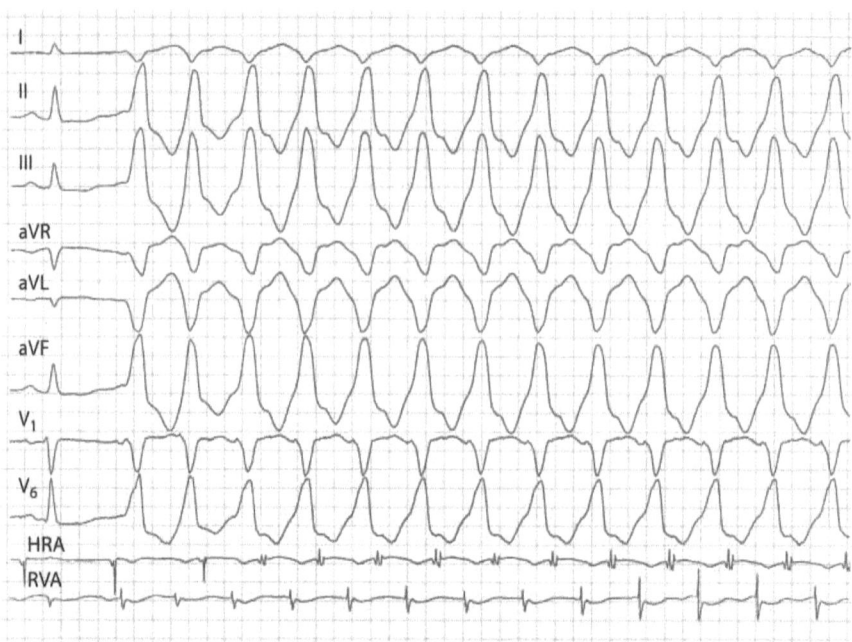

Abb. 17. Idiopathische fokale ventrikuläre Tachykardie aus dem rechtsventrikulären Ausflußtrakt. Abgebildet sind 2 Ableitungen des Oberflächen-EKG mit typischer Linksschenkelblockmorphologie bei Rechtslagetyp und ein Vorhofelektrogramm (*HRA*) sowie ein rechtsventrikuläres EKG (*RVA*). Typische Zeichen der automatischen Impulsbildung mit identischer erster Tachykardieaktion und spontaner Schwankung der Zyklusdauer sind erkennbar. Diese Kammertachykardie zeigt eine retrograde 1 : 1-Leitung

zündlichen Mitbeteiligung des Herzens beobachtet werden. Die Frequenz dieser Arrhythmie liegt zwischen 90 und 120 Schlägen/min, es werden oft eine spontane Verkürzung der Tachykardiezyklusdauer zu Beginn der Arrhythmie („warming-up"), eine Verlängerung der Zykluslänge am Ende der Arrhythmie („Cooling-down-Phänomen"), Fusionssystolen („capture beats") als Ausdruck einer AV-Dissoziation und mehrfacher Wechsel zwischen Arrhythmie und Sinusrhythmus nachgewiesen. Die genannten Phänomene deuten auf einen automatischen Mechanismus dieser prognostisch gutartigen Rhythmusstörung hin, jedoch werden auch späte Nachdepolarisationen diskutiert. Der akzelerierte ventrikuläre Rhythmus bedarf meist keiner spezifischen antiarrhythmischen Behandlung. Im Katheterlabor ist die Arrhythmie nicht induzierbar oder terminierbar, kann jedoch meist durch ventrikuläre, gelegentlich sogar durch atriale Überstimulation unterdrückt werden („overdrive suppression"; Buxton et al. 1983).

Idiopathische linksventrikuläre Tachykardie (Abb. 18)
Ihr liegt ein Mikroreentry im spitzennahen Interventrikularseptum des linken Ventrikels zugrunde. Sie tritt bei jungen, herzgesunden Patienten mit guter hämodynamischer Toleranz der Rhythmusstörung auf, die nur selten über

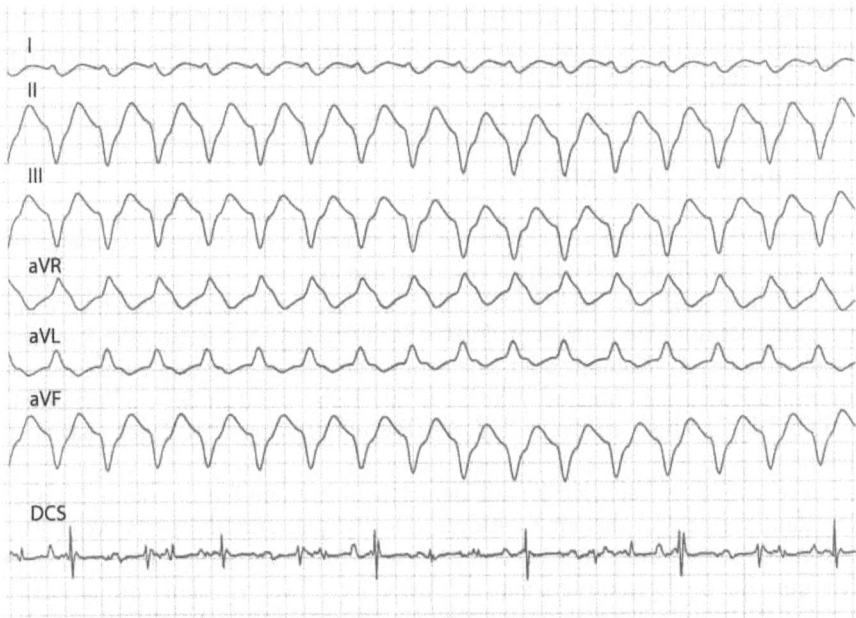

Abb. 18. Idiopathische linksventrikuläre Tachykardie: 6 periphere Ableitungen und 1 Koronarsinuselektrogramm (*DCS*) stellen eine regelmäßige monomorphe Kammertachykardie mit VA-Dissoziation und rechtsschenkelblockartig deformierten Kammerkomplexen bei $S_I S_{II} S_{III}$-Typ dar

Schwindelerscheinungen und Synkopen berichten. Die Arrhythmie hat ein Rechtsschenkelblockbild bei linkstypischer, seltener steiltypischer oder rechtstypischer Lage des QRS-Vektors (Okumura et al. 1988). Die Tachykardie wird häufig mit einer supraventrikulären Rhythmusstörung verwechselt, weil die Kammerkomplexe wegen der septalen Lage des Arrhythmiezentrums nur wenig verbreitert sind, oftmals eine nodale ventrikuloatriale Leitung persistiert und in der Regel eine deutliche Sensitivität auf Kalziumantagonisten und Adenosin nachzuweisen ist (Lerman et al. 1986). Ursächlich wird dystopes AV-Knotengewebe oder ein Reentry unter Einschluß kalziumsensitiven Gewebes diskutiert. Auch eine getriggerte Automatie mit späten Nachpotentialen ist nicht ausgeschlossen.

Abschließend muß darauf hingewiesen werden, daß die vorgestellte Systematik der Tachyarrhythmien nur ein grobes Gerüst für die Vielfalt der verschiedenen Rhythmusstörungen darstellt. Das Ausmaß der möglichen Tachyarrhythmien wird durch simultan vorliegende Anomalien weiter gesteigert. So können beispielsweise durch eine gleichzeitig anzutreffende akzessorische Bahn mit einer funktionellen Längsdissoziation des AV-Knotens bereits mehrere orthodrome und antidrome Reentrytachykardien sowie verschiedene AV-Knoten-Reentrytachykardien beobachtet werden. Gelegentlich initiiert ein singulärer Echoschlag eines Tachykardiemechanismus eine weitere Tachykardie und kommt nicht als separater Tachykardiemechanismus vor. Dies gilt in gleicher

Weise auch für die ventrikulären Tachyarrhythmien, entzieht sich jedoch hier der subtilen Diagnostik weit mehr, als es bei den besser zu überblickenden atrioventrikulären Tachykardien der Fall ist.

7.2.5 Differentialdiagnose

Zur Unterscheidung der verschiedenen Tachykardiemechanismen wurden vergleichbare EKG-Bilder in Gruppen zusammengefaßt.

Bei der regelmäßigen Tachykardie mit schmalem Kammerkomplex handelt es sich zunächst um eine supraventrikuläre Tachykardie. Dem kann eine Reentrytachykardie des AV-Knotens oder eine orthodrome Kreiserregung beim Präexzitationssyndrom, eine Sinustachykardie, atriale Tachykardien oder ein Vorhofflattern mit regelmäßiger atrioventrikulärer Überleitung zugrunde liegen (Bär et al. 1984).

Der regelmäßgen Tachykardie mit identischem, breitem Kammerkomplex liegt eine Kammertachykardie, eine antidrome Reentrytachykardie beim Wolff-Parkinson-White-Syndrom oder bei einer Mahaim-Faser zugrunde. Ebenso kann es sich um die obengenannten supraventrikulären Tachykardien mit antegrad nodaler AV-Leitung bei vorbestehendem bzw. funktionellem Faszikelblock oder mit einer akzessorischen Faser als „bystander" handeln. Auch eine His-Bündeltachykardie kommt infrage (Akhtar et al. 1993).

Die „longer RP than PR tachycardia" wird durch eine Fast-slow- oder Slow-slow-Tachykardie bei funktioneller Längsdissoziation des AV-Knotens, eine (permanente) junktionale Tachykardie mit dekremental leitender retrograd leitfähiger Faser oder eine atriale Tachykardie erklärt.

Die unregelmäßige Tachykardie mit schmalem Kammerkomplex wird in den weitaus meisten Fällen durch ein Vorhofflimmern erklärt. Seltener sind ein Vorhofflattern mit unregelmäßiger Überleitung, eine ektope oder multifokale atriale Tachykardie oder eine orthodrome Reentrytachykardie mit alternierender Leitung über 2 AV-Knotenbahnen. Treten verbreiterte, jedoch weitgehend ähnliche QRS-Komplexe auf, so kann es sich um einen funktionellen Faszikelblock, ein Wolff-Parkinson-White-Syndrom mit Vorhofflimmern oder eine Kammertachykardie handeln. Wenn die Kammerkomplexe erheblich variieren, dann kommen Torsade de pointes, ein Vorhofflimmern bei multiplen akzessorischen Bahnen im Rahmen des Präexzitationssyndroms oder polymorphe ventrikuläre Tachykardien infrage.

Die permanente supraventrikuläre Tachykardie („incessant supraventricular tachycardia") ist durch eine permanente junktionale Reentrytachykardie, eine Fast-slow-AV-Knotentachykardie oder durch atriale Tachykardien mit zumeist automatischem Mechanismus erklärt (Sung 1983).

Hinter einer permanenten ventrikulären Tachykardie („incessant ventricular tachycardia") verbirgt sich meist eine Mikroreentrytachykardie bei kardialer Grunderkrankung, z. B. nach Myokardinfarkt mit weitgehend erhaltener Pumpfunktion des linken Ventrikels. Auch ein automatischer Mechanismus kommt infrage.

Eine paroxysmale Tachykardie mit extrem hoher Frequenz (> 280 Schläge/min) wird durch die genannten Mechanismen supraventrikulärer Tachykardien bei Sympathikotonie, durch einen sog. „schnellen AV-Knoten" („enhanced av nodal conduction"), durch ein Vorhofflattern mit 1:1-Überleitung, durch ein Präexzitationssyndrom mit multiplen akzessorischen Bahnen oder durch eine ventrikuläre Tachyarrhythmie erklärt.

Findet sich eine Tachykardie mit doppelt so hoher Vorhof- wie Kammerfrequenz, so sind atriale Tachykardien, Vorhofflattern oder AV-Knotenreentrytachykardien zu unterscheiden.

Stellt sich eine Tachykardie mit doppelter Kammer- als Vorhoffrequenz dar, so sollte neben einer ventrikulären Tachykardie an eine AV-Knotentachykardie, eine junktionale Tachykardie oder eine His-Bündeltachykardie gedacht werden.

Besonderer Berücksichtigung bedürfen Tachykardien mit Schrittmachern. Zunächst können die genannten Tachyarrhythmien auch mit Schrittmachern beobachtet werden, ohne daß der Stimulator ursächlich an der Arrhythmie beteiligt ist. Eine 2. Möglichkeit ist die Initiierung atrialer oder ventrikulärer Tachyarrhythmien durch den Stimulator, ausgelöst durch ein Fehlsensing der jeweiligen Elektrode oder durch einen hämodynamischen Mechanismus. Das letzte Prinzip wird für die Zunahme eines paroxysmalen Vorhofflimmerns im Fall einer ventrikulären Einkammerstimulation verantwortlich gemacht. Als 3. Möglichkeit kam es bei älteren Geräten zur spontanen und oft bedrohlichen Änderung der Stimulationsfrequenz („Schrittmacherrasen"), was bei neueren Aggregaten glücklicherweise nicht mehr vorkommt. Als 4. Möglichkeit wird bei Zweikammersystemen die Übertragung einer atrialen Tachyarrhythmie gesehen. Dies betrifft vordergründig ältere Stimulationsprinzipien wie z. B. VAT oder ein ungünstig eingestelltes DDD-Pacing und ist bei multiprogrammierbaren Geräten leicht beherrschbar. Letztlich kann eine ventrikuläre Elektrostimulation nodal oder akzessorisch ventrikuloatrial geleitet werden, um dort über die Vorhofelektrode erkannt zu werden. Damit wird eine erneute Triggerung des Schrittmachers ausgelöst („endless loop tachycardia", „pacemaker mediated tachycardia").

7.2.6 Zusammenfassung

Experimentelle Untersuchungen haben bewiesen, daß ein Herzrasen durch Störungen der automatischen Impulsbildung am normalen Ort oder außerhalb des Sinusknotens, durch Kreiserregungen oder getriggerte Impulsbildung erklärt werden kann. Diese Mechanismen ließen sich an klinischen Tachyarrhythmien nachweisen. Eine schlüssige Systematik der Tachyarrhythmien liegt bisher nicht vor, weil sich viele der genannten Mechanismen in der klinischen Praxis nicht mit ausreichender Sicherheit nachweisen lassen. Es werden atriale, atrioventrikuläre und ventrikuläre Tachyarrhythmien unterschieden. Charakteristische klinische und elektrische Merkmale der wesentlichsten 29 Tachyarrhythmien wurden vorgestellt.

Literatur

Akhtar M, Jazayeri MR, Sra J, Dhala A, Deshpande S, Blanck Z (1993) Electrophysiology of wide QRS tachycardia. In: Josephson ME, Wellens HJJ (eds) Tachycardias: Mechanisms and management. Futura, Mt Kisco, NY, pp 215–235

Allessie MA, Bonke FIM, Schopman FJG (1977) Circus movement in rabbit atrial tachycardia. III. The „leading circle concept": a new model of circus movement in cardiac tissue without the involvement of an anatomic obstacle. Circ Res 41:9–18

Antzelevitch C, Sicouri S (1994) Clinical relevance of cardiac arrhythmias generated by afterdepolarizations. Role of M cells in the generation of U waves, triggered activity and torsade de pointes. J Am Coll Cardiol 23:259–277

Bär FWHM, Brugada P, Dassen WRM, Wellens HJJ (1984) Differential diagnosis of tachycardia with narrow QRS complex (shorter than 0.12 seconds). Am J Cardiol 54:555–561

Bardy GH, German LD, Packer DL, Coltorti F, Gallagher JJ (1984) Mechanism of tachycardia using a nodofascicular Mahaim fiber. Am J Cardiol 54:1140–1146

Benditt DG, Epstein ML, Benson DW (1983) Dual accessory nodoventricular pathways: Role in paroxysmal wide QRS reciprocating tachycardia. PACE 6:577–582

Bisset GS, Seigel SF, Gaum WE, Kaplan S (1981) Chaotic atrial tachycardia in childhood. Am Heart J 101:268–272

Buxton AE, Waxman HL, Marchlinski FE, Josephson ME (1983) Electrophysiologic studies in nonsustained ventricular tachycardia: Relation to underlying heart disease. Am J Cardiol 52:985–991

Caceres J, Jazayeri M, McKinnie J et al. (1989) Sustasined bundle branch reentry as a mechanism of clinical tachycardia. Circulation 79:256–270

Coumel P, Attuel P, Leclercq JF (1979) Permanent form of junctional reciprocating tachycardia: Mechanism, clinical and therapeutic implications. In: Narula OS (ed) Cardiac arrhythmias: Electrophysiology, diagnosis and management. Williams & Wilkins, Baltimore, pp 347–363

Critelli G, Gallagher JJ, Perticone F, Monda V, Scherillo M, Condorelli M (1985) Transvenous catheter ablation of the accessory atrioventricular pathway in the permanent form of junctional reciprocating tachycardia. Am J Cardiol 55:1639–1641

Friedman PL, Brugada P, Kuck KH, Roy D, Farre J, Bär FWHM, Wellens HJJ (1982) Inter- and intraatrial dissociation during spontaneous atrial flutter: Evidence for a focal origin of the arrhythmia. Am J Cardiol 50:756–761

Gallagher JJ, Pritchett ELC, Sealy WC, Kasell J, Wallace AG (1978) The preexcitation syndromes. Progr Cardiovasc Dis 20:285–327

Gallagher JJ, Smith WM, Kasell JH, Benson DW, Sterba R, Grant AO (1981) Role of Mahaim fibers in cardiac arrhythmias in man. Circulation 64:176–181

Gallagher JJ, Selle JG, Sealy WC et al. (1990) Variants of preexcitation: update 1989. In: Zipes DP, Jaliffe J (eds) Cardiac electrophysiology from cell to bedside. Saunders, Philadelphia, p 480

Gillette PC, Garson A (1977) Electrophysiologic and pharmacologic characteristics of automatic ectopic atrial tachycardia. Circulation 56:571–585

Gomes JA, Hariman RJ, Kang PS, Chowdry IH (1985) Sustained symptomatic sinus node reentrant tachycardia: Incidence, clinical significance, electrophysiologic observations and the effects of antiarrhythmic agents. J Am Coll Cardiol 5:45–50

Heddle WF, Brugada P, Wellens HJJ (1984) Multiple circus movement tachycardias with multiple accessory pathways. J Am Coll Cardiol 4:168–174

Hoffman BF, Rosen MR (1981) Cellular mechanisms for cardiac arrhythmias. Circ Res 49:1–8

Jackman WM, Friday KJ, Anderson JL, Aliot EM, Clark M, Lazzara R (1988) The long QT syndromes: A critical review, new clinical observations and a unifying hypothesis. Prog Cardiovasc Dis 31:115–137

Konings KTS, Kirchhof CJHJ, Smeets JRLM, Wellens HJJ, Penn OC, Allessie MA (1994) High density mapping of electrically induced atrial fibrillation in humans. Circulation 89:1665–1680

Krahn AD, Yee R, Klein GJ, Morillo C (1995) Inappropriate sinus tachycardia: Evaluation and therapy. J Cardiovasc Electrophysiol 6:1124–1128

Lerman BB, Belardinelli L, West GA, Berne RM, DiMarco JP (1986) Adenosine-sensitive ventricular tachycardia: Evidence suggesting cyclic AMP-mediated triggered activity. Circulation 74:270–280

Lesh MD, Kalman JM (1986) To fumble flutter or rackle „tach"? Toward updated classifiers for atrial tachyarrhythmia. J Cardiovasc Electrophysiol 7:460–466

Lewalter T, MacCarter D, Jung W, Schimpf R, Manz M, Lüderitz B (1995) Heart rate to work rate relation throughout peak exercise in normal subjects as a guideline for rate-adaptive pacemaker programming. Am J Cardiol 76:812–816

Löllgen H (1990) Kardiopulmonale Funktionsdiagnostik. CIBA-Geigy, Wehr, S 18–19

Lüderitz B (1994) Vorhofflimmern und Vorhofflattern: Pathophysiologie und Pathogenese. Z Kardiol 83 [Suppl 5]:1–7

Lüderitz B, Saksena S (1991) Interventional electrophysiology. Futura, Mt Kisco/NY

Moe GK (1962) On thew multiple wavelet hypothesis of atrial fibrillation. Arch Int Pharmacodyn Ther 140:183

Morillo CA, Klein GJ, Thakur RK, Li H, Zardini M, Yee R (1994) Mechanism of „inappropriate" sinus tachycardia: Role of sympathicovagal balance. Circulation 90:873–877

Okumura K, Matsuyama K, Miyagi H et al. (1988) Entrainment of idiopathic ventricular tachycardia of left ventricular origin with evidence for reentry with an area of slow conduction and effect of verapamil. Am J Cardiol 62:727–732

Packer DL, Gallagher JJ, Prystowsky EN (1992) Physiologic substrate for antidromic reciprocating tachycardia: Prerequisite characteristics of the accessory pathway and AV conduction system. Circulation 85:574–579

Paulay KL, Varghese PJ, Demato AN (1973) Atrial rhythms in response to an early atrial premature depolarization in man. Am Heart J 85:323–328

Pfeiffer D, Tebbenjohanns J, Schumacher B, Jung W, Lüderitz B (1994) Methoden, Topographie und Grenzen der Radiofrequenzablation von AV-Knoten-Reentry-Tachykardien. Z Kardiol 83:877–886

Pfeiffer D, Prakash A, Giorgberidze I et al. (1996) Electrophysiology of atrial flutter/fibrillation. In: Saksena S, Lüderitz B (eds) Interventional electrophysiology: A textbook, 2nd edn. Futura, Armonk/NY, p 69

Rossi P, Massumi A, Gillette P, Hall RJ (1982) Arrhythmogenic right ventricular dysplasia: clinical features, dignostic techniques and current management. Am Heart J 103:415–420

Rostock KJ, Rathgen K, Schirdewan A, Krünes U, Schön B (1983) Paroxysmale supraventrikuläre Tachykardien infolge Erregungskreisens auf Sinusknoten- und Vorhofebene. Dtsch Gesundh-Wesen 38:1173–1177

Sung RJ (1983) Incessant supraventricular tachycardia. PACE 6:1306–1326

Surawicz B (1989) Electrophysiologic substrates of torsade de pointes: Dispersion of repolarization or early after depolarization. J Am Coll Cardiol 14:172–184

Swerdlow CD, Bardy GH, McAnulty J, Kron J, Lee JT, Graham E, Peterson J, Greene HL (1987) Determinants of induced sustained arrhythmias in survivors of out-of-hospital ventricular fibrillation. Circulation 76:1053–1059

Touboul P, Kirkorian P, Atallah G, Moleur P (1983) Bundle branch reentry: A possible mechanism of ventricular tachycardia. Circulation 67:674–680

Vassallo JA, Cassidy DM, Josephson ME (1985) Atrioventricular nodal reentrant tachycardia. Am J Cardiol 56:193–198

Villain E, Vetter VL, Marin-Garcia J, Herre J, Cifarelli A, Garson A (1990) Evolving concepts in the management of congenital junctional ectopic tachycardia. A multicenter study. Circulation 81:1544–1549

Waldo AL (1983) Some observations concerning atrial flutter in man. PACE 6:1181–1189

Wu D, Denes P, Wyndham CRC, Amat-y-Leon F, Dhingra RC, Rosen KM (1975) Demonstration of dual atrioventricular nodal pathways utilizing a ventricular extrastimulus in patients with atrioventricular nodal reentrant paroxysmal supraventricular tachycardia. Circulation 52:789–795

7.3 Medikamentöse Therapie von Herzrhythmusstörungen

T. Meinertz

Die medikamentöse Therapie von Herzrhythmusstörungen hat sich in den letzten Jahren entscheidend verändert. Hierfür gibt es viele Ursachen, von denen 3 besonders wesentliche genannt seien:
- Die Mehrzahl kardialer Erkrankungen – Ursache von Herzrhythmusstörungen – kann heute effektiver behandelt werden als früher. So hat z. B. die Häufigkeit maligner ventrikulärer Herzrhythmusstörungen nach durchgemachtem Myokardinfarkt in den letzten Jahren abgenommen. Die Ursache hierfür ist die effektivere Therapie des akuten Myokardinfarktes mittels Thrombolyse und frühzeitiger Intervention.
- Komplementäre und alternative Therapieverfahren (Hochfrequenzstromablation und die Implantation des Cardioverters/Defibrillators) haben die medikamentöse Therapie bestimmter tachykarder Herzrhythmusstörungen ersetzt bzw. ergänzt. Diese Verfahren sind bei bestimmten Herzrhythmusstörungen heute Therapie der ersten Wahl.
- Der Nutzen von Antiarrhythmika in der Prävention des plötzlichen Herztodes konnte in keiner der in den letzten Jahren durchgeführten kontrollierten Studien zweifelsfrei nachgewiesen werden. Im Gegenteil: für alle Antiarrhythmika – mit Ausnahme von Amiodaron – konnte eine eher ungünstige Wirkung auf die Prognose von Patienten mit lebensbedrohlichen Herzrhythmusstörungen nachgewiesen werden.
Dieses Szenario hat gerade in den letzten Jahren zu einem eher zurückhaltenden Gebrauch von Antiarrhythmika geführt. Trotzdem ist heutzutage die Behandlung von Herzrhythmusstörungen ohne Antiarrhythmika nicht möglich. Auch heute spielen Antiarrhythmika die wichtigste Rolle unter den Strategien zur Beseitigung und Prävention von Herzrhythmusstörungen.

Im folgenden sollen einige Aspekte der medikamentösen Therapie häufiger tachykarder supraventrikulärer und ventrikulärer Herzrhythmusstörungen diskutiert werden. Dabei wird weniger Wert auf Vollständigkeit als auf die Darstellung der Probleme und Grenzen der medikamentösen Therapie gelegt.

7.3.1 Absolute Arrhythmie mit Vorhofflimmern

Ziel der Therapie ist die Beseitigung schwerwiegender klinischer Symptome, die Verbesserung der Hämodynamik, die Prävention von Thromboembolien und –

soweit möglich – die Besserung der Lebenserwartung. Es stehen hierzu folgende therapeutische Verfahren zur Verfügung:

- Normalisierung der Kammerfrequenz,
- Wiederherstellung von Sinusrhythmus,
- langfristiger Erhalt von Sinusrhythmus,
- gerinnungshemmende Maßnahmen zur Prävention von Thromboembolien.

Vor der Therapie dieser und anderer Herzrhythmusstörungen sollte grundsätzlich immer eine Abklärung der kardialen und extrakardialen Grundkrankheit erfolgen. Außerdem muß das individuelle Thromboembolierisiko des Patienten bestimmt werden. Hierzu muß neben der sorgfältigen Anamneseerhebung und der Festlegung der kardialen Erkrankung insbesondere die Dauer des Vorhofflimmerns und die Pathophysiologie des linken Vorhofes mittels transthorakaler und transösophagealer Echokardiographie bestimmt werden. Unter den echokardiographischen Parametern spielt nicht nur die Größe des linken Vorhofes, sondern auch die Entleerungsgeschwindigkeit des Blutes aus dem linken Vorhofohr sowie das Vorhandensein von Stasephänomenen im linken Vorhof eine Rolle. Letztlich muß auf der Basis aller vorgenannten Befunde festgestellt werden, ob eine Kardioversion überhaupt sinnvoll ist.

7.3.1.1 Kardioversion

Sinn und langfristiger Nutzen einer Kardioversion sind – abgesehen von Ausnahmen – wissenschaftlich nicht gesichert. Es ist durchaus möglich, daß eine Kammerfrequenznormalisierung bei gleichzeitiger Thromboembolieprophylaxe quoad vitam ebenso nützlich ist wie eine Kardioversion mit nachfolgender medikamentöser Rezidivprophylaxe. Diese Fragestellung wird derzeit in kontrollierten Studien untersucht. Bewertungskriterien für den Erfolg der Therapie sind dabei das ereignisfreie Überleben, die Häufigkeit thromboembolischer Ereignisse und daraus folgender Defektzustände, das subjektive Befinden des Patienten sowie die Häufigkeit von Krankenhausaufenthalten. Bis die Ergebnisse derartiger Studien vorliegen, ist die Entscheidung für eine Kardioversion im Einzelfall nach klinischem Ermessen zu stellen. Meist wird so verfahren, daß zumindest 1–2 Kardioversionsversuche pro Patient unternommen werden und jeweils anschließend eine medikamentöse Rezidivprophylaxe erfolgt. Nach wiederholten Rezidiven wird auf eine Wiederherstellung des Sinusrhythmus meist verzichtet. Von diesem Standardvorgehen gibt es zahlreiche Ausnahmen: Patienten in hohem Lebensalter mit asymptomatischem Vorhofflimmern mit normfrequenter Überleitung ohne anamnestische Hinweise für thromboembolische Komplikationen werden normalerweise nicht kardiovertiert. Andererseits wird bei Patienten nach operativem Mitralklappenersatz bzw. Mitralklappenrekonstruktion mit präoperativ erst wenige Monate bestehendem Vorhofflimmern die Indikation zur Kardioversion großzügig gestellt.

Technik der Kardioversion

Zur Technik der optimalen Durchführung einer Kardioversion liegen ebenfalls keine Daten kontrollierter Studien vor. So ist unklar, ob eine Kardioversion – unter Aspekten von Effektivität, Sicherheit, Praktikabilität und Kosten – bevorzugt stationär oder ambulant durchgeführt werden sollte. Ebenfalls unklar ist, ob grundsätzlich eine orale oder intravenöse Antiarrhythmikaverabreichung zu bevorzugen ist. Ebenso fehlen kontrollierte vergleichende Studien zur medikamentösen und elektrischen Kardioversion. Ebenso unklar ist, welches Antiarrhythmikum zur intravenösen oder oralen Kardioversion bevorzugt verwendet werden sollte.

Unter dem Aspekt der Sicherheit ist eine tagesstationäre Kardioversion elektrisch oder mittels intravenöser Gabe eines Antiarrhythmikums vorzuziehen. Eine so durchgeführte Kardioversion ist zumindest im Vergleich zu einer stationär durchgeführten (meist mehrtägiger stationärer Aufenthalt) kostengünstiger. Noch kostengünstiger dürfte die ambulante orale Kardioversion sein. Ihre Effektivität ist jedoch geringer, ebenso ihre Sicherheit. Dies gilt für die orale Kardioversion mit allen Antiarrhythmika mit Ausnahme von Amiodaron. Unter ambulanten Bedingungen können Antiarrhythmika wegen der dosisabhängigen proarrhythmischen Effekte nicht ausreichend hoch dosiert werden, um das Effektivitätsspektrum des betreffenden Antiarrhythmikums voll auszunutzen. Außerdem kommt es gerade im Anschluß an das Umspringen in den Sinusrhythmus (Bradykardie, inhomogene Repolarisation) bevorzugt zu proarrhythmischen Effekten.

7.3.1.2 Rezidivprophylaxe von Vorhofflimmern

Ebenso ungesichert wie der Nutzen der Kardioversion ist auch der Nutzen der Rezidivprophylaxe von Vorhofflimmern nach erfolgreicher Kardioversion. Die Rezidivhäufigkeit von Vorhofflimmern nach Kardioversion ohne entsprechende Rezidivprophylaxe liegt über 1 Jahr in einer Größenordnung von etwa 70%. Durch eine medikamentöse Therapie kann die Rezidivhäufigkeit im ersten Jahr nach Kardioversion auf etwa 30–40% reduziert werden. Ist dieser therapeutische Effekt Aufwand und Risiko einer Langzeittherapie mit Antiarrhythmika wert? Die gleiche Frage gilt sinngemäß auch für die über das erste Jahr hinausgehende Langzeittherapie mit Antiarrhythmika nach erfolgreicher Kardioversion.

Ebenso ungeklärt wie die Frage nach dem Nutzen einer generellen medikamentösen Rezidivprophylaxe ist auch die nach dem zur Rezidivprophylaxe optimalen Antiarrhythmikum.

Die früher übliche Rezidivprophylaxe mit Chinidin muß heute kritisch gesehen werden. Nach den Daten einer Analyse kontrollierter Studien mit Chinidin (in hoher Dosierung, ≥ 1 g tgl.) im Vergleich zu Placebo war die Einjahresmortalität mit 2,9% unter Chinidin signifikant höher als mit 0,8% unter Placebo (Coplen et al. 1990). Ähnlich ungünstige Ergebnisse wurden auch unter Therapie mit anderen Klasse-IA-Antiarrhythmika in Studien zur Antikoagulation bei Vorhofflimmern im Vergleich zu Placebo beobachtet (s. Prystowsky 1996, Flaker et al. 1992).

Klasse-IC-Antiarrhythmika (Propafenon, Flecainid) sind wirksam in der Prävention von Vorhofflimmern nach Kardioversion und bei paroxysmalem Vorhofflimmern. Ihre Wirksamkeit liegt in einer Größenordnung von etwa 60% (Erhalt von Sinusrhythmus) im Vergleich zu einem Spontanerhalt von Sinusrhythmus in der Größenordnung von etwa 30% unter Placebo (z.B. Henthorn et al. 1991, Reimold et al. 1993). Wie für Klasse-IA-Antiarrhythmika ist auch für Klasse-IC-Antiarrhythmika die längerfristige Nutzen-Risiko-Relation bei dieser Therapieindikation unbekannt. Es ist jedoch davon auszugehen, daß diese Relation besonders für Patienten ohne oder mit minimaler struktureller Herzkrankheit günstig ist. Proarrhythmien sind bei diesen Patienten deutlich seltener als bei Patienten mit schwerwiegender struktureller Herzkrankheit (s. Prystowsky 1996).

Diese Unterschiede in der Proarrhythmiehäufigkeit gelten auch für die Kombinationstherapie von niedrig dosiertem Chinidin und Verapamil sowie für Sotalol. Sotalol ist einer Chinidintherapie bei dieser Indikation hinsichtlich des Nutzen-Nebenwirkungs-Verhältnisses überlegen (Juul-Moller et al. 1990). In einer vergleichenden Studie war die Kombination von Chinidin und Verapamil einer Therapie mit Amiodaron gleichwertig (Zehender et al. 1992). Andererseits soll Amiodaron das effektivste und „sicherste" Antiarrhythmikum zur Rezidivprophylaxe von Vorhofflimmern unter Langzeitbedingungen sein (Gosselink et al. 1992). Proarrhythmische Effekte sind unter Amiodaron seltener als unter allen Klasse-IA-Antiarrhythmika (Pryskowski 1996, Hohenloser et al. 1994).

Das weitgehende Fehlen wissenschaftlich gesicherter Kenntnisse zur Kardioversion und zur Rezidivprophylaxe erklärt die derzeit praktizierte Polypragmasie und die Vielfalt der therapeutischen Praktiken. Das derzeit von uns praktizierte Vorgehen ist demnach zwar gut begründbar, aber im Vergleich zu anderen Praktiken aufgrund wissenschaftlicher Erkenntnisse nicht zwingend.

Derzeit geübte Praxis der Kardioversion

Die von uns derzeit geübte Praxis der Kardioversion ist in Abb. 1 dargestellt. Die Vorteile dieses Vorgehens sind folgende: bei fehlender oder minimaler struktureller Herzkrankheit ist die i.v.-Gabe von Flecainid oder Propafenon ausreichend sicher. Die Effektivität sowie mögliche Nebenwirkungen (Proarrhythmie, Bradykardie, Blutdruckabfall) sind am EKG-Monitor und während einer kontinuierlichen Blutdruckmessung sofort erfaßbar. Gegebenenfalls kann die Injektion des Antiarrhythmikums sofort unterbrochen werden. Die i.v.-Kardioversion wird auf der Intensiv- oder Überwachungsstation in unmittelbarer Kardioversions- und Intubationsbereitschaft durchgeführt. Bei nicht erfolgreicher i.v.-Kardioversion kann der Patient sofort elektrisch kardiovertiert werden. Im Anschluß an die Kardioversion kann der Patient nach etwa 2–3 h aus der stationären Behandlung entlassen werden. Alternativ kann eine orale Einzeldosis von Flecainid oder Propafenon verwandt werden (Abb. 1).

Ein „Problempatient" (hämodynamische Instabilität, schwere linksventrikuläre Funktionsstörungen, gleichzeitige Ischämie) und ein Patient in einer Notfallsituation durch Vorhofflimmern (z.B. WPW-Syndrom) sollte sofort elektrisch kardiovertiert werden. Durch i.v. verabreichte Antiarrhythmika kann die Situation im Einzelfall verschlechtert werden.

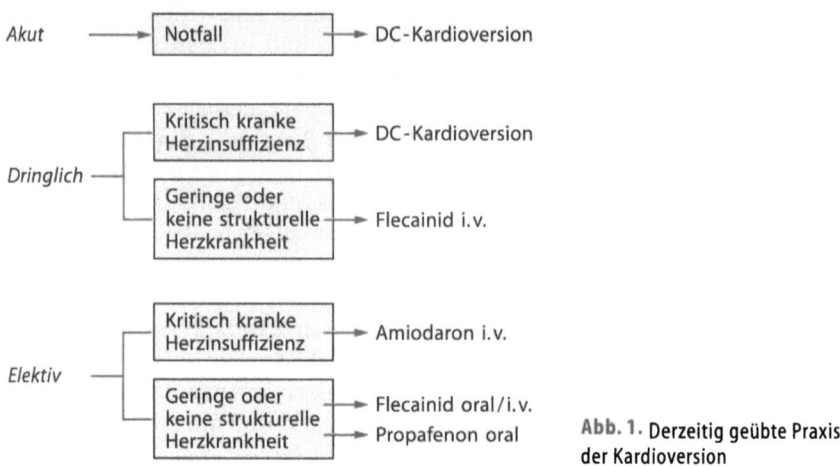

Abb. 1. Derzeitig geübte Praxis der Kardioversion

Für Patienten mit manifester Herzinsuffizienz und erheblich eingeschränkter linksventrikulärer Funktion (linksventrikuläre Auswurffraktion z. B. unter 25 %) ist nach Digitalisierung eine Therapie mit Amiodaron Mittel der Wahl. Bei rasch erwünschtem Effekt (z. B. bei hoher Kammerfrequenz und hämodynamischer Instabilität) kann Amiodaron i.v. über einen zentralen Venenkatheter so verabreicht werden, daß es schon innerhalb von 24 h zu einer deutlichen Senkung der Kammerfrequenz kommt. Befindet sich der Patient nach Aufsättigung mit Amiodaron weiter im Vorhofflimmern, erfolgt die elektrische Kardioversion und anschließend die Fortführung der Amiodarontherapie in niedriger Dosierung.

Derzeitig geübte Praxis der Rezidivprophylaxe

Das von uns derzeitig praktizierte Schema zur Rezidivprophylaxe ist in Abb. 2 dargestellt. Nach einer erstmaligen Kardioversion ist es durchaus zu begründen, auf eine medikamentöse Rezidivprophylaxe überhaupt zu verzichten. Die Argumente für dieses Vorgehen wurden diskutiert. Nach dem ersten Rezidiv können bei minimaler oder fehlender struktureller Herzkrankheit Klasse-IC-Antiarrhythmika wie Flecainid oder Propafenon verabreicht werden, bei fehlender Wirksamkeit Sotalol (gegenüber Flecainid oder Propafenon häufiger subjektive

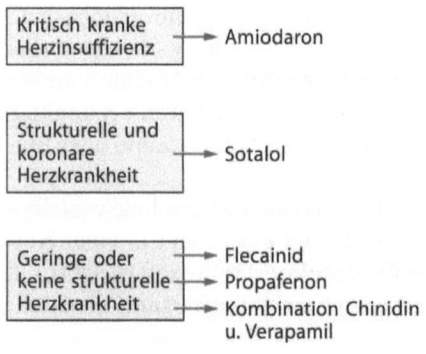

Abb. 2. Derzeitig geübte Praxis der Rezidivprophylaxe

Nebenwirkungen für den Patienten) oder Klasse-IA-Antiarrhythmika (z. B. Chinidin und Verapamil in Kombination). Für Patienten mit koronarer Herzkrankheit, Hypertonie, Klappenfehlern oder kongenitalen Herzkrankheiten steht zur Rezidivprophylaxe an erster Stelle Sotalol oder bei Unwirksamkeit Amiodaron in niedriger Dosierung zur Verfügung. Bei Patienten mit Herzinsuffizienz oder deutlich eingeschränkter linksventrikulärer Funktion sowie bei sonst therapierefraktären Patienten ist Amiodaron Mittel der Wahl.

Bei Patienten mit intermittierendem Vorhofflimmern sollte die Prävention der Attacken von Vorhofflimmern sinngemäß ähnlich gehandhabt werden wie die Rezidivprophylaxe nach Kardioversion.

7.3.1.3 Perspektiven

Die Ergebnisse der medikamentösen Therapie des intermittierenden Vorhofflimmerns sowie die der Rezidivprophylaxe nach Kardioversion sind unbefriedigend. Eine gangbare therapeutische Alternative ist die Frequenznormalisierung der Kammern unter Belassung des Vorhofflimmerns. Bei der Mehrzahl der Patienten muß unter diesen Umständen eine Thromboembolieprophylaxe erfolgen.

Die Reduktion der Kammerfrequenz gelingt bei der überwiegenden Zahl der Patienten durch β-Rezeptorenblocker, Sotalol, hochdosiertes Verapamil oder Diltiazem sowie durch Amiodaron. In Einzelfällen ist die rasche Überleitung auch mit einer medikamentösen Kombinationstherapie unter Einschluß von Amiodaron nicht in den Griff zu bekommen. Durch Modulation der AV-Knotenleitung (Ablation der langsamen Leitungsbahn) läßt sich die Kammerfrequenz bei 60–70% dieser Patienten klinisch wirksam senken. Bei den verbleibenden Patienten gelingt die effektive Senkung der Kammerfrequenz nur durch eine komplette Ablation der AV-Knotenüberleitung mit konsekutiv notwendig werdender Implantation eines VVI-R-Schrittmachersystems.

Schwieriger ist die Situation bei intermittierendem Vorhofflimmern mit medikamentös nicht beeinflußbarer rascher Überleitung. Auch hier bietet sich die AV-Knotenmodulation als Therapie an. Eine komplette Ablation der AV-Knotenleitung ist nur im Ausnahmefall zu empfehlen und macht die Implantation eines DDD-IR-Schrittmachersystems mit Switchmode erforderlich.

Sinnvoller als Modulations- oder Ablationsverfahren im Bereich des AV-Knotens wäre eine Hochfrequenzablation des eigentlichen arrhythmogenen Substrates des Vorhofflimmerns. Hierfür gibt es bereits erste Ansätze auch beim Menschen. Die Hochfrequenzablation bei Vorhofflimmern befindet sich jedoch noch im frühen Experimentalstadium und wird wahrscheinlich erst in einigen Jahren klinisch verfügbar sein.

Eine Alternative zur Therapie des Vorhofflimmerns stellt heute schon die MAZE-Operation (sog. Korridoroperation) dar. Bei dieser Operation werden Vorhofareale im linken und rechten Vorhof in einer Operation am offenen Herzen elektrisch isoliert. Durch Kanalisierung der Erregungsleitung im Vorhof können Rezidive von Vorhofflimmern verhindert werden. Diese Operation ist v. a. dann indiziert, wenn ohnehin eine Operation am offenen Herzen durchgeführt wird (z. B. Mitralklappenersatz oder Bypassoperation).

7.3.2 Supraventrikuläre Tachykardien unterschiedlicher Genese und Vorhofflattern

Eine medikamentöse antiarrhythmische Therapie ist zur Anfallsunterbrechung supraventrikulärer Tachykardien indiziert und fast immer effektiv. Bei häufig auftretenden und klinisch bedeutsamen Tachykardieanfällen wurde bis vor kurzem eine prophylaktische Antiarrhythmikatherapie eingesetzt.

Bei den meisten Formen supraventrikulärer Tachykardien (insbesondere AV-Knoten-Umkehrtachykardie und Tachykardien im Rahmen eines Präexzitations-syndroms) gelingt es heute mittels Hochfrequenzstromablation, das arrhythmogene Substrat (Bahn) zu modulieren bzw. zu beseitigen. Hierdurch wird das Wiederauftreten von Tachykardien mit einer über 90 %igen Sicherheit und einer Rezidivquote unter 10 % verhindert. Eine prophylaktische antiarrhythmische Therapie ist nur bei den Patienten indiziert, die trotz häufiger und klinisch bedeutsamer Anfälle eine elektrophysiologische Intervention ablehnen. Unverzichtbar sind Antiarrhythmika auch für Patienten, bei denen es trotz mehrerer Hochfrequenzstromablationsprozeduren, z. B. bei atrialen Tachykardien, wieder zu Tachykardierezidiven kommt.

7.3.3 Ventrikuläre Arrhythmien

Obwohl nicht ideal und stark vereinfachend, hat sich in den letzten Jahren folgende Unterteilung der ventrikulären Herzrhythmusstörungen unter prognostischen und therapeutischen Gesichtspunkten durchgesetzt:
- Arrhythmien, die prognostisch nicht oder praktisch nicht bedeutsam sind,
- Arrhythmien, die als potentiell maligne bezeichnet werden, d. h. solche, die mit einem erhöhten Risiko eines plötzlichen Herztodes einhergehen,
- Arrhythmien, die als maligne oder letal bezeichnet werden, d. h. solche, die mit einem ganz erheblich erhöhten Risiko eines plötzlichen Herztodes einhergehen.

7.3.3.1 Benigne ventrikuläre Arrhythmien

Eine Therapie dieser Arrhythmien ist nur erforderlich, wenn sie schwerwiegende klinische Symptome hervorrufen. Gerade bei dieser Patientengruppe wird auch heute die Indikation zur Behandlung mit Antiarrhythmika noch viel zu großzügig gestellt. Vor einer Therapie ist in jedem Fall der kausale Zusammenhang zwischen Arrhythmie und schwerwiegenden klinischen Symptomen zu sichern.

Hinsichtlich der klinischen Symptomatik am bedeutsamsten sind die nichtanhaltenden oder anhaltenden ventrikulären Tachykardien bei meist jüngeren Patienten ohne nachweisbare organische Herzkrankheit. Diese Patienten berichten über Sekunden bis Minuten anhaltende Palpitationen und präsynkopale Zustände sowie über ein arrhythmieassoziiertes Schwindelgefühl. Die für diese klinische Symptomatik verantwortlichen ventrikulären Arrhythmien entstehen im rechtsventrikulären Ausflußtrakt (Linksschenkelblocktyp mit inferiorer Achseneinstellung des Hauptvektors in der Frontalebene) oder linksventrikulär inferior/ mitseptal (Rechtsschenkelblocktyp mit superiorer Achseneinstellung des elektrischen Hauptvektors in der Frontalebene).

Die im rechtsventrikulären Ausflußtrakt entstehende Tachykardie spricht normalerweise auf Sotalol, Flecainid oder Propafenon an. Die linksventrikulär/mitseptal entstehende Tachykardie läßt sich häufig durch Verapamil in höherer Dosierung günstig beeinflussen. Beide Tachykardietypen sind bei Therapierefraktärität erfolgreich mittels Hochfrequenzstromablation zu behandeln.

Die Klassifikation dieser beiden Typen von nichtanhaltenden oder anhaltenden ventrikulären Tachykardien unter der Gruppe „benigne ventrikuläre Arrhythmien" ist durchaus diskutabel, da die Prognose dieser Patienten zwar generell günstig ist, in seltenen Fällen aber auch Synkopen oder sogar Todesfälle beschrieben worden sind.

7.3.3.2 Potentiell maligne ventrikuläre Arrhythmien

Diesen Arrhythmien liegt immer eine organische Herzkrankheit zugrunde. Ihnen kommt insofern prognostische Bedeutung zu, als Patienten mit derartigen Arrhythmien – bei sonst identischer Charakteristik – eine ungünstigere Prognose haben als solche ohne derartige Arrhythmien. Dabei ist umstritten, ob die Arrhythmien lediglich Ausdruck und Folge einer schwerwiegenden myokardialen Schädigung und damit auch insgesamt einer ungünstigeren Prognose sind, oder ob sie als spezifische Prädiktoren eines plötzlichen Herztodes angesehen werden können. Nach der Mehrzahl der Studien scheint diesen Arrhythmien eine prädiktive Funktion bezüglich des plötzlichen Herztodes zuzukommen. Formal handelt es sich bei diesen Arrhythmien in der Regel um nichtanhaltende ventrikuläre Tachykardien oder um gehäuft auftretende ventrikuläre Paare, Salven oder auch häufige singuläre Ektopien, wie sie im Langzeit-EKG erfaßt werden.

Andere Marker der elektrischen Instabilität des Herzens bzw. eines arrhythmogenen Substrates sind bei Vorhandensein derartiger Arrhythmien häufig positiv: verminderte Herzfrequenzvariabilität, pathologische Barorezeptorenreaktion, erhöhte ventrikuläre Vulnerabilität bei programmierter Elektrostimulation sowie der Nachweis von Spätpotentialen.

Diesen Arrhythmien liegen insbesondere folgende Herzkrankheiten zugrunde:
- koronare Herzerkrankung nach durchgemachtem Myokardinfarkt,
- koronare Herzerkrankung im chronischen Stadium,
- idiopathische dilatative Kardiomyopathie,
- hypertrophe Kardiomyopathie,
- kongenitale Herzkrankheiten,
- Herzklappenfehler,
- Myokarditis sowie zahlreiche seltenere Herzerkrankungen.

Gemeinsam ist den meisten dieser Erkrankungen eine reduzierte linksventrikuläre Funktion. Die häufigste Ursache – und praktisch besonders bedeutsam – ist der kürzlich durchgemachte Myokardinfarkt mit eingeschränkter linksventrikulärer Funktion. Am Beispiel dieser Patientengruppe soll die Problematik der antiarrhythmischen Therapie dargelegt werden.

Eine Therapie mit β-Pezeptorenblockern – frühzeitig nach Eintritt des akuten Myokardinfarktes eingeleitet – verbessert die Prognose und reduziert die Häufigkeit des plötzlichen Herztodes in den ersten beiden Jahren nach Myokardinfarkt. Eine Therapie mit Klasse-I-Antiarrhythmika hat dagegen keinen günstigen Einfluß auf die Prognose. Im Gegenteil, Klasse-IC-Antiarrhythmika scheinen einen ungünstigen Einfluß auf die Prognose zu haben (CAST and Beyond 1990). D-Sotalol – D-Stereoisomer des im Handel befindlichen DL-Sotalols – hat bei diesen Patienten ebenfalls einen ungünstigen prognostischen Einfluß (Waldo et al. 1996). Über die Ursachen dieser ungünstigen Effekte von Antiarrhythmika auf die Prognose des Postinfarktpatienten ist viel spekuliert worden. Sicher ist, daß diese ungünstigen Effekte der Antiarrhythmika überwiegend, aber nicht nur, mit dem arrhythmogenen Potential dieser Substanzen zusammenhängen. Von Bedeutung sind ebenfalls die negativ-dromotropen sowie negativ-inotropen Effekte gerade bei eingeschränkter linksventrikulärer Funktion. Sicher ist auch, daß die Folgen interkurrenter Ischämien, passagere Elektrolytstörungen und die Komedikation, z.B. mit Kalziumantagonisten vom Diltiazem- bzw. Verapamiltyp, wahrscheinlich für die ungünstigen Effekte der Klasse-I-Antiarrhythmika eine Rolle spielen. Von Bedeutung für die Interpretation der Ergebnisse ist auch, daß das Risiko der Kontrollgruppe in allen erwähnten Studien erheblich geringer ist als erwartet. Bei einer jährlichen Mortalität von 3–6% – die Hälfte davon durch plötzlichen Herztod – ist es nicht zu erwarten, daß Antiarrhythmika mit einer Proarrhythmiehäufigkeit gleicher Größenordnung die Häufigkeit des plötzlichen Herztodes nach akutem Myokardinfarkt zu reduzieren in der Lage sind.

Unzweifelhaft kann Amiodaron im Einzelfall auch zur Provokation bzw. Aggravation vorbestehender ventrikulärer Arrhythmien führen. Das arrhythmogene Potential dieser Substanz ist jedoch deutlich geringer als das anderer Antiarrhythmika (Hohenloser et al. 1994). Dies mag eine Erklärung dafür sein, daß Amiodaron in kontrollierten Studien zumindest keinen ungünstigen Effekt auf das Überleben des Patienten nach akutem Myokardinfarkt zeigte. Im Gegenteil, in einer Reihe kontrollierter kleinerer Studien hatte Amiodaron unter diesen Bedingungen einen eher günstigen Einfluß auf die Prognose (Nademanee et al. 1993, Julian et al. 1997, Cairns et al. 1997).

Die Ergebnisse der EMIAT-Studie, einer multizentrischen Studie bei Postinfarktpatienten mit deutlich reduzierter Auswurffraktion, in der Amiodaron mit Placebo verglichen wurde, sind schwierig zu interpretieren (Julian et al. 1997). Neben einer Abbruchquote von etwa 30% in beiden Behandlungsarmen bleibt v.a. die größere Häufigkeit von Infarkttodesfällen in der mit Amiodaron behandelten Patienten- gruppe erklärungsbedürftig. Wahrscheinlich handelt es sich um einen Zufallsbefund, das Ausmaß der hierdurch bedingten Mortalitätssteigerung erscheint jedoch so ausgeprägt, daß die Gesamtmortalität in der Amiodarongruppe hierdurch richtungsweisend beeinflußt wird. Hierdurch wird möglicherweise ein günstiger Effekt von Amiodaron maskiert. Aus heutiger Sicht ist die Fallzahlschätzung dieser Studie – primärer Endpunkt war die Gesamtmortalität – zu knapp, um aussagekräftige Ergebnisse hinsichtlich dieses anspruchsvollen Endpunktes machen zu können.

Anders die CAMIAT-Studie – primärer Endpunkt war hier die Häufigkeit von plötzlichem Herztod und reanimationsbedürftigem Kammerflimmern (Cairns et al. 1997). Auch in dieser Studie wurden Amiodaron mit Placebo bei Postinfarktpatienten verglichen. Anders als im EMIAT wurden hier die Patienten aufgrund häufiger und komplexer Arrhythmien ins Langzeit-EKG eingeschlossen. Im Vergleich zu Placebo ließ sich ein eindeutig günstiger Effekt von Amiodaron bezüglich des gewählten primären Endpunktes nachweisen.

Derzeit geübte Praxis bei der Behandlung potentiell maligner Arrhythmien nach akutem Myokardinfarkt

Abbildung 3 zeigt ein denkbares Therapieschema zur Behandlung potentiell maligner Arrhythmien nach akutem Myokardinfarkt.

Grundsätzlich sollten alle Patienten mit potentiell malignen Arrhythmien nach Myokardinfarkt β-Rezeptorenblocker erhalten. Bei Patienten, bei denen Marker eines arrhythmogenen Substrates und/oder eine gesteigerte elektrische Instabilität vorhanden sind, ist eine zusätzliche Gabe von Amiodaron über 1 Jahr nach Infarkt zu rechtfertigen. Gleiches gilt von vornherein für die Patientengruppe mit einer erheblich eingeschränkten linksventrikulären Auswurffraktion. Diese Patienten tolerieren β-Rezeptorenblocker häufig nicht oder nur in niedriger Dosierung. Hier ist in Anbetracht der erhöhten Häufigkeit des plötzlichen Herztodes eine Amiodarontherapie für ebenfalls zumindest 1 Jahr nach Myokardinfarkt durchaus sinnvoll.

Alle anderen Patientengruppen mit potentiell malignen ventrikulären Arrhythmien sollten nur dann mit Antiarrhythmika behandelt werden, wenn diese Arrhythmien zu schwerwiegenden klinischen Symptomen führen. Eine Behandlung aus prognostischer Sicht erscheint derzeit nicht indiziert.

7.3.3.3 Maligne ventrikuläre Arrhythmien

Diese Patientengruppe umfaßt ein inhomogenes Patientenkollektiv, das durch ein deutlich erhöhtes Risiko eines plötzlichen Herztodes gekennzeichnet ist. Das Risiko dieser Patientengruppe ist deutlich höher als bei Patienten mit potentiell malignen Arrhythmien. Innerhalb der Gruppe variiert das Risiko jedoch erheblich und liegt in einer Größenordnung zwischen 10 und 25 % jährlich.

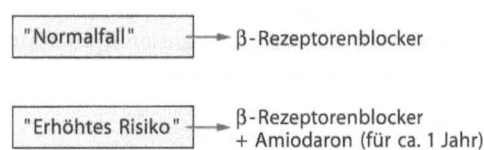

Abb. 3. Differentialdiagnose „potentiell maligner" Arrhythmien

In aller Regel handelt es sich um Patienten mit koronarer Herzkrankheit oder seltener idiopathischer dilatativer Kardiomyopathie (etwa 20 %) mit anhaltenden ventrikulären Tachykardien oder überlebtem Kammerflimmern. Weitere Erkrankungen sind die hypertrophe Kardiomyopathie, kongenitale Herzerkrankungen nach Operation im Säuglings- oder Kindesalter, operierte Klappenfehler und infiltrative Myokarderkrankungen wie Sarkoidose und rechtsventrikuläre Dysplasie. Selten sind kongenitale QT-Syndrome mit oder ohne Schwerhörigkeit. Als Rarität anzusehen sind anhaltende Kammertachykardien oder Kammerflimmern bei scheinbar Herzgesunden mit normaler linksventrikulärer Funktion.

Noch vor wenigen Jahren hat man zur Therapie dieser Arrhythmien im Sinne einer Rezidivprophylaxe nahezu alle Antiarrhythmika eingesetzt. Zur Kontrolle der Effektivität der Therapie wurde dabei ein sog. „serielles Drugtesting" eingesetzt. Nach den Ergebnissen der ESVEM-Studie ist Sotalol bei dieser Therapieindikation langfristig allen Klasse-I-Antiarrhythmika überlegen (Mason 1993). So sehr die ESVEM-Studie in vielen Aspekten auch kritikwürdig ist, bezüglich der Überlegenheit von Sotalol bei dieser Indikation gibt es keinen ernsthaften Zweifel. In gleicher Richtung lassen sich auch die Befunde der CAST-Studie interpretieren. Sotalol kann demnach als Antiarrhythmikum der 1. Wahl bei dieser Therapieindikation angesehen werden. Ist Sotalol unwirksam – nach dem Ergebnis des Langzeit-EKGs und/oder der elektrophysiologischen Untersuchung mit programmierter Elektrostimulation – ist Amiodaron die einzig verbleibende Alternative. Soweit möglich, sollte Amiodaron zumindest bei Patienten mit koronarer Herzkrankheit in Kombination mit einem β-Rezeptorenblocker eingesetzt werden. Es liegen allerdings keine Studien vor, die zeigen, daß bei dieser Therapieindikation Amiodaron in Kombination mit einem β-Rezeptorenblocker wirksamer ist als Amiodaron allein.

Auch bei Amiodaron erfolgt die Therapiekontrolle mittels elektrophysiologischer Untersuchung und Langzeit-EKG-Registrierung. Die elektrophysiologische Untersuchung sollte allerdings erst etwa 3 Monate nach Therapieeinleitung durchgeführt werden. Eine primäre Therapie mit Amiodaron – anstelle von Sotalol – bleibt Patienten in hohem Lebensalter bzw. Patienten mit manifester Herzinsuffizienz vorbehalten. Hier erfolgt die Therapie anhand des Langzeit-EKGs und ohne elektrophysiologischer Austestung.

Sotalol und Amiodaron schützen den Patienten nicht absolut sicher vor Rezidiven hämodynamisch instabiler anhaltender Kammertachykardien oder vor Kammerflimmern. Daher ist durchaus zu erwägen, daß Patienten mit hämodynamisch instabilen Kammertachykardien oder durchgemachtem Herzstillstand durch Kammerflimmern primär mit einem implantierbaren Kardioverter/Defibrillator versorgt werden. Randomisierte Studien mit Vergleich zwischen Amiodaron bzw. anderen Antiarrhythmika einerseits und dem implantierbaren Defibrillator andererseits sollen die Frage klären, ob eine elektrische einer medikamentösen Therapie bei dieser Indikation überlegen ist. Erste Studienergebnisse weisen in diese Richtung.

Derzeit geübte Praxis bei der Behandlung maligner ventrikulärer Arrhythmien

Ein denkbares Therapieschema ist in Abb. 4 dargestellt.

Bei einer hämodynamisch gut tolerierten rezidivierenden anhaltenden Kammertachykardie bei koronarer Herzkrankheit ist ein medikamentöser Therapieversuch sinnvoll. Hier sollte zunächst Sotalol in höchstmöglicher Dosierung versucht werden. Wenn Sotalol nicht wirksam ist, lohnt sich ein Therapieversuch mit Amiodaron. Sind beide Substanzen – bei Amiodaron evtl. in Kombination mit einem β-Rezeptorenblocker – nicht wirksam, ist die Implantation eines Kardioverters/Defibrillators zu erwägen.

Bei hämodynamisch nicht tolerierter anhaltender Kammertachykardie gibt es durchaus Argumente, nach dem vorgenannten Schema zu verfahren. Eine Alternative gerade bei Patienten mit höhergradiger Gefährdung durch einen plötzlichen Herztod wäre die Implantation eines Kardioverters/Defibrillators als erste therapeutische Maßnahme. Eine Therapieindikation zur Prävention von anhaltenden Kammertachykardien würde sich nur dann ergeben, wenn bei implantiertem Defibrillator anhaltende Arrhythmien mit großer Häufigkeit auftreten.

Bei Patienten mit dokumentiertem Kammerflimmern ist es aus heutiger Sicht empfehlenswert, als primäre Therapiemaßnahme einen Defibrillator zu implantieren. Eine prophylaktische Therapie mit Sotalol oder Amiodaron kann bei diesen Patienten zwar anhaltende Kammertachykardien, nicht aber mit Sicherheit Kammerflimmern verhindern. Eine Alternative bei diesen Patienten im hohen Lebensalter ist anstelle eines Defibrillators die konservative Therapie mit Amiodaron ohne elektrophysiologische Austestung.

7.3.4 Zusammenfassung

Die Indikation zum Einsatz von Antiarrhythmika wird sowohl bei supraventrikulären als auch bei ventrikulären tachykarden Herzrhythmusstörungen heute erheblich kritischer gesehen als noch vor einigen Jahren. Andererseits kann man

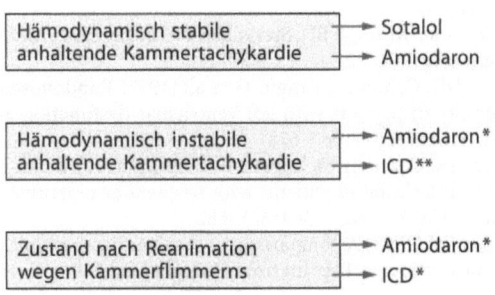

Abb. 4. Differentialtherapie „maligner" Arrhythmien

* Differentialtherapie zwischen Amiodaron und ICD im wesentlichen abhängig von genereller Lebenserwartung und Lebensalter.

** ICD = implantierbarer Kardioverter/Defibrillator

sowohl bei supraventrikulären Rhythmusstörungen (z. B. Rezidivprophylaxe des Vorhofflimmerns) als auch bei ventrikulären Arrhythmien (z. B. Zustand nach Myokardinfarkt oder maligne ventrikuläre Arrhythmien) nicht vollständig auf den Einsatz von Antiarrhythmika verzichten.

Literatur

1. Coplen SE, Antman EM, Berlin JA et al. (1990) Efficacy and safety of quinidine therapie for maintenance of sinus rhythm after cardioversion. Circulation 82:1186
2. Prystowsky EN (1996) Proarrhythmia during drug treatment of supraventricular tachycardia: Paradoxical risk of sinus rhythm for sudden death. Am J Cardiol 78:35–41
3. Flaker GC, Blackshear JL, McBride R et al. (1992) Antiarrhythmic drug therapy and cardiac mortallity in atrial fibrillation. J Am Coll Cardiol 20:527–532
4. Henthom RW, Waldo AL, Anderson JL et al. (1991) Flecainide acetate prevents recurrence of symptomatic paroxysmal supraventricular tachycardia. The Flecainide Supraventricular Tachycardie Study Group. Circulation 83:119–125
5. Reimold SC, Cantillon CO, Friedman PL, Antman EM (1993) Propafenone versus sotalol for suppression of recurrent symptomatic atrial fibrillation. Am J Cardiol 71:558–563
6. Juul-Moller S, Edvardsson N, Rehnquist-Ahlberg N (1990) Sotalol versus quinidine for the maintenance of sinus rhythm after direct current conversion of atrial fibrillation. Circulation 72:1932–1939
7. Zehender M, Hohnloser S, Müller B, Meinertz T, Just H (1992) Effects of amiodarone versus qunidine and verapamil in patients with chronic atrial fibrillation: results of a comparative study and a 2-year follow-up. J Am Coll Cardiol 19:1054–1059
8. Gosseink ATM, Crijns HJGM, Van Gelder IC et al. (1992) Low-dose amiodarone for maintenance of sinus rhythm after cardioversion of atrial fibrillation of flutter. JAMA 267:3288–3293
9. Hohnloser SH, van de Loo A, Baedeker F (1995) Efficacy and proarrhythmic hazards of pharmacologic cardioversion of atrial fibrillation: Prospective comparison of sotalol versus quinidine. JACC 26; 4:852–858
10. Akhtar M, Breithardt G, Camm AJ et al. (1990) CAST and Beyond. Implications of the cardiac arrhythmia suppression trial. CAST Task Force. Consensus Statement. Circulation 81:1123–1127
11. Waldo AL, Camm AJ, deRuyter H et al. (1996) Effect of d-sotalol on mortality in patients with left ventricular dysfunction after recent and remote myocardial infarction. Lancet 348:7–17
12. Hahnloser SH, Klingenheben T, Singh BN (1994) Amiodarone-associated proarrhythmic effects. A review with special reference to Torsade de Pointes tachycardia. Am Int Med 121:529–535
13. Nademanee K, Singh BN, Stevenson WG et al. (1993) Amiodarone and post-MI patients Circulation 88:764–774
14. Julian DG, Camm AJ, Fangin G et al. (1997) Randomised trial of effect of amiodarone on mortality in patients with left-ventricular dysfunction after recent myocardial infarction. EMIAT. Lancet 349:667–674
15. Cairns JA, Connolly SJ, Robens R, Gent M (1997) Randomised trial of outcome after myocardial infarktion in patients with frequent or repetitive ventricular premature depolansations: CAMIAT. Lancet 349:675–682
16. Mason JW (1993) A comparison of seven antiarrhythmic drugs in patients with ventricular tachyarrhythmias. Reprint from N Engl J Med 329:452–458

7.4 Implantierbare Herzschrittmacher und Defibrillatoren*

L. Kappenberger, J. Schläpfer

Es entspricht einem ursprünglichen Empfinden und der Hoffnung des Heilkundigen, die elektrische Energie zum Wohle eines Patienten einsetzen zu können. Den Tod durch Blitzschlag mußte selbst Faraday erleben, während Frankensteins erster Gedanke es war, Totes mittels Elektrizität zum Leben zu erwecken.

Herzschrittmacher wurden entwickelt, um maligner Störungen in Reizbildung oder Reizleitung des Herzens Herr zu werden und damit Morgagni-Adams-Stokes-Anfälle zu verhindern und Eingriffe am offenen Herzen zu ermöglichen bzw. dieses nach herzchirurgischem Eingriff wieder in Gang zu bringen.

In diesem Kapitel soll kurz über den Stand des Wissens und der Technik auf dem Gebiet der elektrischen Therapie von Funktionsstörungen des Herzens berichtet werden. Da viele umfassende Arbeiten und Übersichten zu diesem Thema publiziert sind [20], beschränken wir uns auf grundsätzliche Überlegungen und kritische Kommentare zu ausgewählten Fragen. Andererseits fassen wir den Begriff Elektrotherapie absichtlich weit, denn dieser bedeutet heute nicht nur Herzschrittmacher bei bradykarder Rhythmusstörung, sondern ebenso Antitachykardiebehandlung mittels Schwachstromschrittmacherimpulsen oder hochenergetischen Entladungen von Defibrillatoren.

Neuere Beobachtungen zeigen aber, daß die Elektrostimulation nicht nur den Herzrhythmus zu beeinflussen vermag, sondern daß der künstlich induzierte Erregungsablauf auf Kontraktilität und Bewegungmuster des Herzens Einfluß nimmt, was zu neuen Behandlungsmöglichkeiten der hypertrophen und dilatativen Kardiomyopathie führen könnte.

Damit ist bereits angedeutet, daß die moderne Schrittmacherbehandlung nicht nur eine reine Rhythmusangelegenheit ist, sondern auch Physiologie und Hämodynamik umfaßt.

7.4.1 Grundbegriffe

Die Schrittmacherzellen des Sinusknotens haben im normalen Herzen die rascheste Entladungskadenz, deshalb geht der physiologische Herzrhythmus aus dieser Region hervor. Spontane Entladung, d.h. Automatizität, kann auch im Atrioventrikulärknoten vorkommen, dieser stellt somit das sekundäre Schritt-

* Diese Arbeit wurde unterstützt durch die Fondation de Cardiologie Lausanne und Fondation Theo Rossi Di Montelera.

macherzentrum dar und springt bei Ausfall des Sinusrhythmus ein. Wir sehen dann den Knotenrhythmus.

Tertiäre Zentren mit Automatizität finden wir im peripheren Purkinje-Netzwerk und unter pathologischen Bedingungen auch in ischämisch oder metabolisch geschädigten Zellen. Diese können so Extrasystolen oder fokale ektope Rhythmen auslösen. Die Impulse aus dem Sinusknoten werden auf bevorzugten, aber anatomisch nicht sauber abgrenzbaren Bahnen vom Sinusknoten über die Vorhöfe, die dabei gleichzeitig zur Kontraktion angeregt werden, auf den AV-Knoten übergeleitet. Im AV-Knoten wird die Erregungswelle verzögert und synchronisiert, so daß nur ein Impuls auf das His-Bündel weitergegeben wird. Dieses fächert sich in die Tawara-Schenkel und das periphere Purkinje-System auf, welches eine im zeitlichen Ablauf elektrisch und mechanisch koordinierte Erregung der Kammern auslöst. Elektrische Therapie von Herzrhythmusstörungen heißt somit Ersatz oder Korrektur von Ausfällen der normalen Funktion der Erregungsbildung oder Erregungsleitung.

Der moderne Herzschrittmacher kann also Defekte des Sinusknotens, der intraatrialen Leitung, der atrioventrikulären Leitung und der intraventrikulären Leitung ersetzen. Grundprinzip ist die künstliche Stimulation der Herzmuskelzelle, sei es im Vorhof oder in der Kammer. Die Erregbarkeit einer Zelle hängt dabei ab von der Phase oder dem momentanen elektrischen Potential über der Zellmembran und der Stimulationsenergie, und folgt dem Alles-oder-nichts-Prinzip. Die diastolische Reizschwelle eines ruhenden Herzmuskels ist also tief, je nach Elektrodenkonfiguration unter 1 V bei einer anodischen Stimulationsdauer von 0,5 ms. Zur Unterbrechung der chaotischen Erregungsverteilung bei Kammerflimmern beträgt die notwendige Energie aber um 500 V bei 3,0 ms.

Um den Defekt einer Reizbildung zu ersetzen, muß der Herzschrittmacher vorerst diagnostizieren, wo der Schaden liegt, er muß also detektieren. Dazu dient die Erfassung und Erkennung des endokardialen Signals, dessen Stärke in der Größenordnung von einigen mV liegt.

7.4.2 Herzschrittmacher

Das Grundkonzept eines Schrittmachers besteht also aus Detektion und Stimulation, die Transmission obliegt der oder den Elektroden (Abb. 1). Der Schlüssel zum Verständnis moderner Schrittmachertechnologie und des Elektrokardiogramms (Abb. 2) ist der Aufbau des Elektronikschaltkreises. Wie der Stimulator auf die empfangenen Signale reagieren wird, hängt von den Möglichkeiten seiner Elektronik ab. Diese soll ja programmierbar sein und möglichst in allen Bereichen Variationen zulassen. Daraus folgern wir, daß der moderne Schrittmacher nur so gut sein kann wie er programmiert wird, wobei unter „gut" verstanden wird, daß er weitmöglichst und physiologisch die erwähnten Defekte ersetzt. Da Flexibilität und Variation gefordert wurde, ist leicht zu erwarten, daß die Zahl der möglichen Programmierungskombinationen eines modernen Schrittmachers die Fähigkeiten eines auch noch so engagierten Kardiologen

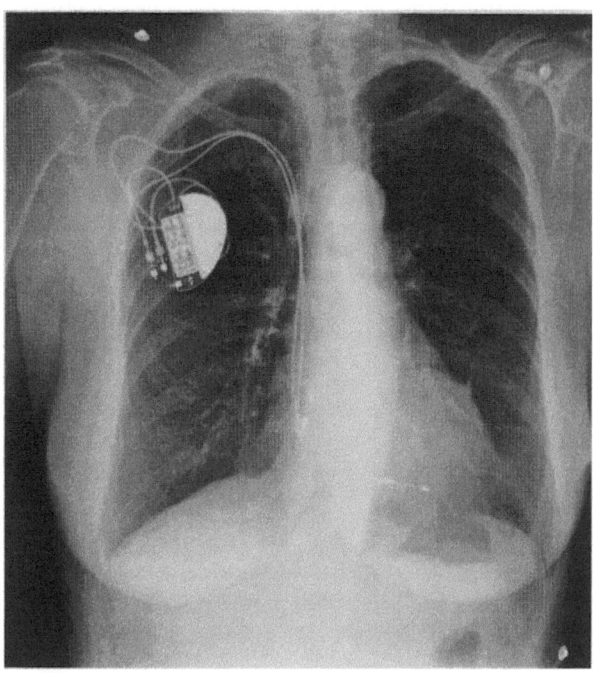

Abb. 1. Thoraxröntgenbild eines modernen physiologischen Zweikammerschrittmachers

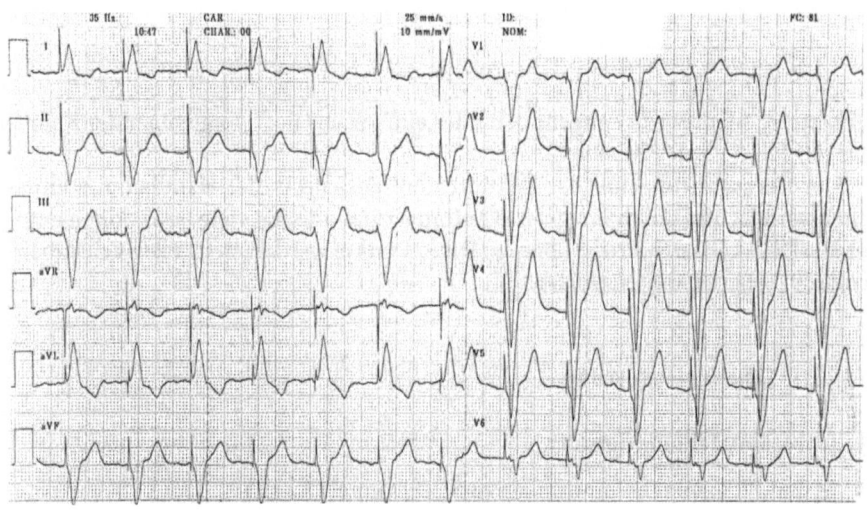

Abb. 2. Elektrokardiogramm bei konventionellem Kammerschrittmacher, im VVI-Modus funktionierend

Tabelle 1. Mögliche Programmierungsparameter in einem modernen Herzschrittmacher (DDD-R-Typ)

Programmpunkt	Möglichkeiten	Bedeutung
Modus	AOO, AAI, VOO, VVI, AAI-R, VVI-R, DOO, DDI, DDD, VDD, DDIR, DDDR	Beschreibt gemäß Vierbuchstabencode die basale Funktionsweise des Schrittmachers
Stimulationsenergie	In Vorhof und Kammer unabhängig: Spannung (V), Strom (A), Pulsdauer (ms)	Gibt die abgegebene Energie an, die der Stimulus enthält und erlaubt, nach dem Ohmschen Gesetz den Elektrodenwiderstand zu messen: $R = \dfrac{U}{I}$
Sensitivität	In Vorhof oder Kammer, Empfindlichkeit auf elektrische Signale in der Größenordnung mV	Definiert die minimale Signalstärke, die „gesenst" wird
Frequenz	Untere Interventionsfrequenz, maximale Stimulationsfrequenz für endokardiale oder sensorgegebene Impulse	Definiert die minimale Herzfrequenz, bevor der Schrittmacher einsetzt, und maximale Frequenz, bei welcher dem Vorhof 1 : 1 gefolgt wird
Refraktärzeit	Für Vorhof und Kammersensing Periode, während der der Schrittmacher auf Signale nicht reagiert	Bei Zweikammersystemen kann die atriale Refraktärzeit + das AV-Intervall die obere Frequenzgrenze beeinflussen und auch das Wenckebach-Verhalten steuern
AV-Intervall	Dauer muß je nach Patient adaptiert werden, muß länger wenn Vorhof stimuliert wird, sollte sich automatisch frequenzabhängig verkürzen	Entscheidender Faktor in der hämodynamischen Optimalisierung eines Schrittmachersystems
Frequenzadaptation	Ein/aus, Empfindlichkeit in bezug auf Reaktionsgeschwindigkeit und Ausmaß	Durch kurzen Belastungstest individuell einzustellen und zu optimisieren

übersteigt, sei dies aus Zeitgründen oder einfach aus noch ungenügender Kenntnis der Physiologie (Tabelle 1).

Der Herzschrittmacher der Zukunft muß deshalb in der Handhabung einfacher werden, und durch integrierte Automatizität müssen viele Funktionen automatisch ausgeführt werden können. Diese Punkte werden, dem Vierbuchstabencode [9] folgend, weiter erörtert.

7.4.2.1 Schrittmachercode

1. Buchstabe: Stimulationsort

A Atrium, *V* Kammer, *S* sowohl als auch, *D* Doppel (A + V)

Problem: Die Stimulationsenergie hängt von der gemessenen Reizschwelle ab, in der Regel wird 2- bis 3mal die Energie der chronischen Reizschwelle eingestellt, die etwa 6 Wochen nach Implantation erreicht wird. Die Sicherheit des Patienten kann von dieser Einstellung abhängen, aber auch die Lebensdauer der Schrittmacherbatterie. Eine Energieersparnis wäre deshalb mit einem selbstadaptierenden System denkbar [13].

2. Buchstabe: Detektionsort

A Atrium, *V* Kammer, *S* sowohl als auch, *D* Doppel (A + V)

Problem: Was wird detektiert? Ursprünglich diente dieser Punkt dazu, die Interferenz mit der herzeigenen Aktivität und damit die Proarrhythmizität der Elektrostimulation zu verhindern. Neben dem durch entsprechende Filter auszuschaltendem elektronischen Smog, von Myopotentialen bis zum transportablen Telefon, eröffnet dieser Mechanismus die Basis zur automatischen Diagnostik durch den Schrittmacher. So muß zwischen adäquater Sinustachykardie und Schrittmacherreentry-Tachykardie ebenso gut differenziert werden können wie zwischen Asystolie und Flimmern.

3. Buchstabe: Reaktion

I inhibiert, *T* getriggert, *D* Doppel (I + T)

Problem: Die Inhibition dient zur Verhinderung der schon erwähnten rhythmischen Kompetitivität. Triggerung bedeutet, daß das detektierte Ereignis eine aktive Reaktion des Schrittmachers auslöst. Dies kann gekreuzt über atrialen und ventrikulären Kanal erfolgen, womit die physiologische Stimulation ihren Anfang nahm (VAT, DDD, Abb. 3) und worauf heute der automatische Moduswechsel z. B. bei Vorhoftachykardie (vom VAT zum VVI) beruht. Man merke sich dabei,

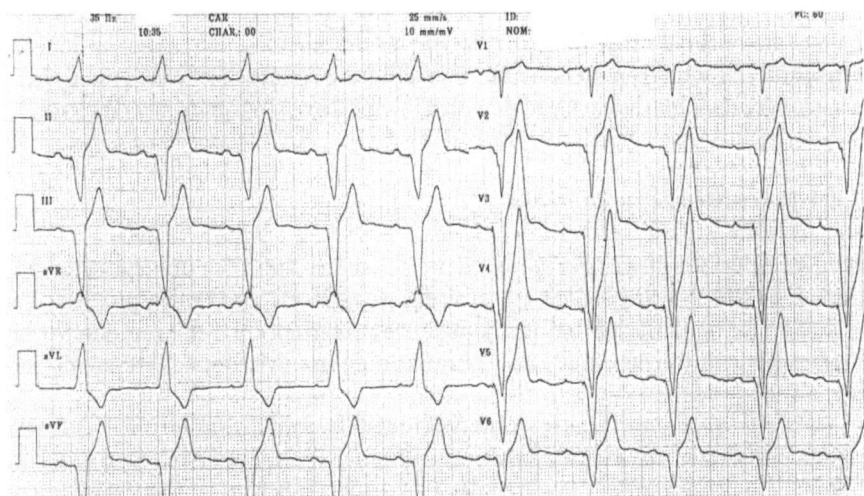

Abb.3. Elektrokadiogram bei physiologischem (Kammer)schrittmacher, im VAT-Modus funktionierend

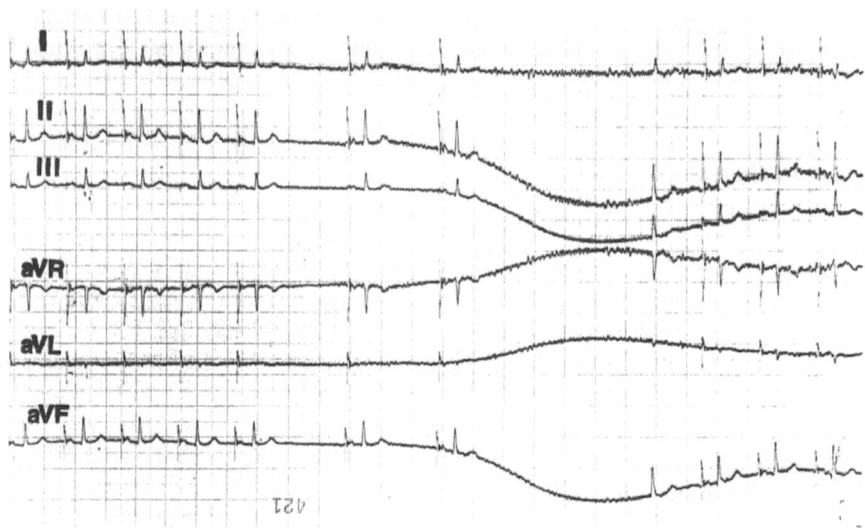

Abb. 4. Schrittmacherstimulationsfrequenz 80 Schläge/min, im EKG aber zeitweise nicht stimulierend, folglich durch Oversensing inhibiert, in diesem Beispiel „myopotentiales sensing"

daß alles, was „gesenst" wird, auch einen Einfluß auf die Stimulationssequenz hat, so z. B. die Pseudoverlangsamung der Schrittmacherfrequenz bei „myopotentialem sensing" (Abb. 4).

4. Buchstabe: Programmierungsspezifitäten, Frequenzadaptation (R)

Problem: Wie muß die Grundfrequenz in Abhängigkeit von einem metabolischen Indikator adaptiert werden? Eine Vielzahl von Sensoren, welche alle zum Ziel haben, die optimale Herzfrequenz, so wie sie der normale Sinusknoten definieren würde, zu imitieren, steht heute zur Verfügung [1]. Noch ist aber kein System als genügend zu betrachten, um den physiologischen Rhythmus zu ersetzen.

7.4.2.2 Schrittmacherkontrolle

Moderne Herzschrittmacher versagen nie. Es ist dies natürlich überspitzt formuliert, aber die Zuverlässigkeit ist so groß, weniger als ein Fehler pro Jahr bei 10 000 Patienten[23], daß bei inadäquater Stimulation der Fehler anderswo im System gesucht werden muß. Bei Dysfunktion eines Schrittmachersystems stehen an erster Stelle

- *Elektrodenprobleme.* Makro- und Mikrodislokationen führen bei 1–3 % der Implantationen zu Stimulationsversagen in der Frühphase nach dem Eingriff. Auch ein unsorgfältiges Fixieren der Elektrode am Schrittmacher ist ein nicht seltener Grund für Stimulationsprobleme (Abb. 5) kurz nach Implantation, womit das iatrogene Schrittmacherversagen erklärt ist.

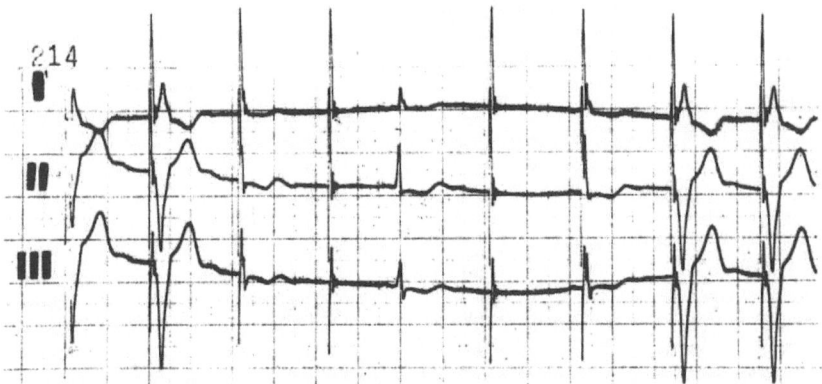

Abb. 5. Schrittmacherstimulus erregt Kammer nicht; Differentialdiagnose: Reizschwellenerhöhung, Elektrodendislokation, Isolationsdefekt der Elektrode

- *Programmierungsfehler oder Mißverständnisse.* Sie sind quantitativ am bedeutendsten. Da heute davon ausgegangen werden kann, daß sozusagen alle Herzschrittmacher programmierbar sind, ist ohne genaue Kenntnis der eingestellten Parameter eine Beurteilung des Schrittmacher-EKG extrem schwierig, ja oft unmöglich. Die notwendige Information kann aus dem Europäischen Schrittmacherausweis, den jeder Patient mit sich tragen sollte, sowie aus dem darin meist beigelegten Programmierungsrapport (Abb. 6) entnommen werden. Auf die Bedeutung dieses Ausweises ist immer wieder hinzuweisen. Er dient der Sicherheit des Patienten, klärt den Arzt über Details des Schrittmachers und den Rhythmusstatus auf und ist überdies die Basis zur statistischen Erfassung der Schrittmachertätigkeit in Europa [11].
- *Schrittmacherdefekte.* Sie sind, wie gesagt, extrem selten. Individuelle Beobachtungen werden im Stimarec-Bulletin der französischen Herzschrittmacherarbeitsgruppe regelmäßig publiziert (und sollten dort gemeldet werden!). Sie betreffen Elektronikdefekte, Elektrodenfehler und vorzeitiges Batterieversagen. Dies heißt, daß mit einem plötzlichen, durch die üblichen Überwachungsparameter kaum oder nicht entdeckbaren Erlöschen der Energie zu rechnen ist. Dank der zentralen Schrittmacherdateien der implantierenden Zentren wie der Hersteller können defekte Serien rasch erkannt und die Patienten rechtzeitig gewarnt bzw. umgerüstet werden.
- *Störungen im Elektrodensystem.* Sie erweisen sich als komplexere Probleme. Hierbei kann es sich um Isolationsdefekte oder Bruch im Leitungskabel handeln. Erstere erkennt man, sofern mittels Diagnostikteil des Schrittmachers analysierbar, am Abfall des Elektrodenwiderstandes, dem damit verbundenen erhöhten Stromfluß und folglich raschen Batterieaufbrauch, letzteren am Anstieg des Widerstandes und am meist plötzlichen intermittierenden Stimulationsversagen, das gelegentlich durch Bewegung ausgelöst werden kann.

```
(          PROGRAMMED PARAMETERS          )
```

	INITIAL	PRESENT	
Mode	DDDR	DDDR	
Sensor	ON	ON	
Rate	60	60	ppm
A-V Delay	200	200	msec
Max Track	110	110	ppm
Vent. Pulse Config.	BIPOLAR	BIPOLAR	
V. Pulse Width	.6	.6	msec
V. Pulse Amplitude	2.5	2.5	Volts
V. Sense Config.	BIPOLAR	BIPOLAR	
V. Sensitivity	2.0	2.0	mVolts
V. Refractory	250	250	msec
Atr. Pulse Config.	BIPOLAR	BIPOLAR	
A. Pulse Width	.6	.6	msec
A. Pulse Amplitude	3.0	3.0	Volts
A. Sense Config.	BIPOLAR	BIPOLAR	
A. Sensitivity	1.0	1.0	mVolts
A. Refractory	300	300	msec
Blanking	38	38	msec
V. Safety Option	ENABLE	ENABLE	
PVC Options	+PVARP ON PVC	+PVARP ON PVC	
PMT Options	10 BEATS >110	10 BEATS >110	
Rate Resp. A-V Delay	ENABLE	ENABLE	
Magnet	TEMPORARY OFF	TEMPORARY OFF	
Maximum Sensor Rate	110	110	ppm
Threshold	2.0	2.0	
Measured Average Sensor	3.4	3.4	
Slope	8 (Normal)	8 (Normal)	
Reaction Time	FAST	FAST	
Recovery Time	MEDIUM	MEDIUM	

```
(              MEASURED DATA              )
```

Pacer Rate ——————————————— 59.7 ppm

Ventricular:
Pulse Amplitude ———————————— 2.4 Volts
Pulse Current ——————————————— 6.0 mAmperes
Pulse Energy ———————————————— 7 μJoules
Pulse Charge ———————————————— 3 μCoulombs
Lead Impedance —————————————— 404 Ohms

Atrial:
Pulse Amplitude ———————————— 3.0 Volts
Pulse Current ——————————————— 6.8 mAmperes
Pulse Energy ———————————————— 10 μJoules
Pulse Charge ———————————————— 4 μCoulombs
Lead Impedance —————————————— 442 Ohms

Battery Data: (W.G. 8077 - NOM. 1.8 AHR)
Voltage —————————————————————— 2.79 Volts
Current —————————————————————— 24 μAmperes
Impedance ———————————————————— <1 KOhms

Abb. 6. Programmierungsrapport bei Abfrage eines multiprogrammierbaren Zweikammersystems

● *Isolationsdefekte.* Sie stellen gerade bei bipolaren Elektroden einen heimtückischen Fehler dar und sind nur dank Verlaufskontrolle von Elektrodenwiderstand und Stromverbrauch frühzeitig zu entdecken. Da diese Defekte oft erst nach Jahren auftreten, wird dies in der Zukunft eine unsere Hauptsorgen darstellen, insbesondere da immer mehr bipolare Sonden implantiert werden und

Schrittmacherpatienten immer länger leben. Bei Defekt der internen Isolation kann durch Umschalten auf unipolar wenigstens das akute Problem des Stimulationsausfalls behoben werden.

Aus allen diesen Punkten ergibt sich die Forderung, daß Schrittmacherpatienten regelmäßig kontrolliert werden müssen. Es empfiehlt sich bei Einkammerstimulation mit unipolarer Sonde eine 1- bis 2jährliche Testung des Systems, bei Zweikammersystemen mit Bipolarelektroden ein 6monatiges Kontrollintervall. Bei Hinweisen auf eventuelle Störungen in der EKG-Analyse, Warnung durch Hersteller oder suspekte Angaben aus der Anamnese muß natürlich häufiger kontrolliert werden. Durch die Komplexität der modernen Schrittmachersysteme wird auch deren Kontrolle immer schwieriger. Es bleibt Aufgabe des behandelnden Allgemeinarztes, aufgrund anamnestischer Angaben nach Hinweisen für Schrittmacherfunktionsstörungen zu suchen und ein EKG aufzuzeichnen, womit eine Schrittmacheraktivität, allenfalls nach Magnetauflage, nachgewiesen werden kann. Ein Langzeit-EKG kann nützliche Hinweise über Korrelation von Symptomen zu Schrittmacherfunktion oder -dysfunktion geben, aber die elektronische Kontrolle muß dem dafür ausgerüsteten und interessierten Zentrum überlassen und durch es verantwortet werden.

7.4.3 Hämodynamik der Schrittmacherbehandlung

Um die Kraft der Kammerkontraktion optimal auszunutzen, hat die Natur die Vorhofsystole vorgesehen. Vorhöfe dienen nicht nur der optimalen Kammerfüllung, sie verbessern die enddiastolische Wandspannung, senken den venösen Mitteldruck im Lungenkapillarsystem und in der V. cava und sorgen dafür, daß zu Beginn der Systole die AV-Klappen verschlossen sind [30]. Zwar kommt das Herz, kurzfristig jedenfalls, auch ohne Vorhofaktion aus, muß aber die Kontraktilität erhöhen und den Füllungsausfall durch Frequenzbeschleunigung kompensieren, was im Langzeitverlauf schließlich zur Dilatation führt.

Bei Bradykardie kann das Herzminutenvolumen durch Erhöhung des Schlagvolumens erhalten oder bei Bedarf gesteigert werden. Die Reserven der Kontraktilität nehmen aber mit dem Alter ab. Gerade Herzschrittmacherpatienten sind deshalb auf die 2. Möglichkeit der Verbesserung des Herzminutenvolumens, die Herzfrequenzsteigerung, angewiesen. Andererseits liegt beim älteren Menschen öfter auch eine Reduktion der Frequenzadaptation vor, womit der Schrittmacherbehandlung eine doppelte Bedeutung zukommt: Frequenz- und Sequenzadaptation.

7.4.3.1 Frequenzadaptation

Sie bedeutet, daß bei erhöhtem Metabolismus die Herzfrequenz adäquat ansteigt. Die einfache Formel:

Herzminutenvolumen = Schlagvolumen · Herzfrequenz

gilt, vorausgesetzt, daß die passive diastolische Füllung der Herzkammern genügend ist, ein wesentlicher Punkt, der in fast allen Diskussionen um frequenzvariable Schrittmacher vergessen wird. Ganz speziell kommt dies beim kranken oder älteren Herzen zu Tage. Herzgesunde jüngere Probanden ertragen eine Kammerstimulation von 30–180 Schlägen/min in Ruhe liegend, ohne daß das Herzminutenvolumen variiert. Beim gealterten Herz ist dieser Frequenzbereich wesentlich eingeschränkt, und bereits Frequenzen unter 60 oder über 110 Schlägen/min können mit einem Abfall des Herzminutenvolumens einhergehen [28].

Die optimale Ruheherzfrequenz könnte als diejenige definiert werden, welche bei Unterschreitung zum Abfall des Herzminutenvolumens führt [21]. Da das schrittmacherabhängige Herz bei erhöhtem metabolischem Bedarf mittels vergrößerter Auswurffraktion seine Leistung steigern muß und da ja die Kontraktionsreserven limitiert sind, muß die Frequenzsteigerung einsetzen. Im modernen Schrittmacher sind solche Servomechanismen in verschiedensten Varianten und basierend auf verschiedensten Sensoren vorhanden [6]. Alle diese Sensoren versuchen den metabolischen Bedarf am Herzminutenvolumen zu erfassen und mittels Frequenzsteigerung zu kompensieren. Dies ist durch mechanische Messungen (Messung der Aktivität und Akzeleration), EKG (QT-Intervall), chemische Messungen (pH-Messung, Messung der O_2-Sättigung und Temperatur), Messungen der Impedanz (Atemfrequenz) und Kontraktilität (intrakardiales dp/dt) usw. realisiert und im Detail untersucht. Vor- und Nachteile gibt es bei allen Sensoren, Kombinationen werden Lücken überbrücken helfen, doch etwas Besseres als den normal funktionierenden Sinusknoten gibt es nicht. So soll, wenn immer möglich, auf die Frequenz des Sinusknotens abgestellt werden. Dies ist mit dem vorhofgesteuerten Schrittmacher leicht möglich, der deshalb zu Recht auch unter dem Begriff des physiologischen Schrittmachers, lange vor den externen Sensoren, seine Anwendung fand [18].

Der vorhofgesteuerte Kammerschrittmacher berücksichtigt, normale Sinusknotenfunktion vorausgesetzt, die Bedürfnisse der korrekten Frequenzadaptation und der AV-Synchronizität. Die physiologischen Überlegungen lassen keinen Zweifel, daß die Vorhofsystole im Rahmen des Herzzyklus von erheblicher Bedeutung ist. Der Vorhof trägt zur Kammerfüllung bei, was um so bedeutender ist, je mehr die diastolischen Myokardeigenschaften gestört sind. Dieser spätdiastolische atriale Kick schließt die AV-Klappen und verhindert damit die bei dissoziierter A- und V-Funktion zu beobachtende Klappenregurgitation [2]. Damit wird nicht nur der Leistungsgrad der Herzarbeit verbessert, sondern auch die tolerierten Frequenzbereiche erweitert.

Viele Publikationen weisen auf die verbesserte Leistung der Patienten unter physiologischer Stimulation hin und belegen damit die vorgetragenen Hypothesen [17, 19]. Noch nicht berücksichtigt wurde aber bislang die Arrythmogenizität der Vorhöfe. Dissoziierte Vorhofkontraktionen führen zur Vorhofdilatation und schaffen somit ein Substrat zum Vorhofflimmern. Als zweites arrhythmogenes Moment muß die Vorhofbradykardie in Betracht gezogen werden, so wie sie bei der Sinusknotenkrankheit auftritt. Diese beiden Argumente berechtigen uns zur Annahme, daß die vorhofsynchrone und die bikamerale Stimulation nicht nur akut die Leistungsfähigkeit des Patienten im Belastungstest, sondern auch schwere Komplikationen wie Herzinsuffizienz und Vorhofflimmern mit Embolie und Schlaganfall verhindert [29]. Daß diese Verminderungen der Morbidität und Mortalität dereinst den finanziellen Mehraufwand der komplexeren Systeme wettmachen, scheint theoretisch wahrscheinlich, muß konkret aber noch belegt werden [31].

Die Entwicklung des Zweikammersystems stellt aber noch nicht das Ende der Kunst dar. Wir haben bereits auf die Probleme der interatrialen Leitungsverzögerung hingewiesen. Damit sind nicht nur die elektrokardiographisch leicht faßbaren Zusammenhänge zwischen rechtskardialer Stimulation und linkskardialer kritischer Hämodynamik nicht erfaßt, sondern auch das Potential der durch Reizleitungsstörung verursachten Arrhythmien [31] ist zu beachten, sei dies auf Vorhof- oder Kammerebene.

Die Entwicklung der biatrialen Stimulation, Vorhof rechts über konventionelle Elektrode, links über modifizierte Koronarsinuselektrode, ist heute realisiert, und die ersten Ergebnisse lassen die Hoffnung zu, daß weitere Verbesserungen zur noch physiologischeren Behandlung der Reizleitungsstörungen bald zur Verfügung stehen werden [8]. Aus der Sicht des Schrittmacheralltags mögen dies zwar noch triviale Probleme oder wissenschaftliche Finessen darstellen, doch auf verschiedenen Gebieten gewinnen diese Beobachtungen eine klinische Bedeutung, insbesondere bei der Möglichkeit, Kardiomyopathien mittels Herzschrittmacherbehandlung beeinflussen zu können. Wir kommen damit zu den nichtrhythmischen Aspekten der Herzschrittmacher.

7.4.4 Schrittmacher bei Kardiomyopathie

Die Kardiomyopathie manifestiert sich einerseits als Hypertrophie mit Hyperkontraktilität, andererseits als Dilatation mit Hypokontraktilität. Unabhängig von den ganz unterschiedlichen Ätiologien sehen wir in beiden Pathologien ein Koordinationsproblem der Herzmuskelerregung. Wir müssen uns nun der im Anfang dieses Kapitels gemachten Überlegungen erinnern. Elektrische Stimulation des Herzens ist nicht nur Rhythmus, sondern löst mannigfaltige Änderungen im Erregungs-, Kontraktions- und Relaxationsmuster aus [27]. Bei der hypertrophen obstruktiven Kardiomyopathie steht die septale Hyperkontraktion und die Septumverdickung im Vordergrund des makroskopischen pathologischen Geschehens. Die dadurch eingeengte linksventrikuläre Ausflußbahn führt zur Blutflußbeschleunigung und dadurch zur dynamischen Verformung der Mitralklappe durch den Venturi-Effekt und zur subaortalen Stenose mit oder ohne Mitralinsuffizienz. Durch frühzeitige elektrische Erregung der Herzspitze kann diese Pathologie nachhaltig günstig beeinflußt werden [10].

Die Kammerstimulation führt zur Entleerung der apikalen Zone, bevor das Septum obstruiert. Der intramyokardiale Erregungsablauf ist bei elektrischer Stimulation verlangsamt, der Blutfluß in der Ausflußkammer verlangsamt und damit der Stenoseeffekt vermindert, aber gleichzeitig auch die Venturi-Kräfte auf die Mitralklappe, deren Insuffizienz damit verschwindet. Zusammengenommen führen alle diese Veränderungen nicht nur zu einer verblüffenden akuten Ver-

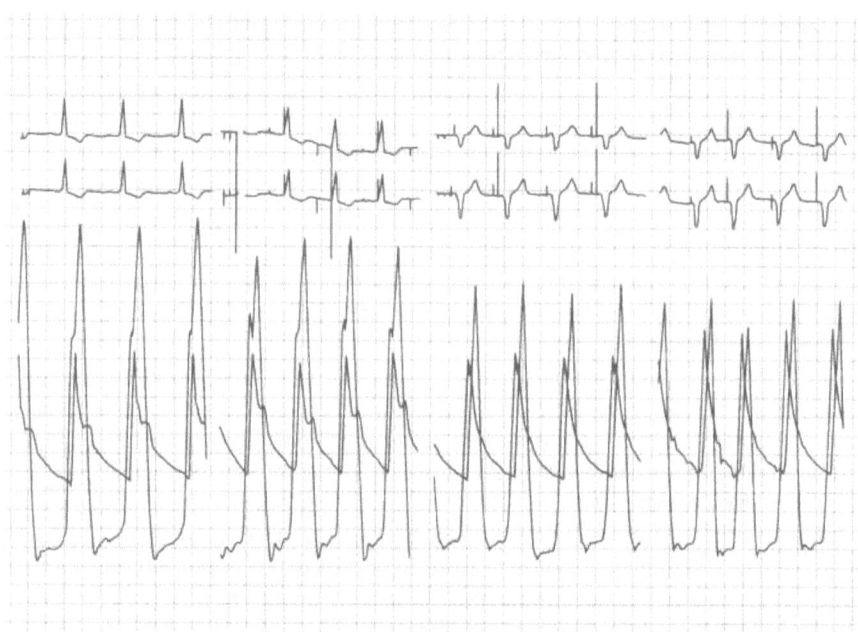

Abb. 7. Verminderung der subaortalen Stenose bei hypertropher obstruktiver Kardiomyopathie mittels vorhofsynchroner Kammerstimulation bei kurzem AV-Intervall, *links* nativ, *rechts* volle Praeexcitation

minderung des Druckgradienten im Katheterlabor (Abb. 7) oder bei der Dopplermessung, sondern auch eine eindrückliche Verbesserung des Befindens der Patienten [15]. Eine neue Indikation zur Elektrostimulation des Herzens ist damit gegeben.

Eine Asynchronizität der Kammerkontraktion bedeutet einen Verlust von Energie. Man betrachte nur das Echokardiogramm beim Linksschenkelblock und den Verlust der Arbeit des paradox bewegenden Kammerseptums [32]. Ein Merkmal vieler dilatativer Formen der Kardiomyopathie ist die verzögerte Reizleitung. Sie zu synchronisieren kann zur Verbesserung der Kammerfunktion führen. Dazu ist allerdings oft eine multifokale Kammerstimulation, rechts- und linksseitig z.B. über die große Herzvene, notwendig. Erste Untersuchungen zu diesem Thema sind aber vielversprechend und geben Ansatz zur Erklärung früherer anekdotischer Beobachtungen [14, 26].

7.4.5 Indikation zur Schrittmacherbehandlung

Richtlinien, von Expertengruppen und nationalen Arbeitsgremien verfaßt, geben weitgehend Auskunft über Sinn und Nutzen einer Schrittmacherimplantation. Auf diese Problematik kann hier nur summarisch eingegangen werden (Tabelle 2, [24]). Die Hauptsorge muß sein, daß der Schrittmacher dem Patienten von

Tabelle 2. Schrittmacherindikationen

Störung	Indikationsklasse (1 akzeptiert, 2 diskutabel, 3 nicht indiziert)	Empfohlener Stimulationsmodus
Sinusknoten-krankheit	1. Mit dokumentierter symptomatischer Bradykardie oder Asystolie	AAI/R, wenn kein Hinweis auf AV-Knotenkrankheit und keine Medikamente notwendig sind wegen Vorhofflimmern
	2. Herzfrequenz unter 40 Schlä-gen/min und zweifelhafte Symptomatik	Wohl meistens DDDR, wenn chronotrope Insuffizienz, VVI/R bei chronischem Vorhofflimmern
	3. Asymptomatischer Patient	Kein PM
AV-Block	1. Symptomatischer AV-Block 2. oder 3. Grades mit Herz-frequenzen unter 40 Schlä-gen/min	DDD wenn Sinusknoten intakt, DDDR wenn Sinusfrequenz abnorm
	2. Asymptomatischer AV-Block 2. oder 3. Grades mit Fre-quenzen über 40 Schlägen/min	VVI/R wenn Persistieren des bradykarden Vorhofflimmerns
	3. Asymptomatisch 1. Grades oder 2. Grades Typ Wencke-bach, medikamentös induzierter reversibler AV-Block	Kein PM
Multifaszikulärer Block	1. Wenn intermittierend mit Block 3. Grades oder 2. Grades Typ 2 (Mobitz), ausnahmsweise asymptomatisch	DDD/R je nach chronotroper Kompetenz
	2. Schenkelblockbilder mit HV-Zeit über 100 ms	VVI, „Standby"
	3. Sog. trifaszikulärer Block ohne Symptome oder höheren AV-Block als 1. Grades	Kein PM
Neurokardiogene Synkope	1. Rezidivierende Synkopen, auslösbar durch minimalen Karotisdruck oder dokumen-tierte Pausen > 3 s	DDD oder DDI
	2. Synkope mit schwerer Brady-kardie (unter 30 Schläge/min Orthostaseversuch	DDD oder DDI
	3. Synkopen ohne Kardio-inhibition, asymptomatischer positiver Karotisdruck	Kein PM
Kardiomyopathie	1. Noch keine	
	2. Therapierefraktäre hypertrophe obstruktive Kardiomyopathie mit nachgewiesener Gradient-verminderung im Akutversuch	DDD/R mit kurzer AV-Programmierbarkeit (unter 60 ms)
	3. Dilatative Kardiomyopathie	Experimentell ?

Tabelle 2. Fortsetzung

Störung	Indikationsklasse (1 akzeptiert, 2 diskutabel, 3 nicht indiziert)	Empfohlener Stimulationsmodus
Kammerflimmern	1. Spontan beim Jugendlichen spät nach Infarkt (über 4 Wochen), therapierefraktäres langes QT-Syndrom	Defibrillator mit Pacemakerfunktion
	2. In Erwartung einer Herztransplantation	Defibrillator
	3. In der Frühphase nach Infarkt	Kein PM/Defibrillator
Kammer- tachykardie	1. Therapierefraktär symptomatisch, über 150 Schläge/min	Defibrillator mit antibradykardem und tachykardem Pacemaker
	2. Symptomatisch unter 105 Schläge/min, trotz maximaler Therapie	
	3. Nichtpersistierend, asymptomatisch oder zu häufig rezidivierend	

Nutzen ist, eine „prophylaktische" Indikation gibt es also kaum. Dies bedeutet auch, daß der zeitliche Zusammenhang des Symptoms mit der schrittmacherbedürftigen Arrythmie weitgehend hergestellt sein muß. Mit gut belegter und akzeptierter Indikationsstellung wird dem immerwiederkehrenden Vorwurf der teuren Schrittmacherbehandlung (etwa 1–2 Schweizer Franken pro Tag!!) mit Sicherheit Pari geboten werden können.

7.4.6 Therapie tachykarder Rhythmusstörungen

Die Elektrotherapie tachykarder Rhythmusstörungen umfaßt heute alle Formen der supraventrikulären und ventrikulären Tachykardien. Es wird deshalb mit Absicht das gemeinsame Grundprinzip zuerst besprochen, erst im 2. Teil werden die klinischen Aspekte diskutiert werden.

Die Mehrzahl der anhaltenden tachykarden Rhythmusstörungen beruht auf dem Prinzip der kreisenden Erregung. Sofern dieser Erregungskreis ein eindeutig definiertes anatomisches Substrat hat, ist die Ablation und damit die Unterbrechung des Kreises die Therapie der Wahl. Die früher hauptsächlich im herzchirurgischen Verfahren durchgeführten Eingriffe werden heute fast ausnahmslos mittels Kathetertechnik und Radiofrequenzablation des Arrythmiesubstrates durchgeführt. Arrhythmien wie das Wolff-Parkinson-White-Syndrom und AV-Knotentachykardien werden somit heilbar [24].

Noch ist aber das Phänomen des funktionellen Reentry nicht so einfach zu lösen. Im Gegenspiel von Leitungsverzögerung und elektrotonischen Veränderungen ist hier das Arrhythmiesubstrat anatomisch nicht faßbar und funktionell wie topographisch instabil und damit einem gezielten Zugriff kaum zugänglich.

Die klassische Reentrytachykardie war einer konventionellen Schrittmachertechnik zugänglich. Ein Schrittmacherimpuls, zur rechten Zeit und am rechten Ort appliziert, ermöglichte die funktionelle Unterbrechung der Erregungswelle und damit die Wiederherstellung des Sinusrhythmus [16]. Solche Schrittmacher dienten zur Behandlung von therapierefraktärem tachykardem Vorhofflattern [4], Knoten- und WPW-Tachykardien, doch in Anbetracht der Heilungserfolge der Katheterablationen sind sie obsolet geworden.

Demgegenüber unterscheidet sich das Problem der Kammertachykardien, wenn auch elektrophysiologisch nur geringfügig, so doch für den Patienten oft vital. Auch diese beruhen auf einer kreisenden Erregung, in deren Zentrum eine Zone extrem langsamer Leitung mit unidirektionellem Leitungsblock liegt.

Kammertachykardien können also mittels antitachykarder Stimulation unterbrochen werden. Das Problem besteht nun aber in der vitalen hämodynamischen Bedeutung der Kammerfunktion, und jede Kammertachykardie, die zu schnell läuft, wird wie im Schrittmacherkapitel besprochen, zur Kreislaufinstabilität führen. Damit ist auch die Koronarzirkulation verschlechtert, und Myokardischämie und Dispersion der Erregungswelle leiten zur Entartung in komplexere Rhythmen, d.h. Flattern oder Flimmern über. Der chaotische Prozeß des Flimmerns entzieht sich noch unserer genauen morphologischen und elektrophysiologischen Erfassung. Wir können wohl bei geeignet feiner Untersuchungstechnik feststellen, daß beim Flimmern mehrere Erregungswellen gleichzeitig bestehen und sich in geordneter, aber unvorhersehbarer Weise ausbreiten, sie sind aber der konventionellen Erfassung bzw. terminativen Beeinflussung durch Schrittmacherimpulse konventioneller Energien nicht oder nur extrem kurzfristig zugänglich.

Das Prinzip des Elektroschocks, von Lown eingeführt [22], beruht auf der Applikation eines starken Stromstoßes (Energiefeldes), womit eine genügende Anzahl von Zellen depolarisiert und damit jedes Relikt einer ektopen elektrischen Aktivität ausgelöscht wird, bis der normale und koordinierte Erregungsablauf wieder losgeht. Mirowsky [25] hat die Vision des automatischen implantierbaren Defibrillators verwirklicht. Die Erkenntnis der letzten Jahre über den fehlenden Nutzen der Antiarrhythmika in der Verhinderung des plötzlichen Herztodes [7] hat die allgemeine Bedeutung eines implantierbaren „Reanimators" natürlich enorm verstärkt. Durch Analyse der dem plötzlichen Herztod vorangehenden Rhythmusströrungen – und dies sind zuerst monomorphe Kammertachykardien – wurde die kombinierte Applikation von antitachykarder Stimulation und Defibrillation im implantierbaren Pacemaker – Cardioverter – Defibrillator realisiert [12]. Dieses Gerät umfaßt und appliziert unser heutiges Wissen um tachykarde Rhythmusstörungen. Durch die Miniaturisierung und die transvenöse Elektrodenapplikation ist der Eingriff kaum komplizierter als eine Schrittmacherimplantation geworden (Abb. 8). Die Erkenntnis, daß dem lebensbedrohlichen

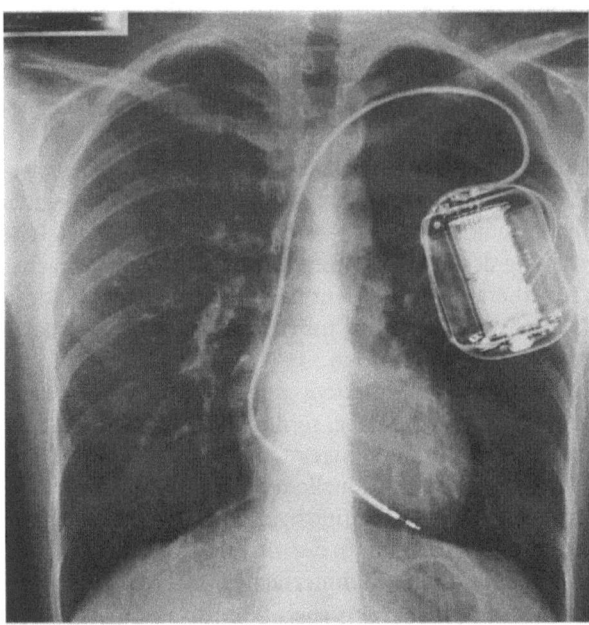

Abb. 8. Thoraxbild des automatischen implantierten Defibrillators mit Elektroden

Kammerflimmern meist eine noch durch antitachykarde Stimulation unterbrechbare Kammertachykardie [5] vorausgeht, wurde bestätigt, so daß viele der automatischen Interventionen primär mittels einem simplen „Overdrive" gestoppt werden können [2].

Grundbedingung für das perfekte Funktionieren ist dabei erneut, wie beim modernen Herzschrittmacher, nicht das Gerät, sondern dessen Einstellung und damit der behandelnde Kardiologe (Abb. 9). Er muß hier ganz besonders auf die elektropysiologischen Bedingungen des einzelnen Patienten eingehen. Es gibt auch hier die „Implant-and-forget-Version" noch nicht. Informationen zur Funktion und Einstellung der Defibrillatorimplantate sind ebenfalls im entsprechenden Patientenausweis zusammengefaßt und für das Verständnis der Reaktionsweise des Defibrillators unumgängliche Informationen.

Mehr noch als beim Herzschrittmacher ist beim Defibrillator die psychische Komponente dieser Therapieform in Betracht zu ziehen. Das Erlebnis des Schocks ist von Patient zu Patient zwar unterschiedlich, immer jedoch beeindruckend und, so dankbar der Patient auch um jede lebensrettende Intervention des Gerätes ist (Abb. 10), sie muß psychisch verarbeitet werden. Es ist die Pflicht des Arztes, den Patienten darauf vorzubereiten und über die Episoden nachher mit ihm zu reden.

Aller Technik dieses Kapitels zum Trotz und der ärztlichen Kunst als Verpflichtung, bleibt auch in der Herzschrittmacher- und Defibrillatoreuphorie die Beziehung von Arzt und Patient als wichtigstes Moment unseres Handelns.

```
PARAMETER REPORT ----------------------------- Page 1 of 4       PARAMETER REPORT ----------------------------- Page 2 of 4

    ENABLE   INTERVAL                                           VF THERAPY:            1      2      3      4      5      6
    ------   --------                                           ----------
VF    ON     280 ms                                            VF THERAPY STATUS:     ON     ON     ON     ON     ON     OFF
FVT   OFF    ns                                                ENERGY(J):             18     29     34     34     34
VT    ON     330 ns                                            WAVEFORM:             BIPH   BIPH   BIPH   BIPH   BIPH   BIPH
                                                               PATHWAY:              AX>B   AX>B   AX>B   AX>B   AX>B   AX>B
      NID      NID                                                            RECONFIRM VF AFTER INITIAL CHARGE:     YES
      INITIAL  REDETECT
      -------  --------                                        FVT THERAPY:           1      2      3      4      5      6
VF    18/24    6/8                                             ------------
VT    32       20
                                                               THERAPY TYPE:         NONE   NONE   NONE   NONE   NONE   NONE
Sensitivity(mV):   0.3                                         INITIAL # PULSES:
                                                               R-S1 INTERVAL=(%RR):
        ADDITIONAL VT DETECTION CRITERIA                       S1S2(RAMP+)=(%RR):
        -------------------------------                        S2SN(RAMP+)=(%RR):
STABILITY   OFF                                                INTERVAL DEC (ms):
  ONSET     OFF                                                # SEQUENCES:
EGM WIDTH  PASSIVE  Width Threshold(ms):    92                 SMART MODE:
                    Slew Threshold(mV/sec): 36                 ENERGY(J):
                                                               WAVEFORM:
EGM SOURCE:     HVA to HVB     EGM RANGE(mV):      ±15         PATHWAY:

PARAMETER REPORT ----------------------------- Page 3 of 4       PARAMETER REPORT ----------------------------- Page 4 of 4

VT THERAPY:            1      2      3      4      5      6     Pacing Mode:          WVI     Sensitivity(mV):        0.3
----------                                                     Pacing Rate(ppm):      30     Hysteresis(bpm):        OFF
VT THERAPY STATUS:    ON     ON     ON     ON     OFF          Amplitude(V):         5.6     Blanking After Pace(ms): 320
THERAPY TYPE:         CV     CV     CV     CV     CV     NONE  Pulse Width(ms):      0.5
INITIAL # PULSES:
R-S1 INTERVAL=(%RR):                                          EPISODE DATA:
S1S2(RAMP+)=(%RR):                                                Storage Option:                      SHORT EGM & EVENT DATA
S2SN(RAMP+)=(%RR):                                                EGM Strip Allocation (%Pre,%Post):   60,40
INTERVAL DEC (ms):                                               Store EGM Before Tachycardia Starts:  YES
# SEQUENCES:                                                  TREND DATA:
SMART MODE:                                                      Recording Option:                     R-R INTERVALS
ENERGY(J):           3.0    8.0    16     34     34
WAVEFORM:           BIPH   BIPH   BIPH   BIPH   BIPH          HOLTER TELEMETRY:
PATHWAY:            AX>B   AX>B   AX>B   AX>B   AX>B             Duration (hours):                      OFF
                                                              PREMATURE EVENT DEFINITION:
SHARED ANTI-TACHY PACING THERAPY:   SHARED CV THERAPY:          Threshold (%):                         OFF
  Pulse Width(ms):        1.6       CV Delay(ms):        0
  Amplitude(V):           8.4                                 AUTOMATIC CAPACITOR FORMATION:    ON
  Minimum Interval(ms):   200                                 FORMATION INTERVAL (months):      3
  Blanking After Pace(ms): 320
STATUS REPORT ------------------------------- Page 1 of 1     COUNTER DATA REPORT ----------------------- Page 1 of 2

DEVICE STATUS INDICATORS:       MOST RECENT CHARGE:           Date Interrogated: May 01, 1996  15:00:30
MEMORY RETENTION OK             Mar 15, 1996  20:11:56        Counters Last Cleared: Apr 19, 1996  14:51:47
CHARGE CIRCUIT OK               Energy(J):  0.0 - 32.7
                                Charge Time(sec):   7.53      TACHYCARDIA COUNTERS:      BRADYCARDIA PACING COUNTERS:
                                                              VF:     0                    Total Brady Pulses:         1223
BATTERY VOLTAGE:                LAST CAPACITOR FORMATION:     FVT:    0                    Runs of > 3 Consecutive Pulses:  0
May 01, 1996  15:00:00          Mar 15, 1996  20:11:56        VT:     0
Last Measured (V):  6.31        Energy(J):  0.0 - 32.7        ONSET CRITERION MET:   0   PREMATURE EVENT COUNTERS:
                                Charge Time(sec):   7.53                                   Isolated Premature Events:     0
                                                                                           Runs of 2-4 Premature Beats:   0
MIN. BATTERY VOLTAGE DURING CHARGE:   MOST RECENT H.V. LEAD IMPEDANCE:
Jun 21, 1996  14:08:43          Dec 15, 1995  18:40:22
Minimum Measured (V):  4.68     Waveform:               BIPH
                                Pathway:                AX>B
                                Delivered Energy (J):   2.6
MOST RECENT PACING LEAD IMPEDANCE:    Impedance(ohms):  43
Apr 19, 1996  14:21:48
Impedance(ohms):   688
```

Abb. 9. Programmierungsrapport eines automatischen Defibrillators

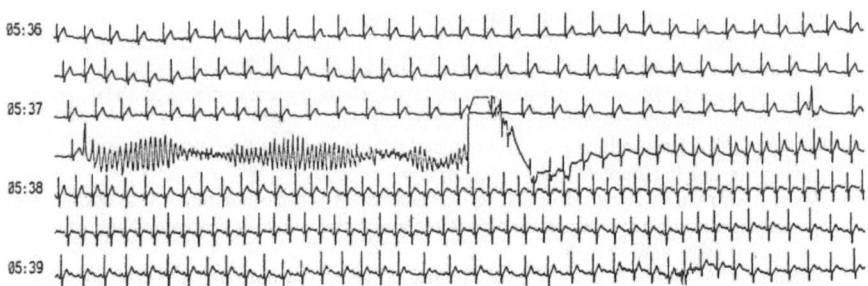

Abb. 10. Holter-Aufzeichnung während spontanem Kammerflimmern mit erfolgreicher automatischer Konversion durch den Defibrillator

Literatur

1. Alt E, Barold SS, Stangl K (1993) Rate adaptive pacing. Springer, Berlin Heidelberg New York Tokyo
2. Appleton CP, Basnight MA, Gonzalez MS et al. (1991) Diastolic mitral regurgitation with atrioventricular conduction abnormalities: Relation of mitral flow velocity to transmitral pressure gradients in conscious dogs. J Am Coll Cardiol 18:843–849
3. Bardy GH, Troutman C, Poole JE, Kudenchuk PJ, Dolack GL, Johnson G, Hofer B (1992) Clinical experience with a tiered-therapy, multiprogrammable antiarrhythmia device. Circulation 85:1689–1698
4. Barold SS, Windham CRC, Kappenberger L, Abinader EG, Griffin JC, Falkoff MD (1987) Implanted atrial pacemakers for paroxysmal atrial flutter. Ann Int Med 107:144–149
5. Bayés de Luna A, Coumel P, Leclercq JF (1989) Ambulatory sudden death: mechanisms of production of fatal arrhythmia on the basis of data from 157 cases. Am Heart J 117:151–159
6. Benditt DG, Mianulli M, Lurie K, Sakaguchi S, Adler S (1994) Multiple-sensor systems for physiologic cardiac pacing. Ann Intern Med 121:960–968
7. CAST investigators' preliminary report. Effect of encainide and flecainide on mortality in a randomized trial of arrhythmia suppression after myocardial infarction. New Engl J Med 321:406–412
8. Daubert C, Gras D, Pavin D, De Place C, Baisset JM, Mabo P (1995) Biatrial synchronous pacing to optimize the hemodynamic benefit of DDD pacing in hypertrophic obstructive cardiomyopathy. Circulation 92:780–781
9. Dreifus LS, Gillette PC, Fisch C et al. (1991) Guidelines for implantation of cardiac pacemakers and antiarrhythmia devices. A report of the American College of Cardiology/American Heart Association task force on assessment of diagnostic and therapeutic cardiovascular procedures (committee on pacemaker implantation). Am Coll Cardiol 18:1–13
10. Fananapazir L, Epstein ND, Curiel RV, Panza JA, Tripodi D, McAreavey D (1994) Long-term results of dual-chamber (DDD) pacing in obstructive hypertrophic cardiomyopathy: evidence for progressive symptomatic and hemodynamic improvement and reduction of left ventricular hypertrophy. Circulation 90:2732–2742
11. Feruglio A (1995) Cardiac pacing in Europe. European Working Group on Cardiac Pacing. Annual report ESC/ECOR, Nice
12. Fromer M, Brachmann J, Block M et al. (1992) Efficacy of automatic multimodal device therapy for sustained ventricular tachycardiaarrhythmias as delivered by a new implantable Pacer, Cardioverter, Defibrillator. Results of a European multicenter study incorporating 102 implants. Circulation 86:363–374
13. Guerola M, Binner L, Clarke M, Ohm OJ, Schüller H, Rydén J (1996) Multicenter clinical experience with the AUTOCAPTURE function in a VVIR pacemaker. PACE 19:600
14. Hochleitner M, Hortnagl H, Fridrich L, Gschnitzer F (1992) Long-term efficacy of physiologic dual-chamber pacing in the treatment of endstage idiopathic dilated cardiomyopathy. Am J Cardiol 70:1320–1325
15. Jeanrenaud X, Goy JJ, Kappenberger L (1992) Effects of dual-chamber pacing in hypertrophic obstructive cardiomyopathy. Lancet 339:1318
16. Kappenberger L, Sowton E (1981) Programmed stimulation for long-term treatment and non-invasive investigation of recurrent tachycardia. Lancet 25:909–914
17. Kappenberger L, Gloor HO, Babotai I et al. (1982) Hemodynamic effects of atrial synchronization in acute and long-term ventricular pacing. PACE 5:639
18. Karlof I (1975) Haemodynamic effect of atrial triggered versus fixed rate pacing at rest and during exercise in complete heart block. Acta Med Scand 197:195–206
19. Kruse I, Ammann K, Conradson TB, Rydén L (1982) A comparison of acute and long-term hemodynamic effects of ventricular inhibited and atrial synchronous ventricular inhibited pacing. Circulation 65:846–855
20. Kusumoto FM, Goldschlager N (1996) Medical progress: Cardiac pacing, NEJM 334:89–90
21. Levine HJ (1988) Optimum heart rate of large failing hearts. Am J Cardiol 64:633–636
22. Lown B, Amarasingham R, Neumann J (1962) New method for terminating cardiac arrhythmic use of synchronized capacitor discharge. JAMA 182:548

23. Medtronic annual product reliability report 1994. Firmenbericht, Minneapolis/MS
24. Menafoglio A, Schlaepfer J, Kappenberger L, Fromer M (1996) Expérience lausannoise de l'ablation percutanée par radiofréquence de la voie lente de la tachycardie nodale. Schweiz Med Wochenschr 126:915–923
25. Mirowski M (1985) The automatic implantable cardioverter-defibrillator: an overview. J Am Coll Cardiol 6:461–466
26. Nishimura RA, Hayes DL, Holmes DR Jr, Tajik AJ (1995) Mechanism of hemodynamic improvement by dual-chamber pacing for severe left ventricular dysfunction: an acute Doppler and catheterization hemodynamic study. J Am Coll Cardiol 25:281–288
27. Prinzen FW, Augustijn CH, Arts T, Allessie MA, Reneman RS (1990) Redistribution of myocardial fiber strain and blood flow by asynchronous activation. Am J Physiol 259:300–308
28. Reynolds DW, Wilson MF, Burrow RD, Schaefer CF, Lazzara R, Thadani U (1983) Hemodynamic evaluation of atrioventricular sequential versus ventricular pacing in patients with normal and poor ventricular function at variable heart rates and posture. J Am Coll Cardiol 1:636
29. Rosenqvist M, Brandt J, Schuller H (1988) Long-term pacing in sinus mode disease: effects of stimulation mode on cardiovascular morbidity and mortality. Am Heart J 116:16–22
30. Rutishauser W, Wirz P, Gander M et al. (1966) Atriogenic diastolic reflux in patients with atrioventricular block. Circulation 34:807–817
31. Sutton R, Bourgeois I (1996) Cost benefit analysis of single and dual chamber pacing for sick sinus syndrome and atrioventricular block. An economic sensitivity analysis of the literature. Eur Heart J 17:574–582
32. Takeshita A, Basta LL, Kioschos JM (1974) Effect of intermittent left bundle branch block on left ventricular performance. Am J Med 56:251–257

8 Interventionen bei Herzklappenerkrankungen

Vorbemerkungen

Das Volumen der Klappenerkrankungen ist über die Jahre stabil, die operativen Eingriffe sind standardisiert. Simon beschreibt die Ätiologie und Diagnostik der Klappenerkrankungen und Gahl die Therapie, wobei die Entzündung, besonders an den Aortenklappen, den größten Stellenwert hat, Mühlberger diskutiert das Dilatationsverfahren bei Klappenerkrankungen, Sebening, Bauernschmitt, Szabo u. Hagl beschreiben die chirurgische Intervention bei Herzklappenerkrankungen unter Berücksichtigung der akuten Endokarditis und bei künstlichen Herzklappen. Die Chirurgie der Aortenstenosen ist auch bei präoperativ herabgesetzter Linksventrikelfunktion indiziert. Die ventrikuläre Funktion erholt sich in bis zu 6 Monaten wieder. Die Indikation zum Klappenersatz ist auch im akuten Infektionsstadium dann gegeben, wenn der Patient nicht konservativ stabil bis zum Abklingen der Infektion geführt werden kann. Die Aortenklappenchirurgie ist bei oft sehr alten Patienten und bei Patienten mit konkomitierender Bypasschirurgie verbunden.

Bei der Mitralklappenchirurgie ist es unbedingt notwendig, daß der papillare Klappenapparat weitgehend erhalten wird. Natürlich bringt jede mögliche Rekonstruktion optimale Ergebnisse für den Patienten. Alle Patienten mit mechanischen Klappen müssen unbedingt oral antikoaguliert werden. Der INR-Wert soll zwischen 2,5 und 3,5 bei Doppelflügelklappen sein, bei Kugelklappen bei 4,5. Es wird aber auch vorgeschlagen, zusätzlich Aspirin und Dipyridamol zu verabreichen.

Die Frage, welcher Klappentyp zu verwenden ist, ist Gegenstand steter Diskussionen. Dennoch sind mechanische Klappen vorzuziehen. Die Bioklappen haben klare engere Indikationen, wie auch der Homograft. Der Autograft ist keine Therapie der Wahl, da gerade in der Aortenposition durch Verwendung einer intakten Pulmonalklappe als Endresultat 2 Klappen prothetisch ersetzt werden.

8.1 Ätiologie und Diagnostik erworbener Herzklappenfehler

H. Simon

8.1.1 Ätiologie der Klappenerkrankungen

Für die Entstehung von Klappenerkrankungen kommen sehr viele Ursachen in Betracht, wobei diese wiederum von Klappenfehler zu Klappenfehler sehr stark variieren. Aus diesem Grund werden die verschiedenen auslösenden Faktoren für die einzelnen Klappenerkrankungen getrennt besprochen.

Die häufigsten Herzklappenerkrankungen sind die erworbenen Stenosen und Insuffizienzen der Mitral- und Aortenklappe. Die erworbene isolierte Trikuspidalstenose ist äußerst selten, Veränderungen im Bereich der Pulmonalklappe sind fast immer angeboren.

Die Ätiologie der erworbenen Klappenerkrankungen hat durch die Möglichkeit der Antibiotikaprophylaxe und -therapie sowie durch die Zunahme der Lebenserwartung eine Änderung erfahren. Während vor der Ära der Antibiotika die rheumatischen [7] und bakteriellen Klappenveränderungen im Vordergrund standen, dominieren jetzt in der westlichen Welt die degenerativ verursachten Klappenvitien v.a. im Bereich der Aortenklappe.

Die häufigsten auslösenden Ursachen von Klappenerkrankungen sind entzündlicher oder degenerativer Natur. Die dadurch veränderten Klappen führen zu vermehrten Turbulenzen des vorbeiströmenden Blutes, wodurch die Veränderungen an der Klappe weiter fortschreiten [1, 9, 21].

Entsprechend der Häufigkeit des Vorkommens liegt bei der Besprechung der Klappenerkrankungen das Hauptaugenmerk auf der Mitral- und Aortenklappe.

8.1.2 Mitralklappe

Mitralstenose. Die rheumatisch bedingte Mitralstenose kommt bei Frauen öfter vor als bei Männern. Im Vordergrund der Beschwerden steht die Atemnot, bedingt durch eine Lungenstauung mit Abnahme der Compliance. Mit Zunahme der Stenose kommt es zu Orthopnoe und schließlich zum Lungenödem und zum Rechtsherzversagen. Zu den Komplikationen zählen die Hämoptysie, die Thromboembolie und die bakterielle Endokarditis. Ein besonders stark vergrößerter Vorhof kann umliegende Strukturen komprimieren (Ösophagus, N. phrenicus).

Eine Mitralstenose bedeutet einen behinderten Fluß durch die Mitralklappe. Sie kann hervorgerufen werden durch eine *rheumatisch* bedingte Veränderung (ca. 58 % der Mitralstenosen; 30 % der Patienten weiblich; isoliert vorkommend bei 25 % der Patienten; in 40 % eine zusätzliche relevante Mitralinsuffizienz [7]), durch *Thrombusbildung* (beispielsweise bei lange bestehendem Vorhofflimmern ohne Antikoagulation), bei einem *Vorhofmyxom,* das lageabhängig in das Mitralostium prolabiert, durch *bakterielle Vegetationen* bei der akuten Endokarditis und bei starken *Kalkablagerungen am Mitralring* (eher selten). Sehr selten ist die Mitralstenose *angeboren.* Weiterhin kann das Mitralostium bei defekten Klappenprothesen bzw. stark degenerierten Bioprothesen verengt sein. Weitere mögliche, wenn auch sehr seltene Ursachen sind die Mitralstenose bei gleichzeitigem ASD II vom Sekundumtyp (Lutenbacher-Syndrom) und beim Cor triatriatum.

Die Stenosierung auf dem Boden des rheumatischen Fiebers hat 3 Ursachen, die getrennt oder meist kombiniert anzutreffen sind [7]:
- Verkleben der Kommissuren,
- Veränderungen im Sinne einer Verdickung der Klappensegel,
- Verplumpungen der Chordae.

Umstritten ist, ob der Prozeß der Stenosierung allein durch die Folgen des rheumatischen Fiebers oder durch die durch die Stenose veränderte Hämodynamik an der Klappe seinen Fortgang nimmt [17].

Das rheumatische Fieber tritt in den meisten Ländern der 3. Welt endemisch auf, bedingt durch die hygienischen und sozialen Umstände, und hat besondere Merkmale:
- Die Manifestation ist früher, d. h. schon bei 5jährigen, und die Progression ist rascher mit der Konsequenz eines frühzeitigen Todes.
- Die Mitralstenose ist besonders schwer.
- Die pulmonale Hypertonie ist ausgeprägt.
- Trotz Antibiotika besteht eine hohe Rezidivrate [11, 19, 20].

Klinisch manifest wird eine Mitralstenose meist erst ab einer Öffnungsfläche von unter 2 cm^2. Als kritisch gelten Stenosen mit einer Mitralklappenöffnungsfläche um 1 cm^2.

Mitralinsuffizienz
Ursachen der Mitralinsuffizienz
- *Störungen im Bereich der Mitralsegel*
  Rheumatisches Fieber
  Bakterielle, virale, fungale Infektionen
  Traumatische Einwirkungen
  Spontanruptur
  Lupus erythematodes
- *Unvollständige bzw. abnormale Klappenentwicklung*
  Vorhofseptumdefekt vom Primumtyp
  Fehlen der Klappensegel
  Perforation der Klappensegel
  Übergroße Segel
  Angeborene Fusion der Kommissuren
  Anomalie der Segelanlage
  M. Ebstein mit korrigierter Transposition der großen Gefäße

● *Bindegewebefehlbildungen*
Ehlers-Danlos-Syndrom
Hurler-Syndrom
Marfan-Syndrom
Pseudoxanthoma elasticum
Osteogenesis imperfecta

● *Veränderungen im Bereich des Mitralringes*
Kalzifikationen
Destruktionen des Anulus fibrosus (bakterieller Abszeß)
Rheumatisches Fieber
Rheumatoide Arthritis
Vegetationen am Anulus fibrosus
Bindegewebestörungen
Linksventrikuläre Dilatation
Mitralinsuffizienz bei prothetischer Klappe

Die Mitralinsuffizienz kommt unter Berücksichtigung aller Ursachen sehr viel häufiger vor als die Mitralstenose und ist damit klinisch relevanter. Sie ist bedingt durch eine Schlußunfähigkeit der beiden Segel, sei es durch eine *Schädigung der Segel* selbst wie bei *rheumatischen* und *endokarditischen* Veränderungen inklusive der Klappenperforation, bei *myxomatöser Degeneration*, durch ein *prolabierendes Segel*, durch einen stark *kalzifizierten Mitralring*, bei *Hypereosinophilie*, bei sehr *großem linkem Vorhof*, bei *angeborenem Spalt*, bei Endomyokardfibrose und bei Lupus erythematodes.

Weitere Ursachen sind eine *Veränderung* der Form und/oder Funktion des *Halteapparates* (Papillarmuskel, Sehnenfäden) wie bei der Papillardysfunktion bzw. der Ruptur des gesamten Papillarmuskels oder beim Abriß der Chordae (s. nachfolgende Übersichten).

Papillardysfunktion (nach [12])
● Verlust der Kontinuität (Ruptur):
  – Infarzierung: Mitralinsuffizienz
  – Trauma (selten): Mitralinsuffizienz
● Kein Verlust der Kontinuität:
  – Infarzierung: persistierende Mitralinsuffizienz
  – Ischämie ohne Infarzierung: meist nur geringe Mitralinsuffizienz

Störungen im Bereich der Chordae tendineae
● *Abriß der Chordae tendineae*
  – Idiopathisch
  – Bakterielle Endokarditis
  – Trauma
  – Marfan-Syndrom
  – Ehlers-Danlers-Syndrom
  – Rheumatisches Fieber
  – Myokardinfarkt

- *Verdickte oder unvollständig angelegte Chordae tendineae*
  - Angeborene Mitralstenose
  - Angeborene Mitralinsuffizienz
  - ASD I
  - Aplastisches Linksherzsyndrom
  - Parashutklappensyndrom
  - Supravalvulärer Ring im linken Vorhof
  - Karzinoidsyndrom
  - Hurler-Syndrom
  - Marfan-Syndrom
  - Ehlers-Danlos-Syndrom

- *Überlange Chordae tendineae*
  - Idiopathisch
  - Marfan-Syndrom
  - Ehlers-Danlos-Syndrom

- *Unübliche Anordnung der Chordae tendineae*
  - AV-Kissendefekt
  - Korrigierte Transposition der großen Gefäße
  - Angeborene mitrale Regurgitation

Relativ oder *reversibel* ist die *Mitralinsuffizienz* bei starker linksventrikulärer Dilatation im Rahmen einer Myokardinsuffizienz oder seltener bei fortgeschrittener Aortenklappeninsuffizienz. Sie kommt weiter vor bei fortgeschrittener *HOCM*, wobei nicht selten eine gleichzeitige Verkalkung des Mitralrings besteht und schließlich bei kongenitalen Vitien wie dem *ASD I*.

Nicht zu vergessen ist die Leckage nach *Mitralklappenersatz*. Sehr seltene Ursachen sind das *Marfan-Syndrom*, das *Ehlers-Danlos-Syndrom* und das *Pseudoxanthoma elasticum* oder ein *Thoraxtrauma* mit Abriß des Papillarmuskels.

Entscheidend für das klinische Bild ist, ob sich die Mitralinsuffizienz *akut* (wie beispielsweise bei Ischämie inklusive Infarkt und bei bakterieller Endokarditis) oder *chronisch* (beispielsweise bei rheumatischem Fieber) entwickelt. Im ersten Fall bleibt meist nur die sofortige operative Korrektur, im anderen Fall kann der Zeitpunkt der operativen Korrektur elektiv bestimmt werden, sofern die medikamentöse Therapie nicht ausreicht. Bei der relativen Mitralinsuffizienz auf dem Boden einer Myokardinsuffizienz führt die Rekompensation der Myokards in aller Regel wieder zur Schließfähigkeit der Klappe.

Eine besondere Form der Mitralinsuffizienz ist der *Mitralklappenprolaps*, der klinisch manifest werden kann und dann als Syndrom bezeichnet wird. Im Vordergrund stehen dabei Arrhythmien, v. a. ventrikulären Ursprungs, und kardiale Mißempfindungen bis zu Schmerzen (Embolien in die Koronararterien aus dem linken Vorhof?). Das Mitralklappenprolapssyndrom kann in seltenen Fällen zusammen mit einer Mitralstenose vorkommen. Außerdem kann bei hypertropher obstruktiver Kardiomyopathie (HOCM) das hintere Mitralsegel prolabieren, während das vordere Segel sich nach vorn in Richtung Septum bewegt. Bei der fortgeschrittenen Form bleibt als Therapie nur die operative Korrektur. Die verschiedenen Ursachen des Mitralklappenprolapsyndroms bzw. Verbindungen mit anderen Herzerkrankungen sind den nachfolgenden Übersichten zu entnehmen.

Störungen im Bereich der Papillarmuskeln (nach [12])

- *Fehlfunktion bzw. Ruptur des Papillarmuskels*
  - Myokardinfarkt, Ischämie, Fibrose, Ruptur
  - Bakterieller Abszeß
  - Trauma
  - Koronare Anomalie
  - Polyarthritis
  - Aortenstenose
  - Syphilis
  - Sarkoidose
  - Amyloidose
  - Myokardiale Erkrankung
  - Myokarditis
  - Vorübergehend Störung von Aktivation und Kontraktion
- *Fehlende Anpassung der Papillarmuskeln*
  - Endokardiale Fibroelastose
  - Erweiterter linker Ventrikel
  - Hypertrophe obstruktive Kardiomyopathie (HOCM)
  - Ausgedehnte Erweiterung des linken Vorhofs
  - Ventrikelaneurysma
- *Angeborene Abnormalität in der Entwicklung der Papillarmuskeln*
  - Fehlende Papillarmuskeln
  - Angeborene Mitralstenose

Vorkommen eines Mitralklappenprolapses oder eines Non-ejection-Klicks (nach [12])

- *Sichere bzw. sehr wahrscheinliche Ursachen*
  - Primärer Mitralklappenprolaps
  - Marfan-Syndrom
  - Floppy-valve-Syndrom
  - Rheumatische Endokarditis

  - Stenosierende koronare Herzkrankheit
  - Kongestive Kardiomyopathie
  - Hypertrophe obstruktive Kardiomyopathie (HOCM)
  - Myokarditis
  - Zustand nach Mitralklappenchirurgie
  - Trauma
  - Myxom des linken Vorhofs
  - Polyarthritis nodosa

  - Aneurysma des linken Ventrikels
  - Ehlers-Danlers-Syndrom
  - Lupus erythematodes

- Muskuläre Dystrophie
- Wolf-Parkinson-White-Syndrom

8.1.3 Aortenklappe

Die verschiedenen Ursachen der Aortenklappenvitien entsprechen denjenigen der Mitralklappenvitien, wenn sie auch in unterschiedlicher Häufigkeit auftreten.

So sind die Varianten in der Anlage der Segel bei der zweisegeligen Mitralklappe seltener als bei der dreisegeligen Aortenklappe mit uni-, bi- und trikuspider Segelbildung. Entsprechend kommt es auch an der Aortenklappe häufiger zu Turbulenzen, die durch die hohen Drücke auf beiden Klappenseiten mit konsekutiven Klappenschädigungen weiter gefördert werden. Auch sind altersbedingte sklerotische Veränderungen von hämodynamischer Relevanz fast ausschließlich an der Aortenklappe zu beobachten.

Stenosierungen können an der Klappe selbst, supraaortal (ausschließlich angeboren, selten) und subvalvulär in einer membranösen und einer fibromuskulären Form vorkommen (9 % aller angeborenen Aortenklappenstenosen).

Im folgenden wird nur die valvuläre Aortenklappenstenose besprochen.

Die Hauptursachen für eine Aortenklappenstenose sind *kongenitale Anomalien* der Aortenklappe, die per se noch nicht zu einer Klappenstenose führen müssen, an denen sich jedoch auf dem Boden veränderter Flußbedingungen, v. a. vermehrt auftretender Turbulenzen, häufig sekundäre Veränderungen wie Kalzifizierungen, Fibrosierungen und Entzündungen (rheumatische und bakterielle Endokarditis) abspielen. Ihnen geht voraus, bedingt durch die veränderte Hämodynamik, eine Endothel- und Gewebeschädigung mit und ohne Kalzifizierung sowie häufig, im Sinne einer Reparation, eine Thrombusbildung.

Eine Kalzifizierung der Klappe ist in den westlichen Industrienationen häufiger als in den Ländern der dritten Welt, wo die fibröse Sklerose vorherrscht. Liegt eine Kalzifizierung bei Jugendlichen vor, so handelt es sich meist um unikuspide Klappen oder Klappen ohne Kommissuren [4].

Weitaus am häufigsten ist hierbei die bikuspide Klappenanlage betroffen. Sie ist neben dem primären Mitralklappenprolaps die häufigste angeborene Klappenanomalie [13].

Gelegentlich kann eine bikuspide Klappe die Folge eines rheumatischen Prozesses sein. Nach Fenoglio et al. [3] bleibt eine bikuspide Klappenanlage in einem Drittel der Fälle ohne Konsequenzen. Ebenso häufig ist die Entwicklung einer Stenose bzw. die Ausbildung einer Insuffizienz. Betroffen sind v. a. Patienten zwischen 40 und 70 Jahren. Sie gilt als häufigste Ursache der isolierten Aortenklappenstenose bei Männern zwischen 50 und 60 Jahren [2, 13]. Sehr selten sind die unikuspide und die quadrikuspide Klappe. Schließlich kann die Klappe trikuspide angelegt sein, wobei die Segel verschieden groß und z. T. verklebt sind.

Der Befall einer völlig normalen Aortenklappe durch eine bakterielle Endokarditis ist eher eine Seltenheit.

Mit dem zunehmenden Älterwerden der Bevölkerung werden in den letzten Jahren immer mehr rein degenerative Veränderungen im Bereich der Aortenklappe beobachtet, d. h. überwiegend Kalzifizierungen bei primär normal angelegten Klappen; diese führen jedoch nur in sehr ausgeprägten Fällen zu einer hämodynamisch wirksamen Stenosierung. Die degenerative Form der Segelverkalkung betrifft meist trikuspide Klappen. Typisch sind noduläre Kalzifizierungen v. a. an der Basis oder der basalen Hälfte der Segel. Selten sind die freien Ränder betroffen, bzw. es verbacken die Kommissuren. Betroffen sind meist Patienten über 65 Jahre (Tabelle 1).

Aortenklappenstenose. Eine Stenosierung der Aortenklappe kann trotz erheblicher Flußbehinderungen durch die Klappe und trotz der je nach Schweregrad erheblichen Druckbelastung des linken Ventrikels lange asymptomatisch bleiben.

Als signifikant, d. h. hämodynamisch relevant, gilt eine Stenose mit einem Gradienten von über 50 mm Hg bzw. bei einer Klappenöffnungsfläche von $< 0,7$ cm^2/kg KG. Die Klappenstenose kann hervorgerufen werden durch eine Segelversteifung, durch ein Verbacken der Kommissuren oder durch deren Kombination. Die Progression der Klappenstenose hängt ab von dem Ausmaß dieser Veränderungen inklusive der Kalzifikation. Sie ist schwer abzuschätzen, v. a. bei der sklerotischen Klappenstenose.

Je nach Ätiologie der Klappenerkrankung sind diese pathologischen Veränderungen unterschiedlich. Bei *rheumatischer Genese* (überwiegend bei Patienten im Alter von 35–55 Jahren mit Überwiegen des weiblichen Geschlechts und meist in Kombination mit einem Mitralvitium) steht im Vordergrund die Verbackung der Kommissuren bzw. eine Kalzifizierung der Klappenränder. Hinzu kommt eine Verdickung der Segel durch entzündliche Veränderungen.

Bei der sehr seltenen Form der Aortenklappenstenose im Rahmen einer rheumatoiden Arthritis finden sich noduläre Verdickungen der Klappenränder sowie eine Einbeziehung des proximalen Abschnitts der Aorta. Eine klinisch nicht irrelevante Begleiterkrankung ist die Angiodysplasie im Bereich des Darmes, die v. a. bei der postoperativen Antikoagulation große Probleme schaffen kann, es sei denn, sie bildet sich nach der Operation zurück [8, 16].

Weitere seltene Formen der Aortenklappenstenose kommen vor in Zusammenhang mit großen *Vegetationen* bei *bakterieller Endokarditis*, bei *Fabry*-Erkrankung, bei *Gicht*, bei *Ochronosis*, bei *M. Paget*, durch *Dialyse* und bei der sog. *Porzellanaorta*.

Für viele Patienten mit Aortenklappenstenosen ist für das klinische Bild mitentscheidend, ob gleichzeitig eine koronare Herzkrankheit vorliegt. Außerdem spielen das Lebensalter und andere begleitende Vitien eine Rolle. In Tabelle 1 sind einige wichtige Daten zur Aortenklappenstenose zusammengefaßt.

Tabelle 1. Alter und Auftreten der Symtome bei den verschiedenen Formen von Aortenvitien. (Nach Davies [2] und Horstkotte et al. [4])

Mittleres Alter (Jahre)		Auftreten von Symptomen (Jahre)
Rheumatisches Fieber	52	39 ± 18
Bikuspide Klappe	62	48 ± 6
Degeneration, Kalzifikation	69	66 ± 12

Aortenklappeninsuffizienz. Eine Schließunfähigkeit der Aortenklappe kann ihren Grund einmal in der Veränderung der Klappensegel und zum anderen in einer Dilatation der Aorta ascendens haben (Ektasie der Aortenwurzel, Lazeration der Aorta ascendens). Die häufigste Ursache für Veränderungen des Aortenklappensegels im Sinne einer Insuffizienz ist das rheumatische Fieber [14].

Oft besteht gleichzeitig eine Aortenklappenstenose. Häufig ist auch die Kombination einer Aortenklappeninsuffizienz mit einer Mitralstenose. Häufiger als andere Klappenfehler kommt die Aortenklappeninsuffizienz bei der *bakteriellen Endokarditis* vor.

Die *Dilatation der Aortenwurzel* ist bei einem Drittel der Patienten die Ursache für die Insuffizienz [10]. Als Ursachen kommen in Frage die *zystische Medianekrose* mit und ohne Marfan-Syndrom, die die *Osteogenesis imperfecta*, der *Aortitis bei Syphillis*, der *M. Bechterew*, die *Arthritis psoriatica* und andere entzündliche Veränderungen im Bereich der Aorta (s. auch vorige Übericht).

Hinzu kommen seltene kongenitale Malformationen, die zu einer Aortenklappeninsuffizienz führen können.

Vergleichbar mit der Aortenklappenstenose führt auch die Aortenklappeninsuffizienz erst im fortgeschrittenen Stadium zu einer klinischen Symptomatik. Im *Gegensatz* zur Aortenklappenstenose kann die Aortenklappeninsuffizienz akut auftreten und dadurch zu einer lebensbedrohlichen Situation führen, die nur durch einen sofortigen operativen Eingriff behoben werden kann.

Die pathologische Grundlage der Aortenklappeninsuffizienz bei *rheumatischer Genese* ist eine Fibrose und ein Einrollen der Segel mit geringer oder fehlender Kalzifizierung. Bei der reinen Aortenklappeninsuffizienz sind die Kommissuren entweder überhaupt nicht oder nur minimal verbacken. Eine Zerstörung der Klappe, meist bikuspide, aber auch trikuspide inklusive Perforation oder Destruktion entlang der aortalen Basis mit konsekutivem Prolaps findet sich bei einer *endokarditischen Genese* [15]. Weitere Ursachen sind kongenitale Anomalien wie z. B. die Aortenklappeninsuffizienz mit begleitendem VSD (suprakristal) sowie myxomatöse Veränderungen ("floppy valve aortic reflux"), beim Marfan-Syndrom gleichzeitig mit Mitralklappenprolaps, bei Hypertonie, Traumen und auch bei Endokarditis. Äußerst selten ist eine Aortenklappeninsuffizienz bei traumatisch bedingtem Abreißen der Klappe oder durch Verletzung der Aorta.

Die Aortenklappeninsuffizienz kann akut und chronisch auftreten (s. vorige Übersicht). Während bei der *akuten Aortenklappeninsuffizienz* der linke Ventrikel keine Möglichkeit der Adaptation an die plötzliche, meist ausgeprägte Volumenbelastung hat mit der Folge eines starken Anstieges des LVEDP, des Drucks im linken Vorhof und in den Lungenvenen mit der Konsequenz des Lungenödems, erfolgt bei der *chronischen Aortenklappeninsuffizienz* mit in aller Regel langsam zunehmender Volumenbelastung eine Adaptation, die über Jahre andauern kann. Die Folge ist eine nur allmähliche Zunahme von Volumen und Druck im linken Ventrikel sowie eine Zunahme der Blutdruckamplitude. Diese ist im Gegensatz dazu bei der akuten Aorteninsuffizienz wegen des stark erhöhten LVEDP normal.

Die dramatischste Form der Aortenklappeninsuffizienz ist diejenige bei der akuten bakteriellen Endokarditis, da in diesen Fällen der linke Ventrikel akut mit einer massiven Volumenbelastung konfrontiert wird, so daß eine myokardiale Dekompensation die Folge ist. Diese ist medikamentös nicht mehr aufzufangen, sondern kann nur operativ behoben werden.

Ursachen der chronischen und akuten Aortenklappeninsuffizienz

- *Chronische Ursachen*
  - Rheumatisches Fieber
  - Syphillis

  Kongenitale Bindegewebsstörungen:
  - Marfan-Syndrom
  - Osteogenesis imperfecta

  Rheumatologische Erkrankungen:
  - M. Bechterew, Reiter-Syndrom
  - Rheumatoide Arthritis

  Zyklische Medianekrose der Aorta
  - Siunus-Valsalvae-Aneurysma
  - Hypertonie
  - Arteriosklerose
  - Myxomatöse Veränderungen der Klappe
  - Angeborene Anomalien
  - Bikuspide Klappen
  - VSD (suprakristal)
  - Fenestration der Segel
  - Postoperativ nach Myektomie bei HOCM

- *Akute Ursachen*
  - Dissektion der Aorta
  - Bakterielle Endokarditis

  - Rheumatisches Fieber (selten)
  - Thoraxtraumen
  - Riesenzellaortitis
  - Takayashu-Aortitis

8.1.4 Trikuspidalklappe

Hämodynamisch und klinisch relevante Veränderungen der Trikuspidalklappe sind im Vergleich zu Erkrankungen der Mitral- und Aortenklappe sehr viel seltener. In einer Untersuchung von Kitchin u. Turner [6] fand sich nur bei 15% von autoptisch untersuchten Patienten mit rheumatischen Herzklappenerkrankungen eine Beteiligung der Trikuspidalklappe.

Trikuspidalstenose. Die Trikuspidalstenose ist eine seltene Klappenerkrankung und tritt meist in Zusammenhang mit einer Mitralstenose auf, wobei die Ursache in aller Regel das *rheumatische Fieber* ist. Wie bei der Mitralstenose sind eine Fibrosierung der Segel und ein Zusammenkleben der Fissuren die Ursache der Stenosierung [6]. Diese Veränderungen sind jedoch praktisch nie so ausgeprägt, daß sie klinisch relevant würden, wenn nicht meistens gleichzeitig eine Trikuspidalinsuffizienz mit entsprechend hohem Fluß durch die Klappen bestehen würde. Sehr selten ist eine kalzifizierende Trikuspidalstenose.

Weitere, jedoch selten vorkommende Ursachen sind stenotische Veränderungen bei akuter *Endokarditis* bei Drogenabhängigen, beim *Karzinoidsyndrom* (häufiger mit Trikuspidalinsuffizienz einhergehend), bei der *endokardialen Fibroelastose* und beim systemischen Lupus erythematodes. Funktionelle Stenosen können schließlich bei rechtsatrialen Tumoren, insbesondere beim Myxom, oder bei Metastasen auftreten. Äußerst selten kommen eine Trikuspidalatresie in Betracht sowie eine Pericarditis constrictiva oder extrakardiale, von außen komprimierende Tumoren.

Trikuspidalinsuffizienz. Vergleichbar mit der Mitralinsuffizienz ist entweder die Klappe selbst betroffen oder es liegt eine Dilatation des Klappenrings vor. Selten ist der Trikuspidalprolaps.

Die Trikuspidalinsuffizienz kommt wesentlich häufiger vor als die Trikuspidalstenose, meist als Folge einer *rechtsventrikulären Druck- oder Volumenbelastung*, d. h. besonders häufig bei hochgradigen Mitralvitien, v. a. bei der Mitralstenose. Prinzipiell kann sie jedoch bei jeder Form der pulmonalen Drucksteigerung, sei sie primär oder sekundär, auftreten. So kann sie bei allen kongenitalen Vitien mit Druck oder Volumenbelastung des rechten Ventrikels vorkommen. Hierzu zählen die Pulmonalklappenstenose und das Eisenmenger-Syndrom.

Weitere Ursachen einer Trikuspidalinsuffizienz sind der *rechtsventrikuläre Infarkt* (Infarzierung, Ruptur oder Ischämie des Papillarmuskels) und die *Thyreotoxikose*. Schließlich kann eine Trikuspidalinsuffizienz auf dem Boden *myxömatöser Veränderungen* der Segel und Sehnenfäden gleichzeitig mit einem Mitralklappenprolaps vorkommen.

Eine isolierte Trikuspidalinsuffizienz, bedingt durch entzündliche Veränderungen an der Klappe, ist selten und dann meist verursacht durch eine akute *bakterielle* oder *Pilzendokarditis*, wobei der Grund entweder in einer Schließunfähigkeit der Segel durch Vegetationen liegt oder durch Ruptur der Chordae tendineae bedingt ist. Der Ausgangspunkt für den Trikuspidalklappenbefall können fälschlicherweise im Vorhof plazierte Verweilkatheter sein oder die Infektion durch nichtsterile Spritzen z. B. bei Heroinsüchtigen. Bei der *rheumatisch* bedingten Trikuspidalinsuffizienz liegt fast immer die Komhination mit einer Trikuspidalstenose vor.

Beim *Karzinoidsyndrom* kann nicht nur eine Trikuspidalstenose, sondern auch eine Trikuspidalinsuffizienz auftreten, jenachdem, wie ausgeprägt der Befall der Segel und Sehnenfäden durch das Tumorgewebe ist.

Noch seltenere Ursachen für eine Trikuspidalinsuffizienz sind die *Ebstein-Anomalie*, eine *Klappendysplasie*, ein *Thoraxtrauma* oder ein *rechtsatrialer Tumor* mit Zerstörung der Trikuspidalklappe.

8.1.5 Pulmonalklappe

Veränderungen der Öffnungs- bzw. Schließfunktion der Pulmonalklappe sind meist Folge angeborener Mißbildungen, die die Pulmonalklappe entweder isoliert oder in Zusammenhang mit anderen Strukturen betreffen. Erworbene Pulmonalklappenfehler sind sehr selten [18].

Pulmonalklappenstenose. Am häufigsten kommt die *isolierte kongenitale* Pulmonalklappenstenose vor. Der über der Klappe gemessene Druckgradient kann dabei über 100 mm Hg betragen. Durch die unzureichende Zunahme des Herzzeitvolumens schon bei geringer körperlicher Belastung besteht schon in relativ frühen Stadien als führendes Symptom eine Atemnot.

Seltener führen entzündliche Prozesse zur Veränderung einer Pulmonalklappe. Dazu zählen die *rheumatische* (meist kombiniert mit dem Befall anderer Klappen) und die *bakterielle Endokarditis* und als Rarität die *Tuberkulose*. Weitere mögliche, aber ebenfalls sehr seltene Ursachen sind Tumoren wie das *Sarkom*, das *Myxom* oder das *Karzinoid*. Fast immer resultiert daraus gleichzeitig eine Pulmonalklappeninsuffizienz.

Eine Stenosierung der Klappe kann schließlich durch Einwirkung von außen im Sinne einer Kompression durch Tumoren im angrenzenden Gewebe, wie bei einem *Aneurysma des Sinus Valsalvae* oder bei einer *konstriktiven Perikarditis* hervorgerufen werden. Sehr ausgeprägt können die Klappenveränderungen bei einer gleichzeitig bestehenden, pulmonalarteriellen Hypertonie sein, beispielsweise bei Patienten, die in den Höhenregionen von Mittel- und Südamerika leben [23].

Pulmonalklappeninsuffizienz. Häufiger als die Pulmonalklappenstenose kommt die Pulmonalklappeninsuffizienz vor: *als Folge einer Dilatation des Pulmonalklappenringes* bei pulmonaler Hypertonie oder bei Dilatation des Truncus pulmonalis sowie beim Marfan-Syndrom. Seltener liegt der Pulmonalklappeninsuffizienz eine primäre Klappenerkrankung zugrunde wie beispielsweise im Rahmen einer *rheumatischen* oder *bakteriellen Endokarditis*, einer Syphilis, eines Traumas, oder sie entsteht als Folge eines chirurgischen Eingriffs, z.B. bei subvalvulärer Pulmonalklappenstenose. Schließlich kommen angeborene Fehlbildungen der Klappenanlage in Frage, die entweder isoliert oder im Zusammenhang mit anderen kongenitalen Defekten (Fallot-Tetralogie, Ventrikelseptumdefekt, Pulmonalklappenstenose) auftreten.

Tabelle 2. Typische echokardiographische und dopplertechnische Merkmale der verschiedenen Klappenvitien (*AS* Aortenklappenstenose, *AI* Aortenklappeninsuffizienz, *MS* Mitralstenose, *MI* Mitralinsuffizienz, *TS* Trikuspidalstenose, *TI* Trikuspidalinsuffizienz, *1D* eindimensionale Echokardiographie, *pw* gepulste Dopplertechnik, *FD* Farbdopplertechnik, *2D* zweidimensionale Echokardiographie, *cw* Continous-wave-Dopplertechnik)

		Echokardiographie	Dopplertechnik
AS (valvulär)	Direkt:	Echodichte Klappenverdickung (1D/2D) Verminderte Klappenseparation (1D/2D) Systolische Domstellung („doming") Verminderte planimetrische Aortenöffnungsfläche (1D)	Stenosesignal an Aortenklappe (cw/pw/FD) Quantifizierung der AS: a: mittlerer/maximaler Druckgradient an Aortenklappe (cw) b: Berechnung der Aortenklappenöffnungsfläche über Kontinuitätsgleichung (cw/pw)
	Indirekt:	Konzentrische linksvetrikulären Hypertrophie (1D/2D) Ektasie der Aorta ascendens (1D/2D)	
AI	Direkt:	Echodichte Klappenverdichtung möglich (1D/2D) Bikuspide Aortenklappe möglich (1D)	Regurgitationssignal an Aortenklappe (cw/pw/FD) Semiquantifizierung der AI:
	Indirekt:	Dilatierter, hyperkontraktiler linker Ventrikel (1D/2D) Ektasie der Aorta ascendens (1D/2D) Hochfrequente diastolische Flatterbewegung des vorderen Mitralsegels und/oder Septums (1D) Verminderte, frühdiastolische Öffnungsamplitude des vorderen Mitralsegels („reversed doming") (1D) Vorzeitiger Mitralklappenschluß bei hochgradiger Aorteninsuffiizienz (1D)	a: „Mappy" des Regurgitationsjets (pw) b: Verhältnis Jetfläche zu Durchmesser LVOT (FD) c: „Regurgitationsslape" über Druckhalbwertszeit (pw) (cw) d: Ausdehnung des V. contracta (FD)
MS	Direkt:	Echodichte Klappenverdichtung (1D/2D) Verminderte planimetrische Mitralöffnungsfläche (1D) Verminderte mesodiastolische Rückschlagbewegung des vorderen Mitralsegels („EF-Slape") (1D) Verminderte frühdiastolische Öffnungshöhe des vorderen Mitralsegels („verminderte DE-Amplitude") (1D) Verminderte spätdiastolische A-Welle (1D) Diastolische spiegelbildliche Bewegung des hinteren Mitralsegels (1D) Diastolische Domstellung („doming") (1D/2D)	Stenosesignal an Mitralklappe (cw/pw/FD) Zentrales Mehrfachaliasing (Kerzenflamme) an Mitralklappe (FD) Quantifizierung der MS: a: Mittlerer Druckgradient an Mitralklappe (cw/pw) b: Verzögerte Druckhalbwertszeit („PHT") (cw/pw)
	Indirekt:	Linker Vorhof vergrößert (1D/2D) Rechtsventrikuläre Druckbelastung (2D/FD) Verkalkter Mitralring möglich (1D/2D) Verkalkte Sehnenfächer möglich (1D/2D)	

Tabelle 2. Fortsetzung

		Echokardiographie	Dopplertechnik
MI	Direkt:	Echodiochte Klappenverdichtung möglich (1D/2D)	Regurgitationssignal an Mitralklappe (cw/pw/FD)
		Vermehrte frühdiastolische Öffnungs- höhe des vorderen Mitralsegels („gesteigerte DE-Amplitude") (1D)	Semiquantifizierung der MI: a: „Mapping" des Regurgitationsjets (pw)
	Indirekt:	Linker Vorhof vergrößert (1D/2D) Dilatierter, hyperkontraktiler linker Ventrikel (1D/2D)	b: Verhältnis Jetfläche zu linksatrialer Größe (FD)
		Rechtsventrikuläre Druckbelastung möglich (2D/FD)	c: Ausdehnung der V. contracta (FD)
		Mitralklappenprolaps möglich (1D/2D) Sehnenfadenabriß/Papillarmuskel- abriß möglich (1D/2D)	d: Bestimmung der Fluß-Konvergenz- Region („Pisa") (FD)
		Dilatierter linker Ventrikel bei „relativer" MI möglich (1D/2D)	
		Segmentale Kontraktionsstörungen bei ischämischer MI möglich (1D/2D)	
TS	Direkt:	Echodichte Klappenverdichtung (1D/2D)	Siehe MS
		Verminderte mesosystolische Rück- schlagbewegung des vorderen Trikuspi- dalsegels („EF-Slape") (1D)	
		Diastolische Domstellung („doming") (1D/2D)	
	Indirekt:	Rechter Vorhof vergrößert (1D/2D) Erweiterte Lebervenen (2D)	
TI	Direkt:	Siehe MI	Siehe MI
	Indirekt:	Rechter Vorhof vergrößert (1D/2D) Dilatierter, hyperkontraktiler rechter Ventrikel (1D/2D)	Systolisches Regurgitationssignal V. cava inferior (pw/FD)

8.1.6 Diagnostik

Körperliche Untersuchung. Die körperliche Untersuchung ist bei den erworbe- nen Vitien nur im Falle der myokardialen Dekompensation auffällig, wobei die Zeichen der Stauung (Lunge, Halsvenen, Leber, Peripherie) und der Minder- durchblutung (Zyanose) bis hin zur kardialen Kachexie das Bild bestimmen.

Untersuchung des Herzens. Die Palpation des Herzens erlaubt die Erfassung ei- nes praecordialen Impulses bei rechtsventrikulärer Belastung, eines praecordia- len Schwirrens bei der Aortenstenose, eines stark hebenden und nach außen ver- lagerten Herzspitzenstoßes bei Aorteninsuffizienz sowie Mitralinsuffizienz, schließlich die Palpation eines pulsierenden Jugulums bei Aorteninsuffizienz.

Auch der hepatojuguläre Reflux ist hierbei aufzuzählen zur Abschätzung einer rechtsventrikulären Belastung bzw. Insuffizienz.

Entscheidend bei der kardialen Untersuchung ist jedoch die Auskultation, da sie die Weichen für das weitere Vorgehen bestimmt. Dabei ist darauf zu achten, daß die Auskultation in verschiedenen Körperpositionen erfolgt:

Auf dem Rücken liegend, auf der linken Seite liegend, in Expiration (vor allem MÖT und anschließendes Diastolikum, 3. Ton) und sitzend, vorn über gebeugt (Diastolikum bei Aorteninsuffizienz).

Obgleich die Bedeutung der Auskultation und Palpation in der Diagnostik der Vitien durch die Echokardiographie die Bedeutung, die ihr früher zukam, weitgehend verloren hat, gehört sie m. E. trotzdem nach wie vor zur Komplettierung der Diagnostik, bei entsprechender Erfahrung auch zur Einschätzung des Schweregrades eines Vitiums.

EKG. Das EKG erlaubt Rückschlüsse über das Ausmaß der durch die einzelnen Klappenfehler belasteten Herzhöhlen:

Zeichen der linksventrikulären Hypertrophie bei Aortenstenose, Aorteninsuffizienz, Mitralinsuffizienz; Zeichen der Vorhofüberlastung links vor allem bei Mitralstenose, aber auch bei Mitralinsuffizienz und fortgeschrittener Aortenklappenstenose (Compliance-Störung des linken Ventrikels und damit erschwerte Füllung); Zeichen der rechtsventrikulären Hypertrophie vor allem bei Pulmonalstenose, weniger ausgeprägt bei der reinen Pulmonalinsuffizienz; Vorhofüberlastung rechts vor allem bei der rechtsseitigen Klappenerkrankung, hier vor allem bei der Trikuspidalstenose erkennbar.

Blockierungen, Arrhythmien (vor allem Vorhofflimmern) und ventrikuläre Arrhythmien sind nicht spezifisch für ein bestimmtes Vitium. Sie können prinzipiell bei jedem Klappenfehler vorkommen und sind in aller Regel Zeichen einer erheblichen Druck- und/oder Volumenbelastung. Eine AV-Blockierung bei Aortenstenose spricht für eine starke Verkalkung der Klappe mit bis in das Septum reichender Kalzifizierung. Vorhofflimmern tritt am häufigsten bei Mitralvitien auf, vor allem bei der Mitralstenose. Sein Vorkommen bei Aortenklappenvitien signalisiert in aller Regel eine fortgeschrittene Druck- bzw. Volumenbelastung des linken Ventrikels mit konsekutiver Vorhofbelastung.

Ventrikuläre Arrhythmien sind besonders häufig bei Aortenklappenvitien und sind vor allem in ihrer fortgeschrittenen Form als Couplets oder Salven Zeichen einer erheblichen myokardialen Belastung mit der Gefahr des plötzlichen Herztodes.

Mechanographie. Nur noch eine eingeschränkte Bedeutung kommt der Mechanographie zu. Hier kann bei rauhem systolischen Geräusch über der Aortenklappe die Karotispulskurve zwischen einer stenosierten Klappe oder einer nur sklerosierten Klappe ohne stenotische Veränderungen unterscheiden helfen. Bei der Aortenklappenstenose erlaubt auch die Phonokardiographie eine gewisse Einschätzung des Schweregrades, indem z. B. bei schwerer Aortenklappenstenose das Maximum der Spindel spät in der Systole liegt. Bei der Mitralstenose erlaubt der zeitliche Abstand zwischen 2. Ton und MÖT den Schweregrad einzuschätzen, indem bei besonders fortgeschrittener Stenose das Intervall zwischen A2 und MÖT sehr kurz ist (unter 0,5 Sekunden).

Echokardiographie. Die größte Bedeutung in der Diagnostik der Vitien kommt zweifelsohne der Echokardiographie inkl. der pulsierten und farbcodierten Doppleruntersuchung zu. In der Echokardiographie können genau Informationen erhalten werden über die Größe der Herzhöhlen und das Ausmaß einer Hypertrophie sowie über die Pumpfunktion des linken Ventrikels. Durch die Doppleruntersuchung ist eine Beurteilung der Klappenfunktion möglich, wobei der Stenosegrad sehr viel exakter angegeben werden kann als das Ausmaß der Insuffizienz. Für die Diagnostik im Bereich der rechten Herzhöhlen ist die Verwendung von echokardiographischem Kontrastmittel vor allem bei der Diagnose der Trikuspidalinsuffizienz hilfreich.

Typische farbdopplerechokardiographische Merkmale der verschiedenen Klappenvitien sind in Tabelle 2 (s. S. 790 f.) zusammengefaßt.

Herzkatheterismus und Angiographie. Vor der Aera der Echokardiographie war die Herzkatheteruntersuchung inkl. der Angiographie in der Diagnostik der Vitien, vor allem der qualitativen Einschätzung der Klappenfunktion unverzichtbar. Dies hat sich durch die Einführung der zweidimensionalen Echokardiographie inkl. der farbcodierten und gepulsten Doppleruntersuchung der Klappenfunktion und durch den Einsatz des TEE grundlegend gewandelt.

Trotzdem wird auch heute in aller Regel nicht auf die invasive Abklärung verzichtet, zumal bei den meisten Patienten für den Herzchirurgen die Koronarmorphologie präoperativ bekannt sein muß. Schließlich erlaubt die Echokardiographie auch nicht bei allen Patienten wegen nicht ausreichender Schallbedingungen eine exakte Qualifizierung des Vitiums, so daß eine invasive Abklärung unverzichtbar ist. Dies gilt insbesondere für die Aortenstenose. Für die exakte Einschätzung der Aorteninsuffizienz ist die Aortographie nach wie vor unverzichtbar.

Für die einzelnen Vitien sind folgende Herzkatheterdaten relevant für die Entscheidung des weiteren Vorgehens:

Mitralstenose
- Druck in den rechten Herzhöhlen
- Druck und Widerstand im Pulmonalkreislauf
- Herzzeitvolumen
- Gradient über der Mitralklappe und Mitralklappenöffnungsfläche
- Genaue Quantifizierung einer begleitenden Mitralklappeninsuffizienz

Mitralinsuffizienz
- Druck und Widerstand im Pulmonalkreislauf
- Höhe der V-Welle
- Linksventrikulärer enddiastolischer Druck
- Linksventrikuläre Funktion (Laevokardiogramm)

Aortenstenose
- Linksventrikuläre Funktion (Laevokardiographie)
- Druckgradient über der Klappe (wenn dieser bei nicht optimierten Schallbedingungen echokardiographisch nicht zuverlässig bestimmt werden kann)
- Druck und Widerstand im Pulmonalkreislauf (vor allem bei eingeschränkter linksventrikulärer Funktion)
- Herzzeitvolumen

Aortenklappeninsuffizienz
- Regurgitationen (Aortographie)
- Linksventrikuläre Funktion (Laevokardiographie)
- Linksventrikulärer enddiastolischer Druck, Druck im Pulmonalkreislauf
- Herzzeitvolumen

Trikuspidalstenose
- Druck im rechten Vorhof
- Druckgradient über der Klappe

Trikuspidalinsuffizienz
- Druck in den rechten Herzhöhlen
- Ausmaß der Regurgitation (schwierig zu bestimmen)
- Größe der rechten Herzhöhlen
- Druck im rechten Ventrikel

Pulmonalstenose
- Druck im rechten Ventrikel
- Druckgradient
- Begleitende infundibuläre Pulmonalstenose (Extrokardiographie)

Pulmonalinsuffizienz
- Druck in der A. pulmonalis
- Regurgitation (Pulmonalisangiographie)
- Größe des rechten Ventrikels

Literatur

1. Angrist A, Oka M, Nakao K (1967) Vegetative endocarditis. Pathol Anat 2:155
2. Davies MJ (1980) Pathology of cardiac valves. In: Crawford T (ed) Postgraduate pathology Series, p 18
3. Fenoglio JJ Jr, McAllister HA Jr, DeCastro CM et al. (1977) Congenital bicuspid aortic valve after age 20. Am J Cardiol 39:163
4. Horstkotte D, Loogan F (1988) The natural history of aortic valve stenosis. Eur Heart J 9 (suppl E)
5. Kim KM, Valogorsky JM, Mergner WJ et al. (1976) Aging chances in the human aortic valve in relation to dystrophic calcification. Hum Pathol 7:47
6. Kitchin A, Turner RK (1964) Diagnosis and treatment of tricuspidal stenosis. Br Heart J 26:354
7. Kumar A, Sinha M, Sinha DNP (1982) Chronic rheumatic heart disease. Angiology 33:141
8. Love AW (1982) The syndrome of calcific aortic stenosis and gastrointestinal bleeding: Resolution following aortic valve replacement. J Thorac Cardiovasc Surg 83:779
9. Magarey FR (1951) Pathogenesis of mitral stenosis. BMJ 1:856
10. Olson LJ, Subramanian R, Edwards WD (1984) Surgical pathology of pure aortic insuffi-cienz. A study of 225 cases. Mayo Clin Proc 59:835
11. Padmavati S (1979) Rheumatic fever and rheumatic heart disease in developing countries. Bull WHO 56:543
12. Perloff JK, Roberts WC (1972) The mitral apparatus. Functional Anatomy of mitral regurgi-tation. Circulation 46:227
13. Roberts WC (1970) The congenitally bicuspid aortic valve. A study of 85 autopsy cases. Am J Cardiol 26:72
14. Roberts WC, Morrow AG, McIntosh CL et al. (1981) Congenitally bicuspid aortic valve cau-sing severe pure aortic insufficienz without superimposed infective endocarditis. Am J Car-diol 47:206
15. Roberts WC, McIntosh CL, Wallace RB (1987) Aortic valve perforation with calcific aortic valve stenosis and without infective endocarditis or significant aortic vegetation. Am J Car-diol 59:476
16. Scheffer SM, Leatherman LL (1986) Resolution of Heyde's syndrome of aortic stenosis and geastrointestinal bleeding after aortic valve replacement. Ann Thorac Surg 42:477
17. Selzer A, Cohn KE (1972) Natural history of mitral stenosis. Circulation 45:878
18. Seymour J, Emanuel R, Patterson N (1968) Acquired pulmonary stenosis. Br Heart J 30:776
19. Shah SL, Goayal BK, Sheth A et al. (1975) Juvenile mitral stenosis in India. Indian Heart J 27:6
20. Shaper AG, Hutt MSR, Fejfar Z (eds) (1974) Cardiovascular diseases in the tropics. British Medical Association. London
21. Silver MD (1991) Cardiovascular Pathology. Churchill Livingstone
22. Tweedy PS (1956) The pathogenesis of valvular thickening in rheumatic heart disease. Br Heart J 18:173
23. Vela JE, Contreras R, Sosa FR (1969) Rheumatic pulmonary valve disease. Am J Cardiol 23:12

8.2 Therapie der Endokarditis

K. Gahl

8.2.1 Infektiöse Endokarditis

Als infektiöse Endokarditis (IE) werden entzündliche Reaktionen des valvulären, seltener des atrio- oder ventrikulomuralen Endokards auf eine mikrobielle Infektion bezeichnet. Sie führt auf dem meist entzündlich oder degenerativ vorgeschädigten Endothel mit lokaler Hyperkoagulabilität zu Ablagerungen von amorphen „Vegetationen" von Thrombozyten/Fibringerinnseln, in die wenige Leukozyten und andere Entzündungszellen, dagegen (besonders an der Basis) reichlich Bakterien eingenetzt sind; mehr oder weniger destruktive und reparative Veränderungen der Klappen sind die Folge. Zwar überwiegend an den Herzklappen lokalisiert, kann der entzündliche Prozeß auch murales Endokard an einer Jetläsion des Endothels hinter einem Septumdefekt, an den Chordae tendineae oder dem Gefäßendothel eines arteriovenösen oder arterioarteriellen Shunts oder an einer Aortenisthmusstenose (Koarktation) betreffen.

Die häufigsten Erreger sind Keime der Mund- und Rachenflora, der Haut oder des Gastrointestinaltraktes, während exogene Keime weit seltener eine IE verursachen.

Die Erkrankung verläuft als akute oder subakute Entzündung mit schwerem Sepsisbild und rapider Klappendestruktion, hämodynamischer Dekompensation und Tod in wenigen Tagen bis maximal 6 Wochen bzw. einem eher schleichenden Verlauf mit Schwäche, Gewichtsverlust, Leistungsabbau und Anämie über 6 Wochen hinaus über oft mehrere Monate. Beide Verlaufsformen können mit einer Vielzahl kardialer und extrakardialer Komplikationen einhergehen, die neben der antibiotischen Resistenz des Erregers die Prognose der IE prägen.

Die Relevanz prognostischer Determinanten berücksichtigend ist heute eine den Erreger, die Lokalisation und den Initialverlauf umfassende Bezeichnung als adäquate Diagnose anzustreben: z. B. akute Staphylococcus-aureus-Aortenklappen- oder subakute streptogene Mitralklappenspätprothesenendokarditis. Diese Terminologie trägt den Handlungsnotwendigkeiten Rechnung.

8.2.1.1 Ziele

Die Therapie der IE muß 3 Ziele verfolgen:
1. Die schnellstmögliche Eradikation des Erregers zwecks Verhinderung des Fortschwelens der lokalen Entzündung und des Rückfalles, d. h. des Wiederaufflackerns des noch nicht ausgeheilten Primärprozesses.
2. Die Verhinderung, mindestens Minimierung, des lokal potentiell destruktiven Entzündungsprozesses mit hämodynamisch u. U. fatalen Folgen, der Penetration und Perforation in Nachbarstrukturen des primären Entzündungsherdes mit Fistelbildung, Zerstörung der Erregungsleitungsbahnen oder nachträglichem Befall weiterer Klappen.
3. Die Reduktion der Wahrscheinlichkeit der Embolisierung septischer oder aseptischer Vegetationsmaterials und immunvaskulitischer Phänomene.

Dem ersten Ziel gilt die adäquate antibiotische Behandlung. Das 2. und 3. Ziel ist außer durch den raschen Einsatz der gezielten Antibiose oft nur durch den Klappenersatz während der floriden Entzündung zu erreichen.

Die Eradikation der Bakterien begegnet 3 Hindernissen:
- Die Erreger sitzen überwiegend an der Basis der entzündlichen Vegetationen aus Fibrin, Thrombo- und wenigen Leukozyten auf den nur spärlich vaskularisierten Herzklappen. Um diese Auflagerungen penetrieren zu können, ist ein hohes Konzentrationsgefälle der Antibiotika vom Blut zu den Bakterienkolonien erforderlich.
- Die Keime sind dort metabolisch relativ inaktiv und werden deswegen von den zellwandaktiven Antibiotika, deren Wirkung vom rascheren Bakterienwachstum abhängt, schlechter abgetötet als in vitro. Dies gilt gerade für die Wirksamkeit der Penicilline, Cephalosporine und des Vancomycins.
- Die Bakteriendichte kann bis zu 10^8–10^{10}/g Vegetationsmaterial betragen. Damit können im Zentrum relativ hohe Konzentrationen von Antibiotika inaktivierenden Enzymen (z. B. β-Lactamasen) erreicht werden.

Aus diesen Bedingungen ergeben sich die Prinzipien der antibiotischen Therapie:

Therapieprinzipien bei der infektiösen Endokarditis:
- bakterizide Antibiotika,
- synergistische AB-Kombination,
- resistenzgerechte Therapie,
- intravenöse Langzeittherapie,
- (möglichst Bakterizidiekontrolle gegen den isolierten Keim),
- Beachtung der Operationsindikation.

In jedem Fall ist eine Identifizierung des Erregers mit der Bestimmung seiner antibiotischen Empfindlichkeit anzustreben.

Als minimale Hemmkonzentration (MHK) gilt die minimale Konzentration des singulär eingesetzten Antibiotikums, bei dem das Bakterienwachstum gehemmt wird, die minimale bakterizide Konzentration (MBK) ist die Konzentration, bei der die Bakterien zu 99,9 % über maximal 24 h abgetötet werden. Überschreitet die MBK die MHK um das 16fache, so gilt der Keim als tolerant gegenüber dem getesteten Antibiotikum.

Bei den meisten Strepto- und Staphylokokken liegen die MBK und die MHK nur wenig auseinander. Enterokokken verhalten sich oft scheinbar tolerant gegen Penicilline, werden aber de facto von Penicillin, Aminoglykosiden und Vancomycin lediglich inhibiert. Sie können jedoch durch die kombinierte Aktivität von Aminopenicillinen oder Vancomycin mit einem Aminoglykosid abgetötet werden (synergistischer bakterizider Effekt). Bei Strepto- und Staphylokokken führt der synergistische Effekt zur rascheren Keimelimination.

Zellwandaktive β-Laktamantibiotika und Vancomycin sind zeitabhängig aktiv, erfordern also über das Applikationsintervall deutlich über der MHK liegende Konzentrationen im Serum. Dagegen ist die bakterizide Wirkung der konzentrationsabhängig wirksamen Aminoglykoside nur durch kurzfristige Serumkonzentrationen der 5- bis 10fachen MHK zu erreichen; dabei muß jedoch die minimale Konzentration (Talspiegel) unter 0,2 mg/l Serum abfallen, um die Nephro- und Ototoxizität der Aminoglykoside zu vermeiden.

Gelingt der Nachweis des Erregers der Endokarditis nicht (sog. kulturnegative Endokarditis) oder ist bei fulminantem Verlauf der Einsatz von Antibiotika nicht zu verzögern, so ist eine „kalkulierte Antibiose" (Tabellen 1 und 2) geboten.

Die Wahl des Antibiotikums/der Antibiotika richtet sich nach der Disposition (z. B. Status nach Herzklappenersatz), der vermutlichen Keimeintrittspforte oder dem Auslöserereignis einer Bakteriämie bzw. dem wahrscheinlichsten Erreger. Selbst bei sehr rasch erforderlichem Beginn der Antibiose sollten vorweg in Abständen von 15–30 min 3 Blutkulturen entnommen werden, um ggf. später auf eine keimgerechte Therapie umstellen zu können.

Im folgenden werden die heute weithin empfohlenen Richtlinien zur Therapie der mit fast 90 % häufigsten Endokarditiden durch Strepto-, Entero- und Staphylokokken dargestellt. Für die seltenen anderen Erreger können nur Anhaltspunkte wiedergegeben werden mit dem Hinweis, daß jeweils individuell die Krankheitssituation und die spezifische Resistenzlage des isolierten Keimes berücksichtigt werden müssen. Mit der Ausnahme der Staphylokokkenendokarditis ist die Therapie der nativen, Endokarditis gleich der der Prothesenendokarditis. Jedoch ist hier eine längere Behandlungsdauer geboten, sofern nicht die Indikation zur Reoperation zu stellen ist.

Tabelle 1. „Kalkulierte Antibiose" bei infektiöser Endokarditis mit fehlendem Erregernachweis

Nativklappen:	Penicillin G	30 Mio.	i.v.
	+ Flucloxacillin	6mal 2 g	i.v.
	+ Aminoglykosid	3mal 1 mg/kg KG	i.v.
Prothesenendokarditis:	Vancomycin	2mal 1 g	i.v.
	+ Aminoglykosid	3mal 1 mg/kg KG	i.v.
	(+ Rifampicin)	3mal 300 mg	p.o.

Tabelle 2. „Kalkulierte Antibiose" bei infektiöser Endokarditis

Vermuteter Infektionsherd	Vermutete Keime	Antibiotika	Tägliche Dosis	Dauer
Oropharyngeal	Viridans-streptokokken	Penicillin G [a] + Gentamicin	12–20 Mio. (4mal 3–5 Mio.) 3mal 1 mg/kg KG	4 Wochen 2 Wochen
Gastrointestinal, urogenital	Enterokokken (sog. D-Streptokokken)	Mezlocillin [a] + Gentamicin	3mal 4 g (bis 4mal 5 g) 3mal 1 mg/kg KG	6 Wochen 6 Wochen
Hautinfektion	Staphylokokken	Flucloxacillin + Gentamicin	4mal 2–3 g 3mal 1 mg/kg KG	(4–) 6 Wochen 5 Tage

[a] Bei Penicillinunverträglichkeit Vancomycin.

8.2.1.2 Streptokokkenendokarditis

Auch heute noch sind Streptokokken mit gut 50 % die häufigsten Erreger der nativen Endokarditis. Sie sind zu > 80 % hochempfindlich gegen Penicillin (MHK_{Pen} < 0,1 mg/l). Daher ist Penicillin G das Medikament der 1. Wahl. Damit sind bakteriologische Ausheilungsraten zu > 98 % zu erreichen.

Im Hinblick auf den meist bereits längeren prätherapeutischen Krankheitsverlauf und vielleicht weniger empfindliche Streptokokkenstämme wird jedoch zur

Tabelle 3. Therapie der infektiösen Endokarditis: Gegen Penicillin hochsensible Streptokokken einschließlich S. bovis (MHK_{Pen} < 0,1 mg/l)

Antibiotikum	Tagesdosis [a]	Dauer	NB
Penicillin G	10–20 Mio. E entweder kontinuierlich i.v. oder Kurzinfusion alle 4 h über $^1/_2$–1 h 2–3 Mio. E	4 Wochen	Monotherapie bei reduzierter Nierenfunktion
oder			
Penicillin G + Gentamicin	wie oben 1 mg/kg KG i.v. als Kurzinfusion 8stündlich	4 Wochen [b] 2 Wochen	Nephro-/Ototoxizität!
oder			
Ceftriaxon	1mal 2 g täglich i.v. (oder i.m.)	4 Wochen	Nur bei unkompliziertem Verlauf!
oder			
Vancomycin	30 mg/kg KG i.v. in 2 Einzeldosen; maximal 2mal 1 g i.v. als Infusion über 1 h	4 Wochen	Bei Penicillinallergie vom Soforttyp

[a] Tagesdosen für Erwachsene mit normaler Nierenfunktion.
[b] Bei Prothesenendokarditis längere Therapiedauer.

synergistischen Kombination mit einem Aminoglykosid geraten: In Deutschland überwiegend zu Gentamicin, das die 2–8 % streptomycinresistenter Stämme von Viridansstreptokokken und S. bovis umgeht.

Die Monotherapie mit Ceftriaxon (1mal täglich 2 g i.v. oder i.m.) ermöglicht bei zuverlässigen Patienten eine ambulante Behandlung.

Die in Tabelle 3 zusammengefaßten Therapieschemata gelten für hochempfindliche Streptokokken. Nutritionsvariante Stämme (bis 15 %) mit MHK_{Pen} >0,1 bis <0,5 mg/l werden über 4 Wochen mit höheren Dosen von Penicillin G + Gentamicin behandelt.

Patienten, die unter einer Dauerprophylaxe gegen Rezidive eines akuten rheumatischen Fiebers mit Penicillin (z. B. 1,2 Mio. E alle 3–4 Wochen i.m.) stehen und eine IE erleiden, müssen gemäß der Keimresistenz über mindestens 4 Wochen behandelt werden. Hochresistente Streptokokken (MHK_{Pen} >0,5 mg/l) erfordern die Gabe von (Acyl-) Aminopenicillin + Aminoglykosid wie bei Enterokokken (Tabelle 4).

Die seltenen Fälle von Endokarditiden durch β-hämolysierende Streptokokken der Gruppe A (S. pyogenes), B (S. agalactiae), C (S. equisimilis u.a.), F (S. anginosus u.a.) und G (S. canis) (insgesamt in <5 % der Endokarditisfälle) verlaufen oft unter einem schweren und lebensbedrohlichen Bild mit destruktiver Valvulitis und oft auch mit Multiorganbeteiligung. Sie erfordern stets eine Kombinationstherapie mit einem β-Lactamantibiotikum (10–20 Mio. E Penicillin G) und einem Aminoglykosid. G-Streptokokken sind darüber hinaus sensibel gegen Rifampicin. Vancomycin ist die Alternative bei Penicillinallergien.

Tabelle 4. Therapie der infektiösen Endokarditis: Gegen Penicillin mäßig sensible Streptokokken (MHK > 0,5 mg/l) und Enterokokken (MHK_{Pen} > 0,5 mg/l)

Antibiotikum	Tagesdosis	Dauer	NB
Penicillin G	20–30 Mio. E entweder kontinuierlich i.v. oder Kurzinfusion alle 4 h über $^1/_2$–1 h 5 Mio. E	4 Wochen	Bei Enterokokken (4–) 6 Wochen
+			
Gentamicin	1 mg/kg KG i.v. Kurzinfusion 8stündlich	2 Wochen	Bei Enterokokken (4–) 6 Wochen
Ampicillin oder Mezlocillin	12–16 g i.v. 3mal 5 g i.v. Kurzinfusion über $^1/_2$–1 h	(4–) 6 Wochen	Evtl. mit Sulbactam
+			
Gentamicin	wie oben	(4–) 6 Wochen	Drug monitoring!
Vancomycin[a]	30 mg/kg KG i.v. in 2 Einzeldosen; maximal 2mal 1g i.v. Infusion über 1 h	6 Wochen	Drug monitoring! cave Nephrotoxizität!
+			
Gentamicin	wie oben	(4–) 6 Wochen	Drug monitoring! cave Nephrotoxizität!

[a] Bei Penicillinallergie oder bei β-Lactamaseenterokokken oder bei MHK_{Pen} > 200 mg/l

8.2.1.3 Enterokokken

Enterokokken (v. a. E. faecalis und E. faecium) sind nach Strepto- und Staphylokokken die dritthäufigsten Erreger der bakteriellen Endokarditis (bei extra-
hospital wie bei nosokomial erworbenen Infektionen) mit zunehmender Tendenz, besonders in den höheren Altersklassen (abgesehen von den postabor-
talen Fällen bei jüngeren Frauen). Enterokokken sind gegen reines Penicillin
(MHK_{Pen} >2 mg/l) und generell gegen Cephalosporine resistent.

Die Standardtherapie (s. Tabelle 4) besteht in einer synergistischen Kombination von Aminopenicillin (Ampicillin, z. B. Binotal oder Amoxicillin, z. B. Cla-
moxyl) oder Acylaminopenicillin (Azlocillin: Securopen), bei Penicillinunverträglichkeit Vancomycin, und einem Aminoglykosid über mindestens 4 Wochen.
Ein länger als 3 Monate anhaltender klinischer Verlauf, extrakardiale Komplikationen (septische Abszesse, Spondylodiszitis, Aneurysma etc.) und Enterokok-
ken-Prothesen-Endokarditiden verlangen eine 6wöchige Antibiose. Sorgfältige
Überwachung der Nieren- und Hörfunktion (Audiometrie!) und engmaschige
Serumspiegel des Aminoglykosids oder ggf. des Vancomycins sind obligat. Mit
der Kombination sind Heilungsraten bis >80% zu erreichen. Jedoch sind
Resistenzentwicklungen zu beachten. Die „high level resistance" (nicht Kreuzre-
sistenz!) gegen Aminoglykoside (MHK für Streptomycin >2000 mg/l und für
Gentamicin 500–2000 mg/l) hebt die synergistische Wirkung mit Penicillinen
auf. Deswegen ist bei einer Resistenz gegen Gentamicin die Resistenz gegen
Streptomycin unbedingt mitzutesten, um ggf. den alternativen Kombinationspartner für das Aminopenicillin bzw. Vancomycin einsetzen zu können. „High
level resistance" gegen Streptomycin und Gentamicin (d. h. gegen alle Aminoglykoside) gebietet den Verzicht auf die synergistische Therapie zugunsten der
(Acyl-) Aminopenicillinmonotherapie (Operationsindikation?).

Zunehmend häufig werden auch vancomycinresistente Enterokokken beobachtet. Dann kann auf Teicoplanin ausgewichen werden. Bei Penicillinresistenz
(bei E. faecalis durch eine plasmidvermittelte β-Lactamase) sind Ampicillin +
Sulbactam (Unacid) oder Amoxicillin + Clavulansäure (Augmentan) einzusetzen.

Während Cephalosporine in der Behandlung der Enterokokkenendokarditis
keinen Platz haben, sind bei Polyresistenz Ciprofloxacin + Ampicillin möglich.
Jedoch ist dringlich die Indikation zur Operation zu erwägen.

8.2.1.4 Staphylokokken

Koagulasepositive (S. aureus) und -negative (S. epidermidis > haemolyticus und
hominis u. a.) Staphylokokken sind mit 20–30% nach den Streptokokken die
häufigsten Erreger von nativen oder Prothesenendokarditiden. S. aureus verursacht meist einen akuten Verlauf mit rapider Klappendestruktion, S. epidermidis
hingegen bedingt eher ein subakutes Krankheitsbild. Die Letalität der linkskar-
dialen Staphylokokkenendokarditiden ist mit 20–40% hoch und ist meist nur
durch den Klappenersatz bei florider Entzündung zu senken.

Staphylokokken sind durch eine β-Lactamase in > 90 % resistent gegen Penicillin. Eine Methicillinresistenz (häufiger bei koagulasenegativen als bei -positiven Staphylokokken) bedeutet Resistenz gegen alle β-Lactamantibiotika, nicht aber gegen Vancomycin. Der baketerizide Effekt zellwandaktiver Antibiotika wird durch Aminoglykoside gesteigert. Daher rührt die Empfehlung (Tabelle 5) einer initial 3- bis 5tägigen Kombinationstherapie eines β-lactamasestabilen Isoxazolylpenicillins (Dicloxacillin: Stapenor, Flucloxacillin: Staphylex) mit Gentamicin. Eine länger dauernde Gabe des Aminoglykosids resultiert nicht in einer höheren Heilungsrate, wohl aber in einer gesteigerten Nephrotoxizität.

Staphylokokkenendokarditiden treten unter verschiedenen Bedingungen auf und verlangen unterschiedliche Therapieregime:

- *Native Klappenentzündungen:* Gegen linkskardiale native Klappenentzündungen durch koagulasepositive oder -negative Staphylokokken gilt ein Isoxacolylpenicillin, über 3–5 Tage kombiniert mit Gentamicin, als Therapie der Wahl. Eine nichtanaphylaktoide, lediglich exanthematische Penicillinreaktion läßt bei Methicillinresistenz ein Cephalosporin der 1. Generation (Cefazolin: Gramaxin) zu.

- *Rechtskardiale S. aureus-Endokarditiden* bei Fixern mit unkompliziertem Verlauf sprechen oft auf eine nur 14tägige Gabe von Isoxazolylpenicillin (nicht Vancomycin!) + Aminoglykosid an, über 8 Tage persistierendes Fieber oder Zeichen linkskardialer Beteiligung verlangen jedoch das Standardschema der staphylogenen Linksherzendokarditis. Bei Methicillinresistenz gilt Vancomycin, weniger sicher auch Teicoplanin, kombiniert mit Gentamicin, als Alternative. Hin und wieder hat sich bei der Trikuspidalerkrankung Trimethoprim kombiniert mit Sulphamethoxazol (z. B. Bactrim) als wirksam erwiesen.

- *Prothesenendokarditiden:* Koagulasepositive Staphylokokken führen bei Prothesenträgern sehr häufig zu schweren perivalvulären Komplikationen (Abszesse, Perforationen, Penetrationen), so daß der frühzeitige Prothesenersatz indiziert ist, wenn nicht binnen weniger Tage die antibiotische Therapie (Ta-

Tabelle 5. Therapie der infektiösen Endokarditis: Staphylogene Nativklappenendokarditis[a]

Bedingungen	Antibiotikum	Dosis/Tag	Dauer
Oxacillin[b] empfindliche Staphylokokken (MHK < 1 mg/l)	(Dicl-, Flucl-) oxacillin + Gentamicin	4–6mal 2 g 3mal 1 mg/kg KG	(4–) 6 Wochen 3–5 Tage
Nichtsoforttyp-allergie gegen Penicillin	Cefazolin (oder Cefalothin) + Gentamicin	4mal 1,5 g (6mal 2 g) 3mal 1 mg/kg KG	(4–) 6 Wochen 3–5 Tage
Penicillinallergie vom Soforttyp oder Oxacillinresistenz	Vancomycin + Gentamicin	2mal 15 mg/kg KG (max. 2mal 1 g) 3mal 1 mg/kg KG	6 Wochen 3–5 Tage

[a] Zu möglichen Behandlungsunterschieden links- und rechtskardialer Endokarditiden s. Text!
[b] Oxacillin steht für Isoxazolylpenicilline.

Tabelle 6. Therapie der infektösen Endokarditis: Staphylogene Prothesenendokarditis

Bedingungen	Antibiotikum	Dosis/Tag	Dauer
Oxacillinempfindliche Staphylokokken (MHK < 1 mg/l)	(Dicl-, Flucl-)Oxacillin + Gentamicin + Rifampicin	6mal 2 g 3mal 1 mg/kg KG i.v. 3mal 300 mg oral	6 Wochen 2 Wochen Mindestens 6 Wochen
Oxacillin-resistente Staphylokokken	Vancomycin + Gentamicin + Rifampicin	2mal 15 mg/kg KG (maximal 2mal 1 g) 3mal 1 mg/kg KG i.v. 3mal 300 mg oral	Mindestens 6 Wochen 2 Wochen Mindestens 6 Wochen

belle 6) mit einem penicillinasefesten Isoxazolylpenicillin (bei Methicillinresistenz alternativ Vancomycin oder bei Nichtsoforttypreaktionen auf Penicillin ein Cephalosporin der 1. Generation) mit Gentamicin und Rifampicin die Entzündungszeichen deutlich unter Kontrolle bringt.

Rifampicin, das in Granulozyten angereichert wird, ist der 3. Kombinationspartner bei einer staphylogenen Prothesenendokarditis. Als Monotherapie oder nur mit Vancomycin kombiniert entwickeln Staphylokokken relativ rasch eine Resistenz gegen Rifampicin. Bei Resistenz gegen Gentamicin ist die Empfindlichkeit gegen andere Aminoglykoside zu testen. Zeigen sich alle Aminoglykoside als ineffektiv, so ist ein Versuch mit einem wirksamen Chinolon gerechtfertigt. Jedoch ist wegen des oft rasch destruierenden Entzündungsprozesses mit perivalvulären Komplikationen die Reoperation oft der einzige Ausweg.

8.2.1.5 Endokarditiden durch gramnegative und andere seltene Mikroorganismen

Gramnegative Keime verursachen trotz einer gewissen Häufigkeitszunahme < 5 % der Endokarditiden. Sie adhärieren trotz der relativ häufigen Bakteriämien (z. T. durch diagnostische oder therapeutische Eingriffe im Gastrointestinal- oder Urogenitaltrakt) selten an den Herzklappen.

Wegen unterschiedlicher und lokal wechselnder Resistenzen der speziellen Keime ist die Therapie nach den spezifischen, möglichst quantitativen Sensibilitätsdaten auszurichten. Die in Tabelle 7 aufgelisteten Empfehlungen geben nur Richtlinien.

Der häufigste Keim dieser Gruppe ist *Pseudomonas aeruginosa*, besonders bei Drogenabhängigen. Er verlangt eine hochdosierte Therapie mit einem Acylaminopenicillin (Azlocillin: Securopen oder Mezlocillin: Baypen oder Piperacillin: Pipril) oder Ceftazidim: Fortum oder Cefsulodin: Pseudocef zusammen mit Tobramycin. Bei linkskardialer Erkrankung sollte jedoch frühzeitig die entzündete Klappe ersetzt werden mit sofort anschließender antibiobischer Therapie.

Tabelle 7. Therapie der infektiösen Endokarditis: Gramnegative Endokarditis

Keime	Antibiotika	Tagesdosis	Dauer
HACEK[a]-Gruppe	Ampi- oder Mezlocillin	4mal 5 g i.v.	Mindestens 3 Wochen
	+ Gentamicin	3mal 1 mg/kg KG i.v.	4 (–6) Wochen
	oder Ceftriaxon	1mal 2 g i.v. (i.m.)	4 Wochen
	oder Cefotaxim	4mal 2 g i.v.	4 Wochen
Pseudomonas	Azlo- oder Piperacillin	3- bis 5mal 4 g .iv.	Mindestens 6 Wochen
	oder Ceftazidim	3mal 2 g i.v.	Mindestens 6 Wochen
	oder Imipenem	4mal 0,5–1 g i.v.	Mindestens 6 Wochen
	+ Tobramycin	3mal 1,5 mg/kg KG i.v.	Mindestens 6 Wochen
Enterobakterien	Piperacillin	4mal 5 g i.v.	Mindestens 6 Wochen
(E. coli, Proteus,	oder Cefotaxim	(4mal 2 g) i.v.	Mindestens 6 Wochen
Klebsiella, Serratia u. a.)	+ Gentamicin	3mal 1 mg/kg KG i.v.	Mindestens 6 Wochen

[a] Haemophilus, Actinobacillus actinomycetemcomitans, Cardiobacterium hominis, Eikenella, Kingella.

Die Trikuspidalerkrankung duldet eine medikamentöse Behandlung über 6 Wochen. Kommt die Entzündung nicht zur Ausheilung, ist ein Debridement („Vegetektomie") oder die ersatzlose Trikuspidalvalvulektomie indiziert. Die Ciprofloxacinmonotherapie scheint nach experimentellen Ergebnissen eine gangbare Alternative.

Enterobakterien (E. proteus, Serratia, Klebsiella u. a.) verursachen meist Protheseninfektionen, die der konservativen Therapie oft trotzen. Stets ist ein β-Lactamantibiotikum, bevorzugt Piperacillin, alternativ ein Drittgenerationscephalosporin in hoher Dosierung, mit einem Aminoglykosid zu kombinieren, falls nicht eine (Re)Operation in Frage kommt.

Salmonellen sind selbst bei epidemischen Salmonellenenteritiden seltene Erreger der Endokarditis, dabei relativ häufig muraler Entzündungen. Ampicillin oder Chloramphenicol, ein Drittgenerationscephalosporin oder ein Chinolon über mindestens 4–6 Wochen werden empfohlen.

HACEK-Keime (Haemophilusspezies, Actinobacillus actinomycetemcomitans, Cardiobacterium hominis, Eikenella, Kingellaspezies): Als häufige Besiedler des oberen Respirationstraktes verursachen sie meist subakute Entzündungen. Sie sind häufig gegen Ampicillin oder Mezlocillin empfindlich, das mit Gentamicin kombiniert wird. Penicillinase-produzierende Stämme sind suszeptibel gegen Drittgenerationscephalosporine (Ceftriaxon: Rocephin oder Cefotaxim: Claforan).

8.2.1.6 Q-Fieber-Endokarditis

Eine über Jahre fortgesetzte Gabe von Doxycyclin (2mal 100 mg täglich) oder Tetracyclin (4mal 500 mg) + Trimethoprim-Sulphamethoxazol (480 bzw. 2 400 mg täglich in 4 Einzeldosen) sind – sofern eine rasche Operation nicht möglich ist – Standardempfehlung. Anstelle von TMP/SMZ wurde auch ein Chinolon empfohlen.

8.2.1.7 Pilzendokarditiden

Sie verlaufen meist schleichend und ohne typische Stigmata der „klassischen" infektiösen Endokarditis. Auch sind die üblichen Blutkulturen meist negativ. So wird die Diagnose meist sehr spät, oft prämortal überhaupt nicht gestellt.
Die Beachtung der Disposition (v. a. der Herzklappenersatz, Diabetes mellitus, langdauernde antibiotische oder immunsuppressive Therapie) kann die Sicherung der Diagnose erleichtern.

Therapieresistenz und die Häufigkeit von thromboembolischen Ereignissen gebieten den frühzeitigen Klappenersatz mit anschließender Kombinationsbehandlung mit Amphotericin B und 5-Flucytosin (Ankotil) über mindestens 6–8 Wochen. Genaueres zeigt folgende Übersicht:

Therapie der Pilzendokarditis (Kombinationstherapie über 6–8 Wochen)
● Amphotericin B: Testdosis 1 mg in 100 mg über 30 min infundieren; wenn verträglich, von Initialdosis 0,1 mg/kg KG langsam steigern um 0,25 mg/kg KG bis Tagesdosis von 0,75 bis 1 mg/kg KG alle 24 h (alternativ: liposomales Amphotericin 2–3 mg/kg KG);
● 5-Flucytosin: 150 mg/kg KG/Tag in 4 Einzeldosen.
● Wenn möglich: Klappenersatz!

Auch werden vereinzelte Fälle einer erfolgreichen Therapie mit Flukonazol (Diflucan) berichtet. Nebenwirkungen von Amphotericin B (Fieber, Schüttelfrost, Erbrechen oder Blutdruckabfall) können durch Glukokortikoide oder Salizylat gemildert werden. Die Nephrotoxizität von Amphotericin B wird durch Ausgleich einer Hyponatriämie vermindert.

8.2.1.8 Therapieversager – Rückfall – Rezidiv

Kommt es unter den vorgenannten Behandlungsschemata nicht zur bakteriologischen und klinischen Ausheilung der Entzündung, liegt ein primäres Therapieversagen vor. Hier ist eine exakte mikrobiologische Diagnostik mit Keimtypisierung und quantitativer Resistenztestung für die gewählten Antibiotika je einzeln und in der Kombination erforderlich, sofern nicht die operative Ausräumung des Infektionsherdes erwogen werden kann (z. B. Kontraindikationen gegen Operation). Therapieversager sind am häufigsten bei Infektionen mit Pilzen und Enterobacteriaceae und bei abszedierender Staphylococcus-aureus-Erkrankung.

Von einem Rückfall ist dort zu sprechen, wo nach einem „lege artis" durchgeführten und abgeschlossenen Behandlungskurs die Entzündung wieder aufflackert mit dem gleichen Keim: Bei penicillinsensiblen Viridansinfektionen nativer Klappen in < 2 %, bei Enterokokkeninfektionen in bis zu 20 %, bei Pilz-valvulitis in > 50 % der Fälle, bei Prothesenendokarditiden in < 10 %. In diesen Fällen ist ein erneuter „Standardkurs" indiziert (außer bei Pilzendokarditis), so-fern (auch okkulte, extrakardiale) metastatische Infektionsherde oder Abszesse ausgeschlossen werden können, die direkt anzugehen sind.

Eine einmal durchgemachte IE prädisponiert zum Rezidiv in ca. 5 % der Fälle. Die Therapie richtet sich hier nach den Grundregeln wie bei der Ersterkrankung.

Die Indikationen zur Operation während einer floriden Endokarditis zeigt fol-gende Übersicht:

Operationsindikationen
- Hämodynamische Dekompensation
  infolge Klappendestruktion (selten Klappenobstruktion),
  infolge Prothesenlockerung,
  infolge paravalvulären Lecks;
- resistente Infektion:
  > 72 h persistierendes Fieber,
  persistierende Bakteriämie,
  Antibiotikaresistenz;
- Nachweis kardialer Abszedierung,
- 2 oder mehr Embolien,
- > 1,0 cm Vegetationen mitral > aortal,
- vorzeitiger Mitralklappenschluß bei Aortenklappenendokarditis,
- Prothesenendokarditis.

Die Dauer der antibiotischen Therapie nach Klappenoperation während der flo-riden Endokarditis hängt von der Dauer der präoperativen Antibiose, der Keim-resistenz, dem Nachweis peri- und paravalvulärer Entzündungsausbreitung in situ und vom Keimbefall des exzidierten Materials ab.

Wurde die Endokarditis ausgelöst durch relativ empfindliche Erreger und zei-gen sich in Kulturen des Klappenexzidates keine Keime mehr, so sollte insgesamt prä- und postoperativ ein Behandlungszeitraum durchgehalten werden, wie er für den betreffenden Keim empfohlen wird. Lassen sich jedoch intraoperativ bzw. auf Klappenexzidat noch Keime nachweisen, sollte vom Operationstag an gerechnet werden für eine weitere antibiotische Behandlung. Patienten mit Pro-thesenendokarditis erfordern eine postoperative volle Behandlungsdauer für den nachgewiesenen oder zu vermutenden Keim.

Extrakardiale Komplikationen der infektiösen Endokarditis erfordern sorgfäl-tige Beachtung wegweisender Symptome oder Befunde und nicht selten zusätz-liche chirurgische Eingriffe.

Bis zu 10 % aller Patienten erleiden mykotische Aneurysmen, sei es über lokale Entzündungen nach septischer Embolisierung vom Gefäßlumen her oder durch eine Vaskulitis, ausgehend von den Vasa vasorum. 2–5 % der Aneurysmen betref-fen die Hirngefäße und können zur Subarachnoidal- oder Parenchymblutung führen, oft mit prämonitorischen Kopfschmerzen oder fokalem neurologischen

Defizit. Hier ist die Angiographie indiziert, zumal bei Patienten, für die ein Klappenersatz eine Dauerantikoagulation nach sich zieht. Rupturierte Aneurysmen sind zu operieren. Nichtrupturierte Aneurysmen können sich unter der antibiotischen Therapie zurückbilden, können jedoch in ihrer Größe persistieren und auch spät noch rupturieren.

Daher empfiehlt es sich, auch bei gleichbleibender Ausdehnung zu operieren, um die Gefahr spontaner oder durch Antikoagulation begünstigter Blutungen zu reduzieren. Hinsichtlich peripherer, v. a. mesenterialer Aneurysmen ist analog zu verfahren. Auch hier droht in der „aktiven" wie in der Spätphase noch die Ruptur.

Periphere Organabszesse, v. a. Milzabszesse (immerhin bei 3–5 % der Patienten) finden sich v. a. bei Infektionen mit S. aureus und Enterokokken, seltener bei Streptokokken und gramnegativen Keimen. Nach sonographischer und CT-Diagnose ist eine Punktionsdrainage, bei multiplen Abszessen sogar die Splenektomie indiziert. Vor allem ist vor dem Klappenersatz die Abszeßsanierung obligat.

8.2.1.9 Allgemeinmaßnahmen

Die neben der antibiotischen Therapie zu beachtenden Allgemeinmaßnahmen zur Behandlung der Patienten mit infektiöser Endokarditis sind in folgender Übersicht zusammengefaßt:

Therapeutische Allgemeinmaßnahmen
- Bettruhe, solange Fieber, allgemeines Krankheitsgefühl oder Zeichen der Herzinsuffizienz anhalten,
- Flüssigkeitszufuhr entsprechend -bedarf,
- Prophylaxe peripherer Thrombosen („low-dose Heparin"),
- Antipyretika/Antiphlogistika nicht generell indiziert!
- Erythrozytentransfusionen bei Hb < 8 g %.

Die Behandlung kardialer Arrhythmien folgt den allgemeinen Richtlinien antiarrhythmischer Behandlung. Es ist zu beachten, daß eine Zunahme ventrikulärer Extrasystolen Ausdruck einer myokardialen Beteiligung im Entzündungsgeschehen sein kann, sei es koronarembolisch, durch Abszeßpenetration oder immunvaskulitisch bedingt. Atrioventrikuläre und intraventrikuläre Leitungsstörungen können auf eine Ausbreitung des Entzündungsprozesses auf das Leitungssystem hindeuten.

Eine progrediente Herzinsuffizienz zwingt zur Operation, ungeachtet der Dauer der eingeleiteten antibiotischen Therapie. Die postoperative Mortalität nimmt mit steigendem Schweregrad der präoperativen hämodynamischen Dysfunktion zu. Wird die mit der Klappendestruktion verursachte Regurgitation ohne nennenswerte Ventrikeldilatation toleriert, kann die Operation bis zur mikrobiologischen und klinischen Ausheilung der Entzündung verschoben werden.

Die Frage der Antikoagulation während florider Endokarditis stellt sich unter verschiedenen Bedingungen:

- Patienten ohne vorausgehende Antikoagulation und ohne antikoagulationsbe-dürftigen Klappenfehler sollten nicht während der floriden Entzündung auf eine voll wirksame Gerinnungshemmung eingestellt werden. Hier ist lediglich bei bettlägerigen Patienten zur Prophylaxe peripherer Thrombosen eine sub-kutane Low-dose-Heparinisierung angezeigt.
- Patienten mit nativ-valvulärer Endokarditis während einer Antikoagulation wegen absoluter Arrhythmie oder wegen Mitralstenose mit oder ohne Vor-hofflimmern sind von Dicumarol auf Heparin umzustellen mit einer Verlänge-rung der PTT auf das 1,5- bis 2,5fache des Kontrollwertes ohne Heparin.
- Patienten mit Status nach biologischem oder mechanischem Klappenersatz ohne oder mit vorausgehender Dicumarolantikoagulation sollten ebenfalls auf Heparin umgestellt werden (PTT ca. 50–70 s).
- Bei Patienten mit erforderlicher systemischer Antikoagulation, die eine zere-brale Embolie erleiden, muß die gerinnungshemmende Behandlung unter-brochen werden, bis computer- oder kernspintomographisch eine Blutung über 48 oder 72 h ausgeschlossen ist. Dann kann die Antikoagulation wieder aufgenommen werden unter strenger Kontrolle der PTT (nicht > 70 s!). Eine Zunahme des neurologischen Defizites oder der morphologische Nachweis einer Blutung oder größerer Infarkte gebieten eine anhaltende Unterbrechung der Vollheparinisierung.

Indikation zur Antikoagulation (AK)
- Die IE ist per se keine generelle Indikation für AK.
- Vorbestehende AK (z. B. bei Mitralstenose, Status nach Klappenersatz) fort-führen; Dicumarol → Heparin umstellen.
- Bei zerebraler Blutung (CT!) AK-Pause über 48–72 h. Definitiv absetzen nur bei großer Massenblutung.
- Eine „Vegetationsembolie" ist keine Indikation für AK.
- Eine „Thrombembolie" (meist aus dem linken Vorhof) ist eine Indikation für AK.
- Thrombozytenaggregationshemmer sollten nicht verwendet werden.

Die Indikation zur Klappenoperation zwecks Rezidivprophylaxe nach Hirn-embolie wie auch der Operationszeitpunkt werden kontrovers diskutiert. Lassen sich nach einer Embolie weiterhin Vegetationen von > 10 mm auf den Klappen nachweisen, erscheint die Operation innerhalb der ersten 8 Tage, d. h. vor Aus-bildung einer relevanten, hypoxisch verursachten Hirnschrankenstörung, gün-stiger bezüglich der Prävention weiterer Embolien, ohne daß das Risiko einer zerebralen Einblutung während der Operation erhöht ist. Die Empfehlungen und Praktiken, wie in solcher Situation zu verfahren ist, sind jedoch nicht ein-heitlich.

8.2.1.10 Therapiekontrolle

Maßnahmen der Therapiekontrolle zeigt folgende Übersicht:

Therapiekontrolle
- Klinische Untersuchung täglich!
- C-reaktives Protein (BSG),
- Blutbild: Leuko- und Erythrozyten, Hb,
- Echokardiographie (TEE),
- EKG,
- „drug monitoring"!
  - klinische Zeichen der Überdosierung,
  - Nierenfunktionsparameter,
  - angepaßte Antibiose,
  - Serumspiegel: Gentamicin < 2 bis < 10 mg/l,
    Vancomycin < (5) 10 bis < 32 (45) mg/l;
- nach der antibiotischen Therapie:
  - ca. am 3.–5. Tag Blutkulturen,
  - ca. 4–8 Wochen später Blutkulturen.

Die tägliche unmittelbare Krankenuntersuchung auf allgemeine Zeichen der Entzündung (Nachtschweiß, Temperatur, allgemeines Krankheitsgefühl) und des lokalen Prozesses (Zeichen der evtl. zunehmenden Klappeninsuffizienz oder selten der Klappenobstruktion, die Sekundärbeteiligung weiterer Klappen) oder von kardialen und extrakardialen Komplikationen (myokardiale Insuffizienz und Dekompensation bzw. Embolien oder immunvaskulitische Stigmata) ist obligat.

Persistierendes oder wieder aufflackerndes Fieber über 8 Tage hinaus kann auf die falsche Wahl oder falsche Dosierung oder falsche Applikation des/der Antibiotika hinweisen. Es kann aber auch durch kardiale oder extrakardiale metastatische Entzündungen (einschließlich Organabszesse, Spondylodiszitis o.a.), septische Phlebitiden, Hypersensibilitätsreaktionen auf die Antibiotika, gelegentlich auf interkurrente Erkrankungen hinweisen.

Anfangs sind engmaschige Kontrollen der Leukozyten und des C-reaktiven Proteins zur Beurteilung des Ansprechens auf die gewählte Antibiose erforderlich. EKG und Echokardiogramm müssen (mindestens) einmal wöchentlich registriert werden, um AV- oder IV-Leitungsstörungen als Hinweis auf eine perivalvuläre Ausbreitung der Entzündung bzw. um die Klappenmorphologie und linksventrikuläre Funktion zu erfassen.

Das Drugmonitoring im weiteren Sinne achtet auf Medikamentenüberdosierungen oder -unverträglichkeiten. Im engeren Sinne gilt es der Messung der Serumkonzentrationen von Vancomycin und Aminoglykosiden zwecks Anpassung an Nierenfunktion (ggf. Dosisreduktion) und optimale Wirkkonzentration. Die Spitzen- und Talspiegel für Vancomycin werden nicht einheitlich angegeben, während für Gentamicin Werte von < 2 bis < 10 mg/l empfohlen werden.

8.2.1.11 Prophylaxe

Trotz der Prognoseverbesserung durch eine adäquate antibiotische Therapie und ggf. die rechtzeitige Operation bei florider Entzündung ist die infektiöse Endokarditis auch heute noch eine gravierende Erkrankung, die während des aktiven Stadiums und auch nach klinischer Ausheilung noch eine beachtliche Spätmorbidität und -letalität mit sich bringt.

In nachweislich ca. 30 % der Fälle wird die Krankheit induziert durch einen diagnostischen oder therapeutischen Eingriff mit einer voraussehbaren Bakteriämie, die zur Kolonisation des kongenital oder erworben vorgeschädigten Klappenendothels und zur ulzeropolypösen Entzündung führt. Es sind ganz überwiegend Keime der normalen Schleimhautflora im Mund- und Nasen-Rachen-Raum bzw. im Gastrointestinal- und Urogenitaltrakt, die durch Zahnextraktionen und HNO-ärztliche Eingriffe bzw. durch endoskopisch-diagnostische oder operative Eingriffe ins Blut invadieren, auf einem vulnerablen Endothel adhärieren und den Entzündungsprozeß einleiten.

Auf diese Beobachtungen stützen sich die Begründung und der Modus der Prophylaxe: Prädisposition, induzierender Eingriff, zu erwartender Keim bei Bakteriämie und dessen antibiotische Empfindlichkeit leiten die Prinzipien der Prophylaxe, wie die folgenden Übersichten zeigen:

Prädisponierende Bedingungen
- Rheumatische Herzerkrankungen;
- Status nach Herzklappenersatz*;
- Status nach infektiöser Endokarditis*;
- Kongenitale Angio-/Kardiopathien:
  - Ventrikelseptumdefekt*,
  - Fallot-Tetralogie*,
  - zyanotische Vitien*,
  - Aorten- (Isthmus-)/Pulmonalstenose,
  - Ductus arteriosus Botalli,
  - Septum-primum-Defekt*;
- Mitralklappenprolaps mit -insuffizienz;
- hypertrophisch-obstruktive Kardiomyopathie;
- (degenerative Klappenerkrankungen im Alter).

Ein hohes Endokarditisrisiko besteht bei den mit * gekennzeichneten Bedingungen.

Eine Endokarditisprophylaxe ist erforderlich bei
- zahnärztlichen Eingriffen mit vorhersehbarer Schleimhautblutung, vor allem bei Extraktionen;
- Tonsillektomie/Adenoidektomie;
- Operationen an den oberen Luftwegen;
- Bronchoskopie mit Biopsie;
- Sklerotherapie bei Ösophagusvarizen;

- Ösophagusdilatationstherapie;
- Operationen am Gastrointestinaltrakt;
- Zystoskopie, Urethraldilatation;
- Prostatektomie, Harntraktchirurgie;
- vaginaler Hysterektomie;
- vaginaler Entbindung;
- Inzision/Drainage von Abszessen.

Eine Zystoskopie sowie vaginale Entbindung und vaginale Hysterektomie erfordern nur bei Patienten mit hohem Risiko die Endokarditisprophylaxe.

Im Hinblick auf Praktikabilität und Compliance wird heute weithin die einmalige orale Gabe des Antibiotikums empfohlen:

Durchführung der Endokarditisprophylaxe
(NB: Antibiotikum 1 h vor dem Eingriff! Nur bei länger anhaltender Bakteriämie Wiederholung nach 6 h)

Eingriffsort	Antibiotikum 1. Wahl	Bei Penicillinallergie
Oropharynx	Amoxicillin	Clindamycin
Respirationstrakt	3 g	600 mg
Gastrointestinal- und	(bei hohem Risiko	oder
Urogenitaltrakt	+ Gentamicin 120 mg i.v.)	Vancomycinl 1 g i.v.
Hautabszesse	(Di- oder Flucl-)oxacillin	Vancomycin
	2 g p.o.	1 g i.v.

Bei Schwangeren sind Aminoglykoside und Vancomycin kontraindiziert! Alternative: Cefalothin 2 bis 4 g.
Vancomycin als i.v.-Kurzinfusion mindestens über 1 h! Beginn spätestens 1 h vor dem Eingriff!

Wiederholungen sollten nur dort stattfinden, wo mit länger anhaltender Bakteriämie zu rechnen ist. Dann wird sich aber meist eine antibiotische Therapie des infizierten Eingriffsortes anschließen müssen.

Patienten unter einer Dauerprophylaxe gegen Rezidive eines akuten rheumatischen Fiebers sollten kein Penicillin (-derivat) zur Prävention einer infektiösen Endokarditis bekommen, sondern ein Cephalosporin der 1. Generation oder Clindamycin, wenn es sich um einen bakteriämieinduzierenden Eingriff handelt.

Mindestens ebenso wichtig wie präprozedurale Antibiotikaprophylaxe sind flankierende Maßnahmen: Vor allem die gründliche Mund- und Zahnhygiene (2mal jährliche zahnärztliche Untersuchung bei Risikopatienten!), die Vermeidung von Irrigatoren zur Mundpflege, die Vermeidung möglicher iatrogener Infektionen durch venöse oder urethrale Verweilkatheter u. ä. Zu vermeiden sind nosokomiale Infektionen.

8.2.2 Nichtinfektiöse Endokarditiden

Sie treten auf im Rahmen
- des akuten rheumatischen Fiebers,
- des systemischen Lupus erythematodes/Antiphospholipid-Antikörper-Syndroms,
- der rheumatoiden Arthritis,
- der ankylosierenden Spondylarthritis (M. Bechterew),
- der Endokarditis parietalis fibroplastica (Löffler),
- der Takayasu-Arteriitis,
- der nichtbakteriellen thrombotischen Endokarditis,
- Bestrahlungsendokarditis.

8.2.2.1 Akutes rheumatisches Fieber

Definition
Das akute rheumatische Fieber (ARF) ist eine Folgekrankheit einer pharyngealen Infektion mit Gruppe-A-β-hämolysierenden Streptokokken (GABHS), die sich aufgrund einer Immunreaktion als Entzündung am Herzen (Peri-, Myo- und Endokarditis), an den Gelenken (akuter Gelenkrheumatismus), am Gehirn (Chorea minor Sydenham) und an der Haut (Rheumaknoten, Erythema marginatum) manifestieren kann.

Eine genetisch determinierte Disposition (Assoziation mit Blutgruppen- und Histokompatibilitätsantigenen HLA-B 5, HLA-DR 2 und 4) oder zu B-Zellmarkern ist die Voraussetzung für eine Reaktion des mit GABHS infizierten Organismus auf spezielle Kapselsubstanzen wie M-Proteine oder Hyaluronsäure der Bakterien. Eine abnorme Immunantwort mit Antikörperbildung gegen Antigene der GABHS, die mit Herzgewebe oder Mukopolysacchariden der Gelenkkapsel kreuzreagieren, führt zu einer zunächst fibrinös-serös exsudativen, später histiozytär-epitheloidzellig granulomatösen Entzündung mit Kollagennekrosen und schließlich zur Vernarbung mit Schrumpfung und Verdickung der Herzklappen (Endocarditis serosa, verrucosa; chronischer Herzklappenfehler). Das ARF betrifft in unterschiedlicher Ausprägung sowohl das Perikard als auch das Myokard und vorwiegend das Endokard (in 40–50 % der Fälle). Virulenzfaktoren der Bak-

Tabelle 8. Akutes rheumatisches Fieber: Dauer der Prophylaxe. (Nach Dajani et al. 1995)

Indikation	Dauer
ARF mit Karditis und rheumatischem Vitium	Mindestens 10 Jahre nach der letzten ARF-Episode und mindestens bis zum 40. Lebensjahr
ARF mit Karditis ohne residuales Vitium	10 Jahre oder mindestens bis zum Erwachsenenalter
ARF ohne Karditis	5 Jahre oder bis zum 21. Lebensjahr

terien und das Ausmaß der Immunantwort des Erkrankten prägen das initiale Krankheitsbild der rheumatischen Endokarditis.

Bleibt das Klappenendokard während des 1. Schubes des ARF verschont, so ist die Entwicklung hämodynamisch relevanter Klappenfehler selten, sofern nicht Zweiterkrankungen die Klappen betreffen. Hingegen sind chronische Klappenfehler bei schwererem Initialverlauf sehr häufig, v. a. dann, wenn frühe Rezidive von GABHS-Infekten auftreten.

Klinik der rheumatischen Endokarditis

In 0,3–3 % der Fälle von GABHS-Tonsillopharyngitiden folgen ca. 2–3 Wochen später unter erneutem Temperaturanstieg und allgemeinem Krankheitsgefühl nach Lokalisation und Intensität wechselnde Gelenkschmerzen und -schwellungen. Dieser „Gelenkrheumatismus" ist bei kleinen Kindern seltener als bei Jugendlichen; dagegen erkranken Kinder häufiger an kardialen Manifestationen, v. a. einer Myokarditis. In der Regel hält der Gelenkrheumatismus nicht länger als 3 Wochen an, er kann jedoch auch als chronisches rheumatisches Fieber bis zu 6 Monate andauern.

Die Diagnostik stützt sich auf die Angabe einer (GABHS-)Pharyngitis (eine Angina tonsillaris läßt sich in ca. der Hälfte der Fälle eruieren) und auf die Haupt- und Nebenkriterien nach Jones:

Jones-Kriterien des akuten rheumatischen Fiebers
* Hauptkriterien:
  - (Peri-, Myo-, Endo-) karditis,
  - Polyarthritis,
  - Chorea minor Sydenham,
  - Erythema marginatum,
  - subkutane Knötchen.
* Nebenkriterien:
  Arthralgien, Fieber,
  Labor: BSG-Beschleunigung,
  C-reaktives Protein erhöht,
  EKG: verlängerte PQ-Zeit.
* Unterstützende Kriterien:
  bezüglich A-Streptokokken positiver Rachenabstrich,
  ASL-O- oder Anti-DNase-B-Titer signifikant positiv oder ansteigend im Verlauf.

Die zu den Nebenkriterien zählenden Entzündungsparameter wie auch die Arthralgien sind unspezifisch. Erst der bakteriologische und serologische Nachweis „rheumatogener" GABHS, zumal mit „rheumatogenen" M-Proteinen, sichern die Diagnose.

Therapie

Bei Verdacht oder gar Sicherung der Diagnose eines ARF ist unverzüglich eine Penicillintherapie einer residualen Streptokokkenpharyngitis einzuleiten, wird doch von der Virulenz der Erreger der initiale Verlauf und damit auch die Spätprognose wesentlich determiniert.

Therapie des akuten rheumatischen Fiebers

Allgemeinmaßnahmen: Bettruhe, solange Fieber und Gelenkschmerzen und bei Karditis; ggf. Digitalis und Diuretika.

- *Therapie der GABHS-Pharyngitis:*

Penicillin G:	Kinder < 25 kg 600 000 E	i.m.	1mal,
	Jugendliche/ Erwachsene 1,2 Mio. E	i.m.	1mal

  oder

Phenoxypenicillin V (z. B. Isocillin, Megacillin):	für Kinder 2- bis 3mal täglich 250 mg für Jugendliche/Erwachsene 2- bis 3mal täglich 500 mg	oral oral	10 Tage, 10 Tage

- *Bei Penicillinallergie:*

Erythromycin:	40 mg/kg KG/Tag 2-bis 4mal täglich (maximal 1 g/Tag)	oral	10 Tage;

- *Antiphlogistische Therapie:*

Acetylsalicylsäure:	4mal 100 mg/kg KG/Tag über wenige Tage, dann halbe Dosis.
Steroide:	bei schwerer Herzbeteiligung (Myo- u. Perikarditis) Prednison-Äquivalent 1–2 mg/kg KG/Tag maximal 100 mg/Tag; schrittweise Reduzierung alle 5 Tage, überlappend mit Salicylat.

Der Gelenkrheumatismus ist meist mit einer antiphlogistischen Therapie mit nichtsteroidalen Antirheumatika (Acetylsalicylsäure oder Paracetamol) gut unter Kontrolle zu bringen. Eine schwere Karditis veranlaßt den Einsatz von Steroiden, die mit klinischer Besserung allmählich von der Maximaldosis von 100 mg täglich unter gleichzeitiger Gabe von Acetylsalicylsäure reduziert werden können. Nicht gesichert ist, ob die Langzeitprognose durch Steroide verbessert wird.

Eine Rezidiv-/Sekundärprophylaxe von rheumatischen Entzündungsschüben ist dringend geboten, um die Entwicklung zu einem hämodynamisch relevanten Klappenfehler zu vermeiden. Jede A-streptogene Neuinfektion impliziert ein hohes Risiko eines Rezidivs mit weiterer valvulärer Schädigung – auch dann, wenn die Tonsillopharyngitis klinisch unbemerkt abläuft. Deswegen ist nach einem ARF im Kindesalter stets bis zum 20. oder 25. Lebensjahr eine Rezidivprophylaxe erforderlich; bei Erwachsenen mindestens über 5 Jahre nach einem ARF-Schub. Die Prophylaxe beim akuten rheumatischen Fieber verdeutlicht folgende Übersicht:

Prophylaxe des akuten rheumatischen Fiebers

● *Primärprophylaxe:*

Früherkennung und -behandlung einer GABHS-Tonsillopharyngitis!

Benzathinpenicillin G	wenn KG < 25 kg	600 000 E	i.m.	1mal,
(z. B. Tardocillin 1200)	wenn KG > 25 kg	1,2 Mio. E	i.m.	1mal;

oder

Phenoxypenicillin V	für Kinder 250 mg 2-bis 3mal täglich	oral	10 Tage,
(z. B. Isocillin, Megacillin)	für Jugendliche/Erwachsene 500 mg 2- bis 3mal täglich		

● *Bei Penicillinallergie:*

Erythromycin	40 mg/kg KG/Tag 2-bis 4mal täglich (maximal 1 g/Tag)	oral	10 Tage,

● *Sekundärprophylaxe:*

Benzathinpenicillin G	1,2 Mio. E alle 3–4 Wochen	i.m.	bis zum 25. Lebens-jahr.

oder

Phenoxypenicillin V	2mal 250 mg täglich	oral	bis zum 25. Lebens-jahr.

oder

Sulfadiazin	wenn KG < 25 kg 1mal 0,5 g täglich	oral	bis zum
	wenn KG > 25 kg 1mal 1,0 g täglich	oral	25. Lebens-jahr.

● *Bei Penicillin- und Sulfonamidunverträglichkeit:*

Erythromycin	2mal 250 mg täglich	oral	bis zum 25. Lebens-jahr.

Sofern exakt alle 3–4 Wochen durchgeführt, hat die Prophylaxe mit Benzathinpenicillin G die niedrigste Versagerquote. Entsprechend dem nachweislich niedrigeren Penicillingewebespiegel in der 4. Woche nach der Injektion ist die Rezidivrate bei 3wöchigen Injektionsintervallen niedriger als bei längeren Intervallen. Eine nur akut gegen Pharyngitiden eingesetzte Penicillinbehandlung reicht nicht hin, Rezidive rheumatischer Karditiden zu verhindern.

Ob oral oder i.m. appliziert – die konsequente tägliche bzw. 3wöchentliche Antibiotikagabe ist entscheidend für den Erfolg der Prävention.

Zu beachten ist, daß unter einer Antikoagulation (z. B. bei Mitralklappenstenose) keine i.m.-Injektionen vorgenommen werden dürfen. Im Falle der Penicillinallergie oder einer Sulfonamidunverträglichkeit ist Erythromycin die probate Alternative.

Eine ARF-Langzeitprophylaxe macht die Prophylaxe einer infektiösen Endokarditis vor potentiell bakteriämischen diagnostischen oder therapeutischen Eingriffen nicht überflüssig!

8.2.2.2 Systemischer Lupus erythematodes und Anti-Phospholipid-Antikörper-Syndrom

Dem systemischen Lupus erythematodes (SLE) liegt eine durch Immunkomplexe induzierte Zell- und Gewebsschädigung mit antinukleären Antikörpern (ANA), v. a. Anti-ds-DNS-Antikörpern, zugrunde. Nekrotisierende Immunvaskulitiden, Polyserositis und Nierenbeteiligung, seltener eine Myokarditis oder eine (Libman-Sacks-)Endokarditis sind die häufigsten klinischen Manifestationen.

Die Diagnose ist nur im Rahmen des klinischen Gesamtbildes und der immunserologischen Konstellation zu stellen.

Die Therapie der Libman-Sacks-Endokarditis erfolgt im Rahmen der Gesamttherapie mit Steroiden und Immunsuppressiva (Azathioprin: Imurek, 2,5 mg/kg KG/Tag oder Cyclophosphamid: Endoxan 2 mg/kg KG/Tag).

Nach Ausheilung des akuten Schubes ist eine Endokarditisprophylaxe wie bei rheumatischen Vitien indiziert.

Wegen der häufigen Assoziation der Libman-Sacks-Endokarditis mit dem sog. Lupusantikoagulans und der daraus resultierenden Thromboembolieneigung ist eine Dicumarolantikoagulation auf Dauer mit einer relativ scharfen Einstellung des Quick-Wertes bzw. der INR (auf > 3) indiziert.

Endokarditiden im Rahmen nichtinfektiöser Grundkrankheiten (s. S. 811) sind seltene Teilmanifestationen der jeweils zugundeliegenden Krankheit, die eine gezielte Therapie mit Antirheumatika, Steroiden oder Immunsuppressiva erfordern.

Weiterführende Literatur zu „Therapie der infektiösen Endokarditis"

Acar J, Michel PL, Varenne O, Michaud P, Rafik T (1995) Surgical treatment of infective endocarditis. Eur Heart J 16 [Suppl B]:94–98

Besnier JM, Choutet P (1995) Medical treatment of infective endocarditis: general principles. Eur Heart J 16 [Suppl B]:72–74

Bille J (1995) Medical treatment of staphylococcal infective endocarditis. Eur Heart J 16 [Suppl B]: 80–83

Bogers AJJC, van Vreeswijk H, Verbaan CJ et al. (1991) Early surgery for active infective endocarditis improves early and late results. Thorac Cardiovasc Surg 39:284–288

Colombo T, Lanfranchi M, Passini L et al. (1994) Active infective endocarditis: surgical approach. Eur J Cardiothorac Surg 8:15–24

Das SS, Anderson JR, McDonald AA, Somerville KW (1994) Endocarditis due to high level gentamicin resistant Enterococcus faecium. J Infect 28:185–191

Delahaye JP, Poncet P, Malquarti V et al. (1990) Cerebrovascular accidents in infective endocarditis: role of anticoagulation. Eur Heart J 11:1074–1078

Eishi K, Kawazoe K, Kuriyama Y et al. (1995) Surgical management of infective endocarditis associated with cerebral complications. Multi-center retrospective study in Japan. J Thorac Cardiovasc Surg 110:1745-1755

Francioli P (1995) Antibiotic treatment of streptococcal and enterococcal endocarditis: an overview. Eur Heart J 16 [Suppl B]:75-79

Gillinov AM, Shah RV, Curtis WE et al. (1996) Valve replacement in patients with endocarditis and acute neurologic deficit. Ann Thorac Surg 61:1125-1130

Horstkotte D, Strauer BE (1992) Intensivmedizinische Probleme in Diagnostik und Therapie der infektiösen Endokarditis. Intensiv- und Notfallbehandlung 17:6-17

Libertin CR, McKinley KM (1990) Gentamicin-resistant enterococcal Endocarditis: The need for routine screening for high-level resistance to aminoglycosides. South Med J 83:458-460

Mullany CJ, Chua YL, Schaff HV, Steckelberg JM et al. (1995) Early and late survival after surgical treatment of culture-positive active endocarditis. Mayo Clin Proc 70:517-525

Oakley CM (1995) The medical treatment of culture-negative infective endocarditis. Eur Heart J 16 [Suppl B]:90-93

Schuler G (1994) Antibiotische Therapie der infektiösen Endokarditis (wann, womit, wie lange?). Z Kardiol 83:2-8

Wilson WR (1992) Ceftriaxone sodium therapy of penicillin G-susceptible streptococcal endocarditis. JAMA 267:279-280

Wilson WR, Karchmer AW, Dajani AS et al. (1995) Antibiotic treatment of adults with infective endocarditis due to Streptococci, Enterococci, Staphylococci and HACEK microorganisms. JAMA 274:1706-1713

Yu VL, Fang GD, Keys TF, Harris AA et al. (1994) Prosthetic valve endocarditis: Superiority of surgical valve replacement versus medical therapy only. Ann Thorac Surg 58:1073-1077

Weiterführende Literatur
zu „Therapie der nichtinfektiösen Endokarditiden"

Albert DA, Harel L, Karrison T (1995) The treatment of rheumatic carditis: A review and meta-analysis. Medicine (Baltimore) 74:1-12

Boustany CW, Murphy GW, Hicks GL (1991) Mitral valve replacement in idiopathic hypereosinophilic syndrome. Ann Thorac Surg 51:1007-1009

Carlquist JF, Anderson JL (1993) HLA, autoimmunity, and rheumatic heart disease: Apparent or real associations? Circulation 87:2060-2062

Committee on Rheumatic Fever, Endocarditis, and Kawasaki Disease of the Council on Cardiovascular Disease, American Heart Association (1992) Guidelines for the diagnosis of rheumatic fever. Jones criteria, 1992 update. JAMA 268:2069-2073

Corrao S, Salli L, Arnone S, Scaglione R, Armato V, Cecala M, Licata A, Licata G (1995) Cardiac involvement in rheumatoid arthritis: Evidence of silent heart disease. Eur Heart J 16: 253-256

Dajani AS, Taubert K, Ferrieri P, Peter G, Shulman S (1995) Treatment of acute streptococcal pharyngitis and prevention of rheumatic fever: A statement for health professionals. Pediatrics 94: 758-764

Edberg JC, Salmon JE, Porges AJ, Kimberly RP (1994) Systemic Lupus erythematosus. In: Klippel JH, Dieppe PA (eds) Rheumatology. Mosby, St. Louis Baltimore, pp 6.3.1-12

Felice PV, Sawicki J, Anto J (1993) Endomyocardial disease and eosinophilia. Angiology 44: 869-874

Haffejee I (1992) Rheumatic fever and rheumatic heart disease: The current status of its immunology, diagnostic criteria, and prophylaxis. Q J Med 84:641-658

Hashimoto Y, Oniki T, Aerbajinai W, Numano F (1992) Aortic regurgitation in patients with Takayasu arteriits: Assessment by color Doppler echocardiography. Heart Vessels 7 [Suppl]: 111-115

Hojnik M, George J, Ziporen L, Shoenfeld Y (1996) Heart valve involvement (Libman-Sacks endocarditis) in the antiphospholipid syndrome. Circulation 93:1579-1587

Menz V, Drude L, Schoenian U, Herzum M, Bethge C, Maisch B (1994) Endocarditis fibroplastica Loeffler mit gleichzeitiger infektiöser Endokarditis. Herz 19:138–143

Menzel T, Lambertz H, Rau G (1992) Kardiale Beteiligung bei Hypereosinophilie-Syndrom. Bedeutung der Echokardiographie in der Verlaufsbeobachtung. Dtsch Med Wochenschr 117:1518–1524

Mohacsi PJ, Pedrazzini G (1996) Autoimmune Erkrankungen des Herzens. In: Peter HH, Pichler WJ (Hrsg) Klinische Immunologie. Urban & Schwarzenberg, München, S 549–555

Satz N, Hany A, Meister U, Rüdt R (1992) Das rheumatische Fieber. Eine Standortbestimmung anhand von 4 Fällen. Schweiz Med Wochenschr 122:529–537

Stamato Th, Laxer RM, Freitas C de, Gow R, Silverman ED, Luy L, Smallhorn JF (1995) Prevalence of cardiac manifestations of juvenile ankylosing spondylitis. Am J Cardiol 75:744–747

Terreri T, Peter HH (1996) Rheumatisches Fieber und Poststreptokokkenarthritis. In: Peter HH, Pichler WJ (Hrsg) Klinische Immunologie, 2. Aufl. Urban & Schwarzenberg, München, S 304–311

8.3 Klappendilatation

V. Mühlberger

Eine Alternative zur Herzklappenoperation von angeboren oder erworben stenosierenden Vitien stellt die perkutane transluminale Valvuloplastie (Valvulotomie) der Aorten-, Mitral-, Pulmonal- oder Trikuspidalklappe durch einen retrograden, antegraden oder transseptalen Zugang dar. Ballonkatheter unterschiedlichster Konstruktionsform werden mittels Führungsdrahts unter Röntgenkontrolle oder zusätzlicher Ultraschallkontrolle zwischen den eingeengten Klappensegeln positioniert und durch manuelle Insufflation zur Entfaltung gebracht. Das Ausmaß der Dehnung richtet sich nach den zuvor invasiv und nichtinvasiv gemessenen Parametern sowie nach Erfahrungswerten und kann durch Wahl der Ballongröße und durch Steuerung des Ballondrucks variiert werden.

8.3.1 Grundlagen

Bei vielen Patienten mit Herzklappenstenosen sind während ihres Lebens klinische Untersuchungen mit Auskultation, EKG, Echokardiographie, Dopplersonographie und Herzkatheteruntersuchungen mehrmals in zeitlich unterschiedlichen Abständen vonnöten, um den idealen Zeitpunkt zur Therapie auf der Basis einer exakten und umfassenden Diagnose festzulegen. Stenosierte Herzklappen verursachen nämlich rein hämodynamisch eine Druckerhöhung in den vorgelagerten Herzabschnitten. Dadurch kommt es zu Kompensationsmechanismen und morphologischen Veränderungen, wie Hypertrophie.

Diese Kompensationsmechanismen bestimmen genauso wie die Veränderungen an den Klappen selber und wie die Grundkrankheit (z.B. rheumatisches Fieber) den Krankheitsverlauf, die Prognose und die Therapiemöglichkeiten.

8.3.2 Therapiemöglichkeiten

Herzklappenoperationen sowie medikamentöse Therapie zusammen mit Primär- und Sekundärprophylaxe der Grundkrankheit bestimmen die klassische Therapie. Vermeidung schwerer körperlicher Belastungen ist oft auch nach gelungener Therapie sinnvoll.

Waren es zunächst die Herzchirurgen, welche klappenerhaltende Eingriffe bei Herzklappenstenosen propagierten, so sind es heute auch interventionelle Kardiologen, welche durch perkutane transluminale Eingriffe die Lebensqualität und die Lebenserwartung ihrer Patienten verbessern wollen.

8.3.2.1 Perkutane Mitralklappenvalvuloplastie

Auswahlkriterien
Mit Hilfe eines echokardiographischen Auswahlverfahrens sind Früh- und Spätergebnisse absehbar [1]. Ein kumulativer Score < 8 spricht mit 90%iger Wahrscheinlichkeit sowohl für ein gutes Primärergebnis (Klappenöffnungsfläche $> 1,5$ cm^2, als auch für ein gutes Langzeitergebnis (4% Restenoserate nach einem Jahr).

Technik
Der Autor selbst verfügt über Erfahrungen mit dem Inoue-Ballon [6, 7]. Neben dieser transseptalen Methode existieren auch retrograde und kombinierte transseptal-retrograde Zugänge. Ziel ist in jedem Fall die Trennung meist rheumatisch verklebter Kommissuren, ein Einriß bis an den Anulus fibrosus heran sollte bei richtiger Vorgangsweise vermeidbar sein.

Indikation
Als Alternative zu einer geschlossenen chirurgischen Mitralklappenkommissurotomie bei Thrombenfreiheit des linken Vorhofes bietet bei symptomatischer, reiner Mitralklappenstenose mit einem Echoscore < 8 die Ballonintervention ähnlich gute Langzeitresultate [11]. Auch bei Patienten mit chirurgischem Hochrisiko und nach vorangegangener chirurgischer Kommissurotomie kommt diese Methode in Frage.

Komplikationen
Akute, schwere Mitralklappeninsuffizienz (2%), Vorhofseptumdefekt (20–35%), arterielle Embolie, Perforation (0–4%) und Tod (0–4%) sind beschrieben, wobei die angeführten Häufigkeiten laufend verbessert werden [1]. Bei Primärerfolg sind Vorhofseptumdefekte i. allg. hämodynamisch unbedeutend, sollten aber echokardiographisch kontrolliert werden [8].

Frühergebnisse
Von einer Reduktion des Gradienten über der Mitralklappe von 18 auf 6 mm Hg, einer 50- bis 100%ige Zunahme der Öffnungsfläche (von 0,9 auf 2,0 cm^2), zusammen mit einer 20%igen Zunahme des Herzzeitvolumens, Abnahme der Atemarbeit und Zunahme der Belastungstoleranz wird berichtet [1, 5].

Spätergebnisse
Mit einer 10%igen Restenoserate alle 2 Jahre muß gerechnet werden [1]. Langzeitergebnisse gibt es derzeit bis zu einem Zeitraum von 8 Jahren, größere Serien berichten über 3–7 Jahre mit ermutigenden Resultaten.

8.3.2.2 Perkutane Aortenklappenvalvuloplastie

Auswahlkriterien
Säuglinge, Adoleszente, Greise und multimorbide Patienten, welche keine Kandidaten für eine Klappenersatzoperation sind, kommen in Frage [1, 2].

Technik
Nach retrograder Sondierung der Aortenklappenstenose wird mittels spezieller Führungsdrähte der Ballonkatheter positioniert. Ähnlich der Mitralklappenintervention werden auch bei der Aortenklappe 1 oder 2 Ballons gleichzeitig verwendet.

Indikationen
Harte Indikationen zur perkutanen transluminalen Aortenklappenvalvuloplastie im Erwachsenenalter gibt es nicht. Im Säuglings- und Adoleszentenalter ist eine reine, signifikante Aortenklappenstenose durch Operation schwer zu behandeln und daher die Ballonsprengung eine Option [3].

Komplikationen
Über Todesraten zwischen 5 % [1] und 77 % [4] wird berichtet. Ursachen der tödlichen Komplikationen sind akute, schwere Aortenklappeninsuffizienz (1 %), Herzstillstand (2,6 %), arterielle Embolie (1,5 %) sowie Verletzung an der Punktionsstelle (5–10 %), welche zur Amputation in 0,6 % der Fälle führen kann [1, 4].

Frühergebnisse
Die Öffnungsfläche wird von 0,6 auf 0,9 cm^2 erweitert, dabei sinkt der Gradient über der Aortenklappe von 60 auf 30 mm Hg im Mittel [1,10]. Die Frühmortalität beträgt je nach Definition und Patientenauswahl 4,2–14 % [1, 6].

Spätergebnisse
Im Kindesalter kann ein Primärerfolg (35-mm Hg-Gradient) auch 1,7 Jahre später (29-mm Hg-Gradient) gehalten werden, im Erwachsenenalter setzt sich die negative Bilanz der Primärergebnisse in schlechten Langzeitresultaten fort (40 % Todesrate nach 2 Monaten, 6,5 % operationsfreie Zweijahresüberlebensrate) und favorisiert die Aortenklappenersatzoperation gegenüber der Ballonsprengung [1, 3].

8.3.2.3 Perkutane Pulmonalklappenvalvuloplastie

Auswahlkriterien
Eine isolierte kongenitale Pulmonalklappenstenose ist das ideale Auswahlkriterium. Kongenitale Pulmonalklappenstenosen im Erwachsenenalter unterliegen denselben Auswahlkriterien, (rheumatisch) erworbene Pulmonalklappenstenosen sind eine Rarität [1].

Technik

Antegrad mittels spezieller Führungsdrähte werden Ballons von einem Durchmesser etwas größer als der Pulmonalklappenring zur Trennung der Kommissuren eingebracht. Der Autor verfügt über positive Erfahrungen mit einem dreiteiligen Ballon.

Indikationen

Bei allen signifikanten Pulmonalklappenstenosen ist die Ballonsprengung der Operation vorzuziehen, ausgenommen beim Noonan-Syndrom oder bei den infundibulären Stenosen.

Komplikationen

Weder Früh-, noch Spätkomplikationen sind in relevanter Form beschrieben, ausgenommen natürlich jene seltenen Komplikationen, die bei jeder Katheterisierung auch vorkommen können, wie Hypotension, Bradykardie, Asystolie, Hypoxie, Apnoe, Tachyarrhythmie, Schwindel, lokale Komplikationen; bei schwerer Pulmonalklappenstenose wurde auch einmal ein Todesfall beschrieben [9]. Die manchmal resultierende Pulmonalklappeninsuffizienz könnte natürlich auch noch Jahrzehnte später gewisse Nachwirkungen hervorbringen.

Frühergebnisse

Der Gradient über der Pulmonalklappe wird durchschnittlich halbiert bis gedrittelt (z. B. von 117 auf 56 mm Hg, von 96 auf 56 mm Hg, oder von 68 auf 21 mm Hg). In größeren Serien sind auch die seltenen Komplikationen, wie z. B. die Pulmonalklappeninsuffizienz, geringer als nach chirurgischer Intervention [1, 9].

Spüätergebnisse

Dopplerechokardiographisch fand man, möglicherweise als Folge der Pulmonalklappeninsuffizienz, sogar weitere Reduzierungen der Gradienten nach 5 Jahren, die Langzeitergebnisse sind bis zu 11 Jahre besser als nach chirurgischer Intervention. Einzig bei Kindern im Behandlungsalter unter 2 Jahren ist die Restenoserate beachtenswert.

8.3.2.4 Perkutane Trikuspidalklappenvalvuloplastie

Da selbst in umfangreichen Lehrbüchern diese Methode nicht erwähnt ist [1,10], müssen Fallbesprechungen zitiert werden. Der Autor verfügt über eine persönliche gute Erfahrung mit einer perkutanen transluminalen Trikuspidalklappenvalvuloplastie mit dem Inoue-Ballon.

Literatur

1. Braunwald F (1992) Heart disease, 4th edn, vol 2. Saunders, Philadelphia, pp 1376–1379
2. Cribier A, Remadi F, Koning R, Rath P, Stix G, Letac B (1992) Emergency balloon valvuloplasty as initial treatment of patients with aortic stenosis and cardiogenic shock. N Engl J Med 27:646
3. Hostetler MD, Dunn MI (1992) Percutaneous balloon aortic valvuloplasty. Dr. Bailey revisited. J Am Coll Cardiol 20:802–808
4. Isner JM, The Mansfield Scientific Aortic Valvuloplasty Registry Investigators (1991) Acute catastrophic complications of balloon aortic valvuloplasty. J Am Coll Cardiol 17:1436–1444
5. Marzo KP, Herrmann HC, Mancini DM (1993) Effect of balloon mitral valvuloplasty on exercise capacity ventilation and skeletal muscle oxygenation. J Am Coll Cardiol 21:856–865
6. Moes N, Friedrich G, Hörtnagl H, Mühlberger V (1992) Perkutane transseptale Mitralklappensprengung mit dem Inoue-Ballon. Acta Medica Austriaca 2:98
7. Patel JJ, Mitha AS, Chetty S, Hung JS (1993) Balloon mitral valvotomy with a single catheter: a comparison between bifoil/trefoil and the Inoue balloon. Europ Heart J 14:1065–1071
8. Rittoo D, Sutherland GR, Shaw TR (1993) Quantification of left-to-right atrial shunting and defect size after balloon mitral commissurotomy using biplane transesopageal echocardiography, color flow Doppler mapping, and the principle of proximal flow convergence. Circulation 87:1591–1603
9. Shrivastava S, Kumar PK, Dev V, Saxena A, Das G (1993) Determinants of immediate and follow up results of pulmonary balloon valvuloplasty. Clin Cardiol 16:497–502
10. Topol EJ (1990) Textbook of interventional cardiology. Saunders, Philadelphia, pp 831–912
11. Turi ZG, Reyes VP, Raju BS et al (1991) Percutaneous balloon versus surgical closed commissurotomy for mitral stenosis. A prospective, randomized trial. Circulation 83:1179–1185

8.4 Chirurgische Interventionen an Herzklappen

C. Sebening, R. Bauernschmitt, G. Szabo, S. Hagl

Ziel der chirurgischen Behandlung erworbener Klappenvitien ist die Wiederherstellung der Funktion von stenotischen oder insuffizienten Klappen. Hierbei wird, wenn immer möglich, der klappenerhaltenden Korrektur der Vorzug gegeben. Die hierfür verfügbaren Möglichkeiten werden jedoch in den meisten Fällen durch die ausgeprägten pathologischen Veränderungen an der Gesamtklappenstruktur eingeschränkt, so daß ein Klappenersatz in mehr als 60 % der Fälle erfolgen muß. Auch hier gilt, wie bei der Rekonstruktion, das primäre Ziel, die Hämodynamik und damit die Pumpfunktion des Herzens zu verbessern, sekundär kann eine Verbesserung der Muskelfunktion aufgrund der weitgehenden Normalisierung der Strömungsverhältnisse über das implantierte Klappenventil erwartet werden. Diese Ziele sind jedoch von 2 wesentlichen Faktoren abhängig:

- Der funktionelle Zustand des Myokards zum Zeitpunkt des Korrektureingriffs determiniert die erreichbare Verbesserung der Pumpleistung des Herzens nach Wiederherstellung der Klappenfunktion. Aufgrund präoperativ lange bestehender pathologischer hämodynamischer Verhältnisse können, neben den hierdurch verursachten primären Myokardschädigungen, Alterationen von nachgeschalteten Organen sekundär im Sinne von biochemischen Störungen die Myokardfunktion zusätzlich einschränken. Das Gesamtausmaß der myokardialen Funktionsstörung und deren Reversibilität bestimmen in Abhängigkeit von den verbleibenden Funktionsreserven das erreichbare funktionelle Ergebnis nach Klappenersatz.
- Im Vergleich zu erkrankten Klappen haben Klappenprothesen nachgewiesenermaßen bessere strömungsdynamische Eigenschaften; sie bestimmen in dieser Hinsicht den durch Klappenersatz maximal erreichbaren Grad einer hämodynamischen Verbesserung. Bei allen Klappenprothesen ist die sog. „transvalvuläre Impedanz" die strömungsdynamisch bedeutendste Größe, sie hängt im wesentlichen ab von der effektiven Klappenöffnungsfläche, der Masse der beweglichen Ventilanteile und dem durch die Konstruktion vorgegebenen Strömungsprofil.

Trotz bedeutender Fortschritte in der Weiterentwicklung von künstlichen, xeno- und allogenen Klappenprothesen stellen deren strömungsdynamische Eigenschaften im Vergleich zu gesunden Klappen nach wie vor einen deutlichen Kompromiß dar. Den natürlichen Klappeneigenschaften am nächsten kommen sog. Homografts; diese unterliegen jedoch im weiteren als „Transplantat" zusätzlich sekundären biochemisch und wahrscheinlich auch immunologisch getriggerten Degenerationsprozessen im Empfängerorganismus, welche ihre Dauerhaftigkeit entscheidend mitbestimmen. Dies gilt letztlich ebenfalls, wenn auch in weitaus geringerem Maße für sog. Bioprothesen.

Trotz dieser einschränkenden Anmerkungen stellen elektive Klappenrekonstruktionen und -ersatz inzwischen weitgehend standardisierte Routineeingriffe dar. Bei den erworbenen, chronischen Klappenvitien ist, gerade im Hinblick auf den oben erwähnten vitiumbedingten Funktionszustand des Myokards und dessen Funktionsreserven, eine rechtzeitige Operationsindikationsstellung zu betonen.

Nach wie vor stellen floride bakterielle Endokarditiden, ischämische Mitralinsuffizienzen oder Spätstadien von Aortenvitien akute schwere Krankheitsbilder dar, welche meist notfallmäßig operiert werden müssen (siehe 8.4.9.).

8.4.1 Interventionen an der Aortenklappe

8.4.1.1 Zugang zum Herzen

Der allgemein gebräuchlichste und direkteste Zugang zur Aortenwurzel ist die mediane Sternotomie bei Rückenlage des Patienten. Hierdurch wird eine größtmögliche Übersicht des Operationssitus gewonnen. Darüber hinaus sind gegebenenfalls erforderliche zusätzliche Eingriffe an anderen Herzstrukturen möglich.

In besonderen Fällen kann aus kosmetischen Gründen eine quere, bogenförmig der submammären Falte folgende Hautinzision mit anschließender Quer- oder Längssternotomie erfolgen.

Nach Setzen des Thoraxsperrers, Längsspalten des Perikards und Lösen von evtl. vorhandenen Verwachsungen mit dem Epikard werden die Perikardränder beidseits suspendiert, um den Anschluß an die Herz-Lungen-Maschine (HLM) vorzubereiten. Bei stärkeren bzw. ausgedehnteren Verwachsungen des Herzens erfolgt die Freipräparation zunächst nur soweit, wie es der HLM-Anschluß erfordert, die endgültige Mobilisation erst an der extrakorporalen Zirkulation (EKZ) und gegebenenfalls erst am erschlafften, kardioplegisch stillgestellten Herzen.

8.4.1.2 Anschluß der extrakorporalen Zirkulation

Das routinemäßige Anschließen der HLM erfolgt bezüglich des arteriellen Schenkels meist über eine Kanülierung der Konvexität der Aorta ascendens, in der Regel in Höhe der perikardialen Umschlagsfalte. Bei Interventionen mit zusätzlichen Engriffen an der Aorta ascendens bzw. am Aortenbogen (z.B. bei Aneurysma oder Dissektion) sowie bei notfallmäßig erforderlicher Aufnahme der EKZ vor der Thorakotomie und bei Rezidiveingriffen kann die arterielle (bzw. arterielle und venöse) Kanülierung der Leistengefäße zweckmäßig sein.

Die venöse Drainage des Herzens erfolgt bevorzugt durch transatriale Kanülierung beider Hohlvenen, um den Zufluß systemvenösen Blutes zum Herzen auszuschalten.

Nach Anfahren der EKZ mit systemischer Kühlung (je nach Erforderlichkeit auf 30–26 °C) wird durch Einbringen eines mit der HLM konnektierten Saugkatheters, welcher über eine gesonderte Inzision der rechten oberen Lungenvene in den linken Ventrikel eingeführt wird, eine Entlastung der linken Kammer erreicht, um deren Überdehnung vorzubeugen.

Für Eingriffe an der Aortenklappe ist die Ausschaltung des Herzens aus dem Kreislauf durch queres Abklemmen der Aorta ascendens erforderlich; im Hinblick auf die damit verbundene Unterbrechung der Koronarzirkulation sind bezüglich der Ischämietoleranz des meist hypertrophischen bzw. dilatierten, vitiumbedingt vorgeschädigten Myokards sog. myokardprotektive Maßnahmen erforderlich:

Zusätzlich zur oben genannten systemischen Hypothermie über die EKZ erfolgt eine topische Kühlung des Herzens mit 4 °C kalter physiologischer Kochsalzlösung sowie eine hypotherme (4 °C) Perfusion der Koronararterien mit kardioplegischer Lösung nach Abklemmen der Aorta ascendens. Diese Maßnahmen können – je nach Erforderlichkeit – während der Aortenabklemmphase wiederholt werden. Ziel dieser Maßnahmen ist es, den Energiebedarf des Herzens zu senken und damit seine Ischämietoleranz über die erforderliche Zeit des Klappeneingriffs zu verbessern. Die Applikation der kardioplegischen Lösung erfolgt durch Schwerkraft oder durch druckgesteuerte Perfusion: Bei kompetenter Aortenklappe über eine gesonderte, suprakoronar in die Aortenwurzel eingebrachte Perfusionskanüle, bei Klappeninsuffizienz erfolgt die Applikation nach Aortotomie durch selektive Kanülierung der Koronarostien unter Sicht mittels Spezialkatheter.

8.4.1.3 Exposition der Aortenklappe

Die Durchmesser der Aortenbasis und der Aorta ascendens bestimmen als wesentliche Größen die Wahl der Aorteninzision zur optimalen Exposition der Klappe. In der Regel verschafft eine von links oben nach rechts, in Richtung des akoronaren Sinus gerichtete, schräge Inzision eine gute Situsübersicht, wobei auf genügenden Abstand zu den Klappenaufhängungen und den Koronarostien geachtet wird. Bei ausgeprägter poststenotischer Dilatation der Aorta ascendens wird im Hinblick auf eine ggf. durchzuführende Reduktionsplastik zweckmäßigerweise eine dem Gefäßverlauf folgende Längsinzision gewählt. Bei enger Aortenbasis kann gegebenenfalls der Schnitt im akoronaren Sinus über den Klappenring hinweg geführt werden, falls hier eine geplante plastische Erweiterung erforderlich wird.

8.4.1.4 Aortenklappenrekonstruktionen

Bei den erworbenen Aortenvitien kommt – selbst unter kritischer Indikationsstellung gegenüber einem prothetischen Klappenersatz – rekonstruktiven Verfahren derzeit nur eine untergeordnete Rolle zu, da sie selbst unter optimalen
technischen Bedingungen meist nur eine, den Klappenersatz aufschiebende Wirkung haben. Zum einen ist dies durch die meist fortgeschrittenen degenerativen
bzw. stenosierenden Klappenveränderungen bedingt, zum anderen sind die technischen Möglichkeiten für eine erfolgreiche Rekonstruktion bei der Klappeninsuffizienz selbst bei lokalisierten Defekten begrenzt [19, 20].

Stenosierende Klappenveränderungen, welche einer möglichen Rekonstruktion am ehesten zugänglich sind, betreffen Kommissurenverschmelzungen bei
noch erhaltener Koaptation der Taschenklappen; diese werden unter Berücksichtigung der Klappengeometrie und unter Erhaltung der Aufhängung scharf
eröffnet; gegebenenfalls können Verdickungen an den freien Klappenrändern
vorsichtig abgetragen werden, um die Öffnungs- und Schlußfähigkeit zu verbessern. Eine die Klappenarchitektur und -funktion wiederherstellende Entkalkung
der Segel ist nur bei lokalisierten, die Segelstruktur nicht penetrierenden Kalk-
auflagerungen möglich, wobei die Abtragung entweder scharf direkt, oder, wie
von einigen Autoren favorisiert, mit Hilfe eines Ultraschalldissektors erfolgen
kann.

Ist eine Klappeninsuffizienz durch Elongation und damit diastolisches
„Durchschlagen" eines oder mehrerer Segel bedingt, so kann versucht werden,

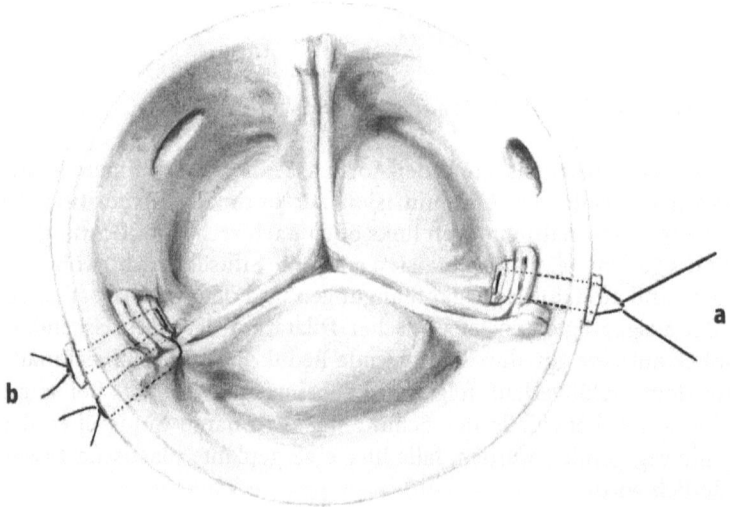

Abb. 1. **a** Plikatur des überschüssigen linkskoronaren Segelanteils zur Kommissur mit über Teflonfilz-
plättchen gestochener U-Naht; **b** Fixation durch eine zusätzliche, transmural durch die Aortenwand aus-
gestochene Naht in Höhe der Segelaufhängung

durch plastische Raffung derselben zu den benachbarten Kommissuren hin (gegebenenfalls unter kommissurnaher Plikatur von überschüssigen Segelanteilen) die Koaptation wiederherzustellen (Abb. 1).

Bei einer, durch Segelschrumpfung oder lokalisierten Defekt bedingten Insuffizienz sind Verfahren beschrieben worden, anhand derer entweder durch transponierende Segelverlängerung (sog. „advancement"), Defektpatchverschluß oder Segelersatz (mit glutaraldehydpräserviertem autologem Perikard) die Klappengeometrie und -funktion wiederhergestellt werden kann; gesicherte Langzeitergebnisse dieser sicherlich Einzelfällen vorbehaltenen Technik liegen jedoch nur begrenzt vor.

8.4.1.5 Klappenresektion und Basis/Ring-Entkalkung

Ist aufgrund der Klappenveränderungen ein prothetischer Ersatz erforderlich, so wird die alterierte Klappe reseziert, was sich bei der Insuffizienz meist einfach gestaltet. Bei Verkalkung der Klappenanteile, welche ein erhebliches Ausmaß erreichen und auf angrenzende Strukturen, wie aortales Mitralsegel oder Septum, ausgeweitet sein kann, muß die Klappenexzision schrittweise unter Sicht mit Spezialinstrumenten durchgeführt werden. Hierbei muß auf peinlich genaue Entfernung abbröckelnder Kalkpartikel geachtet werden, um deren koronare oder systemische Embolisation zu vermeiden. Ist die Klappe exzidiert, werden Kalkeinlagerungen am Klappenring und an benachbarten Strukturen (aortales Mitralsegel, subvalvuläres Gewebe, Septum) schrittweise möglichst vollständig entfernt, um eine sichere Plazierung der Verankerungsnähte der Prothese zu erreichen. Die Abtragung dieser Verkalkungen muß so erfolgen, daß ein Auftreten von Aortenwandläsionen, Septumperforationen, Dissektionen durch Ablösen des anterioren Mitralsegels oder Verletzungen des Reizleitungssystems verhindert wird.

8.4.1.6 Prothesenwahl und Größe des Implantats

Beim Aortenklappenerstz finden, je nach Präferenz und Erfahrung des Chirurgen, hauptsächlich „mechanische Prothesen" (vornehmlich Doppelflügel- bzw. Kippdeckelprothesen) [4, 8, 9, 12, 17, 21, 30, 31] im Falle einer Kontraindikation gegen eine postoperative Markumarisierung oder bei hohem Alter des Patienten sog. „Bioprothesen" (meist glutaraldehydpräservierte Schweineklappen) und homologe Aortenklappentransplantate (nach Antibiotikavorbehandlung entweder „frisch" oder kryopräserviert verwendet) eine Anwendung [1, 14, 18, 24, 29, 31, 41, 42, 47, 51]. Die Verfügbarkeit der letzteren erscheint jedoch organisatorisch und technisch zunehmend begrenzt.

Zur Ermittlung der Implantatgröße von Klappenprothesen dienen entsprechende Obturatoren, mit denen der Klappenring ausgemessen wird. Bioprothesen müssen vor Implantation in mehreren Gängen sorgfältig von ihrer Glutaraldehydaufbewahrungslösung freigespült werden.

Das Ausmessen der optimalen Implantatgröße von homologen Klappentransplantaten verlangt eine besondere Erfahrung, da nur die Implantation eines optimal eingepaßten Transplantats dessen einwandfreie Funktion, gerade im Hinblick auf die Haltbarkeit, welche durch strömungsdynamische Aspekte entscheidend mitbedingt wird, garantieren kann. Der Innendurchmesser des Implantats wird im wesentlichen am Querschnitt der Aortenbasis (welcher bereits präoperativ echokardiographisch ermittelbar ist) ausgerichtet; bei anuloaortaler Ektasie bzw. dilatierter Aorta ascendens kann die Bestimmung der optimalen Homograftgröße schwierig sein.

8.4.1.7 Implantationstechnik

Mechanische und Bioprothesen

Vom Prinzip der Implantationstechnik her bestehen beim mechanischen und bioprothetischen Klappenersatz keine größeren Unterschiede. Die Prothesen werden in der Regel subkoronar entweder in intra-, sub- oder supraanulärer Position implantiert (Abb. 2). Die gebräuchlichsten Nahttechniken für die Prothesenverankerung sind Einzelnähte (einfache Knopfnaht, horizontale Matratzennaht mit oder ohne Teflonfilzbalkenverstärkung, Wirbelnaht), welche zirkumferentiell, dem Verlauf des Klappenringes folgend, an und zwischen den jeweiligen Kommissuren vorgelegt und entsprechend durch den Nahtring der Prothese ausgestochen werden.

Die Knoten der Klappennähte müssen nach Einbringen der Prothese so zu liegen kommen, daß die Klappenmechanik in keinem Falle behindert wird bzw. daß ein genügender Abstand zu den Taschenklappen der Bioprothese gewahrt wird, um Berührungen hier zu vermeiden, die im Verlauf zu Segelperforationen führen können. Selten erlauben es die anatomischen und topographischen Gegebenheiten, die Prothese mit fortlaufender Nahttechnik zu implantieren. Gleich welcher Nahttechnik man sich bedient, muß mit dem Plazieren der Nähte ein sicheres, den entsprechenden Gewebsverhältnissen angepaßtes Verankern der Prothese gewährleistet sein, um späteren Nahtausrissen vorzubeugen. Bei gewissen Klappentypen ist, sofern nicht beim Einbringen Nähte bereits erfolgt, nach Verankerung der Prothese durch Drehen derselben innerhalb des Nahtringes eine differenzierte Ausrichtung möglich, welche der Optimierung der Strömungsdynamik dient.

Homologe Aortenklappentransplantate

Besondere Erfahrung und Technik wird bei der Implantation von homologen Aortentransplantaten (sog. Homografts [1, 18, 24, 41, 42, 46]) verlangt. Das Graft wird, nach entsprechendem Trimmen, durch spezielle Nahttechniken, wobei die Klappenarchitektur bei der Implantation nicht verändert werden darf, zunächst als „Inlay" passend mit dem Aortenklappenring vereinigt. Anschließend werden die kommissuralen Aufhängungen in exakter anatomischer Ausrichtung durch teflonunterlegte Einzelnähte in der Aortenwurzel fixiert, bevor das Implantat durch weitere Nähte in der Aortenwurzel komplett verankert wird. Falls es die

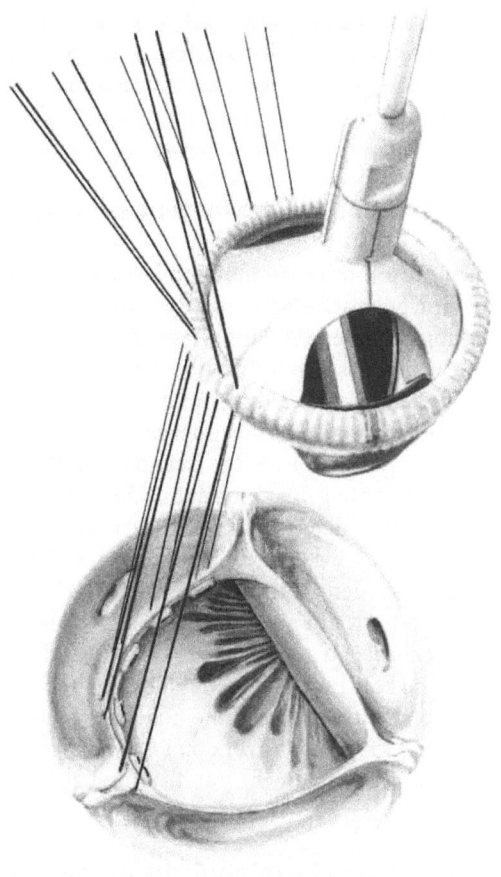

Abb. 2. Implantation einer Kunststoffprothese (Doppelflügelklappe) mit über
Teflonfilz gestochenen Einzel-U-Nähten,
welche in entsprechender Reihenfolge
zwischen den Kommissuren vorgelegt
und über den Nahtring der Prothese
ausgestochen werden

anatomisch-topographischen Gegebenheiten erfordern (z. B. bei anulären und
lokalen Ektasien der Aorta ascendens), kann ein homologer Ersatz der Aortenklappe und der Aorta ascendens im Sinne eines sog. „mini-root replacement"
erfolgen, wobei die aus der Aortenwand zu exzidierenden Koronarostien dann
entsprechend in die Wand des Homografts eingenäht werden müssen.

8.4.1.8 Verschluß der Aortotomie

Nach beendeter Korrektur wird die Aortotomie spannungsfrei, meist durch fortlaufende Nahttechniken verschlossen. Technische Schwierigkeiten können auftreten bei poststenotisch durch den vitiumbedingten Jet ausgedünnter Aortenwand, bei die Sinusanteile mitbetreffender schmalkalibriger Aortenwurzel und
beim Vorliegen ausgedehnter, schalenförmiger Aortenwandverkalkungen. Hier
kann es erforderlich sein, die Aortotomie nach entsprechendem Trimmen der

Ränder mit einem Kunststoffpatch adäquater Größe zu verschließen, um eine sichere Versorgung zu erreichen. Je nach Wandbeschaffenheit können Filzsteifen zur Unterlegung der Aortotomieränder bzw. teflonbewehrte Einzelnähte verwendet werden.

8.4.1.9 Entlüftung des Herzens, Beendigung der EKZ

Nach Aortotomieverschluß muß das linke Herz sorgfältig entlüftet werden. Hierzu wird, bei noch abgeklemmter Aorta und abgestelltem linksventrikulärem Entlastungskatheter, die Lunge gebläht, um etwa verbliebene Luft mechanisch über eine Ventrikelspitzenpunktion (bei luxiertem Herzen und unter Kompression von linkem Herzohr, linkem Vorhof und Ventrikel) und eine in die Aorta ascendens eingebrachte Entlüftungskanüle (bzw. Punktionsöffnung) zum Austritt zu bringen. Wenn die Aorta ascendens vollständig mit Blut gefüllt ist, wird die Aortenklemme gelöst und damit die Koronarzirkulation freigegeben. Nach Wiederaufnahme der Herztätigkeit, welche entweder spontan oder nach Defibrillation erfolgt, wird, unter Entlastung des Herzens am partiellen oder totalen Bypass, über einen Zeitraum von etwa 1/4–1/3 der Ischämiezeit das Koronarsystem reperfundiert, um eine Erholung des Myokards und eine Normalisierung seines Stoffwechsels zu gewährleisten. Die Beendigung der EKZ erfolgt in Normothermie; eine kontinuierliche Messung der rechts- und linksseitigen Füllungsdrucke ist empfehlenswert, um eine adäquate Steuerung des Volumen und gegebenenfalls einer kreislaufstützenden Pharmakabedarfs kontinuierlich zu verfolgen und Änderungen zeitgerecht stabilisierend zu begegnen.

8.4.1.10 Spezielle chirurgische Verfahren im Bereich der Aortenklappe

Subvalvuläre Obstruktion
Eine valvuläre Stenose kann mit einer signifikanten subvalvulären Einengung der linksventrikulären Ausflußbahn kombiniert sein, meist in Form einer sekundären, asymmetrischen, wulstförmigen muskulären Septumverdickung, deren Ausmaß nach Exzision der Klappe durch digitale Austastung beurteilt werden kann. Das gebräuchlichste Korrekturverfahren einer solchen lokalisierten muskulären Subaortenstenose besteht in einer Myotomie bzw. Myektomie zwischen linker und rechter Aortenklappentaschenregion quer zur Verlaufsrichtung der Muskelfasern, wobei je nach Ausdehnung auch auf den Verlauf des Reizleitungssystems geachtet werden muß.

In selteneren Fällen liegt eine zusätzliche fibröse, halbmondförmige Membranstenose vor, welche häufig von ihrem Ansatz am Ventrikelseptum zirkumferentiell zur Mitralis hin einstrahlt; sie wird vollständig reseziert.

Eine besondere Problematik ergibt sich beim Vorliegen einer tunnelförmigen, den gesamten linksventrikularen Ausflußtrakt betreffenden Obstruktion, welche meist in fibromuskulärer Form besteht; häufig ist auch der Aortenklappenring hypoplastisch. Das effektivste Korrekturverfahren besteht in einer erweiternden

Rekonstruktion der gesamten linksventrikulären Ausflußbahn im Sinne einer sog. „Aortoventrikuloplastie" nach Konno, Koncz bzw. Rastan (Abb. 3). Hierzu muß der Ausflußtrakt zunächst eröffnet werden, wobei die Aorta oberhalb und links des rechten Koronararterienabgangs inzidiert wird, in Richtung auf die Kommissur zwischen rechter und linker Taschenklappe.

Nach Exzision der Aortenklappe wird die Inzision in die infundibuläre Region des rechtsventrikulären Ausflußtrakts unterhalb des Pulmonalklappenringes gerichtet, um dann von der Aorta aus transanulär das Ventrikelseptum, bis in den normal weiten linksventrikulären Kavumanteil hinein, zu spalten. Ein rautenförmiger Kunststoffpatch entsprechender Größe wird nun zwischen die Septumränder mit filzunterlegten Nähten interponiert, wodurch die so neu geschaffene linksventrikuläre Ausflußtraktgröße definiert wird. Der Ersatz der Aortenklappe kann dann entweder mit einer Klappenprothese oder auch, nach neuerem Verfahren, mit einem homologen Transplantat erfolgen. Der „Neoaortenklappenring" wird also partiell vom nativen Ring zum anderen Teil von der Zirkumferenz des Kunstoffpatches gebildet.

Nach Verankern der Aortenklappe wird der supravalvuläre Anteil des Kunststoffpatches in die Vorderwand der Aorta ascendens eingenäht. Die rechtsventrikuläre Ausflußtraktregion muß nun ebenfalls mit einem Dacronpatch entsprechender Größe rekonstruiert werden. Liegt eine isolierte, umschriebene tunnelförmige Ausflußtraktobstruktion bei normaler Klappenringweite und Klappenarchitektur vor, so kann in solchen seltenen Fällen eine Erweiterungsplastik der Ausflußbahn auf den subvalvulären Raum, d. h. auf eine Septumpatcherweiterung unter Erhaltung der nativen Aortenklappe, begrenzt werden.

Beim isolierten Vorliegen eines engen Aortenklappenringes kann eine sog. dorsale Anuloplastik erfolgen, wobei die Längsaortotomie in den akoronaren Sinus hinein gerichtet wird; nach Exzision der Klappe wird die Inzision transanulär in das anteriore Mitralsegel hineingeführt; zur Rekonstruktion des Klappenringes und des Mitralsegels wird ein Patch (Perikard bzw. Dacron) entsprechender Größe eingenäht. Nach diesem technischen Prinzip ist eine begrenzte Klappenringerweiterung möglich, ohne die Funktion der Mitralis zu beeinträchtigen. Die erweiterte Aorteninzision wird nach Ersatz der Klappe mit einem weiteren Patch verschlossen.

Eine andere Technik der Ausflußtrakterweiterung verwendet zur Vermeidung von prothetischem Material analog der Aortoventrikuloplastie ein kyopräserviertes Aortenhomograft mit anhängendem, belassenem anteriorerm Mitralsegel, womit der linsventrikuläre Ausflußtrakt im inzidierten Septumbereich erweitert werden kann. Die vor Exzision der gesamten Aortenwurzel aus der Aortenwand exzidierten Koronarostien müssen in die entsprechend zu fensternde Wand des Homografts 6 implantiert werden. Anschließend wird der aortale Teil des Homografts end-zu-end mit der trunusnahen Aorta ascendens anastomosiert. Diese Korrekturmethode erfordert postoperativ keine Langzeitantikoagulation.

In äußerst seltenen Fällen einer komplexen langstreckigen Ausflußtraktobstruktion oder bei diffuser und chirurgisch nicht angehbarer langstreckiger Verkalkung der Aorta ascendens kann, bei Unmöglichkeit einer Ausflußtraktrekonstruktion bzw. eines Klappenersatzes, ein sog. Iinksventrikuläres apikoaortales klappentragendes Conduit zwischen der Ventrikelspitze und der Aorta descendens interponiert werden.

Supravalvuläre Obstruktion

Die Kombination einer valvulären und supravalvulären Aortenstenose wird meist im Kindesalter angetroffen und operiert. Die bezüglich der supravalvulären Obstruktion am häufigsten angewandte Korrekturmethode beinhaltet die plastische Erweiterung mit einem „lambdaförmigen" Patch, welcher in die Y-förmige, in die beiden vorderen Koronarsinus hineingeführte Aorteninzision eingenäht wird.

8.4.2 Kombinierte Eingriffe

8.4.2.1 Aortenklappenersatz und Koronarrevaskularisation

Die Indikation zu einer zusätzlichen Koronarrevaskularisation wird in zunehmendem Maße gestellt [25, 33, 34 35, 37]. Das Ausmaß der bereits präoperativ bestehenden sekundären Myokard- und Organschädigungen bestimmt entscheidend Risiko und Letalität dieser Kombinationseingriffe. Die verschiedenen genannten intraoperativen Myokardprotektionsmaßnahmen sind bei diesen Herzen von besonderer Bedeutung.

In der Regel werden nach Klappenexzision die peripheren Koronaranastomosen unter Verwendung autologer Venentransplantate bzw. der A. mammaria interna zuerst angelegt. Falls erforderlich, sollte dann eine erneute Installation kardioplegischer Lösung über die angelegten Venenbypässe erfolgen. Anschließend wird der Klappenersatz durchgeführt; die aortalen Bypassanastomosen werden meist nach Aortotomieverschluß, Herzentlüftung und Freigabe der Koronarzirkulation bei tangentialer Aortenausklemmung am entlastet schlagenden Herzen während der Reperfusionsphase angelegt.

8.4.2.2 Mehrfachklappenersatz

In diesem heterogenen Krankengut bestimmen im wesentlichen die verschieden lange Anamnese und die unterschiedlich ausgeprägten sekundären Myokard- und Organschädigungen die prognostisch relevanten Ausgangsbedingungen, unter denen ein Mehrfachklappeneingriff unternommen wird. Bei multivalvulären Vitien ist nur durch Korrektur aller Klappenfehler ein günstiges Ergebnis zu erwarten.

Das operationstaktische Vorgehen orientiert sich an den intraoperativ erhobenen Befunden der AV-Klappen. In zunehmenden Maße hat sich die intraoperative transösophageale Echokardiographie als diese Befunde stützende und den Korrekturerfolg verifizierende Methode, insbesondere bei Rekonstruktionen, etabliert. Den Veränderungen der einzelnen Klappen entsprechend, ergeben sich mögliche Kombinationen von jeweils plastischer Rekonstruktion und Klappenersatz. In Abhängigkeit von der Anzahl der betroffenen Klappen kann die zur Korrektur erforderliche Ischämiezeit des Herzens verlängert sein, was ggf. eine wiederholte Applikation von Kardioplegielösung im Rahmen der bereits genannten anderen myokardoprotektiven Maßnahmen erfordern kann.

Müssen Aorten- und Mitralklappe ersetzt werden, so wird, nach Legen aller jeweiligen Klappennähte, bevorzugt die Aortenprothese zuerst eingeknotet. In den meisten Fällen ist bei signifikanter begleitender Trikuspidalklappeninsuffizienz deren Korrektur indiziert und durch ein Valvulo- bzw. Anuloplastieverfahren (s. dort) möglich, welches u. U. auch bei freigegebener Koronarzirkulation am schlagenden Herzen während der Reperfusionsphase durchgeführt werden kann.

8.4.2.3 Ersatz der Aortenklappe und der Aorta ascendens durch ein klappentragendes Conduit

Beim Vorliegen eines Aortenklappenvitiums können eine zusätzliche anuloaortale Ektasie, eine hochgradige poststenotische, dünnwandige Dilatation der Aorta ascendens sowie eine ausgeprägte Kalkspangenbildung der Aorta ascendens einen isolierten Klappenersatz nicht sinnvoll erscheinen lassen. Als bewährte Korrekturtechnik hat sich in solchen Situationen der Ersatz der Aortenklappe und der Aorta ascendens durch ein sog. klappentragendes Conduit (mit intregrierter mechanischer oder biologischer Klappe) etabliert. Hierbei wird die Prothese (ggf. unter Raffung des ektatischen Klappenringes) meist mittels teflonbewehrter Einzelnähte im Aortenfundament verankert. Anschließend werden die Koronarostien in genau ausgerichtete Fensterungsöffnungen der Aortenprothese eingenäht. Diese wird dann end-zu-end mit der distalen Aorta ascendens anastomosiert. Liegen hier dünne Wandverhältnisse vor, kann die Anastomosennaht aortenseitig mit Filzstreifen unterlegt werden.

8.4.3 Interventionen an der Mitralklappe

Bei der chirurgischen Korrektur erworbener Mitralvitien finden heute fast ausschließlich offene Operationsverfahren eine Anwendung; dies ist zum einen durch einen Wandel im Erkrankungsspektrum bedingt, zum anderen sind bedeutende Weiterentwicklungen auf den Gebieten der EKZ, der Myokardprotektion und der Operationstechnik erfolgt, welche Klappeneingriffe mit zunehmender und weitgehend standardisierter Sicherheit durchführbar machen. Wenn immer sinnvoll möglich, wird rekonstruktiven Verfahren der Vorzug gegeben.

Bei erforderlichem Klappenersatz wird im Hinblick auf eine postulierte Verbesserung der Ventrikelfunktion zunehmend auf einen partiellen – u. U. sogar kompletten – Erhalt des subvalvulären Apparates Wert gelegt [16].

8.4.3.1 Operative Zugänge

Die gebräuchlichsten Zugänge zur offenen Korrektur von Mitralklappenfehlern sind die mediane Sternotomie und die links- und rechtsseitige Thorakotomie, wobei ersterer, auch bei Reoperationen, der Vorzug gegeben wird.

Eröffnung des Herzens
Sie erfolgt in der Regel meist links transatrial; in seltenen Konstellationen, die eine gleichzeitige linksseitige Ventrikulotomie erfordern (z. B. LV-Aneurysmektomie), ist es möglich, eine Mitralklappenrekonstruktion bzw. deren Ersatz transventrikulär durchzuführen. Der Zugang zur Mitralis kann auch über eine rechtsatriale und anschließende septale Längsinzision erfolgen. Der gebräuchlichste direkte Zugang zur Mitralklappe ist die entlang dem Sulcus interatrialis gerichtete linksseitige Längsatriotomie, welche je nach Erforderlichkeit entsprechend verlängert werden kann. Andere, seltener verwendete mögliche Zugangswege zur Mitralklappe sind die rechtskraniolaterale Eröffnung des linken Vorhofdaches, die zum linken Lungenvenenfach verlängerte Eröffnung des Herzohres (bei gewählter linksseitiger Thorakotomie) sowie die biatriale Inzision.

Nach Atriotomie werden der linke Vorhof und das Herzohr auf das Vorhandensein von Thromben inspiziert, welche in verschiedenen Formen und Lokalisationen angetroffen werden können und komplett entfernt werden müssen, um einer systemischen Embolisation vorzubeugen. In seltenen Fällen einer chronischen Thrombosierung muß u. U. eine regelrechte Ausschälung des linken Atriums erfolgen. Extrem selten werden kalzifizierte, teilweise die Vorhofwand durchsetzende Thromben angetroffen, die im Ausnahmefall partiell belassen werden müssen. Als prophylaktische Maßnahme gegen Thrombenrezidive, welche meist vom linken Herzohr (z. B. bei chronischem Vorhofflimmern) ihren Ausgang nehmen, kann eine sog. Herzohrexklusion entweder von außen, durch einfache Ligatur an der Herzohrbasis oder von innen durch Ostiumnahtverschluß erfolgen.

8.4.3.2 EKZ, Kanülierung, Myokardprotektion

Die oben bereits beschriebenen Prinzipien der EKZ und der Myokardprotektion unterscheiden sich grundsätzlich nicht von denen anderer Interventionen am Herzen. Das Einlegen von linksseitigen Entlastungskathetern erfolgt, sofern erforderlich, lediglich in den linken Vorhof.

Die Entlüftung des Herzens vor Beendigung der Ischämiezeit bedarf besonderer Sorgfalt, wobei ein übermäßiges Luxieren, insbesondere nach prothetischem Klappenersatz, wegen der damit verbundenen Gefahren der Ruptur am Sulcus atrioventricularis und einer Prothesendesinsertion, vermieden wird.

8.4.3.3 Plastische Rekonstruktionen an der Mitralis

Da die weitaus überwiegende Anzahl von Mitralklappenrekonstuktionen in offenen Verfahren durchgeführt wird, sei die geschlossene Mitralklappenkommissurotomie hier nur im geschichtlichen Zusammenhang und der Vollständigkeit halber erwähnt.

Zunehmende Erkentnisse über Bau und Funktion des Mitralklappenapparates [16] begründeten die Entwicklung von klappenapparaterhaltenden Rekonstruktionsverfahren. Vom theoretischen Konzept her eignet sich eine große Anzahl von Mitralvitien zur plastischen Rekonstruktion [7, 15, 23, 27, 44, 49]. Die Ausnahme stellen sicherlich massive kalzifizierte oder endokarditisch veränderte Klappen dar. Es gilt jedoch bei allen theoretischen Vorteilen von rekonstruktiven Eingriffen zu berücksichtigen, daß bei Veränderungen mit hierfür fraglich geeigneten Gewebeverhältnissen im Hinblick auf das Korrekturlangzeitergebnis dem prothetischen Klappenersatz der Vorzug gegeben werden sollte. Art und Ausmaß der Klappenveränderungen sind bei eröffnetem Situs für die Wahl des Korrekturverfahrens entscheidend. Für rekonstruktive Eingriffe eignen sich prinzipiell Klappen, deren Segelbeweglichkeit wenig oder nicht eingeschränkt ist und bei denen ausreichend Segel- und Klappenapparatmaterial vorliegt, um eine kompetente Klappe wiederherzustellen. Hochgradige Verkalkungen der Segel und Verkürzungen bzw. Verplumpungen der Chordaearchitektur bzw. der Papillarmuskeln sind ungünstige Voraussetzungen für eine Rekonstruktion [2, 7].

Offene Mitralkommissurotomie
Bei Verschmelzung der Kommissuren werden diese nach Überprüfung der Segelkonsistenz, der Koaptationsfähigkeit und der Konfiguration des subvalvulären Appartes unter Sicht scharf eröffnet, wobei die jeweilige Segelzuordnung der entsprechenden Chordae tendineae respektiert wird. Ggf. können Anteile von Sehnenfäden und Papillarmuskeln längsgespalten werden, um eine entsprechend ausreichende Beweglichkeit wiederherzustellen; lokal begrenzte Kalkherde können mit Spezialinstrumenten abgetragen werden [6, 27].

8.4.3.4 Plastische Korrekturverfahren bei Mitralklappeninsuffizienz

Die Mitralklappeninsuffizienz stellt im Hinblick auf eine effektive, dauerhafte Wiederherstellung der Klappenfunktion besondere Anforderungen an die Rekonstruktionstechniken. Ein entscheidender Faktor für eine erfolgreiche Rekonstruktion ist hierbei die Segelbeweglichkeit: Sie kann bei reiner Anulusdilatation normal sein, die Koaptationsfläche der Segel ist vermindert. Beim Segelprolaps ist die Beweglichkeit vermehrt; es liegt häufig entweder eine Chordaeelongation bzw. Ruptur, u. U. kombiniert mit Segeleinrissen, vor oder ein Papillarmuskelabriß, welcher auch ischämisch bedingt sein kann.

Eine eingeschränkte Segelbeweglichkeit wird häufig bei postrheumatisch veränderter Klappe [15] beobachtet; die Koaptationsfläche ist infolge von Schrumpfungen an den freien Segelrändern, meist in Verbindung mit Verkürzung und

Verplumpung des subvalvulären Apparates, vermindert. Alle Verfahren der Rekonstruktion haben zum Ziel, die Koaptation der Segel auf möglichst großer
Fläche beim Klappenschluß zu erreichen; dies bedingt meist den Einsatz klap-
penringverkleinernder Maßnahmen, welche aufgrund der vorgegebenen Topographie des fibrösen Herzgerüstes nur den posterioren Ringanteil betreffen können.

8.4.3.5 Anulorhaphieverfahren

Die Klappenringverkürzungstechniken bedienen sich zweier möglicher Verfahren (Abb. 3).

Die Raffung des Ringes ist zum einen von den Kommissuren her mittels teflon-
armierter Einzelnähte zum jeweiligen Trigonum hin möglich, zum anderen
durch spezielle semizirkumferentielle, kontinuierliche Raffung über den gesamten posterioren Ringanteil, wodurch eine homogenere Verkürzung erzielt wird.
Die durch solche Anulusraffung erzielte Klappenöffnungsfläche wird mit speziellen Ringmaßen gemessen und anhand von Nomogrammen mit den erforderlichen Größen entsprechend korreliert. Bei lokal begrenzten Chordaerupturen,
welche häufig das mittlere Drittel des posterioren Segelanteils betreffen, kann
durch Plikatur des betroffenen Segelanteils und kombinierte Anulusraffung die
Koaptation wiederhergestellt werden.

Ein anderes Verfahren beinhaltet bei dieser Form der Klappeninsuffizienz eine
rechteck- bzw. dreieckförmige Resektion des betroffenen Segelanteils mit anschließender Readaptionsnaht und entsprechender Anulusverkürzung.

Bei Chordaeabrissen am anterioren Segel ist unter bestimmten Vorausetzun-
gen ein sog. Chordaeteiltranfer vom posterioren Segel her möglich, wobei eine
Chorda 1. Ordnung mit einem kleinen Segelanteil unter Belassung seiner Mus-
kelinsertion exzidiert und am Klappenrand des anterioren Segels an der Stelle
fixiert wird, welcher der Insertion der abgerissenen Chordae entspricht. Der
Defekt am posterioren Segel wird durch eine Plastik verschlossen. Langzeitergebnisse dieser Rekonstruktionsmethode liegen jedoch noch nicht ausreichend gesichert vor. Chordaeersatzplastiken mit autologem Perikard oder mit
PTFE-Material haben sich von den Langzeitergebnissen her nicht durchsetzen
können.

Bei isolierter Chordaeelongation kann durch adaptierte Chordaeverkürzungs-
verfahren im Bereich des betreffenden fibrösen Papillarmuskelansatzes eine
Klappenfunktion wiederhergestellt werden.

8.4.3.6 Rekonstruktive Eingriffe mit Semiprothesen

Um Insuffizienzrezidive durch erneute Klappenringdilatation zu vermeiden,
wurde das Konzept einer Klappenringstabilisierung nach dessen plastischer Raffung entwickelt: Hierbei wird der dilatierte, native Klappenring mit multiplen
Einzelnähten über einem ovalären, bezogenen Kunststoffring auf normalen

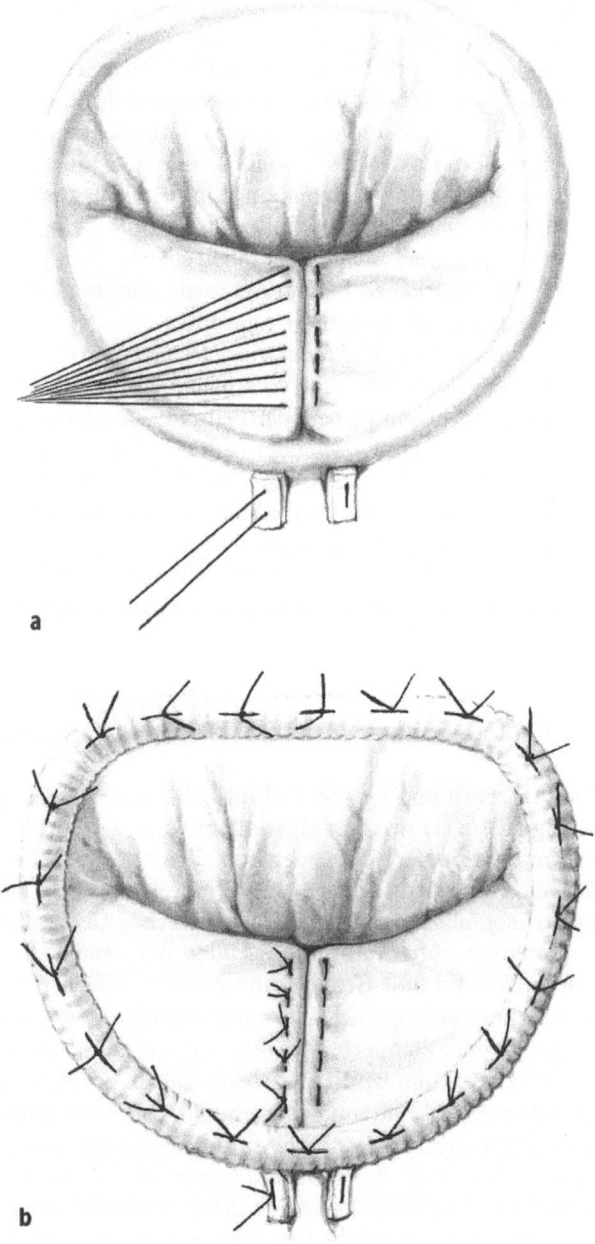

Abb. 3. a Rekonstruktion des posterioren Segels: Nach trapezoider Resektion eines Segelanteils aufgrund eines Sehnenfadenabrisses wird mit einer über Teflon gestochenen U-Naht der entsprechende Klappenringanteil plikiert. Durch eine Reihe von U-Nähten werden die beiden Segelanteile wiedervereint. **b** Situs nach zusätzlicher Implantation einer Ringprothese, welche mit Einzel-U-Nähten am nativen Klappenring fixiert wird. Hierdurch wird dessen Stabilisierung erreicht

Durchmesser gerafft. Hierdurch wird dem Anulus eine definierte Konfiguration gegeben, um die Anuloraphie zusätzlich zu stabilisieren (s. auch Abb. 3). Die derzeit gebräulichsten Modelle sind der sog. Carpentierring in seiner offenen, semirigiden Form und der geschlossene, jedoch flexible Duranring. Gewisse funktionelle Nachteile werden bei der semirigiden Ringkonstruktion in deren mangelnder Flexibilität und damit Deformierbarkeit während des Herzzyklus, insbesondere während der Systole gesehen, da aufgrund der vorgegebenen Ringform und -steifigkeit eine Verschiebung eines Teils des anterioren Anulus in Richtung des linksventrikulären Ausflußtrakts erfolgen kann, mit der möglichen Folge einer signifikanten Ausflußtraktobstruktion. Dem gegenüber steht das Konzept einer dem natürlichen Bewegungsablauf eher folgenden Klappenringkinetik bei der gänzlich flexiblen Duranringprothese.

Wird das Ziel verfolgt, überwiegend Klappenrekonstuktionen durchzuführen, so kann es erforderlich sein, verschiedene plastische Techniken zu kombinieren; ggf. ist es hierbei nötig, bei postrheumatischen Veränderungen verplumpte oder verklebte Chordae zu lösen oder fächerartig verwachsene Sehnenfadenanteile zu fenestrieren. Bei Konstellationen, welche komplexere Rekonstruktionstechniken bedingen würden, sollte im Hinblick auf das Langzeitergebnis bei grenzwertigen Gewebeverhältnissen ein Klappenersatz erfolgen; darüber hinaus kann bei zeitaufwendigen Rekonstruktionen die Ischämiezeit durch einen bei ungenügendem Rekonstruktionsergebnis dann doch erforderlichen Klappenersatz in Grenzbereiche hinein verlängert sein.

8.4.3.7 Überprüfung der Klappenfunktion nach Rekonstruktion

Eine Überprüfung der Schließungsfähigkeit der Klappe kann auch bei nichtschlagendem Herzen geprüft werden: Meist wird durch Füllen des linken Ventrikels mit kardioplegischer oder kristalloider Lösung der Mitralklappenverschluß herbeigeführt und die angestrebte, möglichst breite Koaptation der Segel überprüft. Ebenfalls möglich ist die orientierende Überprüfung der erhaltenen Klappenfunktion durch retrogrades Füllen des Ventrikels mit Blut, nach Lösen der Aortenklemme und Generierung einer artifiziellen Aortenklappeninsuffizienz durch graduierte manuelle Torquierung des Aortenklappenringes.

Eine andere etablierte Methode zur intraoperativen Überprüfung der Klappenrekonstruktion ist die transösophageale Echographie. Sie bietet den Vorteil, die Klappenfunktion am schlagenden Herzen zu evaluieren. Dies erfordert jedoch den Verschluß des Herzens und eine annähernde Normothermie und Freigabe der Koronarzirkulation, um zumindest bei kurzzeitig beendeter EKZ unter adäquaten Systemdrücken eine solche echokardiographische Klappenfunktionsprüfung entsprechend durchzuführen. Zeigt diese eine signifikante Insuffizienz der Mitralis, so wird ein Klappenersatz angeschlossen.

8.4.3.8 Interventionen an der Mitralis bei ischämisch bedingter Insuffizienz

Das Risiko eines Kombinationseingriffes bei KHK und ischämisch bedingter Mitralklappeninsuffizienz wird meist dadurch noch erhöht, daß die Operation häufig unter dem Bild einer akuten, schweren Mitralklappeninsuffizienz und eines frisch abgelaufenen Infarkts notfallmäßig erfolgen muß [26, 45]. Trotz der ungünstigen Gesamtergebnisse ist unter dieser Konstellation eine dringliche Indikation zur Operation gegeben. Eine weitere Verschlechterung erfährt dieses Krankheitsbild bei gleichzeitig vorliegendem infarktbedingtem VSD.

In Abhängigkeit vom Ausmaß der präoperativ bestehenden sekundären Organ- und Myokardschädigungen kommt bei solchen Kombinationseingriffen der Minimierung zusätzlicher myokardschädigender Faktoren, wie Ischämiezeit und Reperfusionsschaden, eine entscheidende Bedeutung zu. Insofern ist das Ziel zu verfolgen, mit dem möglichst kürzesten aber effektivsten Eingriff die Korrektur durchzuführen. So wird neben der Koronarrevaskularisation bei Papillarmuskelabrissen, aufgrund der für eine Rekonstruktion schlechten Gewebeverhältnisse, in erster Linie ein Klappenersatz durchgeführt. Bei mittelgradiger und schwerer, nicht durch Papillarmuskelabriß bedingter Klappeninsuffizienz kann, wenn technisch einfach möglich, eine Rekonstruktion erwogen werden. Bei geringgradiger Mitralklappeninsuffizienz wird häufig nur die Koronarrevaskularisation durchgeführt. Beim Vorliegen eines begleitenden infarktbedingten VSD entscheidet die Defekttopographie über den Zugang zu dessen Verschluß; in einigen Fällen zwingt die weit posteroinferiore Lage des Defekts, am Übergang zwischen Einlaß- und trabekulärem Septum, zur Ventrikulotomie, wobei diese bevorzugt rechts inferior erfolgt. Der VSD-Verschluß erfolgt mit einem Kunststoffpatch, welcher mittels zirkulär um den Defektrand vorgelegter, teflonfilzverstärkter Einzel-U-Nähte fixiert wird. Die Lagebeziehung des Reizleitungssystems zum Septumdefekt kann das postoperative Auftreten von AV-Blockierungen begünstigen.

8.4.3.9 Mitralklappenersatz

Die technisch entscheidend weiterentwickelten prothethischen Herzklappenmodelle haben den Mitralklappenersatz zu einem routinemäßigen Standardeingriff werden lassen. Bei den mechanischen Prothesen ist eine Dauerantikoagulation erforderlich. Bei präoperativ bestehendem Vorhofflimmern (VF) wird nach Klappenersatz nur selten eine dauerhafte Konversion zum Sinusrhythmus beobachtet, so daß vom Prinzip, bei chronischem VF und rhythmusbedingtem Antikoagulationsbedarf, der Vorteil einer Bioprothesenimplantation entfällt. Die Indikation zur Bioprothesenimplantation wird fast ausschließlich nur noch bei alten Patienten mit einer Lebenserwartung unter 10 Jahren (d.h. unterhalb der zu erwartenden Haltbarkeit der Klappe) und bei Kontraindikationen zur Antikoagulation gesehen.

Die hämodynamischen Qualitäten der derzeit am häufigsten implantierten Doppelflügel- oder Kippscheibenprothesen sind jeweils annähernd gleich, auch die materialbedingte, inhärente Thrombogenität konnte in den letzten Jahren u. a. durch Verwendung neuartiger Werkstoffe weiter reduziert werden.

8.4.3.10 Exzision der Mitralis und Implantationsnaht

Die funktionelle zumindest Teilerhaltung der Verbindung zwischen Mitralklappenring und dem muskulären Anteil des subvalvulären Apparates über Klappensegelanteile und Chordae hat beim Klappenersatz ein zunehmendes Interesse erfahren. Grundlage hierfür ist die Beobachtung, daß die Ventrikelgeometrie und -funktion durch die vollständige Exzision der Klappen- und Chordaeanteile im Rahmen des dann erfolgenden Klappenersatzes dahingehend verändert werden, daß u. a. das Ventrikelvolumen und die Schlagarbeit des Ventrikels unter Anhebung der Füllungsdruckniveaus vermehrt werden [16].

Hieraus haben sich im Hinblick auf eine diesbezügliche Verbesserung der Ventrikelfunktion nach Klappenersatz operationstechnische Konzepte entwickelt, welche die Inkorporation von Klappensegelanteilen – unter Erhaltung des subvalvulären Apparates – in die Prothesenringverankerungsnaht beinhalten. Art und Ausdehnung der intraoperativ festgestellten Klappenveränderungen bedingen hierbei die Durchführbarkeit solcher Verfahren. Es gibt allerdings Überlegungen, die darauf hinweisen, daß durch derartige Inkorporation von Mitralsegelanteilen in die Prothesenimplantationsnaht Zugrichtung und damit Kräfteverteilung über die Chordaearchitektur zum Klappenring hin verlagert und damit anders als bei der natürlichen Lage orientiert werden; inwieweit sich diese Verfahren in dieser Hinsicht im Langzeitverlauf günstig auswirken, ist Gegenstand weiterer Forschungen.

Muß aufgrund der vorliegenden Veränderungen die Klappe komplett exzidiert werden, so geschieht dies unter Belassung eines schmalen, entkalkten Klappenringsaumes und der Papillarmuskelspitzen. Anschließend wird die Prothesengröße mit Obturatoren ermittelt; nach Legen der Klappennähte wird die Prothese verankert. Sollen Anteile des posterioren und/oder anterioren Klappenapparates erhalten werden, so müssen diese so innerhalb der Prothesenverankerungsnähte miterfaßt werden, daß eine Behinderung der Prothesenmechanik durch Gewebeanteile sicher ausgeschlossen ist.

Bei der Implantation von Bioprothesen in Mitralposition müssen die klappentragenden Prothesenpfeiler so ausgerichtet werden, daß der linksventrikuläre Ausflußtrakt hiervon nicht obstruiert wird. Nach Implantation der jeweiligen Klappenprothese wird diese auf einwandfreie Funktion überprüft, bevor der Verschluß des Herzens erfolgt.

8.4.3.11 Intraoperative Komplikationsmöglichkeiten beim Mitralklappenersatz

Topographisch bedingt sind mehrere Umgebungsstrukturen der Mitralklappe bei der Klappenexzision bzw. bei der Prothesenimplantation gefährdet:

- die Aortenklappe im Bereich des anterioren Mitralanulusanteils,
- das Reizleitungssystem in der Region des hinteren Trigonums,
- die außerhalb des posterioren Anulusanteils im Sulcus atrioventricularis verlaufende A. circumflexa und der Koronarsinus.

Besonders gefährdet sind diese Umgebungsstrukturen bei massiver Kalzifizierung des Mitralanulus, wenn nach Klappenringentkalkung zur sicheren Plazierung der Klappenimplantationsnähte nur ein geringer Gewebesaum verbleibt. Bei ausgedehnten, den posterioren Mitralklappenring weit durchsetzenden Kalkherden kann nach deren Entfernung die atrioventrikuläre Übergangsregion, in welche die Klappennähte plaziert werden müssen, u. U. derart dünnwandig sein, daß sie nach Prothesenimplantation der Druckbelastung nicht standhalten kann und es an dieser Stelle zur subanulären Dissektion und Ruptur kommt.

Diese äußerst schwerwiegende Komplikation kann direkt nach Wiederaufnahme der Herzaktion auftreten oder mehrere Stunden danach. Die Korrektur gelingt meist nur unter EKZ-Bedingungen, wobei die Kontinuität der Atrioventrikularregion, entweder mit teflonarmierten Nähten oder mit Hilfe eines endoventrikulären Patches, wiederhergestellt werden muß. Die sichere Plazierung solcher Nähte kann in dieser Region eine Verletzung der A. circumflexa zur Folge haben, welche nur durch die Anlage eines aortokoronaren Bypasses behandelt werden kann.

Bei ausgedehnten, die Klappenringstrukturen überschreitenden Kalkspangenbildungen ist die Verletzungsgefahr des Reizleitungsystems erheblich; eine permanente totale AV-Blockierung bedingt die Implantation eines Schrittmachersystems.

Eine weitere Komplikationsmöglichkeit ist im Rahmen der Klappenexzision bei zu tiefer Resektion der Papillarmuskeln unter Zug gegeben; hierdurch kann das Auftreten einer Ventrikelruptur begünstigt werden.

Die Ventrikelhinterwand kann ebenfalls rupturieren, wenn nach Klappenimplantation das Herz im Rahmen der Entlüftungsmanöver zu stark luxiert wird; diese Gefahr ist besonders bei Bioprothesen durch die Lage der Prothesenpfeiler gegeben.

8.4.4 Chirurgische Interventionen an der Trikuspidalklappe bei erworbenen Vitien

In der überwiegenden Mehrzahl der Fälle betrifft das Spektrum der chirurgischen Interventionen an der Trikuspidalis bei den erworbenen, nicht endokarditisch bedingten Vitien die Rekonstruktion bei sekundärer Insuffizienz (z. B. bei chronischen Mitral- bzw. Aortenvitien mit pulmonaler Hypertonie). Isolierte Trikuspidalklappenvitien im Rahmen postrheumatischer Klappenveränderungen werden nur noch sehr selten beobachtet [13, 28, 36].

Die besondere geometrische Konfiguration des rechtsventrikulären Kavums und des Klappenapparates führen bei Aorten- bzw. Mitralvitien mit sekundärer pulmonaler Hypertonie zu einer Trikuspidalkappeninsuffizienz im Rahmen der

Kavum- und Klappenringdilatation. Die Indikation zu einem plastischen Rekonstruktionsverfahren an der Trikuspidalis ergibt sich u. a. aus Langzeitbeobach-
tungen, in welchen nach erfolgreicher Korrektur eines Mitralklappen- oder Aor-
tenklappenvitium, eine signifikante und prognostisch relevante Trikuspidalklappeninsuffizienz häufig nachweisbar bleibt.

In den meisten Fällen handelt es sich bei den beobachteten Ringdilatationen
bezüglich des Trikuspidalklappenapparates um zarte und wenig veränderte
Klappensegel bei intaktem subvalvulärem Apparat. Die Anuloraphieverfahren
haben das Ziel, die anterioren und posterioren Ringanteile durch Raffungsnähte
zu verkleinem und dadurch eine Koaptation der Segel wiederherzustellen. Es
kann hierbei nach dem gleichen Prinzip wie bei der Mitralklappenrekonstruktion vorgegangen werden, wobei der durch verschiedene Raffungstechniken ver-
kleinerte Klappenring mit einer sog. flexiblen oder semirigiden Ringprothese

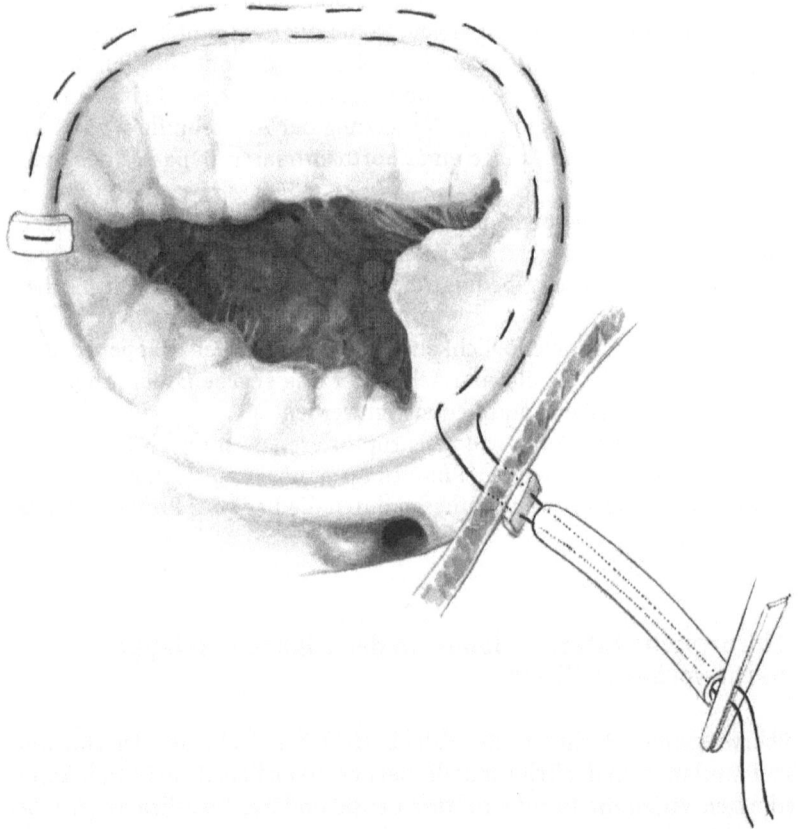

Abb. 4. Prinzip der Anulorhaphie der Trikuspidalis bei Insuffizienz nach De Vega: Die Klappenringanteile
des anterioren und posterioren Segels werden durch eine doppelte, dem Anulusverlauf folgende Naht gerafft. Beide Fähden werden transmural durch die Vorhofwand in Höhe der posteroseptalen Kommissur
ausgestochen und mit einem Tourniquet versehen. Am schlagenden, geschlossenen Herzen werden unter
digitaler Austastung bzw. echokardiographischer Kontrolle die Fäden graduiert angezogen und nach
hierdurch erreichter Aufhebung der Klappeninsuffizienz geknotet

stabilisiert werden kann. Die eigentliche Klappenringverkleinerung kann, je nach der Methode (de Vega, Whooler), durch graduierbare Raffnähte entlang der anterioren und posterioren Ringanteile erfolgen, oder, nach Ablösung des anterioren und posterioren Segels vom Anulus, durch Anulusfaltung, nach der die abgelösten Segelanteile an den so verkürzten Anulus wieder angenäht werden (Abb. 4).

Sind Klappensegel bzw. der subvalvuläre Apparat durch eine hochgradige fibrotische Schrumpfung verändert, so muß ein Klappenersatz erfolgen, wobei von einigen Autoren bevorzugt Bioprothesen verwendet werden. Die Erhaltung von Segel- und subvalvulären Apparatanteilen kann nach den gleichen Prinzipien wie bei der Mitralklappenrekonstruktion durchgeführt werden.

Beim prothethischen Trikuspidalklappenersatz ist ingesamt mit einer erhöhten kompletten AV-Blockierungsrate zu rechnen, welche durch Schrittmacherimplantation behandelt werden muß.

8.4.5 Korrektur von erworbenen Pulmonalklappenvitien

Pulmonalklappenvitien sind fast ausschließlich kongenital bedingt. Eine erworbene Pulmonalklappeninsuffizienz wird beobachtet im Rahmen einer abgelaufenen Endokarditis, einer pulmonalen Arteriitis oder Valvulitis, eines Mitralklappenvitiums und bei primärer pulmonaler Hypertonie im Sinne einer sekundären funktionellen Insuffizienz. Stenotische, kalzifizierte Veränderungen sind an der Pulmonalklappe äußerst selten und werden fast ausschließlich in der Assoziation mit anderen kongenitalen Vitien beobachtet. Ist ein Klappenersatz erforderlich, so wird dieser idealerweise mit einem Homograft durchgeführt. Alternativ kommen Bioprothesen in Betracht, mechanische Prothesen haben sich in Pulmonalposition nicht bewährt.

8.4.6 Prothesentypen

Die Haltbarkeit der zum Klappenersatz verwendeten biologischen oder prothetischen Materialien wird durch eine Reihe von Faktoren beeinflußt, daher soll zunächst ein kurzer Überblick über die wichtigsten derzeit gebräuchlichen „Ersatzteile" gegeben werden, bevor auf deren Haltbarkeit im einzelnen eingegangen wird.

8.4.6.1 Mechanische Herzklappenprothesen

Kippscheibenventile
Die gebräuchlichsten Fabrikate dieser Klappenprothesen sind Björk-Shiley, Fa. Medtronic Hall, und Omniscience, Fa. Omnicarbon [3, 22, 44, 50]. Diese aus Pyrolit gefertigten Prothesen bestehen vom Prinzip her aus einem ringförmigen Gehäuse und einer Kippdeckelscheibe, welche exzentrisch durch ein Bügelsystem so gehalten wird, daß neben einer Kippbewegung auch eine Rotation in der

Scheibenebene möglich ist. Beim Klappenschluß paßt sich die Scheibe in das Ringgehäuse ein. Der um das Gehäuse angebrachte Nahtring besteht aus Teflon- oder Dacrongewebe. Der Öffnungswinkel dieser Klappenventile beträgt zwischen 60 und 70°.

Doppelflügelventile
Bei diesem Prothesentyp (z.B. Fabrikat: St. Jude Medical, Fa. Carbometrics) bestehen die beweglichen Anteile aus halbkreisförmigen Kippdeckeln aus Pyrolit, deren Aufhängungsvorsprünge in seitlichen Gelenkmulden innerhalb des kreisförmigen Pyrolitklappenringgehäuses gelagert sind. Der maximale Öffnungswinkel der Flügel beträgt 85°, was sich besonders günstig auf das Strömungsprofil auswirkt [3, 4, 5, 9, 12, 17, 21, 22, 32, 38, 39, 40].

8.4.6.2 Bioprothesen

Bioprothesen sind chemisch mit Glutaraldehyd vorbehandelte Klappen aus biologischem Herzklappengewebe porcinen Ursprungs, welche auf einem Unterstützungsgerüst (meist aus Kunstoff- bzw. Metallegierung) in trikuspider Konfiguration angebracht sind [44]. Die derzeit am häufigsten implantierten Bioklappen sind Hancock und Carpentier Edwards. Diese Prothesen stimmen in Design und Herstellungsprinzip weitgehend überein und unterscheiden sich lediglich bezüglich ihrer Segelanteile, in der Art ihrer chemischen Vorbehandlung und in der Konfiguration und Beschaffenheit ihres Stützrings (Prothesenpfeiler). Sie gewährleisten vom Prinzip her ein zentral laminares Durchflußströmungsprofil; konstruktionsbedingt ergeben sich jedoch in der Nähe der Prothesenpfeiler turbulente Strömungszonen mit Totwasserräumen.

8.4.6.3 Homografts

Homografts sind von einem menschlichen Spender stammende Aorten- oder Pulmonalklappen, welche mit den jeweiligen anhängenden Gefäßanteilen zum Aorten- und Pulmonalklappenersatz Verwendung finden. Sie werden nach ihrer Entnahme (entweder bei Leichen bis 48 h post mortem oder bei der Herzentnahme beim Empfänger im Rahmen der Transplantation) antibiotikasterilisiert und entweder für eine kurz- (2 Tage) oder mittelfristige (bis zu 4 Wochen) Lagerungszeit in Nährlösung bei 4 °C aufbereitet oder als kryopräserviertes Präparat bei −196 °C in flüssigem Stickstoff langzeitgelagert.

8.4.7 Haltbarkeit

In die Gesamtbeurteilungskriterien von mechanischen Klappenprothesen fließen eine Reihe von Größen und Faktoren ein. Die berechnete Haltbarkeit der am häufigsten implantierten mechanischen Klappenventile selbst liegt derzeit in der

Regel über der Lebenserwartung der Patienten. Der Vollständigkeit halber seien hier die wichtigsten Kriterien der Beurteilung von Klappenprothesen, welche letztlich auch die Prothesenwahl im Sinne der Haltbarkeit beeinflussen, in einem Überblick kurz skizziert.

8.4.7.1 Konstruktionsabhängige Kriterien

Mit Hilfe komplexer und differenzierter In-vitro-Modelle können bei der Entwicklung eines Klappenmodells dessen hämodynamische Charakteristika unter Nachahmung physiologischer Strömungsabläufe und -volumina evaluiert werden. Die strömungsdynamischen Leistungsgrößen berücksichtigen für jede Klappengröße im wesentlichen den sog. transvalvulären Druckgradienten, den Öffnungswinkel, die jeweils flußbedingte sog. „effektive" Klappenöffnungsfläche, das Rückflußvolumen, den transvalvulären Energieverlust und das Strömungsprofil. Mit Hilfe solcher Modelluntersuchungen läßt sich bei allen Prothesentypen, in Abhängigkeit von der jeweiligen Ventilgröße und des Flußvolumens, ein transvalvulärer Energieverlust, welcher als Druckgradient meßbar ist, nachweisen. In diesem Zusammenhang sind das durch die Nahtringgröße mitbedingte Innen-/Außendurchmesserverhältnis, die Ventilaufhängungskonstruktion und die konstruktionsabhängige Turbulenzbildung stromabwärts als wesentliche Faktoren zu nennen. Diese Einflußgrößen erhalten insbesondere bei anatomisch vorgegebenem kleinem Klappenring eine strömungsdynamische Bedeutung.

Bei den Kippscheibenprothesen lassen sich aufgrund ihres asymmetrischen Öffnungsmusters erhebliche stromabwärtige Turbulenzzonen, sowohl im Modell als auch in vivo, nachweisen, mit Wirbelfeldern und relativ großen Totwassergebieten, welche letztlich als thrombogene Strömungsareale betrachtet werden müssen. Ein konstruktionsbedingt wesentlich günstigeres strömungsdynamisches Verhalten weist z. B. die St.-Jude-Doppelflügelklappe auf.

Obwohl Bioprothesen im Hinblick auf ihr Öffnungsmuster einen zentral weitgehend laminaren Fluß aufweisen, kommt es auch hier stromabwärts, aufgrund der Stützrahmenkonstruktion und der vorgegebenen Nahtringgröße, zu turbulenten Strömungsarealen mit Totwasserzonen und Wirbelgebieten. Darüber hinaus ist im Modell und in vivo bei bestimmten Strömungsgeschwindigkeiten ein Flattern der Klappensegel zu beobachten, welches aufgrund der erhöhten mechanischen Beanspruchung der Segel, insbesondere an den Aufhängungsregionen, eine frühzeitige Degeneration mitbewirken kann.

8.4.7.2 Schädigung von Blutbestandteilen

Im Bereich des Klappenrings und in Wirbelzonen können durch auftretende Schubspannungen korpuskuläre Blutbestandteile (insbesondere Erythrozyten und Thrombozyten) in Abhängigkeit von ihrer diesbezüglichen Expositionszeit geschädigt werden. Diese Schubspannungen treten sowohl während der Systole als auch der Diastole u.a. in Abhängigkeit von dem konstruktionsbedingten Leckvolumen auf und führen letztlich zu einer mehr oder weniger ausgeprägten intravasalen Hämolyse und Gerinnungsfaktorenfreisetzung. In den Strömungszonen mit kritischen Schubspannungswerten kann hierdurch nicht nur eine Thrombenbildung, sondern auch das sekundäre Einwachsen von bindegewebeartigen Strukturen über den Nahtring hinaus begünstigt werden, was u.a. zur frühzeitigen Ventildysfunktion führen kann. Dies wurde bei einigen Typen von Kippdeckelprothesen beobachtet.

8.4.7.3 Haltbarkeit mechanischer Prothesen

In-vitro-Modellversuche erlauben mit Hilfe eines sog. Pulsduplikators bei Zyklusfrequenzen von bis zu 1000/min die Haltbarkeit unter imitierten physiologischen und Dauerbelastungsbedingungen und die Haltbarkeit mechanischer Prothesen in bezug auf Materialverschleiß zu untersuchen. Hierauf basierend lassen sich Funktionsdauer und konstruktions- bzw. materialbedingte Hochrechnungen auf die Lebensdauer von Prothesen erstellen; generell liegt diese bei den derzeit gebräuchlichen Prothesentypen weit über der Lebenserwartung der operierten Patienten. In wenigen Fällen wurden aus der Klinik Fälle von Klappenversagen aufgrund von Materialdefekten an Kippdeckelventilen berichtet, welche hauptsächlich die beweglichen Prothesenanteile in ihren besonders verschleißgefärdeten Zonen, wie Scharniere oder Kontaktflächenanteile mit dem Klappenring, betrafen. In anderen seltenen Fällen führten Ermüdungsbrüche an Bügeln der Kippscheibenaufhängung zu einer Ventildysfunktion. Die aufgetretenen Materialdefekte wurden in allen Fällen aufgegriffen und haben zu technischen Verbesserungen des betreffenden Klappenmodells geführt.

Neben den konstruktionsabhängigen Protheseneigenschaften müssen im Hinblick auf die Haltbarkeit auch materialabhängige Eigenschaften in Betracht gezogen werden, welche sich aufgrund von Wechselwirkungen zwischen Prothesenmaterial und Empfängerorganismus unter dem Begriff der Bioverträglichkeit einordnen lassen. Die mechanischen Materialkenngrößen der verwendeten Prothesenanteile sind ein wichtiger Faktor für die Belastbarkeit und Bruchfestigkeit. Korrosionsverhalten und Materialtoxizität im Sinne der Biokompatibilität sind weitere Kenngrößen, welche Einfluß auf die Haltbarkeit eines Implantats haben. Durch direkte Wechselwirkung, zusätzlich zu den bereits genannten strömungsbedingten Faktoren mit prothetischen Oberflächen, können in Abhängigkeit von deren Materialbeschaffenheit Blutbestandteile (Erythrozyten, Thrombozyten) geschädigt werden. Thrombogene Transformationen und sekundäre Anlagerungen können wiederum die Klappenfunktion beinträchtigen. Neu- und Weiterentwicklungen von Werkstoffen wie z.B. Pyrolit oder speziell behandelte Keramiken führten zu entscheidenden Verbesserungen der Materialoberflächen an festen und beweglichen Klappenanteilen, wodurch die Haltbarkeit günstig beinflußt wurde. Ein Materialverschleiß tritt an den Implantaten in erster Linie an sich gegeneinander bewegenden (Schaniergelenke) bzw. sich berührenden (Klappenring/Kippdeckel/Prothesenflügel) Ventilanteilen auf und kann, entweder durch direkte Mechanismen oder durch lokale Freisetzung von Verschleißteilchen, die Haltbarkeit von Implantaten beeinflußen. Diese Größen sind jedoch bei den neu entwickelten Materialien wie Pyrolit als sehr gering anzusehen.

8.4.7.4 Prothesenausrichtung bei der Implantation

Auf die Klappenprothesenfunktion und damit auch auf die Haltbarkeit hat die strömungsdynamisch optimale Ausrichtung des Ventils bei der Implantation einen entscheidenden Einfluß. Bei Kippscheibenprothesen in Aortenposition wird von den meisten Autoren empfohlen, die große Öffnungsfläche zur Konvexität der Aorta ascendens hin auszurichten. In Mitralposition wird bei Entfernung des subvalvulären Halteapparates die große Öffnungsfläche von Kippscheibenventilen meist nach posterior ausgerichtet, während bei der Erhaltung von Halteapparatstrukturen diese von vielen Autoren nach anterior plaziert wird. Letztlich entscheidend ist jedoch, daß die Beweglichkeit des Kippdeckels ungehindert erfolgen kann.

Bei Doppelflügelprothesen in Aortenposition erscheint die Ausrichtung der Flügeldrehachsen senkrecht zum Ventrikelseptum hin strömungsdynamisch von Vorteil zu sein. Hierdurch kann insbesondere bei einer Septumhypertrophie ein bei anderer Ausrichtung mögliches asymmetrisches oder verzögertes Öffnungsmuster der Flügel vermieden werden. In Mitralposition wird meist eine an der natürlichen Klappenanatomie orientierte Ausrichtung der Prothesenflügel bevorzugt.

8.4.7.5 Xeno- und Bioprothesen

Die derzeit gebräuchlichsten Bioklappen bestehen aus einem Unterstützungsring, auf welchem eine xenogene trikuspide Klappe porcinen Ursprungs durch Naht fixiert ist. Die Antigenität des Klappengewebes wird durch chemische Vorbehandlung mit Glutaraldehyd weitestgehend reduziert. Durch diese Substanz wird weiterhin eine Quervernetzung und damit Stabilisierung des kollagenfibrillären Fasergerüstes der Taschenklappen induziert. Es handelt sich damit um ein Klappengewebe, dessen Haltbarkeit durch chemische Fixierung und Stabilisierung vorgegeben ist. Im Empfängerorganismus erfolgt im weiteren keine Regeneration der Kollagenfasern an einer solchen Klappe; desgleichen kommt es zu keiner Endothelialisierung und Fibroblasteneinsprossung an den Klappenoberflächen. Die Haltbarkeit solcher Prothesen wird von mehreren Faktoren beeinflußt, welche letztendlich im Langzeitverlauf alle zu einer Degeneration des Klappengewebes und damit zur Prothesendysfunktion im Sinne einer Stenose oder Insuffizienz führen.

Die Erscheinungsformen einer solchen Klappendegeneration beinhalten im wesentlichen Kalzifikationen und/oder Klappeneinrisse. Hierbei spielen die genannten konstruktionsbedingten strömungsdynamischen Eigenschaften der Prothesen und deren Materialbeschaffenheit eine entscheidende Rolle: Im Bereich der Kommissuren ist, durch die vorgegebene starre Aufhängungskonstruktion bedingt, die mechanische Biegebeanspruchung der Klappensegel besonders hoch, wodurch Klappeneinrisse oder Degenerationsprozesse im Verlauf in diesen Zonen begünstigt werden. Andere Faktoren, welche im Rahmen einer Klappendegeneration diskutiert wurden, sind immunbiologische Reaktionsprozesse, welche trotz erfolgter chemischer Vorbehandlung zu „Zerstörungen" an den Klappensegeln führen können. Plasmatische und zelluläre Reaktionen im Empfängerorganismus können zu einer Fibrinanlagerung bzw. Thrombozytenaggregation im Bereich der Klappen und zu sekundären Embolisationen führen.

Gefährdet erscheinen in dieser Hinsicht insbesondere die Wirbelströmungs- und Totwasserzonen. Von einigen Autoren wird daher eine unmittelbar postoperative Heparinisierung empfohlen, welche im weiteren durch Aggregationshemmer über 2–3 Monate ersetzt werden kann, um das Risiko solcher Frühappositionen zu vermindern. Des weiteren kann es im Langzeitverlauf zur Anlagerung von bindegewebeartigen Überzügen von Klappenanteilen kommen, welche deren Beweglichkeit einschränken und damit eine frühzeitige Degeneration begünstigen können. Eine erhöhte Kalzifizierungsrate von Bioprothesen wird insbesondere bei einem Alter unter 35 Jahren (erhöhter Kalziumumsatz) und bei chronischen Nephropathien beobachtet. Unter Berücksichtigung der genannten Faktoren muß aufgrund vorliegender Literaturdaten mit einem Klappenversagen von etwa 20 % in 10 Jahren gerechnet werden, wobei dies einem weiten Spektrum interindividueller Einflußgrößen unterworfen ist, so daß die Versagensrate (erfaßt z. B. anhand der angegebenene Reoperationsraten) insgesamt deutlich höher anzusetzen ist. Gewebeveränderungen an Bioprothesen, insbesondere am Kollagengerüst, können bereits über viele Jahre bestehen, bevor es zu einer signifikanten bzw. meßbaren Prothesendysfunktion kommt.

8.4.7.6 Haltbarkeit bei allogenem Klappenersatz

Die Funktionsfähigkeit und damit auch die Haltbarkeit von Homografts werden zum einen beeinflußt durch die Qualität und den Zustand des Grafts, welche vom Spenderalter, Explantationszeitpunkt und -modus und von der Konservierungstechnik abhängen. Zum anderen spielt offensichtlich auch die Spender-Empfänger-ABO-Kompatibilität im Langzeitverlauf eine gewisse Rolle, wenngleich deren Ausmaß nach wie vor kontrovers diskutiert wird.

Darüber hinaus ist eine optimale Implantationstechnik die entscheidende Grundvoraussetzung für eine bestmögliche strömungsdynamische Ausrichtung und damit auch für die Langzeithaltbarkeit eines Homografts. Bezüglich ihrer strömungsdynamischen Eigenschaften und ihrer äußerst niedrigen Thrombogenität sind allogene Transplantate allen anderen Klappenersatzsubstraten primär deutlich überlegen und haben daher eine zunehmende Verbreitung erfahren.

Ziel der verschiedenen Konservierungsverfahren ist die Vitalerhaltung der Klappenstrukturen, insbesondere der Endothelzellen bzw. Fibroblasten, deren weitgehende Integrität als zelluläres Qualitätsmaß für einen Homograft gelten kann. Implantierte Homografts unterliegen im Langzeitverlauf jedoch letztlich, ähnlich wie andere allogene transplantierte Gewebe, sekundären Degenerationsprozessen im Empfängerorganismus, welche sich makroskopisch als Klappensegeleinrisse oder Perforationen manifestieren. Die Erforschung möglicher Ursachen ist Gegenstand intensiver andauernder Forschungsarbeiten, innerhalb derer immunbiologische Aspekte und Überlegungen, insbesondere im Hinblick auf eine mögliche Verbesserung der Langzeitfunktion, zunehmendes Interesse finden [53].

Die Forschungen betreffen speziell die zellulären und humoralen Immuninteraktionen in bezug auf die einzelnen Homograftkomponenten, wie Muskelmanschette, Klappenring, Taschenklappen oder anhängende Gefäßanteile. Die meisten dieser Fragen sind derzeit noch weithin ungeklärt.

Weiterhin unklar ist die Frage, ob durch Verwendung von Blutgruppen- bzw. HLA-kompatiblen Implantaten generell eine Verbesserung der Langzeitergebnisse erzielbar ist. Die Haltbarkeit im Sinne des Auftretens von Degenerationen mit hämodynamisch signifikanten Funktionsstörungen variiert nach Literaturangaben zwischen 7 und 30 % bei 10 Jahren. Diese Zahlen der Degenerationsrate von Homografts spiegeln jedoch u. a. die unterschiedlichsten Erfahrungswerte der Bewertung einer Implantatdysfunktion, des Entnahme- bzw. Präservierungsmodus, des Spenderalters, der Implantationstechnik, der Implantatgröße, des Auftretens von Valvulitiden bzw. Endokarditiden sowie anderer empfängerbezogener Faktoren wider und sind daher schwierig zu bewerten.

8.4.8 Zusammenfassung

Elektive Rekonstruktionen und Klappenersatz stellen derzeit gängige Routineeingriffe dar, die fast ausschließlich mit Hilfe der extrakorporalen Zirkulation am kardioplegisch stillgestellten Herzen durchgeführt werden. Wenn immer vom anatomisch-pathologischen Befund her sinnvoll möglich, werden Klappenrekonstruktionen bevorzugt. Dies betrifft am häufigsten die Trikuspidal-, weniger die Mitral- und nur in begrenzten Ausnahmefällen die Aortenklappe. In den meisten Fällen wird im Verlauf den rekonstruktiven Klappeneingriffen, trotz zunehmend optimierter Techniken, eine den Klappenersatz aufschiebende Wirkung zugeschrieben, welche jedoch gerade bei jüngeren Patienten im Vergleich zum Klappenersatz eindeutige Vorteile aufweist.

Der Funktionszustand des Myokards und dessen Kontraktilitätsreserven definieren als ein wesentlicher Faktor vom Risiko her die Ausgangssituation, aus welcher heraus eine Rekonstruktion bzw. ein Klappenersatz unternommen wird und damit auch das Langzeitergebnis. Dies gilt insbesondere auch für Kombinationseingriffe wie Mehrfachklappenersatz und zusätzliche Koronarrevaskularisationen.

Ein Klappenersatz kann unter Verwendung von autologen, allo-, xenogenen oder mechanischen Prothesen erfolgen, wobei jedem dieser Verfahren Vor- und Nachteile eingeräumt werden müssen. Homografts weisen sicherlich die günstigsten strömungsdynamischen Eigenschaften auf, stehen jedoch nur begrenzt zur Verfügung und sind im Empfängerorganismus letztlich komplexen degenerativen und noch vielfach immunbiologisch ungeklärten Prozessen unterworfen. Homografts bedürfen per se keiner postoperativen Antikoagulation.

Derzeit gebräuchliche mechanische Prothesen weisen nach ihrer Implantation eine weitgehend „unbegrenzte" Haltbarkeit auf. Obwohl bedeutende Fortschritte in bezug auf ihre strömungsdynamischen Eigenschaften und ihre materialbedingte Thrombogenität erreicht wurden, steht in dieser Hinsicht eine „ideale" Klappenprothese noch nicht zu Verfügung. Der Kunstklappenersatz bedarf weiterhin, insbesondere in Atrioventrikularposition, einer exakten dauerhaften Antikoagulation. Bioprothesen sind bei Kontraindikationen zur Antikoagulation verwendbar, weisen jedoch aufgrund ihres Konstruktionsprinzips und in Abhängigkeit von der implantierbaren Klappengröße höhere transvalvuläre Gradienten auf. Sie bedürfen im Prinzip keiner Langzeitantikoagulation. Auch bei diesen Prothesen bedingen degenerative Veränderungen im Langzeitverlauf, zu individuell unterschiedlichem Zeitpunkt, deren Reersatz.

Bei den meisten Patienten ist nach operativer Korrektur erworbener Klappenvitien im Rahmen der erreichbaren Verbesserung der Hämodynamik eine Besserung der klinischen Symptomatik mit weitgehender Wiederherstellung der körperlichen Leistungsfähigkeit und eine Verlängerung der Lebenserwartung zu verzeichnen.

Weiterführende Literatur zu den Abschn. 8.4.1–8.4.8

1. Albertucci M, Wong Kit, Petrou M, Mitchell A, Sommerville J, Theodoropoulos S, Yacoub M (1994) The use of unstented homograft valves for aortic valve reoperations. Review of a twenty-three-year experience. J Thorac Cardiovasc Surg 107:152–161
2. Akins CV (1991) Mechanical cardiac valvular prostheses. Ann Thorac Surg 52:161–172
3. Akins CW, Hilgenberg AD, Buckley MJ, Vlahakes GJ, Torchiana DF, Daggett WM, Austen WG (1994) Mitral valve reconstruction versus replacement for degenerative or ischemic mitral regurgitation. Ann Thorac Surg 58:668–676
4. Arom KV, Nicoloff DM, Kersten TE, Northrup WF, Lindsay WG, Emery RW (1989a) Ten-year follow-up study of patients who had double valve replacement with the St. Jude Medical prostheses. J Thorac Cardiovasc Surg 98:1008–1016
5. Arom KV, Nicoloff DM, Kersten TE, Northrup WF, Lindsay WG, Emery RW (1989b) Ten years' experience with the St. Jude medical valve prosthesis. Ann Thorac Surg 47:831–837
6. Bernhard A, Sievers HH (1990) Herzklappenprothesen. In: Hombach V (Hrsg) Kardiovaskuläre Chirurgie. Kardiologie, Bd 3. Schattauer, Stuttgart New York, S 47–125
7. Cohn LH, Allred EN, DiSesa VJ et al. (1984) Early and late risk of aortic valve replacement. A 12-year concomittant comparison of porcine bioprosthetic and tilting disc prosthetic aortic valves. J Thorac Cardiovasc Surg 88:695–705
8. Cohn LH, Allred EN, Cohn LA et al. (1985) Long term results of open mitral valve reconstuction for mitral stenosis. Am J Cardiol 55:731–734
9. Cohen JM, Glower DD, Harrison JK et al. (1993) Comparison of balloon valvuloplasty with operative treatment for mitral stenosis. Ann Thorac Surg 56:1254–1262
10. entfällt
11. Craver JM, Cohen C, Weintraub WS (1990) Case-matched comparison of mitral valve replacement and repair. Ann Thorac Surg 49:964–969
12. Culliford AT, Galloway AC, Colvin SB et al. (1991) Aortic valve replacement for aortic stenosis in persons aged 80 years and over. Am J Cardiol 67:1256–1260
13. Czer LSC, Maurer G, Bolger A et al. (1989) Tricuspid valve repair. Operative and follow-up evaluation by Doppler color flow mapping. J Thorac Cardiovasc Surg 38:101–111

14. Czer LSC, Chaux A, Matloff JM et al. (1990) Ten year experience with the St. Jude Medical valve for primary valve replacement. J Thorac Cardiovasc Surg 100:44-55
15. Dalichau H, Borst HG (1991) Erworbene Vitien im Bereich der Aortenklappe. In: Borst HG, Klinner W, Oelert H (Hrsg) Kirschnersche allgemeine und spezielle Operationslehre. Herzchirurgie, 2. Aufl. Springer, Berlin Heidelberg New York Tokyo, S 370–396
16. Daly RC, Orszulak TA, Schaff HV, McGovern E, Wallace RB (1991) Long term results of aortic valve replacement with nonviable homografts. Circulation 84 [Suppl III]:81–88
17. David TE, Armstrong S, Sun Z, Daniel L (1993) Late results of mitral valve repair for mitral regurgitation due to degenerative desease. Ann Thorac Surg 56:7–14
18. David TE, Uden DE, Strauss HD (1983) The importance of the mitral valve apparatus in left ventricle function after correction of mitral regurgitation. Circulation 68 [Suppl II]:76–82
19. DeLuca L, Vitale N, Giannolo B, Cafarella G, Piazza L, Cotrufo M (1993) Mid-term follow up after heart valve replacement with CarboMedics bileaflet prosthesis. J Thorac Cardiovasc Surg 106:1158–1165
20. Doty DB, Michielon G, Wang ND, Cain AS, Millar RC (1993) Replacement of the aortic valve with cryopreserved aortic allograft. Ann Thor Surg 56:228–236
21. Duran CMG (1993) Present status of reconstructive surgery for aortic valve disease. J Cardiac Surg 8:443–452
22. Fiore AC, Naunheim KS, D'Orazio S et al. (1992) Mitral valve replacement: randomized trial of St. Jude and Medtronic Hall prostheses. Ann Thorac Surg 54:68–73
23. Fernandez J, Laub GW, Adkins MS et al. (1994) Early and late-phase events after valve replacement with the St. Jude Medical prosthesis in 1200 patients. J Thorac Cardiovasc Surg 107:394–407
24. Fraser CD, Wang N, Mee RBB et al. (1994) Repair of insufficient bicuspid aortic valves. Ann Thorac Surg 58:386–390
25. Galloway AC, Colvin SB, Baumann FG et al. (1989) A comparison of mitral valve reconstruction with mitral valve replacement: intermediate-term results. Ann Thorac Surg 47:655–662
26. Gams E, Hagl S, Schad H, Heimisch W, Mendler N, Sebening F (1991) Significance of the subvalvular apparatus for left ventricular dimensions and systolic function: experimental replacement of the mitral valve. Thorac Cardiovasc Surgeon 39:5
27. Gerosa G, Ross DN, Brucke PE et al. (1994) Aortic valve replacement with pulmonary homografts. Early experience. J Thorac Cardiovasc Surg 107:424–437
28. Graaf Y van der, Waard F de, Herwerden LA van, Defauw J (1992) Risk of strut fracture of Bjork-Shiley valves. Lancet 339:257–261
29. He GW, Hughes CF, McCaughan B et al. (1991) Mitral valve replacement combined with coronary artery operation: determinants of early and late results. Ann Thorac Surg 51:916–923
30. He GW, Acuff TE, Ryan WH, Douthit MB, Bowman RT, He YH, Mack MJ (1994) Aortic valve replacement: determinants of operative mortality. Ann Thorac Surg 57:1140–1146
31. Hetzer R (1991) Chirurgie der Atrioventrikularklappen. In: Borst HG, Klinner W, Oelert H (Hrsg) Kirschnersche allgemeine und spezielle Operationslehre. Herzchirurgie, 2. Aufl. Springer, Berlin Heidelberg New York Tokyo, S 398–432
32. Hickey MSJ, Blackstone EH, Kirklin JW, Dean LS (1991) Outcome probabilities and life history after surgical mitral commissurotomy. J Am Coll Cardiol 17:29–42
33. Holper K, Haehnel JC, Augustin N, Sebening F (1993) Surgery for tricuspid insufficiency. Long-term follow up after De Vega annuloplasty. Thorac Cardiovasc Surgeon 41:1–9
34. Johnson RT, Weerasena NA, Butterfield M, Fischer J, Spyt TJ (1992) CarboMedics and St. Jude bileaflet valves: an in vitro and in vivo comparison. Eur J Cardiothorac Surg 6:267–271
35. Kirklin JW (1993) Aortic valve disease. In: Kirklin JG, Barratt-Boyes BG (eds) Cardiac surgery. Churchill Livingstone, New York, pp 492–560
36. Kirklin JK, Schmidt D, Nowick W et al. (1993) Long term function of cryopreserved aortic homografts. A ten-year study. J Thorac Cardiovasc Surg 106:154–166
37. Knott-Craig CJ, Elkins RC, Stelzer PL et al. (1994) Homograft replacement of the aortic valve and root as a functional unit. Ann Thorac Surg 57:1501–1506
38. Lytle BW (1991) Impact of coronary artery disease on valvular heart surgery. Cardiol Clin 9:301–314

39. Lytle BW, Cosgrove DM, Gill CC (1988) Aortic valve replacement combined with myocardial revascularization. J Thorac Cardiovasc Surg 95:402–414
40. Magovern JA, Pennock JL, Campbell DB et al. (1987) Aortic valve replacement and combined aortic valve replacement and coronary artery bypass grafting: predicting high risk groups. J Am Coll Cardiol 9:38–43
41. McGrath LB, Gonzales Lavin L, Bailey M, Grunkemeier GL, Fernandez J, Laub GW (1990) Tricuspid valve operations in 530 patients. Twenty-five-year assessment of early and late phase events. J Thorac Cardiovasc Surg 99:124–133
42. Meisner H, Mayr N, Schmidt-Habelmann P, Struck E, Sebening F (1981) Die Chirurgie der erworbenen Herzklappenfehler. In: Zölch KA (Hrsg) Beiträge zur Kardiologie, Bd 19. peri-med, Erlangen
44. Morris JJ, Schaff HV, Mullany CJ et al. (1993) Determinants of survival and recovery of left ventricular function after aortic valve replacement. Ann Thorac Surg 56:22–30
43. Moritz A, Steinseifer U, Kobinia A et al. (1992) Closing sounds and related complaints after heart valve replacement with St. Jude Medical, Duromedics Edwards, Bjork-Shiley Monostrut, and CarboMedics protheses. Br Heart J 67:460–465
45. Nair CK, Mohiuddin SM, Hillemann DE et al. (1990) Ten year results with the St. Jude Medical prostheses. Am J Cardiol 65:217–225
46. Nakano K, Koyanagi H, Hashimoto A et al. (1994) Twelve years' experience with the St. Jude medical valve prosthesis. Ann Thorac Surg 57:697–703
47. O'Brien MF, McGiffin DC, Stafford EG (1989) Allograft aortic valve implantation: techniques for all types of aortic valve and root pathology. Ann Thorac Surg 48:600–609
48. O'Brien MF, McGiffin DC, Stafford EG (1991) Allograft aortic valve replacement: long-term comparative clinical analysis of the viable cryopreserved and antibiotic 4°C stored valves. J Cardiac Surg 6:534–543
49. Perier P, Deloche A, Chauvaud S et al. (1984) Comparative evaluation of mitral valve repairs and replacement with Starr, Bjork and porcine valve protheses. Circulation 70 [Suppl I]:187–192
50. Perier P, Clausnizer B, Mistarz K (1994) Carpentier „Sliding Leaflet" technique for repair of the mitral valve: early results. Ann Thorac Surg 57:383–386
51. Rankin JS, Feneley MP, Hickey MSJ et al. (1988) A clinical comparison of mitral valve repair versus valve replacement in ischemic regurgitation. J Thorac Cardiovasc Surg 95:165–177
52. Ross DN (1991) Technique of aortic valve replacement with homograft: orthotopic replacement. Ann Thor Surg 52:154–156
53. Ross DN, Jackson M, Davies J (1992) The pulmonary autograft: a permanent aortic valve. Eur J Cardiothorac Surg 6:113–114
54. Scott WC, Miller DC, Haverich A et al. (1985) Determinants of operative mortality for patients undergoing aortic valve replacement. Discriminant analysis of 1479 operations. J Thorac Cardiovasc Surg 89:400–413
55. Tischler MD, Cooper KA, Rowen M, LeWinter MM (1994) Mitral valve replacement versus mitral valve repair: a doppler and quantitative stress echocardiographic study. Circulation 89:132–137
56. Wright PA, Elkins RC (1992) Pulmonary autograft. An aortic valve replacement alternative. AORN J 56:639–649
57. Westaby S, Parry A, Pillai R (1992) Aortic root replacement: modifications of technique with improvements in technology. Eur J Cardiothorac Surg 6 [Suppl]:44–48
58. Yacoub MH (1988) Applications and limitations of histocompatibility in clinical cardiac valve allograft surgery. In: Yankah AC, Hetzer R, Miller DC, Ross DN, Sommerville J, Yacoub MH (eds) Cardiac valve allografts 1962–1987. Springer, New York, p 95

8.4.9 Prinzipien der chirurgischen Behandlung der Klappenendokarditis

Bei der chirurgischen Behandlung der Endokarditis durch Eingriffe an den Herzklappen ist es zunächst von Bedeutung, zwischen abgeheilten und akuten Formen der Erkrankung zu unterscheiden. Während bei der abgeheilten Endokarditis durch die antibiotische Therapie die Infektion erfolgreich behandelt werden konnte, d.h. der Klappenersatz beim infektfreien Patienten vorgenommen wird, stellt der chirurgische Eingriff bei akuter Endokarditis eine kausale Therapie in Fällen dar, bei denen durch medikamentöse Therapie allein die Infektion nicht beherrscht werden kann. Die operative Therapie „abgeheilter" Endokarditiden, d.h. Erkrankungsformen, bei denen keine akute Entzündung mehr vorliegt, allerdings ein im Lauf der Krankheit entstandenes hämodynamisch bedeutsames Klappenvitium zur Operation zwingt, stellt hinsichtlich Diagnostik, Indikation und operativ-technischem Vorgehen im Vergleich zu nichtinfektiösen Vitien keine zusätzlichen Anforderungen an den Chirurgen; daher sollen im folgenden lediglich die Besonderheiten der Operation im akuten Stadium besprochen werden.

Die Entstehung einer akuten Endokarditis setzt das Vorhandensein mehrerer pathogenetisch bedeutsamer Faktoren voraus: Bakteriämie, Adhärenzfähigkeit der Keime, eine Läsion des Endokards – häufig Folge pathologischer Strömungsverhältnisse –, die Entstehung einer nichtbakteriellen thrombotischen Vegetation sowie eine vorübergehend oder chronisch gestörte Immunlage des Patienten. In etwa 80 % der Fälle gelingt es, die Erkrankung durch konservative Maßnahmen zu beherrschen, bei 20 % jedoch zwingen entweder die hämodynamische Problematik oder die unbeherrschbare systemische Infektion zum operativen Eingriff in der akuten, „floriden" Phase.

8.4.9.1 Indikationen zur Operation

Die chirurgische Behandlung der akuten Endokarditis ist indiziert, wenn
- eine höhergradige Klappeninsuffizienz auftritt, die zur drohenden oder manifesten kardiozirkulatorischen Dekompensation des Patienten führt,
- die Infektion trotz adäquater antibiotischer Therapie nicht zu beherrschen ist,
- intrakardiale Abszesse vorliegen,
- schwere extrakardiale Komplikationen (Embolien, akute Niereninsuffizienz etc.) eine Fortführung der konservativen Therapie nicht mehr erfolgversprechend erscheinen lassen.

Bei der Wahl des richtigen Zeitpunkts zur Operation sind folgende Gesichtspunkte zu berücksichtigen:
- ein frühes operatives Eingreifen bei klinisch stabilem Zustand des Patienten führt zu besseren Ergebnissen, zu diesem frühen Zeitpunkt ist die Infektion häufig noch auf die Klappenstrukturen beschränkt, so daß die Endokarditis allein durch Resektion und Ersatz der Klappe kausal therapiert werden kann.

Je länger die Erkrankung besteht, um so ungünstiger kann die Prognose werden, die dann häufig von ausgedehnten intrakardialen Destruktionen und sekundären Organkomplikationen durch Sepsis oder thrombembolischen Ereignissen bestimmt wird.

● die erfolgreiche antibiotische Therapie einer Endokarditis *vor* der Operation, also die Überführung einer „floriden" in eine abgeheilte Endokarditis, verbessert die Prognose entscheidend gegenüber Patienten, die mit florider Infektion operiert werden (Aranki).

Bei der Entscheidungsfindung sollte beiden Tatsachen Rechnung getragen werden, d. h. ein Patient mit einer möglicherweise konservativ behandelbaren Endokarditis sollte nicht während der floriden Infektion unter erhöhtem Risiko operiert werden, während der Patient mit konservativ wahrscheinlich nicht therapierbarer Erkrankung frühzeitig vor Auftreten kardialer oder extrakardialer Komplikationen operativ saniert werden sollte (Croft et al., Dehler et al.). Die Crux besteht darin, daß nicht jeder Patient eindeutig einer dieser Gruppen zuzuordnen ist; daher ist auch heute noch die Wahl des optimalen Zeitpunkts zur operativen Intervention ein kontrovers diskutiertes Thema. Absolute und relative Indikationen zur Operation sind in Tabelle 1 aufgelistet. Wie hieraus deutlich wird, kann diese Auflistung nur Hinweise geben, die Indikation und die Wahl des richtigen Zeitpunkts zur Intervention kann nur von Fall zu Fall nur aus der individuellen Krankengeschichte im Gesamtzusammenhang entschieden werden.

8.4.9.2 Pathologie

Linkes Herz
Insgesamt sind die Klappen im linken Herzen weitaus häufiger betroffen als die Trikuspidal- und Pulmonalklappe. Im linken Herzen kommt es eher zu einer Verletzung der Integrität des Endothels durch rheumatische oder degenerative Vorerkrankungen; damit erhöht sich die Wahrscheinlichkeit der Absiedlung einer thrombotischen Vegetation.

Während in früheren Jahren die in der Gesamtpopulation am häufigsten betroffene Klappe die Mitralklappe war, kam es in den letzten Jahren zu einer relativen Abnahme der Mitralklappenendokarditis und einer relativen Zunahme

Tabelle 1. Absolute und relative Indikationen zur Operation einer akuten Endokarditis in der floriden Phase

Absolute Indikationen	Relative Indikationen
Kardiozirkulatorische Dekompensation	Paravalvuläre Abszesse
Nicht beherrschbare Infektion	Nierenversagen
	Virulente Keime
	Embolische Ereignisse
	Rückfall und Rezidiv

der Aortenklappen- und Trikuspidalklappenendokarditis. Gründe hierfür sind im Rückgang rheumatischer Vorschädigungen der Mitralklappe und im relativen Überwiegen degenerativ veränderter Aortenklappen zu sehen, die Trikuspidalendokarditis gewann Bedeutung vor allem durch ihr Auftreten bei intravenösem Drogenabusus (Chambers et al. 1983, Straumann et al. 1990, Lange et al. 1995).

Die weitaus am häufigsten betroffene Klappe beim herzchirurgischen Patienten ist die Aortenklappe (Haydock et al. 1992, Mullany et al. 1989). Grund hierfür ist, daß bei endokarditischem Befall der Aortenklappe mit Aorteninsuffizienz häufig hämodynamische Gründe zur Operation zwingen, bevor die antibiotische Therapie abgeschlossen ist. Aber auch die Gesamtzahl der Endokarditiden an der Aortenklappe steigt wegen der zunehmenden Zahl degenerativer Schäden in dieser Lokalisation.

Eine akute, höhergradige Mitralklappeninsuffizienz wird vom Patienten in der Regel besser toleriert und ist mit konservativen Maßnahmen länger beherrschbar, so daß hier – in Abhängigkeit vom Erregertyp und zusätzlichen extrakardialen Manifestationen der Erkrankung – häufiger eine antibiotische Therapie beendet und der Patient im infektfreien Intervall operiert werden kann. Der Befall von Aorten- und Mitralklappe ist im chirurgischen Krankengut kein allzu seltenes Ereignis, da sich auch hierdurch oft eine Indikation zur sofortigen operativen Intervention ergibt: tritt bei bestehender Aortenklappeninsuffizienz zusätzlich eine Mitralklappeninsuffizienz auf, ist die Lungenstrombahn frühzeitig schutzlos dem regurgitierenden Blutstrom ausgesetzt, es kommt zu akutem pulmonalen Hypertonus und kardialem Lungenödem, das konservativ selten adäquat zu beherrschen ist, der Eingriff muß dann oft notfallmäßig aus hämodynamischer Indikation durchgeführt werden.

Rechtes Herz

Die Endokarditis des rechten Herzens ist ein insgesamt selteneres Ereignis. Die Frequenz der Trikuspidalklappenendokarditis, bis 1945 gelegentlich im Rahmen venerischer Infektionen beobachtet, in jüngerer Vergangenheit eher als Ausnahme gewertet, hat mit Zunahme des intravenösen Drogenabusus drastisch zugenommen und liegt jetzt bei 5–10% des Gesamtkollektivs (Anderson et al. 1977). Obwohl diese Infektionen in der Regel durch Staphylococcus aureus bedingt sind, sind sie in der Regel durch konservative Therapie gut beherrschbar, und eine chirurgische Intervention ist selten notwendig, die Indikation kann sich aber durch rezidivierende Embolisation in die pulmonale Strombahn oder durch persistierende Vegetationen ergeben (Lange et al. 1990). Die chirurgische Strategie bei Trikuspidalklappenendokarditis unterscheidet sich grundsätzlich von der bei Linksherzerkrankungen und tendiert eher zu klappenerhaltenden Eingriffen hin.

8.4.9.3 Spezielle Chirurgie der Klappenendokarditis

Oberstes Prinzip der Chirurgie der akuten Endokarditis ist die radikale Resektion aller entzündlich veränderten Gewebeanteile und die Wiederherstellung normaler hämodynamischer Verhältnisse. Der einfachste mögliche Eingriff besteht daher in der Abtragung von Vegetationen unter Belassen der Klappensegel, wenn eine entzündliche Beteiligung des Klappengewebes sicher auszuschließen ist. Dieses Vorgehen ist jedoch nur in einem Bruchteil der Fälle ausreichend, da zumindest die Regionen der Klappensegel, an denen die Vegetation adhärent ist, von der Entzündung mitbetroffen sind. Selten gelingt es, bei primärer Endokarditis der Aortenklappe mit Aortenklappeninsuffizienz und sekundären entzündlichen Abklatschmetastasen auf der Mitralklappe, die Mitralklappe nach Resektion der Vegetation vollständig zu erhalten. Auch bei Endokarditiden der Trikuspidalklappe kommt es vor, daß zumindest Teile der Segel nach Vegetektomie erhalten werden können.

In der Regel ist jedoch nach Abtragen der Vegetationen ein Teil des Klappengewebes mit reseziert worden. Wenn die Klappe erhalten werden soll, kann dann eine plastische Rekonstruktion erfolgen. Voraussetzung ist, daß tatsächlich alle entzündlich betroffenen Anteile der Segel vollständig und im Gesunden entfernt wurden und auch die Umgebung der Klappe saniert wurde. Im speziellen Fall einer akuten Endokarditis haben rekonstruktive Maßnahmen den Vorteil, daß weniger Fremdmaterial in den infizierten Situs implantiert wird als beim Klappenersatz durch eine Prothese. Technisch ist jedoch die Rekonstruktion entzündlich veränderter Klappen ein schwieriges und riskantes Verfahren, da das Gewebe der Klappen und des Klappenrings durch die Infektion häufig so alteriert ist, daß Nähte bei der geringsten Belastung ausreißen können. In jedem Falle sollte die Indikation zur Rekonstruktion nur bei sehr lokalisierten Prozessen und „sicheren" Gewebeverhältnissen gestellt werden.

Die klappenerhaltende Chirurgie bei akuter Endokarditis wurde zunächst bei der Trikuspidalklappe eingesetzt. Wegen des hohen Anteils an Drogenabhängigen in diesem Kollektiv kamen frühzeitig Bedenken auf, die Endokarditis durch Resektion der Klappe und Implantation einer künstlichen Klappe zwar zu beherrschen, diese kritischen und oft schwer führbaren Patienten dann aber vor neue, mit der Prothese assoziierte Probleme zu stellen: die Reinfektion der Prothese bei fortgesetztem Drogenabusus und nicht konsequent durchzuführender Prophylaxe und Probleme durch die gerade bei einer Prothese in Trikuspidalposition sehr streng durchzuführenden Antikoagulation. Einer der ersten Ansätze war daher die vollständige Resektion der Trikuspidalklappe ohne jeglichen Ersatz, ein Eingriff, der primär recht erfolgreich durchgeführt werden konnte.

In der Folgezeit litten die meisten Patienten jedoch unter zunehmender Rechtsherzinsuffizienz, die dann doch die Implantation einer Klappenprothese erforderte. Mehrere Arbeitsgruppen beschäftigten sich in der Folgezeit mit Maßnahmen, die einen Erhalt der Klappenfunktion nach Resektion der Vegetationen ermöglichten. Verschiedene Verfahren, aus dem verbleibenden Klappengewebe eine suffiziente und nicht stenotische Trikuspidalklappe zu rekonstruieren, kamen zur Anwendung (Lange et al. 1995).

Rekonstruktive Maßnahmen kamen auch bei der Endokarditis der Mitralklappe zum Einsatz, zunächst, wie bereits erwähnt, bei geringfügigem Befall der Klappe bei primärer Endokarditis der Aortenklappe. Neben der bloßen Entfernung von Vegetationen oder dem Verschluß kleinerer Perforationen („Jetlesions") sind grundsätzlich auch eine Keilresektion und plastische Rekonstruktion durch direkte Adaptation der Klappenränder oder Interposition von Perikardstreifen oder Kunststoffmaterial möglich. Die Indikation zur Rekonstruktion der Mitralklappe bei akuter Endokarditis sollte jedoch strenger gestellt werden als bei der Trikuspidalklappe, da die Mitralklappe weitaus höhere hämodynamische Belastungen zu „verkraften" hat. Jede rekonstruktive Maßnahme, die Nähte an den Klappensegeln selbst erfordert – mögen diese Maßnahmen bei rheumatischen und degenerativen Veränderungen auch recht erfolgreich sein – birgt im Stadium der akuten Endokarditis die Gefahr, auszureißen, eine Klappeninsuffizienz zu hinterlassen und zur Reoperation zu zwingen. Aus denselben Gründen sind rekonstruktive Maßnahmen bei Befall der Aortenklappe in der Regel völlig zu vermeiden, da die Druckgradienten hier höher sind und das Risiko eines Ausreißens von Nähten hier noch unvergleichlich höher einzuschätzen ist.

Dreyfus et al. veröffentlichten 1990 eine Arbeit über ein Kollektiv von 40 Patienten, bei denen im Stadium der akuten Endokarditis eine Klappenrekonstruktion durchgeführt wurde; die überwiegende Mehrzahl dieser Patienten litt an einer Mitralklappenendokarditis. Letalität und Reinfektionsraten in dieser Serie waren bemerkenswert niedrig (2,5 % Frühmortalität, keine Rezidive), allerdings räumen die Autoren ein, daß die Möglichkeit, eine Klappe während akuter Endokarditis zu rekonstruieren, wesentlich von der Ausdehnung der Infektion abhängt: bei schwerem Befall des Klappenrings und weitgehender Zerstörung der Segel ist eine Rekonstruktion nicht möglich, diese Verfahren müssen also Erkrankungen vorbehalten bleiben, bei denen die Infektion lokal begrenzt ist.

In der überwiegenden Anzahl der Fälle muß bei akuter mikrobieller Endokarditis nach vollständiger Resektion der Klappe ein Klappenersatz mit prothetischem Material durchgeführt werden; dabei wird zwangsläufig und mangels Alternativen gegen die wichtige chirurgische Regel verstoßen, niemals prothetisches Material in einen infizierten Situs zu implantieren. Die Auswahl der Prothese richtet sich dabei im wesentlichen nach Überlegungen, die auch bei nichtinfektiösen Klappenerkrankungen Bedeutung haben: hämodynamische Eigenschaften der Prothese, Haltbarkeit und Komplikationsrate. Die Rate der postoperativen Prothesenendokarditis als spezieller Aspekt postoperativer Komplikationen ist gerade bei der Chirurgie der akuten Endokarditis von Bedeutung, daher ist ein in den letzten Jahren besonders in den Vordergrund gerückter Diskussionspunkt die „Resistenz" unterschiedlicher Klappenprothesen gegen eine Reinfektion.

Biologische Prothese

Die im Zeitverlauf hohe Degenerationsfrequenz der Bioprothesen führte dazu, daß biologische Klappen nur noch bei Kontraindikationen gegen eine Antikoagulation verwendet werden. Da die Resistenz gegen eine Endokarditis nur in der Frühphase nach Implantation geringfügig höher zu sein scheint als die einer mechanischen Klappe, besteht auch bei akuter Endokarditis nach heutiger Ansicht keine Indikation, Xenografts zu implantieren. Der Vorteil, daß die Infektion eines Xenograft einer antibiotischen Therapie zugänglicher ist, existiert nur scheinbar, da nach Ausheilung der Prothesenendokarditis in der Regel bedeutsame Defekte zurückbleiben, die dann die Operation aus hämodynamischer Indikation notwendig machen.

Allografts

Allografts bieten alle Vorteile einer biologischen Herzklappe bei deutlich besseren hämodynamischen Eigenschaften; ihr hauptsächliches Einsatzgebiet ist der Klappenersatz bei Kindern mit angeborenen Vitien. In den letzten Jahren wurde das Allograft zunehmend als Klappenersatz der Wahl bei akuter Endokarditis der Aortenklappe angesehen (Haydock et al. 1992, Mc Giffin et al. 1992, O'Brien et al. 1987). Diese Autoren beschrieben eine deutlich niedrigere Rate von Reinfektionen bei Verwendung von Allografts verglichen mit mechanischen Klappen oder Xenografts und erklärten diesen Befund durch die in den Allografts noch vorhandenen lebenden Zellen, die einer Endokarditis trotzen können. Ein weiterer Punkt ist, daß die hämodynamischen Eigenschaften der Allografts besser sind als die aller anderen Klappenprothesen, und daher weniger Voraussetzungen für Turbulenzen, Stase und Bildung von Mikrothromben gegeben sind. Gerade wenn die Endokarditis bereits die Grenzen der Klappensegel verlassen und das umliegende Gewebe infiltriert, eventuell zur Entstehung von paravalvulären Abszessen geführt hat, werden dem Allograft bessere Prognosen bezüglich früher Rezidive der Endokarditis zugesprochen.

Auffallend an allen Studien ist jedoch, daß die Allografts in jüngerer Vergangenheit implantiert wurden als andere Klappenprothesen, daher können die besseren Ergebnisse ebenso eine allgemeine Verbesserung des gesamten Managements im Laufe der Zeit widerspiegeln.

Ein wesentlicher Nachteil der Allografts, ebenso wie der der Xenografts, ist die allmähliche Degeneration der Klappen und die Notwendigkeit, fast alle Patienten irgendwann wegen Degeneration oder Verkalkung der Klappe nachoperieren zu müssen – dabei ist das Risiko der Reoperation in diesen Fällen mindestens als genauso hoch zu beurteilen wie beim Austausch einer degenerierten Bioprothese. Diese in Kauf zu nehmende Komplikation wiegt für eine Reihe von Autoren jedoch die anscheinend deutlich höhere Resistenz der allogenen Klappe gegen eine Reinfektion bei Chirurgie der akuten Endokarditis nicht auf.

In unserer Klinik konnte jedoch gezeigt werden, daß sogar bei Patienten mit akuter Endokarditis der Aortenklappe mit Befall des umliegenden Gewebes und Vorliegen von Abszessen die Ergebnisse bei Klappenersatz mit mechanischen Klappen ebenso gut sind wie bei Arbeitsgruppen, die Allografts favorisieren; dabei wird hier die früher oder später notwendige Reoperation vermieden. Die Gründe für diese überraschend guten Ergebnisse mit mechanischen Klappen liegen wahrscheinlich in der in Heidelberg durchgeführten radikalen Vorgehensweise, bei der neben der Klappe auch alle umliegenden infizierten Gewebeanteile vollständig reseziert werden (Bauernschmitt et al. 1996).

Mechanische Klappen

Da sich die vielfach postulierten Vorteile von Bioprothesen oder Allografts bei akuter Endokarditis bisher nicht sicher belegen lassen, werden bei der Mehrzahl der Fälle mechanische Prothesen implantiert.

Trotz der bekannten Nachteile der mechanischen Klappe – die lebenslang notwendige Antikoagulation und die Bluttraumatisierung – ist das ausschlaggebende Argument für mechanische Prothesen deren Dauerhaftigkeit.

8.4.9.4 Sanierung der benachbarten Strukturen

Das technisch-operative Vorgehen bei Endokarditiden, die sich auf die Klappenstrukturen beschränken, weist keine prinzipiellen Unterschiede zu der Korrektur nichtinfektiöser Vitien auf. Zusätzliche Probleme entstehen allerdings, wenn der entzündliche Prozeß die Grenzen der Klappensegel verlassen hat und umliegende Gewebe befällt (Ergin et al. 1988, Petrou et al. 1994). Daher ist der erste Schritt nach Resektion der befallenen Klappe unabhängig von den Ergebnissen der präoperativen Diagnostik eine eingehende Inspektion aller dem Klappenring benachbarten Strukturen. Potentiell entzündlich veränderte Anteile des Klappenrings oder des Myokards müssen reseziert werden, da die hier persistierenden Mikroorganismen ansonsten eine ernste Bedrohung für die in diesen Situs implantierte Klappenprothese darstellen würden.

Abszesse sind kein seltenes Ereignis im Verlauf der akuten Endokarditis. Von den 117 Patienten, die zwischen 1988 und 1993 in Heidelberg operiert wurden, lag bei immerhin 44 Patienten zum Zeitpunkt der Operation ein Abszess vor. Dabei ist die Häufigkeit von Abszessen im chirurgischen Patientengut sicher höher anzusiedeln als im Gesamtkollektiv, da die Diagnose eines Abszesses in der Regel per se die Indikation zur Operation darstellt.

Bei Endokarditiden der Mitralklappe treten Abszesse seltener auf und stellen auch dann normalerweise kein besonderes Problem für den Chirurgen dar; Exzision der nativen Klappe oder der Klappenprothese und gründliches Debridement sind in der Regel ausreichend, um eine vollständige Entfernung des entzündlichen Gewebes und eine sichere Fixation der Prothese zu gewährleisten. Tiefe, destruierende Abszesse in Mitralklappenposition kommen selten vor; bei ausgedehnten Zerstörungen des Mitralanulus kann die Prothese in diesen Fällen an der Wand des linken Atriums fixiert werden.

Häufiger sind Abszesse bei der Endokarditis der Aortenklappe, und die klinischen Konsequenzen der Abszesse in Aortenposition sind oft schwerwiegender. Je nach Lokalisation und Ausdehnung kann es zu Störungen der Reizleitung kommen, zur Unterbrechung der Kontinuität zwischen Aorten- und Mitralklappe oder, bei Perforation des Abszesses, zu Shuntverbindungen zwischen linkem und rechtem Herzen. Ebenso kann der Abszess in die Perikardhöhle perforieren und zu hämorrhagischer Perikardtamponade oder zu eitriger Perikarditis führen.

Sorgfältiges Debridement und die Resektion der Wand der Abszesshöhle sind auch dann unvermeidlich, wenn dadurch große Defekte des Anulus, im Myokard oder im Bereich des Reizleitungssystems erzeugt werden. Diese durch die Infektion und durch die notwendigen chirurgischen Maßnahmen entstandenen Defekte machen neben dem bloßen Ersatz der Klappe spezielle chirurgische Techniken notwendig, um die funktionelle und anatomische Integrität der beteiligten Strukturen wiederherzustellen (Bauernschmitt et al. 1996, d'Udekem et al. 1996)

Nach Resektion des Abszesses sollte die Abszesshöhle verschlossen werden, um sie vom Blutstrom zu separieren und die Ausbildung sekundärer Pseudoaneurysmen zu vermeiden. Manche Autoren empfehlen, die Abszesshöhlen zunächst mit einer Mischung aus Fibrinkleber und Neomycin zu füllen, um so eine hohe lokale Konzentration des Antibiotikums zu erzielen und das Risiko einer Reinfektion zu verringern (Watanabe et al. 1994).

Kleinere Abszesshöhlen können mit Nähten, an denen später die Klappenprothese fixiert wird, verschlossen werden; dieses Vorgehen ist nur möglich, wenn durch die Nähte eine spannungsfreie Adaptation der Ränder möglich ist. Gerade bei Abszessen zwischen akoronarem Aorten- und vorderem Mitralsegel ist zu beachten, daß jegliche Spannung auf den Nähten das Mitralsegel verziehen und zu einer postoperativen Mitralklappeninsuffizienz führen kann; im Zweifelsfall sollte hier der Verschluß der Abszesshöhle durch einen Patch aus Kunststoff oder autologem, glutaraldehydfixiertem Perikard erfolgen, die Prothese kann dann direkt an dem Patch fixiert werden. Patches werden ebenfalls verwendet, um durch septale Abszesse entstandene Ventrikelseptumdefekte zu verschließen.

Bei abszessbedingter Zerstörungen der linksventrikulär-aortalen Kontinuität erfolgt die Reparatur durch die Implantation einer klappentragenden Gefäßprothese, eines Conduits; dieses Conduit kann bei zusätzlichem schweren Befall des Annulus, der eine sichere Fixation unmöglich macht, „stromaufwärts" von der Klappe im linksventrikulären Ausflußtrakt eingenäht werden. Die Koronarostien müssen dann in die Prothese implantiert werden, erlaubt die pathologische Anatomie keine direkte Implantation, sind die Koronarostien zu verschließen und die myokardiale Perfusion über Bypassgrafts zu sichern. Gute Ergebnisse zeigten in diesen schweren Fällen auch die Implantation eines Homografts bestehend aus Aorten- oder Pulmonalklappe sowie dem proximalen Anteil des Spendergefäßes; allerdings müssen hier die bereits beschriebenen Nachteile des Homografts in Kauf genommen werden, ohne daß die Superiorität dieser Technik gegenüber der Verwendung eines Conduits aus prothetischem Material bisher bewiesen wäre.

In seltenen Fällen kann eine supraannuläre Fixation der Prothese notwendig werden; die myokardiale Durchblutung wird hier durch relativ lange Bypassgrafts sichergestellt. Als weitere seltene Methode ist der komplette extraanatomische Bypass vom linken Ventrikel zur Aorta descendens bei ausgeprägter Zerstörung des Annulus und rezidivierenden Endokarditiden und Mediastinitiden beschrieben, diese Methode stellt jedoch ein sehr exotisches Vorgehen dar, das Fällen vorbehalten bleiben sollte, in denen sich keine Alternative bietet (Bove et al. 1983).

Literatur zu Abschn. 8.4.9

Aranki SF, Santini F, Adams et al. (1994) Aortic valve endocarditis. Determinants of early survival and late morbidity. Circulation 90 (Suppl 2): 175

Bauernschmitt R, Vahl CF, Lange R, Jakob H, Hagl S (1996) Surgical treatment of acute absceding endocarditis of the aortic valve: considerations justifying mechanical replacement devices. Eur J Cardio-Thorac Surg 10: 741

Bove EL, Parker FB, Marvasti MA, Randall PA (1983) Complete extra-anatomic bypass of the aortic root: treatment of recurrent mediastinal infection. J Thorac Cardiovasc Surg 86: 932

Chambers HF, Korzeniowski OM, Sande MA (1983) Staphylokokkus aureus endocarditis. Clinical manifestation in addicts and nonaddicts. Medicine 62: 170

Croft CH, Woodward W, Elliot A, et al. (1983) Analysis of surgical versus medical therapy in active complicated native valve infective endocarditis. Am J Cardiol 51: 1650

Dehler S and Elert O (1995) Early and late prognosis following valve replacement for bacterial endocarditis of the native valve. Thorac Cardiovasc Surg 43: 83

Dreyfus G, Serrat A, Jebara VA (1990) Valve repair in acute endocarditis. Ann Thorac Surg 49: 706

Ergin MA, Raissi S, Follis F, Lansman SL, Griepp R (1989) Annular destruction in acute bacterial endocarditis. J Thorac Cardiovasc Surg 97: 755

Haydock D, Barrat-Boyes B, Macedo T; Kirklin JW, Blackstone E (1992) Aortic valve replacement for active infectious endocarditis in 108 patients. J Thorac Cardiovasc Surg 103: 130

Lange R, Sebening F (1992) Infektiöse Endokarditis. In: von Hombach V (Hrsg) Kardiologie, Bd. 3, Kardiovaskuläre Chirurgie, 191. Schattauer Verlag, Stuttgart, New York

Lange R, De Simone R, Bauernschmitt R et al. (1995) Chirurgische Therapie der akuten Trikuspidalklappen-Endokarditis: Indikation, Technik und Ergebnisse. Z Kardiol 84: 921

Mc Giffin DC, Galbrath HAJ, Lachlan GJ et al (1992) Aortic valve infection. J Thorac Cardiovasc Surg 104: 511

Mullany CJ, Mc Isaacs AI, Rowe MH, Hale GS (1989) The surgical treatment of infective endocarditis. World J Surg. 13: 132

Petrou M, Wong K, Albertucci M, Brecker SJ, Yacoub MH (1994) Evaluation of unstented aortic homografts for the treatment of prosthetic valve endocarditis. Circulation 90: 198

Straumann E, Stulz P, Jenzer HR (1990) Tricuspid valve endocarditis in the drug addict: a reconstructive approach („vegetectomy"). Thorac Cardiovasc Surgeon 38: 291

d'Udekem Y, David TE, Feindel CM, Armstrong S, Sun Z (1996) Long-term results of operation for paravalvular abscess. Ann Thorac Surg 62: 48–53

Watanabe G, Haverich A, Speier R, Dresler C, Borst HG (1994) Surgical treatment of active infective endocarditis with paravalvular involvement. J Thorac Cardiovasc Surg 107: 171

9 Herzersatz

Vorbemerkungen

Nach der ersten Herztransplantation 1967 durch Barnard und der Kunstherzimplantation 1969 von Cooley ist der Herzersatz zunehmend klinische Realität geworden. Die Indikationen sind Kardiomyopathien verschiedenster Genese. Ziel dieses Kapitels ist es, die prinzipielle Grundlage des mechanischen Herzersatzes aufzuzeigen. Wallukat berichtet über Autoantikörper im Rahmen der dilativen Kardiomyopathie. Entlastet man das Herz durch eine mechanische Langzeitunterstützung, so ist es möglich, daß es sich nach Monaten wieder komplett erholen kann. Harringer u. Haverich zeigen die Möglichkeiten des orthotopen Herzersatzes. Bei der Herztransplantation kompliziert die Immunsuppression den Verlauf. Die Knappheit und kontinuierliche Immunsuppression geben dem mechanischen Herzersatz durchaus eine Chance, als eine Alternative diskutiert zu werden. Der Herausgeber kann sich durchaus vorstellen, daß in Bälde über die nächsten reproduzierbaren Fünfjahresimplantationen berichtet wird.

9.1 Autoantikörper

G. Wallukat

Die idiopathische dilatative Kardiomyopathie (DCM) ist per Definition eine Erkrankung unbekannter Ursache (WHO), deren Inzidenz (5–8/100 000) in den westlichen Industrieländern trotz aller Versuche einer Prävention stetig zugenommen hat. Anhand epidemiologischer Untersuchungen konnte gezeigt werden, daß in den USA 10 500 dieser Patienten pro Jahr sterben [11] und sich die Zahl der Klinikeinweisungen von Patienten mit diesem Krankheitsbild im Zeitraum von 1970 bis 1979 verdoppelte [38].

Trotz erweiterten Diagnose- und Therapiemöglichkeiten ist die Behandlung z. Z. noch unbefriedigend, und die DCM stellt im kardiologischen Alltag ein Problem ersten Ranges dar. Packer [29] definiert die Herzinsuffizienz als ein komplexes klinisches Syndrom, das durch Störungen der neurohumoralen Regulation und der linksventrikulären Funktion charakterisiert ist und mit einer Reduktion der körperlichen Leistung und einer verminderten Lebenserwartung einhergeht. Dabei verstirbt ein großer Teil der Patienten nicht am progredienten Herzversagen, sondern am plötzlichen Herztod [38], der zumeist durch Rhythmusstörungen verursacht wird.

Die Erfassung der DCM-Patienten erweist sich als schwierig. Nach der Diagnosestellung, die meist erst beim Auftreten von Symptomen einer Insuffizienz des Herzens erfolgt, hat die Erkrankung eine schlechte Prognose. Deshalb beginnt die Behandlung der Patienten meist zu spät und bleibt, da sie nicht gegen die ursächlichen pathogenetischen Mechanismen gerichtet ist, zumeist symptomatisch. Die dilatative Kardiomyopathie stellt das Terminalstadium verschiedener möglicher Ursachen dar. Für die Entstehung wurden persistierende enterovirale Infektionen, genetische Faktoren und Autoimmunprozesse verantwortlich gemacht. Eine familiäre Beteiligung wurde bei 20 % der Patienten mit DCM diagnostiziert [23, 24].

Der vorliegende Beitrag beschäftigt sich mit Autoimmunprozessen, die bei Patienten mit Myokarditis und dilatativer Kardiomyopathie beobachtet wurden und die in die Pathogenese dieser Erkrankungen involviert sein könnten. In einer Reihe von Publikationen wurden in den Seren von Patienten mit DCM und Myokarditis verschiedene zirkulierende Autoantikörper beschrieben, die mit sarkolemmalen, myofibrillären und mitochondrialen Strukturen des Herzens reagierten [3, 21, 36]. Diese identifizierten Antigene und Autoantikörper sind in Tabelle 1 aufgelistet und werden im nachfolgenden Beitrag ausführlicher beschrieben. Über die mögliche pathogene Bedeutung kann z. Z. nur spekuliert werden. Aus diesem Grund wird in diesen Ausführungen das Hauptaugenmerk auf solche

Tabelle 1. Zirkulierende Autoantikörper in Patientenseren mit dilatativer Kardiomyopathie

Antikörpertyp	Identifiziertes Antigen
Mitochondrienspezifisch	ADP/ATP-Translokator
	Hitzeschockprotein HSP 60
Myofibrillenspezifisch	α- und β-Isoform der schweren Ketten des Myosins
Zytosolspezifisch	Hitzeschockprotein HSP 70
Sarkolemmaspezifisch	Laminin
	Muskarinerger M_2-Azetylcholinrezeptor
	$β_1$-adrenerger Rezeptor

Antikörper gelegt, die den Stoffwechsel bzw. die Signaltransduktion der Zelle beeinträchtigen und somit in die Funktion der Zellen eingreifen können.

9.1.1 Autoantikörper gegen mitochondriale Proteine

Ein identifiziertes Antigen, in der inneren mitochondrialen Membran lokalisiert, ist der Adenosindiphosphat(ADP)-Adenosintriphosphat(ATP)-Translokator [32]. Antikörper gegen dieses Antigen konnten bei 57% der untersuchten DCM-Patientenseren nachgewiesen werden [34]. Tierexperimentelle Untersuchungen zeigten, daß diese gegen den ADP/ATP-Carrier gerichteten Antikörper in der Lage waren, die zytosolische und mitochondriale ATP-Konzentration zu beeinflussen. Meerschweinchen, die mit dem Carrierprotein immunisiert wurden, hatten im Herz ein geringeres Schlagvolumen, eine reduzierte zytosolische ATP-Konzentration und einen signifikant verminderten mittleren Aortendruck [36, 37]. Der mitochondriale ATP-Gehalt dagegen war erhöht. Diese Befunde führten zu dem Schluß, daß der ATP-Transport aus den Mitochondrien durch die im Versuchstier erzeugten Anticarrierantikörper unterdrückt wurde.

Diese durch die Antikörper verursachte Inbalance des myokardialen Energiemetabolismus könnte ein ursächlicher Faktor bei der Entstehung einer Herzinsuffizienz sein [35]. Offen bleibt jedoch die Frage, wie die Antikörper ihre Wirkung an dem Carrierprotein entfalten können.

Bisher konnte nicht schlüssig bewiesen werden, daß der Antikörper in vivo das Carrierprotein erreichen kann. Interessanterweise konnte jedoch von Morad in Zusammenarbeit mit Schultheiss [25] gezeigt werden, daß diese Anti-ADP/ATP-Carrier-Antikörper mit einem sarkolemmalen Protein – dem L-Typ-Ca^{2+}-Kanal – kreuzreagierten und zu einer Erhöhung des kardialen Ca^{2+}-Einwärtsstroms führten. Ausgehend von diesen Befunden wäre es denkbar, daß die ADP/ATP-Carrierfunktion kalziumabhängig reguliert wird.

Ein weiterer mitochondialer Autoantikörper wurde von Latif et al. identifiziert [14]. Es handelt sich hierbei um einen Autoantikörper, der das Hitzeschockprotein HSP 60 als Antigen erkennt.

Antikörper gegen dieses mitochondriale Streßprotein waren bei 85% der Patienten mit dilatativer Kardiomyopathie und bei 42% mit ischämischen Herzerkrankungen nachweisbar. Über die Entstehung und die mögliche Bedeutung dieser Autoantikörper ist z. Z. nichts bekannt.

9.1.2 Antizytosolische Autoantikörper

Mit Hilfe von 1D- und 2D-Immunoblots konnten von Portig et al. [30] Autoantikörper gegen ein weiteres Hitzeschockprotein nachgewiesen werden. Es handelt sich hierbei um das HSP 70. Antikörper gegen dieses zytosolische Protein wurden in 13 % der DCM-Patientenseren detektiert. In der Kontrollgruppe waren 3 % der Seren positiv.

9.1.3 Autoantikörper gegen myofibrilläre Strukturen

Autoantikörper, die gegen das Myosin des kontraktilen Apparates der Kardiomyozyten gerichtet sind, waren ebenfalls in den Seren der DCM-Patienten nachweisbar. Diese Antimyosinantikörper konnten sowohl in den Seren von Myokarditis- und DCM-Patienten [3, 31] als auch im Tiermodell der durch Coxsackie-B₃-Viren induzierten Myokarditis [27] dargestellt werden. Als Antigen wurden die α- und β-Isoform der schweren Myosinketten identifiziert [3].

In einer Anzahl von Untersuchungen wurde davon ausgegangen, daß diese Antikörper das Resultat einer bakteriellen bzw. viralen Infektion darstellen. Es ist aber unklar, wie diese immunologische Reaktion gegenüber dem Myosin ausgelöst wird und ob diese Antimyosinantikörper Einfluß auf die Pathogenese ausüben können. Bei der rheumatischen Karditis scheint ein molekulares Mimikry für die Induktion dieser Antikörper verantwortlich zu sein [4, 5]. Die Antikörper werden gegen Epitope des streptokokkalen M-Proteins gebildet und besitzen eine Kreuzreaktivität zu Epitopen des kardialen Myosins.

Bei der dilatativen Kardiomyopathie könnte die Antigenpräsentation von durch fokale Ischämie bedingten nekrotischen bzw. apoptotischen Prozessen ausgelöst werden, bei denen das Myosin für die immunkompetenten Zellen zugänglich wird. Über die mögliche pathogene Rolle dieser Antimyosinantikörper kann gegenwärtig nur spekuliert werden. Untersuchungen von Neu et al. [28] konnten jedoch belegen, daß diese Antikörper nicht in der Lage waren, intakte Herzzellen zu schädigen. Diese Antikörper binden sich nicht an intaktes Herzgewebe. Des weiteren führte ein passiver Transfer dieser Antikörper nicht zu einer Myokarditisentwicklung.

9.1.4 Antikörper gegen sarkolemmale Proteine

9.1.4.1 Antikörper gegen das Laminin

Laminin ist ein Protein der Zelloberflächenmembran. Autoantikörper gegen dieses Protein wurden erstmals von Maisch et al. dargestellt [21], und es konnte gezeigt werden, daß 73 % der Myokarditis- und 78 % der DCM-Patienten antikörperpositiv waren. In der Kontrollgruppe erfolgte in 6 % der untersuchten Seren der Nachweis von Antilamininantikörpern [46].

9.2.4.2 Autoantikörper gegen den muskarinergen cholinergen M_2-Rezeptor

Untersuchungen von Fu et al. [9] belegen, daß in Seren von Patienten mit DCM Autoantikörper nachweisbar waren, die gegen die 2. extrazelluläre Schleife des muskarinergen M_2-Rezeptors gerichtet sind. Diese Antikörper, die in 36–38 % der untersuchten Patientenseren beobachtet wurden [10, 22], verhielten sich wie cholinerge Agonisten und führten in spontan pulsierenden neonatalen Rattenkardiomyozyten zu einer Verminderung der Schlagfrequenz. Dieser negativ-chronotrope Effekt wurde durch den Antagonisten Atropin aufgehoben. Es ist jedoch anzunehmen, daß dem Anti-M_2-Antikörper bei der DCM eine geringere Bedeutung zukommt. Diese Antikörper besitzen im Vergleich zu den bei dieser Patientengruppe nachzuweisenden Anti-β_1-Adrenozeptor-Antikörpern eine 10- bis 100fach geringere Affinität zu ihrem Rezeptor und konnten im funktionellen Testsystem „kultivierte Rattenherzzelle" erst nach affinitätschromatographischer Reinigung dargestellt werden. Interessanterweise führte eine Dauerstimulation der kultivierten Kardiomyozyten, im Gegensatz zu einer Stimulierung mit den cholinergen Agonisten Carbachol, nicht zu einer „Downregulation" des muskarinergen M_2-Rezeptors [44]. Dieses Ausbleiben der Rezeptordesensibilisierung scheint für agonistisch wirkende Autoantikörper charakteristisch zu sein und konnte auch für Antipeptidantikörper, die gegen die 2. extrazelluläre Schleife α_1-adrenerger, β_1- und β_2-adrenerger sowie muskarinerger M_2-Rezeptoren in Kaninchen erzeugt wurden, nachgewiesen werden [44].

Antikörper gegen diesen muskarinergen Rezeptor sind auch bei der Chagas-Kardiomyopathie nachgewiesen worden [12]. Bei dieser in Süd- und Mittelamerika endemischen und durch den Hämoflagellaten Trypanosoma cruzi ausgelösten Erkrankung könnte diesem Antikörper eine größere pathogenetische Bedeutung zukommen, da er bei diesem Krankheitsbild in der Lage ist, die durch die Anti-β_1- und Anti-β_2-Adrenozeptor-Autoantikörper induzierten Aktivierungen zu kompensieren [7]. Dieses Wechselspiel zwischen agonistischen β-Adrenozeptor und M_2-Rezeptor-Autoantikörper könnte als eine der Ursachen betrachtet werden, die bei dieser Erkrankung häufg zu Arrhythmien führt.

9.1.4.3 Autoantikörper gegen β-adrenerge Rezeptoren

Weitere Antikörper, die ein Signaltransduktionssystem als Antigen erkennen, sind Autoantikörper, die den β_1-adrenergen Rezeptor als Antigen erkennen. Diese Autoantikörper wurden in Seren von Patienten mit Myokarditis und idiopathischer dilatativer Kardiomyopathie erstmals 1987 beschrieben [39] und später von weiteren Arbeitsgruppen bestätigt [15, 18]. Ähnliche Autoantikörper wurden bereits 1984 von Borda et al. [2] und später von Ferrari et al. [8] bei der Chagas-Erkrankung nachgewiesen.

Die Anti-β_1-Adrenozeptor-Antikörper sind gegen extrazelluläre Bereiche des β_1-adrenergen Rezeptors gerichtet und können sowohl die 1. als auch die 2. extrazelluläre Schleife als Antigen erkennen. Antikörper gegen das N-terminale Ende und gegen die 3. extrazelluläre Schleife des β_1-adrenergen Rezeptors konnten in den Myokarditis- und DCM-Seren bisher nicht identifiziert werden.

In diesem Zusammenhang sollte erwähnt werden, daß von einigen Gruppen zum Nachweis der Anti-β_1-Adrenozeptor-Autoantikörper nur die 2. extrazelluläre Schleife des Rezeptors herangezogen wurde [8, 18] und somit Antikörper, die gegen die 1. extrazelluläre Schleife des Rezeptors gerichtet waren, nicht erfaßten. Die Einbeziehung der 1. extrazellulären Schleife in den Nachweis der Anti-β_1-Adrenozeptorautoantikörper erscheint jedoch bedeutsam, da in einer Reihe von Patientenseren Antikörper gegen diesen Rezeptorbereich nachweisbar sind und sich in 3 untersuchten Patientenpopulationen Unterschiede hinsichtlich der Verteilung ergaben. In der 1. Untersuchung, bei der Patientenseren aus dem Raum Berlin analysiert wurden, waren in 27% der Fälle Antikörper gegen die 1. und in 73% gegen die 2. extrazelluläre Schleife gerichtet [17]. In einer 2. Studie, bei der Patienten der Kerckhof-Klinik Bad Nauheim untersucht wurden, erkannten in 58% (14 von 24) der Fälle die Antikörper die 1. Schleife als Antigen [41]. Die 3. Untersuchung umfaßte ein Patientenkollektiv aus den USA. In diesen Patientenseren konnten in 71% der positiven Seren Antikörper gegen die 1. extrazelluläre Schleife beobachtet werden. Über die Ursachen dieser unterschiedlichen Verteilung kann z. Z. nur spekuliert werden, aber es konnte hiermit gezeigt werden, daß neben der 2. extrazellulären Schleife, die aufgrund ihrer Aminosäurensequenz eine starke Antigenität besitzt [17], auch Antikörper vorliegen können, die gegen die 1. Schleife gerichtet sind. Die Einbeziehung der 1. extrazellulären Schleife könnte die Diskrepanz erklären, die hinsichtlich der Häufigkeit der β_1-Adrenozeptor-Autoantikörper-positiven DCM-Patienten beschrieben wurden. Die Häufigkeit variierte in Abhängigkeit von den eingesetzten Methoden zwischen 30–40% [10, 15, 22] und 80% [41].

Die identifizierten Epitope auf der 1. (Aminosäurensequenz S-F-F-C-E-L) und 2. extrazellulären Schleife (Aminosäurensequenz A-R-R-C-Y-N-D-P-K-C-C-D-F) enthalten Cysteine, die eine Disulfidbrücke zwischen diesen beiden extrazellulären Strukturen des β_1-adrenergen Rezeptors formt (Abb. 1). Diese Disulfidbrücke scheint für die Erkennung des Rezeptors durch den Antikörper von eminenter Bedeutung zu sein. Nach Spaltung dieser Brücke und einer möglichen Konformationsänderung des Rezeptors sind die Antikörper nicht in der Lage, den Rezeptor zu erkennen [42].

Da der Anti-β_1-Adrenozeptor-Antikörper gegen extrazelluläre Strukturen des β_1-adrenergen Rezeptors gerichtet ist und weiterhin in der Lage ist, die Funktion der Kardiomyozyten zu beeinflussen, stellt sich die Frage, über welchen Weg die Antikörper ihre Wirkung realisieren. Limas et al. [16] postulierten durch Untersuchungen der Beeinflussung der Adenylylcyclaseaktivität, daß sich die Antikörper wie β-adrenerge Antagonisten verhalten. Andere Experimente dagegen zeigten, daß diese Anti-β_1-Adrenozeptor-Autoantikörper in der Lage sind, das

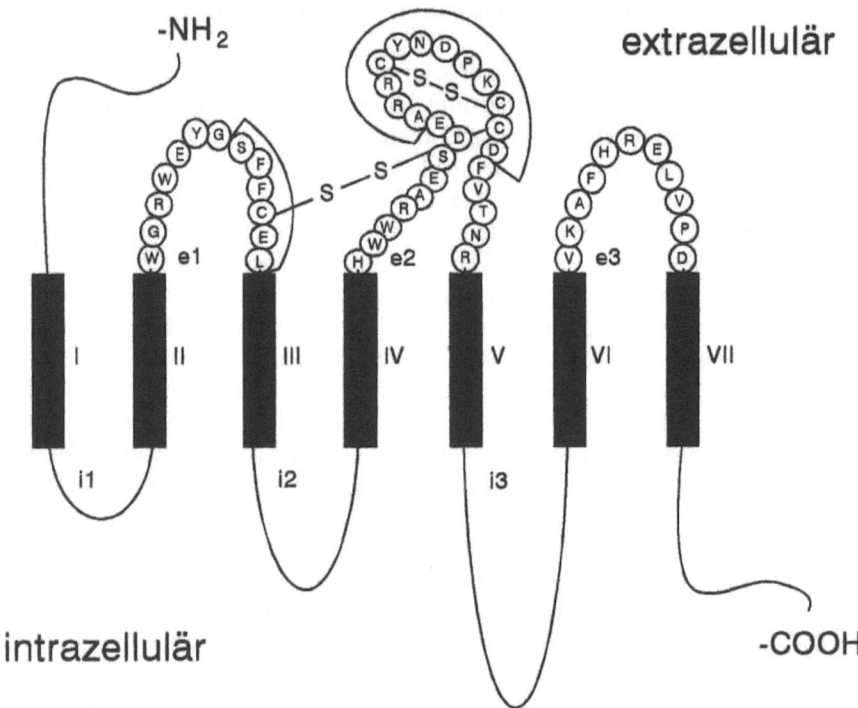

Abb. 1. Schematische Darstellung des humanen β_1-adrenergen Rezeptors. Im extrazellulären Bereich des Rezeptors sind die in den Untersuchungen eingesetzten Aminosäurensequenzen der 1., 2. und 3. Schleife dargestellt. Die Markierungen an der 1. und 2. Schleife stellen die identifizierten Hauptepitope der Anti-β_1-Adrenozeptor-Autoantikörper dar. [In Anlehnung an Noda et al. (19934) J Biol Chem 269:6743]

β-adrenerge System zu stimulieren und sich wie β-adrenerge Agonisten zu verhalten. Nach den an kultivierten Kardiomyozyten erhobenen Befunden bindet der Antikörper am β-adrenergen Rezeptor, stimuliert das an den Rezeptor über G-Proteine gekoppelte Enzym Adenylylcyclase, erhöht moderat, aber signifikant den „second messenger" zyklisches AMP und aktiviert die cAMP-abhängige Proteinkinase [13, 20, 43]. Aus diesen Befunden wird ersichtlich, daß sich die Anti-β_1-Adrenozeptor-Autoantiköper ähnlich wie β-adrenerge Agonisten verhalten und über die β-adrenerge Reaktionskaskade ihren funktionellen Effekt, dargestellt durch die Steigerung der Chronotropie [40] und Inotropie (Wallukat, unveröffentlicht), realisieren. Dieser funktionelle Effekt kann durch die nichtselektiven β-adrenergen Blocker Propranolol und Alprenolol sowie durch die selektiven β_1-Adrenozeptor-Antagonisten Bisoprolol und Metoprolol unterbunden werden. Antagonisten, die den α_1-adrenergen oder den β_2-adrenergen Rezeptor blockieren, sind ohne Einfluß. In Kaninchen erzeugte Antipeptidantikörper, die gegen die 2. extrazelluläre Schleife des β_1-adrenergen Rezeptors gerichtet sind, zeigen ein identisches Verhalten [19, 44]. Diese Antikörper erzielten ebenfalls einen funktionellen agonistischen Effekt, der durch die entsprechenden β-adrenergen Antagonisten geblockt wurde.

Aus diesen Untersuchungen wird ersichtlich, daß sich die Anti-β_1-Adrenozeptor-Antikörper wie adrenerge Agonisten verhalten. Sie binden an der 1. oder 2. extrazellulären Schleife und nicht an der eigentlichen Hormonbindungsstelle des Rezeptors. Es stellt sich nun die Frage, wie diese Antikörper ihren Effekt realisieren. Eine Möglichkeit könnte darin bestehen, daß die Antikörper die agonistische Konformation des Rezeptors stabilisieren und somit einen agonistischen Effekt erzielen. Für diese Hypothese sprechen auch Befunde, die an kultivierten Herzmuskelzellen erzielt wurden [20, 41]. In diesen Untersuchungen waren die Antikörper in der Lage, den durch den β-adrenergen Agonisten Isoprenalin induzierten positiv-chronotropen Effekt über eine längere Zeit zu stabilisieren. In Anwesenheit der Antikörper war Isoprenalin nicht fähig, eine Desensibilisierung hinsichtlich der Funktion der Kardiomyozyten zu induzieren.

9.1.5 Mögliche Rolle der Anti-β_1-Adrenozeptor-Autoantikörper in der Pathogenese der dilatativen Kardiomyopathie

Die im vorhergehenden Abschnitt dargestellten Ausführungen belegen, daß die Anti-β_1-Adrenozeptor-Autoantikörper eine β-adrenerge Aktivierung der Kardiomyozyten auslösen können. Normalerweise führt eine hormonelle Dauerstimulierung zu einer Desensibilisierung des Rezeptors und der nachgeschalteten Reaktionskaskade. Durch diesen Mechanismus schützt sich die Zelle gegen länger anhaltende Hormonstimulierungen. Dieser Schutz trifft auch für die β_1-adrenergen Rezeptoren zu. Wird der β-adrenerge Rezeptor durch Agonisten aktiviert, so wird er durch Phosphorylierung desensibilisiert und nach längerer Stimulierung in die Zelle internalisiert. Durch die Translokation des Rezeptors von der Zellmembran in das Zytosol der Zelle und seiner Entkopplung von der Signalkaskade reagieren die Zellen auf eine erneute Stimulierung mit einer deutlich verminderten Reaktion.

Dieser Schutzmechanismus trat jedoch nicht auf, wenn die Kardiomyozyten mit einem Anti-β_1-Adrenozeptor-Antikörper stimuliert wurden [40]. Die Antikörper führten zu einer adrenergen Dauerbelastung der Herzmuskelzellen, die erst durch β-adrenerge Antagonisten unterbunden werden konnte. Diese durch das Ausbleiben der Tachyphylaxie induzierte β-adrenerge Dauerstimulierung könnte, falls die in vitro gewonnenen Ergebnisse die In-vivo-Situation widerspiegeln, einen Einfluß auf das Krankheitsgeschehen ausüben. In tierexperimentellen Untersuchungen wurde gezeigt, daß eine durch „pacing" erzeugte Überbelastung des Herzens eine Dilatation desselben zur Folge hatte. Diese durch die Erhöhung der Schlagfrequenz induzierte Kardiomyopathie war jedoch nach Reduktion der Frequenz reversibel. Dieses Beispiel zeigt, daß eine chronisch gesteigerte Herzfrequenz ein auslösendes Moment für die Entwicklung einer Kardiomyopathie darstellen könnte.

Die Ausbildung der Herzinsuffizienz ist von einer Aktivierung des neurohumoralen Systems begleitet. Der Plasmaspiegel von Noradrenalin ist bei diesen Patienten sowohl in der symptomatischen als auch bereits in der klinisch asymptomatischen Phase erhöht. Zusätzlich befinden sich in den Seren dieser Patienten agonistisch wirkende Anti-β_1-Adrenozeptor-Autoantikörper, die den adrenergen „overdrive" weiter verstärken. Durch die Existenz von funktionellen Autoantikörpern, die einerseits über die Kaskade β-Adrenozeptor – Adenylylcyclase – Proteinkinase A und andererseits über die Aktivierung des L-Typ-Ca^{2+}-Kanals (durch kreuzreagierende Anti-ADP/ATP-Translokator-Antikörper) auf die Signalübertragung, den Energiehaushalt und die Ca^{2+}-Homöostase einwirken, könnte den autoimmunologischen Prozessen in der Ätiopathogenese der dilatativen Kardiomyopathie eine besondere Bedeutung zukommen. Es wäre denkbar, daß über die aufgeführten Reaktionswege der zytosolische Ca^{2+}-Spiegel beeinflußt und über eine Ca^{2+}-Überladung der Myozyten Prozesse der Hypertrophie bzw. der Apoptose eingeleitet werden könnten. In diese Richtung zielen auch die Untersuchungen von Beukelmann et al. [1]. Diese Autoren konnten an menschlichen isolierten Kardiomyozyten, die aus insuffizienten Herzen isoliert wurden, belegen, daß der Ca^{2+}-Rücktransport in das sarkoplasmatische Retikulum verzögert war. Durch diese Störungen des Ca^{2+}-Transienten war die Ca^{2+}-Verweildauer in den Zellen verlängert.

Aus den bisherigen Ausführungen geht hervor, daß Autoantikörper, die gegen Hormonrezeptoren bzw. Ionenkanäle gerichtet sind, Einfluß auf die Funktion der Kardiomyozyten ausüben können. Es ist zum gegenwärtigen Zeitpunkt noch offen, welchen Stellenwert diese Antikörper in der Pathogenese der dilatativen Kardiomyopathie einnehmen. Es deutet jedoch vieles darauf hin, daß sie das Krankheitsgeschehen beeinflussen können. So konnte z. B. bei Patienten mit chronischer Myokarditis (ohne Viruspersistenz) durch eine immunsuppressive Therapie [33] und bei DCM-Patienten durch Immunapherese [6, 45] eine Verbesserung der Herzfunktion beobachtet werden. Ähnliches wurde auch bei einem Patienten mit ausheilender Myokarditis beobachtet. Bei diesem Patienten korrelierte die Verbesserung der Pumpfunktion des Herzens und die Normalisierung der Herzfrequenz mit der Abnahme der Anti-β_1-Adrenozeptor-Autoantikörper.

Auch die Entlastung des Herzens durch mechanische Unterstützungssysteme führte zu einem völligen Verschwinden dieser Autoantikörper [26]. Patienten mit dilatativer Kardiomyopathie und einer Ejektionsfraktion $\leq 15\%$ wurde ein mechanisches Unterstützungssystem implantiert. Dabei verbesserte sich mit der Abnahme der Autoantikörper die linksventrikuläre Ejektionsfraktion des Herzens von 15% auf $45-50\%$. Unter diesen Bedingungen normalisierte sich die Herzfrequenz und die Herzgröße der Patienten.

Die bemerkenswerte Korrelation zwischen der Abnahme der Anti-β_1-Adrenozeptor-Autoantikörper und der Verbesserung der Herzfunktion könnte zu dem Schluß führen, daß diesen Autoantikörpern in der Pathogenese der dilatativen Kardiomyopathie eine Rolle zukommt. In eine ähnliche Richtung zielen die Untersuchungen, bei denen die Antikörper durch Immunadsorption den Patienten entzogen werden. Auch diese Befunde deuten darauf hin, daß in der Pathogenese der dilatativen Kardiomyopathie immunologische Prozesse eine nicht unwesentliche Rolle spielen. Obwohl die pathogenetische Funktion dieser Autoantikörper z. Z. noch nicht geklärt ist, kann ihnen in der Beurteilung der Erkrankung eine Bedeutung zukommen. Sie bieten sich als ausgezeichnete Marker an, mit denen der Prozeß der Rehabilitation der Patienten zu verfolgen ist.

Literatur

1. Beukelmann DJ, Näbauer M, Erdmann E (1992) Intracellular calcium handling in isolated ventricular myocytes from patients with terminal heart failure. Circulation 85:1046–1055
2. Borda E, Pascual J, Delavega M, Arana R, Sterin-Borda LA (1984) Circulating IgG in Chagas disease which bind to β-adrenoceptors of myocardium and modulates their activity. Clin Exp Immunol 57:679–686
3. Caforio ALP, Grazzini M, Mann JM, Keeling PJ, Bottazzo GF, McKenna WJ, Schiaffino S (1992) Identification of α and β myosin heavy chain isoforms as major autoantigens in dilated cardiomyopathy. Circulation 85:1734–1742
4. Cunningham MW, Hall NK, Krisher KK, Spanier AM (1986) A study of antigroup A streptococcal monoclonal antibodies cross reacting with myosin. J Immunol 136:293–298
5. Dale JB, Beachey EH (1985) Epitopes of streptococcal M-protein shared with cardiac myosin. J Exp Med 162:583–591
6. Dörffel WV, Felix SB, Wallukat G, Brehme S, Bestvater K, Hofmann T, Keber FX, Baumann G, Reinke P (1997) Short term hemodynamic effects of immunadsorption in dilated cardiomyopathy. Circulation 95:1944–1997
7. Elies R, Ferrari I, Wallukat G et al. (1996) Structural and functional analysis of the B cell epitopes recognized by antireceptor autoantibodies in patients with Chagas' disease. J Immunol 157:4203–4211
8. Ferrari I, Levin MJ, Wallukat G et al. (1995) Molecular mimicry between the immunodominant ribosomal protein PO of Trypanosoma cruzi and a functional epitope on the human β₁-adrenergic receptor. J Exp Med 182:59–65
9. Fu MLX, Magnusson Y, Bergh CH, Liljeqvist JÅ, Waagstein F, Hjalmarson Å, Hoebeke J (1993) Localization of autoimmune epitope on the second extracellular loop of human muscarinic receptor-2 in patients with idiopathic dilated cardiomyopathy. J Clin Invest 86:1964–1968
10. Fu MLX, Hoebeke J, Matsui S et al. (1994) Antibodies against cardiac G-protein-coupled receptors define different populations with cardiomyopathies but not with hypertension. Clin Immunol Immunopath 72:15–20
11. Gillum RF (1986) Idiopathic cardiomyopathy in the United States, 1970–1982. Am Heart J 111:752–755
12. Goin JC, Borda E, Peres-Leiros C, Storino R, Sterin-Borda L (1994) Identification of antibodies with muscarinic cholinergic activity in human Chagas' disease. J Auton Nerv Syst 47:45–52
13. Krause EG, Bartel S, Beyerdörfer I, Wallukat G (1996) Activation of cyclic AMP-dependent protein kinase in cardiomyocytes by anti-β₁-adrenoceptor autoantibodies from patients with idiopatic dilated cardiomyopathy. Blood Pressure 5 [Suppl 3] 37–40
14. Latif W, Baker CS, Dunn MJ, Rose ML, Brady P, Yacoub MH (1993) Frequency and spezificy of antiheart antibodies in patients with dilated cardiomyopathy detected using SDS-PAGE and Western blotting. J Am Coll Cardiol 22:1378–1384
15. Limas CJ, Goldenberg IF, Limas C (1989) Autoantibodies against ß-adrenoceptors in human idiopathic dilated cardiomyopathy. Circ Res 64:97–103
16. Limas CJ, Goldenberg IF, Limas C (1991) Effect of antireceptor antibodies in dilated cardiomyopathy on the cycling of cardiac beta receptors. Am Heart J 122:108–114
17. Magnusson Y, Höyer S, Lengagne R et al. (1989) Antigenic analysis of the second extracellular loop of the human β-adrenergic receptor. Clin Exp Immunol 78:42–48
18. Magnusson Y, Marullo S, Höyer S et al. (1990) Mapping of a functional autoimmune epitope on the β₁-adrenergic receptor in patiens with idiopathic dilated cardiomyopathy. J Clin Invest 86:1658–1666
19. Magnusson Y, Wallukat G, Guillet JG, Hjalmarson Å, Hoebeke J (1991) Functional analysis of rabbit anti-peptide antibodies mimic autoantibodies against the β₁-adrenergic receptor in patients with idiopathic dilated cardiomyopathy. J Autoimmun 4:893–905
20. Magnusson Y, Wallukat G, Waagstein F, Hjalmarson Å, Hoebeke J (1994) Autoimmunity in idiopathic dilated cardiomyopathy – characterization of antibodies against β₁-asdrenoceptors with positive chronotropic effect. Circulation 89:2760–2767

21. Maisch B, Wedekind U, Kochsiek K (1987) Quantitative assessment of antilaminin antibodies in myocarditis and perimyocarditis. Eur Heart J 8 [Suppl I]:233–235
22. Matsui S, Fu MLX, Shimizu M et al. (1995) Dilated cardiomyopathy defines serum autoantibodies against G-protein-coupled cardiovascular receptors. Autoimmun 21:85–88
23. Mestroni L, Kraijnovic M, Severini GM, Falaschi A, Giacca M, Camerini F (1994) Molecular genetics of dilated cardiomyopathy. Herz 19:97–104
24. Michels VV, Moll PP, Miller FA et al (1992) The frequency of familial dilated cardiomyopathy in a series of patients with idiopathic dilated cardiomyopathy. N Engl J Med 326:77–82
25. Morad M, Davies NW, Ulrich G, Schultheiss HP (1988) Antibodies against ADP-ATP carrier enhance Ca^{++} current in isolated cardiac myocytes. Am J Physiol 255:H960–H964
26. Müller J, Wallukat G, Weng YG, Dandel M, Spiegelsberger S, Semrau S, Brandes K, Theodoridis V, Loebe M, Meyer R, Hetzer R (1997) Weaning from mechanical cardiac support in patients with idiopathic dilated cardiomyopathy. Circulation 96:542–549
27. Neu N, Beisel KW, Traystman MD, Rose NR, Craig SW (1987) Autoantibodies specific for the cardiac myosin isoform are found in mice susceptible to Coxsacki B3-induced myocarditis. J Immunol 138:2488–2492
28. Neu N, Ploier B, Ofner C (1990) Cardiac myosin induced myocarditis heart antibodies are not involved in the induction of the disease. J Immunol 145:4094–4100
29. Packer M (1988) Survival in patients with chronic heart failure and its potential modification by drug therapy. In: Cohn JN (ed) Drug treatment of heart failure. ATC International, pp 273–290
30. Portig I, Pankuweit S, Maisch B (1995) Autoantikörper gegen Streßproteine in Seren von Patienten mit dilatativer Kardiomyopathie. Z Kardiol 84 [Suppl 1]: Abstrakt 467
31. Rose NR, Beisel KW, Herskowitz A et al. [1987] Cardiac myosin and autoimmune myocarditis. Ciba Found Sympos 129:3–24
32. Schultheiss HP (1987) The mitochondrium as antigen in inflammatory heart disease. Eur Heart J 8:203–210
33. Schultheiß HP (1992) Immunsuppressive Therapie bei Myokarditis und dilatativer Kardiomyopathie. Internist 33:650–662
34. Schultheiss HP, Kühl U, Schwimmbeck P, Strauer BE (1990) Biomolecular changes in dilated cardiomyopathy. In: Baroldi G, Camerini F, Goodwin JF (eds) Advances in cardiomyopathies. Springer, Berlin Heidelberg New York Tokyo, pp 221–234
35. Schultheiss HP, Schulze K, Schauer R, Witzenbichler B, Strauer BE (1995) Antibody mediated inbalance of myocardial energy metabolism. A causal factor of cardiac failure? Circ Res 76: 64–72
36. Schulze K, Becker BF, Schultheiss HP (1989) Antibodies to the ADP/ATP carrier, an autoantigen in myocarditis and dilated cardiomyopathy, penetrate into myocardial cells and disturbed energy metabolism in vivo. Circ Res 64:179–192
37. Schulze K, Becker BF, Schauer R, Schultheiss HP (1990) Antibodies to ADP-ATP carrier – a autoantigen in myocarditis and dilated cardiomyopathy – impair cardiac function. Circulation 81:959–969
38. Späth G (1988) Herzinsuffizienz. Neue Perspektiven. de Gruyter, Berlin New York
39. Wallukat G, Wollenberger A (1987) Effects of the serum gamma globulin fraction of patients with allergic asthma and dilated cardiomyopathy on chronotropic β-adrenoceptor function in cultured rat heart myocytes. Biomed Biochim Acta 78:S634–S639
40. Wallukat G, Morwinski R, Kowal K, Förster A, Boewer V, Wollenberger A (1991) Autoantibodies agaist the β-adrenergic receptor in human myocarditis and dilated cardiomyopathy: β-adrenergic agonism without desensitization. Eur Heart J 12 [Suppl D]:178–181
41. Wallukat G, Morwinski R, Magnusson Y, Hoebeke J, Wollenberger A (1992) Autoantikörper gegen den β$_1$-adrenergen Rezeptor bei Myokarditis und dilatativer Kardiomyopathie: Lokalisation von zwei Epitopen. Z Kardiol 81 [Suppl 4] 79–83
42. Wallukat G, Wollenberger A, Morwinski R, Pitschner HF (1995) Anti-β$_1$-adrenozeptor autoantibodies with chronotropic activity from the serum of patients with dilated cardiomyopathy: Mapping of epitopes in the first and second extracellular loops. J Mol Cell Cardiol 27: 397–406

43. Wallukat G, Kayser A, Wollenberger A (1995) The β_1-adrenoceptor as antigen: functional aspects. Eur Heart J 16 [Suppl O]:85–88
44. Wallukat G, Fu MLX, Magnusson Y, Hjalmarson Å, Hoebeke J, Wollenberger A (1996) Agonistic effect of anti-peptide antibodies and autoantibodies directed against adrenergic and cholinergic receptors: Absence of desensitization. Blood Pressure 5 [Suppl 3] 31–36
45. Wallukat G, Reinke P, Dörffel WV, Luther HP, Bestvater K, Felix SB, Baumann G (1996) Removal of autoantibodies in dilated cardiomyopathy by immunoadsorption Int J Cardiol 54: 191–195
46. Wolff PG, Kühl U, Schultheiss HP (1989) Laminin distribution and autoantibodies to laminin in dilated cardiomyopathy and myocarditis. Am Heart J 117:1303–1309

9.2 Herztransplantation

W. Harringer, A. Haverich

9.2.1 Indikation und Empfängerauswahl

Die Herztransplantation ist bei einer Vielzahl von terminalen kardialen Erkrankungen mittlerweile die Standardtherapie bei ausgeschöpften medikamentösen oder chirurgischen Therapiekonzepten. Während des letzten Jahrzehntes sind dabei die zunächst restriktiven Kriterien der Empfängerauswahl durch die Erfolge im postoperativen Patientenmanagement zunehmend erweitert worden. Während heute durch eine Verbesserung der Immunsuppression und der Infektionsbekämpfung deutlich bessere Überlebensraten und Langzeitergebnisse auch bei Patienten mit multiplen Begleiterkrankungen erzielt werden, zwingt die zunehmende Knappheit an Spenderorganen dennoch zu einer sorgfältigen Auswahl.

Wir sehen heute die Indikation zur Transplantation bei Patienten, deren voraussichtliche Einjahresüberlebensrate um oder unter 50 % beträgt. Die Mehrzahl der Patienten befindet sich dabei im Endstadium der terminalen Herzinsuffizienz (NYHA III–IV) aufgrund einer dilatativen oder ischämischen Kardiomyopathie. Die linksventrikuläre Auswurffraktion sollte unter 20 % liegen und der Herzindex weniger als 2 l/min/m^2 bei erhöhten linksventrikulären Füllungsdrücken betragen. Priorität sollten dabei Patienten mit therapierefraktären malignen ventrikulären Rhythmusstörungen, aktiver Ischämie, rechtsventrikulärem Versagen sowie Hyponatriämie eingeräumt werden. Patienten mit isolierten primären Herztumoren stellen eine seltene Indikation zur Transplantation dar. Während früher die absolute Altersgrenze mit 55 Jahren angegeben wurde, akzeptieren heute die meisten Transplantationszentren Patienten mit einem biologischen Alter bis zu 60 Jahren. Auch ältere Patienten und Kinder unter 10 Jahren können erfolgreich transplantiert werden, stellen jedoch eine besondere Herausforderung auch für erfahrene Zentren dar. Gegenwärtig erachten wir extrakardiale Malignome, einen pulmonalarteriellen Widerstand von 6 Wood-Einheiten (> 480 dyn·s·cm^{-5}) trotz maximaler medikamentöser Therapie unter stationären Bedingungen, irreversible terminale Nieren- und Leberfunktionsstörungen sowie eine hochgradig eingeschränkte Lungenfunktion (FEV$_1$ $< 1,5$ l) als absolute Kontraindikation zur Transplantation. Relative Kontraindikationen stellen Begleiterkrankungen im akuten Stadium (akuter Infekt, Lungenembolie, peptisches Ulkus, zerebraler Insult) sowie der Diabetes mellitus in Abhängigkeit von der Ausprägung seiner Folgeschäden dar. Eine mangelnde Kooperationsfähigkeit und Motivation sowie ein ungünstiges soziales Umfeld sind schwer zu quantifizieren, jedoch ebenfalls ein Ausschlußkriterium für die Transplantation. Die angeführten Kriterien bieten jedoch nur eine Leitlinie, nach der für jeden Patienten individuell entschieden werden muß, ob er als Kandidat für eine Herztransplantation in Frage kommt.

9.2.2 Spendermanagement

Den limitierenden Faktor in der Organtransplantation stellt die Knappheit an geeigneten Spenderorganen dar. Die ständig zunehmende Diskrepanz zwischen der Empfängerzahl auf der Warteliste und dem Angebot an geeigneten Organen zwingt die Transplantationszentren zu einer besonders sorgfältigen, raschen und sicheren Evaluierung auch grenzwertiger Organspender durch erfahrene Chirurgen des Teams. Im Regelfall akzeptieren wir bei Tumorfreiheit und fehlenden Sepsiszeichen Organspender im Alter bis zu 60 Jahren, in geeigneten Fällen auch darüber. Die Eignung alter Spender wird hinsichtlich des Langzeitverlaufes noch nicht einheitlich beurteilt. Nach Feststellung des Hirntodes durch unabhängige, nicht in die Transplantation involvierte Neurologen, gewinnt die Stabilisierung des Volumen- und Elektrolythaushaltes des Spenders vordringliche Bedeutung. Die Verwendung positiv-inotroper Medikamente zur Stabilisierung des Herzzeitvolumens stellt keine Kontraindikation zur Transplantion dar. Eine hochdosierte Katecholamintherapie kann jedoch zu einer Reduktion der β-Rezeptoren an den Herzmuskelzellen sowie zu intramyokardialen Einblutungen und Nekrosen führen. Wir gehen von einer ausreichenden Funktion des Spenderorganes aus, wenn bei einem ZVD von 6–10 mm Hg[1] und einem mäßiggradigen Katecholaminbedarf (Dopamin bis 10 µg/kg KG/min) eine stabile Kreislaufsituation mit einem systolischen arteriellen Blutdruck von 90 mm Hg oder einem mittleren Blutdruck von 60 mm Hg vorliegt. Desweiteren muß das EKG unauffällig sein und die Inspektion des Herzens keine Hinweise auf eine Koronarsklerose, ein Vitium cordis oder eine ausgedehnte Myokardkontusion ergeben. Das Körpergewicht und die Körpergröße sind bei der Wahl von Spender und Empfänger zu beachten, wobei Differenzen von 10–20 % hinsichtlich der Körpergröße akzeptabel sind. Bei Patienten mit erhöhtem pulmonalen Widerstand (> 250 dyn·s·cm^{-5}) ist eine Abweichung nach unten wegen des erhöhten Risikos eines Rechtsherzversagens nach der Transplantation nicht gerechtfertigt. Eine prospektive Testung der Gewebeverträglichkeit zwischen Spender und Empfänger wird nur durchgeführt, wenn beim Empfänger präformierte zytotoxische Antikörper nachweisbar sind. Grundbedingung zur Akzeptanz eines Spenderorganes ist die Blutgruppenkompatibilität und eine negative Hepatitis- und HIV-Serologie. Der CMV-Status des Spenders hat keine Bedeutung in der Akzeptanz eines Spenderorganes. Wir verwenden University-of-Wisconsin-Lösung (1 000 ml) zur Kardioplegie nach Klemmung der Aorta ascendens am heparinisierten Organspender. Damit ist für das Herz eine kalte Ischämietoleranz von 4–5 Stunden zu erzielen. Bei jungen Organspendern führen wir routinemäßig die Übernähung

---

[1] 1 mm Hg ≙ 133,322 Pa.

des Foramen ovale durch, um eine spätere Wiedereröffnung bei Rechtsherzbelastung zu vermeiden.

9.2.3 Operationstechnik

Die Implantation des Herzens erfolgt bei uns im Regelfalle nach der von Shumway u. Lower angegebenen Technik. Die Exzision des Empfängerherzens erfolgt unter Belassung von kleinen rechts- und linksatrialen Manschetten mit den entsprechend einmündenden Lungenvenen bzw. oberer und unterer Hohlvene (Abb. 1). Dann wird, beginnend mit dem linken Vorhof, das Empfängerherz anastomosiert, wobei eine Doppelung des interatrialen Septums durch die manschettenartigen Vorhofanastomosen erzielt wird (Abb. 2, 3). Danach werden die Pulmonalarterie und die Aorta anastomosiert (Abb. 4). Wesentlich ist, daß die initiale Präparation am schlagenden Empfängerherzen schonend erfolgt, um eventuelle Embolisationen von Thromben aus dem linken Ventrikel bzw. den Vorhöfen zu vermeiden. Zur Reduktion einer frühpostoperativen Trikuspidalinsuffizienz füh-

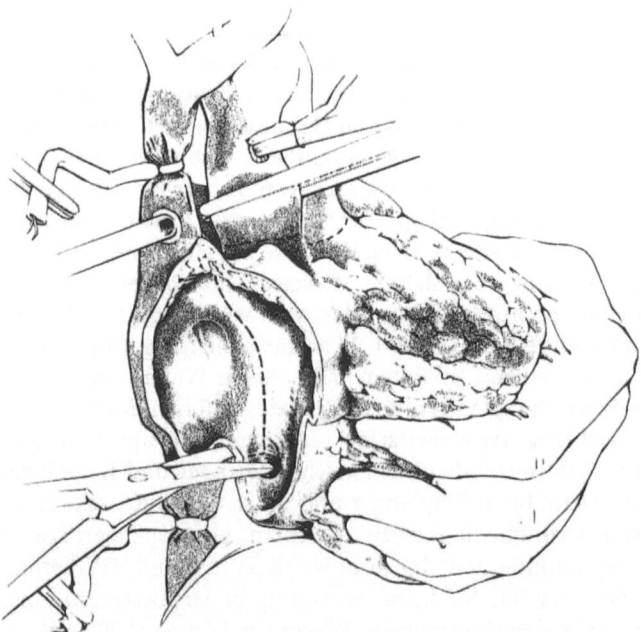

Abb. 1. Exzision des Empfängerherzens. Eröffnen des rechten Vorhofs und Verlängerung des Schnittes nach kaudal in den Koronarsinus und nach kranial zur Aortenbasis hin. Anschließend Eröffnung des interatrialen Septums im Bereich des Foramen ovale und Verlängerung des Schnittes zur Aortenbasis sowie zum Koronarsinus. Sodann Durchtrennung der großen Gefäße und anschließend Durchtrennung des linken Vorhofdaches sowie der freien Wand des linken Vorhofs unter Mitnahme des Herzohres

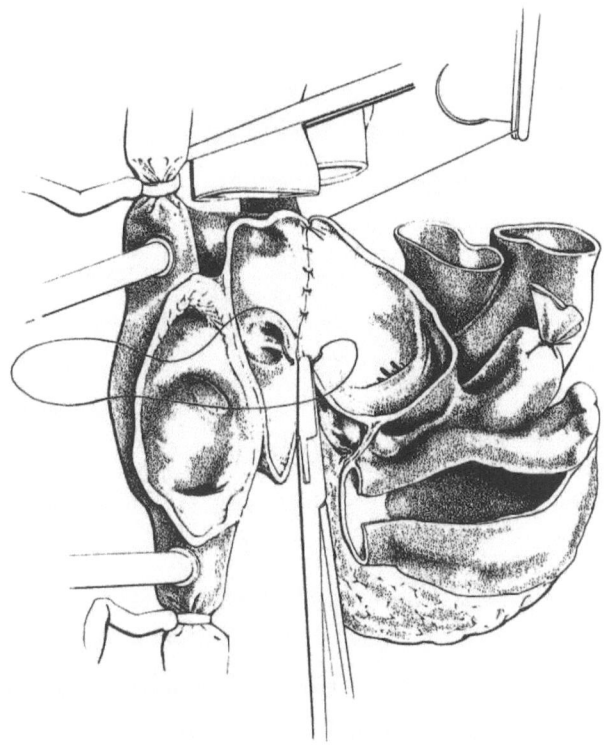

Abb. 2. Implantation des Spenderherzens. Beginn der linksatrialen Anastomose in Höhe der linken oberen Lungenvene und Vereinigung des linken Spender- und Empfängervorhofes

ren wir am Operationsende eine Perikardraffung durch, wobei meistens ein etwa 6–8 cm breiter Perikardstreifen exzidiert wird.

Zur besseren Erhaltung der atrialen Geometrie sowie zur Vermeidung von atrialen Rhythmusstörungen wird in manchen Zentren als Modifikation der Implantationstechnik die selektive Anastomosierung der oberen und unteren Hohlvene anstelle einer rechtsatrialen Manschette durchgeführt. Dem steht die etwas längere Operationsdauer und das höhere Komplikationsrisiko von V.-cava-Anastomosen entgegen. Heterotope Herztransplantationen werden nur noch vereinzelt in manchen Zentren bei Patienten mit pulmonalem Hypertonus und unzureichend dimensioniertem Spenderorgan durchgeführt.

9.2.4 Immunsuppression

In den meisten Zentren wird eine Dreifachimmunsuppression mit Cyclosporin A, Prednisolon und Azathioprin durchgeführt. Diese wird unmittelbar postoperativ durch die Gabe eines mono- oder polyklonalen Antikörpers (z. B. OKT III, ATG) sowie durch die Bolusapplikation von Steroiden ergänzt (Abb. 2).

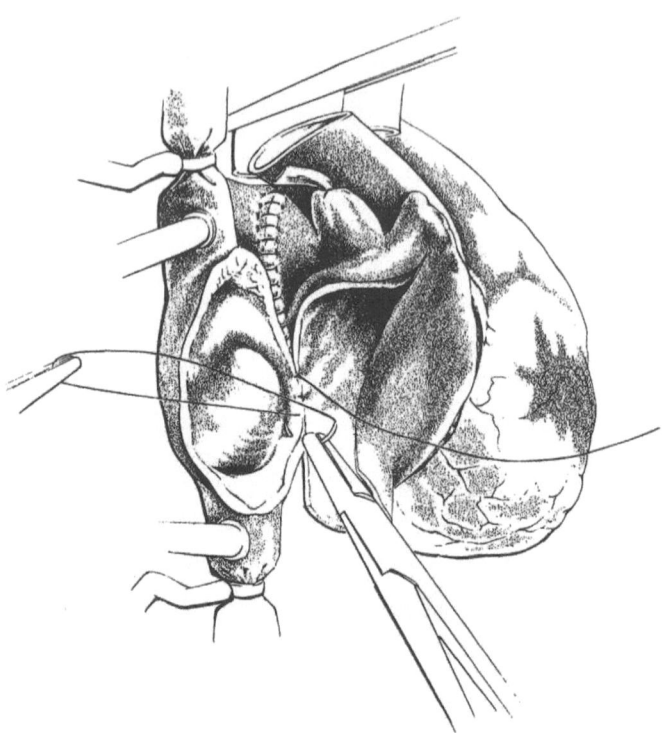

Abb. 3. Herstellen der rechtsatrialen Anastomose unter Doppelung des Vorhofseptums

In unserem Zentrum wird mit Cyclosporin A in Abhängigkeit von der Nieren-funktion bereits wenige Stunden postoperativ bzw. am 1. postoperativen Tag nach der Herztransplantation zumeist intravenös begonnen. Die initiale Dosie-rung von 1 mg/kg KG wird unter Beachtung des erzielten Vollblutspiegels sowie der Nieren- und Leberfunktion in den nächsten 1–2 Wochen auf ca. 10 mg/kg KG gesteigert. Für das 1. Jahr nach der Herztransplantation wird ein Serumcylo-sporinspiegel von 250 ng/ml (±10%) (monoklonaler Assay) angestrebt. Im weite-ren Verlauf werden die Patienten auf deutlich niedrigere Spiegel (150±50 ng/ml) eingestellt. Azathioprin (1–2 mg/kg KG) wird so dosiert, daß eine untere Leuko-zytenzahl von 4000/mm³ nicht unterschritten wird. Neben dem intraoperativen Bolus von 500–1000 mg Methylprednisolon erhalten alle Patienten in 12stünd-lichen Abständen 125 mg Methylprednisolon 3malig. Danach wird die Prednisolonmedikation in absteigender Dosierung über die nächsten 3 Monate fortgesetzt (0,5 mg/kg KG initial, Langzeittherapie 0,1 mg/kg KG; Abb. 5).

Trotz der Immunsuppression treten in der Regel bei allen Patienten nach Herz-transplantation akute Abstoßungsepisoden mit unterschiedlicher Häufigkeit und Ausprägung auf. Da die klinischen Symptome während einer Abstoßungsepisode unspezifisch sind (Fieber, Tachykardien, Herzrhythmusstörungen, Ödemnei-gung), ist die transvenöse Myokardbiopsie mit histologischer Absicherung der

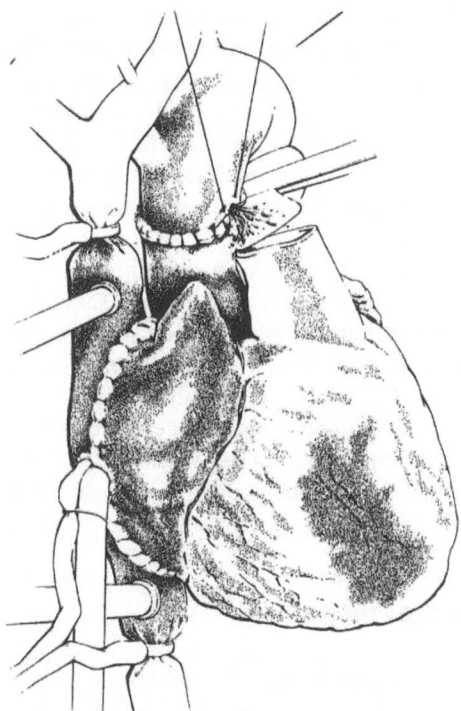

Abb. 4. Vervollständigung der Transplantation durch End-zu-End-Anastomose von Empfänger- und Spenderaorta bzw. A. pulmonalis. Die pulmonalarterielle Anastomose kann, wie hier dargestellt, erst nach Entlüftung des Herzens und Öffnen der Aortenklemme durchgeführt oder vor der aortalen Anastomose hergestellt werden. Ausschlaggebend für die Wahl der Technik sind die Dauer der Ischämie des Spenderherzens sowie übersichtliche anatomische Gegebenheiten

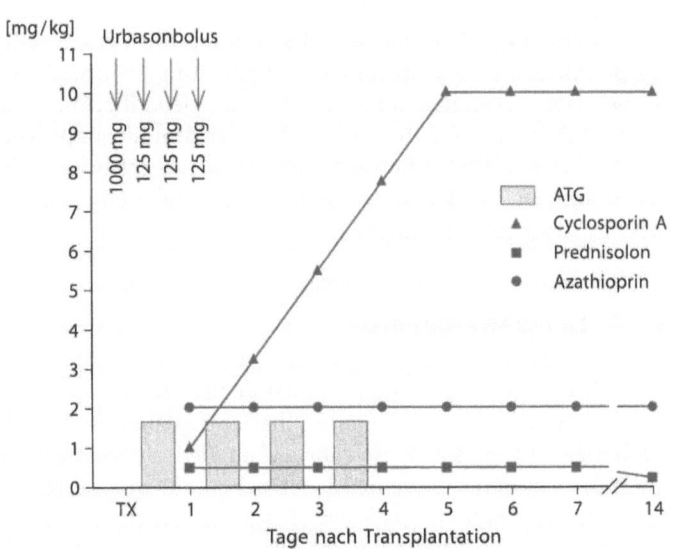

Abb. 5. Imunsuppressionsprotokoll nach Herztransplantation

Diagnose der diagnostische Standard. In zunehmendem Maße erlaubt jedoch auch die Erfassung echokardiographischer Parameter (Ejektionsfraktion, Wanddickenzunahme, „fractional shortening") eine exzellente Beurteilbarkeit der Myokardfunktion. Wir sind bei komplikationslosem Verlauf mit geringer Abstoßungsinzidenz nach 2–3 Jahren dazu übergegangen, rechtsventrikuläre Myokardbiopsien nur noch im Rahmen der jährlichen Koronarangiographie durchzuführen und ansonsten die Echokardiographie als Monitoringverfahren einzusetzen.

Die Therapie von Abstoßungen mit Myozytennekrosen erfolgt durch die Gabe von gepulsten Steroiden (500–1 000 mg Methylprednisolon an 3 aufeinanderfolgenden Tagen). Histologisch schwere Abstoßungen mit hämodynamischer Beeinträchtigung bzw. persistierende Abstoßungen mit Steroidresistenz werden durch die Gabe von Antilymphozytenglobulin (1,5 mg/kg KG als Kurzinfusion an 3 aufeinanderfolgen Tagen) therapiert. Nach Beendigung der Abstoßungsbehandlung erfolgt in der Regel nach 7–14 Tagen eine erneute Kontrollbiopsie, um den Rückgang der Abstoßung zu dokumentieren bzw. eine behandlungsbedürftige persistierende Abstoßung auszuschließen.

9.2.5 Infektionen

Vorwiegend bakterielle Infektionen (60 %) stellen in der Frühphase der Transplantation eine potentiell vitale Bedrohung des Patienten dar. Im Vergleich zu nichtimmunsupprimierten Patienten treten gramnegative Keime wie Enterokokken, Pseudomonas und Klebsiellen in den Vordergrund. Von den grampositiven Keimen spielen die Staphylokokken die größte Rolle. Insbesondere bei nosokomialen Infektionen muß wegen einer möglichen Resistenzentwicklung der ursprünglichen Erreger möglichst früh eine gezielte Antibiotikatherapie zum Einsatz kommen. Im Langzeitverlauf gewinnen die Zytomegalievirus(CMV)- und Herpesinfektionen an zunehmender Bedeutung. Während CMV-Neuinfektionen sehr schwer verlaufen können (Pneumonie, Hepatitis, Enzephalitis), ist die endogene Reaktivierung durch Reduktion der Immunsuppression und Gabe von Virostatika und Hyperimmunglobulinen meist gut beherrschbar. Auch Herpeserkrankungen, bei denen es sich meist um endogene Reaktivierungen handelt, lassen sich so gut behandeln.

9.2.6 Langzeitergebnisse

Nach den Angaben der International Society for Heart and Lung Transplantation beträgt die mittlere Einjahresüberlebensdauer ca. 79 %. Hiernach tritt eine Sterberate von etwa 4 % pro Jahr auf. Statistisch konnten als wesentliche Faktoren der Einjahresüberlebensdauer neben der präoperativen Empfängersituation (Herzunterstützungssystem, Beatmungspflichtigkeit, zuvor durchgeführte Transplantation ...), verschiedene Altersgruppen (< 5 Jahre und > 60 Jahre) sowie das weibliche Geschlecht identifiziert werden. Mit zunehmender Überlebenszeit nach der Transplantation erlangen neben Abstoßungen und Infektionen Malignome und die koronare Transplantatvaskulopathie als Todesursache eine zunehmende Bedeutung. Bei der Transplantatvaskulopathie handelt es sich um eine konzentrische Intimahyperplasie der Koronararterien vermutlich immunologischer Genese. Die prozentuale Wahrscheinlichkeit des Auftretens beträgt nach angiographischen Kriterien ca. 10% pro Jahr. Während die jährliche Koronarangiographie das diagnostische Standardverfahren darstellt, gewinnt die intravaskuläre Ultraschalluntersuchung als sensitivere Methode zum Nachweis und zur Verlaufsbeobachtung der Transplantatvaskulopathie zunehmend an Bedeutung. Da diese Koronarsklerose diffus ist und in weiterer Folge zu stummen Infarkten mit konsekutiver Einschränkung der Pumpfunktion führt, verbleibt im fortgeschrittenen Stadium als einzige therapeutische Möglichkeit die Retransplantation. Diese weist allerdings etwa um 20–30% schlechtere aktuarische Überlebensraten auf, so daß diese Therapieoption ausgewählten Patienten vorbehalten werden muß. Bei lokalisierten Stenosen hat sich die Katheterdilatation mit Stentimplantation sowie die koronare Bypassoperation bei selektionierten Patientengruppen bewährt. Medikamentös hat sich die Gabe von Lipidsenkern (Pravastatin) und von Thrombozytenaggregationshemmern als einziges konservatives Therapieverfahren durchgesetzt.

9.2.7 Eigene Ergebnisse

Seit Juli 1983 wurden an unserer Klinik 557 orthotope Herztransplantationen bei 530 Patienten (72 Frauen, 458 Männern) durchgeführt. Das mittlere Alter lag bei 45 ± 12 Jahren (6 bis 67 Jahre). Die zugrundeliegende Diagnose war in der Mehrzahl eine dilatative Kardiomyopathie (330 Patienten) oder eine ischämische Herzerkrankung (171 Patienten). Bei 26 Patienten erfolgte der Eingriff als Retransplantation bei akutem oder chronischem Transplantatversagen, davon einmal als Re-Retransplantation. Insgesamt verstarben innerhalb der ersten 30 Tage postoperativ 53 Patienten (9,5%) an initialem Transplantatversagen, akuter Abstoßung oder Sepsis. Die aktuarische Überlebensrate beträgt in unserem Gesamtkollektiv 80% nach 1 Jahr und 70% nach 5 Jahren.

Weiterführende Literatur

1. Billingham M (1990) The pathology of the transplanted heart. Semin Thorac Cardiovasc Surg 2:233–240
2. Blanche C, Valenza M, Czer LSC et al. (1994) Orthotopic heart transplantation with bicaval and pulmonary venous anastomoses. Ann Thorac Surg 58:1505–1509
3. Demertzis S, Wippermann J, Schaper J et al. (1993) University of Wisconsin versus St. Thomas Hospital solution for human donor heart preservation. Ann Thorac Surg 55:1131–1137
4. Haverich A, Frimpong-Boateng K, Wahlers T, Schäfers HJ, Frank G, Siclari F, Ziemer G (1987) Modifikation der Implantationstechnik bei der orthotopen Herztransplantation. Z Herz-Thorax- Gefäßchir 1:190–193

5. Hosenpud JD, Bennett LE, Keck BM, Fiol B, Novick RJ (1997) The Registry of the International Scoiety for Heart and Lung Transplantation: Fourtheenth Official Report – 1997. J Heart Lung Transplant 16:691–712
6. Lower RR, Stofer RC, Shumway NE (1960) Studies on the orthotopic homotransplantation of the canine heart. Surg Forum 11:18–21
7. Shumway SJ, Shumway NE (1995) Thoracic Transplantation. Blackwell Science, London
8. Wahlers T, Cremer J, Fieguth HG et al. (1991) Donor heart related variables and early mortality after heart transplantation. J Heart Transplant 10:22–27

10 Geschlossene Interventionen bei angeborenen Vitien

Vorbemerkungen

Die kongenitalen Vitien sind bereits ein Spezialgebiet der Kardiologie, weshalb auf einen größeren Schwerpunkt verzichtet wurde und auf die Spezialliteratur zu verweisen ist. Dennoch wollten wir die Entwicklung des Herzens mit Reimann in Erinnerung rufen und einmal mit Sievert allen am Herz interessierten Lesern aufzeigen, welche geschlossenen Interventionsmöglichkeiten überhaupt in der pädiatrischen Kardiologie angeboten werden.

10.1 Entwicklung des Herzens

R. Reimann

Das menschliche Herz bildet sich zwischen der 3. und 8. Embryonalwoche. Es entsteht im Mesenchymkörper der kardiogenen Platte, der durch Abschnürung des Dottersackes vom Darm an die Vorderwand des Rumpfes oberhalb des Septum transversum (aus dem das Diaphragma hervorgeht) gelangt. Dort bildet sich aus einer zunächst paarigen Anlage der unpaarige, gerade Herzschlauch, dessen Porta venosa unten, dessen Porta arteriosa oben liegt und der bereits die Schichten der späteren Herzwand zeigt (Abb. 1). Einem Endokardschlauch ist außen der myoepikardiale Mantel aufgewachsen; das ebenfalls schlauchförmige Perikard umhüllt den Herzschlauch und schlägt sich sowohl an der Porta venosa als auch an der Porta arteriosa in die Außenschichte des myoepikardialen Mantels, das spätere Epikard, um.

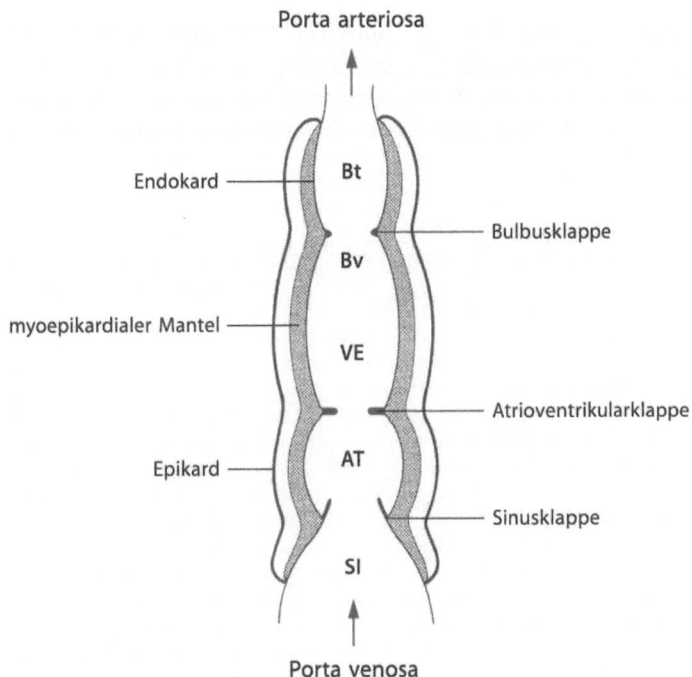

Abb. 1. Herzschlauch. *SI* Sinus, *AT* Atrium, *VE* Ventrikel, *Bv* Bulbus (Ventrikelanteil), *Bt* Bulbus (Trunkusanteil)

Herzschlauch

Er gliedert sich in 4 Abschnitte, die nacheinander vom Blut durchströmt werden. Dieses gelangt aus 4 paarigen Venen [den Dottersackvenen, Vv. omphalomesentericae (Vv. vitellinae), den Nabelvenen (Vv. umbilicales) sowie aus den oberen und unteren Kardinalvenen (Vv. cardinales superiores et inferiores)] zunächst in den Sinus. Der Sinus mündet mit der Sinusklappe in das Atrium, welches sich durch die Atrioventrikularklappe in den Ventrikel öffnet. Der Ventrikel geht ohne scharfe Grenze in den Bulbus über, der selbst durch die Bulbusklappe in einen Ventrikel- und einen Trunkusanteil zerfällt.

Im Sinne einer zielgerichteten Orientierung seien unter Übergehung nachfolgender Entwicklungsschritte die 4 Abschnitte des Herzschlauches den Abschnitten des entwickelten Herzens zugeordnet:

Herzschlauch:	Entwickeltes Herz:
Sinus, Atrium	Sinus coronarius und Vorhöfe
Ventrikel	Kammern/Einströmungsteile
Bulbus/Ventrikelanteil	Kammern/Ausströmungsteile
Bulbus/Trunkusanteil	Truncus pulmonalis und Aorta (Pars ascendens)

Herzschleife

Wachstumsverschiebungen führen zu Krümmungen des Herzschlauches, er wird zur Herzschleife (Abb. 2). Der Sinus liegt nun hinten, das Atrium hinten oben, der Ventrikel unten, der Bulbus vorn oben. Der Zugang vom Atrium in den Ventrikel wird zum Aurikularkanal (Canalis atrioventricularis) verengt, in dem sich die

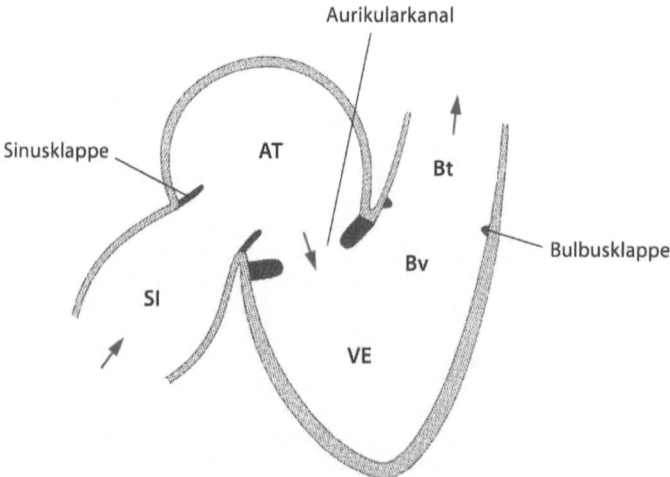

Abb. 2. Herzschleife (Bezeichnungen wie in Abb. 1)

Atrioventrikularklappe befindet, die aus 4 Endokardkissen (einem vorderen, einem hinteren und 2 seitlichen) besteht. Das Sinusseptum engt die Öffnung des Sinus in das Atrium von links her so weit ein, daß sich die Sinusklappe in jenem Teil der Hinterwand des Atriums befindet, der später dem rechten Vorhof zufällt. Die Sinusklappe besteht aus einer Valvula venosa dextra (Valvula sinuatrialis dextra) und einer Valvula venosa sinistra (Valvula sinuatrialis sinistra), die sich oben spitzwinkelig treffen und nach unten bis zum hinteren Endokardkissen reichen.

Mit dem Ziel der Scheidung in rechte und linke Herzhälfte erfolgt nun die Septierung der Herzschleife im Bereich des Atriums, des Ventrikels und des Bulbus'. Allein im Atrium bleibt die Septierung bis zur Geburt unvollständig.

Vorhofseptum

Es entsteht aus 3 nacheinander von der hinteren oberen Wand des Atriums auswachsenden, unvollständigen Septen (Abb. 3). Das Septum primum wächst von hinten oben nach vorn unten gegen das vordere Endokardkissen, erreicht dieses jedoch nicht, so daß ein Foramen primum (Foramen subseptale) offen bleibt; zusätzlich tritt im hinteren oberen Bereich des Septum primum eine Dehiszenz auf, die durch Wachstumsverschiebung nach vorne oben gelangt und als Foramen secundum erhalten bleibt. Knapp rechts vom Septum primum entwickelt sich das Septum secundum, dessen Wachstum sich sichelförmig von der oberen über die vordere Wand des Atriums hinzieht, unten die Endokardkissen des Aurikularkanals erreicht und schließlich der Hinterwand des Atriums zustrebt; mit seinem konkaven Rand umfaßt es ein ovales Loch, das Foramen ovale, dessen Projektion auf das Septum primum hinter und unter das Foramen secundum fällt. Septum primum und Septum secundum verkleben flächenhaft miteinander; allein jener Teil des Septum primum, der im Bereich des Foramen ovale liegt, bleibt lose und bildet, durch den Blutstrom aus der V. cava inferior in das Lu-

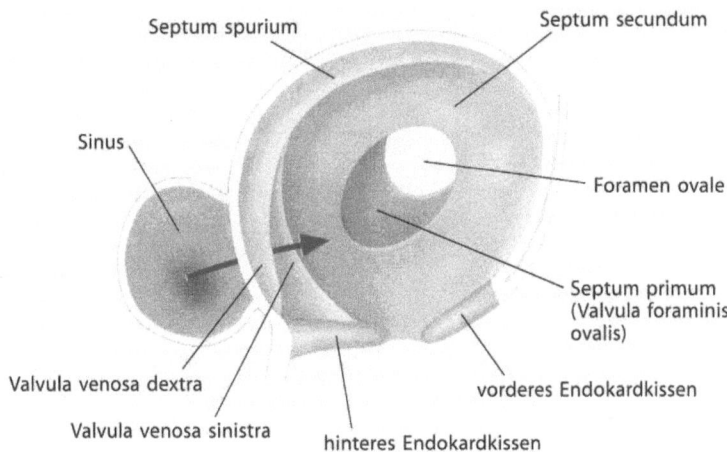

Abb. 3. Entwicklung des Vorhofseptums

men des linken Vorhofes gedrängt, die Valvula foraminis ovalis (Vetteri). Schließlich entsteht deutlich rechts vom Septum secundum das Septum spurium, das an der Hinterwand Anschluß an die beiden Valvulae venosae der Sinusklappe bekommt.

Die Vorhofseptierung findet ihren Abschluß erst bei der Geburt: Die Entfaltung der Lungenvenen führt zur Druckumkehr im Vorhofbereich, der nun im linken Vorhof größere Druck drängt die Valvula foraminis ovalis an das Septum, mit dem der freie Rand der Klappe verwächst und als Falx septi an der linken Fläche des Vorhofseptums erhalten bleibt. Die Valvula foraminis ovalis wird zum Boden der Fossa ovalis, deren Limbus vom Rand des früheren Foramen ovale gebildet wird.

Ventrikelseptum

Es wächst vom Boden des Ventrikels nach oben vor und erreicht im Bereich des Aurikularkanals das hintere Endokardkissen, nicht jedoch das vordere (Abb. 4). Unter diesem bleibt, vorn umgrenzt von dem noch zu beschreibenden Bulbusseptum, das Foramen interventriculare offen. Dieses wird später bindegewebig als Pars membranacea septi interventricularis verschlossen, während aus dem entwicklungsgeschichtlichen Ventrikelseptum die Pars muscularis septi interventricularis zwischen den Einströmungsteilen der Kammern hervorgeht.

Bulbusseptum

Es entsteht aus Bulbuswülsten, die einander paarweise gegenüberliegend schraubig an der Innenwand des Bulbus verlaufen und mit ihren freien Rändern aufeinander zuwachsen, bis durch ihre Verbindung ein geschlossenes Septum ent-

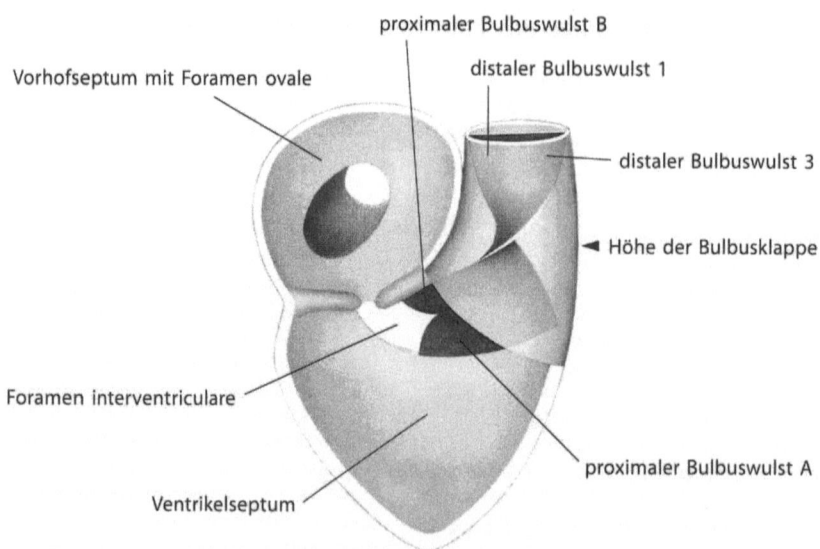

Abb. 4. Septierung des Herzens im Bereich des Atriums, des Ventrikels und des Bulbus

steht, das die Ausströmungsteile der beiden Kammern sowie die Lumina der beiden großen Arterien scheidet.

Im Ventrikelanteil des Bulbus bilden die beiden proximalen Bulbuswülste die Scheidewand zwischen den Ausströmungsteilen der Kammern (Abb. 4). Der proximale Bulbuswulst A schließt unten an den vordersten Teil des Ventrikelseptums an und wendet sich in seinem Verlauf nach oben an die linke Seite des Bulbus. Der proximale Bulbuswulst B liegt unten ohne Verbindung mit dem Ventrikelseptum an der Hinterseite des Bulbus und wendet sich in seinem Verlauf nach oben an dessen rechte Seite. So gelangt der Blutstrom der rechten Herzhälfte in der Höhe der Bulbusklappe nach vorne, jener der linken Herzhälfte nach hinten.

Im Trunkusanteil wird die Septierung des Bulbus mit demselben Drall durch 2 distale Bulbuswülste fortgesetzt, die hier als Septum aorticopulmonale die Trennwand zwischen Pars ascendens aortae und Truncus pulmonalis bilden (Abb. 4). Der distale Bulbuswulst 1 schließt in der Höhe der Bulbusklappe an den hier links gelegenen proximalen Bulbuswulst A an und wendet sich in seinem Verlauf nach oben an die Hinterseite des Bulbus. Der distale Bulbuswulst 3 schließt in der Höhe der Bulbusklappe an den hier rechts gelegenen proximalen Bulbuswulst B an und wendet sich in seinem Verlauf nach oben an die Vorderseite des Bulbus. Auf diese Weise kommt der Truncus pulmonalis links neben die Aorta zu liegen.

Taschenklappen
Sie gehen beide aus der Bulbusklappe hervor, die aus 4 distalen Bulbuswülsten gebildet wird, von welchen die beiden eben beschriebenen distalen Bulbuswülste

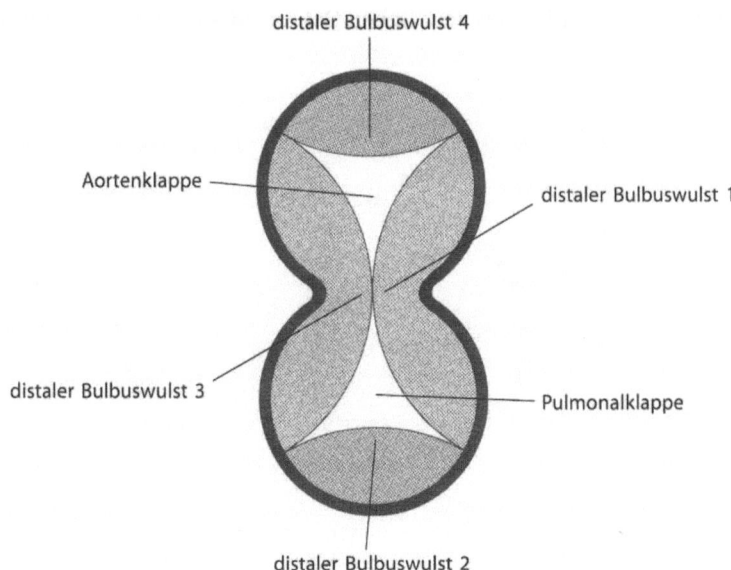

Abb. 5. Entwicklung der Taschenklappen

1 und 3 auch die Septierung in der Höhe der Bulbusklappe besorgen, während die distalen Bulbuswülste 2 und 4 einander nicht erreichen und nur in der Höhe der Bulbusklappe ausgebildet sind (Abb. 5). Der distale Bulbuswulst 1 bildet die Valvula semilunaris sinistra der Pulmonalklappe und die Valvula semilunaris sinistra der Aortenklappe. Der distale Bulbuswulst 2 bildet die Valvula semilunaris anterior der Pulmonalklappe. Der distale Bulbuswulst 3 bildet die Valvula semilunaris dextra der Pulmonalklappe und die Valvula semilunaris dextra der Aortenklappe. Der distale Bulbuswulst 4 bildet die Valvula semilunaris posterior der Aortenklappe.

Segelklappen

Sie gehen beide aus der im Aurikularkanal befindlichen Atrioventrikularklappe hervor, wobei das vordere Endokardkissen gleich wie das hintere Endokardkissen sich sowohl an der Bildung der Trikuspidalklappe als auch an jener der Mitralklappe beteiligt, während die beiden seitlichen Endokardkissen jeweils nur einer Klappe zufallen (Abb. 6). Eine klare Zuordnung der Endokardkissen zu den aus ihnen entstehenden Cuspides ist nicht möglich, eine absolute Trennung der Segel ist ja auch beim entwickelten Herzen nur selten gegeben.

So verschieden wie ihre Topographie ist auch die Entstehung der beiden Teile des Septum mebranaceum. Das Septum atrioventriculare bildet sich aus dem Mittelabschnitt des vorderen Endokardkissens, der – zunächst noch in der Ebene des Aurikularkanals gelegen – den rechten Vorhof vom linken Ventrikel scheidet, weil Vorhofseptum und Ventrikelseptum mit ihren vorderen Anteilen nicht in einer Ebene übereinander liegen (Abb. 6). Sobald die Aortenklappe sich über die Ventilebene erhebt, wird dieser Teil des vorderen Endokardkissens normal zur Ventilebene aufgerichtet und gleichsam in den rechten Aortenzwickel emporgezogen, so wie ein Teil des dem linken Ostium zufallenden Abschnittes des vorde-

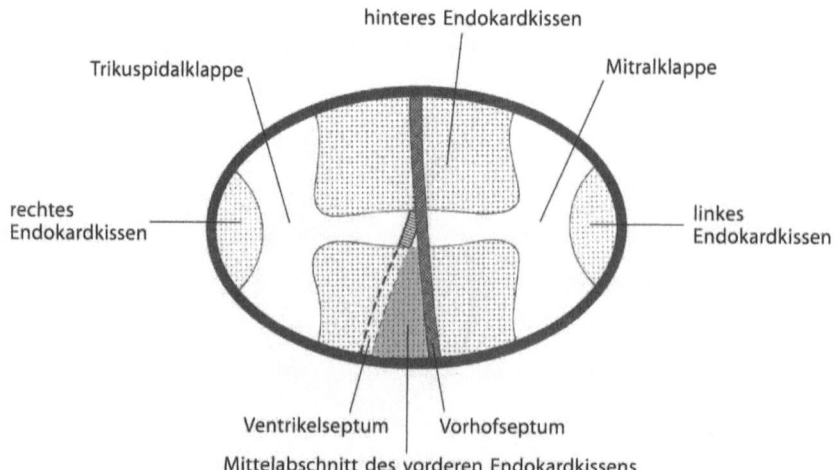

Abb. 6. Entwicklung der Segelklappen (Aurikularkanal von oben)

ren Endokardkissens in den linken Aortenzwickel emporgezogen wird und dort die Fortsetzung des vorderen Segels der Mitralklappe bildet, das ja aus demselben Material entstanden ist.

Der untere Abschnitt des Septum membranaceum, die Pars membranacea septi interventricularis, entsteht durch den membranösen Verschluß des Foramen interventriculare (Abb. 4). Vorderes Endokardkissen, Oberrand des Ventrikelseptums und proximale Bulbuswülste verkleben hier bindegewebig miteinander.

Die Abbildungen 7 und 8 zeigen 2 Ansichten einer Herzschleife, die bereits der endgültigen Form des Herzens zustrebt. Der Sulcus coronarius und die beiden Sulci interventriculares zeichnen sich deutlich ab. Noch sind die Herzohren als älteste Vorhofsteile von beträchtlicher relativer Größe, schon läßt sich an der Vorderfläche die direkte Fortsetzung des rechten Ventrikels in den Truncus pulmonalis (vorderer Anteil des konischen Bulbus) verfolgen. An der Hinteransicht springt – abgesehen von dem im Vergleich zum entwickelten Herzen umgekehrten Größenverhältnis der Vorhöfe zu den Kammern – der Sinus ins Auge.

Sinus

Er besteht aus einem im Sulcus coronarius liegenden Sinusquerstück und rechts wie links aus je einem nach oben gebogenen Sinushorn (Abb. 8). Jedes Sinushorn erhält Blut aus der paarigen oberen und unteren Kardinalvene, das rechte zusätz-

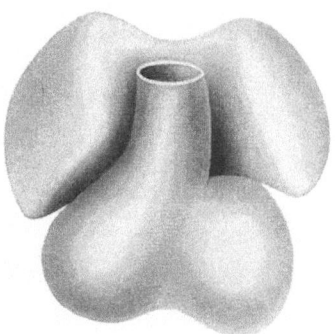

Abb. 7. Herzschleife von vorn

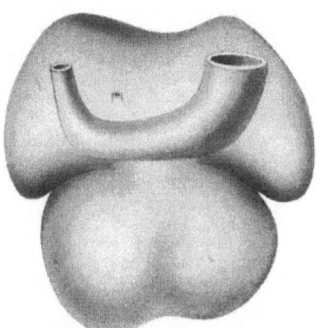

Abb. 8. Herzschleife von hinten

lich aus der (durch Verschwinden des rechten Partners unpaarig gewordenen ursprünglich linken) Nabelvene. Die ebenfalls in den Sinus mündenden Dottersackvenen sind früh zugrunde gegangen. Da später auch die linke obere und linke untere Kardinalvene zugrunde gehen, weil sie ihr Blut über Gefäßbrücken dem jeweils rechten Partner zuführen, wird das linke Sinushorn auf ein kleines Gefäß reduziert, das schräg über die linke Wand des linken Vorhofes verläuft, die V. obliqua atrii sinistri. Aus dem Sinusquerstück entwickelt sich der Sinus coronarius.

Das rechte Sinushorn wird als glattwandiger Sinus venarum cavarum in den rechten Vorhof einbezogen. Dies geschieht, indem die beiden Valvulae venosae, die wie 2 herabhängende Vorhänge den Eingang in den rechten Vorhof einengen (Abb. 3) zurückgeschlagen werden. Die Valvula venosa sinistra wird durch Verklebung in das Vorhofseptum einbezogen. Die Valvula venosa dextra und das diese nach oben fortsetzende Septum spurium markieren gemeinsam die Grenze zwischen Sinus und ursprünglichem Atrium; sie werden zur Crista terminalis, zur Valvula venae cavae inferioris und zur Valvula sinus coronarii umgestaltet.

Aus jenem Teil der hinteren Vorhofswand, der dem Atrium sinistrum zufällt, sproßt ein Lungenvenenstamm aus (Abb. 8). Dieser findet Anschluß an 2 von jeder Lunge her ihm entgegenwachsende Lungenvenen. Durch Einbeziehung der beträchtlichen Wand des Venenstammes in den linken Vorhof münden schließlich die 4 Lungenvenen direkt in denselben. Das ursprüngliche Atrium beschränkt sich auf das kleine linke Herzohr, während die einbezogene Gefäßwand den glattwandigen Großteil der Vorhofswand ausmacht.

10.2 Kathetertherapie bei angeborenen Shuntvitien

H. Sievert

Die ersten Kathetertechniken zur Behandlung angeborener Shuntvitien wurden vor mehr als 30 Jahren entwickelt. Einige dieser Techniken haben sich nicht bewährt und wurden wieder verlassen, andere wurden weiterentwickelt und stellen heute eine Alternative zur operativen Therapie dar.

10.2.1 Ductus arteriosus persistens

Der Katheterverschluß des Ductus arteriosus persistens kann heute als Therapie der ersten Wahl angesehen werden. Verschiedene Techniken stehen zur Verfügung. Ein operativer Verschluß sollte nur erwogen werden, wenn aus anderen Gründen eine Herzoperation durchgeführt werden muß. Ein Problem aller nichtoperativen Techniken ist das Risiko von Restshunts. Diese können jedoch durch Implantation zusätzlicher Okkluder verschlossen werden. Eine Alternative zum Katheterverschluß des Ductus arteriosus persistens könnte in Zukunft die thorakoskopische Ligatur werden.

10.2.1.1 Ivalonpfropf

1967 berichteten Porstmann et al. über den ersten erfolgreichen Verschluß eines Ductus arteriosus persistens mit einem Ivalonpfropf (Polyvinylalkohol). Der Pfropf wurde über die Femoralarterie eingeführt. Für viele Jahre war dies die einzige nichtoperative Technik des Ductusverschlusses. Inzwischen wurden weit mehr als 1 000 Patienten mit diesem Verfahren behandelt [22, 29, 30]. Nach der Literatur beträgt die Erfolgsrate über 98 %. Ist der Pfropf einmal korrekt plaziert, so ist ein Restshunt ausgeschlossen. Über Todesfälle wurde bisher nicht berichtet.

Der Ivalonpfropf wird entsprechend der Größe und Form des Ductus individuell hergestellt. Zur Stabilisation enthält er zentral ein Gestell aus Stahldraht (Abb. 1). Der Pfropf wird über einen langen arteriovenösen Draht (Femoralarterie Aorta – Ductus – Pulmonalarterie – rechtes Herz – V. cava inferior – V. femoralis) eingeführt. Dadurch kann der Pfropf wieder entfernt werden, falls er sich als zu klein und im Ductus nicht plazierbar erweist. Von Nachteil ist, daß der Pfropf durch eine relativ großlumige Einführschleuse eingeführt werden muß. Im allgemeinen entspricht der Durchmesser der Einführschleuse dem Durchmesser des Ductus.

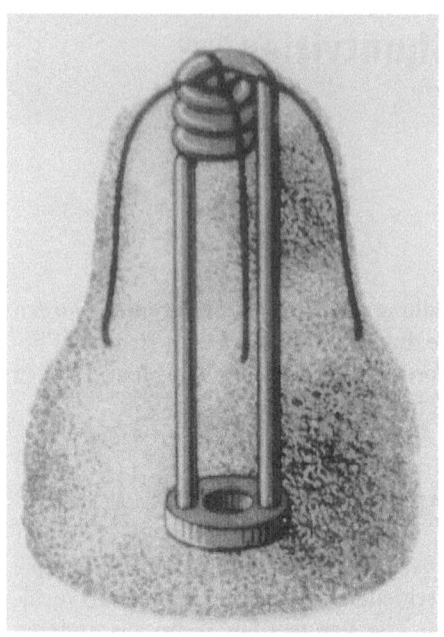

Abb. 1. Ductusverschluß: Porstmann-Pfopf aus Ivalonschaumstoff mit zentralem Drahtgestell (schematisch)

Seit 1983 haben wir mit dieser Technik 145 Patienten im Alter von 11 bis 72 Jahren behandelt. Der Ductusdurchmesser betrug zwischen 2 und 10 mm, im Mittel 4,5 mm. Der Links-rechts-Shunt ($Q_P : Q_S$) betrug 1,1 bis 3,9. Der Eingriff verlief bei 144 der 145 Patienten erfolgreich, wobei bei einem Patienten 2 Eingriffe erforderlich waren. In 2 Fällen embolisierte der Pfropf 2 Wochen bzw. 2 Monate nach dem Eingriff in die Pulmonalarterie. Einer dieser Patienten wurde operiert. Bei dem anderen wurde der embolisierte Pfropf in einem Seitenast der Pulmonalarterie belassen und in einem 2. Eingriff ein weiterer Pfropf implantiert. In keinem Fall verblieb ein Restshunt. Auch im weiteren Verlauf traten keine Komplikationen auf.

Das Hauptproblem dieser Technik ist der arterielle Zugang und die großlumige Einführschleuse. Diese hat einen Durchmesser von bis zu 9 mm, entsprechend dem Durchmesser des Ductus. Aus diesem Grunde ist das Verfahren bei kleinen Kindern (jünger als 6–8 Jahre) nicht anwendbar. Auch bei Erwachsenen muß der Durchmesser der Femoralarterie gemessen werden, um das Risiko einer Gefäßverletzung abschätzen zu können. In vielen Fällen kann die Einführschleuse nur über eine Arteriotomie eingeführt werden. Aus diesen Gründen haben wir in den letzten Jahren andere Techniken bevorzugt.

10.2.1.2 Rashkind-Okkluder

Der Verschluß des Ductus Botalli mit einem Schirmchen wurde Ende der 70er Jahre von Rashkind entwickelt [25] (Abb. 2). Diese Technik hat den Vorteil, daß sie auch bei kleinen Kindern angewendet werden kann. Ein großes Problem der ersten Generation dieser Schirmchen war die hohe Embolisationsrate. Bash et al. berichteten Anfang der 80er Jahre über ihre Ergebnisse mit der 2. Generation des Rashkind-Okkluders [2]. Auch dabei kam es noch in 8 von 24 Fällen (23%) zu einer Embolisation, überwiegend in die Pulmonalarterie. Mit zunehmender Erfahrung und einigen Modifikationen der Implantationstechnik konnte das Risiko der Embolisation vermindert werden.

Die Rashkind-Technik wurde in vielen Zentren eine Routinemethode. Inzwischen wurden mehr als 10000 Patienten (überwiegend Kinder) mit diesem Verfahren behandelt [25, 33, 35, 37].

Der wesentliche Vorteil des Rashkind-Verfahrens ist, daß der Okkluder von der venösen Seite aus eingeführt werden kann. Schirmchen mit einem Durchmesser von 11 und 17 mm stehen zur Verfügung. Es wird eine 8-F- bzw. 11-F-Einführschleuse benötigt. Dabei handelt es sich um einen Doppelschirm mit einem aortalen und einem pulmonalen Teil. Der Okkluder wird durch die Einführschleuse vorgeschoben, bis sich das aortale Schirmchen in der Aorta öffnet. Danach werden Einführschleuse und Schirmchen zusammen zurückgezogen, bis das aortale Schirmchen dem Ductus anliegt. Anschließend wird nur die Einführschleuse zurückgezogen, bis sich das 2. Schirmchen in der Pulmonalarterie öffnet. Wenn der Doppelschirm danach korrekt plaziert ist, wird er vom Einführsystem gelöst.

In den vergangenen Jahren wurde über eine sehr hohe Erfolgsrate und eine niedrige Komplikationsrate dieser Technik berichtet [35, 37]. Allerdings besteht besonders bei größerem Ductus das Risiko eines Restshunts. Je nach Ductusgröße beträgt die Wahrscheinlichkeit eines Restshunts 20 bis 40%. In sehr selte-

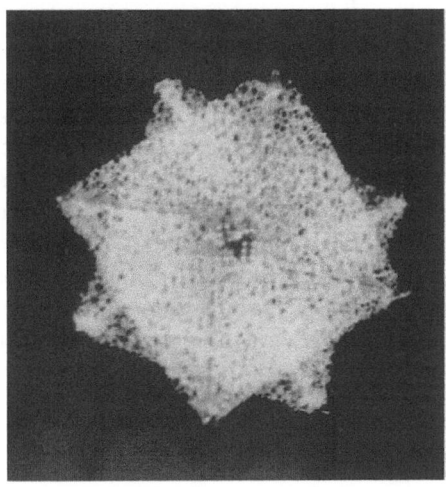

Abb. 2. Rashkind-Okkluder für den Katheterverschluß des Ductus Botallix

nen Fällen führt dieser Restshunt zu einer Hämolyse. Hämodynamisch sind diese Restshunts in der Regel klein und nicht relevant. In vielen Fällen wird jedoch die Indikation zum Ductusverschluß nicht aus hämodynamischen Gründen, sondern zur Prophylaxe einer Endokarditis gestellt. Deshalb erscheint auch ein hämodynamisch unbedeutender Restshunt nicht akzeptabel.

Restshunts nach Ductusverschluß mit einem Rashkind-Okkluder können durch Drahtspiralen (sog. Coils) verschlossen werden. Wir haben es vorgezogen, einen zweiten oder erforderlichenfalls auch noch weitere Rashkind-Okkluder einzusetzen.

Wir haben die Rashkind-Technik bisher bei 51 erwachsenen Patienten im Alter von 14 bis 76 Jahren (im Mittel 43 Jahre) angewendet. Der Ductusdurchmesser betrug 2,5 bis 13 mm. In einem Fall konnte der Ductus auch durch zusätzliche Okkluder nicht verschlossen werden. Dieser Patient wurde operiert. Bei den anderen 50 Patienten war der Eingriff erfolgreich. Sofort nach der Implantation hatten jedoch 39 der 50 Patienten (78 %) einen Restshunt. Dieser hatte sich bereits 20 min später bei 13 Patienten verschlossen, so daß am Ende des Eingriffes noch bei 52 % der Patienten ein Restshunt vorlag. Je nach Größe des Restshunts wurden zusätzliche Okkluder entweder während des ersten Eingriffes (n = 4) oder später bei Kontrolluntersuchungen nach 3 Monaten, 6 Monaten, 1 oder 3 Jahren eingesetzt. Alle Patienten wurden solange nachuntersucht, bis nicht nur echokardiographisch, sondern auch angiographisch kein Restshunt mehr nachgewiesen werden konnte. Ein Spontanverschluß des Restshunts wurde nach 3 Monaten in 7 Fällen, nach 6 Monaten in 6 Fällen, nach 1 Jahr in 1 Fall und nach 3 Jahren in 1 Fall beobachtet; 10 weitere Patienten benötigten zusätzliche Okkluder. Unter Einschluß der Patienten, die während des ersten Eingriffes zusätzliche Okkluder benötigten, erhielten 12 Patienten einen 2., 1 Patient einen 3. und 1 Patient einen 4. und einen 5. Okkluder. Insgesamt nahm der Prozentsatz von Patienten mit einem Restshunt von 52 % nach der Implantation des 1. Okkluders auf 30 % nach 3 Monaten, 10 % nach 6 Monaten, 8 % nach einem Jahr und 2 % nach 3 Jahren ab. Nur 1 Patient hatte bei der letzten Kontrolluntersuchung noch einen (hämodynamisch unbedeutenden) Restshunt.

Bei 3 Patienten mit sehr großem Ductus wurden bei der initialen Prozedur 2 Okkluder simultan implantiert. Hierzu wurden 2 Einführschleusen mit Zugang über die rechte und linke Femoralvene eingeführt. Die beiden distalen Schirmchen wurden in der Aorta geöffnet. Danach wurden beide Einführschleusen simultan zurückgezogen, bis die Schirmchen dem Ductus anlagen. Danach wurden die beiden pulmonalen Schirmchen simultan geöffnet.

Die Rashkind-Technik gilt derzeit als die Standardmethode der Wahl für den Katheterverschluß des Ductus. Das Problem der Restshunts ist durch die Implantation weiterer Okkluder prinzipiell lösbar. Vorzuziehen wäre natürlich ein Verfahren, welches primär zum vollständigen Verschluß des Ductus führt. Aus diesem Grunde wurden in den vergangenen Jahren verschiedene neue Techniken erprobt.

10.2.1.3 Ballonokklusion

Endrys berichtete über eine Methode zur Ballonokklusion des Ductus [6]. Diese Technik erforderte wieder, ähnlich wie die Porstmann-Technik, eine arterielle und venöse Punktion. Der Ballon wurde über eine lange arteriovenöse Drahtschiene eingeführt und mit Kontrastmittel gefüllt. Nicht selten kam es jedoch zur allmählichen Entleerung des Ballons mit nachfolgender Embolisation in die Pulmonalarterie. Wir entwickelten eine Ballonokklusionstechnik, bei der der Ballon ohne arteriellen Zugang von der venösen Seite eingeführt werden konnte [31]. Der Ballon wurde mit einer aushärtenden Substanz gefüllt, so daß die Gefahr der allmählichen Entleerung nicht bestand. Allerdings zeigte sich besonders bei einem kalzifizierten Ductus die Gefahr der Ballonruptur, so daß wir dieses Verfahren derzeit nicht mehr anwenden.

10.2.1.4 Coilembolisation

Seit langem werden Drahtspiralen, sog. Coils, zur Embolisation verwandt. Auch kleine Ductus können damit verschlossen werden. Moore berichtete über eine erfolgreiche Coilimplantation bei 29 von 30 Patienten [21]. Der Ductusdurchmesser bei diesen Patienten betrug unter 3 mm. In einer Multicenterstudie wurden 523 Ductus mit Coils verschlossen. Der Ductusdurchmesser betrug im Median 2,0 mm. Bei 65 Patienten kam es zur Embolisation der Drahtspirale in die Pulmonalarterie und bei 14 Patienten zur Embolisation in das arterielle System. In den meisten Fällen konnten diese Coils kathetertechnisch wieder entfernt werden. Insgesamt betrug die Erfolgsrate 95 %. Allerdings verblieb bei 20 % der Patienten ein Restshunt.

10.2.1.5 „Buttoned Device"

Das „Buttoned Device" wurde ursprünglich für den Verschluß des Vorhofseptumdefekts (s. unten) entwickelt und später für den Verschluß des Ductus Botalli modifiziert. Die Ergebnisse einer Multicenterstudie wurden von Lochan et al. [17] publiziert. Insgesamt wurden 81 Patienten im Alter von 1 bis 65 Jahren (Median: 7 Jahre) behandelt. Der Ductusdurchmesser betrug 1 bis 15 mm, im Median 4 mm. Bei 3 Patienten kam es zur Embolisation. Die embolisierten Okkluder konnten kathetertechnisch entfernt werden. In einem Fall verlief der Eingriff erfolglos. Nach dem Eingriff war der Ductus bei 49 Patienten vollständig verschlossen, in 31 Fällen verblieb ein Restshunt. Ähnlich wie beim Rashkind-Okkluder kam es während der Nachbeobachtungszeit in der Mehrzahl der Fälle zu einem Spontanverschluß des Restshunts.

10.2.1.6 SKS-Pfropf

Der SKS-Pfropf (Abb. 3) [28] verbindet die Vorteile der Porstmann-Technik mit denen der Rashkind-Technik. Wir bevorzugen derzeit dieses Verfahren. Der Pfropf besteht wie der Porstmann-Pfropf aus Ivalon. Aus Tierexperimenten ist bekannt, daß der Pfropf nach einigen Wochen bis Monaten bindegewebig überwachsen und infiltriert wird, wie dies vom Porstmann-Pfropf bekannt ist. Beim SKS-Pfropf ist das Ivalon jedoch weniger komprimiert als beim Porstmann-Pfropf. Um dennoch den Pfropf sicher im Ductus plazieren zu können, befinden sich an der aortalen und pulmonalen Seite 4 bzw. 2 Drahtärmchen. Diese Drahtärmchen entsprechen den Schirmchen bei der Rashkind-Technik. Der Okkluder kann transvenös durch eine 8-F- bis 16-F-Schleuse eingeführt werden.

Das Verfahren wurde im Rahmen einer Multicenterstudie inzwischen bei 22 Kindern und 44 Erwachsenen angewendet [28]. Der Ductusdurchmesser betrug 2,4 bis 7,8 mm bei Kindern und 2,3 bis 11,0 mm bei Erwachsenen. Der Eingriff war bei 64 Patienten primär erfolgreich. In einem Fall kam es zur Embolisation in die Pulmonalarterie. Der embolisierte Pfropf konnte kathetertechnisch entfernt werden. Der Ductus wurde dann mit einem 2. Okkluder verschlossen. Angiographische und echokardiographische Kontrolluntersuchungen nach 24 h zeigten einen vollständigen Verschluß bei 85 % der Patienten.

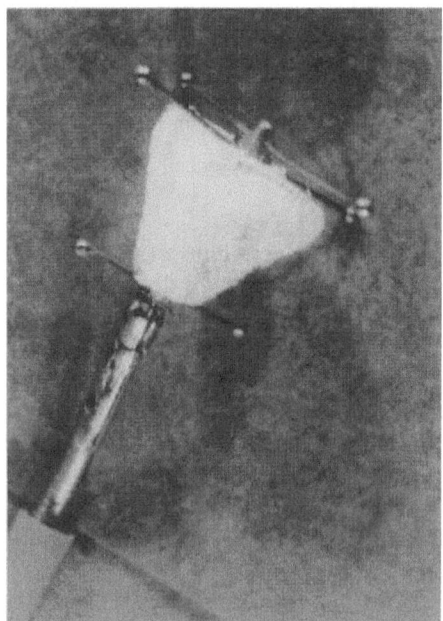

Abb. 3. Ductusverschluß: SKS-Pfopf aus Ivalon mit Metallärmchen am aortalen und pulmonalen Ende

10.2.1.7 Andere Kathetertechniken für den Ductusverschluß

Verschiedene andere Okkluder (PADOS, Clamshell, Botallo-Okkluder, GGVOD) wurden entwickelt oder für den Ductusverschluß modifiziert. Die Erfahrungen mit diesen Okkludern sind jedoch noch sehr begrenzt [1, 4, 9, 38].

10.2.2 Vorhofseptumdefekt

Auch Vorhofseptumdefekte können kathetertechnisch verschlossen werden. Es wurden viele verschiedene Okkluder entwickelt. Einige dieser Okkludersysteme sind nur noch von historischem Interesse. Gerade in den letzten Jahren wurden jedoch auf diesem Gebiet große Fortschritte erzielt.

10.2.2.1 King-Mills-Okkluder

Bereits 1974 berichteten King u. Mills über tierexperimentelle Ergebnisse des ASD-Verschlusses mit Doppelschirmchen. Zwei Jahre später wurde bei einem 17jährigen Mädchen erstmals ein Vorhofseptumdefekt auf nichtoperativem Wege mit dieser Technik verschlossen. Die Autoren berichteten 1984 über exzellente Langzeitergebnisse bei 5 Patienten [19]. Dennoch wurde diese Technik nicht weiter verfolgt.

10.2.2.2 Rashkind-Ductusokkluder

Kleinere Vorhofseptumdefekte können mit einem Rashkind-Ductusokkluder verschlossen werden. Dazu werden die Arme des Okkluders in Richtung auf den jeweils anderen Schirm umgebogen, so daß der Okkluder besser an dem dünnen Vorhofseptum fixiert werden kann. In aller Regel, auch bei Kindern, ist jedoch der Vorhofseptumdefekt für einen Rashkind-Okkluder zu groß.

10.2.2.3 Rashkind-ASD-Okkluder

Rashkind berichtete 1979 über den Verschluß des Vorhofseptumdefekts mit einem Einzelschirm, der mittels kleiner Häkchen am Rand des ASD befestigt wurde [25]. Dieser Eingriff verlief bei 13 von 20 Patienten erfolgreich.

10.2.2.4 Clamshell-Okkluder

Einige Jahre später entwickelten Lock et al. [18] den Clamshell-Okkluder. Es handelt sich um einen Doppelschirm. Jeder Schirm besteht aus 4 Stahlarmen. In der Mitte jedes Armes befindet sich ein zusätzliches Gelenk, so daß die Ränder der beiden Schirme aufeinander zu bzw. zum Septumrand gerichtet sind. Der Schirm ist mit Dacron überzogen.

1991 wurden die Ergebnisse einer Multicenterstudie mit diesem Okkluder veröffentlicht [14]. Einbezogen wurden 400 Patienten im Alter von 21 Tagen bis 78 Jahren. Bei 393 Patienten wurde der Okkluder implantiert. Eine Kontrollechokardiographie nach einem Monat war in 218 Fällen verfügbar. Bei 33 % der Patienten lagen kleine Restshunts vor [17]. Komplikationen traten bei 28 Patienten auf (7 %). 4 Patienten verstarben. Allerdings stand keiner dieser Todesfälle in direktem Zusammenhang mit dem Eingriff. Bei 17 Patienten (4 %) embolisierte der Okkluder nach der Implantation. In 11 Fällen geschah dies während des Eingriffes, in 6 Fällen innerhalb des ersten Monats nach der Implantation. 2 Okkluder embolisierten in den rechten Vorhof, 3 in den rechten Ventrikel, 5 in die Pulmonalarterie, 2 in den linken Vorhof, 1 in den linken Ventrikel und 4 in die Aorta. 10 dieser Okkluder konnten kathetertechnisch entfernt werden, 7 Patienten wurden operiert. Bei 3 Patienten kam es zu systemischen Thromboembolien mit apoplektischen Insulten, bei 3 Patienten kam es zu Luftembolien, und in 2 Fällen traten periphere Gefäßkomplikationen auf.

Erwähnenswert sind transitorisch-ischämische Attacken nach Implantation des Clamshellokkluders [23]. Langzeituntersuchungen ergaben eine Fraktur der Schirmarme bei vielen Okkludern [12]. Diese führte jedoch nicht zu klinisch relevanten Komplikationen. Inzwischen steht eine grundlegend modifizierte Form des Okkluders zur Verfügung (Cardioseal-Okkluder).

10.2.2.5 „Buttoned Device"

Das Butoned Device (Abb. 4) besteht aus einem rechteckigen linksatrialen Schirm und einem rechtsatrialen Stab, dem sog. Counterokkluder. Der Okkluder besteht aus einem Polyurethanschaum. Er wird verstärkt durch teflonbezogene Drahtstäbe. Im Zentrum des Okkluders befindet sich eine kleine Doppelschlaufe. Der Counterokkluder besteht ebenfalls aus Polyurethan, verstärkt durch einen teflonbezogenen Draht. In seinem Zentrum befindet sich ein klei-

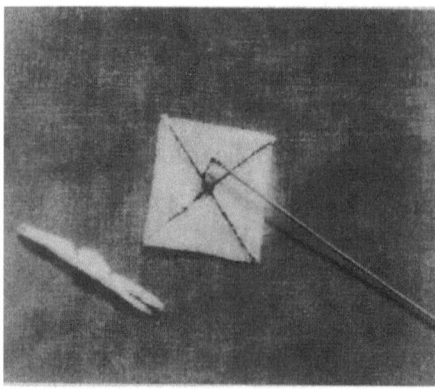

Abb. 4. Buttonedokkluder: Linksatrialer quadratischer Schirm und rechtsatrialer Counterokkluder

nes Silikonstück mit einem Schlitz. Bei der Implantation des Okkluders wird die Schlaufe im Zentrum des linksatrialen Schirmchens entsprechend einem Knopflochmechanismus durch den Schlitz im Zentrum des Counterokkluders hindurchgezogen.

Lloyd berichtete 1994 über die Ergebnisse der US-Multicenterstudie [16]. Einbezogen wurden 57 Patienten, darunter 9 Patienten mit einem offenen Foramen ovale. Bei letzteren wurde die Indikation zum Verschluß des Defekts aufgrund vermuteter paradoxer Embolien gestellt. Die Patienten waren 1 bis 62 Jahre, im Median 4 Jahre, alt.

Bei 14 Patienten mußte der Okkluder vor Ablösen vom Einführsystem wieder entfernt werden. Bei 8 dieser 14 Patienten wurde ein 2. Okkluder eingeführt. Die Okkluderimplantation verlief erfolgreich bei 46 Patienten.

In 4 Fällen kam es sofort oder innerhalb der ersten 24 h zu einer Embolisation. In 3 Fällen embolisierte nur der Counterokkluder (in den rechten Vorhof oder in die Pulmonalarterie), in 1 Fall auch der linksatriale Okkluder (in die Pulmonalarterie). Alle embolisierten Okkluder wurden operativ entfernt und der ASD operativ verschlossen. In einem Fall wurde eine Trennung von Counterokkluder und linksatrialem Schirm nach einem Monat entdeckt.

Nach Implantation des Okkluders nahm der Links-rechts-Shunt ($Q_P : Q_S$) von $1,8 \pm 0,6$ auf $1,1 \pm 0,2$ ab. Zwei Patienten hatten einen deutlicheren Restshunt ($Q_P : Q_S 1,5$ bis $2,0$). Nach 12 Monaten hatten 81 % der Patienten echokardiographisch keinen und 19 % einen hämodynamisch unbedeutenden Restshunt.

Rao et al. [24] berichteten über die Multicenterergebnisse mit dem Buttonedokkluder bei 190 Patienten. Das Alter betrug 1 bis 76 Jahre mit einem Median von 7 Jahren. Der Durchmesser des Vorhofseptumdefekts, gemessen mit einem Ballonkatheter, betrug 5 bis 25, im Mittel 16 mm.

Der Okkluder embolisierte vor Ablösen vom Einführungskatheter bei 10 Patienten. In allen diesen Fällen konnte der Okkluder wieder entfernt werden. Bei 13 Patienten kam es nach Okkluderimplantation zu einem Ablösen des Counterokkluders. 9 dieser Patienten mußten operiert werden. In 1 Fall kam es zur Embolisation des Okkluders in die Pulmonalarterie. Auch dieser mußte operiert werden. Während der Nachbeobachtungszeit wurden weitere 6 Patienten operiert. In 2 Fällen kam es zu einem Hämoperikard, welches durch Punktion beherrscht werden konnte. Insgesamt betrug die Erfolgsrate 84 %. Echokardiographisch zeigte sich bei 81 % der Patienten ein Restshunt. Nach 1 Jahr konnte jedoch nur noch bei 19 % der Patienten ein Restshunt nachgewiesen werden.

10.2.2.6 ASDOS

Bei dem ASDOS-System („atrial septal defect occluder system"; Abb. 5 und 6) handelt es sich um eine Weiterentwicklung des Babic-Okkluders [1]. Der Okkluder besteht aus 2 Schirmen aus einem Nitinoldraht. Jeder Schirm hat 5 Arme. Bei dem Okkluder der ersten Generation war nur der linksatriale Schirm mit einer Polyurethanmembran überzogen. Die Größe der Schirme beträgt 25 bis 60 mm.

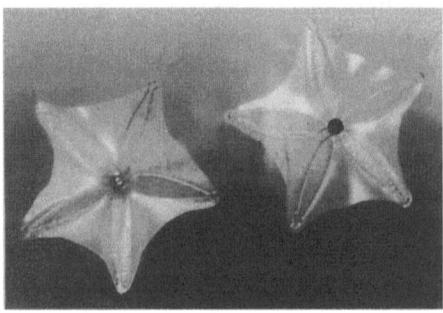

Abb. 5. Links- und rechtsatrialer ASDOS-Schirm

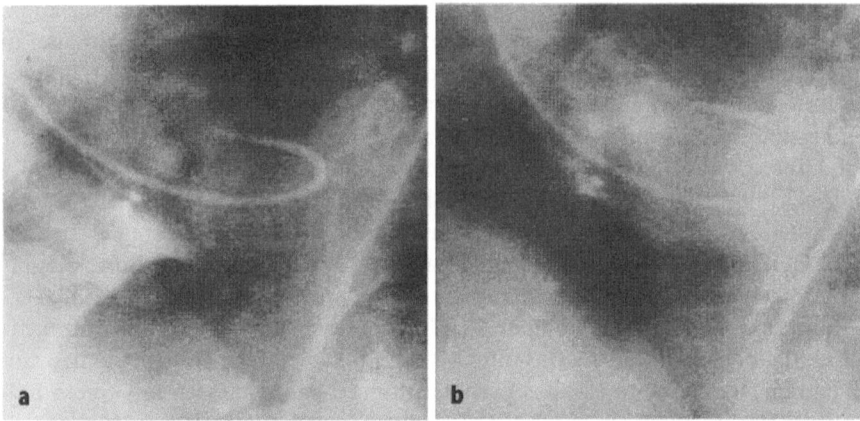

Abb. 6 a, b. ASD-Verschluß durch transvenöse Implantation eines ASDOS-Systems über eine arteriovenöse Drahtschiene. Rechts- (a) und linksatriale (b) Kontrastmittelinjektion nach Schirmimplantation

Der Okkluder wird über eine arteriovenöse Drahtschiene transvenös eingeführt. Die beiden Schirme werden zentral miteinander verschraubt. Erforderlichenfalls können sie wieder voneinander gelöst und erneut verschraubt werden. Die Position des Okkluders kann mittels einer über den Führungsdraht eingeführten Metallkanüle verändert werden.

Mit dem System der ersten Generation haben wir bei 5 Patienten mit sehr großem ASD (26 bis 35 mm) einen Katheterverschluß versucht [32]. In allen Fällen (in einem Fall bei einem 2. Eingriff) konnte der Okkluder implantiert werden. 2 Patienten mußten nach 8 h bzw. 2 Wochen wegen Embolisation bzw. Perforation operiert werden. Bei den anderen 3 Patienten verlief der Eingriff erfolgreich. Kontrolluntersuchungen zeigten in 1 Fall nach 4 Monaten den Bruch eines Schirmärmchens. Weitere Komplikationen traten nicht auf.

Bei dem Okkluder der 2. Generation sind beide Schirme mit Polyurethan bezogen. Der Schraubmechanismus wurde verbessert. Mit diesem System haben wir bei 39 Patienten mit einem Vorhofseptumdefekt (n = 8) oder einem Foramen ovale (n = 11) einen Katheterverschluß versucht [34, 36]. Das Alter der ASD-Patienten betrug 20 bis 74 Jahre, im Mittel 46 Jahre. Der Durchmesser des ASD betrug 9 bis 25 mm, im Mittel 15 mm, gemessen mit der transösophagealen Echokardiographie,und 10 bis 27 mm, im Mittel 21 mm, gemessen mit einem Ballonkatheter. Der Links-rechts-Shunt ($Q_P : Q_S$) betrug 1,6 bis 3,7, im Mittel 2,1. Der Pulmonalarteriendruck war bei 12 Patienten normal und bei 9 Patienten erhöht.

In 4 Fällen schlug der erste Versuch fehl: Der Defekt konnte nicht vollständig verschlossen werden. Nach mehreren Repositionsmanövern wurden die Schirme wieder entfernt. In 2 Fällen wurden während derselben Sitzung größere Schirmchen eingesetzt. Insgesamt war der Eingriff in 24 von 28 Fällen (86 %) erfolgreich.

In 1 Fall kam es zu einer technisch bedingten Komplikation in Form eines Bruches der arteriovenösen Drahtschiene. Der Schirm wurde entfernt und der ASD operativ verschlossen. In 1 Fall kam es zu einer Gefäßkomplikation an der arteriellen Punktionsstelle.

Bei 3 Patienten zeigte eine Routineechokardiographie am Tag des Eingriffs bzw. am Tag nach dem Eingriff ein Hämoperikard. Durch Punktion wurden 500 bzw. 800 ml Blut entfernt. Einer dieser Patienten wurde operiert, die anderen wurden konservativ behandelt.

Bei allen Patienten wurden klinische, röntgenologische und echokardiographische Kontrolluntersuchungen durchgeführt. Bei einem echokardiographisch nachweisbaren Restshunt wurde zusätzlich eine Rechtsherzkatheteruntersuchung durchgeführt. Follow-up-Untersuchungen waren verfügbar nach 1, 6 bzw. 12 Monaten bei 28, 22 bzw. 14 Patienten.

Nach 1 bis 6 Monaten fand sich bei 2 Patienten die Fraktur eines Schirmarmes. Die Okkluder blieben jedoch stabil im Septum. Klinische Symptome traten nicht auf.

Direkt nach dem Verschluß war bei 11 von 28 Patienten ein Restshunt nachweisbar. Bei 10 dieser Patienten war der Shunt sehr klein, bei 1 Patienten mäßiggradig. In 17 Fällen konnte nach dem Eingriff kein Restshunt nachgewiesen werden. Nach 6 Monaten war bei 5 von 12 Patienten (42 %) ein Restshunt nachweisbar. Oxymetrisch betrug der Links-rechts-Shunt ($Q_P : Q_S$) bei 2 Patienten 1,3 und bei 3 Patienten weniger als 1,1.

Ein Vorteil dieser neuen Verschlußtechnik ist, daß der Okkluder über einen arteriovenösen Draht eingeführt wird. Dadurch ist die Gefahr einer Embolisation während des Eingriffes geringer. Ein weiterer Vorteil besteht darin, daß bei inkorrekter Position des Okkluders eine Repositionierung leicht möglich ist. Schließlich kann die Position des Okkluders und ein möglicher Restshunt nicht nur echokardiographisch, sondern auch durch linksatriale Kontrastmittelinjektionen während des Eingriffs überprüft werden. Von Nachteil ist dagegen, daß die Schirmarme relativ steif sind, so daß die Gefahr einer Perforation der Vorhofwand besteht.

10.2.2.7 Angel-wings-Okkluder

Das et al. [5] entwickelten ein Doppelschirmsystem aus einem Nitinoldraht, bezogen mit Nylon (Abb. 7). Dies ist das einzige System, bei dem sich die verstärkenden Drähte an der Außenkante des Okkluders befinden. Die beiden Schirm-

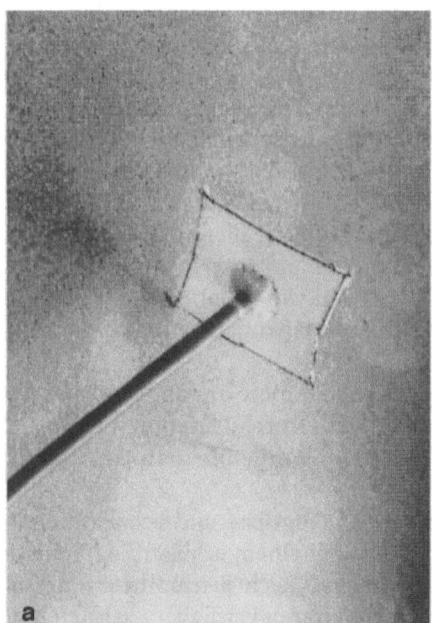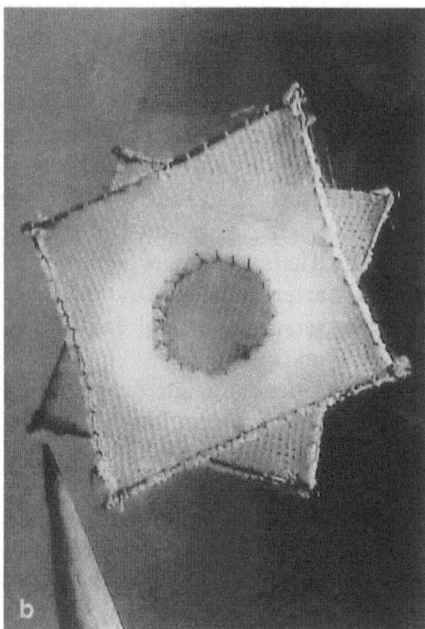

Abb. 7 a, b. Angel-wings-Okkluder für den Katheterverschluß von Vorhofseptumdefekten

chen sind zentral durch eine kreisförmige Naht miteinander verbunden. Der Durchmesser dieses Kreises soll der Größe des ASD entsprechen. Dies führt zu einer automatischen Zentrierung des Okkluders im Defekt.

Bisher wurde über 24 Falle berichtet [5]. Die Implantation war in allen Fällen erfolgreich. 6 Patienten wiesen einen Restshunt auf. Wir konnten mit diesem System bei 7 Patienten einen Vorhofseptumdefekt ohne Restshunt verschließen.

Die bedeutsamste Komplikation des Katheterverschlusses beim Vorhofseptumdefekt ist sicher die Embolisation des Okkluders. Meist kann jedoch der Okkluder wieder kathetertechnisch entfernt werden.

Eine wichtige Voraussetzung für die sichere Verankerung des Okkluders ist ein zirkulärer Rand des Septums. Dieser Rand sollte überall mindestens 4–5 mm breit sein. Primumdefekte und Sinus-venosus-Defekte können deshalb nur operativ verschlossen werden. Der Durchmesser des Defektes, gemessen mit einem Ballonkatheter, sollte bei den derzeit verfügbaren Techniken möglichst kleiner als 20 bis höchstens 25 mm sein. Wichtig für die Wahl des Okklusionssystems kann auch die Dicke des Septums sein.

Ein weiteres Problem des nichtoperativen ASD-Verschlusses ist das Risiko eines Restshunts. Die klinische Bedeutung dieser in der Regel kleinen Shunts ist jedoch noch unklar.

Auch nach operativem ASD-Verschluß sind Restshunts nicht selten. In der einzigen publizierten Untersuchung mit transösophagealer Echokardiographie betrug die Häufigkeit eines Restshunts nach operativem ASD-Verschluß 29 % [10]. Im Kindesalter gilt der operative ASD-Verschluß als eine relativ unkomplizierte Operation mit niedriger Komplikationsrate. Bei erwachsenen Patienten sind dagegen Komplikationen nicht selten [11]. So beträgt die Häufigkeit zerebrovaskulärer Komplikationen 1–5 % und die Mortalität bei Erwachsenen auch in neuerer Zeit ca. 1 %. Galal et al. [7] berichteten über 232 Patienten, bei denen zwischen 1985 und 1992 ein ASD operativ verschlossen wurde. Leichte perioperative Komplikationen (Atelektasen, Infektionen, Pleuraergüsse) traten bei 67 % der erwachsenen Patienten auf. Pneumonien und punktionsbedürftige Pleuraergüsse beobachteten sie bei weiteren 6,1 % und schwere Komplikationen (Perikardtamponade, Nierenversagen, Sepsis) bei 8,8 % der Patienten. Nur bei 17,5 % der erwachsenen Patienten verlief die Operation ohne jede Komplikation.

Der Katheterverschluß des Vorhofseptumdefekts ist heute technisch möglich. Er kann jedoch noch nicht als Routinetherapie angesehen werden. Der Eingriff ist technisch schwieriger als etwa der Katheterverschluß des Ductus Botalli. Der Katheterverschluß des ASD sollte nur in speziellen Zentren und nur in Operationsbereitschaft durchgeführt werden. Der Eingriff kommt nur in Betracht, wenn andernfalls der Defekt operativ verschlossen werden müßte. Diese Voraussetzung kann i.allg. bei einem $Q_P : Q_S > 1,5$ als gegeben angenommen werden, auch wenn Patienten mit einem ASD gelegentlich auch ohne Operation ein hohes Lebensalter erreicht haben [11, 13]. Im Falle von technischen Problemen beim Katheterverschluß sollte deshalb nicht gezögert werden, die Operationsbereitschaft in Anspruch zu nehmen.

10.2.3 Persistierendes Foramen ovale

In seltenen Fällen kann es zu einem hämodynamisch relevanten Rechts-links-Shunt durch ein Foramen ovale kommen. Dieses kann dann ebenso wie ein Vorhofseptumdefekt kathetertechnisch verschlossen werden. In den letzten Jahren wurde das persistierende Foramen ovale darüber hinaus als Quelle einer paradoxen Embolie wiederentdeckt. Nach dem Ergebnis einiger echokardiographischer Untersuchungen kann angenommen werden, daß apoplektische Insulte nicht selten Folge paradoxer Embolien sind.

Ein persistierendes Foramen ovale (PFO) kann im Prinzip mit allen ASD-Okkludern und auch mit dem Rashkind-Okkluder verschlossen werden.

1992 berichteten Bridges et al. [3] über ihre Erfahrungen mit dem Clamshelldevice bei 36 Patienten im Alter von 1,4 bis 64 Jahre, Median 39,1 Jahre. Der Okkluder konnte in allen Fällen erfolgreich plaziert werden. Bei 28 Patienten zeigten die Kontrolluntersuchungen einen vollständigen Verschluß des Defekts. Bei 5 Patienten verblieb ein kleiner Restdefekt. Während einer Nachbeobachtungszeit von 8,4 Monaten traten keine weiteren apoplektischen Insulte auf.

Wir haben bei 30 Patienten einen Vorhofseptumdefekt mit einem Buttoned-Device oder mit dem ASDOS-System verschlossen. Es kam jedoch in 1 Fall zu einer operationsbedürftigen Infektion des Okkluders mit letalem Ausgang und in 1 Fall zu einer transitorischen ischämischen Attacke einige Monate nach dem Eingriff. Der Katheterverschluß des PFO muß deshalb im Rahmen kontrollierter Studien mit der medikamentösen Therapie, d. h. der Antikoagulation, verglichen werden.

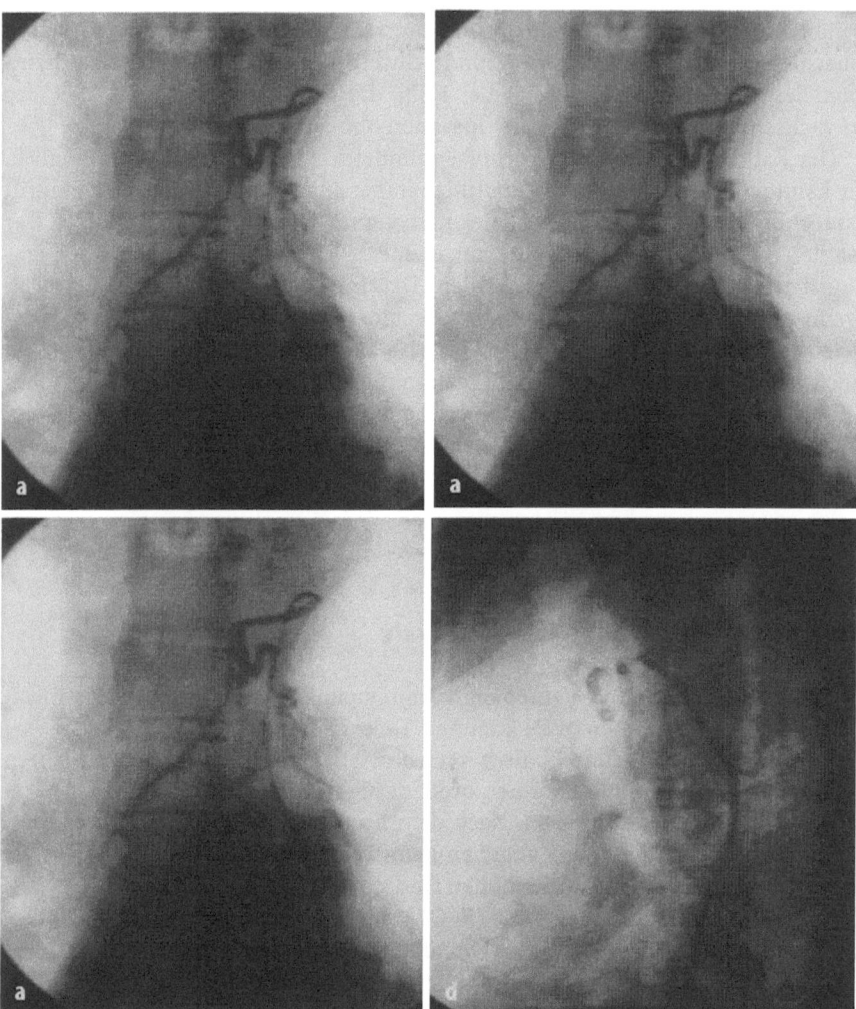

Abb. 8 a–d. Bilaterale Fisteln von der Aorta descendens zum Lungenkreislauf vor (**a** frontal, **b** lateral) und nach (**c** frontal, **d** lateral) Coilokklusion

10.2.4 Ventrikelseptumdefekt

Schon 1971 wurden experimentelle Arbeiten zum Verschluß des Ventrikelseptumdefekts publiziert [20]. Dabei wurde mit einem diskusförmigen Ballon ein experimentell erzeugter Ventrikelseptumdefekt temporär verschlossen.

Ein Katheterverschluß des Ventrikelseptumdefekts beim Menschen wurde mit dem Rashkind-Okkluder und mit dem Clamshell-Okkluder versucht. Kürzlich berichteten Rigby et al. über ihre Ergebnisse bei 13 Kindern, bei denen ein VSD mit einem Rashkind-PDA-Okkluder verschlossen wurde [26]. Der Durchmesser des Defekts betrug in allen Fällen weniger als 8 mm. In 3 Fällen kam es zu einer Embolisation oder einer Fehlplazierung. Einer dieser Patienten mußte operiert werden. Weitere Komplikationen waren ein passagerer totaler AV-Block, eine Trikuspidalklappeninsuffizienz in 2 Fällen und Hämolyse in 2 weiteren Fällen. Nur bei 4 Patienten war der Defekt bei der Kontrolluntersuchung nach 1 Jahr vollständig verschlossen. Die Autoren kamen zu dem Schluß, daß ein kathetertechnischer Verschluß des VSD nur bei inoperablen Patienten durchgeführt werden sollte.

10.2.5 Arteriovenöse Fisteln

Drahtspiralen (Coils) wurden zuerst von Giantorco et al. zur Embolisation peripherer Arterien verwendet [8]. Wallace et al. [39] benutzte diese Technik zum Verschluß arteriovenöser Fisteln. Auch Koronararterienfisteln können mit diesen Drahtspiralen embolisiert werden. Alternativ zu Drahtspiralen können ablösbare Ballons eingesetzt werden.

Abbildung 8 zeigt eine bilaterale Fistel von der Aorta descendens zum Pulmonalkreislauf. Abbildung 9 zeigt ein weiteres Beispiel mit großen Fisteln von der Aorta ascendens und der linken Koronararterie zur Pulmonalarterie. Diese Fisteln wurden mit Coils verschlossen.

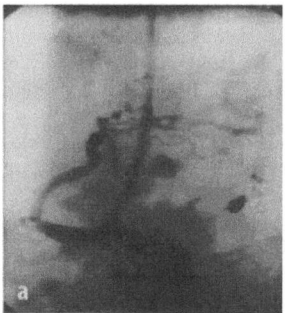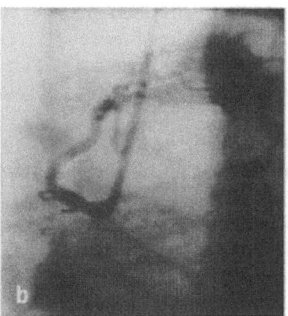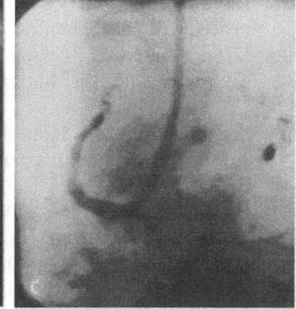

Abb. 9 a–c. Große Fisteln von der Aorta ascendens und der linken Koronararterie zur Pulmonalarterie vor Coilembolisation (**a**), nach Embolisation der Fistel aus der linken Koronararterie (**b**, Kontrastmittelinjektion in die aus der Aorta ascendens entspringende Fistel, Embolisationsspiralen im anderen Fistelanteil rechts im Bild) und nach Embolisation beider Fisteln (**c**)

Literatur

1. Babic W, Grujicic S, Popovic Z, Djurisic Z, Vucinic M, Pejcic P (1991) Double-umbrella device for transvenous closure of patent ductus arteriosus and atrial septal defect: First experience. J Intervent Cardiol 4:283–294
2. Bash SE, Mullins CE (1984) Insertion of patent ductus arteriosis occluder by transvenous approach: A new technique. Circulation 70 [Suppl II]:285
3. Bridges ND, Hellenbrand W, Latson L, Filiano J, Newburger JW, Lock JE (1992) Transcatheter closure of patent foramen ovale after presumed paradoxical embolism. Circulation 86:1902–1908
4. Bridges ND, Perry SB, Parness I, Keane JF, Lock JE (1991) Transcatheter closure of a large patent ductus arteriosus with the Clamshell septal umbrella. J Am Coll Cardiol 18:1297–1302
5. Das GS, Hijazi ZM, O'Laughlin MP, Mendelsohn AM (1996) Initial results of the US. PFO/ASD closure trial. American College Cardiology, 45th Annual Scientific Session, March 24–27, Orlando
6. Endrys J, Simo M, Valliattu J, Yousof AM, Khan NA, Zanouna YA (1987) New technic of percutaneous closure of patent ductus arteriosus by a detachable balloon. Circulation 76 [Suppl IV]:45
7. Galal MO, Wobst A, Halees Z et al. (1994) Perioperative complications following surgical closure of atrial septal defect type II in 232 patients – a baseline study. Eur Heart J 15:1381–1384
8. Gianturco C, Anderson JR, Wallace S (1975) Mechanical devices for arterial occlusion. Am J Roentgenol 124:428
9. Grifka RG, Mulhns CE, Vincent JA et al. (1996) Initial clinical experience using the Gianturco Grifka vascular occlusion device for congenital heart defects. American College Cardiology, 45th Annual Scientific Session, March 24–27, Orlando
10. Groundstroem KWE, Livainen TB, Talvensaari T, Lahtela JT (1995) Long-term post-operative assessment of patients treated for atrium secundum defect using transthoracic and biplane transoe sophageal echocardiography. Circulation 92 [Suppl]:1–51
11. Horvath KA, Burke RP, Collins JJ Jr, Cohn LH (1992) Surgical treatment of adult atrial septal defect: Early and long-term results. J Am Coll Cardiol 20:1156–1159
12. Justo RN, Nykanen DG, McCrindle BW, Boutin C, Benson LN (1995) The clinical impact of catheter closure of secundum atrial septal defects with the double umbrella device: Up to 56 months follow-up. Circulation 92 [Suppl 1]:308
13. Konstantinides S, Geibel A, Olschewski M et al. (1995) A comparison of surgical and medical therapy for atrial septal defect in adults. N Engl J Med 333:469–473
14. Latson LA, Benson LN, Hellenbrand WF, Mullins CE, Lock JF (1991) Transcatheter closure of ASD – early results of multicenter trial of the Bard Clamshell septal occluder. Circulation 84 [Suppl II]:44
15. Lloyd TR, Beekman RH, Moore JW et al. (1995) The PDA coil registry: report of the first 535 procedures. 68th Scientific Sessions of the American Heart Association, Nov 13–15, Anaheim
16. Lloyd TR, Rao PS, Beekman III RH, Mendelsohn AM, Sideris EB (1994) Atrial septal defect occlusion with the buttoned device (a Multi-Institutional U.S. Trial). Am J Cardiol 73:286–291
17. Lochan R, Rao APS, Samal AK, Khanna AAR, Mani GK, Grover DN (1994) Transcatheter closure of a patent ductus arteriosus with an adjustable buttoned device in an adult patient. Am Heart J 127:941–943
18. Lock JE, Rome JJ, Davis R, Van Praagh S, Perry SB, Van Praagh R, Keane JF (1989) Trans catheter closure of atrial septal defects: experimental studies. Circulation 79:1091–1099
19. Mills N, King F, Joyce D (1984) Transvenous closure of ASD's with a double umbrella device 7-year minimum follow-up. Circulation 70 [Suppl I]:317
20. Mills NL, Vargish T, Kleinman LH, Bloomfield DA, Reed GE (1971) Balloon closure of ventricular septal defect. Circulation 43/44 [Suppl I]:111
21. Moore JW, George L, Kirkpatrick SE et al. (1994) Percutaneous closure of the small patent ductus arteriosus using occluding spring coils. J Am Coll Cardiol 23:759–765

22. Porstmann W, Wierny L (1981) Percutaneous transfemoral closure of the patent ductus arteriosus – an alternative to surgery. Semin Roentgenol 16:95–102
23. Prewitt KC, Gaither NS, Farb A, Wortham DC (1992) Transient ischemic attacks after long-term clamshell occluder implantation for closure of atrial septal defect. Am Heart J 124:1394–1397
24. Rao PS, Sideris EB, Hausdorf G, Rey C, Lloyd TR, Beekman RH, Worms AM, Bourlon F, Onorato E, Khalilullah M, Haddad J (1994) International experience with secundum atrial septal defect occlusion by the buttoned device. Am Heart J 128:1022–1035
25. Rashkind WJ (1983) Transcatheter treatment of congenital heart disease. Circulation 67: 711–716
26. Rigby ML, Redington AN (1994) Primary transcatheter umbrella closure of perimembranous ventricular septal defect. Br Heart J 72:368–371
27. Rome JJ (1992) Transcatheter closure of atrial septal defects. Prog Pediatr Cardiol 12:63–71
28. Schräder R, Hofstetter R, Faßbender D et al. (1996) Multizentrische Anwendung eines transvenös applizierbaren Ivalon-Pfropfes zum Verschluß des persistierenden Ductus arteriosus. Z Kardiol 85 [Suppl 2]:63
29. Sievert H, Bussmann W-D, Kaltenbach M (1987) Closure of left-to-right shunts by catheter techniques. In: Hilger HH, Hombach V, Rashkind WJ (eds) Invasive cardiovascular therapy. Martinus Nijhoff, Dordrecht Boston Lancester, pp 25–38
30. Sievert H, Niemöller E, Köhler KP et al. (1988) Transfemoraler Ductus Botalli Verschluß, Akut-und Langzeitergebnisse. Dtsch med Wochenschr 113:1469–1473
31. Sievert H, Niemöller E, Franz K et al. (1994) Detachable balloon technique for transvenous closure of patent ductus arteriosus. J Intervent Cardiol 7:25–32
32. Sievert H, Babic UU, Ensslen R, Scherer D, Spies H, Wiederspahn T, Zeplin HE (1995) Transcatheter closure of large atrial septal defects with the Babic system. Cath Cardiovasc Diagn 36:232–240
33. Sievert H, Morr T, Ensslen R, Spies H, Scherer D (1995) Transcatheter closure of oversized persistent ductus arteriosus by simultaneous delivery of two Rashkind umbrella devices. Cath Cardiovasc Diagn 36:251–254
34. Sievert H, Babic UU, Ensslen R et al. (1996) Verschluß des Vorhofseptumdefektes mit einem neuen Okklusionssystem.Z Kardiol 85:97–103
35. Sievert H, Bauer U, Ensslen R et al. (1996) Katheterverschluß des Ductus Botalli mit dem Rashkind-Okkluder: Akut- und Langzeitergebnisse bei 50 Patienten. Z Kardiol 85 [Suppl 2]:157
36. Sievert H, Schräder R, Babic UU et al. (1996) Katheterverschluß des ASD. Z Kardiol 85 [Suppl 2]:157
37. Tynan M, Huggon I, Anjos R et al. (1992) Transcatheter occlusion of persistent arterial duct. Lancet 340:1062–1066
38. Verin VE, Saveliev SV, Kolody SM, Prokubovski VITI (1993) Results of transcatheter closure of the patent ductus arteriosus with the Botallooccluder. J Am Coll Cardiol 22:1509–1514
39. Wallace S, Gianturco C, Anderson JH, Goldstein MM, Davis LJ, Bree RL (1976) Therapeutic vascular occlusion utilizing steel coil technique: clinical applications. Am J Roentgenol 127:381

11 Prävention im Rahmen von Interventionen

Vorbemerkungen

Alle Interventionen haben nur dann einen Sinn, wenn danach eine kontinuierliche Änderung des Lebensmusters durchgeführt wird. Mathes zeigt die Möglichkeit auf, Pichler die Rehabilitation. Wichtig ist aber die Therapie von Dyslipoproteinämien, wie Ritter u. Schwandt ausführlich belegen.

11.1 Rehabilitation nach Interventionen am Herzen

P. Mathes

11.1.1 Definition

Die Weltgesundheitsorganisation definiert Rehabilitation als „Summe der erforderlichen Maßnahmen, um die bestmöglichen physischen, mentalen und sozialen Bedingungen zu schaffen, die den Betroffenen in die Lage versetzen, aus eigener Kraft einen möglichst normalen Platz in der Gesellschaft wiederzugewinnen, um so ein aktives und produktives Leben führen zu können".

Diese Vorstellung bezog sich ursprünglich auf den Patienten nach einem überstandenem Herzinfarkt. Mit der weltweit steigenden Zahl an erfolgreichen Interventionen am Herzen war eine Erweiterung dieses Konzeptes erforderlich. Das WHO Expert Committee hat daher 1993 den Begriff dahingehend erweitert, daß

Rehabilitation einen wesentlichen Bestandteil der Betreuung aller Herzpatienten bildet. Das Ziel ist, die funktionelle Kapazität zu verbessern, belastungsabhängige Symptome zu lindern oder zu verringern, unberechtigte Invalidisierung zu reduzieren, und den Herzpatienten zu befähigen, zu einer nützlichen und persönlich befriedigenden Rolle in der Gesellschaft zu finden.

Schematisch läßt sich die Summe der Rehabilitationsmaßnahme wie folgt zusammenfassen:

Rehabilitationsmaßnahmen					
Physikalische Therapie, Bewegungstherapie, Krankengymnastik, balneologische Therapie	Gesundheitsbildung und Training	Psychologische Behandlung	Soziale Beratung	Medikamentöse Langzeittherapie	Interventionelle Therapie Operation, PTCA, Reperfusionsmaßnahmen

Rehabilitationsziele			
Optimierung der Funktion	Sekundäre Prävention zur Verbesserung der Prognose	Verbesserung der Lebensqualität	Wiedereingliederung in das Erwerbsleben und das soziale Umfeld

Sicherung durch Fortführung im ambulanten Bereich

11.1.2 Phasen der Rehabilitation

Die ursprüngliche Phaseneinteilung der WHO bezog sich auf Patienten nach einem Herzinfarkt.

- Phase 1: Krankenhausaufenthalt,
- Phase 2: von der Entlassung aus dem Krankenhaus bis zur Wiederaufnahme normaler (Berufs)tätigkeiten,
- Phase 3: lebenslange Betreuung nach der den Möglichkeiten entsprechenden beruflichen und sozialen Wiedereingliederung.

Die explosionsartige Zunahme der Interventionen am Herzen, koronar wie nichtkoronar, hat zur Folge, daß die Phaseneinteilung in der Praxis jetzt nicht mehr nach Diagnose und Grundkrankheit geschieht, sondern mehr nach dem aktuellen Grad der Einschränkung [4, 26].

11.1.2.1 Phase 1: Rehabilitation in der Akutphase, gleichzusetzen mit dem Krankenhausaufenthalt

Dies betrifft Patienten
- mit akutem Myokardinfarkt,
- nach aortokoronarer Bypassoperation,
- nach intrakoronaren Reperfusionsmaßnahmen,
- nach Herzklappenoperationen,
- nach Herzklappendilatationen.

Angesichts der Bandbreite der funktionellen Einschränkung in der Akutphase sollen am Beispiel der Frühmobilisation nach Herzinfarkt und aortokoronarer Bypassoperation die generellen Empfehlungen gegeben werden, die je nach Schweregrad intensiviert, verkürzt oder verlängert werden können [10].

Bei Patienten mit komplikationslosem postoperativen Verlauf kann die Frühmobilisation zügig durchgeführt und in der Regel nach 6–9 Behandlungstagen abgeschlossen werden. Wurde ein Herzwandaneurysma operiert oder trat nach der Operation ein Herzinfarkt auf oder gab es Komplikationen, so erfolgt eine verlängerte Frühmobilisation, die vergleichbar mit der nach dem akuten Herzinfarkt gestaltet wird (Abb. 1 und 2) [19].

So ist am ersten Tag nur Gymnastik im Bett, erst am 2.–3. Tag Sitzen an der Bettkante gestattet, Aufstehen am 3.–4. Tag, am 4.–6. Tag auf der Ebene gehen, und beginnend mit dem 6. Tag können wenige Treppenstufen gegangen werden. Bei einem großen Herzinfarkt, aber ohne Zeichen der Herzinsuffizienz, verzögert sich die Mobilisation entsprechend; bei weiteren Komplikationen müssen die Schritte individuell angeordnet werden [10].

Charakteristika des komplikationslosen und komplizierten Verlaufs:
- *Komplikationsloser Verlauf:*
  Voraussetzung:
  - normaler EKG-Verlauf,

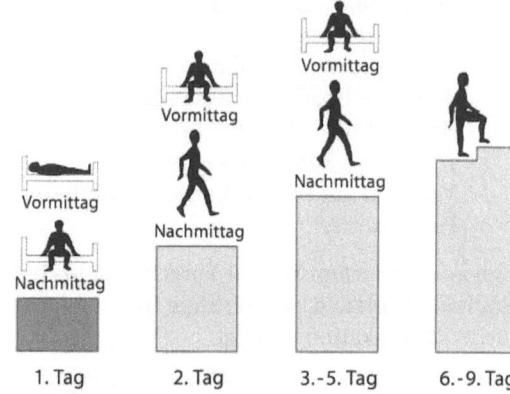

Abb. 1. Zeitlicher Verlauf der Früh-mobilisation nach komplikationsloser Bypassoperation. Bei kompliziertem Verlauf erfolgt eine individuell verzö-gerte Mobilisation. (Nach [18, 19])

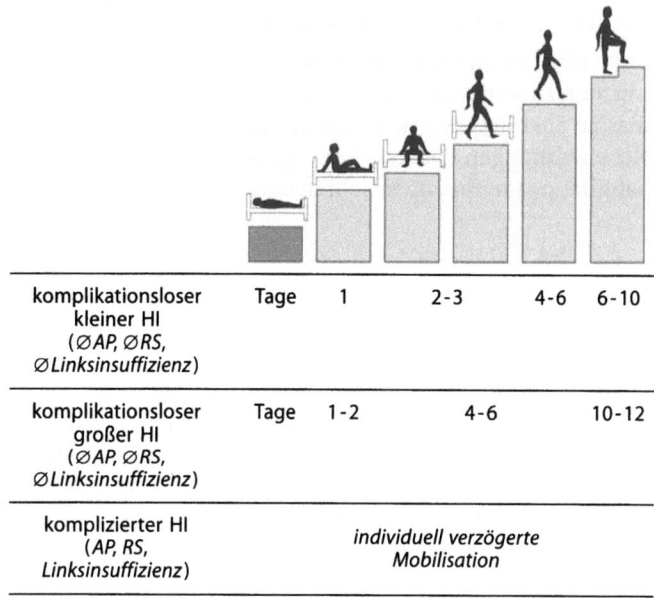

komplikationsloser kleiner HI (∅AP, ∅RS, ∅Linksinsuffizienz)	Tage	1	2-3	4-6	6-10
komplikationsloser großer HI (∅AP, ∅RS, ∅Linksinsuffizienz)	Tage	1-2	4-6		10-12
komplizierter HI (AP, RS, Linksinsuffizienz)		*individuell verzögerte Mobilisation*			

Abb. 2. Zeitlicher Verlauf der Frühmobilisation nach Herzinfarkt (*HI*). (Mod. nach Samek [18, 19])

- normaler Abfall der Transaminasen,
- keine Arrhythmien, keine Angina pectoris, normales Verhalten von Herzfre-quenz und Blutdruck.
- *Komplizierter Verlauf:*
  Absolute Kontraindikation:
  - kardiogener Schock,
  - akute Herzinsuffizienz,
  - therapeutisch nicht kontrollierbare Arrhythmie,
  - Angina pectoris (besonders instabile),
  - Temperatur über 39 °C.

Relative Kontraindikationen:
- fehlender Abfall von Transaminasen und BSG,
- Herzfrequenz und Blutdruckanstieg,
- deutliche Größenzunahme des Herzens,
- Aneurysmaverdacht,
- verzögerte Rückbildung im EKG,
- Verdacht auf Papillarmuskeldysfunktion und Mitralklappeninsuffizienz,
- Perikarditis.

Bei kompliziertem Verlauf Vorgehen je nach Art und Schwere der Komplikation individuell planen. Stufe I, Stufe II und folgende, wenn 3 Tage lang keine wesentliche Komplikation vorliegt.

Neben dem bewegungstherapeutischem Programm ist die psychosomatische Betreuung sehr wichtig.

Der Aufenthalt auf der Intensivstation wird vom Patienten einerseits als beruhigend und schützend empfunden, zum anderen aber auch als beängstigend und existentiell bedrohlich. Der Patient sollte daher über Sinn und Ablauf der Überwachungsmaßnahmen informiert werden. Wichtig ist die ausreichende Information über diagnostische und therapeutische Eingriffe, über Sinn, Wirkung und Nebenwirkungen der medikamentösen Therapie. Sinn und Inhalte weiterer Rehabilitationsmaßnahmen sollten bereits jetzt angesprochen werden.

11.1.2.2 Phase 2: Nach der Entlassung aus dem Akutkrankenhaus, vor Eintreten in die ambulante Dauerbetreuung

Diese Phase macht zum gegenwärtigen Zeitpunkt eine deutliche Wandlung durch [4, 23]. Bis vor kurzem betrug der durchschnittliche stationäre Aufenthalt im Krankenhaus nach akutem Myokardinfarkt bzw. nach aortokoronarer Bypassoperation (Kombination von chirurgischem und postoperativ internistischem Krankenhausaufenthalt) ungefähr 28 Tage; auf weitere 14 Tage zu Hause erfolgte die Aufnahme in die Rehabilitationsklinik zu einem 6wöchigen Anschlußheilverfahren, so daß eine Gesamtdauer von ungefähr 12 Wochen bis zur Entlassung aus dem stationären Heilverfahren die Regel war. Angesichts einer deutlichen Verknappung der Ressourcen zeichnet sich eine Verkürzung dieser Behandlungsdauer ab. Bei ungefähr 10- bis 14tägiger stationärer Behandlung nach Infarkt oder nach aortokoronarer Bypassoperation wird der Patient unmittelbar in die Rehabilitationsklinik verlegt und nach 4wöchiger Heilmaßnahme entlassen, so daß der Übertritt in die ambulante Phase ca. 6 Wochen nach dem akuten Ereignis erfolgen kann. Alternativ wird, wie in den angelsächsischen Ländern das Konzept der ambulanten bzw. der teilstationären Rehabilitation der Phase 2 erprobt.

Die von zahlreichen Verbänden erhobene Forderung, an die teilstationäre Rehabilitation die gleichen qualitativen und quantitativen Maßstäbe anzusetzen wie an die stationäre Rehabilitation, wird sich wohl nicht erfüllen lassen, denn in der Realität wird der Patient kaum in der Lage sein, 10 Tage nach einem transmuralen Herzinfarkt oder einer Herzoperation mit Hilfe der Herz-Lungen-Maschine mit öffentlichen Verkehrsmitteln oder im Privat-Pkw ein Ganztagesprogramm in einem doch in der Regel mehrere Kilometer entferntem Institut zu absolvieren, von weiteren Tätigkeiten, um derentwillen ein stationäres Heilverfahren abgelehnt wurde, einmal ganz abgesehen.

In dieser Phase der Rehabilitation, nach der Entlassung aus dem Akutkrankenhaus, in Zentraleuropa in der Regel in einem spezialisierten Zentrum, sollen die Ziele der Rehabilitation intensiviert und vertieft werden [4, 8, 11, 26].

Das Ziel ist die Verbesserung der Lebensqualität und der Lebenserwartung des Herzpatienten sowie die krankheits- und behinderungsgerechte Reintegration in sein soziales und berufliches Umfeld nach dem Grundsatz „Rehabilitation vor Rente".

Bei älteren Patienten steht anstelle der beruflichen Reintegration die Erhaltung der Selbständigkeit im Vordergrund, d.h. „Rehabilitation vor Pflege". Die stationäre Rehabilitation stellt hierbei ein umfassendes System dar, in dem die verschiedenen Funktionsbereiche mit diagnostischen und therapeutischen Aufgaben eng integriert und miteinander verzahnt sind.

Bei aller Kritik an den finanziellen Aufwendungen und den steten Hinweisen darauf, daß es ein solches System in den angelsächsischen Ländern gar nicht gibt, sei darauf verwiesen, daß dieses gerade dort in den Zeiten der immer kürzer werdenden Aufenthalte im Akutkrankenhaus schmerzlich vermißt wird.

Der Trend zur frühen Mobilisierung und zur frühen Entlassung nach dem Herzinfarkt verhindert einige Probleme der unnötigen, verlängerten Immobilisierung, aber er läßt den Patienten oft verwirrt, bedrückt und ängstlich zurück. Viele Infarktpatienten bezeichnen den Zeitraum unmittelbar nach der Entlassung aus dem Krankenhaus als die schwierigste Phase nach ihrem Herzinfarkt, mit der sie allein fertig werden müssen. Obwohl Hochrisikopatienten im Krankenhaus länger bleiben, ist das Risiko eines plötzlichen Herztodes in den ersten Wochen zuhause noch beträchtlich, obwohl dieses Stadium der Rekonvaleszenz sehr wenig Aufmerksamkeit von seiten der ärztlichen Profession erhält [3a].

Zur Rehabilitationsphase 2 gehören folgende Komponenten:
- Abgestufte kardiologische Funktions- und Leistungsdiagnostik,
- Bewegungstherapie als Grundlage zur Änderung des Lebensstils,
- sozialmedizinische Beurteilung zur Förderung der beruflichen und sozialen Reintegration chronisch Herzkranker,
- Gesundheitstraining mit verhaltensmedizinischer Intervention.

1. Komponente: Abgestufte kardiologische Funktions- und Leistungsdiagnostik
- Objektive Definition der körperlichen Leistungsfähigkeit bzw. der Koronarreserven,
- Definition der Belastbarkeit und Belastungsintensität im Rahmen der Bewegungstherapie,
- Kontrolle der Trainungsprogression sowie sichere Erfassung einer Verschlechterung der kardialen Situation bzw. der Belastbarkeit,
- Beurteilung des Trainingseffektes der Bewegungstherapie,

- Definition der künftigen Belastbarkeit im täglichen Leben, im Beruf, in der Freizeit und in der ambulanten Herzgruppe,
- Entscheidung über Einsatz und Dosierung spezieller Medikationen (Nitrate, Kalziumantagonisten, β-Blocker, ACE-Hemmer, Digitalis, Antiarrhythmika), falls sie gegenüber der Akutklinik zu variieren sind,
- Entscheidung über Indikation zu weiterer invasiver Abklärung der Notwendigkeit herzchirurgischer Operationen (PTCA, ACVB, Herzklappen-Operation, Herztransplantationen), falls dies noch nicht in der Akutklinik erfolgt ist.

Die Diagnostik ist gleichzeitig die Funktionsprüfung unter alltagsnahen Bedingungen. Sie bildet die Basis für die indizierte, kontrollierte und dosierte Bewegungstherapie, gibt Aufschluß über funktionelle Verbesserungen und bildet damit die Grundlage für die korrekte sozialmedizinische Beurteilung.

2. Komponente: Bewegungstherapie als Grundlage der Sekundärprävention durch eine Änderung der Lebensweise

Eine wichtige Aufgabe der Rehabilitation ist die der jeweiligen Belastbarkeit angepaßte und stufenweise gesteigerte Mobilisation für eine exakt dosierte und überwachte Bewegungstherapie.

Ohne eine Änderung der kardialen Situation führt die kontrollierte Bewegungstherapie zu einer Besserung der Belastbarkeit aufgrund rein peripherer Trainingseffekte [5]. Letztlich führt die kontrollierte Ausdauerbelastung zu einer Entlastung des Herzens, z. B. zu einer Verringerung des O_2-Bedarfs für eine gegebene Belastung, die damit bei gleicher Intensität geringere Anforderungen an die Herzfunktion stellt (Abb. 3).

Darüber hinaus ist die Bewegungstherapie das wichtigste edukatorische Vehikel zur Änderung der Lebensweise, weil die direkte Gratifikation – „ich kann mehr tun" – in einer Phase tausend neuer Ge- und Verbote eines der wenigen motivierenden Elemente ist [6, 26].

3. Komponente: Sozialmedizinische Strukturen und Inhalte zur Beurteilung und Förderung der beruflichen und sozialen Reintegration chronisch Herzkranker

Die sozialmedizinische Beurteilung für die berufliche und soziale Integration ist unverzichtbarer Bestandteil der umfassenden Betreuung von Herzkranken im Rahmen der kardiologischen Rehabilitation [4]. Sie schafft die Voraussetzungen

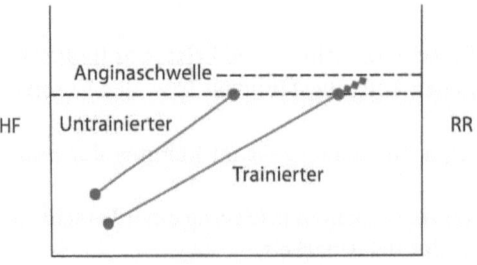

Abb. 3. Training und sekundäre Prävention: Der Trainierte erbringt die gleiche Leistung bei geringerem Anstieg von Herzfrequenz (*HF*) und Blutdruck (*RR*). Die Anginaschwelle bleibt unverändert

für die Wiedereingliederung des Herzkranken in das Berufsleben als eine entscheidende Grundlage für die wirtschaftliche Existenz, damit aber auch für die Lebensqualität und für das Selbstwertgefühl [11, 19].

Zum Rehabilitationsteam gehören daher auch Sozialpädagogen und Rehabilitationsberater. Die Rehabilitation sollte so weit wie möglich auf eine Rückkehr auf den bisherigen Arbeitsplatz abzielen. Soweit dies nicht möglich ist, sollte versucht werden, wenigstens den bisherigen Berufs- und Arbeitsbereich zu behalten, d. h. die Möglichkeiten der innerbetrieblichen Umsetzung auszuschöpfen. Voraussetzung für eine Umsetzung sind gute Kontakte zwischen Rehabilitationsklinik und Betrieben, insbesondere den betriebsärztlichen Diensten [4, 24].

4. Komponente: Gesundheitstraining mit verhaltensmedizinischer Intervention

Basis dieser Komponente ist die umfassende Information über gesundheitliche Risiken zur Motivation für einen Abbau des Risikoverhaltens. Häufig wird sich die Diskussion an den Zusammenhängen von psychosozialem Streß mit Risikofaktoren entzünden. Verhaltensmedizinisch fundierte Gruppenarbeit hat zum Ziel, über einen Abbau der koronaren Risiken eine Besserung der Progression im Sinne einer effektiven Sekundärprävention zu erreichen [5, 6, 13]. Obwohl unbestritten ist, daß sich durch das konzentrierte Programm eines stationären Rehabilitationsverfahrens gesundheitlich entscheidende Auswirkungen erzielen lassen [12,14, 20], wird das Ausbleiben eines Dauererfolges [1] als Argument gegen eine stationäre Durchführung der Rehabilitationsphase 2 gewertet.

Stationäre, teilstationäre oder ambulante Rehabilitation in der Phase 2?

Nach den MONICA-Daten kommt es in der Bundesrepublik Deutschland jedes Jahr zu 700 000–900 000 neuen kardiovaskulären Erkrankungen, darunter zu etwa 200 000 bis 350 000 neuen Herzinfarkten. Etwa 150 000–200 000 Infarktpatienten jährlich überleben dieses Ereignis. 1995 wurden ungefähr 40 000 Bypassoperationen und etwa 100 000 Dilatationen durchgeführt, so daß man auch bei vorsichtiger Schätzung davon ausgehen muß, daß für ca. 250 000 neue Patienten jährlich die Rehabilitation als Grundlage der Sekundärprävention ein wesentliches Element ihrer Lebensführung ist.

Was die Ziele anbetrifft, so besteht wohl zwischen stationärer, teilstationärer und ambulanter Rehabilitation eine weitgehende Übereinstimmung:

- Krankheitsverarbeitung und Bewältigung,
- Wiedererlangung größerer Selbstsicherheit,
- Besserung der Belastbarkeit,
- Überwindung reaktiver Depressivität,
- Akzeptieren einer gesundheitsbewußteren Lebensweise,
- Wiedereingliederung in Beruf und soziales Umfeld,
- Leben lernen mit Krankheit und Behinderung.

In der praktischen Umsetzung handelt es sich dabei um eine Integration vieler Teilaspekte:

- der Gesundheitsbildung zum Abbau selbstschädigenden Verhaltens,
- der indizierten, dosierten und kontrollierten Bewegungstherapie,

- der Verlaufsbeobachtung und Funktionsdiagnostik unter kontrollierten Bedingungen,
- der Psychotherapie bei Angst, Depression und Verleugnung,
- der Sozialtherapie bei der Wiedereingliederung in Beruf und soziales Umfeld,
- der medikamentösen Langzeittherapie unter kontrollierten Bedingungen zur Optimierung der Compliance,
- der physikalischen Therapie, insbesondere bei älteren, multimorbiden Patienten, und nach operativen Eingriffen.

Bei aller Anerkennung der Zielsetzung und der erbrachten Leistungen wird aber wachsende Kritik laut. Sie entzündet sich:

- an den Kosten,
- an den starren Strukturen – nahezu ausschließliches Festhalten an der stationären Rehabilitation als Fortsetzung der über Jahrhunderte gehenden Bädertradition,
- an den starren Zeitvorgaben – nicht ganz einfühlbare Verlängerungspraxis,
- an den starren Regeln zur Wiederholung; mangelnde Flexibilität bei der Inanspruchnahme erneuter Leistungen, z. B. nach Interventionen, Rezidiven und Komplikationen,
- an der dem progressiven Charakter der Grunderkrankung nicht entsprechenden Restriktion bei der Gewährung neuer Maßnahmen.

11.1.3 Ergebnisse

In der Frühphase nach Herzinfarkt, Bypassoperation und invasiven Interventionen lassen sich Verhaltensänderungen leichter erreichen. Durch die intensiven Maßnahmen in der Phase hohen Leidensdrucks läßt sich am ehesten ein nachhaltiger Erfolg erzielen [23].

Über diese theoretischen Konzepte hinaus hat die stationäre Rehabilitation einige organisatorische Aspekte für sich [23, 24]. Das Zusammenführen von Ärzten, Physiotherapeuten, Psychologen, Ernährungsberatern, Schwestern und Sozialarbeitern im interdisziplinären Team läßt eine bessere Auslastung der verschiedenen Berufsgruppen erreichen und ein Verständnis füreinander entstehen.

Die psychologischen Aspekte der Bewegungstherapie in der Gruppe gehören zu den zentralen Themen der Rehabilitation: Herausragend ist die antidepressive Wirkung, vor allen Dingen die Überlegung, daß der Betroffene keinem Einzelschicksal anheimgefallen ist, sondern daß es eine Menge Mitpatienten gibt, die ihr Schicksal erfolgreich gemeistert haben. Weiterhin wirkt in dieser Gruppe die gegenseitige Verstärkung als edukatorisches Vehikel und schließlich bedarf es einer direkten Gratifikation, um die Motivation auf Dauer aufrechtzuerhalten [5, 6].

Einer der wesentlichen Vorteile der stationären Rehabilitation ist daher die stärkere Differenzierung der Bewegungstherapie im Einklang mit der Belastbarkeit in verschiedenen Gruppen [4, 5, 25]. Dadurch ist es möglich, die Gruppendynamik auch bei stärkerer Einschränkung zu erhalten. Wie stark die Ein-

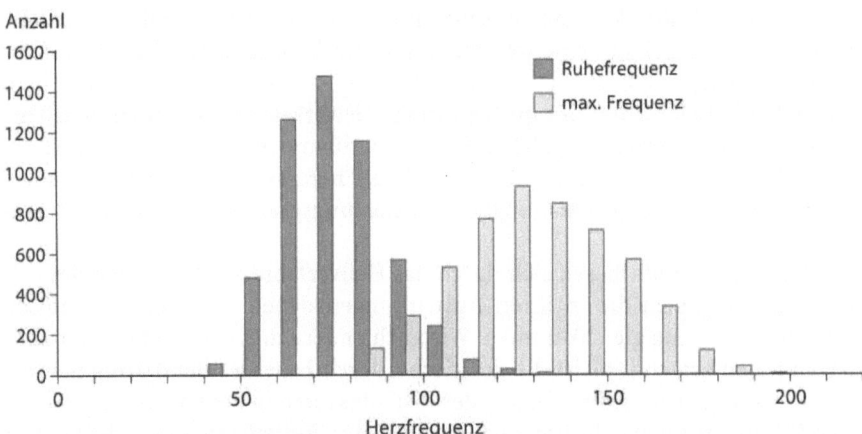

Abb. 4. Ruhe- und Maximalfrequenz in der Ergometrie bei 4500 konsekutiv angiographierten Herzinfarktpatienten in der Rehabilitationsphase 2

schränkung dieser Gruppe tatsächlich ist, läßt sich aus dem Frequenzmaximum beim Belastungs-EKG herauslesen (Abb. 4); der Median liegt hier bei einer Frequenz von 120 Schlägen/min, also doch ganz erheblich unter dem Altersdurchschnitt [16].

Am Beispiel des Effektes einer gezielten Bewegungstherapie konnte bei nachgewiesener Ischämie im Restmyokard dokumentiert werden, daß die 4wöchige stationäre Trainingsbehandlung in der Lage ist, zu einer substantiellen Besserung der Belastbarkeit zu führen (Abb. 5) [16]. Die Abbildung zeigt die Zunahme der maximalen Herzfrequenz bei identischer ST-Streckensenkung nach einem 4wöchigen Training bei Patienten mit stummer Ischämie im Restmyokard. Ohne daß dies nun als tägliches Therapieziel angestrebt werden soll, muß doch festgehalten werden, daß diese Zunahme an maximaler Herzfrequenz und damit an

Abb. 5. Frequenzverhalten während der Ergometrie bei identischer ST-Streckensenkung nach 4wöchigem, kontrolliertem Ausdauertraining bei Patienten mit abgelaufenem Herzinfarkt und stummer Ischämie im Restmyokard. Die Zunahme der Frequenz entspricht der Zunahme an körperlicher Belastbarkeit. Festgehalten wurde die Herzfrequenz („heart rate", *HR*), bei der eine ST-Senkung von 2 mm beobachtet wurde, vor Beginn des Ausdauertrainings (*before Ex*) und nach Abschluß der 4wöchigen Trainingsperiode (*after Ex*). (Nach [16])

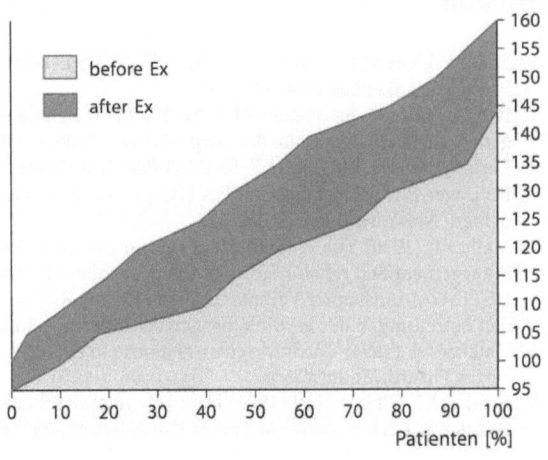

körperlicher Belastbarkeit ganz wesentlich zu einer Verbesserung der Leistungs-fähigkeit führt, die damit eine wesentlich verläßlichere Basis für die sozialmedi-zinische Beurteilung bildet. Ob 1996, mit knapp 4 Mio. Arbeitslosen und dem Beschluß, die Belegschaft des größten Industriewerkes mit 54 Jahren dem Vor-ruhestand zuzuführen, ein solcher Effekt überhaupt noch wünschenswert ist, mag dahingestellt sein. Fest steht, daß diese Therapieform nach einem solch einschneidenden Ereignis die möglichen Belastungsgrenzen erst realistisch auf-zeigt [4].

Auf der einen Seite lassen sich durch das Heilverfahren gesundheitsrelevante Wirkungen erzielen, die in ihren Auswirkungen denen der medikamentösen Cholesterinsenkung gleichkommen: Wie auch andere, z. B. die von Ornish publi-zierten Daten zeigen [14], ist die drastische, durch Lebensstiländerung hervor-gerufene weitgehende Eliminierung der Risikofaktoren in der Lage, eine substan-tielle Verringerung der Progressionen, sogar eine Regression zu erreichen. Das derzeitige System krankt an der mangelnden Dauer des einmal erzielten Erfol-ges. Die neueren Daten mit effektiver, anhaltender Korrektur der Risikofaktoren, sei es durch ein Medikament, wie in der 4-S-Studie [2], sei es durch Veränderun-gen der Lebensweise (SCRIPS) [5], haben bewiesen, daß der Eingriff in den Grundmechanismus der Atherosklerose die Prognose sehr wohl günstig beein-flussen kann. Es muß daher das Ziel sein, den einmal während des stationären Heilverfahrens erzielten Effekt auf die gesundheitsrelevanten Daten zu konser-vieren [12], denn dann, dafür sprechen alle durchgeführten Wirtschaftlichkeits-analysen [15], werden diese Veränderungen zu einer so deutlichen Verringerung der Interventionshäufigkeit führen, daß sich diese Maßnahme allein unter wirt-schaftlichen Gesichtspunkten trägt. Auf dem Weg zu diesem Ziel wird die Frage, ob der Anfang nun unter stationären, teilstationären oder ambulanten Bedin-gungen erzielt werden kann, von allein in den Hintergrund treten. Entscheidend ist das Ausmaß dieser Effekte auf der einen und die Dauer dieser Wirkungen auf der anderen Seite.

Literatur

1. Badura B, Grande G, Janßen H, Schott T (1994) Evaluation kardiologischer Rehabilitation. Betriebskrankenkasse 94:500–503
2. Berg A, Halle M, Baumstark MW, Keul J (1994) Bedeutung der Lipoproteine bei der Patho-genese der KHK. Die Rolle der körperlichen Aktivität. Dtsch Ärztebl 91:A 822–A 830
3. Berg A, Halle M, Ahlgrimm E, Keul J (1995) Ambulante Langzeitrehabilitation am Wohnort. In: Unger F, Mörl H, Dieterich HA (Hrsg) Interventionen am Herzen. Springer, Berlin Hei-delberg New York Tokyo, S 508–512
3a. Mathes P (1996) The rehabilitation system in central Europe. In: Bethell H, Turner S (eds) Management and rehabilitation of the post-infarct patient. Science Press, London, pp 49–56
4. DGPR-Positionspapier Voraussetzungen für die Realisierung des Konzeptes der umfassen-den Betreuung in der kardiologischen stationären Rehabilitation (Phase II). DGPR Koblenz
5. Fletcher GF (1994) Cardiovascular response to exercise. Am Heart Association Monograph Series. Futura, Mount Kisco
6. Gordon NF, Gibbons LW (1990) Dem Leben Jahre schenken. Mosaik Verlag, München
7. Häusler B, Keck N, Jacob M (1994) Optimierung der beruflichen Reintegration von Herz-infarktpatienten. de Gruyter, Berlin New York

8. Hopf R (1990) Der umfassend betreute Koronarpatient. perimed, Erlangen
9. Köhler E (1996) Akutmedizinische und rehabilitative Behandlung Herzkranker. Enke, Stuttgart
10. Löllgen H, Held K, Breithardt G, Meinertz T (1991) Empfehlungen zur Prävention und Rehabilitation der koronaren Herzerkrankung in der Akutphase (Phase 1). DGPR Koblenz
11. Meyer K (1991) Richtlinien zur Methodik der Bewegungstherapie in stationärer Rehabilitation von Herzpatienten, Teil I/II. Mitteilungen der DGPR Koblenz
12. Müller-Fahrnow W(1994) Medizinische Rehabilitation. Juvena, Weinheim München
13. O'Connor GT, Buring JE, Yusuf S, Goldhaber SZ, Olmstead EM, Paffenbarger RS, Hennekens CH (1989) An overview of randomized trials of rehabilitation with exercise after myocardial infarction. Circulation 80:234–244
14. Ornish D, Brown SE, Scherwitz LW et al. (1990) Can lifestyle changes reverse coronary heart disease? Lancet 336:129–133
15. Pedersen TR, Kjekhus J, Berg K, Olsson AG et al. (1996) Cholesterol lowering and the use of healthcare resources. Circulation 93:1796–1800
16. ReinkeA, GröberA, Maag K. Kendziora S, Hampel J, Hofmann H, Mathes P (1993) Erhöhtes Risiko der Bewegungstherapie bei stummer Myokardischämie? Dtsch Med Wochenschr 118:696–700
17. Report of a WHO Expert Committee (1993) Rehabilitation after cardiovascular diseases with special emphasis on developing countries. World Health Organisation, Genf
18. Samek L, Betz P, Karek U (1994) Herzrhythmusstörungen und Prognose bei Patienten mit aortokoronarer Bypass-Operation. Z Kardiol [Suppl 1]:14
19. Samek L, Meyer K, Roskamm H. (1996) Bewegungstherapie bei Herzkranken. In: Roskamm H, Reindell H (Hrsg) Herzkrankheiten. Springer, Berlin Heidelberg New York Tokyo, S 1527–1549
20. Schuler G, Hambrecht R, Schlierf G et al. (1992) Regular physikal exercise and low fat diet. Effects on progression of coronary arterv disease. Circulation 86:1–11
21. Schwerpunkt Rehabilitation (1995) Hrsg. Verband Deutscher Rentenversicherungsträger. Dtsch Rentenversicherung 7-8/95
22. Unger F (1993) European survey on cardiac interventions open heart surgery PTCA cardiac catheterisation. Eur Inst for Cardiac Survey/Eur Registry
23. Unverdorben M, Brusis OA, Rost R (1995) Kardiologische Prävention und Rehabilitation. Deutscher Ärzte Verlag, Köln
24. Weidemann H, König K (1996) Grundlagen, Organisation und Durchführung der Rehabilitation von Herzkranken. In: Roskamm H, Reindell H (Hrsg) Herzkrankheiten. Springer, Berlin Heidelberg New York Tokyo, S 1575–1595
25. Weidemann K, Meyer K (1991) Lehrbuch der Bewegungstherapie mit Herzkranken. Steinkopff, Darmstadt
26. Weidemann H, Halhuber MJ, Gehring J et al. (1991) Die Komponenten einer umfassenden kardiologischen Rehabilitation in der Phase II nach WHO. DGPR Koblenz

11.2 Sekundärprävention der koronaren Herzkrankheit in der Praxis

M. Pichler

Der Begriff „Sekundärprävention" im Rahmen der koronaren Herzkrankheit (KHK) umschreibt Maßnahmen zur Senkung von Risikofaktoren bei Patienten, die bereits ein klinisches Ereignis wie Angina pectoris, einen Herzinfarkt, eine PTCA (perkutane transluminale Koronarangiographie) oder eine aortokoronare Bypassoperation (CABG) erlebt haben. Der epidemiologische Ausdruck „Prävention" ist irreführend, vielmehr handelt es sich um ein generelles Management von Patienten mit bereits dokumentierter KHK. Maßnahmen zur Sekundärprävention werden auch bei der Rehabilitation subsumiert, welche der umfassendere Begriff ist und welche aufgrund des zeitlichen Zusammenhanges mit dem Ereignis, (s. Kap. 11.1) in verschiedene Stufen eingeteilt wird [76, 78, 89].

Im folgenden soll auf Maßnahmen eingegangen werden, welche als Fortführung der stationären Rehabilitation (Phasen I und 11) vom praktischen Arzt, Allgemeinarzt, Internisten oder Kardiologen als „Erhaltungsmaßnahmen" durchgeführt werden sollten (Phase II der Rehabilitation).

Unser Verständnis von der Entstehung, Progression und Beeinflussung der Atherosklerose hat sich in den letzten Jahren entscheidend geändert und die Gewichtung der Maßnahmen neu geordnet [68]. Dies schlägt sich zusätzlich zur medikamentösen Therapie in der Aufwertung der Risikofaktorenmodifikation nieder.

11.2.1 Evaluierung des Patienten

Patienten mit dokumentierter KHK, mit Angina pectoris, nach Herzinfarkt, nach PTCA oder CABG sollen einer regelmäßigen Evaluierung des klinischen Zustandes und des Risikoprofils zur prognostischen Stratifizierung unterzogen werden. Dies sollte die Basis für das Zurechtlegen einer weiteren (lebenslangen) Behandlungsstrategie sein. Bereits im Akutkrankenhaus bzw. spätestens im Rehabilitationszentrum werden das Ausmaß der koronaren Herzerkrankung, möglicher Risikoindikatoren (Pumpfunktion, Arrhythmie, Spätpotentiale oder Herzfrequenzvariabilität) und Begleiterkrankungen (Diabetes, periphere Gefäßerkrankung, Emphysem usw.) erfaßt.

Dies erfolgt durch eine ausführliche Anamnese, klinische Untersuchung, Ruhe- und Belastungs-EKG, Erhebung des Gewichtes, des Blutdrucks, des Lipidprofils (Gesamtcholesterin, HDL-Cholesterin, LDL-Cholesterin und Triglyceride) und des Blutzuckers. Eine Echokardiographie zur Beurteilung der Pumpfunktion und Risikostratifizierung gehört ebenso zur obligatorischen Eingangsuntersuchung wie das Langzeit-EKG bei Hinweis auf Rhythmusstörungen. Bei Hinweisen auf eine Ischämie ist die Koronarangiographie Grundlage für das weitere Vorgehen bzw. die Entscheidung zu interventionellen Maßnahmen. Weitere Untersuchungen, wie Szintigraphie, Nachweis über das Vorliegen/Fehlen von Spätpotentialen, Herzfrequenzvariabilität und QT-Dispersion, können helfen, die Risikostratifizierung zu optimieren.

Eine initiale Risikoerhebung und Risikostratifizierung ist nötig, um die Richtlinien für das weitere Vorgehen festzulegen. Dies wird anfangs vom Kardiologen/Internisten festgelegt und kann in weiterer Folge durch den Hausarzt erfolgen, der bei Änderung des Krankheitsbildes wieder Rücksprache mit den Kardiologen/Internisten hält. Risikoindikatoren wie Blutdruck, Gewicht, Cholesterin sollten regelmäßig kontrolliert werden und auf Basis der Klinik und der Risikostratifizierung durch Ergometrie und Echokardiographie ergänzt werden.

Bei einer multifaktoriellen Erkrankung wie der KHK stützen sich die Allgemeinmaßnahmen nicht nur auf Korrektur von einzelnen Risikofaktoren, sondern einer generellen Änderung des Lebensstils zu mehr Gesundheitsbewußtsein und Eigenverantwortung [2, 36, 39, 46, 79].

11.2.2 Körperliche Bewegungstherapie

Eine Reihe von einzelnen prospektiven Studien bei Patienten nach Herzinfarkt, die v.a. in den 70er und frühen 80er Jahren durchgeführt wurden, zeigten, daß ein regelmäßiges Bewegungsprogramm die Mortalität trendmäßig zu senken vermochte [56, 57]. Eine ungenügende Zahl der eingeschlossenen Patienten, oftmals nur kurze Beobachtungsdauer und hohe Ausfallraten, resultierten aber letztendlich in einer ungenügenden statistischen Aussagekraft für die einzelnen randomisierten Studien.

Längerfristige (≥ 5 Jahre) Studien liegen nur vereinzelt vor. Hämäläinen berichtete über den Zehnjahresverlauf bei 375 Patienten, die in ein multifaktorelles Interventionsprogramm randomisiert wurden [38]. Die koronare Mortalität betrug 35 % in der Interventionsgruppe bzw. 9,7 % ($p = 0,02$) in der Kontrollgruppe, die Rate des plötzlichen Herztodes lag bei 12,8 % (Intervention) gegenüber 23 % (Kontrollgruppe) ($p = 0,01$).

Hedbäck untersuchte über 300 Patienten nach Infarkt über 10 Jahre [40]. Dabei fand sich in den Interventionsgruppen eine Senkung der gesamten [42,2 vs. 57,6%) Sterblichkeit wie auch der kardialen Mortalität (36,7 vs. 48,1 %, $p < 0,01$) gegenüber einer Standardbehandlung. Sowohl nach 5 Jahren wie nach 10 Jahren war die Rate der Reinfarkte gesenkt.

Generell gilt, daß ein regelmäßiges Bewegungsprogramm mindestens 3mal/Woche mit einer Dauer von 20–40 min pro Einheit durchgeführt werden soll. Die Belastungsintensität (Belastbarkeit) wird anhand der vorausgegangenen Belastungsergometrie errechnet:

● wenn die Ergometrie ohne pathologische Reaktion (AP, ST-Senkung, Hypertonie, Blutdruckabfall, bedrohliche Arrhythmie) mit submaximaler bis maximaler Belastung durchgeführt werden konnte, so errechnet sich die „Trainingsherzfrequenz" mit 70 % der bei der Ergometrie erreichten Herzfrequenz.

● bei Patienten mit pathognomonischem Belastungs-EKG (AP, ST-Senkung, erhöhtem Pulmonalisdruck usw.) soll die Trainingsherzfrequenz 70 % der Herzfrequenz mit abnormalem Ergebnis sein;

● bei β-Blockertherapie müssen 10–15 % der errechneten Herzfrequenz abgezogen werden.

Neben dem günstigen Effekt auf die Morbidität und Mortalität bewirkt ein regelmäßiges Bewegungsprogramm eine Zunahme der Leistungsfähigkeit, eine Ökonomisierung des Herzkreislaufs, einen günstigen Effekt auf den Bluthochdruck.

Varianten des körperlichen Trainings sind Ausdauersportarten, wie Wandern, Ergometertraining, Lauftraining, Schwimmen und Gymnastik.

Das Wandern gehört zu den klassischen Ausdauertrainingsmitteln für Herzpatienten. Die Geschwindigkeit, der Schweregrad müssen individuell erprobt werden, wobei der Patient idealerweise Pulsmessungen durchführt, um den Trainingspuls zu überschreiten.

Ein Fahrradergometertraining ist v. a. für adipöse Patienten oder Patienten mit Gelenkerkrankungen sinnvoll; die Belastung richtet sich hierbei nach der in der Ergometrie ermittelten „Trainingspulsfrequenz".

Auch Schwimmen stellt eine Form der Ausdauerbelastung dar, welche durch den Auftrieb den Stützapparat entlastet. Wegen des hydrostatischen Druckes kann es v. a. bei eingeschränkter Pumpfunktion zu einem Anstieg des Pulmonalarteriendruckes kommen und Rhythmusstörungen provoziert werden. Aus diesem Grunde sollte Schwimmen (mit guter Schwimmtechnik!) nur Patienten empfohlen werden, die eine ausreichende Belastbarkeit (> 100 Watt) und keine höhergradigen Herzrhythmusstörungen aufweisen.

In einigen Untersuchungen konnte festgestellt werden, daß bei klinisch stabilen KHK-Patienten durch Krafttraining eine Steigerung der statischen Belastungsintensität möglich ist. Erfahrungen liegen aber in erster Linie in überwachten Gruppen bei Patienten mit relativ niedrigem Risiko vor, bei denen mittels Handgriptests mit Blutdruckmessung oder Einschwemmkatheter überschießendes Blutdruckverhalten ausgeschlossen wurde. Eine generelle Empfehlung ohne vorangegangene ärztliche Evaluierung für ein Krafttraining kann daher nicht abgegeben werden.

Schwere Komplikationen sind bei der Bewegungstherapie selten. Eine Übersicht der Literatur zeigt, daß die Zahl der tödlichen Ereignisse trotz erweiterter Indikation nicht zunimmt. So wertete Kraseman 1985 die damals 1200 Herzgruppen in der BRD aus und kam auf 1 Komplikation pro 17136 bzw. ein tödliches Ereignis auf 11384 Patientenübungsstunden [50]. Van Camp u. Peterson errechneten die Wahrscheinlichkeit eines Herz-Kreislauf-Stillstandes mit 1:111996 Patientenübungsstunden [87]. 1995 prüfte Unverdorben in einer retrospektiven Analyse mittels Fragebögen im Rahmen der ambulanten Rehabilitation und fand eine Rate von 1:750 000 Patientenübungsstunden für ein tödliches Ereignis [86].

11.2.3 Rauchen

Rauchen ist ein wesentlicher eigenständiger Risikofaktor für die Entstehung und Progression der Atherosklerose. Bei Rauchern tritt der Herzinfarkt um 10 Jahre früher auf als bei Nichtrauchern. Die Inhaltsstoffe des Zigarettenrauches sind zahlreich, so daß mehrere Mechanismen für die Förderung der Atherogenese verantwortlich gemacht werden, insbesondere Veränderungen der Blutplättchenaggregation und -adhäsion, der Blutgerinnung mit Erhöhung des Fibrinogens, des Immunsystems, des Endokrinums wie auch direkte Schädigung des Endothels und Oxidierung von LDL-Cholesterins.

Ergebnisse zur Raucherentwöhnung nach Herzinfarkt liegen auch von großen Interventionsstudien vor.

In der norwegischen Timolol-Studie wurden die Rauchgewohnheiten, vor und nach dem Herzmuskelinfarkt dokumentiert und die Beziehung zur Reinfarktrate und Mortalität hergestellt [69]. In einem mittleren Beobachtungszeitraum von 17 (12–33) Monaten fand sich durch Aufgabe des Rauchens eine Reduktion der Reinfarktrate um 45% und eine nichtsignifikante Senkung der Mortalität um 26%.

In der CAST-Studie, einer multizentrischen Studie zum Effekt von Antiarrhythmia auf die Überlebensrate nach Herzinfarkt, fanden sich zu Studienbeginn 1 026 Raucher, von denen 517 während der Studie das Rauchen aufgaben [14]. Im relativ kurzen Beobachtungszeitraum von 16 Monaten zeigte sich eine Reduktion der Gesamtmortalität und des plötzlichen Herztodes in der Gruppe, die das Rauchen eingestellt hatten. Diese Mortalitätssenkung erreichte in der Untergruppe mit hohem Risiko für plötzlichen Herztod (niedrige Auswurfsfraktion, gehäufte Extrasystole) statistische Signifikanz und unterstreicht, daß das Rauchen möglicherweise eine gefährliche Triggerrolle beim plötzlichen Herztod spielt [62].

Alle diese Studien waren Beobachtungsstudien ohne Randomisierung in Gruppen von Patienten, die das Rauchen weiterführten bzw. von solchen, die aufgaben.

Rauchen ist der größte und wichtigste externe Risikofaktor für die Atherogenese. Da Rauchen völlig eliminiert werden kann, stellt gerade hierbei der Versuch der Intervention ein besonders großes Potential der Risikosenkung dar. Gerade beim Patienten mit dokumentierter Gefäßerkrankung muß dieses Ziel unbedingt angestrebt werden [14].

Erhöhte Steuern auf Tabakwaren, Restriktion bzw. Verbote des Rauchens in Schulen und öffentlichen Gebäuden, Schaffung von rauchfreien Zonen in Restaurants sind Maßnahmen auf politischer Ebene, die zu einer nachweislichen Senkung des Nikotinkonsums und des sozialen Ansehens der Raucher führen können (Beispiel: Kalifornien) [6].

Verschiedene klinische Situationen, wie die Aufdeckung einer Gefäßerkankung (Angina pectoris) oder ein akuter Herzmuskelinfarkt, erhöhen die Motivation des Patienten, das Rauchen einzustellen. Es ist daher besonders wichtig, daß sich Arzt und Pflegepersonal Zeit nehmen, den Patienten in der Klinik, der Ordination oder im Rehazentrum, auf die individuelle Notwendigkeit aufmerksam zu machen, das Rauchen aufzugeben. Sie sollten eine Erklärung dafür abgeben und Hilfe (oder Hilfsmaterial) anbieten.

Nikotinabhängigkeit stellt bei der Raucherentwöhnung ein großes Hindernis dar. Nikotin wirkt an den nikotin-Acetylcholinergen Rezeptoren (nACHRs) des autonomen Nervensystems und des Gehirns. Durch Aktivierung der zentralen nACHRs ergeben sich Wirkungen des Nikotins, wie erhöhte Anregung, Steigerung der Aufmerksamkeit und kognitiven Funktionen, Hebung der Stimmungslage, Abnahme des Hungers, Muskelrelaxation sowie Erhöhung der Herzfrequenz [22]. Nikotin besitzt an den nACHRs eine duale Wirkung: zunächst eine rezeptorstimulierende (agonistische) Wirkung, gefolgt von einer Rezeptorblockade. Diese Rezeptorblockade resultiert in einer Neuroadaptation mit Up-Regulation der Rezeptoren. Diese Neuroadaption ist möglicherweise der Grund der Nikotinabhängigkeit und für die Entzugssymptome.

Die Nikotinentzugssymptome kumulieren in den ersten 2 Tagen mit gesteigerter Nervosität, Unruhe, Reizbarkeit, Zittern, Ungeduld, erhöhtem Hungergefühl, Gewichtszunahme, Konzentrationsschwäche und Schlafstörungen. Diese Entzugssymptome nehmen in den ersten 2–3 Wochen nach Einstellung des Rauchens ab. Das Verlangen zu rauchen, insbesondere in Streßsituationen, kann allerdings für Monate und Jahre weiterbestehen. Nach einem Monat finden sich noch Konzentrationsstörungen, Gewichtszunahme und erhöhtes Hungergefühl. Auch kann eine Depression oder Dysthymie verstärkt werden. Nach 6 Monaten sind Hunger und erhöhtes Gewicht noch zu finden. Rückfälle sind in den ersten Tagen und Wochen v. a. durch Abstinenzsymptome verursacht, während nach 1- bis 2monatiger Abstinenz soziale und psychologische Auslöser einen Rückfall fördern.

Mit dem chronischen Nikotinabusus wird auch die Toleranz gefördert, so daß immer mehr Zigaretten notwendig werden, um denselben subjektiven angenehmen Effekt zu erzielen.

Die Beurteilung der Nikotinabhängigkeit kann unterschiedlich erfolgen. Der Fagerström Tolerance Questionnäre (FTA) ist ein einfacher Test mit 6 Fragen, die helfen, das Ausmaß der Abhängigkeit in einer Skala von 0–10 Punkten abzuschätzen [23]. Der Durchschnittsraucher erreicht 4–6 Punkte mit einer Standardabweichung von 2. Schwer nikotinabhängige Raucher mit einer Punktezahl von ≥ 7 benötigen ein intensives Entwöhnungsprogramm mit wiederholten Kontrollen und u. U. pharmakologischer Unterstützung.

Eine Kurzform der FTQ sind die 2 Fragen nach der Anzahl der täglichen Zigaretten und dem Zeitintervall zur ersten Zigarette nach dem Aufstehen. Raucht jemand ≥ 25 Zigaretten täglich und beginnt binnen 30 Minuten nach dem Aufstehen mit der 1. Zigarette, so handelt es sich höchstwahrscheinlich um einen schwer nikotinabhängigen Raucher.

Kunze untersuchte über 6000 Österreicher über 14 Jahre und fand 42 % männliche und 27 % weibliche Raucher. Mittels der FTQ erwies sich die Mehrheit aller Raucher mit einem „niedrigen" Abhängigkeitspotential, nämlich 34 % mit FTQ-Score 3–4 bzw. 30 % mit FTQ von 0–2; die restlichen 36 % verteilten sich auf die Gruppen mit einem mittleren bzw. höheren Abhängigkeitsgrad [51].

11.2.3.1 Raucherentwöhnung

Es gibt keine Wundermittel für die Raucherentwöhnung. Einigen fällt es relativ leicht, andere tun sich sehr schwer. Die Mehrzahl der Raucher, die endgültig aufhören, tun dies aus eigener Kraft. Die Hilfsmaßnahmen zur Raucherentwöhnung müssen individualisiert werden und auf die Patientencharakteristika eingehen. Generell müssen die folgenden Aspekte berücksichtigt werden:

- Motivation für die Raucherabstinenz,
- Beurteilung der Rauchgewohnheiten (FTQ) und Abschätzung der Maßnahmen mit der besten Erfolgsmöglichkeit,
- Bekämpfung der Abstinenzsymptome,
- Vorbeugung von Rückfällen.

Ähnlich wie bei der Therapie des Hochdrucks oder der Hyperlipidämie kann ein Stufenplan in ökonomisch sinnvoller Weise eingesetzt werden [6]:
1) Beratung durch den Arzt („minimal-contact intervention") und Vermittlung einiger Tips zur Selbsthilfe,
2) Beratung und Schulung in formalen Gruppen,
3) Nikotinersatzmedikation,
4) zusätzliche pharmakologische Therapie,
5) stationäre Betreuung und Therapie der Nikotinabhängigkeit im Zusammenhang mit einer nikotinverbundenen Erkrankung (z. B. stationäre Rehabilitation nach Infarkt oder Bypassoperation).

Die Beratung durch den Arzt („minimal contact intervention") hat eine Erfolgsrate von 5–25 %; formale intensive Programme erreichen eine Erfolgsquote von 20–40 %.

11.2.3.2 Beratung durch den Arzt

Für jeden Raucher sollte der Arzt Zeit haben, um mit einer „minimal-contact intervention" einige wichtige Punkte klar anzusprechen. Diese umfassen:
- die Raucheranamnese und Beurteilung der Nikotinabhängigkeit,
- klaren und eindeutigen Rat zur Aufgabe des Rauchens bei jeder Visite,
- Vorschläge bzw. Tips zur Raucherentwöhnung,
- Material zur Selbstinformation,
- Organisation eines „follow-up".

Die Raucheranamnese umfaßt den täglichen Zigarettenkonsum, die Zahl der Jahre mit Rauchen, das Ausmaß der Nikotinabhängigkeit (FTQ, „wie bald nach dem Aufstehen konsumieren Sie die erste Zigarette?"), die stattgehabten Versuche, das Rauchen aufzugeben und die derzeitige Motivation zur Aufgabe des Nikotinabusus.

Der Rat zum Aufgeben soll patientenbezogen sein, die positiven Aspekte in den Vordergrund stellen und auf den unmittelbaren Gewinn für den Patienten selbst aufmerksam machen.

Bei der Beratung sollen die Symptome des Nikotinentzuges erklärt werden. Es ist sinnvoll, den Patienten aufzufordern, das Rauchen abrupt an einem Tag zu stoppen. Er soll spezifische Situationen, die zum Rauchen animieren (Kaffee, Restaurant, etc.) meiden, evtl. als Raucherersatz Kaugummi konsumieren und sich vermehrter Bewegung oder Hobbys widmen. Schließlich ist es wichtig, das Umfeld (Familie, rauchfreies Zuhause, Freunde und Mitarbeiter) miteinzubeziehen.

Broschüren mit Informationen über gesundheitliche Folgen des Rauchens, den Nutzen der Nikotinabstinenz, die Nikotinabhängigkeit und Toleranz sowie verhaltenstechnische Tips ergänzen dies.

Aufwendigere und formale Raucherentwöhnungshilfen werden in Kursform durch Ärzte oder Psychologen angeboten. Diese Kurse umfassen mehrere Sitzungen mit besonderem Schwerpunkt auf die verhaltenstherapeutischen Maßnahmen und Streßbewältigung. Suggestivverfahren wie Hypnose und Akupunktur werden ebenfalls angeboten; sie scheinen aber nur im Kontext mit anderen Interventionen hilfreich, während keine überzeugenden Daten für einen unabhängigen alleinigen Effekt durch diese Techniken vorliegt.

In einer Metaanalyse von 39 kontrollierten Raucherentwöhnungsstudien kommt Kottke zum Schluß, daß es v. a. die wiederholte Auseinandersetzung und Bestärkung – durch wiederholte Gespräche mit dem Arzt, Psychologen oder anderen Kräften im Gesundheitsbereich, aber auch Medien und soziale Umgebung – und nicht eine spezifische Technik ist, die letztlich den Erfolg ausmachten [49].

11.2.3.3 Nikotin„ersatz" zur Dämpfung der Nikotinentzugssymptomatik

Die Möglichkeit, durch eine kurzfristige Nikotinersatztherapie die Symptome des Nikotinentzuges zu erleichtern bzw. zu verhindern, gehört zur Stufentherapie der Raucherentwöhnung neben der Änderung des Verhaltensmusters.

Zigaretten enthalten 6–11 mg Nikotin, der Raucher absorbiert im Schnitt 1–3 mg, unabhängig vom angegebenen Nikotingehalt der Zigarette. Der typische Durchschnittsraucher mit 1 Packung/Tag nimmt ca. 20–40 mg Nikotin täglich auf und erreicht am Nachmittag eine Plasmakonzentration von 25–35 ng/ml.

Die Nikotin„ersatz"therapie erreicht allerdings nicht die hohen Pharmakonzentrationen, die durch das Rauchen erzielt werden. Nikotinmedikamente dämpfen die Entzugssymptome bei Nikotinabhängigkeit und erleichtern damit in den ersten Tagen den Umgang und das Leben ohne Zigarette. Nikotinmedikamente dämpfen auch das Rauchverlangen durch Aufrechterhaltung der Toleranz, und schließlich bewirken sie auch psychotrope Effekte, derentwegen der Patient ja oft am Rauchen festhält, nämlich Hebung der Stimmungslage und Anregung der Aufmerksamkeit.

3 Typen von nikotinthaltigen Medikamenten stehen heute zur Verfügung [42].

Nikotinkaugummi (Nicorette) ist in 2 Dosen (2 mg und 4 mg) erhältlich und muß vom Patienten selbst dosiert werden. Initial sollte eine Dosis von 2 mg Kaugummi statt jeweils 2 Zigaretten eingesetzt werden, so daß der Patient sehr häufig (> 10mal/Tag) diese zu sich nehmen muß. Die 4 mg Dosis ist erheblich effektiver bei der Erreichung einer Raucherabstinenz über 2 Jahre bei schwer nikotinabhängigen Rauchern (34 % vs. 6 % abstinent [85]). Nach 1–2 Monaten der hohen anfänglichen Dosierung wird die Dosis allmählich im wöchentlichen Intervall reduziert.

Nikotinkaugummi kann auch mit dem transdermalen Pflaster kombiniert werden, um hierbei besondere Situationen (z. B. Streß etc.) gezielter abzufangen. In der Kombinationsform mit dem Nikotinpflaster kann der tägliche Kaugummibedarf reduziert werden. Nikotinkaugummi ist bei Patienten mit Kieferproblemen kontraindiziert. An Nebenwirkungen können gastrointestinale Irritationen, Übelkeit, Schluckauf und Kieferschmerzen auftreten.

Nikotinpflaster (Nicorette Depot Pflaster, Nicolon Depot Pflaster, Nicotinell TTS Depotpflaster) hat sich in Kombination mit begleitender Raucherberatung ebenfalls als teilweise wirksam erwiesen. Auch dieses wird in unterschiedlichen Dosen geliefert, die entweder 16 h oder 24 h appliziert werden. Patienten, welche mehr als 10 Zigaretten/Tag rauchen, sollten gleich mit der höchsten Dosis des erhältlichen Pflasters behandelt werden und in 2- bis 4wöchentlichen Abständen die Dosis reduzieren (z. B. 30 mg/24 h, 20 mg/24 h, 10 mg/24 h).

Nikotinpflaster führen zu einer Senkung der Abstinenzsymptomatik und verdoppeln die Kurz- bzw. Langzeitabstinenz. So wurde für einen Beobachtungszeit von 6 Wochen eine 30- bis 40%-Abstinenzrate für Nikotinpflasterbenützer beschrieben gegenüber 4–21 % bei Benützern von Placebopflastern. Die Rückfallsrate ist aber beträchtlich und beträgt nach 6–12 Monaten 50 % der ursprünglichen Zahl der Personen, die das Rauchen eingestellt haben. Die Verwendung von hohen initialen Dosen und begleitende verhaltenstherapeutische Unterstützung erhöhen die Erfolgsrate und untermauern, daß die Nikotinentwöhnung einer multidisziplinären Behandlung bedarf. Häufige Nebenwirkung ist eine Hautirritation (Rötung, Juckreiz, Ödem) und Schlafstörungen, Palpitationen und Magen-Darm-Irritationen.

In verschiedenen Ländern ist ein Nikotinnasenspray mit rascher Absorption ($t_{max.}$ ca. 7–10 min) erhältlich; dieser Spray ist möglicherweise beim schwer nikotinabhängigen Patient von Vorteil.

11.2.3.4 Sicherheit der Nikotinersatztherapie bei Patienten mit KHK

Gerade Patienten mit dokumentierter KHK profitieren durch die Raucherentwöhnung, der vorsichtige Einsatz von Nikotinersatzmedikamente soll daher erwogen werden, wenn eine Abstinenz mit den anderen Maßnahmen nicht erzielbar ist. 2 Studien haben den Effekt der Nikotinersatzmedikation bei Patienten mit KHK untersucht und keine schweren Nebenwirkungen beobachtet [43, 91].

Kardiale Zwischenfälle sind aber bei gleichzeitigem Rauchen und Anwendung der Nikotinersatztherapie beschrieben worden, ebenso das Auftreten von Rhythmusstörungen. Die Nikotinersatztherapie ist aber wahrscheinlich sicherer als Rauchen, da viele andere Toxine des Rauchens wegfallen und die erreichten Pharmaspiegel mit Nikotinersatztherapie unter denen bei Rauchern liegen. Bei Patienten mit symptomatischer KHK sollte initial eine mittlere Dosis gewählt werden und v. a. der Patient auf die akuten gesundheitlichen Gefahren des Rauchens beim Tragen eines Nikotinpflasters aufmerksam gemacht werden.

11.2.3.5 Nichtnikotinhaltige Medikamente

Zur Behandlung der Nikotin-Abhängigkeit sind keine nichtnikotinhaltigen Medikamente als Indikation registriert. Allerdings finden sich gerade bei Rauchern und Raucherentwöhnung Symptome der Depression sehr häufig [32]. Eine erhebliche Anzahl von Rauchern mit Depression kompensieren möglicherweise ihre Krankheitssymptome durch das Rauchen. Daher scheint es nicht unlogisch, in speziellen Untergruppen, die Maßnahmen durch Gabe eines Antidepressivum zu ergänzen. So wurde für Serotoninantagonisten günstige Effekte bei der Raucherentwöhnung beschrieben [73].

Clonidin, ein zentraler alpha 2-Rezeptorantagonist, wird beim Alkohol- und Opiatentzug eingesetzt, sein Einsatz bei der Nikotinabhängigkeit zeigt aber keine eindeutigen Ergebnisse. Die hohe Rate an Nebenwirkungen und die Zahl an negativen Studien läßt keine allgemeine Empfehlung zu.

11.2.4 Ernährung und Lipidsenker

Verlaufsstudien haben schon lange aufgezeigt, daß bei Patienten mit dokumentierter Herzerkrankung der Lipidspiegel ein wesentlicher Faktor für die Prognose der Erkrankung ist [60].

So zeigte die Framingham-Studie, daß Frauen mit Cholesterinwerten > 275 mg/dl ein 9mal so großes Risiko für einen Reinfarkt hatten als Frauen mit Cholesterinwerten um < 200 mg/dl (5,2 mmol/m); bei Männern findet sich eine 4fach höhere Reinfarktrate bei Vergleich dieser Cholesterinrate, bei beiden Geschlechtern eine Verdoppelung der Mortalität [90]. In einer 10jährigen Verlaufsbeobachtung der Männer mit und ohne KHK in der Lipid Research Clinic Prevalence Studie (LRCPS) erwiesen sich beide, LDL-Cholesterin (LDL-C) und HDL-Cholesterin (HDL-C), als prognostisch wichtige Faktoren [82]. In Gruppen mit bzw. ohne dokumentierter KHK war das relative Risiko für die kardiale Mortalität proportional zum Anstieg des LDL-C bzw. der Abfall der HDL-C. Das absolute Risiko für die koronare Mortalität war deutlich höher in der Patientengruppe mit dokumentierter KHK. Männer mit LDL-C > 160 mg/dl (4,1 mmol/l) hatten ein 5mal

höheres Risiko für eine kardiovaskuläre Sterblichkeit als Personen ohne doku-
mentierte KHK mit denselben hohen LDL-C-Werten.

Der erste Schritt zur Beeinflussung der Lipide besteht in einer Ernährungsbe-
ratung und Modifikation der Ernährung und des Lebensstils. Dies bedeutet gegenüber der Ernährungsweise der europäischen und westlichen Regionen eine

- Verringerung der Gesamtfettmenge;
- Verringerung der Menge an gesättigten Fettsäuren. Da etwa 80 % der gesättigten Fettsäuren in tierischen Nahrungsmitteln enthalten sind, v. a. in Fleisch-
  und Wurstwaren sowie in Milch und Milchprodukten, müssen diese Nah-
  rungsmittel eingeschränkt verwendet und gezielt fettarme Produkte ausgewählt werden. Praktisch bedeutet dies: Fettränder am Fleisch entfernen, fette
  Wurst meiden, fettarme Milch und fettarmen Käse verwenden, pflanzliche gegenüber tierischen Fetten bevorzugen;
- vermehrte Verwendung einfach (Olivenöl) und mehrfach ungesättigter Fettsäuren (Sonnenblumenöl, Distelöl, Maiskeimöl, Sojaöl, Leinöl, Baumwollsa-
  menöl);
- höherer Verzehr an Nahrungsmitteln mit hohem Eiweißanteil und wenig gesättigten Fettsäuren (Fisch, Geflügel, Kalb, Wild);
- Bevorzugung einer ballaststoffreichen Ernährung (mehr komplexe Kohlenhydrate, Ballaststoffe aus Zerealien, Obst und Gemüse);
- verringerte Cholesterinzufuhr (Meiden von Eigelb und damit hergestellten
  Lebensmitteln, von Innereien und Gehirn);
- salzarm kochen, nicht nachsalzen, sondern vermehrt andere Gewürze benutzen.

Bei konsequenter Anwendung einer fettmodifizierten Kost und vorher nicht
optimaler Ernährung kann eine Senkung des LDL-Cholesterins um 5–20 % erwartet werden.

Die Ergebnisse der Skandinavischen Simvastatin Studie (4-S-Studie) und der
CARE-Studie (Cholesterol and Recurrent Events Trial) haben den Nutzen einer
medikamentösen Lipidoptimierung in der Sekundärprävention der KHK eindrucksvoll belegt [59, 71].

In der 4-S-Studie wurden 4444 Patienten (35–70 Jahre) mit KHK und erhöhtem Cholesterin (212–312 mg/dl, im Mittel 265 mg/dl) mit Simvastatin oder Placebo über 6 Jahre behandelt. Bei einer Senkung des Gesamtcholesterins um 25 %
und Senkung des LDL-Cholesterins um 35 % fand sich eine Reduktion der Gesamtmortalität um 30 % und eine Senkung der Koronarmortalität um 42 %. Auch
die Daten der nichttödlichen Herzinfarkte konnte um 35 % reduziert werden, die
Zahl der Bypassoperationen um 37 % gesenkt werden.

Die CARE-Studie ging der Frage nach, inwiefern die medikamentöse Lipidsenkung bei Patienten nach Herzinfarkt und gering erhöhtem Gesamtcholesterin
(< 240 mg/dl, im Durchschnitt 209 mg/dl) sinnvoll ist. 4259 Patienten nach Herzinfarkt (21–75 Jahre) wurden entweder mit Pravastatin (40 mg) oder Placebo
über 5 Jahre behandelt. Eine Senkung des Gesamtcholesterins um 20 % und des
LDL-Cholesterins um 28 % führte zu einer Reduktion der kombinierten Endpunkte Koronartod und nicht tödlicher Herzinfarkt um 24 %. Die Rate an nicht-

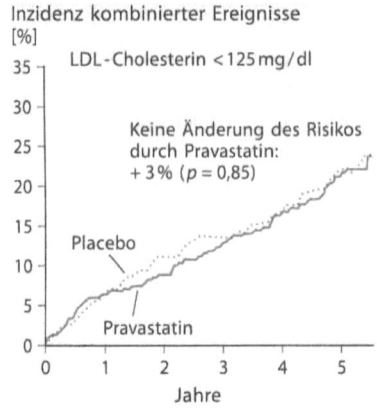

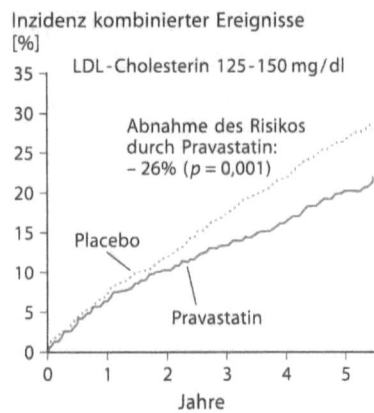

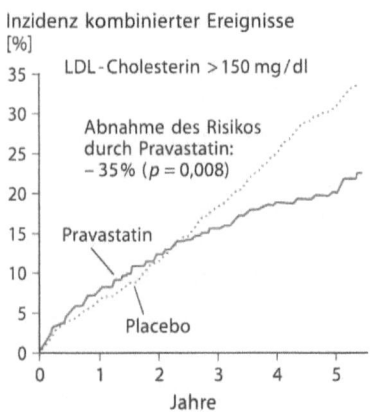

Abb. 1. CARE-Studie. Inzidenz eines tödlichen Koronarereignisses, eines nicht tödlichen Herzinfarkts, einer koronaren Bypasschirurgie oder Angioplastie, abhängig von den Ausgangs-LDL-Cholesterinspiegeln. (Nach [71])

tödlichen Infarkten wurde um 23 %, die Häufigkeit tödlicher Infarkte um 37 %, die Notwendigkeit eines aortokoronaren Bypasses oder PTCA um 27 % vermindert (Abb. 1 a–c).

Die Statinbehandlung hat daher bei Postinfarktpatienten auch mit gering erhöhtem Cholesterin, bei älteren Patienten, bei Frauen und Männern einen wichtigen Stellenwert. Als Ziel sollten LDL-Cholesterinwerte < 125 mg/dl, idealerweise unter 100 mg/dl angestrebt werden [76] (Tabelle 1).

11.2.4.1 β-Reptorenblocker nach Herzmuskelinfarkt

Seit 1965 werden β-Rezeptorenblocker bei Patienten nach Herzinfarkt eingesetzt, um die Prognose zu verbessern. Eine Reihe von Langzeitstudien konnte zeigen, daß β-Rezeptorenblocker die Mortalität und die Reinfarktrate nach Herzinfarkt senken. Seit 1972 wurden an über 18 000 Patienten 18 große randomisierte, doppelblinde, kontrollierte prospektive Studien durchgeführt mit einer Beobachtungsdauer von 3–6 Jahren. Die Studien unterschieden sich in der Wahl des

Tabelle 1. Vorschlag für die Lipidsenkung bei Patienten mit koronarer Herzerkrankung. (Mod. nach [76])

Lipidmanagement *Primärziel* LDL < 100 mg/dl	Bei allen Patienten Ernährungsberatung und fett- bzw. cholesterinreduzierte Kost: ≤ 30 % Fett, 55–60 % Kohlenhydrate, 10–15 % Eiweiß, < 7 % gesättigte Fettsäuren, einfach ungesättigte Fettsäuren 10–15 %, Cholesterin < 200 mg/Tag, Kochsalz < 6 g/Tag, Ballaststoffe 35 g/Tag			
Sekundärziel HDL > 35 mg/dl TG < 200 mg/dl	LDL < 100 mg/dl keine medikamentöse Lipidsenkung	LDL 100–130 mg/dl Diät und individuelle Therapieentscheidung abhängig von Risikofaktoren	LDL > 130 mg/dl Zusätzliche medikamentöser Lipidsenker	HDL < 35 mg/dl Gewichtsabnahme, regelmäßige körperliche Bewegung, Einstellen des Nikotinabusus
		TG < 200 mg/dl Statine Resine Fibrate	TG 200–400 mg/dl Statine Fibrate	TG > 400 mg/dl Fibrate
		wenn der LDL-C-Zielwert nicht erreicht wird, evtl. Kombinationstherapie		

β-Blockers, dem Zeitpunkt des Beginns, der Population (hohes Risiko vs. niedriges Risiko) und in der Studiendauer [92].

Die gepoolten Daten zeigten eine Reduktion der Mortalität um 21 % und der Reinfarkthäufigkeit um 20 %. Ebenso fand sich in den gepoolten Daten eine Reduktion des plötzlichen Herztodes um 33 % [88] (Abb. 2).

Verschiedene Mechanismen wurden für die günstige Wirkung der β-Rezeptorenblocker auf die Mortalität und Reinfarktrate bei Patienten nach Herzmuskelinfarkt postuliert. β-Rezeptorenblocker senken den Sympathikotonus und damit die Gefahr von Arrhythmie, einer Plaqueruptur oder dem plötzlichen Herztod (antifibrillatorische Wirkung). Sie verlangsamen den transmembranösen Kaliumeinstrom unter Katecholaminwirkung und senken den Plasmareninspiegel und den Aldosteronspiegel, um damit kaliumstabilisierend zu wirken. Auch bei chronischer Gabe war die Häufigkeit von schweren Nebenwirkungen gegenüber Placebo tolerabel. Diese umfaßten Bradykardie, Hypotension, Herzinsuffizienz, Asthma, Müdigkeit und Depression. Vorsicht sollte bei Patienten mit eingeschränkter Pumpfunktion geübt werden. Hier sollte eine β-Blockertherapie mit kleinen Dosen einschleichend (z. B. Metoprolol 10 mg, Carvedilol 6,25 mg) und unter engmaschiger klinischer Kontrolle erfolgen. Die Dosis kann dann wöchentlich erhöht werden.

Eine Analyse der großen Studien und der klinischen Praxis zeigt, daß die β-Blocker mit einer erstaunlich niedrigen Frequenz nach Infarkt verordnet werden. Dies ist möglicherweise auf die hartnäckige Irrmeinung zurückzuführen, daß bei Patienten mit linksventrikulärer Dysfunktion die Gabe eines β-Rezeptorenblocker nicht indiziert ist.

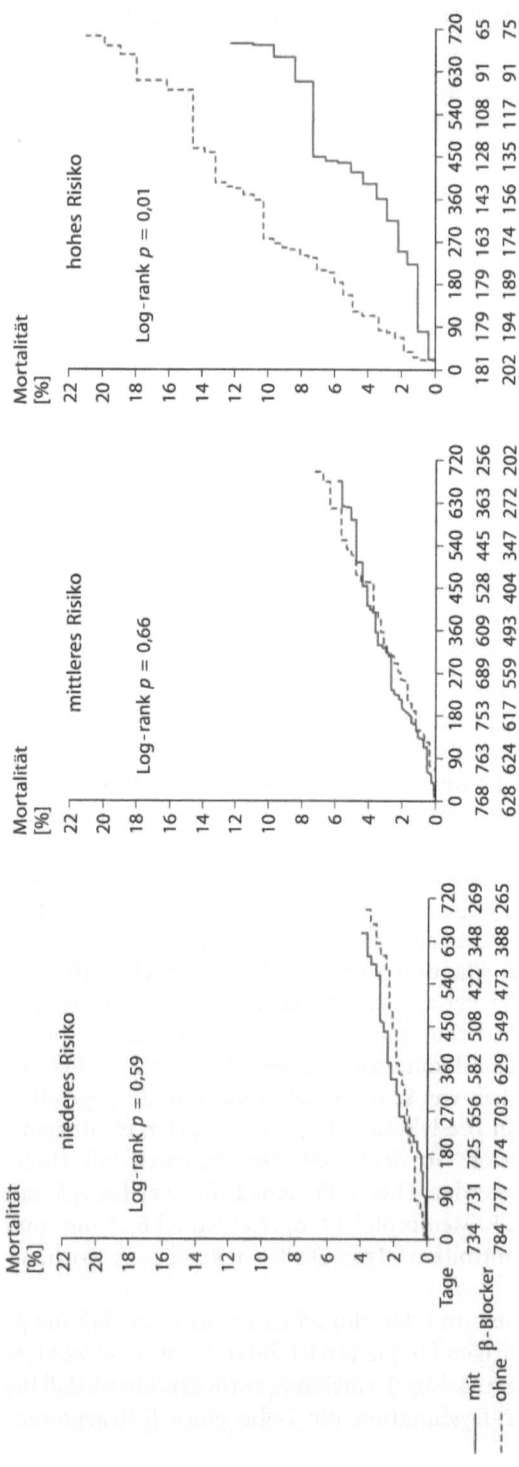

Abb. 2. Langzeitmortalität bei unterschiedlichen Postinfarktrisikogruppen. (Nach [88])

11.2.5 Antithrombotische Therapie

11.2.5.1 Plättchenaggregationshemmer

Eine Reihe von prospektiven, randomisierten, placebokontrollierten Studien wurde durchgeführt, um den Wert von Aspirin in der Sekundärprävention der koronaren Herzkrankheit zu evaluieren. Diese Studien wurden mit unterschiedlichen Dosen von Aspirin (75–1500 mg täglich) durchgeführt und umfaßten die Patienten in unterschiedlichen Intervallen *nach dem Infarkt* (4 Wochen – 5 Jahre). Keine der einzelnen Studien für sich zeigte eine statistisch signifikante Senkung der Mortalität. In einer Metaanalyse von über 18000 Patienten mit Zustand nach Herzinfarkt fand sich eine 13%ige Reduktion der kardialen Mortalität, eine 31%ige Senkung der nichttödlichen Reinfarktrate und eine 42%ige Schlaganfallsenkung [4]. Die Senkung aller wichtigen kardiovaskulären Ereignisse (Myokardinfarkt, Insult oder vaskulärer Tod) beträgt 25%. Der Effekt war zumindest über 2 Jahre bei Männern und Frauen nachweisbar. Aspirin allein war ebenso effektiv wie die Kombination von Aspirin und Dipyridamol und dem Sulfinpyrazon überlegen. Mittlere Dosen (75–325 mg) waren in ihrem Effekt dem der höheren Dosen vergleichbar.

Als Dosis werden aufgrund der kontrollierten Studien heute 160–325 mg pro Tag in den Vereinigten Staaten empfohlen, während im europäischen Raum die niedrige Dosis von 75–100 mg/Tag am häufigsten eingesetzt wird [28]. Für die Sofortbehandlung des Herzinfarktes sollte auf jeden Fall eine höhere Dosis (wenigstens 2 mg/kg KG) gewählt werden. Eine Kontraindikation für Aspirin sind eine Aspirinallergie, akute oder rezente Blutungen, insbesondere gastrointestinale Blutungen, sowie eine hämorrhagische Diathese.

Die *koronare Bypassoperation* wird heute mit einem A.-mammaria-interna-Graft und Venenbypässen durchgeführt. Während die neuerdings verstärkt eingesetzten Mammaria-interna-Grafts ausgezeichnete Öffnungsraten zeigten, zeigte sich bei Venenbypässen in etwa 10% nach 2 Wochen Verschlüsse, 17–20% zeigten Verschlüsse nach einem Jahr, die Okklusionsrate in den weiteren Jahren lagen bei 2–4% jährlich, so daß nach 5 Jahren eine 35%ige und nach 10 Jahren eine 50- bis 60%ige Verschlußrate der Venenbypässe resultierte. Der frühe Verschluß (innerhalb des ersten Monats) ist gewöhnlich thrombotisch bedingt, der Verschluß im ersten Jahr (2.–12. Monat) zumeist Folge einer Hyperplasie mit aufgepfropfter Thrombose, während spätere Verschlüsse durch Progression der Atherosklerose v. a. nach 5 Jahren verursacht werden.

Eine Reihe von Studien belegte, daß die frühzeitige perioperative Gabe von Aspirin in der Lage ist, die Verschlußrate der Bypässe zu senken.

In einer Metaanalyse von placebokontrollierten Studien mit Plättchenaggregationshemmern zeigte sich 7 Monate nach der Bypassoperation eine Verschlußrate von 30,3% (810/2671) in der Placebogruppe und 21,1% (560/2652) in der Gruppe, die mit Plättchenaggregationshemmern (meist Aspirin oder Aspirin, kombiniert mit Dipyridamol) behandelt wurden [5]. Aspirin sollte daher Patienten nach einer aortokoronaren Bypassoperation verordnet werden. Bei einer bereits präoperativen Gabe ist mit einem höheren Blutverlust zu rechnen, so daß

Tabelle 2. Klinische Effizienz von Aspirin, Ticlodipin und Dipyridamol bei der koronaren Herzkrankheit
(+ = erwiesen, +/− = kontrovers, − = ineffektiv)

Indikation	Aspirin	Ticlodipin	Dipyridamol
Primärprävention des Infarktes	+/−		
Stabile Angina pectoris	+		
Instabile Angina pectoris	+	+	
Sekundärprävention des Reinfarktes	+		−
Sekundärprävention nach CABG	+	+	−
Akuter Verschluß nach PTCA	+	+	−
Restenose nach PTCA	−	−	−

viele den unmittelbaren (6 h) postoperativen Beginn vorziehen. Die Effektivität
ist bis zu einem Jahr belegt, aber auch bei Fehlen von Studien mit Langzeitverlauf
erscheint es sinnvoll, die Plättchenaggregationshemmer länger zu geben.

Bei der *Ballondilatation* vermag die Gabe von Aspirin die Frühverschlüsse zu
senken und gehört neben der Heparinisierung zur Standardtherapie. Der Effekt
auf Spätverschlüsse war enttäuschend, möglicherweise deshalb, weil Aspirin auf
den Mechanismus der Restenose (proliferative und synthetisierende Aktivität
der glatten Muskelzelle) keinen Einfluß hat.

Nach Implantation eines *Stents* wird heute zur Senkung des frühen Verschlusses eine Kombination von Ticlodipin (250 mg 2mal täglich für 4–6 Wochen) und
Aspirin (200–300 mg täglich auf unbegrenzte Zeit) vorgeschlagen. Bei Ticlodi-
pingabe muß das Blutbild einmal wöchentlich kontrolliert werden, um die 2%ige
Inzidenz einer Leukopenie nicht zu übersehen. Schömich verglich Plättchenaggregationshemmer (Ticlodipin und Aspirin) mit einer Kombination von Phen-
procouman (Ziel: INR 3,5–4,5) und Aspirin und fand nach einem Monat in der
reinen Plättchenaggregationshemmergruppe (Ticlodipin und Aspirin) 1,6% Ereignisse, während in der Antikoagulanziengruppe 6,2% Ereignisse auftraten
[72]. Daraus kann geschlossen werden, daß in der Frühphase nach PTCA und
Stentimplantation die Kombination zweier Plättchenaggregationshemmer der
Kombination eines Plättchenaggregationshemmers mit einem Antikoagulans
überlegen ist und der Mechanismus überwiegend plättchenabhängig ist (Tabelle 2).

11.2.5.2 Antikoagulation

Der Einsatz von Antikoagulanzien nach dem Herzinfarkt wird seit 4 Jahrzehnten kontrovers diskutiert. Bereits 1957 berichtete Bjerkelund über eine kontrollierte Studie bei Patienten mit Myokardinfarkt in 2 Departments in Oslo, wobei
in dem einen Departement ein Placebo- im anderen ein Antikoagulans gegeben wurde [9]. Nach 37 Monaten war die Mortalität in der Placebogruppe
32%, verglichen mit 19% in dem Department mit der Antikoagulanziengruppe

(RR 0,57, KI 0,37–0,87). Ähnlich fand sich eine Senkung der Reinfarktrate um 40 % in der Placebogruppe gegenüber 22 % in der mit Antikoagulation behandelten Gruppe.

Es folgte eine Reihe von Untersuchungen, die aber wegen ihres Studienaufbaus und vieler Fehler (fehlende Randomisierung, offen bzw. nur einfach blinder Studienaufbau, laxe Gerinnungseinstellung, relativ geringe Patientenzahl und anderes mehr) kritisiert wurden [30].

Eine gepoolte Analyse von 9 prospektiven Studien bei 2487 Männern nach Herzinfarkt errechnete eine Senkung der Gesamtmortalität von 20 % [44]. Trotzdem wurde wegen der häufig beobachteten Blutungsneigung und der berechtigten Kritik am Studiendesign vielerorts die Antikoagulanzientherapie verlassen.

Mit der dänischen Sixty-plus-Studie wurde die Debatte neu eröffnet [83]. In dieser randomisierten, doppelblinden Untersuchung bei Patienten nach Herzinfarkt und in einem Alter über 60 Jahre wurden 439 Patienten mit fortlaufender Antikoagulation (Thrombotest 5–10 %) mit 439 Patienten verglichen, bei denen nach zumindest 2 Jahren die Antikoagulation unterbrochen wurde. Nach 2 Jahren fand sich in der Placebogruppe eine Mortalität von 15,7 % gegenüber 11,6 % in der Gruppe mit Antikoagulation (− 26 %). In ähnlicher Weise wurde die Reinfarktrate gesenkt (Placebo 15,2 %, Antikoagulation 6,9 %, − 55 %, p = 0,0005). Das Risiko einer Blutung bei diesen engmaschig, kontrollierten Patienten war in beiden Gruppen gleich. Ein Insult wurde in 5,6 % der Placebogruppe und 3,1 % der Gruppe mit Antikoagulation gefunden, wobei ischämische Insulte in der Placebogruppe und hämorrhagische Insulte in der Antikoagulanziengruppe überwogen.

Die Norwegische Warfarin Re-Infarct Study (WARIS) zeigte bei einem Follow-up von 37 Monaten bei 1214 randomisierten Patienten eine Senkung der Gesamtmortalität mit Cumarin (INR 2,8–4,8) um 24 % (95 % KI, 4 %–44 %, p<0,03), der nichttödlichen Reinfarktrate um 34 % (95 % KI, 19 %–54 %, p<0,01) und der zerebrovaskulären Ereignisse um 55 % (95 % KI, 33 %–77 %, p<0,02) [75].

Tabelle 3. Vergleich von Studien zur Antikoagulation

	Patienten	Alter	Medikament (Dosis)	Mittlere Beobachtungsdauer	Reduktion [%]		
					Gesamtmoralität	Reinfarkte	Insulte
Sixtyplus Study (1980)	878	67,6	Acenocoumarin oder Phenprocoumon INR 2,7–4,5	2 Jahre	26	55	40
WARIS (1990)	1214		Warfarin INR 2,4–4,8	37 Monate	24	34	55
ASPECT (1994)	3404		Coumarin INR 2,4–4,8	37 Monate	10 n.s.	53	40

Die dänische Studie ASPECT (Anticoagulants in the Secondary Prevention of Events in Coronary Thrombosis) umfaßte 3404 Patienten nach Herzmuskelinfarkt, die entweder ein Placebo oder eine Antikoagulation (Phenprocumon oder Acenocoumarin, INR 2,8–4,8) erhielten [3]. Nach 37 Monaten fand sich eine nichtsignifikante (10%) Senkung der Mortalität, jedoch eine 53%ige Senkung der Reinfarkthäufigkeit. Auch die Zahl der zerebrovaskulären Ereignisse wurde um 40% gesenkt. Ein computertomographisch dokumentierter ischämischer Insult war bei 15 antikoagulierten Patienten (2 tödlich) und bei 43 Placebopatienten (2 tödlich) nachweisbar; eine zerebrale Blutung fand sich bei 17 antikoagulierten Patienten (8/17 tödlich) gegenüber 2 Placebopatienten (keiner tödlich). Die Mortalität durch Insulte war in den beiden Gruppen gleich, der Anteil an Patienten mit erheblichem neurologischem Defizit in der Placebogruppe höher (Tabelle 3).

11.2.5.3 Aspirin vs. Antikoagulation

Die German-Austrian myocardial infarction study verglich bei 246 Patienten nach Infarkt offen Phenpocoumon (INR 2,5–5,0) gegenüber Aspirin 1,5 mg und Placebo und fand nach 2 Jahren eine statistisch nichtsignifikante Senkung der Gesamtmortalität (-26%) und der kardiovaskulären Mortalität (-45%) im Vergleich zu Phenprocoumon [10]. In der ebenfalls offenen französischen EPSIM-Studie („Enquete de prévention secondaire de l'infarctus de myocarde) betrug die Mortalität 11,9% in der Aspiringruppe und 10,3% in der Gruppe mit Antikoagulation [21].

In der APRICOT-Studie (Aspirin vs. Coumadin in the Prevention of Reocclusion and Recurrent Ischemia after successful Thrombolysis) wurden Patienten nach einem Herzinfarkt und Thrombolyse mit offenem infarktbezogenen Gefäß im Koronarangiogramm (< 48 h nach Infarkt) entweder zu 325 mg Aspirin täglich oder zu Heparin, gefolgt von Placebo oder zu Heparin, gefolgt von Warfarin (Ziel: INR 2,8–4,0) randomisiert [55].

Nach 3 Monaten war die Mortalität in allen 3 Gruppen mit 2% und die Reokklusionsrate mit ca. 30% gleich. Aspirin reduzierte im Vergleich zu Placebo die Reinfarktrate (3% vs 11%, $p < 0,025$) und die Zahl an Revaskularisationsmaßnahmen und zeigte in 93% (gegenüber 76% Placebo, $p < 0,01$) einen ereignislosen Verlauf. Demgegenüber war die Effizienz von Coumadin in dieser Beobachtungszeit nicht so klar (Reinfarktrate 8%, ergebnisloser Verlauf 82%).

Die Kombination von Aspirin mit der Antikoagulation wurde in der CARS-Studie („Coumadin-Aspirin reinfarction study") untersucht. 8803 Patienten mit einem akuten Herzmuskelinfarkt wurden nach 3–21 Tagen in einen der 3 Behandlungsarme eingeteilt: Die 1. Gruppe erhielt 160 mg Aspirin/Tag, die 2. Gruppe eine sehr niedrig dosierte Antikoagulation mit Coumadin 1 mg/Tag und Aspirin 80 mg/Tag, die 3. Gruppe erhielt niedrig dosiertes Coumadin 3 mg (Ziel: INR $< 3,5$) und 80 mg Aspirin. Die Patienten wurden über 4 Jahre beobachtet. Die Studie wurde frühzeitig unterbrochen, nicht wegen Nebenwirkungen, sondern da sich keine signifikanten Unterschiede zwischen den Gruppen zeigten. Die Kombination von Aspirin und Coumadin in den niederen Dosen war dem Aspirin allein in bezug auf eine Senkung der Reinfarktrate, des Insultes oder des kardialen Todes nicht überlegen. So fand sich in der Aspiringruppe eine Mortalität von 2,7 %, in der Kombinationstherapie von 1 mg Coumadin und Aspirin 3 %, und in der Kombinationstherapie mit Coumadin 3 mg und Aspirin 3,1 %.

Insgesamt zeigen die Studien zur Sekundärprävention mit Aspirin und Antikoagulanzien, daß beide dazu beitragen, die Reinfarktrate und Mortalität zu senken. Der Vorteil von Aspirin gegenüber der Antikoagulation ist nicht die größere Effektivität, sondern eher die geringeren Kosten, die leichtere Handhabung der Therapie und geringere Notwendigkeit für aufwendige Kontrollen. Für Patienten mit koronarer Herzkrankheit, nach Herzinfarkt, nach einer PTCA bzw. Stentimplantation und nach einer aortokoronaren Bypassoperation wird Aspirin bevorzugt. Antikoagulanzien sollten bei Patienten eingesetzt werden, bei denen eine Unverträglichkeit für Aspirin besteht oder die ein erhöhtes Thrombembolierisiko besitzen. Dies sind Patienten mit Vorhofflimmern, eingeschränkter linksventrikulärer Pumpfunktion, linksventrikulärem Aneurysma, echokardiographisch nachgewiesenen Thromben im Herzen oder Patienten mit überstandenen Embolien.

11.2.6 Angiotensin-converting-Enzym-Hemmer (ACE-Hemmer)

Sowohl tierexperimentelle als auch Studien am Menschen konnten zeigen, daß die Gabe von ACE-Hemmern nach einem Herzmuskelinfarkt das linksventrikuläre Remodelling verlangsamt und mit klinischen Erfolgen (geringere Krankenhaushäufigkeit, Abnahme ischämischer Ereignisse und Senkung der Mortalität) zu Buche schlägt [63]. Mit dem Begriff des „linksventrikulären Remodelling" meint man strukturelle und funktionelle Veränderungen, die den Verlust von Myokard kompensieren helfen. Linksventrikuläres Remodelling umfaßt die Infarktausdehnung mit Wandverdünnung (akut bis 3 Monate) und die globale linksventrikuläre Dilatation sowie Hypertrophie im nichtinfarzierten Herzmuskelarial (über Monate). Dies resultiert in einer Zunahme des linksventrikulären Volumens, ein wichtiger prognostischer Parameter für die Postinfarktmortalität und ein Vorläufer der Herzinsuffizienz.

Eine Reihe von prospektiven, randomisierten, doppelblind kontrollierten Studien mit ACE-Hemmern in der Postinfarktphase, konnte zeigen, daß mit einer Behandlung über Monate die Krankenhausaufenthalte und teilweise auch die Reinfarktrate reduziert und die Prognose günstig beeinflußt werden konnte [35, 45, 48, 64, 80]. Dies bezieht sich allerdings auf Patienten mit großem Herzinfarkt und reduzierter Pumpfunktion (Tabelle 4).

Einige der ACE-Hemmerstudien, wie ISIS-4, GISSI-3, Consensus II oder die chinesische Captoprilstudie, inkludierten Patienten mit oder ohne linksventrikuläre Dysfunktion oder Herzinsuffizienz und hatten auch eine relativ kurze Beobachtungsdauer. Die Studien SAVE, AIRE und TRACE beinhalteten eine Untergruppe mit linksventrikulärer Dysfunktion und relativ langer Beobachtungsdauer (länger als 1 Jahr), während die SMILE-Studie Patienten ohne Lyse mit

Tabelle 4. Langzeitstudien mit ACE-Hemmern nach Infarkt (SAVE Survival and Ventricular Enlargement, AIRE Acute Infarction Ramipril Efficacy, TRACE Trandolapril Cardiac Evaluation)

	Patienten-zahl n	ACE-Hemmer	Beobachtungs-dauer	Mortalität [%]	Risikoreduktion (95% Vertrauens-bereich) [%]	p-Wert
SAVE	2231	Captopril	42 Monate	Placebo: 25 Captopril: 20	19 (3–32)	0,019
AIRE	2006	Ramipril	15 Monate	Placebo: 23 Ramipril: 17	27 (11–40)	0,002
TRACE	6676	Trandolapril	26 Monate	Placebo: 42 Trandolapril: 35	22 (9–43)	0,001

Vorderwandinfarkt umfaßte und eine Beobachtungsdauer von 6 Monaten aufwies [1].

Patienten mit Hinweis auf eine erhebliche Myokardschädigung und eine eingeschränkte Pumpfunktion, also z. B. mit Herzinsuffizienz, großem Herzmuskelinfarkt, einem Vorderwandinfarkt, mit mehrmaligen Infarkten und ältere Patienten, werden von einer ACE-Hemmergabe im Sinne der Sekundärprävention profitieren. Neben den klinischen Parametern kann die echokardiographische Beurteilung der Pumpfunktion und Ventrikelgeometrie bei der Entscheidung über den Einsatz von ACE-Hemmern hilfreich sein.

Kontrovers bleibt die Entscheidung, wenn der Patient keine oder nur eine geringe Einschränkung der linksventrikulären Funktion zeigt. In der SAVE-Studie wurde eine Senkung der Reinfarkthäufigkeit gefunden und auch in der SOLVD-Studie wurde eine Reduktion von ischämischen Ereignissen unter ACE-Hemmern beschrieben. Möglicherweise spielen hierbei direkte vaskuloprotektive Effekte der ACE-Hemmer mit Verbesserung der Endothelfunktion eine Rolle. Diese Hypothese wird auch derzeit in einer Reihe von Studien (HOPE, QUIET, ALLHAT, PEACE) getestet [61].

Für Patienten mit eingeschränkter linksventrikulärer Pumpfunktion oder Herzinsuffizienz nach Herzinfarkt gibt es genügend Daten, die für eine ACE-Hemmergabe sprechen. Nach 3–4 Monaten soll dabei die linksventrikuläre Pumpfunktion echokardiographisch bestimmt werden. Patienten mit weitgehend erhaltener linksventrikulärer Kammerfunktion können von der Medikation abgesetzt werden, Patienten mit weiterhin reduzierter linksventrikulärer Kammerfunktion sollen eine ACE-Hemmertherapie auf Dauer erhalten [16].

11.2.7 Hormonersatztherapie zur Sekundärprävention

Der große Unterschied in der Prävalenz der koronaren Herzerkrankung zwischen Männern und Frauen in der Zeit vor der Menopause gab schon lange Anlaß anzunehmen, daß Östrogene einen protektiven Effekt auf das Gefäßsystem haben.

Eine Reihe von klinischen Untersuchungen zeigt, daß Östrogene allein einen antiatherosklerotischen Effekt auf das Lipidprofil zeigen. So führt die Gabe von Östrogenen zu einer Abnahme des Gesamtcholesterins, aber auch des LDL-Cholesterins in der Größenordnung von 15–20 %; das HDL-Cholesterin, insbesondere das HDL_2-Cholesterin, steigt im selben Ausmaß an, und das Lipoprotein a sowie Fibrinogen, werden reduziert. Die Triglyzeride werden allerdings erhöht.

Neben diesem günstigen Effekt auf das Lipidprofil wird den Östrogenen aber auch eine direkte antiatherogene Eigenschaft nachgesagt. So beeinflussen die Östrogene die Vasomotorik insbesondere des dysfunktionalen Endothels. Eine abnorme Reaktion auf Acetylcholinprovokation mit Vasokonstriktion wird durch die Gabe von Östrogenen blockiert, wie folgende Übersicht zeigt:

Potentielle Mechanismen von östrogenen zur kardiovaskulären Protektion
- Lipoproteinstoffwechsel:
  - Reduktion von LDL-Cholesterin,
  - Erhöhung von HDL-Cholesterin,
  - Reduktion der Oxidation von LDL-Cholesterin,
  - Reduktion von Lipoprotein a.
- Direkte Gefäßwirkung:
  - gesteigerte Stickoxid(NO)bildung im Endothel,
  - Prävention der acetylcholinvermittelten Vasokonstriktion in atherosklerotischen Gefäßen,
  - erhöhte Produktion von Prostaglandin I_2,
  - Senkung der Thromboxan-A_2-Bildung,
  - Veränderung der Kollagen- und Elastinproduktion,
  - Minderung der Plaquevulnerabilität,
  - Vergrößerung der präexistenten Kollateralen.
- Blutgerinnung:
  - Senkung des Fibrinogenspiegels,
  - Senkung des Plasminogen-Aktivator-Inhibitor-1-Spiegels,
  - Steigerung des Gewebeplasminogenspiegels.
- Glukose- und Insulinmetabolismus:
  - erhöhte Insulinsensitivität,
  - Senkung des Blutzuckers und des Insulinspiegels.
- Blutdruck:
  - Blutdrucksenkung.

Die Empfindlichkeit der LDL-Oxidation durch freie O_2-Radikale wird durch Östrogene herabgesetzt und dadurch die Produktion des für das Endothel toxischen oxidierten LDL gebremst.

Östrogene beeinflussen auch das Verhältnis von Kollagen zu Elasten und haben damit einen Effekt auf die Plaquevulnerabilität [29, 31].

Seit 1970 liegen über 30 epidemiologische Untersuchungen über die Östrogensubstitution und kardiovaskuläre Erkrankungen bei der Frau in der Postmenopause vor. Fast alle Untersuchungen beinhalten ein freies Östrogen („unopposed") [7].

Die Studie „Lipid Clinic Program Follow-Up" bestätigte für Östrogene einen günstigen Effekt auf das kardiovaskuläre Risiko. 2 270 Frauen im Alter von 40–69 Jahren bei Eintritt wurden 8,5 Jahre lang beobachtet und zeigten nach Korrektur für Alter, Bluthochdruck, Rauchen eine Risikoreduktion um 60 % für Östrogenbenutzerinnen [12].

Die Hälfte aller 32 000 Krankenschwestern in der Nurses-health-Studie im Alter von weniger als 55 Jahren hatten eine Hormonersatztherapie. Diese war (Vierjahresverlauf) mit einer 50 %igen Risikoreduktion für tödliche und nichttödliche Infarkte verbunden. Auch nach 10 Jahren Verlaufskontrolle war dieser günstige Effekt erhalten, allerdings nahm er mit zunehmenden Alter (nichtsignifikant) ab [77].

Alle diese Untersuchungen waren aber nicht kontrolliert oder randomisiert. Es ist nicht exakt dokumentiert, warum diese Frauen nun Östrogene nahmen und warum andere wieder keine Hormonsubstitution erhielten. Es fällt auf, daß bei Frauen, die eine Hormonersatztherapie hatten, weniger häufiger ein Diabetes mellitus oder eine Hypertonie vorlag. Ebenso findet sich bei Frauen mit Hormonersatztherapie ein höherer Sozialstatus, ein höheres Einkommen, eine höhere Schulbildung, mehr sportliche Betätigung sowie ein niedrigeres Körpergewicht mit niedriger Waist-to-hip-ratio.

Als Folge einer Hormontherapie sind die Zunahme des Brustkrebses und des Endometriumkarzinoms gefürchtet. Die alleinige Östrogenbehandlung erhöht das Risiko für ein Endometriumkarzinom nach 5 Jahren um das 3- bis 6fache und nach 10 Jahren um mehr als das 10fache. Dieser ungünstige Effekt wird durch die Kombination mit Gestagenen (zyklisch zumindest für 12 Tage pro Monat) praktisch eliminiert. Dies wurde durch epidemiologische Daten bestätigt; jüngst erfolgte zudem indirekt in einer 3jährigen randomisierten placebokontrollierten Untersuchung ebenfalls eine Bestätigung, in welcher reines Östrogen mit 3 Östrogen-Gestagen-Kombinationen verglichen wurde. Während Frauen in der Placebo- oder der Östrogen-Gestage-Gruppe ein 1 %iges Risiko einer adenomatösen Endometriumhyperplasie zeigten, war dies bei 34 % der Frauen, die nur mit reinem Östrogen behandelt wurden, der Fall.

Das Risiko für den Brustkrebs soll v. a. bei länger als 5jährigem Einsatz und bei Frauen über 55 Jahren erhöht sein. Darauf hat Bergkvist 1989 hingewiesen, der bei Untersuchungen von 23 444 Schwedinnen eine 10 %ige Erhöhung des Risikos für Brustkrebs fand, wobei er v. a. bei langjährigem Einsatz (mehr als 9 Jahre) eine deutliche Erhöhung fand [8]. Auch die Kombination von Östrogen mit Gestagenen zeigte dasselbe erhöhte Risiko.

Ähnliche Ergebnisse wurden 1995 aus der Nurses-health-Studie vorgelegt [17]. Im Prinzip ergab diese Untersuchung, daß bei einer länger als 5jährigen Dauer einer Hormonersatztherapie das Brustkrebsrisiko erhöht ist (relatives Risiko: 1,4), ebenso bei Frauen, die älter als 55 Jahre sind; der Zusatz von Gestagenen resultierte nicht in einer Risikoreduktion. Ein langjähriger früher Hormonersatz hingegen war ohne erhöhtes Brustkrebsrisiko.

In der Hormonersatztherapie werden heute 2 Regimes eingesetzt:
- Die alleinige Östrogengabe, etwa in Form der konjugierten Östrogene (Premarin) oder des Östradiolvalerat v. a. bei hysterektomierten Frauen oder

● eine Kombination von Östrogenen und Gestagenen bei Frauen mit Uterus, um das Risiko des Endometriumkarzinoms zu senken. Hier existieren eine Reihe von Kombinationsvarianten, prinzipiell muß aber zwischen der sequentiellen Gabe und der laufenden kombinierten Gabe von Gestagenen unterschieden werden, wie folgende Übersicht verdeutlicht:

Hormonersatztherapie
● Östrogen allein (oral, transdermal, i.m.):
   z. B. konjugierte Östrogene 0,6 mg,
   Estradiolvalerat 2 mg.
● Östrogene und Gestagene:
   – Östrogene und Gestagene als Sequenzpräparat (12–14 Tage),
   – Östrogene und Gestagene als Kombinationpräparat.

Die PEPI-Studie („postmenopausal Estrogen/Progestin intervention") untersuchte randomisiert und placebokontrolliert über 3 Jahre den Einfluß von konjugierten Östrogenen allein oder in Verbindung mit unterschiedlichen Gestagenen bei 875 gesunden Frauen nach der Menopause [84]. Die Hauptresultate zeigten, daß sowohl Östrogen allein wie auch Östrogen in Kombination mit einem der eingesetzten Gestagene zu einer Verbesserung des Lipoproteinprofils und zur Senkung des Fibrogens führte und im Vergleich zu Placebo in keiner Gruppe eine signifikante Änderung des systolischen und diastolischen Blutdrucks und des Insulinspiegels resultierte. Daraus kann geschlossen werden, daß weder ein Diabetes noch eine Hypertonie eine Kontraindikation für eine Hormonersatztherapie darstellten.

In einer neuerlichen Analyse der Nurses-health-Studie mit einer nunmehr 16jährigen Verlaufsbeobachtung bei 59 337 Frauen nach der Menopause wurde auf die Kombinationstherapie von Östrogenen und Gestagenen als Hormonersatz eingegangen. Dabei zeigten Frauen mit einem Östrogen-Gestagen-Präparat im Vergleich zu Frauen ohne Hormonersatztherapie eine deutliche Risikosenkung für kardiovaskuläre Ereignisse (relatives Risiko: 0,39, 95 % Kontidenzintervall (KI), 0,19–0,78) wie auch Frauen mit alleiniger Östrogenhormonersatztherapie (relatives Risiko: 0,45, 95 % KI, 0,34–0,60). Diese Ergebnisse lassen den vorsichtigen Schluß zu, daß der Zusatz von Gestagenen den kardioprotektiven Effekt der Östrogene bei Frauen nach der Menopause nicht negativ beeinflußt bzw. antagonisiert [33].

Zwei große randomisierte Studien werden derzeit durchgeführt, um den Effekt der Hormonersatztherapie prospektiv zu untersuchen, nämlich die WHI-Studie (Women's Health Initiative) bei gesunden Frauen nach der Menopause und die HERS-Studie (Heart Estrogen-Progestin Replacement Study) bei Frauen mit koronarer Herzkrankheit. Die Ergebnisse dieser Studien müssen abgewartet werden, um die genannten epidemiologischen Daten zu bestätigen und eindeutige Empfehlungen herauszugeben.

Ein Consensuspapier des American College of Physicians stellte 1992 fest, daß Frauen in der Postmenopause mit dokumentierter koronarer Herzkrankheit oder vermehrtem Risikoprofil mit großer Wahrscheinlichkeit von einer Hormonersatztherapie profitieren [34]. Die Entscheidung dazu muß aber individuell in Absprache mit der Patientin getroffen werden, die in die Nutzen-Risiko-Abschätzung einbezogen werden muß und die persönlich andere Ansichten zum Krebs und Koronarrisiko oder der Lebensqualität haben mag.

11.2.8 Hypertonie

Erhöhte Blutdruckwerte über 140/90 mm Hg müssen bei Koronarpatienten im Rahmen der multifaktoriellen Risikomodifikation der KHK behandelt werden [89]. Es existieren allerdings keine randomisierten kontrollierten Studien zum Einfluß einer Hochdrucktherapie auf die Mortalität bei Patienten mit etablierter KHK. In der Framingham-Studie zeigte sich, daß eine Postinfarkthypertonie mit einer 3mal höheren Mortalität als bei nomotensiven Patienten ein eminenter Risikofaktor bleibt [47]. Im „Hypertension Detection and Follow-up Program" wurden Patienten mit Zustand nach Herzinfarkt einer intensiven antihypertensiven Behandlung unterzogen und zeigten eine um 20 % geringere Fünfjahresmortalität (p < 0,01) [52]. Allgemeine Maßnahmen wie Gewichtskontrolle bzw. -reduktion bei Übergewichtigkeit, salzreduzierte Kost und Einschränkung des Alkoholkonsums sowie körperliche Bewegung und vernünftige Ernährung sollen den Patienten immer wieder als die einfachste und durchaus effektive Maßnahme zur Blutdrucksenkung in Erinnerung gerufen werden.
Bleiben die Blutdruckwerte trotzdem erhöht, so ist eine medikamentöse Therapie angezeigt. Diese wird heute individualisiert, ausgerichtet nach den Begleiterkrankungen und Risikofaktoren des Patienten begonnen.
Bei Patienten mit Herzmuskelinfarkt eignen sich v. a. β-Rezeptorenblocker als antihypertensive Mittel der ersten Wahl, bei Vorliegen einer Herzinsuffizienz Diuretika und/oder ACE-Hemmer, bei linksventrikulärer Dysfunktion ACE-Hemmer und/oder β-Rezeptorenblocker. Bei Patienten mit Diabetes mellitus oder Hyperlipidämie muß im Einzelfall die metabolische Nebenwirkung von Diuretika bzw. β-Rezeptorenblocker in einer Nutzen-Risiko-Relation abgewogen werden. Die heute eingesetzten niedrigen Dosen von Diuretika und damit geringeren metabolischen Nebenwirkungen sowie die nachgewiesenen positiven Effekte von β-Rezeptorenblockern bei der koronaren Herzkrankheit lassen aber auch diese Medikamentengruppe bei metabolischen Störungen zur Behandlung einer Hypertonie akzeptabel erscheinen.
Der Einsatz von Kalziumantagonisten, insbesondere der Dihydropyridine (z. B. Nifedipin) ist durch die Arbeiten von Furberg und Psaty neuerdings Gegenstand kontroversieller Diskussionen [27, 65]. Der Einsatz von Nifedipin beim akuten Herzmuskelinfarkt oder bei der instabilen Angina pectoris ist nicht indiziert, die Gabe von kurz wirksamen, schnell anflutenden Kalziumantagonisten beinhaltet die Gefahr der abrupten Blutdrucksenkung mit Ischämie oder Insult. Der Einsatz von Kalziumantagonisten nach Stabilisierung eines akuten ischämischen Ereignisses muß davon differenziert werden und zeigte in der Metaanalyse von Held keinen Effekt auf die Prävention neuerlicher ischämischer Ereignisse [41]. Längerwirkende Kalziumantagonisten mit allmählichem Wirkungseintritt und ohne wesentlichen frequenzsteigernden Effekt (Verapamil, Diltiazem) zeig-

ten nach Infarkt eine Reduktion der Reinfarktrate, aber nicht der Gesamtmortalität [19, 66, 67]. Kalziumantagonisten können bei Patienten mit linksventrikulärer Dysfunktion die Rate der Herzinsuffizienz und tödlichen Komplikationen erhöhen und sollten daher in solchen Situationen nicht eingesetzt werden.

Bei Patienten mit ischämischer Herzerkrankung sollte der diastolische Blutdruck nicht zu stark gesenkt werden, um die Gefahr ischämischer kardialer Komplikationen nicht zu erhöhen. Cruickshank wies auf das Phänomen der sog. J-Kurve hin und meinte damit die Gefahr der kritischen Senkung der Koronarperfusion durch zu starke Senkung des diastolischen Blutdrucks [18]. In 2 prospektiven Untersuchungen wurde dies untermauert [53]. Aus diesem Grunde sollte bei Patienten mit koronarer Herzkrankheit der diastolische Blutdruck nur vorsichtig und möglicherweise nicht unter 85 mm Hg gesenkt werden.

11.2.9 Antiarrhythmische Therapie zur Prävention des plötzlichen Herztodes in der Sekundärprävention

Eine Reihe von Untersuchungen hat aufgezeigt, daß die Häufigkeit und Komplexität ventrikulärer Herzrhythmusstörungen nach Herzinfarkt mit der Prognose einhergeht. Lange glaubte man daher, daß mit einer Senkung der Häufigkeit der Herzrhythmusstörung auch eine Verbesserung der Prognose erreichbar sei. Die CAST-Studie (Cardiac Arrhythmia Suppression Trial) ging der Hypothese nach, ob die Suppression von ventrikulären Extrasystolen (VES) bei Patienten nach Herzmuskelinfarkt und eingeschränkter Pumpfunktion (linksventrikuläre Auswurfsfraktion < 50 %) die Inzidenz des plötzlichen Herztodes und der kardialen Mortalität senkt [20]. Drei Antiarrhythmika der Klasse IC nach Vaugham Williams, nämlich Encainid, Flecainid und Morizizin wurden gegenüber Placebo verglichen. Das Antiarrhythmikum und die Erhaltungsdosis wurden anhand einer vorher nachgewiesenen Suppression vom VES im 24-h-EKG ausgewählt. Nach 10 Monaten zeigte der Encainid- und Flecainidam eine überproportionale Mortalität; dieser Studienteil wurde vorzeitig abgebrochen. Auch Morizizin zeigte trotz Senkung der VES-Häufigkeit keine Senkung der Mortalität, sondern sogar eine höhere Mortalität in den ersten 14 Tagen gegenüber Placebo (17 von 665 Patienten mit Morizizin gegenüber 3 von 660 Patienten mit Placebo) [81].

Diese Ergebnisse haben zu einer wesentlich kritischeren Handhabung der Antiarrhythmika geführt, auf das Problem der Proarrhythmie aufmerksam gemacht und lassen Klasse-I-Antiarrhythmika bei Patienten mit strukturellen Herzerkrankungen als nicht geeignet erscheinen. Darüber hinaus zeigten sie auf, daß antiarrhythmische Behandlung nicht einer antifibrillatorischen Behandlung gleichzusetzen ist.

Die günstige Wirkung von β-Rezeptorenblockern nach Herzmuskelinfarkt wurde auch in einer retrospektiven Analyse der CAST-Studie untermauert, die zeigte, daß jene Patienten, die β-Blocker zusätzlich erhielten, eine Senkung der Gesamtmortalität und des plötzlichen Herztodes um 1/3 aufwiesen.

Tabelle 5 faßt die Ergebnisse verschiedener Studien mit Amiodaron nach Herzmuskelinfarkt zusammen [11, 13, 15].

Tabelle 5. Amiodaron: Ergebnisse der Amiodaronstudien nach Herzmuskelinfarkt

Studie	Patienten/Klinik	Medikation	Ergebnis
BASIS Basel Antiarrhythmic Study of Infarct Survival	312 Patienten ohne Symptome mit VES (Lown III und IVb im Holter-EKG)	Amiodaron (200 mg/Tag) vs. Placebo vs. individuelle antiarrhythmische Therapie (meist Klasse I)	Kardiale Mortalität: 10 Placebo, 5 Amiodaron, $p < 0,05$
Polnische Amiodaron-Studie	613 Patienten ohne Symptome nach Herzinfarkt mit Kontraindikation für β-Blocker	Amiodaron vs. Placebo;	Kardiale Mortalität: 33 (10,7%) Placebo, 19 (6,2 %) Amiodaron $p = 0,048$
SSSD Spanish Study of Sudden Death	368 Patienten nach Herzinfarkt, LV-EF: 20–45% und ≥ 3 VES/h oder Couplets bzw. ventrikuläre Salven < 15 Schläge	Randomisiert (offen) zu Amiodaron 200 mg/Tag (n = 115), Metoprolol 100–200 mg/Tag (n = 130), oder keine antiarrhythm. Therapie (n = 123)	Gesamtmortalität nach 38 Monaten: 3% Amiodaron, 13% Metoprolol, 7% ohne
EMIAT (European Myocardial Infarction Amiodarone Trial	1486 Patienten nach Herzinfarkt mit LV-EF < 40%	Amiodaron vs. Placebo	Nach 2 Jahren: kein Unterschied in der Gesamtmortalität (101 Amiodaron, 102 Placebo) und der kardialen Mortalität Reduktion der arrhythmisch bedingten Mortalität um 35% (33 Amiodaron, 50 Placebo)
CAMIAT Canadian Amiodarone MI Arrhythmia Trial	1202 Patienten nach Herzinfarkt mit mehr als 10 VES/h oder ventrikulärer Tachykardie	Amiodaron (400 mg) vs. Placebo	Nach 2 Jahren: trendmäßige Abnahme der Gesamtmortalität Reduktion der arrhythmisch bedingten Mortalität

Das Canadian Amiodarone Myocardial Infarction Trial (CAMIAT) bezog 1 202 Patienten nach akutem Herzinfarkt mit mehr als 10 VES/h oder ventrikulärer Salven ein [13]. Die Patienten wurden nach 4–45 Tagen entweder Amiodaron (Erhaltungsdosis: 400 mg/Tag) oder Placebo zugeteilt. Als primärer Endpunkt wurde eine Kombination von arrhythmisch bedingtem Herztod bzw. überlebtem Kammerflimmern gewählt. Nach 2 Jahren fand sich in der Amiodaron-Gruppe eine 3,3 %ige Inzidenz eines plötzlichen Herztodes oder einer Wiederbelebung nach Kammerflimmern gegenüber 6,0 % in der Placebogruppe (Risikoreduktion um 48 %). Die kardiale Mortalität war 6,3 % in der Amiodarongruppe, und 8,5 % in der Placebogruppe (−27 %, p = 0,087). Die Gesamtmortalität war ebenfalls nicht statistisch unterschiedlich.

Die EMIAT-Studie (European Myocardial Infarct Amiodarone Trial) untersuchte Patienten nach Herzmuskelinfarkt und eingeschränkter Pumpfunktion (Radionuklidventrikulographie, LV-Auswurfsfraktion: <40%). Von 33 633 Patienten wurden schließlich 1 486 einbezogen und entweder zu Placebo oder Amiodaron randomisiert [36]. Die Dosis betrug 800 mg/Tag in den ersten 2 Wochen, dann 400 mg/Tag für 3 Monate und dann 200 mg/Tag als Erhaltungsdosis. Als primäres Studienziel wurde die Gesamtmortalität festgelegt, weitere Studienendpunkte waren die kardiovaskuläre Mortalität, der plötzliche Herztod, die Kombination vom plötzlichen Herztod bzw. Wiederbelebung nach Herzstillstand.

Die Gesamtmortalität zeigte nach 2 Jahren keinen Unterschied (101 Verstorbene in der Amiodaron –, 102 in der Placebogruppe, RR: 0,99). Auch die kardiale Mortalität war statistisch nicht unterschiedlich (84 in der Amiodarongruppe, 88 in der Placebogruppe, RR: 0,94), der arrhythmische Tod wurde durch Amiodaron signifikant gesenkt (33 Patienten in der Amiodarongruppe, 50 Patienten in der Placebogruppe, RR 0,65).

In den beiden letztgenannten Studien fand sich durch Amiodaron eine signifikante Senkung der arrhythmisch bedingten Mortalität, jedoch keine signifikante Senkung der Gesamtmortalität. In beiden relativ groß angelegten Studien fand sich kein Hinweis für eine proarrhythmisch bedingte Mortalität.

Die medikamentöse Behandlung von Patienten mit ventrikulären Rhythmusstörungen und eingeschränkter Pumpfunktion zur Senkung der Mortalität ist aus heutiger Sicht noch unbefriedigend. Die ersten veröffentlichten Ergebnisse der MADIT-Studie („Multicenter automatic defibrillator implantation trial") lassen hoffen, daß in naher Zukunft ein Algorithmus gefunden wird, der hilft, Hochrisikopatienten zu erkennen und evtl. mit einem automatisch implantierbaren Defibrillator bei ausgewählten Patienten nach Infarkt eine Verbesserung der Prognose zu erzielen [54].

11.2.10 Psychosozialer Streß und Depression und deren Bedeutung für kardiovaskuläre Zwischenfälle

Eine Reihe von psychosozialen Faktoren werden als zusätzliche Risikoindikatoren für eine koronare Herzkrankheit eingeschätzt [74]. Das sog. Typ-A-Verhalten, gekennzeichnet durch Aggressivität, erhöhte Reizbarkeit und Zeitdruck, wird von einigen Autoren als wesentliches Merkmal eines koronargefährdenden Verhaltens angesehen. Eine Änderung dieses Verhaltensmusters durch Beratung und Gruppentherapie resultierte in einer Senkung der kardialen Morbidität und Mortalität (Recurrent Coronary Prevention Project) [26].

Distress und Depression wurden auch wiederholt als Faktoren beschrieben, denen eine Bedeutung bei der kardiovaskulären Morbidität und Mortalität zukommt [37]. So berichtete Frasure-Smith, daß die Depression einen unabhängigen Risikoindikator für die 6- und 18-Monats-Sterblichkeit bei Patienten nach Herzmuskelinfarkt (auch nach Korrektur für eine linksventrikuläre Dysfunktion und vorangegangene Infarkte) darstellt ([24, 25], Abb. 3).

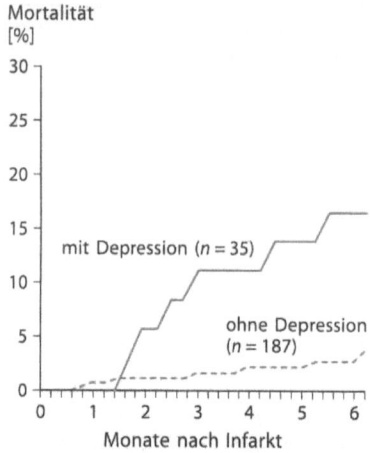

Abb. 3. Kumulative Sterblichkeit bei Patienten nach Herzinfarkt mit bzw. ohne Depression. (Nach [24])

Ruberman et al. berichteten aus einer Verlaufskontrolle der BHAT-Studie bei 2320 Männern nach Herzmuskelinfarkt und fanden 2 psychosoziale Faktoren, die einen Zusammenhang mit einer erhöhten Dreijahresmortalität zeigten: Soziale Isolierung (Fehlen eines familiären Rückhaltes oder von Freunden, Fehlen von gemeinschaftlichem Rückhalt in Vereinen etc.) und hoher psychosozialer Streß [70]. Bei Vorliegen von beiden Faktoren fand sich eine 4mal höhere Mortalität als bei Postinfarktpatienten, die keine oder nur geringe soziale Isolierung bzw. psychosozialen Streß zeigten.

Die Untersuchungen über den Effekt von psychohygienischen Maßnahmen sind limitiert durch kleine Fallzahlen, kurze Beobachtungsdauer, inhomogene Gruppen und unterschiedliche Beurteilungskriterien und sind in den Ergebnissen inkonsistent. Maßnahmen zur Streßbewältigung, Erlernen von Entspannungstechniken sowie gezielte Therapie der Depression tragen zum besseren Selbstwertgefühl der Patienten bei, fördern deren Compliance und zeigen in Metaanalysen einen Trend zur Senkung der Mortalität und der rezidivierenden ischämischen Ereignissen. Zusammen mit einer gezielten Bekämpfung der anerkannten klassischen Risikofaktoren können im Rahmen der ambulanten Herzgruppen gerade diese Aspekte der psychosozialen Betreuung integriert werden [37, 58].

Literatur

1. Ambrosioni E, Borghi C, Magnani B, for the Survival of Myocardial Infarction Long-term Evaluation (SMILE) Study Investigators (1995) The effect of the angiotensin-converting-enzyme inhibitor zofenopril on mortality and morbidity after anterior myocardial infarction. N Engl J Med 332:80–85
2. American Heart Association (1994) Cardiac rehabilitation programs: a statement for health care professionals from the American Heart Association (position statement). Circulation 90:1602–1610
3. Anticoagulants in the Secondary Prevention of Events in Coronary Thrombosis (ASPECT) Research Group (1994) Effect of long term oral anticoagulant treatment on mortality and cardiovascular morbidity after myocardial infarction. Lancet 343:499–503

4. Antiplatelet Trialist Collaboration (1994) Collaborative overview of randomised trials of antiplatelet therapy. I. Prevention of death, myocardial infarction and stroke by prolonged antiplatelet therapy in various categories of patients. BMJ 308:91–106
5. Antiplatelet Trials Collaboration (1994) Collaborative overview of randomised trials of antiplatelet therapy. II. Maintainance of vascular graft or arterial potency by antiplatelet therapy. BMJ 308:159–168
6. Becker D, Windsor R, Ockene J et al. (1993) Setting the policy, education and research agenda to reduce tabacco use. AHA Prevention Conference III. Behavior change and compliance: Keys to improving cardiovascular health. Circulation 88:1381–1386
7. Belchetz PE (1994) Hormonal replacement of postmenopausal women. N Engl J Med 33: 1062–1071
8. Bergkvist L, Adami HO, Person I et al. (1989) The risk of breast cancer after estrogen and estrogen-progestin replacement. N Engl J Med 321:293–297
9. Bjerkelund CJ (1957) The effect of long-term treatment with dicoumarol in myocardial infarction. Acta Med Scand [Suppl] 330:13–212
10. Breddin D, Loew D, Lechner K et al. (1980) Secondary prevention of myocardial infarction. A comparison of acetylsalicylic acid, placebo and phenprocommon. Haemostasis 9: 325–344
11. Burkhart F, Pfisterer M, Kiowski W et al. (1990) Effect of antiarrhythmic therapy on mortality in survivors of myocardial infarction with asymptomatic complex ventricular arrhythmias. Basel Antiarrhythmic Study of Infarct Survival (BASIS) J Am Coll Cardiol 16:1711–1718
12. Bush TL, Barrett-Connor E, Cowan LD et al. (1987) Cardiovascular mortality and noncontraceptive use of estrogen in women: results of the Lipid Research Clinic Program Follow-up Study. Circulation 75:1102–1109
13. Cairns JA, Conolly S, Roberts R et al. (1997) Randomised trial of outcome after myocardial infarction in patients with frequent or repetitive ventricular premature depolarisations: CAMIAT. Lancet 349:675–682
14. Cavender JB, Rogers WJ, Fisher LD et al. (1992) Effects of smoking on survival and morbidity in patients randomized to medical or surgical therapy in the Coronary Artery Surgery Study (CASS): 10 year follow up. J Am Coll Cardiol 20:287–294
15. Ceremuzynski L, Kleczar E, Krzeminski-Pakula M et al. (1992) Effect of amiodarone on mortality after myocardial infarction. A double blind, placebo-controlled, pilot study. J Am Coll Cardiol 20:1056–1062
16. Cleland JGF (1995) ACE-inhibitors for myocardial infarction: how should they be used? (Clinical perspective), Eur Heart J 16:153–159
17. Colditz GA, Hankinson SE, Hutter DJ et al. (1995) The use of estrogens and progestins and the risk of breast cancer in postmenopausal women. N Engl J Med 332:1589–1593
18. Cruickshank JM (1988) Coronary flow reserve and the J curve relation between diastolic blood pressure and myocardial infarction. BMJ 297:1227–1230
19. Danish Study Group on Verapamil in Myocardial Infarction (1990) Effect of verapamil on mortality and major events after acute myocardial infarction (DAVIT-II). Am J Cardiol 66: 779–785
20. Echt DS, Liebson PR, Mitchel B et al. and the CAST Investigators (1991) Mortality and morbidity in patients receiving encainide, flecainide or placebo. N Engl J Med 324:781–788
21. EPSIM Research Group (1982) A controlled comparison of aspirin and oral anticoagulants in prevention of death after myocardial infarction. N Engl J Med 307:701–708
22. Fagerström KO, Säwe U (1996) The pathophysiology of nicotine dependence: treatment options and the cardiovascular safety of nicotine. Cardiovasc Risk Factors 6:135–143
23. Fagerström KO, Schneider NG (1989) Measuring nicotine dependence: A review of the Fagerström Tolerance Questionnaire. J Behav Med 12:159–182
24. Frasure-Smith N, Lesperance F, Talajic M (1993) Depression following myocardial infarction. Impact on 6-month survival. JAMA 270:1819–1825
25. Frasure-Smith N, Lesperance F, Talajic M (1995) Depression and 18-month prognosis after myocardial infarction. Circulation 91:999–1005

26. Friedmann M, Thoresen CE, Gill JJ (1986) Alteration of type A behavior and its effect on cardiac recurrences in post myocardial infarction patients. Summary results of the recurrent coronary prevention project. Am Heart J 112:653–665

27. Furberg CD, Psaty BM, Meyer JV (1995) Nifedipine: dose related increase in mortality in patients with coronary artery disease. Circulation 92:1326–1331

28. Fuster V, Dyken ML, Vokonos PS, Heynekens C (1993) Aspirin as a therapeutic agent in cardiovascular disease. AHA Medical/Scientific Statement. Circulation 87:659–675

29. Gerhard M, Ganz P (1995) How do we explain the clinical benefits of estrogen? From beside to bench. Circulation 92:5–8

30. Gifford RH, Feinstein AR (1969) A critique of methodology in studies of anticoagulant therapy for acute myocardial infarction. N Engl J Med 280:351–357

31. Gilligan DM, Quyyumi A, Cannon RO (1994) Effects of physiological levels of estrogen on coronary vasomotor function in postmenopausal women. Circulation 89:2445–2551

32. Glossmann AH, Helzer JE, Covey LS et al. (1990) Smoking, smoking cessation and major depression. JAMA 264:1546–1549

33. Goldstein F, Stampfer MJ, Manson JE et al. (1996) Postmenopausal estrogen and progestin use and the risk of cardiovascular disease. N Engl J Med 335:453–461

34. Grady D, Cummings SR, Pettiti D et al. (1992) Guidelines for counseling postmenopausal women about preventive hormone therapy. Ann Intern Med 117:1038–1041

35. Gruppo Italiano per lo Studio della Sopravvivenza nell' Infarto Miocardico GISSI-3 (1994) Effects of lisinopril and transdermal glyceryl trinitrate singly and together on 6-week mortality and ventricular function after acute myocardial infarction. Lancet 343:1115–1122

36. Halhuber M (1987) Zeitgemäße Gesamtstrategie kardiologischer Rehabilitation. Therapiewoche 37:2841–2842

37. Halhuber MJ (1986) Psychosoziale Aspekte der koronaren Herzkrankheit – Konsequenzen für Praxis, Lehre und Forschung nach dem Stand unseres Wissens 1985. In: Laskot F (Hrsg) Herzerkrankungen. Steinkopf, Darmstadt, S 357–363

38. Hämäläinen H, Luurila OJ, Kallio V, Knuts LR (1995) Reduction in sudden deaths and coronary mortality in myocardial infarction patients after rehabilitation 15-year follow up study. Eur Heart J 16:1839–1844

39. Haskell WL, Alderman EL, Fair JM et al. (1994) Effects of intensive multiple risk factor reduction on coronary atherosclerosis and clinical cardiac events in men and women with coronary artery disease: The Stanford Coronary Risk Intervention Project (SCRIP). Circulation 89:975–990

40. Hedbäck B, Perk J, Wodlin P (1993) Long-term reduction of cardiac mortality after myocardial infarction: 10-year results of a comprehensive rehabilitation programme. Eur Heart J 14:831–835

41. Held PH, Yusuf S, Furberg CD (1989) Calcium blockers in acute myocardial infarction and unstable angina: an overview. BMJ 299:1187–1192

42. Henningfield J (1995) Nicotine medications for smoking cessations. N Engl J Med 333:1196–2003

43. Hurt RD, Lauger GG, Offord KP et al. (1990) Nicotine replacement therapy with use of a transdermal nicotine patch – a randomized double-blind placebo controlled trial. Mayo Clin Proc 165:1529–1539

44. International Anticoagulant Review Group (1970) Collaboration analysis of long term anticoagulant administration after acute myocardial infarction. Lancet 1:203–209

45. ISIS-4 Collaborative Group (19995) ISIS-4: A randomised factorial trial assessing early oral captopril, oral mononitrate, and intravenous magnesium sulphate in 58050 patients with suspected acute myocardial infarction. Lancet 345:669–685

46. Kallio V, Hämäläinen H, Hakkila J, Luurila OJ (1979) Reduction in sudden deaths by a multifactorial intervention programme after acute myocardial infarction. Lancet 2:1091–1094

47. Kannel WB, Sorlie P, Castelli WP et al. (1980) Blood pressure and survival after myocardial infarction – The Framingham Study. Am J Cardiol 45:326–330

48. Kober L, Torp-Pedersen C, Carlsen JE et al. for the Trandolapril Cardiac Evaluation (TRACE) Study Group (1995) A clinical trial of the angiotensin-converting-enzyme inhibitor trandolapril in patients with left ventricular dysfunction after myocardial infarction. N Engl J Med 333:1670–1676

49. Kottke TE, Battista RN, DeFriese GH, Brekke ML (1988) Attributes of successfull smoking cessation interventions in medical practice. A metaanalysis of 39 controlled trials. JAMA 259:2882–2889
50. Kraseman EO, Traencker W (1989) Herz-Kreislaufkomplikationen und Verletzungen in Herzgruppen. Herz/Kreislauf 10:421–425
51. Kunze M (1996) Epidemiology of nicotine dependence and general aspects of smoking cessation. Cardiovasc Risk Fact 6:130–134
52. Langford HG, Stamler J, Wassertheil-Smoller S (1986) All cause mortality in the hypertension detection and follow up program. Findings with less severe hypertension, with and without other trials related to risk of mortality. Progr Cardiovasc Dis 29 [Suppl 1]: 29–54
53. Madhavan S, Ooi WL, Cohen H, Alderman M (1994) Relation of pulse pressure and blood pressure reduction to the incidence of myocardial infarction. Hypertension 23:395–401
54. Moss AJ, Hall WJ, Cannom DS et al. (1996) Improved survival with an implanted defibrillator in patients with coronary disease at high risk for ventricular arrhythmia. N Engl J Med 335:1933–1940
55. Meijer A, Verheng F, Werte C (1993) Aspirin versus coumadin in the prevention of reocclusion and recurrent ischemia after successful thrombolysis. Results of the APRICOT study. Circulation 87:1524–1530
56. O'Connor GT, Buring JE, Yusuf S (1989) An overview of randomized trials of rehabilitation with exercise after myocardial infarction. Circulation 80:234–244
57. Oldridge NB, Guatt GH, Fauer ME, Rimm AA (1988) Cardiac rehabilitation after myocardial infarction. Combined experience of randomized clinical trials. JAMA 260:945–950
58. Ornish D, Brown SE, Scherwitz LW et al. (1990) Can lifestyle changes reverse coronary heart disease? The Life Style Heart Trial. Lancet 336:129–133
59. Pedersen TR, Kjekshus J, Berg K et al. (1994) Scandinavian Simvastasin Survival Study Group: Randomised trial of cholesterol lowering in 4444 patients with coronary heart disease: The Scandinavian Simvastasin Survival Study. Lancet 344:1383–1389
60. Pekkanen J, Linn S, Heiss G et al. (1990) Ten year mortality from cardiovascular disease in relation to cholesterol level among men with and without cardiovascular disease. N Engl J Med 322:1700–1707
61. Pepine CJ (1996) Ongoing clinical trials of ACE-Inhibitors for treatment of coronary artery disease in patients with preserved left ventricular function. J Am Coll Cardiol 27:1048–1052
62. Peters RW, Brooks MM, Todd L, Liebson PR, Wilhelmsen L for the CAST investigators (1995) Smoking cessation and arrhythmic death: the CAST experience. J Am Coll Cardiol 26: 1287–1292
63. Pfeffer MA, Braunwald E (1990) Ventricular remodelling after myocardial infarction: experimental observations and clinical implications. Circulation 81:1161–1172
64. Pfeffer MA, Braunwald E, Moyè LA et al. (1992) Effect of captopril on mortality and morbidity in patients with left ventricular dysfunction after myocardial infarction: results of the Survival and Ventricular Enlargement Trial (SAVE). N Engl J Med 327:669–677
65. Psaty BM, Heckbert SR, Koepsell TD et al. (1995) The risk of myocardial infarction associated with antihypertensive drug therapies. JAMA 274:620–625
66. Rehnquist N, Hjemdohl P, Billing E et al. (1996) Effects of metoprolol vs verapamil in patients with stable angina pectoris. The Angina Prognosis Study in Stockholm (APSIS). Eur Heart J 17:76–81
67. Rengo F, Carbonin P, Pakor M et al. and CRIS Investigators (1996) A controlled trial of verapamil in patients after myocardial infarction. Results of the Calcium Antagonist Reinfarction Italian Study - CRIS. Am J Cardiol 77:365–369
68. Roberts WC (1995) Prevention and arresting coronary atherosclerosis. Am Heart J 130: 580–600
69. Rönnevik PK, Gundersen T, Abrahamsen AM (1985) Effects of smoking habits and timolol treatment on mortality and reinfarction in patients surviving acute myocardial infarction. Br Heart J 54:134–139
70. Ruberman W, Weinblatt E, Goldberg JD et al. (1984) Psychosocial influences on mortality after myocardial infarction. N Engl J Med 311:552–559

71. Sacks FM, Pfeffer MA, Moye LA et al. (1996) The effects of pravastatin on coronary events after myocardial infarction in patients with average cholesterol levels. N Engl J Med 335: 1001–1009

72. Schömig A, Neumann FJ, Kastrati A (1996) A randomized comparison of antiplatelet and anticoagulant therapy after the placement of coronary artery stents. N Engl J Med 334: 1084–1089

73. Sellers EM, Navanjo CA, Kadlec K (1987) Do serotonin uptake inhibitors decrease smoking? J Clin Psychopharmacol 7: 417–420

74. Siegrist J (1985) Koronargefährdendes Verhalten. In: Basler HD, Florin J (Hrsg) Klinische Psychologie und körperliche Krankheiten. Kohlhammer, Stuttgart, S 79

75. Smith P, Arnesen H, Holme I (1990) The effect of warfarin on mortality and reinfarction after myocardial infarction. N Engl J Med 323: 147–152

76. Smith SC jr, Blair SN, Criqui MH et al. (1995) Preventing heart attack and death in patients with coronary artery disease (Consensus Panel Statement). Circulation 92: 2–4

77. Stampfer MJ, Colditz GA, Willet WC et al. (1991) Postmenopausal estrogen therapy and cardiovascular disease – ten year follow up from the Nurses Health Study. N Engl J Med 325: 756–762

78. Swan HJC, Gersh B, Graboys Th, Lillyot D (1996) Evaluation and Mangement of Risk factors for the individual patient. J Am Coll Cardiol 27: 1030–1039

79. Tavazzi L et al. (1992) Long-term comprehensive care of cardiac patients. Recommendations by the Working Group on Rehabilitation of the European Society of Cardiology: Ischemic heart disease: risk stratification and intervention. Eur Heart J 13 [Suppl C]: 3–19

80. The Acute Infarction Ramipril Efficacy (AIRE) Study Investigators (1993) Effect of ramipril on mortality and morbidity of survivors of acute myocardial infarction with clinical evidence of heart failure. Lancet 342: 821–828

81. The Cardiac Arrhythmias Suppression Trial II Investigators (1992) Effects of the antiarrhythmic agent moricizine on survival after myocardial infarction. N Engl J Med 327: 227–233

82. The Lipid Research Clinics Coronary Primary Prevention Trial Results (1984) II. The relationship of reduction in incidence coronary heart disease to cholesterol lowering. JAMA 251: 365–374

83. The Sixty – Plus Reinfarction Study Research Group (1980) A double blind trial to assess long term anticoagulant therapy in elderly patients after myocardial infarction. Lancet 2: 989–994

84. The Writing Group for the PEPI Trial (1995) Effects of estrogen or estrogen/progestin regimens on heart disease risk factors in postmenopausal women: The Postmenopausal Estrogen/Progestin Interventions (PEPI) Trial. JAMA 273: 199–208

85. Tonnesen P, Fryd V, Hansen M et al. (1988) Effect of nicotine chewing gum in combination with group counseling in the cessation of smoking. N Engl J Med 318: 15–18

86. Unverdorben M, Vallbracht C, Ganser R et al. (1996) Kardiovaskuläre Risiken der ambulanten Kardiologischen Rehabilitation. Herz/Kreislauf 28: 59–62

87. Van Camp SP, Peterson RA (1986) Cardiovascular complications of outpatient rehabilitation programs. JAMA 256: 1160–1163

88. Viscoli CM, Horwitz RJ, Singer BH (1993) Beta-blockers after myocardial infarction: influence of first-year clinical course on long-term effectiveness. Ann Intern Med 118: 99–105

89. Wenger NK, Froelicher ES, Smith LK et al. (1995) Cardiac Rehabilitation as secondary prevention. Clinical practice guideline. Quick Reference Guide for Clinicians, No 17. AHCPR Pub No 96-0673, Oct 95, Rockville/MD

90. Wong ND, Nilson PWF, Kannel W (1991) Serum cholesterol as a prognostic factor after myocardial infarction. Ann Intern Med 115: 681–693

91. Working Group for the Study of Transdermal Nicotine in patients with coronary artery disease (1994) Nicotine-replacement therapy for patients with coronary artery disease. Arch Intern Med 154: 989–995

92. Yusuf S, Wittes J, Friedman L (1988) Overview of results of randomized clinical trials in heart disease I. Treatments following myocardial infarction. JAMA 260: 2088–2093

11.3 Therapie von Dyslipoproteinämien

M. M. Ritter, P. Schwandt

Im Unterschied zu anderen Interventionen zur Vermeidung oder Behandlung von ischämischen Herzerkrankungen – wie z. B. zur Therapie mit Acetylsalicylsäure – wird die Behandlung einer Dyslipoproteinämie derzeit häufig mit ungenügender Konsequenz durchgeführt. Dies hat in erster Linie historische Gründe. Die Lipidtherapie ist lange Zeit mit dem Makel behaftet gewesen, daß ihr Einsatz zwar zweifelsfrei eine Absenkung der koronaren Morbidität und Mortalität erbrachte, aber eine günstige Beeinflussung der Gesamtmortalität nicht statistisch abgesichert nachweisbar war. Wie zunächst von den Befürwortern einer Lipidtherapie vorhergesagt und mittlerweile nachgewiesen, ist dies v. a. darauf zurückzuführen, daß der Erfolg von der Dauer der Therapie und vom Ausmaß der erzielten Lipidverbesserungen abhängt. Konkret bedeutet dies, daß erst die im Vergleich zu anderen Lipidsenkern wesentlich effektiveren HMG-CoA-Reduktase-Hemmer die Durchführung von Studien erlaubten, die in einem realistischen Zeitraum (wie z. B. innerhalb von 5 Jahren) eine günstige Beeinflussung auch der Gesamtmortalität zeigen.

Derzeit geht es darum, diese Erkenntnisse auch in die Praxis umzusetzen, d. h. die hohe koronare Mortalität in den westlichen Industrienationen weiter günstig zu beeinflussen und den Trend zu immer höherer Sterblichkeit an kardiovaskulären Erkrankungen bei den östlichen Nachbarn umzukehren. Im folgenden wollen wir zeigen, bei welchen Betroffenen der Einsatz einer Lipidtherapie zur Vermeidung oder zur Behandlung von ischämischen Herzkrankheiten sinnvoll ist.

11.3.1 Voruntersuchungen

Wenn eine individuelle diätetische oder medikamentöse Therapie aufgrund einer Dyslipidämie erwogen wird, sollte – neben einer kompletten Anamnese mit Erhebung eines Risikoprofils – ein Lipidstatus unter Einschluß von LDL-Cholesterin und HDL-Cholesterin vorliegen (s. „Beispiel aus der Praxis Nr. 1", S. 970). Bei der Anamnese ist besonderer Wert auf eine genaue Familienanamnese zu legen (vorzeitige Myokardinfarkte in der Verwandtschaft, d. h. bei Männern und Frauen im Alter vor 55 bzw. 65 Jahren). Ferner ist für das weitere Vorgehen entscheidend, welche sonstigen Risikofaktoren vorliegen (Nikotinabusus, Hypertonie, Diabetes mellitus) und ob Hinweise für eine ischämische Herzerkrankung bestehen. Aufgrund des entscheidend differenten Vorgehens muß zunächst, ggf.

Tabelle 1. Häufige genetisch oder klinisch definierte primäre Fettstoffwechselstörungen

Fettstoffwechselstörung	Lipidbefund	KHK-Risiko	Prävalenz
Familiäre Hypercholesterinämie	LDL ↑	hoch	1:500 (heterozygot)
Famiiär defektes Apolipoprotein B-100	LDL ↑	hoch	1:500
Familiär kombinierte Hyperlipoproteinämie	VLDL, LDL ↑ (wechselnd)	hoch	1:100
Familiäre Hypertriglyceridämie	VLDL ↑	gering	1:300
Familiäre Dysbetalipoproteinämie	β-VLDL ↑	hoch	1:5000

auch durch invasive Diagnostik, abgeklärt werden, ob eine koronare Herzerkrankung vorliegt – also eine sekundäre Prävention durch die Lipidtherapie angestrebt wird – oder ob es um eine primäre Prävention der KHK geht.

Eingebunden in die Anamnese erfolgt der Ausschluß bzw. der Nachweis sekundärer Fettstoffwechselstörungen. In der Praxis sind dabei am wichtigsten diejenigen Lipidveränderungen, die im Rahmen eines Diabetes mellitus, einer Schilddrüsenerkrankung, einer Niereninsuffizienz oder einer Lebererkrankung auftreten. Von den Medikamenten haben β-Blocker und Thiaziddiuretika die größte praktische Bedeutung, sie können vorwiegend zu einer Erhöhung der Triglyceride führen. Es existiert jedoch eine ganze Reihe weiterer Erkrankungen, aber auch physiologischer Zustände (z.B. Schwangerschaft), die zu einer sekundären Dyslipoproteinämie führen können [11]. Eine effektive Therapie der Grunderkrankung kann in diesen Fällen die Fettstoffwechselstörung beseitigen. Gelingt dies nicht, sollte die prognostische Bedeutung analog zum Vorliegen einer primären Dyslipoproteinämie eingeschätzt werden und eine Therapie analog zu den unten dafür angegebenen Richtlinien erfolgen (wobei natürlich die Prognose der Grunderkrankung und die Möglichkeit von Arzneimittelneben- und wechselwirkungen besonders beachtet werden muß).

Wenn klar ist, daß eine primäre Fettstoffwechselstörung vorliegt, sollte als nächster Schritt der Versuch unternommen werden, eine der bekannten genetisch oder klinisch gut definierten Dyslipoproteinämien zu erkennen (Tabelle 1). Die Begründung für dieses Vorgehen liegt darin, daß bei diesen Erkrankungen das koronare Risiko und damit die Notwendigkeit der Therapie recht gut eingeschätzt werden können.

11.3.2 Genetisch oder klinisch definierte primäre Dyslipoproteinämien

Familiäre Hypercholesterinämie

Die autosomal dominant vererbte familiäre Hypercholesterinämie weist in der heterozygoten Form eine Prävalenz von etwa 1:500 auf und ist durch Sehnenxanthome (Abb. 1 und 2), Xanthelasmen und LDL-Cholesterinwerte über 250 mg/dl (altersabhängig) charakterisiert. Das koronare Risiko ist deutlich er-

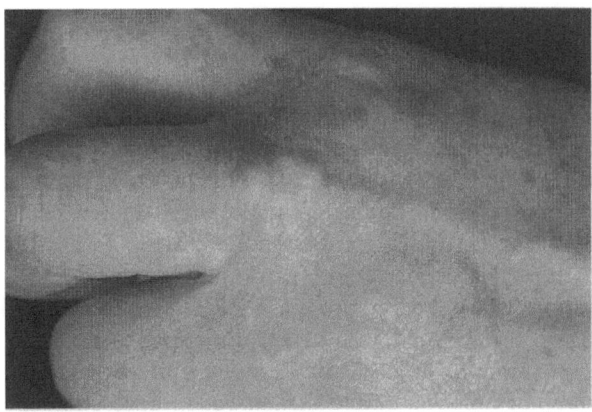

Abb. 1. Sehnenxanthom bei einer Patientin mit familärer Hypercholesterinämie

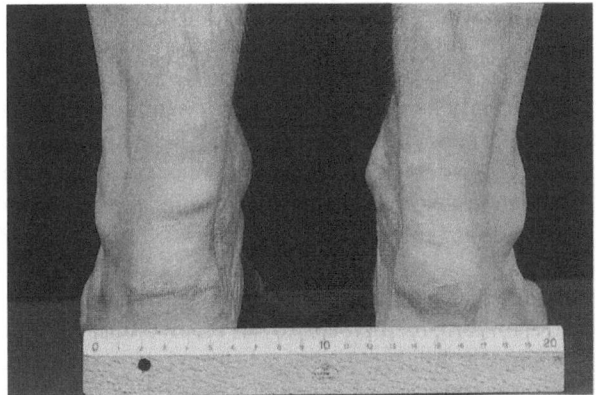

Abb. 2. Verdickte Achillessehnen bei einem Patienten mit familiärer Hypercholesterinämie

höht, was in der Regel an einer typischen Familienanamnese erkennbar ist (s. „Beispiel aus der Praxis Nr. 2", S. 970). Die homozygote Form – mit einer Prävalenz von etwa 1:1 Million – ist durch ein extrem hohes koronares Risiko mit Infarkten bereits im Kleinkindalter gekennzeichnet) [7].

Familiär defektes Apolipoprotein B-100
Bei der familiären Hypercholesterinämie handelt es sich um den Defekt des LDL-Rezeptors, der die Lipoproteine geringer Dichte erkennt, bindet und in die Zelle einschleust. Es verwundert nicht, daß in den letzten Jahren auch ein Defekt des dazugehörigen Liganden, nämlich des Apolipoprotein B-100, erkannt wurde (familiär defektes Apolipoprotein B-100). In Speziallaboratorien können beide Formen unterschieden werden, therapeutische Konsequenzen ergeben sich aber aus dieser Differenzierung nicht, da auch der Ligandendefekt ein hohes koronares Risiko aufweist [7].

Familiäre Dysbetalipoproteinämie

Ebenfalls bis auf molekulare Ebene charakterisiert ist die familiäre Dysbetalipo-proteinämie. Die Erkrankung ist wesentlich seltener (Prävalenz etwa 1:5000), aber ebenfalls durch ein hohes koronares Risiko gekennzeichnet. Zusätzlich kommt bei der familiären Dysbetalipoproteinämie noch ein hohes Risiko für eine periphere Atherosklerose hinzu. Der Erkrankung liegt ebenfalls (d.h. wie beim familiär defekten Apolipoprotein B-100) ein Liganden defekt zugrunde. Es handelt sich dabei um das Apolipoprotein E, das für den Stoffwechsel trigly-ceridreicher Lipoproteine (Chylomikronen und VLDL) von besonderer Bedeu-tung ist. Drei Apolipoprotein-E-Allele kodieren für 3 Isoformen (E_2, E_3, E_4), so daß 6 Phänotypen auftreten können. Dabei weist die Isoform E_2 eine vermin-derte Bindung an den LDL-Rezeptor und auch an den Chylomikronenremnant-rezeptor auf. Von ganz seltenen Fällen abgesehen (bei denen das Apolipopro-tein E andere Mutationen aufweist), ist Voraussetzung für das Auftreten der fa-miliären Dysbetalipoproteinämie, daß der Phänotyp E_2/E_2 vorliegt. Ausreichend für das Auftreten der Erkrankung ist dieser Phänotyp aber noch nicht (er ist immerhin bei etwa knapp 1% der Bevölkerung nachweisbar), es muß vielmehr ein zweiter genetischer Defekt oder eine sekundäre Hyperlipoproteinämie hin-zukommen.

Die Familienanamnese ist meist unauffällig (da logischerweise der Erbgang autosomal rezessiv ist und eine zweite Belastung des Lipidsystems hinzukommen muß). Neben dem hohen Risiko für eine vorzeitige Atherosklerose fällt bei diesen Patienten in der Lipidelektrophorese eine breite β-Bande (sog. β-VLDL) und bei der Lipidbestimmung eine häufig gleichmäßige Erhöhung sowohl des Chol-esterins als auch der Triglyceride auf (s. „Beispiel aus der Praxis Nr. 3“, S. 971). Da jedoch intermittierend auch wesentlich höhere Triglyceridkonzentrationen auftreten können, die Sensitivität eines Cholesterin/Triglycerid-Quotienten um 1 (wenn die Konzentrationen beider Lipide in mg/dl gemessen werden) also relativ unzuverlässig ist und die rechtzeitige Erkennung dieser hochgefährde-ten Patienten wichtig ist, führen wir eine Apolipoprotein-E-Phänotypisierung bei allen Patienten mit Hypertriglyceridämie durch. In Speziallaboratorien ist die dafür notwendige isoelektrische Fokussierung der durch Ultrazentrifuga-tion gewonnenen (β-)VLDL (Abb. 3) oder direkt des Serums mit anschließen-der Übertragung auf Nitrozellulose und Immunfärbung problemlos möglich [9,20].

Eine wichtige Besonderheit dieser Erkrankung ist schließlich, daß die häufig angewandte Berechnung des LDL-Cholesterins nach der Friedewald-Formel [4] hier nicht anwendbar ist, da die dafür notwendige Voraussetzung – daß nämlich die VLDL „normal" zusammengesetzt sind – nicht gegeben ist. Wenn die LDL-Cholesterinkonzentrationen direkt (z.B. durch Ultrazentrifugation) bestimmt werden, dann findet man häufig relativ niedrige Konzentrationen. Dies darf aber keinesfalls zu dem Irrtum verleiten, daß der Patient nur gering gefährdet ist. Die familiäre Dysbetalipoproteinämie ist eine der wenigen gut charakteri-sierten Erkrankungen, bei denen das hohe koronare Risiko durch die VLDL ver-mittelt wird und die Konzentration dieser Lipoproteinpartikel durch die Tri-glyceridkonzentration erkannt wird. Deshalb muß bei der familiären Dysbeta-

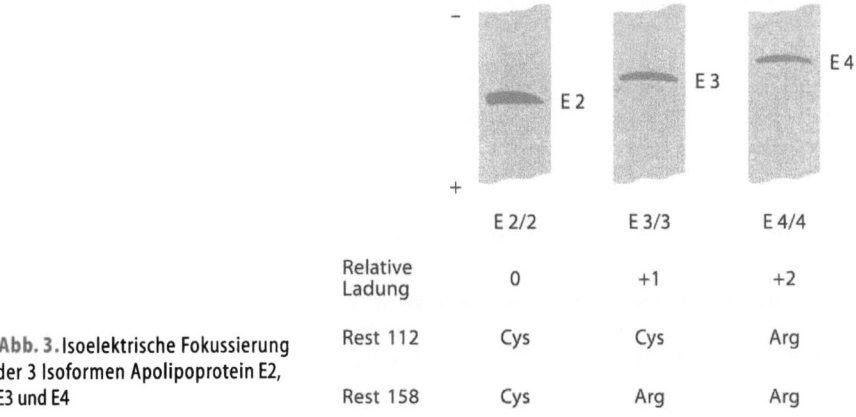

	E 2/2	E 3/3	E 4/4
Relative Ladung	0	+1	+2
Rest 112	Cys	Cys	Arg
Rest 158	Cys	Arg	Arg

Abb. 3. Isoelektrische Fokussierung der 3 Isoformen Apolipoprotein E2, E3 und E4

lipoproteinämie eine Normalisierung der Triglyceride entweder durch Diät oder auch durch eine medikamentöse Therapie angestrebt werden.

Familiär kombinierte Hyperlipoproteinämie

Eine weitere primäre Fettstoffwechselstörung ist derzeit (noch) vorwiegend klinisch-anamnestisch und im Unterschied zu den vorbeschriebenen Erkrankungen nicht auf genetischer Ebene charakterisiert. Es handelt sich um die familiär kombinierte Hyperlipoproteinämie mit hohem koronarem Risiko. Möglicherweise verbergen sich hinter dieser relativ häufigen Erkrankung (geschätzte Prävalenz: 1:100) mehrere verschiedene Störungen. Bei autosomal dominantem Erbgang ist die Familienanamnese hinsichtlich einer vorzeitigen KHK auffällig. Es können typischerweise intraindividuell im Verlauf sowohl isolierte Hypercholesterinämien, Hypertriglyceridämien wie auch kombinierte Hyperlipidämien (also Erhöhungen der Triglyceride und des Cholesterins) festgestellt werden.

Auch bei der Untersuchung der Angehörigen werden verschiedene Dyslipoproteinämien ermittelt (Abb. 4 und „Beispiel aus der Praxis Nr. 4", S. 971). Ein pathophysiologisch wichtiger Befund ist die Feststellung eines erhöhten Apolipoproteinanteils in den von der Leber sezernierten VLDL, so daß die VLDL wie auch die daraus entstehenden LDL relativ Protein-reich bzw. Lipid-arm sind [19].

Familiäre Hypertriglyceridämie

Die familiäre Hypertriglyceridämie mit einer geschätzten Prävalenz von etwa 1:300 weist im Unterschied zur familiär kombinierten Hyperlipoproteinämie ein allenfalls gering erhöhtes koronares Risiko auf. Die Eigen- und Familienanamnese ist durch einheitlich erhöhte VLDL, also Erhöhung der Triglyceride, charakterisiert (Abb. 5). Die Gefahr dieser Erkrankung ist das Chylomikronämiesyndrom, das bei zusätzlicher Belastung des Fettstoffwechselsystems (z. B. durch triglyceriderhöhende Medikamente oder Alkoholkonsum) auftreten kann [1].

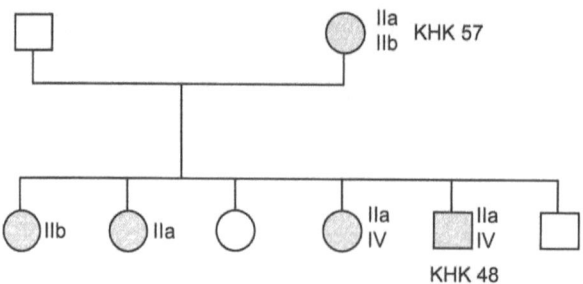

Abb. 5. Typischer Stammbaum einer Familie mit familiär kombinierter Hyperlipoproteinämie (*IIa, IIb* und *IV* kennzeichnen die phänotypische Feststellung einer isolierten Hypercholesterinämie (*IIa*), einer kombinierten Erhöhung von Cholesterin und Triglyceriden (*IIb*) sowie einer isolierten Hypertriglycerid-ämie (*IV*))

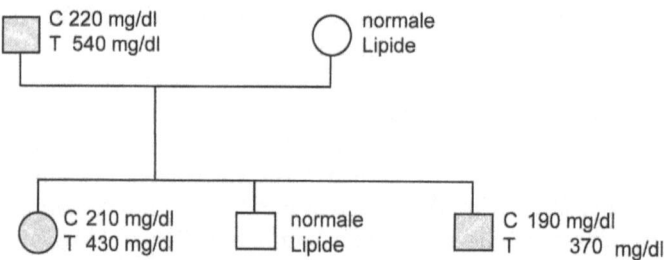

Abb. 5. Typischer Stammbaum einer Familie mit familiärer Hypertriglyceridämie

11.3.3 Vorgehen bei primärer Fettstoffwechselstörung ungeklärter Ätiologie

Es ist immer vorteilhaft, wenn die der Fettstoffwechselstörung zugrundeliegende Erkrankung erkannt werden kann, da in diesen Fällen eine recht genaue Beratung stattfinden kann. Meistens ist eine solche Einordnung aber nicht möglich, da die Lipidwerte nicht in charakteristischer Weise (wie z. B. bei der familiären Hypercholesterinämie) erhöht sind und/oder Familienangehörige nicht untersucht werden können. In diesen Fällen muß eine Beratung und Behandlung allein aufgrund der individuell erhobenen Lipidwerte erfolgen. Die Grundlage für diese Therapie stellen die epidemiologischen Untersuchungen über den Zusammenhang zwischen Hyperlipoproteinämie (v. a. Hypercholesterinämie) und koronarer Herzkrankheit sowie die Ergebnisse der Interventionsstudien dar. Diese haben sich in Empfehlungen europäischer [21] und amerikanischer [2] Gesellschaften niedergeschlagen.

Grenzwerte zum Einsatz von antilipämischen Medikamenten bei LDL-Hypercholesterinämie

- *Primärprophylaxe mit maximal einem weiteren Risikofaktor*

Therapeutisches Ziel: LDL-Cholesterin <160 mg/dl.

LDL-Cholesterin unter Diät:

< 190 mg/dl: > 190 mg/dl:
Intensivierung der diätetischen   medikamentöse Therapie erwägen.
Therapie erwägen.

- *Primärprophylaxe mit 2 oder mehr weiteren Risikofaktoren*

Therapeutisches Ziel: LDL-Cholesterin <130 mg/dl.

LDL-Cholesterin unter Diät:

< 160 mg/dl: > 160 mg/dl:
Intensivierung der diätetischen   medikamentöse Therapie erwägen.
Therapie erwägen.

- *Sekundärprävention*

Therapeutisches Ziel: LDL-Cholesterin <100 mg/dl.

LDL-Cholesterin unter Diät > 100 mg/dl:
Intensivierung der diätetischen und/oder medikamentöse Therapie erwägen.

Eine internationale Studie war auch in der Lage an Hand von klinischen Endpunkten zu zeigen, daß in der sekundären Prävention Patienten mit relativ niedrigen Ausgangskonzentrationen (mittleres Gesamtcholesterin: 209 mg/dl; mittleres LDL-Cholesterin: 139 mg/dl) von einer Lipidtherapie profitieren: Das relative Risiko der kardialen Morbidität und Mortalität sank unter der Therapie mit 40 mg Pravastatin um 24% im Vergleich zu Placebo (3583 Männer und 576 Frauen) [15]. Auch das Ergebnis einer retrospektiven Auswertung der 4-S-Studie und 11 angiographisch kontrollierter Interventionsstudien [22], daß der prozentuale Abfall des LDL-Cholesterins für die Befundverbesserung entscheidender als der absolute LDL-Cholesterinwert ist, eröffnet interessante pathophysiologische Interpretationen (mit möglicherweise therapeutischer Relevanz). Der stabilisierende Effekt auf atherosklerotische Plaques, der durch die LDL-Cholesterinabsenkung eintritt, könnte danach der entscheidende Punkt für die Prognoseverbesserung sein.

11.3.3.1 Primäre Prävention

Vier große Interventionsstudien haben sich mit der medikamentösen Therapie einer Hypercholesterinämie in der primären Prävention (also bei Patienten ohne Hinweis für eine koronare Herzkrankheit) beschäftigt. Die 3 älteren von ihnen, die Clofibrat [10], Colestyramin [8] und Gemfibrozil [3] einsetzten, konnten alle überzeugend eine signifikante Absenkung der kardialen Endpunkte zeigen (Ta-

Tabelle 2. Vergleich der 4 größten Interventionsstudien zur primären Prävention der KHK

Intervention Dauer [Lit]	n Verum	n Placebo	LDL[a] (mg/dl) Verum	LDL[a] (mg/dl) Placebo	HDL[a] (mg/dl) Verum	HDL[a] (mg/dl) Placebo	Kardiale Endpunkte Verum	Kardiale Endpunkte Placebo	Gesamtmortalität Verum	Gesamtmortalität Placebo
Clofibrat 1,6 g/die 5,3 Jahre [10]	5331	5296	220[b]	242[b]	–	–	167	208	162	127
Colestyramin 24 g/die 7,4 Jahre [8]	1908	1902	175	198	47	45	222	256	68	71
Gemfibrozil 1,2 g/die 5 Jahre [3]	2051	2030	173	191	51	47	56	84	45	42
Pravastatin 40 mg/die 4,9 Jahre [18]	3302	3293	160[c]	192[c]	46[c]	44[c]	174	248	106	135

[a] Am Ende des Interventionszeitraums.
[b] Gesamtcholesterin, Werte aus Angaben in der Originalarbeit errechnet.
[c] Werte aus Angaben in der Originalarbeit errechnet.

belle 2, kardialer Endpunkt ist in der Regel als die Summe aus Myokardinfarkt (tödlich und nicht tödlich) definiert), jedoch konnte keine signifikante Absenkung der Gesamtmortalität erzielt werden (in einem Fall [10] kam es sogar zu einer signifikanten Erhöhung der Gesamtmortalität).

Die 4. – neueste – Studie zur Primärprävention wurde bei 6595 Männern im Alter zwischen 45 und 64 Jahren durchgeführt, die randomisiert entweder Placebo oder 40 mg Pravastatin abends erhielten [18]. Die LDL-Konzentration lag zu Beginn der Behandlung im Mittel bei 192 mg/dl, so daß die Studie sich in ihrer therapeutischen Entscheidung sehr eng an die Kriterien der Europäischen Atherosklerose Gesellschaft anlehnte. Im Vergleich zu den anderen 3 Studien konnte mit dieser Therapie eine wesentlich effektivere Absenkung des LDL-Cholesterins bei gleichzeitigem Anstieg des HDL-Cholesterins erzielt werden (Tabelle 2). Damit war nicht nur (erneut) eine hochsignifikante Absenkung der kardialen Endpunkte möglich, sondern erstmals konnte auch eine grenzwertig signifikante Absenkung (p = 0,051 bei 2seitiger (!) Testung) der Gesamtmortalität gezeigt werden (bei – retrospektiver – Reanalyse unter Berücksichtigung einer ungleichen Verteilung von Kovariablen in Verum- und Placebogruppe zu Beginn der Studie ergab die 2seitige Testung ein Signifikanzniveau von 0,038 [17]).

Die Daten der Arbeit erlauben die Analyse, daß die 5jährige Behandlung von 1000 Männern mit den geschilderten Eingangskriterien zur Vermeidung von ca. 20 nichttödlichen Herzinfarkten, 7 kardiovaskulären Todesfällen und 9 Todesfällen insgesamt führt. Diese häufig zitierte Analyse wurde nach dem „intention-to-treat"-Prinzip durchgeführt, berücksichtigt also nicht, daß einige der Probanden die Medikation nicht einnahmen bzw. daß bei denen, die mit Pravastatin regelmäßig therapiert werden konnten, der Nutzen höher sein dürfte.

Dennoch zeigt eine solche Betrachtung, daß in der primären Prävention (und das gilt natürlich in analoger Betrachtung auch für andere Maßnahmen, wie z. B. Behandlung der milden Hypertonie zur Vermeidung von Schlaganfällen oder Prophylaxe der KHK mit Acetylsalicylsäure) sehr viele Patienten behandelt werden müssen, um einen Todesfall zu vermeiden. Damit werden sowohl die Kosten als auch grundsätzliche Bedenken bedeutsam, die dagegen bestehen, einen großen Teil der Bevölkerung medikamentös zu behandeln (selbst wenn dies statistisch abgesichert sinnvoll ist). Es ist daher eine entscheidende ärztliche Aufgabe, hier individuell zu entscheiden, welche Patienten in der Primärprävention ein so hohes Risiko aufweisen, daß eine lipidsenkende Therapie sinnvoll ist. Dabei können die Empfehlungen von Fachgesellschaften (s. S. 963) einen Leitfaden darstellen.

Die Mehrzahl der Patienten sollten dagegen vorzugsweise nicht medikamentös, sondern durch Umstellung der Ernährungsgewohnheiten und Zunahme der körperlichen Aktivität behandelt werden. Gegen ein solches Vorgehen ist eingewendet worden, daß sich eine Umstellung der Ernährungs- und Bewegungsgewohnheiten hinsichtlich der Beeinflussung der Serumlipide in Interventionsstudien als sehr wenig effektiv gezeigt hat und daß eine günstige Beeinflussung der kardiovaskulären Morbidität nicht nachgewiesen werden konnte [6]. Unabhängig vom exakten Mechanismus, über den eine Behandlung einer Hypercholesterinämie wirkt, kann aber aufgrund pathophysiologischer Untersuchungen, der Vielzahl epidemiologischer Untersuchungen, der angiographisch kontrollierten Interventionsstudien, der Befunde bei genetischen Fettstoffwechselstörungen und der medikamentösen Interventionsstudien mit klinischen Endpunkten kein Zweifel daran bestehen, daß es die Absenkung des LDL-Cholesterins (evtl. die günstige Beeinflussung des VLDL- und HDL-Cholesterins) ist, die die koronare Herzkrankheit günstig beeinflußt. Wenn in diätetischen Interventionsstudien daher keine effektive Behandlung einer Dyslipoproteinämie gelingt, ist eine fehlende Beeinflussung der kardiovaskulären Morbidität nicht erstaunlich – zeigt das doch lediglich die Ineffektivität unserer Bemühungen hinsichtlich der Umstellung von Lebensgewohnheiten. Anstatt daraus die Konsequenz zu ziehen, daß diese Patienten medikamentös behandelt werden, sollten vielmehr die Anstrengungen verstärkt werden, die Effektivität der nichtmedikamentösen Bemühungen zu erhöhen.

Es ist abgeschätzt worden, daß bei rein individueller Bemühung um eine Verbesserung des koronaren Risikos eine durchschnittliche Verminderung des Serumcholesterins um etwa 5% (und des KHK-Risikos um ca. 15%) möglich ist, daß bei einer bevölkerungsweiten Ernährungsumstellung eine Verminderung um 10% (mit Verminderung des KHK-Risikos um 27%) möglich ist, daß jedoch noch eingreifendere Ernährungsumstellungen, wie z. B. die Umstellung auf eine mediterrane oder gar japanische Form der Ernährung eine Verminderung des Cholesterins um 15 bzw. 20% (mit konsekutiver Minderung des KHK-Risikos um 38 bzw. 47%) zur Folge haben [23].

Zusammengefaßt ist mittlerweile auch in der primären Prävention eine Verminderung der Gesamtmortalität aufgrund einer günstigen Beeinflussung der koronaren Mortalität durch medikamentöse lipidsenkende Therapie nachweisbar. Der Aufwand dafür ist jedoch (wie bei allen Maßnahmen in der primären Prävention) sehr hoch. Es kann aber davon ausgegangen werden, daß nichtmedikamentöse Maßnahmen genauso erfolgreich hinsichtlich der KHK-Prävention sind, sofern nur eine effektive Lipidsenkung erreicht wird. Entsprechende bevölkerungsweite Maßnahmen müssen derzeit noch wesentlich effektiver werden, jedoch können wir das individuelle Risiko anhand der im Einzelfall erzielten Verbesserung der Lipidkonstellation abschätzen. Nur wenn nichtmedikamentöse Maßnahmen erfolglos sind und ein hohes Risiko besteht, dann kommen in der primären Prävention der koronaren Herzkrankheit auch lipidsenkende, medikamentöse Maßnahmen in Betracht.

11.3.3.2 Sekundäre Prävention

Im Unterschied zur primären Prävention ist das Risiko/Nutzen-Verhältnis einer lipidsenkenden Therapie bei der sekundären Prävention wesentlich günstiger. Die wichtigste Ursache dafür ist das etwa 5mal höhere Risiko für einen (2.) Myokardinfarkt [13]. Obwohl die relative Risikoverminderung für dieselbe Absenkung des Cholesterins im Vergleich zur primären Prävention wahrscheinlich sogar eher geringer ist, führt die höhere Inzidenz von (Re-) Infarkten zu einem wesentlich höheren absoluten Nutzen. Auch wenn einzelne Studien bisher selbst hier nur einen signifikanten Nutzen für die koronare Morbidität und Mortalität ergeben hatten, zeigten Metaanalysen dieser Untersuchungen bereits eine günstige Auswirkung auch auf die Gesamtmortalität [13]. Der Einsatz von HMG-CoA-Reduktasehemmern hat aber auch hier die Situation noch weiter verdeutlicht.

In der ersten diesbezüglichen Studie, die auf klinische Endpunkte abzielte [16], zeigte sich, daß mit der sehr viel ausgeprägteren Absenkung des LDL-Cholesterins (im Mittel um 35 %) durch HMG-CoA-Reduktasehemmer nicht nur eine hochsignifikante Absenkung der kardialen Morbidität und Mortalität, sondern auch der Gesamtmortalität (um 30 %, $p = 0,0003$) erzielt werden konnte. Insgesamt wurden 4444 Patienten randomisiert, von denen 2223 Placebo und 2221 Verum erhielten (Simvastatin in einer Dosis von 20 bis 40 mg (37 bzw. 63 % der Patienten)). In absoluten Zahlen ergab sich, daß pro 100 behandelten Personen nach einer Therapie von im Mittel 5,4 Jahren 3,3 Todesfälle, 6,7 nichttödliche koronare Ereignisse und 5,9 Bypassoperationen und/oder perkutane koronare Dilatationen verhindert wurden. Damit wird ein Risiko/Nutzen-Verhältnis erreicht, das im Vergleich zu anderen Interventionen sehr günstig ist. Bei alleiniger Berücksichtigung der direkten Kosten (also Krankenhauskosten und Medikamentenkosten) betragen die Kosten für ein gerettetes Leben ca. 17000 DM, bei gleichzeitiger Berücksichtigung der indirekten Kosten (Produktivität) spart die Therapie in der Altersgruppe der bis 45jährigen Geld und ist bei den bis 60jährigen kostenneutral [Jönsson B, Pedersen TR (1996) Vortrag in Montreux am 10.2.].

Welcher LDL-Cholesterinwert soll in der sekundären Prävention angestrebt werden? Der anzustrebende Zielwert in der 4-S-Studie wurde anhand des Gesamtcholesterins definiert und betrug dafür 116–201 mg/dl. Erreicht wurde in der Verumgruppe ein mittlerer Gesamtcholesterinwert von 196 mg/dl (mittleres LDL-Cholesterin 122, Ausgangswert 188 mg/dl, Absenkung um 35 %; mittleres HDL-Cholesterin 50, Ausgangswert 46 mg/dl, Anstieg um 8 %). Angiographisch kontrollierte Interventionsstudien machen jedoch wahrscheinlich, daß auch tiefere Werte noch einen günstigen Einfluß haben. Die Teilnehmer dieser Studien wiesen zu Beginn meist bereits geringere LDL-Cholesterinkonzentrationen als in den Studien mit klinischen Endpunkten auf: eine Zusammenstellung [14] ergibt z. B. einen mittleren Ausgangswert von 140 mg/dl LDL-Cholesterin in 14 solcher Studien, wobei die Intervention zu einem Abfall um etwa 30 % führte.

Nach meist 2 Jahren Intervention wurde der koronarangiographische Ausgangsbefund mit dem Ergebnis einer koronarangiographischen Kontrolle verglichen: dabei zeigte sich im Mittel in der Verumgruppe ein Überwiegen der Regression, in der Placebogruppe ein Überwiegen der Progression der KHK. Eine Analyse zum Einfluß des LDL-/HDL-Cholesterin-Quotienten hinsichtlich des Verhältnisses von Regression zu Progression ergab, daß das angestrebte Ziel, nämlich ein Überwiegen der Regression, bei einem LDL-/HDL-Cholesterin-Quotienten von unter 2,5 erreicht wird [5]. Diese Ergebnisse der angiographisch kontrollierten Interventionsstudien sind entscheidend in die Empfehlung eingeflossen, daß in der sekundären Prävention LDL-Cholesterinwerte von < 100 mg/dl angestrebt werden sollten (s. S. 963).

Zusammenfassend liegt in der sekundären Prävention ein günstiges Risiko-Nutzen-Verhältnis einer lipidsenkenden Therapie vor. In der 4-S-Studie mußten – bei einem mittleren Ausgangswert von nur 188 mg/dl LDL-Cholesterin – nur rund 15 Patienten mit Simvastatin behandelt werden, um einen Myokardinfarkt zu verhindern. Auch eine Kostenanalyse zeigt, daß es sich um eine – im Vergleich zu anderen medizinischen Maßnahmen – preiswerte Maßnahme handelt. Selbstverständlich muß individuell immer abgeschätzt werden, ob im Einzelfall das Risiko der Medikation über den Durchschnitt erhöht ist oder ob Begleiterkrankungen eine lipidsenkende Therapie wenig sinnvoll erscheinen lassen. In der Regel aber sollte das Vorliegen einer KHK zu einer effektiven Absenkung des LDL-Cholesterins auf einen Zielwert von mindestens < 130, besser aber von < 100 mg/dl führen.

11.3.3.3 LDL-Apheresebehandlung

Mit einer Kombinationstherapie aus Anionenaustauschern und HMG-CoA-Reduktasehemmern kann eine Absenkung des LDL-Cholesterins von 55–60 % erwartet werden. Daher ist heutzutage bei den meisten Patienten mit KHK eine ausreichende medikamentöse Therapie möglich, um die oben geschilderten Ziele zu erreichen. Obwohl aber die HMG-CoA-Reduktasehemmer in der Regel gut vertragen werden, sind etwa 2 % der Patienten von einer Leberenzymerhöhung betroffen und weniger als 1 % (in Abhängigkeit von der Begleitmedikation) erleiden eine Myopathie, so daß die Medikation abgesetzt werden muß. Auch Patienten mit LDL-Cholesterinwerten von > 320 mg/dl zu Beginn der Therapie erreichen in der Regel nicht einen LDL-Wert von wenigstens 130 mg/dl. (Diese Patienten sind praktisch immer von einer familiären Hypercholesterinämie oder einem familiär defekten Apolipoprotein B-100 betroffen.) Schließlich sind medikamentöse Maßnahmen bei den wenigen Patienten mit homozygoter familiärer Hypercholesterinämie (mit typischerweise LDL-Cholesterinwerten von über 600 mg/dl) sinnlos (da die Wirkung der Anionenaustauscher und der HMG-CoA-Reduktasehemmer letztendlich auf einer vermehrten Expression von LDL-Rezeptoren beruht, die bei diesen Patienten nicht möglich ist).

Die LDL-Apherese ist eine therapeutische Option für diese (wenigen) Patienten mit koronarer Herzkrankheit, die keine für eine Verhinderung der Progression ausreichende Absenkung des LDL-Cholesterins erreichen oder für die andere therapeutische Optionen (abgesehen von der Lebertransplantation) nicht zur Verfügung stehen. Den heutzutage gebräuchlichen selektiven Verfahren (im Unterschied zur nicht mehr mit dieser Indikation verwendeten unselektiven Plasmapherese) ist gemeinsam, daß über einen venösen Zugang Blut entfernt wird und in einem extrakorporalen Kreislauf zunächst die korpuskulären Bestandteile abgetrennt und über einen zweiten venösen Zugang zurückgegeben werden (ein Shunt ist in der Regel nicht erforderlich).

Das Plasma wird – je nach Verfahren – auf unterschiedliche Weise vom LDL befreit und dann ebenfalls zurückgegeben:

- Bei der Immunadsorption werden Apolipoprotein-B-haltige Lipoproteine durch immobilisierte Antikörper gegen Apo B entfernt.
- Bei der Kaskadenfiltration macht man sich die Tatsache zunutze, daß LDL sehr große Partikel sind, so daß sie durch einen Filter zurückgehalten werden können.
- Die Dextransulfatadsorption als 3. Verfahren nutzt die Eigenschaft aus, daß Apolipoprotein-B-100-haltige Lipoproteine bevorzugt an Dextransulfat binden.
- Bei der heparininduzierten extrakorporalen LDL-Präzipitation schließlich (sog. HELP-Verfahren) werden dem Plasma hohe Heparinkonzentrationen zugesetzt, die im sauren Milieu zu einem Ausfällen von Heparin-Apolipoprotein-B-100-Komplexen führen, die über einen Filter abgetrennt werden können.

Die Verfahren weisen hinsichtlich Komplexität, Selektivität, Sicherheit, Effektivität und Kosten geringe Unterschiede auf, die aber in der Praxis von untergeordneter Bedeutung sind [12].

11.3.4 Zusammenfassung und Ausblick

Selbstverständlich darf bei der Einschätzung einer Dyslipoproteinämie zur Entstehung und Progression einer koronaren Herzkrankheit keine monokausale Betrachtungsweise benutzt werden. Andere Risikofaktoren (Nikotinabusus, Hypertonie, Diabetes mellitus) müssen in ein Gesamtkonzept mit einbezogen werden. Die heute vorliegenden Erkenntnisse erlauben aber die klare Feststellung, daß der Therapie von Fettstoffwechselstörungen in der (primären und sekundären) Prävention der KHK eine sehr wichtige Rolle zukommt. Dabei gilt grundsätzlich (und natürlich nicht nur für die Lipidtherapie), daß ein hohes Risiko (z.B. männlicher Patient mit Zustand nach Herzinfarkt) einen nachweisbaren Nutzen bei geringem Aufwand nach sich zieht, während bei Personen mit geringem Ausgangsrisiko (z.B. Frauen ohne Hinweis für eine koronare Herzkrankheit) mit hoher Wahrscheinlichkeit auch von einer Therapie profitieren, jedoch in diesen Fällen dem Nutzen ein sehr hoher Aufwand gegenüber steht.

Nachdem die neueren Interventionsstudien mit klinischen Endpunkten (v.a. die 4-S- und die WOSCOP-Studie) die aufgrund der epidemiologischen Daten und der früheren Interventionsstudien vorausgesagten Ergebnisse bestätigt haben und zusammen mit der Vielzahl anderer Hinweise kein Zweifel an der pathophysiologischen Bedeutung erhöhter LDL-Werte für die KHK besteht, ist es müßig, für jede Untergruppe eigene Interventionsstudien (mit immer höherem Aufwand) zu fordern.

Natürlich haben formal die bisherigen Untersuchungen nicht belegt, daß auch Frauen hinsichtlich der Gesamtmortalität von einer lipidsenkenden Therapie profitieren. Eindrucksvoll wurde jedoch gezeigt [16], daß auch für sie eine Absenkung der kardiovaskulären Morbidität erreicht werden kann. Es gibt dabei keinen vernünftigen Grund anzunehmen, daß bei Frauen eine grundsätzliche andere Pathophysiologie der Atherosklerose vorliegt. Damit muß derzeit davon ausgegangen werden, daß auch sie in analoger Weise von der Behandlung profitieren, sobald das Risiko einer KHK (z. B. nach der Menopause) zunimmt und damit das Verhältnis von Aufwand zu Nutzen abnimmt. In analoger Weise gilt dies für Patienten in höherem Lebensalter, für die mit hoher Sicherheit angenommen werden kann, daß aufgrund höherer KHK-Prävalenz der absolute Nutzen sogar größer ist (solange nicht Begleiterkrankungen vorliegen, die die Lebenserwartung einschränken).

Der behandelnde Arzt hat mit den heute zur Verfügung stehenden Medikamenten also die besondere Verantwortung, diejenigen Patienten zu ermitteln, die am meisten von der Lipidtherapie profitieren. Dafür sind die Richtlinien der Fachgesellschaften (s. S. 963) eine wertvolle Leitlinie, sie entbinden ihn aber nicht davon, individuell das Risiko der Entstehung bzw. Progression der KHK, ggf. das Risiko der Medikation und den möglichen Nutzen für den Patienten zu bestimmen. Darüberhinaus sollte er – insbesondere zur primären Prävention – beratend hinsichtlich einer gesunden Ernährung und Lebensweise tätig werden. Soweit der Effekt einer solchen Behandlung über die Beeinflussung der Lipide erzielt wird, ist die Verbesserung des koronaren Risikos an der Verbesserung der Lipidkonzentrationen abschätzbar.

11.3.5 Beispiele aus der Praxis

1. Beispiel

Eine 26jährige Lehrerin ist beunruhigt und sucht unsere Lipidsprechstunde auf, da bei ihr zunächst im Rahmen eines Cholesterinscreenings und dann bei der hausärztlichen Kontrolle (Gesamt)cholesterinwerte von 307 und 285 mg/dl bestimmt wurden.

Folgender Befund wird erhoben: Gesamtcholesterin: 290 mg/dl, Triglyceride: 110 mg/dl, HDL-Cholesterin: 95 mg/dl, (daraus errechnetes) LDL-Cholesterin: 173 mg/dl.

Beurteilung: Das hohe Gesamtcholesterin ist in erster Linie durch ein sehr hohes (günstiges) HDL-Cholesterin bedingt. Bei fehlenden Risikofaktoren und unauffälliger Familienanamnese erfordern diese Werte in der primären Prävention weder eine diätetische noch eine medikamentöse Therapie.

2. Beispiel

Eine 22jährige Sprechstundenhilfe hat sich aufgrund einer auffälligen Familienanamnese ihre Lipidwerte bestimmen lassen. Die Mutter hat im Alter von 45 Jahren einen Herzinfarkt erlitten, bei der Tante wurde im Alter von 52 Jahren ein koronarer Venenbypass gemacht.

Folgende Lipidwerte werden erhoben: (Gesamt)cholesterin: 380 mg/dl, Triglyceride: 150 mg/dl, HDL-Cholesterin: 48 mg/dl, LDL-Cholesterin (errechnet): 302 mg/dl.

Die Achillessehne ist sonographisch etwa auf das Doppelte der Norm verbreitert.

Beurteilung: Typische Anamnese und Befund einer familiären Hypercholesterinämie (oder eines familiär defekten Apolipoprotein B-100) mit hohem koronarem Risiko.

Eine Therapie mit 40 mg Simvastatin und 10 g Colestyramin war erfolgreich und führte zu einer Absenkung des LDL-Cholesterins auf 143 mg/dl und einem Anstieg des HDL-Cholesterins auf 53 mg/dl.

3. Beispiel

Ein übergewichtiger 45jähriger Patient stellt sich mit folgenden Lipidwerten in der Stoffwechsel-ambulanz vor, die im Rahmen eines Screenings erhoben wurden:

(Gesamt)cholesterin: 320 mg/dl, Triglyceride: 345 mg/dl, HDL-Cholesterin: 46 mg/dl, LDL-Cholesterin (errechnet): 205 mg/dl.

Die Bestimmung des LDL-Cholesterins durch Ultrazentrifugation ergibt jedoch einen Wert von 117 mg/dl und bestätigt, daß das hohe Cholesterin auf eine Erhöhung des VLDL-Cholesterins zurückgeführt werden muß. In der Lipidelektrophorese zeigt sich eine breite β-VLDL-Bande und die isoelektrische Fokussierung zeigt einen E_2/E_2-Phänotyp, so daß die Diagnose familiäre Dysbetalipoproteinämie gestellt wird.

Eine hypokalorische diätetische Therapie (mit Vermeidung schnell resorbierbarer Kohlenhydrate, Alkohol und gesättigter Fettsäuren) sowie eine vermehrte körperliche Bewegung führt zu einer Gewichtsabnahme von 9 kg im Verlauf von 5 Monaten.

Die Lipide bessern sich auf folgende Werte: (Gesamt)cholesterin: 210 mg/dl, Triglyceride: 145 mg/dl, HDL-Cholesterin: 48 mg/dl, LDL-Cholesterin (direkt bestimmt): 122 mg/dl.

Die Verbesserung der koronaren Prognose ist hier am Abfall der Triglyceride (korrekter: am Abfall der VLDL) zu erkennen.

4. Beispiel

Ein 52jähriger Nichtraucher wird mit einem akuten Myokardinfarkt auf die Intensivstation eingeliefert. Eine Lipidanalyse 3 Monate später (repräsentative Lipidwerte erhält man erst mehrere Wochen nach dem akuten Ereignis) ergibt folgende Werte:

(Gesamt)cholesterin: 255 mg/dl, Triglyceride: 127 mg/dl, HDL-Cholesterin: 45 mg/dl, LDL-Cholesterin (berechnet): 185 mg/dl.

Beim Hausarzt wurden 4 Jahre zuvor erhöhte Triglyceride festgestellt. Die Analyse bei der Mutter zeigt eine Erhöhung von Triglyceriden und Cholesterin, beim Bruder eine reine Hypertriglyceridämie. Es wird die Diagnose einer familiär kombinierten Hyperlipoproteinämie gestellt. Eine diätetische Therapie, die Aufnahme von sportlicher Aktivität und eine Medikation mit 40 mg Simvastatin führt zu folgenden Werten:

(Gesamt)cholesterin: 173 mg/dl, Triglyceride: 96 mg/dl, HDL-Cholesterin: 49 mg/dl, LDL-Cholesterin (berechnet): 105 mg/dl.

Literatur

1. Beisiegel U, Patsch JR (1995) Chylomikronämie. In: Schwandt P, Richter WO (Hrsg) Handbuch der Fettsoffwechselstörungen – Pathophysiologie, Diagnostik, Therapie und Prävention der Dyslipoproteinämien. Schattauer, Stuttgart New York, S 201–226
2. Expert panel on detection, evaluation, and treatment of high blood cholesterol in adults (1993) Summary of the second report of the National Cholesterol Education Program (NCEP) expert panel on detection, evaluation, and treatment of high blood cholesterol in adults (Adult treatment panel II). JAMA 269:3015–3023
3. Frick MH, Elo O, Haapa K et al. (1987) Helsinki Heart Study: Primary prevention trial with Gemfibrozil in middle-aged men with dyslipoproteinemia. N Eng J Med 317:1237–1245
4. Friedewald WT, Levy RI, Frederickson DS (1972) Estimation of the concentration of low density lipoprotein cholesterol in plasma, without use of the preparative ultracentrifuge. Clin Chem 18:499–502
5. Gohlke H (1992) Der Einfluß des LDL-/HDL-Cholesterin-Quotienten auf die Progression und Regression von arteriosklerotischen Läsionen. Eine Analyse kontrollierter angiographischer Interventionsstudien. Wien Klin Wochenschr 104:309–313
6. Haq IU, Yeo WW, Jackson PR, Ramsay LE (1995) Symposium on „Moving points in clinical nutrition". The effects of dietary change on serum cholesterol. Proc Nutr Soc 54:601–616
7. Keller C, Zöllner N (1995) Hypercholesterinämien. In: Schwandt P, Richter WO (Hrsg) Handbuch der Fettstoffwechselstörungen – Pathophysiologie, Diagnostik, Therapie und Prävention der Dyslipoproteinämien. Schattauer, Stuttgart New York, S 145–1671

8. The Lipid Research Clinics Coronary Primary Prevention Trial results (1984) Reduction in incidence of coronary heart disease. JAMA 252:351–364
9. Mahley RW, Rall SC Jr (1995) Type III hyperlipoproteinemia (dysbetalipoproteinemia): The role of apolipoprotein E in normal and abnormal lipoprotein metabolism. In: Scriver CR, Beaudet AL, Sly WS, Valle D (eds) The metabolic and molecular bases of inherited disease. McGraw-Hill, New York, pp 1953–1980
10. Report from the Committee of Principal investigators (1978) A cooperative trial in the primary prevention of ischaemic heart disease using clofibrate. Br Heart J 40:1069–1118
11. Ritter MM, Richter WO, Schwandt P (1992) Sekundäre Dyslipoproteinämien. Internist 33: 16–23
12. Ritter MM, Richter WO, Schwandt P (1995) What is the place of LDL apheresis in the prevention of coronary heart disease. Nutr Metab Cardiovasc Dis 5:175–179
13. Rossouw JE, Lewis B, Rifkind BM (1990) The value of lowering chole sterol after myocardial infarction. N Engl J Med 323:1112–1119
14. Rossouw JE (1995) Lipid-lowering interventions in angiographic trials. Am J Cardiol 76: 86C–92C
15. Sacks FM, Pfeffer MA, Moye LA et al. (1996) The effect of pravastatin on coronary events after myocardial infarction in patients with average cholesterol levels. N Engl J Med 335: 1001–1009
16. Scandinavian Simvastatin Survival Study Group (1994) Randomised trial of cholesterol lowering in 4444 patients with coronary heart disease: the Scandinavian Simvastatin Survival Study (4 S). Lancet 344:1383–1389
17. Shepherd J, Cobbe SM, Ford I et al. (1995) Prevention of coronary heart disease with pravastatin in men with hypercholesterolemia. N Engl J Med 333:1301–1307
18. Shepherd J, Cobbe SM, Ford I for the West of Scotland coronary prevention study group (1996) Prevention of coronary heart disease with pravastatin. N Engl J Med 334:1334–1335
19. Sniderman AD, Cianflone K (1995) Hyper-Apo-B und familiäre kombinierte Hyperlipidämie. In: Schwandt P, Richter WO (Hrsg) Handbuch der Fettstoffwechselstörungen – Pathophysiologie, Diagnostik, Therapie und Prävention der Dyslipoprotinämien. Schattauer, Stuttgart New York, S 182–200
20. Steinmetz A, Kaffarnik H (1995) Dysbetalipoproteinämie (Typ-III-Hyperlipoproteinämie). In: Schwandt P, Richter WO (Hrsg) Handbuch der Fettstoffwechselstörungen – Pathophysiologie, Diagnostik, Therapie und Prävention derDyslipoproteinämien. Schattauer, Stuttgart New York, S 168–181
21. Taskforce for the prevention of coronary heart disease (1992) European Atherosclerosis Society: Prevention of coronary heart disease – Scientific background and new clinical guidelines. Nutr Metab Cardiovasc Dis 2:113–154
22. Thompson GR, Hollyer J, Waters DD (1995) Percentage change rather than plasma level of LDL-cholesterol determines therapeutic response in coronary heart disease. Curr Opin Lipid 6:386–388
23. Wald NJ, Law MR (1995) Serum cholesterol and ischaemic heart disease. Atherosclerosis 118 [Suppl]:S1–S5

Sachverzeichnis

Springer-Verlag und Umwelt

Als internationaler wissenschaftlicher Verlag sind wir uns unserer besonderen Verpflichtung der Umwelt gegenüber bewußt und beziehen umweltorientierte Grundsätze in Unternehmensentscheidungen mit ein.

Von unseren Geschäftspartnern (Druckereien, Papierfabriken, Verpackungsherstellern usw.) verlangen wir, daß sie sowohl beim Herstellungsprozeß selbst als auch beim Einsatz der zur Verwendung kommenden Materialien ökologische Gesichtspunkte berücksichtigen.

Das für dieses Buch verwendete Papier ist aus chlorfrei bzw. chlorarm hergestelltem Zellstoff gefertigt und im pH-Wert neutral.

MIX
Papier aus verantwortungsvollen Quellen
Paper from responsible sources
FSC® C105338

If you have any concerns about our products,
you can contact us on
ProductSafety@springernature.com

In case Publisher is established outside the EU,
the EU authorized representative is:
**Springer Nature Customer Service Center GmbH
Europaplatz 3, 69115 Heidelberg, Germany**

Printed by Libri Plureos GmbH
in Hamburg, Germany